Hans Hopf, Eberhard Windaus (Hg.)

Lehrbuch der Psychotherapie

für die Ausbildung zur/zum Kinder- und Jugendlichenpsychotherapeutin/en und für die ärztliche Weiterbildung

Band 5:
Psychoanalystische und tiefenpsychologisch fundierte Kinder- und Jugendlichenpsychotherapie

CIP-MEDIEN
im
Psychosozial-Verlag

Herausgeber

Dr. rer. biol. hum. Hans Hopf
Kinder- und Jugendlichenpsychotherapeut (VAKJP), bis 1995 in eigener Praxis tätig, danach Therapeutischer Leiter im Therapiezentrum „Osterhof", Baiersbronn, Dozent und Kontrollanalytiker am Psychoanalytischen Institut Stuttgart, zahlreiche Zeitschriftenbeiträge und Buchveröffentlichungen u. a. mit den folgenden Titeln: Aggression in der analytischen Therapie mit Kindern und Jugendlichen. Traum, Aggression und heilende Beziehung. Wenn Kinder krank werden. Träume von Kindern und Jugendlichen. Mit Evelyn Heinemann: Psychische Störungen in Kindheit und Jugend; ADHS. Mit Gustav Bovensiepen und Günther Molitor (Hrsg.): Unruhige und unaufmerksame Kinder. E-Mail: dr.hans.hopf@t-online.de

Dipl.-Päd. Dr. phil. Eberhard Windaus
Kinder- und Jugendlichenpsychotherapeut (VAKJP/DPV), Mitglied im Wissenschaftlichen Beirat nach § 11 PsychThG, 1998 bis 2004 Lehrbeauftragter am Institut für Psychoanalyse im Fachbereich Psychologie der Johann Wolfgang Goethe-Universität, Frankfurt am Main und Dozent am Institut für Analytische Kinder- und Jugendlichen-Psychotherapie in Hessen e.V., Frankfurt am Main, Forschungsbeauftragter der Vereinigung Analytischer Kinder- und Jugendlichen-Psychotherapeuten (VAKJP), Herausgeberbeirat der Zeitschrift „Kinderanalyse", Veröffentlichungen u. a. zur psychoanalytischen Elternarbeit, Fokaltherapie, Psychotherapieforschung und zur Kindesmißhandlung. E-Mail: zoubek-windaus @t-online.de

Bibliografische Information der Deutschen Nationalbibliothek
Die Deutsche Nationalbibliothek verzeichnet diese Publikation in der Deutschen Nationalbibliografie; detaillierte bibliografische Daten sind im Internet über <http://dnb.d-nb.de> abrufbar.

4. Auflage 2019
der Originalausgabe von 2007 (CIP-Medien München)

E-Mail: info@psychosozial-verlag.de
www.psychosozial-verlag.de

Umschlagabbildung: Paul Klee, *Schwebendes (vor dem Anstieg)*, 1930
ISBN 978-3-86294-072-1

Inhalt

A Grundlagen (Ergänzungen zu Band 1 „Wissenschaftliche Grundlagen der Psychotherapie")

2 *Biologische, biopsychologische und pharmakologische Grundlagen der Psychotherapie des Kindes- und Jugendalters* 29

Gerd Lehmkuhl, Oliver Fricke und Ulrike Lehmkuhl

3 *Konzepte über Entstehung, Aufrechterhaltung und Verlauf psychischer Störungen unter Berücksichtigung von Entwicklungspsychologie und Entwicklungspsychopathologie* 49

Dieter Bürgin

4 *Prävention und Rehabilitation psychischer Erkrankungen im Kindes- und Jugendalter* 63

Arne Burchartz

B Vertiefung

1 Theorie und Praxis der Diagnostik

1.1 Klassifikation und Diagnostik psychischer Störungen — 115

WALTER BAUERS

1.2 Theorie und Praxis der psychodynamischen Diagnostik, Indikationsstellung und Therapieplanung bei Kindern und Jugendlichen — 129

HILDEGARD HORN UND KLAUS WINKELMANN

1.3 Theorie und Praxis der psychoanalytischen Diagnostik bei Kindern und Jugendlichen unter besonderer Berücksichtigung des szenischen Verstehens — 143

JOCHEN RAUE

1.4 Projektive Verfahren und ihre Verwendung für die psychodynamische Diagnostik bei Kindern und Jugendlichen *159*

CHRISTIANE LUTZ

2 Rahmenbedingungen der Psychotherapie

2 Rahmenbedingungen der Psychotherapie, Behandlungs-setting, Patient-Therapeut-Interaktion, Bezugspersonen-Therapeut-Interaktion, Einleitung und Ende der Behandlung 177

MARIE-LUISE ALTHOFF (VORHER PETERSEN)

3 Behandlungskonzepte und Techniken

3.1 Theoretische Grundlagen der psychoanalytischen Therapie bei Kindern und Jugendlichen 195

GUSTAV BOVENSIEPEN

3.2 Behandlungskonzepte der tiefenpsychologisch fundierten und analytischen Psychotherapie im Säuglings- und Kleinkindalter 213

EBERHARD WINDAUS

3.3 Behandlungskonzepte der tiefenpsychologisch fundierten und analytischen Therapie bei Kindern und Jugendlichen 231

EBERHARD WINDAUS

3.4 Die begleitende tiefenpsychologisch fundierte Psychotherapie der Bezugspersonen 253

Rose Ahlheim

4 Behandlungskonzepte und Techniken – Störungsspezifische Interventionen bei Kindern und Jugendlichen

4.1 Angst und Angststörungen 273

Hans Hopf

4.5 Psychoanalyse von Aufmerksamkeits- und Hyperaktivitätsstörungen (ADHS) 327

HANS HOPF

4.6 Sexuelle Störungen 343

EVELYN HEINEMANN

4.7 Somatoforme Störungen bei Kindern und Jugendlichen 349

CHRISTINE TABBERT-HAUGG

4.8 *Analytische Psychotherapie von Essstörungen* 365

DIETRICH MUNZ UNTER MITARBEIT VON KRISTIANE GÖPEL UND MARIEANNE SIMON

4.9 *Enuresis und Enkopresis* 385

SUSANNE SCHMID-BOß UNTER MITARBEIT VON BEATE KUNZE

4.13 *Psychische Störungen bei geistiger Behinderung* 433

Evelyn Heinemann

4.14 *Posttraumatische und akute Belastungsstörungen bei Kindern und Jugendlichen* 443

Klaus Winkelmann

4.15 *Missbrauch und Misshandlung* 461

Gabriele Häußler

4.16 Borderline-Risiken – Persönlichkeitsentwicklungsstörungen im Kindes- und Jugendalter 483

ANNETTE STREECK-FISCHER

4.17 Psychotische Erkrankungen bei Kindern und Jugendlichen 505

MICHAEL GÜNTER

5.3 Tiefenpsychologisch fundierte und analytische Psychotherapie in Gruppen bei Kindern und Jugendlichen 553

Rüdiger Haar

5.4 Psychodynamische Familientherapie 569

Terje Neraal

5.5 Stationäre tiefenpsychologisch fundierte und analytische Psychotherapie von Kindern und Jugendlichen 579

Annette Streeck-Fischer

6 Anhang

Vorwort

Mit dem Erscheinen von Band V „Psychoanalytische und tiefenpsychologisch fundierte Kinder- und Jugendlichenpsychotherapie" liegt das fünfbändige „Lehrbuch der Psychotherapie" nun vollständig vor. Band V richtet sich in erster Linie an die Ausbildungskandidaten des neu geschaffenen Berufs „Kinder- und Jugendlichenpsychotherapeut", sofern sie die Fachkunde für die vertieften Verfahren „analytische Psychotherapie" oder „tiefenpsychologisch fundierte Psychotherapie" erwerben wollen. Aber auch Psychologische Psychotherapeuten, die mit Kindern und Jugendlichen arbeiten, sowie Pädagogen, Sozialpädagogen und Psychologen werden die grundlegenden Informationen und praxisnahen Behandlungsdarstellungen für ihre Alltagsarbeit gut nutzen können. Ebenso hoffen wir, dass dem Kinder- und Jugendmediziner zum Erwerb des Zusatztitels „Psychotherapie" und dem Kinder- und Jugendpsychiater und -psychotherapeuten im Rahmen der fachärztlichen Weiterbildung insbesondere die Darstellung der Behandlung umschriebener klinischer Krankheitsbilder hilfreich sein wird.

Der Band V ergänzt den Band I „Wissenschaftliche Grundlagen der Psychotherapie", indem die Grundlagen der Psychotherapie des Kindes- und Jugendalters umfassend ausgeführt werden. Dabei orientiert sich der Band am Gegenstandskatalog für die schriftliche Prüfung nach dem Psychotherapeutengesetz (PsychThG) für den Ausbildungsgang der Kinder- und Jugendlichenpsychotherapeuten. Die Methoden der Verhaltenstherapie, die ebenfalls Gegenstand der Prüfungsverordnung sind, werden im Band IV „Verhaltenstherapie mit Kindern, Jugendlichen und ihren Familien" beschrieben. Diese drei Bände enthalten somit *umfassend* die Vorgaben des Gegenstandskatalogs des Instituts für medizinische und pharmazeutische Prüfungsfragen beim Ausbildungsgang Kinder- und Jugendlichenpsychotherapeut und decken *gemeinsam* die Inhalte der schriftlichen Prüfung ab.

Band V ist so aufgebaut, dass die Ergänzungen zum Grundlagenband I zu relevanten Aspekten des Kindes- und Jugendalters am Anfang (A. Grundlagen) stehen. Insbesondere die pharmakologischen Grundlagen, die Verläufe psychischer Störungen, Prävention, Rehabilitation und berufsrechtliche Fragen bedurften aufgrund ihrer Spezifikationen im Kindes- und Jugendalter einer gesonderten und erweiterten Darstellung. Der anschließende Vertiefungsteil gliedert sich in die Abschnitte Theorie und Praxis der Diagnostik, Rahmenbedingungen der Psychotherapie, Behandlungskonzepte und Techniken, störungsspezifische Interventionen und Therapie in besonderen Settings. Zu den allgemeinen entwicklungspsychologischen, biologischen, neuropsychologischen, medizinischen und pharmakologischen Grundlagen und den allgemeinen Methoden wissenschaftlich anerkannter psychotherapeutischer Verfahren wird auf den Band I „Wissenschaftliche Grundlagen der Psychotherapie" verwiesen.

Die Beiträge sind so verfasst, dass sie dem neuesten wissenschaftlichen Stand entsprechen, die Komplexität des theoretischen und praktischen Spektrums der Kinder- und Jugendlichenpsychoanalyse wiedergeben, klinische Beiträge enthalten und mit häufig gestellten Fragen (FAQ) und möglichen Prüfungsfragen auf die schriftliche Prüfung vorbereiten. Besonderen Wert haben wir bei den klinischen Beiträgen im Vertiefungsteil auf praxisnahe Behandlungsdarstellungen gelegt. Zugleich haben wir darauf geachtet, dass empirische Wirksamkeitsbelege bei den einzelnen Anwendungsbereichen bzw. Störungsbildern angeführt werden, da sie die wissenschaftliche Anerkennung eines Verfahrens stützen.

Wir möchten uns für die viele Mühe und Arbeit bei allen Autorinnen und Autoren bedanken, ohne deren Engagement und Bereitschaft zur kritischen Diskussion mit den Herausgebern dieses Buch nicht zustande gekommen wäre. Die Autorinnen und Autoren haben ihre langjährige Kompetenz als ausgewiesene Experten, Supervisoren, KBV-Gutachter, Dozenten oder Hochschullehrer in die Durcharbeitung ihrer Beiträge eingebracht, weshalb wir hoffen, dass alle Leser für ihre jeweiligen beruflichen Belange davon profitieren werden.

Ausdrücklich möchten wir uns bei Herrn Serge K.D. Sulz bedanken, dessen Interesse an einem den Kinder- und Jugendlichenbereich mit umfassenden Lehrbuch erst das Erscheinen dieses Bandes möglich gemacht hat. Auch danken wir Herrn Prof. Falk Leichsenring für seine wohlwollende Begleitung des Projekts. Unser Dank gilt auch den Verlagsmitarbeiterinnen Maja Hackemann, Silvia Pohl und Lucy S. Wiedner, die durch ihr fachliches Know-how einen guten Anteil an der Fertigstellung des umfangreichen Werkes haben.

Wir sind auf die fachöffentlichen Reaktionen sehr gespannt und an Verbesserungsvorschlägen ausdrücklich interessiert.

Mundelsheim, im September 2006, Hans Hopf

Frankfurt am Main, im September 2006, Eberhard Windaus

Einleitung

Die psychoanalytisch begründeten Verfahren in Lehrbuchform darzustellen ist wegen ihrer 100-jährigen Geschichte, der Komplexität ihrer Theorienbildung und der Heterogenität ihrer Ansätze kein leichtes Unterfangen. Seit Freuds berühmtem Fall der Analyse der Phobie eines fünfjährigen Jungen haben zahlreiche Pioniere der Kinder- und Jugendlichenpsychoanalyse bis in die Zeit des Zweiten Weltkrieges hinein mit neuen Erfahrungen und unterschiedlichen Therapiekonzeptionen die Kinder- und Jugendlichenpsychotherapie bereichert. Stellvertretend seien Hermine Hug-Hellmuth, Melanie Klein, Anna Freud, Siegfried Bernfeld, August Aichhorn und Erik H. Erikson genannt. Aus den Spaltungen der frühen Psychoanalyse (Freud, Jung und Adler) sowie der späteren Neopsychoanalyse Harald Schultz-Henckes und Annemarie Dührssens ergab sich, dass alle Richtungen sehr unterschiedliche Aspekte und Schwerpunkte zur Theorie und Behandlungspraxis des Kindes- und Jugendalters beitrugen. Seit den fünfziger Jahren des 20. Jahrhunderts entwickelten sich auch vermehrt empirische Begründungen der psychoanalytischen Entwicklungspsychologie, für die vor allem die Namen von René A. Spitz und Margret S. Mahler stehen. Zu dieser Zeit gehört auch die umfangreiche klinische Theorie Donald W. Winnicotts, die u.a. Autoren wie Wilfried R. Bion mit beeinflusst hat. Schließlich entstand in Frankreich in Anlehnung an Jacques Lacan eine eigene Richtung der Kinder- und Jugendlichenpsychoanalyse, die besonders von Françoise Dolto und Maud Mannoni vertreten wurde. Alle diese Ansätze zählen neben dem unermesslichen Reichtum an Falldokumentationen in der Literatur mit zum historischen Grundstock der Entwicklung der Kinder- und Jugendlichenpsychoanalyse.

Es wäre ein mehr als vermessenes Unternehmen gewesen, all diese Richtungen angemessen berücksichtigen zu können. Insbesondere in Deutschland hat sich – geschichtlich betrachtet – die analytische Kinder- und Jugendlichenpsychotherapie aus einem Konglomerat verschiedener Ansätze (Freud, Klein, Dührssen, Adler, Jung, szenisches Verstehen nach Argelander und Lorenzer) herausgebildet, so dass es keine verbindliche gemeinsame Theorie oder Behandlungsauffassung gibt. Deren unterschiedliche Auffassungen von Psychotherapie zeigen sich eindrucksvoll bei den verschiedenen Wegen, den psychischen Befund und die Psychodynamik im Erstgespräch zu erheben (Kapitel 1.1 bis 1.4). Als Herausgeber haben wir darauf geachtet, dass der größte gemeinsame Nenner der psychoanalytischen Theorienbildung, die vier Psychologien von Triebpsychologie, Objektbeziehungstheorie, Ich-Psychologie und Selbstpsychologie, ausreichend Berücksichtigung gefunden hat.

In neuerer Zeit haben verschiedene angrenzende Wissenschaftsbereiche der Kinder- und Jugendlichenpsychoanalyse neue Impulse gegeben oder sie mit alternativen Vorstellungen von dem Grundkonzept menschlichen Verhaltens und dessen psychobiologischem Substrat konfrontiert.

Die Säuglingsbeobachtung und die Erfahrungen mit Psychotherapie im Säuglings- und Kleinkindalter haben dazu beigetragen, die Beziehung zwischen Mutter und Kind, und zunehmend auch die zum Vater, in der Phase der frühesten Entwicklung von Objekt- und Selbstrepräsentanzen vertieft zu verstehen. Die empirische Säuglingsforschung vermittelte im Begriff des kompetenten Säuglings, dass dessen Wahrnehmungs- und Gefühlswelt von Anfang an komplex und bereits sehr differenziert ist, so dass sie intrauterin und post partum kompetente Teilnehmer an zwischenmenschlichen Interaktionen sind. Besonders mit mikroanalytischen Beobachtungssequenzen konnte die Subtilität des Einspielens von Interaktionsformen im Eltern-Kind-Dialog gut belegt werden. Dieses Wissen um die frühen Beziehungen und ihre Störbarkeit wurde schließlich zur Grundlage von Eltern-, Säuglings- und Kleinkind-Psychotherapien.

Die von John Bowlby und Margret Ainsworth begründete Bindungstheorie löste mit der Hypothese, dass Bindung als primäres menschliches Verhaltensmuster unabhängig von Sexualität und Aggression sei, kontroverse Diskussionen aus, hat aber auch dazu geführt, klinisch verstärkt auf Bindungsqualitäten und elterliche Feinfühligkeiten zu achten.

Schließlich ist durch die Psychobiologie und Traumaforschung deutlich geworden, welche Folgen traumatische Entwicklungen für den Konstitutionsprozess der Psyche haben und welchen Niederschlag traumatische Erfahrungen in der Biopsychologie des Gehirns finden. Sieht ein Kind keinen Ausweg aus einer bedrohlichen Situation, so führen die Stressreaktionen zur Destabilisierung und damit zum Zusammenbruch seiner integrativen Regelmechanismen mit einhergehenden unterschiedlichen körperlichen und psychischen Störungen. Durch die neuen bildgebenden Verfahren kann nun der Wirksamkeitsnachweis von Psychotherapie sogar hirnphysiologisch erbracht werden, was zu einem neuen Dialog im Verhältnis von Psychotherapie und Neurowissenschaften führt.

Mit dem Gegenstandkatalog des Psychotherapeutengesetzes bestand überdies die Herausforderung, die Theorie und Praxis der Kinder- und Jugendlichenpsychoanalyse mithilfe eines vorgegebenen Rasters (insbesondere 9.1, 9.3 - 9. 4 Gegenstandskatalog) darzustellen. Diese Vorgabe war zu erfüllen, hätte aber allein zu Verkürzungen geführt, da der Gegenstandkatalog nicht das Ziel verfolgt, das gesamte Spektrum der psychoanalytischen Theorie und Praxis abzubilden. Der Grundlagenkatalog gab als Rahmen das erforderliche

Minimum vor, aber darüber hinaus wurden die theoretischen Grundannahmen und klinischen Aspekte differenziert und vielseitig dargestellt. Im Sinne dieser Komplexität und der klinischen Orientierung fühlt sich das vorliegende Lehrbuch dem Handbuch der Kinderpsychotherapie von Gerd Biermann verbunden, das jahrzehntelang im deutschsprachigen Raum das einzige Kompendium der analytischen Kinder- und Jugendlichenpsychotherapie war.

Mit der Benennung von Psychoanalyse bzw. analytischer Psychotherapie und tiefenpsychologisch fundierter bzw. psychodynamischer Psychotherapie als zwei unterschiedlichen Methoden im Gegenstandskatalog für die schriftliche Prüfung und durch die Anerkennung von eigenständigen Ausbildungsinstituten in tiefenpsychologisch fundierter Psychotherapie ist eine Realität geschaffen worden, die wissenschaftlich nicht begründbar ist. Die tiefenpsychologisch fundierte Psychotherapie hat sich aus der Psychoanalyse heraus entwickelt und teilt mit ihr die wesentlichen Grundannahmen der Neurosenlehre, der psychoanalytischen Entwicklungspsychologie und der zentralen Elemente der Behandlungstechnik. Daraus lässt sich wissenschaftlich nicht ableiten, dass es sich bei der tiefenpsychologisch fundierten Psychotherapie um ein eigenständiges Verfahren handelt.

Dies hat auch der Wissenschaftliche Beirat Psychotherapie nach § 11 PsychThG in seiner Stellungnahme zur Psychodynamischen Psychotherapie festgestellt: „Der WBP sieht keine wissenschaftliche Grundlage für die Unterscheidung zwischen tiefenpsychologisch fundierter und analytischer Psychotherapie als zwei getrennte Verfahren. Diese Unterscheidung ist lediglich sozialrechtlich bedingt und eine Besonderheit der Bundesrepublik Deutschland. Von daher sieht der WBP auch keine Rechtfertigung für unterschiedliche Ausbildungsgänge und Ausbildungsinstitute" (Deutsches Ärzteblatt PP, Januar 2005, Heft 1, 45).

Eine ähnliche Position bezüglich der beiden Verfahren im Kinder- und Jugendlichenbereich wird schon immer in den Psychotherapie-Richtlinien vertreten, wenn dort vermerkt steht, dass „eine exakte Unterscheidung dieser Behandlungsarten – insbesondere in der Kinderpsychotherapie nicht begründet werden konnte" (Faber et al., Kommentar Psychotherapierichtlinien, S. 37).

Beide Verfahren unter „psychodynamisch" zu subsumieren liefe aber auf eine Verkürzung hinaus, denn Psychodynamik ist nur ein Bestandteil der Psychoanalyse und wird überdies im Ausland zumeist für analytische Kurz- oder Sonderverfahren verwendet. So sind wir den Weg gegangen, die tiefenpsychologisch fundierte Psychotherapie als Methode ebenso wie die analytische Psychotherapie zu berücksichtigen, ohne wissenschaftlich und theoriegeschichtlich ein eigenständiges Verfahren in ihr zu sehen. Dies findet seinen Ausdruck in den verschiedenen Beiträgen zu den Behandlungskonzepten (Kapitel 3.1 bis 3.5) und in der Berücksichtigung von Punkt 9.4 (Methoden tiefenpsychologisch fundierter Psychotherapie) des Gegenstandkatalogs, der im Wesentlichen als zentralen Aspekt die Fokusorientierung der tiefenpsychologisch fundierten Psychotherapie und deren besondere Verwendung in der stationären Psychotherapie herausstellt.

Neben den Säulen klinische Erfahrung, Supervision und Lehranalyse haben die psychoanalytisch begründeten Verfahren der Kinder- und Jugendlichenpsychotherapie im Band V nun ein umfassendes und aktuelles Lehrbuch zu ihren Grundlagen, der Diagnostik, der Krankheitslehre und der Behandlungstechnik. Dem Leser möge vor allem der innere Zusammenhang von Entwicklungspsychologie, Neurosenlehre, Diagnostik und Behandlungsmethode in ihrer Bedeutung für die Behandlungsverfahren deutlich werden.

Wir hoffen auch, dass durch das Erscheinen des Lehrbuchs die Wahrnehmung der psychoanalytisch begründeten Verfahren in der wissenschaftlichen und fachlichen Öffentlichkeit gestärkt wird.

A

Grundlagen (Ergänzungen zu Band 1 „Wissenschaftliche Grundlagen der Psychotherapie“)

1 Allgemeine und psychologische Grundlagen der Psychotherapie

1

Udo Porsch

1 Allgemeine Aspekte, Grundbegriffe

1.1 Krankheit versus Störung

Der Zustand, ob sich jemand als krank oder gesund betrachtet bzw. so charakterisiert wird, ist für fast alle Lebensbereiche von zentraler Bedeutung. Diese Etikettierung entscheidet darüber, ob jemand von seinen beruflichen bzw. schulischen Verpflichtungen ganz oder zum Teil entbunden wird, aber auch, ob die Finanzierung einer Psychotherapie durch die Krankenkasse übernommen wird. Gesundheit und Krankheit können jedoch nicht nur allein im biologischen Bezugssystem als Abweichung von einem physiologischen Gleichgewicht betrachtet werden, sondern hier sind weitere Bezugssysteme von Bedeutung.

Tabelle 1: Bezugssysteme zur Definition von Gesundheit und Krankheit (mod. nach Siegrist, 1995)

betroffene Person	***Familie***	***Medizin***	***Gesellschaft***
sich subjektiv krank /gesund fühlen	Bewertung durch die Familie	Abweichung von objektivierbaren Normen	Aspekte der Leistungsminderung; Kriterien für Versicherungsleistungen

Entscheidend ist vor allem, wie jemand seine eigene Befindlichkeit und Gestimmtheit einschätzt, aber auch, wie er bestimmte Verhaltensweisen und Funktionen, gegebenenfalls Funktionsstörungen des eigenen Körpers bewertet. Insbesondere bei Kindern und Jugendlichen muss berücksichtigt werden (und dies ist eine Erweiterung des Siegrist'schen Modells), wie das engere familiäre Umfeld bestimmte Verhaltensweisen oder körperliche Symptome bewertet und einschätzt. Beispielsweise kann dies bedeuten, dass Kinder oder Jugendliche zum so genannten Indexpatienten werden. Gemeint ist hiermit, dass die Beschwerden und Verhaltensauffälligkeiten des Patienten stellvertretend für eine verleugnete oder verdeckte Pathologie des Systems Familie stehen und diese dadurch vor dem Bewusstwerden bewahren.

Die Gesellschaft, und speziell hier das Sozialversicherungssystem, muss als weiterer wichtiger Bereich zur Definition von Krankheit und Gesundheit erwähnt werden. In diesem Bezugssystem ist die Gewährung von Versicherungsleistungen an ganz bestimmte Kriterien gebunden, z.B. das Vorliegen bestimmter Symptome bzw. Syndrome, die sich eindeutig einer Diagnose zuordnen lassen, für die der Gesetzgeber die Übernahme der psychotherapeutischen Behandlungskosten vorgesehen hat.

! **Merke:** „Krankheit ist ein regelwidriger Körper- oder Geisteszustand, dessen Eintritt allein die Notwendigkeit einer Heilbehandlung, mit oder ohne Arbeitsunfähigkeit, oder die Arbeitsunfähigkeit als solche zur Folge hat" (§182 Reichsversicherungsordnung, siehe Schulin, 1996).

Heute wird der vermeintlich stigmatisierende ***Begriff der Krankheit*** oder der der Erkrankung in den diagnostischen Glossaren wie DSM-IV oder ICD-10 weitgehend vermieden und durch den Begriff der Störung ersetzt. Hintergrund dieser Entwicklung ist die Tatsache, dass der Krankheitsbegriff letztlich ätiologisch geprägt ist, d.h., dass die jeweiligen Symptome auf eine spezifische Verursachung zurückgeführt werden. Da die verschiedenen Psychotherapierichtungen die Entstehungs- und aufrechterhaltenden Bedingungen der Beschwerden recht unterschiedlich konzeptualisieren, verständigte man sich stattdessen auf klinisch erkennbare Komplexe von Symptomen oder Verhaltensauffälligkeiten, die unter dem letztlich wenig exakten ***Begriff der Störung*** zusammenfasst wurden (vgl. Dilling, 2005). Diese Konzeptualisierung bildete auch die Grundlage für die gesetzlichen Bestimmungen, die die psychotherapeutische Tätigkeit in Deutschland regeln. Im Psychotherapeutengesetz heißt es unter §1 Abs 3: „Ausübung von Psychotherapie im Sinne dieses Gesetzes ist jede mittels wissenschaftlich anerkannter psychotherapeutischer Verfahren vorgenommene Tätigkeit zur Feststellung, Heilung oder Linderung von **Störungen mit Krankheitswert***, bei denen Psychotherapie indiziert ist. (...) Zur Ausübung von Psychotherapie gehören nicht psychologische Tätigkeiten, die die Aufarbeitung und Überwindung sozialer Konflikte oder sonstige Zwecke außerhalb der Heilkunde zum Gegenstand haben." Ergänzend wird in den Psychotherapierichtlinien ausgeführt, dass (A2) „seelische Krankheit (...) als krankhafte Störung der Wahrnehmung, des Verhaltens, der Erlebnisverarbeitung, der sozialen Beziehungen und der Körperfunktionen (verstanden wird). (...) Krankhafte Störungen können durch seelische oder körperliche Faktoren verursacht werden; sie werden in seelischen und körperlichen Symptomen und in krankhaften Verhaltensweisen erkennbar, denen aktuelle Krisen seelischen Ge-

---

** Hervorgehoben durch Autor.*

1

schehens, aber auch pathologische Veränderungen seelischer Strukturen zugrunde liegen können."

! Merke: Psychische Störung:
„Jede psychische Störung (wird) als ein klinisch bedeutsames Verhaltens- oder psychisches Syndrom oder Muster aufgefasst, das bei einer Person auftritt und das mit momentanem Leiden (...) oder einer Beeinträchtigung (...) oder mit einem stark erhöhten Risiko einhergeht, zu sterben, Schmerz, Beeinträchtigung oder einen tiefgreifenden Verlust an Freiheit zu erleiden. (...) Unabhängig von dem ursprünglichen Auslöser muss gegenwärtig eine verhaltensmäßige, psychische oder biologische Funktionsstörung bei der Person zu beobachten sein. Weder normabweichendes Verhalten noch Konflikte des Einzelnen mit der Gesellschaft sind psychischen Störungen, solange die Abweichung oder Konflikt kein Symptom einer oben beschriebenen Funktionsstörung bei der betroffenen Person darstellt" (Saß und Houben, 2001, S. 944).

1.2 Krankenrolle

Das ***Krankheitsverhalten*** oder so genannte Hilfesuchverhalten (nach Siegrist) mündet in eine spezifische Krankenrolle. Am Anfang steht die Identifizierung, Interpretation und Bewertung bestimmter Symptome und Verhaltensauffälligkeiten, die zur Bewältigung entweder die Selbsthilfe (auch Selbstmedikation) des Betroffenen bzw. der Eltern oder aber eine Minimalisierung, Bagatellisierung oder Verleugnung der Symptome oder Verhaltensauffälligkeiten in Gang setzen. Selten findet eine direkte Inanspruchnahme des professionellen Versorgungssystems statt. Sprechen Betroffene über eine Störung der Befindlichkeit oder finden andere bestimmte Symptome oder Verhaltensauffälligkeiten bemerkenswert, kommt es primär zum Verweis an das so genannte Laiensystem. Hier werden entlang des sozialen Netzwerkes gute Ratschläge oder Erfahrungsberichte von Verwandten und Arbeitskollegen über vermeintlich ähnliche Symptome Leitfaden des eigenen Handelns. Erst wenn diese Maßnahmen nicht zur zufrieden stellenden Linderung der Befindlichkeitsstörungen geführt haben, wird schließlich das professionelle Versorgungssystem aufgesucht.

Der Patient nimmt dann eine so genannte ***Krankenrolle*** ein, die Parsons (1951) wie folgt definierte:

1. Der Patient ist fortan von den allgemein geltenden Verpflichtungen befreit. Beispielsweise ist er für sein Fernbleiben in der Schule oder vom Sportunterricht entschuldigt oder aber von der Benotung bei anerkannter Legasthenie befreit.
2. Er wird für sein abweichendes Verhalten nicht verantwortlich gemacht, im Gegensatz beispielsweise zu einem Kriminellen, der soziale Normen gezielt verletzt hat.
3. Er bzw. die Eltern sind verpflichtet, alles zu tun, um seine Gesundheit im Rahmen der zur Verfügung stehenden Möglichkeiten wiederherzustellen.
4. Weiterhin ist er bzw. sind die Eltern aufgefordert, fachkundige Hilfe in Anspruch zu nehmen und sich nicht ausschließlich auf das Laiensystem zu verlassen.

Abbildung 1: Hilfesuchverhalten (nach Siegrist, 1995)

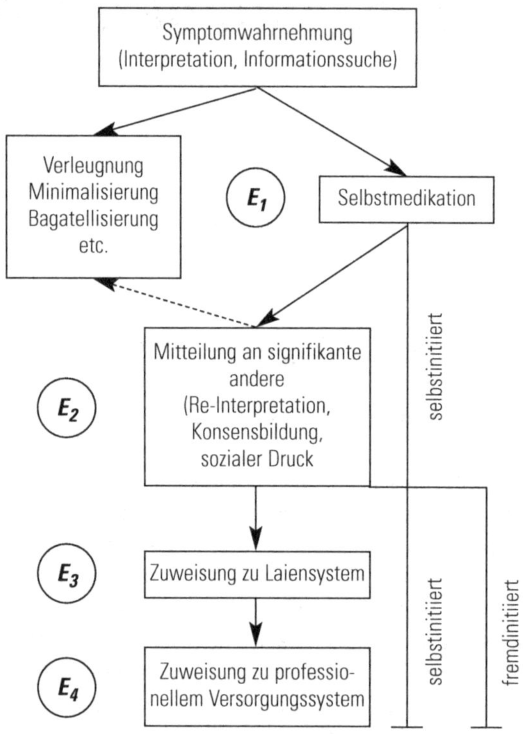

1.3 Erklärungsmodelle

Je nach Perspektive gibt es unterschiedliche Konzepte und Erklärungsmodelle von Kranksein und Störungen. Diese lassen sich wie folgt klassifizieren:

- *das biologisch-physiologische Modell*
  Dies geht von der Annahme aus, dass Organläsionen, die zu bestimmten Störungen führen, durch genetische, virale, bakterielle, chemische oder physikalische Faktoren verursacht werden. Aus der Diagnose der jeweiligen Störung wird eine entsprechende Therapie abgeleitet, die zur Linderung bzw. Heilung der Störung führen soll. So wird beispielsweise eine affektive oder psychotische Störung ausschließlich auf eine Störung im Transmitterhaushalt zurückgeführt, die aus dieser Perspektive daher auch primär psychopharmakologisch behandelt werden muss.
- *das psychoanalytische Modell*
  Dieses Modell versteht Störungen im sozial-kommunikativen und körperlichen Bereich als Resultat von ungelösten biographisch-psychogenetisch erworbenen Grundkonflikten (Individuation vs. Abhängigkeit; Kontrolle vs. Unterwerfung, Versorgung vs. Autarkie, Selbstwert- und ödipale Konflikte) und nimmt an, dass der Betroffene es nicht vermocht hat, das aus diesen Konflikten resultierende Andrängende und Belastende zu bewältigen, d.h. zur „Sprache zu bringen". Unter unbewusster Abwägung der vermeintlichen Konsequenzen werden solche Konflikte aus dem Bewusstsein verdrängt und finden stattdessen in den jeweiligen Symptomen oder Verhaltensauffälligkeiten als primärer Krankheitsgewinn verschlüsselt und als das vermeintlich „kleinere Übel" ihren Ausdruck.

- *das verhaltensmedizinische Modell*
  ◊ lerntheoretische Paradigma
  Im Rahmen dieses Modells wird abweichendes Verhalten, wie beispielsweise eine forcierte Inanspruchnahme medizinischer Versorgungseinrichtungen, auf spezifische maladaptive Lernprozesse zurückgeführt, die entweder als Ergebnis von klassischer bzw. operanter Konditionierung oder aber von dem Lernen am Modell zu betrachten sind.
  ◊ kognitive Paradigma
  Psychische Störungen und Verhaltensauffälligkeiten werden als das Ergebnis so genannter dysfunktionaler Wahrnehmungs- und Interpretationsmuster verstanden, wie beispielsweise eine ängstliche Fokussierung eines Infarktpatienten auf die vermeintlich auffällige Funktionsunregelmäßigkeit seines Herzens.
- *das soziologische Modell*
  Dieses Modell geht davon aus, dass sozioemotionaler Disstress wie niedriger sozialer Status, spezifische Rollenerwartungen und geringe soziale Unterstützung etc. eine erhöhte Erkrankungswahrscheinlichkeit bedingt. Die Störung erscheint hier als Krankheit unter dem Gesichtspunkt der sozialen Rollenzuschreibung, bei dem die Diagnose sozusagen als „Etikett" sein weiteres Verhalten als Kranker im sozialen Kontext entscheidend beeinflusst. So könnte nach dieser so genannten Labeling-Theorie eine Etikettierung z.B. als AD(H)S einer Familie die Auseinandersetzung mit verborgenen Konflikten, Erwartungen und Ansprüchen erst einmal ersparen, während die Bekanntgabe der Diagnose „HIV-positiv" stigmatisierend wirksam wäre.
- *das biopsychosoziale Modell*
  Dieses Modell stellt sozusagen eine Synopsis der biomedizinischen, psychosozialen, psychoanalytischen, verhaltenstherapeutischen und soziologischen Perspektive dar. Hierbei wird eine biologische bzw. psychische Disposition angenommen, die bei unzureichenden Abwehr- und Bewältigungsstrategien unter inneren Stressoren und/oder belastenden Lebens- und Umweltereignissen zur Störungsmanifestation führt.

1.4 Phasen der Entstehung psychischer Störungen

Ausgehend von der Schizophrenieforschung und prospektiven Entwicklungsstudien wird der Zusammenhang zwischen Traumata bzw. Komplikationen in verschiedenen Phasen der ontogentischen Entwicklung hinsichtlich der Auftretungswahrscheinlichkeit späterer Störungen untersucht. Man unterscheidet zwischen Komplikationen in der prä- und perinatalen Phase, d.h. Infektionen, Intoxikationen, Traumata etc. während der Schwangerschaft und Geburtskomplikationen wie Frühgeburt etc. und Komplikationen in der primären, sekundären und tertiären Sozialisation mit den jeweils spezifischen Rollenkonflikten und Schwellensituationen (siehe hierzu unten), die als prädisponierende Faktoren für das spätere Auftreten einer Störung mitverantwortlich gemacht werden.

1.5 Diagnostik, Psychotherapie und Beratung

Psychotherapie besteht aus einer Vielzahl wissenschaftlich begründeter Methoden und Interventionstechniken, die darauf ausgerichtet sind, innerhalb einer durch spezifische Bedingungen definierten Patient-Therapeut-Beziehung psychische und körperliche Beschwerden und Verhaltensauffälligkeiten zu lindern, gegebenenfalls zu heilen. Je nach Therapieschule steht die Bearbeitung der unbewussten Konflikte bzw. der Persönlichkeitsstruktur oder aber die bedingenden und aufrechterhaltenden Faktoren der Symptome im Zentrum des Bemühens.

! **Merke:** „Psychotherapie ist ein bewusster und geplanter interaktioneller Prozess zur Beeinflussung von Verhaltensstörungen und Leidenszuständen, die in einem Konsensus (möglichst zwischen Patient, Therapeut und Bezugsgruppe) für behandlungsbedürftig gehalten werden, mit psychologischen Mitteln (durch Kommunikation) meist verbal aber auch averbal, in Richtung auf ein definiertes, nach Möglichkeit gemeinsam erarbeitetes Ziel (Symptomminimalisierung und/oder Strukturänderung der Persönlichkeit) mittels lehrbarer Techniken auf der Basis einer Theorie des normalen und pathologischen Verhaltens" (Strotzka und Becker, 1978, S. 4).

Vor Beginn einer psychotherapeutischen Behandlung wird im Rahmen eines so genannten diagnostischen Prozesses, d.h. durch Anamneseerhebung, differenzialdiagnostische Abwägungen, körperliche Untersuchungen, Testdiagnostik etc., die Diagnose, gegebenenfalls Ausschlussdiagnose gestellt sowie hieraus die spezifische Behandlungsbedürftigkeit abgeleitet. Nur wenn eine solche Behandlungsbedürftigkeit nachgewiesen werden kann, können die Erziehungsberechtigten für das Kind bzw. für den Jugendlichen die Übernahme der Behandlungskosten von den Krankenversicherungen beantragen. Dies geschieht im Rahmen eines so genannten Antrags- und Gutachterverfahren.
Von dieser psychotherapeutischen Tätigkeit im engeren Sinne sind so genannte Beratungen, zum Beispiel in Erziehungsberatungsstellen, abzugrenzen. Wenngleich in den Beratungsstellen durchaus auch Therapien stattfinden, steht hier häufiger das stützende Gespräch mit dem Ratsuchenden um einen fokalen Beratungsgegenstand bzw. die Möglichkeit, sich über das Sprechen zu erleichtern, im Vordergrund. Während Psychotherapie – zumindest in Deutschland – nur von approbierten Psychologischen Psychotherapeuten, approbierten Kinder- und Jugendlichenpsychotherapeuten und Fachärzten durchgeführt werden darf, ist eine psychotherapeutische Ausbildung für eine Tätigkeit in Beratungsstellen nicht Voraussetzung, obgleich hier häufig Kolleginnen und Kollegen mit entsprechender Ausbildung arbeiten.

1.6 Phasen des Störungsverlaufs

Den Verlauf einer Störung gliedert man in 5 verschiedene Phasen. Zu Beginn steht die ***Prodromalphase***, das so genannte Vorläuferstadium einer späteren Erkrankung. Hier zeigen sich vor dem eigentlichen Ausbruch der Störung häufig spezifische Symptome, wie beispielsweise die Negativsymptomatik der Schizophrenie, gekennzeichnet durch eine Affektverflachung, Anhedonie, soziale Passivität und Rückzug sowie die Schwierigkeit, korrekte Sätze zu bilden (Alogie). Hierauf folgt dann die ***Erkrankungs- und Störungsphase*** mit unterschiedlichen Verlaufscharakteristika. Abgesehen von den chronischen Verläufen,

1

kann eine akute Störung schubweise auftreten, in deren Verlauf es sukzessive und langfristig zu einer weiteren Verschlechterung kommt, wie beispielsweise bei der Multiplen Sklerose. Oder aber die Störung tritt episodisch auf, d.h., im Verlauf zeigt sich eine weitgehende Rückbildung der Symptomatik wie bei bestimmten depressiven Störungen.
Kommt es vorübergehend zu einer deutlichen, aber nicht vollständigen Symptomreduktion, spricht man von einer ***Remission*** der Störung. So verschwindet z.B. bei schizophrenen Störungen die akute Wahnsymptomatik wieder zugunsten der so genannten Negativsymptomatik.
Von einem ***Rezidiv*** spricht man, wenn es wider Erwarten zu einem erneuten Auftreten der vermeintlich überwundenen Störung kommt.

1.7 Vulnerabilität, Resilienz, Risiko- und protektive Faktoren

Die heutige Forschung geht davon aus, dass so genannte Risikofaktoren der psychischen und körperlichen Entwicklung eine ***Vulnerabilität***, d.h. eine Verletzlichkeit oder Störungsanfälligkeit bedingen, die bei ungenügenden protektiven Faktoren, unzureichenden Abwehr- und Bewältigungsmechanismen und bei entsprechenden äußeren oder inneren Anforderungen zu einer Überlastung der psychischen Struktur führen und damit die Auftretenswahrscheinlichkeit einer Störungen erhöhen.
Die Risikoforschung beschäftigt sich nun mit der Frage, inwieweit es neben konstitutionellen Faktoren psychogenetisch-psychosoziale Belastungen in Kindheit und Jugend gab, die zusammen mit erbgenetischen und Umweltfaktoren eine Ergänzungsreihe bilden.

Tabelle 2: Psychosoziale Risikofaktoren für die Entstehung psychischer Störungen (aus Häfner et al., 2001a)

- chronische Disharmonie und Beziehungspathologie innerhalb der Familie
- autoritäres väterliches Verhalten
- psychische Störungen der Mutter oder des Vaters
- schlecht ausgeprägte Kontakte zu Gleichaltrigen
- „häufig wechselnde frühe Beziehungen"
- Altersabstand zum nächsten Geschwister geringer als 18 Monate
- Kriminalität oder Dissozialität eines Elternteils
- Unerwünschtheit
- schwere körperliche Erkrankungen der Mutter oder des Vaters
- uneheliche Geburt
- schlechte Schulbildung der Eltern
- junge Mütter bei Geburt des ersten Kindes
- große Familien
- ernste oder häufige Erkrankungen in der Kindheit
- wenig Wohnraum
- sexueller und/oder aggressiver Missbrauch
- Verlust der Mutter
- niedriger sozioökonomischer Status
- allein erziehende Mütter
- Kontakte mit Einrichtungen der „sozialen Kontrolle"
- mütterliche Berufstätigkeit im ersten Lebensjahr
- hoher Gesamtrisikoscore/stärkere frühkindliche psychosoziale Belastung

Methoden der Erforschung sind neben retrospektiven Untersuchungen, Zwillingsstudien, tierexperimentelle Deprivationsuntersuchungen, Traumaforschung und epidemiologische Erhebungen.
Allerdings kann die Betrachtung der Risikofaktoren zusammen mit den konstitutionellen Aspekten die Auftretenswahrscheinlichkeit von Störungen nicht ausschließlich erklären. Eine Reihe von Längsschnittstudien zeigte, dass einige unter äußerst ungünstigen psychosozialen Bedingungen aufgewachsene Kinder wider Erwarten keine Störung entwickelten und auch als Erwachsene psychopathologisch überwiegend unauffällig waren. Die genauere Analyse der frühen Lebensumstände zeigte, dass hier beispielsweise häufig so genannte kompensatorische Bezugspersonen wie eine verständnisvolle und warmherzige Großmutter etc. als so genannte protektive Faktoren trotz erheblicher Risikofaktoren das spätere Erkrankungsrisiko verringerten (Thomas und Duszynski, 1974; Vaillant, 1980; Werner und Smith, 1992).

Tabelle 3: Protektive Faktoren (aus Häfner et al., 2001b)

- dauerhafte und gute Beziehung zu mindestens einer primären Bezugsperson
- internale Kontrollüberzeugungen
- Aufwachsen in einer Familie mit Entlastung der Mutter, weitere kompensatorische Bezugspersonen
- ein insgesamt attraktives Mutterbild/ positive Elternimagines
- mindestens durchschnittliche Intelligenz
- ein robustes, aktives und kontaktfreudiges Temperament
- soziale Förderung (Schule, Kirche, Jugendgruppen)
- eine oder mehrere verlässlich unterstützende Bezugspersonen im Erwachsenenalter
- lebenszeitlich späteres Eingehen so genannter schwer auflösbarer Bindungen
- geringere Risikogesamtbelastung

Insbesondere aufgrund dieser protektiven Faktoren entwickelt sich die so genannte **Resilienz**, quasi das Gegenstück zur Vulnerabilität. Gemeint ist hier die Widerstandsfähigkeit eines Individuums, sich trotz ungünstiger psychosozialer Faktoren und Bedingungen entwickeln bzw. sich von solchen Belastungen besser erholen zu können. Das Ausmaß der Resilienz wird durch Intelligenz, Problemlösefähigkeiten, psychosoziale Unterstützung und Verankerung innerhalb und außerhalb der Familie, durch biologisches Vitalitätserleben sowie durch ein Gefühl der Selbstwirksamkeit usw. bestimmt (vgl. Petermann et al., 1998).

2 Allgemeine Konzepte in der Entwicklungspsychologie

2.1 Differenzielle Entwicklungspsychologie

Die differenzielle Entwicklungspsychologie beschäftigt sich mit der Veränderbarkeit und Variablität von Merkmalausprägungen und Verhaltensmustern, wie beispielsweise den Unterschieden zwischen den Geschlechtern, Kulturen und Subkulturen, historischen Epochen, zwischen günstigen und ungünstigen Rahmenbedingungen in der Umwelt-Mensch-Interaktion (siehe Oerter, 2002). Im Zentrum der Betrachtung steht die multifaktorielle Bedingtheit und Plastizität der jeweiligen Verhaltens- und Merkmalausprägungen und deren inter- und intraindividuelle Unterschiede, weniger die Gemeinsamkeiten dieser Prozesse. Beispiele für diesen Untersuchungsansatz sind die variierende Moral- oder Intelligenzentwicklung der Geschlechter vom Säuglingsalter bis zur Adoleszenz oder transkulturelle Vergleiche. So fand man beispielsweise heraus, dass japanische Kinder gegenüber einer europäischen Vergleichsgruppe einen signifikant höheren Anteil von ambivalent-vermeidenden Bindungsstilen sowie eine geringere Trennungstoleranz im Fremde-Situations-Test vorweisen (siehe beispielsweise Harwood et al., 1993).

2.2 Lebenslange Entwicklung als Zyklus zwischen Bindung und Autonomie

Die lebensgeschichtliche Entwicklung muss verstanden werden als ständiger Veränderungsprozess, der wohl vor allem in den ersten Lebensjahren von Reifung, Wachstum und weiterer Ausdifferenzierung bestimmt ist, die dann in den weiteren Lebensabschnitten aufbauend konsolidiert werden. Rudolf (2000) hat diesen Prozess in Anlehnung an Eriksons Konzept der psychosozialen Stadien (Erikson, 1988) und den korrespondierenden, auf die jeweilige Lebensspanne bezogenen psychosozialen Krisen als ein ständiges Suchen nach einem Gleichgewicht zwischen progressiven und regressiven Polen, d.h. ein Alternieren zwischen Bindung und Autonomie konzipiert.

Lange Zeit galt der erwachsene, geschlechtsreife und berufstätige Mensch (meist der Mann) als im Zenit stehend. Kinder und Jugendliche wurde aus dieser Perspektive daran gemessen, was ihnen im Vergleich hierzu noch alles fehlt, und Ältere, was ihnen schon wieder fehlt bzw. inwieweit sie in ihrer kognitiven und körperlichen Leistungsfähigkeit eingeschränkt sind. Diese normativ geprägte Auffassung befindet sich nun in einer Phase des Umbruchs zugunsten der Vorstellung, dass jede Entwicklungsphase ihre Schwerpunkte, Möglichkeiten und spezifischen Konflikte hat und nicht vergleichend auf ein bestimmtes Maß an kognitiver und körperlicher Leistungsfähigkeit ausgerichtet werden kann.

! **Merke:** Alle durchlebten Entwicklungsstufen hinterlassen im Menschen ihre Erinnerungsspur. Diese bleiben erhalten als Möglichkeit des Erlebens und Funktionierens und werden in bestimmten Situationen regressiv wiederbelebt (Rudolf, 2000, S. 36).

Abbildung 2: Entwicklungszyklus zwischen Autonomie und Bindung (Rudolf, 2000, S. 66)

Der Entwicklungszyklus von

Bindung	***und***	***Autonomie***
Intrauterine Geborgenheit		
	↓	
Verlust durch Geburt	→	***Autonomie des Neugeborenen***
	↓	
Frühe Bindung	←	Alleine nicht lebensfähig
	↓	
Verlust des guten Objekts	→	***Frühkindliche Autonomie***
	↓	
Ödipale Bindung	←	Einschränkung durch die Umwelt und die innere Entwicklung
	↓	
Verlust der frühen libidinösen Objekte	→	***Kindliche psychosexuelle und soziale Identität***
	↓	
Soziale Einbindung in Gruppen	←	Einschränkung durch soziale Forderung
	↓	
Relativierung der sozialen Gruppenbindung zugunsten von	→	***Jugendliche Autonomie***
	↓	
Partnerbindung	←	Relativierung der forcierten Autonomie zugunsten von
	↓	
Freiheit von Bindung und Lösung	→	***Frühe erwachsene Individuation***
	↓	
Familiale Bindung	←	Einschränkung zugunsten von
	↓	
Mit Großwerden der Kinder	→	***Reife erwachsene Individuation***
	↓	
Allgemeine menschliche Einbindung	←	Ermöglicht
	↓	
Verlust durch den Tod		

1

2.3 Kontinuität vs. Diskontinuität

Unterschiede in den Fähigkeiten und Kompetenzen zwischen Kindern und Erwachsenen lassen sich einerseits über die Kategorien von Wachstum oder Komplexität abbilden. Dies umfasst zugleich die Annahme, dass bestimmte Ereignisse und Situationen von Säuglingen wie von Erwachsenen letztlich ähnlich wahrgenommen und verarbeitet werden, jedoch bestimmte Fertigkeiten und Handlungen aufgrund unterschiedlicher Reifung und Komplexität der verarbeiteten Informationen nicht mit der gleichen Präzision und dem gleichen Informationsgehalt ausgeführt werden können. Eine solche Perspektive unterstellt einen kontinuierlichen Prozess, in dem es bei mehr oder weniger rudimentär vorhandenen Fähigkeiten lediglich um eine sukzessive kontinuierliche Zunahme i.S. der Reifung kommt.

Ein anderes Paradigma nimmt einen diskontinuierlichen Prozess unter der Annahme an, dass Säuglinge und Kinder eine spezifische Form des Denkens, der Wahrnehmung, der Informationsverarbeitung und des Verhaltens haben, die sich deutlich von denen anderer Lebensabschnitte unterscheidet. Ein solcher Stufenprozess hat spezifische Phasen, in denen es zu qualitativen Sprüngen im Denken, Fühlen und Handeln kommt, die für die jeweilige Phase ausgesprochen charakteristisch sind.

Beispiele für ein solches Stufenmodell sind Piagets Stufen der kognitiven Entwicklung. Er betrachtet Entwicklung unter den komplementär zueinander stehenden Aspekten der Assimilation und Akkommodation, die in ihrem Wechselspiel letztlich der kognitiven Anpassung des Individuums an die Umwelt dienen. Hierbei unterscheidet er vier globale Stadien, die wiederum unterteilt sind (Piaget, 1973, 1974; Piaget und Inhelder, 1979).

- ***sensomotorisch*** (von Geburt bis zum 2. Lebensjahr):
  Die bei der Geburt schon funktionsfähigen Reflexe wie Saug-, Greif- und Schluckreflexe werden anfangs zufällig, z.B. den zu greifenden Gegenständen, angepasst und erfahren durch ständiges Üben eine Konsolidierung. Handlungen, die zu einem angenehmen Ergebnis führen, werden positiv verstärkt und wiederholt. Hierüber entdeckt der Säugling bestimmte Reaktionsmuster, die er nicht nur auf andere Situationen ausdehnen kann, sondern er beginnt, auch mit den verschiedenen Mustern zu experimentieren. Am Ende des 2. Lebensjahr entwickelt sich dann über die Verinnerlichung der Handlungsschemata eine innere Repräsentanz als Vorstufe und Übergang zum Denken. Hierdurch können sich dann eine wachsende Objektkonstanz, Symbolhandlungen und ein Nachahmungsverhalten etablieren.
- ***präoperational*** (2. bis 7. Lebensjahr):
  Die Dominanz der sensomotorischen Muster nimmt ab und wird sukzessive ersetzt durch die Anwendung symbolischer Repräsentanzen, durch Agieren in Sprache, Bilder usw., die in die Ausgestaltung des Symbolspiels führen. Jedoch im Gegensatz zu den späteren Phasen bestimmen die Kognitionen noch unangemessene Generalisierungen. So bestimmt ein Egozentrismus und eine Zentrierung auf einen oder wenige Aspekte des Handlungsfeldes das Denken. Vielfach erscheinen den Kindern Gegenstände als belebt (Animismus). Das Denken ist unidirektional, aber noch nicht reversibel, d.h., es kann zwar die Oberklassen in Unterklassen ausdifferenzieren. Sind diese gebildet, können sie für einen Vergleich der Oberklasse nicht mehr zugeordnet werden. Gleichzeitig und unabhängig voneinander auftauchende Phänomene werden außerhalb der Logik kausal miteinander verknüpft (*„Bäume sind da, weil sie Schatten spenden"*).
- ***konkret operational*** (7. bis 11. Lebensjahr):
  Das Denken beginnt nun prälogisch zu werden, ist jedoch noch sehr eingefärbt von den unmittelbaren Erlebnissen und Erfahrungen. Es ist reversibel, d.h., Ober- und Unterklassen können bestimmt, ausgeschlossen und anhand bestimmter Merkmale formal zugeordnet werden. Das Denken erreicht jedoch noch nicht die Qualität des formal-abstrakten Denkens der Erwachsenen.
- ***formal operational*** (11 Jahre und älter):
  Die Fähigkeit zum formal operativen und damit hypothetisch deduktiven Denken ermöglicht dem Adoleszenten und späteren Erwachsenen ein Denken in Symbolen, das sich nicht auf Objekte der unmittelbaren realen Welt beziehen muss. Dies gestattet nicht nur eine gedankliche Vorwegnahme und Antizipation, sondern auch das Denken über Gedanken.

2.4 Anlage-Umwelt-Debatte und Möglichkeiten der Entwicklungsförderung

Die Kontroverse zwischen natürlicher Veranlagung, Reifung und die Bedeutung der äußeren Umgebung für die ontogenetische Entwicklung hat eine lange Tradition. Ende des 18. Jahrhunderts wurde in einem Dorf in Frankreich ein möglicherweise von Tieren aufgezogener 12-jähriger Junge entdeckt. Der Arzt Itard nahm sich seiner an und versuchte, vor dem Hintergrund der Umwelt-Anlage-Debatte den Jungen zu zivilisieren. Während in den ersten 5 Jahren durchaus Erfolge in seinem Bemühen zu registrieren waren, retardierte dann jedoch seine Entwicklung, so dass er das Experiment abbrach (Werner, 2004; Itard, 1965).

Obgleich bei den verschiedenen Ansätzen und Theorien der Veranlagung wie auch der Lebensumwelt eine gewisse Rolle zugeschrieben werden, unterscheiden sie sich aber beträchtlich darin, welcher Seite sie eine Dominanz zuschreiben. Das Verhältnis von Anlage und Umwelt lässt sich unter den Gesichtspunkten von evokativer, passiver und aktiver Korrelation verstehen. Evokativ meint, dass z.B. besonders aktive Kinder schon recht früh ein hiermit korrespondierendes Verhalten in der Umwelt auslösen, das wiederum zu einer Verstärkung dieser Anlagen führt. Passive Korrelation meint, dass andererseits die Eltern entsprechend ihren eigenen genetischen Begabungen den Kindern ein spezifisches Klima anbieten. Beispielsweise verstärken sportliche Eltern ihre Kinder darin, diese vielleicht auch vererbten sportlichen Begabungen auszuweiten. Unter einer aktiven Korrelation wird das Bestreben der späteren Adoleszenten und Erwachsenen verstanden, gemäß ihrer Begabungen spezifische verstärkende Umgebungsbedingungen aufzusuchen, was man auch Nischenbildung nennt (vgl. Dick und Rose, 2002). Unabhängig von diesen generellen Zusammenhängen zeigen jedoch auch Untersuchungen, dass der Einfluss von genetischen Faktoren mit zunehmendem Alter bedeutsamer wird (siehe hierzu Asendorpf, 1998).

Insgesamt nimmt man heute an, dass Veranlagung und Umwelt in einem dynamischen Wechselspiel zueinander stehen, die sich in komplexen Austauschprozessen über die verschiedenen Lebenszyklen hin entwickeln. Vor diesem Hintergrund stellt die

Veranlagung sozusagen das Potential zur Verfügung, den so genannten Reaktionsspielraum oder die Plastizität, aus dem heraus sich bestimmte Fähigkeiten herausbilden können. Reaktionsspielraum und Umweltstimulation sind zum Erreichen eines fiktiven Optimums nicht linear verknüpft. Vielmehr bedarf es entsprechend der Veranlagung einer individuellen Förderung, die sich weder durch eine entwicklungshemmende Über- wie Unterforderung kennzeichnen sollte. Als förderliche Rahmenbedingungen für die sich herausbildenden komplexen neuronalen Verschaltungen im Gehirn nennt beispielsweise der Neurobiologe Hüther die Vermeidung von Reizüberflutungen und die Schaffung von Freiräumen für die Entwicklung eigener Kreativität. Zudem kann das anzueignende Wissen Bedeutung besitzen und zur Bewältigung von Schwierigkeiten und Problemen im Hier und Jetzt verwandt werden (z.B. Hüther, 2004; vgl. auch Spitzer, 2000; siehe hierzu auch die Kontroverse um AD(H)S: Hüther und Bonney, 2005; Leuzinger-Bohleber et al., 2006).

Insgesamt wird diese wechselseitige und sich einander bedingende Beziehung zwischen Vererbung und Umwelt Epigenese genannt (vgl. Gottlieb, 1998, 2002).

Abbildung 3: Prozess der Epigenese (nach Berk, 2005, S. 98)

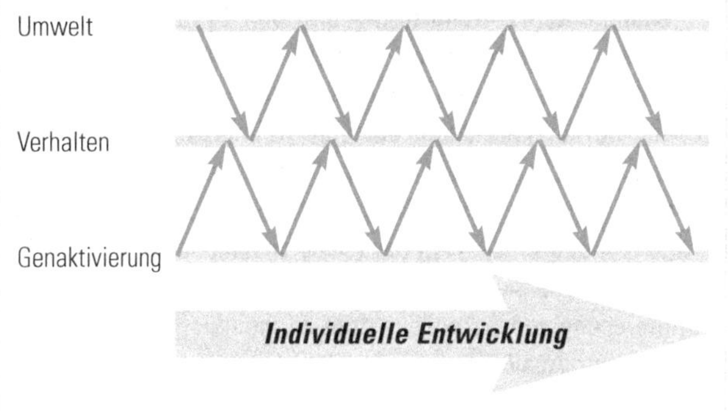

! **Merke:** Jeder Phänotyp, d.h. die Gesamtheit aller beobachtbaren Verhaltensweisen, ist das Ergebnis sowohl des Genotyps wie auch der Umwelt.

2.5 Reifung, Sozialisation und Erziehungsstile

Die psychische Entwicklung kann vor dem Hintergrund der Anlage-Umwelt-Debatte als ein Werden zwischen den Polen von Reifung, Erziehung und Sozialisation verstanden werden. Mit dem Begriff der ***Reifung*** werden all jene gengesteuerten, biologisch determinierten Wachstumsprozesse des zentralen Nervensystems, des Muskel- und Skelettsystems usw. bezeichnet, die für die Spezies in einer durchschnittlich zu erwartenden Umwelt charakteristisch sind. Diese Reifungsprozesse, wie beispielsweise das sukzessive Erlernen des aufrechten Ganges, erfolgen sequenziell, d.h. in einer ganz bestimmten Abfolge von Schritten, auch wenn der Beginn, jedoch nicht die Abfolge in einzelnen Kulturen aufgrund unterschiedlicher Stimulation und Förderung voneinander abweichen kann. Auch „reifen" nicht alle Bereiche gleichzeitig. Während das neuronale Wachstum in den ersten 6-8 Lebensjahren nahezu abgeschlossen ist (Thompson et al., 2000), beginnt das forcierte genitale Wachstum erst in der Pubertät.

Sozialisation charakterisiert nun jenen lebenslangen Prozess, bei dem bestimmte Verhaltensmuster, gesellschaftliche Standards, Einstellungen und Werthaltungen eines Individuums im frühen Mutter-Kind-Dialog wie auch mit Freunden, im Kindergarten, Schule etc., d.h. in primärer und sekundärer Interaktionspraxis, eingeübt werden, damit sie mit den Grundwerten, Normen und gesellschaftlichen Forderungen und Erwartungen der kulturellen Umgebung nicht kollidieren, sondern möglichst übereinstimmen.

Insbesondere die ersten Lebensjahre benötigen hierbei für den Säugling und das Kleinkind, eine durch die mütterliche Feinfühligkeit garantierte sichere Basis, auf der das antagonistische Explorations- und Bindungsverhalten in einem guten, sich wechselseitig ergänzenden Verhältnis zueinander stehen können. Dies ist, worauf insbesondere die Bindungstheorie hinwies, Voraussetzung zur Bildung eines sicheren Bindungstypus. Kommt es zu Störungen, Deprivationen, Traumatisierungen, bzw. ist die Mutter aufgrund eigener Verluste oder Traumatisierungen emotional wenig resonanzfähig, d.h. depressiv, oder kann im frühen Mutter-Kind-Dialog das kindliche Temperament nicht aufgefangen oder kompensiert werden, ist ein unsicherer Bindungsmodus zu erwarten. Unsicher vermeidende Kindern zeigen sich in Trennungs- und Wiederannäherungssituationen vordergründig unabhängig von eigenen Bindungsbedürfnissen, während neurophysiologische Untersuchungen gleichzeitig eine erhöhte Cortisol-Ausschüttung als Ausdruck eines erheblichen Stressempfindens nachweisen können. Hiervon zu unterscheiden sind ambivalent unsicher gebundene Kinder, die zwar Nähe und Kontakt suchen, sich aber bei Interaktionsersuchen anderer widerstrebend verhalten. Kinder mit einem desorganisierten Bindungsmuster wurden häufig misshandelt oder wuchsen mit intrusiven und/oder ängstigenden Eltern auf. Sie zeigen bei Anwesenheit der Bindungsperson Ambitenzen (Nähe suchen und unmittelbares Weglaufen), Phasen der affektiv-mimischen und körperlichen Erstarrung sowie Angstreaktionen (Brisch, 2002, 2003, 2006; Strauß et al., 2002; Fonagy und Target, 2003).

Unabhängig von mütterlicher Feinfühligkeit im frühen Mutter-Kind-Dialog und der hierbei häufig vernachlässigten spezifischen Bedeutung des Vaters (siehe hierzu Bürgin, 1998; Klitzing, 1998; Seiffge-Krenke, 2001) unterscheidet man verschiedene Erziehungsstile und Erziehungspraktiken. Diese lassen sich z.B. nach den Dimensionen *Anforderung* und *Reaktivität* klassifizieren (siehe Abb. 4).

Erziehung und damit die verschiedenen Erziehungsstile bewegen sich im Spannungsfeld von Bindung, Kontrolle und Autarkie. Entscheidend für einen guten Erziehungsstil ist die Bidirektionalität, die die wechselseitige Abhängigkeit beider Interaktionspartner voneinander akzeptiert. Dies bedeutet, dass die Eltern einerseits durchaus phasen- und situationsangemessene Anforderungen stellen, zugleich aber reaktiv offen sind, d.h. kindgerecht auf die Wünsche und Erwartungen des Kindes und des Jugendlichen eingehen können. Besonders belastet wird dieses Wechselspiel in pubertären Ablösungskämpfen und der Suche der Jugendlichen nach eigener Individuation. Dies kann für die Eltern mit ihrem Erziehungsstil insbesondere dann in

1

Abbildung 4: Erziehungsstile (modifiziert nach Baumrind, 1991; Maccoby und Martin, 1983)

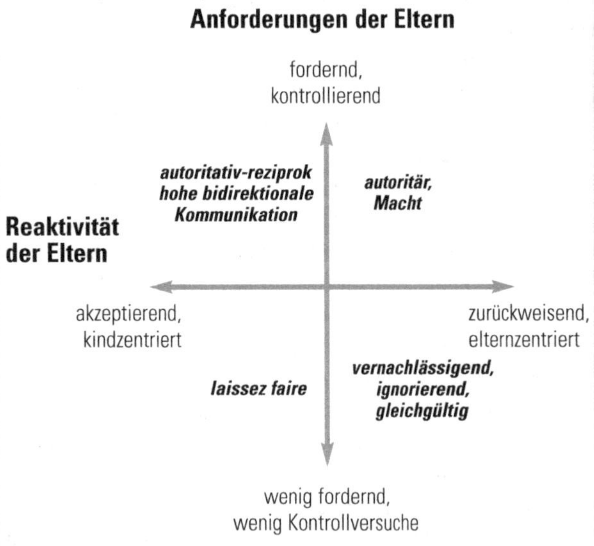

eine Dekompensation münden, wenn sie unbewusst in eigene unbewältigte Konflikte und Ängste verstrickt sind.

3 Lernpsychologische Grundlagen

3.1 Historische Entwicklung der Lerntheorien

Angeregt durch die Experimente des russischen Physiologen Pawlow zum **klassischen Konditionieren**, begründete John Watson (1913) den Behaviorismus mit der Arbeit *Psychology from the Standpoint of a Behaviorist*. In Abgrenzung zur Psychoanalyse galt das Interesse neben einer strikten empirischen Orientierung ausschließlich dem beobachtbaren und messbaren Verhalten. Lernen wurde als Reiz-Reaktions-Verbindung konzipiert, Hauptziel war die Vorhersage, effektive Beeinflussung und Kontrolle des Verhaltens. Etwa zeitgleich mit Pawlow unternahm Thorndike seine Versuche mit eingesperrten Katzen und fand heraus, dass die Kraft eines Reizes, die eine Reaktion hervorruft, dann besonders verstärkt wird, wenn dies gratifiziert wird, und eine Abschwächung erfährt, wenn die positive Verstärkung ausbleibt. Dieser als **Gesetz des Effektes** beschriebene Kern des operanten und instrumentellen Konditionierens betont, dass die Auftretenswahrscheinlichkeit der gezeigten Reaktionen nicht nur vom Stimulus abhängt, sondern eben von den mehr oder weniger zufrieden stellenden Konsequenzen auf die Reaktion. D.h., es wird eher ein Verhalten gelernt, von dem man sich einen wie auch immer gearteten Nutzen verspricht.
Zusammen mit Thorndike gilt Skinner (1938, 1974) als Vertreter des **instrumentellen bzw. operanten Konditionierens**. Skinner verstand sich zudem als radikaler Behaviorist, der alle Verhaltensweisen mit Ausnahme des biologischen Repertoires auf Lernprozesse zurückführte und der das Verhalten nicht als Ergebnis der Denkprozesse, sondern Resultat des Erlebten bzw. des Verhaltens verstand. Ihn interessierten also nicht die inneren Zustände einer *black box*, sondern ihm genügten die Lernprinzipien, um das Verhalten des Individuums zu erklären und zu verstehen (siehe hierzu Edelmann, 2000).
Anfang der 1930er Jahre begann Mowrer (1960) das **Zwei-Faktoren-Modell** zu entwickeln, in dem er beide Konditionierungsarten miteinander verknüpfte. Die Grundidee dieses Modells bestand darin, dass man sich die Entstehung von Störungen idealtypisch als das Ergebnis einer klassischen Konditionierung vorstellte, die Aufrechterhaltung als Folge von operanten Konditionierungen. Erst über die Verknüpfung beider Konditionierungsarten ist die Stabilität der Störung bei Wegfall der ursprünglichen klassischen Konditionierungsbedingung i.S. von aufrechterhaltenden Bedingungen erklärbar.
Dass nicht alle neutralen Stimuli zu Auslösern von Störungen werden und dass die Menschen offenbar gehäuft Angst vor spezifischen Reizen wie dunklen Räumen, Schlangen oder vor Höhe entwickeln, verweist auf eine evolutionär-biologische Komponente. Gemeint sind hiermit phylogenetisch verankerte Lernprozesse, die im Rahmen der Evolution in der vortechnischen Zeit für das Überleben der Menschheit von höchster Bedeutung waren. Dieses **Modell der Preparedness** von Seligman (1970) bietet eine wichtige Bereicherung des Zwei-Faktoren-Modells und kann damit auch erklären, warum die meisten Patienten mit Phobien eben keine Angst vor Autos, Türgriffen usw. haben.
Insbesondere für Patienten mit somatoformen Störungen ist die so genannte **Typ-B-Konditionierung** von Eysenck (1987) zum Verständnis des enterozeptiven Wahrnehmungsstils dieser Patientengruppe bedeutsam. Eysenck zeigte auf, dass eine Begleitreaktion der Angstreaktion auf eine traumatisch-aversive Bedingung, wie z.B. ein erhöhter Herzschlag, selbst aversiv wird und als Rückkopplung die Aversion und damit die Angstreaktion verstärkt, wodurch sich ein Circulus vitiosus und eine verstärkte Selbstaufmerksamkeit etablieren können. Jetzt genügt allein die Wahrnehmung des tatsächlich oder vermeintlich erhöhten Herzschlages zur Auslösung der Panikreaktion, manche Patienten meiden deswegen körperliche Anstrengungen oder trinken keinen Kaffee o.Ä. (vgl. hierzu Reinecker, 1999, S. 98 f.).
Die Verhaltensanalyse als diagnostisches Verfahren der Verhaltenstherapie orientiert sich am erstmals von Kanfer und Saslow (1965) vorgestellten **SORKC-Modell**, der so genannten Verhaltensgleichung. Es stellte eine weitere Verknüpfung der klassischen mit der instrumentellen Konditionierung dar.
Vor der Planung entsprechender Interventionen bedarf es einer genauen Analyse der Umstände und der Beantwortung folgender Fragen: Was sind die inneren und äußeren Reize (S)? Gibt es eine situative innere Befindlichkeit und/oder besondere Lerngeschichte, auf die dieser Stimulus trifft (O)? Welches beobachtbare Verhalten zeigt sich physiologisch, sprachlich, kognitiv und im motorischen Verhalten usw. (R)? Was sind die positiven und negativen Verstärker (C)? Und schließlich: Wird das Verhalten kontinuierlich oder intermittierend verstärkt (K)?
Tolman (1932) bereitete mit seinem **Konstrukt der Erwartung** die so genannte kognitive Wende in den 1960/70er Jahren zu sozial-kognitiven Lerntheorien vor. Entgegen einem strengen Behaviorismus nahm er an, dass Erwartungen und Annahmen unsere Wahrnehmungen filtern und damit das Verhalten wesentlich beeinflussen.
Eine gänzliche Abkehr vom Konzept der klassischen Konditionierung bedeutete das Konzept **self-efficacy** von Bandura (1977). Er formulierte mit seinem Modell zwei Modalitäten der Erwar-

tung. Einmal die *Erwartung der Selbsteffizienz*, d.h., inwieweit angesichts einer Situation ein bestimmtes Verhalten überhaupt zu realisieren ist, und weiterhin die *Erwartung der Verhaltenseffektivität*, ob dieses Verhalten überhaupt den gewünschten und zu honorierenden Effekt bewirken wird.

Nach der so genannten kognitiven Wende rückte die wechselseitige Beziehung von Kognition und Verhalten in den Vordergrund. So beschäftigt sich die **rational-emotive Therapie** von Ellis (Ellis und Hoellen, 1997) verstärkt mit den irrationalen, dysfunktionalen Denkmustern, die den Menschen daran hinderten, hedonistische Ziele zu erreichen. Die Beunruhigung der Patienten – so Ellis – resultiert überwiegend aus der subjektiv eingefärbten Sicht der Dinge und Umstände und nicht aus den tatsächlichen oder wahrscheinlichen Konsequenzen, die zu erwarten wären oder sind. Ziel sei es demnach, „explizit" zu denken, d.h., zwischen Emotionen, Sachverhalten, Umständen etc. zu trennen. Die von Ellis ins Zentrum seiner therapeutischen Bemühungen gerückten logischen Denkfehler haben Ähnlichkeiten mit den kognitiven Verzerrungen der **kognitiven Therapie** von Beck (Beck und Hautzinger, 1999). Dieser fand, dass ganz bestimmte Kognitionen für die Entstehung und Aufrechterhaltung der Depression verantwortlich sind, so z.B. willkürliche, meist negative Schlussfolgerungen ohne Prüfung der Evidenz, die Übergeneralisierung („Dass ich diese Prüfung nicht bestanden habe, beweist meine Unfähigkeit in allen anderen Dingen") und das Schwarz-Weiß-Denken.

Lazarus (1976) erweiterte im Rahmen seiner multimodalen Verhaltensanalyse die von Kanfer und Saslow vorgelegte Verhaltensgleichung SORKC auf insgesamt sieben miteinander interagierende Bedingungsfaktoren, die er unter dem Akronym ***BASIC-ID*** zusammenfasste und die anhand eines Beispiels erläutert werden sollen.

Tabelle 4: Beispiel zu den multimodalen Bedingungsfaktoren BASIC-ID von Lazarus (1976) aus (Sieland, 1996, S. 87)

„Ute ist 16 und sehr korpulent. Sie meidet Kontakte mit Klassenkameradinnen und sitzt lieber in ihrem Zimmer bei Kartoffelchips und Fernsehen. Sie mag sich selbst nicht und wird von ihren Eltern ständig kritisiert, weil sie als Mädchen nicht mehr auf die Figur achtet."

B ***= Behaviour:***
Wenig Bewegung, unkontrolliertes Essen und Trinken, keine Zeiteinteilung. Ziel: Bewegung erhöhen, Essen zeitlich und räumlich einschränken, Tätigkeiten mischen, in einer Gruppe abnehmen, wo sie verstanden wird.

A ***= Affect:***
Sie fühlt sich oft angespannt, einsam, ekelt sich vor sich selbst, nach dem Essen ist sie ruhiger. Ziel: Entspannung, positive Selbstverbalisation.

S ***= Sensation:***
Sie empfindet hauptsächlich orale Stimulation, ansonsten eine Taubheit der Sinne, wie im Nebel leben, empfindet Stress und Angst vor Einsamkeit in der Zukunft. Ziel: Entspannung. Gespräche über die Einsamkeit und über Zukunftsperspektiven.

Tabelle 4: Fortsetzung

I ***= Imagery:***
Sie stellt sich vor, was passiert, wenn sie mit anderen spielt, wie sie tuscheln, ihre Witze machen, wie schwer ihr das Fasten fallen würde, wie sie vergeblich nach passender Kleidung sucht usw. Ziel: positive und realistische Vorstellungen über den Tag nach der ersten Beherrschung, sich beliebte Speisen als „wabbeliges" Körperfett ekelig machen und Rohkost mit der Vorstellung von schlankem Körper oder gesunder Haut als schön und wertvoll erleben.

C ***= Cognition:***
Sie denkt: „Man gönnt sich ja sonst nichts! Im Fernsehen kann ich alle Dinge erleben, ohne selbst verletzt zu werden." Ziel: ermutigende Selbstgespräche, lustige Aussprache mit ihrem „inneren Schweinehund", Ziele finden, für die sich die Belastung lohnt.

I ***= Interpersonal relations:***
Die Beziehung zu den Eltern ist fixiert auf ihr Übergewicht und auf Kritik ihrer Fehler, die zu den Mitschülerinnen und Mitschülern ist geprägt von Spott und Ablehnung. Ziel: Beziehung besprechen, selbst positive Rückmeldungen geben, besonders Anerkennung durch den Vater erreichen.

D ***= Drugs:***
Ute trinkt viel Kaffee, schwemmt dadurch Salze aus und regeneriert ihren Salzbedarf durch Chips, außerdem isst sie Süßes. Dadurch schwankt der Blutzuckerspiegel, und wenn er abfällt, steigert sich ihr Hungergefühl.

Neben den kognitiven Lerntheorien hat Köhler (1973) als Mitbegründer der Gestaltpsychologie zusammen mit Wertheimer das kognitive Lernen bzw. das **Lernen durch Einsicht** beschrieben. Köhler beobachtete bei seinen Experimenten, dass Schimpansen, nachdem sie erfolglos versucht hatten, mit den Händen eine außerhalb des Käfigs liegende Banane zu erreichen, sich ruhig in eine Ecke setzten. Nach geraumer Zeit, wie wenn ihnen plötzlich ein Licht aufgegangen war, nahmen sie einen in der entgegengesetzten Ecke liegenden Stock zur Hilfe und angelten sich so die Banane.

Charakteristisch für das **Lernen durch Einsicht** sind ein gedanklicher resp. besinnlicher „Versuchs- und Irrtumszirkel", ein plötzliches Gewahrwerden der Lösung i.S. eines Aha-Effektes und dass der Umweg zur Lösung führt. Im Experiment musste der Schimpanse den Blick von der Banane abwenden und sich dem Stock zuwenden, der in der entgegengesetzten Ecke lag.

3.2 Definition und Bestimmungselemente einzelner Lernformen

! **Merke:** Lernen ist der individuelle Erwerb von Kenntnissen, Fähigkeiten und Fertigkeiten durch unmittelbare oder sozial vermittelte Erfahrung, durch Übung oder durch Reflexion von Wissen und Wahrnehmung, die eine systematische und konsistente Änderung des Verhaltens oder Verhaltenspotentials bewirken. Hiervon abzugrenzen sind Verhaltensmodifikationen aufgrund von Reifung, angeborenen Reaktionstendenzen oder z.B. Ermüdung (Margraf, 2002a,b).

1

Folgende Lernformen lassen sich unterscheiden:

- ***Klassisches Konditionieren oder Signallernen***
  Dieses geht auf die Untersuchungen von Pawlow zu Speichelsekretionen von Hunden zurück. Er hatte bemerkt, dass Versuchshunde allein beim Anblick von Pflegern, die sie fütterten, eine erhöhte Speichelproduktion entwickelten. Er entwarf ein so genanntes Reflexmodell, auch **Signallernen** genannt, bei dem kurz vor Darbietung des Futters ein die Aufmerksamkeit sicherndes Signal präsentiert wird, wodurch dieses Signal mit dem Futter assoziiert wird. Die Stärke dieser Assoziation hängt im Allgemeinen vom Wiederholungsgrad ab. Jedoch gibt es auch einmalige Kopplungen, beispielsweise zu beobachten bei der Schreckhaftigkeit der Patienten mit posttraumatischen Belastungsstörungen auf spezifische mit dem Trauma verknüpfte Reize.
  Ist eine solche **Reiz-Reaktions-Verbindung** auf Grundlage eines angeborenen Reflexes hergestellt, so reicht die Darbietung des Signals zur Reaktionsauslösung, jedoch findet mit der Zeit eine Extinktion statt, d.h. eine Lösung dieser Reiz-Reaktions-Verbindung, wenn dieser Reiz wiederholt beispielsweise ohne Futter dargeboten wird. Von einer **Reizgeneralisierung** spricht man, wenn die mit einem Reiz verknüpfte Konditionierung – hier der Speichelfluss – auch durch ähnliche Reize ausgelöst werden kann.

- ***Operantes/instrumentelles Konditionieren oder Lernen am Erfolg***
  Im Gegensatz zur klassischen Konditionierung verweisen die Begriffe (operant/instrumentell) darauf, dass das durch einen Reiz ausgelöste Verhalten gezeigt wird, um etwas zu bezwecken und zu bewirken. Über dieses so genannte **Lernen am Erfolg** wird eine Verhaltens-Konsequenz-Verbindung hergestellt. Ausgangspunkt sind eher zufällige oder spontane Verhaltensweisen, die dann neutrale, negative oder positive Konsequenzen erfahren, so genannte Verstärker. Das Individuum wählt nun diejenige Verhaltensweise aus, die in der Summe die besten Ergebnisse erzielt. Diese Kopplung von Verhalten und Verhaltenskonsequenz wird **Kontingenz** genannt. Bei der Untersuchung der Auftrittswahrscheinlichkeit und Löschungsresistenz von Verhaltensweisen spielen so genannte **Verstärkerpläne** eine wichtige Rolle. Verhalten wird dabei am schnellsten gelernt, wenn anfangs jede erwünschte Reaktion regelhaft verstärkt wird. Die Dauerhaftigkeit eines so gelernten Verhaltens wird dann überwiegend durch unregelmäßige Gratifikationen gewährleistet.
  Das Lernen von komplexen Verhaltensweisen erfolgt über eine sukzessive Aneignung, genannt **Shaping**. Hierbei werden auch Teilziele des gewünschten komplexen Verhaltens aufbauend positiv verstärkt. Gegebenenfalls erfolgt auch eine Unterstützung, das so genannte **Prompting**, bei dem die zufälligen Verhaltensweisen sozusagen von außen in Richtung des gewünschten Verhaltens aktiv ausgerichtet werden (was jedoch auch Ähnlichkeit zum Lernen am Modell aufzeigt).

> **!** **Merke:** Instrumentelles Lernen ist motivations- und situationsabhängig. Durch eine positive Verstärkung als Darbietung einer belohnenden Konsequenz wird eine Erhöhung einer Verhaltensauftretenswahrscheinlichkeit erreicht. Die Verstärkung erzielt die beste Wirkung, wenn sie zeitnah, anfangs kontinuierlich, später intermittierend erfolgt.

- ***Lernen am Modell oder Beobachtungs- bzw. Imitationslernen***
  Gemeint ist hiermit ein besonderer Modus des Lernens als Sonderfall der operanten/instrumentellen Konditionierung, bei dem das beobachtete Verhalten einer anderen Person zum Kristallisationspunkt des eigenen Lernens und Handelns wird. Hierbei ist es unerheblich, ob das Modell als Person unmittelbar anwesend ist oder über Film oder Sprache vermittelt wird. Zwei Perspektiven sind hierbei bedeutsam: Einmal imitiert und erwirbt das Individuum die beobachtete und völlig neue Verhaltensform, weil es davon positive Konsequenzen erwartet. Andererseits kann das beobachtbare Verhalten des anderen auch diskriminatorisch wirken, d.h. bei negativen Verhaltenskonsequenzen eigenes und schon vorhandenes Verhalten hemmen oder bei positiver Antizipation bisherige Verhaltensweisen enthemmen. Die am Modell beobachteten Verhaltenskonsequenzen sind daher als **stellvertretende Verstärkung** wirksam. Für das Lernen am Modell ist es jedoch unbedingt erforderlich, dass das Modell vom Beobachter erfolgreich, attraktiv und insgesamt positiv bewertet wird.
  Das Lernen am Modell wird als eine besonders effektive Methode zum Erwerb komplexer Verhaltensmuster und als bedeutsam für die Rollenübernahme in sekundärer und tertiärer Sozialisationspraxis betrachtet.

- ***Lernen durch Einsicht***
  Ausgangspunkt für das Lernen durch Einsicht ist eine Spannung zwischen einem angestrebten und dem Jetzt-Zustand. Nach einem erfolglosen Ausprobieren bekannter Handlungsschemata beginnt eine Phase des Innehaltens, bei dem die verschiedenen Lösungswege gedanklich durchprobiert werden. Hiermit geht eine kognitive **Umstrukturierung**, d.h. eine Veränderung des innerlich repräsentierten Zustandsbildes, einher. Das Problem erscheint jetzt in einem ganz anderen Lichte, und die Lösung wird dann häufig auch i.S. eines **Aha-Effektes** gefunden.
  Entscheidend für das Lernen durch Einsicht ist die Zielgerichtetheit des Verhaltens, die erst nach einigen Verstärkungen systematisch wird. Die weiteren Charakteristika dieser Lernsituation sind die Verkettung von Teilhandlungen bzw. Teillösungen und die Transferierbarkeit, d.h. die spätere Übertragung und Generalisierung dieser neu erlernten Schemata auf andere Problemsituationen.

3.3 Verbindung von Lernformen

Wie bereits bei der Darstellung der verschiedenen Lerntheorien deutlich geworden ist, gibt es eine enge Verknüpfung und einander bedingende Beziehungen zwischen den verschiedenen Lernformen. So umfasst das Zwei-Phasen-Modell Aspekte der klassischen wie operanten/instrumentellen Konditionierung. Andererseits muss nicht weiter ausgeführt werden, dass das Lernen am Modell oder aber das Einsichtslernen einen bestimmten Reifungs- und Wachstumsgrad erfordert.

4 Kognitionspsychologische Grundlagen

Im Folgenden werden einige zentrale kognitionspsychologischen Begriffe und Grundlagen erläutert

4.1 Wissen, Gedächtnis und Erinnern

Man unterscheidet zwischen dem **deklarativen** und **prozedural-operativen Wissen**. Unter deklarativem Wissen versteht man die Kenntnis von Fakten, Konzepten, Relationen, Regeln, Personen, Ereignissen usw., die in Form eines semantischen Netzwerkes repräsentiert ist. Prozedurales Wissen demgegenüber ist handlungs- und lösungsorientiert. Es umfasst Kenntnisse der Vorgänge, Verfahrensabläufe, Lernstrategien und allgemeinen Heuristiken. Überschneidungen zwischen diesen Kategorien gibt es beim so genannten metakognitiven Wissen, d.h. der Fähigkeit zur Selbstreflexion als das Wissen einer Person über die eigenen Kenntnisse und Fähigkeiten.

Beim Gedächtnis wird global zwischen den **speicher- und inhaltsabhängigen Gedächtnisformen** unterschieden.

Speicherabhängig meint in dem Zusammenhang die klassische Differenzierung von sensorischem, Kurzzeit- und Langzeitspeicher. Der **sensorische Speicher** besteht aus dem ikonischen Speicher für visuelle Reize im Millisekundenbereich und der Echospeicherung akustischer Signale für ca. zwei Sekunden. Die Kapazität des **Kurzzeitspeichers** ist auf sieben Objekte (± 2) beschränkt. Die Speicherdauer hier ist abhängig vom Wiederholungsgrad und der Verknüpfung mit anderen Informationen, z.B. der Bildung so genannter **Chunks** („Eselsbrücken").

Die inhaltsabhängigen Gedächtnisformen betreffen überwiegend das Langzeitgedächtnis und lassen sich wie in Abb. 5 gezeigt, differenzieren.

Hier wird auf einer oberen Ebene zwischen dem deklarativen und nicht deklarativen Gedächtnis unterschieden. Das **deklarative** Gedächtnis, auch bewusstes Gedächtnis genannt, besteht aus dem episodischen Teil, d.h. unmittelbar abruf- und erinnerbaren Informationen und Ereignissen über autobiographische Begebenheiten (wie z.B. der rüpelhafte Schulkamerad am Vortag, die Tapete bei der Großmutter vor 10 Jahren, der Geruch im Turnsaal der Grundschule), und dem semantischen Bereich, in dem andererseits alle Regeln, Konzepte, Sprache, sozusagen das individuelle „Wissen über die Welt" gespeichert sind. Im Gegensatz zum episodischen Teil erfolgt die Speicherung nicht zeitlich, sondern nach spezifischen Merkmalen inhaltlich-konzeptuell.

Das **nicht deklarative**, das so genannte reflexive Gedächtnis besteht aus durch Konditionierung erworbenen Gedächtnisstrukturen sowie aus dem prozeduralen Teil, in dem die sensomotorischen Erfahrungen und Fähigkeiten, einfache wie auch lang eingeübte komplexe motorische Ablaufmuster, wie z.B. das Trinken aus einer Tasse oder das Ski- und Fahrradfahren, abgelegt sind. Beim **Priming** geht es nun um ein Wiedererkennungsphänomen, wenn der dargebotene Reiz gänzlich oder teilweise mit bekannten Mustern in Deckung zu bringen ist. So wird „Schule" und „Lehrer" schneller erinnert, weil sie im semantischen Netzwerk eng beieinander liegen, also eine assoziative Nähe besitzen.

Das **Erinnern** als Rekonstruktion von Gedächtnisinhalten hängt aus kognitionspsychologischer Sicht von mehreren Faktoren ab. Wenn aufgrund zusätzlich gespeicherter Informationen die zuvor erworbenen Gedächtnisinhalte nicht abrufbar sind, spricht man von einer ***retrograden Hemmung***. Eine ***proaktive Hemmung*** liegt vor, wenn neu erlerntes Material aufgrund vorhandener Informationen später nur schlecht erinnert werden kann. Häufig resultiert das Vergessen als Nicht-erinnern-Können aus dem Fehlen von spezifisch wirksamen Abrufreizen. Diese können sozusagen selbst generiert sein (durch Bildung sog. Eselsbrücken), dem gleichen Kontext angehören oder situative Stimuli darstellen. Beispielsweise sucht man einen Ort auf, der assoziativ oder tatsächlich im Kontext des nicht Erinnerbaren steht. Auch Alkohol kann die Abrufschwelle senken. Häufig vollzieht sich der Abruf von nicht mehr vollständig erinnerbaren Informationen in einem rekonstruktiven Prozess, bei dem sich die jeweiligen Personen verstärkt an das erinnern, das nicht nur ihren eigenen unmittelbaren Erwartungen und Wünschen entspricht, sondern auch verstärkt mit den Umgebungserwartungen synchronisiert wird. Die durch Lücken in der Erinnerung hierbei entstehenden Inkongruenzen werden durch Ergänzungen und Neudichtungen i.S. einer guten Gestalt beseitigt. Somit stellt eine Erinnerung keine exakte Kopie des früher Erlebten und Erfahrenen dar, sondern erfährt vielfältige Modifikationen. Dieser Aspekt bestimmte die Kontroverse um *repressed* und *false memory* mit später aufgetauchten Erinnerungen an einen sexuellen Missbrauch in der Kindheit. Der Annahme, dass es sich bei dem „wieder auftauchenden" Missbrauch letztlich immer um

Abbildung 5: Struktur des Gedächtnisses (siehe Markowitsch, 1992)

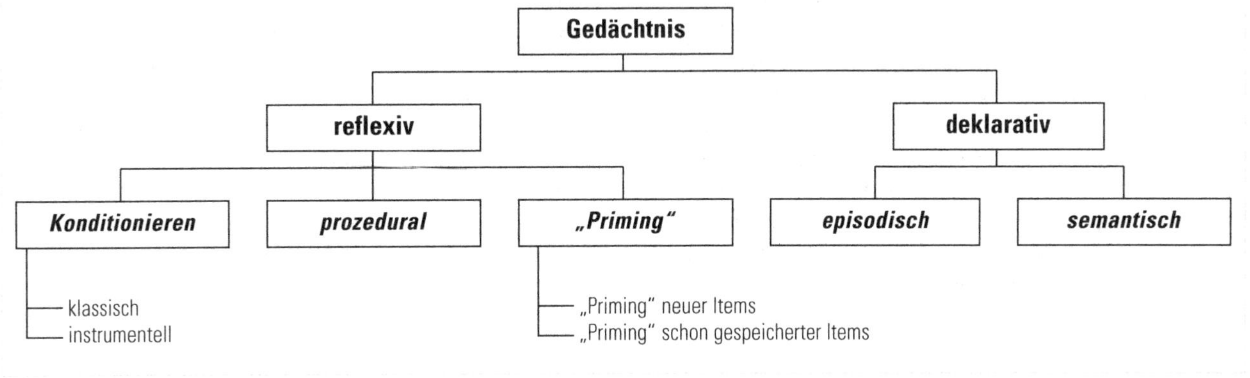

tatsächlich so erfahrene Traumatisierungen handelt, widersprachen Vertreter der *false-memory*-Hypothese und verwiesen hierbei u.a. auf die Ergebnisse der Gedächtnisforschung. Sie betonten, dass durch besondere Umstände, beispielsweise durch spezielle therapeutische Techniken oder aufgrund hoher Suggestibilität, *falsche* Erinnerungen generiert werden können (siehe z.B. Loftus, 1994).

4.2 Schemata und Pläne, kognitive Netzwerke, Informationsverarbeitung

Jede neue Information oder jedes Ereignis wird in einer ganz spezifischen Weise verarbeitet und abgespeichert, wobei die bisherigen Erfahrungen und Gedächtnisinhalte wesentlich für die Selektion, Filterung und Weiterverarbeitung der neuen Sachverhalte beitragen. Jede neue Information trifft sozusagen auf ein im Verlauf mehr oder weniger hoch entwickeltes und organisiertes **kognitives Netzwerk**, das das aufgenommene Wissen in Form von Schemata und Plänen strukturiert hat. Mit Hilfe solcher kognitiven Strukturen und Schemata wird das Wissen, das sich auf Objekte, Menschen oder Ereignisse bezieht, gebündelt und strukturiert und bildet die Basis für komplexe und verallgemeinernde Ableitungen. Solche **Schemata** und **Pläne** repräsentieren die durchschnittlichen Erfahrungen, die man in und mit bestimmten Situationen oder Ereignissen bisher gemacht hat. Im Gegensatz zu einem Stereotyp verändern sich solche Schemata über neue Lebenserfahrungen ständig, sie werden spezifischer und komplexer.

! **Merke:** Schemata sind abstrakte mentale Repräsentationen von Ereignissen und Situationen, die generelle und spezifische Konzepte über die Struktur der Umwelt beinhalten. Solche Cluster oder Wissenspakete erleichtern durch eine Aufmerksamkeitsfokussierung die Informationsverarbeitung und bieten die Voraussetzung für generalisierende Ableitungen und Schlussfolgerungen.

Die Repräsentation von aus solchen Schemata abgeleiteten Handlungsabläufen wird **Skript** genannt. Es kann als Drehbuch mit vorgegebenen Rollen verstanden werden, wie beispielsweise der morgendliche Schulbesuch mit bestimmten Begrüßungsritualen, der Umgang mit dem Lehrer, Beteiligung am Unterricht, Verhalten in der Pause etc.

Die mentale Repräsentation der Umwelt im Laufe der Entwicklung beginnt mit einer handlungsorientierten Darstellung, wie beispielsweise das Einüben, Gegenstände mit den Händen zu greifen. Es schließt sich eine bildhafte Darstellung an, bei dem das Kind in der Lage ist, die Welt in Bildern zu begreifen und innerlich zu repräsentieren. Schließlich folgt die symbolische Repräsentation, bei der Zeichen, Symbole und besonders auch Sprache Informationsträger sind und eine Bedeutung haben, d.h. für etwas stellvertretend stehen. Ist nun die kognitive Entwicklung und Reifung weiter fortgeschritten, werden Informationen gleichzeitig in mindestens zwei von drei Repräsentationssystemen kodiert. Hierbei werden so genannte **analoge, aussagenartige und handlungsmäßige Repräsentationen** unterschieden. Bei der analogen Repräsentation besteht das Wissen aus relativ anschaulichen Bildern, die eine gewisse Ähnlichkeit zwischen dem äußeren Gegenstand und der inneren Repräsentation darstellen. Bestes Beispiel sind hier Piktogramme als Ausdruck eines konkret anschaulichen Denkens. Aussagenartige Repräsentationen bestehen aus relativ abstrakten Aussagen, die entweder als Begriffshierarchie oder als komplexe Ereignisrelationen und/oder -präpositionen abgelegt sind. Bei handlungsmäßigen Repräsentationen handelt es sich um motorische Fertigkeiten als auch um den sukzessiven Erwerb von professionellem Wissen über Handlungen wie das Fahrradfahren oder das alpine Bergsteigen.

4.3 Antizipation, Kontrollüberzeugungen, Selbstwirksamkeit

Unter der **Antizipation** versteht man die gedankliche Vorwegnahme des Ergebnisses einer möglichen Handlung oder einer Entwicklung. Allerdings setzt dies auch ein bestimmtes Maß an Mentalisierungsfähigkeit voraus, das z.B. kleinere Kinder noch nicht aufbringen, weil sie die möglichen Konsequenzen ihres Handelns noch nicht abschätzen können. Neben diesen reifungsbedingten Voraussetzungen wird die Antizipation auch wesentlich durch die jeweiligen Erfahrungen geprägt, die die Akteure in ähnlichen Situationen machen konnten oder mussten. Aus dieser Perspektive ist sich ein Kind, das mit einem kinderlieben Hund aufwuchs, nicht der latenten Gefahr bewusst, wenn es einen unbekannten, angeleinten und vermeintlich friedlichen Dobermann streicheln möchte.

Die Antizipation einer stresserzeugenden Situation ist auch im Zusammenhang mit Coping-Reaktionen (siehe unten) von zentraler Bedeutung. In der gedanklichen Vorwegnahme als Probehandeln wird versucht, die Diskrepanz zwischen den wahrgenommenen Anforderungen und den verfügbaren Ressourcen zur Bewältigung zu überwinden.

Das Konstrukt der **Kontrollüberzeugung** beschreibt die Überzeugung einer Person, dass die eintretenden Ereignisse entweder durch sie selbst beeinflusst werden können (internale Kontrolle) oder außerhalb ihrer Kontrolle (externale Kontrolle) liegen. Die externale Kontrollüberzeugung lässt sich weiter differenzieren: entweder besteht die Vorstellung, dass eine mächtigere andere Person die Kontrollkompetenz besitzt (powerful others), oder aber das Schicksal und der Zufall werden als bestimmender Faktor identifiziert (fatalistisch).

Darüber hinaus unterscheidet man zwischen einer generellen und einer bereichsspezifischen Kontrollüberzeugung. So mag jemand, bezogen auf seine chronische Hauterkrankung, kaum Möglichkeiten der Beeinflussung sehen und hiermit über eine so genannte gesundheitsbezogene fatalistische Kontrollüberzeugung verfügen, während er sonst davon überzeugt ist, im beruflichen und privaten Bereich die Dinge in seinem Sinne regeln zu können, d.h., eine generalisierte internale Kontrollüberzeugung zu besitzen.

Die **Selbstwirksamkeit** (auch Kompetenzerwartung genannt) beschreibt die Überzeugung einer Person, mit ihren eigenen Fähigkeiten und Fertigkeiten eine bestimmte Situation erfolgreich zu meistern. Dieses von Bandura (1977) unter dem Begriff der **self-efficacy** formulierte Konstrukt unterscheidet zwischen der Erwartung der Selbsteffizienz und der der Verhaltenseffektivität. Selbsteffizienz meint die Überzeugung, angesichts der bevorstehenden Situation überhaupt in der Lage zu sein, ein bestimmtes Verhalten zu realisieren. Die zweite Kompetenzerwartung als

Verhaltenseffektivität meint die Überzeugung, durch dieses etablierte Verhalten das gewünschte oder angestrebte Ziel letztlich auch erreichen zu können. Entscheidende Voraussetzung für jede Verhaltensänderung ist aus kognitionspsychologischer Sicht die Erwartung einer Selbsteffizienz.
Bandura und Mitarbeiter (Bandura et al., 1996) untersuchten in Rom hierzu über 250 Schüler und Schülerinnen im Durchschnittsalter von ca. 12 Jahren zum Einfluss der Selbstwirksamkeitserwartungen der Eltern und Kinder auf die Schulleistungen mit Hilfe komplexer pfadanalytischer Modelle. Sie fanden heraus, dass nicht nur die Überzeugungen der Schüler, sondern besonders auch die Selbstwirksamkeitsüberzeugungen der Eltern hoch mit guten schulischen Leistungen korrelieren.

4.4 Erwartungen, Einstellungen, Attribution

Einstellungen und Überzeugungen oder gar Vorurteile und stereotype Konstrukte bestimmen nicht nur die Wahrnehmung der sozialen Realität wesentlich, sondern auch das hiermit korrespondierende Handeln. Beispielsweise ist mit der **selbsterfüllenden Prophezeiung** ein Umstand beschrieben, bei dem die **Erwartung** die Interaktionen letztlich so bestimmend verändert, dass sich das Handlungsergebnis an dieser ursprünglichen Erwartung ausrichtet. Mit einem **erwartungsbestätigenden Verhalten** ist gemeint, dass sich das Verhalten einer Person an denjenigen Erwartungen ausrichtet, die eine andere Person über jemanden hat. So gelingen behinderten Kindern häufiger größere Entwicklungsschritte, wenn die Erwartungen der Eltern über das bisher Erreichte hinausgehen. Oder aber Schüler zeigen bessere Leistungen, wenn dies ihnen auch von den Lehrern zugetraut, will heißen erwartet wird.
Neben den Erwartungen an die Umwelt, an andere und an sich selbst bestimmt aus kognitionspsychologischer Sicht die **Einstellung**, d.h. die positive oder negative Beurteilung von Umständen, Personen und Sachverhalten, das Denken sowie das unmittelbare oder antizipierte Verhalten. Bei der Beeinflussung oder Persuasion solcher Einstellungsmuster unterscheidet man direkte oder indirekte Formen sowie die Einstellungsänderung durch die Reflexion des eigenen Verhaltens und die hieraus entstehende kognitive Dissonanz.

Bei der **Attribution** differenziert man generell zwischen einer Kontroll- und Kausalattribution. Letztere sucht die Gründe für ein spezifisches Verhalten ursächlich im eigenen und/oder fremden Verhalten (interne vs. externe Kausalattribution). Hingegen sucht die Kontrollattribution nach Veränderbarkeit und Kontrolle solcher Ursachen. Attribuierungen und so genannte Attribuierungsfehler spielen eine besondere Rolle, u.a. in Situationen, denen sich jemand ohnmächtig oder hilflos ausgeliefert fühlt. Da der Mensch für nicht erklärbare, unbestimmte und bedrohliche Umstände zur eigenen Entlastung und Verminderung der kognitiven Dissonanz immer nach Erklärungen und Ursachenzuschreibungen sucht, kommt es zu so genannten Attribuierungsfehlern, bei denen ein Umstand eine falsche Ursachenzuschreibung erfährt („Ich habe jetzt Krebs, weil ich früher nicht gelernt habe, meine Aggression herauszulassen" oder „Die Eltern stritten sich immer und haben sich deswegen getrennt, weil ich böse bin").

4.5 Coping

Coping ist der Versuch, mit inneren und äußeren Anforderungen, die als bedrohlich erlebt werden, umzugehen. Ziel ist entweder eine Anpassung an die Umweltbedingungen oder aber die Veränderung der Umgebungsbedingungen. Coping ist primär problemorientiert und emotionsregulierend und umfasst behaviorale, motivationale und emotionale Reaktionen und Gedanken.
Im Rahmen des transaktionalen Stressmodells unterscheidet Lazarus (1981) zwischen der reiz- und situationsbezogenen primären Bewertung einer Situation und der ressourcengerichteten sekundären Einschätzung. Bei der primären Ereigniswahrnehmung geht es um die Einschätzung, inwieweit eine Beeinträchtigung des eigenen Wohlergehens zu erwarten ist. Im nächsten Schritt geht es um die Bewertung, ob damit eine Herausforderung, eine Bedrohung oder ein Schaden bzw. Verlust verbunden ist. Je nach Einschätzung ist Neugier, Angst oder Ärger die Folge. Die Ergebnisse dieser inneren Prüfung münden nun in die Ressourceneinschätzung, d.h., die jeweilige Person prüft für sich, ob sie glaubt, mit den ihr zur Verfügung stehenden Kräften die Situation zu meistern. Neben der Selbstwirksamkeit (siehe oben) sind als wichtige Ressourcen neben den persönlichen, so-

Tabelle 5: Die Konzepte von Abwehr und Coping im Vergleich (siehe Lang und Faller, 1998)

Abwehr	***Coping***
Herkunft des Konstrukts aus der Psychoanalyse	Herkunft des Konstrukts aus der Stressforschung
bewirkt Unbewusstwerden/-bleiben von Affekten und Phantasien, die das Selbstwertgefühl beeinträchtigen; hält lebensgeschichtliche Konflikte vom bewussten Erleben fern (Konfliktbewältigung)	bewirkt Bewältigung von Anforderungen der Realität (Realitätsbewältigung)
intrapsychisch	auf die äußere Realität gerichtet
sichert die Funktionsfähigkeit des Ich (und die Gefühls- und Selbstwerthomöostase)	sichert die Anpassung des Individuums an die Umwelt (und die Gefühls- und Selbstwerthomöostase)
erfolgt unbewusst	erfolgt unbewusst
„Urheber" der Abwehr: unbewusste Ich-Anteile	„Urheber" des Coping: bewusstes Ich
verankert in der biographisch erworbenen Persönlichkeitsstruktur	situativ wechselnd
Wiederholung	Kreativität
„Mechanismen"	„Strategien"
vergangenheitsorientiert	gegenwartsorientiert
tendenziell dysfunktional „unteroptimale Konfliktlösung"	tendenziell zweckrational, effektiv, adaptiv

zialen, materiellen Verhaltensoptionen die Ausbildung, Intelligenz und körperliche Gesundheit wichtige Faktoren. Von beiden Bewertungsebenen zusammengenommen, d.h., von der Ereigniswahrnehmung und der Ressourceneinschätzung hängt es nun ab, welche der jeweiligen handlungs-, emotions- und kognitionsbezogenen Coping-Strategien eingesetzt werden. Handlungsorientiertes Coping wäre beispielsweise ein Rückzug, ein altruistisches Verhalten oder Vermeiden der Situation und Anforderung. Sinngebung, Relativieren oder Dissimulieren usw. bezeichnen ein kognitionsbezogenes Verhalten. Ein emotionsorientiertes Coping liegt vor, wenn jemand sich emotional entlastet, passiv kooperiert oder an Selbstbeschuldigung festhält (vgl. hierzu Heim, 1990).

Coping- und Abwehrprozesse sind beides Formen der Bewältigung. Während bei den Abwehrmechanismen die Wahrnehmung in einer ganz spezifischen Weise verzerrt ist, beschreibt das **Coping** eine bewusste und aktive Auseinandersetzung mit Anforderungen, die als einschränkend bzw. bedrohlich erlebt werden. Tab. 5 stellt die verschiedenen Akzentsetzungen von Abwehr- und Coping-Prozessen gegenüber.

5 Motivations- und emotionspsychologische Grundlagen

Bevor die verschiedenen motivations- und emotionspsychologischen Grundlagen erläutert werden, hier eine definitorische Klärung verschiedener im weiteren Kontext auftauchender Begrifflichkeiten (Tab. 6).

5.1 Grundlegende Motivationstheorien

Motivation bezeichnet letztlich alle Prozesse, die für das Erreichen, die Aufrechterhaltung und Sicherstellung psychischer und physischer Aktivität richtungsgebend sind. Motivationale Prozesse werden durch Emotionen aktiviert, wobei positive Emotionen erfolgreicher und nachhaltiger wirksam sind als negative. Grundlegend werden trieb- und lerntheoretische Ansätze unterschieden.

5.1.1 Triebtheoretischer Ansatz

Trieb ist ein theoretisches Konstrukt, dessen heuristischer Wert in der Verknüpfung von körpernahen dranghaften Impulsen mit innerpsychischen Repräsentanzen liegt. Im Gegensatz zum Instinkt, dem angeborenen, d.h. nicht erlernten Verhalten, der auf einen Schlüsselreiz mit einem festen Verhaltensschema antwortet, bezeichnet der Trieb ein dranghaftes Verhalten, das der Reflexion zugänglich ist und damit eine höhere Verhaltensoffenheit besitzt. Aus ethologischer Sicht liegt dem triebhaften Verhalten eine angeborene, selbst- und arterhaltende Kraft zugrunde, die nach Befriedigung des jeweiligen Bedürfnisses strebt.

Triebtheorien wurden monistisch, dualistisch oder pluralistisch entwickelt. Freud blieb überwiegend dualistisch ausgerichtet und gliederte anfangs die Triebe in sexuelle und Selbsterhaltungstriebe oder so genannte Ich-Triebe, dann in Lebens- und Todestrieb. Durch seine Beschäftigung mit dem Narzissmus nahm er später an, dass die Sexual- und Selbsterhaltungstriebe aus der gemeinsamen Quelle des Narzissmus erwachsen, und unterschied dann zwischen Ich- und Objektlibido. Bei den sexuellen Trieben unterscheidet Freud zwischen den vier Aspekten Quelle, Drang, Ziel und Objekt. Neben dem Drang als dem genuin-dynamischen und motorischen Element des Triebes versteht er unter der Quelle den somatischen Vorgang, der von einem Organ oder Körperteil, der so genannten erogene Zone ausgeht und für die Entwicklung der so genannten oralen, analen und genitalen Partialtriebe verantwortlich ist. Das Ziel der Triebbefriedigung im Rahmen der so genannten Ein-Personen-Psychologie ist bei Freud anfangs nicht wie später bei der Objekt- oder Bindungstheorie objektbezogen, sondern kann neben dem „äußeren Objekt" auch „innerlich", d.h. am eigenen Körper erreicht werden (Freud, 1933).

Die Triebtheorie bietet die Grundlage für die Konzeption des Konfliktmodells als zentrales Konstrukt des psychoanalytischen Modells. Dies umfasst die Annahme, dass menschliche Verhaltensweisen das Ergebnis eines dynamischen Wechselspiels unterschiedlicher widersprechender Kräfte sind. Symptome oder Verhaltensauffälligkeiten sind aus dieser Perspektive ökonomische Kompromisslösungen zwischen unvereinbar wirkenden Kräften, die zugleich als Erinnerungsspur immer wieder auch auf den unbewussten Konflikt verweisen. Am eindrucksvollsten ist dies am Beispiel der Konversionsstörungen beschrieben worden (siehe zusammenfassend und ergänzend hierzu Ahrens und Schneider, 2002; Butzer, 2002; Zepf, 2000).

5.1.2 Erweiterungen der triebtheoretischen um die affektpsychologische Sicht

Während beim psychosexuellen Phasenmodell und der Partialtriebannahme die duale Triebtheorie im Vordergrund stand, gewannen im weiteren Verlauf affektpsychologische Gesichtspunkte zunehmend Beachtung. So entwickelte beispielsweise die Arbeitsgruppe um Sandler (siehe u.a. Sandler, 1960; Joffe und Sandler, 1967) die Vorstellungen Freuds über die Funktion der Affekte weiter und nahm an, dass die Triebregungen immer mit Affekten verbunden sind, sozusagen einen Sonderfall der Affekte darstellen, die die Objektbeziehungen steuern und sozusagen das Medium sind, in dem sich die Triebe als Organisationsschemata zeigen. Das Lustprinzip und das Streben des Individuums nach Homöostase wurde vor diesem Hintergrund

Tabelle 6: Begriffsklärungen (modifiziert nach Merten, 2003)

Reflexe	*Instinkte*	*Primäre Triebe*	*Primäraffekte*	*Soziale Affekte*
unkonditionierte Verhaltensweisen, die durch hochspezifische internale oder externale Stimuli ausgelöst werden	angeborene oder durch Vererbung mitbestimmte Verhaltensfestlegungen, die durch Schlüsselreize aktiviert werden	physiol. Bedürfnisse wie Hunger, Durst, Sexualität etc. Verhalten zur Befriedigung muss an Umwelt adaptiert werden	Realisierung des motivat. Potentials. Führen zu generellen Verhaltenstendenzen wie Kampf, Flucht, Bindung oder Exploration	Verhaltensabstimmung in Sozietäten, z.B. Stolz, Solidarität, Scham, Schuld, Verlegenheit

letztlich nicht nur verstanden als eine Lösung von Konflikten und Spannungen, sondern soll auch Sicherheit und Wohlbefinden garantieren. Über die weitere Entwicklung der Affekttheorie durch Kernberg (1982, 1992) und besonders durch Krause (1997, 1998) rückte der kommunikative Aspekt der Affekte ins Zentrum der Betrachtung. Beide gehen von angeborenen, kulturinvarianten und phylogenetisch verankerten Primäraffekten aus, die präpositional sind, d.h., ihrem Gegenüber eine gewünschte bzw. nicht gewünschte oder gleich folgende Interaktion signalisieren. So gesehen können Affekte auch als Handlungsankündigungen verstanden werden.

! **Merke:** „Affekte sind die psychischen Repräsentanzen von hierarchisch organisierten, aus dem Körperinnern und durch externe Reize aktivierbaren zielorientierten Motivsystemen. (Sie) steuern die Objektbeziehungen, aber auch andere nicht soziale Handlungen in motivspezifischer Weise" (Krause, 1998, S. 49).

Das von Krause (1998, S. 27 f.) konzipierte Affektsystem umfasst mehrere Komponenten:

1. **expressive Komponente**
   (wie mimischer und/oder gestischer Ausdruck sowie Vokalisierungen in der Stimme)
2. **physiologische Komponente**
   (Aktivierung bzw. Deaktivierung des autonomen und endokrinen Systems als Handlungsbereitstellung)
3. **motivationale Komponente**
   (Verhaltensanbahnungen, die mit dem expressiven Teil nicht deckungsgleich sein müssen)
4. **bewusste Wahrnehmung der körperlichen Affektkorrelate**
5. **Benennung und Bewertung der Wahrnehmung dieser körperlichen Komponenten**
   (soweit sie bewusst wahrgenommen werden)
6. **bewusste Wahrnehmung des Affektes als innere Repräsentanz sowie die situative und spezifische Bedeutung der Welt und der Objekte**

Innerhalb dieser Taxonomie wird unterschieden zwischen dem *Affekt* als körperliche Reaktion ohne bewusste innere Vorstellung, dem *Gefühl* als bewusste Wahrnehmung dieses Affektzustandes und der *Empathie* i.S. des Selbst- und Fremdverstehens als Verknüpfung zwischen dem Affekt und der Selbst- oder Objektrepräsentanz.

Lichtenberg bezweifelt, dass sich motivationale Faktoren ausschließlich auf das Triebhafte reduzieren lassen, und formuliert fünf motivational-funktionale Systeme als Grundlage der psychischen Struktur (Lichtenberg, 1991, S. 88):

1. **die Notwendigkeit, physiologische Bedürfnisse zu befriedigen**
2. **das Bedürfnis nach Bindung und (später) Verbundenheit**
3. **das Bedürfnis nach Selbstbehauptung (assertion) und Exploration**
4. **das Bedürfnis, aversiv zu reagieren durch Widerspruch und/ oder Rückzug**
5. **das Bedürfnis nach sinnlichem Vergnügen und sexueller Erregung**

Alle diese motivationalen Systeme sind ähnlich strukturiert und bauen auf angeborenen und nach der Geburt vorhandenen affektiven Wahrnehmungs- und Handlungsmustern sowie dem Potential auf, rasch neue Reaktionsmuster erlernen zu können. Gleichzeitig ist das versorgende Umfeld so strukturiert, dass es für jedes motivationale System eine passende Antwort zur Verfügung stellt sowie Regulation und Wiederholung garantiert.

5.1.3 Lerntheoretische Ansätze

! **Merke:** Die wesentlichen Determinanten von Motivationsprozessen sind das Motiv als angeborenes Bedürfnis oder gelernte Disposition, der Anreiz als emotionale Valenz des Zielzustandes sowie kognitive Prozesse, wie beispielsweise Erwartungen oder ein Handlungskonzept (Edelmann, 2000).

Die **Neugiermotivation** als Teil der so genannten **intrinsischen Motivation** wird als ein primäres Bedürfnis betrachtet, das unabhängig von primären Triebbedürfnissen wie Hunger oder Durst spontan auftritt. Es wird angenommen, dass das Neugierverhalten quasi als Normalzustand ständig aktiviert ist. Entscheidend für die Ausgestaltung ist jedoch das Ausmaß des Erregungsniveaus der äußeren Umgebung. Beim gerichteten Neugierverhalten werden Situationen aufgesucht, die einen mittleren Informationswert besitzen, d.h. relativ neu sind und eine relative subjektive Unsicherheit auslösen, die es aufzulösen gilt. Besonders solche Situationen erregen unser Interesse und Aufmerksamkeit, die eine optimale Diskrepanz zwischen dem aktuellen Reiz und den inneren Schemata aufweisen. Diese Inkongruenz darf nicht zu groß und nicht zu klein sein. Relative Neuheit, Komplexität und ein gewisses Ausmaß an kognitiv-emotionalen Konflikten schaffen das Ausmaß an subjektiver Unsicherheit, die das Neugierverhalten aktiviert. Neben dem gerichteten wird auch ein diversives Neugierverhalten beschrieben, womit ein ungerichtetes Verlangen und die Suche nach Abwechslung und Stimulation verstanden wird, das überwiegend in reizarmen und/oder monotonen Umgebungen auftritt. Neben der Neugiermotivation kommt als weitere wichtige Quelle der Motivation auch der so genannte Anreiz- oder Aufforderungscharakter eines Objektes zum Tragen, also inwieweit das Objekt überhaupt eine Valenz, einen Anreiz oder eine gewisse Attraktivität besitzt, die das latente Bedürfnis oder ein Interesse des Individuums zu wecken vermag. Entscheidend für die Entwicklung der Motivation ist schließlich auch die Einschätzung und Antizipation des subjektiven Nutzens und der Kosten, die hiermit verbunden sind.

Während sich bei der intrinsischen Motivation das Individuum aus Neugier oder Interesse um eine Sache bemüht, liegt der Anreiz bei extrinsischen Motivationsformen *außerhalb*, z.B. in Noten, sozialer Anerkennung oder materiellem Nutzen. Negative Verstärker, wie beispielsweise Angst vor Misserfolg oder Beschämungsangst, den Schulabschluss nicht zu schaffen, sind häufige „Zwangsmotivationen" im Schulbetrieb (siehe Edelmann, 2000; Heckhausen und Heckhausen, 2006).

Abbildung 6: Bedürfnispyramide von Maslow (1999)

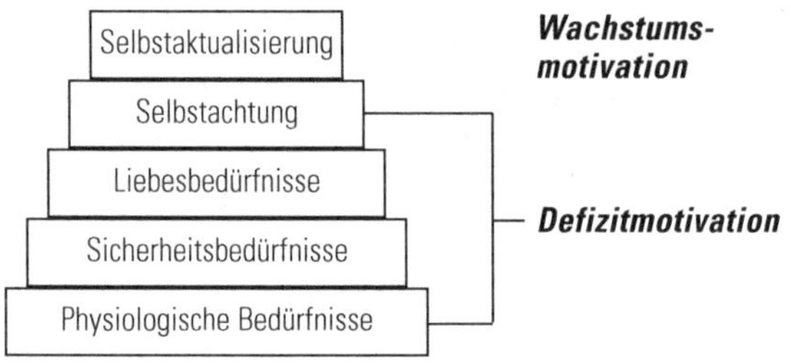

5.1.4 Der humanistische Ansatz von Maslow

Maslow (1999) geht davon aus, dass das Verhalten von einer Bedürfnispyramide geleitet wird. Ein Bedürfnis erwächst aus dieser Perspektive dem Gefühl eines physiologischen und psychologischen Mangelzustandes, das dann in einem ständigen Wechselspiel von Unlust und Spannung bzw. Lust und Entspannung steht (Abb. 6).

Das Grundkonzept betont das **Prinzip der relativen Vorrangigkeit** in der Motivaktivierung. Dies bedeutet, dass zunächst immer die Bedürfnisse der unteren Gruppe zufrieden gestellt werden müssen, ehe das nächste Niveau erreicht werden kann. Brechts Zitat *„Erst kommt das Fressen, dann die Moral"* bedeutet in dem Kontext, dass nicht auf eine höhere Bedürfnishierarchie eingegangen werden kann, wenn nicht das vorrangige Bedürfnis befriedigt ist. Andererseits besteht auch keine Notwendigkeit, auf einer Bedürfnishierarchiestufe zu verbleiben, wenn das jeweilige Bedürfnis gestillt ist.

Die ersten vier Bedürfniskategorien werden auch als **Defizitmotivationen** bezeichnet, weil deren Erfüllung zur Sicherstellung und Aufrechterhaltung der seelischen und körperlichen Gesundheit zwingend erforderlich ist. Die Bedürfnisse der höchsten Ebene finden als so genannte **Wachstumsmotivation** große soziale Wertschätzung. Sie stehen für das idiosynkratische Streben hin zur Entwicklung der eigenen Persönlichkeit und zur Beantwortung der Sinn-Frage.

5.2 Spezielle Motivationsformen und deren Bedeutung für die Psychotherapie

Die Frage nach der Bedeutung der Motivation für die Behandlung von Kindern und Jugendlichen ist im Vergleich zum Erwachsenenbereich schwieriger zu beantworten, weil die Zusammenhänge vielschichtiger und komplexer sind. Oft kommen die Kinder und Jugendlichen zur psychotherapeutischen Behandlung auf Empfehlung der Schule oder des Kindergartens. Oder die Eltern sehen wegen multipler Verhaltensauffälligkeiten eine Behandlungsnotwendigkeit, wobei sie häufig die eigenen bedingenden und aufrechterhaltenen Faktoren für die Störung unterbewerten oder gar ausblenden. Wie groß die Motivation der Kinder und Jugendlichen jeweils ist, muss in den probatorischen Gesprächen noch genauer geklärt werden. Meist ist die Änderungsmotivation bei auffallenden Störungen, wie beim Stottern, der Enuresis oder bei Jugendlichen, die unter misslingenden Beziehungen leiden, größer als bei jüngeren Kindern, bei denen wegen aggressiver Verhaltensauffälligkeiten beispielsweise primär die Kindertagesstätte eine psychotherapeutische Behandlung dringend angeraten hatte.

5.3 Komponenten und Funktionen von Emotionen

Emotionen zeigen sich im Erleben, im mimischen und körperlichen Ausdrucksverhalten, in physiologischen Prozessen sowie in Handlungsbereitschaften. Sie lassen sich kategorial oder dimensional verstehen. Charles Darwin weist beispielsweise die emotionalen Phänomene den Kategorien *Leiden und Weinen; Freude, Liebe, Andacht; Hass und Zorn* etc. zu. Dimensionale Ansätze oder Circumplex-Modelle betonen hingegen Polaritäten nach der Valenz, der Aktivität, der Intensität und der Potenz wie Lust vs. Unlust, positiv vs. negativ, Erregung vs. Ruhe, Macht vs. Ohnmacht.

Emotionale Prozesse lassen sich nach Scherer (1990) in folgende Komponenten unterteilen:

- **kognitiv:**
  Emotionen resultieren aus der Einschätzung, ob bestimmte Situationen zu bewältigen, ob sie positiv, neu oder unangenehm sind. Kognitiv orientierte Autoren betrachten das Bewertungsergebnis als primäre Ursache und Voraussetzung für die Emotionsentstehung.

- **neurophysiologisch:**
  Emotionen haben eine körperliche Grundlage, die überwiegend im limbischen System lokalisiert ist. Schachter und Singer (1962) setzen in ihrer Zwei-Faktoren-Theorie das Zusammenwirken von physiologischer Erregung und kognitiver Bewertung voraus. Hierbei wird nicht nur die Situation an sich, sondern zugleich auch die hiermit einhergehende physiologische Erregung kognitiv bewertet, wobei diese Bewertung zusätzlich von der individuellen Lerngeschichte und überdauernden Persönlichkeitsstrukturen beeinflusst wird.

- **motivational:**
  Nahezu alle Emotionen haben starken Einfluss auf die Motivation. Im Gegensatz zum instinktgeleiteten Verhalten signalisieren Emotionen eine spezifische Handlungsbereitschaft. Sie informieren in kommunikativer und sozialer Hinsicht sozusagen ihr Gegenüber über eine bestimmte und möglicherweise bevorstehende Handlung, häufig auch im Sinne einer Drohgebärde und dem Ziel, die Handlung letztlich unterlassen zu können. Andererseits hilft beispielsweise der Ärger einer Person, auch bestimmte eigene Hindernisse und Widerstände zu überwinden. Generell verschaffen Emotionen durch den Signalcharakter den Individuen einen größeren Spielraum im Verhaltensrepertoire, worin der evolutionäre Nutzen und die adaptive Funktion begründet sind.

- **Ausdruckskomponente:**
  Ein wesentliches Merkmal der Emotionen ist ihr Ausdruckscharakter. Hierzu gehören die Stimme, die Gestik, die Körperhaltung und in besonderem Maße die Mimik, wozu es mittlerweile umfangreiche Studien gibt (vgl. hierzu z.B. Krause, 1998; Merten, 2003).
  Besonders gut untersucht sind die von Ekman (1992, 1997) postulierten sechs kulturinvarianten Basisemotionen oder Pri-

märaffekte wie *Ärger, Angst, Trauer, Freude, Ekel* und *Überraschung*. Andere Autoren ergänzten diese Liste noch durch *Interesse/Erregung, Qual, Verachtung, Scham, Verlegenheit, Scheu* und *Schuld*.

! **Merke:** Der mimische Ausdruck von Emotionen geschieht kulturübergreifend universal gleich. So genannte *display rules*, d.h. kulturabhängige Verhaltensregeln, bestimmen jedoch, in welcher Situation bestimmte Emotionen angemessen sind.

- **Gefühlskomponente:**
  Die Gefühlskomponente beschreibt die inhaltliche Bedeutung einer Emotion, die Wundt (1896/2004) nach den Dimensionen Lust/Unlust, Erregung/Beruhigung sowie Spannung/Lösung unterschied. Letztlich dient die Gefühlskomponente dazu, alle Elemente einer Episode, wie die Bewertung und Einschätzung der Situation, die physiologischen Veränderungen, Handlungsbereitschaften und Ausdrucksverhalten, zu integrieren und zu reflektieren. Sie stellt damit einen leistungsfähigen Mechanismus zur Kontrolle und Regulation des emotionalen Verhaltens dar.

! **Merke:** Emotionen sind charakteristische mentale Zustände, die durch bewusste oder unbewusste bedeutsame Ereignisse ausgelöst werden und häufig mit körperlichen Veränderungen und einem Ausdrucksverhalten einhergehen. Im Zentrum der Emotionen steht die Handlungsbereitschaft.

5.4 Bedeutung der Emotionen für die Psychotherapie

Emotional-affektive Prozesse spielen in der psychotherapeutischen Behandlung für das Verständnis der Störung und der inneren wie äußeren Konflikte eine zentrale Rolle. Hierbei gehören Angststörungen zu denen meistdiagnostizierten und -behandelten Erkrankungen. Generell kann man unterscheiden, ob die Ängste phobisch gebunden, d.h. auf bestimmte Situationen, Objekte oder Gegebenheiten begrenzt sind, wie beispielsweise der Schulbesuch, so dass eine Angstreduktion vordergründig durch Vermeidung der angstauslösenden Situation versucht wird, was längerfristig jedoch zu weiterer Chronifizierung und Ausweitung der phobischen Störung führen wird. Bei der generellen Angststörung ist die Angst frei flottierend, d.h. nicht gebunden, oder tritt wie bei der Panikstörung völlig unvermittelt und plötzlich auf, meist ohne dass es spezifische Auslöser zu geben scheint. Ängste sind ebenfalls ein gravierendes Symptom bei Traumatisierungen in der Vorgeschichte. Man findet sie bei weiteren Störungen, wie z.B. bei Zwängen, wenn die Ausführung der Zwangshandlungen oder Zwangsgedanken unterbrochen wird.
Trauer über einen tatsächlichen oder befürchteten Verlust und autoaggressiv gewendete Wut bestimmen die Symptomatologie und Ätiologie der Depression. Hier ist die Trauer chronifiziert und bestimmt die Stimmung langfristig. Wut und Verlust der Impulskontrolle oder der plötzliche affektive Wechsel zwischen einer positiven Gestimmtheit und unbändiger Wut wie auch Hass auf Personen sind wichtige Indikatoren für schwere Verhaltensauffälligkeiten.
Bei Patienten mit schweren somatoformen oder psychosomatischen Erkrankungen wird häufig ein Phänomen beschrieben, das als *Alexithymie* bezeichnet wird. Solche Patienten zeigen ein sehr gegenständliches und am Konkreten haftendes Denken. Die Phantasiefähigkeit wie auch der unmittelbare sprachliche Ausdruck von Gefühlen ist deutlich reduziert, sich selbst und ihre Umgebung charakterisieren diese Patienten eher technisch und emotionslos. In Situationen, in denen man eine Äußerung von Phantasien oder Emotionen erwarten würde, beobachtet man stattdessen eher eine körperliche Reaktion, z.B. eine Bewegung oder Symptomäußerung. Diese Patienten sind verstärkt auf die unmittelbare Anwesenheit der Objekte angewiesen und tendieren zur *projektiven Reduplikation*, d.h., sie können sich nicht in ihr Gegenüber hineinversetzen, sondern sehen ihr Gegenüber stereotyp so wie sich selbst (siehe hierzu Übersichten u.a. bei Rad, 1983; Rad und Zepf, 1990; Zepf, 2000).

6 Kommunikations- und sozialpsychologische Grundlagen

6.1 Grundlegende Aspekte der Interaktion und Kommunikation

! **Merke:** „Man kann nicht nicht kommunizieren" (Watzlawick et al., 2003).

Mit dem Begriff der Kommunikation bezeichnet man den Teil sozialer Interaktionen, der sich auf die Vermittlung bzw. den Austausch von Informationen zwischen den Individuen bezieht (Graumann, 1972; siehe hierzu ausführlich Auhagen und Bierhoff, 2003). In der nonverbalen Kommunikation unterscheidet sich die menschliche Spezies kaum von den Primaten. Jedoch bietet uns die Sprache mit ihrer hochdifferenzierten grammatikalischen Struktur im Unterschied zur tierischen Kommunikation unabhängig von der Kultur die Möglichkeit, über abwesende Personen, über Situationen der Zukunft oder Vergangenheit zu sprechen. Wir können darüber hinaus neue Symbole schaffen und ihnen Bedeutung geben, wie z.B. ADS oder E-Mail, oder aber wir können etwas Neues und Komplexes entwickeln, indem wir Wörter nach bestimmten Regeln in unbegrenzter Weise kombinieren und damit unendlich viele Sätze bilden.
Als zentrale Komponenten der Kommunikation unterscheidet man: **wer** etwas sagt, **was** er sagt, **zu wem** er es sagt, **womit bzw. wodurch** er sich ausdrückt (nonverbal, verbal etc.), **durch welches Medium** (Gespräch, E-Mail, Brief) dies geschieht, **welche Absicht** hiermit verfolgt wird und **welcher Effekt** dabei erzielt werden soll.

! **Merke:** Man spricht vom Enkodieren, wenn ein Gedanke in einen Satz gebracht wird. Dekodieren meint das Hören und Verstehen dieses Satzes. Phoneme sind Vokale und Konsonanten, die zusammengefasst ein Morphem, meist ein Wort bilden. Bestimmte Syntaxregeln verbinden die Morpheme zu Sätzen.

1

Abbildung 7: Kommunikationsmodell von Schulz von Thun (2001a,b)

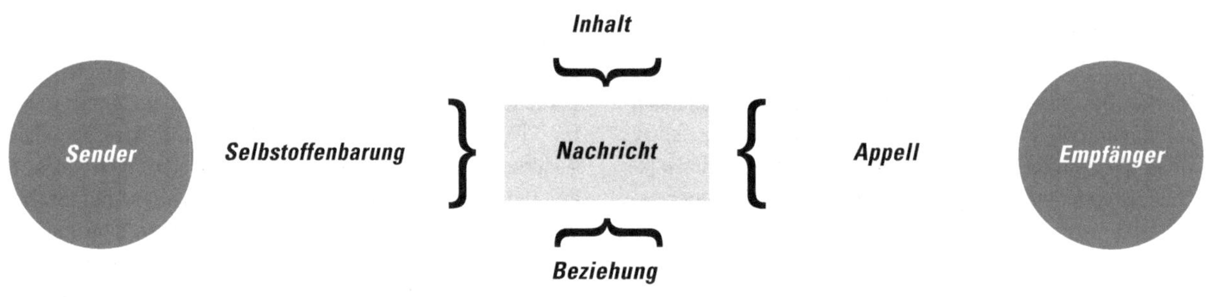

Es gibt eine Reihe von Kommunikationsmodellen, wie z.B. das von Watzlawick (Watzlawick et al., 2003). Das Modell der *„Vier Seiten der Nachricht"* von Schulz von Thun (2001a,b) ist wohl das bekannteste und stellt eine Synopse der verschiedenen Modelle dar (Abb. 7).

Wie auch schon bei den Axiomen von Watzlawick wird hier zwischen dem Inhalts- und Beziehungsaspekt einer Nachricht unterschieden, eine Differenzierung, die besonders für Kommunikationsstörungen charakteristisch ist (s.u.).
Das Enkodieren und Dekodieren des **inhaltlichen Aspektes** einer Nachricht benötigen eine weitgehende Sprachgemeinschaft von Sender und Empfänger. Beispielsweise fällt deswegen die Einfühlung in die emotionale Welt eines Jugendlichen aus einer anderen Kultur häufig schwerer.
Die **Beziehungsebene** vermittelt sich meist über **nonverbale Kommunikationsformen**. Hierbei geben die Mimik, der Blickkontakt, die Stimmlage, körperliche Gesten, die Kleidung wie auch körperliche Nähe und Berührung häufig auch unterhalb der bewussten Wahrnehmung wichtige Informationen. Diese können jedoch auch am Beispiel der Mimik *„manipuliert"* sein. Entscheidend für die Qualität der Beziehungsebene ist auch die Form der Kommunikation. Im Rahmen einer **zweiseitigen Kommunikation** wechseln Sender und Empfänger einander ab und stellen damit eine wechselseitige Kontingenz her. Meist sind solche Kommunikationsformen auch **symmetrisch**, d.h., Sender und Empfänger sind gleichberechtigt und unterscheiden sich nicht in ihrer sozialen Position. Demgegenüber spricht man von einer **asymmetrischen Kommunikation** oder asymmetrischen Kontingenz, wenn die Informationen vertikal von oben nach unten weitergegeben werden und eher ein einseitiger Kommunikationsstil vorherrscht.
Auf den Aspekt der **Selbstoffenbarung** des Senders, hier des Jugendlichen oder Kindes, wird man im psychotherapeutischen Gespräch wohl auch besonders achten. Gemeint ist hiermit, wie sich der Patient zeigt, ob er mit der Tür ins Haus fällt, beispielsweise seine Traumatisierungen en détail schildert, oder nichts über seine Gefühle und Motive preisgibt, sondern – wie bei psychosomatischen Patienten häufig – der Schilderung der Beschwerden und Inanspruchnahme ärztlicher Maßnahmen verhaftet bleibt. Letztlich hat die Selbstoffenbarung des Senders den Zweck, den Interaktionspartner über die Motive, über Desinteresse, Ablehnung bzw. über den Wunsch, das Gespräch fortzuführen bzw. zu beenden, zu informieren.

Die **Appellfunktion** hat nicht nur Mitteilungscharakter, sondern dient häufig auch dazu, dass der Sender den Empfänger zu bestimmten Handlungen veranlassen möchte, entweder zur Bedürfnisbefriedigung des Senders und/oder des Empfängers oder um andere zufrieden zu stellen.
Nachrichten, die auf eine Einstellungsänderung abzielen, werden in Abhängigkeit von der jeweiligen Motivationslage auf Empfängerseite sehr unterschiedlich verarbeitet. Es findet eine **periphere Verarbeitung**, d.h. oberflächliche Informationsverarbeitung statt, wenn die Bereitschaft zur Informationsaufnahme und die Motivation gering ist. Dieser Modus ist häufig bei einseitiger und asymmetrischer Kommunikation zu finden. Dem gegenüber steht die **zentrale Verarbeitung** der Information für eine sorgfältige, motivierte und reflexive innere Auseinandersetzung. Die später gezeigten Verhaltensänderungen sind im Gegensatz zur peripheren Verarbeitung stabil und verhaltensrelevant. Solche Modi zeigen sich gehäuft bei wechselseitiger Kontingenz in der Kommunikation (Petty und Cacioppo, 1986).
All die hier beschriebenen Aspekte liegen auch dem so genannten ***szenischen Verstehen*** zugrunde (Lorenzer, 1970; Argelander, 1970). Eine Szene beschreibt eine Situation, bei der frühere, möglicherweise auch traumatisch bedingte Erlebnisse im Hier und Jetzt reaktualisiert, d.h. in Szene gesetzt werden. Das szenische Verstehen versucht nun, die dem manifesten Ausdruck einer solchen kommunikativen Situation zugrunde liegende unbewusste Struktur sowie deren unbewusste Übertragungsfigur intuitiv zu erfassen. Zum so genannten ***Handlungsdialog*** kann es kommen, wenn der Analytiker gemäß des unbewussten Drehbuchs des Patienten zum Mitakteur dieser Szene, d.h. zum passageren Mitagieren verführt wird. Die hierdurch von beiden unbewusst gestaltete Szene eröffnet damit eine Möglichkeit, dem nicht verbalisierbaren Aspekt handelnd eine Gestalt zu geben und sie damit der Bearbeitung zugänglich zu machen (Klüwer, 1983).

6.2 Kommunikationsstörungen

Störungen der Kommunikation können durch viele Faktoren verursacht werden. So führen unterschiedliche Botschaften auf der Inhalts- und Beziehungsachse zu Irritationen, z.B. wenn jemand „scheißfreundlich" ist, d.h., einerseits in seinen verbalen Nachrichten Freundlichkeit und Zugewandtheit vermittelt, jedoch über nonverbale Signale zeitgleich und oft unterhalb der bewussten Wahrnehmung Aversion, Feindlichkeit oder Ekel signali-

siert. Oder aber bei pseudokontingenten Kommunikationsformen, die vordergründig ein Eingehen auf den Interaktionspartner präsentieren, zu guter Letzt jedoch nach den ursprünglichen Vorstellungen und Überzeugungen gehandelt wird.
Die bekannteste und auch klinisch recht bedeutsame Kommunikationsstörung ist das so genannte **double bind**, das erstmals von Gregory Bateson (1981) bei der Erforschung schizophrener Erkrankungen beschrieben wurde. Eine solche Doppelbindung liegt vor, wenn der Empfänger einer Nachricht wegen der hohen Abhängigkeit vom Sender weder die in einer Botschaft liegende Paradoxie erkennen und thematisieren darf noch die Situation verlassen kann. Er ist sozusagen der Paradoxie, d.h. der „Verrücktheit" der Situation, schutzlos ausgeliefert.

Hierzu ein Fallbeispiel aus der Originalarbeit von Bateson und Mitarbeitern (1956):
„Ein junger Mann, der sich von einem akuten schizophrenen Schub ziemlich gut erholt hatte, erhielt im Hospital Besuch von seiner Mutter. Er freute sich, sie zu sehen, und legte ihr impulsiv seinen Arm um die Schulter, worauf sie erstarrte. Er zog seinen Arm zurück, und sie fragte: ‚Liebst du mich nicht mehr?' Er wurde rot, und sie sagte: ‚Lieber, du musst nicht so leicht verlegen werden und Angst vor deinen Gefühlen haben.' Der Patient war danach nicht in der Lage, länger als ein paar Minuten mit ihr zu verbringen, und nachdem sie weggegangen war, griff er einen Pfleger an."

Es ist offenkundig, dass die Mutter die zärtliche Geste des Sohnes nicht annehmen kann, ihm aber stattdessen seine Reaktion auf ihre Erstarrung zum Vorwurf macht, um ihre eigene Ablehnung zu verbergen. Die starke Abhängigkeit des schizophrenen Patienten von der Mutter hindern diesen daran, dies wahrzunehmen und zu thematisieren, so dass er ihren Vorwurf akzeptiert.
Die Bemerkung „Liebst du mich nicht mehr?" leugnet die eigene Schwierigkeit, den Sohn anzunehmen. Stattdessen fokussiert die Mutter auf die abgewehrten, aber augenblicklich nicht im Vordergrund stehenden Hassgefühle des Sohnes, worauf er mit heftigen Schuldgefühlen reagiert.
Das unerträgliche Dilemma für den Patienten sieht damit so aus: „Wenn ich die Bindung zu meiner Mutter behalten will, darf ich ihr nicht zeigen, dass ich sie liebe, aber wenn ich ihr nicht zeige, dass ich sie liebe, werde ich sie verlieren."

6.3 Soziale Dimensionen des Verhaltens und der Wahrnehmung

! **Merke:** Die soziale Wahrnehmung beschreibt die Wahrnehmung von anderen Personen mit ihren persönlichen Eigenschaften und ihrer Beziehungsgestaltung.

Im Zentrum der sozialen Wahrnehmung steht die Prüfung der Persönlichkeitsmerkmale des Gegenübers, welche Haltung und Einstellung es gegebenenfalls einnehmen könnte. Da die meisten Merkmale aber nur unzureichend valide und reliabel beobachtet werden können, müssen sie aus dem beobachtbaren Verhalten irgendwie erschlossen oder abgeleitet werden, wodurch die Wahrnehmung spezifisch akzentuiert oder verzerrt wird oder es zu fehlerhaften Attributionen kommen kann. Aufgrund eigener impliziter Persönlichkeitstheorien und Urteilsstereotypen ist die Wahrnehmung daher von subjektiver Interpretation gefärbt und hierüber letztlich hochselektiv. So wird bei der Beurteilung und Einschätzung anderer Personen häufig von einem ersten Eindruck ausgegangen, der dann sozusagen den „Hof" und Kern für eine weitergehende Generalisierung bildet: der **Halo-Effekt**. D.h., dass jemandem, der primär als freundlich erlebt wird, tendenziell auch andere positive Persönlichkeitsmerkmale wie Intelligenz, Freundlichkeit etc. zugeschrieben werden.
Die Wahrnehmungs- und Bewertungsschablonen sind auch durch implizite Rollenzuschreibungen bestimmt. So werden mit dem Beruf des Rechtsanwaltes ganz bestimmte Persönlichkeitsmerkmale verknüpft, die dann primär auch bei anderen sozusagen „wiederentdeckt" werden: der **Rollen-Effekt**.
Eine Wahrnehmungsabwehr und spezifische Wahrnehmungsakzentuierung dienen auch dazu, emotionale Beurteilungskonsistenzen herzustellen, d.h., man akzentuiert oder aber fokussiert auf jene Merkmale, die der eigenen Meinung entsprechen. Bei manchen Personen oder unter besonderen Umständen kann die Inkonsistenz zu groß sein, so dass bestimmte Eigenschaften erfunden werden müssen, um die innere Vorstellung wieder zu einem sinnvollen und konsistenten Ganzen formen zu können.
Ein weiterer allgemeiner Ansatz, wie im Rahmen der sozialen Wahrnehmung Kausalitätszuschreibungen generiert werden, ist die **Attributionstheorie** (siehe auch 4.4). Kelley (1973) fand, dass Individuen unter Bedingungen der Unsicherheit und Hilflosigkeit dispositionale oder situative Attribuierungen vornehmen, um hierüber ex post wieder etwas mehr vermeintliche Kontrolle zu gewinnen. Generell möchten wir gern die Ursachen für bestimmte Situationen wissen: Warum habe gerade ich diese Krankheit bekommen, warum hat der Lehrer es auf mich abgesehen, warum haben sich die Eltern getrennt usw.? Erklärungen, auch wenn sie spekulativ oder konstruktivistisch sind, d.h. nicht die wahren Ursachen beschreiben, helfen uns aber, mit der Ungewissheit umzugehen und die damit einhergehende innere Spannung abzubauen, auch wenn es dabei zu so genannten fundamentalen Attributionsfehlern kommt. Eine Reihe von Studien zeigt beispielsweise (z.B. Ross und Nisbett, 1991), dass die Individuen häufig externe, also situative Ursachen unter- und dispositionale Faktoren überschätzen. D.h., sie halten sich selbst bzw. andere Menschen vermehrt für die Dinge ursächlich verantwortlich (dispositional) und übersehen den Einfluss von Umweltfaktoren (situativ).
Ein Charakteristikum depressiv strukturierter Patienten ist die negativistische Sicht der eigenen Person. Demgegenüber beschreibt der so genannte **self-serving bias** den häufig in Institutionen, vielleicht auch bei Psychotherapeuten anzutreffenden Attributionsfehler, Anerkennung für die Erfolge anzunehmen und die Verantwortung für Misserfolge zu verleugnen bzw. ihn generell extern zu attribuieren.
Es liegt auf der Hand, dass auch in psychotherapeutischen Gesprächen solche Halo- und Rolleneffekte wie auch Wahrnehmungsakzentuierungen, Wahrnehmungsverzerrungen und Fehlattributionen ebenso wirksam sind. So kann beispielsweise die Überweisungsdiagnose ADS i. S. des Halo-Effektes im psychotherapeutischen Erstgespräch die Wahrnehmung in einer ganz spezifischen Weise akzentuieren. Man glaubt alles zu wissen und subsumiert die präsentierten Informationen unter der schon

identifizierten Störung. Das vermeintliche Wissen engt die Wahrnehmung ein und versieht sie mit einem spezifischen Filter. U.a. fokussiert auch Bion darauf, wenn er für die psychotherapeutische Haltung paradoxerweise postuliert: *„No memory, no desire, no understanding."*

7 Persönlichkeitspsychologische Grundlagen

Im Folgenden werden die wesentlichen persönlichkeitsrelevanten Grundannahmen der psychodynamischen und verhaltenstherapeutischen Theorie- und Therapiekonzepte skizziert und hieraus deren jeweilige Annahmen für die Störungsentstehung und Aufrechterhaltung abgeleitet.

7.1 Die psychodynamische Perspektive

7.1.1 Grundannahmen

Über die verschiedenen psychoanalytischen Theoriekonzepte lassen sich, sozusagen als allgemeines Hintergrundraster, mehrere metapsychologische Grundannahmen identifizieren (vgl. hierzu Rapaport und Gill, 1959; Mertens, 2004; s.a. Laplanche und Pontalis, 2002):

- **der (psycho-)genetische Aspekt:**
  Aus einer entwicklungspsychologischen Perspektive wird die gegenwärtige Persönlichkeitsstruktur des Menschen und seine spezifischen Interaktionsmodi im Hier und Jetzt als Resultat früherer Lebens- und Interaktionserfahrungen betrachtet. „(...) Trotz aller späteren Entwicklung beim Erwachsenen (geht) nichts unter. Alle Wünsche, Triebregungen, Reaktionsweisen, Einstellungen des Kindes sind beim gereiften Menschen nachweisbar noch vorhanden und können unter geeigneten Konstellationen wieder zum Vorschein kommen. Sie sind nicht zerstört, sondern bloß überlagert (...)" (Freud, 1913, S. 412 f.). Heute geht man allerdings davon aus, dass die jetzigen maladaptiven Interaktionsmuster keine genaue Reproduktion dieser frühkindlichen Erfahrungen sind, sondern fortwährend durch neue Erlebnisse, Erfahrungen, Einstellungsänderungen usw. überlagert, modifiziert und neu interpretiert werden.
- **der topographische Aspekt:**
  Erstmals entwickelte Freud im letzten Kapitel der Traumdeutung (Freud, 1900) die so genannte topographische Theorie des psychischen Apparates. Hierbei nahm er an, dass viele seelischen Vorgänge, Intentionen und Handlungen nicht das Ergebnis einer bewussten Entscheidung darstellen, sondern von vorbewussten und unbewussten Prozessen abhängig sind. Während die Inhalte des Unbewussten, z.B. verdrängte Triebrepräsentanzen und Kindheitswünsche, keinen Zugang zum Bewusstsein erhalten, stehen die vorbewussten Aspekte dem Bewusstsein nur ***augenblicklich*** nicht zur Verfügung, ohne im strengen Sinne unbewusst zu sein (Laplanche und Pontalis, 2002).
  „(...) Das System des Unbewußten (setzen wir) einem großen Vorraum gleich, in dem sich die seelischen Regungen wie Einzelwesen tummeln. An diesem Vorraum schließe sich ein zweiter, engerer, eine Art Salon, in welchem auch das Bewußtsein verweilt. Aber an der Schwelle zwischen beiden Räumlichkeiten walte ein Wächter seines Amtes, der die einzelnen Seelenregungen mustert, zensuriert und sie nicht in den Salon einläßt, wenn sie sein Mißfallen erregen" (Freud, 1917, S. 305).
- **der dynamische Aspekt:**
  Zusammen mit dem topographischen Aspekt kann der dynamische Aspekt als Grundpfeiler der Psychoanalyse und ihrer Anwendungen betrachtet werden. Im Kern wird hier ein das Denken und Handeln bestimmender dynamischer Konflikt beschrieben, der auf trieb- und affektbestimmten Kräften beruht, „die einander fördern oder hemmen, sich miteinander verbinden, (oder) zu Kompromissen zusammentreten" (Freud, 1926, S. 301). Ursprünglich ging es um Sexualtriebe, die auch aufgrund gesellschaftlicher Normen und Erwartungen keinen Ausdruck finden durften und daher in Form von hysterischen Symptombildungen z.B. ins Körperliche konvertiert werden mussten. Der jetzige Konfliktbegriff ist umfassender und nicht auf Sexualtriebe eingeengt.
- **der ökonomische Aspekt:**
  Dieser Aspekt ist insofern zentral, als er zu erklären sucht, wie es zur Verdrängung oder aber zur Symptombildung kommen kann. Denn aus *ökonomischen Gründen* ist es das Ziel des Individuums, die innerlich wirksamen Kräfte auch vor dem Hintergrund des Lust-Unlust-Prinzips möglichst gering zu halten. Und da bewahrt ein Symptom oder aber eine Erkrankung i.S. eines primären Krankheitsgewinnes das Individuum vor einem die Verarbeitungsressourcen überfordernden inneren Konflikt.
  „Gegen außen gibt es einen Reizschutz, die ankommenden Erregungsgrößen werden nur in verkleinertem Maßstab wirken, nach innen zu ist der Reizschutz unmöglich (...)." (Freud, 1920, S. 28) „So vom Es getrieben, vom Über-Ich eingeengt, von der Realität zurückgestoßen, ringt das Ich um die Bewältigung seiner ökonomischen Aufgabe, die Harmonie unter den Kräften und Einflüssen herzustellen, die in ihm und auf es wirken" (Freud, 1933, S. 84 f.).
- **der strukturelle Aspekt:**
  Im Zuge der weiteren Theorieentwicklung differenzierte die so genannte Strukturtheorie den topographischen Aspekt mit den Instanzen ICH, ES und ÜBER-ICH weiter aus. Handlungen und Handlungsintentionen werden hierüber letztlich als das Resultat von Antizipationen und Interaktionserwartungen konzipiert, dem kognitive Strukturen mit organisierender, koordinierender und synthetisierender Funktion des Ichs zugrunde liegen, die zugleich von Prozessen der Abwehr und Selbstwertregulation bestimmt sind. „(Das Ich) gleicht so im Verhältnis zum ES dem Reiter, der die überlegene Kraft des Pferdes zügeln soll, mit dem Unterschied, dass der Reiter dies mit eigenen Kräften versucht, das Ich mit geborgten. (...) Oft bleibt (dem Reiter) nichts anderes übrig (...) es dahin zu führen, wohin es gehen will. So pflegt auch das Ich den Willen des ES in Handlung umzusetzen, als ob es der eigene wäre. (...) Während das ICH wesentlich Repräsentant der Außenwelt, der Realität ist, tritt ihm das ÜBER-ICH als Anwalt der Innenwelt, des ES gegenüber. Konflikte zwischen ICH und Ideal werden(...) in letzter Linie den Gegensatz von Real und Psychisch, Außenwelt und Innenwelt widerspiegeln" (Freud, 1923, S. 253, 264).

Abbildung 8: Konfliktmodell als Reaktualisierung von Entwicklungskonflikten (nach Hoffmann und Hochapfel, 2004)

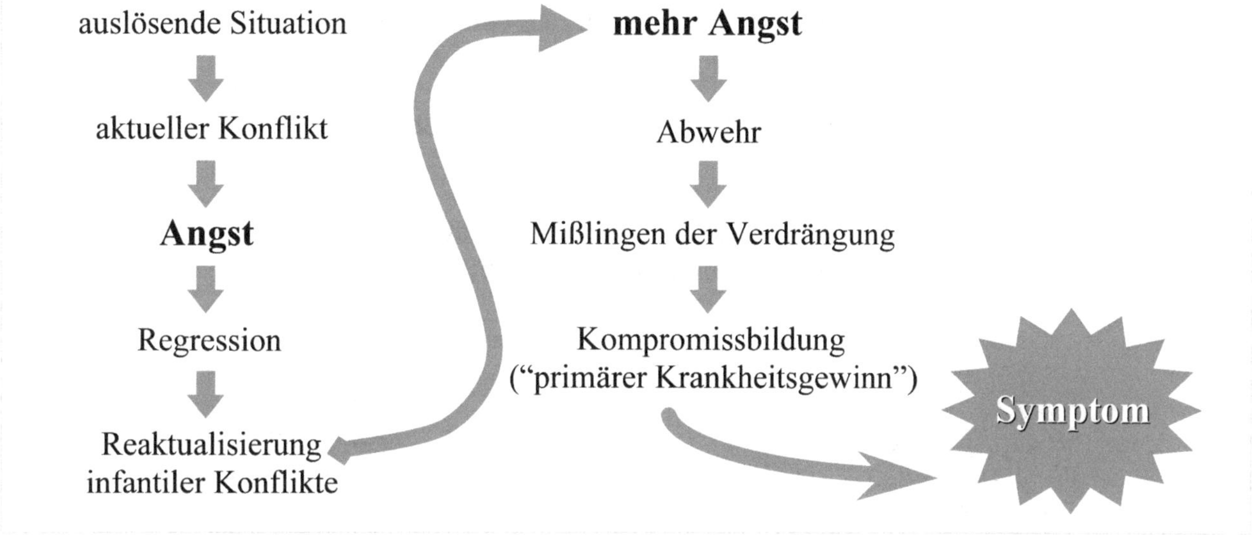

- **der adaptive Aspekt:**
  Menschliches Dasein findet nicht isoliert, sondern in einer sozialen Realität statt, die mit ihren sozialhistorischen und kulturellen Normvorstellungen das Handeln und Denken durchdringt. Trieb- und affektbestimmte Regungen sind damit immer sozial vermittelt, die in primärer und sekundärer Sozialisation als spezifische Interaktionsform eingeübt werden. Je nach kultureller Identität und Umgebungsbedingungen sind daher gravierende Abspaltungs- und Verdrängungsprozesse erforderlich, um eine Anpassung des Individuums garantieren zu können.

7.1.2 Annahmen zur Störungsentstehung

Während reaktualisierte Entwicklungskonflikte innerhalb der Psychoanalyse und ihrer Anwendungen lange als monolithisches Konstrukt zur Störungsentstehung betrachtet wurden, gesellten sich mit dem Defizitmodell und dem Traumamodell als einer Unterform weitere hinzu (vgl. Hoffmann und Hochapfel, 2004, S. 58 f.), s. Abb. 8.

Grundtenor dieses Modells ist ein verborgener infantiler Entwicklungskonflikt, der über ein aktuelles Geschehen wiederbelebt wird. Dieser aktuelle Konflikt stellt häufig eine Versuchungs- und Versagungssituation dar, die mit Angstreaktionen einhergehen und über regressive Prozesse infantile, d.h. abgewehrte frühe Versuchungs- und Versagungserlebnisse reaktualisieren. Hierdurch kommt es zu einer weiteren Zunahme der Angstreaktion, die verstärkte Abwehrprozesse erforderlich macht, die letztlich wegen der Fülle an aktivierten Ängsten jetzt nicht mehr ein ausreichend gutes psychisches Funktionieren sicherstellen können. Hierdurch entsteht ein unlösbarer Konflikt und eine unerträgliche Spannung, die aufgrund des *ökonomischen Prinzips* und zur Wiederherstellung psychischer Integrität um jeden Preis vermieden werden muss. Gleichsam als letztes Mittel und als so genannter **primärer Krankheitsgewinn** schafft ein Symptom hier eine „suboptimale Lösung". Es ist sozusagen ein Selbstheilungsversuch, bei dem der unerträgliche innere Konflikt und die Angst zugunsten eines Symptoms oder einer Beschwerde in den Hintergrund treten und hierdurch eine deutliche psychische Entlastung möglich werden kann. Darüber hinaus bietet dann das Symptom i.S. eines **sekundären Krankheitsgewinnes** zusätzlich noch Entlastung von unangenehmen Aufgaben oder ermöglicht Zuwendung, z.B. durch Ärzte oder Familienangehörige.

Demgegenüber wird im Rahmen des Defizitmodells (s. Abb. 9) davon ausgegangen, dass eine frühe Traumatisierung und/oder Deprivation so schwerwiegende Folgen hinterlassen hat, dass es neben einer Entwicklungsverzögerung auch zu einer tiefgreifenden Beeinträchtigung der psychischen Struktur und zu einer chronischen und rezidivierenden Schwächung der Steuerungs- und Regulationsmechanismen, insbesondere im Bereich der Abwehr und Affektregulation, kommt. Bei solchen Patienten diagnostiziert man daher auch eine so genannte **strukturelle Störung**. Die sich dann entwickelnde Symptomatik ist entweder als generalisierte Ängstlichkeit direkter Ausdruck der Schwäche der Abwehr oder aber kann Plombenfunktion übernehmen. In diesem Fall kompensiert das Symptom sozusagen die Defizite der Abwehr- und Bewältigungsmechanismen. Beispiel hierfür wäre ein Substanzmittelmissbrauch, bei dem die Substanzen sozusagen als vermeintlich sichere und mehr oder weniger leicht zu kontrollierende Objekte Defekte in der psychischen Struktur „stopfen".

7.2 Die verhaltenstherapeutische Perspektive

7.2.1 Grundannahmen

Die kognitiv-behaviorale Verhaltenstherapie umfasst eine Reihe störungsspezifischer und unspezifischer Verfahren mit unterschiedlichen, teils impliziten theoretischen Annahmen, die überwiegend durch den methodologischen Behaviorismus geprägt sind. D.h., im Zentrum steht die Suche nach Gesetzmäßigkeiten, das Kriterium der Beobachtbarkeit und Operationalisierbarkeit sowie die empirische und experimentelle Überprüfbarkeit der Interventionen. Insgesamt kann die Verhaltenstherapie zwar nicht auf eine einheitliche lerntheoretische oder störungsübergreifende Operationalisierung seiner Konzepte zurückgreifen,

Abbildung 9: Das Defizitmodell
(nach Hoffmann und Hochapfel, 2004)

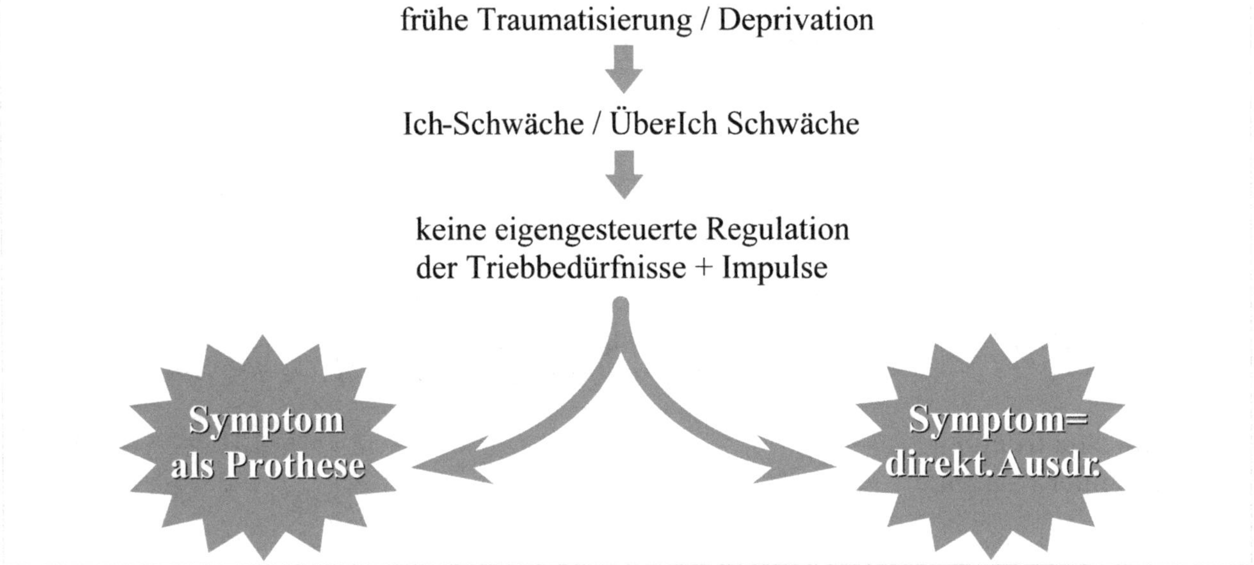

jedoch begründet und fundiert sie ihre Konzepte und ihre Wissenschaftlichkeit mit einer durchgehenden empirischen Absicherung ihrer Methoden und Effekte.

Ziel der Verhaltenstherapie ist eine systematische Änderung des Erlebens und Verhaltens, indem sie auf prädisponierende, auslösende und aufrechterhaltende Bedingungen für die jeweilige Störung fokussiert. Ausgangspunkt und Grundlage für die Interventionen sind eine umfangreiche Störungsdiagnostik und individuelle Problemanalyse (siehe hierzu Margraf, 2002b; Reinecker, 1999).

Die Anerkennung interindividueller Unterschiede, und damit auch die Einbeziehung von persönlichkeitsspezifischen Wirkfaktoren innerhalb der Verhaltenstherapie, war erst durch die Berücksichtung der O-Variable (= Organismus) in den Verhaltensgleichungen möglich (siehe oben), bei dem z.B. die individuelle Lerngeschichte als Teil der prädisponierenden Faktoren angesehen werden konnte. So entwickelte Mischel (1986; zit. n. und Übersicht bei Reinecker, 1999) eine interaktionistische Sichtweise von Persönlichkeit, bei der situative Aspekte des Verhaltens mit spezifischen und überdauernden individuellen Merkmalen (= Traits) in Wechselwirkung treten. Er betrachtete folgende Konstrukte als wesentlich für die Beschreibung, Erklärung und Vorhersage von Erleben und Verhalten (S. 124 ff.):

- **Konstruktive Fähigkeiten des Individuums:**
  Aufgrund der individuellen Lerngeschichte und im Zuge der hierbei erworbenen kognitiven Fähigkeiten nehmen die Individuen die Umgebung in einer spezifischen, sicherlich auch selektiven Weise wahr. Diese in der Lerngeschichte erworbenen Interaktions- und Wahrnehmungsmuster sind relativ stabil und müssen in jeder Situation nicht neu erworben werden.
- **Fähigkeiten zur Informationsverarbeitung:**
  Die interindividuellen Differenzen, wie Informationen aufgenommen, flexibel abgespeichert, transformiert und verarbeitet werden, machen einen Teil dessen aus, was wir als *Persönlichkeit* wahrnehmen.
- **Fähigkeit zur Bildung von Erwartungen:**
  Erwartungen und kognitive Vorannahmen bestimmen nicht nur die Wahrnehmung, sondern sind auch für das Erleben und Verhalten von zentraler Bedeutung. So führen u.a. Erwartungsängste bei Patienten mit Panik- oder Zwangsstörungen zu ausgeprägtem Vermeidungsverhalten. Solche kognitiven Erwartungen sind jedoch nicht nur auf externe Situationen eingeengt, sondern beziehen sich auch am Beispiel der Selbstwirksamkeit (siehe 4.3) auf die Überzeugung, eine Situation mit den eigenen Fähigkeiten und Fertigkeiten meistern zu können.

Abbildung 10: Interaktion zwischen Verhalten und Situationen
(nach Reinecker, 1999)

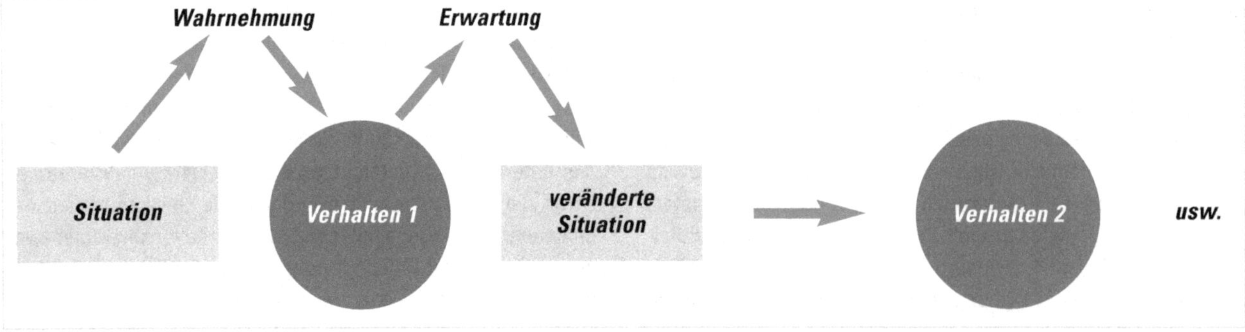

- **Subjektive Bewertung von Situationen:**
  Die Bewertung einer Situation ist das Ergebnis der Wechselwirkung von persönlichkeitsspezifischen Bewertungsmustern (s.o.) und situativen Stimmungen, Bedürfnissen und Emotionen. Sie ist damit interindividuell unterschiedlich, d.h. subjektiv.
- **Fähigkeit zur Selbstregulation und zu planvollem Handeln:**
  Das Primat von selbstregulatorischen Prozessen auf verschiedenen Ebenen ist eine wichtige Grundlage und Voraussetzung für verhaltenstherapeutische Interventionen. So wird davon ausgegangen, dass nicht nur das unmittelbare Verhalten selbstregulierend erfolgen kann, sondern dass auch einige Prozesse im biologischen Bereich, wie z.B. der Blutzuckergehalt, beeinflusst werden kann und sollte. Gleichzeitig setzt ein planvolles Handeln auch eine weitgehende Situationsabhängigkeit voraus, wenngleich Planungen auf verschiedenen Ebenen (Karriere und/oder Kinder) auch zu Konflikten und damit komplexe Bedingungskonstellationen für pathologische Verhaltensmuster generieren können.
- **Interaktion zwischen Verhalten und Situationen:**
  (s. Abb. 10) Erworbene Verhaltensmuster und jeweils neue Situationen stehen in einer wechselseitigen und sich gegenseitig beeinflussenden Ergänzungsreihe. Hierbei werden über die Zeit die erworbenen Verhaltensmuster ständig modifiziert und transformiert, aber auch die Situationen erfahren durch die individuelle Erwartung und Wahrnehmung eine Veränderung.

7.2.2 Annahmen zur Störungsentstehung

Wie schon erwähnt, existiert aus verhaltenstherapeutischer Sicht kein störungsunabhängiges theoretisches Modell zur Erklärung psychischer Störungen. Stattdessen werden, ausgehend von einzelnen Störungsbildern, wie z.B. der Phobie, Modelle entwickelt, die in einer Art Ergänzungsreihe stehen und die einzelne Aspekte eines anderen komplexen Störungsbildes zu erklären suchen. Hierzu gehören Modelle der Traumatisierung, operante Modelle, Ansätze des Modelllernens und der Stressbewältigung sowie kognitive und sozialpsychologische Modelle (Reinecker et al., 2004).

Dennoch gibt es Konzepte, psychische Störungen anhand eines Modells probalistisch-kausal zu erklären.

Humphreys (1989; zit. n. Westmeyer, 2002) erklärt das Zustandekommen einer Störung zu einem bestimmten Zeitpunkt damit, dass die hierfür beitragenden Ursachen nicht ausreichend durch entgegenwirkende Faktoren ausgeglichen werden können. Als beitragende wie auch entgegenwirkende Einflussfaktoren können genetische Faktoren, spezifische Umgebungsvariablen sowie eigene Überzeugungen und Erwartungen wirksam sein: Bei einem Jugendlichen findet sich in der Familienanamnese eine genetische Prädisposition für eine Zwangsstörung, und er wächst in einem familiären Umfeld auf, das durch Kontrolle und Rigidität bestimmt wird. Im schulischen Bereich steht er unter großen Leistungsanforderungen, auch hat er an sich hohe Leistungserwartungen. Andererseits besteht ein inniger und warmherziger Kontakt zu den Großeltern, zudem spielt er recht erfolgreich Fußball. Gute Erfahrungen mit ersten Partnerschaften stärken sein Selbstbewusstsein. Es kommt erst dann zum Auftreten der Störung, wenn die positiven Erfahrungen und Überzeugungen des Jugendlichen nicht mehr die potentiell verursachenden Aspekte kompensieren können.

In diesem probalistischen Kausalerklärungsmodell können in die Liste der beitragenden bzw. entgegenwirkenden Ursachen nur solche Faktoren aufgenommen werden, die in gruppenstatistischen Untersuchungen bei den jeweiligen Störungen statistisch bedeutsam waren. Nur dies gewährleistet mit einer gewissen Wahrscheinlichkeit, dass die empirisch gefundenen Faktoren auch für den Einzelfall zutreffen.

8 Frequently Asked Questions (FAQ)

1. *Gibt es Symptome und Beschwerden, die mit Hilfe der klassischen Konditionierung erklärt werden können?*

→ Beispiele für die klassische Konditionierung sind die antizipatorische Übelkeit von Krebspatienten Tage vor der mit Übelkeit einhergehenden Chemotherapie oder der erhöhte Atemwegswiderstand von auf Gräser allergisch reagierenden Asthmapatienten, wenn ihnen im Winter ein großes Photo einer blühenden Wiese gezeigt wird.

2. *Im Zusammenhang mit emotionalen Phänomenen tauchen immer wieder verschiedene Begrifflichkeiten auf. Wie kann man diese in Abgrenzung zueinander charakterisieren?*

→ • **Affekt**, gemeint ist eine heftige und unkontrollierbare Reaktion
• **Gefühl**, ein emotionaler Zustand mit der Betonung der subjektiven Wahrnehmung
• **Stimmung**, eine kontinuierliche Befindlichkeit und keine Reaktion auf unmittelbare äußere Stimuli
• **Empathie**, Verstehen und Nachvollziehen eines fremden emotionalen Erlebens

3. *Wie sollte aus Sicht der Kommunikationspsychologie der inhaltliche Aspekt einer Deutung oder eine Intervention gestaltet sein?*

→ • Verwenden Sie kurze Sätze und vermeiden Sie für den Patienten unbekannte Wörter
• Die Intervention sollte klar gegliedert und in eine logische Abfolge gebracht sein
• Vermeiden Sie Wiederholungen, formulieren Sie prägnant und mit wenigen Worten
• Gebrauchen Sie Bilder oder/und Beispiele

4. *Wie kann man erklären, dass beispielsweise einige Patienten mit einer Panikstörung körperliche Anstrengungen vermeiden?*

→ Gemäß der Zwei-Faktoren-Theorie von Schachter und Singer wird davon ausgegangen, dass eine jeweilige Situation zusammen mit der damit korrespondierenden physiologischen Reaktion gleichzeitig kognitiv bewertet und gemeinsam abgespeichert wird. Da Patienten bei einem Panikanfall neben der Angst zugleich auch eine massive Pulsfrequenzerhöhung als psychovegetatives Angstkorrelat erleben, wird beides eng miteinander verknüpft. Kommt es nun unter anderen Umständen, beispielsweise durch sportliche Aktivitäten zur Pulsfrequenzerhöhung, wächst die Gefahr, dass über eine Pulsfrequenzerhöhung der damit korrespondierende Panikanfall ausgelöst wird. Solche Patienten fokussieren im besonderen Maße körperliche Reaktionen und zeigen damit einen so genannten **enterozeptiven Wahrnehmungsstil**.

5. *Was sind die Wirkmechanismen der Psychoanalyse und ihrer Anwendungen?*

→ Aufgrund des ubiquitären Phänomens des Wiederholungszwangs und begünstigt durch die über die spezifische therapeutische Situation forcierten regressiven Prozesse etablieren sich innerhalb der Übertragungs- und Gegenübertragungsbeziehung die maladaptiven Interaktionsmuster und frühkindlichen Konflikte. Diese können sukzessive nach Analyse des Widerstandes und der Übertragungs- und Gegenübertragungsprozesse durch Deutung und andere Interventionsformen quasi in einem konzentrischen Prozess versprachlicht werden. Hierüber kann der Patient dann letztlich prüfen, ob sich beispielsweise innerhalb der therapeutischen Beziehung seine auf frühen Erfahrungen aufbauenden Befürchtungen und Ängste hinsichtlich des Verhaltens des Therapeuten bestätigen. Dieses gemeinsame Durcharbeiten bildet dann die Voraussetzung nicht nur für eine korrigierende emotionale Erfahrung, sondern auch für eine Revision der nunmehr bewusst gewordenen Interaktionsmuster.

6. *Wie wird aus verhaltenstherapeutischer Sicht das menschliche Verhalten differenziert?*

→ Zum tieferen Verständnis psychischer Störungen schlug ursprünglich Lang (1971) eine weitere Differenzierung des Verhaltens vor. Folgende Ebenen werden seither unterschieden:
- **α-Aspekt (Verhaltensebene):**
  Dies sind externe und beobachtbare situative Bedingungen und Merkmale des Verhaltens.
- **β-Aspekt (kognitive Ebene):**
  Sie umfassen verdeckte, d.h. z.B. gedankliche Prozesse, die als Auslöser, zur Aufrechterhaltung, aber auch als Konsequenz des menschlichen Verhaltens betrachtet werden können.
- **γ-Aspekt (biologische Ebene):**
  Hiermit werden überdauernde biologische und physiologische Merkmale des Menschen, wie beispielsweise sein Geschlecht, Haarfarbe etc., erfasst, zugleich aber auch somatische Aspekte berücksichtigt, wie die Einnahme von Psychopharmaka beispielsweise.

9 Prüfungsfragen

1. Warum wurde der Begriff der Krankheit durch den Begriff der Störung ersetzt?
2. Nennen Sie Beispiele für die so genannte Resilienz!
3. Was verstehen Sie unter der Epigenese?
4. Erläutern Sie die Verhaltensgleichung SORKC!
5. Welche verschiedenen Lernformen kennen Sie?
6. Nennen Sie Beispiele für ein deklaratives und ein prozedural-operatives Wissen!
7. Erläutern Sie die Begriffe: Selbstwirksamkeit, Antizipation und Attribution!
8. Diskutieren Sie die Konzepte des Copings und der Abwehr, und grenzen Sie diese gegeneinander ab!
9. Aus welchen Komponenten besteht das Affektsystem?
10. Was verstehen Sie unter dem Prinzip der relativen Vorrangigkeit bei der Motivaktivierung?
11. Unter welchen Bedingungen kommt es zu einem so genannten double bind, und was verstehen Sie unter dem Halo-Effekt?
12. Erläutern Sie das Kommunikationsmodell der „Vier Seiten einer Nachricht"!
13. Welche der grundlegenden Aspekte der Psychoanalyse und ihrer Anwendungen kennen Sie?
14. Was verstehen Sie unter dem primären Krankheitsgewinn?
15. Erläutern Sie das probalistische Kausalerklärungsmodell der Verhaltenstherapie!

10 Literatur

- Ahrens S, Schneider W (2002): Lehrbuch der Psychotherapie und psychosomatischen Medizin. Stuttgart u.a.: Schattauer
- Argelander H (1970): Das Erstinterview in der Psychotherapie. Bd. 2. Darmstadt: Wiss. Buchgesellschaft
- Asendorpf JB (1998): Entwicklungsgenetik. In: Keller H (Hrsg.): Lehrbuch der Entwicklungspsychologie. Bern u.a.: Huber, S. 97-118
- Auhagen AE, Bierhoff H-W (2003): Angewandte Sozialpsychologie. Das Praxishandbuch. Weinheim u.a.: Beltz
- Bandura A (1977): Self-efficacy: toward a unifying theory of behavioral change. Psychol Rev 84:191-215
- Bandura A, Barbaranelli C, Caprara GV, Pastorelli C (1996): Multifaceted impact of self-efficacy beliefs on academic functioning. Child Dev 67:1206-1222
- Bateson G (1981): Ökologie des Geistes. Frankfurt a. M.: Suhrkamp
- Bateson G, Jackson D, Haley J, Weakland J (1956): Toward a theory of schizophrenia. Behav Sci 1:251-264
- Baumrind D (1991): Effective parenting during the early adolescent transition. In: Cowan PA, Hetherington M (eds.): Family transitions. Hillsdale: Lawrence Erlbaum Assoc, pp. 111-163
- Beck AT, Hautzinger M (1999): Kognitive Therapie der Depression. Weinheim u.a.: Beltz
- Berk LE (2005): Entwicklungspsychologie. München u.a.: Pearson Studium
- Brisch KH (2002): Bindung und seelische Entwicklungswege: Grundlagen, Prävention und klinische Praxis. Stuttgart u.a.: Klett-Cotta
- Brisch KH (2003): Bindung und Trauma: Risiken und Schutzfaktoren für die Entwicklung von Kindern. Stuttgart u.a.: Klett-Cotta
- Brisch KH (2006): Kinder ohne Bindung: Deprivation, Adoption und Psychotherapie. Stuttgart u.a.: Klett-Cotta
- Bürgin D (1998): Triangulierung: der Übergang zur Elternschaft. Stuttgart u.a.: Schattauer
- Butzer R (2002): Trieb. In: Mertens W, Waldvogel B (Hrsg.): Handbuch psychoanalytischer Grundbegriffe. Stuttgart u.a.: Kohlhammer
- Dick DM, Rose RJ (2002): Behavior Genetics: What's New? What's Next? Curr Direct Psychol Sci 11:70-74
- Dilling H (2005): Internationale Klassifikation psychischer Störungen. ICD-10 Kapitel V (F) klinisch-diagnostische Leitlinien. Bern u.a.: Huber
- Edelmann W (2000): Lernpsychologie. Weinheim u.a.: Beltz
- Ekman P (1992): An argument for basic emotions. Cognit Emotion 6:169-200
- Ekman P (1997): What the face reveals : basic and applied studies of spontaneous expression using the facial action coding system (FACS). New York: Oxford Univ. Press
- Ellis A, Hoellen B (1997): Die Rational-Emotive Verhaltenstherapie – Reflexion und Neubestimmungen. München: Pfeiffer
- Erikson EH (1988): Der vollständige Lebenszyklus. Frankfurt a. M.: Suhrkamp

- Eysenck HJ (1987): Theoretical foundations of behavior therapy. New York: Plenum Press
- Fonagy P, Target M (2003): Frühe Bindung und psychische Entwicklung : Beiträge aus Psychoanalyse und Bindungsforschung. Gießen: Pychosozial-Verlag
- Freud S (1900): Die Traumdeutung. GW II-III. Frankfurt a. M.: Fischer
- Freud S (1913): Das Interesse an der Psychoanalyse. GW VIII. Frankfurt a. M.: Fischer
- Freud S (1917): Vorlesungen zur Einführung in die Psychoanalyse. GW XI. Frankfurt a.M.: Fischer
- Freud S (1920): Jenseits des Lustprinzips. GW XIII. Frankfurt a. M.: Fischer
- Freud S (1923): Das Ich und das Es. GW XIII. Frankfurt a. M.: Fischer
- Freud S (1926): Psycho-Analysis. GW XIII. Frankfurt a.M.: Fischer
- Freud S (1933): Neue Folge der Vorlesungen zur Einführung in die Psychoanalyse. GW XV. Frankfurt a. M.: Fischer
- Gottlieb G (1998): Normally occurring environmental and behavioral influences on gene activity: from central dogma to probabilistic epigenesis. Psychol Rev 105:792-802
- Gottlieb G (2002): On the epigenetic evolution of species-specific perception: the developmental manifold concept. Cognit Dev 17:1287-1300
- Graumann CF (1972): Interaktion und Kommunikation. In: Graumann CF (Hrsg.): Sozialpsychologie. Handbuch der Psychologie. Bd. 7. Göttingen u.a.: Hogrefe
- Häfner S, Franz M, Lieberz K, Schepank H (2001a): Psychosoziale Risiko- und Schutzfaktoren für psychische Störungen: Stand der Forschung. Teil 1: Psychosoziale Risikofaktoren. Psychotherapeut 46:343–347
- Häfner S, Franz M, Lieberz K, Schepank H (2001b): Psychosoziale Risiko- und Schutzfaktoren für psychische Störungen: Stand der Forschung. Teil 2: Psychosoziale Schutzfaktoren. Psychotherapeut 46:403-408
- Harwood RL, Miller JG, Irizarry NL (1993): Culture and attachment: perceptions of the child in context. New York: Guilford Press
- Heckhausen J, Heckhausen H (2006): Motivation und Handeln. Heidelberg u.a.: Springer
- Heim E (1990): Coping als Wirkfaktor: eine Interventionsstrategie bei somatischen Krankheiten. In: Lang H (Hrsg.): Wirkfaktoren der Psychotherapie. Würzburg: Königshausen & Neumann
- Hoffmann SO, Hochapfel G (2004): Neurosenlehre, Psychotherapeutische und Psychosomatische Medizin. Stuttgart u.a.: Schattauer
- Humphreys P (1989): The chances of explanation : causal explanation in the social, medical, and physical sciences. Princeton: Princeton Univ. Press
- Hüther G (2004): Bedienungsanleitung für ein menschliches Gehirn. Göttingen: Vandenhoeck & Ruprecht
- Hüther G, Bonney H (2005): Neues vom Zappelphilipp: ADS/ADHS: verstehen, vorbeugen und behandeln. Düsseldorf u.a.: Walter
- Itard JMG (1965): Victor, das Wildkind vom Averyon. Zürich u.a.: Rotapfel
- Joffe WG, Sandler J (1967): Kommentare zur psychoanalytischen Anpassungspsychologie mit besonderem Bezug zur Rolle der Affekte und der Repräsentanzenwelt. Psyche – Z Psychoanal 21:728-744
- Kanfer FH, Saslow G (1965): Behavioral Analysis: an Alternative to Diagnostic Classification. Arch Gen Psychiatry 12:529-538
- Kelley HH (1973): The processes of causal attribution. Am Psychol 28:107-128
- Kernberg OF (1982): Self, ego, affects, and drives. J Am Psychoanal Assoc 30:893-917
- Kernberg OF (1992): Objektbeziehungen und Praxis der Psychoanalyse. Stuttgart u.a.: Klett-Cotta
- Klitzing K v (1998): Psychotherapie in der frühen Kindheit. Göttingen: Vandenhoeck & Ruprecht
- Klüwer R (1983): Agieren und Mitagieren. Psyche – Z Psychoanal 9:826-837
- Köhler W (1973): Intelligenzprüfungen am Menschenaffen. mit einem Anhang zur Psychologie des Schimpansen. Berlin u.a.: Springer
- Krause R (1997): Allgemeine psychoanalytische Krankheitslehre. Bd. 1. Stuttgart u.a.: Kohlhammer
- Krause R (1998): Allgemeine psychoanalytische Krankheitslehre. Bd. 2. Stuttgart u.a.: Kohlhammer
- Lang H, Faller H (1998): Medizinische Psychologie und Soziologie. Berlin u.a.: Springer
- Lang PJ (1971): The application of psychophysiological methods to the study of psychotherapy and behavior change. In: Bergin AE, Garfield SL (eds.): Handbook of psychotherapy and behavior change. New York: J. Wiley
- Laplanche J, Pontalis J-B (2002): Das Vokabular der Psychoanalyse. Bd. 7. Frankfurt a. M.: Suhrkamp
- Lazarus AA (1976): Angewandte Verhaltenstherapie. Stuttgart u.a.: Klett
- Lazarus RS (1981): Stressbezogene Transaktionen zwischen Person und Umwelt. In: Nitsch JR (Hrsg.): Stress: Theorien, Untersuchungen, Maßnahmen. Bern u.a.: Huber
- Leuzinger-Bohleber M, Brandl Y, Hüther G (2006): ADHS – Frühprävention statt Medikalisierung. Theorie, Forschung, Kontroversen. Göttingen: Vandenhoeck & Ruprecht
- Lichtenberg JD (1991): Motivational-funktionale Systeme als psychische Strukturen. Forum Psychoanal 7:85-97
- Loftus EF (1994): The repressed memory controversy. Am Psychol 49:443-445
- Lorenzer A (1970): Sprachzerstörung und Rekonstruktion: Vorarbeiten zu einer Metatheorie der Psychoanalyse. Frankfurt a. M.: Suhrkamp
- Maccoby EE, Martin JA (1983): Socialization in the context of the family: Parent-child interaction. In: Hetherington EM (ed.): Handbook of child psychology. Vol. 4. New York: Wiley, pp. 1-101
- Margraf J (2002a): Lehrbuch der Verhaltenstherapie. Bd. 2: Störungen – Glossar. Berlin u.a.: Springer
- Margraf J (2002b): Lehrbuch der Verhaltenstherapie. Bd. 1: Grundlagen – Diagnostik – Verfahren – Rahmenbedingungen. Berlin u.a.: Springer
- Markowitsch HJ (1992): Neuropsychologie des Gedächtnisses. Göttingen u.a.: Hogrefe
- Maslow AH (1999): Motivation und Persönlichkeit. Reinbek u.a.: Rowohlt
- Merten J (2003): Einführung in die Emotionspsychologie. Stuttgart u.a.: Kohlhammer
- Mertens W (2004): Einführung in die psychoanalytische Therapie. Bd. 2. Stuttgart u.a.: Kohlhammer
- Mischel W (1986): Introduction to personality: a new look. New York u.a.: Holt
- Mowrer OH (1960): Learning theory and behavior. New York u.a.: Wiley
- Oerter R (2002): Entwicklungspsychologie. Weinheim u.a.: Beltz
- Parsons T (1951): The social system. Chicago: Free Press
- Petermann F, Kusch M, Niebank K (1998): Entwicklungspsychopathologie. Weinheim u.a.: Beltz
- Petty RE, Cacioppo JT (1986): Communication and persuasion: central and peripheral routes to attitude change. Berlin u.a.: Springer
- Piaget J (1973): Das Erwachen der Intelligenz beim Kinde. Stuttgart u.a.: Klett
- Piaget J (1974): Der Aufbau der Wirklichkeit beim Kinde. Stuttgart u.a.: Klett

- Piaget J, Inhelder B (1979): Die Entwicklung des inneren Bildes beim Kind. Frankfurt a. M.: Suhrkamp
- Rad M v (1983): Alexithymie. Berlin u.a.: Springer
- Rad M v, Zepf S (1990): Psychoanalytische Konzepte psychosomatischer Symptom- und Strukturbildung. In: Uexküll T v (Hrsg.): Psychosomatische Medizin. München u.a.: Urban & Schwarzenberg
- Rapaport E, Gill MM (1959): The points of view and assumptions of metapsychology. Int J Psychoanal 40:153-159
- Reinecker H (1999): Lehrbuch der Verhaltenstherapie. Tübingen: DGVT
- Reinecker H, Lakatos A, Kaimer P (2004): Lern- und verhaltenstherapeutische Krankheitslehre. In: Hiller W, Leibing E, Sulz SKD (Hrsg.): Lehrbuch der Psychotherapie. Wissenschaftliche Grundlagen der Psychotherapie. Bd. 1. München: CIP-Medien
- Ross L, Nisbett RE (1991): The person and the situation: perspectives of social psychology. New York u.a.: McGraw-Hill
- Rudolf G (2000): Psychotherapeutische Medizin und Psychosomatik. Stuttgart u.a.: Thieme
- Sandler J (1960): Sicherheitsgefühl und Wahrnehmungsvorgang. Psyche – Z Psychoanal 15:124-131
- Saß H, Houben I (2001): Diagnostisches und statistisches Manual psychischer Störungen. DSM-IV. Göttingen u.a.: Hogrefe
- Schachter S, Singer JE (1962): Cognitive, social, and physiological determinants of emotional state. Psychol Rev 69:379-399
- Scherer KR (1990): Psychologie der Emotion. Göttingen u.a.: Hogrefe
- Schulin B (1996): Sozialgesetzbuch. München: Dt. Taschenbuch-Verlag
- Schulz von Thun F (2001a): Stile, Werte und Persönlichkeitsentwicklung: differentielle Psychologie der Kommunikation. Reinbek u.a.: Rowohlt
- Schulz von Thun F (2001b): Störungen und Klärungen: allgemeine Psychologie der Kommunikation. Reinbek u.a.: Rowohlt
- Seiffge-Krenke I (2001): Neuere Ergebnisse der Vaterforschung: Sind Väter notwendig, überflüssig oder sogar schädlich für die Entwicklung ihrer Kinder? Psychotherapeut 46:391-397
- Seligman MEP (1970): On the generality of the laws of learning. Psychol Rev 77:406-418
- Siegrist J (1995): Medizinische Soziologie. München u.a.: Urban & Schwarzenberg
- Sieland B (1996): Klinische Psychologie II. Bd. 19. Stuttgart u.a.: Kohlhammer
- Skinner BF (1938): The behavior of organisms : an experimental analysis. New York: Appleton-Century-Crofts
- Skinner BF (1974): Die Funktion der Verstärkung in der Verhaltenswissenschaft. München u.a.: Kindler
- Spitzer M (2000): Geist im Netz. Modelle für Lernen, Denken und Handeln. Heidelberg u.a.: Spektrum
- Strauß B, Buchheim A, Kächele H (2002): Klinische Bindungsforschung: Theorien – Methoden – Ergebnisse. Stuttgart u.a.: Schattauer
- Strotzka H, Becker AM (1978): Psychotherapie. Grundlagen, Verfahren, Indikationen. München u.a.: Urban & Schwarzenberg
- Thomas CB, Duszynski KR (1974): Closeness to parents and the family constellation in a prospective study of five disease states: suicide, mental illness, malignant tumor, hypertension and coronary heart disease. Johns Hopkins Med J 134:251-270
- Thompson PM, Giedd JN, Woods RP, MacDonald D, Evans AC, Toga AW (2000): Growth patterns in the developing brain detected by using continuum mechanical tensor maps. Nature 404:190-193
- Tolman EC (1932): Purposive behavior in animals and men. New York: Appleton-Century-Crofts
- Vaillant GE (1980): Werdegänge: Erkenntnisse der Lebenslauf-Forschung. Reinbek u.a.: Rowohlt
- Watson JB (1913): Psychology from the standpoint of a behaviourist. Psychol Rev 20:158-177
- Watzlawick P, Beavin JH, Jackson DD (2003): Menschliche Kommunikation: Formen, Störungen, Paradoxien. Bern u.a.: Huber
- Werner B (2004): Die Erziehung des Wilden von Aveyron: ein Experiment auf der Schwelle zur Moderne. Frankfurt a. M. u.a.: Lang
- Werner EE, Smith RS (1992): Overcoming the odds: high risk children from birth to adulthood. Ithaca u.a.: Cornell Univ. Press
- Westmeyer H (2002): Wissenschaftstheoretische Aspekte. In: Margraf J (Hrsg.): Lehrbuch der Verhaltenstherapie. Bd. 1: Grundlagen – Diagnostik – Verfahren – Rahmenbedingungen. Berlin u.a.: Springer
- Wundt W (1896/2004): Grundriss der Psychologie. Düsseldorf: Vdm Verlag Dr. Müller
- Zepf S (2000): Allgemeine psychoanalytische Neurosenlehre, Psychosomatik und Sozialpsychologie: Ein kritisches Lehrbuch. Gießen: Psychosozial-Verlag

2 Biologische, biopsychologische und pharmakologische Grundlagen der Psychotherapie des Kindes- und Jugendalters

Gerd Lehmkuhl, Oliver Fricke und Ulrike Lehmkuhl

1 *Biologische, biopsychologische und pharmakologische Grundlagen der Psychotherapie*

Die Erforschung der zellulären, neurophysiologischen und neurochemischen Grundlagen von Gehirn und Nervensystem hat in den letzten Jahrzehnten wesentlich zu einem besseren Verständnis des menschlichen Verhaltens beigetragen. Neuere Entwicklungen innerhalb der Neurowissenschaften beschäftigen sich insbesondere mit dem Entstehen und der Kontrolle von Affekten und Emotionen sowie mit der Bewertung und Steuerung von Verhalten (Roth, 2001): „Diese Forschung verband sich schnell mit der bereits etablierten klinischen Forschung zur Wirkung von Neuro- und Psychopharmaka. Einen zweiten Strang bildet die Entwicklung der funktionellen Bildgebung (Positronen-Emissions-Tomographie, funktionelle Kernspintomographie, Magnet-Encephalographie), die nun zur Erforschung kognitiver und emotional-affektiver Funktionen an gesunden und kranken Menschen eingesetzt werden konnte" (S. 16). Auf die Relevanz dieser biologischen Grundlagen für psychotherapeutische, vor allem auch psychoanalytische Therapieprozesse weisen u.a. Kandel (1999), Kokkou und Mitarbeiter (1998) sowie Leuzinger-Bohleber und Pfeifer (1998) hin. Hierbei geht es nicht um die Reduktion psychoanalytischer Ansätze auf mögliche biologische Grundlagen, sondern um die Integration verschiedener Perspektiven im Interesse eines umfassenderen Verständnisses psychischer Funktionen. Die naturwissenschaftlichen Aspekte können hierbei die Psychoanalyse nach Kandel (1998, 1999) in zweifacher Weise bereichern: konzeptuell und experimentell. Unser Verständnis für bewusste und unbewusste Prozesse, autobiographisches Gedächtnis, Traum, Affekt, Motivation, mentale Entwicklungsprozesse, Psychopharmakologie sowie für Ätiologie und Behandlung psychischer Störungen unterliegt einem starken Wandel und einer zunehmenden Differenzierung. Psychoanalytische Forschungsansätze sollten sich außerdem der neuen neurobiologischen Methoden der Bildgebung und der Neurophysiologie bedienen, um interaktionelle und intrapsychische Vorgänge besser zu verstehen und in das therapeutische Vorgehen zu integrieren. Die Erforschung neuronaler Grundlagen, komplexer kognitiver und mentaler Leistungen sollte hierbei für den „psychoanalytischen Wissenskorpus, für Theoriebildung und für Probleme der Behandlungstechnik fruchtbar gemacht werden können" (Bohleber, 1998, S. 798).

Unter Entwicklungsaspekten kommt es vor allem darauf an, ein Verständnis der wichtigsten Reifungsstadien und kritischen Reifungsphasen mit ihren emotionalen und kognitiven Auswirkungen zu haben (Herpertz-Dahlmann et al., 2003).

2 *Das Zusammenspiel von Anlage, Umwelt und Entwicklungseinflüssen*

Pathogene und protektive Entwicklungsfaktoren in Kindheit und Jugend konnten in ihrer Relevanz für die spätere Entwicklung in verschiedenen Längsschnittstudien nachgewiesen werden (Werner und Smith, 1992, 1998, 2001; Egle et al., 1997; Rutter, 2000, 2005). Eine systematische Betrachtung, wie frühkindliche Belastungsfaktoren zu späteren psychischen Störungen führen können, umfasst folgende Zusammenhänge:

- „Sie können unmittelbar zu Störungen führen, die dann, weitgehend unabhängig von diesen Auslösern, bis ins Erwachsenenalter andauern.
- Sie können zu körperlichen Veränderungen führen, welche die spätere Gesundheit beeinflussen. Veränderungen im neuroendokrinen System, verursacht durch physischen Stress in der Kindheit, schaffen eine veränderte Situation.
- Sie können direkt zu anderen Verhaltensmustern führen, die trotz Einwirkung zum Zeitpunkt des aktuellen Ereignisses erst einige Jahre später die Form einer offensichtlichen Störung bekommen, so etwa die sozialen Langzeitfolgen einer Heimunterbringung.
- Sie können zu Veränderungen im familiären Umfeld führen, welche für spätere Störungen prädisponieren.
- Sie können zu einer Veränderung der Stressempfindlichkeit oder der Bewältigungsmechanismen führen, was wiederum bei späteren belastenden Ereignissen die Anfälligkeit für Störungen erhöht.
- Sie können das Selbstkonzept, die Einstellungen oder den kognitiven Zustand verändern, was einen Einfluss auf die Reaktion gegenüber späteren Situationen hat.
- Schließlich können sie durch Beeinflussung der Wahl des sozialen Umfeldes und Verhinderung günstiger Rahmenbedingungen eine Wirkung auf späteres Verhalten haben" (zit. n. Egle et al., 1997, S. 3).

Zwischen vererbten und durch Lernen erworbenen Störungen des Verhaltens besteht dabei nach Birbaumer und Schmidt (2003) auf der molekularen Ebene kein prinzipieller Unterschied. Assoziatives Lernen würde durch die molekulare Genetik zu einem universellen Prinzip, das sowohl die Vererbung von Ver-

2

haltensweisen als auch die frühe Entwicklung und die späte Aneignung mit denselben Prinzipien erklären könne. Dadurch würde die Nature-Nurture-Debatte (Anlage – Umwelt) ihre polarisierende Wirkung verlieren. In diesem Zusammenhang haben Rutter und Plomin (1997) auf eine Reihe von Mythen und Missverständnissen hingewiesen. Danach wirken sich Gene nicht deterministisch auf ein entsprechendes Merkmal aus, sondern die meisten Genwirkungen sind multifaktoriell, d.h. viele Gene, viele Umweltfaktoren und deren Interaktionen sind an der Ausprägung von Verhaltensmerkmalen beteiligt: „Genwirkungen sind nicht deterministisch, sondern probabilistisch: das Vorhandensein eines Gens erhöht lediglich die Wahrscheinlichkeit für ein bestimmtes Merkmal. Ein Gen kann ein Risikofaktor für eine psychische Störung sein. Es ist weder eine notwendige noch eine hinreichende Ursache" (Faller, 2003, S. 81). Insofern bedeutet eine hohe Erblichkeit auch nicht, dass Umweltinterventionen nutzlos sind bzw. keinen Einfluss besitzen. Ob und in welcher Weise Umweltinterventionen möglich und effektiv sind, hängt allein von der Wirkungsweise des Gens, nicht der Höhe der Erblichkeit ab (Faller, 2003): „Selbst bei einer Störung der intellektuellen Entwicklung, die durch ein einzelnes Gen verursacht wird (Phenylketonurie), lässt sich durch eine phenylalanin-freie Diät verhindern, dass es zur schädlichen Wirkung des Gens kommt" (S. 82). Ein wichtiger Aspekt besteht darin, dass durch genetische Einflüsse nicht nur Störungsbilder determiniert werden, sondern auch generelle psychologische Persönlichkeitseigenschaften und Reaktionsweisen. Die verschiedenen psychologischen Merkmale sind hierbei quantitativ auf Dimensionen verteilt, so dass es beim diagnostischen Vorgehen sinnvoll ist, ein umfassendes Verhaltensprofil zu bestimmen (Döpfner und Lehmkuhl, 1997). Am Beispiel der hyperkinetischen Störung zeigt sich, dass es sich hierbei nicht um eine diskrete, gut von der Normvariation abgrenzbare diagnostische Einheit handelt, sondern dass eine dimensionale Betrachtung angemessen ist, die darüber hinaus auch Entwicklungseinflüssen unterliegt (Döpfner et al., 2000). Da Gene und Umwelt in einem engen Austausch stehen, lassen sich ihre Einflüsse nicht eindeutig voneinander abgrenzen. Plomin und Rutter (1998) weisen darauf hin, dass genetische Belastungen einen Risikofaktor für die Wirkung von Umweltvariablen darstellen können. Eine solche Gen-Umwelt-Interaktion liegt vielen Vulnerabilitäts- oder Diathese-Stress-Modellen (s.u.) zugrunde. Hierbei können Umwelteinflüsse z.T. genetisch beeinflusst sein, wenn sie vom eigenen Verhalten abhängig sind oder vom Verhalten der Eltern, in denen teilweise dieselben Gene wirken wie bei den Kindern (Faller 2003, S. 82). Somit kann eine Gen-Umwelt-Korrelation auf ein Mediationsmodell hinweisen, wobei ein genetisches Risiko eine psychosoziale Belastung verursacht, die wiederum die psychische Störung mitbedingt oder verstärkt (s. Abb. 1).

! **Merke:** Gene determinieren nicht das Verhalten, sondern prägen in Interaktion mit Umweltfaktoren die Ausprägung von Verhaltensmerkmalen. Eine hohe Erblichkeit bedeutet nicht, dass Umweltinterventionen nutzlos sind bzw. keinen Einfluss haben.

Faller (2003) fasst die Befunde der Verhaltensgenetik für das Verständnis der Entwicklung von Persönlichkeitseigenschaften

Abbildung 1: Mediationsmodell nach Faller (2003)

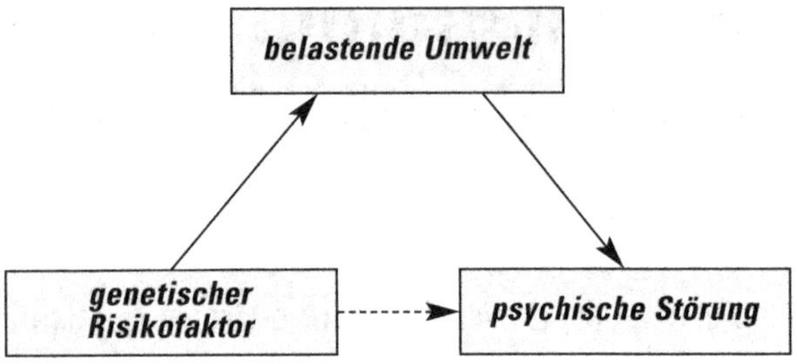

und psychischen Störungen dahingehend zusammen, dass Gene einen substantiellen Einfluss auf die Entwicklung und die Entstehung psychischer Merkmale besitzen. Neben belastenden Ereignissen spielen jedoch auch protektive oder Schutzfaktoren eine wichtige Rolle. Zum einen können sie dazu beitragen, vorhandene Risiken in ihrer Wirkung zu verringern. Individuen können gegenüber Stress und Belastungen eine erhöhte Vulnerabilität (Anfälligkeit) oder eine stärkere Resilienz (Widerstandsfähigkeit) besitzen. In Tabelle 1 sind gesicherte biographische Schutzfaktoren im Hinblick auf die Entstehung psychischer Störungen zusammengefasst.

Tabelle 1: Biographische Schutzfaktoren (aus Egle et al., 2002)

• dauerhafte gute Beziehung zu mindestens einer primären Bezugsperson
• sicheres Bindungsverhalten
• Großfamilie, kompensatorische Elternbeziehungen
• Entlastung der Mutter (v.a., wenn allein erziehend)
• gutes Ersatzmilieu nach frühem Mutterverlust
• überdurchschnittliche Intelligenz
• robustes, aktives und kontaktfreudiges Temperament
• internale Kontrollüberzeugungen, „self-efficacy"
• soziale Förderung (z.B. Jugendgruppen, Schule, Kirche)
• verlässlich unterstützende Bezugsperson(en) im Erwachsenenalter
• lebenszeitlich spätere Familiengründung (im Sinne von Verantwortungsübernahme)
• geringe Risiko-Gesamtbelastung
• Geschlecht: Mädchen weniger vulnerabel

3 Entwicklungsbiologische Grundlagen des zentralen Nervensystems: Hirnentwicklung und -reifung

Die Ausbildung höherer corticaler Funktionen wie Sprache, Wahrnehmung, Lernen und Gedächtnis ist eng an die Reifung und Differenzierung von Neuronenverbänden im zentralen Nervensystem gekoppelt. Während anfangs die Ausdifferenzierung nach einem endogen determinierten Entwicklungsprozess erfolgt, fließen dann zunehmend auch exogene Aktivitäten in die reifenden Nervennetze mit ein: „Das neuronale Substrat adaptiert sich plastisch an die eintreffenden Reize, so dass es der offenen Strukturkopplung von Organismus und Umwelt zu verdanken ist, dass das Nervensystem eine Epigenese durchläuft, die scheinbar zielgerichtet ist. Diese Offenheit und zugleich Abhängigkeit birgt Chancen ebenso wie Risiken in sich" (Teuchert-Noodt und Lehmann, 2003, S. 21). In kritischen Reifungsphasen kann nun dieser Entwicklungs- und Ausdifferenzierungsprozess in einem solchen Ausmaß gestört werden, dass trotz einer erhöhten Plastizität spätere Funktionsdefizite auftreten.

Die Entwicklungsprozesse der Hirnentwicklung werden maßgeblich durch Wachstumsfaktoren und Signalmoleküle, wie z.B. den Fibroblast Growth-Factor, den Insulin-Like-Growth-Factor (IGF), die Rezeptor-Tyrosinkinase (TRK) und andere, induziert. Hierdurch gelingt es den Zellen, ihre räumliche Position zu erlangen und spezifische Vernetzungen aufzubauen. Durch eine zunehmende Zelldifferenzierung der Stammzellen des ZNS und einer Migration zu bestimmten Kernregionen entwickeln sich die unterschiedlichen cerebralen Strukturen. Bei diesem sehr sensiblen Prozess können Fehlbildungen durch eine Beeinflussung bzw. Unterbrechung des Migrationsablaufes entstehen. Da die Entwicklung des zentralen Nervensystems im ersten Drittel der Schwangerschaft besonders rasch voranschreitet, führen Schädigungen in dieser Phase zu gravierenden Folgen. Solche Embryo- bzw. Fetopathien sind durch folgende Faktoren möglich (Lösslein und Deike-Beth, 1998):

- genetisch bedingt
- Infektionen
- Alkohol, Drogen, Medikamente und Gifte
- Strahlenbelastung
- Hormon- und Stoffwechselerkrankungen der Mutter
- Störungen der plazentaren Funktion (metabolisch und respiratorisch)

Die Auswirkungen können sowohl zu morphologischen Veränderungen führen, z.B. Mikrocephalie, als auch zu ausgeprägten Migrationsstörungen von Zellverbänden, z.B. bei Röteln oder Toxoplasmose. Hierbei handelt es sich überwiegend um komplexe Missbildungen, z.B. führen Röteln im ersten Trimenon der Schwangerschaft zu späteren Augenschäden, Taubheit, Herzfehlerbildung und zentralnervösen Defiziten mit psychomotorischer Behinderung. Bei der Alkoholembryopathie treten Gesichtsdeformitäten, Herzfehler und eine mentale Retardierung auf. Nikotinkonsum der Mütter ist mit einem geringeren Geburtsgewicht und einer verzögerten Hirnreifung verbunden, Drogenkonsum kann nach der Geburt zu Entzugssymptomen führen.

> **!** **Merke:** Die Entwicklung des zentralen Nervensystems ist besonders während der Schwangerschaft gegen Schädigungen empfindlich, die zu komplexen Missbildungen führen können.

Der Aufbau und die Entwicklung des zentralen Nervensystems lassen sich unter folgenden drei Aspekten systematisch betrachten:

- **Mikroskopische oder zelluläre Ebene**
  In Abhängigkeit von der Lokalisation im zentralen Nervensystem übernehmen spezifische Nervenzellen, wie z.B. die Pyramidenzellen der Großhirnrinde oder die motorischen Vorderhornzellen des Rückenmarks, bestimmte Aufgaben. Die Kontaktstellen zwischen zwei Neuronen sind durch einen kleinen Spalt getrennt, wobei die Aktivität des Axons einer Synapse eine Transmittersubstanz freisetzt, die entweder erregend (z.B. Glutamat) oder hemmend (z.B. Gamma-Aminobuttersäure) auf die postsynaptische Membran des Dendriten einwirkt. Die Synapsen stellen morphologische und funktionelle Verbindungen dar, an denen nervöse Erregungen über Neurotransmitter als Überträgerstoffe weitergeleitet werden (z.B. Serotonin, Dopamin, Noradrenalin, Glutamat, Acetylcholin usw.). Die Neurotransmitter binden sich an die spezifischen Rezeptoren der postsynaptischen Membran, und es kommt über eine Signaltransduktionskaskade zu einer Weiterleitung der Erregung. Hierbei wird die Synapsenbildung durch Moleküle und Proteine der Axone, der Dendriten und auch durch benachbarte Astrozyten reguliert. Die Anatomie der Synapsen und die Physiologie neuronaler Systeme sind besonders plastisch im unreifen System (Wöckel und Rubenstein, 2006). Plastizität des zentralen Nervensystems bedeutet, dass sich während seiner Ausreifung sowohl die Zellen und die sich hieraus ergebenden Nervennetze als auch deren Funktion adaptieren und verändern. Die meist kurzen Zeitfenster, in denen die einzelnen Entwicklungsvorgänge und Umwelteinflüsse wirksam werden, heißen kritische Reifungsphasen (Teuchert-Noodt und Lehmann, 2003, S. 21). Die Ganglienzellen bzw. Neurone stellen Nervenzellen dar, die Fortsätze unterschiedlicher Länge ausbilden, mit denen Erregungen fortgeleitet werden. Fasern, die eine Erregung von der Zelle fortleiten, nennt man Neurit oder Axon. Die übrigen stärker verzweigten und kürzeren Fasern werden Dendriten genannt. Die Fortleitung des Erregungspotentials erfolgt über die Axone, die mit Synapsen untereinander verbunden sind. Der zwischen ihnen liegende Synapsenspalt wird mit Hilfe von Transmittersubstanzen überbrückt und dadurch die Erregung ausgetauscht. Astrozyten gehören hingegen zur Neuroglia, d.h. zum Stützgewebe des Zentralnervensystems.

- **Makroskopisch strukturelle Ebene**
  Aus der zunächst undifferenzierten Neuralplatte entsteht embryonal das Neuralrohr, aus dem sich dann Vorder-, Mittel- und Hinterhirn differenzieren. Durch das starke Wachsen des Neocortex bilden sich immer stärker Windungen (Gyri) sowie Furchen (Sulci) aus, und es kommt zu einer zunehmenden funktionellen Differenzierung und Vernetzung mit anderen Hirnarealen. Die Projektionsfasern ziehen corticofugal zur inneren Kapsel, die Assoziationsfasern verbinden benachbarte Windungen wie auch entfernte Rindengebiete und die Kommissurenfasern verbinden über den Balken sowie durch die vordere Kommissur die beiden Hirnhemisphären. Darüber hinaus bestehen Verbindungen zwischen den corticalen, insbesondere präfrontalen Arealen und dem tiefer gelegenen limbischen Kernbereich. Dabei lassen sich die Grundfunktionen des limbischen Systems nach Roth (2001) wie folgt zusammenfassen:
  - Regulation der vegetativen Grundfunktionen des Körpers, nämlich Atmung, Blutkreislauf, Stoffwechsel, Verdauung, Hormonhaushalt, Bewusstheit – Schlafen – Wachen
  - Regulation affektiver Zustände wie Flucht, Verteidigung und Angriff

- Kontrolle der Nahrungsaufnahme, Fortpflanzung und Brutfürsorge, Stressregulation
- emotionale Konditionierung, motivationale Verhaltenssteuerung und Verhaltensbewertung
- emotionale Steuerung und Beeinflussung kognitiver und exekutiver Funktionen

Mit zunehmender Reifung erfolgt eine Lateralisierung der Hemisphären und damit eine verstärkte Hemisphärenspezialisierung. Von besonderer Bedeutung ist hierbei die Kompetenz des präfrontalen Cortex (Stirnhirn), der verantwortlich ist für räumliche, zeitliche und soziale Einbindung des Verhaltens, vorausschauende Handlungsplanung, Ich-Konzept und Arbeitsgedächtnis. Seine Strukturreifung ist erst im jungen Erwachsenenalter abgeschlossen, so dass Defizite im Transmittersystem und in der axodendritischen Vernetzung zu Entwicklungsauffälligkeiten wie dem hyperkinetischen Syndrom führen können (Tab. 2). Das limbopräfrontale System ist verantwortlich für Lernfähigkeit und emotionale motivationale Verhaltensaspekte.

Tabelle 2: Stufen kindlicher Entwicklung

Alter	*Kindliche Entwicklung*
1. Lebensmonat (Neugeborenes)	- reflektorische Bewegungen - Beugetonus überwiegt - kurzes Heben und Drehen des Kopfes in Bauchlage - Seufzen und Stöhnen - inneres Lächeln
3. Lebensmonat	- sicheres Fixieren und soziales Lächeln - Kopfkontrolle - Unterarmstütze in Bauchlage
6. Lebensmonat	- Ergreifen von Gegenständen, - Handwechsel - vokalisierendes Antworten
9. Lebensmonat	- freies Sitzen, Vierfüßlerstand, Robben - „Fremdeln" - Silbenketten
12. Lebensmonat (Ende der Säuglingsphase)	- Laufen an der Hand - Zurückgeben von Gegenständen
15. Lebensmonat	- freies Gehen - Sprechen einzelner Wörter
bis Ende 2. Lebensjahr	- Sprechen von Wortkombinationen - Imitation und einfache Rollenspiele
bis Ende 3. Lebensjahr	- Dreiradfahren - Turmbauen aus Klötzchen - Verwendung der Mehrzahl - „Trotzphase"
bis Ende 4. Lebensjahr	- freihändiges Treppenlaufen - Erzählen von Erlebnissen - Kreis nachzeichnen - „Warum"-Fragen - erste Freundschaften
bis Ende 5. Lebensjahr	- Hüpfen auf einem Bein - ausdauerndes Spielen - sicherer Satzbau - selbständiges Anziehen

- **Funktionelle Ebene**
  Während in den so genannten klassischen Hirnkarten bestimmte Funktionen umschriebenen Hirnarealen zugeordnet werden konnten, geht man heute von einer stärkeren Interaktion verschiedener Hirnareale aus. Mit Hilfe der modernen funktionellen Bildgebung gelingt es, cerebrale Strukturen sowie ihre funktionelle Tätigkeit unter bestimmten experimentellen Bedingungen zu untersuchen. Die funktionelle Magnetresonanztomographie (fMRT) beruht auf einer Veränderung der elektronischen Wellen, die durch eine Oxygenisierung (O2-Sättigung) des Blutes hervorgerufen wird. Die Aktivität in einem bestimmten Hirnareal führt zum Einstrom frischen, sauerstoffgesättigten Blutes, das in einem Anstieg der MR-Signale im Vergleich zu inaktiven desoxygenisierten Hirnregionen resultiert (Herpertz-Dahlmann et al., 2003). Die Positronenemissionstomographie (PET) bildet mit Hilfe von Radioaktivität ebenfalls die zentralnervöse Funktion ab. Die Ergebnisse mit diesen Verfahren verdeutlichen, dass bei bestimmten Aufgaben und experimentellen Anforderungen ganz unterschiedliche Hirnareale miteinander kommunizieren und aktiviert werden. Von besonderer Bedeutung ist die Funktion des Thalamus als wichtigste Umschaltstelle zwischen subcorticalen und corticalen Strukturen. Neben der Steuerung von spezifischen somatosensorischen Afferenzen wird er u.a. aus der Formatio reticularis aktiviert (aufsteigendes retikuläres aktivierendes System ARAS) und ist für Vigilanz, Schlaf-Wach-Rhythmus und für die Regulation von Emotionen und Motivationen verantwortlich.

Vereinfacht lassen sich den verschiedenen Hirnregionen folgende Funktionen zuordnen (siehe auch Hiller und Cuntz, 2004):
Kleinhirn: Koordination, Gleichgewichtserhaltung, Ausführung zielgerechter motorischer Aktivität
Zwischenhirn: Thalamus, Umschaltstation für alle Impulse von der Haut, inneren Organen, Seh- und Hörbahn sowie vom Kleinhirn und Hirnstamm. Verknüpfung zur Großhirnrinde, so dass der Thalamus auch „das Tor zum Bewusstsein" genannt wird. Integrations- und Koordinationsorgan, in dem wichtige Empfindungen wie Schmerz, Unlust, Wohlbefinden mitgeprägt werden
Limbisches System: Stellt den Übergang zwischen Neocortex und Hirnstamm dar. Ausdruck und Affektgestaltung, vegetative Reaktionen
Präfrontaler Cortex: Räumliche, zeitliche und soziale Einbindung des Verhaltens, Handlungsplanung, Ich-Konzept, Arbeitsgedächtnis. Die Ausreifung des Zentralnervensystems ist eng mit den so genannten Meilensteinen der kindlichen Entwicklung gekoppelt. Mit zunehmender Reifung der Hirnareale differenzieren sich Wahrnehmung, Kognition, motorische, soziale und emotionale Fähigkeiten des Kindes

! **Merke:** Mit zunehmender Reifung des ZNS erfolgt eine stärkere Spezialisierung spezifischer Hirnareale. Von besonderer Bedeutung ist der präfrontale Cortex (Stirnhirn) mit seiner räumlichen, zeitlichen und sozialen Einbindung des Verhaltens, vorausschauender Handlungsplanung, Ich-Konzept und Arbeitsgedächtnis.

4 Neurotransmittersysteme und ihre Funktionen

Das Oxford English Dictionary (2. Ausgabe) versteht unter einem Neurotransmitter eine Substanz, die am Ende einer Nervenfaser durch die über die Nervenfaser fortgeleitete Erregung freigesetzt wird und durch Diffusion im synaptischen Spalt und anschließende Bindung an einen Rezeptor die elektrische Erregung auf eine andere Nervenfaser fortleiten kann. Das Verständnis der chemischen Eigenschaften von Neurotransmittern und ihrer biophysikalischen Mechanismen im Zusammenspiel zwischen einzelnen Nervenzellen ist eine fundamentale Notwendigkeit, um komplexe Leistungen des menschlichen Gehirns verstehen zu können (Brezina und Weiss, 1997). Die Synapse besteht aus präsynaptischer und postsynaptischer Membran mit dazwischenliegendem synaptischem Spalt und ist der Ort, der durch Neurotransmitter die Kopplung zweier Nervenzellen (s. Hiller und Cuntz, 2004, S. 246; Köhler, 2004, S. 43) vermittelt. Der kanadische Psychologe Donald Hebb stellte Jahrzehnte vor dem experimentellen Nachweis seiner Vermutungen eine Theorie auf, wie Nervenzellverbände über synaptische Interaktion komplexe Hirnfunktion wie Lernen ermöglichen könnten (Hebb, 1949). Auf diesen gedanklichen Vorstellungen basiert das Hebb'-sche Gesetz, das die Stärke der synaptischen Kopplung, also die Wahrscheinlichkeit der Weiterleitung einer elektrischen Erregung über den synaptischen Spalt hinweg, beschreibt. Der Gedanke, durch eine Veränderung der Feisetzung von Neurotransmittern die elektrische Aktivität von neuronalen Netzen und damit auch Denken, Fühlen und Handeln zu verändern, ist das Ziel der medikamentösen Therapie psychischer Erkrankungen (Psychopharmakotherapie). Im Folgenden sollen die wichtigsten Neurotransmitter in ihren chemischen und für psychische Vorgänge bedeutsamen Eigenschaften beschrieben werden (Tab. 3). Gemäß der topographischen Organisation des Gehirns nach funktionellen Eigenschaften lassen sich unterschiedliche Neurotransmitter sehr spezifisch nach funktionellen Gesichtspunkten in unterschiedlichen Hirnregionen antreffen. Es besteht somit die Möglichkeit, Hirnregionen in Bezug auf die für sie typischen Neurotransmitter zu charakterisieren und über das Verständnis der Funktion dieser Botenstoffe auch eine funktionelle Beschreibung der Hirnregionen im komplexen Zusammenspiel einzelner Hirnregionen im Denken, Fühlen und Handeln von Menschen zu ermöglichen (s. Köhler, 2004, S. 44). Neurotransmitter werden aber davon abweichend häufig nach ihrer chemischen Struktur in unterschiedliche Substanzklassen eingeteilt:

! **Merke:** Neurotransmitter und ihre Rezeptoren beeinflussen über ihre Aktivität neuronale Netze und damit das Denken, Fühlen und Handeln. Auf diesen funktionellen Mechanismus wirken die verschiedenen Psychopharmaka ein.

Tabelle 3: Neurotransmittergruppen

Chemische Gruppe	***Beispiel***
Cholinester	Acetylcholin
Monoamine	
Katechole	Dopamin, Noradrenalin
Indole	Serotonin
Imidazole	Histamin
Aminosäuren (AS)	
saure AS	Glutamat
basische AS	γ-Aminobuttersäure
Peptide	Enkephaline, Endorphine
Purine	Adenosin
Steroide	Dehydroepiandrosteron
Stickstoffmonoxyd	Gas in gelöster Form im ZNS
Eicosanoide	Prostaglandine

Das Nervensystem umfasst ca. 7 Milliarden Nervenzellen, die Neurotransmitter bilden und an ihren Endungen in Synapsen freisetzen. Jeder Neurotransmitter hat eine ihm eigene Wirkung auf postsynaptische Rezeptoren, die wiederum in ihrer Aktivierung für den Liganden spezifische Effekte entfalten. Der Effekt des Neurotransmitters auf die elektrische Erregung der dem freisetzenden Neuron synaptisch nachgeordneten Nervenzelle wird als exzitatorisch bezeichnet, wenn er die Erregungsbildung fördert und als inhibitorisch, wenn er die Erregungsbildung hemmt (s. Hiller und Cuntz, 2004, S. 246). Nervenzellen können Neurotransmitter allein oder in Kombination mit anderen Botenstoffen (z.B. Coexpression von GABA und Neuropeptid Y in Neuronen des hypothalamischen Nucleus infundibularis) freisetzen. Die Coexpression hat aufgrund der synaptischen Interaktion verschiedener Neurotransmitter eine modulierende Funktion in der synaptischen Kopplung der Neurone. Im Folgenden sollen Neurotransmitter vorgestellt und charakterisiert werden, die für die Entstehung psychischer Erkrankungen und ihre Pharmakotherapie den größten Stellenwert besitzen (s.a. Köhler, 2004, S. 43, Tab. 4).

- Glutamat ist der am häufigsten im ZNS exprimierte exzitatorische Neurotransmitter, der seiner chemischen Struktur nach eine Aminosäure ist, die keinen essentiellen Charakter hat und vom Organismus aus dem Kohlenstoffgerüst des Zuckers Glukose synthetisiert werden kann. Glutamat ist ein im ZNS ubiquitärer Transmitter in den langen projektiven Bahnen und Interneuronen, der an vier unterschiedliche Rezeptortypen binden kann.

- γ-Aminobuttersäure (GABA) und Glycin sind die beiden häufigsten inhibitorischen Neurotransmitter im ZNS. Dabei besitzt GABA vor allen Dingen aufgrund seines ubiquitären Vorkommens im ZNS eine wichtige Bedeutung für den Ablauf elektrischer Aktivität im Gehirn. GABA wird durch Decarboxylierung aus Glutamat gebildet und wird zu Succinat abgebaut. Die Aktivierung von GABAa-Rezeptoren und GABAc-Rezeptoren bewirkt einen vermehrten Einstrom von Chlorid und Bicarbonat in die Zelle, wodurch die elektrische Erregbarkeit herabgesetzt wird (s. Köhler, 2004, S. 45).

2

- Dopamin findet sich in Nervenzellen des Hirnstamms im Bereich der Pons. Dopamin wirkt in der Hypophyse als Inhibitor der Freisetzung des in der Brustdrüse milchbildenden lactotropen Hormons Prolactin. Ausgangssubstanz für die Synthese von Dopamin ist die essentielle Aminosäure Phenylalanin, die vor Einschleusung in das Gehirn zu Tyrosin hydroxyliert wird. Der Abbau von Dopamin erfolgt über die Catechol-O-Methyltransferase (COMT) und die Monoaminoxidase (MAO). Substanzen mit inhibitorischer Wirkung auf die MAO werden in der Pharmakotherapie zur Behandlung von depressiven Zuständen eingesetzt. Die Wiederaufnahme des in den synaptischen Spalt freigesetzten Dopamins erfolgt durch einen für Dopamin spezifischen Transporter (DAT), der in seiner Funktion z.B. durch den Amphetaminabkömmling Methylphenidat zur Therapie eines ADHS gehemmt werden kann.

- Dopaminrezeptoren können grob in zwei Gruppen eingeteilt werden: D1 und D2.

Die psychischen und behavioralen Effekte von Dopamin lassen sich für die drei Bereiche Kontrolle der Motorfunktion, Organisation von Denken bzw. Fühlen und Festigung von behavioralen Reiz-Reaktions-Bindungen durch Belohnung charakterisieren. Eine verstärkte Aktivierung mesolimbischer und mesocorticaler Bahnen führt zur Entwicklung von psychotischen Symptomen, wie z.B. Halluzinationen.

- Die Aktivität noradrenerger Neurone findet sich vor allem in den Kerngebieten des Hirnstamms und wird durch inhibitorische Afferenzen aus dem Nucleus prepositus hyperglossi und exzitatorische Projektionen des Nucleus paragigantocellularis kontrolliert. Exzitatorische Efferenzen noradrenerger Neurone ziehen zu Kerngebieten des Hirnstamms, zum Hippocampus, zum cerebralen Cortex, zum Rückenmark, zum Cerebellum und zu Amygdala, Thalamus und Hypothalamus. Noradrenalin wird aus Dopamin durch die intrazelluläre Dopamin-β-Hydroxylase synthetisiert und wird wie Dopamin durch COMT und MAO abgebaut. Die präzise Beschreibung der psychischen und behavioralen Bedeutung des noradrenergen Systems ist derzeit noch Gegenstand der wissenschaftlichen Diskussion. Zusammengefasst lässt sich feststellen, dass noradrenerge Aktivität das Gehirn in einen Zustand der inneren Alarmbereitschaft („arousal") versetzt und damit zu einer verstärkten Wahrnehmung interner und externer sensorischer Reize führt. Das noradrenerge System scheint auch eine Bedeutung bei der Optimierung einer behavioralen Antwort auf einen aversiven Stimulus zu haben, weil eine reduzierte noradrenerge Aktivierung auf aversive Reize mit einer suboptimalen Verhaltensantwort in Zusammenhang steht.

- Serotonin, auch 5-Hydroxytryptamin (5-HT) genannt, ist ein Derivat der Aminosäure Tryptophan und findet sich vor allem in Nervenzellen, aus denen die Raphekerne des Hirnstamms gebildet werden. Serotoninerge Neurone projizieren in Kerngebiete des Hirnstamms (u.a. Locus coeruleus), zum Zwischenhirn (u.a. Thalamus und Striatum), zu Strukturen des limbischen Systems (u.a. Hypothalamus und Hippocampus) und zu corticalen Arealen (u.a. präfrontalem Cortex). Der die Synthesegeschwindigkeit von Serotonin bestimmende Schritt ist die Tryptophanhydroxylase der serotoninergen Neurone. Der erste Schritt des Abbaus von Serotonin erfolgt wie bei den Katecholaminen durch die Monoaminoxydase (MAO). In den synaptischen Spalt freigesetztes Serotonin wird durch einen spezifischen Transport in die Nervenzelle wiederaufgenommen, der gezielt pharmakologisch durch Specific Serotonin Reuptake Inhibitors (SSRI) gehemmt werden kann. Das serotoninerge System ist unter anderem von Bedeutung für die Entwicklung von Angst, für die Strukturierung von Kognition und Wahrnehmung, für die Regulation der Nahrungsaufnahme (Hunger und Sättigung), für das Entstehen von Emotionen, für die Impulskontrolle, das Schmerzempfinden, die Fertilitas coeundi, die Entwicklung eines Schlaf-Wach-Rhythmus und für die Thermoregulation. Das serotoninerge System ist für viele psychische Erkrankungen von Bedeutung (Depression, Angsterkrankungen, Schizophrenie, Impulskontrollstörung).

Tabelle 4: Funktionelle Charakteristika der Neurotransmitter

Glutamat	- ubiquitärer und häufigster exzitatorischer Neurotransmitter in langen projektiven Bahnen und Interneuronen des ZNS - Das für unser Gedächtnis relevante Phänomen der Long Term Potentiation (LTP) wird über die glutaminerge Synapse vermittelt - Hemmung von Glutamatrezeptoren führt u.a. zur Amnesie
GABA	- ubiquitärer und neben Glycin häufigster inhibitorischer Neurotransmitter im ZNS - Die Wirkung von GABA ist vor allem sedierend, anxiolytisch, antikonvulsiv und muskelrelaxierend - Agonisten am GABA-Rezeptor (z.B. Benzodiazepine) besitzen ein Abhängigkeitspotential
Dopamin	- Das dopaminerge System lässt sich unterteilen in nigrostriatale (A8, A9), mesolimbische (A10), mesocorticale (A10) und tuberoinfundibuläre (A12) Bahnen - Funktionell lassen sich psychische Effekte des Dopamins für die drei Bereiche 1. Kontrolle der Motorfunktion (Parkinson-Syndrom, Dyskinesien), 2. Organisation von Denken bzw. Fühlen (psychotische Phänomene) und 3. Festigung von behavioralen Reiz-Reaktions-Bildungen durch Belohnung charakterisieren
Noradrenalin	- vermittelt Zustand der inneren Alarmbereitschaft („arousal") und führt damit zu einer verstärkten Wahrnehmung interner und externer sensorischer Reize - Optimierung einer behavioralen Antwort auf einen aversiven Stimulus
Serotonin	- besitzt Bedeutung für die Entwicklung von Angst, für die Strukturierung von Kognition und Wahrnehmung, für die Regulation der Nahrungsaufnahme (Hunger und Sättigung), für das Entstehen von Emotionen, für die Impulskontrolle, das Schmerzempfinden, die Fertilitas coeundi, die Entwicklung eines Schlaf-Wach-Rhythmus und für die Thermoregulation - Das serotoninerge System ist in die Pathophysiologie vieler psychischer Erkrankungen eingebunden, u.a. Depression, Angsterkrankungen, Schizophrenie und Impulskontrollstörung)

! **Merke:** Die verschiedenen Neurotransmittersysteme sind nicht in allen Hirnarealen gleich ausgeprägt vertreten. Entsprechend ihrer Verteilung haben sie unterschiedliche Funktionen und Bedeutungen für bestimmte psychische Störungen.

5 Neuropsychologische und neurophysiologische Grundlagen

Mit neuropsychologischen Methoden werden allgemeine und spezifische zentralnervöse Funktionen, wie z.B. die Aufmerksamkeit, Sprache oder Wahrnehmungsleistung, überprüft. Insbesondere Patienten mit umschriebenen Läsionen sind geeignet, um Störungen und Ausfälle der Hirntätigkeit nachzuweisen. Aus den Verhaltensänderungen bei derartigen Störungen der Hirnaktivität kann dann auf die Bedeutung dieser Strukturen und ihre Verbindungen für bestimmte Verhaltensweisen geschlossen werden. Hierbei besteht ein zentrales Anliegen der Neuropsychologie, nach Birbaumer und Schmidt (2003), in der Entwicklung von psychologischen Tests und Verhaltensproben, „die als (indirektes) Maß der Funktionstüchtigkeit eines bestimmten Hirnprozesses sowohl beim Gesunden wie Kranken dienen" (S. 4). Aufgrund neuropsychologischer Testverfahren und ganzer Testbatterien lassen sich Gruppen von Patienten phänotypisch charakterisieren und eine mögliche genetische Grundlage dieser Eigenschaften weiter klären.

- Neuropsychologische Untersuchungsansätze beziehen sich meist auf spezifische kognitive Aspekte: Intelligenz, Gedächtnis, Aufmerksamkeit, Konzentration, Sprache, Problemlösungsfähigkeiten, abstraktes Denken, kulturbezogene Leistungen, Wahrnehmung und motorisches Planen. Der Untersuchungsgang umfasst typischerweise auch die Bildung von Hypothesen über Art, Genese und Lokalisation der erfassten neurologischen Defizite (Melchers und Lehmkuhl, 2000). Dabei beziehen sich „Defizite" durchaus nicht nur auf Funktionsausfälle, sondern beispielsweise auch auf Störungen emotionaler oder affektiver Funktionen. Wenn aber die Beziehungen zwischen Gehirn und Verhalten dahingehend beschrieben werden sollen, dass Aussagen zu den neurophysiologischen und neuroanatomischen Grundlagen bestimmter Auffälligkeiten möglich werden, dann kommen für die Diagnostik nur solche Testverfahren in Betracht, die auf der Grundlage entsprechender neuropsychologischer Theorien und Erkenntnisse entwickelt wurden und hinreichende Konstruktvalidität besitzen. Der große Umfang zu untersuchender Teilleistungen führt direkt zu der Frage, ob das Untersuchungsziel eher durch die Verwendung größerer Testbatterien (ggf. mit Ergänzung durch spezifische Einzeltests) erreicht werden kann oder ob a priori eine auf den Einzelfall zugeschnittene Zusammenstellung einer ganzen Reihe solcher Einzeltests bevorzugt werden sollte, was als eklektischer Untersuchungsansatz bezeichnet wird. Verschiedene Autoren (Rees et al., 1989; Schulze et al., 1989; Cody und Hynd, 1999) gehen von einer Entwicklung aus, die weg von den umfassenden Testbatterien und hin zu einem stärker prozessorientierten Ansatz führt, der neurologische Befunde in direkte Beziehung setzt zu den Gründen für die Untersuchung und den vermuteten Defiziten. Eine differenzierende Betrachtung von Einzelaspekten kognitiver Leistungen im Sinne einer Profilinterpretation setzt eine vollständige normative Vergleichbarkeit der Einzelergebnisse voraus, da individuelle Profilschwankungen sonst durch normative Unterschiede verzerrt oder überdeckt werden können. Als Beispiel für eine theoriegebundene neuropsychologische Testbatterie soll die Luria-Nebraska-Neuropsychological-Battery aufgeführt werden. Eine deutsche Adaptation erfolgte mit der Tübinger Luria-Christensen-Neuropsychologischen Untersuchungsreihe für Kinder (TÜKI; Deegener et al., 1992). Das Verfahren soll eine umfassende Differentialdiagnostik neuropsychologischer Störungen und ihrer spezifischen Lokalisation ermöglichen (s. Tab. 2). Neben der als Makroanalyse bezeichneten Objektivierung und Quantifizierung der neuropsychologischen Störung wird durch die sukzessive und qualitative Mikroanalyse auch die Struktur der jeweiligen Störungen aufgedeckt, wodurch der „Faktor" oder Primäreffekt ermittelt werden soll, der für ein beobachtetes oder vermutetes Syndrom grundlegend ist. Damit können die Untersuchungsergebnisse der TÜKI als Grundlage für die Entwicklung differenzierter therapeutischer Strategien dienen, die gezielte Förderungs- und Rehabilitationsmaßnahmen ermöglichen (Melchers und Lehmkuhl, 2000).

! **Merke:** Mit neuropsychologischen Testverfahren lassen sich spezifische kognitive Leistungen wie Gedächtnis, Konzentration, Sprachleistung, Wahrnehmung usw. quantifizieren. Aufgrund individueller Testprofile lassen sich differentielle therapeutische Strategien wie Förderungs- und Rehabilitationsmaßnahmen planen.

Am Beispiel von Kindern mit hyperkinetischen Störungen soll verdeutlicht werden, dass ganz verschiedene neuropsychologische Funktionsbereiche betroffen sein können wie die Selbstregulation, Flexibilität im Denken, Reaktionshemmung, Planung und Organisation von Verhalten sowie dessen Sequenzierung. Hierbei sind insbesondere zwei Mechanismen, und zwar die Hemmung von Impulsen (Inhibition) und das Arbeitsgedächtnis, von zentraler Bedeutung.

Barkley (1997) geht von Funktionsbeeinträchtigungen frontocorticaler Netzwerke aus, die sich in folgenden neuropsychologischen Prozessen abbilden und manifestieren:
- Hemmung eines dominanten Handlungsimpulses
- Unterbrechung einer laufenden Handlung
- Hemmung interferierender Handlungstendenzen

Diese inhibitorischen Prozesse sind die Grundlage für vier exekutive Funktionen, die bei Kindern mit hyperkinetischen Auffälligkeiten eingeschränkt sind und mit spezifischen Verfahren überprüft werden können (Abb. 2). Die zuvor beschriebenen Interaktionen von genetischer Ausstattung, altersbedingten Reifungsprozessen und Umwelteinflüssen lässt sich besonders bei diesem Störungsbild gut belegen: „Die Ausbildung über frontocorticale und corticolimbische Verschaltungen während der Gehirnentwicklung ist ein äußerst komplizierter und störanfälliger Prozess, dessen Verlauf und Ergebnis beim Menschen ganz wesentlich durch die während der Kindheit gemachten eigenen

Abbildung 2: Neuropsychologische Faktoren bei der Entstehung hyperkinetischer Störungen (nach Barkley, 1997)

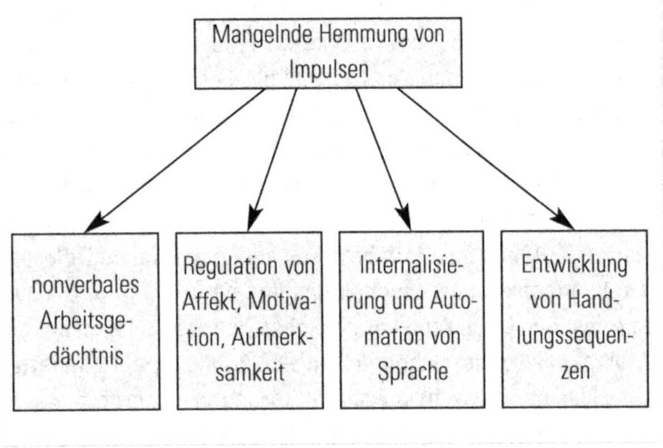

Erfahrungen bestimmt werden. Genetisch gesteuert ist herbei nur der während der pränatalen und postnatalen Entwicklung ablaufende Prozess der Herausbildung eines Überangebots an axonalen und dendritischen Fortsätzen und Verbindungen sowie eines Überschusses entsprechender ‚synaptischer Angebote'" (Döpfner und Lehmkuhl, 2006, S. 661). Da das Maximum synaptischer Angebote und die höchste Synapsendichte im präfrontalen Cortex um das 6. Lebensjahr erreicht wird, sollten Kinder während dieser Entwicklungsphase durch eine entsprechende Förderung in die Lage versetzt werden, diese Funktionen nutzungsabhängig zu stabilisieren. Hieraus lässt sich ableiten, dass traumatische Erfahrungen wie Misshandlung, Vernachlässigung usw. und ein nicht unterstützendes soziales Milieu ein biologisch vorhandenes Risiko zur Ausbildung eines hyperkinetischen Verhaltens weiter verstärken. Die verschiedenen Befunde und Untersuchungsebenen lassen sich in einem biopsychosozialen Modell zur Entstehung und damit auch zur Behandlung von Aufmerksamkeitsstörungen zusammenfassen (Döpfner et al., 2000). Es wird hier deutlich, dass bei der Ausprägung und dem Verlauf der Symptomatik familiären und psychosozialen Faktoren eine wichtige Rolle zukommt, auch wenn heute die primären Ursachen mehr auf der biochemischen Ebene gesehen werden (Abb. 3).

Abbildung 3: Biopsychosoziales Modell zur Entstehung von Aufmerksamkeitsstörungen (aus Döpfner, 2000)

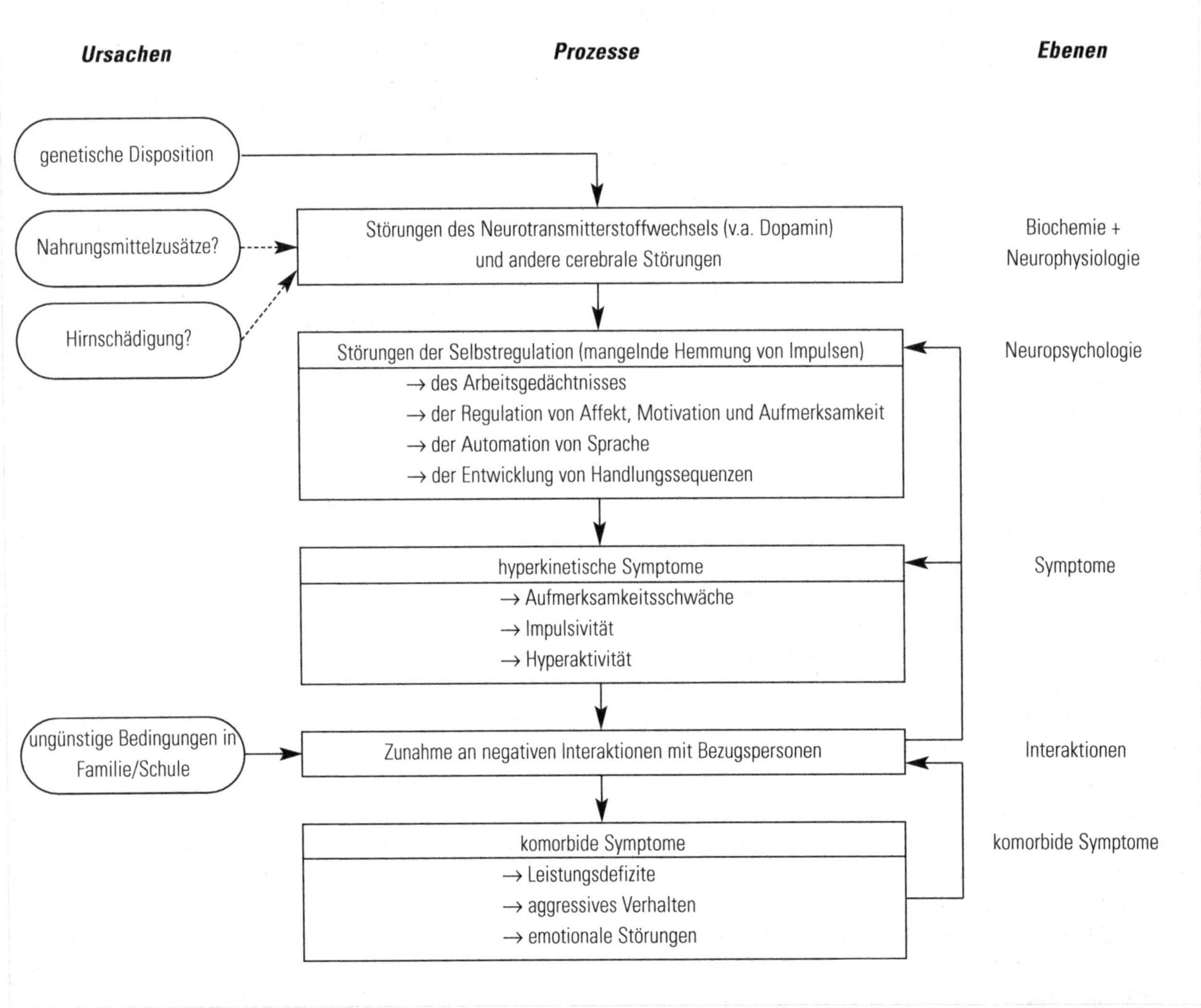

Zu den Funktionen des präfrontalen Cortex (Stirnhirn) gehören neben exekutiven Funktionen auch die Aufmerksamkeit und Konzentrationsfähigkeit. Markowitsch und Welzer (2005) sehen die Entwicklung des Gedächtnisses nicht isoliert von der Entwicklung anderer kognitiver Funktionen. „Im Gegenteil: sie baut einerseits auf der Ausbildung und Anwendung anderer Funktionen auf, und geht andererseits – in Interdependenz – mit der Ausformung und der verfeinerten Benutzung anderer Fähigkeiten und Fertigkeiten Hand in Hand. Primär sind motorische und sensorische Fertigkeiten, die im Grunde kontinuierlich aktiviert und ausgebaut werden: auch nachts bewegen sich Säuglinge und empfangen über ihre Sinnesorgane Reize. Indem sie Veränderungen äußerer Reizsituationen erleben, werden die ersten Formen von Lernen initiiert: Habituation als die Gewöhnung an gleichartig aufeinander folgende Reize und Sensitivierung als das Aufmerken bei sich ändernden Außenumständen" (S. 63). Dabei hängt die Geschwindigkeit, mit der Habituation einsetzt, von verschiedenen Faktoren ab, z.B. der Reizstärke, ihrer Regelmäßigkeit sowie der Befindlichkeit der Person. Bei unangenehmen Reizen kommt es statt zur Habituation zur Sensitivierung, d.h. einer stärkeren Reaktion auf den Reiz. Habituation und Sensitivierung sind Formen des nicht assoziativen Lernens. Besteht eine Beziehung zwischen einem Reiz und einer entsprechenden Reaktion und wird diese kognitiv verknüpft, so handelt es sich um einen assoziativen Lernvorgang. Dabei werden spezifische Gedächtnisinhalte durch elektrochemische Vorgänge im zentralen Nervensystem gespeichert und können als Engramm wiedergegeben werden. Als Prägung (Emprinting) wird ein assoziatives Lernen definiert, das auf der Grundlage einer Sensibilitätserhöhung zu spezifischen Reizreaktionsverkettungen in einem bestimmten Abschnitt der Entwicklung eines Lebewesens führt. Dabei bestehen bestimmte Präferenzen und Prädispositionen für biologisch bedeutsame Auslösereize, die mit ganz spezifischen Reizqualitäten und Reaktionen assoziativ verbunden werden und zu stabilen Erinnerungen führen (Preparedness). Beim assoziativen Lernen spielen vor allem Konditionierungsvorgänge eine zentrale Rolle in der Herstellung einer Assoziation zwischen Reizen und Reaktionen. Bei nicht assoziierten Lernprozessen ändert sich Verhalten auch als Konsequenz von Wiederholung der Reizsituation und nicht nur als Folge der engen zeitlichen Kopplung von Reiz und Reaktion. Habituation und Sensitivierung sind Beispiele für nicht assoziative Lernvorgänge (Birbaumer und Schmidt, 2003, S. 573). Für Erinnerungsvorgänge ist die Trennung in Kurzzeit- oder Arbeitsgedächtnis und Langzeitgedächtnis bedeutsam. Während das Kurzzeitgedächtnis eine beschränkte Speicherkapazität hat, werden Informationen an ihre Bedeutung im Langzeitgedächtnis kodiert, wobei ein Abruf nur dann erfolgreich ist, „wenn der Kontext oder große Teile des ursprünglichen Kontextes der Kodierung in Realität oder in der Vorstellung wieder hergestellt werden" (Birbaumer und Schmidt, 2003, S. 578). In Abhängigkeit vom Bedeutungsinhalt werden aus dem Kurzzeitgedächtnis Informationen abgespeichert, deren Abruf durch Merkmale des ursprünglichen Kontextes oder entsprechender Vorstellungen angeregt werden.

> **!** **Merke:** Assoziatives Lernen ist vor allem durch Konditionierungsvorgänge beeinflusst, während Habituation und Sensitivierung Formen von nicht assoziativen Lernvorgängen darstellen.

Das Zusammenspiel von neuropsychologischen und neurophysiologischen Verarbeitungsprozessen lässt sich am Beispiel der Legasthenie gut veranschaulichen. Auch hier lässt sich die Entwicklungsstörung des Lesens und Rechtschreibens als Ausdruck von Besonderheiten der Reifung und Ausbildung von Hirnfunktion verstehen (Warnke et al., 1999, 2004). Besonderheiten der zentralnervösen Informationsverarbeitung weisen auf Besonderheiten der funktionellen Organisation des corticalen visuellen Systems sowie der auditiven Informationsverarbeitung hin. Das komplexe Zusammenspiel verschiedener biologischer Faktoren zeigen zum einen die neuroanatomischen Befunde mit bildgebenden Verfahren sowie die verschiedenen neuropsychologischen Auffälligkeiten. Die neuroanatomisch histologischen Abweichungen betreffen das visuelle und akustische System und schließen Hirnregionen ein, die für visuelle und akustischsprachliche Informationsverarbeitung von spezifischer Bedeutung sind. Ein möglicher Ansatz, inwieweit Therapie und Trainingsmethoden dies verändern können, kann darin bestehen, dass mit Hilfe bildgebender Verfahren Prä-post-fMRT-Ableitungen durchgeführt werden. Warnke (2003) fasst die Befunde dahingehend zusammen, dass Lese- und Rechtschreibstörungen aus sehr unterschiedlichen hirnfunktionell gestreuten ätiologischen Einflüssen entstehen können. Hierbei kommt Hirnstrukturen und -funktionen, die für die sprachliche und visuelle Informationsverarbeitung und insbesondere für die Übersetzung alphabetischer Buchstabenfolgen in verbalsprachliche Fähigkeiten und umgekehrt einbezogen sind, eine besondere Bedeutung zu. Entsprechend bestehen die primären Behandlungsansätze bei der Lese-Rechtschreib-Störung in spezifischen Übungsbehandlungen. Davon abzugrenzen ist die psychische Begleitsymptomatik aufgrund der vielfältigen Schwierigkeiten in der schulischen Entwicklung, aber auch durch familiäre Interaktionsstörungen, z.B. im Rahmen der Hausaufgaben. Diese sekundären psychischen Belastungen und Symptome verlangen psychotherapeutische Interventionen mit Einbeziehung der engen Bezugspersonen, so dass auch bei der Lese-Rechtschreib-Störung eine differenzielle Diagnostik notwendig ist, um die verschiedenen Behandlungsnotwendigkeiten und Ebenen zu erkennen und anzugehen (siehe dazu auch den Beitrag von Erika Mertens „Lese-Rechtschreib-Schwäche und ihre Behandlung im Kindes- und Jugendalter", in diesem Band).

• EEG

Die Neuronenaktivität der Großhirnrinde erzeugt elektrische Felder, die mit Hilfe des Elektroencephalogramms (EEG) abgeleitet werden können. Hierbei handelt es sich um die summierte Aktivität, die von der Hirnrindenoberfläche abgeleitet werden kann. Der diagnostische Wert besteht darin, dass sowohl Entwicklungsbesonderheiten als auch spezifische Veränderungen, wie z.B. bei der Epilepsie oder anderen hirnorganischen Erkrankungen, erfasst werden können. Darüber hinaus ist das EEG ein Indikator für die Hirnreifung, da beim Säugling und Kleinkind langsamere Frequenzbereiche überwiegen. Ableitungen während des Schlafes weisen in Abhängigkeit von der Schlaftiefe ein spezifisches Muster auf. Neben zentralnervösen Erkrankungen können auch Psychopharmaka bzw. der aktuelle Wachheitsgrad das Ableitungsmuster verändern. Eine weitere Möglichkeit, die zentralnervöse Reizverarbeitung elektrophysiologisch zu erfassen, stellen ereigniskorrelierte Potentiale dar. Diese können u.a. nach einem akustisch oder optisch wiederholt angebotenen Reiz erfasst werden, und sie erlauben eine Lokalisation in den verschiedenen Cortexarealen. Damit ist es möglich, kognitive Verarbeitungsprozesse besser nachzuvollziehen und zuzuordnen. Gegenüber den bildgebenden Verfahren bieten sie eine geringere zeitliche Auflösung und kommen so den kognitiven Prozessen näher, da sie nicht nur Veränderungen des Stoffwechsels, sondern auch Synchronisationsphänomene zwischen Neuronenpopulationen abbilden. Dierks (2005) sieht jedoch bei den elektrophysiologischen Methoden einen erheblichen Nachteil in ihrer niedrigen räumlichen Auflösung, so dass er in der Kombination mit bildgebenden Techniken eine Möglichkeit sieht, zu einem besseren Verständnis für die pathophysiologischen Prozesse bei psychiatrischen Erkrankungen zu kommen.

- Periphere physiologische Messungen registrieren Reaktionen des autonomen Nervensystems. Hierbei wird mit der elektrodermalen Aktivität (EDA) die Hautleitfähigkeit bestimmt. Ihre Spontanfluktuation gilt als besonders sensibles Maß für Angst, ebenso wie der Schreckreflex, der durch unerwartete Reize hoher Intensität ausgelöst wird. Weitere periphere Maße für das autonome Nervensystem sind die Herzfrequenz sowie respiratorische Parameter.
  Mit Hilfe des Elektrokardiogramms (EKG) kann man die Schlagfrequenz, den Erregungsrhythmus und -ursprung, Erregungsausbreitung und -rückbildung messen. Hierbei werden die Aktionsströme und Spannungen durch entsprechende Elektroden registriert. Als weiterer wichtiger Herz-Kreislauf-Parameter ist der Blutdruck leicht zu bestimmen. Hierbei wird eine Manschette am Oberarm aufgepumpt und damit der Pulsschlag unterdrückt. Erscheint er wieder, misst man den oberen, d.h. systolischen Wert, verschwindet dieser ganz, wird der diastolische Druck bestimmt. Im Alter bis zu zehn Jahren sollten die entsprechenden Werte zwischen 100 und 80 mm Hg liegen.

- Bei einer Elektromyographie (EMG) werden über eine Nadelelektrode direkt Muskelpotentiale abgeleitet. Eine Indikation für diese Untersuchung besteht sowohl bei Muskelerkrankungen als auch bei peripheren neurogenen Erkrankungen, die zu Veränderungen der Muskelfasern führen. Darüber hinaus lässt sich auch mit Hilfe der Elektroneurographie durch externe Stimulation peripherer Nerven, z.B. am Arm oder am Bein, und einer peripheren Ableitung des Signals nach Elektrostimulation die Nervenleitgeschwindigkeit feststellen.

Neben den neurophysiologischen Methoden erlaubt die funktionelle Bildgebung der Kernspintomographie, der Positronenemissionstomographie (PET) sowie der Single-Photon-Emissionscomputertomographie (SPECT) eine Symptomprovokation mit standardisierten Stimuli, die experimentell psychotherapeutische Effekte überprüft. Hierbei wurden bis jetzt kaum Effekte gefunden, die spezifisch für Psychotherapie und nicht ähnlich auch nach Pharmakotherapie beobachtet wurden (Linden et al., 2005). Die Autoren führen aus, dass in den bisherigen Studien nur Prä-post-Messungen durchgeführt wurden und somit keine Aussagen zum Verlauf vorliegen. Ihre Hoffnung richten sie auf die Isolierung von Wirkfaktoren in der Psychotherapie, die letztlich in der spezifischen Beeinflussung neuronaler Regelkreise bestehen dürften. Schließlich bestünde die größte Herausforderung darin, die cerebralen Mechanismen des therapeutischen Prozesses selbst in der Übertragung und Gegenübertragung zu erhellen.

> **!** **Merke:** Neuropsychologische, neurophysiologische sowie Verfahren der funktionellen Bildgebung erlauben ein besseres Verständnis der funktionellen Abläufe im zentralen Nervensystem, jedoch weisen sie keine hohen Korrelationen untereinander und mit der Verhaltensebene auf.

6 Diathese-, Stress- und Vulnerabilitätsmodell: Physiologische und Psychoneuroimmunologische Befunde

Die Erforschung stressinduzierter Erkrankungen ist eines der zentralen Themen der psychiatrischen Forschung der vergangenen Jahrzehnte. Hans Selye publizierte 1946 eine Arbeit über nichtspezifische biologische Antworten auf physische Stressoren. Diese Idee mündete in das „Syndrom der allgemeinen Adaptation", das heute eines der führenden Konzepte zum Verständnis von Stress darstellt. Die biologische Antwort auf Stressoren besteht in der initialen Alarmreaktion, der Widerstandsphase und der finalen Erschöpfung. In der Alarmphase fällt der Widerstand gegen den Stressor unter den Normalbereich und steigt dann in der Phase des Widerstands über die Norm hinaus an. Der kontinuierlich bestehende oder wiederkehrende Stressor führt letztlich zur Erschöpfung, so dass die Resistenz unter die Norm abfällt. Obwohl sich Selye's Überlegungen im Wesentlichen auf physische Stressoren bezogen, lässt sich das Konzept gut auf psychische Stressoren übertragen. Heute wissen wir, dass Stressoren nicht nur somatische Erkrankungen, sondern auch psychische Erkrankungen in ihrer Entwicklung begünstigen können. Insbesondere besteht für die Entwicklung von Persönlichkeitsstörungen, affektiven Erkrankungen, dissoziativen Symptomen und somatoformen Beschwerden ein besonders enger Zusammenhang mit dem Auftreten von Stress. Dabei ist bemerkenswert, dass sich dieser Zusammenhang vor allem auf die Erstmanifestation der Erkrankung und nur in einem geringeren Maß auf das Auftreten konsekutiver Krankheitsepisoden bezieht (Mazure, 1998). Stressoren bewirken eine Aktivierung des sympathischen Nervensystems mit Ursprung im Locus coeruleus, die mit einer vermehrten Freisetzung der Katecholamine Adrenalin und Noradrenalin einhergeht. Die sympathische Aktivierung führt zur Entwicklung eines akuten Stresssyndroms, das sich im Wesentlichen durch die Symptome Tachykardie und Zentralisierung der Zirkulation manifestiert. Diese Symptomatik entspricht Anzeichen, wie sie im Rahmen von Angsterkrankungen (Panikattacken) auftreten können. Neben der Aktivierung des sympathischen Nervensystems hat der Kontakt mit Stressoren auch Veränderungen im Bereich der monoaminergen Transmittersysteme zur Folge. Kontinuierliche Stressexposition kann zur Adaptierung des neuronalen Netzwerks des Locus coeruleus führen, das als möglicher Kausalitätsfaktor für die Entwicklung von depressiven Symptomen gesehen wird (Harro und Oreland, 2001). Die Exposition gegenüber Stressoren verursacht auch funktionelle Veränderungen im Bereich der Hypothalamus-Hypophysen-Nebennierenachse. Stressoren bewirken eine vermehrte Sekretion von Corticotropin releasing hormone (CRH), wodurch konsekutiv von der Hypophyse eine erhöhte Menge adrenocorticotropes Hormon (ACTH) freigesetzt wird, das über die Ausschüttung von Cortisol durch die Nebennierenrinde zu erhöhten Glukokortikoid-Spiegeln im Organismus führt. Der Anstieg des Cortisols beginnt wenige Minuten nach Kontakt mit dem Stressor, erreicht sein Maximum aber 1-2 Stunden nach Beginn der Stressreaktion. Cortisol besitzt ein Vielzahl funktioneller und struktureller Wirkungen auf den Organismus, insbesondere auch für das ZNS. Hohe Cortisolspiegel können eine Atrophie der Dendriten hippocampaler Neurone (Sapolsky, 2000; Galea et al., 1997), eine verminderte Neurogenese (Cameron und McKay, 1999) und die Apoptose von Nervenzellen (Reagan und McEwen, 1997) bewirken. Das bei Stress freigesetzte CRH entfaltet auch unabhängig vom hypophysären System Wirkung. Die Wirkung von CRH ist unter anderem von Bedeutung für die Entwicklung unkonditionierter Angst und das Aufrechterhalten erlernter Angst. Die Bedeutung von CRH für die Entwicklung psychiatrischer Erkrankungen wurde insbesondere für das Entstehen von Depressionen (Gold et al., 1996), von posttraumatischen Belastungssyndromen (PTSD; Grillon et al., 1996) und von bulimischen Krankheitsbildern (Krahn, 1989) herausgearbeitet. Zusammenhänge zwischen dem Auftreten von Stressoren und sekundären immunologischen Phänomenen konnten in den vergangenen Jahren besser verstanden werden (Connor und Leonhard, 1998). Serumspiegel proinflammatorischer Cytokine, wie z.B. Interleukin-1 (IL-1), sind unter der Exposition von Stressoren und auch bei Patienten mit affektiven Störungen vom depressiven Typ erhöht (Maier und Watkins, 1998). IL-1 besitzt nicht nur Wirkung auf immunkompetente Zellen, es kann auch Effekte auf zentralnervöse Funktionsabläufe haben. Remschmidt (2003) weist auf die komplexen Zusammenhänge zwischen Kompetenz, Stress und Adaptivität hin: „Letztlich spielen bei allen psychischen Störungen das Ausmaß der Adaptivität (Anpassungsfähigkeit), die Belastung (Stress) und die Kompetenz, die auch als Bewältigungsstrategie aufgefasst werden kann, im jeweiligen Zusammenspiel herausragende Rollen" (S. 231). Im Säuglings- und Kindesalter relevante Stressoren können in Alltagswidrigkeiten, die das Wohlbefinden erheblich beeinträchtigen, in kritischen Lebensereignissen, z.B. Verlust einer Bezugsperson oder traumatischen Erfahrungen, sowie in chronisch negativen Lebensbedingungen wie Armut und sozialer Vernachlässigung bestehen. Durch die zuvor genannten biologischen Reaktionen und Folgen kommt es dann zu negativen Auswirkungen auf das Bindungsverhalten, die psychische Stabilität und damit zu einer erhöhten Vulnerabilität gegenüber späteren Entwicklungsaufgaben. Resch (1999) weist darauf hin, dass kontrollierbare Stressreaktionen mit einer kurzfristigen Aktivierung corticaler und limbischer Hirnstrukturen einhergehen und zu einer Stimulation von neuronalen Differenzierungsprozessen mit Vergrößerung der Dendritenbäume und erhöhter Synapsendichte führen. Somit könnten wiederholt auftretende kontrollierbare psychosoziale Belastungen zu einer sukzessiven Stabilisierung und verbesserten Effizienz der involvierten neuronalen Netzwerke und Verbindungen führen. Andererseits sind dauerhafte psychosoziale Belastungen, wiederholte Gewalterfahrungen, Vernachlässigung usw. als unkontrollierbare Stressreaktion mit einer lang anhaltenden Aktivierung corticaler und limbischer Strukturen verbunden. Dadurch kommt es zu einer Hemmung der Bildung neurotroper Faktoren und damit der Lern- sowie Gedächtnisleistungen, ebenso verschlechtert sich das Ausbilden angemessener Bewältigungsstrategien. Hier liegen die Ursachen dafür, dass lang andauernde negative frühkindliche Erfahrungen zu ganz unterschiedlichen späteren psychischen Störungen führen können. Eine der großen Herausforderungen der biologischen Psychiatrie in den kommenden Jahren wird es sein, besser zu verstehen, welche individuellen genetischen und biographischen Voraussetzungen beim Kontakt mit Stressoren dafür verantwortlich sind, dass sich eine psychische Erkrankung im weiteren Verlauf herausbildet, und welcher Krankheitsentität diese Erkrankung zugeschrieben werden kann. Diesen Vorstellungen liegt das Konzept der Vulnerabilität zugrunde. Bestimmte Konstellationen durch biographische, genetische, soziale und umweltbedingte Faktoren erhöhen das Risiko, bei einem adäquaten Stressor eine spezifische psychische Erkrankung zu entwickeln. Die Erkennung individueller Risikoprofile könnte von größtem Wert für eine individuelle Prävention zur Verhinderung der Entwicklung psychiatrischer Erkrankungen sein.

! **Merke:** Stressverarbeitung stellt eine adaptive Leistung des Organismus dar. Durch Aktivierung des sympathischen Nervensystems kann es zu Kurzzeit- und Langzeitfolgen kommen, je nachdem wie lange die Reizsituation anhält.

7 Entwicklungspsychopharmakologie: Metabolismus, Pharmakokinetik und Dynamik

Der für die Kinderheilkunde stehende Grundsatz, dass Kinder und Jugendliche keine kleinen Erwachsenen sind, ist auch für das Verständnis der Besonderheiten der Psychopharmakotherapie dieser Altersgruppen von Bedeutung. Die lineare Anpassung der Dosis an die geringere Körpermasse eines Heranwachsenden ist ein unzureichendes Vorgehen, da sich Erwachsene und Kinder auch in ihrer Pharmakodynamik und Pharmakokinetik unterscheiden. Unter Pharmakodynamik wird die Wirkung des Pharmakons im Organismus verstanden. Die Pharmakodynamik ist unter anderem von der Qualität und Quantität der exprimierten Rezeptoren, an die ein Pharmakon als Ligand binden kann, abhängig. Gerade die Entwicklung corticaler zentralnervöser Strukturen ist vor Ende der 2. Lebensdekade nicht abgeschlossen, so dass dieser Aspekt bei der pharmakologischen Therapie berücksichtigt werden muss. Beispielhaft sei die bis in das Jugendalter ablaufende Entwicklung des serotoninergen Systems genannt. Zum anderen muss berücksichtigt werden, dass entwicklungsbedingte Cofaktoren die Dynamik des Pharmakons beeinflussen können. Hier kann exemplarisch der Anstieg der Sexualhormone Östradiol und Testosteron mit Beginn der Pubertätsentwicklung genannt werden. So beeinflusst Östradiol die Expression des Serotonintransporters und besitzt stimmungsaufhellende Wirkung. Unter Pharmakokinetik wird der über die Zeit beschriebene Verlauf der Wirkstoffkonzentration in Abhängigkeit von Arzneimittelaufnahme, Metabolisierung und anschließender Ausscheidung des Pharmakons verstanden. Ein entscheidender Faktor ist die Ausreifung intestinaler Transportmechanismen, da die meisten Pharmaka oral gegeben werden. Zum Beispiel kann durch eine entsprechende Galenik (Zubereitung) des Arzneimittels eine bessere Adaption des Präparates an die entsprechenden intestinalen Besonderheiten des sich entwickelnden Organismus erreicht werden. Zudem sind die Verteilung des Arzneimittels in unterschiedlichen Kompartimenten und die Ausreifung von Organsystemen zur Metabolisierung und Ausscheidung des Pharmakons wichtige Größen, die über entwicklungsabhängige Arzneimittelwirkungen entscheiden. Die Kompartimentisierung des Organismus ist ebenfalls abhängig von der körperlichen Entwicklung. Erwachsene haben im Vergleich zu Kindern einen höheren Anteil des lipophilen Kompartiments, das für die Verteilung fettlöslicher Pharmaka im Organismus entscheidend ist.

! **Merke:** Die Arzneimitteltherapie im Kindes- und Jugendalter ist durch eine entwicklungsabhängige Pharmakodynamik und Pharmakokinetik gekennzeichnet. Hierbei ist besonders zu beachten, dass das zentralnervöse Neurotransmittersystem vor Ende des 2. Lebensjahrzehnts nicht abgeschlossen ist.

8 Grundlegende Aspekte der Psychopharmakotherapie

In den Leitlinien zur Diagnostik und Therapie von psychischen Störungen im Säuglings-, Kindes- und Jugendalter (Deutsche Gesellschaft für Kinder- und Jugendpsychiatrie und Psychotherapie 2003; Neuauflage 2006) finden sich bei der Entwicklung und Darstellung von Therapieplänen auch Hinweise über die Anwendung von Psychopharmaka. Es wird jedoch durchgehend betont, dass medikamentöse Ansätze immer nur Teil eines umfassenden Behandlungskonzeptes darstellen können, das begleitende psycho- und soziotherapeutische Maßnahmen mit einschließt (Schulz und Fleischhaker, 2003). Dies gilt im Besonderen für die Behandlung von Kindern und Jugendlichen mit hyperkinetischen Störungen, Tic-Störungen, Psychosen, Persönlichkeits- und Panikstörungen, Zwangs- und Angsterkrankungen sowie depressiven Syndromen (Gerlach et al., 2004). Die Herausforderung der kinder- und jugendpsychiatrischen Pharmakotherapie besteht einerseits darin, wichtige psychosoziale Entwicklungsprozesse zu verbessern und andererseits die Risiken einer Langzeit-Psychopharmakotherapie einschließlich der unerwünschten Wirkungen zu minimieren. Hierbei sind Fragen der „Long-Term-Safety" und der „Efficacy" für die meisten der eingesetzten Medikamente im Kindes- und Jugendalter nicht ausreichend empirisch geprüft. Hinzu kommt, dass ca. 70 % der im Kindes- und Jugendalter verwendeten Medikamente weder für diesen Altersbereich noch für die verschiedenen Indikationen geprüft und zugelassen sind. Es handelt sich hierbei um einen so genannten Off-Lable-Use oder eine Unlicensed-Anwendung. Da Kindern und Jugendlichen bei entsprechender Indikation eine Pharmakotherapie nicht vorenthalten werden kann, bedeutet dies, dass sie ein höheres Risiko für eine unwirksame Pharmakotherapie und unerwünschte Arzneimittelwirkung besitzen. Aus diesen Gründen kommt rechtlichen und ethischen Fragen ein besonderer Stellenwert zu. Ausgehend von den durch Beauchamp und Childress (1989) definierten ethischen Grundprinzipien sollten besondere Qualitätsmerkmale implementiert werden. Hierzu gehört insbesondere die Aufklärungspflicht der sorgeberechtigten Eltern sowie eine der Entwicklung des Patienten angemessene Information der betroffenen Kinder und Jugendlichen. Fegert et al. (1999) haben hierfür in Anlehnung an die Leitlinien der US-amerikanischen kinder- und jugendpsychiatrischen Fachgesellschaft (AACAP) folgende zu klärende Fragen vorgeschlagen, damit Kinder, Jugendliche und ihre Eltern ein besseres Verständnis für die Psychopharmakotherapie erlangen können:

- „Was ist der Name des Medikaments? Gibt es noch andere Bezeichnungen für dieses Medikament?
- Was ist über die Wirksamkeit dieses Medikamentes bei anderen Kindern, die eine vergleichbare Problematik wie mein Kind haben, bekannt?
- Wie wird das Medikament meinem Kind helfen?
- Wie lange muss ich warten, bis ich positive Wirkungen sehe?
- Was ist ein Kriterium dafür, wann und ob es erfolgreich wirkt?
- Was sind die üblichen Nebenwirkungen dieser Behandlung?
- Was sind seltene oder ernste Nebenwirkungen, welche auch immer vorkommen können?
- Kann man von der Medikation abhängig werden? Besteht eine Suchtgefahr?
- Wie ist die empfohlene Dosierung? Wie oft am Tag muss die Medikation eingenommen werden?
- Gibt es Routineuntersuchungen wie EKG, Blutwerte usw., die zunächst durchgeführt werden müssen, bevor das Kind das Medikament nehmen kann? Müssen ähnliche Laborkontrollen während der Einnahme der Medikation erfolgen?
- Dokumentiert ein Kinder- und Jugendpsychiater die Reaktion meines Kindes auf die Medikation, und nimmt er im Zweifelsfall eine Veränderung der Dosierung vor, wenn dies nötig ist? Wie oft wird der Fortschritt evaluiert, und wer tut dies?
- Gibt es andere Medikamente oder Nahrungsmittel, die mein Kind vermeiden muss, solange es die Medikation einnimmt?
- Gibt es Aktivitäten, die mein Kind vermeiden muss, während es die Medikation nimmt? Wird hinsichtlich bestimmter Aktivitäten zur Vorsicht geraten?
- Wie lange wird mein Kind die Medikation einnehmen müssen? Wie kommt es zu der Entscheidung, die Behandlung zu beenden?
- Was kann ich machen, wenn sich ein Problem herausstellt (z.B. wenn mein Kind körperlich krank wird, wenn eine Medikamentengabe vergessen wurde, wenn sich Nebenwirkungen zeigen)?
- Was sind die Kosten der Behandlung (gibt es Unterschiede zwischen Markenmedikamenten und Generika)?
- Müssen Lehrer, Sozialarbeiter, Hortbetreuer o.ä. Personen über die Behandlung informiert werden?"

! **Merke:** Da kein effektives Medikament ohne Risiken angewandt werden kann, ist besonders auf unerwünschte Wirkungen zu achten und bei zweifelhaftem Erfolg auf den Einsatz zu verzichten. Dies setzt eine sorgfältige Befunderhebung und Verlaufsbeurteilung voraus, um den Einsatz von

Psychopharmaka auf Effizienz und Nebenwirkungen zu überprüfen. Die Behandlung sollte immer mit dem Medikament begonnen werden, das das beste Nutzen-Risiko-Verhältnis aufweist, und dann sind nach der First-Line-Substanz solche der 2. bzw. der 3. Wahl einzusetzen.

Ein Grundprinzip der medikamentösen Einstellung besteht darin, dass meistens einschleichend begonnen wird, um Informationen über die Verträglichkeit des jeweiligen Medikaments zu erhalten. Anschließend erfolgt eine langsame Steigerung, bis eine untere optimale Dosierung erreicht ist. Hierzu sind entsprechende Verlaufsbeurteilungen notwendig, um sowohl das Wirkungs- wie Nebenwirkungsprofil individuell zu erkennen. Eine Polypharmakotherapie, d.h. die Verwendung mehrerer Medikamente gleichzeitig, sollte möglichst vermieden werden. Bei der Einstellung der Dosierung sollte das „therapeutische Fenster" beachtet und insbesondere synergistische Effekte bei psychosozialen Interventionen nicht außer Acht gelassen werden. Besteht die Notwendigkeit, verschiedene Psychopharmaka gleichzeitig zu verabreichen, ist besonders auf eine mögliche Verstärkung von unerwünschten Wirkungen zu achten (Lehmkuhl und Lehmkuhl, 2005). Zur Sicherung der Compliance und Überprüfung der Verhaltensänderungen unter der Medikation und zur Sicherung der Kontrolle der Laborwerte empfehlen Oehler et al. (2004) den Einsatz von Informationsschriften und Dokumentationsbögen, regelmäßige telefonische Kontaktaufnahmen sowie langfristig vereinbarte Termine zur Blutbildkontrolle. Negative Effekte können in einer Verringerung von Vigilanz- und Aufmerksamkeit sowie Verlangsamung und Sedierung bestehen (z.B. niederpotente Neuroleptika und Tranquilizer), andererseits kann durch die Medikation das Leistungsverhalten und die Aufmerksamkeitsspanne deutlich verbessert werden (z.B. Psychostimulanzien). Aus diesen Gründen sollte immer registriert werden, ob die diagnostischen Ergebnisse durch eine parallele Pharmakotherapie möglicherweise mitbeeinflusst wurden.

Bei einem Absetzen der Medikation sollten die hierdurch hervorgerufenen Veränderungen ebenfalls sorgfältig registriert werden. Häufig empfiehlt sich ein langsames Ausschleichen, z.B. bei Neuroleptika, Hypnotika und Anxiolytika. Ein solches Vorgehen ist jedoch bei Psychostimulanzien nicht notwendig. Parallel zur Veränderung der Medikation sind entsprechende Erwartungen und Befürchtungen der Kinder und Jugendlichen sowie ihrer Eltern zu thematisieren.

! **Merke:** Folgende generelle Aspekte sind bei der Indikation für Psychopharmaka zu beachten:

- Einschätzung und Kenntnis des Verlaufs der zu behandelnden Symptomatik, insbesondere Gefahr von Chronifizierung, Rückfallrisiko, Entwicklung komorbider Störungen und Mortalität
- Einschätzung des individuellen Schweregrades der Symptomatik und die hieraus resultierende Beeinträchtigung im Empfinden des Patienten
- Einschränkungen der psychosozialen Funktionsfähigkeit in wichtigen Bereichen wie Schule, Familie, Peergroup
- Beurteilung der Auswirkung auf die Lebensqualität

9 Spezielle Psychopharmakologie bei psychischen Störungen im Kindes- und Jugendalter

Riddle et al. (2001) gehen davon aus, dass die differenzierteren neurobiologischen Konzepte zur Ätiologie psychischer Störungen im Kindes- und Jugendalter dazu führen werden, dass in den nächsten Jahren eine ganze Reihe von neuen Medikamenten sowohl für den Kurz- als auch Langzeitverlauf zur Verfügung steht. Hiervon werden insbesondere Kinder mit vielfältigen Entwicklungsstörungen profitieren, ebenso Patienten mit Aufmerksamkeitsdefizit-/Hyperaktivitätsstörungen, bipolaren Störungen und Zwangsstörungen. Bei der Indikation und Durchführung einer symptomorientierten Pharmakotherapie sollte immer darauf geachtet werden, dass die angestrebte Veränderung der Zielsymptomatik aufgrund des spezifischen Wirkspektrums und –mechanismus eine entsprechende Indikation darstellt. Gute Einführungen in die Behandlung mit Psychopharmaka im Kindes- und Jugendalter sind die Monographien von Nissen et al. (1998), Gerlach et al. (2004) und Bandelow et al. (2006).

- Unter den Neuroleptika wird eine heterogene Gruppe von Substanzen zusammengefasst, die eine spezielle antipsychotische Wirkung besitzen. Einteilungskriterien dieser unterschiedlichen Substanzen kann ihre chemische Struktur, ihre „neuroleptische Potenz" sowie die „Atypizität" sein (Benkert und Hippius, 2000; zu unerwünschten Wirkungen s. Hiller und Cuntz, 2004, S. 280).

Die Potenz des antipsychotischen Effekts hängt mit der Affinität der jeweiligen Substanz zu den Dopamin-D2-Rezeptoren zusammen. Abhängig von der Bindung an diese D2-Rezeptoren unterscheidet man zwischen

- hochpotenten Neuroleptika (hohe D2-Rezeptor-Affinität, relativ geringe Sedierung, hohe antipsychotische Wirksamkeit),
- mittelpotenten Neuroleptika (mittlere D2-Rezeptor-Bindung, mittelgradige antipsychotische Wirkung, stärkere Sedierung, mäßige Affinität zu muskarinischen, histaminergen, serotonergen und/oder adrenergen Rezeptoren, höheres Nebenwirkungsrisiko) und
- niedrigpotenten Neuroleptika (geringe D2-Rezeptor-Affinität, geringe antipsychotische Wirksamkeit, starke Bindung an muskarinische, histaminerge, serotonerge und/oder adrenerge Rezeptoren).

Die früher häufig eingesetzten konventionellen Neuroleptika haben dosisabhängig eine höhere Wahrscheinlichkeit für extrapyramidale Bewegungsstörungen (EPMS). Diese können aus Frühdyskinesien, z.B. Zuckungen im Mund- und Schulterbereich, einem Parkinsonismus, einer Akathisie, d.h. Sitzunruhe und rastlosem Umherlaufen, oder Spätdyskinesien in Form von Schmatzen und Grimassieren bestehen.

Bei den so genannten atypischen Neuroleptika ist mit einer geringen Auftretenswahrscheinlichkeit von EPMS zu rechnen, darüber hinaus besteht eine Überlegenheit bei Therapieresistenz und/oder Negativsymptomatik.

Bei der Erhaltungsdosis bzw. Rezidivprophylaxe sind folgende unerwünschte Wirkungen von besonderer Bedeutung, da sie die Entwicklung von Non-Compliance begünstigen:
- sexuelle Funktionsstörungen
- Gewichtszunahme
- Sedierung

• Antidepressiva stellen ebenfalls eine umfassende Gruppe verschiedener Substanzen dar, die einen stimmungsaufhellenden und/oder antriebsverbessernden Effekt haben. Eine Einteilung erfolgt nach der chemischen Struktur in trizyklische Antidepressiva, tetrazyklische Antidepressiva und selektive Serotonin-Wiederaufnahmehemmer (SSRI). In Abhängigkeit von ihrer chemischen Struktur sind sie entweder selektive Serotonin-Rückaufnahmehemmer bzw. Noradrenalin-Rückaufnahmehemmer, eine Kombination aus beidem oder Monoaminoxidasehemmer (zu unerwünschten Wirkungen s. Hiller und Cuntz, 2004, S. 282).

2

Folgende grundlegende Aspekte des pharmakologischen Vorgehens sollten beachtet werden:

- Die Pharmakotherapie ist nur ein Teil des gesamten Therapieplanes und sollte erst nach eingehender kinder- und jugendpsychiatrischer Diagnostik und Erhebung des somatischen Status erfolgen.
- Die Orientierung und Entscheidung für eine Medikation sollte am klinischen Bild und Schweregrad geschehen und nicht an möglichen ätiologischen Hypothesen.
- Besonders bei schweren Formen und bei Suizidalität sollte das Risiko einer Antriebssteigerung abgewogen werden.
- Umfassende Aufklärung der Patienten und Eltern auch über unerwünschte Nebenwirkungen, z.B. bei der Gabe von selektiven Serotonin-Wiederaufnahmehemmern; engmaschige Kontrollen, um das Auftreten sich aufdrängender suizidaler und depressiver Gedanken zu erkennen.
- Die Dosierung sollte jeweils einschleichend erfolgen, routinemäßig sollten Blutdruck und kardiale Funktionen überprüft und im Verlauf dokumentiert werden. Zeitlich begrenzte, aber ausreichend lange und hohe Medikation, um einen möglichen Therapieeffekt beurteilen zu können.

• Hypnotika und Anxiolytika sind sedierende, schlaferzeugende und angstlösende Substanzen. Sie wirken dosisabhängig sedativ, hypnotisch oder narkotisch und sollten idealerweise den physiologischen Schlaf nicht verändern, keine Kumulation, keine Toleranzentwicklung und kein Abhängigkeitspotential erzeugen. In die Gruppe der Hypnotika und Anxiolytika fallen die unterschiedlichen Benzodiazepine sowie Beta-Rezeptorenblocker. Die Behandlung sollte kritisch abgewogen werden, da eine Dauerbehandlung die Gefahr einer psychischen Abhängigkeit in sich birgt. Deswegen ist nur ein kurzfristiger Einsatz in Krisensituationen sinnvoll, maximal wenige Wochen in einer möglichst niedrigen Dosierung.

• Die Gruppe der Mood-Stabilizer umfasst vor allem Lithiumsalze und verschiedene Antiepileptika wie Carbamazepin und Valproin-Säure, die zur Phasenprophylaxe depressiver und manischer Erkrankungen eingesetzt werden. Lithium-Salze wirken u.a. auf die dopaminergen, cholinergen und GABAergen Neurotransmitter durch prä- und postsynaptische Veränderungen. Sie haben neben dem prophylaktischen auch einen direkten antimanischen Effekt und sollten so dosiert werden, dass ein Lithium-Spiegel zwischen 0,8 und 1,0 mmol/l erreicht wird. Regelmäßige Blutbildkontrollen sind ebenso notwendig wie die Beobachtung gastrointestinaler (Gewichtszunahme, Übelkeit, Erbrechen, Diarrhoe), kardialer (Rhythmusstörung) sowie renaler unerwünschter Wirkungen. Die Medikation sollte immer über einen längeren Zeitraum erfolgen, da die Rezidivprophylaxe über mehrere Jahre notwendig ist.

• Psychostimulanzien sind chemische Amphetaminderivate. Sie greifen u.a. in den frontostriatalen Dopamin-Stoffwechsel ein, wobei sich die Substanz an den präsynaptischen Dopamin-Transporter (DAT) bindet, blockiert und damit die Wiederaufnahme von Dopamin aus dem synaptischen Spalt hemmt. Neuere Untersuchungen konnten nachweisen, dass auch das noradrenerge System an der Entstehung der Aufmerksamkeitsdefizit-/Hyperaktivitätsstörung beteiligt ist, so dass auch entsprechende Substanzen wie das Atomoxetin die Zielsymptome verbessern. Die pharmakologische Wirkung der Psychostimulanzien besteht darin, dass sie Dopamin und Noradrenalin aus präsynaptischen Nervenendigungen freisetzen. Darüber hinaus hemmen sie die Rückaufnahme dieser Neurotransmitter in das präsynaptischen Neuron. Es stehen Präparate mit unterschiedlicher Wirkdauer zur Verfügung:
  - als schnell freisetzende Form,
  - als verzögert freisetzende Retard-Form,
  - als Kombinationspräparat beider Formen.

Die Behandlungseffekte mit unretardiertem Methylphenidat beginnen 30 bis 45 Minuten nach Einnahme, bleiben zwei bis vier Stunden auf maximalem Niveau, wobei es aufgrund der geringen Halbwertzeit nicht zu einer längerfristigen Wirkung kommt. Insofern ist bei der Auswahl eines Präparates darauf zu achten, wie lang ein Behandlungseffekt gewünscht wird. Idealerweise sollte eine Einstellung mit Methylphenidat wie folgt geschehen (Döpfner et al., 2000):

- Auch wenn es keine absolute Kontraindikation gibt, sollten Tic-Störungen, eine erniedrigte Hirnkrampfschwelle und ein Medikamentenabusus im Umfeld des Kindes ausgeschlossen werden.
- Eltern und Kind sollten über Wirkungen und unerwünschte Wirkungen der Medikation sowie die Notwendigkeit einer regelmäßigen Einnahme aufgeklärt werden.
- Die Medikation sollte im Rahmen eines gesamten Behandlungsplanes eingesetzt und die Effekte sowohl im schulischen als auch im häuslichen Bereich durch entsprechende Erhebungsinstrumente überprüft werden.
- Es sollte mit einer niedrigen Dosierung von 5 bis 10 mg morgens begonnen werden, die in den darauffolgenden Wochen jeweils um 5 bis 10 mg weiter gesteigert werden kann, solange noch erhebliche hyperkinetische Auffälligkeiten in der Schule auftreten und keine ausgeprägten unerwünschten Wirkungen zu beobachten sind. Die Dosierung sollte zwischen 0,5 und 1 mg/kg/KG liegen und eine Gesamtmenge von 60 mg/Tag nicht überschreiten.

- Regelmäßige Kontrollen sind notwendig, um Effekte wie unerwünschte Wirkungen zu überprüfen. In jährlichen Auslassversuchen kann festgestellt werden, ob die Medikation noch benötigt wird. Häufige unerwünschte Wirkungen sind Appetitminderung, Übelkeit, Schlafprobleme, Kopfschmerzen, Bauchschmerzen, dosisabhängige Puls- und Blutdruckerhöhung, Schwindel, Irritierbarkeit, Weinerlichkeit und sozialer Rückzug sowie eine Auslösung oder Verschlechterung, aber auch Besserung bestehender Tic-Störungen. Gewichts- und Wachstumsentwicklung sollten regelmäßig überprüft werden.

Mit dem selektiven Noradrenalin-Wiederaufnahmehemmer Atomoxetin steht eine weitere hochwirksame Substanz für die Behandlung der ADHS-Symptomatik zur Verfügung. Das Nebenwirkungsprofil von Atomoxetin ist ähnlich dem von Methylphenidat, wobei es vorhandene Tic-Störungen nicht verstärkt. Zu achten ist auf sich aufdrängende depressive und suizidale Gedanken, die in einigen Fällen beschrieben wurden.

- Antiepileptika oder Antikonvulsiva sind eine Gruppe von unterschiedlichen Substanzen, die zu einer Erhöhung der cerebralen Krampfschwelle führen. Hierzu gehören Barbiturate, Benzodiazepine, Succinimid-Derivate, Carbamazepin sowie weitere bei speziellen Anfallsformen eingesetzte Medikamente. Generell haben alle diese Substanzen als unerwünschte Wirkungen eine verstärkte Müdigkeit, Übelkeit, Schwindel und Erbrechen und z.T. gastrointestinale Beschwerden zur Folge.

Tabelle 5: Pharmakotherapie der wichtigsten epileptischen Syndrome im Kindes- und Jugendalter

Epilepsieform	***Symptomatik***	***Therapie der 1. Wahl***	***Psychische unerwünschte Wirkungen der Pharmakotherapie***
frühkindliche tonisch-klonische Anfälle	Es treten symmetrische Muskelverkrampfungen auf, gefolgt von symmetrischen Muskelzuckungen	Valproat	passagere Appetitlosigkeit, Appetitsteigerung, Dysphorie, Apathiesyndrom als Ausdruck einer Enzephalopathie
benigne Partialepilepsien (Rolandische Epilepsie)	Der Beginn liegt meistens im 2.-12. Lebensjahr. Die Symptomatik ist charakterisiert durch das Auftreten im Schlaf, Missempfindungen im Bereich der Mundhöhle und des Gesichts, hemifaziale Kloni und vermehrten Speichelfluss	Sultiam	psychotische Symptome
Einfache und komplexe fokale Anfälle, fokales Grand mal	Es können sensible, motorische, autonome und psychische Symptome auftreten. Die motorischen Symptome (Muskelzuckungen = Kloni) treten halbseitig auf und können sich über die gesamte Körperseite ausbreiten (Jackson-Anfall). Postiktal kann eine Lähmung im Anfallsgebiet auftreten (Todd'sche Lähmung)	Carbamazepin, Oxcarbazepin, Valproat	- Carbamazepin und Oxcarbazepin: Müdigkeit, Schwindel, Kopfschmerzen, Gedächtnis- und Konzentrationsstörungen - Valproat: s.o.
Absencen	Es treten Bewusstseinspausen von 15-30 Sekunden auf. Die Augen sind halb geöffnet, und der Blick ist oft leicht nach oben gerichtet	Valproat, Ethosuximid	- Ethosuximid: Schlafstörungen, Appetitlosigkeit, Reizbarkeit, psychotische Symptome - Valproat: s.o.
Myoklonien und Aufwach-Grand mal	Beginn der Symptomatik im 10.-12. Lebensjahr. Bei der juvenilen myoklonischen Epilepsie treten impulsive Myoklonien oft bilateral im Bereich der oberen Extremitäten auf. Das Bewusstsein ist erhalten. Oft verschwindet die Symptomatik mit Eintritt in das Erwachsenenalter. Beim Aufwach-Grand mal treten die Symptome in den Morgenstunden in Form eines generalisierten tonisch-klonischen Anfalls mit Bewusstseinsverlust auf. Oft sind bahnende Faktoren im Vorlauf zu erheben (Schlafentzug, visuelle Reize, Alkoholgenuss)	Valproat	Valproat: s.o.
BNS (Blick-Nick-Salaam)-Anfälle (West-Syndrom)	Beginn der Anfälle im 1. Lebensjahr. Blitzartige Myoklonien mit Hochreißen der Arme und Anheben des Rumpfes und der Beine. Es können auch Nickanfälle und Anfallsmuster auftreten, die einem orientalischen Gruß ähneln	Vitamin B6, Vigabatrin	Vigabatrin: Schwindel, Kopfschmerzen, Müdigkeit, Appetitlosigkeit und Appetitsteigerung, psychotische Symptome, innere Erregung und gesteigerte Aggressivität, vor allem bei geistiger Behinderung
myoklonisch-astatische Anfälle Lennox-Gastaut-Syndrom	Beim Lennox-Gastaut-Syndrom treten unterschiedliche Anfallsformen (tonisch, tonisch-klonisch, tonisch-astatisch, myoklonisch-astatisch, Nick- und fokale Anfälle und atypische Absencen) nebeneinander auf. Der Beginn liegt meist zwischen dem 2. und 7. Lebensjahr. Myoklonisch-astatische Anfälle beginnen oft zwischen dem 1. und 5. Lebensjahr und sind durch das Auftreten von Myoklonien und Stürzen gekennzeichnet	Valproat	Valproat: s.o.

Dies ist umso mehr zu beachten, als eine antiepileptische Medikation zumeist über einen längeren Zeitraum gegeben werden muss. Tabelle 5 fasst die wichtigsten epileptischen Syndrome im Kindes- und Jugendalter sowie ihre Symptomatik und ihre medikamentöse Behandlung einschließlich unerwünschter Wirkungen zusammen.

10 Differentielle und kombinierte Therapieansätze

Die 2003 (Neuauflage 2006) überarbeiteten Leitlinien zur Diagnostik und Therapie kinder- und jugendpsychiatrischer Störungen legen aufgrund evidenzbasierter Ergebnisse ein multimodales und differentielles Therapievorgehen nahe. Sie geben Empfehlungen für eine störungsspezifische Diagnostik einschließlich der Entwicklungsgeschichte, der Komorbidität, der Rahmenbedingungen und dem sich hieraus ableitenden Behandlungsvorgehen und -setting. Eine Hierarchie der Behandlungsschritte und der Beratung integriert spezifische Vorgehensweisen wie psychotherapeutische und pharmakologische Interventionen. Im Rahmen der Multimodalität von Therapiemaßnahmen und ihrer Durchführung bleibt zu prüfen, ob die verschiedenen Interventionen in der Hand eines Therapeuten verbleiben oder ob beispielsweise die medikamentöse Therapie in der Psychotherapie von verschiedenen Therapeuten vorgenommen wird, die sich dann in spezifischen Fallkonferenzen oder Besprechungen über den gesamten Behandlungsplan austauschen (Lehmkuhl, 2003; Resch et al., 2006). Für eine begleitende medikamentöse Behandlung gilt, dass Psychotherapie und Medikation synergistisch wirken können. Wie, warum und wann lassen sich Psychotherapie und Pharmakotherapie kombinieren?

Vorteile des psychotherapeutischen Vorgehens bestehen in einer Stärkung von Autonomie und Kompetenzen des Patienten zur Selbstregulation, komplizierende unerwünschte Wirkungen werden vermieden und es kommt zu einer Verbesserung der interpersonalen Beziehungen und der sozialen Adaptation.

Für das pharmakologische Vorgehen sprechen ein rascher Wirkungseintritt, Entlastung bei akuten Krisen, zunehmende Beeinflussung von affektiven Spannungen und Symptomen. Die Vorteile eines kombinierten Vorgehens können in synergistischen Effekten, einer Erleichterung des psychotherapeutischen Zugangs, einer Verminderung quälender Symptome sowie einer Verbesserung der Kommunikationsfähigkeit und des Arbeitsbündnisses bestehen. Eindeutige allgemeine Regeln, wann eine Kombination durchzuführen ist, gibt es bislang jedoch nicht, erst recht keinen generellen empirischen Beleg für synergistische Wirkeffekte (Teusch und Gastpar, 2000). Es ist deshalb zu prüfen, bei welchen Patienten (Persönlichkeit, subjektive Behandlungstheorie, soziale Situation) mit welchen Störungen welche Therapieform mit welchen ergänzenden psychopharmakologischen Strategien über welchen Zeitraum günstig zu beeinflussen ist. Häufig verbinden Kinder und Jugendliche bzw. ihre Eltern mit der Medikamenteneinnahme ganz unterschiedliche Ängste und Erwartungen. Einerseits können große Hoffnungen bestehen, dass hierdurch alle Probleme und Schwierigkeiten gelöst werden. Eine solche Haltung kann dann eine Bearbeitung der Konflikte und Schwierigkeiten in der Psychotherapie erschweren. Eine andere Reaktion kann darin bestehen, dass die Medikamentengabe als Verletzung der körperlichen Integrität und als unangemessene Maßnahme des Therapeuten wahrgenommen wird (s. Pozzi, 2001). Es geht also darum, ein individuelles Therapievorgehen unter Einbeziehung verschiedener Therapiekomponenten krankheitsspezifisch zu entwickeln; hierbei müssen multimodale Behandlungsmodelle auf ihre Effizienz überprüft werden und für die Praxis relevante Entscheidungskriterien zur Verfügung stehen. Aufgrund der vorliegenden empirischen Datenlage lässt sich dies in der Praxis bis jetzt aber nicht umsetzen.

In Anlehnung an Baving und Schmidt (2001) sollen im Folgenden nur die bislang ausreichend evaluierten Behandlungsansätze zusammengefasst werden, die eine Kombination aus psychotherapeutischem und psychopharmakologischem Vorgehen beinhalten. Da nur empirische Ergebnisse über die Kombination von verhaltenstherapeutischen Interventionen und medikamentösen Ansätzen vorliegen, nicht aber über die gemeinsame Anwendung von psychodynamischen Methoden und Psychopharmaka, beschränkt sich die Darstellung auf die bisher evidenzbasierten Kombinationen:

Autistische Störungen (F84)
Deutlichste Wirkung auf die Imitation von Sprache durch Kombination von Neuroleptika und Verhaltenstherapie

Hyperkinetische Störungen (F90)
Für die Kernsymptomatik keine Zusatzwirkung durch eine die medikamentöse Behandlung ergänzende Verhaltenstherapie

Enuresis nocturna (F98.0)
Kombinierter Einsatz von Klingelapparat und Desmopressin effektiver als der alleinige Einsatz eines Klingelapparates

Schizophrenie (F2)
Rückfälle konnten durch eine kombinierte Intervention aus sozialem Kompetenztraining und familienzentrierter Psychoedukation mit neuroleptischer Rückfallprophylaxe am besten verhindert werden. Kombination Medikation/soziales Kompetenztraining bzw. Medikation/familienzentrierte Psychoedukation. Rückfallraten im ersten Jahr je 20 %, bei Medikation ohne begleitende psychosoziale Intervention bis 40 %.

Manische und bipolare affektive Störungen (F30, F31)
Psychosoziale Interventionen ergänzend zur Medikation verbessern das Funktionsniveau und verringern die Auftretenswahrscheinlichkeit neuer Krankheitsepisoden

Episodische rezidivierende und anhaltende Depressionen (F32, F33, F34.1)
Bei depressiver Episode bzw. Dysthymie zeigt die Kombination aus medikamentöser Behandlung und interpersoneller bzw. kognitiver Therapie additive sowie differenzierte Effekte

Phobische Störungen und Angststörungen (F40, F41, F93)
Antidepressiva führen ergänzend zu kognitiver Verhaltensthera-

2

pie bei Schulverweigerung mit komorbider Angst und Depression zu einer größeren Anzahl von in der Schule verbrachten Tagen

Zwangsstörungen (F42)
Serotonin-Wiederaufnahmehemmer ergänzend zu verhaltenstherapeutischen Interventionen von Zwangsgedanken verbessern den Behandlungserfolg. Bei Zwangshandlungen zeigte sich kein additiver Effekt, Exposition erhöht die Wahrscheinlichkeit, dass ein Beenden der medikamentösen Behandlung nicht zu einem Rückfall führt.

Posttraumatische Belastungsstörungen (F43.1)
Serotonin-Wiederaufnahmehemmer bessern in Kombination mit psychotherapeutischen Interventionen zentrale Symptome.

Bulimia nervosa (F50.2)
Kombinierte kognitiv-verhaltenstherapeutische und medikamentöse Behandlung war wirksamer als jede Behandlungsform einzeln.

Kazdin (2000) betont, dass Behandlungsansätze von Kindern, Jugendlichen und Erwachsenen akzeptiert werden müssen, um eine ausreichende, vor allem längerfristige Compliance zu erreichen. Dies gilt für psychotherapeutische Interventionen deutlich weniger als für pharmakologische. Entsprechend wichtig sei die Vermittlung von Informationen und eine Haltung, die für eine Akzeptanz der geplanten Maßnahmen wirbt. Bei der Kombinationsbehandlung sollte darüber hinaus genau überlegt werden, in welchem psychodynamischen Kontext der Therapie die Medikation eingeführt wird mit ihren möglichen Auswirkungen auf die therapeutische Beziehung.

! Merke:
- Die Indikation zur Einbeziehung psychopharmakologischer Strategien in ein multimodales Behandlungskonzept ist nicht grundsätzlich zu stellen, sondern differenziert nach Störungsform, Zustandsbild und Patienteneinstellung.
- Es ist besonders darauf zu achten, inwieweit Therapiemotivation und Compliance durch das geplante Vorgehen gestärkt oder verringert werden.
- Die Kombination lässt in vielen Fällen eine Verbesserung des Behandlungs- bzw. Erkrankungsverlaufes erwarten.
- Dabei sind Auswirkungen auf die therapeutische Beziehung unbedingt zu beachten.

11 Perspektiven neurobiologischer Methoden für die Psychotherapie

Die Ergebnisse der Kognitions- und Neurowissenschaften werden zunehmend von den unterschiedlichen therapeutischen Richtungen rezipiert. Je genauer der Einblick in neuronale Prozesse gelingt, umso bessere Krankheitsmodelle und sich daraus ableitende Behandlungsansätze lassen sich entwickeln. Mit Hilfe bildgebender Verfahren kann man zum einen die Folgen traumatischer Erfahrungen erkennen, aber auch nachweisen, wie sich unter der Behandlung bestimmte Veränderungen wieder normalisieren. Kandel hält folgende Perspektiven für möglich: „Ein faszinierender Gedanke ist dabei, dass Psychotherapie, sofern sie zu substantiellen Verhaltensänderungen führt, dies offenbar durch eine Veränderung der Genexpression in den Nervenzellen erreicht. Ein zu diesen Argumenten analoger Gedankengang besagt dann, dass neurotische Störungen mit Veränderungen der neuronalen Struktur und Funktion einhergehen, genau wie bestimmte Geisteskrankheiten strukturelle (anatomische) Veränderungen des Gehirns mit einschließen. Eine psychotherapeutische Behandlung von Neurosen und Persönlichkeitsstörungen müsste dann, wenn sie erfolgreich ist, auch zu strukturellen Veränderungen der involvierten Neuronen führen. Wir stehen also vor der faszinierenden Möglichkeit, mit weiter verbesserter Auflösung von Brain-Imaging-Methoden diese nicht nur zur Diagnose diverser psychischer Erkrankungen einzusetzen, sondern auch zur Erfolgskontrolle bei Psychotherapien" (Kandel, 1996, S. 711). Und auch Grawe (2004) geht davon aus, dass früher oder später neurowissenschaftliche Methoden direkt in psychotherapeutische Behandlungen einbezogen werden. Würden diese Gedanken Realität, so ließen sich manche Widersprüche zwischen Psychoanalyse und neurobiologischer Wissenschaft im Konsens auflösen. Analog zur Bewusstseinsforschung könnte ein Bindungsproblem der psychischen Inhalte formuliert werden (Singer, 2002, S. 60): Wie sind intrapsychische Prozesse an biologisch fassbare neuronale Aktivität gekoppelt? Sichere Antworten auf solch eine Frage sind heute noch nicht absehbar und müssen fundamentale Fragen zu unserem Welt- und Selbstbild mit einschließen: Wie frei sind wir in unserem Willen, und gibt es wirklich eine Kausalität in der Abfolge psychischer Prozesse? Sollten psychische Prozesse auf der häufig postulierten Aktivität nicht linear verschalteter neuronaler Netze beruhen, so würden psychische Vorgänge determiniert verlaufen, aber in ihrem Verlauf nicht vorhersagbar sein (deterministisches Chaos). Psychotherapeutische Prozesse wären dann Modifikationen neuronaler Netze durch Veränderung der neuronalen Kopplung. Diese Prozesse erfordern die von Kandel erwähnten strukturellen Veränderungen der synaptischen Verbindungen zwischen Nervenzellen. Genetische Voraussetzungen zur synaptischen Plastizität würden dann den Verlauf psychotherapeutischer Prozesse beeinflussen und könnten durch pharmakotherapeutische Ansätze unterstützt oder sogar ermöglicht werden. Die Zukunft könnte in integrierten Therapieansätzen liegen, in denen pharmakologische Maßnahmen die Effektstärke von Psychotherapie erhöhen. Eine Verdrängung psychotherapeutischer Behandlungsansätze durch pharmakologische Strategien wird es jedoch nicht geben, denn das Hebb'sche Gesetz fordert für die Ausbildung neuronaler Plastizität die Aktivierung spezifischer interneuronaler Verbindungen, was durch eine pharmakologische Therapie nicht umsetzbar ist. Zusammenfassend beginnt die bisher weitgehend indifferente Koexistenz von Psychotherapie und Neurobiologie in einen neuen Abschnitt einzutreten, in dem die gegenseitige Inspiration einen lebhaften Diskurs über grundlegende Aspekte der menschlichen Existenz entfachen wird.

2

12 Frequently Asked Questions (FAQ)

1. *Sind biologische Grundlagen wirklich für psychotherapeutische, insbesondere psychoanalytische Therapieprozesse von Bedeutung?*

→ Die Integration verschiedener Perspektiven und Ebenen ermöglicht ein ganzheitliches Verständnis psychischer Funktionen und Reaktionen. Neurobiologische Methoden der Bildgebung und der Neurophysiologie geben einen Einblick in intrapsychische Vorgänge und Bearbeitungsprozesse, die unsere Vorstellungen vom Unbewussten und der Psychodynamik erweitern.

2. *Wie wirken genetische und soziale Einflussfaktoren zusammen, und warum sollten beide beachtet werden?*

→ Gene wirken nicht deterministisch, sie erhöhen lediglich die Wahrscheinlichkeit für ein bestimmtes Merkmal bzw. eine psychische Störung. Andererseits tragen Umweltinterventionen, z.B. protektive Entwicklungsfaktoren oder psychotherapeutische Interventionen, dazu bei, vorhandene Risiken zu kompensieren und zu bewältigen. Darüber hinaus tragen individuelle Umwelterfahrungen nahezu ebenso viel zur Entwicklung bei wie genetische Faktoren. Es ist also von einer Wechselwirkung auszugehen, wobei eine Gen-Umwelt-Interaktion vielen Vulnerabilitäts- oder Diathese-Stress-Modellen zugrunde liegt.

3. *Warum kommt dem Stress- und Vulnerabilitätsmodell eine so große Bedeutung für die Psychoanalyse zu?*

→ Frühkindliche, vor allem über einen langen Zeitraum wirkende Stressoren begünstigen die Entwicklung psychischer Erkrankungen. Hierbei kommt der frühen Mutter-Kind-Interaktion eine besondere Bedeutung zu. Wiederholte traumatische Erfahrungen, Vernachlässigung und Misshandlung führen zu einer kontinuierlichen Stress-Exposition, die funktionelle wie strukturelle Veränderungen des zentralen Nervensystems hervorruft. Hierbei erhöhen biographische, genetische, soziale und umweltbedingte Faktoren die Vulnerabilität, so dass es gilt, das individuelle Risikoprofil festzustellen.

4. *Warum verlangt eine Psychopharmakotherapie im Kindes- und Jugendalter eine besonders intensive Kontrolle und Informationspflicht?*

→ Ca. 70 % der im Kindes- und Jugendalter verwandten Medikamente sind weder für diesen Altersbereich noch für die verschiedenen Indikationen geprüft und zugelassen. Es handelt sich um einen so genannten Off-Lable-Use, so dass die diagnostischen und therapeutischen Voraussetzungen besonders gründlich zu überprüfen sind. Positive wie unerwünschte Arzneimittelwirkungen sind bei der Einstellung, Dosierung und im Verlauf engmaschig durch entsprechende Instrumente zu dokumentieren.

5. *Worin liegen die Vor- und Nachteile bei der gemeinsamen Anwendung von Psychopharmakotherapie und Psychotherapie?*

→ Die Vorteile des psychotherapeutischen Vorgehens bestehen in einer Stärkung von Autonomie und Kompetenz des Patienten zur Selbstregulation. Unerwünschte Wirkungen werden vermieden, und es kommt zu einer Verbesserung der interpersonalen Beziehung und sozialen Adaptation. Bei der Psychopharmakotherapie besteht häufig ein rascher Wirkungseintritt, eine Entlastung bei akuten Krisen, und sie kann dazu beitragen, den psychotherapeutischen Zugang zu erleichtern. Allgemeine Regeln, wann eine Kombination durchgeführt werden sollte, gibt es bislang nicht, deshalb ist zu prüfen, bei welchen Patienten mit welcher subjektiven Behandlungstheorie in welcher sozialen Situation und welcher Symptomatik eine ergänzende psychopharmakologische Intervention den psychotherapeutischen Ansatz erleichtern bzw. verstärken kann.

13 Prüfungsfragen

1. Was wird unter einer Gen-Umwelt-Interaktion verstanden?
2. Geben Sie einige Beispiele von biographischen Schutzfaktoren!
3. Was versteht man unter der Plastizität des zentralen Nervensystems?
4. In welcher Phase der Schwangerschaft entwickelt sich das zentrale Nervensystem besonders rasch?
5. Durch welche Merkmale ist eine Alkoholembryopathie gekennzeichnet?
6. Was versteht man unter Habituation?
7. Wovon sind Habituationsprozesse abhängig?
8. Wie definiert sich assoziatives Lernen?
9. Durch welche körperlichen Symptome ist das akute Stresssyndrom gekennzeichnet?
10. Was versteht man unter einem Off-Lable-Use von Medikamenten?
11. Durch welche Bindungseigenschaften zeichnen sich hochpotente Neuroleptika aus?
12. Was versteht man unter extrapyramidalen Bewegungsstörungen?
13. Warum sollte eine Behandlung mit Hypnotika bzw. Anxiolytika möglichst kurzfristig sein?
14. Wie greifen Psychostimulanzien in den Neurotransmitterstoffwechsel ein?
15. Was versteht man unter Pharmakokinetik?

14 Literatur

a) zitierte Literatur

- Barkley RA (1997): Behavioral inhibition, substained attention, and executive functions: Constructing a unifying theory of ADHD. Psychol Bull 121:65-94
- Baving L, Schmidt MH (2001): Evaluierte Behandlungsansätze in der Kinder- und Jugendpsychiatrie I und II. Z Kinder Jugendpsychiatr 29:189-205 und 206-220
- Beauchamp TL, Childress JF (1989): Principles of biomedical ethics. Oxford, New York: Oxford University Press
- Benkert O, Hippius H (2000): Psychiatrische Pharmakotherapie. 7. Aufl. Heidelberg: Springer
- Birbaumer N, Schmidt RF (2003): Biologische Psychologie. 5. Aufl. Heidelberg: Springer
- Bohleber W (1998): Editorial. Psyche 52:797-800
- Brezina V, Weiss KR (1997): Analyzing the functional consequences of transmitter complexity. Trends Neurosci 20:377-384

- Cameron H, McKay R (1999): Restoring production of hippocampal neurons in old age. Nat Neurosci 2:894-897
- Cody H, Hynd G (1999): Neuropsychological advances in child and adolescent mental health: the decade of the brain. Child Psychol Psychiatr Rev 4:3:103-108
- Connor T, Leonhard B (1998) Depression, stress and immunological activation: The role of cytokines in depressive disorders. Life Sci 62:583-606
- Deegener E, Dietel B, Kassel H, Matthaei R, Nödl H (1992/1998): Neuropsychologische Diagnostik bei Kindern und Jugendlichen. Handbuch zur TÜKI. Tübinger Luria-Christensen neuropsychologische Untersuchungsreihe für Kinder. Weinheim: Psychologie-Verlags-Union
- Deutsche Gesellschaft für Kinder- und Jugendpsychiatrie und Psychotherapie, Bundesarbeitsgemeinschaft leitender Klinikärzte für Kinder- und Jugendpsychiatrie und Psychotherapie, Berufsverband für Ärzte für Kinder- und Jugendpsychiatrie und Psychotherapie (Hrsg.) (2003): Leitlinien zu Diagnostik und Therapie von psychischen Störungen im Säuglings-, Kindes- und Jugendalter. 2. Aufl. Köln: Deutscher Ärzte-Verlag
- Dierks T (2005): Elektroenzephalographie und evozierte Potentiale. In: Walter H. (Hrsg.): Funktionelle Bildgebung in Psychiatrie und Psychotherapie. Stuttgart: Schattauer, S. 129-150
- Döpfner M, Lehmkuhl G (1997): Von der kategorialen zur dimensionalen Diagnostik. Prax Kinderpsychol Kinderpsychiatr 46:519-547
- Döpfner M, Frölich J, Lehmkuhl G (2000): Hyperkinetische Störungen. Göttingen: Hogrefe
- Döpfner M, Lehmkuhl G (2006): Aufmerksamkeitsdefizit-/Hyperaktivitätsstörung – Neuropsychologie. In: Förstl H, Hautzinger M, Roth G (Hrsg.): Neurologie psychischer Störungen. Heidelberg: Springer, S. 671-689
- Egle UT, Hoffmann SO, Steffens M (1997): Pathogene und protektive Entwicklungsfaktoren in Kindheit und Jugend. In: Egle UT, Hoffmann SO, Joraschky P (Hrsg.): Sexueller Mißbrauch, Mißhandlung, Vernachlässigung. Stuttgart: Schattauer, S. 3-20
- Faller H (2003): Verhaltensgenetik. Psychotherapeut 48:80-92
- Fegert JM, Häßler F, Rothärmel S (1999): Atypische Neuroleptika in der Jugendpsychiatrie. Stuttgart New York: Schattauer
- Galea L, McEwen B, Tanapat P, Deak T, Spencer R, Dhabhar F (1997): Sex differences in dendritic atrophy of CA3 pyramidal neurons in response to chronic restraint stress. Neuroscience 81:689-697
- Gerlach M, Warnke A, Wewetzer Ch (2004): Neuro-Psychopharmaka im Kindes- und Jugendalter. Wien: Springer
- Gold PW, Wong JL, Chrousos GP, Licinio J (1996): Stress system abnormalities in melancholic and atypical depression: Molecular, pathophysiological, and therapeutic implications. Mol Psychiatry 1:257-264
- Grawe K (2004): Neuropsychotherapie. Göttingen: Hogrefe
- Grillon C, Southwick SM, Charney DS (1996): The psychobiological basis of posttraumatic stress disorder. Mol Psychiatry 1:278-297
- Harro J, Oreland L (2001): Depression as a spreading adjustment disorder of monoaminergic neurons: A case for primary implication of the locus coeruleus. Brain Res Rev 38:79-128
- Hebb DO (1949): The Organization of Behavior. New York: John Wiley
- Herpertz-Dahlmann B, Resch F, Schulte-Markwort M, Warnke A (Hrsg.) (2003): Entwicklungspsychiatrie. Biopsychologische Grundlagen und die Entwicklung psychischer Störungen. Stuttgart: Schattauer
- Hiller G, Cuntz U (2004): Medizinische und pharmakologische Grundlagen für Psychotherapeuten. In: Hiller W, Leibing E, Leichsenring F, Sulz SKD (Hrsg.): Lehrbuch der Psychotherapie. Band 1: Wissenschaftliche Grundlagen der Psychotherapie. München: CIP-Medien, S. 245-286
- Kandel ER (1996): Neurowissenschaften. Heidelberg: Spektrum, Akademischer Verlag
- Kandel ER (1998): A New Intellectual Framework for Psychiatry. Am J Psychiatry 155:457-469
- Kandel ER (1999): Biology and the Future of Psychoanalysis: A new intellectual framework for psychiatry revisited. Am J Psychiatry 156:505-524
- Kazdin A (2000): Psychotherapy for children and adolescents. New York: Oxford University Press
- Köhler T (2004): Biologische und neuropsychologische Grundlagen. In: Hiller W, Leibing E, Leichsenring F, Sulz SKD (Hrsg.): Lehrbuch der Psychotherapie, Bd. 1: Wissenschaftliche Grundlagen der Psychotherapie. München: CIP-Medien, S. 43-55
- Kokkou M, Leuzinger-Bohleber M, Mertens W (Hrsg.) (1998): Erinnerungen von Wirklichkeiten. Psychoanalyse und Neurowissenschaften im Dialog. Bd. 1. Stuttgart: Internationale Psychoanalyse
- Krahn DD, Gosnell BA (1989): CRH: Possible role in eating disorders. Psychiatry Med 7:235-245
- Lehmkuhl G (2003): Differentielle Therapieindikationen. In: Esser G (Hrsg.): Lehrbuch der Klinischen Psychologie und Psychotherapie des Kindes- und Jugendalters. Stuttgart: Thieme, S. 545-554
- Lehmkuhl G, Lehmkuhl U (2005): Rehabilitations-Psychopharmakotherapie im Kindes- und Jugendalter. In: Linden M, Müller WE (Hrsg.): Rehabilitations-Psychopharmakotherapie. Köln: Deutscher Ärzte-Verlag, S. 387-400
- Leuzinger-Bohleber M, Pfeifer R (1998): Erinnern in der Übertragung – Vergangenheit in der Gegenwart? Psychoanalyse und Embodied Cognitive Science: Ein interdisziplinärer Dialog zum Gedächtnis. Psyche 52:884-918
- Linden DEJ, Provulovic D, Stirn A, Maurer K (2005): Funktionelle Bildgebung und Psychotherapie. In: Walter H (Hrsg.): Funktionelle Bildgebung in Psychiatrie und Psychotherapie. Stuttgart: Schattauer, S. 373-382
- Linden M, Müller WE (Hrsg.) (2005): Rehabilitations-Psychopharmakotherapie. Köln: Deutscher Ärzte-Verlag
- Lösslein H, Deike-Beth C (1998): Hirnfunktionsstörungen bei Kindern und Jugendlichen. Köln: Deutscher Ärzte-Verlag
- Markowitsch HJ, Welzer H (2005): Das autobiographische Gedächtnis. Stuttgart: Klett-Cotta
- Maier EA, Watkins L (1998): Cytokines for psychologists: implications of directional immune-to-brain communication for understanding behavior, mood and cognition. Psychol Rev 105:83-107
- Mazure C (1998): Life stressors as risk factors in depression. Clinical Psychology: Science and Practice 5:291-313
- Melchers P, Lehmkuhl G (2000): Neuropsychologische Diagnostik im Kindes- und Jugendalter. Z Kinder Jugendpsychiatr 28(3):177-187
- Nissen G, Fritze F, Trott G-E (1998): Psychopharmaka im Kindes- und Jugendalter. Ulm: Gustav Fischer
- Oehler K-U, Warnke A, Wewetzer Ch (2004): Anmerkungen zur Pharmakotherapie in der niedergelassenen Praxis. In: Gerlach M, Warnke A, Wewetzer Ch (Hrsg.): Neuro-Psychopharmaka im Kindes- und Jugendalter. Wien: Springer, S. 61-63
- Plomin R, Rutter M (1998): Child development, molecular genetics, and what to do with genes once they are found. Child Dev 69:1223-1242
- Pozzi EM (2001): Ritalin für wen? Wie können wir das Bedürfnis nach Ritalin in der psychodynamischen Beratung von Familien mit Kindern unter fünf Jahren verstehen? Anal Kinder Jugendlichenpsychother 32(4):519-541
- Reagan L, McEwen B (1997): Controversies surrounding glucocorticoid-mediated cell death in the hippocampus. J Chem Neuroanat 13:149-158
- Rees U, Thoma W, Schulze C, Lehmkuhl G (1989): Testtheoretische Probleme der Diagnostik von Hirnschädigungen im Kindesalter am Beispiel der Validität neuropsychologischer Testverfahren. Z Kinder Jugendpsychiatr 17:17-22

- Remschmidt H (2003): Die Bedeutung von Entwicklungsprozessen für die Manifestation psychischer Störungen. In: Herpertz-Dahlmann B, Resch F, Schulte-Markwort M, Warnke A (Hrsg.): Entwicklungspsychiatrie bio-psychologischer Grundlagen und die Entwicklung psychischer Störungen. Stuttgart: Schattauer, S. 221-233
- Resch F (1999): Entwicklungspsychopathologie des Kindes- und Jugendalters. Weinheim: Beltz
- Resch F, Lehmkuhl G, Schulte-Markwort M (2006): Psychotherapie bei Kindern und Jugendlichen. In: Janssen PL, Joraschky P, Tress W (Hrsg.): Leitfaden Psychosomatische Medizin und Psychotherapie. Köln: Deutscher Ärzteverlag
- Riddle MA, Kastelic A, Frosch E (2001): Pediatric Psychopharmacology. J Child Psychol Psychiatry 42:73-90
- Roth G (2001): Fühlen, Denken, Handeln. Frankfurt: Suhrkamp
- Rutter M (2000): Psychosocial influences: critiques, findings, and research needs. Dev Psychopathol 12:375-405
- Rutter M (2002): The Interplay of Nature, Nurture, and Developmental Influences. Arch Gen Psychiatry 59:996-1000
- Rutter M (2005): Environmentally mediated risks for psychopathology: research strategies and findings. J Am Acad Child Adolesc Psychiatry 44(1):3-18
- Rutter M, Plomin R (1997): Opportunities for Psychiatry from Genetic Findings. Br J Psychiatry 171:209-219
- Sapolsky RM (2000) Glucocorticoids and hippocampal atrophy in neuropsychiatric disorders. Arch Gen Psychiatry 57:925-935
- Schulz E, Fleischhaker C, Wehmeier PM (2000): Medikamentöse Behandlung. In: Remschmidt H (Hrsg.): Kinder- und Jugendpsychiatrie. Eine praktische Einführung. Stuttgart: Thieme, S. 391-400
- Schulz E, Fleischhaker C (2003): Entwicklungspsychopharmakologie. In: Herpertz-Dahlmann B, Resch F, Schulte-Markwort M, Warnke A (Hrsg.): Entwicklungspsychiatrie. Stuttgart, New York: Schattauer, S. 253-263
- Schulze C, Rees U, Thoma W, Lehmkuhl G (1989): Die Bedeutung neuropsychologischer Testbatterien für die Diagnostik von Hirnfunktionsstörungen im Kindesalter. Z Kinder Jugendpsychiatr 17:23-30
- Selye H (1946): The general adaptation syndrome and the diseases of adaptation. J Clin Endocrinol 6:117-231
- Singer W (2002): Der Beobachter im Gehirn. Frankfurt: Suhrkamp
- Teuchert-Noodt G, Lehmann K (2003): Entwicklungsneuroanatomie. In: Herpertz-Dahlmann B, Resch F, Schulte-Markwort M, Warnke A (Hrsg.): Entwicklungspsychiatrie. Stuttgart, New York: Schattauer, S. 21-37
- Teusch L, Gastpar M (2000): Psychotherapie und Pharmakotherapie. In: Senf W, Broda M (Hrsg.): Praxis der Psychotherapie. 2. Aufl. Stuttgart: Thieme, S. 673-677
- Warnke A (2003): Umschriebene Entwicklungsstörungen des Lesens und der Rechtschreibung. In: Herpertz-Dahlmann B, Resch F, Schulte-Markwort M, Warnke A (Hrsg.): Entwicklungspsychiatrie. Biologische Grundlagen und die Entwicklung psychischer Störungen. Stuttgart: Schattauer, S. 404-436
- Warnke A, Hemminger U, Plume E (2004): Lese-Rechtschreibstörungen. Göttingen: Hogrefe
- Warnke A, Wewetzer Ch, Hennighausen K, Schulte-Körne G, Remschmidt H (1999): Neurobiologie der Legasthenie. Kindheit und Entwicklung 3:135-140
- Werner EE, Smith RS (1992): Overcoming the odds. High risk children from birth to adulthood. Ithaca, London: Cornell University Press
- Werner EE, Smith RS (1998): Vulnerable but not invincible. New York: Adauer
- Werner EE, Smith RS (2001): Journeys from childhood to midlife: Risk, resilience and recovery. Ithaca, London: Cornell University Press
- Wöckel L. Rubenstein JLR (2006): Zentralnervöse Entwicklungsprozesse. In: Lehmkuhl G, Poustka F, Steiner H (Hrsg.): Lehrbuch der Kinder- und Jugendpsychiatrie. Göttingen: Hogrefe

b) weiterführende und ergänzende Literatur

- Bandelow B, Heise CA, Banaschewski T, Rothenberger A (2006): Handbuch Psychopharmaka für das Kindes- und Jugendalter. Göttingen: Hogrefe
- Birbaumer N, Schmidt R (2003): Biologische Psychologie. 5. Aufl. Berlin: Springer
- Gerlach M, Warnke A, Wewetzer Ch (Hrsg.) (2004): Neuro-Psychopharmaka im Kindes- und Jugendalter. Grundlagen und Therapie. Wien: Springer
- Lösslein H, Deike-Beth C (2000): Hirnfunktionsstörungen bei Kindern und Jugendlichen. Neuropsychologische Untersuchungen für die Praxis. 3. Aufl. Köln: Deutscher Ärzte-Verlag
- Resch F (1999): Entwicklungspsychopathologie des Kindes- und Jugendalters. 2. Aufl. Weinheim: Psychologie Verlags-Union
- Silbernagl S, Lang F (2005): Taschenatlas der Pathophysiologie. 2. Aufl. Stuttgart: Thieme
- Spitzer M (2005): Wie funktioniert das Gehirn? Stuttgart: Schattauer

Ratgeber für Eltern:

- Döpfner M, Lehmkuhl G, Heubrock D, Petermann F (2000): Ratgeber psychischer Auffälligkeiten bei Kindern und Jugendlichen. Göttingen: Hogrefe
- Rothenberger A, Steinhausen H-C (2005): Medikamente für die Kinderseele. Ein Ratgeber zu Psychopharmaka im Kindes- und Jugendalter. Göttingen: Hogrefe

2

3 Konzepte über Entstehung, Aufrechterhaltung und Verlauf psychischer Störungen unter Berücksichtigung von Entwicklungspsychologie und Entwicklungspsychopathologie

DIETER BÜRGIN

1 Einleitung

Allen Modellvorstellungen über die psychischen Funktionen des Menschen liegen **mehr oder weniger implizite fundamental-weltanschauliche Überzeugungen** zugrunde. Die verschiedenen angewandten Verständnis- und Erklärungsmodelle zeigen, dass sich **Verhalten und Erleben sowohl auf einer psychologischen als auch auf einer biologischen Ebene beschreiben und erklären lassen**. Beide Ebenen **ergänzen einander und schließen sich keinesfalls aus**. Es bedarf, auch wenn vorwiegend oder nur mit einem Modell gearbeitet wird, zudem einer konstanten Oszillation zwischen oder eines Einbezugs von weiteren Perspektiven, um der Reichhaltigkeit menschlichen Erlebens gerecht zu werden.

Als *animal humanum* besitzt der Mensch ein spezifisches **Genom**, das intrinsisch einerseits weitgehend für die Entwicklung seines Gehirns, andererseits aber auch für das lebenslange Potential an Plastizität dieser Funktionsstruktur von fast unvorstellbarer Komplexität verantwortlich ist. Diese **genetischen Faktoren** wirken seit Bildung eines Zentralnervensystems über die molekulare und zelluläre Ebene und beim Gehirnaufbau über die Zellmigration und -architektur. Zudem nehmen sie auch Einfluss auf die Steuerungsmechanismen der elektrischen Erregungsleitung an den Zellkörpern und der chemischen an den Synapsen sowie auf den Aufbau komplexerer dendritischer Verknüpfungen zu funktionalen Netzwerken und höher geordneten Erregungseinheiten.

Abbildung 1:

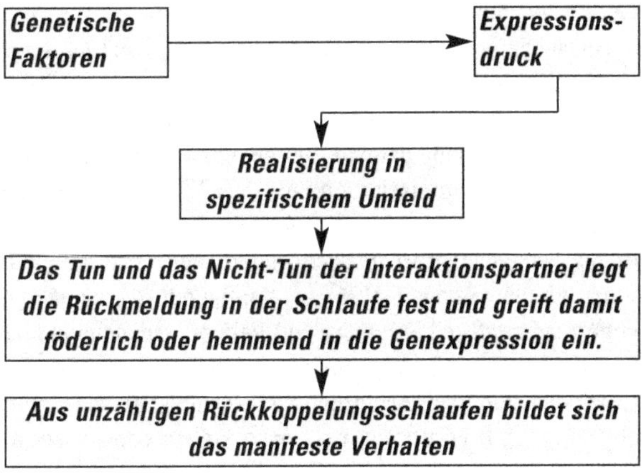

Die **chemische, elektrische oder auch magnetische Beeinflussung von Gehirnfunktionen** (wie auch die Eingriffe der Hirnchirurgie) bauen auf einem Modell auf, das von der Hirnphysiologie und der Hirnpathophysiologie als dem biologischen Teil einer **biopsychosozialen Grundhaltung** ausgeht. Niemand weiß, mit welchen – während der Schwangerschaft normal oder defizient entwickelten – Hirnfunktionsstrukturen ein Säugling seine extrauterine Reifung und Entwicklung beginnt. **Gröbere Störungen** (wie z.B. zerebrale Lähmungen etc.) allerdings werden schnell sichtbar. **Feinere** hingegen mögen auch mit einer differenzierten klinisch-neurologischen Untersuchung unter Einsatz von EEG und bildgebenden Methoden nicht entdeckt werden, bleiben kürzere oder längere Zeit latent. Erst der zeitliche Verlauf von Reifung, Entwicklung und Wachstum macht oft deutlich, dass eine biologische Störung temporärer oder anhaltender Art vorhanden ist.

Das prä- und postnatal sich weiterentwickelnde Gehirn ist **auf eine Umgebung angewiesen**, die nicht nur eine angemessene Gesamternährung (man denke nur an die deletären Folgen eines Proteinmangels für den Gehirnaufbau und die Gehirnfunktionen) anbietet, sondern auch Schutz, liebevolle Fürsorge, angemessene Stimulation und Ruhe, emotionale Wärme und zwischenmenschlichen Austausch.

Abbildung 2:

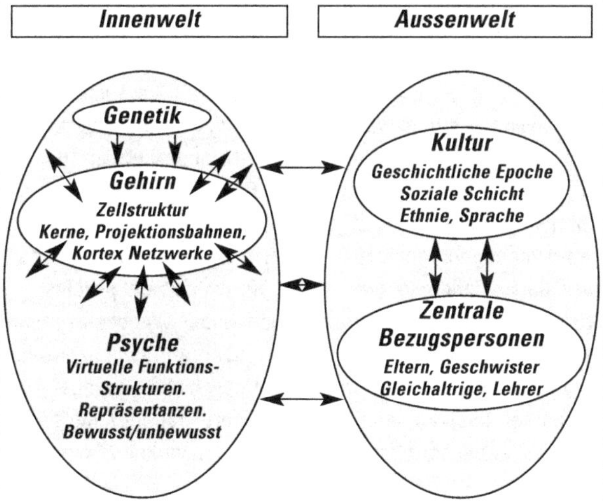

Erst beide zusammen bilden – als Drittes und als Interaktionsresultante höchst komplexer Wechselwirkungen zwischen Individuum und jeweiligem gesellschaftlichen Umfeld – die Basis für psychische Gesundheit oder Krankheit (Hüther, 2002; Kandel et al., 2000).

2 Die wichtigsten Konzepte

Abbildung 3:

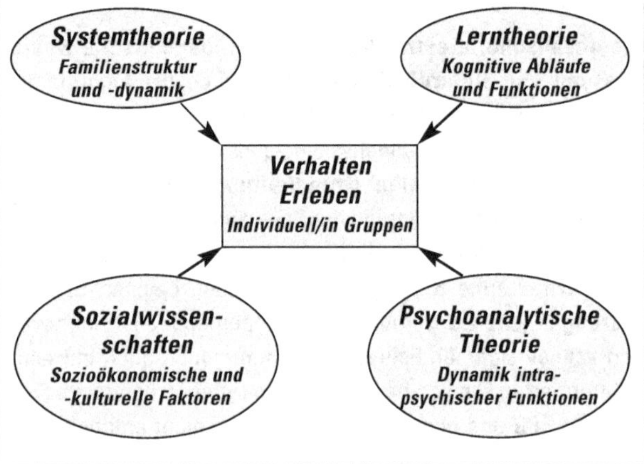

2.1 Das hirnorganisch-konstitutionelle Modell

Dieses beruht auf **naturwissenschaftlichem** Denken, d.h. auf einem **biophysiologischen Ansatz**, und geht davon aus, dass Verhalten weitgehend, wenn nicht sogar ausschließlich, durch elektrochemische und neurobiologische Prozesse im Organismus festgelegt ist. Die Konzentration von Neurotransmittern an den entsprechenden Synapsen des Gehirns ist das Entscheidende. Gedächtnis, Emotion, Antrieb, links- und rechtshemisphärische Unterschiede sowie Reife-/Unreife-Faktoren werden damit erklärt. Die Forschung basiert auf klinischen Beschreibungen, der Untersuchung von physiologischen und neurologischen Faktoren, verschiedenen Laboruntersuchungen, dem EEG, bildgebenden Verfahren, chromosomal-genetischen, biochemisch-metabolischen und neurophysiologischen Faktoren, die in prospektiven und retrospektiven longitudinalen (Therapie-)Studien zu erfassen gesucht werden. Je homogener die untersuchte Population, desto eindeutigere Resultate sind zu erwarten.

Die **Konstitution** als ein komplexer Begriff aus diesem Modell umfasst genetische und geschlechtsspezifische Faktoren. Untersuchungen von Kindern mit **Hirnschädigungen** belegen, dass diese Patienten eine höhere Prävalenzrate psychischer Störungen aufweisen als hirngesunde Kinder. Umgekehrt zeigen psychisch gestörte Kinder auch eine höhere Prävalenzrate hirnorganischer (Begleit-)Störungen als psychisch Gesunde. Aber es konnten noch keine spezifischen Störungen im Kindes- und Jugendalter mit spezifischen Hirnstörungen verknüpft werden.

2.2 Das kognitive Modell

Dieses aus den Geisteswissenschaften abgeleitete Modell basiert auf der Pawlow'schen experimentellen Psychologie, dem operanten, instrumentellen Konditionieren (Entwicklungstheorie von Thompson) und dem emotionalen Lernen (positive oder negative Verstärkung durch Bestrafung oder Belohnung; Auslöschen von falsch Gelerntem oder Fixieren von neu Gelerntem). Regelhafte Zusammenhänge zwischen Reiz und Reaktion (Verstärkung, Abschreckung, Vergällung) stehen im Zentrum. Andere geistige Prozesse finden kaum Beachtung. Jedem Verhalten (z.B. in den Bereichen Temperament, Anpassung, affektive Bedeutungsgebung und instrumentelles Lernen) sind spezifische Störungen mit einem Zuviel, einem Zuwenig oder einer Fehlfunktion zugeordnet.

Die *Cognitive Sciences* stützen sich mehr auch auf neurowissenschaftliche Methoden und Befunde und befassen sich insbesondere mit den Prozessen der Wahrnehmung, der Erinnerung, der Entscheidungsfindung und des Problemlösens, d.h. der Informationsverarbeitung. Sie benutzen hierzu häufig bildgebende Verfahren und versuchen aufzuzeigen, welche Hirnregionen bei bestimmten Aufgaben am aktivsten sind.

All diesen Ansätzen liegt einerseits die **Lerntheorie**, andererseits ein **alters- und geschlechtsbezogenes Normverhalten** zugrunde. Physiologische Begrenzungen eines Potentials, das Konzept von Entwicklungsstadien und –aufgaben und die Erfahrung, dass frühes Lernen sehr vieles entscheidet, gehören ebenso zu diesem Modell wie die Überzeugung, dass abnormes Verhalten den Gesetzen des Lernens gehorcht, also zumeist falsch gelernt ist. Das Gegenwärtige ist somit bedeutend wichtiger als das Vergangene. Symptome sind das Entscheidende, nicht etwa Konzepte wie konfliktbedingte Neurosen, Motivation oder intrapsychische Kräfte, die vielmehr als unnötig betrachtet werden (Steinhausen, 1996).

2.3 Modelle, die vor allem Umweltfaktoren betonen

a) Die **Familie** (und zum Teil die Peergroup) gilt als die basale soziale Einheit. Die Familie wird als ein zwischenmenschliches System verstanden, das eine eigene Entwicklung und einen spezifischen Lebenszyklus aufweist. Die **Systemtheorie** und entsprechende Theorien für Subsysteme sowie ein psychodynamisch erklärender oder ein verhaltensbiologischer Ansatz bilden die Basis für das Verständnis der Funktionsformen und der psychopathologischen Erscheinungen.

Die Familie liefert Grenzen nach innen und nach außen, Regelsysteme, Schutz, Nahrung, Unterkunft, ökonomische Vorteile, Gesundheitsfürsorge, sichtbare und unsichtbare Bindungen/Loyalitäten, gemeinsam geteilte Beziehungswirklichkeiten, eine Beziehungsethik, Sozialisierung, affektive Kontakte, Kommunikation, Vertrautheit, Intimität und die Einbindung in eine kleinere Gruppe. Für wichtige Entwicklungsübergänge stellt sie Übergangsriten (van Gennep, 1999) zur Verfügung. Allerdings konfrontiert sie auch mit Trennung und Verlust, Pseudomutualität, Projektionsfeldern, Zuschreibungsmöglichkeiten, Verstrickungen, Koalitionen und Allianzen, Verfremdung, Mystifizierung, Belastung durch körperlich, psychisch kranke oder dissoziale Familienmitglieder, Übergriffe, Inzest, Rollenumkehr im Sinne einer pathologischen Parentifizierung und gegebenenfalls auch mit der Verführung zu einer psychosomatischen Semiotik (verkörperte Botschaften). Das Gleichgewicht von zentrifugalen und zentripetalen Kräften und die Flexibilität bzw. Rigidität der impliziten oder expliziten, intrafamilialen und/oder intergenerationalen Regelsysteme ist mitverantwortlich für die Entwicklungsfähigkeit des familialen Systems (Richter, 1969; Familientherapie, 1975).

b) Die weitere **soziale Umwelt** bietet mit den jeweiligen **historischen, ethnischen, geographischen, ökonomischen und soziokulturellen Gegebenheiten** eine Vielzahl von Hintergrundfaktoren, die mehr auf den Sozialwissenschaften gründen. Beziehungsformen, die bei der Betreuung von Kleinkindern zum Tragen kommen, Armut, Kinderarbeit, Beschneidung, Infibulation oder Skarifikation wie auch die ethnopsychiatrisch und -psychoanalytisch untersuchten zirkulär-wechselseitigen Zusammenhänge zwischen gesellschaftlichen Systemen, Kindererziehung und Beziehungsstrukturen gehören zu den zentralen Interessensfeldern dieser Perspektive. Es werden die Vor- und Nachteile all dieser Faktoren und ihrer Kombinationen für die gesunde und gestörte Entwicklung des Kindes und Jugendlichen im Allgemeinen und im Speziellen untersucht (Sozialpsychiatrie). Die Motivationsstrukturen für die persönliche Entwicklung wie auch für die Selbst- oder Potentialverwirklichung gehören als Basis zu den Erklärungsmodellen der **humanistischen Psychologie** (Rogers, 1972; Maslow, 1968).

2.4 Das psychoanalytische Modell

Dieser Erklärungsansatz geht von einem innerseelischen Strukturmodell aus, das bewusste, vorbewusste und unbewusste Funktionsanteile umfasst. Aus dem Körper stammende Triebimpulse (Es) suchen ihre Realisierung in der Außenwelt und bedürfen zur Reduktion der angeborenen Konflikthaftigkeit des Menschen einer Regulation und Steuerung, die von einer virtuellen Einheit (dem Ich) geleistet und durch ein Wertesystem (Über-Ich) unterstützt wird, und die nicht nur nach innen im Individuum, sondern auch in dessen Interaktionen mit der Außenwelt wirksam werden, insbesondere mit den wichtigsten primären Pflegepersonen. Der frühen Kindheit als Zeit der Bildung einer sog. infantilen Neurose mit ihren spezifischen Beziehungsrepräsentanzen kommt eine besondere Relevanz zu, da sich die in jener Zeit automatisch ausgearbeiteten und mit den damaligen kognitiven Kapazitäten verknüpften Konfliktlösungsversuche in den Symptombildungen von Jugendlichen und Erwachsenen erneut zu erkennen geben. Zusammen mit dem Phänomen der frühkindlichen Sexualität und dem der infantilen Amnesie bildet sie einen Bestandteil der sich entwickelnden Persönlichkeitsstruktur, die – wie sich in der Nachträglichkeit zeigt – entwicklungsfördernde oder -hemmende Züge trägt. Abwehr-, Anpassungs- und Bewältigungsmechanismen bilden Grundeinheiten verschiedenster, der Homöostase dienenden Ich-Funktionen. In der Innenwelt werden Repräsentanzen der eigenen Person (Selbst) mit bedeutungsvollen Interaktionspartnern (Objekte), die in ihrer wechselseitigen Abhängigkeit in hochkondensierter Form Beziehungserfahrungen speichern, als dynamisches System angelegt und mit Phantasieaktivitäten modifiziert. Innerseelische (bewusste und unbewusste) konflikthafte Vorgänge werden in die äußere Beziehungswelt verlegt (Übertragung) und in einem spezifischen, nur sehr wenig direktiven Behandlungssetting innerhalb der Beziehung zwischen Patient und Analytiker, einer möglichen Umarbeitung zugeführt. Systemtheoretische, linguistische und neurophysiologische Aspekte bilden heutzutage Ergänzungen zur sog. Metapsychologie, mit der versucht wird, das Gesamt an Grundannahmen der Psychoanalyse, d.h. die seelischen Vorgänge, nach dynamischen, topischen, ökonomischen, genetischen und adaptiven Gesichtspunkten zu erfassen. Hierbei spielen sowohl die dynamische als auch die strukturelle Betrachtung des Unbewussten eine besondere Rolle (Mertens, 1992).

2.5 Primär interdisziplinär angelegte Modelle

Obwohl auch viele der oben aufgezählten Vorgehensweisen und Modelle keinesfalls homogen und monistisch sind, sondern durchaus auch bereits interdisziplinäre Aspekte umfassen, gibt es eine Reihe von Modellen, die a priori in Zwischenbereichen angesiedelt sind.

Hierzu gehört z.B. die **Evolutionspsychologie**, die den biologischen Ursprung kognitiver Mechanismen untersucht. Sie vereint biologische, psychologische, anthropologische und psychiatrische Modellvorstellungen und geht davon aus, dass sich psychische Mechanismen im Laufe von Jahrmillionen durch natürliche Auslese in der Evolution entwickelt haben und somit eine Zweckorientierung aufweisen. Mutierte genetische Grundlagen haben sich als nützlich erwiesen, um die Überlebens- und Reproduktionschancen eines Individuums oder einer Gattung (z.B. bezüglich Partnerwahl oder des Umgangs mit Aggression) zu erhöhen (Dawkins, 1996).

Die **kulturvergleichende Anthropologie** basiert auf einer Mischung von Psychologie, Anthropologie, Soziologie und ähnliche Wissenschaften. Sie untersucht, auf welche Art die Kultur (z.B. die Weltsicht, Sprache, Tradition oder die Rituale) die mentalen Repräsentanzen und die psychischen Prozesse in der normalen und in der pathologischen Entwicklung beeinflusst und lenkt (z.B. Kollektivismus versus Individualismus; Elkana, 1985).

Die **Neuropsychoanalyse** ist im Grenzgebiet zwischen Neurologie, Neurobiologie, Neurophysiologie und Psychoanalyse angesiedelt und versucht – zum besseren Verständnis von Diagnostik und Therapie – die neueren Kenntnisse über Gehirnfunktionen und neuronale Netzwerke mit den neueren Erkenntnissen im Bereich der Psychoanalyse zu kombinieren (Kaplan-Solms und Solms, 2003; Solms und Turnbull, 2002).

3 Weitere Begrifflichkeiten und Konzepte

Die im Folgenden exemplarisch aufgelisteten Punkte sind von den einzelnen größeren Modellen verhältnismäßig unabhängig und werden dementsprechend auch unterschiedlich gewichtet. Sie bilden – betrachtet man die unter Punkt 2 aufgeführten Modelle als vertikale Strukturen – eher horizontale Perspektiven und stellen Konzepte dar, die in den verschiedenen oben genannten Modellen mit spezifischen Begriffen Anwendung finden.

Das **Verständnis von Störungen in der Kindheit, der Adoleszenz und im Erwachsenenleben** erfordert den Aufbau eines entwicklungspsychologischen Bezugs- und Beziehungssystems, in dessen Rahmen sich normale und abnorme Erfahrungen einschreiben (McDermott, 1985).

3.1 Wachstum, Reifung, Entwicklung, Veränderung

Zur Klärung der Veränderungen beim **Wachstum** eines Individuums hat sich, bei allen Einschränkungen, die Unterscheidung der Begriffe von **Reifung** und von **Entwicklung** bewährt. Spitz (1969, S. 25) definierte **Reifung** als „die Entfaltung phylogenetisch entstandener und daher angeborener Verhaltensweisen und Funktionen der Art, die entweder im Verlauf der Embryonalentwicklung in Erscheinung treten oder bis nach der Geburt als Anlage weiter bestehen und erst in späteren Lebensphasen manifest werden", und **Entwicklung** als „die Entstehung von Funktions- und Verhaltensformen, die das Resultat eines Austausches zwischen dem Organismus einerseits und der inneren und äußeren Umwelt andererseits sind".

Der **Entwicklungsprozess** ist gekennzeichnet durch eine aktive Einflussnahme auf und gleichzeitig zunehmende Anpassung des Individuums an seine Umgebung sowie durch eine konstante Umformung der Funktionen der Innenwelt (und damit auch des Verhaltens) im Interaktionsgeschehen. Er integriert biologische und psychologische Aspekte, bewirkt eine progressive Umgestaltung und Reorganisation des Verhaltens, je mehr ein Individuum mit seiner Umgebung interagiert, und ist auch das Zwischenglied zwischen den genetischen Gegebenheiten des Individuums, den identifikatorischen Prozessen und den Besonderheiten seiner Umwelt mit ihren spezifischen historischen, kulturellen und sozioökonomischen Aspekten.

Primär biologisch determinierte Entwicklungen (z.B. diese der Motorik) und entsprechende Veränderungen verlaufen in der Kindheit nach einer gewissen Gesetzmäßigkeit. Bezüglich der im Spitz'schen Sinne viel stärker interaktiv mitbestimmten Entwicklungen lässt sich aber eine viel größere Variabilität erkennen. Dennoch zeigen sich in der „gesunden" Entwicklung eines Kindes und Jugendlichen, auch über Perioden nicht kontinuierlichen Wachstums hinweg und trotz grundlegender Umwandlungen im manifesten Verhalten, zumeist Kohärenz und Kontinuität in der gesetzmäßigen Verflechtung von einer Anpassungsmodalität zur anderen. **Entwicklungsstufen** sind während des ganzen Lebens mit spezifischen Belastungen verbunden. Diese können bei entsprechenden **Vulnerabilitäten** eines Individuums zu klinisch manifesten Störungen führen. Vielleicht entwickelt die moderne Neurophysiologie und -chemie Modelle, die sich mit entwicklungspsychologischen Erfahrungen in Verbindung setzen lassen, beschreibt doch Kandel (1983), wie sich bei einfachen Organismen unter chronischer Belastung eine veränderte Synapsenstruktur mit Absenkung der Reiz-Reaktions-Schwelle ausbildet, so dass schließlich bereits eine kleinere Belastung ausreicht, um die ursprüngliche Reaktion auszulösen. **Belastungen in der frühen Lebenszeit hinterlassen also Spuren in den Synapsen** (Veränderung von Strukturen und Funktionsweisen nach „gelernter Angst") und schaffen damit eine **biologisch fixierte Vulnerabilität bzw. Prädisposition für ähnliche Belastungen zu einem späteren Zeitpunkt. Erfahrungen (auch positiver Art) vermögen somit die Neurostruktur und -funktion zu verändern.** Die Bedeutung eines Verhaltens ist nur vor dem Hintergrund des gesamten psychologischen Kontextes zu verstehen. Manifest ähnliches Verhalten kann eine völlig unterschiedliche Bedeutung besitzen, unterschiedliches Verhalten in verschiedenen Kontexten die gleiche. **Notwendigerweise wird eine Forschung, die sich nur am Verhalten orientiert, zu völlig anderen Ergebnissen gelangen als eine solche, welche die dem Verhalten zugrunde liegenden Strukturen und Interaktionsvariablen einzubeziehen versucht.**

Entwicklung ist nicht nur eine Summierung im Sinne linearer Addition, sondern die **anhaltende Umwandlung und Neuorganisation alter und neuer Erfahrungsinhalte.** Frühe Verhaltensformen werden in komplexere hierarchisch integriert. Anna Freud (1968) hat solche stufenförmige Entwicklungsabläufe mehrerer psychischer Funktionen und Strukturen mitsamt ihren phänotypischen Wandlungen zum Konzept der „Entwicklungslinien" ausgebaut. In Zeiten seelischer Belastungen werden allerdings frühere Funktionsmodalitäten rasch wieder manifest. Die zuletzt integrierten Muster sind im Hinblick auf eine regressive Auflösung am anfälligsten. Der in Bezug auf eine bestimmte Situation unflexible Gebrauch wenig differenzierter, früherer Anpassungsarten und nicht einfach ihr Vorhandensein bestimmt die mögliche Pathologie (Santostefano, 1978).

3.2 Entwicklungspsychopathologie

Sie bildet eine Subspezialität der **Entwicklungspsychologie** und beschäftigt sich mit der Entwicklung oder den Folgen von individuellen Mustern ungünstiger Verhaltensanpassung (Resch, 1996). Die wechselnden Muster von **Anpassung und Anpassungsstörung** im Zeitverlauf sind für Voraussagen möglicherweise von zentraler Bedeutung (Sroufe et al., 1984).

Zu den **Aufgaben, die jedes Kind in seiner Entwicklung zu bewältigen hat**, gehören 1. der Aufbau von Bindungen, 2. der Umgang mit Abhängigkeit, Trennung und Getrenntheit von Bezugspersonen und 3. die Gestaltung von Beziehungen zu Gleichaltrigen. Wie die Umsetzung dieser Aufgaben erfolgt, bildet einen Schwerpunkt der Entwicklungspsychopathologie. Grundsätzlich gilt, dass **Voraussagen über psychopathologische Erscheinungen beim Erwachsenen aufgrund von Phänomenen in der Kindheit sehr komplex sind**, eine Tatsache, die einem auch bei vielen Anstrengungen zur Prävention psychischer Störungen entgegentritt. Wird die Entwicklung von ihrem Endergebnis aus nach rückwärts, also **retrograd** verfolgt, so stellt sich ein lückenloser Zusammenhang her, und die so entstandene Einsicht wird für vollkommen befriedigend, vielleicht sogar erschöpfend gehalten. Wird der umgekehrte Weg gegangen, nämlich der von den gegenwärtigen Befunden ausgehende und **anterograd** gerichtete, so entfällt der Eindruck einer notwendigen und auf keine andere Weise zu bestimmenden Verkettung völlig. Alles hätte sich auch anders entwickeln können, und jedes andere Ergebnis wäre ebenso verständlich und klar gewesen wie das des zuerst skizzierten vorwärts gerichteten Entwurfes. **Die Verlängerung der vorhandenen Anhaltspunkte in die Zukunft verläuft somit längst nicht so befriedigend wie die rückwärts gerichtete Analyse.** Es gelingt nur bei den großen, in ihrem Verlauf sehr bekannten Psychopathologien, rein aus der Kenntnis der Voraussetzungen die Natur ihrer Entwicklung und somit des späteren Ergebnisses vorherzusagen. Aber selbst dann ermöglichen die dafür gebrauchten statistischen Modelle

höchstens eine Wahrscheinlichkeitsvoraussage, die für das betroffene Individuum im speziellen Einzelfall keine Verbindlichkeit zu haben braucht. Dasselbe gilt auch für ätiologische Gesichtspunkte, was Freud (1920, S. 296/297) vor knapp 90 Jahren folgendermaßen beschrieb:

„Mögen uns auch die ätiologischen Faktoren, welche für einen bestimmten Erfolg maßgebend sind, vollständig bekannt sein, wir kennen sie doch nur nach ihrer qualitativen Eigenart und nicht nach ihrer relativen Stärke. Einige von ihnen werden als zu schwach von anderen unterdrückt werden und für das Endergebnis nicht in Betracht kommen. Wir wissen aber niemals vorher, welche der bestimmenden Momente sich als die schwächeren oder stärkeren erweisen werden. Wir sagen nur am Ende, die sich durchgesetzt haben, das waren die stärkeren."

Was ist für die Entwicklungspsychopathologie von besonderem Interesse? Einmal die Art und die Natur der **Entwicklungsverzerrungen**; dann aber auch die **entwicklungsbedingten Beziehungen zwischen verschiedenen Funktionsaspekten des psychischen Systems**; und schließlich die **entwicklungsbedingten Aspekte erfolgreicher oder erfolgloser Anpassung** (was macht z. B. ein Individuum resistent gegen Belastung? Welche Einstellungen, Orientierungen oder Fertigkeiten ermöglichen oder fördern eine erfolgreiche Bewältigung von Belastungen? Wie ändert sich eine solche im Verlauf der Entwicklung bzw. aufgrund welcher äußerer Umstände? Was steigert und was vermindert die Vulnerabilität? Wie sieht die Entwicklung von „Risiko-Patienten" aus, die eine (oder keine) spätere Störung entwickeln? Was sind die Faktoren, welche ein Individuum in verschiedenen Zeitepochen näher zu oder weiter weg von einem Risiko rücken?). Zum Teil sind hierbei auch die aus der Epidemiologie stammenden Begriffe der **Inzidenz** (d.h. der Häufigkeit des Eintritts eines Ereignisses) und der (Jahres- oder Lebenszeit-)**Prävalenz** (d.h. der Auftretenswahrscheinlichkeit) bedeutsam. Zudem sind zu berücksichtigen: die **Konzepte der absoluten Invarianz** (unverändertes Anhalten einer Qualität), der **Regelhaftigkeit von Entwicklung oder der Form einer Veränderung** (Zwillingsforschung), der **ipsativen Stabilität** (bleibendes Funktionsmuster innerhalb einer Persönlichkeit auch unter verschiedenen Umständen), der **normativen Stabilität** (Konstanz der Position eines Kennzeichens im Vergleich zum Mittelwert der Gesamtpopulation) und der **Kontinuität von Prozessen, Mechanismen oder Strukturen** (Rutter, 1984).

3.3 Mögliche Zusammenhänge von frühen Erfahrungen und Erlebnisweisen mit späteren Störungen

1. Eine belastende spezifische Früherfahrung bewirkt möglicherweise direkt eine Störung, die persistiert; sie hat dann eine körperliche Störung bzw. Veränderung zur Folge, die eine negative Beeinflussung von in Entwicklung begriffenen Funktionen nach sich zieht. Sie kann aber auch nur ein leicht verändertes Verhalten auslösen, das erst zu einem späteren Zeitpunkt die Qualität einer Störung bekommt (Rutter, 1984 a und b).
2. Eher indirekt vermag eine spezifische frühe Erfahrung aber auch eine Veränderung familiärer Beziehungen nach sich zu ziehen, die später eine Störung erzeugt, eine Empfindsamkeit gegenüber Belastungen hinterlässt oder den Stil der Bewältigungsmechanismen verändert, so dass sich daraus später eine Prädisposition für oder ein Schutz gegen Belastungen entwickelt. Schließlich kann sie auch zum Anlass von Veränderungen im Selbstkonzept werden, die zu einem späteren Zeitpunkt ein verändertes Reaktionsmuster nach sich ziehen.

Frühkindliche Konflikte sind, wenngleich in veränderter Form, in späteren Entwicklungsphasen jeweils wieder erkennbar. Ihre „gesunden" oder „krankhaften" Veränderung dürften von den verschiedenen Entwicklungsgeschehnissen bis ins Erwachsenenleben hinein abhängig sein. Nur das **Gesamtbild der Anpassungsleistungen** eines Kindes lässt Voraussagen auf eine spätere Pathologie zu, insbesondere seine Art des Umganges mit **Bewältigungsstrategien** für bestimmte Entwicklungsaufgaben, nicht aber etwaige einzelne Symptome. Im Allgemeinen **beeinflussen frühere Anpassungsmechanismen die späteren, aber nicht einfach linear. Unangemessene Beziehungen zu Gleichaltrigen** stellen z. B. einen mächtigen Prädiktor für eine spätere Psychopathologie dar, da sie Zeichen eines frühen Anpassungsversagens sind und somit soziale Beziehungen als Hilfe für Belastungsbewältigungen im späteren Leben nicht genutzt werden können.

Ein **breit gefächertes Anpassungsversagen in der Schulzeit** (z.B. unangemessene Beziehungen zu Gleichaltrigen, antisoziales Verhalten oder schwere Leistungsprobleme) hat eine **gewisse Voraussagekraft** für psychische Störungen im Erwachsenenalter, aber mehr genereller als spezifischer Art. Spezifische Muster emotionaler Entwicklung aber haben, bei Fehlen eines allgemeinen Anpassungsversagens, keinen Voraussagewert.

3.4 Kontinuitäten und Diskontinuitäten im Reifungs- und Entwicklungsprozess

Was schaffen in der Entwicklung eines Kindes Kohärenz, Konsistenz und auch ihr Gegenteil? Wahrscheinlich ist das, was die **endogene Reifung** veranlasst, so etwas wie eine **genetische Prädisposition** mit entsprechenden biologischen Charakteristika. **Entwicklung als Ausbildung derjenigen Strukturen, die mit dem Erfahrenen und Erlebten im sozialen Interaktionsprozess verbunden sind, verbindet sich an verschiedenen Stellen mit den Faktoren der endogenen Reifung.** So können einzelne Fähigkeiten nicht gelernt werden, bis gewisse Reifungsphasen erreicht sind. Danach aber geht das Lernen mühelos, schreitet die Entwicklung rasch voran, sofern die entsprechenden Umweltstimuli vorhanden sind. Je mehr Entwicklung, desto höher das intrapsychische Strukturniveau. Dieses bleibt konstant und stabil, sofern Gesundheit und angemessene Umweltbedingungen erhalten bleiben. Im Laufe des **Lebenszyklus** kommt es allerdings immer wieder zu **Krisen, Übergängen** und **Veränderungen** (z.B. Intelligenzanstieg bis in die späte Adoleszenz, Entwicklung des Selbstkonzeptes oder der Sozialerfahrung über das ganze Leben hinweg, Veränderungen des Körpers in der Adoleszenz, in der Schwangerschaft und im Alter) (Rutter, 1984c).

3.5 Reifung, Entwicklung und Entwicklungsstadien in der psychoanalytischen Entwicklungspsychologie

Neben den **Entwicklungsmodellen** von Eysenck und Piaget haben sich auch jene der *Temperamentforschung* (Cloninger, 1994), der Lerngewohnheiten, der Entwicklung von sozialen Fertigkeiten oder des *Selbstkonzeptes* (Stern, 1992) profiliert. Die **psychoanalytische Entwicklungstheorie** geht davon aus, dass sich **durch Reifung und Entwicklung eine Persönlichkeitsstruktur mit systematischer Progression über verschiedene Entwicklungsstadien hin ausbildet.** Ein größerer Teil dieses Strukturbildungsprozesses erfolgt bereits in der Vorschulzeit, aber es gibt auch wesentliche, positive und negative, Veränderungen der sozioemotionalen Funktionen und Strukturen in der Latenz, der Adoleszenz und im Erwachsenenleben, sofern genügend radikale Umweltveränderungen stattfinden (Piaget ging davon aus, dass sich vor allem kognitive Strukturen, die dem Verhalten zugrunde lägen, über qualitativ verschiedene Entwicklungsphasen gesetzmäßig entwickelten). Sämtliche Entwicklungstheorien erklären aber nicht genügend, wie die Persönlichkeit **als Ganzes organisiert** ist, wodurch die **Integrationsvorgänge** wirklich zustande kommen.

3.6 Erfahrung, Erleben, Prägung

Der **Stellenwert des Erfahrenen oder Erlebten** für die Entwicklung eines Individuums ist somit nicht gering. (Schwere Belastungen im frühkindlichen Leben können z.B. zu lange anhaltenden Veränderungen im neuroendokrinen System führen; visuelle Einschränkungen in der Kindheit bewirken strukturelle Veränderungen im Kortex; eine massive sensorische Deprivation über lange Zeit hinweg hat messbare Veränderungen in der Hirnphysiologie und -histologie zur Folge.) Dennoch lässt sich der **Prägungsbegriff** beim Menschen nicht in der ursprünglichen Bedeutung einer irreversiblen Wirkung halten. **Ungünstige Kindheitserfahrungen** können eine **Prädisposition** schaffen für ein **erhöhtes Risiko psychosozialer Dysfunktion** im Erwachsenenleben. Soziale und emotionale Erfahrungen sind mehr von **inter- und transaktionalen Prozessen** abhängig als von passivem Lernen.

Eine **vertrauensvolle Eltern-Kind-Beziehung** erlaubt Voraussagen über bestimmte Qualitäten der Interaktion in einer Gleichaltrigengruppe ein Jahr später (Arend et al., 1979; Waters et al., 1979). **Frühe Erfahrungen** haben also wesentliche Effekte auf die psychische Entwicklung, aber auch spätere sind keinesfalls belanglos. Heilungsprozesse sind zeitlebens am Werk. Es gibt somit nicht notwendigerweise Kontinuitäten zwischen den seelischen Störungen in den verschiedenen Lebensaltern. Diskontinuitäten scheinen mehr von Reifungsprozessen im Zentralnervensystem als von psychosozialen Erfahrungen abhängig zu sein (Kagan, 1980). So bewirken die massiven hormonellen Veränderungen in der Pubertät auch Veränderungen im Verhalten. Der **Zeitpunkt solcher „Reifungssprünge" ist zumeist genetisch bedingt**, aber Umwelteinflüsse können eine wesentliche Einwirkung auf die biologischen Abläufe haben. Entwicklung umfasst grundsätzlich eine Reorganisation des Verhaltens, die qualitativ von den vorigen Formen verschieden ist. Es gibt somit **Diskontinuitäten in der Entwicklung, die entweder aufgrund von Reifungsprozessen oder von interaktionsbedingten Erfahrungsprozessen** (Quinton et al., 1984) oder von beiden zusammen herrühren.

Bei der Beurteilung derjenigen Faktoren, die für die **Kontinuitätsschaffung** mitverantwortlich sind, darf das **Verhalten** nicht als alleiniger Indikator genutzt werden, da es innerhalb des Lebenszyklus verschiedene Bedeutungen bekommt. Es besteht wohl zeitlebens eine gewisse Abhängigkeit und Vulnerabilität gegenüber Umwelteinflüssen. Pervasive Störungen z.B. zeigen eine große **pathogene Persistenz** über die Zeit; **tragende persönliche Beziehungen** hingegen haben über das ganze Leben hinweg eine wesentliche **protektive Bedeutung**. (Die Präsenz eines geliebten Menschen steigert die Widerstandskraft gegen Belastungen. Kontinuität wird oft auch durch „Auswahl" eines bestimmten Umgebungstyps „erzeugt". Ungünstige Kindheitserfahrungen z.B. bewirken häufig, dass eine weiterhin ungünstige Umgebung „ausgewählt" wird.) Kontinuität ist auch zu finden in sich selbst aufrechterhaltenden aggressiven Störungen des Kindesalters, in bleibender Vulnerabilität, die eine reduzierte Widerstandsfähigkeit und ein verringertes Bewältigungsvermögen nach sich zieht, oder auch in einem Nicht-nutzen-Können von Gelegenheiten. **Negative Erfahrungen** beeinträchtigen das Selbstgefühl im Sinne einer **gesteigerten Vulnerabilität**, gute Erfahrungen fördern es im Sinne **erhöhter Protektion**. Grundsätzlich ist zu bedenken, dass es eine **allgemeine biologische Neigung zur Restauration gestörter Funktionen** gibt sowie wesentliche, **sich selbst korrigierende Mechanismen.**

Kontinuitäten im Blick nach vorn (z.B. Nachuntersuchung 10 Jahre später) sind aber nicht notwendigerweise die gleichen wie diese im Blick zurück (z.B.: bestand die Störung X bereits vor 10 Jahren?). So sind die meisten Erwachsenen mit antisozialem Verhalten auch Kinder mit solchen Störungen gewesen. Aber längst nicht alle Kinder mit antisozialem Verhalten werden zu antisozialen Erwachsenen.

Die **Kontinuität kann für eine bestimmte Variable ausgeprägter sein** als für eine andere. Sie kann sich aber auch **nur auf die Form *eines* Merkmals beziehen**, bei Diskontinuität in der Häufigkeit. Sie ist somit nicht identisch mit den Begriffen Konstanz oder Stabilität.

Kontinuitäten und Diskontinuitäten im Entwicklungsprozess entstehen somit beide entweder durch Reifungsvorgänge im Zentralnervensystem oder durch psychosoziale und emotionale Erfahrungen, die sich in intrapsychischen oder interpersonellen Strukturen niederschlagen, oder durch eine Kombination von beiden. Zumeist entstehen komplizierte Ketten indirekter Verbindungen.

3.7 Resilienz, protektive und Belastungsfaktoren

Auch bei massivsten Belastungen und sehr ungünstigen Bedingungen erkranken nicht sämtliche Kinder. Das wenig sagende Konzept des **„nicht verletzbaren" Kindes** ist in den letzten Jahren aufgegeben worden und durch Forschungen über die **Widerstandsfähigkeit gegen Belastungen** ersetzt worden (Rutter, 1985). Viele empirische Studien haben auf die wahrscheinlich **genetisch determinierten großen individuellen Unterschiede in der psychischen Reaktion auf Belastungen** hingewiesen. Noch ungenügend beantwortet ist aber die Frage, auf welche Art die Konstitution die Widerstandsfähigkeit erhöht. Es ist auch noch weitgehend unbekannt, auf welche Art und Weise **Risikofaktoren** und solche, welche die Widerstandskraft stärken, tatsächlich auf die Entwicklung einwirken.

Zu den sogenannten **Schutzfaktoren** zählen solche, welche die Reaktion eines Individuums auf negative Umwelteinflüsse, die üblicherweise einen ungünstigen Ausgang bewirken, modifizieren oder im positiven Sinne verändern. Sie sind keinesfalls identisch mit einfach nur positiven oder zuträglichen Erfahrungen, denn sie können auch unlustvoll sein. Unter gewissen Umständen mögen belastende Erfahrungen ein Individuum sogar stählen, es nicht nur empfindsamer gegenüber neuen Belastungen machen. Die Belastung, einen geisteskranken Elternteil zu haben, kann dann sogar gesundheitsfördernd sein, wenn sie nicht überwältigend wirkt, und für das Kind Aufgaben erwachsen, deren Erfüllung emotional etwas einbringt (Bleuler, 1972). **Beim Fehlen von Belastungsfaktoren zeigen sich die Schutzfaktoren meist nicht.** Schutzfaktoren müssen nicht unbedingt Erfahrungen sein, sondern können z. B. auch bestimmte Eigenschaften einer Person umfassen (Töchter sind z.B. anscheinend weniger häufig Zeugen eines manifesten Elternstreites als Söhne).

3.8 Trauma

Der Traumabegriff ist zunehmend ausgeweitet worden (Bürgin, 1995; Bürgin und Rost, 1996). Er bezeichnet aber in seinem Kern noch immer einen **Erlebenszustand**, bei dem die **Fähigkeit eines Individuums (und damit seines Ichs), seine Erlebnisse zu organisieren und zu regulieren, überfordert** wurde, so dass ein **Zustand von Hilflosigkeit** entstand (Tyson und Tyson, 1990). Winnicott definierte Trauma als jegliches Ereignis, das die **Linie des Kontinuitätserlebens eines Individuums unterbricht.** Die in kleinen, sorgfältig dosierten Schritten ablaufenden Desillusionierungen durch ein nicht traumatisierendes, geringfügiges Ungenügen eines empathischen Gegenübers helfen dem Kind, die Demarkationen zwischen Innen- und Außenwelt voranzutreiben und durch eine klare Abgrenzung der Selbst- von den Objektrepräsentanzen primitivere Funktionsweisen zu ersetzen. Jede tiefer greifende Störung der Anpassung einer Beziehungsperson an die Grundbedürfnisse eines Säuglings oder Kleinkindes stört dessen Kontinuitätserleben und seine Integrationsprozesse. Gröbere Empathiestörungen von Seiten der primären Beziehungspersonen bewirken mit ihrem traumatisierenden Versagen gravierende Beziehungsstörungen. Attacken von übermäßigen Ängsten oder narzisstischer „Rage" sind typische Folgeerscheinungen. Werden die Grundbedürfnisse eines Säuglings nicht in jeder Phase seiner psychosozialen Entwicklung angemessen erfüllt, so erhält die Situation eine potentiell traumatisierende Qualität. Trauma ist somit der Name für eine bestimmte Qualität der Beziehung zwischen einem Subjekt und seinem Gegenüber.

Zwei Gegebenheiten haben fast immer eine traumatisierende Wirkung: die **übermäßige Reizzufuhr**, ein **Zuviel**, das beim Säugling und Kleinkind ein primäres Potential zur Verschiebung in den Körper enthält. Die primären Pflegepersonen fungieren in gewissen Fällen in den ersten beiden Lebensjahren, bevor die Psyche des Kindes autonomer zu funktionieren gelernt hat, nicht als „gute Abwehr" und lassen somit eine Überflutung des in Entwicklung befindlichen Ichs mit Reizen verschiedenster Art oder eine Inkohärenz der Reizzufuhr zu. Bei leichter Ausprägung zeigen sich Symptome, wie z.B. Schlafstörungen, Kopf- und Bauchschmerzen, Dreimonatskolik, psychogenes Erbrechen oder Affektkrämpfe. Überbehütung oder organismisches Unwohlsein infolge schwererer körperlicher Schmerzen stellt bereits eine gewichtigere Form dar, die es dem Individuum zumeist nicht mehr erlaubt, ausreichend eigene affektive Erfahrungen zu machen. Häufiger aber sind die Formen des **Zuwenig**, des **beziehungsmäßigen emotionalen (und/oder sensorischen) Mankos** bzw. der Karenz mit ihren Unterformen des Ungenügens, der Dyskontinuität und der Verzerrung. Als massivere Formen gehören z.B. die länger dauernden Trennungen in früher Kindheit ohne oder mit mehrfach wechselnden Substitutspersonen (emotionale Deprivation), das Verlassen- bzw. Verstoßenwerden (wie bei der mehr oder weniger subjektiven Interpretation des Adoptionsvorganges) oder der reale Verlust von einem oder beiden Eltern hierzu. Auch bei diesen Konfigurationen sind vielfach psychosomatische Störungen nachzuweisen (z.B. schwere Essstörungen, psychogenes Erbrechen oder Rumination).

Das Phänomen der **Traumatisierbarkeit** – vielleicht der Preis für die Fähigkeit zur Ausbildung bedeutungsvoller Beziehungen – dürfte mit der spezifischen Hilflosigkeit und Verletzlichkeit des menschlichen Säuglings und Kleinkindes zusammenhängen. Eigentlich zu früh geboren, bleibt das Baby besonders lange abhängig. Jegliche traumatogene Über- oder Unterstimulierung (z.B. durch physische, sexuelle oder emotionale Misshandlung, ausgeprägte emotionale Deprivation, Zeugenschaft bei Grausamkeiten oder Gewalttaten, durch eine Existenz, die von konstanter Lebensbedrohung oder Verlust gekennzeichnet ist oder durch ein lang andauerndes Ausgesetztsein gegenüber massiven Projektionen) bewirkt zuerst **defensive Reaktionen, die dem Überleben und dann der Schadensbegrenzung dienen** (Bohleber, 2000). Oft werden dadurch die Strukturen der Selbst-, der Objekt- und der Beziehungsrepräsentanzen sowie verschiedene Ich-Funktionen in Mitleidenschaft gezogen. Der bedeutungsvolle Andere wird von traumatisierten Kindern vielfach für die Regulation des eigenen Selbstwertgefühls, für Sicherheit und Wohlbefinden sowie für das narzisstische Gleichgewicht in unentbehrlicher Art gebraucht. Schon der mögliche Verlust des Gegenübers mobilisiert heftigste regressive Trennungs- und Vernichtungsängste. Das Kind sorgt deshalb manipulativ für die Realpräsenz des Gegenübers und gebraucht hierzu eine Art interpersonaler Abwehr.

Jegliches Erlebnis oder Ereignis, das ein Individuum an eine traumatische Erfahrung erinnert, kann, ähnlich wie eine Überempfindlichkeitsreaktion (z.B. anaphylaktischer Schock bei schwerer Allergie), den alten Zustand der emotionalen Hilflosigkeit und der Reizüberflutung innerhalb kürzester Zeit wiederaufleben lassen. Psychische Traumatisierung hinterlässt also eine persistierende erhöhte Vulnerabilität. (siehe dazu auch den Artikel von Winkelmann, in diesem Band).

Jegliche Traumatisierung auferlegt dem Individuum ein **Gefühl erlittenen Unrechts**. Ist sie durch Menschen erfolgt, was bei wiederholter Kränkung, Vernachlässigung, Verwahrlosung und Misshandlung klar der Fall ist, so wird das Unrecht infolge von Rache- und Reparationswünschen als wiedergutmachungspflichtig erlebt.

Das Kind als der formbarste Teil eines familialen Systems wird durch **pathogene Modalitäten der Beziehung oder Rollenzuschreibung** am nachhaltigsten in seiner Entwicklung beeinträchtigt. Dies ist am deutlichsten, wenn es **zum Sündenbock** auserkoren worden ist, aber auch schon sehr klar erkennbar, wenn eine **die Persönlichkeitsentwicklung des Kindes hemmende Parentifizierung** (Boszormenyi-Nagy, 1981) vorliegt.

3.9 Synergie und Potenzierung

Interaktive Prozesse zwischen multiplen Variablen bewirken oft **synergistische Effekte im Sinne von Potenzierung und Multiplikation.** Solche interaktiven Prozesse sind Teile des Entwicklungsprozesses. So kann ein Risiko ansteigen oder absinken – je nachdem, welche Faktoren wann zusammenwirken. Der Zeitpunkt kann z.B. wegen einer reifungsbedingt erhöhten Empfindlichkeit sehr ungünstig sein oder selbst die Bedeutung eines Ergebnisses mitgestalten. (So scheint die Arbeitstätigkeit einer Mutter kein erhöhtes Risiko von Störungen beim Kind zu beinhalten, außer wenn die Arbeit nach dem Tod des Vaters oder nach dem Verlust des Vaters infolge Scheidung frisch aufgenommen wurde [Hetherington et al., 1982].)

Schutzfaktoren und Interaktionsprozesse sind miteinander verbunden. Kleinkinder unter 3 Monaten besitzen einen gewissen Schutz vor Trennungsreaktionen, da sie noch keine Fähigkeit zu selektiver Bindung aufgebaut haben. Kinder über 5 Jahren sind gegen Trennungen insofern etwas geschützt, als sie genügend kognitive Fähigkeiten entwickelt haben, um innere Beziehungen über die Absenzperioden hinweg aufrechterhalten zu können. Dem Angstschutz eines Kleinkindes können im Verlauf der Entwicklung verschiedene Dinge und Gegebenheiten dienen, beim Kleinkind z.B. ein Übergangsobjekt (Winnicott, 1976), später die Präsenz der Eltern und die Gefühle, die von den Eltern ausgedrückt werden, weiter die psychologische Verfügbarkeit der Eltern oder schließlich auch ihr Interaktionsstil mit dem Kind. **Eine sichere Beziehung zu einem Elternteil kann die unsichere Beziehung zum anderen ausbalancieren.** Die Charakteristika der Beziehungen eines Kindes zu einem Elternteil haben somit praktisch keinen prädiktiven Wert für die Beziehung zum anderen. Für die Schutzwirkung wichtig ist die vertrauensvolle Beziehung zu einer Person. Longitudinale Studien zeigen klar, dass **Menschen, die eine Scheidung der Eltern, Verlust oder anhaltende Trennung vor dem 5. Lebensjahr erlitten haben, ein eindeutig höheres Risiko für eine psychische Krankheit oder Delinquenz im frühen Erwachsenenalter haben** (Wadsworth, 1984). Früher Elternverlust führt allerdings nur zur Depression, wenn nachfolgend die Obhut der Kinder inadäquat war oder es zu einer emotionalen Destabilisierung der Familie kam. **Objektverluste können vor allem deshalb pathogen wirken, weil sie eine Kette von Ereignissen in Gang setzen, deren Kombination eine Prädisposition für spätere Krankheiten zu schaffen vermag.** Ein früher Elternverlust bewirkt möglicherweise eine Prädisposition in Richtung ungenügender Sorge und Pflege der eigenen Kinder, woraus Ehespannungen erwachsen. **Ein emotional zugewandter Ehepartner, der behilflich ist, die beeinträchtigte Elternschaft des anderen auszugleichen, wirkt in diesem Falle als sehr wesentlicher Schutzfaktor** (Parker und Hadzi-Pavlovic, 1984). In Heimen und Institutionen aufgewachsene Frauen haben als Erwachsene eine klar ungünstigere soziale Entwicklung. Dieser Effekt tritt aber nicht zutage, wenn eine harmonische Ehe mit einem unterstützenden, nicht delinquenten Ehemann eingegangen worden ist (Rutter und Quinton, 1984; Quinton et al., 1984). Günstige Schulerfahrungen (z.B. Leistungserfolge oder positive soziale Beziehungen) vermitteln Erfolgserlebnisse, unterstützen eine Erhöhung des Selbstwertgefühls und damit die erfolgreiche Bewältigung weiterer schwieriger Situationen. Das daraus resultierende Gefühl, dem Schicksal nicht einfach ausgeliefert zu sein, sondern es durch aktives Bemühen in Richtung Verbesserung der Lebenssituation ändern zu können, verhalf den von Rutter und Quinton nachuntersuchten Frauen mit, im genannten Sinne „günstige" Ehemänner zu suchen und zu finden. Ganz allgemein lässt sich sagen, dass **eine zufrieden stellende Ehebeziehung einen mächtigen Schutzfaktor darstellt.** Weniger die Häufigkeit oder der Rang eines Beziehungspartners als die Zufriedenheit in einer zwischenmenschlichen Beziehung dürfte den Kern des protektiven Faktors ausmachen. Das Erleben von Depression oder von anderen schweren psychischen Störungen bei den eigenen Eltern ist ein wesentlicher Risikofaktor bei der Übernahme eigener elterlicher Aufgaben, insbesondere für Kinder des gleichen Geschlechtes.

Zu den **gesicherten Schutzfaktoren** können gezählt werden: 1. ein seelisch gesunder Ehe- oder Beziehungspartner, 2. der Aufbau und die Erhaltung einer guten Beziehung zu mindestens einem Elternteil, 3. eine familiäre Harmonie, 4. *easy temperament* (Rutter, 1985). Die meisten Schutzfaktoren sind durch ihre direkten oder indirekten Einwirkungen auf eine ganze Reaktionskette von Geschehnissen wirksam. Sie **wirken, wie auch die Vulnerabilitätsfaktoren, in komplexen, netzartigen Verbindungen auf dyadische, triadische und polyadische zwischenmenschliche Interaktionen ein.**

3.10 Temporalität, Bedeutungsgebung

Der **Zeitpunkt eines Ereignisses** ist deshalb wichtig, weil die **Bedeutung einer Erfahrung** auch durch den Stand der Fähigkeit, ein Ereignis wahrzunehmen, festgelegt wird. Das Ausmaß, in dem einem Ereignis Bedeutung zugeschrieben und zu dem es in das Glaubenssystem und das Selbstkonzept eines Kindes eingebaut wird, legt fest, wie anhaltend seine Wirkung ist. Die **Bedeutungsgebung verändert die Einschätzung und das Erleben einer Situation** (z.B. die Festlegung einer bedrohlichen oder harmlosen Qualität). Kann einer Schulerfahrung eine positive Bedeutung gegeben werden, so ist das deshalb wichtig, weil die Einstellung zum weiteren Lernen, die Auswirkung auf das Selbstwertgefühl, auf Zielgerichtetheit und Arbeitshaltung positiv beeinflusst werden. Die **Bedeutung belastender Erfahrungen** wird durch die kognitiven Vorstellungen eines Kindes über sich selbst und über die anderen modifiziert. Perioden rascher Reifung können die Entwicklung in einem Sinne kanalisieren, dass Einwirkungen aus der Außenwelt für diese Zeit bedeutungsloser werden.

3.11 Verständnis und Bewältigungsmechanismen

Je mehr ein Kind Fähigkeit zu **Verständnis** und **ausgereifte Bewältigungsmechanismen** aufbauen kann, desto mehr ist es imstande, die Auswirkungen seelischer Belastungen abzudämpfen. **Je besser das Selbstwertgefühl, das Selbstvertrauen, je gesicherter die Überzeugung von der Wirksamkeit eigenen Handelns**, je größer die Fähigkeit, mit Veränderung und Anpassung umzugehen, und je breiter die Summe der erworbenen Problemlösungsmethoden, desto größer die **Widerstandskraft** eines Kindes. Die Schutzfaktoren, die diese Eigenschaften entwickeln helfen, bestehen mindestens aus einer sicheren emotionalen Beziehung und den Erfahrungen von Erfolg und Leistung auf einem Gebiet. **Wie Eltern mit Belastungen des Lebens umgehen, beeinflusst die Art, wie ihre Kinder mit Herausforderungen und Problemen umzugehen lernen. Humor** in Belastungssituationen zu bewahren ist mit größerer sozialer Kompetenz verbunden (Garmezy und Tellegin, 1984). Widerstandsfähigkeit ist keinesfalls gleichzusetzen mit Vermeidung, sondern bedeutet die Fähigkeit, mit Belastungen zu einer gegebenen Zeit auf eine bestimmte Art zu verfahren, die Selbstvertrauen und das Gefühl sozialer Kompetenz zulässt. Die **Qualität der Widerstandsfaktoren** legt fest, wie Menschen mit den Veränderungen des Lebens umgehen. Sie wird beeinflusst von einer **Kette indirekter Verbindungen von Erfahrungen der frühen und späten Kindheit, der Adoleszenz und des Erwachsenenlebens.**

Bezüglich der Schutzfaktoren ist zu bedenken, dass die Muster der Belastungen wie auch die **individuellen Unterschiede in Konstitution und Erfahrung sehr ungleich** sind. Auswahl, Art und Bedeutung der verfügbaren Hilfen sind zu beachten. **Kompensatorische Erfahrungen außerhalb der Familie, die Entwicklung eines guten Selbstgefühls, ein angemessenes Kontroll- und Urteilsvermögen, die Verfügbarkeit persönlicher Bindungen und intimer Beziehungen sowie eine reiche Palette erworbener Bewältigungsmechanismen können direkt oder indirekt als Schutzfaktoren wirken.** Später kommen dazu das Vermögen, eine Situation einzuschätzen und die Erfahrungen zu verarbeiten, die Fähigkeit, einer Situation positive Bedeutung zu verleihen und sie ins persönliche Glaubenssystem einzubauen, und schließlich auch die Erfahrung, **aktiv und konstruktiv handeln zu können.**

3.12 Forschungskonzepte über die Kontinuität von psychischen Störungsbildern

1. Die Störung des Kindes ist der **Anfang eines krankhaften Prozesses**, der lebenslang anhält, aber verschiedene Formen annehmen kann und z.T. auch Phasen von nicht manifester Krankheit umfasst.
2. In der Psychopathologie der Kinder finden sich die **gleichen Entitäten wie** in derjenigen der **Adoleszenten** oder der **Erwachsenen.**
3. Die **psychopathologischen Strukturen sind das Entscheidende**: Symptome bringen bloß einen Teil davon zum Ausdruck. Die Ausdrucksform dieser Strukturen gestaltet sich zeitlebens um (Cahn et al., 1965).

Die zur Klärung der Fragen über eine Kontinuität oder Diskontinuität von Störungsbildern vom Kind zum Erwachsenen angewandten **Forschungsmethoden** gliedern sich in

(a) **Längsschnittstudien** über repräsentative Patientengruppen oder mit unausgelesenen Gruppen der Normalbevölkerung und in

(b) **katamnestische Untersuchungen** über die Entwicklung von repräsentativen Patientengruppen oder die Wirksamkeit spezifischer Maßnahmen über eine bestimmte Zeitspanne hinweg.

Prospektive Längsschnittstudien sind ein sehr geeignetes Mittel, um epidemiologische Daten über psychische Störungen zu erhalten, sofern die Stichprobe relativ stabil und die Forschungsmethodik über die gesamte Forschungsperiode hinweg dieselbe bleibt. Immer stellt sich aber die Frage, ob es **nur zu einer Verhaltenseinschätzung** kommen oder ob auch eine **psychodynamische Psychopathologie der (intrapsychischen und/oder interpersonellen) Strukturen** erhoben werden soll. Es ist auch stets abzuschätzen, was an Veränderungen als Auswirkung einer bestimmten Einwirkung zustande gekommen ist und was durch rein altersbedingte Entwicklungs- und Reifungsschritte. Nicht selten erschwert das **Problem der Etikettierung** auch epidemiologische Längsschnittstudien. Bei **retrospektiven, katamnestischen Untersuchungen** sind die entsprechenden **Krankenunterlagen oft ungenügend**, und es zeigen sich **Schwierigkeiten bei der Wiederauffindung der Patienten**. In **katamnestischen Untersuchungen** von Patienten, die über mehrere Jahre behandelt wurden, können sich das **Referenzsystem bzw. das Vorgehen der untersuchenden Equipe, die therapeutischen Instrumente oder die Gesamtgruppe der Patienten, die untersucht werden, verändern.**

In einer katamnestischen Untersuchung von Risikokindern fand Rutter [1972, 1974] beim Vergleich der unter 15-jährigen Kinder eines Quartiers von London, deren einer Elternteil wegen psychischer Störung untersucht worden war, mit einer entsprechenden anderen Kindergruppe, dass das Verhalten von Kindern, die einen kranken Elternteil aufwiesen, devianter war als bei der Kontrollgruppe. Insbesondere **drei Variablen** erschienen wichtig: 1. **Trennungserfahrungen von mindestens einem Monat.** Sie bewirkten zweifellos Verhaltensstörungen, aber nur, wenn die Trennungen Folge eines Ehezerwürfnisses oder einer geistigen Störung der Eltern waren, 2. das **Geschlecht** des Kindes: Knaben zeigten sich viel empfindlicher gegenüber massiven familiären Spannungen als Mädchen, 3. das **Temperament**: Kinder mit Hirnschaden, solche mit geringerer Intelligenz oder solche mit einer Leseschwäche hatten viel mehr Störungen als die anderen. Grundsätzlich fielen Kinder aus gestörten Familienverhältnissen oder deren Eltern emotionale Probleme hatten als gestörter auf.

Cahn [1961, 1965, 1999] fand in einer katamnestischen Studie von 450 Kindern, die auf einer Beobachtungsstation gewesen waren, dass die **klar Gestörten auch 10 Jahre später noch eindeutige Störungen aufwiesen, die leicht gestörten Kinder sich zu 40% in oberflächlich gestörte Erwachsene, zu 30% in Gesunde und zu 30% in Richtung klar Gestörte** entwickelt hatten. Es bestand eine sehr signifikante Korrelation zwischen den Störungen der Erst- und denen der Nachuntersuchung, sowohl, was das Erscheinungsbild, als auch, was die Intensität anging. Die Mehrzahl der Normalen oder nur leicht Gestörten der Nachuntersuchung hatte 10 Jahre zuvor auch nur leichte Störungen aufgewiesen. In rund drei Viertel sämtlicher Fälle fand sich die gleiche strukturelle Diagnose in der Erst- und der Nachuntersuchung. Von den 6 psychotischen Menschen der Nachuntersuchung waren 4 bereits in der Erstuntersuchung erfasst worden. Cahn folgerte, dass man also durchaus von einer **gewissen Permanenz der psychopathologischen Strukturen** sprechen könne. Die einzelnen Symptome, die in der ersten Untersuchung festgestellt worden waren (z. B. Opposition, pathologische Aggressivität, Eifersuchtskonflikte, Lügen, Stehlen, primäre Enuresis), waren aber für die Prognose weitgehend bedeutungslos.

3.13 Voraussagen und Interventionsnotwendigkeit

Ein **Vorhandensein wirksamer äußerer Hilfen** (z. B. geeignete Platzierung, gute Beziehung zu Erziehern oder zu einer Institution) ist in jedem Fall und ganz besonders für schwer gestörte Kinder ein entscheidendes Agens für die Verbesserung der Prognose und für eine ausgeprägte Veränderung des klinischen Bildes. **Leichte Störungen** können sich, wenn man nicht aufpasst, verschlimmern. Regelmäßige Kontrollen sind somit sinnvoll; **schwere Störungen** hingegen vermögen sich bei angemessener Hilfe zu verringern (allerdings sind häufige langjährige Hilfeleistungen bis ins Erwachsenenalter hinein notwendig). Der **IQ** besitzt einen gewissen prädiktiven Wert für den Schul-, nicht aber für den beruflichen Erfolg. Ein **anhaltender affektiver Mangel in Kindheit und Adoleszenz ohne entsprechende korrektive Mechanismen** hinterließ bei allen Untersuchten bleibende Marken. Angst- und konfliktvolle Beziehungsformen erwiesen sich als sehr schädlich. Die **Familienstruktur** blieb bei den schweren Fällen über 10 Jahre hinweg beinahe unverändert.

3

Zutreffende Voraussagen sind nur bei sehr schweren Störungen (wie z.B. frühkindlichem Autismus, Schizophrenie, schweren affektiven Störungen) **möglich**. Je früher der Beginn einer Störung, desto anhaltender und einschränkender ist die Beeinträchtigung.

Allgemeine Voraussagen aus Untersuchungen innerhalb der ersten beiden Lebensjahre für die spätere Kindheit oder das Erwachsenenalter zeigen bis jetzt noch wenig Treffsicherheit, vielleicht auch, weil gewisse Strukturen nur als Hilfskonstruktionen errichtet und später wieder abgebaut werden. Von 3-jährigen Kindern mit Verhaltensstörungen haben 62% 5 Jahre später noch eine einschränkende Störung, und nur 14% zeigen keinerlei Verhaltensprobleme (Richman et al., 1982). In der Isle-of-Wight-Studie (Graham und Rutter, 1973) hielten rund 75% der Verhaltensstörungen und knapp 50% der emotionalen Störungen 10-15 Jahre später noch an. **Die individuelle Variabilität und Kontinuität von Verhaltenseigenheiten werden innerhalb bestimmter Grenzen von den Erfahrungen im sozialen Bereich mitgeformt.**

Die Hälfte aller Menschen, die als Erwachsene an einer **schizophrenen Psychose** erkranken, zeigte in der Kindheit ein klar abnormes, wenngleich nicht psychotisches Verhalten. Rund 10% der Kinder schizophrener Mütter entwickeln selbst eine Schizophrenie. Aber nur 10% der Schizophrenen, so zeigen prospektive Studien von „high-risk"-Patienten, hatten einen psychotischen Elternteil. **Drei Variablengruppen sind mit Schizophrenie verkoppelt: Unreife in der neuropsychologischen Entwicklung, Aufmerksamkeitsstörungen und Beziehungsstörungen** (Hanson et al., 1976; Watt et al., 1984). Kinder und Jugendliche, die später eine Schizophrenie bekamen, wurden von ihren Schullehrern als **einsam, isoliert, sozial gehemmt und ohne genügende Verhaltenskontrolle** beschrieben (John et al., 1982). Anamnesestudien zeigten auf, dass bei etwa der Hälfte der schizophrenen Patienten in der Kindheit ein **nur geringes Niveau interpersonaler sozialer Kompetenz** bestanden hatte, insbesondere in der Adoleszenz. Zum **Vorläufersyndrom einer Schizophrenie** beim Erwachsenen können in der Kindheit gehören: Beziehungsstörungen mit seltsam unvorhersagbarem Verhalten, soziale Isolation, Zurückgestoßenwerden in der Gleichaltrigengruppe und vereinzelt antisoziales Verhalten zu Hause (insbesondere beim männlichen Geschlecht); neuropsychologische Entwicklungsunreife mit Tollpatschigkeit, Schwierigkeiten der räumlichen Wahrnehmung und verbaler Einschränkung sowie Aufmerksamkeitsstörungen mit eingeschränkter Lärm-Signal-Unterscheidung – insgesamt also ein nicht klares klinisches Bild.

Ein Elternverlust in der Kindheit vermag – durch die damit verknüpfte erhöhte Vulnerabilität für spätere Belastung – eine Prädisposition für depressive Erkrankungen schaffen, da sich durch dieses Ereignis ein emotionales Muster mit niedrigem Selbstwertgefühl, Ich-Schwäche, Hilflosigkeit und Unvermögen, schlimme Dinge, die einem zustoßen, zu kontrollieren, ausgestalten kann (Crook und Eliot, 1980; Lloyd, 1980). Es dürfte aber eher ein auf den Verlust folgendes gravierendes Manko an angemessener elterlicher Zuwendung und Liebe bzw. liebevoller Pflege sein, was zur Depression prädisponiert. Elterntod ist vor allem dann traumatisch, wenn er zu Indifferenz, Vernachlässigung und Mangel an affektiver Zuwendung führt. Diese letztgenannten Vulnerabilitätsfaktoren gelten eher für depressive Reaktionen und Entwicklungen als für eigentliche depressive Psychosen.

4 Zusammenfassung

Es gibt **sehr unterschiedliche Verbindungen von psychischen Störungen in der Kindheit mit solchen des Erwachsenen.** (Rund 50% aller erwachsenen Schizophrenen zeigen klare, aber nicht psychotische Verhaltensstörungen in der Kindheit. Die manisch-depressive Psychose beginnt selten in der Kindheit. Ihr Vorläufersyndrom in der Kindheit ist unspezifisch.) **Hirnorganische Faktoren, Beziehungserlebnisse in einer spezifischen Umwelt, Lernerfahrungen und soziokulturelle wie auch -ökonomische Faktoren spielen in hochkomplexer Weise in anhaltenden Schlaufenbewegungen bei der Entwicklung gesunder und psychopathologischer Phänomene zusammen.** Negative Erfahrungen in der Kindheit können eine **spezifische Vulnerabilität** und damit Disposition für depressive Erkrankung in der Erwachsenenzeit schaffen. Verhaltensstörungen mit neurotischem Hintergrund gehen häufig in Persönlichkeitsstörungen neurotischer Art beim Erwachsenen über. Konstitutions- und Umweltfaktoren wirken hier aufs engste zusammen.

Genetisch-biologisches und psychisches Wachstum sind stark mit dem **Aufbau der inneren Welt**, d.h. der Psyche, eines Individuums (z.B. der Ausbildung von Phantasmen, Ich-Funktionen wie Abwehren, Bewältigungsmustern, Objektbeziehungen, der Wahrnehmung und unbewussten Identifizierungen) verbunden und erfolgen immer in einem **bestimmten psychosozialen Kontext mit zwischenmenschlichen Interaktionen.** Speziell die **Identitätsbildung** erfolgt an der Schnittstelle von Innerseelischem und Gesellschaftlichem. Die **komplexe Interaktion all dieser Faktoren auf der Zeitachse mit ihren unzähligen Kombinationen legt in plurikausaler und zumeist zirkulärer Weise fest, in welche Richtung die Entwicklung verläuft, was latent bleibt und was wann förderlich oder störend zum Ausdruck kommt.**

5 Frequently Asked Questions (FAQ)

1. *Wird in der klinisch-psychotherapeutischen Praxis nicht oft eklektisch und nicht spezifisch nach einem bestimmten Modell vorgegangen?*

→ Es hat sich in der psychotherapeutischen Ausbildung als sinnvoll erwiesen, zuerst ein Modell mit allen Feinheiten genau zu kennen, die Theorie und ihre Applikationen zu verstehen und dann die entsprechende therapeutische Technik zu erwerben. Danach allerdings wird man oft, unter Berücksichtigung der speziellen Situation eines Patienten oder eines familialen Systems, Anpassungen vornehmen und Ergänzungen einführen müssen, die sich an anderen Modellen orientieren.

2. *Kann man in verschiedenen Fachbereichen gleichzeitig auf dem aktuellsten Stand der Informationen und der Kenntnisse sein, oder bedarf es für interdisziplinäres Arbeiten verschiedener Spezialisten ?*

→ Oft haben sich die Spezialgebiete derart differenziert, dass es fast unmöglich ist, auf mehreren gleichzeitig Schritt zu halten. Dennoch entspricht es einem – allerdings nur selten je zu erreichenden – Ideal, solche Kenntnisse in einer Person zu vereinen. In der Realität hingegen wird es viel häufiger sein, dass sich Spezialisten aus verschiedenen Fachgebieten zusammenschließen. Dann aber bedarf es einer Kultur der interdisziplinären Zusammenarbeit, die auch eine Abgleichung der verschiedenen wissenschaftlichen „Sprachen" und Methodiken umfassen muss.

3. *Wenn man eine psychische Funktion in ihrer Entwicklung vom Fötus, Säugling, Kleinkind, Schulkind zum Adoleszenten betrachtet: kann man sich dann nicht wie an einer Skala der Körpergröße orientieren und so den Entwicklungsstand bestimmen?*

→ Nein. Denn erstens verläuft die Entwicklung einer Funktion nicht brav linear, sondern zirkulär-schlaufenförmig, zum Teil auch sprunghaft, in großer Abhängigkeit von der Entwicklung anderer Entfaltungsmöglichkeiten, und zweitens kann die Erscheinungsform einer Störung vom Säugling bis zum Adoleszenten sehr unterschiedlich sein. Aus diesem Grunde versuchen die wichtigsten Klassifikationssysteme wie die ICD-10 und das DSM-IV möglichst phänomenologisch-deskriptiv und quantifizierend vorzugehen, was für statistische Belange sehr gut, für das Verständnis von Entwicklungsprozessen hingegen wenig hilfreich ist.
Das polyphone Voranschreiten von Entwicklungsthemata lässt sich vielleicht mit dem Ablauf eines Musikstücks vergleichen, dessen Ausgestaltung durch verschiedene musikalische Themen mit all ihren Rhythmus- und Tonartwechseln, unterschiedlichen Harmonien, wechselnden Lautstärken etc. aus verschiedenen Blickwinkeln erfolgen und beschrieben werden kann und muss. Entwicklungstests versuchen, eine solche breite Palette von Funktionen altersnormiert zu erfassen, sind aber nur als Teile einer umfassenderen Untersuchung wirklich aussagekräftig.

6 Prüfungsfragen

1. Welche wichtigsten Konzepte lassen sich unterscheiden?
2. Was ist der Unterschied zwischen Reifung und Entwicklung?
3. Welches sind die Aufgaben, die jedes Kind im Verlaufe seiner Entwicklung zu lösen hat?
4. Sind monokausale oder zirkulär-plurikausale Betrachtungsweisen geeigneter, um entwicklungspsychopathologische Phänomene zu begreifen?
5. Womit sind Diskontinuitäten in der Entwicklung zu erklären?
6. Was versteht man unter den Begriffen „Resilienz", „Schutz- und Belastungsfaktoren"?
7. Gehört das Phänomen „Trauma" zu einem bestimmten Modell, und wie lässt es sich umschreiben?
8. Wie relevant ist der Verlust eines bedeutungsvollen Menschen in der Vorschulzeit für die Entwicklung späterer Psychopathologie?
9. Sind entwicklungspsychopathologische Voraussagen für einzelne Personen oder für ein Kollektiv von Menschen mit spezifischen Krankheitserscheinungen zutreffender?

7 Literatur

a) zitierte Literatur

- Arend R, Gove FL, Srooufe LA (1979): A continuity of individual adaptation from infancy to Kindergarten: a predictive study of ego-resiliency and curiosity in pre-schoolers. Child Dev 50:950-959
- Bleuler M (1972): Die schizophrenen Geistesstörungen. Stuttgart, Thieme
- Bohleber W (2000): Die Entwicklung der Traumatheorie in der Psychoanalyse. Psyche 54(9/10):797-839
- Boszormenyi-Nagy I (1981): Unsichtbare Bindungen. Die Dynamik familiärer Systeme. Stuttgart: Klett-Cotta
- Bürgin D (1995): Psychic traumatization in Children and Adolescents. In: Stiftung für Kinder (ed.): Children, War and Persecution. Osnabrück: Secolo, pp. 14-25
- Bürgin D, Rost B (1996): Psychische und psychosomatische Erkrankungen bei Kindern und Jugendlichen. In: Egle U, Hoffmann SO, Joraschky P (Hrsg.): Sexueller Mißbrauch, Mißhandlung, Vernachlässigung. Stuttgart: Schattauer
- Cahn R (1965): L'évolution des structures psychopathologiques d'enfants inadaptés. A propos de l'étude catamnestique à 10 ans d'intervalle de 450 enfants ayant séjourné au Centre d'observation. Psychiatr Enfant V/1:255-396

3

- Cahn R, Capell M, Cahn-Filochet D (1961): Le devenir des enfants inadaptés 10 ans après leur séjour au centre d'observation de Vitry-sur-Seine. Sauvegarde de l'enfant 78:521-602
- Cahn R, Du Pasquier Y, Lebovici S (1999): Le pronostic en psychiatrie de l'enfant et de l'adolescent. Les études longitudinales et catamnestiques. In: Lebovici S: Nouveau traité de psychiatrie de l'enfant et de l'adolescent. Paris: Quadrige/PUF
- Cloninger C (1994): Temperament and personality. Curr Opin Neurobiol 4:266-273
- Crook T, Eliot J (1980): Parental death during childhood and adult depression: a critical review of the literature. Psychol Bull 87:252-259
- Dawkins R (1996): Das egoistische Gen. Reinbek: Rowohlt Taschenbuch (The Selfish Gen. 1976. Oxford University Press)
- Elkana Y (1985): Anthropologie der Erkenntnis. Die Entwicklung des Wissens als episches Theater einer listigen Vernunft. Frankfurt: Suhrkamp
- Familientherapie. Bd. I und II (1975): Reinbek: Rowohlt Taschenbuch
- Freud A (1968): Wege und Irrwege in der Kinderentwicklung. Stuttgart: Klett
- Freud S (1947): Über die Psychogenese eines Falles von weiblicher Homosexualität (1920). Gesammelte Werke, Bd. 12, 296/297. Frankfurt: Fischer
- Garmezy N, Tellegin A (1984): Studies on stress-resistant children: Methods, variables and preliminary findings. In: Morrison F, Lord C, Keating D (eds.): Applied Developmental Psychology. New York: Academic Press, pp. 231-287
- Graham P, Rutter M (1973): Psychiatric disorder in the young adolescent: a follow-up study. Proc Royal Soc Med 66:1226-1229
- Hanson DR, Gottesman II, Heston LL (1976): Some possible childhood indicators of adult schizophrenia inferred from children of schizophrenics. Br J Psychiatry 129:142-154
- Hetherington EM, Kocks M, Kocks R (1982): Effects of divorce on parents and children. In: Lamb M (ed.): Non-traditional families. Hillsdale/New York: Lawrence Erlbaum
- Hüther G (2002): Bedienungsanleitung für ein menschliches Gehirn. Göttingen: Vandenhoeck & Ruprecht
- John RS, Mednick SA, Schulsinger F (1982): Teacher reports as a predictor of schizophrenia and borderline-schizophrenia. J Abnorm Psychol 91:391-413
- Kagan J (1980): Perspectives on continuity. In: Brim O, Kagan J (eds.): Constancy and change in human development. Cambridge Mass.: Harvard Univ. Press
- Kandel ER (1983): From Metapsychology to Molecular Biology: Explorations into the Nature of Anxiety. Am J Psychiatry 140(10):1277-1293
- Kandel ER, Schwartz JH, Jessel ThM (2000): Principles of neural science. New York: McGraw-Hill
- Kaplan-Solms K, Solms M (2003): Neuropsychoanalyse. Stuttgart: Klett-Cotta
- Lloyd T (1980): Life events and depressive disorder reviewed: I Events as predisposing factors. Arch Gen Psychiatry 37:529-535
- Maslow AH (1968): Toward a Psychology of being. Princeton N.Y.: Van Nostard
- McDermott J F (1985): Anxiety disorder in children and adults: coincidence or consequence? Integr Psychiatry 3:158-167
- Mertens W (1992): Psychoanalyse. Stuttgart: Kohlhammer
- Parker G, Hadzi-Pavlovic D (1984): Modification of levels of depression in mother-deprived women by parental and marriage relationships. Psychol Med 14:125-135
- Quinton D, Rutter M (1984): Parenting behavior of mothers raised in care. In: Nicol AR (ed.): Longitudinal studies in child psychology and psychiatry. Chichester: Wiley
- Resch F (1996): Entwicklungspsychopathologie des Kindes- und Jugendalters. Weinheim: Beltz
- Richman N, Stevenson J, Graham P (1982): Preschool to school: a behavioral study. London: Academic Press
- Richter HE (1969): Eltern, Kind und Neurose. Reinbek: Rowohlt Taschenbuch
- Rogers C (1972): On becoming a person. Boston: Houghton Mifflin
- Rutter ML (1972): Relationships Between Child and Adult Psychiatric Disorders. Acta Psychiatr Scand 48:3-21
- Rutter M (1974): Epidemiological strategies and psychiatric concepts in research on the vulnerable child. In: Anthony EJ, Koupernik C (eds.): The Child in his Family. New York: Wiley
- Rutter M (1984a): Psychopathology and Development I: Childhood antecedents of adult psychiatric disorder. Aust N Z J Psychiatry 18:225-234
- Rutter M (1984b): Psychopathology and Development II: Childhood experiences and personality development. Aust N Z J Psychiatry 18:314-327
- Rutter M (1984c): Continuities and discontinuities in socio-emotional development: empirical and conceptual perspectives. In: Emde RN, Harmon RJ (eds.): Continuities and Discontinuities in Development. New York, London: Plenum Press
- Rutter M (1985): Resilience in the face of adversity: protective factors and resistance to psychiatric disorder. Br J Psychiatry 147:598-611
- Rutter M, Quinton B (1984): Long-term follow-up of women institutionalised in childhood: factors promoting good functioning in adult life. Br J Dev Psychol 2:191-204
- Santostefano SA (1978): Biodevelopmental approach to clinical child psychology. New York: Wiley
- Solms M, Turnbull O (2002): The brain and the inner world. An introduction to the neuroscience of subjective experience. New York: Other
- Spitz R (1969): Vom Säugling zum Kleinkind. Stuttgart: Klett, S. 25
- Sroufe LA, Rutter M (1984): The domain of developmental psychopathology. Child Dev 55:17-29
- Steinhausen HChr (1996): Psychische Störungen bei Kindern und Jugendlichen. München: Urban & Schwarzenberg, S. 305-311
- Stern D (1992): Die Lebenserfahrung des Säuglings. Stuttgart: Klett-Cotta
- Tyson PH, Tyson R (1990): Psychoanalytic theories of development: an integration. New Haven: Yale Univ. Press (Deutsch: Lehrbuch der psychoanalytischen Entwicklungspsychologie. Stuttgart: Kohlhammer, 2001)
- van Gennep A (1999): Übergangsriten, Frankfurt, New York: Campus
- Wadsworth MEJ (1984): Early stress and associations with adult health, behaviour and parenting. In: Butler N, Corner B (eds.): Stress and Disability in Childhood. Bristol: Wright
- Waters E, Wippman J, Sroufe LA (1979): Attachment, positive affect and competence in the peer group: two studies in construct validation. Child Dev 50:831-839
- Watt N, Anthony EJ, Wynne LC, Rolf JE (eds.) (1984): Children at risk for schizophrenia: a longitudinal perspective. New York: Cambridge University Press
- Winkelmann K (2007): Posttraumatische und akute Belastungsstörungen bei Kindern und Jugendlichen. In: Hopf H, Windaus E (Hrsg.): Psychoanalytische und tiefenpsychologisch fundierte Kinder- und Jugendlichenpsychotherapie. München: CIP-Medien
- Winnicott DW (1976): Übergangsobjekte und Übergangsphänomene. In: Winnicott DW (Hrsg.): Von der Kinderheilkunde zur Psychoanalyse. München: Kindler, S. 293-312

b) weiterführende Literatur

- Chiland C (1971): L 'enfant de six ans et son avenir. Paris: PUF
- Freud A (1968): Wege und Irrwege in der Kinderentwicklung. Stuttgart: Klett

- Lebovici S, Kestenberg E (1978): Le devenir de la psychose de l'enfant. Paris : PUF
- Manzano J, Palacio-Espasa F (1983): Etude sur la psychose infantile. Lyon-Villeurbane, Paris : Simep SA
- Robins L (1966): Deviant children grown up. Baltimore: Williams & Wilkins
- Robins L (1978): Study childhood predictors of adult antisocial behavior: Replications from longitudinal studies. Psychol Med 8:611-622

3

4 Prävention und Rehabilitation psychischer Erkrankungen im Kindes- und Jugendalter

Arne Burchartz

1 Prävention

1.1 Begrifflichkeit

Prävention (von lat. *praevenire: zuvorkommen*) bezeichnet alle Maßnahmen, die dazu geeignet sind, das Eintreten eines unerwünschten Ereignisses zu verhindern. Ursprünglich im Bereich der Kriminalität verwendet, fand der Begriff Eingang in das Gesundheitswesen in der Sozialmedizin des 19. Jahrhunderts. Unter Krankheitsprävention versteht man dementsprechend Maßnahmen, die darauf ausgerichtet sind, dass es gar nicht erst zu Erkrankungen kommt (im medizinisch-somatischen Bereich z.B. Impfungen, Hygienemaßnahmen etc.). Prävention soll also zunächst pathogene Faktoren, sog. Risikofaktoren, minimieren oder ausschalten.

Gesundheitsförderung

Neben dem Begriff der Prävention hat sich vor allem seit der Ottawa-Charta, die von der ersten internationalen Konferenz der WHO (Weltgesundheitsorganisation) 1986 verabschiedet wurde, der Begriff „**Gesundheitsförderung**" (Health Promotion) etabliert. Gesundheitsförderung nimmt in den Blick, wie Gesundheit entsteht, welche salutogenen Faktoren[1], sog. Schutzfaktoren, entwickelt und gefördert werden können, die Individuen und Gruppen dazu verhelfen, trotz Belastungen gesund zu bleiben. Die Ottawa-Charta definiert Gesundheitsförderung als einen „Prozeß, allen Menschen ein höheres Maß an Selbstbestimmung über ihre Gesundheit zu ermöglichen und sie damit zur Stärkung ihrer Gesundheit zu befähigen" (WHO, 1986). Es geht dabei auch um das emanzipatorische Bestreben, die gesundheitliche Chancengleichheit herzustellen. Gesundheitsförderung ist somit eine Aufgabe aller gesellschaftlichen Bereiche. Diese Vorstellung ist nicht gänzlich neu. Bereits der Arzt R. Virchow schrieb im Jahre 1856: „Soll die Medizin daher ihre große Aufgabe wirklich erfüllen, so muß sie in das große politische und soziale Leben eingreifen. Sie muß die Hemmnisse angehen, welche der normalen Erfüllung der Lebensvorgänge im Wege stehen, und ihre Beseitigung bewirken" (zit. nach Petri, 1998, S. 136). Aber auch darüber hinaus finden wir in jeder Epoche und in jeder Kultur der Menschheitsgeschichte spezifische, oft religiös geprägte Vorstellungen darüber, wie ein „gutes", ein gesundes Leben auszusehen hat und wie durch Vorsorge, Lebensstil und Verhalten ein solches zu erreichen ist[2]. Prävention lässt sich verstehen als „kulturanthropologische Konstante" (Stöckel, 2004, S. 21).

Die Begriffe Prävention und Gesundheitsförderung lassen sich nicht völlig trennscharf voneinander scheiden, insbesondere nicht auf dem Gebiet der Prävention psychischer Erkrankungen. Das liegt zum einen daran, dass häufig nur durch Förderung bestimmter Schutzfaktoren die Minimierung von Risikofaktoren möglich ist.

Beispiel:

Das Fehlen der Väterlichkeit in der kindlichen Entwicklung ist ein Risikofaktor für psychische Erkrankungen im Kindes- und Jugendalter. Im Sinne klassischer *Prävention* sind Programme zu entwickeln, die z.B. Trennungen und Scheidungen etwa durch rechtzeitige Angebote von Paarberatungen und -therapien zahlenmäßig eindämmen. Im Sinne der *Gesundheitsförderung* käme es darauf an, die ökonomischen und gesellschaftlichen Bedingungen so zu gestalten, dass ein breitgefächertes Netz sozialer Beziehungen zur Verfügung steht; also durch die Erweiterung des „sozialen Kapitals" für betroffene Kinder das Fehlen des Vaters zu kompensieren. Nun ist aber das Fehlen eines solchen sozialen Netzes bereits ein Risikofaktor für eine elterliche Beziehung. Die Steigerung des „sozialen Kapitals" für Familien, etwa durch familienpolitische, städteplanerische oder ökonomische Maßnahmen, wäre daher Gesundheitsförderung und Prävention in einem. Ebenso könnte man Paarberatungen auch als Maßnahme der Gesundheitsförderung begreifen, da eine gelingende Paarbeziehung zweifellos entscheidend zum Wohlbefinden und zur psychischen Gesundheit von Menschen beiträgt.

---

[1] *Der Begriff „Salutogenese" wurde von dem Medizinsoziologen Aaron Antonovsky geprägt (Antonovsky, 1997, Originalausgabe 1979). Seine Untersuchungen mit der Leitfrage, warum es Überlebenden des Holocaust trotz ihrer Traumata gelingen konnte, im Alter gesund zu bleiben, führten ihn zu der Erkenntnis, dass ein wesentlicher salutogener Faktor in der subjektiven Überzeugung besteht, dem eigenen Leben einen Sinn geben zu können. Das sinnhafte Verstehen und Bewältigen des eigenen Schicksals fasste Antonovsky unter den Begriff „Kohärenzsinn" zusammen.*

[2] *Ich erinnere daran, dass eine der sieben Todsünden in der christlichen Tradition die „Völlerei" ist, gegen die die „Mäßigung" als Tugend gleichsam als präventive Maßnahme handlungsleitend werden soll – eine Vorstellung, deren Motiv angesichts der alarmierenden Zunahme des Übergewichts bei Kindern und Jugendlichen nichts an Aktualität eingebüßt hat. Zur Bedeutungsverschiebung religiöser Vorstellungen auf die Gesundheit siehe Lütz (2005).*

Zum anderen sind Maßnahmen der Prävention bzw. der Gesundheitsförderung im Bereich psychischer Erkrankungen von Kindern und Jugendlichen überwiegend unspezifisch. Sie beugen nicht einer bestimmten Symptomatik vor, da die individuelle Symptomwahl in ihrer Komplexität schwer vorhersehbar ist. Vielmehr sollen sie Kinder und Jugendliche allgemein dagegen resistenter machen, dass normale Entwicklungsprobleme zu pathologischen, unlösbaren inneren Konflikten werden. Bei solchen Maßnahmen werden sich immer die Vermeidung pathogener Faktoren und die Etablierung salutogener Faktoren eng verzahnen. Ich verwende deshalb in diesem Artikel den Begriff „Prävention" in einem umfassenden, erweiterten Sinn auch dann, wenn es um das Anliegen der Gesundheitsförderung im engeren Sinn geht, und differenziere nur dann zwischen den beiden Begriffen, wenn es von der Sache her notwendig ist.

Verhaltens- und Verhältnisprävention

Unter **Verhaltensprävention** sind Maßnahmen zu verstehen, die auf ein Verhalten von Individuen und Gruppen Einfluss zu nehmen versuchen, das die Erkrankungsrisiken mindert. Beispiele sind etwa, Eltern bei schwierigen Erziehungskonflikten zu motivieren, rechtzeitig Beratung in Anspruch zu nehmen, oder die Förderung von sozialen Kompetenzen bei Kindern und Jugendlichen im Rahmen der öffentlichen Erziehung. Zum Einsatz kommen hier vor allem **zielgruppenspezifische Ansätze**.

Beispiel: Psychologische Beratung

Die Bedeutung des erzieherischen Milieus für die psychische Entwicklung von Kindern und Jugendlichen wurde in der psychoanalytischen Bewegung schon früh erkannt. Analytiker[3] initiierten und betrieben Erziehungsberatungsstellen, so etwa August Aichhorn und Alfred Adler in Wien. Das Ziel, die elterlichen Kompetenzen in der Bearbeitung eigener intra- und interpsychischer Konflikte zu fördern und so zu einem Erziehungsverhalten zu befähigen, das den grundlegenden Entwicklungsbedürfnissen von Kindern und Jugendlichen Rechnung trägt, kann bis heute als gemeinsamer Nenner einer großen Vielfalt psychologischer Beratungsangebote angesehen werden. In der Bundesrepublik Deutschland ist der Anspruch auf Erziehungsberatung für Eltern und andere Personen, die mit der unmittelbaren Erziehung von Kindern und Jugendlichen betraut sind, im Kinder- und Jugendhilfegesetz (KJHG) verankert. Entsprechende Angebote müssen von den kommunalen Gebietskörperschaften sichergestellt werden. Sogenannte Integrierte Beratungsstellen haben den Vorteil, Lebensberatung, Paarberatung, Erziehungs- und Familienberatung und Jugendberatung unter einem Dach anzubieten und flexibel auf die individuellen Problemlagen der Ratsuchenden eingehen zu können. Damit leisten solche Beratungsstellen einen wichtigen Beitrag zur Gesundheitsförderung: Eine verbesserte Konfliktfähigkeit von Einzelnen und Paaren trägt zu gelingenden Beziehungen in deren sozialem Umfeld bei, auch wenn diese selbst keine eigenen Kinder haben, was letztlich dem Beziehungsmilieu, in dem Kinder und Jugendliche aufwachsen, zugute kommt.

Psychologische Beratungsstellen arbeiten mit einem Team aus Fachleuten verschiedener Grundkompetenzen (Psychologen, Pädagogen, Sozialarbeiter, Ärzte, Theologen u.a.) und mit diversen therapeutischen Qualifikationen.

Das Team sichert insbesondere durch regelmäßige Fallkonferenzen die Qualität fokussierter therapeutischer Kurzzeitinterventionen (vgl. Scharff, 1994) auf den Ebenen des aktualisierten intrapsychischen und des interpersonellen Konflikts. Dazu kommen verhaltensmodifizierende Ansätze.

Psychologische Beratungsarbeit basiert auf den Prinzipien der Freiwilligkeit und der Niederschwelligkeit. Beide tragen zur Wirksamkeit der Beratung bei: Die Motivation der Ratsuchenden und die unkomplizierte und frühzeitige Möglichkeit der Intervention sind Voraussetzung für eine gelingende Prävention. Evaluationen des Beratungsprozesses zeigen eine hohe Zufriedenheit der Klienten und deren Selbsteinschätzung, eine wirkungsvolle Hilfe erhalten zu haben. Statistisch lässt sich zeigen, dass ein ausreichendes Angebot an psychologischer Beratung und eine niedrige Rate stationärer Jugendhilfemaßnahmen korrelieren.

Von Psychologischen Beratungsstellen geht eine Fülle weiterer Interventionen der Verhaltensprävention aus: Supervision für Menschen in pädagogischen Berufen; Vorträge und Seminare in Kindergärten, Schulen, Vereinen und Gemeinden; schulpsychologische Projekte etc. Meist arbeiten Psychologische Beratungsstellen eng mit anderen sozialen Beratungsdiensten, Ärzten, niedergelassenen Psychotherapeuten und Kinder- und Jugendlichen-Psychotherapeuten, Jugendämtern und sozialen Initiativen zusammen, so dass ein regionales Netzwerk präventiver und psychotherapeutischer Angebote entsteht, in dem Ratsuchende zeitnah die richtige Hilfe finden.

Verhältnisprävention versucht auf politische, ökonomische, soziale und ökologische Verhältnisse Einfluss zu nehmen, um Entstehung und Entwicklung von Krankheit zu minimieren und gezielt Gesundheit zu fördern. Während z.B. die Motivierung zur Inanspruchnahme von Beratungseinrichtungen für Familien, Kinder und Jugendliche eine verhaltenspräventive Maßnahme ist, fällt deren ausreichende Bereitstellung in den Bereich Verhältnisprävention. Andere Beispiele sind: die Schaffung familienfreundlicher Arbeitszeitregelungen, die Etablierung schulischer Konfliktbewältigungsprogramme oder, globaler, die gerechte Verteilung des Zugangs zu materiellen und ideellen gesellschaftlichen Ressourcen etc. Überwiegend **universelle Ansätze** spielen hier eine Rolle.

! **Merke: Prävention** psychischer Erkrankungen im Kindes- und Jugendalter nimmt Einfluss auf (pathogene) Risikofaktoren, die im Beziehungsgeflecht von Kindern und Jugendlichen sowie in der individuellen psychischen Konfliktverarbeitung identifizierbar sind. **Gesundheitsförderung** zielt darauf, Schutzfaktoren zu fördern, eine gesunde Entwicklung zu unterstützen und Wohlbefinden zu steigern. Prävention und Gesundheitsförderung umfassen ein breites Spektrum von Maßnahmen von der gezielten Arbeit mit Risikogruppen bis zur politischen Gestaltung gesellschaftlicher Lebensbedingungen. Zu unterscheiden sind **Verhaltensprävention**, die Einflussnahme auf das Verhalten von Individuen und Gruppen, und **Verhältnisprävention**, die Gestaltung

[3] Ich verwende hier und im Folgenden der besseren Lesbarkeit halber jeweils die männliche Form, wenn dies nicht sinnentstellend ist, ohne damit eine Wertung oder eine Ausgrenzung der weiblichen Form zu verbinden.

politischer, ökonomischer, sozialer und ökologischer Verhältnisse.

1.2 Interventionsformen

Für Maßnahmen der Prävention hat sich der Begriff **„Intervention"** eingebürgert. Präventive Interventionen können auf drei Ebenen erfolgen:
Primäre Prävention: Damit sind alle Interventionen gemeint, die darauf abzielen, psychische Erkrankungen bei Kindern und Jugendlichen von vornherein zu vermeiden und die psychische Gesundheit zu fördern. Beispiele sind Elternseminare, die mit grundlegenden Fragen der kindlichen Entwicklung vertraut machen, auch frühzeitige zielgruppenspezifische Interventionen bei besonderen Risikokonstellationen (Frühgeburt, Familien mit behinderten oder chronisch kranken Kindern) oder die Gestaltung familienfreundlicher Wohn- und Arbeitsverhältnisse.

Beispiel:
Unter dem Namen „Das Baby verstehen" entwickelten Angelika Gregor und Manfred Cierpka ein Elternseminar, das Hebammen nach einem „Expertentraining" mit Eltern durchführen (Gregor und Cierpka, 2005). Es beginnt in der späten Phase der Schwangerschaft und begleitet die Eltern in den ersten Monaten nach der Geburt des Kindes. Eine Gruppe von 5 bis 7 Paaren trifft sich im wöchentlichen oder 14-tägigen Rhythmus. Ziele des Seminars sind die Förderung von Selbstwahrnehmung und Selbstfürsorge der Eltern als Grundlage für gelingende Beziehungen, Partnerschaftsentwicklung in der schwierigen Phase des Übergangs zur Elternschaft, die Sensibilisierung für die Signale des Babys und die Kommunikation mit dem Säugling, das Bewältigen von Stresssituationen (z.B. Schreien) und die Vermittlung von entwicklungspsychologischem Wissen. Die Regelmäßigkeit und eine klare Struktur der Treffen vermitteln Halt in einer Phase erhöhter Unsicherheit und soll die Eltern befähigen, eine ähnliche strukturgebende Haltung ihrem Kind gegenüber zu entwickeln.
Dieses Präventionsprogramm dürfte vor allem deshalb breitenwirksam sein, weil es an eine schon bestehende, meist vertrauensvolle Beziehung (Hebamme – Eltern) anknüpft. Die Elemente der Selbstreflexion tragen mit großer Wahrscheinlichkeit dazu bei, dass sich anbahnende Konflikte nicht nach biographisch bedingten „alten", maladaptiven Mustern bewältigt werden müssen. Nicht zu unterschätzen ist auch die positive Erfahrung der Eltern mit der im Seminar vermittelten Art und Weise, über Beziehungen nachzudenken. Dies trägt dazu bei, dass solche Eltern vermutlich in prekären Situationen eher Hilfe und Beratung aufsuchen werden.

Sekundäre Prävention: Interventionen auf dieser Ebene greifen sich anbahnende psychopathologische Konflikte auf und versuchen, sie so rechtzeitig einer entwicklungsfördernden Lösung zuzuführen, dass sie nicht in eine manifeste psychische Erkrankung münden. Zu nennen wären hier etwa Eltern-Säuglings-Therapie bzw. -Beratung, Erziehungsberatung oder etwa spezifische Gruppenangebote für suchtgefährdete Jugendliche zur Stabilisierung der narzisstischen Homöostase. Ein Problem der sekundären Prävention besteht darin, wie Risikogruppen erfasst werden können. **Screening-Maßnahmen** haben zwar den Vorteil, größere Populationen zu erreichen, bleiben aber mit der Untersuchung spezifischer Konfliktkonstellationen an der Oberfläche und bergen die Gefahr der Stigmatisierung. **Assessments** (individuelle Untersuchungen und Diagnostik) erreichen nur den Teil der Kinder und Jugendlichen, die bereits in einem Helfersystem auffällig geworden sind (Romer und Riedesser, 1999).

Beispiel:
Die Ergebnisse der Säuglingsforschung und der Bindungsforschung zeigen, dass zwischen Eltern und Säugling ein fein abgestimmter affektiver und sensorischer Austausch stattfindet, der wesentlich beiträgt zur Herausbildung eines prozeduralen Beziehungswissens, früher stabiler Selbststrukturen und der Fähigkeit zur Regulation von Spannungszuständen und des Verhaltens (vgl. Windaus: „Behandlungskonzepte der tiefenpsychologisch fundierten und analytischen Psychotherapie im Säuglings- und Kleinkindalter", in diesem Band; auch: Dornes, 1993; Stern, 1985). Risikofaktoren für diese Vorgänge sind defizitäre Bindungsrepräsentanzen oder unbearbeitete Störfaktoren aus der Vergangenheit der Eltern, („ghosts in the nursery"; Fraiberg et al., 1975), mangelnde „Feinfühligkeit" (Ainsworth, 1974/2003) und unzureichende soziale Ressourcen. Bekannt sind auch die negativen Folgen der postpartalen Depression (Deneke, 2001). Symptome für eine nicht gelingende Regulation sind exzessives Schreien des Säuglings, Fütter- und Essstörungen, Schlafstörungen, Rückzug und Apathie, extremes Trotzverhalten oder heftige Trennungsängste. Bleiben solche Störungsbilder unbearbeitet, persistiert ein erhöhtes Risiko, psychisch zu erkranken. Hier setzen spezifische präventive Maßnahmen an (im Unterschied zu dem generalisierten Ansatz des Elternseminars) (Thiel-Bonney et al., 2005; Pedrina, 2001; geschichtlicher Abriss in: Ludwig-Körner, 1998). Die Säuglings-Kleinkind-Eltern-Psychoherapie (SKEPT) gehört zum Leistungskatalog der Krankenkassen, sie wird meist in Kurzzeit-Settings (3 – 6 Stunden) durchgeführt. Spezifische frühe präventive Interventionen bei Familien mit behinderten oder chronisch kranken Kindern gehören zum Spektrum der SKEPT (Fiala-Preinsperger und Tamir, 2001; Jacubeit, 2001).
Die Wirksamkeit der SKEPT ist gut dokumentiert (vgl. etwa die Auswertung der „Münchner Sprechstunde für Schreibabys" in: Wurmser und Papoušek, 2004; die Studien von Robert-Tissot et al., 1996; Cohen et al., 1999, 2003; Murray et al., 2003; vgl. Windaus, 2005).

Tertiäre Prävention: Interventionen der tertiären Prävention sind bedeutsam, wenn ein Kind oder ein Jugendlicher bereits psychisch erkrankt ist. Sie zielen darauf ab, die Folgeerscheinungen einer Erkrankung zu mildern, weitere Schäden oder ihr wiederholtes Auftreten zu verhindern. Naturgemäß sind hier die Grenzen zur Therapie selbst und zu rehabilitativen Maßnahmen fließend. Streng genommen hat natürlich jede Psychotherapie, insbesondere im Kindes- und Jugendalter, präventiven Charakter hinsichtlich der weiteren psychischen und somatischen Vulnerabilität, der sozialen Integration und der Liebes- und Leistungsfähigkeit. Nicht zuletzt hat jede sekundär- oder tertiärpräventive Maßnahme auch eine primärpräventive Dimension für die späteren Elternschaft der heutigen jungen Generation. Gleichwohl kann es sinnvoll sein, die eigentliche Therapie von der tertiären Prävention zu unterscheiden: So wird die Therapie z.B. eines an ADHS erkrankten Kindes oft dadurch erschwert, dass sich in der Schule ein verderblicher Kreislauf aus Stigmatisierung, Ausgrenzung, narzisstischen Kränkungen und entsprechenden überschießenden Gegenreaktionen etabliert. Eine Maßnahme tertiärer Prävention wäre hier die Entwicklung einer Schulkultur, die die Möglichkeit schafft, psychisch erkrankte Kinder besser zu integrieren. Ähnliches gilt für die Ausbildungssituation psychisch erkrankter Jugendlicher, die etwa an depressiv-narzisstischen Entwicklungsstörungen leiden.

1.3 Prävention – eine Aufgabe für Kinder- und Jugendlichen-Psychotherapeuten

Die bisherigen Ausführungen machen deutlich, dass sich die Aufgaben Prävention, Gesundheitsförderung, Psychotherapie und Rehabilitation im Bereich der psychischen Gesundheitsvorsorge für Kinder und Jugendliche zwar voneinander unterscheiden, aber ineinander übergehen. Prävention ist kein isolierter Bereich, vielmehr muss sie verstanden werden als eine Dimension aller Bemühungen um die psychische Gesundheit von Kindern und Jugendlichen. Anzustreben ist die Integration der o.g. Aufgabenbereiche in ein Gesamtkonzept, das die für die psychische Gesundheit relevanten gesellschaftlichen Bereiche – Erziehungs- und Bildungsinstitutionen, Freizeitangebote und Medien, Städte- und Verkehrsplanung, Beratungsangebote, psychotherapeutische und medizinische Versorgung etc. – einbezieht. Letztlich geht es um zwei grundlegende Fragen: Erstens, wie sich das gesellschaftliche Leben so gestalten lässt, dass eine gesunde Entwicklung von Kindern und Jugendlichen auf allen Ebenen ermöglicht und gefördert wird (Verhältnisprävention); zweitens, wie, wer und mit welcher Berechtigung auf die Wahl und Gestaltung von Lebensformen Einfluss nimmt, um sie im Sinne psychischer Gesundheit zu transformieren (Verhaltensprävention) (Hardt, 2005). Als handlungsleitende Maxime dürfte das ökonomische Motiv, ein an die Grenzen seiner Finanzierbarkeit angekommenes Gesundheitswesen zu retten, allein nicht ausreichen. Die Vision der Ottawa-Charta ernst zu nehmen heißt, über die traditionelle Zuordnung der Prävention zum medizinisch-psychotherapeutischen Komplex weit hinauszugehen und die grundlegenden Strukturen des gesellschaftlichen Zusammenlebens und deren bewusste und unbewusste kulturelle Leitbilder zu verstehen und ggf. zu verändern.

Psychotherapeuten sind „Fachleute für die Behandlung kranker Lebensformen, die von individuellen und gesellschaftlichen Faktoren bestimmt werden" (Hardt, 2005 S. 23). Prävention im oben beschriebenen Sinn ist also ihre ureigene Aufgabe.

Dabei muss alarmieren, wie wenig Kinder- und Jugendlichen-Psychotherapeuten mit ihrer fachlichen Kompetenz bislang in präventiven Gesundheitskonzepten vorkommen. Sie sind auch selten einbezogen in die Entwicklung und Gestaltung des gegenwärtig diskutierten Präventionsgesetzes. Anders als in der angloamerikanischen Literatur (z.B. Berlin, 1979a,b; Bower, 1979) wird das Thema Prävention psychischer Erkrankungen im deutschsprachigen Raum noch wenig aufgegriffen. In den gängigen Veröffentlichungen und Programmen zu Prävention und Gesundheitsförderung werden Kinder- und Jugendlichen-Psychotherapeuten kaum erwähnt; entsprechend beschränkt sich auch die Vorstellung von Prävention psychischer Erkrankungen auf ganz wenige auffällige Störungsbilder (Essstörungen, ADHS), dies meist unter medizinischen Gesichtspunkten.

! **Merke:** Präventive Interventionen erfolgen auf drei Ebenen: **Primäre Prävention** ist darauf gerichtet, dass Krankheit gar nicht erst entsteht. **Sekundäre Prävention** greift sich anbahnende pathologische Entwicklungen auf und versucht, sie einer gesundheitsfördernden Lösung zuzuführen, so dass eine manifeste Erkrankung verhindert wird. **Tertiäre Prävention** zielt darauf, die Folgen bereits manifester Krankheiten zu mildern sowie weitere Schäden oder ihr wiederholtes Auftreten zu verhindern. Sie überschneidet sich mit Therapie und Rehabilitation. Präventive Interventionen durch Kinder- und Jugendlichen-Psychotherapeuten erfolgen in allen für die psychische Gesundheit von Kindern und Jugendlichen relevanten Bereichen.

1.4 Grundlagen der Prävention

Rechtliche Grundlagen

Gesetzliche Grundlage der Prävention durch die Krankenversicherungen ist SGB § 20 „Prävention und Selbsthilfe". Darin heißt es: „Leistungen zur Primärprävention sollen den allgemeinen Gesundheitszustand verbessern und insbesondere einen Beitrag zur Verminderung sozial bedingter Ungleichheit von Gesundheitschancen erbringen." Für diese Leistungen ist ein bestimmter Betrag pro Versicherten vorzusehen, ebenso für die Förderung von Selbsthilfegruppen, -organisationen und -kontaktstellen, „die sich die Prävention oder die Rehabilitation von Versicherten ... zum Ziel gesetzt haben". Prävention wird also als Aufgabe der Sozialversicherungsträger angesehen, finanziert mithin durch die Beitragszahler. Während dieser Artikel verfasst wird, ist ein neues „Präventionsgesetz" in Vorbereitung, das im Wesentlichen jedoch an diesem Grundsatz festhält. Diese Engführung wird vielfach kritisiert, ebenso der Umstand, dass der Beitrag psychotherapeutischen Sachverstands immer noch kaum in die Prävention für Kinder und Jugendliche einbezogen wird. Wenig wird bislang der Erkenntnis Rechnung getragen, dass Prävention eine umfassende Aufgabe der Kultur- und Gesellschaftspolitik ist.

Ethische Fragestellungen

Prävention orientiert sich implizit oder explizit an einem historisch und gesellschaftlich geprägten Begriff von Gesundheit. Dabei ist der moderne Gesundheitsbegriff von ideologischen oder religiösen Normen weitgehend entkoppelt, er gewinnt selbst normativen Charakter: „Hauptsache, gesund!" (Lütz, 2005). Der Begriff der Prävention setzt voraus, dass es möglich ist, durch individuell „richtiges", also normgerechtes Verhalten („Verhaltensprävention") der Norm „Gesundheit" näher zu kommen. Damit aber ist Krankheit nicht mehr Schicksal, sondern Schuld, also Folge abweichenden Verhaltens. Die uralte religiöse Vorstellung, dass Krankheit Strafe für Sünde sei, etabliert sich unter modernen Vorzeichen neu. Nicht zufällig ist die Alltagssprache voll von entsprechenden Anspielungen, in denen davon

4

die Rede ist, man habe „gesündigt", wenn man etwa einem genußvollen Mahl zugesprochen hat. Gerade psychische Erkrankungen sind in hohem Maße assoziiert mit Schuldgefühlen, im Falle von Kindern und Jugendlichen mit solchen der Eltern. Die Präventionsdebatte kann dem Individuum eine moralische Last aufbürden, die ganz entgegen ihrer bewussten Intention eher krankheitsverstärkend ist. Niemand lässt sich gern mit seiner „Schuld" konfrontieren. Dies könnte ein unbewusstes Motiv sein, sich verhaltenspräventiven Maßnahmen zu entziehen. Mit Recht weisen verschiedene Autoren darauf hin, dass Prävention „immer auch eine genuin verhältnisorientierte Disziplin gewesen ist" (Leppin, 2004, S. 37; vgl. auch Göpel, 2002). Meines Erachtens stehen wir auf dem Feld der Psychotherapie in der Erarbeitung ethischer Grundlagen für die Berechtigung, präventiv zu intervenieren, noch ganz am Anfang. Wenn wir „Gesundheit" im Sinne der WHO-Definition als Menschenrecht begreifen, dann müsste ebenso von dem Respekt vor der im Menschen angelegten Möglichkeit der Krankheit – oder besser vor der anthropologischen Gegebenheit eines Kontinuitätsspektrums von Gesundheit und Krankheit gesprochen werden.

! **Merke:** Prävention hat ihre **rechtlichen Grundlagen** im SGB § 20. Ein Präventionsgesetz wird z.Zt. erarbeitet.
Die **ethischen Grundlagen** für die Berechtigung, präventiv zu intervenieren und so Einfluss auf die Lebensgestaltung von Individuen zu nehmen, lassen sich in der Vorstellung von Gesundheit als einem Menschenrecht finden, die auch den Respekt vor der unveränderbaren conditio humana der Krankheit enthalten muss.

Theoretische Grundlagen

Voraussetzung für präventive Interventionen im Kindes- und Jugendalter ist eine valide **Theorie über die Ätiologie psychischer Erkrankungen** sowie über die psychosoziale **Entwicklung** von Kindern und Jugendlichen. Was als psychische Erkrankung im Kindes- und Jugendalter anzusehen ist und zu präventiven Maßnahmen führt, hängt unmittelbar mit der Bandbreite an Normalität in bestimmten Entwicklungsstufen unter Berücksichtigung individueller und kultureller Gegebenheiten zusammen. Deshalb ist das Verständnis psychischer Erkrankungen in doppelter Hinsicht psychodynamisch: einerseits innerpsychisch (s.u.), andererseits hinsichtlich der Dynamik der Entwicklung.

Um die Eckpunkte psychodynamisch begründeter Prävention und Rehabilitation zu verdeutlichen, sei hier an einige Elemente der psychoanalytischen Theorie über Entwicklung und Krankheitsentstehung erinnert. Sie orientiert sich im Wesentlichen am **Konfliktmodell** (vgl. Mentzos, 1982/1992). Entwicklung lässt sich beschreiben als eine phasentypische Entfaltung und Bewältigung von Grundkonflikten zwischen antagonistischen innerpsychischen Strebungen einerseits sowie zwischen primärprozesshaften Wünschen und Trieben und äußerer Realität andererseits („epigenetisches Entwicklungsmodell"[4]). Die Reifung des Ich ist somit ein doppelter adaptiver Prozess und nur möglich in einem **Beziehungsraum**, der die grundlegenden psychischen (Entwicklungs-)Bedürfnisse des Kindes bzw. Jugendlichen befriedigt. Diese Bedürfnisse haben jeweils eine **motivationale** (eine Trieb-)Dimension und eine **narzisstische** (eine Selbst-)**Dimension**. Das Beziehungsgeschehen schlägt sich in der Psyche nieder als Bindungsrepräsentanzen sowie als Objekt- und Selbstrepräsentanzen und bildet so die grundlegende **psychische Struktur**. Sie ist mit – bewussten und unbewussten – **Bedeutungen** versehen, die das Individuum seinen lebensgeschichtlichen Erfahrungen mit der Objektwelt verleiht. Psychische Krankheit hat somit immer mit einem subjektiven Bedeutungsgefüge zu tun, das die Lösung innerer und äußerer Konfliktfelder behindert.

Psychische Krankheit entsteht, wenn die Integration des inneren und äußeren Konfliktgeschehens scheitert. Die Psyche erstarrt dann in der Etablierung rigider Abwehren, die nicht ich-verträglich und meist auch nicht sozialverträglich sind und welche die weitere Entwicklung behindern. Zur Aufrechterhaltung dieser pathologischen Konfliktlösungen und zur Angstbewältigung entwickeln sich Symptome als Kompromissbildungen.

Prävention und Therapie sind nach psychoanalytischem Verständnis sinnvoll, soweit sie sich auf diese Grundannahmen stützen. Wenn Beziehung, Konflikt und Bedeutung ursächlich mit psychischer Gesundheit bzw. Krankheit zusammenhängen, lässt sich psychisches Geschehen auch durch präventive oder therapeutische Beziehungserfahrungen, Konfliktbearbeitung und Bedeutungswandel beeinflussen.

1.5 Prävention im Horizont psychoanalytischen Verstehens

Für die Prävention im psychodynamischen Verständnis lässt sich also generell sagen, dass sie sich an Interventionen orientiert, welche die ich- und sozialverträgliche Lösung und Integration entwicklungsspezifischer innerer und äußerer Konflikte ermöglichen, unterstützen und fördern, das Ich in seinem kritischen Realitätsbezug sowie in Konfliktwahrnehmung, Ambiguitätstoleranz und Konfliktlösungsfähigkeit stärken, sich anbahnende pathologische Konfliktlösungsversuche korrigieren und die Therapie bereits verfestigter pathologischer Konfliktverarbeitungen samt Symptombildungen bereitstellen und sichern. Der Psychotherapie im Kindes- und Jugendalter kommt insofern eine besondere (tertiäre) präventive Bedeutung zu, als sie eine blockierte Entwicklung wieder in Gang bringt und so weiteren Folgeerkrankungen vorbeugt.

Psychoanalytisch begründete Prävention hat auch eine kulturkritische Dimension, die an das Werk S. Freuds anknüpft[5]. Im Kontext von Prävention sollten deshalb Psychoanalytiker diese Dimension ihres beruflichen Handelns reflektieren und möglichst bewusst aktiv gestalten (Petri et al., 1993; Petri, 1998).

---

[4] *Ein Begriff, den Erik H. Erikson geprägt hat (Erikson, 1959/1979).*

[5] *Pars pro toto sei hier nur S. Freuds (1930) Arbeit „Das Unbehagen in der Kultur" erwähnt. Vor dem Hintergrund dieser Arbeit lässt sich mittlerweile auch Prävention als Teil des „Kultur-Über-Ichs" begreifen: Auch sie erlegt dem Menschen allerlei Triebverzicht auf – in der Annahme, „daß dem Ich des Menschen alles psychologisch möglich ist, was man ihm aufträgt" (Freud, 1930, S. 503). Der Einbezug des Wissens um unbewusste Vorgänge, also die psychodynamische Betrachtung präventiver Interventionen, könnte vor mancher Enttäuschung von Wirksamkeitserwartungen bewahren.*

Beispiel:
„Faustlos", ein Curriculum für Grundschulen zur Prävention von Gewaltverhalten, greift auf das in den USA häufig eingesetzte Präventionsprogramm „Second Step" zurück. Das Curriculum folgt dem Grundgedanken, dass an den Schulen sehr viele Kinder erreicht werden können und die Schule selbst sich gut eignet für langfristig angelegte Präventionsstrategien (vgl. auch Hurrelmann, 2000, S. 16). „Faustlos" verfolgt drei Ziele: Empathieförderung, Impulskontrolle und die Entwicklung eines angemessenen Umgangs mit Ärger und Wut. Es ist angelegt auf drei Jahre und umfasst 51 Lektionen, die von den Lehrkräften nach einer entsprechenden Fortbildung durchgeführt werden. Methodisch werden u.a. Bilder, Brainstormings, „lautes Denken" und Rollenspiele eingesetzt.
Psychodynamisch gesehen, kombiniert „Faustlos" die Stärkung von nach innen gerichteten Ich-Funktionen: Wahrnehmungsfähigkeit und Regulation innerer Vorgänge wie Emotionen und Affekte, Empathie, Symbolisierungsfähigkeit, Differenzierung von Selbst- und Objektrepräsentanzen mit der Entwicklung nach außen gerichteter Ich-Funktionen wie Realitätsprüfung und angemessene Fremdwahrnehmung, Problemlösungsstrategien und sozialen Kompetenzen. Evaluationsstudien zeigen nicht allein einen Rückgang von gewaltförmigen Verhaltensweisen in den Schulen, die das Programm implementiert haben, sondern auch eine „angstreduzierende Wirkung" und vor allem einen „Transfer der neu hinzugewonnenen Kompetenzen in den Alltag der Kinder" (Schick und Cierpka, 2005, S 242; s. auch: http://www.faustlos.de). Es kann also eine erhöhte Toleranz gegenüber und ein flexiblerer Umgang mit inneren Konflikten unterstellt werden, was nachhaltig zur psychischen Gesundheit beitragen dürfte. Dieses Beispiel zeigt, wie eng Prävention und Gesundheitsförderung verzahnt sind.

Analytische und psychodynamisch orientierte Kinder- und Jugendlichen-Psychotherapeuten können ihre spezifischen Kompetenzen in verschiedenen Feldern der Prävention und Gesundheitsförderung einbringen. Dabei kommen universelle und zielgruppenspezifische Ansätze sowie Methoden aus den Bereichen Bildung, Gruppenarbeit, Therapie, psychologische Beratung und Supervision zum Einsatz:[6]

4

Primäre Prävention
- Bildungs- und Aufklärungsarbeit durch Vorträge, Veröffentlichungen, Seminare, Tagungsbeiträge, Workshops und Gruppenangebote in den Themenfeldern Pädagogik, Entwicklung, Beziehung
  a) für ein breites Publikum (universeller Ansatz)
  b) für Zielgruppen wie Eltern oder Fachleute in psychosozialen Arbeitsfeldern (Erzieher, Lehrer, Sozialpädagogen, Berater) (zielgruppenspezifischer Ansatz)
- Aus- und Fortbildung, Supervision, Coaching und Balintgruppen für Mitarbeitende in pädagogischen und sozialen Einrichtungen und Initiativen
- Mitwirkung in Basisinitiativen und informellen Gruppen, die sich für eine kinderfreundliche Gestaltung sozialer, ökonomischer und ökologischer Verhältnisse einsetzen (Verhältnisprävention)
- Mitarbeit in der Paar-, Familien-, Jugend- und Erziehungsberatung
- Mitarbeit in Präventionsprogrammen (Verhaltensprävention)
- Arbeit mit Kinder- und Jugendlichengruppen mit spezifischem Risiko

Sekundäre Prävention
- Mitarbeit in SKEPT (Säuglings-Kleinkind-Eltern-Psychotherapie)-Ambulanzen bzw. Angebote in eigener Praxis nach entsprechender Fortbildung
- Mitarbeit in bzw. Zusammenarbeit mit Frühförderstellen
- Therapeutische Angebote an risikobelastete Kinder, Jugendliche und deren Familien
- Gruppenangebote und Programme für Kinder und Jugendliche, die bereits Verhaltensauffälligkeiten zeigen, und deren Eltern
- Zusammenarbeit mit Erziehern, Lehrern, Beratungslehrern, Schulpsychologen etc. in Fallkonferenzen
- Zusammenarbeit mit Kliniken

Tertiäre Prävention
- Initiativen zur Sicherstellung eines ausreichenden Therapieangebots für Kinder und Jugendliche
- Angebote für Eltern von Kindern und Jugendlichen mit spezifischen krankheitswertigen Störungsbildern (z.B. Essstörungen, Störungen der Aufmerksamkeit und des Sozialverhaltens etc.)

! **Merke:** Theoretische Grundlagen für präventive Interventionen im Kindes- und Jugendalter finden sich in einer wissenschaftlich fundierten Theorie über die Ätiologie psychischer Erkrankungen sowie über die psychosoziale Entwicklung. Prävention im psychoanalytischen Verständnis fokussiert auf Interventionen, die eine ich- und sozialverträgliche Lösung und Integration entwicklungsspezifischer Konflikte ermöglichen, Konflikttoleranz und Konfliktfähigkeit, Affektwahrnehmung und Symbolisierungsfähigkeit fördern sowie eine realitätsbezogene Selbst- und Fremdwahrnehmung entwickeln. Sie korrigiert sich anbahnende maladaptive Muster und stellt die Therapie bereits verfestigter pathologischer Konfliktverarbeitungen mit Symptombildungen sicher.

1.6 Risiko- und Schutzfaktoren

Damit stellt sich die Frage, welche Bedingungen für eine gesunde psychische Entwicklung bereitgestellt werden müssen und anhand welcher Indikatoren sich abzeichnende psychische Störungen identifiziert werden können. Prävention setzt die **Kenntnis von Risiko- und Schutzfaktoren** voraus. Anders als bei Anamnese, Diagnose und Indikationsstellung für die Therapie einer manifesten psychischen Erkrankung, wo sich die Risiken und Ressourcen eines Entwicklungsverlaufs ex post benennen lassen, geht es also bei der Prävention um die Identifizierung solcher Faktoren ex ante. Eine solche stößt auf das Problem der Datenlage. Longitudinalstudien lassen eine Reihe von Risiko-

[6] *Die Zusammenstellung erhebt keinen Anspruch auf Vollständigkeit.*

und Schutzfaktoren als gesichert erscheinen (eine tabellarische Übersicht in: Egle, 2005, S. 40; einen Überblick über retrospektive Studien und prospektive Longitudinalstudien zu Risiko- und Schutzfaktoren bietet Dornes, 1999). Aus statistischen Erhebungen kann man Zunahme bzw. Abnahme bestimmter Krankheitsbilder entnehmen. Es fehlten bis vor kurzem aber die Instrumente, um solche Daten mit den verschiedenen Ebenen des gesellschaftlichen Geschehens zu verknüpfen und Schlüsse für die Prävention daraus zu ziehen. Erforderlich sind Langzeitbeobachtungen repräsentativer Bevölkerungsgruppen, die mit gleichbleibender Methodik gesellschaftliche und gesundheitsrelevante Daten erheben und korrelieren. Eine solche Erhebung führte eine deutsche Forschergruppe im Rahmen des internationalen, von der WHO geförderten Forschungsverbunds „Health Behaviour in School-aged Children (HBSC)" durch und legte die Ergebnisse in dem ersten deutschen „Jugendgesundheitssurvey" vor (Hurrelmann et al., 2003; vgl. auch WHO, 2005). Erfasst werden Kinder und Jugendliche im Schulalter. Die Erhebung folgt im Wesentlichen der Methode des Selbstberichts. Es ging dem Forscherteam vor allem um die „Frage, inwieweit gesundheitsrelevante Lebensstile mit subjektiver Gesundheit zu tun haben und inwieweit personale und soziale Risiko- bzw. Schutzfaktoren für die Prävention der Gesundheitsstörungen zusammen mit ihrer subjektiven Repräsentation sowohl in körperlicher als auch psychischer Hinsicht identifiziert werden können" (Hurrelmann et al., 2003). Einige wichtige Ergebnisse im Bereich psychische Gesundheit:

- etwa 20 % der Jugendlichen geben Beeinträchtigungen der psychischen Gesundheit an: psychische Störungen und psychosomatische Beschwerden. 6% sind als psychisch auffällig zu bezeichnen, weitere 12,8 % als grenzwertig auffällig
- Mädchen geben häufiger psychische Beeinträchtigungen an als Jungen
- ältere Jugendliche leiden häufiger als jüngere
- Kinder und Jugendliche aus niederen sozialen Schichten geben häufiger psychische Beschwerden an als solche aus höheren sozialen Schichten
- eine geringe Selbstwirksamkeitserwartung geht einher mit einem höheren Maß psychischer Beschwerden
- psychische Gesundheit und Lebenszufriedenheit korrelieren in hohem Maße
- psychische Auffälligkeit ist weitgehend unabhängig von körperlicher Gesundheit, hängt aber stark zusammen mit sozialen Aspekten
- psychische Gesundheit ist geschlechtsabhängig: Depressive Störungen treten im späten Jugend- und frühen Erwachsenenalter häufiger bei Mädchen, im Schulalter häufiger bei Jungen auf. Externalisierende Störungen finden sich häufiger bei Jungen, internalisierende Störungen häufiger bei Mädchen

Die Ergebnisse des Jugendgesundheitssurveys lassen aus psychodynamischer Sicht einige vorläufige Schlüsse zu:
Es handelt sich um Selbstauskünfte von Kindern und Jugendlichen im Schulalter. Angesichts dieser Methodik überrascht es, dass ca. 20 % aller Befragten psychische Beeinträchtigungen angeben, da die Selbsteinschätzung „psychische Probleme" in diesem Alter, besonders in Pubertät und Adoleszenz, meist in hohem Maße schambesetzt ist und abgewehrt wird. Dies zeigt, dass entgegen oft zur Schau getragener Coolness und Überlegenheit Kinder und Jugendliche sehr wohl ein Gespür dafür besitzen, wenn etwas „psychisch nicht stimmt". Daran gilt es, bei präventiven Interventionen anzuknüpfen.

1.6.1 Risikofaktoren

1.6.1.1 Ohnmachtserfahrungen

Die Selbstwirksamkeitserwartung, also die innere Überzeugung, etwas im engeren oder weiteren sozialen Geschehen bewirken und beeinflussen zu können, scheint ein wesentlicher Faktor für psychische Gesundheit zu sein. Die leider durchgängige Erfahrung von jungen Menschen, an ihren Lebensumständen nicht viel ändern zu können, in Familie, Ausbildung und Beruf Ablehnungserlebnisse hinnehmen zu müssen, gegen die man nicht ankommt, das schulische Geschehen nicht wesentlich mitgestalten zu können, das Erleben, als eigenständiges und kreatives Individuum nicht willkommen zu sein und auf seine Funktionen als Schüler, Azubi oder Konsument reduziert zu werden; in größerem Zusammenhang lebensbedrohlichen Entwicklungen etwa im ökologischen Bereich sowie im Bereich des gesellschaftlichen und internationalen Friedens hilflos ausgeliefert zu sein – dies alles scheint Kinder und Jugendliche psychisch mehr zu beeinträchtigen als gemeinhin angenommen. Die damit zusammenhängenden Ängste von Kindern und Jugendlichen dürfen keinesfalls vorschnell als neurotische Angst angesehen werden. Vielmehr haben wir es mit Realängsten zu tun, die im gesellschaftlichen und politischen Kontext eher durch kollektive Verleugnung, Verharmlosung oder Illusionsbildung in Schach gehalten werden. Kinder und Jugendliche, deren psychische Entwicklung per se einer erhöhten Vulnerabilität ausgesetzt ist, erleben diese Ängste deutlicher und bedrohlicher. Paaren sie sich mit Hoffnungslosigkeit und Ohnmachtserfahrungen, können sie sich leicht zu nachhaltigen psychischen Beeinträchtigungen verdichten. Nun könnte man umgekehrt sagen, dass in ihrer psychischen Gesundheit beeinträchtigte Kinder und Jugendliche natürlich auch in ihrer narzisstischen Struktur angegriffen sind, mithin also eine geringere Einschätzung von Selbstwert und Selbstwirksamkeit mitbringen. Umso wichtiger wäre es ja nun, dass solche jungen Menschen im Gegenteil Erfahrungen von Akzeptanz, Wirksamkeit und Wertschätzung machen. Wir müssen also von einem sich verstärkenden Kreislauf aus Angst, sozialer Entmutigung und narzisstischer Beeinträchtigung ausgehen, der in eine manifeste psychische Erkrankung münden kann.

1.6.1.2 Soziale Faktoren

In diesem Kontext scheint es eine Wechselwirkung zwischen **sozialer Schicht** und psychischem Wohlbefinden zu geben. Bekannt ist die Korrelation zwischen Armut und psychischer Beeinträchtigung. Dabei dürfte der rein materielle Mangel hierzulande eine eher untergeordnete Rolle spielen, zumal gerade Familien der unteren sozialen Schichten ihre Kinder und Jugendlichen oft unter hohen Opfern mit den gängigen kinder- und jugendtypischen Statussymbolen wie Handy, elektronischen Geräten, Computerspielen, Sammelkarten, Markenkleidung etc. ausstatten. Vielmehr müssen wir von einer verstärkten Verschiebung von psychischen Bedürfnislagen auf den materiellen Bereich ausgehen, von der dann eine kompensatorische Funktion erhofft wird. Wir können mit einer hohen Plausibilität unterstellen, dass es auch hier um einen Kreislauf geht: Phänomene wie das elterliche Erleben beständiger Sorge um die materiellen

Grundlagen einer kulturspezifischen Lebensführung, die Verzweiflung darüber, nichts an der eigenen Situation ändern zu können, die narzisstischen Einbußen in Status und Teilhabe am gesellschaftlichen Leben, die Scham darüber, nicht „mithalten" zu können, schließlich die Abwendung von der Realität etwa durch depressive Verarbeitungsweisen, Suchtverhalten oder Resignation, nicht zuletzt vermehrte Erkrankungen im psychosomatischen und psychischen Bereich ziehen Bindungsstörungen, entgleisende Beziehungen, Haltlosigkeit und Orientierungsprobleme bis zu Verwahrlosung, defizitäre Identifizierungen und Ressentiments nach sich. Diese behindern ihrerseits wiederum den Aufbau einer stabilen narzisstischen Homöostase und eines funktionsfähigen Ich und führen zu psychischen und psychosozialen Abwehrmanövern bei Kindern und Jugendlichen, welche die elterlichen Versagensgefühle, Schuld- und Schamgefühle verstärken. Tatsächlich in sich unstimmige Erziehungsstile und die innere Wahrnehmung einer „scheiternden Erziehung" stehen dann einer entwicklungsfördernden Konfliktverarbeitung massiv im Wege.

Kinder und Jugendliche scheinen diese Zusammenhänge intuitiv zu erfassen, wenn sie psychisches Wohlbefinden mit sozialen Faktoren in Verbindung bringen und weniger mit körperlicher Gesundheit. Sie signalisieren damit, dass sie unter einem Beziehungsgeschehen leiden, das sich evtl. auch in somatischem Leiden niederschlagen kann; der umgekehrte Fall – dass körperliche Erkrankungen zu Störungen der Beziehungen und des psychischen Gleichgewichts führen können – scheint weniger präsent zu sein. Gleichwohl müssen wir aber auch hier von einem erheblichen Risikofaktor ausgehen.

1.6.1.3 Krankheit und Behinderung

Chronische Erkrankungen von Kindern und Jugendlichen gehen in aller Regel auch mit psychischen Beeinträchtigungen bis zu manifesten psychischen Störungen einher (Jacubeit, 2001). Solche Kinder müssen sich bereits sehr früh mit bleibenden Defiziten in der Lebensführung arrangieren, unter Umständen auch mit begrenzter Lebenserwartung oder mit Sterben und Tod auseinander setzen. Das beeinflusst nicht nur die Bindungs- und Objektrepräsentanzen, sondern auch die Selbstrepräsentanz, insbesondere diejenige, die sich auf den Körper bezieht.

Ein ähnlicher Risikofaktor für die psychische Gesundheit ist eine körperliche, geistige oder seelische **Behinderung**. Auch hier spielt die Wahrnehmung durch die Beziehungspersonen, deren Phantasien und Bilder über das behinderte Kind eine große Rolle beim Aufbau der inneren Repräsentanzenwelt. Elterliche Ablehnungsgefühle, Scham und Schuld und deren innerpsychische Verarbeitung sowie deren Einfluss auf das Beziehungsgeschehen in der Erziehung, sodann die adaptiven psychischen Vorgänge des behinderten Kindes bzw. Jugendlichen können zu psychischen Störungen führen, die wiederum einen gelingenden Umgang mit der Behinderung gleichsam sekundär behindern (Fiala-Preinsperger und Tamir, 2001; vgl. Heinemann, Psychische Störungen bei geistiger Behinderung, in diesem Band).

Auch eine schwere **körperliche oder psychische Erkrankung, Sucht oder Behinderung eines Familienmitglieds** muss als Risikofaktor angesehen werden (Laucht et al., 1992). Die Zentrierung des familiären Geschehens auf das kranke oder behinderte Mitglied lässt oftmals die Konfliktlösung zwischen Anlehnungsbedürfnissen und einer gesunden Autonomie scheitern, aggressive Strebungen werden als gefährlich oder schuldbesetzt erlebt und durch Abwehrvorgänge wie Spaltung, Verdrängung, Reaktionsbildung oder narzisstische Verarbeitungsweisen, wie etwa eine depressive Entwicklung, in Schach gehalten. **Psychisch labile Eltern** neigen auch verstärkt zu pathologischen Paar-Arrangements (Kollusionen; vgl. J. Willi, 1975) und unbewussten **Delegationen** von Selbstanteilen auf ihre Kinder mit der Folge entsprechender maladaptiver Beziehungsmuster und deren Verinnerlichung (Richter, 1963/1967).

1.6.1.4 Rigidität der Geschlechterrolle

Die Abhängigkeit psychischer Beeinträchtigungen vom **Geschlecht** der Kinder und Jugendlichen kann als Konglomerat aus biologischen Gegebenheiten und kulturell geprägten geschlechtsspezifischen Rollenbildern sowie deren jeweiliger intrapsychischer Verarbeitung angesehen werden. Es wäre sicher eine Überdehnung des Begriffs, würde man allein das – biologische – Geschlecht eines Menschen zu einem Risikofaktor erklären. Gleichwohl lassen sich geschlechtsspezifische Risikofaktoren identifizieren:

Auf der biologischen Grundlage der weiblichen Sexualität verknüpfen sich Modi des Aufnehmens, Haltens, Im-Inneren-Bewahrens und der inneren Kreativität mit kulturell vermittelten elterlichen Leitbildern der weiblichen Rolle. Dazu kommt, dass die frühe Identifikation des Mädchens mit der Mutter als Primärobjekt leichter gelingt als dem Jungen. Deshalb entwickeln sich bei der inneren und äußeren Adaptation bei weiblichen Kindern und Jugendlichen generell vorzugsweise autoplastische, internalisierende Verarbeitungsweisen der Entwicklungskonflikte. Risikofaktoren lassen sich daher für die weibliche Entwicklung dann annehmen, wenn das Mädchen auf diese introjektiven Vorgänge durch einseitige Rollenbilder und –erwartungen oder durch innerfamiliäre unbewusste Delegationen fixiert wird. Die frühe kindliche innerpsychische Verarbeitung solcher Fixierungen macht es dann insbesondere in Pubertät und Adoleszenz schwer, die Ablösung und Identitätsbildung in Abgrenzung von den mütterlichen Introjekten sicher zu bewältigen.

Männliche Kinder und Jugendliche haben eine andere Konfliktkonstellation zu bewältigen: Die wiederum biologische vorgezeichneten Modi der männlichen Sexualität der Expansion, des Ein- und Durchdringens, der (er-)zeugenden Kreativität sind kulturell assoziiert mit Rollenbildern und Erwartungen, die sich auf den expansiven, durchsetzungsfähigen und nach außen gerichteten aggressiven Pol des psychischen und interpersonellen Erlebens richten. Auch hier kommt hinzu, dass der Junge schon früh vor der Aufgabe steht, sich von der Mutter als Primärobjekt um einer männlichen Identifikation willen abzugrenzen. Wir beobachten bei männlichen Kindern deshalb eher alloplastische und externalisierende Verarbeitungsmuster in ihren Entwicklungskonflikten. Risikofaktoren sind dann für männliche Kinder und Jugendliche in einer Beziehungsmatrix und kulturellen Bildern zu suchen, die das Kind in projektiven Kreisläufen festhalten und den Konfliktpol seiner Anlehnungs- und Abhängigkeitsbedürfnisse verleugnen und unterdrücken. Die adoleszenttypische Angst männlicher Jugendlicher vor dem katastrophischen Untergang der noch fragilen autonomen Identität in symbiotischen Verschmelzungswünschen lässt sich vor dem Hintergrund solcher frühen Abwehren verstehen.

1.6.1.5 Frühe Stresserfahrungen, Deprivation, Trauma

Grundlegende Einsichten über die Entwicklung in frühester Kindheit und die psychischen Langzeitfolgen früher Stresserfahrungen verdanken wir den Arbeiten von J. Bowlby (1951 u.a.), R.A. Spitz (zuammenfassend in R.A. Spitz, 1967) und M. Mahler (1972). Inzwischen konnten deren Erkenntnisse durch verfeinerte Beobachtungen und Längsschnittstudien differenziert und z.T. korrigiert werden (kurze Übersicht in Egle, 2005).

Verlusterfahrungen: Für beide Geschlechter besteht ein Risikofaktor im Erleben gravierender **Verluste** bedeutender Beziehungspersonen (vgl. Bowlby, 1973), aber auch sozialer Netzwerke etwa durch Migration. Dazu gehören nicht nur Verluste von Mutter, Vater oder Geschwistern durch Tod, sondern insbesondere solche durch elterliche Trennung und Scheidung[7]. Neben den Loyalitätskonflikten kommt es zu einer erheblichen Störung des Aufbaus von triangulären Repräsentanzen. Der Rückzug auf regressive Positionen, die Blockade der weiteren Entwicklung auf allen Ebenen oder die „Flucht nach vorn" in eine pseudoprogressive, parentifizierte Entwicklung oder aber destruktives Agieren sind einige typische Verarbeitungsformen und blockieren den Trauerprozess zur Verarbeitung des Verlustes. Die Mehrfachbelastung allein erziehender Elternteile, meist Mütter, führt nicht nur zu einer höheren psychischen Erkrankungsrate bei den Erwachsenen, sondern erhöht auch die Anfälligkeit der Kinder für psychische Erkrankungen, Sucht und Suizidalität (Amato, 1999; Weitoft et al., 2003).

Traumatisierungen durch Vernachlässigung und Misshandlung: Ein weiterer Risikofaktor ist erlebte und/oder erlittene psychische und physische **Gewalt**, wozu auch die **sexuelle Gewalt** zu rechnen ist, ebenso **Verwahrlosung**, oft gepaart mit **Kriminalität oder Dissozialität** eines oder beider Elternteile. Psychische Vernachlässigung, Deprivation und Misshandlung sind besonders schwerwiegende und schädigende Risikofaktoren (vgl. Beiderwieden et al., 1986; Engfer, 2005). Kinder, die solchen Erfahrungen ausgesetzt sind, haben ein erheblich höheres Risiko, psychisch zu erkranken (vgl. Egle und Hardt, 2005, dort auch eine Übersicht über prospektive Longitudinalstudien). Aber auch eine Abfolge subtraumatisierender Ereignisse, welche die Schutzfunktion des Ich immer wieder unterlaufen und seine Selbstregulation stören, lässt im Sinne eines „kumulativen Traumas" (Khan, 1974) auf Dauer die Ich-Organisation zusammenbrechen. Zu denken ist hier an fortgesetzte Beschämungen, Demütigungen und Entzug libidinöser Besetzungen.

Die Auswirkungen und die Bandbreite möglicher Störungen durch frühe Stresserfahrungen, Deprivation sowie psychische und physische Gewalt, insbesondere beim kumulativen Auftreten mehrerer Risikofaktoren, sind hinlänglich bekannt und gut dokumentiert: Einerseits hinterlassen sie „biologische Narben" in der hirnorganischen Entwicklung, die vor allem in der frühen Kindheit einer erhöhten Vulnerabilität unterliegt. Das Stressverarbeitungssystem bleibt dauerhaft dysfunktional, physische und psychosoziale Belastungssituationen können nicht mehr angemessen bewältigt werden (Egle, 2005; Beiderwieden et al., 1986, dort auch gut dokumentiert die psychischen Schädigungen durch Misshandlung auf mehreren Ebenen der psychischen Entwicklung). Andererseits treten als Langzeitfolgen vermehrt psychische und psychosomatische Störungen auf: bei Säuglingen und Kindern Fütter-, Schlaf- und Verdauungsstörungen, Einnässen und Einkoten, Beeinträchtigungen der kognitiven Entwicklung (Esser, 1994); bei Jugendlichen und Erwachsenen erhöhtes Risikoverhalten; Persönlichkeitsstörungen wie narzisstische und Borderline-Störungen mit mangelhafter Affektwahrnehmung und -regulation, eingeschränktem Selbstwerterleben (van der Kolk und Fisler, 1994) und unreifen Abwehrvorgängen, Depression und Angsterkrankungen, Essstörungen, Suchtentwicklung, Suizidalität; Störungen des Sozialverhaltens mit unkontrollierter Aggression und Delinquenz.

Traumatisierungen durch Katastrophen, Krieg, Verfolgung, Vertreibung, Folter: Die Palette möglicher Traumatisierungen im Kindes- und Jugendalter ist breit, deren Folgen inzwischen gut erforscht und bekannt (Brisch und Hellbrügge, 2003). Wenig beachtet werden allerdings die vielen Kinder und Jugendlichen, die weltweit durch man made desaster, von denen der Missbrauch als Kindersoldaten[8] und die Folter wohl mit die schlimmsten Katastrophen darstellen, nachhaltig geschädigt sind. Das liegt sicherlich auch daran, dass sie kaum Zugang zu psychotherapeutischer Hilfe haben. Eine wichtige Stellung nehmen hierzulande die Trauma-Ambulanzen ein. Für die Prävention tut sich hier ein weites Feld gesellschaftlicher und politischer Einflussnahme auf, zu der nicht zuletzt Kinder- und Jugendlichen-Psychotherapeuten beitragen können.

1.6.1.6 Lebensstile

Als generalisierter Risikofaktor sind bestimmte kulturell geprägte **Lebensstile** anzusehen (vgl. Hurrelmann, 2002). Die weit verbreitete Bewegungsarmut in Verbindung mit falscher Ernährung und erhöhtem, oft exzessivem Medienkonsum evozieren Übergewicht, motorische Trägheit und Mängel im Aufbau der Sinneskoordination. Ich-Funktionen wie die Koordination der Wahrnehmung und der Motorik bleiben defizitär, dies wiederum führt verstärkt zu defensiver Vermeidung von altersentsprechenden Realitätsbezügen und Rückzug in eine rein rezeptive Anspruchshaltung. Entwicklungsaufgaben werden nicht bewältigt, bei den geringsten Anforderungen oder Frustrationen fühlen sich die Kinder überfordert und reagieren mit Unruhe, unkontrollierter Aggressivität, psychosomatischen Beschwerden wie Kopfschmerzen, Verdauungsstörungen, Magenschmerzen oder mit depressiven Störungen. Die Suizidgefährdung schon bei vorpubertären Kindern muss alarmieren. Die innere und äußere Konfliktbewältigung dieser Kinder und Jugendlichen ist erheblich beeinträchtigt. Die strukturellen Störungen zeigen sich in der Schädigung grundlegender psychischer Funktionen, wie etwa der Symbolisierungsfähigkeit, der Objektkonstanz, der Frustrationstoleranz und der Fähigkeit zum Triebaufschub. Kreislaufartig verstärkt werden diese Probleme durch Quantität und Qualität der konsumierten Medien (vgl. Johnson et al., 2002), die einer entwicklungsfördernden „Verwendung" des reifenden

[7] Es ist sachgerecht, hier von einem Verlust und nicht von Trennung zu sprechen, da es dem psychischen Erleben des Kindes entspricht. Tatsächlich geht dem Kind bei elterlicher Trennung eine Reihe ganz elementarer Beziehungsdimensionen zu beiden (!) primären Objekten verloren, und zwar nicht nur vorübergehend wie bei einer temporären Trennung und auch dann, wenn der reale Kontakt zu dem verlorenen Elternteil erhalten bleibt (vgl. Figdor, 1997/2001).

[8] Vgl. Spitzer, 1999.

kindlichen Hirns diametral entgegenstehen, sowie durch die Beeinflussung von aggressiver, speziell auf Kinder und Jugendliche abgestimmter Werbung.

1.6.2 Schutzfaktoren

Die Kenntnis der Risikofaktoren allein sagt noch nichts aus über die Möglichkeit, Risiken zu minimieren oder zu vermeiden. Krankheit, Verlust, manche kulturelle oder politische Gegebenheiten sind nicht einfach aus der Welt zu schaffen, auch seine Eltern kann sich ein Kind nicht aussuchen. Was trägt dazu bei, dass sich ein Kind trotz dieser Gefährdungen gesund entwickeln kann, dass es ein gewisses Maß an Unglück verarbeiten und ertragen kann, ohne psychisch zu erkranken?

1.6.2.1 Schutzfaktoren in der primären Sozialisation

Eine **sichere Bindung** bzw. Bindungsrepräsentanz kann als grundlegend angesehen werden beim Aufbau einer stabilen psychischen Struktur (Brazelton und Cramer, 1991; Brisch, 1999): verlässliche Beziehungen, in denen die entwicklungstypischen psychischen Bedürfnisse befriedigt werden, die eine ausreichende Spiegelung und Wertschätzung sicherstellen, äußere Sicherheit und inneren Halt geben. Die *Qualität* der Beziehungserfahrungen eines Kindes bis ins Jugendalter entscheidet ganz wesentlich drüber, ob ein Mensch Entwicklungskrisen meistert, Risiken adaptiv verarbeitet und sogar psychisch daran reift (vgl. Dornes, 1999). Dazu gehört auch ein **stabiler pädagogischer Rahmen**. Eine kindgerechte **Strukturierung** des Alltags, die einerseits die phasentypischen psychischen, körperlichen und sensorischen Entwicklungsbedürfnisse sicherstellt, trägt zur Vielfalt von kindgerechten Welt- und Selbsterfahrungen bei und setzt andererseits einen moderierenden und begrenzenden Rahmen für die kindliche Omnipotenz. Dies betrifft nicht allein die familiäre Sozialisation, sondern ebenso die gesellschaftlichen Sozialisationsinstanzen (s. 2.3.2.2).

In diesem Zusammenhang können als wichtiger Schutzfaktor **die Beziehungsfähigkeit und Konfliktfähigkeit der Bezugspersonen** angesehen werden. Damit ist auch gemeint, dass die kindlichen Affekte und Emotionen aufgenommen und reflektiert werden, dass sie eine Sprache bekommen und in verträglicher Weise beantwortet werden (vgl. das Containing im Sinne von Bion, 1959/1995; vgl. auch Hinshelwood, 1989/1993, S. 350-361). Dies ist die Grundlage, dass das Kind seinen inneren Regungen und äußeren Erfahrungen eine Bedeutung geben kann, mithin eine Sinnhaftigkeit erlebt, die sich in der Fähigkeit zur **Symbolisierung** und **Objektkonstanz** niederschlägt.

4

1.6.2.2 Schutzfaktoren in der sekundären Sozialisation

Ein **Netz von Beziehungen** in Verwandtschaft, Freundeskreis und selbst gewählten Vertrauenspersonen im sozialen Umfeld („soziales Kapital") garantiert eine **Vielfalt von Beziehungserfahrungen** und ermöglicht den Aufbau einer reichen inneren Objektwelt. Objektrepräsentanzen bilden sich nicht nur aus den Elternbeziehungen. Beziehungskrisen lassen sich leichter meistern, wenn es auch außerhalb der Familie sichere „Anlaufhäfen" gibt. Eine ausreichende Vielfalt von Beziehungserfahrungen schlägt sich nieder als erhöhte Flexibilität im Umgang mit inneren Konflikten. Es geht letztlich um die sichere Etablierung eines inneren triangulären Raumes, also die innere Anwesenheit eines Dritten im dyadischen Konflikt.

Soziales und emotionales Lernen in Kindertagesstätte und Schule: Besonders die pädagogische Engführung der Schule als Instanz der rein kognitiven Wissensvermittlung, Bewertung und Regulierung von Zugangschancen zu gesellschaftlichen Ressourcen evoziert bei vielen Kindern und Jugendlichen ein beständiges Gefühl der Unzulänglichkeit, des Versagens und der Ohnmacht. So gesehen ist die Schule auch ein Risikofaktor, namentlich wenn man bedenkt, dass Kinder und Jugendliche einen wesentlichen Teil ihres Lebens darin zubringen. Sie muss zu einem Schutzfaktor entwickelt werden, indem sie sich die pädagogische Gestaltung des sozialen und emotionalen Lernens zur Aufgabe macht.[9,10] Eine solche umfassende Bildung ist ein Schutzfaktor, weil sie den Spielraum der Reflexionsfähigkeit erweitert, die Verknüpfungen kognitiver und emotionaler Prozesse vervielfacht und diversifiziert und damit die intrapsychische Konfliktbewältigungskompetenz stärkt. Kindern und Jugendlichen mit einem hohen Bildungsniveau fällt es meist auch leichter, sich den Zugang zu gesellschaftlichen salutogenen Ressourcen zu erschließen.

1.6.2.3 Soziale Schutzfaktoren

Möglichkeiten der Einflussnahme: Eine **Kultur der Beteiligung** von Kindern und Jugendlichen an der Gestaltung ihrer sozialen, ökologischen und materiellen Umwelt ist unabdingbar. Kinder und Jugendliche müssen die Erfahrung machen können, gehört, verstanden und ernst genommen zu werden. Eine wesentliche Grundeinstellung für eine erfolgreiche Konfliktbewältigung ist die **Hoffnung**. Sie wächst auf dem Boden eines gesunden Narzissmus, also der psychischen Verankerung von Selbstwert, Selbstvertrauen und Wirksamkeit.

Die **Unterstützung und Wertschätzung der elterlichen Erziehungsarbeit** ist eine zentrale gesellschaftliche Aufgabe: Dazu gehört auch, die Vereinbarkeit von Elternschaft und Beruf zu erleichtern durch ausreichende Plätze in Kindertagesstätten und Schülerbetreuungen, familienfreundliche Gestaltung von Arbeitsverhältnissen, Bereitstellung von materiellen Ressourcen, vor allem für sozial Schwächere etc. Es müssen ausreichende und angemessene pädagogische, psychologische und psychotherapeutische Hilfen für Eltern, Familien, Kinder und Jugendliche sichergestellt werden. Präventiv wirksam sind vor allem *rechtzeitige* Hilfen, insbesondere dann, wenn diese auf der Basis von Niedrigschwelligkeit und Freiwilligkeit angeboten werden.

Kinderfreundliche Gestaltung des gesellschaftlichen Lebens: Politische und gesellschaftliche Entscheidungen betreffen zumeist auch Kinder. Die Rücksichtnahme auf diese Einsicht in politischen Gestaltungsprozessen stellt einen generellen Schutzfaktor dar. Dies betrifft vor allen Dingen politische Entscheidungen, die in ihren Folgen weit in die Zukunft reichen, also das spätere Leben der jungen Generation schon jetzt festlegen. Gegenwärtig bringt die globalisierte Dimension politischen Handelns Probleme auf ökologischem, ökonomischem und sozialem Gebiet hervor, für deren Bewältigung noch kaum Konzepte denk-

---

[9] *Vgl. die Forderungen der Unabhängigen Regierungskommission zur Verhinderung und Bekämpfung von Gewalt (Gewaltkommission) in: Schwind und Baumann (1990).*

[10] *Vgl. Hentig (1993/2004).*

bar sind. Die Bürde, die der heranwachsenden Generation damit aufgeladen wird, sorgt für nachhaltige Beeinträchtigungen des Vertrauens, der Hoffnung und der Verantwortlichkeit und birgt ein gefährliches Potential an destruktiven Aggressionen und Ressentiments. Wir müssen begreifen, dass dieses Potential sich nicht nur in verzweifelten Aktionen Benachteiligter entlädt, sondern latent in der Psyche unserer Kinder und Jugendlichen schlummert. Als ein wichtiger präventiver Ansatz lässt sich die Schaffung einer parteienübergreifenden Kinderkommission[11] begreifen – allerdings sollte deren Möglichkeiten zur Einflussnahme auch ihrer gesellschaftspolitischen Bedeutung entsprechen.

1.6.3 Synopse von Risiko- und Schutzfaktoren bei Diagnostik und Intervention

Die Kenntnis von Risiko- und Schutzfaktoren ist für Kinder- und Jugendlichen-Psychotherapeuten die Grundlage für Diagnostik und präventive Intervention. Man kann davon ausgehen, dass ein therapeutisches Gesprächsangebot bei bestimmten Risikokonstellationen auch dann indiziert ist, wenn (noch) keine krankheitswertigen Symptome aufgetreten oder erkennbar sind. Dabei wird sich die Einschätzung auf zwei Ebenen bewegen: dem „Zusammenwirken von Risikobelastung und Ressourcen" und dem „entwicklungspsychologischen Bezugsrahmen" (Romer und Riedesser, 1999, S. 75). Aufgrund ihres Wissens um die innerpsychische Konfliktdynamik können Kinderanalytiker hier einen spezifischen Beitrag leisten, wenn sie Risikosymptome, traumatische Ereignisse, Risikobelastung und elterliche Konstellationen einerseits, psychosoziale Kompetenzen, stabilisierende Ereignisse, die Qualität familiärer und sozialer Bindungen andererseits sowie den Stand der psychischen Entwicklung synoptisch betrachten und auf ihre psychische Verarbeitung hin untersuchen. Aufgrund einer solchen mehrdimensionalen Sichtweise lässt sich entscheiden, ob eine präventive therapeutische Intervention indiziert ist oder ob man abwartet, bis ein Kind mit Hilfe seiner Ressourcen Krisen oder traumatische Ereignisse selbst bewältigt.

! **Merke:** Prävention setzt die Kenntnis von Risiko- und Schutzfaktoren voraus. Risikofaktoren sind u.a. soziale, ökonomische und ökologische Faktoren, der Krankheitsstatus von Familienmitgliedern, innerpsychische und interpersonelle Konstellationen in Familie und näherem sozialem Umfeld, frühe Stresserfahrungen wie Verluste und reale Traumatisierungen, Erziehungs- und Lebensstile.
Schutzfaktoren sind u.a. eine sichere Bindungsrepräsentanz, dauerhafte, vielfältige, emotional haltende und verlässliche Beziehungen, Erfahrungen von Selbstwirksamkeit und Selbstwert, die Unterstützung und Wertschätzung von Erziehungsarbeit, die Gestaltung von Bildungs- und Sozialisationsinstanzen wie Kindergarten und Schule im Sinne des sozialen und emotionalen Lernens, ein kinderfreundliches gesellschaftliches Milieu, eine Politik, die Kinderinteressen auf allen Ebenen berücksichtigt.

[11] *http://www.bundestag.de/parlament/gremien15/a12/a12_kiko/*

2 Rehabilitation

2.1 Begriff, Definitionen, Grundlagen

Eine ausführliche Darstellung findet sich in Band 1 des vorliegenden Lehrbuches (Kosarz und Broda, 2004). Hier fasse ich lediglich das Basiswissen zusammen, das für die Rehabilitation von Kindern und Jugendlichen relevant ist.

Der Begriff Rehabilitation ist entlehnt aus frz. *réhabiliter*, dieses aus lat. *rehabilitare: wiederherstellen*. Zum gleichen Wortstamm gehört lat. *habilis: passend, geschickt, gewandt*. Die Etymologie des Wortes weist auf Sinn und Ziel von Rehabilitation hin: Es geht darum, einen verloren gegangenen Zustand in einem doppelten Sinn wiederherzustellen: zum einen hinsichtlich der Geschicklichkeiten und Fähigkeiten des Individuums, zum anderen hinsichtlich seiner sozialen Rolle.
Im Zusammenhang mit Krankheit und Behinderung ist der Begriff zunächst irreführend: Bei der Rehabilitation chronisch kranker oder behinderter Menschen geht es in den seltensten Fällen um die Wiederherstellung eines früheren Zustandes. Vielmehr stellen die Akzeptanz des Verlustes eben dieses früheren Status und die Integration der Beschädigung in ein neues Lebenskonzept ein wichtiges Rehabilitationsziel dar. Wiederhergestellt werden kann allenfalls eine subjektive Lebenszufriedenheit und eine Einbettung des Individuums in förderliche soziale Bezüge. Insbesondere gilt dies bei der Rehabilitation von Kindern und Jugendlichen. Hier handelt es sich eigentlich „um eine ‚Habilitation', d.h. um den Erwerb von Fähigkeiten und nicht um den Wiedererwerb derselben" (Lempp, 1994/2006, S. 14).

Prävention, Therapie, Rehabilitation

Rehabilitative Maßnahmen ergänzen Prävention und Therapie, wenn eine Erkrankung oder Behinderung nicht verhindert oder nicht vollständig ausgeheilt werden konnte. Rehabilitation ist ein Segment der Gesundheitsversorgung, das in Wechselwirkung mit den anderen Segmenten Prävention und Gesundheitsförderung, Therapie und Pflege steht (Hurrelmann et al., 2004; vgl. 1.2 Tertiäre Prävention). Rehabilitative Maßnahmen haben einen kurativen Aspekt, insofern sie eine Therapie von Komorbiditäten vorsehen, einen präventiven Aspekt, insofern sie einem Wiederauftreten der Krankheit oder einer Verschlimmerung des Gesundheitszustandes vorbeugen, und einen sozialen Aspekt, insofern sie die Eingliederung fördern. Die Psychotherapie bei Kindern und Jugendlichen hat meist auch einen rehabilitativen Effekt, weil sie stets auch eine bessere, realitätsnähere Bewältigung der sozialen Realitäten zum Ziel hat und Stigmatisierungen entgegenwirkt.

Begriff und historische Entwicklung der Rehabilitation im Rahmen der WHO werden in Band 1 des vorliegenden Werkes ausführlich beschrieben (Kosarz und Broda, 2004; vgl. auch Voll, 1998). Hier sei nur hervorgehoben, dass insbesondere durch die Beschreibung von **Handicaps** und die Orientierung an den Möglichkeiten zur **Teilhabe** (participation) der Rehabilitation eine gesellschaftliche Dimension zugeschrieben wird (WHO, 1980, 2001): Ihre Aufgabe ist nicht allein die „Wiederherstellung" individueller Fähigkeiten, sondern ebenso die Herstellung materieller, ökonomischer und gesellschaftlicher Verhältnisse, die allen

Individuen Teilhabe ermöglichen, auch solchen mit spezifischen Beeinträchtigungen und Behinderungen. In diesem Anliegen trifft sich die Rehabilitation mit den Anliegen von Prävention und Gesundheitsförderung.
Rehabilitation wird auch beschrieben als die Gewinnung, Förderung und Aufrechterhaltung von **Lebensqualität** (Voll, 1998; Bullinger et al., 1996). Die Konzeptualisierung von Rehabilitationszielen als Teilhabe im Sinne der WHO kann als Rahmen betrachtet werden, innerhalb dessen Lebensqualität erlebt wird. Diese Vorstellung von Lebensqualität erfordert ein mehrdimensionales Modell von Rehabilitation, das über die rein biomedizinische Auffassung hinausgeht. Ausgehend von Engel (1977), wird heute ein **biopsychosoziales Modell** zugrunde gelegt. Für die **Rehabilitation von Kindern und Jugendlichen** lassen sich folgende Dimensionen von Lebensqualität und damit **Rehabilitationsziele** beschreiben (vgl. Voll, 1998):

Individuelle Rehabilitationsziele:
- körperliches Wohlbefinden
- Selbständigkeit und Autonomie
- psychisches Wohlbefinden mit der Verarbeitung der Krankheit/Behinderung
- Zufriedenheit mit der schulischen und beruflichen Laufbahn

Soziale Rehabilitationsziele:
- Integration in die Peergroup, Freundschaften
- gelingende Partnerschaft und Sexualität
- emotionale Unterstützung durch Elternhaus und soziale Umgebung

Gesellschaftliche Rehabilitationsziele:
- Teilhabe in den wesentlichen gesellschaftlichen Bereichen
- integrative Einstellung zu behinderten Menschen
- Gesetzgebung zur Sicherstellung gleicher Rechte und von Maßnahmen zur Förderung
- Bereitstellung von Ressourcen wie: finanzielle Unterstützung, ausreichende Hilfeangebote
- Zukunftsperspektiven (Beruf, Arbeitsplatz usw.)

Rehabilitation von Kindern und Jugendlichen bewegt sich nicht allein auf dem Feld von chronischer Krankheit und Behinderung, sondern ebenso in Grenzbereichen zwischen sozialem Scheitern und krankheitswertigen Symptomen. Dazu zählen Suchtabhängigkeit, Delinquenz, Schulverweigerung, vermehrte Ausbildungsabbrüche usw. Soziale, berufliche und gesundheitliche Rehabilitation verschränken sich insbesondere bei Jugendlichen mit Persönlichkeitsstörungen oder beginnender Borderline-Symptomatik.

> **!** **Merke:** Rehabilitation steht in Wechselwirkung mit Prävention und Gesundheitsförderung, Therapie und Pflege.
> Globalziel von Rehabilitation, Prävention und Therapie ist bei Kindern und Jugendlichen die Entwicklungsförderung.
> Rehabilitationsziele sind Herstellung von individuellen Fähigkeiten, Reduzierung von Handicaps, Teilhabe an den wesentlichen gesellschaftlichen und politischen Bereichen sowie der Erhalt und die Steigerung von Lebensqualität.

Zu unterscheiden sind **ambulante und stationäre Rehabilitation**. Ambulante Rehabilitation hat den Vorteil, dass Kinder und Jugendliche nicht zusätzlich zu ihren Beeinträchtigungen auch noch die Trennung von Elternhaus und sozialer Umgebung verkraften müssen. Sie setzt allerdings ausreichende rehabilitative Angebote im näheren Umfeld voraus. Nachteilig kann sich auswirken, dass Eltern u.U. mit ihrem Kind ständig von einer Hilfe zur anderen unterwegs sind: Termine bei Ärzten, bei Krankengymnastik, Ergotherapie, Psychotherapie, Förderunterricht usw. lassen solchen Kindern oft wenig Raum, sich in ihrer Umgebung spielerisch und kreativ zu entfalten. Die Belastung und Anstrengung der Eltern, oft mit viel Geduld ertragen, untergründig aber oft als „Bestrafung" erlebt, beeinträchtigen dann möglicherweise eine angemessene Verarbeitung der Erkrankung bzw. Behinderung des Kindes und dienen sekundär der Aufrechterhaltung illusorischer Phantasien und können – wenn die Eltern nicht ebenfalls psychologisch oder psychotherapeutisch unterstützt werden – eine Reifung der möglichen kindlichen Autonomie behindern.
Stationäre Rehabilitation hingegen – meist verbunden mit einem Internatsaufenthalt in größerer Entfernung vom Elternhaus – mutet Kindern und Jugendlichen Trennungs- und Verlusterlebnisse zu, die Altersgenossen nicht bewältigen müssen. Sie haben den Vorteil, dass in einer Reha-Einrichtung die entsprechenden Hilfen konzentriert vor Ort angeboten werden können. Allerdings sind auch hier die Tagesabläufe meist dicht besetzt: Therapien, Gruppen, Schule, Ausbildung etc. müssen unter einen Hut gebracht werden. Stationäre Rehabilitation ist insbesondere dann angezeigt, wenn die Hilfen vor Ort nicht zur Verfügung stehen, Schule und Ausbildungsmöglichkeiten den Rehabilitationserfordernissen nicht gerecht werden können oder wenn aufgrund instabiler oder zusätzlich pathogener Beziehungsverhältnisse in Familie oder sozialer Umgebung (Peergroup) eine Trennung indiziert ist.
Zu den **gesetzlichen Grundlagen** der Rehabilitation, den **Rehabilitationsbereichen** und ihren Trägern siehe Kosarz und Broda (2004) in Band 1 des vorliegenden Werkes (vgl. auch Fuchs, 2004).

> **!** **Merke:** Ambulante Rehabilitation ist indiziert bei ausreichenden ortsnahen Rehabilitations- und Therapieangeboten sowie bei stabilem und stützendem Umfeld.
> Stationäre Rehabilitation ist indiziert bei einem multiplen Rehabilitationsbedarf, der nur stationär abgedeckt werden kann, sowie bei einem pathogenen Umfeld.

Ethische Grundlagen

Die ICF der WHO (2001) geht davon aus, dass jedem Mensch das Recht an ungehinderter Teilhabe am sozialen, ökonomischen und politischen Leben zukommt, unabhängig von Beeinträchtigungen und Behinderungen. Dies lässt sich als der säkulare ethische Grundgedanke aller Bemühungen um Rehabilitation begreifen. Er umfasst implizit den egalitären Grundsatz des allgemeinen Menschenrechts und der Würde jedes menschlichen Lebens. Daraus ergibt sich die besondere Schutz- und Förderungsbedürftigkeit beeinträchtigter und behinderter Menschen. Diese uns heute unumstößlich scheinenden ethischen Grundlagen rehabilitativen Handelns waren über weite Strecken der abendländischen kulturellen Entwicklung keineswegs selbstverständlich. Es muss daran erinnert werden, dass in Deutschland aus dem Kontext eben dieser Kultur die schlimmsten Auswüchse gegen Behinderte erwachsen sind – insbesondere gegen geistig und psychisch Behinderte, auch Kinder und Jugendliche. Ethische Prinzipien vermochten keineswegs einen ausreichenden Schutz zu bieten vor archaischen kollektiven projektiven Realitätsverzerrungen und daraus resultierend vor der Verfolgung beeinträchtigter Menschen. Auch heute muss man damit rechnen, dass ethische Prinzipien gegenüber dem behinderten und beeinträchtigten Leben nicht in dem wünschenswerten Ausmaß – in qualitativer und quantitativer Hinsicht! – eine stabile und breite Verankerung finden. Gerade Behinderte werden häufig Opfer von Übergriffen. Subtile Formen von Ausgrenzung sind alltäglich, finanzielle Mittel für rehabilitative Maßnahmen sind knapp (vgl. Volz, 1998). Rehabilitation bedeutet deshalb auch, dass in Bildung und Erziehung, in medialer, gesellschaftlicher und politischer Öffentlichkeit, im Handeln von Ämtern und Verwaltungen ethische Leitbilder reflektiert und verankert werden. Erfolgversprechend sind dabei Ansätze, in denen die Ethik eine praktische Dimension bekommt, indem ein gemeinsames Leben, Lernen und Arbeiten von behinderten und nicht behinderten Menschen ermöglicht und gefördert wird.

Beispiel:

Integrationskindertagesstätten nehmen in ihre Gruppen eine begrenzte Anzahl von Kindern mit körperlicher und/oder geistiger Behinderung auf, die innerhalb und außerhalb der Gruppe eine spezielle Förderung erfahren. Das ist für viele Kinder eine erste Gelegenheit, das Anderssein anderer Menschen kennen zu lernen, zu tolerieren und zu lernen, damit umzugehen. Elternarbeit ist in solchen Kindertagesstätten Bestandteil des Konzepts.

! **Merke:** Die Entwicklung und gesellschaftliche Implementierung ethischer Leitbilder zum Umgang mit behinderten und beeinträchtigten Menschen ist eine Dimension rehabilitativen Handelns.

2.2 Analytische und psychodynamische Kinder- und Jugendlichen-Psychotherapie in der Rehabilitation

2.2.1 Grundsatz der fachübergreifenden Zusammenarbeit

Traumatische Verletzungen, Behinderung, chronische Krankheit und Scheitern in Schule, Ausbildung oder Beruf betreffen Kinder und junge Menschen in besonderem Maße, da sie in die Entwicklung der noch ungereiften Persönlichkeit eingreifen. Rehabilitative Interventionen lassen sich daher kaum von pädagogischen und therapeutischen Maßnahmen und von Hilfen zur Erziehung trennen. In besonderem Maße ist hier von Seiten des Therapeuten auf eine Balance zu achten zwischen dem notwendigen Schutz der therapeutischen Beziehung und der Zusammenarbeit mit Fachkräften auf anderen Feldern der Hilfeleistung (vgl. Lempp, 1994). Einen großen Stellenwert nimmt die begleitende psychotherapeutische Arbeit mit Eltern und/oder anderen Bezugspersonen ein, dies besonders bei Kindern, aber auch bei Jugendlichen, die aufgrund ihrer Behinderung abhängiger von ihrem sozialen Umfeld sind als nicht behinderte Gleichaltrige.

2.2.2 Diagnostik, Indikationsstellung, Prognose

Die Notwendigkeit von Rehabilitation bei Kindern und Jugendlichen kann sich aus sehr unterschiedlichen Lebensereignissen und Entwicklungsstörungen ergeben. Ein einheitliches Konzept von Rehabilitation lässt sich daher nicht formulieren, vielmehr müssen sich rehabilitative Hilfen an den medizinischen, psychischen und sozialen Störungsbildern orientieren und letztlich an dem Bedarf des einzelnen jungen Menschen. Deshalb ist für die **Rehabilitationsbedürftigkeit** eine sorgfältige psychische Diagnostik erforderlich (vgl. §35a SGB VIII). Psychodynamische oder analytische Interventionen beruhen auf dem Krankheitsverständnis der Psychoanalyse (s. 1.4) und erheben den Status der intrapsychischen und sozialen Konfliktlage, der psychischen Struktur sowie des Entwicklungsstandes des Kindes oder Jugendlichen. Grundsätzlich ist davon auszugehen, dass jede Vorgeschichte, die zu rehabilitativen Maßnahmen führt, auch eine Geschichte schwer lösbarer psychischer Konflikte, Störungen und Entwicklungsbeeinträchtigungen ist. Rehabilitation, die diese Aspekte außer Acht lässt, greift zu kurz und bringt sich unter Umständen um ihren Erfolg.

Zur Diagnostik gehört auch die Indikationsstellung, d.h., es muss nicht allein die Rehabilitationsbedürftigkeit des Patienten, sondern auch die **Rehabilitationsfähigkeit** in einer Differentialindikation erhoben werden. Bei Kindern und Jugendlichen spielt hier die Einschätzung der psychischen und sozialen Ressourcen des sozialen Umfeldes eine besondere Rolle, da sie mehr als Erwachsene von diesem abhängig sind. Aus Diagnose und Indikationsstellung ergibt sich das **Rehabilitationsziel**, also die Überlegung, was unter den gegebenen Umständen vor dem Hintergrund von Diagnose und Indikation zu erreichen ist und welche medizinische und sozialpädagogische Maßnahmen sowie psychotherapeutische Interventionen sinnvoll erscheinen. Schließlich wird eine **Rehabilitationsprognose** erstellt, also die Einschätzung, ob die angestrebten Maßnahmen einen ausreichenden Erfolg versprechen.

Eine zentrale Problematik für die Prognose der Rehabilitation im Kindes- und Jugendalter ist die **Motivation**. Ähnlich wie bei präventiven Maßnahmen kann nicht davon ausgegangen werden, dass insbesondere kleinere Kinder von sich aus eine Motivation mitbringen, sich teils langwierigen und schmerzhaften – auch psychisch schmerzlichen – Rehabilitationsmaßnahmen zu unterziehen und sich dauerhaft auf Einschränkungen einzustellen. Dies ist eine Motivation der Eltern bzw. der erwachsenen Umwelt und gilt für die stationäre und ambulante Rehabilitation gleichermaßen. Es scheint ratsam, Kindern und Jugendlichen frühzeitig eine psychotherapeutische Hilfe anzubieten. Psychodynamische Konzepte haben die Möglichkeit, mit den Betroffenen an den unbewussten Selbstrepräsentanzen zu arbeiten, dies schließt die Arbeit mit den Bezugspersonen an den inneren Bildern, Wünschen und Phantasien dem Kind oder Jugendlichen gegenüber ein. Es geht dabei um das Prinzip der analytischen bzw. psychodynamischen Therapie, einen angemessenen, nichtneurotischen Realitätsbezug herzustellen.

Es ist deshalb sinnvoll, die Kompetenz analytischer Kinder- und Jugendlichen-Psychotherapeuten frühzeitig in die Rehabilitation einzubeziehen.

2.2.3 Anwendungen der Rehabilitation von Kindern und Jugendlichen

Medizinische Rehabilitation

Strittig ist die Frage, ob bei stationären medizinischen Rehabilitationsmaßnahmen im Rahmen der im SGB V § 40 vorgesehenen drei Wochen ein psychotherapeutisches Angebot sinnvoll ist (vgl. Lueger, 2004). Drei Argumente sprechen dafür: Zum einen ist der Aufenthalt in einer Reha-Klinik für Kinder und Jugendliche ein soziales Geschehen, das nicht allein rein biologisch, sondern eben auch psychisch auf die Verarbeitung von Beeinträchtigung, Verletzung, Krankheit und Trauma einwirkt. Auf eine psychotherapeutische Reflexion des Klinikmilieus muss daher Wert gelegt werden (vgl. Kosarz und Broda, 2004, S. 237 f.). Zum anderen ermöglichen psychodynamische Kurzzeitinterventionen im Einzel- oder Familiensetting in ihrer stützenden und haltenden Funktion den Beteiligten eine neue innere Einstellung. Dabei spielt nicht nur die innere Akzeptanz der Lebensrealitäten eine Rolle, sondern auch der Vorgang, diesen eine innere Bedeutung zu geben (s.1.4). Schließlich kann die Erfahrung einer psychotherapeutischen Beziehung, in der Kinder, Jugendliche und ihre Eltern Akzeptanz und Halt ihrer Ängste, Sorgen und affektiven Zustände erfahren, zu einer eventuell notwendigen anschließenden ambulanten Psychotherapie motivieren.

Traumatische Verletzungen und körperliche Behinderungen

Schwere Verletzungen durch Unfälle oder Ereignisse katastrophalen Ausmaßes gehen meist einher mit einer psychischen Traumatisierung mit den Folgen einer Anpassungsstörung (ICD-10 F43.2) oder einer posttraumatischen Belastungsstörung (ICD-10 F43.1). Diese Störungen reichen in aller Regel auch weit in das Beziehungsgeschehen von Familie und Peergroup hinein, können nachhaltige Entwicklungsbeeinträchtigungen bis hin zum Entwicklungsstillstand nach sich ziehen und die betroffenen Kinder und Jugendlichen schulisch oder beruflich aus der Bahn werfen. Je nach psychischer Konstitution und sozialem Umfeld ergeben sich Spontanremissionen solcher Störungen. Dies ist allerdings in vielen Fällen nicht gegeben, und es ist eine Psychotherapie angezeigt.

Während der medizinischen Rehabilitation nach dem Trauma sind eher stützende psychotherapeutische Interventionen angebracht, welche die überlebensnotwendigen Abwehren (Verleugnungen, Spaltungen, Wendung ins Gegenteil usw.) zunächst respektieren und den Aufbau bzw. Erhalt sozialer Ressourcen fördern. Je nach Entwicklungsstand muss mit erheblichen regressiven Phänomenen gerechnet werden. Eine Traumabearbeitung ist indiziert, wenn sich ein gewisser Abstand zu dem traumatischen Ereignis eingestellt hat, wenn also sinnvollerweise getrennt werden kann zwischen der Erinnerung und Einordnung des Traumas und der Überflutung durch Flashbacks. Dann ist auch eine psychische Verarbeitung der Traumafolgen möglich, in einem geschützten therapeutischen Rahmen mit Hilfe des Spiels und der kreativen Phantasie (Fischer und Riedesser, 2003).

Fallbeispiel

Eine knapp 15-jährige Jugendliche wird als Beifahrerin auf einem Motorrad Opfer eines schweren Verkehrsunfalls. Der junge Fahrer des Motorrads ist sofort tot, sie selbst lebensgefährlich verletzt, der Unfallverursacher begeht Fahrerflucht, so dass erst nach geraumer Zeit Hilfe eintrifft. Sie erlangt in dieser Zeit ihr Bewusstsein wieder und erlebt Todesängste.

Im Anschluss an die lebensrettenden Maßnahmen auf der Intensivstation und die erfolgreiche medizinische Rehabilitation findet die Jugendliche kaum mehr in ihren familiären und schulischen Alltag zurück. Eine schwere depressive Symptomatik stellt sich ein, mit Selbstzweifeln, Schuldgefühlen und Identitätsdiffusion. Sowohl in der Peergroup als auch in ihrer Familie fühlt sie sich unverstanden und fremd. Sie schwankt zwischen Rückzug und aggressiven Durchbrüchen, die wiederum von ihrer sozialen Umwelt kaum verstanden werden können. Die gerichtlichen Verhandlungen reaktivieren das Trauma. In der erhöhten psychischen Vulnerabilität der Adoleszenz sind die Identifikationen der Kindheit jäh zerschlagen, die Konfrontation mit dem Tod kann kaum integriert werden. Kreislaufartig verstärken sich in den Reinszenierungen des Traumas die realen Zurückweisungen, Spaltungen und die psychische Isolation der Patientin.

In dieser Situation sucht die Jugendliche Hilfe in einer ambulanten Psychotherapie. Nach der Bearbeitung des Traumas ist eine Rehabilitation, also eine Wiedereingliederung in ein förderliches soziales und schulisches Geschehen angezeigt, die aber an festgefahrenen interpersonalen Konflikten zu scheitern droht. In diesem Fall wird eine Herausnahme aus dem aktuellen familialen und sozialen Milieu notwendig, Aufgabe der Therapie ist die Bearbeitung dieser Trennung und die Unterstützung im Trauerprozess. Die äußere Trennung ermöglicht der Jugendlichen auch die Wiederaufnahme innerer Trennungsfunktionen und Symbolisierungen, die Symptome der posttraumatischen Belastungsstörung bilden sich zurück, eine altersentsprechende adoleszente Entwicklung kommt wieder in Gang.

Das Beispiel zeigt die Notwendigkeit der Verschränkung therapeutischer und rehabilitativer Interventionen. Ausdrücklich sehen die Psychotherapierichtlinien die Anwendung von Psychotherapie im Rahmen der medizinischen Rehabilitation vor, „wenn psychodynamische Faktoren wesentlich Anteil an einer seelischen Behinderung oder an deren Auswirkung haben und mit ihrer Hilfe eine Eingliederung in Arbeit, Beruf und/oder Gesellschaft möglichst auf Dauer erreicht werden kann". Eine Indikation dafür ist die „seelische Behinderung aufgrund extremer Situationen, die eine schwere Beeinträchtigung der Persönlichkeit zur Folge hatten" (Psychotherapie-Richtlinien Abschnitt D 1.3 und 1.3.4).

In diesem Fall konnte eine erfolgversprechende psychische und soziale Rehabilitation durch die Therapie ohne die Inanspruchnahme von Maßnahmen nach dem KJHG in die Wege geleitet werden. In anderen Fällen wäre die Rehabilitation auch Aufgabe der Jugendhilfe nach SGB XIII § 35a.

Chronische Erkrankungen

Chronische körperliche Erkrankungen von Kindern und Jugendlichen nehmen zahlenmäßig zu (Michels, 1996). Vom ersten Auftreten der Symptome bis zur Diagnose und medizinischen Therapie sind betroffene Kinder und Jugendliche und ihre Familien intensiven äußeren Belastungen ausgesetzt: vielfältige medizinische Untersuchungen, oft mit weiten Wegen zu Spezialisten verbunden, Aufenthalte in Kliniken, undurchschaubare Vorgänge, das Warten auf die Ergebnisse der Untersuchungen, Trennungen von der vertrauten Umgebung etc. Eng damit verzahnt sind die inneren Belastungen, insbesondere durch intensive Ängste, der Verlust von Sicherheit und Selbstvertrauen und die eingeschränkte Fähigkeit der Bezugspersonen, aufgrund eigener Sorgen, Ängste und Schuldgefühle der psychischen Überforderung des jungen Menschen aufnehmend und beruhigend zu begegnen. Auch ein altersentsprechend entwickeltes Ich ist meist überfordert, es kommt zur Destabilisierung psychischer und psychosozialer Abwehrstrukturen sowie des Narzissmus und in der Folge zu regressiven Abwehrmanövern, die gerade auch die Stabilität der Beziehungen gefährden. Besonders gravierend für Kinder und Jugendliche wirkt es sich aus, wenn die Paarbeziehung der Eltern unter einer chronischen Überforderung zerbricht. Bereits in dieser Phase ist eine stützende Psychotherapie angezeigt. Im weiteren Verlauf besteht die Aufgabe einer analytischen oder psychodynamischen Therapie in der Krankheitsbewältigung bzw. der Integration der Krankheitsfolgen in ein neues Selbstkonzept, im Wesentlichen also in der Arbeit an der inneren Repräsentanzenwelt und dem äußeren Realitätsbezug. Dieser umfasst die soziale und materielle Umwelt, die Teilhabe in den verschiedenen gesellschaftlichen Bereichen, aber auch eine angemessene innere und äußere Autonomieentwicklung. Zur inneren Autonomie muss auch gehören, Abhängigkeiten als gegeben hinzunehmen und sich die erforderlichen Hilfen zu suchen und sie aktiv mitzugestalten. Zur Realität der Betroffenen gehört nicht selten auch ein progredienter Verlauf der Krankheit und eine verminderte Lebenserwartung. Kinder- und Jugendlichen-Psychotherapeuten sind in ihrem Beruf gewohnt, eine Entwicklung „ins Leben hinein" zu fördern. Eine besondere Herausforderung für ihre therapeutische Arbeit besteht deshalb darin, der Realität des Todes ihrer jungen Patienten nicht auszuweichen.

Fallbeispiel

Ein 10-jähriger Junge leidet an einer Muskelerkrankung mit progredientem Verlauf und einer erheblich reduzierten Lebenserwartung. Seine Eltern suchen für ihn eine ambulante Psychotherapie auf, der Junge zeigt eine schwere depressiv-narzisstische Entwicklungsstörung, die den Patienten nun auch psychisch und sozial „lähmt". Seine sichtbaren Beeinträchtigungen versucht er teils zu verbergen, teils zu verleugnen. Die Paarbeziehung der Eltern ist durch die Krankheit des Kindes erheblich belastet, im Familiensystem ist eine ungelöste Schuldproblematik virulent, die sich der Patient zu Eigen macht. Aufrechterhaltene Idealbildungen dienen als Abwehr gegen Ohnmachtsgefühle und Schamaffekte. Aufgabe der analytischen Psychotherapie ist zunächst die Bearbeitung der depressiven Problematik des Patienten mit der Herausbildung einer realistischen Selbstrepräsentanz und der nicht-neurotischen Entfaltung des aggressiven Potentials. Darüber hinaus ist eine begleitende Psychotherapie der Eltern unabdingbar mit dem Ziel einer Akzeptanz und eines angemessenen Umgangs mit der Krankheit und ihren Folgen. Für den Therapeuten ist eine sorgfältige Analyse und Bearbeitung der Gegenübertragung von entscheidender Bedeutung, damit die Auseinandersetzung mit dem letztlich tödlichen Verlauf der Krankheit möglich wird. Wichtig ist auch eine Kenntnis der Phasen, in denen eine Annäherung an Sterben und Tod erfolgt (vgl. Kübler-Ross, 1974). In die analytische Arbeit muss auch der Fokus auf lebenspraktische Hilfen in äußeren Konflikten integriert werden. Mit Hilfe der Therapie ist der Jugendliche trotz seiner inzwischen schweren Behinderung in einer Regelschule gut eingegliedert, verfügt über altersentsprechende Kontakte zu Peers und ein unterstützendes und haltendes familiäres Umfeld. Er nutzt die ihm verbleibenden Fähigkeiten kompetent und geht mit den notwendigen Hilfestellungen selbstbewusst um. Die depressive Abwehr ist einer ich-nahen Verarbeitung von Angst und Trauer gewichen, nicht zuletzt, weil diese unvermeidlichen emotionalen Prozesse von seiner sozialen Umwelt ausgehalten und mitgetragen werden können.

Seelische Behinderung

Der Begriff der seelischen Behinderung umfasst eine Fülle von Störungsbildern, die zum Teil auch in der ambulanten Praxis von Kinder- und Jugendlichen-Psychotherapeuten behandelt werden: schwere Formen neurotischer Störungen; tiefgreifende Entwicklungsstörungen wie frühkindlicher Autismus; Psychosen; hyperkinetische Störungen; Teilleistungsstörungen und Sprachstörungen. Einen großen Raum nehmen strukturelle Störungen ein, die meist auf einer gravierenden frühkindlichen Fehlentwicklung oder „Grundstörung" (Balint, 1970; vgl. auch den Begriff „Initialverstimmung", Radò, 1926/1975) beruhen. Ihre Symptomatik umfasst auch Schulverweigerung, Verwahrlosung, Suchtverhalten, Delinquenz. Es ist daher sachgerecht, auffällige kindliche und jugendliche Fehlentwicklungen im sozialen Bereich, scheiternde Schul- und Ausbildungskarrieren, Sucht etc. in Verbindung mit psychischen Störungen zu bringen, die sich zu einer seelischen Behinderung verdichten oder chronifizieren können (vgl. Lempp, 1994/2006; Voigtel, 2001, bes. S. 137 ff.). Ambulante und stationäre rehabilitative Maßnahmen der Kinder- und Jugendhilfe etwa in den Bereichen schulische und berufliche Eingliederung, Drogenmissbrauch und Suchterkrankungen, Bewährungshilfe und Resozialisierung von straffällig gewordenen Jugendlichen müssen diese Dimension der kindlichen und jugendlichen Auffälligkeiten berücksichtigen und rechtzeitig psychotherapeutische Hilfen mit einbeziehen. Kinder- und Jugendlichen-Psychotherapeuten können und sollen diesen Patienten mit modifizierten psychoanalytischen Verfahren, welche die Bearbeitung des psychischen Konflikts bzw. der strukturellen Störung und die Bewältigung der sozialen Konfliktkonstellationen gleichermaßen fokussieren („bifokales Vorgehen"; Rauchfleisch, 1998), eine wirksame Hilfe anbieten.

Fallbeispiel

Ein 10-jähriges Mädchen mit einer schweren narzisstischen Grundstörung und entsprechender multipler Symptomatik (Essstörung, Störung des Sozialverhaltens, Spaltungen und traumatische Inszenierungen) lebt in einer Kinderdorffamilie. Die Patientin erlitt als Säugling und Kleinkind schwerwiegende Misshandlungen und Verwahrlosung. Die therapeutische Arbeit erfolgt in enger Abstimmung mit den Kinderdorfeltern und dem pädagogischen Personal. Die Reinszenierungen des

Traumas in der Therapie stellen den Therapeuten vor alle Probleme einer manischen Abwehr. Gleichwohl gelingt eine allmähliche Bearbeitung des Traumas, v.a. im kreativen Spiel und in Rollenspielen mit Handpuppen. Die äußeren Inszenierungen bilden sich zurück, das Mädchen ist zunehmend in der Lage, sich in das familiäre und schulische Geschehen einzugliedern. In dieser Phase verstirbt der Kinderdorfvater, zu dem die Patientin eine Bindung hatte aufbauen können. Diese Katastrophe führt zu einem narzisstischen Zusammenbruch; die Patientin wehrt ihre schwere Depression u.a. durch Streunen, Selbstverletzungen, Stehlen etc. ab. Ganz allmählich gelingt es ihr in der Therapie, auch diese Erschütterung zu überleben und zu einer Trauer um den verlorenen Vater zu finden. Inzwischen aber ist das Höchstkontingent der genehmigungsfähigen Stunden erreicht, eine Sondergenehmigung erbringt noch einmal ein weiteres Kontingent, das aber bei weitem nicht ausreicht. Trotz rechtzeitiger vereinter Bemühungen des Therapeuten und der Einrichtung lehnt das Jugendamt eine Kostenübernahme für die Fortsetzung der Therapie ab. Die Therapie muss unterbrochen werden. Bevor eine alternative Finanzierung gefunden wird, führt diese erneute Traumatisierung zu einer heftigen Eskalation des äußeren Agierens, das auch den bisherigen familiären und pädagogischen Rahmen sprengt. Die Patientin muss in eine lange stationäre jugendpsychiatrische Behandlung überführt werden mit der Perspektive einer erneuten Unterbringung in einer anderen Jugendhilfeeinrichtung.

Auch dieses Beispiel zeigt die Bedeutung des Zusammenspiels von therapeutischer und rehabilitativer Arbeit. Von dem zentralen Stellenwert der Psychotherapie für die Rehabilitation der seelisch behinderten Jugendlichen konnte der Kostenträger nicht überzeugt werden, wohl aus Gründen der Kostenvermeidung. So kam es zu einem Scheitern der Eingliederung und zu einer Verschiebung der Verantwortlichkeiten – zum Nachteil der Patientin.

! **Merke:** Kinder- und Jugendlichen-Psychotherapeuten arbeiten im Rahmen der Rehabilitation aufgrund ihrer spezifischen Kompetenz schwerpunktmäßig in folgenden Bereichen:

- Diagnostik, Indikationsstellung, Prognose
- Motivation des Patienten und seines Umfelds
- Psychotherapie der krankheitswertigen Störungen, die dem Rehabilitationsbedarf zugrunde liegen einschließlich einer begleitenden Psychotherapie der Bezugspersonen
- Psychotherapie der psychischen Komorbiditäten

Dabei gilt der Grundsatz der fachübergreifenden Zusammenarbeit.

3 Probleme von Prävention und Rehabilitation

3.1 Das Präventionsparadoxon

Präventionsmaßnahmen sind dann gesellschaftlich erfolgreich und effizient, wenn eine große Zahl von Menschen sie umsetzt. Es müssen daher möglichst viele Individuen einbezogen werden, ohne sie in ihrem Erkrankungsrisiko zu differenzieren. Dieser Ansatz steht vor dem Problem, dass Bevölkerungsgruppen zu einer Verhaltensprävention nicht motiviert werden können, wenn sie keinen direkten Erfolg ihrer Bemühungen sehen. Konzentriert man sich hingegen auf eine zielgruppenspezifische Auswahl von Hochrisikogruppen, erzielt man zwar einen höheren individuellen Effekt, geht aber der (bevölkerungsbezogen wünschenswerten) Breitenwirkung verlustig.

Beispiel:
Ein unspezifisches Angebot von Erziehungsseminaren wird meist nur von solchen Eltern wahrgenommen, die ohnehin interessiert und fähig sind, über sich und ihre Beziehungen zu ihren Kindern nachzudenken; während gerade die an Erziehungsfragen „Uninteressierten" und damit die Risikogruppen nicht erreicht werden. Bietet man aber Gruppen für Eltern an, deren Kinder an spezifischen Störungen leiden, ist dies zwar individuell effektiver, nicht jedoch hinsichtlich eines universellen Präventionsansatzes.

3.2 Prävention und Rehabilitation als Anliegen der Erwachsenen

Prävention psychischer Erkrankungen und Rehabilitation bei Kindern und Jugendlichen ist Teil der Fürsorge und Erziehung der Erwachsenengeneration. Nun ist es aber geradezu Kennzeichen der Jugend, sich gegen die fürsorglichen Maßnahmen der Eltern aufzulehnen. Dabei gehört ein gewisses Maß an Risikoverhalten zur normalen Entwicklung Jugendlicher. Prävention (als Verhaltensprävention) und Rehabilitation geraten damit in das Feld adoleszenter Ablösungskonflikte. Narzisstische Krisen und ihre Symptomatik lassen sich nicht präventiv vermeiden – es lassen sich aber Formen von Beziehungen etablieren (vgl. 2.3.2 Schutzfaktoren), die solche Krisen aufnehmen, halten und moderieren können. Psychoanalytisch orientierte Prävention und Rehabilitation werden deshalb die Beziehungsfähigkeit der Beteiligten und ihre inneren Korrelate in den Mittelpunkt ihrer Aufmerksamkeit rücken.

3.3 Prävention und Rehabilitation als Aufgabe in gesellschaftlichen Konfliktfeldern

Prävention und Rehabilitation haben es nicht nur mit dem inter- und intrapsychischen Konfliktfeld der kindlichen Entwicklung zu tun, sondern auch mit gesellschaftlichen Konfliktfeldern. Wie es unbewusste Konflikte auf individueller Ebene gibt, so gibt es sie auch auf kollektiver Ebene. Die Prävention psychischer Erkrankungen im Kindes- und Jugendalter muss damit rechnen, dass krankheitsursächliche gesellschaftliche Faktoren nicht nur ein bedauerliches Nebenprodukt unserer Kultur sind, die man irgendwie beseitigen könnte. Vielmehr sind sie – zumindest un-

bewusst – durchaus gewollt, und ihre Aufrechterhaltung liegt im Interesse einflussreicher gesellschaftlicher Gruppen.
Dahinter steckt kollektiv ein Konflikt, der gesellschaftlich aus der Balance geraten ist. Kinder sind immer Objekte zweierlei Strebungen der Elterngeneration: einerseits der Idealisierung, andererseits der Ablehnung und Entwertung. Idealisiert werden sie, weil an sie die Hoffnung gebunden ist, nicht nur das Leben allgemein weiterzuführen, sondern auch die individuellen und kollektiven Ideale der Elterngeneration. Abgelehnt und entwertet werden sie andererseits, weil sie mit ihren zunächst primärprozesshaften Bedürfnissen abhängig sind und so das Abgewehrte der Erwachsenen repräsentieren.[12] Dies gilt in besonderem Maße für behinderte Kinder und Jugendliche. Alle Sozialisationsbemühungen sind letztlich darauf gerichtet, den Primärprozess zu moderieren bzw. zu überwinden und den Sekundärprozess in gesellschaftlich erwünschter Weise psychisch abzusichern. Hinzu kommt, dass Kinder den Eltern immer auch die Kränkung der Vergänglichkeit vor Augen halten, behinderte Kinder die Kränkung der prinzipiellen Gefährdung der physischen und psychischen Integrität. Das primärprozesshaft Unbewusste, die Vergänglichkeit und die Verletzlichkeit werden insbesondere in der postmodernen westlichen Gesellschaft anscheinend als hochgradig bedrohlich erlebt und müssen entsprechend abgewehrt werden.[13] Zur Kompensation solcher Ablehnungsgefühle Kindern gegenüber dienen dann Idealisierungen, die als Erwartungen an Kinder herangetragen werden, denen diese dann unter Umständen tatsächlich nicht gewachsen sind.
Prävention psychischer Erkrankungen und Rehabilitation im Kindes- und Jugendalter müssen also in psychoanalytischem Verständnis diese kollektiven kulturellen Konflikte im Auge behalten und mitbearbeiten, wenn sie nicht ins Agieren verfallen und letztlich ins Leere laufen wollen.

3.4 Sekundärer Krankheitsgewinn

Als Psychoanalytiker rechnen wir mit einem „sekundären Krankheitsgewinn" (vgl. Freud, 1905 (1901) S. 203 ff.). Dieser dürfte mitverantwortlich sein für manche Schwierigkeiten der Verhaltensprävention, aber auch der Rehabilitation. In jedem unbewussten innerpsychischen wie intrapsychischen pathogenen Arrangement steckt ein Sinn, ein Bewältigungsversuch eines Konflikts, der ohne diesen unerträglich wäre. Solange Menschen kein manifestes Leiden empfinden, werden sie schwerlich zu motivieren sein, diese Arrangements präventiv aufzugeben. Dies gilt nun insbesondere für Kinder und Jugendliche, die psychisch noch abhängig sind und mit ihren Abwehren oftmals auch die Stabilität der elterlichen Objekte leidlich aufrechterhalten. Das „Präventionsparadox" gewinnt hier eine besondere Bedeutung: Eltern suchen oft erst Hilfe auf, wenn das Kind „in den Brunnen gefallen" ist. Aber auch die Verhältnisprävention steht vor ähnlichen Problemen (s. 3.3). Das Konzept des sekundären Krankheitsgewinns kann dazu verhelfen, die Widerstände zu verstehen, die sich vernünftigen präventiven oder rehabilitativen Maßnahmen entgegensetzen. Prävention und Rehabilitation für Kinder und Jugendliche im umfassenden Sinne wären mit dem Abschied von mancher kollektiven Illusion, die im Gewand gesellschaftlicher Leitbilder auftritt, verbunden – etwa derjenigen einer grenzenlosen Mobilität, Flexibilität und Verfügbarkeit von Menschen, Dienstleistungen und Waren. „Wo Es war, soll Ich werden" – diese prägnante Forderung S. Freuds (Freud, 1933, S. 86) gilt mutatis mutandis auch für kulturelle Prozesse. Psychoanalytiker verstehen etwas von der Bearbeitung unbewusster Widerstände. Sie können ihren Beitrag leisten, die gesellschaftliche Lebensgestaltung aus dem Bereich illusionärer Größenphantasien heraus unter das Primat einer kritisch reflektierenden Ratio zu stellen.

! **Merke:** Prävention steht vor dem **Paradoxon**, dass universelle Ansätze vor allem der Verhaltensprävention, die auf Breitenwirkung setzen, meist geringe Effekte erzielen, weil sie die Risikogruppen nicht erreichen. Umgekehrt erzielen zielgruppenspezifische Ansätze zwar einen höhere Effekt, entfalten aber wenig Breitenwirkung.
Die Arbeit im sozialen Feld ist selbst verwickelt in **kollektive konflikthafte Vorgänge**, z. B.
- dem Konflikt zwischen dem Wunsch nach Gesundheit und demjenigen der Aufrechterhaltung pathogener Verhältnisse,
- dem Grundkonflikt der Eltern-Generation: Idealisierung vs. Ablehnung bzw. Entwertung des Kindes.

Im psychoanalytischen Verständnis müssen diese Konflikte bei allen präventiven und rehabilitativen Interventionen mitreflektiert werden. Psychoanalytiker rechnen mit dem **Widerstand**, der sich der Veränderung eines jeden pathogenen Arrangements entgegenstellt. Dieser Widerstand wird zusätzlich genährt von dem **sekundären Krankheitsgewinn**, der sich auch in kollektiven Arrangements zeigt.

4 Frequently Asked Questions (FAQ)

1. *Können analytische Kinder- und Jugendlichen-Psychotherapeuten mit ihrer Spezialisierung auf die Therapie unbewusster innerer Konflikte etwas zur Prävention beitragen?*

→ Entscheidend für die Verhinderung psychischer Erkrankungen ist die psychische Selbstregulationsfähigkeit des Individuums. Diese Fähigkeit wird im Laufe der Entwicklung in einer fördernden Beziehungsmatrix erworben und hängt sowohl von intrapsychischen als auch von interpsychischen Adaptationsvorgängen ab. Deshalb ist der analytische und

12 *Die Entwertung des Kindes dokumentiert sich gesellschaftlich allein schon darin, dass die mit ihnen beschäftigten Professionen selbst einer kollektiven Entwertung anheim fallen. Man halte sich beispielsweise vor Augen, dass mit dem Beruf der Erzieherin oder des Heilerziehungspflegers kaum ein angemessenes Einkommen erzielt werden kann. Einsparungen im Kinder- und Jugendhilfebereich lassen die Beschäftigung qualifizierter Fachkräfte kaum mehr zu, gesetzlich verankerte Leistungen werden Kindern und Jugendlichen in zunehmendem Maße vorenthalten etc.*

13 *Es könnte interessant sein, die Veränderung psychischer Krankheitsbilder unter diesem Aspekt zu betrachten. Die Zunahme psychosomatischer Erkrankungen und die Medizinalisierung der Psychotherapie lassen sich u.a. auch als unbewusste kollektive Abwehr gegen die Wahrnehmung des Unkontrollierbaren, des Unbewusst-Psychischen verstehen. Kinder und Jugendliche würden dann mit ihrer Symptomwahl auch unbewusst zur Entlastung der Eltern beitragen.*

psychodynamische Ansatz, sowohl das innere Konfliktgeschehen als auch das Beziehungsgeschehen zu beeinflussen, für die Prävention bedeutsam.

2. *Welche Grundanliegen verfolgen präventive und rehabilitative Maßnahmen für Kinder und Jugendliche nach psychodynamischem Verständnis?*

→ Förderung der inneren und äußeren Konfliktfähigkeit von Kindern und Jugendlichen, Korrektur sich anbahnender pathologischer Konfliktlösungen

→ Stärkung der psychischen Struktur, der Ich-Fähigkeiten sowie realitätsnaher Selbst- und Objektrepräsentanzen bei Kindern und Jugendlichen

→ Förderung familienpolitischer Maßnahmen, um Eltern den Aufbau stabiler Bindungen zu erleichtern

→ Entwicklungsförderung von risikobelasteten Kindern und Jugendlichen und ihren Familien

→ soziale Integration von belasteten und behinderten Kindern und Jugendlichen, Steigerung von Lebensqualität und Teilhabe

→ Beeinflussung pathogener gesellschaftlicher Konfliktfelder durch Aufklärungs- und Bildungsarbeit

3. *Warum ist es so schwierig, risikobelastete Kinder und Jugendliche durch präventive Maßnahmen zu erreichen?*

→ Prävention ist ein Anliegen von Erwachsenen. Ob Kinder und Jugendliche bereit sind, bei verhaltenspräventiven Maßnahmen mitzuarbeiten, hängt wesentlich von der Bereitschaft der sozialen Umwelt ab. Gerade risikobelastete Familien aber greifen auf psychosoziale Abwehrarrangements zurück, deren Preisgabe als innere und äußere Gefährdung erlebt wird. Auch der sekundäre Krankheitsgewinn und daraus resultierende Widerstände spielen eine Rolle. Bei Jugendlichen ist mit der entwicklungsbedingten Tendenz zu rechnen, sich dem Fürsorgeverhalten der Erwachsenen zu entziehen.

4. *Führt jede Risikobelastung zu einer psychischen Erkrankung?*

→ Nein. Neben vererbten Grunddispositionen (Vulnerabilität) sind die inneren und äußeren Ressourcen des Individuums und seiner Umwelt (salutogene Faktoren) entscheidend.

5. *Wie lässt sich ermitteln, welche Rehabilitationsmaßnahmen für seelisch kranke und behinderte Kinder und Jugendliche angebracht sind?*

→ Durch diagnostische Ermittlung der Rehabilitationsbedürftigkeit, durch eine sorgfältige Indikationsstellung mit Bezug auf die Rehabilitationsfähigkeit, durch die Festlegung von Rehabilitationszielen sowie die Abwägung der Rehabilitationsprognose mit der Einschätzung der Motivation.

6. *Sind psychotherapeutische Interventionen im Rahmen der medizinischen Rehabilitation überhaupt sinnvoll?*

→ Bei der stationären Rehabilitation muss die Wirkung des Klinikmilieus unter psychotherapeutischen Gesichtspunkten reflektiert werden, um einen Rehabilitationserfolg dauerhaft sicherzustellen und sekundären Traumatisierungen vorzubeugen. Psychodynamische Kurzzeitinterventionen arbeiten an Motivation, Akzeptanz und inneren Repräsentanzen. Im ambulanten Bereich lässt sich ein Rehabilitationserfolg häufig nur durch eine Verzahnung von medizinischen, psychotherapeutischen und sozialpädagogischen Hilfen erzielen.

5 Prüfungsfragen

1. Unterscheiden Sie die Begriffe „Prävention" und „Gesundheitsförderung" hinsichtlich ihrer Ziele!
2. Auf welcher Ebene der Prävention lässt sich das Angebot Psychologischer Beratungsstellen ansiedeln?
3. N., 13 Jahre, befindet sich wegen einer ADHS-Störung in Psychotherapie. Sein Verhalten ist in der Schule kaum mehr tragbar. Parallel zur Therapie besucht N. dreimal in der Woche eine sozialpädagogisch betreute Lerngruppe der „Jugendhilfe im Lebensumfeld". Mit welchem Begriff lässt sich diese Maßnahme bezeichnen?
4. Welche primären präventiven Interventionen sind nach psychodynamischem Verständnis sinnvoll, um psychischen Erkrankungen im Kindes- und Jugendalter vorzubeugen?
5. Nennen Sie drei Möglichkeiten sekundärer Prävention für analytisch und/oder tiefenpsychologisch arbeitende Kinder- und Jugendlichen-Psychotherapeuten!
6. Nennen Sie drei Vorgehensweisen der Prävention!
7. Nennen Sie fünf Risikofaktoren für und fünf Schutzfaktoren gegen psychische Erkrankungen im Kindes- und Jugendalter!
8. Was versteht man unter dem „Präventionsparadoxon"?
9. Nennen Sie zwei Schwierigkeiten, mit denen man aus psychoanalytischer bzw. psychodynamischer Sicht bei Prävention und Rehabilitation im Kindes- und Jugendalter rechnen muss!
10. Die Eltern K. werden mit ihrem ersten Kind, einem 3 Monate alten Mädchen, vom Kinderarzt zu einer Baby-Ambulanz geschickt. Die Eltern sind erschöpft und verzweifelt wegen exzessiven Schreiens und Fütterstörungen des Säuglings. Welche Maßnahmen sind nach psychodynamischem Verständnis sinnvoll?
11. Welche Aufgaben können Kinder- und Jugendlichen-Psychotherapeuten in der Rehabilitation übernehmen?

6 Literatur

a) zitierte Literatur

- Ainsworth M (1974/2003): Feinfühligkeit versus Unfeinfühligkeit gegenüber den Mitteilungen des Babys. In: Grossmann KE, Grossmann K (Hrsg.): Bindung und menschliche Entwicklung. John Bowlby, Mary Ainsworth und die Grundlagen der Bindungstheorie. Stuttgart: Klett Cotta
- Amato PR (1999): Children of Divorced Parents as Young Adults. In: Hetherington EM (ed.): Coping with Divorce, Single Parenting, and Remarriage. Mahwah, NJ: Erlbaum, pp. 231-246
- Antonovsky A (1997): Salutogenese. Zur Entmystifizierung der Gesundheit. Tübingen: DGVT (Original: Health, Stress and Coping. San Francisco: Jossey-Bass-Publications, 1979).
- Balint M (1970): Therapeutische Aspekte der Regression. Stuttgart: Klett
- Beiderwieden J, Windaus E, Wolff R (1986): Jenseits der Gewalt – Hilfen für misshandelte Kinder. Frankfurt: Stroemfeld/Roter Stern
- Berlin IN (1979a): Primary Prevention. In: Noshpitz JD (ed.): Basic Handbook of Child Psychiatry. Vol. 4: Prevention and Current Issues. New York: Basic Books, pp. 14-17
- Berlin IN (1979b): Secondary Prevention. In: Noshpitz JD (eds.): Basic Handbook of Child Psychiatry. Vol. 4: Prevention and Current Issues. New York: Basic Books, pp. 186-189

4

- Bion WR (1959/1995): Angriffe auf Verbindungen. In: Bott Spillius E (Hrsg.): Melanie Klein Heute. Bd. 1. Stuttgart: Internationale Psychoanalyse, S. 110-129
- Bower EM (1979): Scool-Age Issues of Prevention. In: Noshpitz JD (ed.): Basic Handbook of Child Psychiatry. Vol. 4: Prevention and Current Issues. New York: Basic Books, pp. 139-149
- Bowlby J (1951): Maternal Care and Mental Health. Genf: World Health Organization
- Bowlby J (1973): Trennung: Psychische Schäden als Folge der Trennung von Mutter und Kind. München: Kindler
- Brazelton TB, Cramer B (1991): Die frühe Bindung: Die erste Beziehung zwischen dem Baby und seinen Eltern. Stuttgart: Klett-Cotta
- Brisch KH (1999): Bindungsstörungen. Stuttgart: Klett-Cotta
- Brisch KH; Hellbrügge T (2003): Bindung und Trauma. Risiken und Schutzfaktoren für die Entwicklung von Kindern. Stuttgart: Klett-Cotta
- Bullinger M, v. Mackensen S, Kirchberger I (1996): Erfassung der gesundheitsbezogenen Lebensqualität von Kindern. In: Michels H (Hrsg.): Chronisch kranke Kinder und Jugendliche. Psychosoziale Betreuung und Rehabilitation. Tübingen: DGVT, S. 33-48
- Cohen NJ, Muir E, Lojkasek M (2003): „Watch, Wait and Wonder" – Ein kindzentriertes Psychotherapieprogramm zur Behandlung gestörter Mutter-Kind-Beziehungen. Kinderanalyse 11:58-79
- Cohen NJ, Muir E, Parker CJ, Brown M, Lojkasek M, Muir R, Barwick M (1999): Watch, wait and wonder. Testing the effectiveness of a new approach to mother-infant-psychotherapy. Infant Health J 20:429-451
- Deneke C (2001): Mutter-Kind-Behandlung bei postpartalen psychischen Erkrankungen. In: Pedrina F (Hrsg.): Beziehung und Entwicklung in der frühen Kindheit. Tübingen: edition diskord, S. 149-166
- Deutsche Gesellschaft für Public Health (Hrsg.) (1999): Public-Health-Forschung in Deutschland. Bern: Huber
- Dornes M (1993): Der kompetente Säugling. Die präverbale Entwicklung des Menschen. Frankfurt/M: Fischer
- Dornes M (1999): Die Entstehung seelischer Erkrankungen: Risiko- und Schutzfaktoren. In: Suess G, Pfeifer WP (Hrsg.): Frühe Hilfen. Gießen: Psychosozial, S. 25-64
- Egle UT (2005): Langzeitfolgen früher Stresserfahrungen. In: Cierpka M (Hrsg.): Möglichkeiten der Gewaltprävention. Göttingen: Vandenhoeck & Ruprecht, S. 36-56
- Egle T, Hardt J (2005): Pathogene und protektive Entwicklungsfaktoren für die spätere Gesundheit. In: Egle UT, Hoffmann SO, Joraschky P (Hrsg.): Sexueller Missbrauch, Misshandlung, Vernachlässigung. Stuttgart: Schattauer, S. 20-34
- Engel G (1977): The need for an new medical model: a challenge for biomedicine. Science 196:129-136
- Engfer A (2005): Formen der Misshandlung von Kindern – Definitionen, Häufigkeiten, Erklärungsansätze. In: Egle UT, Hoffmann SO, Joraschky P (Hrsg.): Sexueller Missbrauch, Misshandlung, Vernachlässigung. Stuttgart, S. 5-9
- Erikson EH (1959/1979): Identität und Lebenszyklus. Frankfurt/M.: Suhrkamp
- Esser G (1994): Ablehnung und Vernachlässigung im Säuglingsalter. In: Kürner P, Nafroth R (Hrsg.): Die vergessenen Kinder. Vernachlässigung und Armut in Deutschland. Köln: Papyrossa, S. 72-80
- Fiala-Preinsperger S, Tamir Y (2001): Ich hätte dich gern anders gehabt. Arbeit mit Eltern und ihrem entwicklungsbeeinträchtigten Kind. In: Pedrina F (Hrsg.): Beziehung und Entwicklung in der frühen Kindheit. Tübingen: edition diskord, S. 53-80
- Figdor H (1997/2001): Kinder aus geschiedenen Ehen: Zwischen Trauma und Hoffnung. In: Trescher HG, Büttner C (Hrsg.): Psychoanalytische Pädagogik. Bd. 6. Mainz: Matthias Grünewald
- Fischer G, Riedesser P (2003): Lehrbuch der Psychotraumatologie. München: Reinhardt
- Fraiberg S, Adelson E, Shapiro V (1975): Ghosts in the Nursery. J Am Acad Child Adolesc Psychiatry 14:387-422
- Freud S (1901/1905): Bruchstück einer Hysterie-Analyse. GW V: S. 160-286. Frankfurt/M.: Fischer
- Freud S (1930): Das Unbehagen in der Kultur, GW XIV: S. 419-506. Frankfurt/M.: Fischer
- Freud S (1933): Neue Folge der Vorlesungen zur Einführung in die Psychoanalyse, GW XV. Frankfurt/M.: Fischer
- Fuchs H (2004): Prävention und medizinische Rehabilitation bei Kindern und Jugendlichen durch die Träger der Renten- und Krankenversicherung. Schriften aus dem Institut für Rehabilitationswissenschaften Band 1/2004. Aachen: Shaker
- Göpel E (2002): Gesundheitsförderung durch bürgerschaftliches Engagement. In: Röhrle B (Hrsg.): Prävention und Gesundheitsförderung. Bd. 2. Tübingen: DGVT, S. 31-74
- Gregor A, Cierpka M (2005): Elternseminare. In: Cierpka M (Hrsg.): Möglichkeiten der Gewaltprävention. Göttingen: Vandenhoeck & Ruprecht, S. 86-105
- Hardt J (2005): Was heißt Prävention? Psychotherapeutenjournal 4:21-26
- Hentig H v (1993/2004): Die Schule neu denken. Weinheim: Beltz
- Hinshelwood RD (1989/1993): Wörterbuch der kleinianischen Psychoanalyse. Stuttgart: Internationale Psychoanalyse
- Hurrelmann K (2000): Gesundheitsprobleme und Gesundheitsversorgung von Kindern und Jugendlichen. In: Gostomzyk J (Hrsg.): Angewandte Sozialmedizin. IX-5. München: Ecomed, S. 1-25
- Hurrelmann K (2002): Psycho- und soziosomatische Gesundheitsstörungen bei Kindern und Jugendlichen. Bundesgesundheitsbl-Gesundheitsforsch-Gesundheitsschutz 11:866-872
- Hurrelmann K, Klocke A, Melzer W, Ravens-Sieberer U (2003): WHO-Jugendgesundheitssurvey – Konzept und ausgewählte Ergebnisse für die Bundesrepublik Deutschland. Erziehungswissenschaft 14: 79-108
- Hurrelmann K, Klotz T, Haisch J (2004): Krankheitsprävention und Gesundheitsförderung. In: Hurrelmann K, Klotz T, Haisch J (Hrsg.): Lehrbuch Prävention und Gesundheitsförderung. Bern: Huber, S. 11-19
- Jacubeit T (2001): Wenn ich schon überlebe, muss ich auch lebendig werden dürfen. Aus der psychotherapeutischen Arbeit mit Familien mit chronisch kranken Säuglingen und Kleinkindern. In: Pedrina F (Hrsg.): Beziehung und Entwicklung in der frühen Kindheit. Tübingen: edition diskord, S. 81-102
- Johnson JG, Cohen P, Smailes EM, Kasen S, Brook JS (2002): Television Viewing and Aggressive Behaviour During Adolescence and Adulthood. Science 295:2468-2471
- Khan MR (1974): The concept of cumulative trauma. In: Khan MR (ed.): The privacy of the self. London: Hogart
- Kosarz P, Broda M (2004): Prävention und Rehabilitation. In: Hiller W, Leibing E, Leichsenring F, Sulz SKD (Hrsg.): Lehrbuch der Psychotherapie. Bd. 1. Wissenschaftliche Grundlagen der Psychotherapie. München: CIP-Medien, S. 229-241
- Kübler-Ross E (1974): Interviews mit Sterbenden. Berlin: Kreuz
- Laucht M, Esser G, Schmidt M (1992): Psychisch auffällige Eltern – Risiken für die kindliche Entwicklung im Säuglings- und Kleinkindalter? Z Familienforsch 4:22-48
- Lempp R (1994/2006): Die seelische Behinderung bei Kindern und Jugendlichen als Aufgabe der Jugendhilfe. Stuttgart: Boorberg
- Leppin A (2004): Konzepte und Strategien der Krankheitsprävention. In: Hurrelmann K, Klotz T, Haisch J (Hrsg.): Lehrbuch Prävention und Gesundheitsförderung. Bern: Huber, S. 31-40

- Ludwig-Körner C (1998): Psychoanalytische Beiträge zur Begleitung frühester Kindesentwicklung – Prävention und Intervention. In: Eckes-Lapp R, Körner J (Hrsg.): Psychoanalyse im sozialen Feld: Prävention – Supervision. Gießen: Psychosozial, S. 191-209
- Lueger S (2004): Psychotherapie in der medizinischen Rehabilitation – ein zukunftsträchtiges Feld in der multidisziplinären Gesundheitsversorgung. Psychotherapeutenjournal 3:221-227
- Lütz M (2005): Lebenslust. München: Knaur
- Mahler MS (1972): Symbiose und Individuation. Stuttgart: Ernst Klett
- Mentzos S (1982/1992): Neurotische Konfliktverarbeitung. Frankfurt/M.: Fischer
- Michels H-P (1996): Rehabilitation von Kindern und Jugendlichen mit chronischen körperlichen Krankheiten – Beiträge aus den psychosozialen Disziplinen. In: Michels H (Hrsg.): Chronisch kranke Kinder und Jugendliche. Psychosoziale Betreuung und Rehabilitation. Tübingen: DGVT, S. 7-14
- Murray L, Cooper PJ, Wilson A, Romaniuk H (2003): Controlled trial of the short-term effect of psychological treatment of post-partum depression. Br J Psychiatry 182:420-427
- Pedrina F (2001): Psychoanalytische Intervention mit Eltern und Babys in interdisziplinären Kontexten. In: Pedrina F (Hrsg.): Beziehung und Entwicklung in der frühen Kindheit. Tübingen: edition diskord, S. 11-29
- Petri H et al. (1993): Gegen die Vergiftung der Kindheit. Offener Brief an den Bundeskanzler und Bundesministerien. Psyche 27:102-105
- Petri H (1998): Als Psychoanalytiker in der Friedens-, Ökologie- und Kinderrechtsbewegung. In: Eckes-Lapp R, Körner J (Hrsg.): Psychoanalyse im sozialen Feld: Prävention – Supervision. Gießen: Psychosozial, S. 129-145
- Radò S (1975): Die psychischen Wirkungen der Rauschgifte. (Int Z Psychoanal 1926;XII:540-556) Psyche 39:360 ff.
- Rauchfleisch U (1998): Psychotherapie mit Menschen in psychosozialer Not nach einem modifizierten psychoanalytischen Behandlungskonzept. In: Eckes-Lapp R, Körner J (Hrsg.): Psychoanalyse im sozialen Feld: Prävention – Supervision. Gießen: Psychosozial, S. 117-128
- Richter HE (1963/1967): Eltern, Kind und Neurose. Reinbek: Rowohlt
- Robert-Tissot C, Cramer B, Stern D, Rusconi Serpa S, Bachmann JP, Palacio-Espasa F, Knauer D, De Muralt M, Berney C, Meniguren G (1996): Outcome evaluation in brief mother-infant psychotherapies: report on 75 cases. Infant Ment Health J 17:97-114
- Romer G, Riedesser P (1999): Prävention psychischer Störungen im Kindes- und Jugendalter. Perspektiven der Beziehungsberatung. In: Suess G, Pfeifer W P: Frühe Hilfen. Gießen: Psychosozial, S. 65-85
- Scharff JM (1994): Pragmatismus oder Methodik? Psychoanalytisch orientierte 10-Stunden-Beratung im Spiegel der Supervision. Psyche 48: 324-360
- Schick A, Cierpka M (2005): Prävention gegen Gewaltbereitschaft an Schulen: das FAUSTLOS-Curriculum. In: Cierpka M (Hrsg.): Möglichkeiten der Gewaltprävention. Göttingen: Vandenhoeck & Ruprecht, S. 230-247
- Schwind HP, Baumann J (Hrsg.) (1990): Ursachen, Prävention und Kontrolle von Gewalt. Analysen und Vorschläge der Unabhängigen Regierungskommission zur Verhinderung und Bekämpfung von Gewalt. Gewaltkommission. Bd 1. Berlin: Duncker und Humblot
- Spitz RA (1967): Vom Säugling zum Kleinkind. Stuttgart: Klett-Cotta
- Spitzer H (1999): „Kindersoldaten" – Verlorene Kindheit und Trauma. Wien: Südwind
- Stern DN (1985): The Interpersonal World of the Infant. A view from psychoanalysis and developmental psychology. New York: Basic Books
- Stöckel S (2004): Geschichte der Prävention und Gesundheitsförderung. In: Hurrelmann K, Klotz T, Haisch J (Hrsg.): Lehrbuch Prävention und Gesundheitsförderung, Bern: Huber, S. 21-29
- Thiel-Bonney C, Cierpka M, Cierpka A (2005): Präventives Beratungsmodell für Familien mit Säuglingen und Kleinkindern. In: Cierpka M (Hrsg.): Möglichkeiten der Gewaltprävention. Göttingen: Vandenhoeck & Ruprecht, S. 106-134
- Van der Kolk BA, Fisler RE (1994): Childhood Abuse and Neglect and Loss of Self-Regulation. Bull Menninger Clin 58:145-168
- Voigtel R (2001): Rausch und Unglück. Die psychischen und gesellschaftlichen Bedingungen der Sucht. Freiburg i. B.: Lambertus
- Voll R (1998): Aspekte zur Lebensqualität bei chronisch kranken und behinderten Kindern und Jugendlichen in ambulanter und stationärer Rehabilitation. In: Rudnitzki G, Resch F, Althoff F (Hrsg.): Adoleszente in Psychotherapie und beruflicher Rehabilitation. Heidelberg: Mattes, S. 155-165
- Volz G (1998): Berufliche Ersteingliederung psychisch behinderter junger Menschen – Stand und Perspektiven aus der Sicht der Bundesanstalt für Arbeit. In: Rudnitzki G, Resch F, Althoff F (Hrsg.): Adoleszente in Psychotherapie und beruflicher Rehabilitation. Heidelberg: Mattes, S. 103-111
- WHO (World Health Organization) (1980): International Classification of Impairments, Disabilities and Handicaps (ICIDH). Genf: World Health Organization
- WHO (World Health Organization) (1986): Ottawa Charta for Health Promotion. http://www.euro.who.int
- WHO (World Health Organization) (2001): International Classification of Functioning, Disability and Health (ICF). Genf: World Health Organization
- WHO (World Health Organization) (2005): The European Health Report 2005: Public Health Action for Healthier Children and Populations; Summary. http://www.euro.who.int
- Weitoft GR, Hijern A, Haglund B, Rosen M (2003): Mortality, Severe Morbidity, and Injury in Children Living with Single Parents in Sweden: A Population-Based Study. Lancet 361:289-295
- Willi J (1975): Die Zweierbeziehung. Reinbek: Rowohlt
- Windaus E (2005): Wirksamkeitsstudien im Bereich der tiefenpsychologisch fundierten und analytischen Kinder- und Jugendlichenpsychotherapie: eine Übersicht. In: Prax Kinderpsychol Kinderpsychiatr 54:530-558
- Wurmser H, Papoušek M (2004): Zahlen und Fakten zu frühkindlichen Regulationsstörungen: Datenbasis aus der Münchner Spezialambulanz. In: Papoušek M, Schieche M, Wurmser H (Hrsg): Regulationsstörungen der frühen Kindheit. Bern: Huber

b) weiterführende Literatur

- Lehmkuhl U (Hrsg.) (2003): Aggressives Verhalten bei Kindern und Jugendlichen. Ursachen, Prävention, Behandlung. Göttingen: Vandenhoeck & Ruprecht
- Röhrle B, Sommer G (1999): Prävention und Gesundheitsförderung. Bd. 1. Tübingen: DGVT
- Röhrle B (2002): Prävention und Gesundheitsförderung. Bd. 2. Tübingen: DGVT

5 Dokumentation und Evaluation in der Psychotherapie von Kindern und Jugendlichen

Hildegard Horn

Einleitung

Dokumentation und Evaluation sind Bestandteile von Qualitätsmanagement und Qualitätssicherung in der Psychotherapie. Patienten und Patientinnen, ebenso wie Leistungsträger (u.a. Psychotherapeuten und Ärzte) zeigen gesteigertes Interesse an der Qualität der Leistung (Härter et al., 2003). Die damit verbundene Forderung nach Qualität in der Gesundheitsversorgung hat ihren Niederschlag in einer Reihe gesetzlicher Formulierungen und nachgeordneter Ausführungsbestimmungen gefunden.

1 Theoretische Inhalte

1.1 Rechtliche Grundlagen

Im Gesundheitsreformgesetz (2000) und nachfolgend im Gesundheitsstrukturgesetz, im Fallpauschalengesetz (2002) sowie im Gesundheitssystemmodernisierungsgesetz (2003) wurde im Sozialgesetzbuch V (SGB V, § 135 bzw. § 135a) die Verpflichtung zum Nachweis der Qualität, auch in der ambulanten Versorgung, gesetzlich festgelegt: „Die Leistungserbringer sind für Sicherung und Weiterentwicklung der Qualität der von ihnen erbrachten Leistungen verpflichtet. Die Leistungen müssen dem jeweiligen Stand der wissenschaftlichen Erkenntnisse entsprechen und in der fachlich gebotenen Qualität erbracht werden." An gleicher Stelle wird weiterhin gefordert, dass sich die Leistungserbringer (also auch Psychologische Psychotherapeuten und Kinder- und Jugendlichenpsychotherapeuten) an Maßnahmen zur Verbesserung der Ergebnisqualität beteiligen und innerhalb ihrer Praxis bzw. Einrichtungen ein Qualitätsmanagementsystem entwickeln und einführen sollen. Im Sinne des Sozialrechts sind für die Einführung und Durchführung von Maßnahmen des Qualitätsmanagements und der Qualitätssicherung in der ambulanten Versorgung die Kassenärztlichen Vereinigungen verantwortlich (§ 136 SGB V). Zur Beurteilung der Qualität erbrachter Leistungen ist dabei nach den gesetzlichen Bestimmungen der Gemeinsame Bundesausschuss zuständig, ein Gremium, dem Vertreter der Leistungserbringer, also der Ärzte und Psychotherapeuten, sowie der Krankenkassen, angehören.

Neben diesen sozialrechtlichen Bestimmungen gibt es eine Reihe weiterer Gesetze und Verordnungen für den berufsrechtlichen Rahmen der Qualitätssicherung in der Psychotherapie. Hierzu gehört in erster Linie das Psychotherapeutengesetz (PsychThG) selbst (Behnsen und Bernhardt, 1999). Berufsrechtlich sind darüber hinaus Gesetze und Ordnungen auf der Ebene der Bundesländer als gesetzliche Grundlage für die Qualitätssicherung von Bedeutung. So werden von den Kammern der Länder Berufsordnungen sowie Ordnungen für die Bereiche Fort- und Weiterbildung und Qualitätssicherung formuliert.

! **Merke:** Im Sozialgesetzbuch V (SGB V § 135 bzw. § 135a) ist die Verpflichtung zum Nachweis der Qualität – auch in der ambulanten Versorgung – festgelegt.

1.2 Die Begriffe Qualität, Qualitätsmanagement und Qualitätssicherung

Der Begriff Qualitätsmanagement (Übersetzung der ISO-Norm 8402) hat die bisherige übergeordnete Bezeichnung Qualitätssicherung abgelöst. Nach der DIN EN ISO-Norm 9000 (2000) ist unter Qualitätssicherung jener Teil des Qualitätsmanagements zu verstehen, der alle Maßnahmen umfasst, mit denen Qualitätsanforderungen erfüllt werden. Sie beinhaltet im Sinne eines „Plan-Do-Check-Act(DCA)-Zyklus" Maßnahmen zur Qualitätsmessung und ggf. anschließende Maßnahmen zur Qualitätsverbesserung. Damit umfasst Qualitätsmanagement sowohl alle Formen der Qualitätssicherung als auch Maßnahmen zur Analyse sowie zur Verbesserung der Qualität. Die Sicherung der Qualität ist damit nur ein Teil des Qualitätsmanagements und hat als zentrales Anliegen, dass wünschenswerte oder festgelegte Ziele tatsächlich erreicht und die hierzu erforderlichen Maßnahmen getroffen werden. Qualitätsmanagement hat zum Ziel, Qualitätssicherung, z. B. in der psychotherapeutischen Praxis, zu verankern, die Qualität der Leistungen zu erhalten oder ggf. zu verbessern. Zur Erläuterung (PP Deutsches Ärzteblatt 10/2005):

Verbesserungen durch Qualitätsmanagement (QM)

Ohne QM	*Mit QM*
Wer ist schuld?	Was ist schuld?
Man hofft, dass es funktioniert	Abläufe werden festgelegt
Man hofft, dass sich einer drum kümmert	Verantwortliche werden bestimmt
Man hofft, dass einer weiß, wie es geht	Es existiert ein Dokument zum Nachsehen
Fehler werden möglichst vertuscht	Fehler sind Ausgangspunkt von Verbesserungen

5

Es wird zwischen interner und externer Qualitätssicherung unterschieden. Bei der **internen** Qualitätssicherung behält der Praxisinhaber die Verantwortung für den gesamten Prozess, von der Definition der Qualitätskriterien über die Errichtung eines passenden Instrumentariums, die Durchführung und Auswertung von Dokumentation und Messungen bis zur Qualitätsbeurteilung und ihrer Sicherung. Die Kriterien für Qualität im Kontext **externer** Qualitätssicherungsmaßnahmen werden für die Zielgruppe der Leistungserbringer von außen festgelegt, z.B. durch die Kassenärztliche Vereinigung oder durch den Bundesausschuss im Rahmen der Psychotherapierichtlinien und Vereinbarungen. Eine Prüfung durch Krankenkassen oder Kassenärztliche Vereinigungen bedeutet, dass die Aktivitäten in der Praxis Gegenstand einer externen Überprüfung sind. Als am weitesten verbreitete Maßnahme externer Qualitätssicherung (neben den internen Aspekten) gilt das Gutachterverfahren.

! **Merke:** Der Begriff Qualitätsmanagement umfasst alle Formen der Qualitätssicherung und Maßnahmen zur Analyse der Qualität und deren Verbesserung.

Der Gemeinsame Bundesausschuss hat dazu am 18.10.2005 die „Richtlinie des Gemeinsamen Bundesausschusses über grundsätzliche Anforderungen an ein einrichtungsinternes Qualitätsmanagement für die an der vertragsärztlichen Versorgung teilnehmenden Ärzte, Psychotherapeuten und medizinischen Versorgungszentren" beschlossen (Deutsches Ärzteblatt 3/2006).

! **Merke:** Der Gemeinsame Bundesausschuss (GBA) hat 2005 die Richtlinie über grundsätzliche Anforderungen an ein einrichtungsinternes Management beschlossen. Wesentliche Komponenten sind Patientenversorgung und Praxisführung.

In der Richtlinie wird die „Objektivierung und Messung von Ergebnissen der psychotherapeutischen Versorgung" (§ 2 der Richtlinie) gefordert und die Instrumente der QM in § 4 benannt, z.B. Checklisten, Dokumentation der Behandlungsverläufe, Dokumentation der Qualitätsziele und Dokumentation der systematischen Überprüfung der Zielerreichung in Dritten gegenüber darlegbarer Weise (§6).

Die von Donadebian (1986) vorgeschlagene Unterscheidung nach Struktur-, Prozess- und Ergebnisqualität hat zur Systematisierung der Diskussion in diesem Themenbereich beigetragen (Härter et al., 2003):

- **Strukturqualität**
  Auf der Ebene der Behandlungseinrichtung, d.h. der einzelnen Praxen sowie der konkreten Dienstleistung, gehören zur Strukturqualität die Qualifikation des Therapeuten, seine Ausbildung, Fortbildungsmaßnahmen, besondere therapeutische Fertigkeiten, die Art und Ausstattung der Praxis (z.B. Verfügbarkeit schriftlicher Patienteninformationen über Art und Ablauf der Therapie), patientenorientierte Praxisausstattung (z.B. Spielzimmer in der Kinderpsychotherapie), Erreichbarkeit des Psychotherapeuten (z.B. per Telefon, Fax, E-Mail, Sprechstunden), Weitervermittlung, wenn kein freier Therapieplatz zur Verfügung steht, Vorkehrungen zur Einhaltung der Schweigepflicht und des Datenschutzes, Notfallmanagement (z.B. Unfall beim Spiel, Anfallsleiden, Suiziddrohung, Bedrohung des Therapeuten) sowie die Organisation von Abläufen in der Praxis.
- **Prozessqualität**
  Hierzu gehört auf der Ebene der Behandlungseinrichtung die Art und Durchführung diagnostischer und therapeutischer Maßnahmen, die therapeutische Zielsetzung und daraus abgeleitet die Indikation für ein bestimmtes Vorgehen, das Setting, das bei Kindern die Einbeziehung der Bezugspersonen umfasst, der Ablauf der Behandlung selbst (Aufnahme – Verlauf – Beendigung) sowie die Kooperation mit anderen Berufsgruppen. Während der konkreten Behandlungsmaßnahme ist das Zusammenpassen von Therapeut und Patient zu beobachten, die Passung von Diagnostik und Therapie und die adaptive Diagnostik, die möglicherweise eine neue Behandlungsplanung erfordert, sowie ggf. Befolgung von Leitlinien bei der Behandlung.
- **Ergebnisqualität**
  Parameter der Ergebnisqualität für die Behandlungseinrichtung ist die Relation zwischen Aufwand bzw. Kosten und dem Behandlungserfolg und seiner Stabilität unter Berücksichtigung von Nebenwirkungen und Komplikationen. Sie kann objektiviert werden durch einen Vorher-nachher-Vergleich, bezogen auf die Leitsymptomatik aus der Sicht des Patienten und oder der Eltern je nach Alter des Kindes, und rückblickende Bewertung der Behandlungsgüte durch den Patienten und oder die Eltern (Patientenzufriedenheit), rückblickende Bewertung des Behandlungserfolgs durch den Therapeuten (z.B. Einschätzung von Umstrukturierung durch die Therapie) und Katamnesen (Fydrich, 2004).

! **Merke:** Struktur-, Prozess- und Ergebnisqualität umschreiben die zu berücksichtigenden Aspekte der inhaltlichen und ergebnisorientierten Maßnahmen im Umgang mit Patienten.

1.3 Dokumentation

Zu den Berufspflichten des Psychotherapeuten (sowohl berufs- als auch sozialrechtlich festgelegt) gehört die Dokumentation aller behandlungsbezogenen Maßnahmen. Dies schließt Aufzeichnungen über diagnostische Befunde sowie über den Behandlungsverlauf ein. Der Therapeut ist verpflichtet, die entsprechenden Akten so aufzubewahren, dass die Schweigepflicht gewahrt wird. Die Aufbewahrungsdauer für Patientenakten beträgt in der Regel 10 Jahre und gilt auch über den Tod des Therapeuten hinaus. Patienten haben Einsichtsrecht für alle objektivierbaren Daten (z.B. Basisdokumentation über Daten, die den Patienten und die Versorgungssituation beschreiben, Testbefunde).
Es ist günstig, Basisdaten und differenziertere Prozess- und Ergebnisdokumentationen getrennt vorzunehmen. Aussagen über Prozess- und Ergebnisqualität sollen im Rahmen einer verfahrensspezifischen Dokumentation erhoben werden (Laireiter, 2003).

1.3.1 Basisdokumentation und Verlaufsdokumentation

Die Basisdokumentation enthält Informationen über die Person (z.B. Alter, Geschlecht, Familie, Ausbildung, Beruf, Arbeitsfähigkeit) und deren Anamnese (z.B. Krankheitsvorgeschichte, ambulante und stationäre Vorbehandlungen) sowie Diagnostik und Therapieziele.
Die Verlaufsdokumentation umfasst – in unterschiedlich detaillierter und strukturierter Art – Informationen über den Ablauf der Behandlung, die therapeutische Beziehung, Protokolle über Therapiesitzungen sowie Dokumentation über den Abschluss der Behandlung – ggf. auch katamnestische Informationen.

In der Verlaufs- und Ergebnisdokumentation können standardisierte Fragebögen und Tests sowie eine standardisierte Diagnostik (z.B. Arbeitskreis OPD-KJ, 2004) eingesetzt werden. Die Dokumentation der Differentialindikation gibt die Begründung für die Wahl des eingesetzten Therapieverfahrens unter Berücksichtigung prognostischer Gesichtspunkte.
Die Anwendung von Fragebögen setzt fachkundige Einführung und Übung voraus.
Zur standardisierten Erfassung des Therapieverlaufs kann z.B. die „Heidelberger Umstrukturierungsskala" (Rudolf et al., 2000) eingesetzt werden. Zur Einschätzung der Schwere der Erkrankung eignet sich z.B. der Beeinträchtigungsschwere-Score für Kinder und Jugendliche (BSS-K; Kronmüller, 1999; Schepank, 1995).

1.3.2 Ergebnisdokumentation

Um den Erfolg einer Behandlung zu dokumentieren, gibt es unterschiedliche Methoden und Perspektiven. Nach Stieglitz und Baumann (2001) lassen sich folgende Methoden zur Erfolgsbeurteilung psychotherapeutischer Maßnahmen unterscheiden:

- Veränderungsmessung (Beurteilung der Differenz klinisch relevanter Werte zwischen zwei Messpunkten, z.B. Therapiebeginn, Therapieende, Katamnese bezüglich Symptomatik [CBCL/SDQ], Schweremaß [BSS-K] oder Umstrukturierung [HSCS, FBS-KJ]). Die Instrumentenbeschreibung erfolgt auf den folgenden Seiten.
- Direkte Veränderungsmessung (Einschätzung der Veränderung relevanter Kriterien, z.B. am Ende der Therapie im Sinne von „besser" oder „schlechter"). Die Einschätzung kann durch den Patienten selbst, den Therapeuten, aber auch durch andere Personen wie Angehörige und Lehrer erfolgen.
- Beurteilung, ob Therapieziele erreicht wurden.
- Bewertung, ob die Kriterien für eine psychische Störung nach Abschluss der Therapie noch bestehen.

! **Merke:** Zu den Berufspflichten des Psychotherapeuten gehört die Dokumentation aller behandlungsbezogenen Maßnahmen.

1.3.3 Dokumentation – Evaluation und Forschung

Evaluation in der therapeutischen Praxis dient dazu, sich Rechenschaft zu geben über therapeutische Abläufe und Ergebnisse eines jeden Behandlungsfalls. Das ist primär ein Aspekt der Qualitätssicherung und nicht der Forschung.

In der Forschung wird Dokumentation und Evaluation im Rahmen eines therapeutischen Experiments eingesetzt, um z.B. zu überprüfen, wie wirksam ein Verfahren ist (z.B. in diagnostischen Anwendungsbereichen, die der Wissenschaftliche Beirat Psychotherapie nach §11PsychThG definiert hat). Die Therapiebedingungen müssen zu Forschungszwecken standardisiert und kontrolliert sein (siehe dazu auch die Mindestanforderungen des Wissenschaftlichen Beirats Psychotherapie) im Gegensatz zur relativ freien Gestaltung in der Praxis:

- Patienten eines zu untersuchenden Therapieverfahrens müssen diagnostisch homogen sein.
- Therapie sollte weitgehend manualisiert sein.
- Behandlungen eines Verfahrens müssen denselben Umfang an Behandlungszeit bzw. Therapiestunden haben.
- Es sollte eine möglichst große Zahl von Therapien zur Verfügung stehen.
- Kontrollbedingungen: Die zu untersuchende Therapie muss mit einer bereits überprüften Therapieform oder einer Nicht-Therapie verglichen werden.

2 Instrumente, die eingesetzt werden im diagnostischen Prozess, Therapieverlauf und bei der Bewertung der Therapieergebnisse

2.1 Fragebogen zur Symptomatik

Fragebogen zu Stärken und Schwächen (SDQ) (Einschätzung durch Eltern, Lehrer, Sonstige)

Bitte markieren Sie zu jedem Punkt „Nicht zutreffend", „Teilweise zutreffend, „Eindeutig zutreffend". Beantworten Sie bitten alle Fragen, so gut Sie können, selbst wenn Sie sich nicht ganz sicher sind oder Ihnen eine Frage merkwürdig vorkommt. Bitte berücksichtigen Sie bei der Antwort das Verhalten des Kindes in den letzten 6 Monaten bzw. in diesem Schuljahr.

Name des Kindes: .... männlich / weiblich

Geburtsdatum: ....

	Nicht zutreffend	***Teilweise zutreffend***	***Eindeutig zutreffend***
rücksichtsvoll	❑	❑	❑
unruhig	❑	❑	❑
überaktiv	❑	❑	❑
kann nicht lange stillsitzen	❑	❑	❑
klagt häufig über Kopf-, Bauchschmerzen oder Übelkeit	❑	❑	❑
teilt gern mit anderen Kindern (Süßigkeiten, Spielzeug, Buntstifte usw.)	❑	❑	❑
hat oft Wutanfälle, ist aufbrausend	❑	❑	❑
ist Einzelgänger, spielt meist allein	❑	❑	❑
im Allgemeinen folgsam, macht meist, was Erwachsene verlangen	❑	❑	❑
hat viele Sorgen, erscheint häufig bedrückt	❑	❑	❑
hilfsbereit, wenn andere verletzt, krank oder traurig sind	❑	❑	❑
ständig zappelig	❑	❑	❑
hat wenigstens einen guten Freund oder gute Freundin	❑	❑	❑
streitet sich oft mit anderen Kindern oder schikaniert sie	❑	❑	❑
oft unglücklich oder niedergeschlagen, weint häufig	❑	❑	❑
im Allgemeinen bei anderen Kindern beliebt	❑	❑	❑
leicht ablenkbar, unkonzentriert	❑	❑	❑
nervös oder anklammernd in neuen Situationen	❑	❑	❑
verliert leicht das Selbstvertrauen	❑	❑	❑
lieb zu jüngeren Kindern	❑	❑	❑
lügt oder mogelt häufig	❑	❑	❑
wird von anderen gehänselt oder schikaniert	❑	❑	❑
hilft anderen oft freiwillig (Eltern, Lehrern oder anderen Kindern)	❑	❑	❑
denkt nach, bevor er/sie handelt	❑	❑	❑
still zu Hause, in der Schule oder anderswo	❑	❑	❑
kommt besser mit Erwachsenen aus als mit anderen Kindern	❑	❑	❑
hat viele Ängste, fürchtet sich leicht	❑	❑	❑
führt Aufgaben zu Ende, gute Konzentrationsspanne	❑	❑	❑

Fragebogen zu Stärken und Schwächen (SDQ)
(Einschätzung der Kinder u. Jugendlichen)

Bitte markiere zu jedem Punkt „Nicht zutreffend", „Teilweise zutreffend" oder „Eindeutig zutreffend". Beantworte bitte alle Fragen, so gut du kannst, selbst wenn du dir nicht ganz sicher bist oder dir eine Frage merkwürdig vorkommt. Überlege bitte bei der Antwort, wie es dir im letzten halben Jahr ging.

Dein Name: ....
männlich / weiblich
Geburtsdatum: ....

	Nicht zutreffend	***Teilweise zutreffend***	***Eindeutig zutreffend***
Ich versuche, nett zu anderen Menschen zu sein, ihre Gefühle sind mir wichtig	❏	❏	❏
Ich bin oft unruhig, ich kann nicht lange stillsitzen	❏	❏	❏
Ich habe häufig Kopfschmerzen oder Bauchschmerzen, mir wird oft schlecht.	❏	❏	❏
Ich teile normalerweise mit anderen (z.B. Süßigkeiten, Spielzeug, Buntstifte)	❏	❏	❏
Ich werde leicht wütend, ich verliere oft meine Beherrschung	❏	❏	❏
Ich bin meistens für mich allein, ich beschäftige mich lieber mit mir selbst	❏	❏	❏
Normalerweise tue ich, was man mir sagt	❏	❏	❏
Ich mache mir häufig Sorgen	❏	❏	❏
Ich bin hilfsbereit, wenn andere verletzt, krank oder traurig sind	❏	❏	❏
Ich bin dauernd in Bewegung und zappelig	❏	❏	❏
Ich habe einen oder mehrere Freunde oder gute Freundinnen	❏	❏	❏
Ich schlage mich häufig, ich kann andere zwingen zu tun, was ich will	❏	❏	❏
Ich bin oft unglücklich oder niedergeschlagen, ich muss häufig weinen	❏	❏	❏
Im Allgemeinen bin ich bei Gleichaltrigen beliebt	❏	❏	❏
Ich lasse mich leicht ablenken, ich finde es schwer, mich zu konzentrieren	❏	❏	❏
Neue Situationen machen mich nervös, ich verliere leicht das Selbstvertrauen	❏	❏	❏
Ich bin nett zu jüngeren Kindern	❏	❏	❏
Andere behaupten oft, dass ich lüge oder mogle	❏	❏	❏
Ich werde von anderen gehänselt oder schikaniert	❏	❏	❏
Ich helfe anderen freiwillig (Eltern, Lehrern oder Gleichaltrigen)	❏	❏	❏
Ich denke nach, bevor ich handle	❏	❏	❏
Ich nehme Dinge, dir mir nicht gehören (von zu Hause, in der Schule oder anderswo)	❏	❏	❏
Ich komme besser mit Erwachsenen aus als mit Gleichaltrigen	❏	❏	❏
Ich habe viele Ängste, ich fürchte mich leicht	❏	❏	❏
Was ich angefangen habe, mache ich zu Ende, ich kann mich lange genug konzentrieren	❏	❏	❏

2.2 Beeinträchtigungsschwere-Score

Beeinträchtigungsschwere-Score für Kinder und Jugendliche (BSSK)
(Einschätzung des Therapeuten)

Beurteilung für den Zeitraum der letzten 7 Tage:

1. Psychische Beeinträchtigung	❏ 0	❏ 1	❏ 2	❏ 3	❏ 4
2. Körperliche Beeinträchtigung	❏ 0	❏ 1	❏ 2	❏ 3	❏ 4
3. a) Sozial-kommunikative Beeinträchtigung mit den Eltern	❏ 0	❏ 1	❏ 2	❏ 3	❏ 4
b) Sozial-kommunikative Beeinträchtigung mit den Geschwistern	❏ 0	❏ 1	❏ 2	❏ 3	❏ 4
c) Sozial-kommunikative Beeinträchtigung mit Freunden	❏ 0	❏ 1	❏ 2	❏ 3	❏ 4
4. Beeinträchtigung im Leistungsbereich	❏ 0	❏ 1	❏ 2	❏ 3	❏ 4

2.3 OPD-KJ

Achse „Beziehung"
(beschreibt die dysfunktionalen Beziehungsmuster)
Achse „Konflikt"
(beschreibt die lebensgeschichtlich unbewussten Konflikte)

Achse „Struktur"
(beschreibt die Verfügbarkeit über regulative Funktionen)
Achse „Behandlungsvoraussetzungen"
(beschreibt das Ausmaß des subjektiven Schweregrads und des Leidensdrucks)

2.4 Die Heidelberger Umstrukturierungsskala

Die Heidelberger Umstrukturierungsskala (Einschätzung des Therapeuten)

1. Nichtwahrnehmung des Fokusproblems	1 1+	Völlige Abwehr bzw. Vermeidung des Fokusbereiches, es gibt „kein Problem"	*Bewältigung*
2. Ungewollte Beschäftigung mit dem Fokus	2- 2 2+	Symptomdruck, interpersonelle Schwierigkeiten: Zumutungen, von außen kommend erlebt	
3. Vage Fokuswahrnehmung	3- 3 3+	Passive Beschäftigung mit dem F., ansatzweise Anerkennung, Ahnung eigener Verantwortung	
4. Anerkennung und Erkundung des Fokus	4- 4 4+	Interessiertes Problemverstehen, Arbeitsbeziehung, „aktive" Bewältigung, Handeln.	*Strukturelle Veränderung*
5. Auflösung alter Strukturen im Fokusbereich	5- 5 5+	Abwehr wird brüchig, Prozess wird zur „Passion", Trauer, Ausgeliefertsein, Verwirrung	
6. Neustrukturierung im Fokusbereich	6- 6 6+	Versöhnliches Erleben, neue Erlebens- und Verhaltensmöglichkeiten stellen sich spontan ein	
7. Auflösung des Fokus	7- 7 7+	Integration, Selbstübereinstimmung, realitätsgerechtes Erleben, Neugestaltungen	

Die Fokusbearbeitungsskala für Kinder und Jugendliche (FBS-KJ) differenziert die Einschätzung auf der Umstrukturierungsskala in Anpassung an die kindlichen bzw. jugendlichen Möglichkeiten, ihre Befindlichkeiten, Schwächen und Konflikte darzustellen, indem sie drei Ebenen der Problembearbeitung einräumt:

Ebene der indirekten Übertragung im Spiel, Rollenspiel und Gestaltungen, in Zeichnungen, Sandbildern u.a.
Ebene der direkten Übertragung auf die Therapeutin
Ebene der Interaktionen in der Außenwelt

Die Heidelberger Umstrukturierungsskala (Einschätzung des Therapeuten)

Abstufungen der FBS-KJ	*Hauptfokus* analoge Ebene: indirekte Übertragung auf den Therapeuten möglich (Spielen, Gestalten, Rollenspiel)	direkte Übertragung auf den Therapeuten	in Bezug auf Erlebnisse in der Außenwelt
0. Problem wird abgewehrt			
1. Ungewollte Beschäftigung mit dem Problem			
2. Vage Problemaktualisierung			
3. Problemaktualisierung			
4. Deutliche Problemwahrnehmung			
5. Anwendung und Durcharbeiten			
6. Problemlösung			
7. Erfolgreiche Generalisierung auf neue Situationen			

! **Merke:** Die Zusammenstellung der Instrumente sollte unter verfahrensspezifischen Aspekten vorgenommen werden. Instrumente dienen der Standardisierung, Transparenz und externen Kommunikation.

3 Umsetzung in die Praxis

Im Folgenden werden Beispiele gegeben für spezielle Möglichkeiten, Dokumentation im Sinne des Gesetzgebers bezüglich Strukturqualität, Prozessqualität und Ergebnisqualität abzubilden. Es sind auch andere Möglichkeiten denk- und diskutierbar. Dabei muss darauf geachtet werden, dass die Dokumentation objektiver Daten und inhaltlicher Beschreibungen in einem anzulegenden Praxishandbuch getrennt vorgenommen wird.

3.1 Strukturqualität

Struktur der Aus- und Fortbildung

Es handelt sich um eine Praxis für analytische Kinder– und Jugendlichenpsychotherapie (AKJP). Die Therapeutin arbeitet allein in eigener Praxis. Sie ist ausgebildet nach dem PTG (Psychotherapeutengesetz 1999) und den Stäko-Richtlinien (Ständige Konferenz der Ausbildungsinstitute), weitergebildet als Analytische Familientherapeutin. In den letzten beiden Jahren hat sie Fortbildungsveranstaltungen zu strukturbezogener Psychotherapie, Besonderheiten der analytischen Jugendlichenpsychotherapie und zu Essstörungen besucht.
Vierzehntäglich leitet sie eine Intervisionsgruppe als Mitglied dieser Gruppe. Themen, die bearbeitet werden, beziehen sich auf Fallsupervision allgemein und störungsspezifisch, auf Forschungsergebnisse wie auch auf Fragen der Praxisführung, Patientenversorgung und Organisation. Die Ergebnisse der Sitzungen werden schriftlich festgehalten.

Struktur der Praxis

Die Praxis besteht aus einer Wartezone, einem Patienten-WC, einem Gesprächs- und einem Spielzimmer. Die Räume sind durch schalldichte Türen getrennt. Sie sind unaufdringlich geschmackvoll eingerichtet. Das Spielzimmer bietet phasengerechtes Spielmaterial für alle infrage kommenden Altersstufen sowie Materialien, die zur Darstellung unbewusster Inhalte dienen können wie Mal- und Zeichenutensilien, Ton o.Ä., Sandkasten und Sandspielmaterial. In der Wartezone ist eine Informationsbroschüre über analytische Kinder- und Jugendlichenpsychotherapie und Unterhaltungslektüre ausgelegt.

Struktur der Kontaktaufnahme mit Patient und Eltern, Information

Die Eltern werden mündlich und oder per Informationsbroschüre über das angebotene Therapieverfahren, hier Analytische Kinder- und Jugendlichenpsychotherapie, evtl. spezielle Verfahren bei einzelnen Störungsbildern wie Essstörungen, Persönlichkeitsstörungen oder ADHS informiert. Dauer der Therapie, Anzahl der Sitzungen pro Woche, evtl. Gesamtdauer – aufgeteilt in die einzelnen Bewilligungsschritte – werden erläutert. Konsiliarkontakte bezüglich des Konsiliarberichtes und des Arztbriefes werden in ihrer Bedeutung erklärt, ebenso werden für notwendig gehaltene psychiatrische, internistische oder neurologische Abklärungen erläutert, z.B. um körperliche oder geistige Erkrankungen auszuschließen oder zur Einleitung einer Mitbehandlung (z. B. Durchführung von Laborleistungen bei Magersucht oder medikamentöse Mitbehandlung).
Patient bzw. Eltern oder andere Bezugspersonen dokumentieren ihr Informiertsein und den daraus entstandenen Behandlungswunsch mit ihrer Unterschrift auf dem „Antrag des Versicherten auf psychotherapeutische Behandlung".

Patienten und Bezugspersonen werden über die Datenschutzvorkehrungen unterrichtet, z.B. wie Patientendaten in dieser Praxis gesichert werden (in abgeschlossenem feuerfestem Schrank, durch Passwort geschützten PC, durch Passwort geschützte Patientendatei bei mehreren Praxisbenutzern.
Besonders hingewiesen wird auf die Schweigepflicht des Therapeuten, es sei denn, die Eltern geben eine Schweigepflichtsentbindung. Die Möglichkeit der Einsichtnahme in die Patientenakte, soweit sie objektive Feststellungen über den Gesundheitszustand des Patienten und den Behandlungsverlauf, nicht aber subjektive Einschätzungen und Eindrücke des Therapeuten enthält, wird erläutert (siehe dazu den Beitrag „Ethik und Berufsrecht" von Berns, in diesem Band).

Merke: Patienten (Eltern) werden als „mündige Patienten" behandelt, über alle therapierelevanten Vorgänge und Planungen informiert und je nach vorhandener Kompetenz zur Mitbeteiligung aufgefordert (Struktur- und Prozessqualität)

3.2 Prozessqualität

Da sich Kinder selten als behandlungsbedürftig erleben, bietet die Therapeutin eine diagnostische Situation an, in der sich das Kind öffnen kann, durch Gestaltungen Mitteilungen über sich machen kann, die es bewusst nicht zur Verfügung hat oder die es als zu beschämend zurückhalten würde. Sie bietet dem Kind Gelegenheit, Erlebnisse und Erinnerungen zu berichten, produktiv zu werden im Zeichnen, Rollenspiel und beim Spiel mit Kasperpuppen. An standardisierten Erfassungsmöglichkeiten bieten sich an: Scenokasten, FIT (Familie in Tieren), WZT (Wartegg Zeichentest), SET (Satzergänzungstest) u.Ä. (siehe dazu den Beitrag „Projektive Verfahren und ihre Anwendungen für die psychodynamische Diagnostik bei Kindern und Jugendlichen" von Lutz, in diesem Band). Bei entsprechendem Verdacht müssen die kognitiven Fähigkeiten und evtl. Entwicklungsrückstände durch standardisierte Tests wie K-ABC (3-12 J.) (Kaufmann-Assessment-Battery), HAWIK (6-16 J.) (Hamburg-Wechsler-Intelligenztest für Kinder) bzw. HAWI (ab 16 J.) (Hamburg-Wechsler-Intelligenztest) eingeschätzt werden.

Bei der Diagnostik mit Kindern, häufig auch mit Jugendlichen, erhebt die Therapeutin eine Fremdanamnese mit den Eltern. Die Informationen von Kindern und Eltern, die Eindrücke aus der diagnostischen Situation allgemein, Gegenübertragungsempfindungen und Phantasien vermitteln der Therapeutin einen Eindruck von dem psychischen, somatischen und sozialen Befinden des untersuchten Kindes. Dokumentiert wird der situative, biographische und psychodynamische Befund entweder in freier oder in standardisierter Form (psychodynamische Diagnose). Darüber hinaus erfolgt eine diagnostische Klassifikation der Störung in der ICD-10-GM (Internationale statistische Klassifikation der Krankheiten und verwandter Gesundheitsprobleme).
Die Ergebnisse dieser Befunderhebung ermöglichen eine Vorstellung von den aktualisierten Problemen des Patienten. Die Hauptprobleme können in einem Fokus, der eine Aussage macht über die zentrale unbewusste Motivation oder Konfliktsituation, schriftlich festgehalten werden (Lachauer, 2004). In der Logik der OPD enthält dieser Fokus die Aspekte der Beziehungsgestaltung, der vorherrschenden Konflikte und der strukturellen Defizite.
Daraus erfolgt die Indikation für ein spezielles Psychotherapieverfahren wie die Analytische Kinderpsychotherapie und der Behandlungsplan mit der Formulierung von Therapiezielen inklusive prognostischer Überlegungen, *der* dokumentierte Behandlungsverlauf (Gutachterverfahren) und eine abschließende Bewertung (*Evaluation*) der Behandlung.

Merke: Prozessqualität betrifft die Gestaltung des diagnostischen und therapeutischen Prozesses unter Berücksichtigung von Lebensalter und Entwicklungsphase des Kindes, die notwendige Kooperation mit z.B. Kinderärzten und Kinderfachärzten, ggf. Lehrern.

Fallbeispiel

Der Patient ist ein 10-jähriger Junge. Patient und Eltern bekommen vom Kinderarzt, einem der Konsiliarärzte der Praxis, die Empfehlung, wegen der vorliegenden Symptomatik und Störung kinderpsychotherapeutische Hilfe in Anspruch zu nehmen. Adresse und Telefonnummer der Therapeutin mit dem Hinweis auf mögliche Sprechzeiten, werden den Eltern übermittelt. Die Eltern bekommen innerhalb einer Woche nach Kontaktaufnahme mit der Therapeutin einen Erstgesprächstermin.

• Erhebung soziodemographischer Daten

Beim Erstkontakt werden die soziodemographischen Daten durch die Therapeutin hauptsächlich von den Eltern erfasst und schriftlich festgehalten (möglich auch durch einen Fragebogen):

Datum der Untersuchung	04.06.04
Patientencode (Initialen und Geburtsdatum)	P 12.09.94
Familiensituation des Kindes/Jugendlichen	Ursprungsfamilie
Schulbesuch des Kindes/Jugendlichen	Gymnasium
Staatsangehörigkeit	deutsch
Religion	röm.-katholisch
Vorbehandlungen	keine
Störungsdauer in Monaten	8 Monate
Störungsdiagnosen nach ICD-10-GM	
1.	F92.8
2.	F45.37
3.	

Während der Erstbegegnung zwischen Patient und Therapeutin informieren sich die Eltern im Wartezimmer über das hier angebotene kinderpsychotherapeutische Verfahren anhand einer entsprechenden Informationsbroschüre. Im anschließenden Elterngespräch gibt es Raum für vertiefende Fragen, Sorgen und Befürchtungen.

• Qualität von Diagnostik, Indikation und Prognose

Schilderung der Symptomatik:

Die Therapeutin begrüßt Sohn und Mutter, die zusammen das Wartezimmer betreten. Ehe das von der Therapeutin geplante Procedere – nach der Begrüßung Gespräch mit der Mutter, danach Kontakt mit dem Patienten und am Ende des ersten Kontaktes Besprechung des weiteren Vorgehens mit Mutter und Sohn – geklärt werden kann, ergreift die Mutter das Wort, schildert, wie der Sohn nach dem Wechsel auf das Gymnasium Versagensängste, Kontaktprobleme mit Gleichaltrigen, Bauchschmerzen und Übelkeit am Morgen und Schlafstörungen mit eskalierender Tendenz entwickelt habe. Der Patient begleitet den Bericht der Mutter mit verlegenem Lächeln. Relativ rasch fesselt ihn eine glänzende Heldenfigur aus dem Regal, er greift nach ihr und betrachtet sie intensiv, scheint die Situation dabei zu vergessen.

Die Szene vermittelt eine Anmutung über das Beziehungsgeschehen zwischen Mutter und Sohn, das geprägt ist von hoher Erwartung, tiefer Enttäuschung und wenig Getrenntheit auf Seiten der Mutter, Niedergeschlagenheit und Unsicherheit auf Seiten des Sohnes, aber auch der Möglichkeit, sich zu entziehen, sich mit Großartigem zu beschäftigen.

In der Gegenübertragung bildet sich der Mutter gegenüber eine Mischung aus Hilflosigkeit und Ärger ab, dem Patienten gegenüber treten Impulse auf, ihn aufmuntern zu wollen und zu beachten, aber auch Ärger darüber, selbst wenig beachtet zu werden.

Im Kontakt mit dem Patienten allein entsteht für die Therapeutin durch eine Zeichnung des Patienten und ein Sandbild, das er während des Gesprächs anfertigt, ansatzweise eine Vorstellung von dem Beziehungserleben des Patienten, seinen vorherrschenden unbewussten Konflikten, seinen strukturellen Fähigkeiten und Defiziten und seinem Strukturniveau, eine erste Vorstellung von der Krankheitswertigkeit seiner Störung und seiner eigenen Meinung dazu.

Während des anschließenden anamnestischen Gesprächs mit der Mutter wartet der Patient im Spielzimmer, füllt den „Fragebogen zu Stärken und Schwächen (SDQ)" für Kinder aus. Die Mutter hat die Elternversion ausgefüllt.

Im Gespräch mit der Mutter wird deutlich, dass der Patient als zweiter Sohn eines Elternpaares zu sehen ist, das unter dem Druck einer sozialen Aufsteigerfamilie steht und noch sehr abhängig ist von der Bewunderung und Unterstützung durch die Herkunftsfamilie. Der Vater ist eher passiv im Hintergrund, die Mutter bestimmt das Leben. Von Geburt des Patienten an hat sie Sorge, der Patient sei nicht in Ordnung. Er wird mehrfach untersucht und getestet, wird ergotherapeutisch behandelt, mehr prophylaktisch als therapeutisch, wird in Fördergruppen unterschiedlichster Zielrichtungen geschickt in der Hoffnung auf Perfektionierung.

In den Schilderungen der Mutter imponiert der Patient durch Unruhe, hohe Kränkbarkeit, unberechenbares Schulleistungsverhalten (in Klassenarbeiten schwanken seine Noten zwischen 1 und 4), Rückzugstendenzen, Neigung zum Weinen bei geringen Frustrationen. Er wird beschrieben und beschreibt sich selbst auch als jemand, der andere als ihn zurückweisend, aggressiv behandelnd, abwertend und überfordernd erlebt. Er glaubt, dass sie der Meinung seien, er störe im Unterricht, bemühe sich nicht genug, wolle im Mittelpunkt stehen, wolle sich Freunde kaufen. Sich selbst erlebt er als sich unterwerfend, ängstlich und verzweifelt bemüht, es allen recht zu machen. Sein Selbstwertgefühl wird als stark schwankend und irritierbar geschildert. In Leistungs- und Konkurrenzsituationen gerät er leicht unter Druck, weil er befürchtet, zu versagen und sich schämen zu müssen, und im Falle des Scheiterns ausgestoßen und verloren zu sein. Bewusst erlebt er Angst und Resignation.

Er kann Affekte wenig differenziert wahrnehmen. Gefühle werden von ihm als komisch, schlecht oder gut bezeichnet, auf seine Befindlichkeit in speziellen Situationen angesprochen meint er „weiß auch nicht" oder „geht". Der Beziehungspartner bleibt mit der eigenen Wahrnehmung im Vagen, Unklaren, kann nicht stimmig reagieren. Dadurch ist die Kommunikation behindert. Die Reziprozität ist gering. Der Patient kann wenig Spannung durch Angst oder Frustration tolerieren, wenig mentalisieren, sondern somatisiert mit Kopf-, Bauchweh und Schwindel.

Der Leidensdruck ist hoch, die Krankheitseinschätzung ist diffus geprägt von einem Gefühl der Unfähigkeit, des Ausgeliefertseins und Erleidens unbestimmter negativer Gefühle und Körperempfindungen. Der Patient ist überdurchschnittlich intelligent (getestet mit K-ABC) und hat viel Phantasie.

Der Krankheitsgewinn liegt darin, dass er Leistungsschwankungen in der Schule mit seinen Symptomen erklären kann und dass die Mutter sich sehr mit ihm beschäftigt.

Die Therapeutin formuliert aus den Informationen der Mutter und des Patienten über die Symptomatik (SDQ Mutter = 30 = auffällig nach Ratingmanual) (SDQ Pat. = 25 = auffällig nach Ratingmanual) durch nonverbale und verbale Kommunikation, Zeichnung und Sandbild, gestützt auf Übertragungs- und Gegenübertragungswahrnehmungen aus beiden Begegnungssituationen einen Beziehungsfokus, Konflikt- und Strukturfoci und daraus einen Behandlungsfokus gemäß der OPD-KJ-Logik (siehe dazu den Beitrag „Klassifikation und Diagnostik psychischer Störungen" von Bauers, in diesem Band).

Beziehungsfokus (beschreibt die dysfunktionalen Beziehungsmuster)

> Der Patient erlebt, dass andere ihn teils zurückweisen, teils aggressiv behandeln, ihm Vorschriften machen. Deshalb versucht er, sich anzupassen, sie zu umwerben, auf sich aufmerksam zu machen.

Konfliktfoci (beschreiben die lebensgeschichtlich unbewussten Konflikte)

> Selbstwertkonflikt, Autonomie-Abhängigkeits-Konflikt

Strukturfokus (beschreibt die Verfügbarkeit über regulative Funktionen)

> Affektdifferenzierung, Steuerung und Kommunikation sind mäßig bis gering integriert.

Behandlungsfokus (komprimierte Psychodynamik)

> Der Patient fühlt sich in Leistungs- und Konkurrenzsituationen nicht wahrgenommen, überfordert und feindselig behandelt. Er versucht, sein geringes Selbstwertgefühl durch große Anstrengung im Leistungsbereich und in Beziehungen zu Freunden und Familie zu stabilisieren. Durch seine übergroße Anspannung ist er überfordert und nicht entsprechend erfolgreich in der Schule und in Beziehungen. Er verstärkt seine Bemühungen, bis er verzweifelt dekompensiert und somatisiert. Strukturelle Defizite in der Affektwahrnehmung, Affektdifferenzierung und Kommunikation wirken sich psychodynamisch zusätzlich belastend aus.

Die Feststellung der Beziehungs-, Konflikt- und Strukturfoci (OPD-KJ.), des Behandlungsfokus und der Einstellung des Patienten zu seiner Störung sowie des Leidensdrucks erlauben die Einschätzung auf der Umstrukturierungsskala (HSCS, FBS-KJ) zwischen zwei und drei, d.h., der Patient ist unbewusst mit dem Thema seiner Störung beschäftigt, hat aber kaum Ahnung von den Zusammenhängen.
Die Beeinträchtigungsschwere (BSS-K) wird nach der Beurteilung für den Zeitraum der letzten 7 Tage bei 11 eingeschätzt (Cutoff liegt bei 7/Indikation für stationäre Psychotherapie ab 15).
Die Symptombelastung ist hoch (SDQ = 27,5)

• **Diagnose (psychodynamisch):**
Schulleistungsstörung, Kontaktstörung mit Gleichaltrigen, Versagensangst, emotionale und funktionelle Störungen – Kopfweh, Bauchweh, Schwindel – vor dem Hintergrund eines unbewussten Selbstwertkonfliktes und dahinterliegenden Autonomie-Abhängigkeits-Konfliktes bei unzureichend getrennter Mutter-Sohn-Beziehung und strukturellen Defiziten.
ICD-10-GM:
F92.8 sonstige kombinierte Störungen des Sozialverhaltens und der Emotionen
F45.37 somatoforme autonome Funktionsstörungen mehrerer Organe

• **Differentialindikation:**
Die vorliegende emotionale und funktionelle Störung ist mit analytischer Kinderpsychotherapie zu behandeln, andere Verfahren werden zurzeit ausgeschlossen, weil unbewusste Konflikte im Vordergrund stehen.

• **Prognose:**
Die Prognose ist angesichts guter Motivation der Familie und der Mitarbeitsbereitschaft und Umstellungsmöglichkeit des Patienten günstig einzuschätzen.

• **Therapieplanung und Durchführung:**
Behandlungsplan und Therapieziele werden abgeleitet aus dem Behandlungsfokus.

- Der Patient soll, bezogen auf den Fokusbereich *Beziehung*, die im Umgang mit den Eltern, vor allem mit der Mutter, aber auch mit Lehrern und Gleichaltrigen erlebten Ängste und deren Abwehr durch Größenphantasien und Spaltung in der therapeutischen Beziehung erkennen und verstehen lernen, verändertes Verhalten riskieren, in der Konsequenz Selbstwirksamkeit und Kompetenz erleben.
- Bezogen auf den Fokusbereich *Konflikt*, soll der Patient die hinter den Schulleistungsproblemen liegenden Gefühle des Ausgestoßenseins und Verlorenseins wahrnehmen und durch Überprüfen in der therapeutischen Beziehung und der Außenwelt verändern lernen.
- Bezogen auf den Fokusbereich *Struktur*, soll der Patient durch strukturbezogene Behandlungstechnik Gelegenheit bekommen, seine Affekte wahrzunehmen, zu differenzieren und zu steuern, um Spannung durch Angst und Frustration besser zu regulieren und zu kommunizieren.

• **Vermittlung der diagnostischen Ergebnisse an den Patienten und die Eltern (Struktur- und Prozessqualität).**
Die Therapeutin teilt dem Patienten und den Eltern mit, dass eine Krankheitswertigkeit von Symptomatik und Störung vorliegt und dass die Indikation für analytische Kinderpsychotherapie gegeben ist. Inhaltlich wird den Eltern unter Berücksichtigung ihrer Belastbarkeit und Abwehr, z.B. per Fremdschilderung, ein Beispiel eines möglichen Therapieprozesses ihres Sohnes gegeben. Begleitende Elternarbeit wird als Möglichkeit dargestellt, therapierelevante Themen aus Elternsicht und Elternerleben durchzuarbeiten, um ein pathogenes Beziehungsmuster zu verändern.

Dem Patienten gegenüber wird ebenso per Fremdschilderung aufgezeigt, was Therapie ist, auf welchen Ebenen Therapeutin und Patient zu verstehen versuchen, was den Patienten bewegt, z.B. im Rollenspiel, Kasperpuppenspiel, Zeichnen, Tonen, Träume erzählen oder Malen. Die Therapeutin stellt sich vor als jemand, der zuhört, mitspielt, viel Erfahrung hat mit den Schwierigkeiten, die Kinder haben können, und nichts weitererzählt.
Nach diesen Informationen und der Aufklärung über Schweigepflicht, Datenschutz und Recht der Eltern auf Einsichtnahme in alle objektiven Feststellungen über den Gesundheitszustand des Patienten und die Aufzeichnungen über den Behandlungsverlauf, nicht auf subjektive Einschätzungen und Eindrücke des Therapeuten wird das therapeutische Procedere und das Antragsverfahren der Kasse erläutert: Es wird eine Langzeittherapie von zunächst 70 Sitzungen für den Patienten und 18 Sitzungen für die Eltern vorgeschlagen. Die Patientenstunden werden in einer Frequenz von 2 Std. wöchentlich beantragt. Die Eltern dokumentieren durch das Unterschreiben des „Antrags des Versicherten auf Psychotherapie" ihren Therapiewunsch für den Sohn. Der Patient bestätigt ebenfalls seinen Therapiewunsch.

• **Antragsverfahren**
(Struktur- und Prozessqualität)
Die Therapeutin formuliert die Ergebnisse der vorliegenden Psychodiagnostik im Bericht zum Antrag auf analytische Kinderpsychotherapie. Der Antrag wird der entsprechenden Krankenkasse zur Weiterleitung an den Gutachter übermittelt. Die Genehmigung der Kasse (nach gutachterlichem Bescheid) dokumentiert die Behandlungsgenehmigung und Kostenübernahme durch die Krankenkasse.

• **Qualität der Behandlung**
Die Therapeutin protokolliert den Verlauf der Therapie stündlich und diskutiert die Umsetzbarkeit des Behandlungsplans und die Erreichbarkeit der Therapieziele bzw. notwendige Änderung des Behandlungsplans und der Therapieziele in Zusammenhang mit der prozessqualitätsbezogenen Dokumentation im Rahmen der beiden in diesem Fall notwendigen Therapiebeantragungsschritte im Gutachterverfahren.

3.3 Ergebnisqualität

Am Ende der Behandlung erfolgt eine Evaluation (Bewertung) des Therapieergebnisses. Sie bezieht sich auf die Veränderung der Symptomatik, der Krankheitswertigkeit und der Umstrukturierung anhand der Instrumente durch die Therapeutin, die Eltern und den Patienten (Evaluation aus mehreren Perspektiven). Dazu werden noch einmal die Instrumente, die am Beginn der Behandlung eingesetzt worden sind, angewendet Die Ergebnisse werden mit den Eingangsergebnissen verglichen.

Symptomatik: Versagensängste, Kontaktprobleme, Kränkbarkeit, Schulleistungsstörungen sowie Bauch- und Kopfschmerzen sind weitgehend verschwunden.

Krankheitswertigkeit (BSS-K) liegt mit 7 im gesunden Bereich.

Umstrukturierung (HSCS) liegt zwischen 5 und 6. Der Patient hat neue Verhaltensmöglichkeiten weitgehend zur Verfügung. Nur gelegentlich tauchen noch Gefühle des Ausgeliefertseins auf.

> ! **Merke:** Ergebnisqualität betrifft den Behandlungserfolg; die Einschätzung des Behandlungsergebnisses erfolgt aus mehreren Perspektiven: Patient, Eltern, (Lehrer), Therapeutin.

4 Aspekte der Dokumentation in einem einzelnen Behandlungsfall

Aspekte der Dokumentation in einem einzelnen Behandlungsfall

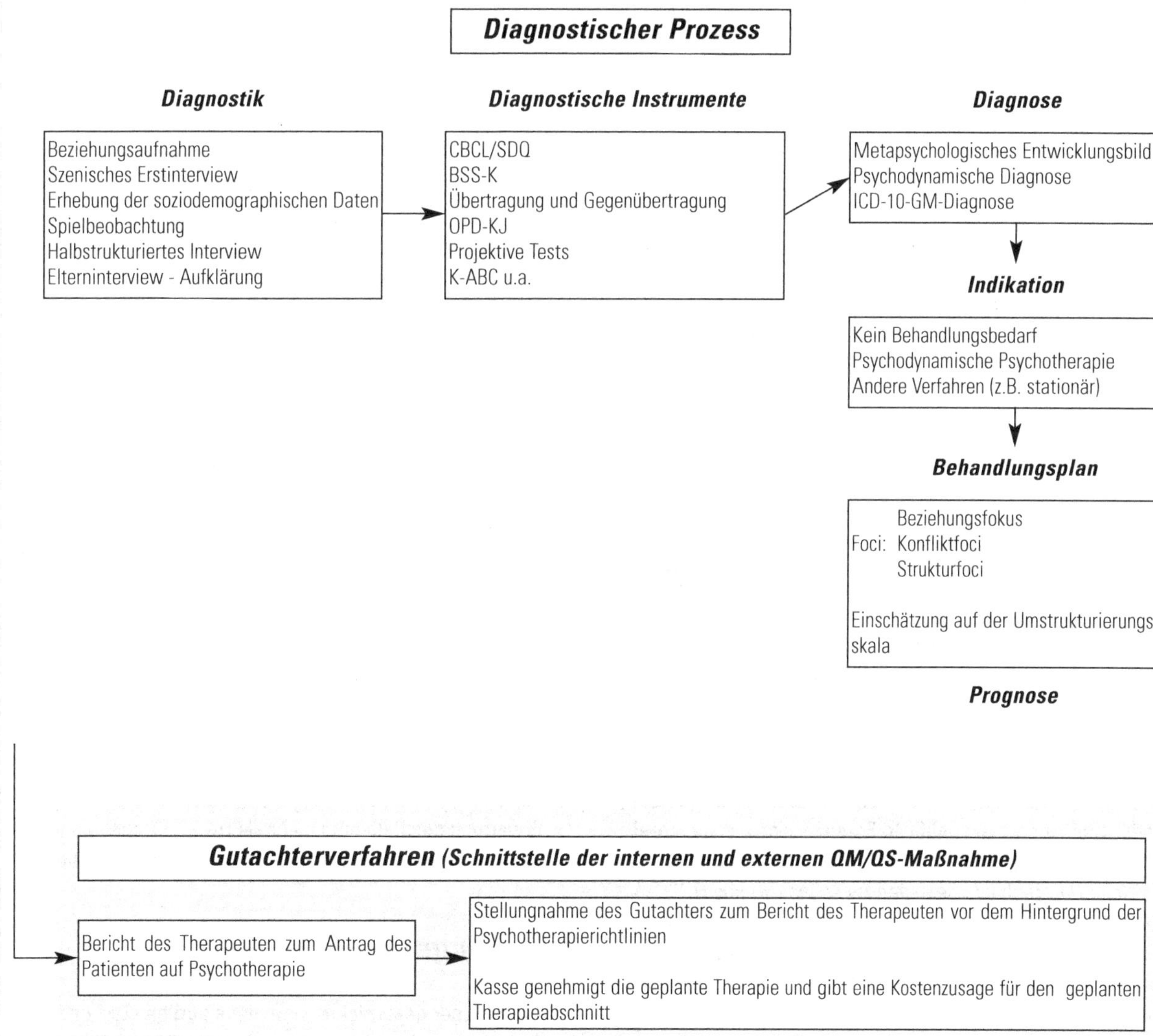

Aspekte der Dokumentation in einem einzelnen Behandlungsfall (Fortsetzung)

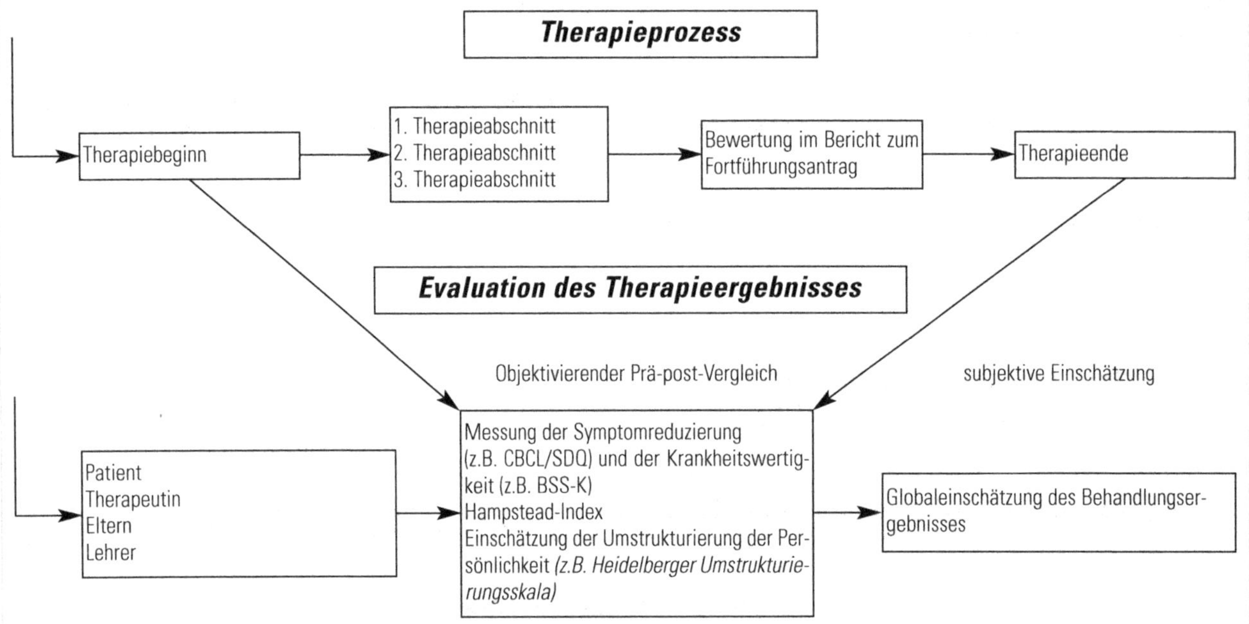

Schlussbemerkung:

Es hat lange gedauert, bis die gesetzlichen Vorgaben zu Qualitätsmanagement und Qualitätssicherung im Gesundheitswesen – und damit auch in der Kinder- und Jugendlichenpsychotherapie – eine praktikable Form gefunden haben, die mit nicht zu viel zeitlichem Aufwand das therapeutische Geschehen für alle Beteiligten transparenter macht und die Qualität der Versorgung sicherstellt.
Die vorliegenden Ausführungen beschreiben mögliche Konkretisierungen von QM/QS im Alltag der kindertherapeutischen Praxis.

5 Frequently Asked Questions (FAQ)

1. *Stimmt es, dass die QM-Maßnahmen freiwillig sind?*
→ Nein, sie sind gesetzlich vorgeschrieben.
2. *Trifft es zu, dass es im Ermessen des Therapeuten steht, die diagnostischen und therapeutischen Abläufe schriftlich festzuhalten?*
→ Die schriftliche Dokumentation der Prozesse von Diagnostik, Indikation, Therapieverlauf und Ergebnis eines jeden einzelnen Behandlungsfalles ist im Sinne des QM verbindlich.
3. *Welche Unterschiede bestehen zwischen QM und QS?*
→ QM dient generell der qualitativ anspruchsvollen Führung von psychotherapeutischen Praxen. QS betrifft die Maßnahmen zur Überprüfung und Sicherung von Qualität in den psychotherapeutischen Praxen.
4. *Dient QM dazu, die Qualität von Therapeuten zu erfassen und an die Kostenträger weiterzugeben?*
→ QS ist intern insofern, als sie den Therapeuten selbst Möglichkeiten gibt, Schwierigkeiten zu erkennen und Verbesserungen einzuführen. Die QM soll die qualitätsgerechte Versorgung transparent machen, sie kann von der KV (Kassenärztlichen Vereinigung) überprüft werden.
5. *Wie groß ist die Gefahr, dass die Anwendung von standardisierten Instrumenten das spontane therapeutische Beziehungsgeschehen stört?*
→ Die Anwendung von standardisierten Instrumenten gefährdet Therapien nicht, sondern macht das therapeutische Geschehen transparenter, erleichtert die Zielsetzung und die Ergebnisbewertung. Es muss therapeutisch berücksichtigt werden, dass z. B. das Ausfüllen von Fragebögen die Leistungsproblematik eines Kindes aktualisieren kann.
6. *Lässt sich das Ergebnis einer psychotherapeutischen Behandlung überhaupt sinnvoll gewichten?*
→ Die genannten Perspektiven: Zielerreichung, Prä-post-Vergleich, Symptomveränderung, Behandlungszufriedenheit, katamnestische Absicherung und die Berücksichtigung unterschiedlicher Perspektiven (Patienten, Eltern, Therapeuten) erlauben eine differenzierte Beschreibung des Behandlungsergebnisses.
7. *Welche Auswirkungen haben QM und QS auf die Einbeziehung und Mitwirkung des Patienten?*
→ Im Rahmen von QM-Maßnahmen wird die Sichtweise und Erwartung des Patienten mehr als zuvor in Behandlungsplanung und Umsetzung einbezogen („Der mündige Patient“).

6 Prüfungsfragen

1. Auf welcher gesetzlichen Grundlage beruhen QM und QS?
2. Beschreiben Sie wichtige Aspekte der QM in der psychotherapeutischen Praxis!
3. Welche Ziele verfolgt QS in einer psychotherapeutischen Praxis?

4. Sind Maßnahmen der QM identisch mit psychotherapeutischer Forschung in der Praxis?
5. Welche standardisierten Instrumente oder Vorgehensweisen können zu QS-Zwecken in der psychotherapeutischen Praxis eingesetzt werden?
6. Wie lässt sich das Ergebnis einer psychotherapeutischen Behandlung evaluieren?
7. Können Patienten in die Therapieplanung und Bewertung der Therapie mit einbezogen werden?

7 Literatur

a) zitierte Literatur

- Arbeitskreis OPD-KJ (2004): Operationalisierte Psychodynamische Diagnostik im Kindes- und Jugendalter. Grundlagen und Manual. Göttingen, Bern: Huber
- Behnsen E, Bernhardt A (1999): Psychotherapeutengesetz – PsychThG. Köln: Bundesanzeiger Verlagsgesellschaft
- Diel F, Gibis B (2005): QEP – Qualität und Entwicklung in Praxen. Systematisch zum Erfolg. Deutsches Ärzteblatt / PP /10:450-452
- GBA (2006): Richtlinie des Gemeinsamen Bundesausschusses über grundsätzliche Anforderungen an ein einrichtungsinternes Qualitätsmanagement für die an der vertragsärztlichen Versorgung teilnehmenden Ärzte, Psychotherapeuten und medizinischen Versorgungszentren in der Fassung vom 18.10.05. Deutsches Ärzteblatt 103(3):C 124-126
- Donadebian A (1986): Criteria and standards for quality assessment and monitoring. Qual Rev Bull 12:99-108
- Fydrich Th (2004): Qualitätsmanagement und Qualitätssicherung in der Psychotherapie. Verhaltensther Verhaltensmed 3:286-304
- Härter M, Linster HW, Stieglitz RD (Hrsg.) (2003): Qualitätsmanagement in der Psychotherapie. Göttingen: Hogrefe
- Lachauer R (2004): Der Fokus in der Psychotherapie. 3., überarb. Aufl. München: Pfeiffer bei Klett Cotta
- Laireiter AR (2003): Dokumentation in der Psychotherapie. In: Härter M, Linster HW, Stieglitz RD (Hrsg.): Qualitätsmanagement in der Psychotherapie. Göttingen: Hogrefe, S. 71-96
- Rudolf G, Grande T, Oberbracht C (2000): Die Heidelberger Umstrukturierungsskala. Ein Modell der Veränderung in psychoanalytischen Therapien und seine Operationalisierung in einer Schätzskala. Psychotherapeut 45:237-246
- Stieglitz RD, Baumann U (2001): Veränderungsmessung: In Stieglitz RD, Baumann U, Freyberger HJ (Hrsg.): Psychodiagnostik in Klinischer Psychologie, Psychiatrie, Psychotherapie. Stuttgart: Thieme, S. 21-38
- Wissenschaftlicher Beirat Psychotherapie (2004): Mindestanforderungen für die Begutachtung von Wirksamkeitsstudien im Bereich der Psychotherapie. Deutsches Ärzteblatt 6:A 3

b) weiterführende Literatur

- Bolland J, Sandler J (1977):Die Hampstead-Methode. München: Kindler
- Cierpka M, Frevert G (1995): Die Familienbögen. Göttingen: Hogrefe
- Deutsches Institut für Medizinische Dokumentation und Information DIMDI (2004):ICD-10-GM. 10 Revision. Stuttgart: Kohlhammer
- Diel F (2005): QEP Qualitätsziel – Katalog kompakt. Qualität und Entwicklung in Praxen. Kassenärztliche Bundesvereinigung (Hrsg.). Köln: Deutscher Ärzteverlag
- Dührssen A (1988): Psychogene Erkrankungen bei Kindern und Jugendlichen. Göttingen: Vandenhoeck & Ruprecht
- Fonagy P, Target M, Cottrell D, Phillips J, Kurtz Z (2002): What works for whom? A Critical Review of Treatments for Children and Adolescents. London: Guilford Press
- Freud A (1987): Forschungsergebnisse aus der Hampstead-Child-Therapy Clinic u.a. Schriften. Bd. VI. Frankfurt: Fischer
- Goodman R, Scott S (1999): Comparing the Strengths and Difficulties Questionnaire and the Child Behaviour Checklist is small beautiful? J Abnorm Child Psychol 37:17-24
- Heidelberger Studie zur analytischen Psychotherapie mit Kindern und Jugendlichen (2005). Prax Kinderpsychol Kinderpsychiatr 54:559-614
- Heuft G, Schneider G, Lange C (2005): Dokumentation ambulanter Diagnostik in psychosomatischer Medizin und Psychotherapie. Transparente und zeitökonomische psychodynamische Diagnostik. Psychotherapeut 50:57-67
- Piechotta B (2000): Psychoanalyse im Elch-Test. Analytische Behandlungsqualität und Behandlungsziele unter veränderten Rahmenbedingungen für ambulante Psychotherapie. In: Schlösser AM, Höhfeld K (Hrsg.): Psychoanalyse als Beruf. Gießen: Psychosozialverlag, S. 367-384
- Piechotta B (2003): Qualitätsmanagement für Psychoanalytiker – Stein der Weisen oder Stein des Sisyphos. Forum Psychoanal 19:129-148
- Piechotta B, Mayer U (2002): Zwischen Scylla und Charybdis – Dokumentation psychotherapeutischer Leistungen im Spannungsfeld von Nachweispflicht und Praktikabilität. Psychotherapeut Prax 2:158-164
- Resch F, Schulte-Markwart M, Bürgin D (1998): Operationalisierte psychodynamische Diagnostik im Kindes- und Jugendalter – ein Beitrag zur Qualitätssicherung. Prax Kinderpsychol Kinderpsychiatr 47:373-386
- Schauenburg H, Cierpka M (1994): Methoden zur Fremdbeurteilung interpersoneller Beziehungsmuster. Psychotherapeut 39:135-145
- Seiffge-Krenke I, Roth M, Kollmar F (1997): Einschätzung der Symptombelastung von Söhnen und Töchtern? Diskrepanzen und Selbsteinschätzung der Jugendlichen im längsschnittlichen Verlauf. Z Klin Psychol 26:201-210
- Winkelmann K, Steffini A., Hartmann M, Geiser-Elze A, Kronmüller A, Schenkenbach C, Horn H, Kronmüller KT (2005): Zur Wirksamkeit psychodynamischer Kurzzeitpsychotherapie bei Kindern und Jugendlichen mit Verhaltensstörungen. Prax Kinderpsychol Kinderpsychiatr 54:598-614

c) Literatur zu den Instrumenten

- Achenbach TM (1991): Manual for the Child Behaviour Checklist and the Youth Self Report. Burlington, VT: University of Vermont, Department of Psychiatry
- Beschluss des Gemeinsamen Bundesausschusses über eine Qualitäts-Management-Richtlinie vertragsärztliche Versorgung (2006). Deutsches Ärzteblatt 103(3,S.C):123-126
- Goodman R (1999/2000): SDQ (Strengths and Difficulties Questionnaire). New Jersey: Violence Institute of New Jersey
- Kaufmann AS, Kaufmann NL (1994): K-ABC Kaufmann-Assessement-Battery for Children. Amsterdam, Frankfurt: Swets & Zeitlinger, B.V.
- Kronmüller KT, Hartmann M, Postelnicu I, Geiser-Elze A (1999): BSS-K (Beeinträchtigungsschwere-Score für Kinder und Jugendliche): Heidelberg: unveröffentlicht
- OPD-KJ Erhebungsbögen (2004). Homepage, Verlag Hans Huber. E-Mail: http://verlag.hanshuber.com/opdkj
- Rudolf G, Grande T, Oberbracht C (2000): Die Heidelberger Umstrukturierungsskala. Ein Modell der Veränderung in psychoanalytischen Therapien und seine Operationalisierung in einer Schätzskala. Psychotherapeut 45:237-246
- Schepank H (1995): BSS (Beeinträchtigungsschwere-Score durch psychogene Erkrankungen). Weinheim: Beltz

- Wechsler D (2000): HAWIK-III (Hamburg-Wechsler-Intelligenztest für Kinder). Bern, Göttingen, Toronto: Hans Huber

6 Ethik und Berufsrecht

6

INGE BERNS

In diesem Artikel wird zwischen Ethik und Recht auf die einfache Weise unterschieden, dass unter Ethik die Beschäftigung mit inhaltlichen Werten verstanden wird, unter Recht die verpflichtenden Regelungen, die getroffen werden, um diese Werte im Zusammenleben der Menschen zu realisieren.
Für Kinder- und Jugendlichenpsychotherapie praktizierende Psychotherapeuten (KJP[1]) gibt es in den beiden Bereichen Ethik und Recht Spezifika, die neben den grundsätzlichen Werten und Normen von Psychotherapeuten zu beachten sind. Deswegen wird empfohlen, das entsprechende Kapitel von H. Eich in Band 1 dieses Lehrbuchs ebenfalls zu lesen. Im vorliegenden Artikel wird auf die spezifischen Besonderheiten, insbesondere für dynamische Psychotherapieverfahren praktizierende KJP, eingegangen.

1 Rechtliche Themen

Eine Anmerkung zur Lesbarkeit des Textes: Das Thema wird in Schlagworten abgehandelt, die in der Regel zweimal auftauchen: Im ersten Teil werden sie theoretisch, im zweiten Teil in der praktischen Relevanz dargestellt.

1.1 Theoretische Inhalte und Kenntnisse

Berufsethik und Berufsrecht sind ethische und rechtliche Spezialgebiete, die eingebettet sind in Werte und Normen allgemeineren Charakters, die im Alltagsleben und in der Alltagspraxis geläufig sind. Sie sind uns als Bürgern eines Rechtsstaates oft so selbstverständlich vertraut, dass sie leicht aus dem Bewusstsein geraten. An diesem Ort sollen sie genannt werden, denn sie drücken die ethische Grundhaltung aus bzw. bilden den rechtlichen Rahmen, an der bzw. an dem sich die fein differenzierten Spezifika orientieren.

1.1.1 Allgemeine Rechtsbereiche

Das von der Generalversammlung der Vereinten Nationen 1989 verabschiedete „Übereinkommen über die Rechte des Kindes" wurde 1990 von der Bundesrepublik Deutschland unterzeichnet. Es räumt der Berücksichtigung des Kindeswohls eine Vorrangstellung bei allen Maßnahmen ein, die Kinder betreffen (Art. 3), sichert Kindern das Recht auf Meinungsäußerung in sie berührenden Angelegenheiten und deren Berücksichtigung zu (Art. 12) und schützt das Kind vor willkürlichen Eingriffen in sein Privatleben (Art. 16).
In vielen Detailregelungen einschlägiger Gesetze haben die deutschen Gesetzgeber für eine Umsetzung der mit der Unterzeichnung eingegangenen Verpflichtung Sorge getragen. Einige für KJP relevante sind hier stichwortartig aufgelistet, denn es gehört zu den Aufgaben von KJP, sich über gesetzliche Vorgaben auf dem Laufenden zu halten, insbesondere wenn sie ihre Berufsausübung betreffen. Hier sind sowohl Rechte, Pflichten und Einschränkungen von Kindern und Jugendlichen von Relevanz als auch solche der Eltern und Erziehungsberechtigten[2].

Schulpflicht: In Deutschland besteht eine allgemeine Schulpflicht für Kinder ab 6 Jahren, die durch Landesgesetze geregelt wird. Für ihre Einhaltung sind die Erziehungsberechtigten zuständig. Schulpflichtige Kinder und Jugendliche können zwangsweise der Schule zugeführt werden.
Die Pflicht zum Besuch einer allgemeinbildenden Vollzeitschule umfasst je nach Bundesland 9 oder 10 Jahre. Jugendliche Auszubildende müssen neben der praktischen Berufsausbildung drei Jahre lang eine Berufsschule besuchen. In den meisten Bundesländern kann die Berufsschulpflicht auch durch den Besuch einer einjährigen beruflichen Schule in Vollzeitform abgegolten werden.

Rechts- und Geschäftsfähigkeit, Einwilligung: Das Bürgerliche Gesetzbuch (BGB) unterscheidet zwischen Rechts- und Geschäftsfähigkeit. Rechtsfähig ist jeder Mensch mit Vollendung der Geburt, d.h., er ist Träger von Rechten und Pflichten. Davon zu unterscheiden sind die natürliche Handlungs- und Einsichtsfähigkeit und die Geschäftsfähigkeit. Die volle Geschäftsfähigkeit tritt mit der Volljährigkeit (18 Jahre) ein. Der Begriff der Minderjährigkeit ergibt sich als Negation aus dem Rechtsbegriff der Volljährigkeit (BGB I § 2). Minderjährige sind bis zur Vollendung des 7. Lebensjahres geschäftsunfähig, vom 7. bis zum 18. Geburtstag beschränkt geschäftsfähig. Beschränkt Geschäftsfähige können Rechtsgeschäfte – darum handelt es sich bei einem Vertrag zwischen Psychotherapeut und Patient – nur mit Einwil-

1 Mit der Abkürzung KJP sind in diesem Artikel subsumierend Psychotherapeutinnen und Psychotherapeuten gemeint, die Kinder- und Jugendlichenpsychotherapie praktizieren, ungeachtet ihres akademischen Grundstudiums und ihrer Approbation als Arzt, Kinder- und Jugendlichenpsychotherapeut und Psychologischer Psychotherapeut (PP).

2 In den folgenden Ausführungen werden mit dem Begriff „Eltern" immer die Erziehungsberechtigten gemeint, es sei denn, es wird ausdrücklich auf eine andere Bedeutung hingewiesen.

ligung ihres gesetzlichen Vertreters abschließen, ohne Einwilligung nur solche, durch die sie lediglich einen rechtlichen Vorteil erlangen (z.B. Entgegennahme einer Schenkung ohne Auflage). Erbringt der beschränkt Geschäftsfähige seine vertragliche Verpflichtung aus den ihm frei zur Verfügung stehenden Mitteln (z.B. Taschengeld), so handelt es sich um ein gültiges Rechtsgeschäft (§ 110 BGB).
Nach § 36 Sozialgesetzbuch (SGB) I können Jugendliche, die das 15. Lebensjahr vollendet haben, Anträge auf Sozialleistungen stellen und entgegennehmen, d.h. z.B., sie können ihren Antrag auf Kostenübernahme für eine Psychotherapie im Rahmen der vertragspsychotherapeutischen Versorgung selbst unterschreiben. Der Leistungsträger soll den gesetzlichen Vertreter über die Antragstellung und die erbrachten Leistungen unterrichten.
Die Wirksamkeit einer Willenserklärung (z.B. Zustimmung zum Therapieplan, Schweigepflichtsentbindung) hängt ab von der Einsichtsfähigkeit des Minderjährigen.

Kinder- und Jugendhilfe: Zentrale gesetzliche Grundlage der Kinder- und Jugendpolitik ist das Sozialgesetzbuch VIII (SGB VIII) oder auch Kinder- und Jugendhilfegesetz (KJHG). Es regelt als Bundesgesetz Aufgaben der Jugendhilfe bzgl. des Rechtes junger Menschen „auf Förderung ihrer Entwicklung und auf Erziehung zu einer eigenverantwortlichen und gemeinschaftsfähigen Persönlichkeit" (§ 1 (1) SGB VIII). Ausführungsbestimmungen über Zuständigkeiten von Trägerschaften und Kostenerstattung sind zum großen Teil durch die Landesregierungen geregelt. Zum Zeitpunkt der Formulierung dieses Artikels befand sich das KJHG in einem gesetzlichen Novellierungsprozess.

Jugendschutz: Verwaltungsrechtlich geregelt ist ferner der Bereich des Jugendschutzes durch das Gesetz zum Schutze der Jugend in der Öffentlichkeit (JÖSchG). Es sieht Schutzmaßnahmen für Kinder und Jugendliche vor, die sich an Orten aufhalten, an denen ihnen eine Gefahr für ihr körperliches, geistiges oder seelisches Wohl droht. Beispiele sind der Aufenthalt in Kinos, Gaststätten, aber auch beim Einkauf von Genussmitteln. Weitere Schutzmaßnahmen beinhaltet das Jugendarbeitsschutzgesetz (JArbSchG), das Arbeitsbedingungen für Jugendliche regelt, die ihrer Entwicklung nicht schaden bzw. dieser zuträglich sind.

Familienrecht: Das im Grundgesetz Art. 6 verankerte „natürliche Recht der Eltern und die zuvörderst ihnen obliegende Pflicht" der Pflege und Erziehung der Kinder ist zivilrechtlich im IV. Buch des BGB geregelt.

1.1.2 Berufsrechtliche Rechtsbereiche

Heilberuf: Der Beruf des Psychotherapeuten wurde durch das Psychotherapeutengesetz als Heilberuf anerkannt. Die Berufsbezeichnung „Kinder- und Jugendlichenpsychotherapeut" ist geschützt und darf nur von Personen verwendet werden, die die entsprechende Approbationsurkunde besitzen. Der Beruf des KJP ist kein Gewerbe, sondern ein „freier Beruf". Das bedeutet: „Angehörige Freier Berufe erbringen auf Grund besonderer beruflicher Qualifikation persönlich, eigenverantwortlich und fachlich unabhängig geistig ideelle Leistungen im Interesse ihrer Auftraggeber und der Allgemeinheit. Ihre Berufsausübung unterliegt in der Regel spezifischen berufsrechtlichen Bindungen nach Maßgabe der staatlichen Gesetzgebung oder des von der jeweiligen Berufsvertretung autonom gesetzten Rechts, welches die Professionalität und das zum Auftraggeber bestehende Vertrauensverhältnis gewährleistet und fortentwickelt" (Definition des Berufsverbands freier Berufe).

Psychotherapeutengesetz: Im PsychThG ist die Berufserlaubnis für die Berufsgruppen PP und KJP zur Ausübung der psychotherapeutischen Heilkunde geregelt. Als KJP approbierte Psychotherapeuten sind dort nach § 1 (2) berechtigt, Kinder, Jugendliche und junge Erwachsene bis zur Vollendung des 21. Lebensjahres psychotherapeutisch zu behandeln und deren Bezugspersonen in die Behandlung einzubeziehen. Dieselbe Erlaubnis wird dort auch Psychologischen Psychotherapeuten erteilt. Eine Behandlung von Patienten, die das 21. Lebensjahr vollendet haben, durch KJP ist als Ausnahme dann zulässig, wenn eine zuvor mit Mitteln der Kinder- und Jugendlichenpsychotherapie begonnene Behandlung erst nach dem 21. Geburtstag abgeschlossen werden kann.
In § 1 (3) definiert das Gesetz Psychotherapie als „jede mittels wissenschaftlich anerkannter psychotherapeutischer Verfahren vorgenommene Tätigkeit zur Feststellung, Heilung oder Linderung von Störungen mit Krankheitswert, bei denen Psychotherapie indiziert ist", und schließt davon aus „psychologische Tätigkeiten, die die Aufarbeitung und Überwindung sozialer Konflikte oder sonstige Zwecke außerhalb der Heilkunde zum Gegenstand haben". Ferner ist dort festgelegt, dass „im Rahmen einer psychotherapeutischen Behandlung ... eine somatische Abklärung herbeizuführen" ist.

Vertragspsychotherapeutische Versorgung: Die Durchführung von Psychotherapie zu Lasten der gesetzlichen Krankenkassen ist im SGB V geregelt. Die Teilnahme an diesem Versorgungssystem setzt die Zulassung nach der Zulassungsverordnung für Ärzte voraus. KJP, Ärzte und PP sind dann zulassungsfähig für Kinder- und Jugendlichenpsychotherapie, wenn sie den Fachkundenachweis hierfür in einem Verfahren erbringen, das den Psychotherapierichtlinien (PTR) entspricht, und wenn sie ins Arztregister eingetragen sind. Bei der Durchführung der Psychotherapien sind KJP an die Psychotherapie-Vereinbarungen (PTV) gebunden.

Kassenärztliche Vereinigungen: Die Zulassung zur vertragspsychotherapeutischen Versorgung impliziert die Mitgliedschaft in der regionalen Kassenärztlichen Vereinigung (siehe hierzu den ausführlichen Artikel von D. Best in Band I dieses Lehrbuchs). Die Mitgliedschaft ist mit Rechten und Pflichten verbunden. In einigen Bereichen gibt es explizite Regelungen für die Berufsgruppe der KJP: So ist jeweils ein Mitglied der Zulassungs- und der Berufungsausschüsse KJP, ebenso ein Mitglied des Beratenden Fachausschusses für Psychotherapie. Ein Mitglied des Gemeinsamen Bundesausschusses (G-BA) in Fragen der Psychotherapierichtlinien muss „ein im Bereich der Kinder- und Jugendlichenpsychotherapie tätiger Leistungserbringer" sein.

Beihilfe: Die Durchführung von Kinder- und Jugendlichenpsychotherapie mit Inanspruchnahme staatlicher Beihilfen ist in den Beihilfe-Verordnungen (BhV) der Länder geregelt. In vielen Bereichen ähneln die Verordnungen den Inhalten der PTR und

PTV, sie sind aber nicht identisch. Es gehört zu den Aufgaben der Psychotherapeuten, sich nach den Regelungen zu richten, die jeweils für den Einzelpatienten anzuwenden sind.

Honorare: Psychotherapeut und Patient schließen miteinander einen Dienstvertrag, d.h., der Psychotherapeut verpflichtet sich, eine Leistung zu erbringen, und der Patient, sie entgegenzunehmen und finanziell auszugleichen. Im Falle der Geschäftsunfähigkeit eines Patienten ist eine Honorarforderung nur rechtswirksam, wenn der Vertrag mit dem gesetzlichen Vertreter geschlossen wurde.

Private Krankenversicherungen: Der KJP, der einen privat krankenversicherten Patienten behandelt, hat mit dessen Versicherung keine Rechtsbeziehung. Die Versicherungsbedingungen sind in dem Vertrag geregelt, den der Versicherungsnehmer mit seiner Versicherung geschlossen hat. Die Vereinbarungen für psychotherapeutische Leistungen verschiedener Versicherer sind vielseitig, z.B. sind die Behandlungskontingente nicht zwangsläufig identisch mit denen der gesetzlichen Krankenkassen, oftmals existiert ein eigenständiges Gutachterverfahren. Nicht alle privaten Krankenversicherungen finanzieren Leistungen, die von approbierten KJP und PP erbracht werden.

Landespsychotherapeutenkammern[3]: Psychotherapeutenkammern sind die staatlichen Standesvertretungen und Selbstverwaltungen der beiden Berufsgruppen PP und KJP des jeweiligen Bundeslandes (Körperschaften öffentlichen Rechts). Zu ihren gesetzlichen Aufgaben gehören u.a. die Vertretung der gemeinsamen beruflichen Belange aller Mitglieder einer Kammer, die Aufsicht über die Erfüllung der Berufspflichten, die Sicherung der Qualität der Berufsarbeit und der Fortbildung, ggf. die Regelung von Weiterbildungen, die Schlichtung von Streitigkeiten aus dem Behandlungsverhältnis und zwischen Kammermitgliedern. In vielen Ländern gibt es Regelungen für die Minderheit der Berufsgruppe KJP, z.B. Quotenregelungen bei der Besetzung von Ämtern oder Gremien.

Bundespsychotherapeutenkammer: Die Bundespsychotherapeutenkammer (BPtK) ist ein Zusammenschluss der Landespsychotherapeutenkammern in der Rechtsform eines nicht eingetragenen Vereins. Zweck dieser Arbeitsgemeinschaft ist der ständige Erfahrungsaustausch unter den Landeskammern, die gegenseitige Abstimmung ihrer Ziele und Tätigkeiten und die gemeinsame Vertretung ihrer Anliegen. Damit vertritt die Bundeskammer ebenfalls die beiden Berufsgruppen PP und KJP.

Berufsordnung: Alle Landeskammern sind verpflichtet, Berufsordnungen zu erlassen. Berufsvergehen werden auf der Grundlage der Berufsordnung der zuständigen Landeskammer festgestellt und nach den Bestimmungen des Heilberufekammergesetzes des Landes geahndet. Die Berufsordnungen regeln allgemeine Pflichten bei der Berufsausübung (z.B. Sorgfalts-, Aufklärungs-, Dokumentations-, Schweigepflicht) und geben Regelungen für die Berufsausübung in verschiedenen Arbeitsfeldern vor (z.B. bei der Führung einer Praxis, als Angestellter oder Beamter in Institutionen, als Gutachter, als Aus-, Fort- oder Weiterbilder). Die im Januar 2006 verabschiedete Musterberufsordnung der Bundestherapeutenkammer soll den Mitgliedskammern als Orientierung dienen, um die Berufspflichten bundesweit einheitlich zu regeln. Zu den KJP-spezifischen Themen in den Berufsordnungen gehören die Aufklärung über die Behandlung und der Behandlungsauftrag, die Gewährung der Einsichtnahme in die Patientenakte und die Schweigepflicht.

Schweigepflicht: Entsprechend § 203 StGB sind KJP verpflichtet, über das, was ihnen in ihrer Eigenschaft als Psychotherapeut anvertraut wurde oder bekannt geworden ist, zu schweigen. Der KJP ist schweigepflichtig sowohl gegenüber dem einsichtsfähigen, nicht geschäftsunfähigen Patienten als auch gegebenenfalls gegenüber den am therapeutischen Prozess teilnehmenden Bezugspersonen hinsichtlich der von den jeweiligen Personen ihm anvertrauten Mitteilungen. Unter „einsichtsfähig" ist in diesem Zusammenhang zu verstehen, dass ein Kind, obgleich nur beschränkt geschäftsfähig, in der Lage ist, seinem Alter entsprechend die Folgen seiner Handlungen zu begreifen (sogenannte natürliche Handlungs- und Einsichtsfähigkeit, vgl. Rüping, <www. pk-nds.de>)

Zeugnisverweigerungsrecht: KJP haben, wie PP, Ärzte und Angehörige anderer helfender Berufe, auch als vor Gericht geladene Zeugen ein Recht auf Verweigerung des Zeugnisses (§ 53 Abs. 1 Nr. 3 StPO). Entbindet ein Patient seinen Therapeuten von der Schweigepflicht für eine Aussage vor Gericht, so ist der Therapeut allerdings zur Aussage verpflichtet.

Berichtspflicht gegenüber dem überweisenden Arzt: Auf der Grundlage von § 24 Abs. 6 Bundesmantelvertrag Ärzte (BMV-Ä) besteht Berichtspflicht auch des Psychotherapeuten gegenüber einem überweisenden Arzt. Dort heißt es: „Der aufgrund der Überweisung tätig gewordene Vertragsarzt hat seinerseits den erstbehandelnden Vertragsarzt über die von ihm erhobenen Befunde und Behandlungsmaßnahmen zu unterrichten, soweit es für die Weiterbehandlung durch den überweisenden Arzt erforderlich ist."

Dokumentationspflicht, Einsichtnahme in die Patientenakte: KJP sind dokumentationspflichtig für alle erbrachten Leistungen. Grundsätzlich haben Patienten das Recht auf Einsichtnahme in ihre Patientenakte. Dieses Recht ist da beschränkt, wo die Einsichtnahme erheblichen Schaden für den Patienten selbst bedeuten würde und wo Rechte Dritter auf Datenschutz verletzt würden. Das kann im KJP-Bereich z.B. der Fall sein, wenn an der Therapie eines Kindes mehrere Personen beteiligt sind und eine Einsichtnahme durch eine dieser Personen die Rechte anderer Beteiligter berührt.

---

3 Der Begriff wird hier als Kürzel verwendet. In einigen Ländern wird Wert gelegt auf die Nennung der beiden Berufsgruppen PP und KJP, die die Mitgliedschaft bedingen (z.B. „Kammer für Psychologische Psychotherapeuten und Kinder- und Jugendlichenpsychotherapeuten im Land Berlin"), während psychotherapeutisch tätige Ärzte immer Pflichtmitglieder der Landesärztekammer sind.

1.2 Umsetzung in die Praxis

1.2.1 Allgemeine Rechtsbereiche

Schulpflicht: Der überwiegende Anteil an Patienten von KJP ist schulpflichtig. Schulpflichtige können während der Schulzeiten keine psychotherapeutischen Sitzungen wahrnehmen. Dies beeinflusst die Möglichkeiten der zeitlichen Organisation bei der Berufsausübung für KJP. Der KJP wird versuchen, seine Verabredungen mit der schulpflichtigen Klientel so zu treffen, dass diese nicht in den Schulzeiten liegen. Er muss damit rechnen, dass seine schulpflichtigen Patienten ihre Schulferien nicht zu Hause verbringen und dann nicht zur Therapiestunde kommen. Um größtmögliche Kontinuität eines Behandlungsverlaufs herzustellen, plant der KJP seine eigenen Erholungsurlaube am besten so, dass sie in die Schulferien fallen.
Dass Schüler, die ihrer Pflicht zum Schulbesuch nicht nachkommen, der Schule zwangsweise zugeführt werden können, macht die Bedeutung des Schulbesuchs als staatsbürgerliche Pflicht klar. Der psychodynamisch arbeitende KJP, dem Schulverweigerung als Symptom begegnet, ist vielleicht geneigt, dem Patienten zur möglichst rasch erfolgenden psychotherapeutischen Behandlung Termine anzubieten, die in der Schulzeit liegen. Er sollte sich auch über die dem Patienten nicht bewussten Implikationen eines solchen Angebots Klarheit verschaffen und sorgfältig darauf achten, dass er seinerseits keinen Beitrag liefert zur Gesetzesmissachtung bzw. sich nicht vom Patienten unbewusst dazu instrumentalisieren lässt.

Rechts- und Geschäftsfähigkeit, Einwilligung: Für den KJP ergibt sich aus den Rechtsbestimmungen das Erfordernis, sich für die Sicherung seiner Honoraransprüche bei der Durchführung einer Psychotherapie mit einem noch nicht 15-jährigen Patienten der Zustimmung des gesetzlichen Vertreters zu vergewissern. Bei der Verabredung eines Honorars für vakante Sitzungen ist juristisch Folgendes zu beachten: Wie oben gesagt, kann der beschränkt geschäftsfähige minderjährige Patient eine Schenkung ohne Auflage entgegennehmen und mit dem ihm frei zur Verfügung stehenden Taschengeld ein gültiges Rechtsgeschäft abschließen. Will der KJP auch diese Honoraransprüche in adäquater Höhe rechtlich sichern, so bedarf er der Einwilligung des gesetzlichen Vertreters.

Kinder- und Jugendhilfe: Das Kinder- und Jugendhilfegesetz (KJHG) beinhaltet eine Reihe von Vorschriften, die für die Berufsgruppe der KJP Arbeitsmöglichkeiten beschreiben. Es definiert u.a. die Begriffe Kind und Jugendlicher. Kind ist, wer noch nicht 14 Jahre alt ist; Jugendlicher ist, wer 14, aber noch nicht 18 Jahre alt ist. Für in Institutionen der öffentlichen und freien Jugendhilfe arbeitende KJP stellt das KJHG die gesetzlichen Rahmenbedingungen dar, unter denen sie tätig werden können. Es verschafft Kindern und Jugendlichen und deren Eltern einen Rechtsanspruch auf erforderliche unterstützende Maßnahmen bei der Erziehung und in besonderen Lebenssituationen, wie z.B. bei Trennung und Scheidung der Eltern. Viele dieser Leistungen können von KJP erbracht werden. Ihre faktische Ausübung bedingt immer eine Beteiligung/Beauftragung des zuständigen örtlichen Jugendamtes und hängt von den Kostenregelungen ab, die zum großen Teil auf Landesebene erfolgen und unterschiedlich sein können. Es regelt in einem eigenen Abschnitt Eingliederungshilfen für seelisch behinderte Kinder und Jugendliche. Hier gibt es manchmal Schnittstellen zwischen Rechtsansprüchen nach SGB VIII (Kinder- und Jugendhilfe bzw. -förderung) und SGB V (Krankenbehandlung).

Jugendschutz: Der praktizierende KJP kommt kaum persönlich mit den Bestimmungen dieser Gesetze in Kontakt. Er sollte sich über die Inhalte informiert halten, um zu erkennen, wenn seine Patienten Opfer von Gesetzesverstößen werden oder selbst gegen entsprechende Vorschriften verstoßen. Die gesetzlichen Schutzbestimmungen werden von den „Geschützten" ja durchaus auch als Eingriff in die Souveränität erlebt. Der Therapeut ist gefragt, Mitteilungen seiner Patienten zu dieser Thematik (auch) in ihren unbewussten Implikationen zu verstehen: Wünscht ein Patient Hilfe oder Aufklärung, macht er den Therapeuten zum Komplizen oder teilt er durch ein solches Narrativ symbolisch etwas über das „Regelwerk" der Beziehungsgestaltung in der Therapie mit? Dies ist einer der Bereiche, in dem der Therapeut in Konflikte geraten kann mit seiner Verpflichtung zur Verschwiegenheit und ggf. abzuwägen hat, welchem ethischen Wert Vorrang einzuräumen ist.

Familienrecht: Mit den Rechtsbestimmungen über die Zuständigkeiten in der Beziehung zwischen Eltern einerseits und Kindern und Jugendlichen andererseits kommt der KJP in seiner täglichen Praxis in Kontakt. Die Psychotherapie mit einem nicht einsichtsfähigen Kind kann ohne Auftrag der sorgeberechtigten Eltern nicht durchgeführt werden. Das Sorgerecht für getrennt lebende und für nicht verheiratete Eltern wurde 1998 im Kindschaftsrechtsreformgesetz neu geregelt.
Sorgeberechtigte Eltern sind die Entscheidungsträger für die Durchführung von gesundheitlichen und therapeutischen Maßnahmen an ihren nicht einsichtsfähigen Kindern. Die Zustimmung muss nicht schriftlich vorliegen, aber wirksam erfolgen. Die Erledigung von Formalitäten zur Finanzierung der Therapie z.B. impliziert das Einverständnis. Der KJP kann von Zustimmung ausgehen, wenn er beide Eltern informiert hat über die Absicht, eine Therapie durchzuführen, berufsordnungsgemäß darüber aufgeklärt hat und dem Plan nicht widersprochen wird. Das Nichteinverständnis eines sorgeberechtigten Elternteils ist bindend für den KJP. Die Eltern haben die Möglichkeit, eine Entscheidung des Familiengerichts hierzu einzuholen. Hier wird der KJP u.U. zu einer Stellungnahme aufgefordert oder als (sachverständiger) Zeuge gefragt (s.a. „Zeugnisverweigerungsrecht").
Beratungen, insbesondere bei der öffentlichen Jugendhilfe (Jugendamt), können Kinder und Jugendliche auch ohne Kenntnis des Personensorgeberechtigten in Anspruch nehmen, wenn die Beratung aufgrund einer Not- und Konfliktlage erforderlich ist und solange durch die Mitteilung an den Personensorgeberechtigten der Beratungszweck vereitelt würde (§ 8 (3) SGB VIII). Als Beispiel sei hier die Situation genannt, dass ein Kind, das sich von (streitenden) Eltern unter Druck gesetzt fühlt, Rat sucht, um zu einer eigenen Sichtweise zu kommen.

1.2.2 Berufsrechtliche Rechtsbereiche

Heilberuf: Die „freie" Berufstätigkeit betrifft gleichermaßen selbstständig und nicht selbstständig tätige Heilberufler, so auch KJP. Das Gegensatzpaar ist nicht „freiberuflich" und „angestellt/beamtet", sondern „selbstständig" und „angestellt/beamtet". Das bedeutet, dass auch der angestellte oder beamtete KJP seine Tätigkeit persönlich, eigenverantwortlich und fachlich unabhängig erbringt. Hier kann es zu Missverständnissen oder Konflikten mit Arbeitgebern kommen. Die Berufsordnungen der Landespsychotherapeutenkammern weisen auf die Eigenverantwortung auch nicht selbstständig tätiger Kammermitglieder hin.

Psychotherapeutengesetz: Das PsychThG hat zwei Heilberufe geschaffen, die viele Gemeinsamkeiten haben, aber eben auch Unterschiede. Die Berufsgruppe der KJP stellt zahlenmäßig die kleinere dar und hat im Vergleich geringere Befugnisse. Das wirkt sich selbstverständlich aus auf das Selbstverständnis der Professionals und auf das kollegiale Miteinander von Angehörigen beider Heilberufe. Der Gesetzgeber hat offenbar die Gemeinsamkeiten für so relevant gehalten, dass er die Belange beider Heilberufe in einem Gesetz geregelt hat.
Die Anerkennung als Heilberuf schafft gleichzeitig eine Vergleichsgrundlage zu den anderen Heilberufen. KJP nehmen hiermit innerhalb des Gesundheitssystems einen den Fachärzten vergleichbaren Status ein.
KJP, die nicht (auch) als PP oder Arzt approbiert sind und mit Erwachsenen außerhalb einer begleitenden Psychotherapie psychotherapeutisch arbeiten, benötigen hierzu eine Berufserlaubnis nach dem Heilpraktikergesetz (HPG).
Die berufrechtliche Erlaubnis zur Behandlung junger Erwachsener bis zum Alter von 21 Jahren und in Ausnahmefällen zum Abschluss einer begonnenen Behandlung darüber hinaus stellt besondere Ansprüche an Sorgfaltspflicht und Verantwortungsbewusstsein des KJP. Er hat zu prüfen, ob sein Angebot dem jungen Erwachsenen, dem ja auch die Inanspruchnahme eines Therapeuten für Erwachsene offen steht, keinen Schaden zufügt, etwa dadurch, dass für von KJP durchgeführte Psychotherapien geringere Kontingente bei der Finanzierung durch Krankenkassen, Beihilfe oder Versicherungen zur Verfügung stehen.
Die inklusive und exklusive Definition von Psychotherapie in § 1 (3) findet im Berufsalltag des KJP ihren Niederschlag, sowohl in der selbstständigen Berufsausübung als auch in der angestellten Tätigkeit. Die Ausgrenzung „psychologische Tätigkeiten, die die Aufarbeitung und Überwindung sozialer Konflikte oder sonstige Zwecke außerhalb der Heilkunde zum Gegenstand haben", bedarf eigentlich einer eigenen positiven Definition eben dieser Tätigkeiten. Dies ist eine Schnittstelle zwischen eher beratenden und den psychotherapeutischen Tätigkeiten. Die hier formulierte Definition bedeutet übrigens nicht, dass KJP nicht berechtigt sind, die erwähnten psychologischen Tätigkeiten auszuüben, indem sie z. B. Erziehende beraten und hierbei ihr als Therapeuten erworbenes Wissen anwenden. Es bedeutet, dass sie dies nicht unter dem Begriff „Psychotherapie" tun können, was ggf. finanzielle Auswirkungen hat. Solche Tätigkeiten gehören z.B. nicht zum Leistungskatalog der gesetzlichen Krankenkassen.

Vertragspsychotherapeutische Versorgung: Mit einer KV-Zulassung kann ein KJP in der Regel ein Einkommen erwirtschaften, das seine Existenz sichert, da mehr als 90% der Bevölkerung in Deutschland gesetzlich krankenversichert ist. Die finanziellen Regelungen für die Bezahlung von gutachterpflichtigen psychotherapeutischen Leistungen differieren nicht nach der Approbationsart. KJP erhalten prinzipiell das gleiche Honorar wie Psychologische Psychotherapeuten und ärztliche Psychotherapeuten. Für Therapien in der Ausbildungsphase gibt es gesonderte finanzielle Regelungen zwischen den Krankenkassen und den Ausbildungseinrichtungen.
De facto findet trotz Zulassungssperren vielerorts keine bedarfsgerechte psychotherapeutische Versorgung von Kindern und Jugendlichen statt. In der Zulassungsverordnung wird nicht differenziert zwischen den beiden Berufsgruppen PP und KJP. Die Berechnungsgrundlagen für bedarfsgerechte Versorgung und Zulassungsbeschränkungen berücksichtigen nicht die Spezifika psychotherapeutischer Arbeit, insbesondere nicht mit der Klientel von KJP, die ja durch die Schulpflicht gesetzlichen Bestimmungen unterworfen ist, die sich auf ihre zeitlichen Verfügungen auswirkt. Zur Behebung dieser mangelhaften Versorgungssituation können Zulassungsausschüsse Sonderbedarfszulassungen oder (zeitlich befristete) Ermächtigungen für KJP erteilen. Eine Sonderbedarfszulassung dient der Schließung einer langfristig sich abzeichnenden Versorgungslücke, eine Ermächtigung soll einen vorübergehenden Versorgungsengpass beseitigen und wird in der Regel auf zwei Jahre begrenzt.
Die Möglichkeit, eine Zulassung im Jobsharing zu teilen, bietet ausschließlich als KJP tätigen Psychotherapeuten gute Möglichkeiten, einen Praxisumfang zu erreichen, der den in der Zulassungsverordnung genannten Anforderungen der „Versorgung im erforderlichen Maß" nachkommt. Hierbei sind bestimmte Regelungen zu beachten. Zur Zeit der Formulierung dieses Artikels wurde an einem Vertragsarztänderungsgesetz gearbeitet.

Niederlassung/Zulassung: Diese Begriffe werden im Alltagssprachgebrauch oft synonym verwendet, tatsächlich sind sie zu differenzieren.
Unter „Niederlassung" versteht man die Berufsausübung an einem bestimmten Ort, der Begriff wird auch in anderen Tätigkeitsbereichen verwendet (z.B. Firmenniederlassung). In der Psychotherapie ist damit der Praxissitz gemeint. „Die selbstständige Ausübung des Berufs ist grundsätzlich an die Niederlassung in einer Praxis gebunden ...", lautet die Vorschrift in § 20 der Musterberufsordnung der Bundespsychotherapeutenkammer. Das bedeutet, dass die psychotherapeutische Tätigkeit an einem festen Ort, in eigens dafür hergerichteten Räumlichkeiten – und nicht im Umherziehen ausgeübt werden muss. Die Adresse des Praxissitzes ist der Landespsychotherapeutenkammer mitzuteilen.
Die „Zulassung" ist die Berechtigung, an der vertragspsychotherapeutischen Versorgung teilzunehmen und zu Lasten der gesetzlichen Krankenversicherungen abzurechnen. KJP-spezifische Differenzierungen gibt es hierbei nicht.

Beihilfe: Sind KJP ins Arztregister eingetragen, so sind von ihnen durchgeführte Kinder- und Jugendlichenpsychotherapien einschließlich der erforderlichen begleitenden Psychotherapien grundsätzlich beihilfefähig. Wie in der vertragspsychotherapeutischen Versorgung wird auch hier ein Gutachterverfahren angewendet. Ausbildungstherapien sind prinzipiell nicht beihilfefähig.

Honorare: Bei der Rechnungsstellung und Honorarfestsetzung sind keine prinzipiellen Unterschiede zwischen den Berufsgruppen PP, KJP und ärztlichen Psychotherapeuten zu beachten. Honorarzahlungen, z.B. für vakante Sitzungen mit geschäftsun-, aber einsichtsfähigen Patienten im Rahmen des ihnen frei zur Verfügung stehenden Taschengeldes, können entgegengenommen, nicht aber gerichtlich durchgesetzt werden.

Private Krankenversicherungen: Es gibt die Möglichkeit der Abtretung von Leistungsansprüchen. Die Wahrnehmung dieser Möglichkeit ist unter ethischen und therapeutischen Gesichtspunkten zu entscheiden.

Kammermitgliedschaft: Die Mitgliedschaft in der zuständigen Landeskammer ist verpflichtend. Da die Berufsgruppe der KJP in allen Landeskammern eine Minderheit darstellt, ist die Möglichkeit der eigenen Vertretung ihrer spezifischen Interessen von besonderer Relevanz. Sie ist satzungsmäßig am sichersten gewährleistet, wenn ein Minderheitenschutz im Kammergesetz des Landes verankert ist und die Wahlordnung getrennte Wahlgänge für beide Berufsgruppen vorsieht. Dass sich in vielen Landeskammern KJP-Kollegen erfolgreich hierfür eingesetzt haben, weist auf die Einflussmöglichkeiten hin. Alle Regelungen, auch solche von Gesetzesrang, sind prinzipiell änderbar, so dass ständige Wahrnehmung der spezifischen Interessen ein berufspolitisches Erfordernis darstellt.

Bundespsychotherapeutenkammer: Die BPtK bildet eine Delegiertenversammlung, in die die Mitgliedskammern nach einem Verteilerschlüssel Mitglieder entsenden. Die Satzung empfiehlt den Landeskammern, bei der Benennung das Mitgliederzahlenverhältnis der beiden Berufsgruppen abzubilden. Die BPtK hat in ihrer Satzung Regelungen für die Vertretung der spezifischen Interessen der Berufsgruppe der KJP getroffen. Ein Vorstandsmitglied muss KJP sein, 2 KJP nehmen an den Sitzungen des Länderrats, dem Gremium der Präsidenten der Mitgliedskammern, teil, eine Kommission befasst sich mit den KJP-spezifischen Themen auf Bundesebene. Die Mitglieder der Delegiertenversammlung, die KJP sind, nutzen die Gelegenheit zum ständigen Austausch und zur gegenseitigen Information. Jeder KJP hat die Möglichkeit, sich an die KJP-Vertreter seiner Landeskammer zu wenden und über sie Anträge in die Delegiertenversammlung einzubringen.

Berufsordnung: Alle bisher von den Landespsychotherapeutenkammern erlassenen Berufsordnungen und auch die Musterberufsordnung der Bundespsychotherapeutenkammer enthalten spezifische Regelungen für Kinder- und Jugendlichenpsychotherapie praktizierende Psychotherapeuten. Im Kapitel „Berufsethische Themen" wird dieses Thema am Beispiel der Musterberufsordnung ausführlicher behandelt

Berichtspflicht gegenüber dem überweisenden Arzt: Die Berichtspflicht soll die Gesamtbehandlung eines Patienten durch verschiedene Fachärzte bzw. Psychotherapeuten optimieren, d.h. unnötige Belastungen des Patienten vermeiden, Kosten sparen, ggf. erforderliche Maßnahmen abstimmen. Der KJP hat den überweisenden Arzt in seinem Bericht an diesen Zielen orientiert zu informieren. In vielen Fällen reicht es, dass der überweisende Arzt erfährt, dass eine Behandlung durchgeführt wird und wann sie beendet wird. Der Patient hat das Recht, den Therapeuten von der Berichtspflicht zu entbinden. Aus Gründen der Transparenz ist es angezeigt, den Patienten darüber zu informieren, wenn, wem und was man berichtet hat.

Schweigepflichtentbindung, Einsichtnahme in die Patientenakte, Zeugnisverweigerungsrecht: Wenngleich die gesetzlichen Regelungen klar formuliert sind, sind sie doch im Bereich der Kinder- und Jugendlichenpsychotherapie nicht einfach anzuwenden. Wer kann den KJP wirksam von der Schweigepflicht entbinden, wenn es sich um Inhalte handelt, die ein minderjähriger Patient dem Therapeuten mitgeteilt hat? Das Kind? Die Eltern bzw. die gesetzlichen Vertreter? Der KJP kann den Auftrag eines Gerichtes zur Begutachtung eines eigenen Patienten ablehnen mit Verweis auf sein Zeugnisverweigerungsrecht als Berufsgeheimnisträger gem. § 53 (1) StPO, ebenso den Wunsch einer Partei in einem Rechtsstreit, z.B. Vater oder Mutter in einem Sorgerechtsprozess. Im Falle einer Entbindung von der Schweigepflicht ist der Psychotherapeut jedoch gem. § 53 Abs. 2 StPO verpflichtet, als Zeuge vor Gericht auszusagen. Hier hat der KJP sorgfältig darauf zu achten, dass die Schweigepflichtentbindung wirksam ist. Auch hier ist die situationsbezogene Einsichtsfähigkeit des Patienten zu ermitteln. Ist der Patient einsichtsfähig, ist eine Vertretung im Willen nicht möglich (vgl. Rüping, 2003).
Dies ist ein in der Kinderpsychotherapie besonders sensibel und professionell kompetent zu behandelnder Bereich. Es geht um juristische Klarheit in einer diffizilen therapeutischen Situation. Abzuwägen ist die Bedeutung einer evtl. Aussage als Gutachter oder Zeuge

a) für eine darauf möglicherweise gründende Gerichtsentscheidung, die für den Patienten lebensbestimmend sein kann,
b) für die therapeutische Beziehung und den therapeutischen Prozess und
c) für die juristische Absicherung des Therapeuten.

Hilfe bei der Abwägung bieten die im folgenden Kapitel aufgeführten ethischen Prinzipien.

2 Berufsethische Themen

Unabhängig davon, ob ein KJP in der Krankenbehandlung, Beratung, Erziehung, Supervision, Ausbildung oder in einem anderen Arbeitsfeld seines Berufes tätig wird und ob er dies selbstständig oder angestellt tut, als Freiberufler handelt er eigenverantwortlich und trifft Entscheidungen, die ethische Relevanz haben. Zur Definition des Ethikbegriffs wird auf den entsprechenden Artikel von H. Eich in Band 1 dieses Lehrbuches verwiesen.
Das Vorgehen eines KJP bei seinen konkreten Handlungen im Umgang mit seinen Klienten[4] hat immer auch therapeutische Relevanz. Seine Art, die reale Beziehung zu gestalten, dient auch als Modell für gutes Miteinanderumgehen. Hier ethische Leitlinien zur Verfügung zu haben, die ihm selbst sichere Wegweiser sind, hilft Therapeut und Klient, Vertrauen in das gemeinsame Unterfangen zu fassen, eine Voraussetzung für wirksame Psychotherapie.

4 Der Begriff „Klient" wird hier verwendet, um Indexpatienten und Bezugspersonen zusammenfassend zu bezeichnen. Die Verwendung der Begriffe „Patient" und „Bezugsperson" soll in Abgrenzung dazu die jeweilige Einzelperson bezeichnen.

Beauchamp und Childress beschrieben 1998 vier biomedizinethische Prinzipien, die allgemein Anerkennung gefunden haben in den Gesundheitsberufen. Sie lauten:
- Autonomie achten
- Schaden vermeiden
- Nutzen mehren
- Gerechtigkeit anstreben

Die psychotherapeutische Situation bietet die Möglichkeit der Erfahrung eines gerechten Miteinanders zum Nutzen und zur Schadensvermeidung der beteiligten Personen unter Achtung der autonomen Persönlichkeiten. Der KJP hat es aber nicht nur zu tun mit dem Indexpatienten, sondern immer auch mit dessen sozialem Rahmen. Hierzu gehören außer den verantwortlichen Bezugspersonen auch weitere soziale Gefüge wie Erziehungs- und Lerneinrichtungen und die Kostenträger für die professionellen Leistungen der KJP. Da der KJP selbst in dieses System eingebunden ist, erweitert sich sein ethisches Verpflichtungsverhältnis auf alle die Personen und Institutionen, die mittelbar und unmittelbar an der Therapie eines Patienten beteiligt sind, sei es als Sorgeberechtigte, als Über- oder Zuweisende, als Kostenträger. Je anonymer das Verhältnis real ist, umso leichter gerät der Bezug gedanklich in den Hintergrund. Die systematische Beachtung der vier Prinzipien kann helfen, dies im Bewusstsein zu halten.
Der psychodynamisch arbeitende KJP kann in Anwendung von Freuds Receiver-Theorie (Freud, 1912, S. 381) aus den Reaktionen von Klienten auf seine Interventionen auch Rückschlüsse darauf ziehen, wie der Klient die Situation unbewusst erlebt. Auf diese Weise erfährt der Therapeut vom Klienten sehr unmittelbar, ob ihm die Realisierung der Prinzipien gelungen ist. Gelingt die Realisierung, so befindet man sich in einem Beziehungsgefüge, in dem die Beteiligten die eigene Autonomie und die des anderen gleichermaßen achten, einander keinen Schaden zufügen, auch nicht bei der Mehrung des eigenen Nutzens und damit bereits einen Beitrag zur Gerechtigkeit im Sinne von Gleichwertigkeit leisten. Mit den gleichen Worten könnte man auch seelische Gesundheit beschreiben und kann so die Verknüpfung zwischen wirksamer Psychotherapie und Ethik erkennen.
In der Therapie mit Menschen, die wegen ihres Entwicklungsstatus in spezifischer Abhängigkeit von ihren Bezugspersonen stehen, stellt die Realisierung dieser Prinzipien spezifische Anforderungen. Wo und wie die vier Prinzipien in der psychodynamischen Kinder- und Jugendlichenpsychotherapie realisierbar sein können, soll im Folgenden beschrieben werden.

2.1 Theoretische Inhalte und Kenntnisse

Von der ersten Kontaktaufnahme an hat der KJP Gelegenheit, die vier genannten ethischen Prinzipien zu realisieren. Wie das verfahrensspezifisch geschehen kann, soll im Abschnitt „Umsetzung in die Praxis“ dargestellt werden. In diesem Teil soll ein Blick darauf geworfen werden, wo sich im Berufsalltag Gelegenheiten ergeben. Als strukturelles Gerüst soll der § 12 der Musterberufsordnung der Bundespsychotherapeutenkammer (MBO) dienen, die man verstehen kann als zu Vorschriften formulierte ethische Leitlinien. Hier wird nun der Weg rückwärts gegangen und der Versuch unternommen, aus den formulierten Paragrafen die ethischen Leitlinien zu extrahieren, zu vertreten und ihre Realisierung anhand von spezifischen psychodynamischen Interventionen beispielhaft darzustellen.

§ 12 MBO ist überschrieben: *Umgang mit minderjährigen Klienten.*
Das Wort „minderjährig“ – uns allen geläufig und rechtlich definiert – ist kein neutrales, auch kein beschreibendes Wort, es hat eine relativierende, wertende Konnotation. Ein bestimmtes Alter von Menschen wird als „voll“ gewertet, und im Vergleich dazu ist das jüngere Alter „minder“. Hier lauert eine ethische Falle: Gewertet wird eine Eigenschaft – das Alter –, und es geschieht leicht, dass die Wertung eines Attributs ausgedehnt wird auf das attribuierte Objekt, besonders dann, wenn weitere Attribute mit negativer Konnotation dazukommen, wie hier „geschäftsunfähig“, „beschränkt geschäftsfähig“ oder auch „unmündig“. Die Ausdehnung kann sogar so weit gehen, dass sie sich auch in einem größeren gesellschaftlichen Zusammenhang auswirkt. Dann werden auch diejenigen davon betroffen, die mit den attribuierten Personen in Verbindung stehen, in unserem Fall z.B. diejenigen, die professionell mit Minderjährigen arbeiten, wie KJP es tun. Auf solche real stattfindenden, vermuteten oder unterstellten Wertungen reagieren die Betroffenen. Es ist eine ethische Herausforderung an KJP, hierauf so einzugehen, dass die vier Prinzipien berücksichtigt werden, also
1. unabhängig (autonom) zu bleiben in der Wertung der eigenen Tätigkeit und Qualifikation;
2. Schaden zu vermeiden, indem man z.B. eine mögliche Herabwertung nicht annimmt und auf sie nicht schädigend antwortet;
3. den Nutzen der eigenen Tätigkeit auch in einem größeren gesellschaftlichen Zusammenhang zu sehen (die Berufstätigkeit von KJP sichert die psychotherapeutische Versorgung dieser Altersgruppe);
4. Gerechtigkeit anzustreben, indem man sich für angemessene und gleichwertige Bedingungen am geeigneten Ort engagiert, z.B. in der Berufspolitik.

§ 12 (1) Bei minderjährigen Patienten hat der Psychotherapeut seine Entscheidung, eine psychotherapeutische Behandlung anzubieten, unter sorgfältiger Berücksichtigung der Einstellungen aller Beteiligten zu treffen. Er hat allen Beteiligten gegenüber eine professionelle Haltung zu wahren.
In der Regel ist es nicht das Kind, das die Idee zur Psychotherapie entwickelt (vgl. Reiter-Theil et al., 1993), sondern es sind die Eltern oder andere Erwachsene, die im Allgemeinen in der Überzeugung handeln, einer (ethischen) Verantwortung zum Wohl des Kindes nachzukommen, ohne sich dieser Überzeugung bewusst zu sein oder sie in Frage zu stellen. Es ist Aufgabe des KJP, sich Klarheit darüber zu verschaffen, ob ein Angebot zur Psychotherapie eines Kindes angemessen ist. Die vier genannten Prinzipien können ihm dabei behilflich sein. Der Aspekt der Achtung vor der Autonomie fokussiert hierbei auf das Herausarbeiten der Anliegen und Wünsche der Beteiligten (z.B. der Mutter, des Vaters, des Kindes/der Kinder). Die Anliegen und Wünsche können unterschiedlich und alle berechtigt sein, sie können kompatibel oder widerstreitend sein. Das Prinzip der Gerechtigkeit fordert hier, keinem Anliegen oder Wunsch einen Vorrang wegen der Person seines Vertreters einzuräumen – also z.B. nicht dem Anliegen eines Vaters deswegen, weil es vom Vater

kommt –, sondern den weiteren Prinzipien der Schadensvermeidung und Nutzenmehrung zu folgen und hierbei wieder Gerechtigkeit anzustreben in dem Sinne, dass das angeboten wird, was den größten Nutzen für möglichst viele Beteiligte erwarten lässt und möglichst keinem der Beteiligten schadet. Insbesondere in der Familientherapie ist die konkrete Anwendung dieser Prinzipien hilfreich und gleichzeitig ein Modell für achtungsvollen Umgang miteinander.
Psychodynamisch arbeitende KJP beziehen neben den bewussten auch die unbewussten Einstellungen der Beteiligten mit in ihre Überlegungen ein. Auf diese Weise realisieren sie die genannte „professionelle Haltung" methodenspezifisch und haben Gelegenheit, der ethischen Verpflichtung zur Aufklärung über die Arbeitsweise zu einem sehr frühen Zeitpunkt nachzukommen.

§ 12 (2) Einwilligungsfähig in eine psychotherapeutische Behandlung ist ein Minderjähriger nur dann, wenn er über die behandlungsbezogene natürliche Einsichtsfähigkeit verfügt. Verfügt der Patient nicht über diese Einsichtsfähigkeit, ist der Psychotherapeut verpflichtet, sich der Zustimmung des oder der Sorgeberechtigten zu der Behandlung zu vergewissern.
Die Frage „Von wem nimmt der KJP seinen Auftrag zur Behandlung eines Kindes entgegen?" wird häufig unter dem Aspekt der Rechtswirksamkeit bzgl. der Honorierung der Berufstätigkeit betrachtet. Selbstverständlich besteht eine ethische Verpflichtung, sich an geltendes Recht zu halten. Eine weitere berufsethische Verpflichtung ist die, dafür zu sorgen, dass die Berufsarbeit angemessen honoriert wird, um Schaden zu vermeiden, der entstünde, wenn kein angemessener Schuldenausgleich hergestellt würde, wenn also der Klient sich dem Therapeuten gegenüber verschuldete und dieser keine finanzielle Entschädigung für seine Arbeit erhielte und so beide Schaden davontrügen. Rechtswirksame Verträge mit finanziellen Verpflichtungen dieser Art können KJP mit Minderjährigen aber nicht schließen, wohl aber mit ihren gesetzlichen Vertretern.
Von dieser Zuständigkeit für finanzielle Verantwortung ist die Zustimmungsfähigkeit zum inhaltlichen Plan zu unterscheiden, eine Psychotherapie durchzuführen, die an die (kognitive) Einsichtsfähigkeit gekoppelt ist, sich als behandlungsbedürftig zu verstehen, ein Therapieziel anzustreben, an die Fähigkeit, ein Therapieangebot zu verstehen, mögliche Begleiterscheinungen (Nebenwirkungen) zu beurteilen und ggf. Alternativen abzuwägen. Das Prinzip der Achtung vor der Autonomie fordert es, dass sich der KJP einen Überblick verschafft, über welche dieser Fähigkeiten sein minderjähriger Patient verfügt, und dass er dies auch dann tut, wenn er einen Auftrag der Sorgeberechtigten erhalten hat, der ihm rechtswirksam das Einkommen für die durchgeführte Psychotherapie sichert. Autonomie- und Gerechtigkeitsprinzip finden hier Anwendung, wenn der KJP sich den (möglicherweise im Laufe der Therapie wachsenden) Fähigkeiten des minderjährigen Patienten mit demselben Respekt zuwendet wie denen der Sorgeberechtigten. Psychodynamisch arbeitende KJP haben auch hier wieder die Möglichkeit, ihren spezifischen Verstehenszugang zu unbewussten Einstellungen zu nutzen, um sich ein möglichst umfassendes Bild zu machen und die Stellungnahme des minderjährigen Patienten in den Bereichen zu erhalten, in denen er über die Fähigkeit verfügt.

§ 12 (3) Können sich die Sorgeberechtigten nicht einigen, ist die Durchführung der Therapie mit dem noch nicht einsichtsfähigen Patienten von einer gerichtlichen Entscheidung abhängig.
Diese Formulierung bedeutet keinesfalls, dass ein KJP gehalten ist, eine gerichtliche Entscheidung herbeizuführen. Positiv ausgedrückt, macht die MBO auf eine rechtswirksame Lösung für die Situation aufmerksam, dass Elternteile, deren autonome Einstellungen nicht übereinstimmen, sich nicht einigen. Die gerichtliche Lösung soll dem Wohl des Kindes dienen, also Gerechtigkeit herstellen, indem Schadenvermeidungs- und Nutzenmehrungsprinzip angewendet werden. Dasselbe Ziel kann auch der KJP bereits im Vorfeld verfolgen, indem er selbst prüft, ob ein Drängen auf gerichtliche Entscheidung seinerseits und die Durchführung oder Fortsetzung der Therapie des Kindes Schaden vermeiden, Nutzen mehren und Gerechtigkeit herstellen könnte.
Zu dieser komplizierten Spezialsituation ist zweierlei Grundsätzliches zu bemerken:

1. Es gibt keine absolute Hierarchie zwischen den vier ethischen Prinzipien, keinesfalls ist es so, dass das Autonomieprinzip den anderen übergeordnet ist. In dieser gesetzlichen Regelung wird es eindeutig den anderen Prinzipien untergeordnet.
2. Es geht nicht darum, die Prinzipien in jedem Fall absolut zu realisieren. In konfliktreichen Situationen wie dieser geht es um größtmögliche Realisation: Mit welcher Lösung wird der größtmögliche Nutzen erzielt? Womit am wenigsten geschadet? Wie größtmögliche Gerechtigkeit hergestellt? Hier sei zudem darauf hingewiesen, dass auch ein Rechtsspruch nicht gleichzusetzen ist mit Gerechtigkeit. Er verschafft günstigenfalls Klarheit und Handlungsfähigkeit.

Vor allem in Kindertherapien, aber auch in den mit Jugendlichen ohne Beteiligung der Eltern durchgeführten Psychotherapien gibt es wegen der realen Abhängigkeitssituationen häufig komplizierte Situationen, die individuelle Lösungen erforderlich machen. Hier ist die Anwendung der vier Prinzipien oft hilfreich. Dabei wird der KJP manchmal mehr utilitaristisch, manchmal mehr prinzipienethisch vorgehen (vgl. Eich, 2004, S. 413 f).

§ 12 (4) Die Einwilligung der Sorgeberechtigten setzt deren umfassende Aufklärung entsprechend § 7 (Aufklärungspflicht) voraus.
In der Regel sind zwei Erwachsene für ein Kind sorgeberechtigt – Mutter und Vater –, und es ist selbstverständlich, dass beide autonome Entscheidungsträger sind. Das Angebot zur umfassenden Aufklärung ist dementsprechend an beide Sorgeberechtigte zu richten. Vater und Mutter sind aber auch berechtigt, sich gegenseitig in der Wahrnehmung ihrer elterlichen Rechte und Pflichten zu vertreten. Diese autonome Entscheidung ist selbstverständlich zu respektieren, fordert aber in besonderer Weise die Berücksichtigung der anderen drei Prinzipien. Eine an beide Sorgeberechtigte gerichtete Einladung zur aufklärenden Information entspricht dem Prinzip, Gerechtigkeit anzustreben. Folgt nur ein Elternteil der Einladung, so hat der KJP abzuwägen, ob die Information des anwesenden Elternteils dem abwesenden möglicher Weise Schaden zufügt oder er in seinem Recht beschnitten wird, indem er aktiv von dem Entscheidungsprozess fern gehalten wird. Prüft der KJP nun noch den Nutzen einer Information des einen Elternteils auch für den anderen, so hat er eine gute Grundlage für seine Entscheidung.

§ 12 (5) Im Falle des einsichtsfähigen minderjährigen Patienten ist dieser umfassend gemäß § 7 (Aufklärungspflicht) aufzuklären und dessen Einwilligung in die Behandlung einzuholen.

Umfassend ist eine Aufklärung dann, wenn ein Klient alle Informationen erhalten hat, die er benötigt, um die Implikationen zu erkennen, die für ihn bedeutsam sein können, so dass er ggf. auch mögliche schädigende Wirkungen abwägen kann bei seiner Entscheidung. Der KJP kann das Prinzip der Achtung der Autonomie realisieren, indem er a) umfassend aufklärt und b) eine darauf bezogene Stellungnahme des Klienten zum Therapieangebot akzeptiert. Damit der Klient eine persönliche Entscheidung treffen kann, die nutzbringend, Schaden vermeidend und gerecht ist, ist es erforderlich, die Aufklärung abzustimmen auf die persönliche Situation des Klienten. Hierzu ein Fremdbeispiel:

Jeder kennt die ausführlichen Informationen über mögliche Nebenwirkungen auf Medikamentenbeipackzetteln und auch die Situation, dass Medikamente nicht genommen werden aus Furcht vor den aufgelisteten Nebenwirkungen. Hier kann es sein, dass durch die zwar umfassende, aber nicht individuell abgestimmte Aufklärung die Prinzipen der Nutzenmehrung und Schadensvermeidung zu Gunsten des Autonomieprinzips hintangestellt werden. Der Klient profitiert dann nicht von der angestrebten Wirkung des Medikaments, und es entsteht ihm – oder der Solidargemeinschaft der Krankenkassenmitglieder, aus deren Geldern das Medikament bezahlt wurde – ein finanzieller Schaden, evtl. auch ein gesundheitlicher oder gesellschaftsökonomischer (z.B. durch länger dauernde Unterbrechung des Schulbesuchs oder Pflegeleistungen durch Dritte). Übertragen in den Bereich der Aufklärung eines Kindes vor einer Psychotherapie, soll dieses Beispiel deutlich machen, dass mit angemessener Aufklärung, d.h. unter Beachtung der aktuellen Aufnahmefähigkeit und Berücksichtigung der Wirkung, die der Aufklärungsinhalt bei diesem Klienten wohl entfalten wird, Gerechtigkeit angestrebt werden kann. Dies ist kein Freibrief für den KJP, relevante Informationen zu unterlassen, weil sie sich so auswirken könnten, dass der Klient eine Entscheidung treffen könnte, die der Therapeut für nicht wünschenswert hält. Dies ist die Aufforderung, so aufzuklären, dass die vier Prinzipien berücksichtigt werden.

Als Beispiel sei hier die Aufklärung über Alternativen zum eigenen Therapieangebot genannt. Möchte ein Klient die Arbeitsweise des KJP kennen lernen, so besteht die nutzbringende Intervention darin, ihn die eigene Arbeitsweise erfahren zu lassen. Der Klient, der das Therapieangebot verstanden hat und z.B. auf eine Probedeutung mit Symptomentlastung und/oder der Mitteilung weiteren Materials reagiert hat, der also bereits Vertrauen gefasst hat, kurz: der bereits Nutzen hat von dem Angebot, benötigt keine Information über gleichwertige Alternativen. Die Information „Wahrscheinlich könntest du auch mit einem anderen Therapeuten, der anders vorgeht, gute therapeutische Ergebnisse erzielen" ist zwar richtig, aber keine nutzbringende Aufklärung, eher schädigend, weil geeignet, das bereits gefasste Vertrauen wieder zu untergraben, weil der Patient sich weggeschickt fühlen könnte.

Der KJP kann dann von einer fundierten Stellungnahme seines minderjährigen Klienten ausgehen, wenn dieser autonom zu Nutzen-, Schaden- und Gerechtigkeitsaspekt des Therapieangebots Stellung genommen hat. Dies kann bewusst und/oder unbewusst geschehen. Ein Beispiel hierfür findet sich im zweiten Teil dieses Abschnittes.

§ 12 (6) Der Psychotherapeut ist schweigepflichtig, sowohl gegenüber dem einsichtsfähigen Patienten als auch gegebenenfalls gegenüber den am therapeutischen Prozess teilnehmenden Bezugspersonen hinsichtlich der von den jeweiligen Personen ihm anvertrauten Mitteilungen. Es gelten die Ausnahmen entsprechend den Regelungen nach § 8 (Schweigepflicht).

Verschwiegenheit des Therapeuten stellt in der Rechtssprechung ein hohes Gut dar. Missachtungen können strafrechtlich verfolgt werden (§ 203 StGB). Dennoch ist sie kein ethischer Wert an sich, sondern bezieht ihre Wertigkeit aus der Realisierung der vier Prinzipien. Achtung der Autonomie wird gewahrt, wenn der Klient derjenige bleibt, der entscheidet, wem er Mitteilungen über sich zukommen lässt. Der Nutzen liegt in der Sicherung der therapeutischen Arbeitsbeziehung durch das sich einstellende Vertrauen, das dem Klienten ermöglicht, dem Therapeuten sehr persönliche seelische Inhalte mitzuteilen, die dem Verständnis dienen. Gelingt dieses Verständnis dem Therapeuten nicht allein, so kann er den Nutzen für den Klienten mehren, ohne ihm Schaden zuzufügen, indem er sich kollegiale Hilfe sucht und dabei die prinzipiell verstehbaren Inhalte mitteilt, ohne eine Identifizierung seines Klienten zu ermöglichen. Die Offenbarung der Inhalte Dritten gegenüber könnte dann dem Klienten schaden, wenn andere als der Therapeut das Mitgeteilte mit dem Klienten in Verbindung brächten und ihre Beziehung zu ihm deswegen in für ihn negativer Weise gestalteten. Verschwiegenheit als Pflicht tritt dann in den Hintergrund, wenn der Therapeut durch Offenbarung einen vermeidbaren Schaden abwenden kann, der erheblich größer wäre als der dem Klienten durch die Offenbarung tatsächlich zugefügte. Dem Prinzip der Gerechtigkeit wird Rechnung getragen, indem jeweils sehr sorgfältig auf die Ausgewogenheit zwischen diesen Prinzipien geachtet wird und auch bei rechtswirksamer Entbindung von der Schweigepflicht sorgfältig geprüft wird, was wem mitzuteilen ist (§ 8 (8) MBO). Sich eine generelle Schweigepflichtsentbindung vom Klienten zu holen, die zwar den Therapeuten rechtlich sichert, dem Klienten aber sein Bestimmungsrecht aus der Hand nimmt, widerspricht den Prinzipien bzw. konterkariert sie. Hier sei auch darauf hingewiesen, dass eine Schweigepflichtsentbindung nicht gleichbedeutend ist mit einer Redeverpflichtung – außer in bestimmten Situationen vor Gericht und gegenüber dem mitbehandelnden Arzt. Es bleibt eine ethische Verantwortung für das Weitergesagte beim Therapeuten. Er hat darauf zu achten, dass er nicht mehr mitteilt als notwendig, erforderlich, verpflichtend und angemessen ist.

In der Psychotherapie mit sehr jungen nicht einsichtsfähigen Kindern kann es in diesem Bereich zu einem ethischen Dilemma kommen in Bezug auf den rechtlich gesicherten Anspruch der Sorgeberechtigten, als gesetzliche Vertreter all die Informationen zu erhalten, die es ihnen ermöglichen, eine vorgeschlagene therapeutische Maßnahme nachzuvollziehen, um im Interesse des Kindes eine angemessene Entscheidung zu treffen. Auch in Bezug auf das nicht einsichtsfähige Kind sind die vier Prinzipien anzuwenden, ebenso wie für die Sorgetragenden. In der Alltagspraxis ist dies allerdings kein häufiges Problem.

Es kommt aber ständig vor, dass der KJP Informationen vom Kind über die Eltern einerseits und von den Eltern über das Kind andererseits erhält, nicht aber von diesen direkt. Der adäquate Umgang mit diesen Informationen ist eher eine therapeutische Aufgabe als eine ethische Frage, deren Beantwortung sich wieder aus der Anwendung der Prinzipien ergibt, insbesondere dem der Achtung der Autonomie.

2.2 Umsetzung in die Praxis

Einige Beispiele aus der Alltagspraxis sollen die Anwendung der Theorie veranschaulichen. In der Literatur finden sich weitere Beispiele (z.B. Winnicott, Schacht, A. Freud, M. Klein, Dolto).

Die Therapeutin hatte zunächst mit den Eltern eines fünfjährigen Kindes gesprochen, die ihr bereits gesagt hatten, dass ihr Kind selbst kein Interesse hätte, irgendetwas zu ändern. Die Therapeutin lud das Kind zu einem Termin ohne Eltern ein und sagte ihm, sie hätte von seinen Eltern gehört, dass sie Hilfe wünschten dabei, mit seinen Wutanfällen umzugehen, und dass seine Eltern und sie zusammen beschlossen hätten, ihm ihre Hilfe dabei anzubieten, nicht so wütend zu handeln. Das Kind antwortete, es wolle nichts von ihr, sie könne ja mit seinen Eltern reden und ihnen sagen, sie sollten alles so machen, wie es das gern wolle, dann gäbe es keine Schwierigkeiten.

Das Kind nimmt zweifelsfrei autonom Stellung zum Therapieangebot. Um die ethische Relevanz dieser Stellungnahme zu ermessen, sind die anderen drei Prinzipien mit zu bedenken und eine Gesamtabwägung vorzunehmen. Dies kann der psychodynamisch arbeitende KJP tun, indem er neben Äußerungen auf manifester Ebene ggf. auch solche auf unbewusster Ebene berücksichtigt, die ein Patient ihm evtl. zur Verfügung stellt, wenn er Gelegenheit zur freien Äußerung erhält:

Das Kind in diesem Beispiel war, während es sprach, zum Sandkasten gegangen und hatte angefangen, Sand zu einem großen Berg in der hinteren Mitte der Sandkiste und zu zwei kleineren Bergen rechts und links davor aufzuhäufen. Es hatte vier Spielfiguren aus einer Kiste hervorgekramt: zwei größere, zwei kleinere, die versuchte es nun auf die Spitze der Berge zu stellen: die beiden kleinen auf den großen Berg, die größeren auf je eine der kleineren Bergspitzen. Die Figuren fanden im trockenen Sand keinen rechten Halt, worüber das Kind heftig schimpfte und dabei die Spitzen der Berge ein wenig platter drückte, um sie zum Stehen zu bringen. Immer wieder fielen sie um, und immer heftiger wurden seine Schimpftiraden und immer wütender seine Bewegungen im Sand, bis schließlich eine einzige ebene Sandfläche da war, auf der die vier Figuren vergnüglich miteinander spielten (vgl. Berns, 2000, S. 180 f.).

Gleichzeitig mit der manifesten Zurückweisung des Angebots der Therapeutin nimmt das Kind das Angebot auf unbewusster Ebene an und bildet Narrative in Form von Spielszenen, die man verstehen kann als unbewusste, abkömmlingshaft dargestellte Stellungnahme zu seiner Symptomatik und zum Therapieangebot. Die dargestellte Geschichte evaluiert das Angebot bezüglich der Aspekte Nutzenmehrung, Schadensvermeidung und Gerechtigkeit. Sie kann so verstanden werden, dass das Kind sich selbst und der Therapeutin zu verstehen gibt, dass eine so ungleichwertige Beziehung, wie es sie mit seinen Eltern manifest herstellte und auch die Therapeutin aufgefordert hatte, sie zu festigen, keine freudvolle war (Schaden), dass jedoch dann, wenn alle sich auf gleicher Ebene treffen, sie viel Spaß miteinander haben könnten (Nutzen). Das Bild am Ende der Spielsequenz ist das eines gleichwertigen Miteinanders (Gerechtigkeit). Da das Kind dies alles in Reaktion auf das Therapieangebot präsentierte, kann es verstanden werden als autonome, wenngleich unbewusste, zustimmende Antwort eines fünfjährigen Kindes auf dieses Angebot nach unbewusster Evaluation entsprechend den vier Prinzipien, die dem Kind nicht bewusst sind. Die psychodynamisch arbeitende Therapeutin kann diese Äußerungen für eine spezifische Intervention verwenden. Damit gibt sie dem Patienten Gelegenheit, die Arbeitsweise kennen zu lernen, etwa:

Du hast mir gesagt, du willst nichts von mir, nur, dass ich deinen Eltern sage, dass sie das tun sollten, was du möchtest. Dann hast du im Sand gespielt, und da ist eine Geschichte bei herausgekommen, die sagt, das klappt nicht gut, wenn die Kinder (Therapeutin zeigt auf die kleinen Püppchen) größer sein wollen als die Eltern (zeigt auf die großen Püppchen). Am besten, sagt deine Geschichte, ist es, wenn alle auf einer Fläche miteinander spielen, dann geht es ihnen am besten, und sie haben viel Spaß miteinander. Mir scheint, ich sollte deinem Vorschlag nicht folgen und deinen Eltern nicht vorschlagen, dass sie alles so machen, wie du es willst. Besser scheint es, wir verfolgen deine andere Idee, damit es dir und den anderen gut geht.

Ein solches Vorgehen impliziert die Möglichkeit der Aufklärung des Patienten (auch eines fünfjährigen Kindes) über die Arbeitsweise durch direkte Erfahrung. Geht der KJP so vor, so kann er am Ende einer Themensequenz oder einer probatorischen Sitzung sagen:

Die Arbeit geht so, wie wir es heute gemacht haben: Du kannst mir sagen, was du sagen möchtest, oder auch die Dinge hier im Raum verwenden (um dich auszudrücken), ich sag dir dann, wie ich es verstehe.

Reaktionen des Patienten auf solche Interventionen mit aufklärenden Inhalten können wieder angeschaut werden hinsichtlich bewusster und unbewusster Stellungnahmen dazu. Erhält man dabei – auch unbewusste – Evaluationen in puncto Nutzen, Schadensvermeidung oder –minderung, Achtung der Autonomie und Herstellung von Gerechtigkeit, so kann man diese zur eigenen Orientierung verwenden. Hierzu ein weiteres Beispiel:

Eine Therapeutin hatte mit einem 8-jährigen Kind eine Therapie vereinbart und schlug ihm vor, sich dafür zweimal pro Woche in der Praxis zu treffen. Das Kind reagierte spontan: „Was, zweimal die Woche? Dann kann ich ja gar nicht mehr spielen! Das dauert ja auch, bis ich hier bin, und ich muss ja auch noch Hausaufgaben machen. In den Ferien kann ich das wohl machen. Wir waren in den Ferien in X, und das war ganz toll da. Das ist eine Blumeninsel, hat meine Mutter gesagt, und deswegen sind wir da auch hingefahren. Wir sind über die ganze Insel gefahren und haben uns alles angesehen. Aber meine Mutter hat gesagt, das machen wir nicht wieder, denn als wir nach Hause kamen, waren unsere Blumen alle vertrocknet. Unsere Nachbarin hatte gesagt, sie würde sie zweimal in der Woche gießen, und das brauchen die auch, dann fühlen die sich wohl. Aber sie hat sie nur einmal gegossen, und da sind sie alle vertrocknet."

Das Kind antwortet zunächst manifest ablehnend, bei zwei Wochenstunden könne es nicht mehr genug spielen (Hinweis auf Schaden). Das Narrativ greift das Thema auf und weist nun auf einen anderen Schaden hin. Gäbe es Hinweise zur möglichen Realisierung der anderen Prinzipien, so könnten sie hilfreich für eine Entscheidung genutzt werden. Dies ist im vorliegenden Beispiel nicht der Fall, deswegen ist hier eine Abwägung erforderlich. Die Therapeutin wertete den Schaden des (vorübergehenden) Spielverlusts geringer als den des Vertrocknens, d.h., überhaupt nicht zum Zuge zu kommen, und schlug vor, bei den zwei Sitzungen pro Woche zu bleiben. Das Kind sagte daraufhin, wenn man genau wüsste, dass die Nachbarin auch wirklich zweimal gießen würde, dann könnte man ja doch wieder in Urlaub fahren. Dies kann verstanden werden als Zustimmung zur Schadensabwägung zu (späterem) Nutzen. Die autonome Stellungnahme des Kindes kann respektiert werden, damit wird Gerechtigkeit angestrebt.

Grundsätzlich können auf diese verfahrensspezifische Weise zu allen aufklärungsrelevanten Punkten Stellungnahmen auch von Kinderpatienten eingeholt und berücksichtigt werden. Ein weiteres Beispiel soll der Illustration einer anderen Ausgangslage dienen:

Zu einem Erstgespräch kam eine Mutter mit ihrem 9-jährigen Kind, über dessen Unzuverlässigkeit und Unkonzentriertheit die Mutter klagte. Seine Fahrigkeit führe dazu, dass es seine Aufgaben für die Schule nicht erledige oder vergesse, und das hatte schon zu schlechten Zensuren geführt. Die Mutter machte sich Sorgen, dass das Kind sich damit die Schullaufbahn erschwerte. Das Kind hörte der Mutter aufmerksam zu, mit schuldbewusstem Nicken unterstützte es die Darstellungen der Mutter. Bevor die Mutter die Therapeutin mit ihrem Kind allein ließ, informierte sie sie noch, an welchen Tagen es Zeit hätte, zur Therapie zu kommen, und wieder nickte das Kind und bestätigte, dass es dann kommen wolle. Mit der Therapeutin allein, klemmte das Kind sich eine Puppe unter den Arm und ging mit ihr „zum Arzt", d.h., es griff einen Arztkoffer, öffnete ihn und untersuchte die Puppe mit Stethoskop und Reflexhammer. Dann verkündete es, dass der Puppe nichts fehle, dass der Arzt ihr aber dennoch eine Spritze geben und ein Pflaster draufkleben würde, damit sie zum Spielen rauskönne (vgl. Berns, 2003, S. 261).

Auch hier nimmt das Kind auf zweierlei Weise Stellung zum Therapievorhaben. Bewusst stimmt es seiner Mutter zu, unbewusst scheint es die vier ethischen Prinzipien anzuwenden und zu sagen: Ich bin der Meinung, ich benötige keine Therapie, denn sie wird mir nicht nützen. Ich versuche, den Schaden für mich persönlich gering zu halten, indem ich meine Mutter beruhige und zusehe, dass ich zu meinem Recht komme.

Wie auch im ersten Beispiel gibt es auch hier keine Stellungnahme zu Schadensvermeidung im gesellschaftsökonomischen Sinn, keine zur Gleichwertigkeit der Autonomie von Mutter und Kind und damit keine zur Herstellung von Gerechtigkeit auf breiterer Ebene. Die Therapeutin kann versuchen, hierzu ebenfalls Stellungnahmen der Betroffenen zu erhalten, indem sie z.B. ihre Schlüsse aus dem Material zieht und diese den Betroffenen anbietet. Nicht zu jedem prinzipiell relevanten Punkt wird sie von Kindern etwas hören. In der Regel werden Kinder nichts zur Finanzierung einer erforderlichen Psychotherapie sagen, sie empfinden es als selbstverständlich, dass ihnen geholfen wird, ohne dass sie finanziell zur Verantwortung herangezogen werden. Wohl aber erhält man von ihnen Stellungnahmen zu Situationen, in denen sie selbst ihrer Verantwortung zur regelrechten Durchführung der Therapie nicht nachgekommen sind.

Ein 12-jähriger Junge – vielleicht war es auch ein Mädchen, das sei hier dahingestellt – war zu einer Therapiestunde nicht gekommen. In der folgenden Stunde entschuldigte er sich höflich für sein Versäumnis und erzählte dann, er habe in den vergangenen Tagen mit einem Freund das XY-Spiel fortgesetzt (ein Brettspiel, zu dessen Ausführung viel Phantasie gefragt ist). Nun seien sie über den ersten Level hinaus, und um weiterzukommen, benötigten sie ein Folgeset. Da der Freund das Anfangsset eingebracht habe, sei es selbstverständlich gewesen, dass der Patient selbst nun das Folgeset kaufte. Er habe dann festgestellt, dass das Folgeset nichts anderes enthielte als einen Rahmen mit Randfeldern, die Themen darstellten. Er hätte sich geärgert, dass er 40 Euro nur für einen Rahmen bezahlen sollte, und wollte das Geld nicht ausgeben. Er habe dann versucht, seinem Freund wiederzugeben, was da stand, damit sie, ohne zu zahlen, weiterkommen, hätte aber festgestellt, dass das nicht ginge. Er sei dann zu dem Schluss gekommen, dass der Rahmen doch was wert sei, und so hätte er von dem Geld, das seine Großmutter ihm regelmäßig auf sein Sparbuch überweise, damit er „seinen Verpflichtungen nachkommen" oder sich mal was Gutes leisten könne, das Set gekauft.

Bezieht man das Material auf den therapeutischen Kontext, so scheint der Junge zu sagen, dass ein bereitgestellter Rahmen einen Wert darstellt, der seinen Preis wert ist. Der KJP kann dem Patienten das Narrativ deuten als dessen unbewusste Stellungnahme von ethischer Relevanz, etwa:

Du hast dich dafür entschuldigt, dass du die letzte Stunde versäumt hast. Die Geschichte, die du dann erzählt hast, handelt von zwei Menschen, die zusammen weiterkommen wollen, nachdem der eine am Anfang etwas investiert hat, von dem beide profitiert haben, nämlich einen ersten Rahmen. Das könnte ein bildhafter Vergleich mit unserer Situation sein, und das hieße dann, dass meine Vorgabe, dass wir uns regelmäßig treffen, sich als ein nützlicher Rahmen bewährt hat. Dieses nutzbringende Angebot stellt allerdings anscheinend auch eine Verpflichtung dar – du hast erwähnt, es sei selbstverständlich, dass du nun für das Weiterkommen die finanzielle Verantwortung für das Folgeset trägst – es schien dir aber nicht angemessen, nur für den Rahmen 40 Euro zu zahlen. Deine Entschuldigung für die versäumte Stunde ist vielleicht vergleichbar mit deinem Versuch, ohne für den Rahmen zu zahlen, weiterzukommen, aber du scheinst andererseits zu denken, so geht es nicht voran, es sei angemessen, für den Rahmen – die „leere" Stunde – zu zahlen und damit deinen Verpflichtungen nachzukommen und dir damit etwas Gutes zu leisten.

Damit hätte der KJP die autonome Stellungnahme des Patienten zu Nutzen- und Schadenevaluation und zur Herstellung von Gerechtigkeit respektierend herausgearbeitet und dem Patienten wieder zur Verfügung gestellt. Damit ist dies auch ein Beispiel für auf die Befindlichkeit des Patienten abgestimmte Aufklärung (hier zur Frage eines angemessenen Ausfallhonorars) unter Berücksichtigung aller vier Prinzipien.

Die erwähnten Beispiele weisen auf die enge Verwobenheit zwischen den ethischen und den therapeutischen Entscheidungen hin, die der psychodynamisch arbeitende KJP zu treffen hat. Ein weiteres Beispiel zum Thema „Rechte der Sorgeberechtigten":

Die Mutter eines Kindergartenkindes macht sich Sorgen über eine zunehmende Ängstlichkeit ihres Kindes. Sie stellt das Kind einer KJP – vielleicht war es auch ein männlicher Kollege, auch dies sei hier dahingestellt – vor mit der Bitte um diagnostische Klärung. Im Verlauf der Anamnese und einiger probatorischer Sitzungen ergibt sich der Verdacht, der getrennt lebende, ebenfalls sorgeberechtigte Vater könnte Dinge getan haben, auf die das Kind mit Angst reagiert hat. Die Therapeutin behandelt das Kind und führt begleitende Gespräche mit der Mutter. Der Vater erfährt dies eines Tages und beschwert sich bei der zuständigen Psychotherapeutenkammer über die Therapeutin. Er weist darauf hin, dass sie seine Rechte als Sorgeberechtigter nicht geachtet hat, denn sie hätte seine Zustimmung einholen müssen, bevor sie mit seinem Kind arbeitet. Dieser Beschwerde wird seitens der Kammer stattgegeben.

Das Versäumnis der Therapeutin, die Zustimmung des Vaters einzuholen, hat seinen Grund wahrscheinlich in dem Wunsch der Therapeutin, Schaden vom Kind abzuwenden und ihm zu nutzen. Allerdings stellt es eine Nichtachtung der Prinzipien Autonomie und Gerechtigkeit dar. An diesem Beispiel ist gut zu erkennen, dass Nichtausgewogenheit bei der gleichwertigen Achtung aller Prinzipien dazu führen kann, dass keins der Prinzipien realisiert wird und mehr Schaden entsteht als vermieden wird (der Schauplatz wird verlegt, am Ende ist auch die Therapeutin beschädigt).
Wie hätte sie vorgehen können, um den vier Prinzipien gerecht zu werden? Ist ein gültiges Recht anzuwenden wie in diesem Fall das Sorgerecht des Vaters, auch eines verdächtigen Vaters, so kann das Gerechtigkeitsprinzip durch Anwendung des Rechts realisiert werden. Dieses Vorgehen berücksichtigt gleichzeitig das Autonomieprinzip und sorgt zunächst einmal dafür, dass kein weiterer Schaden aus der Missachtung der Prinzipien selbst entsteht. Der Nutzen besteht möglicher Weise lediglich darin, dass weitere Handlungsmöglichkeiten offen stehen. Natürlich ist es denkbar, dass der Vater der Untersuchung und Therapie nicht zustimmt. Für diesen Fall sieht das Familienrecht eine Lösung vor, die, wieder am Kindeswohl orientiert, in Anspruch genommen werden kann und in jedem Fall das Prinzip Gerechtigkeit achten würde, was allerdings prinzipiell auch mit anderen als mit gerichtlichen Lösungen erreicht werden kann. Ob eine gerichtliche oder eine außergerichtliche Lösung gewählt wird, kann man davon abhängig machen, mit welchem Vorgehen die vier Prinzipien am besten für möglichst viele Beteiligte realisierbar sind.

Eine abschließende Bemerkung zur Verschwiegenheit bei der Präsentation der Beispiele. § 8 (6) der Musterberufsordnung lautet:
Im Rahmen kollegialer Beratung, Intervision, Supervision oder zum Zwecke der wissenschaftlichen Forschung und Lehre dürfen Informationen über Patienten und Dritte nur in anonymisierter Form im Sinne des Bundesdatenschutzgesetzes verwendet werden. Die Anonymisierung muss sicherstellen, dass keinerlei Rückschlüsse auf die Person des Patienten erfolgen können. Kann diese Anonymisierung nicht gewährleistet werden, ist die Weitergabe von Informationen über Patienten und Dritte nur mit vorausgegangener ausdrücklicher Entbindung von der Schweigepflicht zulässig.

Diese Vorgabe räumt der Nichtidentifizierbarkeit eines Klienten bei der Informationsweitergabe eindeutig Vorrang ein gegenüber einer generellen Verpflichtung zur Einholung einer Schweigepflichtentbindung, wie sie in den letzten Jahren immer häufiger gefordert wird (vgl. Lehmkuhl, 1997, S. 137f). Eine vorrangige Vorschrift zur Einholung einer Schweigepflichtentbindung, also auch dann, wenn Anonymisierung realisiert werden kann, konterkariert Ziel und Zweck datenschützender Maßnahmen. Auch hier können die vier Prinzipien hilfreiche Ratgeber sein. Abzuwägen sind die Rechte bzw. Interessen von Klienten und Therapeuten hinsichtlich ihres Nutzens und Schadens. Stellt die Anonymisierung sicher, dass keine Rechte eines Patienten verletzt werden, weder das auf Verschwiegenheit noch das der Urheberschaft, ist eine Entbindung von der Schweigepflicht zur rechtlichen Absicherung des Therapeuten nicht erforderlich. Einer wirksamen Schweigepflichtentbindung muss eine sorgfältige Aufklärung über Inhalt, Zweck und Adressat der Information vorausgehen, wodurch der therapeutische Prozess und die therapeutische Beziehung immer beeinflusst werden, was u.U. eher schadet als die sorgfältige Anonymisierung. KJP haben hier sogar die Möglichkeit, dass sie das geschlechtsneutrale Wort „Kind" verwenden können, wenn eine Information über das Geschlecht zum Verständnis des Problems nicht erforderlich ist, was häufiger der Fall ist als üblicherweise angenommen.
Diese Bemerkungen sind auch gedacht als Appell an KJP zu besonderer Aufmerksamkeit, denn erfahrungsgemäß unterläuft es Erwachsenen leicht, bei einer Mitteilung über ein Kind dessen Vornamen wie selbstverständlich zu nennen.

3 Frequently Asked Questions (FAQ)

1. *Können Jugendliche selbst einen Kostenübernahmeantrag bei der gesetzlichen Krankenkasse stellen?*

→ Ja, § 36 SGB I sichert dem, der das 15. Lebensjahr vollendet hat, das Antragsrecht auf Sozialleistungen und deren Entgegennahme zu. Allerdings soll der Leistungsträger den gesetzlichen Vertreter hierüber informieren.

2. *Benötigt man das Einverständnis der Eltern zur Psychotherapie des Kindes?*

→ Ja, wenn das Kind selbst nicht über die behandlungsbezogene Einsichtsfähigkeit verfügt. Verfügt es über diese Fähigkeit, ist seine fundierte Stellungnahme einzuholen, die angemessene Aufklärung voraussetzt. Das einsichtsfähige Kind ist auch nicht auf den ausdrücklichen Wunsch seiner gesetzlichen Vertreter gegen seinen Willen zu behandeln.

3. *Wie ist es mit nicht zusammenlebenden Eltern, wenn beide das Sorgerecht haben?*

→ Ist die Einwilligung der gesetzlichen Vertreter einzuholen, weil das Kind selbst nicht behandlungsbezogen einsichtsfähig ist, so ist die Einwilligung jedes Sorgeberechtigten einzuholen. Im Falle der Nichteinigung kann nicht behandelt werden, es sei denn, es liegt eine entsprechende Entscheidung des Familiengerichts vor.

4. *Wer hat Einsichtsrecht in die Akten – Kinderpatienten oder Eltern?*

→ Grundsätzlich hat das einsichtsfähige Kind Einsichtsrecht in die es betreffenden Krankenunterlagen, die Eltern in die sie betreffenden und in die Dokumentation der Behandlung des nicht einsichtsfähigen Kindes. Das Einsichtsrecht beschränkt sich auf die Dokumentation der jeweiligen persönlichen Mitteilungen und die dazugehörigen fachlichen Aufzeichnungen des Therapeuten, nicht aber auf dessen persönliche emotionale Reaktionen.

5. *Inwieweit bin ich als KJP auskunftsverpflichtet und -berechtigt gegenüber Eltern, Lehrern, Ärzten?*

→ Auskunftsverpflichtet ist der KJP gegenüber Eltern von Kindern, die nicht über die behandlungsbezogene Einsichtsfähigkeit verfügen. Auskunftsberechtigt ist er, sofern ihn der einsichtsfähige Patient dazu berechtigt hat. Ist dies der Fall, so ist der KJP u.U. auskunftspflichtig, z.B. gegenüber dem mitbehandelnden Arzt und gegenüber dem Gericht. Bei Schulkindern kann man in der Regel von der Einsichtsfähigkeit ausgehen. Eine eventuelle Auskunft an einen Lehrer bedarf daher der Einwilligung des Kindes.

6. *Ein Kind zeigt eine schwere seelische Erkrankung, will aber nicht zur Psychotherapie kommen. Ist es ethisch vertretbar, mit Hilfe der Eltern durchzusetzen, dass es kommt?*

→ Rechtlich ist es möglich, dies beim nicht einsichtsfähigen Kind durchzusetzen. Ob es ethisch vertretbar ist, hängt davon ab, inwieweit die vier Prinzipien realisierbar sind und ob ein therapeutischer Erfolg möglich erscheint.

7. *Darf ich ein Gespräch mit einem nicht sorgeberechtigten Vater gegen den Wunsch der sorgeberechtigten Mutter führen?*

→ Es ist sinnvoll, sich die rechtlichen Gegebenheiten klar zu machen, um gute therapeutische Entscheidungen zu treffen. Das einem Elternteil obliegende Sorgerecht setzt juristisch weder grundsätzlich den Willen des einsichtsfähigen Kindes außer Kraft noch den des KJP. Prinzipiell ist er frei, die Gespräche zu führen, die therapeutisch sinnvoll sind. Allerdings ist er dabei an seine Schweigepflicht gegenüber anderen Beteiligten (Kindpatient, Mutter) gebunden.

8. *Muss ich dem Wunsch einer Mutter/eines Vaters nachkommen, gutachterlich Stellung in einem Sorgerechts-/Besuchsrechtsverfahren zu beziehen?*

→ Nein, eine Verpflichtung hierzu besteht nicht. Die Berufsordnungen der Psychotherapeutenkammern schreiben übereinstimmend vor, dass Gutachten über einen eigenen Patienten im Rahmen eines Gerichtsverfahrens in der Regel abzulehnen sind. Weicht man von dieser Regel ab, müssen gewichtige Gründe dafür sprechen.

9. *Darf ich auch mit den Eltern arbeiten, ohne dass das Kind gleichzeitig in Behandlung ist?*

→ Ja, Erziehungsberatung als „indirekte Psychotherapie" des Kindes oder als präventive Maßnahme für das Kind gehört zu den Aufgaben, zu denen KJP befähigt sind. Allerdings können sie solche Leistungen nicht zu Lasten der gesetzlichen Krankenkassen abrechnen.

4 Prüfungsfragen

1. Was bedeutet „geschäftsunfähig"?
2. Was bedeutet „minderjährig"?
3. In welchem Alter kann ein Jugendlicher selbst einen Antrag auf Kostenübernahme für Psychotherapie stellen?
4. Unter welchen Bedingungen erlaubt das PsychThG Psychologischen Psychotherapeuten die Behandlung von Kindern und Jugendlichen?
5. Unter welchen Bedingungen können als KJP approbierte Psychotherapeuten Psychotherapien durchführen, für die staatliche Beihilfe in Anspruch genommen wird?
6. Muss der KJP Eltern die Einsichtnahme in die Krankenunterlagen des Kindes gewähren?
7. Ist der KJP schweigepflichtig gegenüber den Erziehungsberechtigten, was die Mitteilungen des minderjährigen Kindes betrifft?
8. Welche autonomen Stellungnahmen zum Therapieplan sind zu berücksichtigen – die der Erziehungsberechtigten oder die des minderjährigen Patienten?
9. Was bedeutet „behandlungsbezogene natürlich Einsichtsfähigkeit"?
10. Was ist bezüglich des Behandlungsauftrags zu beachten, wenn Eltern getrennt leben?
11. Was ist bei Nichteinigung der gemeinsam sorgeberechtigten Eltern über die Durchführung einer Psychotherapie des Kindes zu beachten?
12. Was muss der KJP vor Einholen der Einwilligung zur Durchführung einer Psychotherapie tun?
13. Welche Besonderheiten sind bezüglich der Verschwiegenheit in der Kinderpsychotherapie zu beachten?

5 Literatur

a) zitierte Literatur

- Beauchamp, TL, Childress JF (1998): Principles of Biomedical Ethics. 5. Aufl. New York, Oxford: Oxford University Press, 2001
- Berns I (2000): Die psychoanalytische Grundregel – ihre Verwirklichung und Wirkung in der analytischen Kinder- und Jugendlichenpsychotherapie. Analytische Kinder- und Jugendlichenpsychotherapie 2:173-189
- Berns I (2003): Wollen Kinder Psychotherapie? Versuch einer psychoanalytischen Antwort auf eine berufsethische Frage. Kinderanalyse 3:254-274
- Best D (2004): Organisationsstrukturen des Arbeitsfeldes: Psychotherapie in der niedergelassenen Praxis. In: Hiller W, Leibing E, Leichsenring F, Sulz SKD (Hrsg.): Lehrbuch der Psychotherapie. Bd. 1. München: CIP-Medien, S. 441-455

- Bürgerliches Gesetzbuch (2004). München: dtv- Taschenbuch
- Dolto F (1989): Fallstudien zur Kinderanalyse. Stuttgart: Klett-Cotta
- Eich H (2004): Berufsethik. In: Hiller W, Leibing E, Leichsenring F, Sulz SKD (Hrsg.): Lehrbuch der Psychotherapie. Bd. 1. München: CIP-Medien, S. 413-421
- Freud A (1927): Die Einleitung der Kinderanalyse. In: Einführung in die Technik der Kinderanalyse. München: Kindler
- Freud S (1912): Ratschläge für den Arzt bei der psychoanalytischen Behandlung. GW VIII. Frankfurt: S. Fischer, S. 376-387
- Klein M (1930): Die psychoanalytische Spieltechnik, ihre Geschichte und Bedeutung. In: Klein M (Hrsg.): Das Seelenleben des Kleinkindes und andere Beiträge zur Psychoanalyse. Reinbek: Rowohlt
- Lehmkuhl G (1997): Ethische Richtlinien zur Veröffentlichung von Kasuistiken. Z Kinder Jugendpsychiatr 25:137-138
- Reiter-Theil S, Eich H, Reiter L (1993): Der ethische Status des Kindes in der Familien- und Kinderpsychotherapie. Prax Kinderpsychol Kinderpsychiatr 42:14-20
- Rüping U (2003): Zur Frage eines möglichen Zeugnisverweigerungsrechts einer Kinder- und Jugendlichenpsychotherapeutin trotz Schweigepflichtentbindung durch einen gesetzlichen Vertreter. Homepage der Psychotherapeutenkammer Niedersachsen <www. pk-nds.de>
- Sozialgesetzbuch (2002). München: dtv-Taschenbuch
- Winnicott DW (1982): Piggle. Stuttgart: Klett-Cotta

b) weiterführende Literatur

- Berns I (1998a): Über ethische Fragestellungen im Berufsalltag von Analytischen Kinder- und Jugendlichenpsychotherapeutinnen und -therapeuten. Analytische Kinder- und Jugendlichenpsychotherapie 2:245-256
- Berns I (1998b): Schweigepflicht – auch in der Supervision? Analytische Kinder- und Jugendlichenpsychotherapie 3:404-414
- Berns I, Büren-Lützenkirchen G, Winter E (2005): Kommentare zur Berufsordnung. Psychotherapeutenjournal 1:75 f.
- Ehl M (2000): Ethik in der analytischen und der tiefenpsychologisch fundierten Psychotherapie. In: Behnsen E, Bell K, Best D, Gerlach H, Schirmer HD, Schmid R Hrsg.): Management Handbuch für die psychotherapeutische Praxis. Loseblattwerk. Heidelberg: Hüthig
- Gründel M (2002): Einwilligung und Aufklärung bei psychotherapeutischen Behandlungsmaßnahmen. Neue Juristische Wochenzeitschrift 41:2987-2992
- Grundgesetz für die Bundesrepublik Deutschland
- Höffe O (1992): Lexikon der Ethik. München: C. H. Beck
- Hutterer-Krisch R (Hrsg.) (1996): Fragen der Ethik in der Psychotherapie. Wien, New York: Springer
- Keller T (1999): Das gemeinsame Sorgerecht nach der Kindschaftsrechtsreform. München: Bundesanzeiger-Verlag
- Lehmkuhl U (Hrsg.) (2003): Ethische Grundlagen in der Kinder- und Jugendpsychiatrie und Psychotherapie. Göttingen: Vandenhoeck & Ruprecht
- Locher-Weiß S (2002): Neun „Standard-Irrtümer" zur Schweigepflicht. www.dgvt.de 18.04.02
- Meckel C (1994): Die Rechte des Kindes. Das Übereinkommen über die Rechte des Kindes, verabschiedet von der Generalversammlung der Vereinten Nationen. Ravensburg: Ravensburger Buchverlag
- Model O, Creifelds C, Lichtenberger G, Zierl G (1997): Staatsbürger-Taschenbuch. München: C. H. Beck
- Schwarz M (2004): Ethische und juristische Spezifika bei Psychotherapien von Kindern und Jugendlichen. Psychotherapeutenjournal 1:20-23
- Stellpflug MH (2005): Niederlassung für Psychotherapeuten. Berufs- und Vertragsarztrechtliche Fragen. Heidelberg: R. v. Decker
- Stellpflug M, Berns I (2006): Musterberufsordnung für die Psycholgischen Psychotherapeuten und Kinder- und Jugendlichenpsychotherapeuten. Text und Kommentierung. Heidelberg: Psychotherapeuten Verlag
- Szasz T (1997): The Ethics of Psychoanalysis. New York: Syracuse University Press
- Windaus E (2004): Psychoanalytische und tiefenpsychologisch fundierte Therapie bei Kindern und Jugendlichen. In: Hiller W, Leibing E, Leichsenring F, Sulz SKD (Hrsg.): Lehrbuch der Psychotherapie. Bd. 1. München: CIP-Medien, S. 177-196

B Vertiefung

1 Theorie und Praxis der Diagnostik

1.1 Klassifikation und Diagnostik psychischer Störungen

1

WALTER BAUERS

1 Einleitung

In diesem Kapitel geht es um Klassifikation und Diagnostik mit Hilfe von Manualen und Klassifikationsschemata. Beiträge zu projektiven Testverfahren (Lutz), zum szenischen Verstehen (Raue) und zur psychoanalytischen Diagnostik bei Kindern und Jugendlichen (Horn/Winkelmann) werden in diesem Buch ebenfalls ausführlich dargestellt und sind in den folgenden Kapiteln zu finden. Im Folgenden sollen vor allem die für eine Diagnosestellung notwendigen Inhalte der ICD-10-GM und das speziell für die Kinder- und Jugendlichen angelegte multiaxiale Klassifikationsschema des Kindes- und Jugendalters nach ICD-10 (Remschmidt, 2002, im weiteren Text kurz MAS/ICD-10 genannt) vorgestellt und diskutiert werden, das in den vergangenen Jahren entwickelt worden ist. Mit ihm wurde ein System geschaffen, welches nosologische psychiatrische Klassifikation durch psychodynamisch orientierte Achsen ergänzt und erweitert. Für die OPD-KJ musste die OPD für Erwachsene noch erheblich modifiziert werden; sie strebt ebenfalls eine komplexe Erfassung psychodynamischer Prozesse an, diese sind zudem noch in einen Entwicklungskontext eingebettet (vgl. Arbeitskreis OPD-KJ, 2003, S. 11). Es soll vornehmlich verdeutlich werden, wie mit Hilfe dieser Manuale eine Diagnose erstellt werden kann, und es soll auch diskutiert werden, welchen möglichen Nutzen nicht nur Psychotherapieforscher, sondern auch psychoanalytisch arbeitende Therapeuten daraus ziehen können.

1.1 Diagnostik in der Psychotherapie

Gemäß Schneider et al. (1993) zielt Diagnostik in der Medizin auf das möglichst genaue Erkennen und Abgrenzen einer Krankheit ab. Als Diagnostik wird dabei das Wechselspiel der Erhebung teils objektiver, teils subjektiver sowie lebensgeschichtlicher Daten verstanden. Die zugrunde liegenden Befunde eines diagnostischen Prozesses sind somit einerseits idiographisch, das heißt individuell. Zum anderen wird eine Ausarbeitung allgemeiner Erfahrungen und Gesetzmäßigkeiten (nomothetisch) angestrebt. Dieses klare Ziel in der Medizin, eine systematische Krankheitslehre oder Nosologie zu entwickeln, ist in der Psychiatrie, Psychotherapie und Psychosomatik schwierig zu erreichen, weil psychische Störungen nicht auf eine einzige Ursache zurückzuführen sind, sondern durch verschiedenartigste Entstehungsbedingungen verursacht werden. Somit sind sie auch nicht monokausal zu erklären, und es wird immer nur eine Annäherung an idealtypische Krankheitsbilder möglich sein (Schneider et al., 1993, S. 28).

Diese Überlegungen machen die Schwierigkeiten einer sorgfältigen psychodynamisch durchgeführten Diagnostik deutlich, die Ursachen für Entstehung und Aufrechterhaltung einer psychischen oder psychosomatischen Störung zu erklären versucht. Je komplexer und individueller sich eine Diagnostik gestaltet, umso schwieriger ist zwangsläufig eine Operationalisierung von Daten. Je einfacher die diagnostische Methode ist, umso leichter ist es, einheitliche Verursachungen und störungserhaltende Aspekte zu finden, die bei verschiedenen Menschen mit ähnlichen Störungen verglichen werden können. Das heißt, es muss eine möglichst einheitliche Methodik der Diagnostik entwickelt werden, um die jeweiligen psychischen Störungen klassifizieren zu können. Diagnostik entscheidet somit auch darüber, was zu finden möglich ist beziehungsweise was gefunden werden soll. Die Fachrichtungen Psychiatrie und Psychotherapie bieten hierzu unterschiedliche diagnostische Erhebungsinstrumente an. Diese Instrumente werden zur Erhebung individueller Erscheinungen von Störungen und deren Hintergründen genutzt, um sie schließlich in einem Klassifikationsschema zu identifizieren und einer Störungsgruppe zuordnen zu können (vgl. Hiller et al., 2004).

Um psychische Störungen bei Kindern zu diagnostizieren, bedarf es zudem der Einbeziehung der Eltern. Kinder empfinden ihre psychische Störung meist nicht als störend, darum haben sie in der Regel keinen Leidensdruck. Auch weil ihre kognitiven Fähigkeiten, die Leistungsfähigkeit und der jeweilige Entwicklungsstand beachtet werden müssen, wird bei ihnen eine spezifische Diagnostik benötigt (siehe Hiller et al., 2004, S. 147 ff.).

Diagnostik dient jedoch nicht nur der Klassifizierung, sondern auch einer Prognosefindung, das heißt der Feststellung, ob eine Psychotherapie hilfreich und wirksam sein kann. Sie entscheidet zudem über das therapeutische Vorgehen des Psychotherapeuten. Neben der klassischen psychoanalytischen Diagnostik gibt für die Erhebung psychischer Störungen auch Checklisten und strukturierte Interviews (siehe Hiller et al., 2004, S. 127 und S. 152 ff.) als standardisierte Formen der Diagnostik. Im Verlauf der psychiatrischen und psychotherapeutischen Geschichte ist eine Vielzahl diagnostischer Methoden und Einschätzungen entstanden; hieraus entwickelte sich über Konsensfindung auf internationaler Ebene unter dem Dach der WHO das Klassifikationssystem der ICD-10 und in der deutschen Version die ICD-10-GM. Die diagnostischen Methoden bestehen aus standardisierten semistrukturierten Interviews, Fragebögen, Selbsteinschätzungsbögen (Schneider et al., 1993, S. 44), welche die Operationalisierung von Daten verbessern helfen. Eine ausreichende Kommunizierbarkeit von Diagnosen ist somit über die ICD-10 und ihre verschiedenen Vorgänger immer besser und differenzierter geworden.

! **Merke:** Diagnostik dient neben der Klassifikation immer auch der Entscheidung über eine Indikation zur Psychotherapie.

1.2 Die Klassifikationssysteme

Die beiden wichtigsten Diagnosemanuale sind ICD-10-GM und DSM-IV. Durchgesetzt hat sich in Deutschland allerdings die ICD-10-GM; sie ist mittlerweile für die Beantragung von Leistungen den Kostenträgern gegenüber verbindlich anzuwenden. Dennoch besitzt das DSM-IV im Zusammenhang mit forschungsrelevanten Arbeiten im europäischen Raum hohe Akzeptanz. Es bringt wegen seiner multiaxialen Einteilung (fünf Achsen) und unterschiedlich differenzierten diagnostischen Kriterien erhebliche Erweiterungen und Ergänzungen. Das DSM-IV ist ein nationales Klassifikationssystem psychiatrischer und psychischer Störungen des angloamerikanischen Sprachraumes. Die Zuordnung der psychischen Störungen erfolgt in etwas veränderter Form als in der ICD-10, es besteht somit keine generelle Übereinstimmung. Die ICD-10 und das DSM-IV sind trotzdem noch weit davon entfernt, weltweit als einheitliche diagnostische Klassifikationssysteme anerkannt zu werden (Wittchen, 2002, S. 6). Dennoch sind beide etablierte diagnostische Manuale für psychische Störungen des Erwachsenen-, Kindes- und Jugendalters (Marutt, 2002, S. 6). Im englischsprachigen Raum ist das DSM-IV vorgeschrieben (Schulte-Markwort et al., 2002, S. 7), während die ICD-10 als europäisches System den spezifischen Traditionen der europäischen Psychiatrie folgt und mittlerweile Richtliniencharakter hat. Das DSM-IV ist ausschließlich psychiatrischen und psychischen Störungen des Erwachsenen-, Kindes- und Jugendalters vorbehalten (Saß et al., 2003). Die ICD-10 enthält im Kapitel V (F) die psychiatrischen und psychischen Störungen, während die anderen Kapitel den somatischen Störungen vorbehalten sind. Die ICD-10 ist ein Konsensergebnis der WHO zur Einbindung tunlichst vieler Länder in ein gemeinsames Klassifikationssystem, das einen internationalen Austausch gestattet und der Forschung ermöglicht, von einem gemeinsamen Diagnose- und Ordnungssystem auszugehen (Dilling et al., 2004, S. 14 f.). Beide Klassifikationssysteme sind deskriptiv gehalten; sie beschreiben das Beobachtbare und keine Hypothesen für eine Ätiopathologie.

Das MAS/ICD-10 (Remschmidt et al., 2002) wurde für den Gebrauch des Kinder- und Jugendpsychiaters und des Kinder- und Jugendlichenpsychotherapeuten entwickelt. Es ist ein Klassifikationssystem für psychische Störungen in Kindheit und Jugend und in Anlehnung an das DSM-IV mit dessen sechs Achsen multiaxial aufgebaut. Da das MAS/ICD-10 das Glossar der ICD-10, Kapitel 5 (F), wiedergibt, wenn auch in geänderter Reihenfolge, kann es dem Kinder- und Jugendlichenpsychotherapeuten im klinischen Alltag als zentrales Klassifikationssystem dienen (Remschmidt et al., 2002). Die zuvor genannten Klassifikationssysteme geben, wie bereits erwähnt, das Neurosenkonzept auf, sie beschreiben lediglich Phänomene, keine Ursachen. Mit der OPD-KJ, die im nächsten Abschnitt ausführlich beschrieben wird, wurde in Ergänzung zum MAS/ICD-10 ein Klassifikationssystem für den psychodynamisch arbeitenden Psychotherapeuten entwickelt.

Kasten 1: Klassifikationssysteme

1. **ICD-10-GM:** Internationale statistische Klassifikation der Krankheiten und verwandter Gesundheitsprobleme, 10. Revision, German Modification (siehe Lehrbuch der Psychotherapie, Bd. 1, S. 127 ff.)
2. **MAS:** Multiaxiales Klassifikationsschema für psychische Störungen des Kindes- und Jugendalters nach ICD-10 der WHO
3. **DSM-IV-TR:** Diagnostic Statistical Manual of mental disorders 4th ed. (siehe Lehrbuch der Psychotherapie, Bd. 1, S. 127 ff.)
4. **OPD-KJ:** Operationalisierte Psychodynamische Diagnostik des Kindes- und Jugendalters

Der Psychotherapeut muss die genannten Klassifikationssysteme kennen und handhaben können, zum einen, um die notwendige Diagnose aus der ICD-10 mitzuteilen. Zum anderen nützt die OPD bei der Planung seiner Psychotherapie, beispielsweise um einzuschätzen, welche Ressourcen vorhanden sind, welche innerpsychischen Konflikte beim Patienten die Symptomatik bedingen und aufrechterhalten und welche hinderlichen Einflüsse (z.B. unbewusste Aufträge der Eltern an das Kind) durch das familiäre und schulische Umfeld des Patienten vorliegen. Auch ist die Bereitschaft der Eltern und des Kindes bzw. Jugendlichen zu klären, ob ihr Anliegen eine Psychotherapie anzustreben, als ausreichend stabil eingeschätzt werden kann.

! **Merke:** MAS/ICD-10 und OPD-KJ sind einander ergänzende Klassifikationssysteme.

1.3 Das MAS/ICD-10 der WHO

Das MAS/ICD-10 wurde bereits in den siebziger Jahren des letzten Jahrhunderts als multiaxiales Klassifikationsschema entwickelt (Remschmidt et al., 2002, S.10). In seiner jetzt vorliegenden vollständig überarbeiteten und erweiterten Auflage (2002) finden sich in der ersten Achse das klinisch psychiatrische Syndrom mit den altersbezogenen Störungen (F84: tiefgreifende Entwicklungsstörungen; F90-F98: Verhaltens- und emotionale Störungen mit Beginn in der Kindheit und Jugend; F99: nicht näher bezeichnete psychische Störung) und die Störungen ohne Altersbezug (F00-F09, F10-F19,F20-F29, F30-F39, F40-F48, F50-F59, F60-F69). In der Achse zwei werden die umschriebenen Entwicklungsrückstände mit Ausnahme von F84 erfasst (F80-F89), und in der Achse drei ist das Intelligenzniveau (F70-F79) zu beurteilen. Die Achse vier ist Krankheiten der anderen Kapitel der ICD-10 vorbehalten. Die Achse fünf erfasst die assoziierten aktuellen abnormen psychosozialen Umstände, die besonders bei Kindern wegen ihrer entwicklungsbedingten Abhängigkeit vom sozialen Milieu bedeutsam sind, und in der Achse sechs soll die globale Beurteilung des psychosozialen Funktionsniveaus (Adaptation/ Beeinträchtigung) erfolgen. Im Anhang werden die korrespondierenden DSM-IV-Diagnosen zur ICD-10 für die Kategorien F0 bis F9 aufgeführt. So finden sich im MAS/ICD-10 nicht nur die Achsen des DSM-IV wieder, sondern auch ein diagnostischer Vergleich mit dem DSM-IV. „Das Glossar enthält Definitionen für alle Achsen, außer der vierten. Für die erste bis dritte Achse liegt es in drei Formen vor: einer kurzen Version, die in den Volltext der ICD-10 aufgenommen wurde, einer ausführlicheren Beschreibung der Konzepte und diagnostischen Vorgehensweisen (deutsch durch Dilling, Mombour und Schmidt, 1999) und in Form der Forschungskriterien (deutsch durch Dilling et al., 1994), die eingearbeitet wurden" (Remschmidt et al., 2002, S. 12). Die Erweiterung des Glossars ermöglicht eine differenziertere Kodierung, obwohl die Abgrenzungen mancher Störungen immer noch Schwierigkeiten bereiten. Aus diesem Grunde sind Nummerierungen mit nicht anderweitig einzuordnenden oder sonstigen Störungen vorgesehen. Da nicht alle Störungen der ICD-10 – Kapitel V (F) für Kinder und Jugendliche – zutreffend sind, ist bei den Diagnosen, die mit dem Störungsbild von Erwachsenen identisch sind, auch dort die Klassifizierung vorzunehmen und nicht F9 (Störungen im Kindes- und Jugendalter) zu benutzen. Es sei denn, dies führt zu größeren Abweichungen des kindlichen Störungsbildes vom Glossar, dann wäre die Einordnung unter der F9 vorzunehmen. In den einzelnen Kategorien sind ätiologische Annahmen enthalten, was sich bei der Konsensbildung der ICD-10 nicht immer vermeiden ließ. Es sollte gemäß dem Erscheinungsbild, d.h., welche diagnostischen Kriterien am deutlichsten zutreffen, und nicht nach der theoretischen Vorannahme klassifiziert werden. Eine strikte Orientierung am Glossar ist also geboten. Ebenso sind ungünstige Umwelteinflüsse, wie z.B. unter F34 (affektive Störungen, Dysthymia) erwähnt, nicht zu berücksichtigen, sondern es soll ausschließlich vom Erscheinungsbild der Störung ausgegangen werden, um die ungünstigen Umwelteinflüsse dann in der Achse fünf zu klassifizieren. Auch psychische Verhaltenstörungen, die aufgrund einer körperlichen Erkrankung entstanden sind, sollen beispielsweise unter F54 (psychologische Faktoren und Verhaltensfaktoren bei andernorts klassifizierter Krankheit) klassifiziert werden, wenn ebenfalls die somatische Klassifizierung vorgenommen wurde (Remschmidt et al., 2002, S. 12 f.).

Wie aus diesen kurzen Nutzungshinweisen zu ersehen ist, geht es immer darum, das Erscheinungsbild einer Störung anhand des Glossars abgrenzungsgenau von anderen Störungen, die vielleicht den einen oder anderen Aspekt des Erscheinungsbildes ebenfalls aufweisen, zu klassifizieren. Es ist daher notwendig, die Aussagen des Glossars so weit wie möglich mit dem Erscheinungsbild der Störung in Beziehung zu setzen. Nur bei Unklarheiten ist es geboten, in der Restkategorie, wie beispielsweise sonstige oder nicht näher bezeichnete Störungen, zu klassifizieren. Zeigen sich aber im Erscheinungsbild des Patienten mehrere Störungsbilder, so ist es nötig, Mehrfach-Kategorisierungen (komorbide Störungen) vorzunehmen. Im MAS/ICD-10 sind zum Teil auch komorbide Symptome durch kombinierte Diagnosen gefasst, wie z.B. bei der hyperkinetischen Störung mit Störung des Sozialverhaltens (F90.1). Dies steht im Gegensatz zum DSM-IV, wo komorbide Störungen additiv eine Vermehrung der Diagnosen erbringen, ohne dass deren Verknüpfungen für die Behandlungsplanung erkennbar sein müssen (Remschmidt und Schmidt, 2000, S. 66-67).

Ein wichtiges Anliegen von Klassifikation ist es also, die Erscheinungen psychischer Störungen voneinander abzugrenzen und damit einzugrenzen. Die Komplexität psychischer Störungen macht es schwer, diesem Anliegen gerecht zu werden, da es immer Überschneidungen gibt, die sich nicht einfach auflösen lassen. Es wird versucht, einen Patienten mit einer komplex determinierten psychischen Störung einer Störungsgruppe zuzuordnen. Seine individuelle Störung wird damit in ihrer Komplexität nicht mehr ausreichend zu erkennen sein.

Die wichtigsten Kriterien, die über die Qualität eines Klassifikationssystems entscheiden, sind Reliabilität (Zuverlässigkeit) und Validität (Gültigkeit von Messergebnissen) (Hiller et al., 2004, S. 147). Je besser ein System mit psychotherapeutischen Wirksamkeiten und Erkrankungsverläufen korreliert, desto einfacher wird eine gute Klassifikation sein (Kendell, 1976, S. 128). Die Autoren des MAS/ICD-10 betonen, dass sich Kodierungen lediglich auf die aktuellen Schwierigkeiten eines Patienten beziehen und nicht auf dessen Persönlichkeit. Damit soll nichts über die Irreversibilität einer Störung ausgesagt werden, da der Patient im Sinne eines „Labeling-Approach" (Etikettierung) nicht diskriminiert werden soll (Remschmidt et al., 2002, S. 10). Da Entwicklung bei Kindern und Jugendlichen auch Störungen hervorbringt, die von kurzer Dauer sein können, beispielsweise im Sinne der Bewältigung einer Schwellensituation (wie z.B. Einschulung, Umzug u.a.), sollte die Störung mindestens ein halbes Jahr bestehen. Dies wird bei einigen Störungsbildern besonders erwähnt, während bei anderen, wie z.B. bei Autismus, hyperkinetischem Syndrom, von einem Beginn in der frühen Kindheit ausgegangen wird.
Bedeutsam für den Psychotherapeuten ist, dass er die psychosozialen Bedingungen und die daraus resultierenden Funktionsfähigkeiten (Anpassung und Beeinträchtigung) des Patienten in die diagnostische Kategorisierung einbeziehen kann. Kinder leben in Abhängigkeiten existenzieller Art, wie sie bei Erwachsenen ausnahmsweise vorkommen. Diese können bei ihnen Störungen und Entwicklungsprobleme verursachen. Insofern sind die Achsen fünf und sechs eine Bereicherung für die diagnostische Kodierung. Obwohl mit dem MAS/ICD-10 ein Klassifikationssystem vorliegt, das den alterstypischen Störungen Rechnung zu tragen versucht, betonen die Autoren (Remschmidt und Schmidt, 2000, S. 68), dass die Internationale Klassifikation den Entwicklungsaspekten von Kindern und Jugendlichen letztendlich nicht gerecht wird, da Entwicklung und Entwicklungsumfeld nicht ausreichend berücksichtigt werden. Außerdem seien nicht alle im Kindes- und Jugendalter auftretenden Störungen in den dafür vorgesehen Kapiteln F7-F9 zusammengefasst.

! **Merke:** Psychische Störungen werden gemäß ICD-10 ausschließlich nach ihrem Erscheinungsbild beurteilt und eingeordnet.

1

1.4 Die Operationalisierte Psychodynamische Diagnostik im Kindes- und Jugendalter (OPD-KJ)

Psychodynamisch orientierte Psychotherapie klassifiziert psychische Störungen vor dem Hintergrund metapsychologischer Konstrukte der psychoanalytischen Theorien (vgl. Weber und Koch, 2005). Mit seiner Strukturtheorie beschrieb Freud (1923/1969, S. 246 ff.) die Persönlichkeit mit den Instanzen Ich, Es und Über-Ich und schuf damit die Grundlage psychoanalytischer Klassifikation. Es folgten viele Erweiterungen des anfänglichen metapsychologischen Konstrukts, das sich schließlich innerhalb der vier psychoanalytischen Theorien (Triebtheorie, Ich-Psychologie, Objektbeziehungstheorie und Selbstpsychologie) auf hohem Abstraktionsniveau bewegte, damit von beobachtbaren Phänomenen abhob und spekulative Momente enthielt. Dies führte gelegentlich zu einer Mehrdeutigkeit psychoanalytischer Begriffsbildung (Arbeitskreis OPD, 2004, S. 17) und zu einem wesentlichen Motiv, die OPD zu erarbeiten. Als weiterer Impuls ist die Unzufriedenheit der psychodynamisch orientierten Psychotherapeuten mit den deskriptiven Klassifikationssystemen (ICD-10, DSM-IV) zu sehen. Diese sind für eine psychotherapeutische Arbeit wenig hilfreich, weil dort das Neurosenkonzept aufgegeben und überwiegend an phänomenologischen und biologischen Konzepten festgehalten wurde. Die ausschließlich deskriptiv störungsspezifische Diagnose gibt keinerlei Handlungsanweisungen zur Indikationsstellung und Durchführung einer Psychotherapie. Für den Kinder- und Jugendlichenpsychotherapeuten fehlen z.B. Aussagen über die intrapsychischen und interpersonellen Konflikte oder über das Strukturniveau in Sinne der Ich-Psychologie (Blanck und Blanck, 1974) sowie das subjektive Krankheitserleben des Patienten.

Mit Hilfe dieser psychoanalytischen Krankheitskonzepte stellen die Therapeuten die Verbindung zwischen Symptomatik, auslösenden Konflikten, dysfunktionalen Beziehungen und der Lebensgeschichte des Patienten her. Im Rahmen der Entwicklung der neuen psychiatrischen Klassifikationssysteme entstand damit allmählich ein Bedarf, auch andere diagnostisch relevante Ebenen in einem einheitlicheren Maß zur berücksichtigen. In diesem Sinn soll eine operationalisierte psychodynamische Diagnostik beobachtungsnahe und psychodynamische Konstrukte in Ergänzung zur phänomenologischen Diagnostik erfassen (Arbeitskreis OPD, 2004, S. 18). Eine ICD-10-Forschungskriterienstudie (Schneider et al., 1993) erbrachte Anstöße zur Operationalisierung klinisch-psychotherapeutischer Diagnostik und schließlich die Initiative zur Gründung des Arbeitskreises OPD 1992. Er setzte es sich zum Ziel, die symptomatologisch-deskriptiv orientierte ICD-10-Klassifikation psychischer Störungen um psychodynamische Dimensionen zu erweitern. Dabei wurde Einigkeit erzielt, sich am ICD-Modell zu orientieren, da dies in der psychotherapeutischen Praxis und den psychotherapeutischen Einrichtungen verwendet wird, um in Ergänzung zum MAS/ICD-10 psychodynamisch relevante diagnostische Achsen zu entwickeln und zu evaluieren (Arbeitskreis OPD, 2004, S. 19).
Die OPD-KJ ist nicht mehr nur deskriptiv, sie ist ein Versuch, psychoanalytische Theorie und Praxis operationalisierbarer zu machen, d.h., psychoanalytisch orientierte Diagnostik vergleichbarer und kommunizierbarer werden zu lassen (OPD-KJ, 2003).

Der Arbeitskreis „Operationalisierte psychodynamische Diagnostik" verfolgte mit seiner Arbeit die folgenden Ziele (OPD-KJ, 2003; Weber und Koch, 2005, S. 4-5):

1. Es sollten klinisch-diagnostische Leitlinien entwickelt werden, die psychodynamisch relevante Aspekte abbilden und dem Anwender dennoch genügend Spielraum für seine Beurteilung für die Indikationsstellung zur Durchführung spezifischer therapeutischer Methoden lassen.
2. Über die operationalisierte Erfassung psychodynamischer Abläufe sollten gleichzeitig didaktische Hilfsmittel für die Ausbildung in der psychodynamischen Psychotherapie entwickelt werden.
3. Für den klinischen Alltag stellt die Anwendung der OPD-KJ eine qualitätssichernde Maßnahme dar. Gleichzeitig sollte die Kommunikation über Konstrukte der psychodynamischen Theorie verbessert werden.
4. Ein wesentliches Ziel war es, ein Forschungsinstrument zu entwickeln, das beispielsweise zur Untersuchung von Therapieverläufen eingesetzt werden kann, um für psychotherapeutische Verfahren empirische Wirkungsnachweise zu erbringen.

Die vier Punkte sind wichtig, auch wenn der Punkt 4 für den Nachweis der Wirksamkeit psychodynamischer Psychotherapie herausragt. Mit der OPD wurde ein bedeutsames Messinstrument entwickelt. Wie viel sie dem niedergelassenen Psychotherapeuten bei Diagnose und Therapie nützen wird, wird wohl erst die Zukunft zeigen und bleibt derzeit zumindest noch offen. Kritische Überlegungen hierzu sollen am Schluss dieses Kapitels kurz diskutiert werden.

Diese operationalisierte psychodynamische Diagnostik soll klinisch relevante psychodynamische Aspekte unter Beachtung und Einbindung bereits vorhandener Ansätze beinhalten und auf einem mittleren Abstraktionsniveau zwischen reiner Verhaltensdeskription und reiner metapsychologischer Begriffsbildung angesiedelt werden. Dazu gehört die Erarbeitung einer schulenübergreifenden, möglichst einheitlichen, präzisen Sprach- und Begriffskultur, die auf schulenspezifische Terminologie verzichtet. Diese klinisch-diagnostische Leitlinie soll so offen formuliert sein, dass der Anwender Spielraum für seine Beurteilungen hat. Sie kann zur Ausbildung des psychodynamisch orientierten Psychotherapeuten dienen, zu einer Verbesserung der Kommunikation innerhalb der wissenschaftlichen Gemeinschaft über psychodynamische Konstrukte verhelfen und ein Forschungsinstrument sein, das z.B. Krankheitsverläufe und Therapieindikation prüft (Arbeitskreis OPD, 2004, S. 20).
Grundlagen und Manual der OPD-KJ wurden vor dem Hintergrund von psychoanalytisch-psychodynamischen Theorien und Verständnis sowie der vorliegenden OPD für Erwachsene entwickelt. Die OPD für Erwachsene musste für das Kindes- und Jugendalter erheblich modifiziert werden (OPD-KJ, 2003, S. 11). Zu nennen sind vor allem die Aspekte der Entwicklung, die Einteilung in Altersfenster und die unterschiedlichen Lebenskontexte, die wegen der Abhängigkeit der Kinder und Jugendlichen eine bedeutsame Rolle spielen. Die Zielsetzung und das Anliegen der OPD (siehe oben) gelten gleichermaßen für Erwachsene und die OPD-KJ.

Die OPD-KJ liegt in erster Fassung seit 2003 vor und bietet für die Kinder- und Jugendlichenpsychotherapeuten mit ihrem psychoanalytischen und psychodynamischen Zugang zu psychischen Störungen eine Möglichkeit, ihre theoriegeleiteten Daten zu operationalisieren und daraus Behandlungsempfehlungen und Behandlungsziele abzuleiten. Wie bereits erwähnt, ist es ein zentrales Anliegen, über Operationalisierung die Mehrdeutigkeit psychoanalytischer Begriffe zu reduzieren und kommunizierbarer zu machen sowie die in dem MAS/ICD-10 fehlenden Krankheitskonzepte und Neurosenbegriffe um psychodynamische Konzepte zu erweitern. Da die OPD-KJ deduktiv vorgeht, d.h. vom Allgemeinen zum Besonderen, gilt auch hier, dass der einzelne Mensch letztendlich auf die vorgegebenen Krankheitsvorstellungen des Manuals reduziert wird. Ein Klassifikationssystem versucht immer überindividuell das Gesetzmäßige und Allgemeingültige anzustreben. Die Gefahr bei unkritischer Anwendung ist, dass die diagnostischen Entscheidungskriterien wichtiger werden als das konzeptuelle Verständnis einer Krankheitsentität. Der Patient mit seiner Krankheit, der in ein Lebenskonzept eingebunden ist, wäre dann nicht wieder zu finden.

Die OPD-KJ-Diagnostik fußt stets auf einer zeitlichen Querschnittsbetrachtung. Sie stützt sich auf eine definierte Zeiteinheit. Damit kann die Episode eine größere Bedeutung gewinnen als die Kontinuität der Lebensgeschichte. Für das Kind, den Jugendlichen und die Eltern aber ist das Gefühl gleichbleibender Identität wesentlich. Individuelle Lebensgeschichte ist nicht reduplizierbar, lässt sich letztendlich nicht operationalisieren. Die Vielfältigkeit psychoanalytischer Theorien (Triebpsychologie, Ich-Psychologie, Objektbeziehungspsychologie und Selbstpsychologie) führte und führt auch immer wieder zu Verwirrungen und Widersprüchlichkeiten in ihrer Terminologie, die vor allem der Forschung erhebliche Schwierigkeiten bereitet. Dennoch sind sie für den Praktiker zum Verstehen komplexer psychischer Störungen eine entscheidende Hilfe. So hat die Auseinandersetzung mit Klassifikation und Operationalisierung in der Forschung und klinischen Praxis dazu geführt, einen operationalisierten und damit klassifizierbaren Zugang aus dem psychoanalytisch-psychodynamischen Denken und Verstehen zu entwickeln (OPD-KJ, 2003, S. 20-25). Die vorgenannten Klassifikationssysteme sind damit nicht aufgehoben, sondern werden durch die OPD-KJ ergänzt. Die OPD-KJ macht in ihren einführenden Grundlagen deutlich, dass sie sich nicht einer bestimmten psychoanalytisch-psychodynamischen Schule verpflichtet fühlt, sondern versucht, einen Konsens zu bilden, damit sich alle psychoanalytisch-psychodynamischen Schulen in dem Manual wieder finden können.

Auch in der OPD-KJ wird Beobachtetes bzw. Mitgeteiltes operationalisiert und keine Erklärungen und Einfälle, die der Diagnostiker lediglich annimmt. Dennoch werden, wie etwa in der Achse Beziehung, Gegenübertragungsreaktionen des Diagnostikers berücksichtigt. Das bedeutet, dass auch in der Diagnostik der OPD-KJ die Prinzipien des MAS/ICD-10 gelten, mit Hilfe eines Manuals (OPD-KJ)/Glossars (MAS/ICD-10) eine Einordnung der Diagnose vorzunehmen. Die Orientierung findet jedoch nicht mehr anhand deskriptiver Störungsbilder statt, sondern über vier Achsen, die innerhalb des diagnostischen Prozesses Beziehung operationalisieren, innerpsychische Konflikte benennen, eine psychische Struktur erkennen lassen und die Voraussetzungen für die Behandlung zu erfassen suchen. Diese Achsen sind nicht nummeriert wie in der OPD-E, sondern haben inhaltliche Bezüge. **Statt Achse 1 heißt es Beziehung, statt Achse 2 Konflikt, statt Achse 3 Struktur und statt Achse 4 Behandlungsvoraussetzungen.** Daraus ist unschwer zu ersehen, dass bereits in diesen Achsenbezeichnungen theoretische Begriffe der Psychoanalyse erfasst sind. Im Manual der Achsen findet sich eine altersbezogene Einteilung, und in der Achse Konflikt werden die unterschiedlichen Lebensbereiche eines Kindes und Jugendlichen berücksichtigt.

! **Merke:** Die OPD-KJ operationalisiert Krankheitsbilder, die im Sinne psychoanalytisch-psychodynamischer Theorie und Therapie zu verstehen sind.

In der ***Achse Beziehung***, die beobachtbares Beziehungsverhalten operationalisiert, werden u.a. Beziehungskonstellationen aufgezeigt, die sich in dem diagnostisch-interpersonellen Kontakt als Übertragung finden. Um Beziehung zu operationalisieren, ist ein Kreismodell (Circumplexmodell nach Benjamin und Kiesler, 1983; OPD-KJ, 2003, S. 46) übernommen worden, das sich zur Operationalisierung beobachtbarer Beziehungen eignet.

Abbildung 1: Circumplexmodell

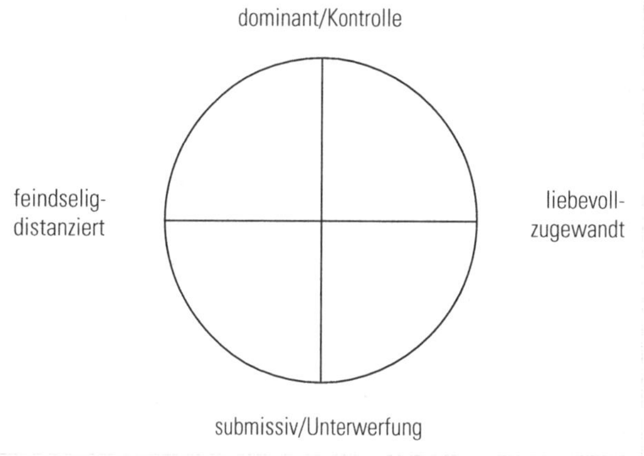

Es ist dabei auf altersangemessenes und altersunangmessenes Verhalten eines Kindes bzw. Jugendlichen zu achten. Das interaktive Verhalten von Beziehungsdyaden wird auf der senkrechten Achse des Kreismodells zwischen dominant-kontrollierend versus submissiv-unterwürfig und auf der waagerechten Achse zwischen liebvoll-zugewandt versus feindselig-distanziert beurteilt. Die Horizontale (liebevoll vs. feindselig) bezieht sich auf die emotionale Beziehungsqualität (Affiliation) und die Vertikale (Kontrolle vs. Unterwerfung) auf die gegenseitige Einflussnahme (Interdependenz). Für jede Dyade ist ein objektgerichteter (Aktion des Kindes/Jugendlichen) und ein subjektgerichteter (Reaktion auf das Gegenüber) Kreis vorhanden. Zu den acht Items des Kreises gibt es im Manual Ankerbeispiele, die auf einer Skala von eins bis fünf (nicht vorhanden bis stark vorhanden) einzuordnen sind. Die Resonanz des Untersuchers ist in gleicher Weise zu operationalisieren, dadurch werden Aspekte der

1

Abbildung 2: Altersfenster nach OPD-KJ

Altersfenster 0	***Altersfenster 1***	***Altersfenster 2***	***Altersfenster 3***
0-1,6 Jahre Innerpsychische Repräsentationen sind noch nicht vorhanden und damit kein Zugang zur Innenwelt des Kindes	1,6 – 6 Jahre Das Kleinkindalter, in dem das Spiel vor allem Medium der Mitteilung über inneres und äußeres Erleben ist. Die kognitive und psychische Struktur entwickeln sich	6 – 12 Jahre Kommunikative Fähigkeiten im sozialen Kontext entwickeln sich. Spiel und Gespräch sind möglich als Mitteilung über innerpsychisches Erleben	Ab 12 Jahre Die pubertäre und adoleszente Entwicklung ist für die Entwicklung selbstreflexiver Fähigkeiten und die Identitätsentwicklung entscheidend

Gegenübertragung erfasst. Der selbstbezügliche Kreis zeigt den intrapsychisch bedingten Umgang des Kindes/Jugendlichen mit sich selbst. Die Einschätzung von Triaden, d.h., eine komplexe Beziehungssituation zu operationalisieren, dient der Beurteilung der Flexibilität des Beziehungssystems. Zudem wird die Fähigkeit des Patienten bzw. der Familie erfasst, ob Mehrpersonenbeziehungen (Triaden) möglich sind und wie diese im familiären Kontext in förderlicher oder hinderlicher Form genutzt werden.

Für die folgenden Achsen der OPD-KJ ist eine altersbezogene Differenzierung erforderlich. Hierzu sind drei Altersfenster in Anlehnung an Piaget entwickelt worden.

Die Stufen 0 (Geburt bis 1,6 Jahre), 1 (1,7 bis 6 Jahre), 2 (6 bis 12 Jahre), 3 (ab dem 12. Lebensjahr) haben einen mittleren Differenzierungsgrad und lassen sich an wichtigen normativen Einschnitten festmachen (Toddler-Stadium, Vorschulzeit, Schulzeit und Beginn der körperlichen Reife) (OPD-KJ, 2003, S. 30).

Die ***Achse Konflikt*** umfasst sieben lebenslang bestimmende intrapsychische Grundkonflikte, die in den drei Altersstufen die jeweils unterschiedlichen Entwicklungsaufgaben eines jeden Altersabschnittes beschreiben. Diese Konflikte werden für die Diagnostik bedeutsam, wenn sie zeitlich überdauernd sind und die Entwicklung behindern.

Bei jedem Konflikt sind nicht nur die drei Altersstufen in der Einteilung vorgesehen, sondern jede Altersstufe ist in sechs Kontextbereiche (Familie, Gleichaltrige, Kindergarten oder Schule oder Ausbildung, Besitz, Freizeit und Spiel, Krankheit) nach einem passiven und aktiven Bewältigungsmodus aufgeführt.

Diese Differenzierung macht die Achse Konflikt zu dem umfangreichsten Manual-Abschnitt, berücksichtigt jedoch die Entwick-

Abbildung 3: Die lebensbestimmenden Konflikte nach OPD-KJ

1. ***Autonomie versus Abhängigkeit:*** Es geht hierbei um die existenzielle Bedeutung von Bindung und Beziehung. Ein Autonomieabhängigkeitskonflikt als lebensbestimmendes Thema sollte nur dann diagnostiziert werden, wenn er alle anderen Konflikte überragt und seine Zuordnung eindeutig ist. Er liegt nicht vor, wenn die Kinder und Jugendlichen zu flexiblen und wechselseitigen Beziehungen in der Lage sind und diese vertiefen können. Hier geht es um den Grundbestand emotionaler Selbständigkeit innerhalb einer Beziehung und die durch Nähe und/oder Distanz ausgelöste Angst.
2. ***Kontrolle versus Unterwerfung:*** Beziehungen und Erleben werden von Wünschen nach Selbst- und Fremdkontrolle bestimmt. Ein Konflikt liegt vor, wenn die Wünsche nach Selbst- und Fremdkontrolle bzw. deren Abwehr lebensbestimmend sind. Unterwerfung und Kontrolle sind in allen Beziehungen mitgestaltend. Leitaffekte sind Scham, Schuld und Angst.

Abbildung 3: Die lebensbestimmenden Konflikte nach OPD-KJ (Fortsetzung)

3. ***Autarkie versus Versorgung:*** Grundsätzlich besteht eine Beziehungsfähigkeit. Beziehungen und Erleben sind von Wünschen nach Versorgung und Geborgenheit bzw. deren Abwehr gestaltet. Ein Konflikt liegt vor, wenn Versorgungswünsche oder deren Abwehr lebensbestimmend sind. Versorgung und Autarkie sind immer in Beziehungen mitgestaltend. Leitaffekte sind (prolongierte) Trauer und Depression.
4. ***Selbstwertkonflikte (narzisstische Konflikte, Selbst- versus Objektwert):*** Hier sollen Kinder und Jugendliche erfasst werden, bei denen die Anstrengungen zur Regulierung des Selbstwertgefühls übermäßig stark, in besonderer Weise erfolglos oder anamnestisch und/oder aktuell in der Untersuchungssituation deutlich konflikthaft sind. Der Selbstwertkonflikt überragt eindeutig in seinem Ausmaß die anderen Konfliktebenen.
5. ***Loyalitätskonflikte (Schuld- und Über-Ich–Konflikte):*** Schuldgefühl taucht bei tatsächlicher oder vermeintlicher Verletzung bzw. Vernachlässigung prosozialer Pro-Objekt-Tendenzen auf. Kinder übertreten prosoziale Ge- und Verbote trotz des Wissens um Gut und Böse, wenn es darum geht, die Beziehung zu den existenziell bedeutsamen sozialen Objekten zu sichern. Ihre Über-Ich- oder Schuldkonflikte werden also bestimmt von dem Streben, die Beziehung zu den Eltern zu sichern. Hier interessieren diese Loyalitätskonflikte dann, wenn sie mit einseitigen Festlegungen im Sinne einer beständigen Tendenz zur Abweisung jeglicher prosozialer, loyaler Strebungen und damit von Schuld oder umgekehrt mit einer konstanten selbstaufopfernden Übernahme prosozialer Haltungen und Handlungen, häufig auch mit unangemessen wirkenden Schuldgefühlen verbunden sind.
6. ***Ödipale Konflikte:*** Befriedigung erotisch-sexueller Wünsche und deren Hemmung/Abwehr. Alle Beziehungen sind durch diesen Konflikt bzw. dessen Abwehr getönt, die Leistungsfähigkeit und Entwicklung beeinträchtigt.
7. ***Identitätskonflikte:*** Beziehungen und Erleben werden von Wünschen nach Identitätsfindung und Identitätssicherung bestimmt. Ein Konflikt liegt vor, wenn die Suche nach einem kontinuierlich und kohärent erlebten Selbst lebensbestimmend ist. Die Identitätsbildung ist ein lebenslanger Prozess. Leitaffekte sind Unsicherheit, Zweifel und Angst.

Abbildung 4: Kontextbereiche

Familie		Gleichaltrige		Kindergarten, Schule, Ausbildung		Besitz		Freizeit und Spiel		Krankheit	
passiv	aktiv	passiv	aktiv	passiv	aktiv	passiv	aktiv	passiv	aktiv	passiv	aktiv

In jedem der Lebensbereiche sind Ankerbeispiele für den passiven bzw. aktiven Modus angeführt, die Hilfe zur Zuordnung im jeweiligen Lebenskontext des entsprechenden Bewältigungsmodus des Patienten geben.

lung, den Altersbezug, den Umfeldeinfluss, den innerpsychischen Niederschlag der interpersonellen Konflikte und deren Bewältigungsmodus. Ein innerpsychischer Konflikt soll zeitlich überdauernd und entwicklungshemmend sein sowie in der jeweiligen Altersstufe zum Zeitpunkt der Untersuchung die Symptomatik unterhalten, die in den anstehenden Entwicklungsabschnitten die Bewältigung der Entwicklungsaufgaben behindert bzw. behinderte. Intrapsychische Konfliktvorläufer und Konflikte sind daher erst ab der Altersstufe 1 möglich, da sich in der Altersstufe 0 erst über die Mutter-Kind-Interaktion eine innerpsychische Struktur entwickelt, die dann erst Konflikte innerpsychisch repräsentieren kann. Selbstverständlich sind Konflikte auch in der Stufe 0 zu beobachten, sie sind aber noch nicht im Sinne eines zeitlich überdauernden Konfliktes zu nennen. Es handelt sich hier eher um ungünstige Bedingungen in der Mutter-Kind-Beziehung und dem familiären Umfeld, die sich, wenn sie nicht behoben werden, später als innerpsychische Konflikte zeigen werden.

Achse Struktur: Das Konzept der psychischen Struktur (Rudolf, 1993) übernimmt Vorstellungen aus der Selbstpsychologie und Objektbeziehungstheorie auf der Basis von Interaktionserfahrungen. „Psychische Struktur ist das Ergebnis einer bidirektionalen Wechselwirkung von angeborenen Bereitschaften und interaktionellen Erfahrungen in der Herausbildung von spezifischen Erlebnis- und Handlungsdispositionen des Kindes in der Auseinandersetzung mit seiner Kindheit" (OPD-KJ, 2003, S. 123). Es werden drei Dimensionen erlebbaren und beobachtbaren Verhaltens von Kindern und Jugendlichen erfasst, die psychische Strukturelemente in ihren Fähigkeiten und Unzulänglichkeiten abbilden. Auch hier ist das Entwicklungsalter berücksichtigt, da es unterschiedliche psychodynamische Entwicklungs- bzw. Anpassungsfähigkeiten erwarten lässt. Die drei Beurteilungsdimensionen lassen durch Ankerbeispiele in den drei Altersgruppen bestimmte Fähigkeiten erkennen. Diese Beispiele stellen bestimmte Reaktionen eines optimal strukturierten Kindes/Jugendlichen dar, die in einer bestimmten Situation erwartet werden können. Wesentlich ist die Ressourcenorientierung, die dysfunktionale und funktionale Reaktionsweisen jenseits der Symptomatik zu erfassen sucht.

Bei der Dimension Steuerung (und Abwehr) geht es um die Einschätzung von innerpsychischen Bewältigungsstrukturen (negativer Affekt, Selbstgefühl, Impulssteuerung durch Steuerungsinstanz, Konfliktbewältigung), die sich in Spiel und Interaktion zeigen. Bei der Dimension Selbst- und Objektwahrnehmung sind

Abbildung 5: Dimensionen der Strukturachse (nach Weber und Koch, 2005, S. 16 f.)

Dimension der Steuerung	Dimension der Selbst- und Objektwahrnehmung
Negativer Affekt: Affekt steuern und benennen können ***Selbstgefühl:*** Fähigkeit zur Selbsttröstung und positives Selbstwerterleben ***Impulssteuerung:*** Fähigkeit zur Steuerung impulsiven Erlebens ***Steuerungsinstanz:*** Kompromissfähigkeit bezüglich moralischer Urteile und Differenzen mit anderen ***Konfliktbewältigung:*** Flexibler Umgang mit Schutz- und Abwehrmechanismen	***Selbsterleben:*** Sich selbst erfassen und um die eigene Wirksamkeit wissen ***Selbst-Objekt-Differenzierung:*** Sich als von anderen abgegrenzt erleben, sich und die anderen in ihrem Anderssein erkennen ***Objekterleben:*** Sich als eigenständig erleben und sich mit anderen Sichtweisen auseinander setzen ***Empathie und objektbezogene Affekte:*** Einfühlung in andere und emotionale Teilnahme vermitteln können

Dimension der kommunikativen Fähigkeiten

Kontakt: In Kontakt zu anderen treten und Möglichkeit zur Regulation der Affekte in der Beziehung
Entschlüsselung fremder Affekte: Affekte der anderen können verstanden und unterschieden werden
Kommunikative Funktion eigener Affekte: Die Affekte nutzen, um die Kommunikation zu erhalten und sie als Ursache des eigenen Handelns zu benennen
Reziprozität: Wechselseitige Dialogfähigkeit
Internalisierte Kommunikation: Alleinsein kann zur Konfliktbewältigung und zur Selbstreflexion genutzt werden

1

die Fähigkeiten zur altersangemessenen Wahrnehmung von sich und den anderen (Selbsterleben, Selbst-Objekt-Differenzierung, Objekterleben, Empathie und objektbezogene Affekte) einzuschätzen. Die dritte Dimension hat zum Ziel, die kommunikativen Fähigkeiten (Kontakt, Entschlüsselung fremder Affekte, kommunikative Funktion eigener Affekte, Reziprozität, internalisierte Kommunikation) des Kindes/Jugendlichen zu bewerten. Zu den Altersstufen und den Dimensionen mit ihren Unterteilungen sind entsprechende Ankerbeispiele im Manual vorgesehen, die eine Operationalisierung ermöglichen. Die Einschätzung erfolgt nach einer siebenteiligen Skala von gut bis desintegriert.
In der ***Achse Behandlungsvoraussetzungen*** geht es um die Operationalisierung der Möglichkeiten, Fähigkeiten und Hindernisse des Kindes/Jugendlichen und dessen Familie, die einer zukünftigen psychotherapeutischen Maßnahme im Wege oder förderlich sind. Über die Bedeutsamkeit der Behandlungsvoraussetzungen bestehen keine Zweifel.

Hier sind ebenfalls drei Dimensionen mit entsprechenden Unterteilungen und unter Berücksichtigung der Altersstufen zu erheben:

1. subjektive Dimension (subjektiver Schweregrad der somatischen Beeinträchtigung, subjektiver Schweregrad der psychischen Beeinträchtigung, subjektive Krankheitshypothesen, Leidensdruck, Veränderungsmotivation);
2. Ressourcen (Beziehungen zu Gleichaltrigen, außerfamiliale Unterstützung, familiale Ressourcen, intrapsychische Ressourcen);
3. spezifische Therapievoraussetzungen (Einsicht in biopsychosoziale Zusammenhänge, spezifische Behandlungsmotivation, Krankheitsgewinn, Therapie- und Arbeitsbündnisfähigkeit).

Die dazugehörigen Beispiele zur Einschätzung auf den verschiedenen Altersstufen orientieren sich an niedriger, mittlerer und hoher Ausprägung eines jeden Aspektes. Dadurch erfolgt in der Achse Behandlungsvoraussetzungen bereits eine Auswertung in der Einschätzung.
Erhebungsbögen zur Befunddokumentation und Gesprächsprotokolle dienen der Operationalisierung und Diagnosestellung sowie der Therapieempfehlung.

! **Merke:** Die OPD-KJ bietet ergänzend eine psychoanalytisch-psychodynamische Diagnostik, die der Behandlungsanleitung (bezüglich Konflikthypothese, Indikation und Prognose) dient.

1.5 Diskussion zu MAS/ICD-10 und OPD-KJ

Dem psychodynamisch orientierten Kinder- und Jugendlichenpsychotherapeuten stehen einander ergänzende Klassifikationssysteme zur Verfügung. Zum einen ist die diagnostische Einschätzung der beschreibbaren psychischen Störung (MAS/ICD-10) vorzunehmen, zum anderen ergänzend die komplexe Problematik der psychischen Erkrankung des Kindes oder Jugendlichen (OPD-KJ) nach neurosenpsychologischen Kenntnissen zu erfassen, die für seine Behandlungsplanung erforderlich ist. Der Aufwand einer eingehenden Diagnostik ist allerdings beträchtlich, um später zu wissen, welches therapeutisches Vorgehen indiziert ist und ob prognostisch eine ausreichende Behandlungsmotivation vorliegt.
Die Anweisung in der OPD-KJ lautet, das Beobachtbare zu erheben, und bleibt damit auf der phänomenologischen Ebene, ist aber in das Denk- und Theoriesystem der Psychoanalyse eingebunden. Die Freiheit, die theoretischen Konzepte der Psychoanalyse individuell nach eigenen Vorlieben und Vorstellungen zu nutzen, wird mit der Orientierung am OPD-KJ-Manual nicht aufgegeben, sondern strukturiert. Wenn der Therapeut beim Beobachtbaren bleibt, bereitet der Transfer von der OPD-KJ zum MAS/ICD-10 nur geringe Schwierigkeiten, da er die phänomenologischen Daten für das MAS/ICD-10 zur Verfügung hat. Eine Problematik entsteht immer dann, wenn der Therapeut nicht im Denk- und Erhebungssystem der OPD-KJ bleibt und versucht, seine eigenen Vorstellungen von der innerpsychischen Dynamik des Patienten zur Einordnung des Erhobenen zu nutzen. Er verlässt dann die Ebene des Beobachtbaren und entfernt sich damit von der Phänomenologie, die für beide Klassifikationssysteme erforderlich ist. Von der psychoanalytischen Theorie zur phänomenologischen Sichtweise zu wechseln ist allerdings für einen erfahrenen Psychotherapeuten möglich, er würde damit den Klassifikationssystemen entsprechen und müsste auch keine gesonderte Diagnostik durchführen, da die phänomenologischen Aspekte auch in der psychoanalytischen Diagnostik enthalten sind. Die Frage ist nur, ob der Transfer zwischen beiden Klassifikationssystemen dem folgt, was in dem einen und dem anderen System gemeint ist. Sowohl bei dem MAS/ICD-10 als auch bei der OPD-KJ lauten die Empfehlungen eindeutig, sich bei der diagnostischen Arbeit an das Glossar (MAS/ICD-10)/Manual (OPD-KJ) zu halten und nicht eigenen Vorstellungs- und Denkmodellen zu folgen.

Abbildung 6: Behandlungsvoraussetzungen

Subjektive Dimensionen	***Ressourcen***	***Spezifische Therapievoraussetzungen***
(zu erheben ist ausschließlich die subjektive Sicht des Patienten)	(zu erheben sind die Fähigkeiten, Beziehungen als Hilfe zu nutzen)	(zu erheben sind Kenntnis und Möglichkeit des Patienten, Therapie nutzen zu können)
subjektiver Schweregrad der somatischen Beeinträchtigung	Beziehungen zu Gleichaltrigen	Einsicht in biopsychosoziale Zusammenhänge
subjektiver Schweregrad der psychischen Beeinträchtigung	außerfamiliale Unterstützung	spezifische Behandlungsmotivation
subjektive Krankheitshypothesen	familiale Ressourcen	Krankheitsgewinn
Leidensdruck	intrapsychische Ressourcen	Therapie- und Arbeitsbündnisfähigkeit
Veränderungsmotivation		

Da die psychoanalytisch-psychodynamische Diagnostik komplexe psychische Strukturen erfasst, wird es häufig erforderlich sein, im MAS/ICD-10 über die Mehrfachklassifikation (*Komorbidität*) einer diagnostizierten Störung gerecht zu werden. Die exemplarische Darstellung eines Falles nach OPD-KJ (Dahlbender et al., 2004, Praxis der Kinderpsychologie und Kinderpsychiatrie 53. Jg. 2004 OPD-KJ in der Praxis, 2004) zeigt sehr klar, wie strikt eine psychoanalytisch-psychodynamische Diagnostik mit dem Klassifizieren nach MAS/ICD-10 einhergehen kann. Ausschließlich mit der störungsbezogenen Diagnostik des MAS/ICD-10 psychotherapeutisch zu arbeiten ist allerdings nicht möglich, da zwar Symptombeseitigung angestrebt wird, aber nicht das notwendige psychoanalytisch-psychodynamische Verständnis von Krankheit erfasst wird, das für eine psychotherapeutische Arbeit richtungsweisend ist. In dem Fallbuch Kinder- und Jugendpsychiatrie (Poustka und van Goor-Lambo, 2000, z.B. S. 39 ff.) sind für den psychoanalytisch-psychodynamisch arbeitenden Kinder- und Jugendlichenpsychotherapeuten in den deskriptiv gehaltenen Fällen zwar psychodynamische Zusammenhänge zu erkennen, aber nur wenn man diese mit entsprechenden Kenntnissen liest. Innerpsychische Verarbeitung und Struktur werden mit der Darstellung allerdings nicht erreicht, hier bedarf es einer weitergehenden Diagnostik, wie erst mit der OPD-KJ möglich. Eine gute zusammenfassende Darstellung der OPD-KJ ist bei Weber und Koch (2005, S. 3 ff.) zu finden. Es ist sicher wichtig, dass auch weiterhin ein Diskurs über die OPD-KJ stattfinden sollte, die noch Mängel und Ungereimtheiten eines Erstwerkes enthält. Voraussichtlich hätten die Psychoanalytiker aber kein Manual zur Operationalisierung entwickelt, wenn nicht der Druck zur Qualitätssicherung und zum Wirksamkeitsnachweis der psychoanalytisch-psychodynamischen Psychotherapie dessen Entwicklung erforderlich gemacht hätte. Es wurde angestrebt, die Vielfalt und Komplexität psychoanalytischer Theorie mit der OPD-E und OPD-KJ zu operationalisieren; diese wird, wie bereits erwähnt, in einem Manual nur annähernd zu erfassen sein. Den Autoren des OPD war immer klar, dass mit einer Operationalisierung auch Ein- und Beschränkungen verbunden sind. Kritik ist daher erwünscht und auch erforderlich, um über eine Verbesserung des Manuals dem Anliegen der Psychoanalyse und psychoanalytisch-psychodynamischen Psychotherapie gerechter zu werden. Je mehr Erfahrungen aus der psychotherapeutischen Arbeit mit der OPD-KJ ihren Niederschlag finden, umso besser kann sie noch werden.

2 Umsetzung in die Praxis

2.1 Befunderhebung

Für die Diagnostik im MAS/ICD-10 sind vielerlei Interviewfragebögen (Schneider et al., 1993, S. 44; Hiller et al., 2004, S. 127) entwickelt worden, um die erforderlichen Daten für die Kategorisierung zu erheben. Voraussetzung für die Befunderhebung in der OPD-KJ sind Kenntnis und Vertrautheit mit den Grundlagen eines psychoanalytischen Verständnisses von psychischen Krankheiten. Für die psychoanalytische Diagnostik gibt es keine vorgegebenen Fragebögen zur Erhebung anamnestischer Daten. Eine minimal strukturierte Interaktion zwischen Patient und Untersucher dient dem Diagnostiker dazu, vielfältige Informationen zu erhalten, die auch unbewusste Konflikte szenisch zur Darstellung kommen lassen, die vom Patienten nicht bewusst geschildert werden können, jedoch handlungsbestimmend sind (OPD-KJ, 2003, S. 27). Es ist erklärtes Ziel der OPD-KJ, möglichst wenig Spielraum für individuelle Interpretationen zu lassen. Der im psychotherapeutischen Alltag stattfindende kollegiale Austausch wird somit möglicherweise eindeutiger und besser nachvollziehbar, da es die gemeinsame Basis von diagnostischen Einschätzungen (OPD-KJ) gibt. Insofern könnte der Praktiker für die nötige Forschung zur Wirksamkeit psychodynamischer Psychotherapie einen Betrag leisten. Es würde die Interraterreliabilität (Vergleichbarkeit) steigern und einer Vieldeutigkeit psychoanalytischer Begrifflichkeiten entgegenwirken können.

Die Datenerhebung erfolgt über Gespräch und Spiel mit dem Kind oder Jugendlichen und Eltern. Sie ist von der minimal strukturierenden und gleichschwebenden Aufmerksamkeit des Untersuchers bestimmt. Es soll in Spiel und Gespräch Raum für das szenische Material des Kindes oder Jugendlichen entstehen können. Kodierung und Operationalisierung sollten danach vorgenommen werden. Beurteilungskriterien für das kindliche Spiel sind neben der szenisch dargestellten Beziehungs- und Konfliktdynamik das Verhältnis von Phantasie und Realität, die körperliche Handlung, die Als-ob-Fähigkeit, Spieldauer/Sequenz, Spielinhalt, Spielqualität und Spielentwicklungsalter (in OPD-KJ, 2003, S. 39; Streeck-Fischer, 1999). Um eine Vergleichbarkeit zu erzielen, ist es empfehlenswert, den Scenokasten (v. Staabs) als Spielangebot zu nutzen. Dies setzt voraus, dass es dem Kind möglich ist, auf der Mikroebene zu spielen (OPD-KJ, 2003, S. 39). Gespräch und Spiel sollten in wechselnden Zusammensetzungen erfolgen (OPD-KJ, 2003, S. 40). Folgendes Vorgehen (s. Abb. 7) wird für die Befunderhebung vorgeschlagen (OPD-KJ, 2003, S. 40).

Die Kenntnis der OPD-KJ und ein entsprechendes Training sind Voraussetzung, um anschließend Gespräch und Spielsequenzen im Rahmen des OPD-KJ-Manuals zu operationalisieren. Die Verwendung projektiver Tests, wie in der Praxis häufig verwendet, ist in der OPD-KJ nicht explizit vorgesehen. Daher bleibt es beim Gespräch, freiem Spiel und dem Sceno, um der Vereinheitlichung und damit einer besseren Vergleichbarkeit Raum zu lassen.

Eine Diagnostik bezüglich der Intelligenzausstattung und des Entwicklungsstandes ist in vielen Fällen erforderlich, besonders bei kognitiven Auffälligkeiten, Leistungsproblemen und Ungereimtheiten in der Entwicklung. Die hier notwendigen diagnostischen Vorgehensweisen sind an anderer Stelle zu lesen (Hiller et al., 2004, S. 147 ff.). Bei somatischen Beschwerden wird zuvor immer die Abklärung bei einem entsprechenden Arzt erfolgen müssen, um dann erst von einer psychisch bedingten Problematik zu sprechen, die durch die Organsymptomatik erzeugt wurde oder eine Ausdrucksmöglichkeit eines psychischen Konflikts ist.

2.2 Datenauswertung

Bei der Auswertung der Daten stehen Fragen nach Verallgemeinerung, Regelhaftigkeit und einer sinnvollen Klassifizierung und Quantifizierung von Einzelfällen im Vordergrund. Das aus der Psychoanalyse entwickelte Klassifikationssystem OPD-KJ wird

Abbildung 7: Untersuchungssetting

Setting	Personen	Erhebung	Aufzeichnung	Auswertung
1	Kind/Jugendliche(r) Elternpersonen/Untersucher	Gespräch	Protokoll	
2	Kind/Jugendliche(r) Untersucher	Spiel projektives Verfahren Gespräch	Video-Protokoll	Interpretation des sprachlichen und szenischen Materials gemäß OPD-KJ
2a	Kind/Jugendliche(r) Elternpersonen/Untersucher	Spiel zu dritt		
3	Elternpersonen/Untersucher	Gespräch	Protokoll	

Altersstufe 0: Beobachtung von Eltern-Kind-Interaktion, und nur diese ist operationalisierbar
Altersstufe 1: Beobachtung von Eltern-Kind-Interaktion und Spielbeobachtung. Konfliktvorläufer sind zu beobachten, da Selbst-Objekt-Differenzierung erfolgt ist.
Altersstufe 2: Wie unter Altersstufe 1 plus Gespräch mit dem Kind. Soziale Perspektivenübernahme und Affektregulierung sind möglich.
Altersstufe 3: Je nach Alter Familiensitzung und Gespräch mit dem Jugendlichen. Selbstreflexion ist vorhanden.

deduktiv, also vom Allgemeinen ausgehend, auf die erhobenen und szenischen Daten angewandt und interpretiert (OPD-KJ, 2003, S. 28).
Die Kinder und Jugendlichen werden gemäß der Alterseinteilung des OPD-KJ eingeordnet, nicht nach ihrem Entwicklungsalter. Alle Lebenskontexte müssen operationalisiert werden, auch wenn zunächst keine problematischen Erlebens- und Verhaltensweisen benannt wurden. Ebenso sind in der Beziehungsachse nicht nur auffällige Seiten der Beziehung einzuschätzen, sondern der gesamte Kreis. Es ist immer ratsam, sich an den Text der Ankerbeispiele zu halten, um zu entscheiden, ob bei diesem Kind oder Jugendlichen Entsprechungen zu finden sind.

Beispiel:

Eine neunjährige Patientin wird diagnostisch in der Altersstufe 2 erfasst.
Sie bringt zum diagnostischen Gespräch ihren Plüschlöwen mit und hält ihn fest in den Händen. Bereit zum Gespräch, setzt sie sich, überlässt jedoch der Therapeutin die Gesprächsinitiative. Ihr abwartendes Schweigen bewirkt, dass die Therapeutin aktiv fragt. Die kleine Patientin erzählt daraufhin von ihren Ängsten vor Monstern, die sich in ihrem Zimmer, aber auch anderswo aufhielten, wenn keine vertrauten Personen da seien. Sie weiß zwar, dass die Monster nicht real sind, dennoch nimmt sie diese auch ein wenig während des Gesprächs wahr. Sie möchte ihre Ängste loswerden, meint aber, dass das wohl nicht gehen würde, weil sie schon seit ihrem vierten Lebensjahr Ängste habe. Damals sei sie mit der acht Jahre älteren Schwester Fahrrad gefahren und in eine Grube gestürzt. Seitdem habe sie immer unter Ängsten gelitten. Die Ängste waren in verschiedenen Situationen unterschiedlich stark. Die Therapeutin wird durch die kurzen Antworten und das brave und gefügige Abwarten des Mädchens zur jeweils nächsten Frage gezwungen und holt so sehr aktiv Informationen ein. Diese Haltung des Mädchens zieht sich durch die gesamte Diagnostik. Die Therapeutin bleibt dabei freundlich und interessiert zugewandt.

Die Patientin leidet unter den sie einschränkenden Ängsten und weiß, dass die Monster nicht real sind, sondern nur von ihr erlebt werden. Eine tiefgreifende Entwicklungsstörung oder gar eine psychosenahe Entwicklung kann ausgeschlossen werden, da sie auch gleichbleibend in der Beziehung ist und emotional wie kognitiv alterangemessen im Kontakt.
Nach dem MAS/ICD-10 sind die Auffälligkeiten dieses Mädchen unter den Angststörungen einzuordnen. Es ist zu vermuten, dass die Form der Angststörung mit der Abwesenheit vertrauter Personen zu tun hat, so wie das von dem Mädchen geschildert wird. Allerdings ist aufgrund dieses kurzen Ausschnitts keine eindeutige Entscheidung zu treffen.
Nach der OPD-KJ ist auf der Achse Beziehung die positive, also freundlich gesonnene Einstellung zu erkennen, feindselige oder ablehnende Beziehungsanteile fehlen. Bei der Achse Konflikt lässt sich ein lebensbestimmender Konflikt noch nicht ausmachen. Bei der Achse Struktur ist die Fähigkeit zur Kommunikation (es ist in der Lage, sich angemessen mitzuteilen), die Steuerung der Affekte (es dekompensiert nicht wegen zu großer Ängste) und auch ein angemessenes Selbst- und Objekterleben zu erkennen (es weiß um die Irrealität seiner Monsterängste). Für die Achse Behandlungsvoraussetzungen muss der subjektive Wunsch nach Beseitigung der Ängste festgestellt werden, und es ist die damit verbundene Einsicht in eine Behandlungsnotwendigkeit zu erheben.
Erst durch ergänzende Informationen seitens des Mädchens und der Eltern lassen sich Entscheidungen zur Diagnostik treffen. Bezogen auf die Monsterängste, wird aus den weitergehenden Mitteilungen des Mädchens und der Eltern deutlich, dass die Ängste im Zusammenhang mit familiären Verlusterfahrungen und einer allgemeinen Ängstlichkeit der Mutter stehen. Die Eltern berichten, dass ihr Kind von klein auf sehr anhänglich war und mit Angst reagierte, wenn die Mutter nicht so zur Verfügung stand, wie es sich das Mädchen wünschte. Somit sind aufgrund dieser Informationen Trennungsängste festzustellen. Durch diese Kenntnis wird es jetzt möglich, nach dem MAS/ICD-10 die F90.0 als Diagnose festzulegen. Zum einem besteht die Trennungsangst über die Zeit des Kleinkindalters hinaus und ist somit nicht mehr angemessen. Zum anderen hat aber auch eine Entwicklung

stattgefunden, die altersangemessenes Verhalten möglich machte. In den jeweiligen Schwellensituationen wie Kindergarten und Einschulung verstärkte sich jedes Mal die Angst. Indem sie das Kind ununterbrochen begleitet hat, wurden von der Mutter in den Schwellensituationen gravierendere und damit überwältigende Angst verhindert. Erst durch den Tod der Oma, die das Mädchen häufig betreute, wurden die Monsterängste ausgelöst, die dann zur Vorstellung in der psychotherapeutischen Praxis führten.

Die ***Achse Beziehung*** wird über das Kreismodell (siehe Abb. 8) beurteilt. Hier sind auf der waagerechten Achse die Pole aggressiv vs. liebevoll und auf der senkrechten Achse die Pole gewähren lassend vs. bestimmend-kontrollierend angeordnet. Die dazwischen liegenden Items dienen zur Differenzierung dieser Pole. Dies ist nur eines der Kreismodelle, und zwar jenes, das darüber Auskunft erteilt, wie sich das Kind dem Untersucher gegenüber verhält. Auf dem objektgerichteten Kreis zeigt das Mädchen ein freundlich bis liebevoll zugewandtes Verhalten. Es ist in den diagnostischen Sitzungen bemüht, sich anzupassen und den Wünschen der Therapeutin zu entsprechen. Eine kritische Seite oder gar abweisend-feindliche Seite ist nicht nachzuweisen. Auf der senkrechten Achse zeigt es sich gewähren lassend. Es finden sich keine Anzeichen dafür, bestimmen oder kontrollieren zu wollen.

Abbildung 8: Dyade Kind zu Untersucher

Objektgerichteter Kreis:

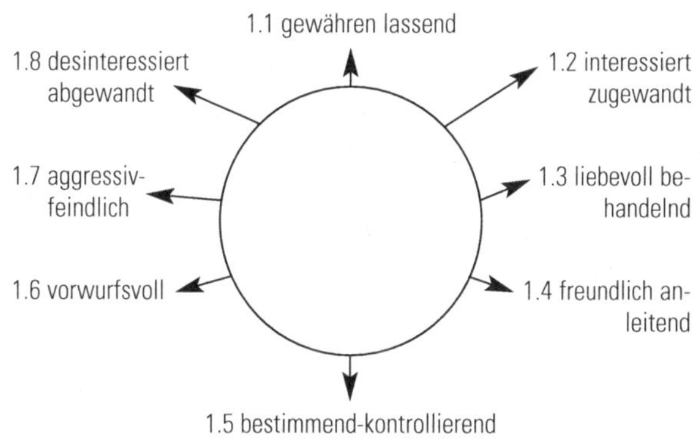

Beispiel des objektgerichteten Kreise aus OPD-KJ (2003, S.189)

Subjektgerichteter Kreis:

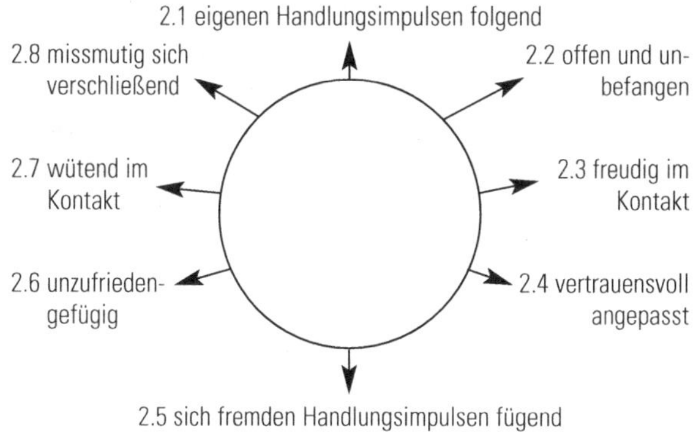

Das nächste Kreismodell untersucht das – subjektgerichtete – Verhalten des Kindes dem Untersucher gegenüber. In diesem Beziehungskreis ist zu erkennen, dass der Therapeutin durch das abwartend-passive Verhalten des Mädchens der aktive Part zugeschoben wird. Hier ist die Seite „vertrauensvoll angepasst" auffallend stark. Damit ist im subjektgerichteten Kreis die durchgängige Haltung des Mädchens, die Beziehung zur Therapeutin spannungsfrei und angstfrei zu gestalten, als passiv-kontrollierend zu sehen.
Es lässt sich aufgrund dieses Hinweises im subjektgerichteten Kreis vermuten – ist aber nicht ausreichend nachzuweisen –, dass das Mädchen durch sein passives, angepasstes Verhalten die Beziehungssituation kontrolliert und selbstbestimmtes Beziehungsverhalten vermeidet, um keine unerwarteten Reaktionen bei der Therapeutin auszulösen. Hier ist dann die Auswertung der Kreise „Resonanz des Untersuchers" als deren Gegenübertragungserleben aufschlussreich.
Somit lässt sich festhalten, dass dieses Mädchen in der Diagnostik kaum unangepasstes oder gar ablehnend-kritisches Verhalten zeigt. Sein passiv-zurückhaltendes interaktives Verhalten besitzt einen leicht kontrollierenden Anteil und dient der Angstreduktion.

Bei der ***Achse Konflikt*** sind sieben lebensbestimmende Konflikte benannt, die in sechs Lebensbereichen von Kindern und Jugendlichen – in der Familie, bei Kontakten zu Gleichaltrigen, im Kindergarten (Schule, Arbeit), in Beziehung zu Besitz, Freizeitverhalten und Verhalten bei Krankheit – nachzuweisen sind.
Jeder dieser Konflikte kann im Manual in seiner aktiven und passiven Verarbeitung bzw. als Mischung der beiden Verarbeitungsformen wieder gefunden werden.
Das neunjährige Mädchen teilt mit, dass sein angepasstes Verhalten und die Kontakte zu seinen Freundinnen für es zufrieden stellend seien. Dass es keine ausreichenden Versuche unternimmt, sich bei unterschiedlichen Meinungen durchzusetzen, erfährt die Therapeutin erst von den Eltern. Es lasse sich von den Freundinnen dominieren. Das Mädchen habe den Eltern gesagt, dass es Angst hätte, die Freundinnen zu verlieren, wenn es seine Meinung energisch vertrete. So zeigt es sich, wie in der Beziehungsachse bereits angedeutet, in Beziehungen in abwartend-passiver Haltung. Da der Gewinn für es in einem Vermeiden von Trennung besteht und es sich die Kontakte zu den Freundinnen zu sichern scheint, weist dies auf zwei lebensbestimmende Konflikte hin, die sich in der passiven Verarbeitung in außerfamiliären Beziehungen finden. In der familiären Beziehung ist das Mädchen zwar auch ein braves, zufriedenes Kind, jedoch wegen seiner permanenten Anhänglichkeit auch anspruchsvoll hinsichtlich einer ständigen elterlichen Präsenz.
Die lebensbestimmenden Konflikte „Autarkie vs. Versorgung und Kontrolle vs. Unterwerfung" fallen als dominante und zeitlich überdauernde Konflikte auf. In der Diagnostik zeigten sich die Versorgungswünsche in einer permanenten unausgesprochenen Erwartungshaltung nach ständiger Präsenz von anderen. Autarke Bemühungen sind eher abgewehrt. So erscheint der Konflikt „Autarkie vs. Versorgung" dominanter, er wird vom Konflikt „Kontrolle vs. Unterwerfung" begleitet. Da sich das Kind mit seinem passiven Verhalten den anderen unterwirft, hängen beide Konflikte eng zusammen. Versorgungswünsche wie die Unterwerfung unter die Herrschaft anderer weisen auf die feh-

lende und abgewehrte Gegenseite hin, nämlich autarkes und kontrollierendes Bestimmen. In beiden Konflikten zeigte es den passiven Verarbeitungsmodus.

Die ***Achse Struktur*** bezieht sich auf die Steuerung innerpsychischer Vorgänge, das Vorhandensein von Selbst- und Objekterleben und kommunikativen Fähigkeiten.
Die Patientin zeigte in ihrer Beziehung zur Therapeutin kaum negative Affekte (ausgenommen die Angstsituationen), vermittelt ein undeutliches Selbstgefühl, jedoch eine übermäßige Steuerung der Impulse mit Hilfe von Steuerungsinstanzen, die vorwiegend abwehrend sind, so dass eine Konfliktbewältigung durch Vermeiden stattfindet. Sie hat bereits ein Bild von sich und erlebt sich vom Gegenüber als getrennt, kann über sich selbst jedoch kaum differenzierende Aussagen machen. Sie vermag differenziert über die Unterschiede der Freundinnen und Familienmitglieder zu berichten und erlebt diese als hilfreiche Objekte. Sie kann sich gut in die Freundinnen und deren affektives Erleben einzufühlen. Sie besitzt sichere Kontakte und kann diese gut herstellen. Sie kann die Affekte der Freundinnen entschlüsseln, aber kaum eigene Affekte in der Kommunikation mit anderen einbringen. Eine ausgewogene Wechselseitigkeit in den Kontakten ist nicht erreicht, da sie sich in Beziehungen einfügt und zu wenig von sich beizutragen vermag. In den Gesprächen wird deutlich, dass sie über eine gute internalisierte Kommunikation verfügt, diese aber für sich behält und nicht nutzt.
Das Mädchen hat eine gut strukturierte psychische Integration in ihrer Entwicklung, andere zu sehen und zu erleben. Jedoch bezogen auf die eigene Person, hat sie bislang nur eine mäßige strukturelle psychische Integration erreicht

.

Die ***Achse Behandlungsvoraussetzungen*** ist der Bereich, der meistens aktiv erfragt werden muss. Sie ist aus diesem Grunde die letzte Achse, da zu Beginn der Diagnostik die freie Beziehungssituation dem Kind/Jugendlichen und den Eltern Raum lassen soll, um in der diagnostischen Beziehung – möglichst ohne strukturierende Vorgaben – Szenisches zur Darstellung kommen zu lassen.
Bezogen auf die Achse Behandlungsvoraussetzungen, äußert sich das Mädchen, dass es unter Ängsten leide und sich eingeschränkt fühle, dass es allerdings nicht wisse, woher dies komme, vermag, wie oben gesagt, den Beginn der Ängste für sich zu benennen. Subjektiver Leidensdruck und Veränderungsmotivation sind benannt. Die Ressourcen sind bei diesem Mädchen gut, da es Kontakte zu Gleichaltrigen hat, die Familie sich Unterstützung holen kann und in der Familie, z.B. von der Mutter, über Schwellensituationen begleitet wurde. Intrapsychische Ressourcen sind z.B., dass es im Erstkontakt ein Plüschtier mitbringt, das ihm zur Bewältigung der Angst dient. Bezüglich der spezifischen Behandlungsvoraussetzungen ist bei der Patientin die Therapie- und Bündnisfähigkeit vorhanden, während die vorstehenden Bereiche in der Diagnostik nicht nachweisbar werden, aber auf Seiten der Eltern sind hier ausreichend tragfähige Einsichten und Kenntnisse für eine Behandlung vorhanden.

Zusammenfassend lässt sich sagen, dass bei diesem Mädchen eine analytisch-psychodynamische Psychotherapie indiziert ist. Die emotionale Störung mit Trennungsangst im Kindesalter ist im MAS/ICD-10 mit F90.0 klassifiziert. In der OPD-KJ ist für den Psychotherapeuten der innerpsychische Konflikt in den Bereichen Autarkie vs. Versorgung und Kontrolle vs. Unterwerfung erfasst worden. Die Behandlungsbereitschaft ist bei Eltern und Kind relativ gut, die Struktur des Kindes ausreichend stabil für eine aufdeckende Psychotherapie. Die strukturellen Mängel und die Einseitigkeit in Gleichaltrigenbeziehungen sind verständlich aus den abgewehrten Seiten der beiden benannten Konflikte. Das Mädchen kann die eigenen aktiven und selbstbestimmenden Impulse nicht in Beziehungen einbringen. Dies zeigt sein ängstlich-passives Verhalten und die strukturellen Einschränkungen im Selbsterleben.

3 Schlussgedanken

Anna Freud hat schon 1970 festgestellt, dass von vornherein damit gerechnet werden muss, dass sich in vielen Fällen keine eindeutige Beziehung zwischen einer zugrunde liegenden unbewussten Konstellation und einem manifesten Symptom ergeben wird (A. Freud, 1980, S. 2510). Bekanntlich können – ganz allgemein formuliert – gleiche Syndrome unterschiedliche Ursachen haben, gleiche Ursachen hingegen können unterschiedliche Syndrome zur Folge haben (vgl. Amft, 2002, S. 50). Es ist also letztendlich nicht möglich, die psychoanalytische Metapsychologie und beschreibende diagnostische Kriterien exakt miteinander zu verbinden. Mit der OPD ist jedoch eine – in diesem Rahmen des Möglichen – befriedigende Verbindung von Metapsychologie und beschreibenden Kriterien gelungen, die für künftige diagnostische Erwägungen einen großen Fortschritt bedeutet und vielerlei Vorteile mit sich bringt.

Vielleicht hat das vorherige Fallbeispiel auch deutlich gemacht, dass die OPD den Kinderanalytiker zwingt, einen Behandlungsfall in all seinen Facetten sorgfältig zu reflektieren. Somit stellt sie ohne Zweifel eine Hilfe bei der systematischen Durchleuchtung eines Falles und einer sorgfältigen Diagnose dar. Andererseits können wir Elisabeth Brainins Kritik so weit folgen, dass dem Psychoanalytiker mit dem metapsychologischen Denkmodell bereits ein klares Instrumentarium der Diagnostik zur Verfügung steht (Brainin, 2005, S. 31), denken wir dabei beispielsweise an das hochkomplexe Hampstead-Profil, auch in seiner Modifikation für Jugendliche durch Moses Laufer.

Ob es dem niedergelassenen Kollegen künftig eine Hilfe sein wird, mit der OPD eine verbesserte Kommunikation über die Konstrukte der psychodynamischen Theorie zu erreichen, sei zunächst dahingestellt. Innerhalb der Lehre oder im Austausch mit anderen Therapierichtungen wird das sicherlich so sein. In jedem Fall ist es eine Tatsache, dass mit der OPD die Entwicklung eines wertvollen Forschungsinstrumentes gelungen ist, das – beispielsweise in der Untersuchung von Therapieverläufen – ohne Zweifel noch große Bedeutung gewinnen wird.

4 Frequently Asked Questions (FAQ)

1. *Wozu ist ein Klassifikationssystem erforderlich?*

→ Die rasche fachliche Verständigung ist damit möglich, und wenn unterschiedliche Fachpsychotherapeuten kommunizieren, bietet die ICD-10 eine gemeinsame Verständigungsbasis. Daher ist die möglichst weltweite Akzeptanz erforderlich, die mit dem DSM-IV nicht erreicht wurde, obwohl er zu Forschungszwecken in Europa ein hohe Akzeptanz genießt. In Deutschland dient die ICD-10 zudem der Leistungsfeststellung durch die Kostenträger.

2. *Was sind für die psychodynamisch arbeitenden Kinder- und Jugendlichenpsychotherapeuten notwendige Klassifikationssysteme?*

→ Das MAS/ICD-10 als notwendiges Verständigungssystem mit anderen Fachtherapeuten und um die Leistungspflicht der Kostenträger zu kodieren. Die OPD-KJ, um die psychoanalytisch-psychodynamische Diagnostik operationalisierbar werden zu lassen und den theoretischen Grundlagen und dem psychoanalytischen Krankheitsverständnis eine Basis zu schaffen für die Therapieentscheidung und für eine bessere Kommunikation mit facheigenen Kollegen.

3. *Genügt nicht ein Klassifikationssystem?*

→ Für den psychoanalytisch-psychodynamisch arbeitenden Kinder- und Jugendlichenpsychotherapeuten wäre ein Klassifikationssystem nicht ausreichend, da die ICD-10 verpflichtend für Leistungsfeststellung ist, würde er mit seinem theoretischen Verständnis und dessen Grundlagen nicht repräsentiert sein. Schwierig wäre zudem, wenn psychoanalytisch-psychodynamisches Arbeiten weiterhin nicht operationalisierbar und damit die geforderten Qualitäts- und Wirksamkeitsnachweise auf breiter Ebene nicht möglich wären. Daher ist die OPD-KJ ein bedeutsames Klassifikationssystem, um psychoanalytisch-psychodynamisches Verstehen und Handeln zu repräsentieren.

4. *Wodurch unterscheiden sich die Klassifikationssysteme?*

→ Das MAS/ICD-10 und das DSM-IV sind in ihrer Diagnostik phänomenologisch, somit an den sicht- und nachweisbaren Verhalten und Äußerungen interessiert, also beschreibend. Die Verbindung zu einem theoriegeleiteten Krankheitsverständnis soll nicht möglich sein. Somit kann es zu einer größtmöglichen Akzeptanz aller unterschiedlichen theoretischen Ausrichtungen kommen. Die OPD-KJ ist ein bewusst theoriegeleitetes Klassifikationssystem, um psychoanalytisch-psychodynamische Psychotherapie operationalisierbar und nachweisbarer werden zu lassen.

5. *Sind Klassifikationssysteme nicht überflüssig?*

→ Nein, denn durch sie sind wissenschaftlicher Austausch und damit verbundene unterschiedliche Therapieansätze kommunizierbar. Zudem gibt es eine über hundertjährige geschichtliche Entwicklung in der Psychiatrie, die unter anderem auch über die Klassifikation ein immer verbessertes Verständnis für psychische Störungen entwickelt hat. Dazu gehören auch die psychoanalytisch-psychodynamische Theorie und Behandlung.

6. *Weshalb ist Diagnostik erforderlich?*

→ Sie dient dem Verständnis einer psychischen Störung, der Einordnung in das theoretische Konzept neurotischer Erkrankungen und der Indikationsstellung für eine psychotherapeutische Behandlung. Letztendlich kann auch dann eine Kodierung im Klassifikationssystem erfolgen.

7. *Wie sollte Diagnostik durchgeführt werden?*

→ In Gespräch und Spiel. Das Gespräch zur Datenerhebung mit Eltern/Kind/Jugendlichem sollte in freier Form (minimal strukturiert) geführt werden, damit sich auch die unbewussten Inhalte szenisch darstellen können. Das Spiel steht in freier Form, am besten mit dem Sceno (v. Staabs), soweit das Kind in der Lage ist, die Mikroebene zu nutzen, da Kinder meistens über das Spiel ihre unbewusste Konfliktdynamik darstellen. Die Empfehlung, das Spiel zu dritt (Kind und Eltern) durchzuführen, dient dem Erfassen der Beziehungsgestaltung zwischen Eltern und Kind, da über dies Spiel auch wieder die unbewussten Beziehungsaspekte erkennbar werden können.

8. *Wie dokumentiere ich meine diagnostischen Daten?*

→ Immer in schriftlicher Form. Gesagtes und Beobachtetes von der Interpretation und Gegenübertragungsmitteilungen erkennbar getrennt notieren, da für die Klassifikation im MAS/ICD-10 nur Ersteres gültig ist. Hilfreich ist die Video-Aufzeichnung, die jedoch meist nicht realisierbar, für die Lern- und Übungssituation aber erforderlich ist.

9. *Kann man mit der gleichen diagnostischen Methode die Diagnose in den beiden Klassifikationssystemen MAS/ICD-10 und OPD-KJ einordnen, oder bedarf es zweier diagnostischer Vorgehensweisen?*

→ Kein Klassifikationssystem bedarf einer gesonderten Methode der Datenerhebung. Auch die psychoanalytisch-psychodynamische Datenerhebung erbringt die erforderlichen Daten für eine Diagnostik nach MAS/ICD-10.

5 Prüfungsfragen

1. Welches sind die bevorzugten Klassifikationssysteme für die Kinder- und Jugendlichenpsychotherapeuten?
2. Wodurch unterscheidet sich das Multiaxiale Klassifikationsschema (MAS) von der ICD-10?
3. Weshalb ist die Operationalisierte Psychodynamische Diagnostik des Kindes- und Jugendalters (OPD-KJ) als weiteres Klassifikationsschema erforderlich?
4. Mit welchen klinischen und therapeutischen Zielsetzungen sind Diagnostik und Klassifikation verbunden?
5. Wie und womit werden Daten zur diagnostischen Einsschätzung erhoben?
6. Gibt es ein Krankheitskonzept, wie z. B. Neurose, im MAS/ICD-10?
7. Welches sind die Achsen der OPD-KJ?
8. Wie wird die OPD-KJ der alterspezifischen Entwicklung gerecht?
9. In welcher Achse werden Übertragungen miterfasst?
10. Ab wann können intrapsychische Konflikte vorhanden sein?

6 Literatur

- Amft H (2002): Die ADS-Problematik aus der Perspektive einer kritischen Medizin. In: Amft, H, Gerspach M, Mattner D (Hrsg.): Kinder mit gestörter Aufmerksamkeit. Stuttgart: Kohlhammer
- Arbeitskreis OPD (Hrsg.) (2004): OPD Lernen in der Praxis. Bern: Huber
- Arbeitskreis OPD-KJ (Hrsg.) (2003): Operationalisierte Psychodynamische Diagnostik im Kindes- und Jugendalter. Bern: Huber
- Benjamin LS, zit. in Kiesler DJ (1983): The interpersonal circle: A taxonomy for complementarity in human transactions. Psychol Rev 90 (3) :185-211
- Blanck G, Blanck R (1974): Angewandte Ich-Psychologie. Stuttgart: Klett-Cotta
- Brainin E (2005): Ist die operationalisierte psychodynamische Diagnostik für Psychoanalytiker ein Gewinn? Kinderanalyse 13(1):31
- Dahlbender RW, Buchheim P, Schüßler G (Hrsg.) (2004): OPD, Lernen in der Praxis. Bern: Huber
- Dilling H, Mombour W, Schmidt MH, Schulte-Markwort M (Hrsg.) (2004): Internationale Klassifikation psychischer Störungen V (F). Bern: Huber
- Freud A (1980): Die Schriften der Anna Freud. Bd. IX. München: Kindler, S. 2510
- Freud S (1969): Gesammelte Werke. Bd. 13. Frankfurt/Main: Fischer, S. 246 ff.
- Hiller W, Leibing E, Leichsenring F, Sulz SKD (Hrsg.) (2004): Lehrbuch der Psychotherapie. Bd. 1. München: CIP-Medien
- ICD-10-GM 2004 (2003): Hrsg. Deutsches Institut für Medizinische Dokumentation und Information (DIMDI). Köln: Deutscher Ärzteverlag
- Kendell M (1976), zit. in: Schneider W, Freyberger HJ, Muhs A, Schüssler G (Hrsg.): Diagnostik und Klassifikation nach ICD-10, Kapitel V(F). Eine kritische Auseinandersetzung. Ergebnisse der ICD-10-Forschungskriterienstudie aus dem Bereich Psychosomatik/Psychotherapie. Göttingen: Vandenhoeck & Ruprecht, S. 128
- Marutt K (2002): Einführung. In: Schulte-Markwort M, Marutt K, Riedesser P (Hrsg.): Cross-walk ICD-10 – DSM-IV. Bern: Huber, S. 7
- Poustka F, van Goor-Lambo G (2000): Fallbuch der Kinder- und Jugendpsychiatrie. Bern: Huber
- Remschmidt H, Schmidt MH (2000):Diagnostik und Klassifikation in der Kinder- und Jugendpsychiatrie. In: Helmchen H, Henn F, Lauter H., Sartorius N (Hrsg.): Psychiatrie der Gegenwart. Bd. 3. Berlin: Springer
- Remschmidt H, Schmidt M, Poustka F (Hrsg.) (2002): Multiaxiales Klassifikationsschema für psychische Störungen des Kindes- und Jugendalters nach ICD-10 der WHO. Bern: Huber
- Rudolf G (1993): Psychotherapeutische Medizin: Ein einführendes Lehrbuch auf psychodynamischer Grundlage. Stuttgart: Enke
- Saß H, Wittchen H-U, Zaudig M, Houben I (Hrsg.) (2003): Diagnostische Kriterien DSM-V-TR. Göttingen: Hogrefe
- Schneider W, Freyberger HJ, Muhs A, Schüßler G (Hrsg.) (1993): Diagnostik und Klassifikation nach ICD-10 Kap. V. Göttingen: Vandenhoeck & Ruprecht
- Schulte-Markwort M, Marutt K, Riedesser P (Hrsg.) (2002): Cross-walk ICD-10 – DSM-IV. Bern: Huber
- Schulte-Markwort M, Resch F, Bürgin D (2004): OPD-KJ in der Praxis. Prax Kinderpsychol Kinderpsychiatr 53(2):77-125
- Streeck-Fischer A (1999): Zur OPD-Diagnostik des kindlichen Spiels. Prax Kinderpsychol Kinderpsychiatr 8:580-588
- Weber M, Koch E (2005): Operationalisierte Psychodynamische Diagnostik im Kindes- und Jugendalter. Kinderanalyse 13(1):4-21
- Wittchen H-U (2002): Vorwort. In: Schulte-Markwort M, Marutt K, Riedesser P (Hrsg.): Cross-walk ICD-10 – DSM-IV. Bern: Huber, S. 6

1.2 Theorie und Praxis der psychodynamischen Diagnostik, Indikationsstellung und Therapieplanung bei Kindern und Jugendlichen

Hildegard Horn und Klaus Winkelmann

1 Einleitung

Das aus dem Griechischen stammende Wort „diagnosco" bedeutet sowohl „untersuchen" als auch „unterscheiden" und „entscheiden". Diagnostizieren bedeutet damit, das Auffällige vor dem Hintergrund des Normalen, Unauffälligen zu sehen und ihm Bedeutung zu geben (Rüger, 1994). Immer ist die Kommunizierbarkeit des Wahrgenommenen, die Verwendung diagnostischer Begriffe für die Verständigung zwischen verschiedenen Therapeuten von Bedeutung, aber auch zwischen Therapeuten und Kostenträgern, wenn es um den Nachweis der Behandlungsbedürftigkeit eines Patienten geht. Die Einschränkung auf das Krankheitswertige und Behandlungsbedürftige stellt aber auch eine Reduktion des insgesamt Wahrgenommenen dar.
Dieses reduktionistischen Charakters wegen wird Diagnostik unter Psychotherapeuten kontrovers diskutiert. Da wir aber mit der Aufnahme einer Psychotherapie innerhalb der Krankenversorgung das Kind oder den Jugendlichen zum Patienten machen, ihn für behandlungsbedürftig erklären, ist es ethisch geboten, klar zu unterscheiden, was wir für gesund oder behandlungsbedürftig halten (Rudolf, 1981). Diese Unterscheidung ist in unserer Soziokultur besonders sorgfältig vorzunehmen, weil es einen gesellschaftlichen Trend gibt, die Grenzen zwischen gesund und krank zu verwischen, Befindlichkeiten und Alltagsprobleme zu pathologisieren und Erziehungseinrichtungen wie Kindertagesstätten, Kindergärten und Schulen zu therapeutisieren (Jansen und Streit, 2006; Schön, 2005). Daher bedarf es eines gesellschaftlichen Aushandlungsprozesses zwischen mit Kindern beschäftigten Institutionen und den psychotherapeutischen Diagnostikern, um den Krankheitsbegriff und die zugrunde liegenden Modelle vom Menschen zu definieren (Dührssen, 1973).

! **Merke:** Diagnostik dient der Erfassung von Normabweichungen und Leidenszuständen, die nach gesellschaftlicher Übereinkunft als krankheitswertig und behandlungsbedürftig gelten.

2 Konzepte von Entwicklung, Persönlichkeit und Störung

Im initialen Kontakt mit dem Patienten und den Angehörigen, beim Beobachten und Erfragen nimmt der Untersucher eine Einschätzung der Persönlichkeit und ihrer Störung vor, wobei er sich auf verschiedene Modellvorstellungen beziehen kann:
Beziehungsmodell: Welche fördernden und belastenden Beziehungserfahrungen hat das Kind in seinem bisherigen Leben gemacht? Welche Beziehungen bestimmen seine aktuelle Situation? Was trägt das Kind zu einer dysfunktionalen Beziehungsgestaltung bei?
Konfliktmodell: Welche unbewussten Konflikte sind in der kindlichen Persönlichkeit wirksam und für die Entstehung und Aufrechterhaltung der Symptomatik verantwortlich? Welche Strategien der Abwehr und Bewältigung hat das Kind entwickelt?
Entwicklungsmodell: Welche Fähigkeiten hat das Kind in der jeweiligen Altersstufe verfügbar? Welche strukturellen Defizite begünstigen die Symptomatik oder sind für die Entstehung der Symptomatik verantwortlich?
Auf welcher der drei Ebenen (Beziehung, Konflikt, strukturelle Entwicklung) haben sich die psychodynamischen Prozesse so zugespitzt, dass das bisherige Gleichgewicht verloren ging und eine Symptomatik aufgetreten ist?

! **Merke:** Psychodynamische Diagnostik bezieht sich auf Konzepte der dysfunktionalen Beziehung, unbewussten Konflikte und strukturellen Entwicklung.

3 Spezielle altersgemäße und situative Aspekte bei der Diagnostik von Kindern und Jugendlichen

Um die Krankheitswertigkeit einer Störung bei Kindern oder Jugendlichen richtig einschätzen zu können, muss der Untersucher eine Vorstellung von dem haben, was sich an alterstypischen Problemen in Schwellensituationen wie Kindergarteneintritt, Schulbeginn, Schulende zuspitzen kann, aber als passager und daher nicht als krankheitswertig einzuschätzen ist.
Kindertherapeuten behandeln Patienten unterschiedlichen Alters:
- Säuglinge und Kleinkinder
- Vorschulkinder

- Grundschulkinder
- Kinder und Jugendliche, die weiterführende Schulen besuchen
- Jugendliche und junge Erwachsene
- sowie deren Eltern

Jede dieser Altersgruppen weist biologische, kognitive, emotionale und kontextuelle Besonderheiten auf, hat unterschiedliche Entwicklungsaufgaben (Havinghurst, 1972) zu leisten und anderen normativen Erwartungen der Umwelt zu genügen (Oerter/Montada, 2000), die sowohl körperliche, intrapsychische als auch interaktionelle Aspekte enthalten.
Ebenso unterschiedlich sind die situativen Gegebenheiten der Altersgruppen:

- Bei Vorschulkindern überwiegt noch die Bedeutung der Familie, ergänzt um Kindertagesstätte oder Kindergarten und Vorschule.
- Bei Grundschulkindern nimmt die Schule als kulturelle Einrichtung einen ansatzweise größeren Raum ein als die Familie.
- Bei Kindern und Jugendlichen nehmen Schule, Sportvereine, Familien von Freunden, Kinder- und Jugendfreizeiten gegenüber der eigenen Familie an Bedeutung zu
- Bei älteren Jugendlichen und jungen Erwachsenen stehen Ablösung von Elternhaus, Ausbildung oder Studium sowie Partnerschaftsthemen im Zentrum ihrer Aufmerksamkeit. Soziale Fähigkeiten und Fertigkeiten, Sozialkompetenz ganz allgemein sind erforderlich, um in der Gruppe der Gleichaltrigen zu bestehen.

Körperlich unterscheiden sich die Altersgruppen vor allem durch Körpergröße und Kraft, was für die Wertschätzung, das Durchsetzungsvermögen und das Selbstwertgefühl innerhalb der Gruppen und zwischen den Gruppen eine große Rolle spielt. Mit Beginn der Pubertät kommen die körperlichen Veränderungen mit der durch Hormonschub ausgelösten Entwicklung der sekundären Geschlechtsmerkmale, der Zeugungs- und Gebärfähigkeit dazu und wirken sich auf Selbstverständnis, Selbstwertgefühl und Selbstsicherheit der Jugendlichen aus.
Kognitiv unterscheiden sich Kinder und Jugendliche vor allem in der Art, wie sie Realität wahrnehmen, interpretieren und Schlussfolgerungen ziehen, und in der Spanne der Konzentrationsfähigkeit (Piaget, 1973).
Emotional unterscheiden sie sich im Ausmaß der Abhängigkeit von ihren Primärobjekten, ferner in der Fähigkeit, Gleichaltrige mit Interesse und Aufmerksamkeit zu besetzen und in der Gruppe der Gleichaltrigen den eigenen Platz zu finden. Im jugendlichen Alter kommt die Fähigkeit dazu, Partnerschaften eingehen und sich trennen zu können.
Intrapsychisch spielt die Auseinandersetzung mit bestimmten Beziehungsmodi eine Rolle, z. B. im Vorschulalter der Übergang vom analen Beziehungsmodus zum ödipalen, im Schulalter (Latenz) die Internalisierung des phallischen Beziehungsmodus. Ab der Pubertät und in der Adoleszenz ist die Veränderung kindlicher Beziehungsmodi und die Entwicklung der reifen Identität zu leisten.
Unter strukturellem Gesichtspunkt muss der Therapeut die altersgemäße Entwicklung der strukturellen Fähigkeiten kennen und von Defiziten abgrenzen können (OPD-KJ, 2003). Er muss wissen, in welchem Alter Kinder entwicklungsgemäß welche Unterstützung für ihre strukturellen Funktionen benötigen.

Für die Einschätzung der Eltern-Kind-Beziehung ist es wichtig zu wissen, dass sich **Eltern von Vorschulkindern** noch wenig getrennt von ihren Kindern erleben. **Eltern von Schulkindern** befinden sich schon in der Spannung zwischen Familie und Schule, akzeptieren eher den Blick von außen auf Familie und Kinder, empfinden das Außen als sich und das Kind aufwertend, abwertend, kritisierend, anklagend oder stützend und hilfreich. In diesem Spannungsfeld wird der Therapeut gesehen und muss sich entsprechend verhalten.
Eltern von Jugendlichen befinden sich im Kontext der Ablösung, werden konfrontiert mit Abwertung durch die Jugendlichen, Kritik, Vorwürfen und Anklagen. Außerfamiliales wird als wertvoller, interessanter und erstrebenswerter von den Jugendlichen dargestellt. Der Therapeut kann in den Augen der Eltern zu einer gefährlichen Person werden, der die Anklagen des Jugendlichen fördert, ihm zu noch mehr Distanz und Trennungsabsichten von den Eltern verhilft. Therapeuten müssen diese Möglichkeiten antizipieren und als situationsimmanent handhaben.
Eltern von jungen Erwachsenen sorgen sich einerseits um die Entwicklung ihrer Söhne und Töchter, andererseits finden sie häufig nicht das richtige Maß für die notwendige Unterstützung und Strukturierung und für das altersgemäße Gewähren von Autonomie. Der Therapeut wird häufig als jemand erlebt, der die Eltern überfordert und die jungen Erwachsenen zu sehr unterstützt. Therapeuten müssen Mediatoren zwischen Eltern und jungen Erwachsenen sein.

4 Diagnostische Zugänge im Bereich der psychodynamischen Verfahren

Das Ziel der Diagnostik ist es, Diagnose, Indikation und Behandlungsplan für eine in Aussicht genommene Psychotherapie zu begründen (Rüger et al.: Faber-Haarstrick Kommentar Psychotherapierichtlinien, 2005, S.57). Dazu müssen für eine Richtlinienpsychotherapie folgende Punkte geklärt und in dem „Bericht zum Erstantrag" dargelegt werden:

1. Spontanangaben des Patienten (Symptomschilderung des Patienten und seiner Angehörigen; Motivation des Patienten)
2. lebensgeschichtliche Entwicklung (Familienanamnese, körperliche Entwicklung, psychische Entwicklung, Sozialentwicklung)
3. Krankheitsanamnese
4. psychischer Befund (psychopathologischer und psychoanalytischer Befund mit Differenzierung der Symptom- und Strukturebene)
5. somatischer Befund (in Kooperation mit den mitbehandelnden Ärzten)
6. Psychodynamik der neurotischen Erkrankung (Darstellung des aktuellen wirksamen Krankheitsgeschehens in seiner Psychodynamik)
7. neurosenpsychologische Diagnose (auf symptomatischer und struktureller Ebene einschl. Differenzialdiagnose)
8. Behandlungsplan und Zielsetzung der Therapie
9. Prognose

Die Auflistung lässt erkennen, dass sehr unterschiedliche Aspekte diagnostisch zu klären sind.

- die anamnestische Entwicklung der Persönlichkeit und Krankheit im biographischen Zusammenhang
- das aktuelle Störungsbild in seinen psychischen, körperlichen und sozialen Aspekten
- die Psychodynamik des aktuellen Krankheitsgeschehens, d.h. Hypothesen über die Bedeutung aktualisierter, unbewusster Konflikte und persönlichkeitsstruktureller Einschränkungen

Die ersten beiden Aspekte erfordern ein diagnostisches Gespräch mit dem Patienten und seinen Angehörigen, das Informationen zur Anamnese und dem aktuellen Befund erbringt. Der dritte Aspekt, die unbewusste Konstellation betreffend, erfordert einen diagnostischen Rahmen, der es dem Therapeuten erlaubt, die unbewussten Inszenierungen des Patienten bzw. seiner Familie wahrzunehmen, wobei die Nutzung der Gegenübertragung eine besondere Rolle spielt.
Es gibt im Bereich der analytischen Kinder- und Jugendlichenpsychotherapie verschiedene Vorschläge, Konzepte und Instrumente, mit deren Hilfe die beschriebene diagnostische Aufgabe bewältigt werden kann (zur Diagnostik im Erwachsenenbereich siehe Döring und Schüßler, 2004):

- Das psychoanalytische Erstinterview stellt einen Rahmen zur Verfügung, in dem der Patient in der Untersuchungssituation seine zentrale Problematik inszenieren kann. Dabei vertraut der Untersucher auf die szenische Funktion des Ichs (Argelander, 1970). Durch die Übertragungsbereitschaft des Menschen werden in der so genannten Übertragungsbeziehung mit dem Therapeuten positive und negative Beziehungsqualitäten und Gegenübertragungsphänomene deutlich, die Rückschlüsse erlauben auf Ängste, Vorannahmen, Schwierigkeiten, Wünsche und Haltungen des Patienten sowie auf vorstellbare Konsequenzen dieser Einstellungen und Haltungen auf seine Lebensgestaltung, die Art, Beziehungen zu erleben, auf sie zu antworten und Konflikte zu lösen (Eckstaedt und Klüwer, 1980; Eckstaedt, 1991; Rustin und Quagliata, 2005).
- Das metapsychologische Profil (Anna Freud, 1980) erlaubt eine Einschätzung psychodynamisch relevanter Fakten (z.B. Fixierungspunkte, Konflikte, Regression etc.) und ist im Hampstead-Profil von Bolland und Sandler (1977) differenziert weiterentwickelt worden. Auf der Basis des metapsychologischen Entwicklungsbildes von A. Freud, Bolland und Sandler haben Raue, Wolf (1995) ein diagnostisches Profil erstellt, das die Miteinbeziehung psychodynamischer Faktoren (insbesondere der Gegenübertragung und des szenischen Geschehens) besonders beachtet.
- Die biographische Anamnese (Dührssen, 1973, 1981) untersucht die lebensgeschichtlich familiäre Entwicklung des Kindes und seiner Angehörigen.
- Die operationalisierte psychodynamische Diagnostik für Kinder und Jugendliche (OPD-KJ, 2003) beschreibt auf der Grundlage eines halbstandardisierten Interviews die Erfassung psychodynamischer Gesichtspunkte auf mehreren Ebenen, für die ausführliche Operationalisierungen vorliegen (z.B. Beziehung, Konflikt, Struktur, Ressourcen).
- Das kinderpsychiatrische Interview konzentriert sich auf die Erfassung der klinisch psychopathologischen und entwicklungsbezogenen Fakten (Resch, 1999).

Alle genannten Verfahren schließen auch Verhaltensbeobachtungen und bei kleineren Kindern Spielbeobachtungen ein. Sie können ergänzt werden durch bildnerische Gestaltungen (Malen, Sandspiel,) oder durch die Verwendung projektiver Testverfahren (TAT/CAT: Thematischer Apperzeptionstest für Erwachsene und Jugendliche/Kinder; FIT: Familie in Tieren); Baum-Test; Sceno-Test u.a.; vgl. Lutz, in diesem Band). Zur standardisierten Erfassung der Symptomatik und Beeinträchtigung können Testinstrumente zur Selbst- und Fremdeinschätzung einbezogen werden (SDQ, CBCL, BSSK u.a.; vgl. Horn, in diesem Band, auch Esser, Wyschkon, 2004).

5 Diagnostischer Prozess

Wie in Kapitel 4 beschrieben, gibt es verschiedene Vorschläge und Konzepte, Diagnostik durchzuführen; entsprechend unterschiedlich sieht die Praxis aus. Im Folgenden wird eine Vorgehensweise beschrieben, die sich an das OPD-KJ-Interview anlehnt und zugleich dem szenischen Geschehen Aufmerksamkeit schenkt.

Ein kurzes Gespräch mit Kind und Sorgeberechtigtem gemeinsam wird vom Therapeuten z. B. mit der Frage eingeleitet: „Mit welchen Sorgen, Schwierigkeiten und Problemen kommen Sie zu mir?"
Ein solcher Auftakt trägt der Tatsache Rechnung, dass die Eltern als Sorgeberechtigte die Diagnostik wünschen und später die Therapiebeantragung mittragen, nicht das Kind oder der Jugendliche allein. Außerdem ist für Kleinkinder und Schulkinder die Elterneinschätzung der psychischen Befindlichkeit von großer Bedeutung, anders bei den Jugendlichen, bei denen die Selbsteinschätzung als Informationsquelle nur in geringem Maße korreliert mit den Informationen der Eltern (Achenbach et al., 1987; Seiffge-Krenke et al., 1997). Danach werden getrennte Gespräche mit dem kindlichen oder jugendlichen Patienten und dem Sorgeberechtigten angeboten. Je nach Zeit oder Situation (z. B. ob der Patient bereitwillig mit der Mutter mitgekommen ist oder ob es sich um einen autonomieheischenden Jugendlichen handelt, der nicht viel Eigenmotivation in die diagnostische Situation mitbringt und der vielleicht mit den Eltern im Clinch liegt) findet das Gespräch mit dem Sorgeberechtigten zu einem späteren Termin statt, um dem Jugendlichen die Kontaktaufnahme mit dem Therapeuten zu erleichtern.
Der Erstkontakt mit dem Kind/Jugendlichen allein wird als offene interaktive Situation angeboten, die das Verhalten des Untersuchers wesentlich mitbestimmt. Hilfreich ist, wenn der Therapeut eingangs zusammenfasst, was er bisher über das Kind aus der Sicht der Eltern erfahren hat und dem Kind/der Jugendlichen anbietet, jetzt die eigene Sichtweise zum Geschilderten zu äußern. Er bekundet sein Interesse an dem, was das Kind/ der Jugendliche in seinem bisherigen Leben erfahren hat an besonderen Ereignissen, Schwierigkeiten und Erfreulichem in Schule, Freundeskreis und Familie, besonders an Umständen und Situationen, in denen die Symptomatik auftritt. Er ermutigt den Patienten zu äußern, was er selbst über seine Symptomatik denkt, welche Verursachungsphantasien er hat, ob er ein eigenes Leidensgefühl spürt, das er selbst verändert haben möchte, oder ob sein Erleben und Verhalten den Eltern, Lehrern oder an-

deren Kindern zuliebe verändert werden soll. Bei ängstlich zurückgezogenen Kindern, traumatisierten Kindern, bei Kindern, bei denen frühe Abwehrformen vorherrschen, deren Ich- und Realstärke eher gering einzuschätzen sind, wird eine vorsichtige, wenig konfrontierende Annäherung erfolgen, um keine Angstüberflutung zu bewirken.

Im Erstgespräch, beim Erstkontakt und in den folgenden diagnostischen Sitzungen zeigen sich das erworbene Beziehungsverhalten des Kindes, die pathogenen Überzeugungen und die daraus resultierenden Haltungen einem Erwachsenen gegenüber. Außer dieser unbewussten Inszenierung kann es durch die Haltung des Untersuchers, die sich von der Haltung der Erwachsenen, die dem Kind durchschnittlich begegnen, unterscheidet (Resch, 1999), schon zu einer Veränderung des habituellen Beziehungsmuster des Patienten kommen: Das Kind spricht über Dinge, über die es sonst nicht zu sprechen gewagt hat, fühlt sich ernst genommen und entwickelt Hoffnung auf Veränderung. Nicht selten hat dieser Erstkontakt eine therapeutische Wirkung. Bei großer Angst oder fehlendem Problembewusstsein beim Kind/Jugendlichen oder fehlender Behandlungsmotivation bei Eltern und Patienten (wenn die Motivation zur Vorstellung beim Therapeuten von Erziehungseinrichtungen kommt), muss zunächst motivierend mit dem Kind oder Jugendlichen umgegangen und Raum angeboten werden, in dem das Kind sich vortasten und seine Befindlichkeit darstellen kann (A. Freud, 1980).

Bei Vorschulkindern ist es selten möglich, mit dem Kind über die Symptomatik und den Kontext zu sprechen. Hier gibt eine Inszenierung im Spiel oder die Gestaltung der Begegnung mit dem Therapeuten Auskunft über Beziehungsprobleme, über unbewusste Konflikte, die Beschaffenheit der strukturellen Fähigkeiten und der Abwehrformen. Das Spiel ist die wichtigste Ausdrucksform in der frühen oder mittleren Kindheit, in der Introspektions- und Verbalisierungsfähigkeit noch eingeschränkt sind (Elkonin, 1980). Die Patienten teilen sich mit über Rollenspiel, Kasperspiel, Anfertigen eines Sandbildes, Zeichnen, Malen, sie berichten über favorisierte Computerspiele, den augenblicklichen Lesestoff, die bevorzugten Fernsehserien.

Das **Erstgespräch** mit Jugendlichen und jungen Erwachsenen ähnelt eher einem Gespräch mit Erwachsenen unter besonderer Berücksichtigung der altersgemäßen Autonomiebedürfnisse und hoher narzisstischer Kränkbarkeit (Horn, 2006).

Ergänzende Testverfahren:

Der Therapeut kann dem Patienten die Beschäftigung mit projektiven Tests (Lutz, Band V) wie FIT (Familie in Tieren), Sceno, Wartegg, SET (Satzergänzungstest), Baumtest anbieten. Diese projektiven Tests werden eher nicht beim Erstkontakt bereitgestellt. Um dem Kind die Sorge zu nehmen, es müsse wie in der Schule Aufgaben machen, wird in den Raum gestellt, dass manche Kinder diese Vorlagen gern ausfüllen, dass es freiwillig ist. Die Tests können zusätzliche Informationsquellen sein für die Art der Beziehungsgestaltung, unbewusste Konflikte, strukturelle Gegebenheiten und die Abwehr des Kindes oder Jugendlichen.

Beim Vorliegen kognitiver Defizite oder mangelnder Begabung lässt der Therapeut in der erweiterten diagnostischen Phase einen Schulleistungstest, Intelligenztest und Tests zur Abklärung von Teilleistungsschwächen durchführen. Um eine Rollenkonfusion zu vermeiden, überweist er dazu in der Regel den Patienten zu Fachkollegen.

Das Erstgespräch mit den Eltern/Sorgeberechtigten dient dazu, den biographischen Kontext der kindlichen Störung zu erfassen, ätiologische (verursachende) und pathogenetische (störungserhaltende) Aspekte in den Blick zu bekommen. Wie beim Umgang mit dem Kind kann der Untersucher durch die Art und Weise der Kontaktaufnahme, die Art und Weise, wie Eltern über ihr Kind und dessen Probleme sprechen, die Herkunftsfamilie, Freunde und Nachbarn, im Beobachten der Gegenübertragungsgefühle und Übertragungsaspekte eine vorläufige Vorstellung entwickeln über die Funktionsweise des Familiensystems, die Rolle des Kindes in der Familie (Delegationsobjekt, Indexpatient, Selbstobjekt eines Elternteils), die Motivation zur Therapie und die Umstellungsfähigkeit. Da die Therapiemotivation der Eltern und ihre Umstellungsfähigkeit abhängt vom Ausmaß ihrer Fähigkeiten, z.B. klare Generationsschranken zu etablieren und das Kind als etwas Eigenes, vom jeweiligen Elternteil als getrennt zu betrachten, ist es erforderlich, in angemessenem Umfang eine Diagnostik der Elternpersönlichkeit, der Paarbeziehung und Familiendynamik vorzunehmen. Hier sollte eine Orientierung über eine möglicherweise vorhandene Psychopathologie eines oder beider Elternteile mit den paardynamischen Auswirkungen gewonnen werden. Verschiedene Aspekte, die aufeinander aufbauen, werden einer Beurteilung unterzogen:

Möglicherweise handelt es sich um **Schwierigkeiten in der Erziehung**, denen missverstandene kollektive Vorstellungen von zeitgemäßer Elternschaft oder Verwirrung wegen widersprüchlicher Informationen durch Medien zugrunde liegen. Daraus entstehen überaus permissive Erziehungshaltungen oder eine übermäßige Strenge und Rigidität, die aus einer falsch verstandenen Vorstellung über die Notwendigkeit, Grenzen zu ziehen, resultieren. Viele Eltern sind heute leicht zu verunsichern und neigen zur Pathologisierung von Verhaltensweisen, die alterstypisch sind und zu normalen Entwicklungsirritationen gehören. Auch ist zu fragen, ob ausgeprägte psychosoziale Belastungsfaktoren die Konflikte verstärken. Die spezifische Weise, wie Eltern mit diesen Schwierigkeiten umgehen, ist durch den Charakter ihrer Persönlichkeit mitbestimmt. Dieser kann in seinen Grundzügen charakterisiert werden (Riemann, 2000, Rudolf, 2000) und gibt einen Hinweis auf den grundsätzlichen Bezug zur Welt und den Objekten.

Diesen Schwierigkeiten können aber auch auf **neurotischen Störungen** basieren, die im Umgang mit dem Kind aktiviert werden. Väter und Mütter sind auch immer Söhne und Töchter. Es besteht eine immerwährende Nähe und Loyalität zu den Primärpersonen, die durch die Modalitäten von Identifikation („wie du damals mir, so ich heute den andern"), der Internalisierung („du bist noch überall präsent") und der Introjektion („wie du mir damals, so ich dir heute") aufrechterhalten wird und mit den eigenen Kindern wiederbelebt wird (Benjamin, 2002). So kann eine Mutter mit einer Angstpersönlichkeit z. B. auf die Entfaltung von Autonomie und Autarkie bei ihrem Kind besonders alarmiert reagieren und eine Angstsymptomatik entwickeln (König, 1981). Auch ist besonders die Bewältigung der ödipalen Entwicklungsaufgabe zu betrachten. Vor allem bei den ödipalen Konflikten zeigen sich Grundlinien misslungener Bewältigung über mehrere Generationen hinweg (Mertens, 1994). Das neurotische Verhalten ist ein durch Übersteuerung gekennzeichneter Anpassungsversuch, bei dem eigene Bedürfnisse, Emotionen und Handlungsimpulse unterdrückt werden. Dieses Verhalten ist immer konflikthaft und durch eine Gehemmtheit für die eigene Initiative und die eigenen Handlungen gekennzeichnet. Es ist mit erheblichem Leidensdruck verbunden, der Selbstvorwürfe, Schuldgefühle und Beschämung beinhaltet.

In einem dritten Schritt ist zu klären, ob und wieweit **strukturelle Beeinträchtigungen** den neurotischen Konflikten zugrunde liegen und diese überformen. Mit eingeschränkten Ich-Funktionen geraten die Eltern leichter in Konflikte mit ihrer Umwelt, auch mit den Kindern. Ihr Leiden resultiert nicht so sehr aus blockierten Ansätzen des eigenen Handelns wie bei der neurotischen Störung, sondern aus dem Handeln der andern, das für sie schwer zu ertragen ist. Die Spannungen werden dem Außen zugeschrieben und dort bekämpft, wie auch innere Spannungen nicht als solche wahrgenommen und mit äußeren Aktionen beantwortet werden. Die Reflexionsfähigkeit für diese Zusammenhänge ist erschwert. Besonders die Beeinträchtigungen in der Verfügbarkeit über das eigene emotionale Erleben (OPD, 2005) hat erhebliche Auswirkungen auf die Fähigkeit, dem Kind Halt, Verlässlichkeit und Sicherheit zu geben, beruhigend zu wirken und die notwendige Spannungsregulierung beim Heranwachsenden zu übernehmen und zu begleiten. Um sich diesbezüglich mehr Klarheit zu verschaffen, ist es in der diagnostischen Phase sinnvoll, sich über die Schilderung von Beziehungsepisoden – jenseits der Beziehung zu dem Kind – ein Bild von der Verfügbarkeit struktureller Funktionen zu machen und die Frage nach Persönlichkeitsstörungen mit einem maladaptiven Beziehungsmuster (Tress et al., 2003) nachzugehen. Strukturelle Defizite der Eltern beeinflussen die strukturelle Entwicklung des Kindes nachhaltig negativ.

Schließlich ist auch eine **Einschätzung der Paarkonstellation** der Eltern angebracht (Reich und Cierpka, 1996). Dabei ist die Beziehungsstruktur in der Familie dahingehend zu diagnostizieren, ob dem Kind eine trianguläre Grundstruktur durch die Eltern vorgelebt und angeboten wird oder ob dyadische Beziehungsformen überwiegen, die symbiotische Verhaltensweisen perpetuieren und damit Separation erschweren. Weiterhin stellt sich die Frage, ob und wie neurotische Konflikte oder strukturelle Defizite des Einzelnen die Paarbeziehung in ihrer Qualität beeinträchtigen. Interaktionel organisierte Formen der Abwehr, bei denen reale Verhaltensweisen, Eigenschaften, Handlungen und Reaktionen des einen Partners die neurotische Konfliktabwehr des anderen Partners ermöglicht, fördert oder stabilisiert, können paar- und familiendynamisch von besonderer Bedeutung sein. Dient die „interpersonelle Abwehr" (Mentzos, 1999) überwiegend der Stabilisierung des Familiengefüges, so hat dies besondere Auswirkungen auf die Entwicklung des Kindes, weil es in besonderer Weise Loyalitätskonflikten und Delegationen ausgesetzt ist.

! **Merke:** Der diagnostische Prozess kann gemeinsame Gespräche mit Kind/Jugendlichen mit Sorgeberechtigten und getrennte Gespräche mit dem Kind/Jugendlichen und seinen Eltern beinhalten. Bei Kindern erfolgt die Kommunikation zusätzlich über gestalterische Ebenen und durch das Spiel. Projektive Tests bzw. Leistungstest können ergänzend eingesetzt werden.

6 Diagnostische Schlussfolgerungen, Psychodynamik

Am Ende der diagnostischen Phase, verteilt je nach Notwendigkeit auf den Patienten und die Eltern, sollte der Untersucher in der Lage sein, das gesammelte Material auf das Vorliegen einer krankheitswertigen Symptomatik und die Bedeutung der Verhaltensauffälligkeiten und des Sozialverhaltens für die psychodynamische Konstellation (unbewusste Konflikte bei dem Kind oder im Familienhintergrund), die strukturellen Einschränkungen und Teilleistungsstörungen im Sinne einer Synopsis (Rudolf, 2000) einzuschätzen. Gemäß den Psychotherapierichtlinien (Rüger et al., 2005) müssen für die Beantragung einer Psychotherapie nach der Darstellung der lebensgeschichtlichen Entwicklung (Familienanamnese, psychische Entwicklung, Sozialentwicklung mit Gleichaltrigen, in der Familie, im Kindergarten und in der Schule), der Krankheitsanamnese, der psychische Befund und die Psychodynamik der vorliegenden Störung beschrieben werden. Daraus folgt die Indikationsstellung für ein geeignetes Therapieverfahren, der Behandlungsplan und die Einschätzung der Prognose (Rüger, et al., 2005). **Psychischer Befund** und **psychodynamische Hypothesen** bilden das Kernstück der Diagnostik.

Der **psychische Befund** enthält Aussagen über die emotionale Kontaktfähigkeit, kognitive Leistungsfähigkeit und Differenziertheit, Krankheits- und Therapiemotivation des Patienten (der Eltern des Patienten), die bevorzugten Abwehrmechanismen, den psychopathologischen Befund (z. B. Bewusstseinsstörung, Affektstörung, Wahnideen etc.), ärztliche Befunde, Klinikberichte, den aktuellen somatischen Befund (Konsiliarbericht), Ergebnisse der Abklärung von Teilleistungsstörungen bei Kindern und Jugendlichen.

Die **Psychodynamik** der zu beschreibenden Störung enthält die Darstellung der neurotischen Entwicklung auf intrapsychischer, interpersoneller und struktureller Ebene. Dabei sind der Zeitpunkt des Symptomausbruchs und auslösende Faktoren in Beziehung zur beschriebenen Dynamik zu setzen.

Die nachfolgende **psychodynamische Diagnose** beinhaltet eine zusammenfassende Beschreibung aller psychodynamisch wichtigen Aspekte beim Kind und in seiner Familiensituation. Zusätzlich zur psychodynamischen Diagnose erfolgt eine klassifikatorische Zuordnung nach ICD-10-GM (ICD-10-GM, 2004).
Die Dokumentation der Befunderhebung kann in freier Form erfolgen. Mit Blick auf Qualitätssicherung und Transparenz können Instrumente eingesetzt werden, die im Artikel von Horn *Dokumentation und Evaluation* im vorliegenden Band beschrieben sind.

7 Indikationsstellung

Wenn der Kinder- und Jugendlichen-Psychotherapeut im Vertiefungsgebiet der analytischen und tiefenpsychologisch fundierten Kinder- und Jugendlichen-Psychotherapie ausgebildet ist, wird er vor allem zunächst klären müssen, ob der zur Vorstellung kommende Patient für ein psychodynamisch ausgerichtetes Verfahren geeignet ist und diese Methode Aussicht auf Besserung

der Störung hat. Der Therapeut sollte auch in Erwägung ziehen, ob eine Verhaltenstherapie vielleicht angebrachter ist. Er ist verpflichtet, dem Ratsuchenden Auskunft über die verschiedenen Behandlungsverfahren zu geben.
Der Indikationsstellung für ein therapeutisches Verfahren muss zunächst die Klärung vorausgehen, ob eine vorliegende Störung krankheitswertig ist und damit überhaupt eine Indikation für ein heilkundliches Therapieverfahren vorliegt.

> **!** **Merke:** Seelische Krankheit definiert sich nicht allein durch die Symptomatik, sondern sie muss notwendigerweise in einer wissenschaftlich definierten Krankheitslehre verankert sein.

Die psychoanalytische Krankheitslehre stellt den intrapsychischen und interpersonellen Konflikt in den Mittelpunkt des zugrunde liegenden Bedingungsfeldes für die Verursachung von Störungen und Symptomen. Wenn Hypothesen über ätiologische und psychodynamische Zusammenhänge der Störung erarbeitet werden konnten, ist der Therapeut in der Lage, die Symptomatik im Gesamt möglicher neurotischer Entwicklungshemmnisse und Entwicklungsstörungen einzuordnen. Die Auffälligkeiten müssen mindestens 3 Monate manifest bestehen, damit von einer klinisch relevanten Symptomatik gesprochen werden kann. Der Therapeut sollte sich bemühen, den Beginn der Symptomatik auf auslösende Faktoren im Sinne spezifischer Versuchungs- und Versagenssituationen zurückzuführen und die Psychodynamik der Symptomentwicklung zu beschreiben. Schulprobleme, Erziehungsprobleme, Geschwisterrivalität, auch Kontakt- und Beziehungsauffälligkeiten sind an sich nicht als seelische Krankheit zu verstehen, weil sie ubiquitäre Phänomene in der Entwicklung von Kindern und Jugendlichen sind. Sie werden erst dann zu einer klinisch relevanten Störung, wenn sie in eine neurotische Entwicklungs- und Entfaltungsstörung eingebunden sind und damit den Stellenwert einer konfliktdynamisch bedeutsamen Symptomatik erhalten.

Störungen in der Befindlichkeit, Auffälligkeiten und Symptome sind bei Kindern und Jugendlichen in Entwicklung und Reifung eingebunden und mit ihnen verzahnt. Es besteht ein diffiziles Zusammenspiel von Reifung, Reifungshemmung und strukturellen Defiziten mit seelischer Entfaltungsstörung und neurotischer Verarbeitung bis hin zur Ausbildung einer krankheitswertigen Symptomatik.

> **!** **Merke:** Struktur und Konflikt haben den gleichen ätiologischen Rang in der Krankheitsentstehung.

Neben der Herausarbeitung symptomrelevanter Konfliktfelder hat der Therapeut eine Einschätzung des Entwicklungsniveaus und der Ich- Fähigkeiten vorgenommen, um zu einer Beurteilung der Struktur zu kommen. Schwere Retardierungen mit geistigen Behinderungen eignen sich nicht für ein Verfahren, das auf „Einsicht" ausgerichtet ist. Gravierende Defizite in kognitiven Teilbereichen legen spezifische defizitausgleichende übende Verfahren (Ergotherapie, Heilpädagogik) nahe. Die neurotische Verarbeitung der Defizite, die häufig aus interpersonellen Konflikten mit den Beziehungspersonen resultieren und mit der Internalisierung maligner Beziehungserfahrungen verbunden sind, legen aber oft die Indikation für eine Psychotherapie nahe. Strukturelle Einschränkungen und Defizite sollten immer auf mögliche erfahrene Traumata hinterfragt werden.

> **!** **Merke:** Die Indikationsstellung sollte von dem Aspekt geleitet sein, Konflikt und Entwicklung zu differenzieren und ätiologisch zuzuordnen.

Auf Seiten der Eltern sollten einige Voraussetzungen gegeben sein, damit ein psychotherapeutisches Verfahren wirksam werden kann. Hierzu gehören eine eigenständige Motivation auf ihrer Seite, eine ausreichende Verlässlichkeit und Umstellungsfähigkeit. Wenn sie zum Zeitpunkt der Anmeldung auch noch nicht gegeben erscheint, sollte jedenfalls die Einschätzung einer positiven Perspektive insoweit möglich sein, als mit den Beziehungspersonen stabile Rahmenbedingungen zur Sicherung der Therapie erarbeitet werden können. Der Anteil der Elternarbeit an der Therapie ist unter diesen Gesichtspunkten einzuordnen.

Der Therapeut wird abschätzen, ob eine Arbeitsbeziehung möglich wird und sich eine therapeutische Beziehung zu einer hilfreichen therapeutischen Beziehung entwickeln kann.

> **!** **Merke:** Es ist ganz entscheidend, dass der Patient den für ihn passenden Therapeuten findet.

Dies kann in der diagnostischen Phase von beiden Seiten ausgelotet werden. Der Therapeut hat eine innere Klärung vorgenommen, ob er mit dem Patienten und den Beziehungspersonen arbeiten möchte.
Mit Abschluss der probatorischen Phase sollte der Kinder- und Jugendlichen-Psychotherapeut zu einer Beurteilung in der Lage sein, ob und welches psychotherapeutische Verfahren angebracht ist. Kommt er zu einer vorläufigen Beurteilung, dass eine Psychotherapie im Rahmen der Richtlinien-Psychotherapie zum jetzigen Zeitpunkt nicht angebracht ist, so sollte er ausreichende Kenntnisse haben, um den betroffenen Eltern andere Hilfen zu empfehlen. Bei Verdacht auf gravierende Entwicklungsrückstände wird er empfehlen, unter Einbeziehung des Kinderarztes eine Frühförderstelle aufzusuchen. Er wird eine kinderpsychiatrische Abklärung empfehlen, wenn der Verdacht auf schwere psychiatrische Störungen, wie autistische Syndrome oder Symptome einer Psychose, vorliegen. Er wird bei vorherrschenden Erziehungsproblemen der Eltern oder familiendynamischen Konflikten eine Erziehungsberatungsstelle oder eine familientherapeutisch ausgerichtete Einrichtung empfehlen.
Die Einleitung einer Kurzzeit-Psychotherapie zur Verlängerung der probatorischen und diagnostischen Phase ist nur dann zu vertreten, wenn zu dem Zeitpunkt bereits deutlich geworden ist, dass der psychodynamisch wirksame Anteil an der Störung Relevanz hat.

Nun sollen die **wichtigsten psychodynamischen Therapieverfahren** in einer Übersicht vorgestellt werden:

Tabelle 1: Die wichtigsten psychodynamischen Therapieverfahren

Bezeichnung	***Setting***	***Charakteristika***	***Indikation***	***Ziel***
Analytische Psychotherapie	2-3 h/Wo Kinder 70-120-150 Jugendliche 90-150-180	Die Haltung des Therapeuten fördert den Blick von „innen" heraus: der Pat. hat die Führung Regression, soweit förderlich Durcharbeitung der Übertragung eher gegenwartsbezogen, an aktuellen Strukturen und Konflikten orientiert	Komplexe Symptomatik bei relativ klar umschriebenen Konflikten (mehrere!) Störung der Selbstentwicklung Gut bis mäßig integrierte Struktur Psychosoziale Belastungsfaktoren gering bis mäßig	Symptomreduzierung Individuationsfördernd Strukturelle Verbesserung Umstellung Umstrukturierung
Modifizierte analytische Psycho therapie (i.d. Richtlinienpsychotherapie gl. Abrechnungsziffer wie analyt. Psychotherapie)	1-3 h/Wo. Kinder 70-120-150 Jugendliche 90-150-180	Die Haltung des Therapeuten steht zwischen analyt. und tiefenpsychologischer Therapie Stärkere Fokussierung auf strukturelle Defizite Spiegel- u. Selbst-Objekt-Übertragung. Förderung von Selbst- u. Objekt-Differenzierung Intensive Elternarbeit	(Frühe) Störung der Affektregulierung u. Impulssteuerung. Bindungsstörung Komplexe Symptomatik bei schwer abgrenzbaren Konflikten Mäßig bis gering integrierte Struktur Starke psychosoziale Belastung Adoleszente mit phasentypischen Konflikten bei strukturellen Defiziten	Strukturverbesserung Korrigierende emotionale Erfahrung Entwicklungsförderung Verbesserung psychosozialer Anpassung
Fokaltherapie	1-2 h/Wo	Förderung der Progression durch vorausgehendes Verstehen und aktive Deutung	Aktualkonflikt auf neurotischem Hintergrund	Symptomreduzierung Entwicklungsförderung
Tiefenpsychologisch fundierte Psychotherapie	1-2 h/Wo Kinder 70-120-150 Jugendliche 90-150-180	Der Therapeut übernimmt eher die Führung. Die Konflikte sind „draußen". Zusammen hänge mit „innen" werden sporadisch hergestellt und imaginative Verfahren (katathymes Bilderleben) werden integriert Übertragung ist nicht primär Mittel in der Therapie. Regression eher gering. Eventuell intensivere Elternarbeit	Eher Mono-Symptomatik, die eindeutig einer Auslösesituation zuzuordnen ist Gut bis mäßig integrierte Struktur oder gering integrierte Struktur Psychosoziale Belastungsfaktoren mäßig bis stark	Symptomreduzierung Verbesserung der psychosozialen Anpassung. Reintegration
Probetherapie zur Klärung einer möglichen Langzeitpsychotherapie (analytische oder tiefenpsycholog. Psychotherapie)	1-mehrere h/Wo 25 Std.	Siehe analyt. bzw. tiefenpsychologisch fundierte Psychotherapie	siehe analytische Psychotherapie. Noch Unklarheit über das Ausmaß psychosozialer Belastungsfaktoren Noch Unklarheit über das Strukturniveau Adoleszente mit hoher Sensibilität für Autonomie- oder Autarkie-Verlust	Symptomreduzierung Klärung neurotischer Entwicklungslinien. Klärung des Leidensdrucks und der Motivation für eine Langzeit-Psychotherapie.
Krisenintervention	Variabel 1-3 h/Wo. 25 Std.		Akute Krise Psychosoziale Belastung hoch Struktur: nicht einschätzbar, da durch Krise verzerrt	Beruhigung Klärung und Differenzierung
Kurzzeit-Psychotherapie	1-2 h/Wo 25 Std.	s. tiefenpsychol. Psychotherapie	Mono-Symptomatik mit eindeutigem Fokus Gut integrierte Struktur Geringe psychosoziale Belastung	Symptomreduzierung Förderung der Bewältigung phasentypischer Konflikte

Im Zentrum der Übersicht steht die Unterscheidung der analytischen Psychotherapie von der tiefenpsychologischen Psychotherapie bei Kindern und Jugendlichen. Die Differenz beider Verfahren enthält selbstverständlich idealtypische Grundlinien. Die Begrenzung der Stundenzahl ist für beide Therapieformen gleich, „... da eine exakte Unterscheidung dieser Behandlungsarten – insbesondere in der Kinderpsychotherapie – nicht begründet werden konnte" (Rüger et al., 2005, S.46). Die **tiefenpsychologische Psychotherapie** bietet sich an, wenn sich bereits in der diagnostischen Phase ein Konfliktfokus klar herausarbeiten lässt, der im Zusammenhang mit einer umgrenzten **Monosymptomatik** steht. Das Therapieziel ist vordringlich die **Symptomreduzierung** und die Verbesserung der psychosozialen Anpassung. Eine **Kurztherapie als Fokaltherapie** ist der analytischen Psychotherapie zuzuordnen (siehe dazu auch den Beitrag von Windaus *Psychoanalytische Kurz- und Fokaltherapie bei Kindern, Jugendlichen und ihren Eltern*, in diesem Band). „Ein begrenzter Ausschnitt der inneren Welt des Patienten, jener, der aktualisiert und fokussierbar ist, wird in der Fokaltherapie bearbeitet" (Kunze, 2001).

Die analytische Psychotherapie ist besonders bei komplexen und schwereren Störungen wirkungsvoll. Neben der Symptomreduzierung durch Bearbeitung der neurotischen Konflikte geht es um Erweiterung der Ich-Funktionen allgemein, besonders in Hinblick auf das Spektrum der Abwehrmechanismen, was zu einer Zunahme an Beziehungs- und Konfliktfähigkeit führt. Bei der modifizierten analytischen Psychotherapie ist die auf die Ich-Funktionen ausgerichtete, **strukturbezogene thera-**

peutische Arbeit gleichwertig mit der Arbeit an Konflikten (Rudolf, 2004). Sie erfordert einen längeren Behandlungszeitraum. Dabei ist besonders wichtig zu sehen, dass die Therapie in die Prozesse von Reifung und Entwicklung des Kindes oder des Jugendlichen eingebettet ist, sich ergänzt und gegenseitig fördert (zur Behandlungskonzeption der tiefenpsychologisch fundierten und analytischen Psychotherapie siehe auch Windaus, 2004 und in diesem Band). In den Richtlinien ist die modifizierte nicht von der analytischen Psychotherapie durch eine andere Ziffer unterschieden. Wenn eine niedrigere Frequenz als die analytische Therapie bei gleichzeitiger Planung einer länger dauernden Therapie beantragt wird, sind die Bewilligungsschritte im Gutachterverfahren niedriger, weil sie sich auf etwa ein Lebensjahr beziehen sollen.

9 Therapieplanung und Prognose

Patienten und Beziehungspersonen sollten von Anfang an in den Prozess der Diagnostik, Indikationsstellung und Therapieplanung einbezogen werden. Sie fühlen sich damit wahrgenommen und begreifen, wie wichtig ihre Beteiligung an dem Geschehen selber ist. So kann im Laufe dieses Prozesses die Motivation für eine Therapie wachsen, besonders wenn den bewussten und unbewussten Widerständen genügend Rechnung getragen wird. Eltern stellen zunächst das Symptom in den Mittelpunkt und erwarten vordringlich dessen Beseitigung. Dies liegt den Kindern dagegen eher fern, ihre Motivation liegt in einem anders gelagerten Leidensdruck. Symptome können bei Kindern schnell wieder verschwinden oder sich wandeln. Jugendliche, die entwicklungsbedingt besonders sensibel auf mögliche Einschränkungen ihrer Autonomiebedürfnisse reagieren, sind nur dadurch für eine Therapie zu gewinnen, dass sie von vorneherein einbezogen werden und damit Einblick in die therapeutische Arbeit bekommen.

> **!** **Merke:** Der Stil, in dem die Diagnostik stattfindet, gibt Kindern wie Eltern bereits einen Einblick in die Art des analytischen Arbeitens.

Im Verlauf von Diagnostik und Indikationsstellung sollten immer wieder die Erwartungen an eine Therapie zur Sprache kommen können.

Die subjektive Sichtweise des Patienten zum Ausgangspunkt der gemeinsamen Arbeit zu machen charakterisiert das psychoanalytische Arbeiten. Sie modifiziert bereits die Erwartungen und auch die ausschließliche Fixierung auf das Symptom. Es wird den Betroffenen deutlich, dass Kinder und Jugendliche in der Therapie Erfahrungen machen können, in denen sie sich emotional anders erleben und auf eine neue Weise mit sich Bekanntschaft machen können. Aber auch der Therapeut entwickelt aufgrund seiner beruflichen Erfahrung und der speziellen Indikationsstellung eine ganz bestimmte Erwartung an den Verlauf der Therapie. Es erfordert einen **aktiven Reflexionsprozess** bezüglich dieser eigenen Erwartungen, die dann mit denen des Kindes, des Jugendlichen und der Eltern in einen Dialog gebracht werden müssen. Letztlich geht es um die Einigung auf ein therapeutisches Setting. Der Therapeut sollte entschieden haben, ob er seine therapeutische Haltung eher darauf ausrichten wird, einen Raum anzubieten zur Belebung und Darstellung des intrapsychischen Geschehens (analytische Psychotherapie), oder ob er in einer eher führenden Haltung die Aufmerksamkeit auf das interaktionelle Geschehen lenken wird (tiefenpsychologische Psychotherapie). Beide Haltungen lassen sich in der Kinder- und Jugendlichenpsychotherapie nicht klar voneinander trennen und sind ganz individuell jedem einzelnen Behandlungsfall anzupassen. Der Therapeut hat sich auf den jeweiligen kognitiven Entwicklungsstand des Kindes angemessen einzustellen.

In formaler Hinsicht sind die Dauer und die Frequenz der Therapie sowie Art und Umfang der Elternbeteiligung zu klären. Diese Parameter sind allerdings nicht ausschließlich aus der Indikationsstellung für das in Frage kommende Verfahren (analytisch oder tiefenpsychologisch) abzuleiten, sondern stellen oftmals einen Kompromiss aus dem Wünschenswerten und Realisierbaren dar. Der Therapeut hat dann zu klären, ob er diesen Kompromiss unter Zugrundelegung einiger definierbarer Therapieziele verantwortlich eingehen kann.

Für die **prognostische Einschätzung** werden folgende Bereiche einer Einschätzung unterzogen:

1. **Symptomatik:** Eine sehr auffällige („lärmende") Symptomatik ist prognostisch oft günstiger, besonders wenn der Beginn klar auszumachen ist. Eine diffuse, wechselnde Symptomatik mit schleichender Entwicklung lässt die prognostische Einschätzung vorsichtiger ausfallen. Die Dauer der Symptomatik verschlechtert die Prognose.
2. **Einschränkungen in den Ich-Funktionen** mindern die Prognose. Lassen sich abgrenzbare Konfliktbereiche nur schwer ausmachen, so sind größere strukturelle Beeinträchtigungen bei der Störung anzunehmen. Auch erschweren frühe Ausformungen von Charakterstrukturen die Umstellungsfähigkeit.
3. **Aktuelle psychosoziale Belastungsfaktoren** stellen den Fortgang der therapeutischen Arbeit oft auf eine harte Probe.
4. Die Bereitschaft und Fähigkeit zur **Umstellung auf Seiten der Eltern** verbessern die prognostische Einschätzung beim Patienten.
5. Die **Flexibilität des Therapeuten** in der Einstellung auf den Patienten und der Anwendung der Methoden kann die Prognose erheblich verbessern.

Die analytische Psychotherapie strebt eine Lockerung und Erweiterung der Abwehrmechanismen und Coping-Stategien an, eröffnet strukturelle Umgestaltungen und ist individuationsfördernd. Der Beginn einer analytischen Psychotherapie ist wie der Aufbruch zu einer Reise, bei der das Ziel zwar weitgehend bekannt ist, es aber unklar bleibt, wie der Weg im Einzelnen aussehen wird. Er hängt davon ab, wie die Teilnehmer sich auf den Prozess einlassen können. Von dieser Vorstellung einer Therapie sind die Ratsuchenden am Anfang mit ihren Erwartungen noch eher entfernt. Insofern kommt dem Arbeiten an den Rahmenbedingungen und dem Ringen um das Setting im Verlauf der analytischen Psychotherapie besondere Bedeutung zu. Hier besteht zunächst eine Kluft zwischen den Erwartungen des Therapeuten einerseits und denen des Patienten und der Bezugspersonen andererseits. Sie gilt es, zu überwinden – eine Aufgabe, die im Verlauf der Therapie bewältigt werden muss.

Bei einer **tiefenpsychologischen Psychotherapie** ist der Fokus relativ klar zu umreißen, da der Therapieplan enger und überschaubarer ist. Die Therapieziele sind zunächst deutlich auf eine Symptomverbesserung oder Symptomreduzierung ausgerichtet. Damit verbunden ist eine Verbesserung der psychosozialen Anpassung. Das tiefenpsychologische Verfahren kann hinsichtlich der Rahmenbedingungen flexibler gehandhabt werden und wird deshalb von den Patienten wie den Eltern leichter angenommen. Hier ist der Widerstand geringer. Und hier ist auch die Rolle des Therapeuten als des Spezialisten eher kongruent mit den entsprechenden Erwartungen im heilkundlichen Bereich allgemein.

Bei der modifizierten analytischen Psychotherapie ist der Akzent noch deutlicher auf die Bearbeitung struktureller Schwächen ausgerichtet. Der therapeutische Ansatz liegt ganz eindeutig auf der Bearbeitung beschädigter Selbstanteile mit Hilfe des Angebots einer korrigierenden emotionalen Erfahrung durch Entwicklungsförderung (Hurry, 2002).

10 Therapievereinbarung und Vertragsabschluss

Mit den Eltern wird eine Vereinbarung über die beabsichtigte Therapie getroffen. Das Kind kann umso mehr einbezogen werden, je älter es ist. Mit Jugendlichen sollte die Vereinbarung selbständig getroffen werden, wobei die Eltern hinzugezogen werden. Im Allgemeinen kann die Vereinbarung im Zusammenhang mit der Beantragung der Kostenübernahme im Rahmen der Richtlinienpsychotherapie oder entsprechender Verfahren im Bereich von Beihilfe oder der Privatversicherungen geschehen. Das Vorgehen bei der Beantragung der Kostenübernahme wird erläutert, und es sollte hier besonders darauf hingewiesen werden, dass die persönlichen Daten und Befunde der Familie durch die chiffrierte Form des Berichts an den Gutachter in einem verschlossenen Umschlag geschützt sind. Der Therapeut fasst das, was bisher einer Klärung zugänglich war, noch einmal zusammen und erklärt die Notwendigkeit einer Psychotherapie. Nun sollten Form und Rahmen der Therapie beschrieben werden, also ob eine analytische, eine tiefenpsychologische oder eine Kurzzeitpsychotherapie angebracht ist, und wie die Frequenz, die Dauer und der Umfang der Einbeziehung der Eltern aussehen wird. Es sollten weiterhin einige Hinweise dazu gegeben werden, in welcher Weise in der Therapiestunde gearbeitet wird. Dabei kann auf die bereits gemachten Erfahrungen in den probatorischen Sitzungen Bezug genommen werden. Der Therapeut erläutert z.B., was eine analytische Therapie bedeutet und warum sie gerade bei dem Patienten sinnvoll wäre. Hier könnte darauf hingewiesen werden, dass durch die Form der Therapie (Regelmäßigkeit, freie Assoziation, freies Spiel, Abstinenz) etwas möglich wird, das Prozess genannt wird, so dass neben der Unterstützung, die der Patient in der Therapie erfahren wird, hilfreiche Kräfte aus dem Unbewussten hinzukommen. Der Therapeut kann hier etwas zum Unbewussten sagen, in einer Weise, die von den Eltern und dem Kind verstanden wird.

Es ist wichtig, einen tragfähigen Konsens zu erzielen, weil die Identifikation mit der Form und den Zielen die therapeutische Arbeit erleichtert und den Erfolg verbessert. Oft kommt es vor der Vereinbarung noch einmal zu einem Zögern und einer Mobilisierung der Widerstände, auch auf Seiten der Eltern. Der Therapeut schlägt ihnen vor, es sich noch einmal zu überlegen und nach einer vereinbarten Frist Bescheid zu geben, ob sie sich dazu entschließen können. Mit der Zusage wird dann auf den noch einzuholenden Konsiliarbericht durch einen Kinderarzt, Allgemeinarzt oder Kinder- und Jugendpsychiater hingewiesen. Weil es sich um eine heilkundliche Behandlung handelt, sollte ein Organmediziner sein Urteil abgegeben und die Unbedenklichkeit für eine Psychotherapie attestiert haben. Können sich die Eltern oder der Patient nicht für das vorgeschlagene Verfahren entscheiden, so sollte das Angebot gemacht werden, über Alternativen zu sprechen.
Mit dem unterschriebenen Antrag auf Psychotherapie, den der Therapeut mit den weiteren notwendigen Unterlagen bei der Krankenkasse einreicht, und der Absprache mit den Eltern über die Modalitäten der Therapie wird ein Vertrag über die Therapie geschlossen. Es bleibt beiden Parteien vorbehalten, dies über die mündliche Vereinbarung hinaus auch schriftlich zu machen. Hier kann auch eine Regelung über die Honorierung von ausgefallenen Stunden getroffen werden. Die Eltern sind auch über Risiken einer Psychotherapie aufzuklären. Sie sind darauf hinzuweisen, dass im Verlauf einer Therapie vorübergehende Verschlechterungen in der Befindlichkeit auftreten können und dass der beabsichtigte Erfolg partiell verfehlt werden kann.

11 Fallbeispiel:

Erstkontakt und Untersuchungssituation:

Der **Telefonkontakt** mit der Mutter der 6,2 Jahre alten Patientin verlief kurz und beschränkte sich auf eine Terminabsprache mit Mutter und Tochter. Durch Wortwahl und Stimme der Mutter war bei der Therapeutin ein gedämpftes Interesse dieser Neuanmeldung gegenüber entstanden.

Erstkontakt mit Mutter und Tochter:
Beide erscheinen pünktlich zum Ersttermin. Die Patientin drückt sich eng an die Mutter, blickt gleichzeitig hilflos und kokett trotzig. Die Mutter lächelt verlegen, schiebt die Tochter in Richtung der Therapeutin. Nach der Begrüßung von Mutter und Tochter fordert die Mutter die Patientin auf zu erzählen, weswegen sie gekommen sind. Die Patientin steckt den Finger in den Mund und wirkt beschämt. Die Therapeutin teilt beiden mit, es sei sicher schwierig, vor zwei erwachsenen Personen über Schwierigkeiten zu sprechen, schlägt vor, mit der Patientin ins Spielzimmer zu gehen und anschließend mit der Mutter ein Gespräch zu führen.

Erst- und Folgekontakte mit der Patientin:
Im Spielzimmer bleibt C. mitten im Raum stehen, wirkt mit ihrer fast jugendlich anmutenden Kleidung, den weit aufgerissenen Augen puppenhaft, wie die Miniaturausgabe einer Jugendlichen. Sie macht keine Anstalten, sich mit etwas im Spielzimmer zu beschäftigen. Die Therapeutin stellt sich vor als jemand, zu der viele Kinder kommen, gebracht, geschickt werden, weil sie irgendwelche Schwierigkeiten haben so wie die meisten Kinder eben hin und wieder Schwierigkeiten haben, zählt auf, wovor andere Kinder Angst haben, welche körperlichen Beschwerden

sie haben, um der Patientin die Situation zu erleichtern und Angst und Scham zu mindern.
C. erklärt leise in kindlich gekünstelter Sprechweise, sie sei hier, weil sie zu ihrer Mutter und Schwester immer böse sei und zu Hause und in der Schule in die Hose mache. Die Therapeutin nimmt die Mitteilung auf und bestätigt C. noch einmal, dass viele Kinder so etwas von sich zu berichten hätten. Der Therapeutin tut das kleine Mädchen teils leid, teils fühlt sie sich wenig wahrgenommen (Gegenübertragung), wie sie halb schuldbewusst, halb trotzig über ihre Symptomatik spricht. Sie interessiert sich dafür, wie solche Situationen zustande kommen – sowohl was das „Bösesein" als auch das „In-die-Hose-Machen" betrifft.
Die Patientin schildert Beziehungsepisoden, in denen sie sich von der Schwester geärgert, von der Mutter ungerecht behandelt und der Schwester gegenüber zurückgesetzt fühlt. Ihr Gesichtsausdruck ist dabei skeptisch, so als ob sie ausdrücken wollte, „vielleicht stimmt es auch nicht" (Gegenübertragung).

Szenisches Erleben:
Über das Tagnässen und Einkoten erzählt sie zunächst verwirrende Geschichten. Auf eine Fremdschilderung der Therapeutin hin, die besagt, dass andere Kinder in die Hose machen, weil sie Angst davor haben, aufs Klo zu gehen, wirkt sie aufgeregt und entlastet zugleich, erzählt hektisch, die Klotür sei groß und dunkel und hinter der dunklen Tür sei vielleicht ein Monster, deshalb mache sie die Tür nicht auf und stattdessen vor Angst und weil sie es nicht mehr halten könne in die Hose. Die Therapeutin vermittelt ihr, dass sie sich vorstellen kann, wie es der Patientin geht, spricht darüber, dass andere Kinder auch nicht gern allein im Kindergarten oder in der Schule aufs Klo gehen, will wissen, ob vielleicht eine Freundin mitgehen könnte. Sie wirkt traurig und erzählt, dass niemand mit ihr gehen wolle. Es wirkt so, als ob es keine Freundin gibt. Sie macht wieder einen trotzig einsamen Eindruck, der sich auch in der Gegenübertragung stark abbildet.
In einer weiteren Sitzung berichtet C., sie habe zu Hause nicht mehr in die Hose gemacht, aber – sie wird verlegen und leise – in der Schule. Die Therapeutin greift auf die Information über das gefürchtete Monster zurück, interessiert sich dafür, wie sie es sich vorstellen könne, was die Patientin von dem Monster befürchte. C. wirkt wieder aufgeregt und meint, das Monster könne sie fressen. Sie ist heute als Pirat verkleidet, weil sie auf einer Faschingsparty war. Auf dem T-Shirt prangt groß ein Totenkopf. Sie sieht die Malutensilien und möchte malen. Mit schnellen Strichen zeichnet sie einen Seeräuber mit gebleckten Zähnen, schreibt daneben „toter Räuber". Die Therapeutin betrachtet das Bild und stellt fest, dass die Patientin aber heute ein lebendiger Räuber sei, was es denn mit dem toten Räuber auf sich habe? Ob es besser sei, wenn Räuber tot wären? C. zuckt mit den Schultern, verstärkt das Wort „toter". Die Therapeutin möchte wissen, ob sie schon einmal einen toten Menschen gesehen habe. Sie erzählt plötzlich, ihr Bruder sei tot. Die Therapeutin interessiert sich für den toten Bruder und erfährt, dass die Patientin ungefähr im 4. Lebensjahr mit der Mutter zusammen im Krankenhaus gewesen war, als diese eine Fehlgeburt mit einem Jungen hatte. Die Therapeutin wiederholt, was sie gehört hat, dass in Mamas Bauch ein Bruder gestorben ist. Sie bemerkt nebenbei, dass kleine Kinder sich manchmal Gedanken machen, wieso der Bruder gestorben ist, ob die Mama nicht gut auf ihn aufpassen konnte, ob es wohl ein lieber oder ein böser Bruder geworden wäre. Die Patientin schweigt, nimmt ein neues Blatt und malt ein froschähnliches Gebilde (wie ein Embryo) mit großem Maul und riesigen Zähnen. Auf Nachfragen meint sie, so sehe vielleicht das Monster hinter der Klotür aus. Im Gespräch darüber wird deutlich, dass sie Strafängste hat, weil sie Mama und Schwester gegenüber böse ist, dass sie fürchtet, von der Mama des Böseseins wegen verlassen zu werden, wie der Papa in England. Jetzt möchte sie nur noch im Kaufladen einkaufen, hat wieder einen künstlichen, fast misstrauischen Gesichtsausdruck, wie wenn sie etwas verraten hätte, das die Therapeutin ihr gegenüber negativ einstellen könnte (Übertragung).

In der Vorstellung der Therapeutin entstehen folgende Annahmen: Das ungefähr 4-jährige Mädchen, das eine schwierige, von Hass auf die Mutter und Angst vor Verlust der Mutter geprägte Beziehung hat (die Ursache dafür wird sie später von der Mutter erfahren), erlebt, dass im Bauch der Mutter ein Kind stirbt. Die Mutter hat es nicht verhindern können oder hat den Tod sogar verursacht. Ihre Mutter ist also jemand, die bei gegebenen Anlass ihre Kinder töten oder zumindest nicht schützen kann.

Gespräch mit der Mutter:
Die Mutter spricht mit deutlich englischem Akzent. Sie schildert die Probleme mit der Tochter in einer Mischung aus Belustigung, Sorge und Ärger. Bei der Therapeutin entsteht kein eindeutiger Eindruck von der Beziehung, die diese Mutter zu ihrer Tochter hat. Es besteht ein dringender Therapiewunsch. Bewusst ist die Mutter bereit, sich in eine mögliche Therapie der Tochter einbeziehen zu lassen, und bestätigt auch die Bereitwilligkeit ihres jetzigen Partners zur Mitarbeit.

Informationen über die Entwicklung von C.:
Die Patientin ist die erste, erwünschte Tochter eines Elternpaares, das zunächst sehr erfreut war über die Geburt des Kindes. Sie wuchs zunehmend in eine aggressiv-destruktive Beziehungsgestaltung der Eltern hinein. In ihrem 4. Lebensjahr trennten sich die Eltern wegen Alkoholismus des Vaters und zunehmender Gewalttätigkeit der Mutter gegenüber. Die Patientin hat eine 2 1/4 Jahre jüngere Schwester. Die Patientin war bis zur Trennung der Eltern der Liebling des Vaters, die Schwester stand eher der Mutter näher. In England wurde sie mit 5 Jahren in die Grundschule eingeschult und besuchte nach dem Umzug nach Deutschland die 1. Kl. Grundschule, da sie kognitiv die Reife einer 7-Jährigen hat. Die frühkindliche Entwicklung wird als altersgemäß geschildert. Seit der Scheidung der Eltern und dem Umzug nach Deutschland gab es keine Verhaltensauffälligkeiten. Die Eltern befinden sich noch in einem Clinch, der über die Kinder ausgetragen wird. Ansonsten hat die Mutter einen neuen Partner, der großes Interesse an den Kindern hat, beruflich so erfolgreich ist wie die Mutter. Die Mutter wirkt durch die Symptomatik der Tochter eher genervt als deprimiert, das Leid der Tochter kann sie kaum empathisch aufnehmen oder vermitteln. Sie berichtet von Versuchen der Tochter, den Vater zu beruhigen und der Mutter gegenüber in Schutz zunehmen, davon, dass sie nicht mit nach Deutschland gehen wollte, aggressiv gegen Mutter und Schwester und den neuen Partner der Mutter gewesen sei im Wechsel mit kleinkindhaft anklammerndem Verhalten, das sich zunehmend zugespitzt habe, weil sie auch in der Schule schnell mit gleichaltrigen Mädchen aneinandergeraten sei und

somit wenig Freundschaftliches erleben konnte. Der Ausbruch der Symptomatik: zunehmend aggressiv-depressives Verhalten, Einkoten und Tagnässen seien der Grund zur Vorstellung bei der Therapeutin gewesen.

Interpretation des Erlebten, Beobachteten und Erfragten mit Mutter und Patientin:
Überlegungen zu Ätiologie und Pathogenese:
C. ist ein Kind an der Schwelle zur Latenz. Eigentlich müsste sie eine libidinöse Distanzierung von den Primärobjekten erreicht haben und sich verstärkt schulischen Inhalten, Spielen und Beschäftigungen mit Gleichaltrigen, Rivalisieren und lustvollem Konkurrieren mit Gleichaltrigen widmen können.

Stattdessen ist sie vermutlich gefangen in einem intrapsychischen Konflikt, der geprägt ist von libidinösen Wünschen an den Vater und Schuldgefühlen und Rachebefürchtungen der Mutter gegenüber und Bedrohtheitsvorstellungen durch die Mutter. Durch die Scheidung der Eltern, den Umzug nach Deutschland hat sich der Konflikt zugespitzt, da die Gefährlichkeit der Mutter in der Realität zugenommen hat, verstärkt noch durch das Miterleben der Fehlgeburt des Bruders, dem realen Verlust des Vaters und der von der Patientin vermuteten oder real existierenden Koalition zwischen Mutter und Schwester. Zusätzlich erschwerend und als Belastung für ihre Struktur ist die fremde Umgebung und fremde Sprache zu werten, die eine Verstärkung der Bindung an die Mutter nötig machte. So konnte sie vermutlich die Spannung zwischen Hassgefühlen der Mutter gegenüber, Angst vor der Mutter sowie Bindungswünschen an die Mutter nur durch Entwicklung der Symptomatik lösen:
Verschiebung auf ein phobisches Objekt (Klomonster), Ich-Regression im Verlust der Sphinkterkontrolle und Wiederbelebung des magischen Denkens.

Diese Annahmen stützen sich u. a. auf das Miterleben der von der Patientin dargestellten Episoden des „toten Räubers" und des „Froschmonsters". In dieser Episode sieht die Therapeutin eine Darstellung der Verschiebung der Angst vor der Mutter auf ein Monster (phobisches Objekt), das sowohl die Qualität des toten Bruders (böses Kind) als auch die der fressenden Mutter hat. Hilfreiche Objekte (Lehrerin, Mitschüler) gibt es in der Phantasie der Patientin nicht. Sie kann sich nicht schützen oder sich Hilfe holen. Außerdem ist zu vermuten, dass die gefürchtete Aggression der Mutter wegen der ödipalen Wünsche auch eine Projektion der Aggression der Patientin ist, die der Identifikation mit dem verlorenen Vater entspricht.

Die Patientin ist körperlich gesund, abgesehen von einer gesteigerten Infektanfälligkeit.
C. kotet seit 4 Monaten ein und nässt tagsüber mehrmals ein. Sie hat aggressive Durchbrüche und zeigt verzweifelte Anklammerung an die Mutter im Wechsel.
In der Schule kann sie nicht mit anderen konkurrieren, sondern ist aggressiv oder zieht sich zurück.
Sie möchte lieb sein, schafft es nicht und ist hin- und hergerissen zwischen Wut auf die anderen und Beschämung wegen der Symptomatik.
Sie steht unter hohem Leidensdruck.

Die Beeinträchtigung ist gemessen mit BSS-K (Beeinträchtigungsschwerescore für Kinder (Fahrig et al., 1996)
- im psychischen Bereich stark
- im körperlichen Bereich stark
- die sozial-kommunikative Beeinträchtigung bezüglich Mutter und Partner ist stark
- die sozial-kommunikative Beeinträchtigung bezüglich der Schwester ist ebenso stark
- die Beeinträchtigung bezüglich Freunden ist erheblich
- die Beeinträchtigung im Leistungsbereich ist gering

Damit liegt eine **krankheitswertige und behandlungsbedürftige Störung** vor mit dem Schwerpunkt auf dem unlösbaren, unbewussten intrapsychischen Konflikt mit erheblichen Auswirkungen auf das Selbstwertgefühl der Patientin innerhalb der Familie und mit Gleichaltrigen.

Einordnung der Störung im psychodynamischen Sinn:
Diagnose: Enkopresis, Enuresis diurna, aggressiv-depressive Durchbrüche als Ausdruck eines unbewussten ödipalen Konflikts vor dem Hintergrund einer gescheiterten Ehe und Beziehungsstörung mit Mutter und Schwester.
Eine vulnerable Struktur mit Defiziten in der Realitätswahrnehmung, Selbst-Objekt-Differenzierung begünstigen die Psychodynamik und die Regressionsneigung.

Klassifikatorische Einordnung:
ICD-10-GMG
F92.8 – sonstige kombinierte Störung des Sozialverhaltens und der Emotionen
F98.0 – nichtorganische Enuresis diurna
F98.1 – nichtorganische Enkopresis

Da bei der Patientin **eine krankheitswertige Störung**, die schwerpunktmäßig durch unbewusste Konflikte verursacht ist und aufrechterhalten wird, vorliegt, ist analytische Kindertherapie indiziert in einer Stundenfrequenz von 2 Sitzungen pro Woche.

Behandlungsplan und Therapieziele:
Die Patientin soll in der Therapie Gelegenheit bekommen, ihr konflikthaftes Erleben durch Identifikation mit dem Vater und der Angst vor der bedrohlichen und doch so dringend benötigten Mutter darzustellen, zu erleben und über Realitätsprüfung in der Übertragungsbeziehung alters- und situationsgemäß zu verändern.

Die Aufgabe der Therapeutin besteht darin, die negative Übertragung aufzunehmen und mit der Patientin auf den von ihr gewählten Darstellungsebenen durchzuarbeiten, eine korrigierende realitätsgerechte Alternative zu bieten und strukturfördernd bezüglich Realitätswahrnehmung und Selbst-Objekt-Differenzierung zu intervenieren.

Begleitende Arbeit mit der Mutter:
Diagnostische Überlegungen
Mit Einschränkung ist anzunehmen, dass die Mutter-Tochter-Beziehung nicht nur von Seiten der Tochter durch unbewusste Anteile gestört wird, sondern auch von Seiten der Mutter in zweifacher Weise:

Die Mutter parentifiziert die Tochter, indem sie dieser Tochter gegenüber – im Gegensatz zur jüngeren – die Generationsschranke nicht aufrechterhalten kann, das knapp 7-jährige Mädchen nicht altersgemäß wahrnehmen und angemessen behandeln kann.
Ebenso scheint diese Tochter in den Augen der Mutter den gehassten ehemaligen Partner zu repräsentieren, von dem sie sich durch die Tochter misshandelt fühlt und den sie in der Tochter bekämpft. Vermutlich gibt sie auch eigene Parentifizierung durch ihre Mutter als Muster an die Tochter weiter. Im Rahmen klärender Gespräche sollte die Mutter die Fähigkeit entwickeln, die Generationsschranke zu wahren und das Kind in der Tochter zu sehen (sich selbst in der Tochterrolle) und als solches zu behandeln.
Das pathogene Beziehungsmuster in der Übertragung der Gefühle dem ehemaligen Partner gegenüber, die fehlende Generationsschranke zwischen sich und der eigenen Mutter sollte aufgedeckt und damit von der Tochter abgelöst werden.

Prognose:
Die Prognose scheint nach den Erfahrungen der probatorischen Sitzungen günstig.

Schlussbemerkung:
Die diagnostischen Überlegungen, Einschätzungen und Schlussfolgerungen sind als vorläufig zu betrachten und im Behandlungsverlauf immer wieder zu überprüfen. Diese subjektiven Einschätzungen im Rahmen der therapeutischen Zweierbeziehung kann im Sinne einer Fallkonferenz (A. Freud, 1969) auch von einer einzelnen Therapeutin ansatzweise objektiviert werden, indem sie sich z. B. verschiedener Blickwinkel bedient, wie es in der OPD-KJ-Logik möglich ist.

12 Frequently Asked Questions (FAQ)

1. *Kann mit einer 16-jährigen Jugendlichen eine Therapievereinbarung ohne Wissen der sorgeberechtigten Eltern getroffen werden?*

→ Die Jugendliche ist berechtigt, selbständig einen Antrag auf Psychotherapie zu stellen, auch wenn die Sorgeberechtigten grundsätzlich die Antragsteller sind. Diese sollten deshalb über eine geplante Psychotherapie informiert werden. Widersprechen sie nicht ausdrücklich, auch wenn sie eine Beteiligung durch die geplante Elternarbeit nicht wünschen, so kann die Therapie durchgeführt werden. Hält der Therapeut im Laufe der Therapie eine Gefährdung der Jugendlichen für gegeben, so hat er nach Rücksprache mit dem Patienten die Sorgeberechtigten zu verständigen.

2. *Wodurch wird eine Störung oder Symptomatik als krankheitswertig definiert und damit zum Gegenstand einer möglicherweise indizierten heilkundlichen Psychotherapie?*

→ Störung und Symptomatik müssen im Rahmen der wissenschaftlich anerkannten Krankheitslehre definierbar und beschreibbar sein. Die psychoanalytische Krankheitslehre stellt den intrapsychischen Konflikt zusammen mit den strukturellen Gegebenheiten in das Zentrum der Verursachung neurotischer Entwicklungsstörungen und Entfaltungsdefizite. Die Symptomatik sollte aus der dynamischen Betrachtungsweise des seelischen Prozesses des Betroffenen erklärbar sein.

3. *Trifft es zu, dass diagnostische Fragen intrusiv sind und den diagnostischen Prozess stören?*

→ Diagnostik ist ein interaktiver Prozess. Fragen bekunden das Interesse, die Aufmerksamkeit und Fachkenntnis des Untersuchers und dienen damit dem Aufbau der Beziehung.

4. *Können die bewussten und unbewussten Probleme eines Kindes in der Eingangsdiagnostik verlässlich erfasst werden?*

→ Die Ergebnisse eines diagnostischen Prozesses haben immer auch einen vorläufigen Aspekt. Sie können im Behandlungsverlauf bestätigt oder revidiert werden.

5. *Stimmt es, dass Krankheitswertigkeit eine feste Größe ist?*

→ Krankheitswertigkeit ist das Ergebnis eines Aushandlungsprozesses darüber, was in dieser Epoche und in dieser Gesellschaft für krank und gesund gilt, sie hat damit gesellschaftliche, medizinische und psychologische Aspekte.

6. *Lässt sich die Schwere der Störung an der Ausprägung der Symptomatik feststellen?*

→ Nein, einzuschätzen ist darüber hinaus die Dauer der Symptomatik, die Verwobenheit mit Entwicklung und Reifung sowie der subjektive Leidensdruck. Oft ist eine diskrete, schleichend begonnene Symptomatik prognostisch ungünstiger als eine besonders auffällige Symptomatik mit einem deutlich bestimmbaren Beginn: ihr ist oft die Auslösesituation im Sinne einer spezifischen Versuchungs- und Versagenssituation zuzuordnen

7. *Gibt es Unterschiede zwischen analytischer und tiefenpsychologisch fundierter Kinder- und Jugendlichenpsychotherapie?*

→ In der Psychoanalyse wird die Psychotherapie als ein von ihr abgeleitetes Verfahren angesehen und unterscheidet sich in der zur Anwendung kommenden Behandlungstechnik. In der tiefenpsychologischen Psychotherapie werden einige Parameter der psychoanalytischen Behandlungstechnik verändert: der Regression und Übertragung wird begrenzt und steuernd Raum gegeben und dem ich-stützenden Aspekt wird mehr Aufmerksamkeit geschenkt. Tiefenpsychologische Modifizierungen sind aber auch häufig in der Behandlungstechnik der analytischen Kinder- und Jugendlichenpsychotherapie notwendig.

13 Prüfungsfragen

1. Welches sind die wichtigsten Aspekte psychodynamischer Befunderhebung?
2. Welche diagnostische Bedeutung hat das interpersonelle und szenische Geschehen in den Erstkontakten mit den Patienten?
3. Welchen Gebrauch macht der Diagnostiker von seiner Gegenübertragung?
4. Welches diagnostische Gewicht haben die Mitteilungen der Kinder und der Eltern in Abhängigkeit vom Lebensalter des Kindes?
5. Wie lassen sich krankheitswertige und behandlungsbedürftige psychische Störungen von aktuellen Entwicklungsproblemen von Kindern und Jugendlichen abgrenzen?

6. Welche Kriterien gibt es für die Indikation einer analytischen oder tiefenpsychologisch fundierten Kinder- oder Jugendlichenbehandlung?
7. Welches sind Kriterien für die Einschätzung der Behandlungsprognose?

14 Literatur

- Achenbach TM, McConaughy SH, Howell CT (1987): Child and adolescent behavioural and emotional problems: Implications of cross-informant correlations for situational specificity: Psychol Bull 101:213-232
- Arbeitskreis OPD (2005): Operationalisierte Psychodynamische Diagnostik. Grundlagen und Manual. Bern: Huber
- Arbeitskreis OPD-KJ (2003): Operationalisierte Psychodynamische Diagnostik im Kindes- und Jugendalter. Grundlagen und Manual. Bern: Huber
- Argelander H (1970): Das Erstinterview in der Psychotherapie. Darmstadt: Wiss. Buchgesellschaft
- Benjamin LS (2002): Interpersonal reconstructive therapy (IRT): Treating other untreatable. New York: Guilford
- Bolland J, Sandler J (1977): Die Hampsteadmethode. München: Kindler
- Brandl Y, Bruns G, Gerlach A, Hau S, Janssen PL, Kächele H, Leichsenring F, Leuzinger-Bohleber M, Mertens W, Rudolf G, Schlösser AM, Springer A, Stuhr U, Windaus E (2004): Psychoanalytische Therapie. Eine Stellungnahme für die wissenschaftliche Öffentlichkeit und für den Wissenschaftlichen Beirat. Forum Psychoanal 20:13-125
- Cierpka M (Hrsg.) (1996): Handbuch der Familiendiagnostik. Berlin, Heidelberg, New York: Springer
- Deutsches Institut für medizinische Dokumentation und Information DIMDI (2004): Arbeitsgruppe ICD-10-GM. Stuttgart: Kohlhammer
- Döring S, Schüßler G (2004): Theorie und Praxis der Diagnostik. In: Hiller W, Leibing E, Leichsenring F, Sulz SKD (Hrsg.): Lehrbuch der Psychotherapie. Bd. 2: Psychoanalytische und tiefenpsychologisch fundierte Therapie. München. CIP-Medien, S. 3-30
- Dührssen A (1973): Psychotherapie bei Kindern und Jugendlichen. Göttingen: Vandenhoeck & Ruprecht
- Dührssen A (1981): Die biographische Anamnese unter tiefenpsychologischem Aspekt. Göttingen: Vandenhoeck & Ruprecht
- Eckstaedt A (1991): Die Kunst des Anfangs. Psychoanalytische Erstgespräche: Frankfurt/M: Suhrkamp
- Eckstaedt A, Klüwer R (1980): Zeit allein heilt keine Wunden. Psychoanalytische Erstgespräche mit Kindern und Eltern. Frankfurt/M: Suhrkamp
- Elkonin D (1980): Psychologie des Spiels. Köln: Pahl-Rugenstein
- Esser G, Wyschkon A (2004): Diagnostik bei Kindern und Jugendlichen. In: Hiller W, Leibing E, Leichsenring F, Sulz SKD (Hrsg.): Lehrbuch der Psychotherapie. Bd. 1. München: CIP-Medien
- Fahrig H, Kronmüller KT, Hartmann M, Rudolf G (1996): Therapieerfolg analytischer Psychotherapie bei Kindern und Jugendlichen. Z Psychosom Med Psychoanal 42:372-395
- Freud A (1965): Wege und Irrwege in der Kinderentwicklung. Stuttgart: Klett-Cotta
- Freud A (1980): Die Schriften der Anna Freud: Forschungsergebnisse aus der Hampstead Child-Therapy Clinic und andere Schriften. Bd. VI. München: Kindler
- Havighurst R (1972): Developmental tasks and education. New York: KcKay
- Horn H (2003): Zur Einbeziehung der Eltern in die analytische Kinderpsychotherapie. Prax Kinderpsychol Kinderpsychiatr 52:766-776.
- Horn H (2006): Besonderheiten bei der psychodynamischen Psychotherapie von Adoleszenten und jungen Erwachsenen In: Reimer C, Rüger U (Hrsg.): Psychodynamische Psychotherapie. Lehrbuch der tiefenpsychologisch orientierten Psychotherapien. 3. Aufl. Berlin, Heidelberg: Springer
- Horn H, Rudolf G (2002): Strukturelle Störungen und strukturbezogene Psychotherapie bei Kindern und Jugendlichen. In: Rudolf G, Grande T, Henningsen P (Hrsg.): Die Struktur der Persönlichkeit. Vom theoretischen Verständnis zur therapeutischen Anwendung des psychodynamischen Strukturkonzepts. Stuttgart: Schattauer, S. 272- 289
- Hurry A (2002): Psychoanalysis and development therapy. London: The Anna Freud centre and the psychoanalysis unit at University College, 1998. Deutsch: Psychoanalyse und Entwicklungsförderung von Kindern. Frankfurt/M.: Brandes & Apsel
- Jansen F, Streit U (2006): Eltern als Therapeuten. Berlin: Springer
- König K (1981): Angst und Persönlichkeit. Das Konzept vom steuernden Objekt und seine Anwendungen. Göttingen: Verlag für Medizinische Psychologie im Verlag Vandenhoeck
- Kunze B (2001):Ich bin nicht mehr ganz, ich bin nicht mehr dieselbe. Die 25-stündige Fokaltherapie der 18-jährigen Emine. Anal Kinder Jugendlichenpsychother 32:339-419
- Mentzos S (1999): Interpersonelle und institutionalisierte Abwehr. Erw. Neuausgabe. Frankfurt/M: Suhrkamp
- Mertens W (1994): Entwicklung der Psychosexualität und der Geschlechtsidentität. Bd. 1 u.2. Stuttgart, Berlin, Köln: Kohlhammer
- Oerter R, Montada L (2000): Entwicklungspsychologie. 4.Aufl. Weinheim: Psychologie Verlags Union
- Piaget J (1973): Das Erwachen der Intelligenz beim Kinde. Stuttgart: Klett-Cotta
- Raue J, Wolff A (1995): Das Diagnose-Profil des Instituts für analytische Kinder- und Jugendlichen-Psychotherapie: Anal Kinder Jugendlichenpsychother 86:109-126
- Reich G, Cierpka M (1996): Der psychodynamische Befund. In: Cierpka A (Hrsg.): Handbuch der Familiendiagnostik. Berlin, Heidelberg, New York: Springer
- Reimer C, Rüger U (2006): Psychodynamische Psychotherapien. Lehrbuch der tiefenpsychologisch orientierten Psychotherapien. Berlin, Heidelberg: Springer
- Resch F (1999): Entwicklungspsychopathologie des Kindes– und Jugendalters. Weinheim: Psychologie Verlags Union
- Riemann F (2000): Grundformen der Angst. München: Ernst Reinhardt
- Rudolf G (1981): Untersuchung und Befund bei Neurosen und psychosomatischen Erkrankungen. Weinheim, Basel: Beltz
- Rudolf G (2000): Psychotherapeutische Medizin. Einführendes Lehrbuch auf psychodynamischer Grundlage. Stuttgart: Thieme
- Rudolf G (2004): Strukturbezogene Psychotherapie. Stuttgart: Schattauer
- Rüger U (1994). Diagnostik in der psychotherapeutischen Medizin. Psychotherapeut 39:314-321
- Rüger U, Dahm A, Kallinke D (2005): Faber/ Haarstrick Kommentar Psychotherapierichtlinien. 7. Aufl. Stuttgart: Urban & Fischer
- Rustin M, Quagliata E (Hrsg.) (2005): Der Anfang. Klinische Erstkontakte mit Kindern und Jugendlichen. Tübingen: edition diskord
- Schön B (2005): Therapie statt Erziehung? Chancen und Probleme der Therapeutisierung pädagogischer Arbeit. Frankfurt/M.: Verlag für Akademische Schriften
- Seiffge-Krenke I, Roth M, Kollmar F (1997): Einschätzung der Symptombelastung von Söhnen und Töchtern. Diskrepanzen und Selbsteinschätzung der Jugendlichen im längsschnittlichen Verlauf. Z Klin Psychol 26: 201-210

- Tress W, Junkert-Tress B, Hartkamp N, Wöller W, Langenbach M (2003): Spezifische psychodynamische Kurzzeittherapie von Persönlichkeitsstörungen. Psychotherapeut 48:5-22
- Windaus E (2004): Psychoanalytische und tiefenpsychologische Therapie bei Kindern und Jugendlichen. In: Hiller W, Leibing E, Leichsenring F, Sulz SKD (Hrsg.): Lehrbuch der Psychotherapie. Bd. 1.Wissenschaftliche Grundlagen der Psychotherapie. München. CIP-Medien, S. 177-195

1.3 Theorie und Praxis der psychoanalytischen Diagnostik bei Kindern und Jugendlichen unter besonderer Berücksichtigung des szenischen Verstehens

Jochen Raue

1

1 Einleitung

Die psychoanalytische Krankheitslehre wird von der Vorstellung geleitet, dass seelische Krankheiten und Störungen Folgeerscheinungen innerseelischer Konflikte darstellen, die dem Kranken unbewusst sind.
Diese Grundannahme gilt auch für die Krankheitslehre von Kindern und Jugendlichen. Bei Patienten dieser Altersstufe kommt noch der Aspekt der Entwicklung hinzu. Deshalb ist es diagnostisch immer erforderlich, zwischen entwicklungsbedingten neurotischen Konflikten und Entwicklungsstörungen zu unterscheiden.
Die psychoanalytische Diagnostik hat das Ziel, die den menschlichen Verhaltensweisen zugrunde liegenden unbewussten Kontexte und Ursachen zu erfassen, und beschränkt sich nicht nur auf beobachtbares Verhalten und sichtbare Phänomene.
Die Psychodynamik eines Patienten setzt sich aus einem komplexen Prozess von subjektiven, objektiven und szenischen Faktoren (Argelander, 1970, S. 12 ff.) zusammen. Die Aufgabe der Erstellung einer Psychodynamik ist das Verstehen des Sinnes von Symptomen, der dahinterliegenden Konflikte und deren unbewussten Motive und Ursachen.
Der analytische Kinder- und Jugendlichenpsychotherapeut verfolgt im Rahmen des Diagnoseprozesses das Ziel, die unbewussten inneren Motive im Patienten zu verstehen, die diesen dazu veranlasst haben, Symptome zu entwickeln, die Einschränkungen des Ich verursachen und ihn seelisch haben erkranken lassen.
Dies bedeutet, dass der Therapeut nicht nur auf anamnestische Daten und Auskünfte von Eltern und Schule achtet, sondern sich auf die Begegnung mit dem kindlichen oder jugendlichen Patienten sowie auf dessen *unbewusste Inszenierungen* konzentriert, die als Schwerpunkt einer psychoanalytischen Diagnostik gelten.
Um den kindlichen oder jugendlichen Patienten in seiner Ganzheit verstehen zu können, richtet der analytische Kinder- und Jugendlichenpsychotherapeut seine Aufmerksamkeit besonders auf die Vorgänge von Übertragung und Gegenübertragung, wie sie der Patient in der therapeutischen Interaktion gestaltet bzw. im Therapeuten hervorruft.
Dazu muss er dem Kind oder Jugendlichen einen Raum anbieten, in dem der junge Patient Möglichkeiten findet, sich seinem Entwicklungsstand gemäß ausdrücken und entfalten zu können. Dafür stellt der Therapeut Spiel-, Mal- und Bastelmaterial für Kinder zu Verfügung. Er tritt dem Kind bzw. Jugendlichen mit einer „analytischen Haltung" entgegen, die es dem Patienten erlaubt, diesen Raum zur Darstellung seiner inneren Welt und Konflikte zu nutzen und zu „besetzen". Das Spielmaterial und die analytische Haltung sollen es dem kindlichen bzw. jugendlichen Patienten erleichtern, in einen Dialog über dessen unbewusste innerpsychische Welt zu kommen. Damit fördert der Therapeut zugleich den Prozess der Herausbildung einer Übertragungsbeziehung, in der der Patient Beziehungserfahrungen der Vergangenheit, aber auch gegenwärtige konflikthafte Haltungen, Gefühle und Verhaltensweisen mit dem Analytiker erleben kann, um durch die Behandlung andere und ichgerechtere Konfliktlösungen für sich zu gewinnen.
Bei der Diagnostik und Behandlung von Kindern und Jugendlichen kommt im Gegensatz zum erwachsenen Patienten eine besondere Schwierigkeit hinzu, welche die Diagnostik erschwert, aber auch komplexer macht. Begegnet der Kinderanalytiker einem Kind oder Jugendlichen, so hat er, anders als der Erwachsenenpsychoanalytiker, nicht allein mit dem Patienten, sondern auch mit dessen Eltern, manchmal auch Lehrern oder anderen wichtigen Personen aus der Umgebung des Patienten zu tun. Er arbeitet nicht nur mit dem Patienten, er sieht in der Regel auch dessen Eltern und wird so mit den realen Abhängigkeiten der noch nicht erwachsenen Patienten konfrontiert. Trotzdem liegt das Hauptaugenmerk im diagnostischen Interview auf der „analytischen Situation" mit dem Patienten, in der sich Kind oder Jugendlicher und Therapeut begegnen.

Der hier vorgestellte diagnostische Ansatz orientiert sich theoretisch an dem Vorgehen, wie es Argelander in seiner Abhandlung „Das Erstinterview in der Psychotherapie" entwickelt hat, dessen Kern das Zusammenführen von objektiven, subjektiven und szenischen Informationen (Argelander, 1970) ist. Die Anwendung dieser Methodik bei psychoanalytischen Interviews mit Kindern, Jugendlichen und deren Eltern ist von Psychoanalytikern und Kinderpsychotherapeuten in der Aufsatzsammlung „Zeit allein heilt keine Wunden. Psychoanalytische Erstgespräche mit Kindern und Eltern" (Eckstaedt und Klüwer, 1980) anhand ausführlicher Stundenprotokolle erläutert worden. Dabei nimmt die von Alfred Lorenzer entwickelte *Theorie des szenischen Verstehens* einen bedeutsamen Platz ein, um unbewusste Zusammenhänge und Gestaltungen zuordnen zu können.
In diesem Kapitel wird die diagnostische Phase mit Eltern, einem Kind bzw. einem Jugendlichen vom ersten Kontakt bis zur Diagnose und Indikationsstellung behandelt. Es beschreibt die theoretischen Grundlagen mit dem Schwerpunkt des „szenischen Verstehens". An einem ausführlichen Beispiel und mehreren Fallvignetten wird die Vorgehensweise im psychoanalytisch-dia-

gnostischen Erstinterview sowie die Auswertung des gewonnenen analytischen Materials dargestellt.

2 Übersicht über Theorien und Konzepte der psychoanalytischen Diagnostik bei Kindern und Jugendlichen

Die Frage, wie ein psychischer Vorgang, psychische Konflikte und deren unbewusste Ursachen beziehungsweise Motive beschrieben werden können und welche Gesichtspunkte dabei von Bedeutung sind, beschäftigt die Psychoanalyse bis heute. Schon Freud schlug in seiner Arbeit „Das Unbewußte" vor, eine umfassende Beschreibung psychischer Vorgänge eine „metapsychologische Darstellung" zu nennen (Freud, 1981, S. 360 u. 376 f.). Metapsychologisch meint in diesem Kontext die Einordnung und Beschreibung psychischer Vorgänge und Phänomene in die psychoanalytische Theorie, wie sie Freud mit dem genetischen, ökonomischen, topischen und strukturellen Gesichtspunkt konzipiert hat.
Doch Freud wies bereits in den zitierten Überlegungen auf die immensen Schwierigkeiten hin, eine möglichst vollständige Beschreibung der psychischen Vorgänge seiner Patienten zustande zu bringen.
Wie in der Psychoanalyse von Erwachsenen besteht die größte Schwierigkeit einer psychoanalytischen diagnostischen Beurteilung bei Kindern und Jugendlichen m.E. darin, neben den verschiedenen Entwicklungs- und Persönlichkeitsaspekten die zentralen Faktoren des dynamischen Prozesses, also Übertragung, Gegenübertragung und szenische Elemente, in das diagnostische Interview zu integrieren, obwohl deren Bedeutung bei einer psychoanalytischen Betrachtungsweise für Diagnose und Indikation außer Frage steht.

! **Merke:** In der psychoanalytischen Diagnostik sind Übertragung und Gegenübertragung sowie die szenischen Gestaltungen des Patienten in der Gesprächssituation zentrale Faktoren und Elemente, um unbewusste Beziehungsgestaltungen und Konflikte des Patienten angemessen wahrnehmen und verstehen zu können.

Betrachtet man die Entwicklung der Kinderanalyse, so fällt auf, dass erst relativ spät Versuche gemacht wurden, sich systematisch mit diagnostischen Überlegungen und Beschreibungen auseinander zu setzen.
Anna Freud hat sich als Erste ausführlich mit Fragen der Entwicklung der Symptomentstehung und Diagnose beim Kind beschäftigt. In ihrer Arbeit „Wege und Irrwege der Kinderentwicklung" beschreibt sie ihr Konzept der Entwicklungslinien in der kindlichen Entwicklung und versucht, einen systematischen Überblick pathologischer Abweichungen in der Kinderentwicklung zu geben (A. Freud, 1965/1980b). In diesem Konzept entwickelt sie die Vorstellung eines metapsychologischen Entwicklungsbildes, das als erster Versuch gelten kann, Maßstäbe und Bewertungen pathologischer Entwicklungen beim Kind aufzustellen (ebd., S. 2254 ff.). Zur Diagnostik bei Kindern und Jugendlichen führt Anna Freud weiterhin aus: „Es ist Aufgabe des untersuchenden Analytikers, sich das ihm vorliegende Material in einen organischen Zusammenhang einzuordnen, d.h. unter die metapsychologischen Gesichtspunkte zu bringen (dynamisch, genetisch, ökonomisch, strukturell)" (ebd., S. 2255).

Aus diesem Entwicklungsbild entstand das diagnostische Profil des heutigen Anna Freud Center (London), das „Hampstead-Profil": „... unter dem Leitgedanken einer Klassifizierung der Persönlichkeit in ein diagnostisches Schema und einer ausführlichen Untersuchung des ‚inneren Bildes' des Kindes, das Informationen über die Struktur seiner Persönlichkeit, die dynamischen Vorgänge innerhalb der Struktur, einige ökonomische Faktoren über die Triebaktivität und die relative Stärke der Es- und Ich-Kräfte, seine Realitätsanpassung und einige genetische Voraussetzungen enthält" (Nagera und Bolland, 1969, S. 534). Die Anlehnung an Freuds Forderungen für eine metapsychologische Darstellung ist hier deutlich erkennbar:

Übersicht über ein metapsychologisches Entwicklungsbild (nach A. Freud)

I.	***Ursache der Untersuchung***
II.	***Beschreibung des Kindes (äußere Erscheinung, Auftreten, Benehmen)***
III.	***Familienhintergrund und Kindheitsgeschichte***
IV.	***Vermutlich wichtige Umwelteinflüsse (negativ und positiv)***
V.	***Entwicklungsdaten***
	A. Triebentwicklung
	1. Libido
	2. Aggression
	B. Ich- und Über-Ich-Entwicklung
VI.	***Fixierungspunkte und Regressionen (genetische Daten)***
VII.	***Konflikte (dynamische und strukturelle Daten)***
	a) als äußere Konflikte
	b) als verinnerlichte Konflikte
	c) als tiefe innere Konflikte
VIII.	***Allgemeine Eigenschaften und Haltungen***
IX.	***Diagnostische Kategorien***

(vgl. A. Freud, 1965/1980b, S. 2256-2263)

Die Handhabbarkeit und die klinisch-diagnostische Anwendung werden bei diesem Profil allerdings durch seine Erfassungsbreite und seinen Anspruch, auch Forschungszwecken zu genügen, angesichts der Fülle zu klassifizierenden Materials über einen Patienten, erschwert. Darüber hinaus stellt es die Vorarbeit zum Aufbau eines Indexes zur Einordnung des in den Interviews und Behandlungsstunden mit Kindern bzw. Jugendlichen gewonnenen psychoanalytischen Materials an der Hampstead-Klinik dar, das detailliert darüber hinausgehend auch das Übertragungs-/Gegenübertragungsgeschehen mit einbezieht (vgl. Bolland und Sandler, 1977).

Greenspan legte ebenfalls den Versuch eines diagnostischen Konzepts „Clinical Interview of the Child" mit dem Ziel vor, Beobachtung und Diagnostik zu systematisieren. Mit ichpsychologischem Schwerpunkt untersucht er die Entwicklung des Kindes allerdings fast ausschließlich nach Gesichtspunkten wie Ichfunktionen, -niveaus und -fähigkeiten, wobei er die Beziehungsaspekte im Interview eher vernachlässigt (vgl. Greenspan, 1981).

In seiner Bemühung, die Indikation psychoanalytischer Psychotherapie bei Kindern und Jugendlichen genauer zu erfassen und zu untersuchen, stellt Dieter Bürgin (1992) die Beziehung zwischen Patient und Therapeut in den Mittelpunkt seiner einführenden Bemerkungen und formuliert dann 20 Gesichtspunkte für die Diagnose, die sich auf die Bandbreite der psychischen Entwicklung (Triebentwicklung, Objektbeziehungen, Abwehrmechanismen etc.) beziehen (Bürgin, 1992). Interessant an seinem Ansatz ist, dass er u.a. das „Squigglespiel" von Winnicott als Methode verwendet, um zu einem besseren Verständnis der unbewussten Konfliktanteile seiner Patienten zu gelangen. Winnicott hat sie als genuin psychoanalytischen Weg entwickelt, um über Bildassoziationen mit Kindern und Jugendlichen in Kontakt zu treten (vgl. dazu Winnicott, 1974, S. 200 ff.). Diese Methode haben Branik (2005, S. 68-77) und Günter (2003) aufgegriffen, um sie der deskriptiv-diagnostischen Praxis in der Kinder- und Jugendpsychiatrie gegenüberzustellen.

Argelander legte 1970 einen Ansatz zum Erstinterview in der Psychotherapie vor, indem er wie auch Lorenzer die Bedeutung szenischer und situativer Informationen für den Interviewprozess betonte. Damit meinte er das Erleben und die Gestaltung der Situation unter Einbeziehung aller Gefühlsregungen und Vorstellungsabläufe, die er als gleichrangig neben objektiven und subjektiven Informationen ansieht (Argelander, 1970, S. 14, s. dazu Punkt 3).
Für die Diagnostik bei Jugendlichen stellte auch Salzberger-Wittenberg das Übertragungs-/Gegenübertragungsgeschehen in den Mittelpunkt ihrer Überlegungen und versuchte, es als diagnostischen Grundparameter der psychoanalytischen Situation nutzbar zu machen. Dabei richtete sie ihr Hauptaugenmerk auf die sich im Interview aktualisierende innere Gefühlssituation des Patienten, d.h., sie beschrieb, wie der Analytiker Ängste, Aggressionen und Schmerz des Patienten in sich aufnimmt, um zu sehen, ob und wie der Patient sie „verdauen und verbalisieren" kann, um dann zu beobachten, welche Folgen sich im Interviewprozess einstellen (Salzberger-Wittenberg, 1994, S. 7 ff.). Dies lasse, so meint sie, dann im Weiteren Aussagen zur Aufnahmefähigkeit des Patienten, seiner Fähigkeit, Angst und Schmerz auszuhalten, sowie über sein Interesse an psychoanalytischer Arbeit zu (Salzberger-Wittenberg, 1994, S. 7 ff.).
1995, überarbeitet 2002, wurde das „Diagnose-Profil des Instituts für analytische Kinder- und Jugendlichen-Psychotherapie Frankfurt" vorgelegt. Ziel war es, ein an psychoanalytischem bzw. psychodynamischem Denken orientiertes diagnostisches Instrument zu entwickeln, das die Faktoren Übertragung/Gegenübertragung und szenisches Verstehen mit berücksichtigt und mittlerweile in der Ausbildung und bei Forschungsvorhaben verwendet wird (Raue und Wolff, 1995/2003; v. Freyberg und Wolff, 2005).
14 Punkte sind als Kontinuum vom konkreten analytischen Material des Patienten hin zur metapsychologischen Analyse und Diagnostik der Psychodynamik des Interviewprozesses organisiert. Das Profil soll bei der Auswertung des analytischen Materials den diagnostischen Prozess widerspiegeln bis hin zu seiner Übersetzung und Übertragung in metapsychologische und theoretische Überlegungen, um so zu einer gesicherten Differenzialdiagnose und Indikation zu gelangen (vgl. Raue und Wolff, 2003, S. 319-324).

Übersicht des Diagnoseprofils des IAKJP Frankfurt:

1. ***Symptome/Gründe des Kommens***
2. ***Wichtige Angaben zur Anamnese***
3. ***Szenischer Befund im Interview***
4. ***Übertragung/Gegenübertragung, Abwehrmechanismen***
5. ***Abwehrmechanismen***
6. ***Umgang mit Angst/Realitätsprüfung***
7. ***Objektbeziehungen***
8. ***Entwicklungsniveau***
9. ***Dynamische und strukturelle Einschätzung der Konflikte***
10. ***Progressive vs. regressive Entwicklungskräfte/ Ressourcen***
11. ***Eltern/Bezugspersonen***
12. ***Diagnose***
13. ***Indikation***
14. ***Nicht Verstandenes***

Das diagnostische Vorgehen basiert dabei auf dem szenischen Interview Argelanders. Dabei ist das Ziel des psychoanalytischen Vorgehens, „dass sich das szenische und Übertragungsgeschehen möglichst frei und ungestört entfalten und die Aufmerksamkeit auf die unbewussten Inszenierungen und Übertragungsgestaltung des Patienten gerichtet werden kann" (Raue und Wolff, 2003, S. 325).

Ein weiteres aktuelles Konzept zur psychodynamischen Diagnostik des Kindes- und Jugendalters, das erwähnt werden soll, ist die OPD-KJ (Arbeitskreis OPD-KJ, 2003; vgl. dazu auch das entsprechende Kapitel von Bauers in diesem Band).
Die OPD-KJ versucht, eine komplexe deskriptive Erfassung psychodynamischer Prozesse anzustreben und sie in den Entwicklungskontext einzubinden (OPD-KJ, 2003, S. 11). Dabei wird mit Hilfe von vier Achsen – Achse Beziehung, Achse Konflikt, Achse Struktur, Achse Behandlungsvoraussetzung – versucht, psychodynamische Prozesse zu systematisieren. Ein an Piaget orientiertes Altersstufenmodell sowie operationalisierte Binnendifferenzierungen der einzelnen Achsen nach Modalitäten, wie beispielsweise aktiv/passiv, dyadisch/triadisch bei der Achse Beziehung oder verschiedene Konfliktarten in der Achse Konflikt (Loyalitätskonflikte, ödipale Konflikte etc.), dienen der weiteren Orientierung (Koch und Weber, 2005, S. 4-23; zur Kritik an der OPD-KJ siehe Brainin, 2005).

! **Merke:** Alle Konzepte zur psychoanalytischen Diagnostik betonen die Bedeutung sowie den Stellenwert der Beziehung zwischen Patient und Untersucher. Dabei wird die Schwierigkeit deutlich, die in der Beziehung auftretenden Manifestationen von Übertragung, Gegenübertragung und anderen szenischen Beziehungsgestaltungen zu beschreiben oder zu systematisieren.

1

3 Theoretische Überlegungen zum Ansatz des „szenisches Verstehens"

Szenisches Verstehen besitzt im psychoanalytischen Verfahren und im Erstinterview einen zentralen Stellenwert, um Konflikte von Patienten und die ihnen zugrunde liegenden unbewussten Motive und Hintergründe zu verstehen.

Beispielszene:

In einem Erstgespräch schildern die Eltern ihren jüngeren Sohn als willensstark und starke Persönlichkeit. Dieser muss immer im Vordergrund stehen und kann keine Frustration ertragen. Das Gespräch führt aber immer wieder zur älteren Schwester, und die Eltern vergessen darüber das Kind, für das sie Hilfe suchen. Nach einer gewissen Zeit sagt der Therapeut, er habe den Eindruck, sie können den Sohn nicht wirklich sehen und verlören ihn dauernd, indem sie fast nur über die Schwester sprächen.
Der Vater meint, das sei nicht so und dass sie doch wegen des Sohns hier seien. Er kramt aus seiner Geldbörse ein Bild des Sohnes, das er mit den Worten „Damit Sie sehen, wie der aussieht" dem Therapeuten überreicht. Dieser fühlt sich nun in der Rolle des Nichtsehenden, hat also projektiv vom Vater dessen Position zugeteilt bekommen und fühlt sich zudem nicht verstanden.

Diese kleine Szene verdeutlicht, dass die Vorstellungen und Fantasien des Patienten Gegenstand einer psychoanalytischen Untersuchung sind. Der Analytiker zentriert dabei sein Interesse auf die im Interview auftauchenden Interaktionsszenen, um die Sinnzusammenhänge von Fantasien, Vorstellungen und Äußerungen des Patienten verstehen zu können (vgl. Lorenzer, 2000, S. 148 ff.). Im Mittelpunkt der psychoanalytischen Praxis steht die Objektbeziehung. Szenisches Geschehen ist immer mit der Interaktion zwischen Patient und Therapeut verbunden.

Der Begriff des szenischen Verstehens geht auf Lorenzer zurück, der es wie folgt definiert hat: Szenisches Verstehen bedeutet: „... Interpretation von Szenen mit Hilfe von Interaktionsmustern ... Es stützt sich auf die Mitteilungen des Patienten ..." (Lorenzer, 2000, S. 148). Das szenische Verstehen verläuft analog dem logischen Verstehen und dem Nacherleben. Es wird im Analytiker gesichert durch ein Evidenzerlebnis.
Das Evidenzerlebnis, von dem Lorenzer hier spricht, ist, wie Argelander (1970) in seiner Arbeit dazu ausführt, niemals in der Wiederholung nachprüfbar. Insofern ist es nicht im psychometrischen Sinne reliabel oder validierbar. Es ist jedoch für das Erfassen der unbewussten Anteile des Patienten von herausragender Bedeutung. Zugleich ist das Evidenzerlebnis das Resultat der Wahrnehmung des Analytikers, der sich auf das unbewusste Beziehungsfeld des Patienten eingestimmt hat. Argelander betont auch, dass die so gewonnene Einsicht in „einem sekundären Akt" mit den von ihm beschriebenen Informationsebenen – subjektiv, objektiv und situativ-szenisch – verbunden und integriert werden muss, um die Brauchbarkeit szenischer Evidenz überprüfen zu können (Argelander, 1970, S. 14/15).
Die Bedeutung des szenischen Verstehens für unbewusste Vorgänge im Gespräch hebt Lorenzer hervor, wenn er ausführt, dass das szenische Verstehen im Erfassen der Szene so wie das logische Verstehen in der formalen Rezeption des Satzes wurzelt (Lorenzer, 2000, S. 148).
Der Patient bringt also seine bewussten und unbewussten Erfahrungen, Vorstellungen und Fantasien in das Erstinterview ein und gestaltet sie in Interaktionsszenen.
Die Sichtweise, dass der Patient die Erfahrungen seiner Lebensgeschichte in die Interviewsituation hineinträgt, bestätigen neuerdings auch die Befunde von Stern (1992), der die Niederschläge von Interaktionsszenen als „Repräsentationen generalisierter Interaktionen" (RIG) beschreibt. Sie entstehen schon aus der Erfahrung des Säuglings mit einem das Selbst regulierenden Anderen (vgl. Stern, 1992, S. 160). Die als RIGs bezeichneten Interaktionen werden aus gelebten Episoden, die zu Gedächtnisprotokollen und durch Wiederholung zu generalisierten Episoden interaktiver Erfahrungen werden, gebildet und stellen die Grundlage des Erlebens menschlicher Interaktionserfahrung dar. Damit stützt Stern den Ansatz des szenischen Verstehens, als ein In-Szene-Setzen von (teilweise schon frühen) unbewussten Interaktionserfahrungen. In der psychoanalytischen Interviewsituation verdichten sich die lebensgeschichtlich relevanten Interaktionserfahrungen dann zur Gestalt einer Szene.
Dammasch bemerkt zu der szenischen Gestaltung, durchaus in Übereinstimmung mit der Stern'schen Sicht, mit Hinweis auf die menschliche Entwicklung: „Die vielfältigen Interaktionserfahrungen mit bedeutungsvollen Bezugspersonen werden innerlich als Bilder mit szenischer Struktur niedergeschrieben und bilden sozusagen den großen vorsprachlichen Bereich menschlicher Erlebnisstruktur" (Dammasch, 2000, S. 112).
In der therapeutischen Begegnung tastet sich der Analytiker in der Annahme, dass die Szene – die Interaktionsform – den Grundbaustein menschlicher Erlebnisverarbeitung darstellt, gleichsam von Szene zu Szene. So kann es ihm gelingen, „... die Grenze des Sprachbewusstseins zu überschreiten und verstehenden Kontakt zu den unbewussten Interaktionserfahrungen des Patienten herzustellen" (Dammasch, 2000, S. 113).
Nach psychoanalytischem Verständnis kennzeichnet Szene nicht nur das real inszenierte Geschehen des Patienten im Dialog des Interviews oder später in der Behandlungsstunde, sondern das Wesentliche an ihr ist ihre psychische Realität (vgl. Lorenzer, 2000, S. 155). Psychische Realität bedeutet dabei die innerpsychische Wahrnehmung des Subjektes in Verbindung mit der Abwehr seiner Konflikte, also eine durch unbewusste Bearbeitung verzerrte Sicht bzw. Vorstellung der Wirklichkeit.

Es geht somit im Interview zunächst um das Erfassen der Inszenierungen, die die Szenen gestalten, dann um das Wahrnehmen ihres Übertragungsgehaltes und schließlich um das Verstehen des unbewussten, aktualisierten Sinnzusammenhanges des infantilen Konfliktanteils.
Szenisches Verstehen meint ein Verstehen, das über das Erfassen der konkreten Szene hinaus die darin enthaltene unbewusste Struktur begreift (vgl. Lorenzer, 2000, S. 171). Szenen und Inszenierungen stellen Interaktionen dar, deren Inhalte ein unbewusstes Geschehen bewahren, und meist für den Außenstehenden unverständlich und eher merkwürdig oder sogar unlogisch bleiben. Szenen und Inszenierungen sind, wie Lorenzer betont, dadurch gekennzeichnet, dass sie sich einem alltäglichen Verstehen entziehen, „... sobald wir bei einem Mitmenschen auf ein ‚Agieren' stoßen, das nicht in einen ausgewiese-

nen szenischen Rahmen passt, das allen Beteiligten auffällt, nur nicht dem Akteur selbst" (Lorenzer, 2000, S. 150).

So ist dem Vater in dem angeführten Beispiel seine Schwierigkeit im Umgang mit dem Sohn und diesen angemessen wahrzunehmen nicht bewusst. Er antwortet auf die Intervention mit einer bewussten Aussage – dass es nicht so sei – und auf der szenischen Ebene mit dem Hinweis auf etwas ihm Unbewusstes, das der Therapeut übernehmen soll.

Darüber hinausgehend gibt es auch andere Hinweise in Äußerungen des Patienten wie Fehlleistungen u.Ä., die in enger Verbindung mit den Inszenierungen stehen und Hinweise auf ihren Sinngehalt liefern können.

Zusammenfassung wichtiger Definitionen:

Szene: Man unterscheidet 1. die aktuelle Szene in der „Realität" des Patienten, 2. die Szene in der Analyse und 3. die wiedererinnerte Szene aus der Kindheit. Szene ist immer ein „konkret inszeniertes Geschehen" in Wirklichkeit oder Fantasie im Rahmen einer Begegnung, die als sinnvoll begriffen werden will und kann, auch wenn sie erst einmal sinnlos erscheint (Lorenzer, 2000, S. 171). Sie ist durch die psychische Realität des Patienten geprägt.

Inszenierung: Ist die Handlung und die Gestaltung der Szene, kann ein Agieren sein oder auch eine Fantasie.

Situation: Damit meint Lorenzer das der Inszenierung, also der Szene zugrunde liegende Interaktionsmuster, quasi das Modell der Beziehungslage, das später aufgedeckt werden muss (Lorenzer, 2000, S. 171). Dies unter Berücksichtigung der drei Grundsituationen: aktuelle Situation, infantile Situation und Übertragungssituation (ebd., S. 141).

Interaktionsmuster: Unbewusste und in der Lebensgeschichte erworbene Repräsentationen generalisierter Interaktionen (RIGs) (Stern, 1992, S. 160 ff.), vgl. auch Situation.

Interaktion: Hier wird damit vor allem der Blick auf die Vorgänge des Subjektes verstanden und auf seine Verwirklichung in seiner Mitwelt- und Umweltbeziehung. D.h., es geht um die Vorstellung des Subjektes als Realisierung von Beziehungen, als Inszenierung der Interaktionsmuster (Lorenzer, 2000, S. 141/142). Damit ist zwar auch die reale Interaktion in der Gesprächssituation gemeint, aber vor allem die unbewussten Anteile daran.

Szenische Evidenz: Das Evidenzerlebnis ist der wichtigste Sicherungspunkt der analytischen Arbeit und des szenischen Verstehens. In ihm werden bestimmte Übertragungs- und infantile Sinnbedeutungen vom Analytiker registriert, und es ist an die Inszenierung der Szene geknüpft (Lorenzer, 2000, S. 155).

Szenisches Verstehen: Szenisches Verstehen ist die Interpretation von Szenen mit Hilfe von Interaktionsmustern. Es stützt sich auf die Mitteilungen, verbal, nonverbal, agierend, des Patienten, seine Fantasien und Vorstellungen und wird im Analytiker durch das Evidenzerlebnis gesichert. Es wurzelt im Erfassen der Szene und dem Verstehen von Interaktionsmustern, die der Interaktionsstruktur des Patienten entsprechen (Lorenzer, 2000, S. 148).

Szenisches Verstehen erfordert vom Analytiker einen erheblichen Aufwand innerer Arbeit, denn er wird im Erstgespräch in der Regel mit Verhaltensweisen, Handlungen und Äußerungen konfrontiert, die oberflächlich gesehen logisch erscheinen, dann aber irritieren. Ihr tieferer Sinn bleibt zunächst unklar. Der Therapeut ist aufgefordert, die Szene als etwas Bedeutsames zu erkennen, diese in einem zweiten Schritt in sich aufzunehmen und auf sich wirken zu lassen, um aus der Analyse des Übertragungs-/Gegenübertragungsgeschehens mithilfe des Evidenzgefühls den Sinnzusammenhang zu erschließen (vgl. dazu auch Dammasch, 2000, S. 115).

Lorenzer unterscheidet in diesem Kontext die Begriffe Symbol und Klischee. Diese Unterscheidung erscheint für die klinische Arbeit hilfreich, um die Schwierigkeiten, den Sinn von Szenen zu verstehen, deutlich zu machen. Nach Lorenzer haben nur die bewussten Repräsentanzen den Charakter von Symbolen, während unbewusste Repräsentanzen keine symbolischen Strukturen sind. Er nennt sie „Klischee" (vgl. Lorenzer, 2000, S. 113).

Für die diagnostische Untersuchung heißt dies, sich zu vergegenwärtigen, dass klischeebestimmtes Verhalten (im Unterschied zu dem Wort Klischee der Alltagssprache) unbewusstes, vom Bewusstsein ausgeschlossenes Verhalten ist, das vom Patienten im Gespräch wiederholt inszeniert oder in Szene gesetzt wird, ohne dass dieser sagen könnte, was damit gemeint ist. Es kann zunächst nicht oder nur eingeschränkt verstanden werden, liefert aber erste wichtige Hinweise auf einen vorliegenden unbewussten Konflikt oder Zusammenhang (s.o.): „Klischeebestimmtes Verhalten ist als Ausschluss aus der Sprachkommunikation zu kennzeichnen. Auf dieser Stufe des Verhaltens muss die Szene agiert werden, sie kann weder als Situation (Interaktionsmuster, Anm. J.R.) begriffen werden, noch auch kann das Verhalten ... als Verhalten in Beziehung zu und d.h. als signifikante Geste verstanden werden" (Lorenzer, 2000, S. 124).

Beim szenischen Verstehen in der psychoanalytisch-diagnostischen Erstuntersuchung geht es um ein erstes Erfassen und Verständnis der Inszenierungen des Patienten.

Im Erstinterview werden nicht nur *Elemente des Aktual- oder Realkonflikts* dargestellt, weshalb der Patient den Therapeuten aufsucht, sondern in der Interviewszene sind bereits *Anteile des Übertragungskonflikts* enthalten. Im günstigen Fall werden darüber hinaus Teile des *dahinterliegenden unbewussten Kindheitskonflikts* erschließbar. So kommt ein Patient mit einem aktuellen Problem, das er im Erstgespräch darlegt. Dies tut er nicht nur in Form bewussten Erzählens oder Spielens (bei Kindern), sondern er baut von Beginn an eine Übertragungsbeziehung auf, indem er unbewusst dem Analytiker eine Rolle zuweist, die in Verbindung mit seinen Schwierigkeiten steht. Diese Zuweisung wirkt irritierend und wird vom Analytiker als *nicht angemessen oder fremd* erlebt. Die Wahrnehmung dieses Übertragungsangebots ist der Beginn des diagnostischen Prozesses, in dem es erstmals gelingen kann, *Aktualkonflikt und Übertragung mit infantil erworbenen Konfliktmustern in Verbindung zu setzen.* Im günstigsten Fall gelingt im Interview eine erste Deutung dieser Verbindungen, so dass der Patient die ichsyntone Wahrnehmung seiner Konflikte aufbrechen und eine Ahnung von der dahinterliegenden Dynamik bekommen kann.

Ziel der analytischen Therapie ist die Komplettierung oder Vervollständigung der Szene um ihre verdrängten oder desymbolisierten Anteile. D.h., die Rekonstruktion von Szenen (Lorenzer, 2000, S. 167 ff.) ist als wichtiger Bestandteil des therapeutischen Prozesses anzusehen, die die Unverständlichkeit und die „verstümmelte Struktur" der ursprünglichen Szene aufhebt und diese wieder dem Bewusstsein zugänglich macht (vgl. Lorenzer, 2000, S. 190).

Argelander hat in seiner Arbeit „Das Erstinterview in der Psychotherapie" (1970) ein Konzept der Anwendung des szenischen Verstehens für das psychoanalytische Erstgespräch vorgelegt. Darin fügt er der szenischen Ebene zwei weitere Datenquellen für die Auswertung des psychoanalytischen Materials hinzu, so dass dem Analytiker drei Informationsquellen zur Verfügung stehen: objektive, subjektive und szenische Informationen (Argelander, 1970, S. 12 ff.). Diese müssen zusammengeführt werden, um zu einem Verständnis des unbewussten psychodynamischen Geschehens gelangen zu können, das dem Analytiker dann diagnostische Aussagen und Deutungen, die evidenten Charakter haben, ermöglicht: „Die Interpretation stützt sich vorwiegend auf solche subjektiven und situativen Informationen, deren Gehalt von objektiven Daten bestätigt wird" (vgl. Argelander, 1970, S. 20). Gelingt es dem Therapeuten, an der vom Patienten geschaffenen Szene teilzunehmen, so kann es zu einem vertieften Verstehen unbewusster Vorgänge im Interview kommen. Argelander beschreibt im Einklang mit Lorenzer die Art und Weise der Wahrnehmung des Analytikers als „Psycho-Logik": „Sie gewinnt ihre Bedeutung, wenn wir das Material mit der Szene in Einklang bringen können, an der wir mit dem Patienten teilnehmen, und wenn die situative Evidenz die Richtigkeit unseres Vorgehens bestätigt" (Argelander, 1970, S. 61). Argelander bezeichnet die Fähigkeit zur szenischen Gestaltung als eine Ichfunktion des Menschen, als die „szenische Funktion des Ich" (Argelander, 1970, S. 61).

So gestaltet sich aufgrund der Berichte der Eltern in der oben angeführten Vignette, deren Art und Weise zu erzählen und der Inszenierung des Vaters im Therapeuten u.a. das Bild eines Jungen, der andauernd im Vordergrund stehen muss, der innerlich gezwungen ist, seinen Willen durchzusetzen, und nicht ertragen kann, wenn er nachgeben müsste, und der große Angst hat, zu versagen oder nicht wahrgenommen zu werden. Damit ist ein Baustein für eine allererste diagnostische Hypothese gewonnen.

Klüwer führt in seiner Arbeit „Agieren und Mitagieren" den Begriff des „Handlungsdialogs" ein und erweitert damit die Konzeption Lorenzers um einen wichtigen klinischen Aspekt, der die szenische Interaktion ergänzend beschreibt: „Handlungsdialog meint das notwendige Beteiligtsein des Therapeuten an den Inszenierungen und dem Agieren des Patienten. Er verleitet den Therapeuten zum Mitagieren, wenn die Szene noch nicht verstanden und gedeutet werden kann" (Klüwer, 1983, S. 838). Anstelle des Verbalisierens tritt, so Klüwer, zunehmend die Tendenz des Patienten, den Analytiker zu „behandeln", d.h., ihn in komplementäre Rollen zu drängen und so einen Handlungsdialog zu konstituieren. Klüwer sieht dieses Beteiligtsein oder auch Verwickeltsein bzw. Mithandeln als notwendig an, um überhaupt mit dem Patienten in einen Dialog kommen, sich in ihn einfühlen und letztlich seine unbewussten Motive und Gründe verstehen zu können. Dem Agieren wird aus dieser Sicht die ihm anhaftende negative Bewertung genommen. Es wurde damit als ein wertvoller, sinnvoller Bestandteil analytischer Arbeit angesehen (Klüwer, 1983, S. 839). Das bedeutet, über den Handlungsdialog gelangt der Analytiker an das analytische Material, das ihm einen Zugang vom realen Konflikt zum unbewussten Anteil verschafft.

Im Interview gestaltete Szenen sind meistens nur der Beginn eines sich in einer weiteren Behandlung erst entfaltenden intensiven Handlungsdialogs, in dem der Therapeut oft über lange Zeit in der Rolle des „Nichtwissenden" verharren muss, bis er den unbewussten Sinngehalt verstehen kann.

Szenisches Verstehen stellt also für sich genommen einen wichtigen Baustein und eine unverzichtbare Methode für die Erkenntnisgewinnung des analytischen Therapeuten dar für dessen Wahrnehmung der Sinnhaftigkeit von Inszenierungen und Szenen eines Patienten sowie für das Verstehen des Übertragungs-/Gegenübertragungsgeschehens. Diese Erkenntnisse müssen immer wieder, so Argelander, anhand weiterer Daten und Informationen verifiziert werden. Zusammenfassend kann gesagt werden: Die Diagnose ist die im Gespräch gefundene und in der nachträglichen Bearbeitung differenzierte und vervollständigte Sinnversion der Szene (siehe hierzu auch Laimböck, 2001, S. 61).

! **Merke:** Szenisches Verstehen bedeutet das Erfassen und die Interpretation des unbewussten Sinngehaltes von Inszenierungen des Patienten in der Interaktion in Gestalt von Szenen, in denen er seine unbewussten Konflikte, Motive für Symptome und Erfahrungen aus seinem Lebenskontext ausdrückt und seine Störung entfaltet.

4 Das Vorgehen bei der psychoanalytischen Erstuntersuchung

4.1 Vorgehensweise

Die psychodynamische Sichtweise, als eine Übertragung klinischen Materials in metapsychologische Begrifflichkeit, ist schon immer eng mit der psychoanalytischen Therapie und der Psychoanalyse verbunden. Andere Verfahren wie tiefenpsychologisch fundierte Psychotherapie oder Fokaltherapie bzw. andere psychodynamische Therapiemethoden sind entweder Ableitungen und Anwendungen der Psychoanalyse oder beziehen sich auf das Theoriesystem derselben (vgl. u.a. Burchartz, 2004, S. 496-499). In einer psychoanalytischen Erstuntersuchung nimmt das Erstinterview einen zentralen Platz ein und ist von großer Bedeutung für die weitere Diagnostik. Die Vorgehensweise bei der Erstuntersuchung mit Kindern und Jugendlichen erfolgt meist in folgenden Schritten mit kleinen Abweichungen. Bei Kindern nimmt der Kinder- und Jugendlichenpsychotherapeut in der Regel zunächst in einem Elterngespräch eine erste Abklärung der Problematik und Symptomatik vor, wobei er sein Augenmerk auch hier schon auf auffällige Inszenierungen und Gestaltungen richtet, die ihm Hinweise auf die unbewussten Konfliktanteile geben können. In zwei oder auch mehreren Erstgesprächen mit dem Kind allein nähert er sich dessen Problematik und seiner Konflikte an. In einem oder mehreren Abschlussgesprächen werden dann Diagnose und Indikation besprochen. Bei älteren Jugendlichen, im Alter von etwa 14 Jahren, werden im Allgemeinen erst einmal Gespräche mit den Jugendlichen geführt, bevor die Eltern gesehen werden (vgl. Raue und Wolff, 2003, S. 325).

Diese Vorgehensweise bietet dem Patienten die Möglichkeit, einen Raum zu finden, um seine unbewussten Konflikte und Schwierigkeiten in Szenen, Äußerungen und Handlungen gestalten zu können. Kritisch wird von vielen Seiten dabei immer wieder angemerkt, dass dieses Vorgehen zu spekulativ und unsicher sei wegen unzureichender Daten zu Anamnese, Umfeld und Lebenssituation. Um diesem Mangel zu begegnen, werden anamnestische Daten entweder mithilfe eines Fragebogens oder auch in einem getrennten anamnestischen Gespräch erhoben. Bei Kindern füllen die Eltern in der Regel diesen Fragebogen aus, Jugendliche machen das selbst (Raue und Wolff, a.a.O.).

Kommen noch andere Faktoren hinzu, wie z.B. organische Krankheiten, geistige Behinderung u.Ä., können zusätzliche Testdiagnostiken und andere psychodiagnostische Verfahren eingesetzt werden, entweder als Ausschlussdiagnose oder als ergänzende diagnostische Maßnahme. Falls dies erforderlich ist, kann eine solche Maßnahme auch von einer anderen Testperson durchgeführt werden, da jede weitere Maßnahme immer einen Eingriff in den Interviewprozess darstellt und zum Beispiel Aufspaltungsmöglichkeiten oder Nebenübertragungen fördern kann.

! **Merke:** Grundlage der psychoanalytischen Diagnostik ist das psychoanalytische Erstinterview. Die Interviews sind als ein Prozess zu verstehen, der dem Analytiker beziehungsweise Therapeuten aufgrund szenischer Gestaltungen, verbaler Äußerungen oder Handlungen des Patienten Aufschluss über erste Übertragungs- und Gegenübertragungsmanifestationen gibt. So kann er Informationen über die unbewussten Anteile und Konflikte des Patienten bekommen, die ihm eine diagnostische Einschätzung ermöglichen. Ergänzend dazu muss eine Anamneseerhebung erfolgen sowie in speziellen Fällen, etwa bei Verdacht auf organische Schäden und Ursachen, weitere testdiagnostische Untersuchungen.

4.2 Ein Interviewbeispiel

Da wie schon erwähnt psychoanalytische Diagnostik als ein Prozess im Erstkontakt mit dem Patienten verstanden wird, wird zur weiteren Analyse ein ausführliches Interviewbeispiel herangezogen, um diesem Prozesscharakter bei der Auswertung demonstrieren und gerecht werden zu können. Zur Klarifizierung einzelner Punkte werden für die Auswertung weitere Beispielsvignetten herangezogen, jedoch kann die Methodik psychoanalytischer Diagnostik nur an einem nachvollziehbaren ausführlichen Beispiel dargestellt werden.

Die Interviews:
Es handelt sich um den knapp sechsjährigen Lukas, der wegen seiner Neurodermitis angemeldet wurde.

Nach dem ersten Elterngespräch wurde noch von weiteren Symptomen, Phasen des Einnässens und einem traumatischen Unfall berichtet.

Erstgespräch mit den Eltern:
„Ha", begrüßt der Vater beim Öffnen der Tür den Therapeuten, „nur 2 Minuten zu spät." Die Eltern setzen sich dann. Der Vater auffällig „lümmelhaft"-leger, liegt fast im Sessel. Die Mutter sitzt „korrekt".

Er ist groß, dunkles Haar und beansprucht viel Platz, sie ist mollig, zurückhaltend, aber apart.

„Tja", sagt sie, „mein Sohn nässt ein."

Beide schauen den Therapeuten gespannt und erwartungsvoll an.

„Vielleicht erzählen Sie erst einmal mehr", sagt dieser freundlich.

Sie berichtet daraufhin von ihrem Leidensweg bzgl. des Einnässens, beschreibt zahlreiche Maßnahmen. Alles hat nichts gebracht, wir lachen verlegen.

Ins Schweigen hinein fragt der Vater, warum sie eigentlich hier sind und nicht der Patient, um den es geht.

Seine Frau übernimmt die Antwort, weil sie damit was zu tun haben. „Ja, und?", meint er.

Der Therapeut hat den Eindruck einer Flucht nach vorn, vor seiner Angst. Das Ganze hat etwas absurd Lustiges. Es passt nicht.

Ob ihr Sohn denn leidet, fragt der Therapeut dann. „Nein", sagt der Vater überrascht. „Und Sie?", fragt der Therapeut.

„Wir schon", besonders seine Frau, die die Nächte raus muss, er ja nicht, denn er hat einen Fulltimejob. Sie ja eigentlich auch, fällt ihm noch nachdenklich ein. Wir müssen lachen.

„Dann haben alle drei mit den Problemen was zu tun", fasst der Therapeut zusammen.

„Hm", stimmt er zu. Schweigen!

Der Eindruck in der Gegenübertragung ist: Etwas macht beiden Angst, so wenig, wie man erfahren soll. Gefühle von „Ich fühle mich außen vor" stellen sich ein.

Ob sie nicht erst einmal mehr über den Sohn erzählen könnten, fragt schließlich der Therapeut

Die Atmosphäre ändert sich zusehends, als die Mutter vom „Unfall" des Sohnes im Alter von 2 Jahren berichtet. Er stürzte abends, als er so herumhampelte, und verletzte sich am Rücken und mit Verdacht auf innere Verletzungen. Er lag 3 Wochen im Krankenhaus.

Es herrscht eine todernste Atmosphäre, als die Mutter die Dramatik der Notoperation schildert und der Vater mit bemüht sonorer Stimme fortfährt: Er kam nichts ahnend nach Hause, um dann im Krankenhaus die Nachricht zu hören. Er schildert betont sachlich die Komplikationen, die durch einen Fehler bei einer Untersuchung auftraten, und die Gefahr bleibender Schäden. „Dies war nicht der Fall", sagt er erleichtert. Während er berichtet, hat die Mutter zu weinen begonnen.

Auf die Frage, ob sie das Gefühl habe, nicht genug aufgepasst zu haben, bricht sie noch einmal in Tränen aus und bestätigt ihr massives Schuldgefühl.

Regelrecht indigniert stellt ihr Mann fest, dass sie nach so langer Zeit noch so darauf reagiere, hätte er nicht gedacht. Dann schweigen alle.

Der Therapeut beschreibt daraufhin seinen Eindruck, wie sie damit umgehen, Tränen und Erklären. „Haben Sie darüber gemeinsam gesprochen?", fragt er weiter aus dem Gefühl heraus, wie schwierig es ist, hier mit ihnen ins Gespräch zu kommen.

Nein, ergreift der Vater wieder das Wort, was es da zu reden gebe. Das ist passiert, daran kann man nichts ändern. Er insistiert mehrere Male darauf, während die Mutter immer wieder weinen muss und schweigt. „Aber du nahmst das doch leichter

als ich, dachte ich immer", bringt er schließlich irritiert hervor. Leise schüttelt sie den Kopf.
Es war sehr schlimm für ihn, führt der Vater weiter, aber was soll das heute noch?
„Wir spüren hier deutlich, wie aktuell das für sie hier ist, obwohl Sie dachten, es ist weg", fasst der Therapeut in einer Deutung zusammen.
Der Vater wird unwirsch: „Was soll so ein Gespräch?", meint er. „Wir sehen ja, wie der Unfall fast die ganze Zeit in Anspruch nimmt hier. So massiv muss das gewesen sein. Anscheinend ist da viel unausgesprochen, Fragen nach Schuld u.Ä.", ist die nächste Intervention.
„Ja schon … aber, was soll das", poltert er zurück. Er versucht, seine Angst und Unsicherheit zu verbergen, die Not wird spürbar, während seine Frau sich fasst und einwirft, an seiner Ängstlichkeit mit Lukas sehe man das doch auch.
„Na ja", wird der Vater sehr nachdenklich und beschreibt, wie er immer aufpasst, dass der Sohn nicht in gefährliche Situationen gerät, besonders auf der Toilette. Dann wieder wehrt er alles ab, man könne doch nichts ändern.
In der Gegenübertragung wird zunehmend der Impuls spürbar, sich zu rechtfertigen dafür, dass das Gespräch bei diesem Unfall gelandet ist. Schuld und Angst kommen dazu. Gefühle, zum Teil wie gelähmt zu sein, etwas zu sagen, werden stärker.
„So massiv, wie es hier ist, so muss es Sie getroffen haben. Wir sind mittenrein geschleudert worden", formuliert der Therapeut seine Gefühle und Eindrücke jetzt zum Schluss des Gesprächs. Alle schweigen betroffen und auch erschöpft.
Die restlichen Minuten werden mit formalen Klärungen wie Terminüberlegungen gefüllt, was den Versuch darstellt, wieder etwas Abstand und Halt zu gewinnen und sich nicht in Wut und Ärger trennen zu müssen.

Erstes Gespräch mit Lukas:

Nach der Begrüßung versteckt sich Lukas hinter der Mutter und will nicht mit ins Therapiezimmer kommen. Also kommt die Mutter mit.
Beide setzen sich in den Sessel. Er angekuschelt, dem Therapeuten die Rückseite zuwendend, liegt mehr auf der Mutter, die sich nach ein paar Minuten beschwert, dass es so heiß sei, er soll sich doch aufrechter setzen, was er ablehnt.
Nein, er will nicht. Er weint fast, nichts rührt sich.
Ich könne mir vorstellen, er denkt, ich könne ihm was tun, wagt der Therapeut eine Ansprache, aus dem Gefühl heraus, es ist wie beim Arzt vor einer unangenehmen Untersuchung.
Die Mutter antwortet an Lukas Stelle, sie habe ihm auch nicht gesagt, weshalb er hierher käme, und holt dies nach, wegen des Ins-Bett-Machens.
Er will nicht, trotzt er böse. Er will nicht, kommt noch einmal nach einer geraumen Weile. „Und die Mama?", wirft der Therapeut ein. „Die will auch nicht", sagt sie sichtlich gereizt, er soll sich aufsetzen, so heiß ist es.
Das Gefühl zu stören, aber auch gefährlich zu sein und ein Gefühl der Ohmacht stellen sich beim Therapeuten ein.
Sie beginnt schließlich nach einer langen Zeit des Dasitzens in den letzten Minuten ein Ratespiel. Dabei taut er auf, vermeidet aber tunlichst, dass der Therapeut seine Vorderseite zu sehen bekommt oder er diesen anschauen muss.
„Durst", kommandiert er plötzlich, und die Mutter reicht ihm eine Trinkflasche, aus der er befriedigt trinkt.
„Er kann das schon gut, die Mama zum Diener machen", sagt der Therapeut dazu, und Lukas grinst deutlich.
Die Mutter fühlt sich dagegen eher verunsichert, denn gleichzeitig wird damit klar, dass er mit ihr einiges machen kann.
Unter dem Trauma, das er mir so plastisch darstellt, scheint eine Abhängigkeitsproblematik zu liegen, die Mutter und Sohn in ihrer Verklammerung inszenieren. Das sind die Schlusseindrücke.

Zweites Gespräch mit Lukas:

Wieder sitzen alle genauso wie beim ersten Mal. Lukas wendet dem Therapeuten sein Hinterteil zu und sitzt auf der Mutter. Diese ist sichtlich verunsichert. Sie versucht recht verzweifelt, aber erfolglos, den Sohn wegzuschieben, redet auf ihn ein! Nichts.
Wieder stellen sich beim Therapeuten Impulse von Hilflosigkeit und Wut ein.
Ob das auch woanders so ist, fragt der Therapeut mehr hilflos als gezielt. Ja, es ist oft so, besonders seit einem Jahr, sagt die Mutter. Es fällt ihr schwer, ihn vom Schoß runterzukriegen, fährt der Therapeut fort. Ja, sagt sie, sie kann nicht so konsequent sein. Immer muss sie da sein, wenn etwas ist.
Trennung kann so nur partiell sein, ist der Gegenübertragungseinfall, etwas fehlt, um die beiden zu trennen.
Ohne größer nachzudenken, macht der Therapeut den Vorschlag, ein Spiel zu dritt zu spielen, und holt eine Spielesammlung.
Lukas lehnt ab. Die Mutter wird aber mutiger, schiebt ihn weg und holt sein Stofftier.
Lukas ist damit regelrecht aufgewacht, steckt das Tier in die Tasche – zur Sicherheit ist der Eindruck – und wendet sich dem Therapeuten zu.
Alle spielen zunehmend mit Lust und Spaß zwei Spiele. Er wird sicherer und mit der Zeit angeberisch, lacht herausfordernd und redet.
Die Stunde ist schnell vorbei.
Erst will er wiederkommen, besinnt sich aber und will dann doch nicht.
Ein drittes Gespräch wird vereinbart, denn es sind seine beiden Seiten zu sehen, und es ist wichtig zu sehen, was er weitermachen wird. Er hat den Therapeuten für sich gewonnen.

Drittes Gespräch mit Lukas:

Heute kommt Lukas sofort allein mit. Es wirkt wie eine Dressur, als die Mutter bemerkt: „Wir haben ja was vereinbart." Es bleibt die Frage, was?
Mutig geht er mit und sprudelt sofort heraus – fast wie einstudiert, ob wir eine Zaubertüte basteln könnten.
Dass der Therapeut nicht weiß, wie das geht, erleichtert ihn. So muss er es ihm zeigen und kann so die Zeit füllen. Sofort verfügt er über das Objekt, erklärt was der Therapeut zu tun habe. Ihm fällt beim Basteln eine Bekannte ein, die ein Baby hat, und dabei werden die Tüten fertig gebastelt.
Sofort danach muss das Spiel vom letzten Mal gespielt werden. Alles geht ohne Unterbrechung vor sich, keine Frage ist dazwischen möglich, und der Therapeut macht mit.

In eine Pause hinein sagt er: „Heute kommst du allein, du hattest so viel Angst?" „Ja", nickt er und schluckt. Schnell wird wieder eine weitere Runde gespielt.
„Ich hätte dir was tun können", meint der Therapeut nebenbei.
„Ja, genau", schaut er mich groß und erstaunt an.
„Die Biggi bekommt auch ein Baby", sagt er beim Weiterspielen.
Lieber denkt er an das, was vorn ist und nicht hinten, ist ein Gedanke des Therapeuten, aber es hat auch etwas Ödipales. Sobald eine Pause zu entstehen droht, wird Lukas sichtlich nervös, schaut sich um, und seine Angst und Unsicherheit werden spürbar, ohne dass er aber etwas sagt. Wie die Eltern, die auch nicht darüber sprechen können.
Deutlich ist, schnell muss gespielt werden. Da kann Lukas phallisch und zupackend sein, geht aus sich heraus und wirkt altersangemessen.
Als die Zeit um ist, rennt er regelrecht wie erleichtert zur Mama. „Gott sei Dank", denkt der Therapeut spontan.
Die Mutter geht mit den Worten: „Es scheint geklappt zu haben." Ihre ganze Scham über die beiden vorherigen Sitzungen steckt darin. Dabei hat Lukas doch solche Angst, sind die letzten Einfälle.

4.3 Auswertung und Diagnostik

Die Auswertung beginnt mit dem Interviewmaterial und dabei mit dem, was manifest zu beobachten ist, und erfolgt zunehmend über die Analyse der Beziehung hin zu einzelnen Aspekten der Persönlichkeit und Entwicklung, um in einem zirkulären Prozess der Abstraktion zu diagnostischen Hypothesen zu gelangen. Methodisch kann diese Vorgehensweise als eine Art Methode tiefenhermeneutischer Textinterpretation angesehen werden, bei der es letztlich um Verstehen im Wechsel von Sinnkonstruktion und Sinnrekonstruktion geht (vgl. Dammasch, 2000, S. 115).

Symptomatik/Gründe des Kommens: Am Anfang einer psychoanalytischen Diagnostik wird nach den Gründen und Symptomen gefragt, weshalb ein Patient einen Therapeuten aufsucht. Dabei gilt es, zu unterscheiden zwischen Symptomen, die bei der Anmeldung genannt werden, und solchen, die im weiteren Verlauf der Interviewphase auftauchen. Anna Freud unterscheidet in ihrer Arbeit über die kindliche Symptomatik zwischen „eigentlichen Symptomen und anderen Störungen", wobei es darum geht, „Symptome im engeren Sinn von all den sonstigen Gründen zu trennen, aus denen ein Kind zur Diagnose und Behandlung ... verwiesen wird" (A. Freud, 1980c, S. 2515). Wichtig ist ebenfalls, den Zeitpunkt oder den Anlass des Auftretens der Symptome zu vermerken sowie ihren Charakter – also, ob sie ichsynton oder -dyston sind.

Zum Interviewbeispiel:
Bei Lukas werden wir bei der Anmeldung mit dem Symptom Neurodermitis konfrontiert und bekommen im Verlauf der Erstgespräche weitere Symptome wie Einnässen und Traumatisierungen sowie Trennungsangst genannt bzw. demonstriert.

Die Symptomatik kann nach weiteren Orientierungskriterien geordnet werden, wie z. B. Ängsten und Phobien, Zwängen und Ritualen, Affektstörungen, am Körper auftretenden Störungen, Störungen des Sozialverhaltens u.a. (Raue und Wolff, 2003, S. 320).
Es geht also um eine erste Würdigung der Symptome, die für sich gesehen oft wenig über den Konflikthintergrund und das Strukturniveau aussagen und differenzierter betrachtet werden müssen.

Anamnese: In einem nächsten Schritt werden die anamnestischen Daten ausgewertet, das heißt jene Fakten und Erfahrungen aus der Lebensgeschichte des Patienten, die für seine Erkrankung und Problematik bedeutsam sind. Diese sind objektive Daten im Sinne Argelanders.

Zum Interviewbeispiel:
Über Lukas ist bekannt, dass er bis zum zweiten Lebensjahr eine relativ unauffällige Entwicklung durchmachte, bis auf die Tatsache, dass er im ersten Lebensjahr an Neurodermitis erkrankte, die eine besondere Hautpflege und Ernährung durch die Mutter nach sich zog.
Einschneidend war der Unfall im zweiten Lebensjahr. Auffallend dabei ist, dass die Eltern nie miteinander darüber sprechen konnten und im Verlauf der weiteren Entwicklung dem Sohn gegenüber eine überängstliche Haltung ausbildeten. Im Kindergarten war und ist es für den Patienten sehr schwierig, sich zu trennen.
Über die Eltern ist bekannt, dass der Vater zu Hause sehr verwöhnt wurde, während die Mutter in einer von rigider Moral geprägten Atmosphäre aufwuchs, in der nichts angesprochen werden konnte.

Szenischer Befund: Nun beginnt die eigentliche Auswertung der Interviews mit dem szenischen Befund. Hier sollen der szenische Auftakt und wichtige Szenen, die den Verlauf des Interviews prägend gestaltet haben, kurz skizziert und kommentiert werden. Dabei ist es auch wichtig, dass der Kontakt zum Patienten und sein Umgang mit Affekten und Gefühlen beschrieben wird
Oftmals sind es kleine und nebensächlich erscheinende Szenen bei der Anmeldung oder Begrüßung, beim ersten Blickkontakt während der Sitzung oder an deren Ende, die ein Blitzlicht auf das Übertragungsgeschehen und seine Dynamik gestatten. Szenen sind in diesem Kontext oft Gestaltungen, Handlungen oder Gesten, die dem Therapeuten merkwürdig, unpassend oder fremdartig vorkommen und die jeder Logik entbehren, also in der Situation nicht nachvollziehbar sind.
Diese szenischen Gestaltungen lassen bei genauerer Betrachtung und Analyse dann Rückschlüsse auf Übertragungen, Beziehungsgestaltungen und unbewusste Anteile eines Verhaltens zu, haben somit einen herausragenden Charakter für spätere diagnostische Überlegungen.

Zum Interviewbeispiel:
Schon bei dem Elterngespräch mit Lukas Eltern ist die kontraphobische, forsche Begrüßung des Vaters auffällig, die auf Angst und Abwehr schließen lässt.
Bei Lukas dominiert in der Begrüßungsszene die Trennungsangst, die es ihm unmöglich macht, ohne die Mutter in den Therapieraum zu gehen.

Im Therapieraum inszeniert er später seine traumatischen Erfahrungen, indem er sich vom Therapeuten abwendet, sich an die Mutter klammert und den Therapeuten als gefährliches Objekt (Aggressor, wohlmöglich die Ärzte) ansieht, das in ihn eindringen könnte. Seine Möglichkeiten im Umgang mit Affekten und Gefühlen sind begrenzt, das heißt, er ist von Angst beherrscht und beurteilt die Gesprächssituation aus dieser Haltung heraus.
Dies wird vor dem dritten Interview deutlich, als er, regelrecht „von der Mutter geeicht", allein mit dem Therapeuten geht.

Übertragung und Gegenübertragung: Nach dem szenischen Befund steht die Übertragung und Gegenübertragung im Mittelpunkt der Auswertung. Hierbei geht es darum, erste Hypothesen zu bilden, d.h., inwieweit sind in Spielsequenzen, in Szenen, Bemerkungen und Dialogen schon Übertragungen wahrzunehmen, ggf. auch Gegenübertragungsreaktionen. Die Besonderheiten der Übertragungssituation mit Kindern und Jugendlichen müssen hier berücksichtigt werden, also zu unterscheiden sind:
- Übertragungen von vorwiegend üblichen Beziehungsweisen
- die Übertragung gegenwärtiger Beziehungen und Konflikte
- Übertragung von früheren Erlebnissen (Sandler et al., 1982, S. 101-133)

Bei Jugendlichen ist besonders zu beachten, dass diese oft eine große Ambivalenz zeigen, eine intensivere Übertragungsbeziehung einzugehen. Dies geschieht zumeist aus altersspezifischen Gründen heraus, da sie ja entwicklungspsychologisch gesehen in einer Phase der Ablösung und Abgrenzung sind, die erst einmal nur bedingt neue Abhängigkeitsbeziehungen zulässt.
Der Jugendliche benötigt somit im Interview einerseits den Freiraum, sich zu entscheiden, gleichzeitig aber vom Therapeuten ebenfalls Eindeutigkeit in seinen Interventionen und seiner Haltung, um wiederum eine innere Abgrenzung aufrechterhalten zu können. Nur so ist ein Arbeitsbündnis, das oft sehr ambivalent gestaltet wird, möglich.

Beispielvignette:
Ein knapp 14-jähriger Jugendlicher kommt wütend zum Erstgespräch, setzt sich und schweigt die ganze Sitzung. Im nächsten Interview will er dies wiederholen. Der Therapeut, in Kenntnis seiner Enuresis und seiner massiven Kränkbarkeit, die er ihm in seinem Schweigen vermittelt, interveniert und sagt ihm, er könne seine Scham spüren und seine Wut darüber, nicht alles bei sich unter Kontrolle zu haben. Auch wisse er, das er ihn nicht zu einer Therapie, die er, der Patient, dringend benötige, angesichts seiner große Schwierigkeiten, zwingen könne, wolle ihm aber auch sagen, dass er sich sehr ernsthaft um ihn Sorgen mache, wie das ausgehen solle. Über diese Intervention kommen dem Pat. die Tränen, und er stimmt ambivalent zu, dass er schon Probleme habe.

Die Gegenübertragung mit Kindern im Interview stellt eine große Schwierigkeit dar, da sie mannigfaltigen Störungen unterliegt, so dass sie nicht mehr eindeutig als Gegenübertragung verifizierbar ist. So können Kinder im Therapeuten oft elterliche oder erzieherische Haltungen auslösen, oder sie verleiten zum Mitagieren und zur Preisgabe der analytischen Haltung (Chethik, 1989, S. 23 ff.).

Beispielvignette:
Der vierjährige Sven betrat den Therapieraum und warf sämtliche Sachen vom Spielregal, verstreute alles auf dem Boden und ließ dem Therapeuten kaum Zeit, irgendetwas zu denken. Dem Impuls zu folgen, ihn sofort zurechtzuweisen, hätte durchaus nahe gelegen, jedoch gelang es dem Therapeuten, sich zusammenzunehmen, so dass sich der destruktive Hass und die Hilflosigkeit des Patienten voll entfalten konnten, denn Spielen war ja nun in dem Chaos nicht mehr möglich. Erst das Aufräumen vor dem Ende der Sitzung und Svens Erleichterung darüber machten einerseits den durchgebrochenen Hass auf die Mutter deutlich, mit der er über seine Neurodermitis so eng und quälend verbunden war, aber auch den intensiven Gegenübertragungswunsch des Therapeuten, ihm eine bessere, abgegrenztere Beziehung anzubieten, also die guten Anteile der Mutter zu repräsentieren und zu verstärken (Raue und Wolff, 2003, S. 326/327).

Zum Interviewbeispiel:
Bei Lukas wird von Anbeginn an eine traumatische Übertragung deutlich. Er inszeniert in der Begegnung mit dem Therapeuten szenisch und handelnd seine massive Angst vor Eindringen und Kastration, während der Therapeut in seiner Gegenübertragung massive Ohnmacht, Hilflosigkeit und Ausgeschlossensein spürt. Neben diesem traumatischen Selbstaspekt der Übertragung wird darunter liegend im Verlauf der Gespräche eine tiefe Trennungsproblematik spürbar und eine Schwierigkeit, das dritte Objekt, also den Vater, wirklich mit einzubeziehen. Dies drückt sich in der Anklammerung des Patienten an seine Mutter aus, die er, da sie massive Schuldgefühle ihm gegenüber hat, beherrschen und manipulieren kann. Hier wird deutlich, dass der Patient neben der Übertragung seiner vorwiegend üblichen Beziehungsweisen und gegenwärtigen Beziehungen und Konflikte eine tiefere Ebene der Übertragung gestaltet, nämlich seine massive unbewusste Separations- und Individuationsproblematik.

! **Merke:** Die Beschreibung der Beziehung zwischen Patient und Therapeut mit szenischem Befund, Übertragung und Gegenübertragung ist für die psychoanalytische Erstuntersuchung die Voraussetzung, um weitergehende Aussagen über die innerpsychische Situation und die psychische Struktur des Kindes oder Jugendlichen machen zu können.

Abwehrmechanismen: Hat der Therapeut das unbewusste szenische Angebot, seine Gegenübertragungsreaktionen und die an ihn herangetragen Übertragungen des Patienten ausgewertet, lassen sich leichter Aussagen über die Abwehr und die Abwehrmaßnahmen des Patienten machen.
Hier geht es darum, einerseits das Material auf Abwehrmaßnahmen hin zu untersuchen, um danach die Hauptabwehrmechanismen des Patienten beschreiben und benennen zu können. In einem weiteren Schritt wird das entwicklungspsychologische Niveau reflektiert. Das Erkennen von Abwehrmaßnahmen ist die Voraussetzung für die Beurteilung der Qualität der Abwehrmechanismen und der Abwehr überhaupt (Kernberg, 1988, S. 32 ff.). Ferner sollte hier eine kurze Einschätzung der Abwehrinhalte gegeben werden, also was abgewehrt wird, wie z. B. Angst,

Schuld, Scham oder andere schmerzliche Gefühle und Affekte. Dieser Teil der Diagnostik ist ausgesprochen wichtig, da es auch hier um eine Einschätzung geht, inwiefern Abwehraktivitäten das Ich einschränken (Raue und Wolff, 2003, S. 321).

Zum Interviewbeispiel:

Bei Lukas lassen sich verschiedene Abwehrmaßnahmen beobachten. Einerseits sucht er Sicherheit auf dem Schoß der Mutter und bringt den Therapeuten in eine hilflose Situation, was als Umkehrung seiner traumatischen Erfahrungen gelten kann. Des Weiteren versucht er, mit Spielen seine Angst zu kontrollieren und das Objekt, also den Therapeuten bzw. die Mutter, zu beherrschen und zu manipulieren. Deutlich werden projektive Abwehrmechanismen sichtbar, Angstmachendes in den Therapeuten zu legen und sich mit dem Aggressor zu identifizieren, sowie ein sehr regressives Verhalten, das in der ödipalen Phase nicht mehr angemessen ist. Projektive Identifizierung, Regression und Verleugnung bestimmen die Abwehr von Lukas und schränken seine Ichfähigkeiten ein.
Lukas versucht damit, seine dominierende massive Trennungs- und Vernichtungsangst sowie seine Wut und Enttäuschung über eine nicht schützende Mutter in Schach zu halten.

Umgang mit Angst/Realitätsprüfung: Die Analyse der Abwehr führt dann zum nächsten Aspekt des Umgangs mit Angst und Realität. Angst und Abwehr stehen in der Regel in einem innigen Verhältnis, da Angst häufig der Motor der Abwehr ist bzw. sich an ihr beteiligt. Dabei geht es nicht nur darum zu beschreiben, wie der Patient Angst erlebt und zeigt, sondern auch wie diese sein Ich einschränken kann und die Realitätsprüfung verzerrt. Auch sollte hier angeführt werden, welche Gründe für die Angst maßgebend sind (Raue und Wolff, 2003, S. 322).

Zum Interviewbeispiel:

Wie aus der Analyse der Abwehrmechanismen schon hervorgeht, ist Lukas von einer massiven Trennungs- und Vernichtungsangst beherrscht, die er durch Umkehrung von passiv in aktiv kontrollieren möchte. Dabei versucht er, die Objekte an sich zu binden, indem er sie beherrscht, bestimmt und kontrollieren will. Deutlich wird, dass seine Angst im Wesentlichen durch seine traumatischen Erfahrungen bestimmt wird, die ihm die Loslösung von der Mutter unmöglich machen. Seine Realitätswahrnehmung wird ebenfalls von dieser Angst beherrscht, er braucht das Objekt, dass er gleichzeitig beherrschen muss, aus der unbewussten und unbewältigten Angst vor dem überwältigenden Aggressor (z.B. Ärzte) heraus. Deutlich wird zudem, wie sein Ich dadurch eingeschränkt und geschwächt ist.

Objektbeziehungen: Die Beschreibung der Objektbeziehungen eines Patienten bezieht neben dem Entwicklungsniveau, auf dem der Kontakt mit Objekten stattfindet, z.B. anal, oral etc., vor allem die Qualität der Objektbesetzung (z. B. narzisstisch, anaklitisch, analsadistisch, ödipal etc.) mit ein (Raue und Wolff, 2003, S. 322).
Darüber hinaus ist eine Aussage über die erreichte oder nicht erreichte Objektkonstanz notwendig und über die phasengerechte Objektverwendung. Ferner sind wichtige Bezugspersonen zu beschreiben.

Zum Interviewbeispiel

Bei Lukas wird deutlich, dass er Objekte auf einem oral-analen Niveau erlebt und mit diesen entsprechend umgeht. Er begegnet Objekten auf einem anaklitischen Niveau nach dem Anlehnungstypus mit der Tendenz, sie zu beherrschen, zu manipulieren und zu kontrollieren. Deutlich wird zudem der Einfluss seiner traumatischen Erfahrungen auf den Umgang mit Objekten. Er hat zwar Objektkonstanz erreicht, hat aber Schwierigkeiten, phasengerecht (ödipal) Objektbeziehungen einzugehen.
Deutlich wird, dass er Probleme in triadischen Beziehungen hat, wie die unbewusste Übertragungsgestaltung im Interview zeigt. Er ist an die Mutter gebunden und beharrt auf einer dyadischen Beziehungsgestaltung. Bindungstheoretisch gesagt, ist Lukas unsicher-ambivalent an die Mutter gebunden, die er als Aggressor erlebt (vgl. Brisch, 1999, S. 47; vgl. auch OPD-KJ, 2005, S. 10 ff.).

Ich möchte betonen, dass es hier vor allem um die Beschreibung des innerpsychischen Umgangs mit Objektbeziehungen geht.

> **!** **Merke:** Die Analyse der Abwehrorganisation, der Realitätsprüfung und der Objektbeziehungsmodi ist die Voraussetzung, um das Entwicklungsniveau des Kindes bzw. Jugendlichen bestimmen zu können.

Entwicklungsniveau: Das Entwicklungsniveau kann aufgrund der bisher geleisteten psychodynamischen Beschreibung genauer eingeordnet werden. Als Hauptbeurteilungskriterien werden die Ichentwicklung, die narzisstische sowie die Trieb- und Überich-Entwicklung angesehen (Raue und Wolff, 2003, S. 329; vgl. auch OPD-KJ, 2005, S. 16/17).
Dazu gehören u. a. die Ichfähigkeit des Patienten, die Interviewsituation für sich altersgemäß zu nutzen, oder auch der Umgang mit Klärungen, Konfrontationen und Interpretationen des Therapeuten sowie die Symbolisierungs- und Fantasiefähigkeit.
Auch das Selbstkonzept (Selbstgefühl, Selbsteinschätzung u. a.) ist zu beachten, dazu die Qualität aggressiver und libidinöser Manifestationen sowie der Blick auf die Überich-Entwicklung

Zum Interviewbeispiel

Bei Lukas wird deutlich, obwohl er in der ödipalen Entwicklungsphase ist, dass er sich nicht phasengerecht verhält, man kann sagen, er hat keine „Phasendominanz" erreicht.
Seine Ichfähigkeiten, gespiegelt in seinen Spielfähigkeiten und Kommunikationsmöglichkeiten, sind eingeschränkt und auf die Sicherung durch das Objekt gerichtet. Deutlich wird, dass er einem analen Niveau verhaftet ist und wegen seiner Traumatisierung auf diesem Niveau fixiert bleibt. So klammert er sich an seine Mutter und versucht diese, wie alle Objekte, in aggressiver Anklammerung zu kontrollieren und zu beherrschen. Trotz allem kann er sich im dritten Interview bereits von seiner Mutter trennen und sich etwas auf den Therapeuten einlassen. Dabei werden auch ödipale Impulse und Wünsche nach Rivalität sichtbar.
Sein Selbstkonzept ist eher von narzisstischen Beherrschungsfantasien geprägt, womit er seine massive Angst wiederum kontrollieren will.

Dynamische und strukturelle Einschätzung der Konflikte: Anna Freud unterscheidet drei Arten von Konflikten in der Kindheit: äußere, verinnerlichte und innere (A. Freud, 1980b, S. 2246 ff.). Diese Einteilung der Konflikte und Ängste in drei verschiedene Klassen, so schreibt sie, „ist von beträchtlicher Hilfe für den Diagnostiker, soweit es sich um die Klassifizierung der konfliktbedingten Kindheitsstörung und die Beurteilung ihrer Schwere handelt" (A. Freud, 1980b, S. 2249).

Hilfreich ist in diesem Kontext die Definition der OPD von psychischer Struktur: „Im psychologischen Sinne bezeichnet Struktur das ganzheitliche Gefüge von psychischen Dispositionen. Diese umfasst damit alles, was im Erleben und Verhalten des Einzelnen regelhaft abläuft und einen überdauernden Stil begründet" (OPD-KJ, 2003, S. 10).

Die Art der Störung – also Neurose, Entwicklungsstörung, frühe Störung (narzisstisch, Borderline, psychotisch u.a.) – sollte weiterhin eingegrenzt werden. Es ist zu klären, ob die Störung intrapsychisch oder interpersonell-familial, vom äußeren Kontext verursacht oder verinnerlicht ist (Raue und Wolff, 2003, S. 323).

Zum Interviewbeispiel

Für Lukas wird deutlich, dass seine Konflikte sicherlich durch den traumatisierenden Unfall mitbestimmt werden, jedoch wird auch sichtbar, dass schon in der frühen Entwicklung eine schwere Separations- und Individuationsproblematik vorliegt, die durch die Überbetonung der Bindung an die Mutter (dyadische Beziehungsstruktur) bedingt ist. Das heißt, dass er nur mangelhaft triangulierende Erfahrungen machen konnte. Zudem verursacht die massive Trennungs- und Vernichtungsangst, die durch die Traumatisierung eine enorme Verstärkung und Bestätigung gefunden hat, eine Störung der Entwicklung, so dass die ödipale Entwicklung nur eingeschränkt stattfinden kann.

Bei Jugendlichen ist noch eine gesonderte Einschätzung vorzunehmen, inwieweit eine Entwicklungskrise eingetreten ist. Es muss festgestellt werden, wie stark seine Abwehr in den Dienst der Bewältigung von Störungen und Krisen eingebunden ist und ob er gefährdet ist, weil eine Identitätsdiffusion vorliegt oder ein innerer Zusammenbruch droht (vgl. Laufer und Laufer, 1989).

Progressive vs. regressive Entwicklungskräfte/Ressourcen: Bevor eine diagnostische Hypothese formuliert werden kann, müssen noch die Ressourcen des Patienten beschrieben werden, die für eine Behandlungsprognose und Indikation wichtig sind (Raue und Wolff, 2003, S. 324).

Neben der Qualität der äußeren Umgebungen und der Objekte sind die kreativen und Sublimierungsfähigkeiten des Kindes oder Jugendlichen von Bedeutung. Außerdem sind der subjektive Leidensdruck, eventuell die Veränderungsmotivation und die positive Ressourcen innerpsychisch wie äußerlich zu beachten.

Zum Interviewbeispiel

Nachdem Lukas sein Halt gebendes Übergangsobjekt (Stofftier) bekommen hatte, konnte er kreative Ressourcen und Fähigkeiten mobilisieren und in der Begegnung mit dem Therapeuten nutzen. Es werden also neben den schwierigen und traumatisierenden Erfahrungen auch progressive Entwicklungstendenzen sichtbar.

Beispielvignette

Wie an dem Beispiel des 14-jährigen Jungen oben gezeigt, gestaltet sich die Frage nach der Behandlungsmotivation und den inneren Ressourcen manchmal äußerst schwierig.

So entstand hier die Frage, ob bei diesem extremen Widerstand und Schweigen überhaupt eine Behandlung sinnvoll ist und stattfinden kann.

In diesem Fall kam eine positive Resonanz im Untersucher gegenüber dem Patienten hinzu, so dass ein Behandlungsversuch gemacht wurde, der mittlerweile Erfolg verspricht.

Limentani unterstreicht in seinen Ausführungen die Bedeutung der „Gesamtreaktion" des Interviewers nach dem Erstgespräch. Dieser Reaktion, die er in Abgrenzung zur Gegenübertragung auch Intuition nennt, weist er – bei „allem wissenschaftlichen Streben" – einen hohen Stellenwert für die Diagnose und für die Beurteilung der Analysierbarkeit zu (Limentani, 1993, S. 81 ff.).

Eltern/Bezugspersonen: In diesem Punkt sollte ein Blick auf die Paarbeziehung der Eltern, die Beziehung zum Kind, evtl. Geschwister und charakteristische Familienstile geworfen werden. Auch sollte hier eine Einschätzung erfolgen, wie hoch das Störungspotenzial ist und wie die Ressourcen und Entwicklungsmöglichkeiten der Eltern sind.

Zum Interviewbeispiel

Insbesondere der Vater von Lukas zeigte eine massive Ambivalenz, sich den Problemen des Sohnes und seinem Anteil daran zuzuwenden, so dass erst einmal einige Beratungsgespräche der Eltern vorgeschaltet wurden, um deren Behandlungsmotivation besser einschätzen zu können. Es kam schließlich zu einer Langzeitbehandlung.

Eine weitere Schwierigkeit der Eltern war, miteinander ins Gespräch zu kommen und für sich die Bedeutung der Traumatisierung des Sohnes wahrzunehmen. Diese Sprachlosigkeit, so soll nur am Rande angemerkt werden, konnte erst in den späteren begleitenden Gesprächen als biografische Besonderheit beider Eltern verstanden werden.

Beispielvignette

Eine allein erziehende Mutter kommt zum Erstgespräch wegen ihres 5-jährigen Sohnes, der andere Kinder im Kindergarten beißt.

Eine kräftige, maskulin wirkende Frau betritt das Therapiezimmer, setzt sich, schaut den Therapeuten an und meint sofort: „Gott, ist Ihr Bart aber eklig!"

Der Therapeut sitzt ziemlich perplex da, ärgert sich, ist wütend über diese Unverschämtheit und hat den Impuls, die Frau rauszuwerfen. Er fühlt sich zusehends schlechter.

Nachdem er sich etwas sortiert hat und die Mutter ihn herausfordernd anschaut, kann er deuten, das sei ja schon eine starkes Stück, ein Gespräch so zu beginnen, aber es würde ihn schon interessieren, wie sie darauf käme?

Die Mutter beginnt dann sofort über ihren alkoholabhängigen Vater zu sprechen, den sie immer eklig fand, und berichtet in langen Ausführungen, dass sie Männern gegenüber misstrauisch sei. Der Vater des Sohnes wisse gar nichts von dem Kind. Das Jugendamt zahle Unterhaltsvorschuss, weil sie den Namen des Vaters nicht nenne, und der habe eh keine Bedeutung, denn es sei lediglich eine Wochenendnacht gewesen, und daraufhin sei sie schwanger geworden.

Hier wird noch einmal deutlich, wie wichtig es ist, das Störungspotenzial und die Problematik der Eltern mitzuerfassen und in die Indikation mit einzubeziehen.

Diagnose: Die Diagnose ist die Zusammenfassung der Analyse aller bisher gewonnenen psychoanalytischen Erkenntnisse. Sie stellt zudem, wie schon erwähnt, die durch die Analyse des analytischen Materials gewonnene Version bzw. Interpretation der Szene dar (s.o.).
Im psychoanalytischen Verständnis ist sie eine Hypothese, die durch das analytische Interviewmaterial verifiziert wird und im weiteren Behandlungsprozess dauernder Überprüfung unterliegen muss.
Es sollte zudem zwischen Symptomdiagnose (z. B. Anorexia nervosa), Struktur- oder Differenzialdiagnose unterschieden werden.

Zum Interviewbeispiel
Für Lukas lässt sich nun folgende Differenzialdiagnose formulieren:
Traumatische Neurose mit einer Entwicklungsstörung vor dem Hintergrund einer tiefen Separations- und Individuationsproblematik mit persistierenden Symptomen wie Einnässen und Neurodermitis sowie massiven Trennungsängsten. Die Abwehr ist von Regression, Verleugnung, projektiver Identifizierung und Identifizierung mit dem Aggressor geprägt. Die ödipale Entwicklung ist unzulänglich, das Ich teilweise stark eingeschränkt.

Indikation: Die Indikation ist nicht nur vom Störungspotenzial abhängig, sondern auch von den inneren Möglichkeiten des Patienten und dessen Motivation.
Für Lukas ist eine Langzeittherapie angezeigt, angesichts der Schwierigkeiten der Eltern, sich auf eine Behandlung einzulassen, musste dies aber erst einmal überprüft werden, ob diese die Behandlung innerlich tragen können.
Bei Jugendlichen ist die Behandlungsmotivation oftmals ambivalent, was entwicklungsbedingt ist und nicht unbedingt zu einer Ablehnung führen muss.

> **!** **Merke:** Psychoanalytische Diagnostik ist ein zirkulärer Prozess der Abstraktion vom konkreten analytischen Material mit szenischen Elementen, Handlungs- und verbalen Sequenzen hin zu Hypothesen über Entwicklungsstand, Konfliktniveau und Diagnose. Das analytische Material dient dabei als Grundlage für Interpretation und Hypothesenbildung. Einen großen Anteil daran nimmt das szenische Verstehen ein, das dem Untersucher wichtige Aufschlüsse über das Unbewusste des Patienten vermittelt.

Nicht Verstandenes: Für den analytischen Kinder- und Jugendlichenpsychotherapeuten stellt sich immer die Frage, wie genau sein diagnostisches Wissen über den zu beurteilenden Patienten ist. Psychoanalytische Diagnostik ist vor allem auf die Patient-Therapeut-Interaktion angewiesen, bezieht objektive Daten mit ein, aber es wäre vermessen, wie oft gesagt wird, man könnte in Erstinterviews mit Sicherheit alles über den Patienten erfahren.
Psychoanalyse lebt nicht nur vom Verstehen, sondern auch vom Nichtverstehen als Grundvoraussetzung wiederum, etwas verstehen zu wollen. Deshalb ist es für den Interviewer oftmals von großer Bedeutung, sich die Fragen, die er nicht beantworten kann, und sich die Dinge, die er nicht verstanden hat, nach der Interviewphase klar zu machen und diese zu beschreiben.

5 Schlussbemerkung

Es wurde versucht, den Prozess einer psychoanalytischen Diagnostik vom ersten Kontakt mit den kindlichen und jugendlichen Patienten bis zur Diagnose- und Indikationsstellung systematisch darzustellen. Dabei standen das psychoanalytische Erstinterview sowie das Verstehen der Beziehungsdynamik zwischen Therapeut und Patient im Mittelpunkt. Neben subjektiven und objektiven Informationen spielt vor allem das szenische Verstehen eine wesentliche Rolle. Alles zusammen ermöglicht ein komplexes Verständnis der unbewussten Problematik von Kindern und Jugendlichen. Insofern ist die Diagnose eine Momentaufnahme, die als Hypothese immer wieder neu verifiziert werden muss.

6 Frequently Asked Questions (FAQ)

1. *Welche Bedeutung hat das szenische Verstehen für die psychoanalytische Diagnostik?*
→ Szenisches Verstehen ist eines der Grundpfeiler der psychoanalytischen Erstuntersuchung, da in Inszenierungen, Handlungen und Äußerungen der Patienten grundlegende Szenen gestaltet werden, in die der Therapeut in Form eines Handlungsdialogs eingebunden wird und die Einblicke in das unbewusste innerpsychische Geschehen ermöglichen.
2. *Welche Rolle spielen objektive, subjektive und szenische Informationen in der psychoanalytischen Diagnostik?*
→ Alle drei Informationsebenen stehen in einem wechselseitigen Zusammenhang und ergänzen sich. Aus diesen drei Datenquellen ergibt sich ein komplexes Gesamtbild einer psychischen Störung für ihre Differenzialdiagnose.
3. *Muss ich bei jedem Erstgespräch immer zunächst die Eltern sehen?*
→ Nur bei jüngeren Kindern und Jugendlichen bis zum Alter von circa 14 Jahren ist es notwendig, zuerst ein Elterngespräch zu führen. Bei älteren Jugendlichen, 16 bis 18 Jahre, besteht eventuell die Notwendigkeit eines informellen Gespräches mit den Eltern, selten aber mehr.
4. *Muss ich schon im ersten Elterngespräch auf die unbewusste Problematik mit Probedeutungen eingehen?*
→ Dies hängt immer von der Gesprächssituation und der Bereitschaft der Eltern ab, sich auf ein Verstehen im Prozess einzulassen. In der Regel dient das erste Elterngespräch zur Abklärung der Symptomatik und Problematik des Kindes oder Jugendlichen.

5. *Wie entscheide ich, wenn sich bei einem jugendlichen Patienten eine akute Suizidalität herausstellt, wie gehe ich mit der Schweigepflicht um?*

→ Bei einer ganz akuten Suizidgefährdung sind einerseits die Eltern zu informieren, und es ist die Hinzuziehung eines Psychiaters oder die Einweisung in eine Klinik zu überprüfen und eventuell zu veranlassen, insbesondere wenn der Kinder- und Jugendlichenpsychotherapeut kein Arzt ist.

7 Prüfungsfragen

1. Was bedeutet szenisches Verstehen?
2. Erläutern Sie die Begriffe Szene und Situation!
3. Welche Arten von Informationen sollen nach Argelander bei der psychoanalytischen Erstuntersuchung beachtet werden?
4. Welchen Stellenwert hat die Anamnese in der psychoanalytischen Erstuntersuchung?
5. Beschreiben Sie die grundlegenden Konflikttypen nach Anna Freud!
6. Welche Aspekte sind für das Vorgehen zur Diagnosestellung bei der psychoanalytischen Erstuntersuchung zu beachten?
7. Welche Formen der Diagnose sind möglich?
8. Was muss bei der Indikation neben der Diagnose beachtet werden?

8 Literatur

a) zitierte Literatur

- Arbeitskreis OPD-KJ (2003): Operationalisierte Psychodynamische Diagnostik im Kindes- und Jugendalter, Grundlage und Manual. Bern: -Hans Huber
- Argelander H (1970): Das Erstinterview in der Psychotherapie. Darmstadt: Wissenschaftliche Buchgesellschaft
- Bolland J, Sandler J (1977): Die Hampsteadmethode. München: Kindler
- Brainin E (2005): Ist die operationalisierte psychodynamische Diagnostik für Psychoanalytiker ein Gewinn? Kinderanalyse 13:24-32
- Branik E (2005): Das Squigglespiel – Funktion des Squigglespiels nach Winnicott für die Diagnostik, Beziehungsgestaltung und Therapieindikation. Forum Psychoanal 21:68-77
- Brisch KH (1999): Bindungsstörungen. Stuttgart: Klett-Cotta
- Bürgin D (1992): Zur Indikation psychoanalytischer Therapie bei Kindern und Jugendlichen. Kinderanalyse 1:22-45
- Burchartz A (2004):Tiefenpsychologisch fundierte Psychotherapie einer 13-jährigen Jugendlichen. Anal Kinder Jugendlichenpsychother 25:495-526
- Chethik M (1989): Techniques of Child Therapy. New York, London: Guilford Press
- Dammasch F (2000): Die innere Erlebniswelt von Kindern alleinerziehender Mütter. Frankfurt: Brandes & Apsel
- Eckstaedt A, Klüwer R (1980): Zeit allein heilt keine Wunden. Frankfurt: Suhrkamp Taschenbuch Wissenschaft
- Freud A (1965/1980b): Wege und Irrwege in der Kinderentwicklung. In: Die Schriften der Anna Freud. Bd. VIII. München: Kindler
- Freud A (1980c): Die kindliche Symptomatik. Ein vorläufiger Ansatz zu ihrer Klassifizierung. In: Die Schriften der Anna Freud. Bd. IX. München: Kindler, S. 2509-2537
- Freud S (1981): Das Unbewusste. GW Bd. X. Frankfurt: S. Fischer
- Günter M (2003): Psychotherapeutische Erstinterviews mit Kindern. Winnicotts Squiggletechnik in der Praxis. Stuttgart: Klett-Cotta
- Greenspan SI (1981): The Clinical Interview of the Child. New York: McGraw Hill
- Kernberg OF (1988): Schwere Persönlichkeitsstörungen. Stuttgart: Klett-Cotta
- Klüwer R (1983): Agieren und Mitagieren. Psyche 37:828-840
- Koch M, Weber E (2005): Operationalisierte Psychodynamische Diagnostik im Kindes- und Jugendalter – Eine Übersicht. Kinderanalyse 13:4-23
- Laimböck A (2001): Diagnostizieren und Deuten im Erstgespräch. Voraussetzungen und Erkenntnisprozess. In: Drews S (Hrsg.): Zum „szenischen Verstehen in der Psychoanalyse. Frankfurt: Brandes & Apsel, S. 53-64
- Laufer M, Laufer ME (1989): Adoleszenz und Entwicklungskrise. Stuttgart: Klett-Cotta
- Limentani A (1993): Die Einschätzung der Analysierbarkeit. Ein Kardinalproblem bei der Indikationsstellung. Zwischen Anna Freud und Melanie Klein. Stutt-gart: Klett-Cotta, S. 66-89
- Lorenzer A (2000): Sprachzerstörung und Rekonstruktion. Frankfurt am Main: Suhrkamp
- Nagera H, Bolland J (1968): Das Entwicklungsprofil in seiner heutigen Form. Psyche 22:534-552
- OPD-KJ (2005): s. Koch und Weber
- Raue J, Wolff A (1995/2003): Das Diagnose-Profil des Instituts für analytische Kinder- und Jugendlichen-Psychotherapie Frankfurt a.M. In: Vereinigung Analytischer Kinder- und Jugendlichen-Psychotherapeuten (Hrsg.): Therapeutischer Prozess und Behandlungstechnik bei Kindern und Jugendlichen, Frankfurt: Brandes & Apsel, S. 312-332
- Sandler J, Kennedy H, Tyson RL (1982): Kinderanalyse. Gespräche mit Anna Freud. Frankfurt: S. Fischer
- Salzberger-Wittenberg I (1994): Psychodiagnostik anhand von Übertragungs- und Gegenübertragungsprozessen. Eine Darstellung an Erstinterviews mit Jugendlichen. Arbeitskreis DGPT-VAKJP, Heft 6, S. 6-28
- Stern D (1992): Die Lebenserfahrung des Säuglings. Stuttgart: Klett-Cotta
- v. Freyberg Th, Wolff A (2005): Störer und Gestörte. Frankfurt: Brandes & Apsel
- Winnicott DW (1974): Bindfaden – Eine Technik der Kommunikation. In: Winnicott DW (Hrsg.): Reifungsprozesse und fördernde Umwelt. München: Kindler, S. 200 ff.

b) weiterführende Literatur

- Arbeitskreis OPD-KJ (2003): Operationalisierte Psychodynamische Diagnostik im Kindes und Jugendalter. Grundlage und Manual. Bern: -Hans Huber
- Brisch KH (1999): Bindungsstörungen. Stuttgart: Klett-Cotta
- Burchartz A (2004):Tiefenpsychologisch fundierte Psychotherapie einer 13-jährigen Jugendlichen. Anal Kinder Jugendlichenpsychother 25:495-526
- Chethik M (1989): Techniques of Child Therapy. New York, London: Guilford Press
- Freud A (1980d): Diagnose und Bewertung von Störungen in der Kindheit. In: Die Schriften der Anna Freud. Bd. X. München: Kindler, S. 2657-2677
- Freud S (1981a): Das Unbewusste. GW Bd. X. Frankfurt: S. Fischer
- Freud S (1981b): Vorlesungen zur Einführung in die Psychoanalyse, 22. und 23. Vorlesung. GW Bd. XI. Frankfurt: S. Fischer
- Kernberg OF (1988): Schwere Persönlichkeitsstörungen. Stuttgart: Klett-Cotta

- Limentani A (1993): Zwischen Anna Freud und Melanie Klein. Stuttgart: Klett-Cotta
- Müller-Pozzi H (1991): Psychoanalytisches Denken. Bern, Stuttgart, Toronto: Hans Huber
- Nagera H Bolland J (1968): Das Entwicklungsprofil in seiner heutigen Form. Psyche 22, S. 534-552
- Sandler J, Dare C, Holder A (1973): Die Grundbegriffe der psychoanalytischen Therapie. Stuttgart: Klett-Cotta
- Sandler J mit Freud A (1989): Die Analyse der Abwehr. Stuttgart: Klett-Cotta
- Raue J (1998): Was macht ein analytischer Kinder- und Jugendlichen-Psychotherapeut? Über die Arbeit des Kindertherapeuten im analytischen Prozess. In: Jongbloed-Schurig U, Wolff A (Hrsg.): Denn wir können die Kinder nach unserem Sinne nicht formen. Frankfurt: Brandes & Apsel, S. 113-130
- Winnicott DW (1984): Reifungsprozesse und fördernde Umwelt. Frankfurt: S. Fischer

1.4 Projektive Verfahren und ihre Verwendung für die psychodynamische Diagnostik bei Kindern und Jugendlichen

CHRISTIANE LUTZ

Projektive Testverfahren unterscheiden sich grundsätzlich von Leistungstests ebenso wie von Fragebogentests. Leistungstests stellen im Wesentlichen kognitive Fähigkeiten fest. Eine eindeutige Fragestellung zielt auf eine richtige oder falsche Lösung. Zusätzlich darf ein bestimmter Zeitrahmen nicht überschritten werden. Die Fragebogentests stellen eine Vielzahl differenzierter Fragen, aus deren möglichst genauer Beantwortung sich eine Einstufung der Symptomatik des Kindes oder Jugendlichen ergibt. Während Leistungstests vor allem intellektuelle Begabung, Aufmerksamkeits- und Konzentrationsfähigkeit, Flexibilität des Denkens, Abstraktions- und Kombinationsfähigkeit beim Kind selbst prüfen, wenden sich die Fragebogentests vor allem an Erzieher, Lehrer, Eltern. Projektive Verfahren agieren auf einer anderen Ebene. Sie enthalten keine eindeutigen Vorgaben und zielen nicht auf ein richtiges oder falsches Ergebnis, auch nicht auf eine objektive Wahrnehmung ab. Sie wenden sich an eine rein subjektive Befindlichkeit mit der Zielsetzung, über individuelle Gestaltungen mit symbolischem Material, über zeichnerische Darstellungen oder über die Interpretation vieldeutiger Bilder Aussagen zu erhalten, die Aufschluss geben über mögliche intrapsychische oder interpersonelle Konfliktsituationen, die für das Zustandekommen der Symptomatik verantwortlich zu machen sind.

! **Merke:** Projektive Testverfahren dienen der Erfassung emotionaler Erlebniszustände. Sie spiegeln konfliktbesetzte Fühlmuster, die in der Regel unbewusst sind. Sie werden durch offene Angebote, die zur Projektion herausfordern, zur Darstellung gebracht.

Darüber hinaus ermöglichen sie ein Bild der Situation des Kindes im Geflecht der familiären und sonstigen sozialen Bezüge, einen Eindruck der subjektiven Selbsteinschätzung wie auch des individuellen Selbstwertgefühls.

Es obliegt dem Diagnostiker, die Aussagen zu interpretieren, was zweifellos auch die Gefahr von Fehleinschätzungen in sich bergen kann. Interpretationen sind immer von subjektiven Wahrnehmungen des Diagnostikers abhängig, denn Psychoanalyse arbeitet bekanntlich vorrangig mit Subjektivität. Hieraus leiten Esser und Wyschkon (2004, S.156) allerdings ab, dass projektive Testverfahren mit „großer Vorsicht" zu interpretieren seien. Diese Aussage wird der Vielschichtigkeit von symbolischen Aussagen über die subjektive Befindlichkeit eines Probanden nicht ganz gerecht. Zum einen ist sowohl bei der Durchführung als auch bei der Einordnung der gewonnenen unbewussten Aussagen in ein diagnostisches Profil unbedingt der geschulte Blick eines analytisch oder tiefenpsychologisch vorgebildeten Untersuchers notwendig. Nur er wird aus der Fülle des Materials, das häufig einer Ansammlung von Puzzleteilen gleicht, ein stimmiges Bild aus unbewussten Konflikten, aber auch aus Tendenzen, Impulsen und Fantasien zusammensetzen können und damit seine psychoanalytischen Hypothesen untermauern. Insofern ist auch wenig überzeugend, wenn beispielsweise Petermann (1997, S.92) den „Familie-in-Tieren-Test" als Explorationshilfe als spekulativ und nicht interpretierbar bezeichnet, weil er mit dieser Aussage vermutlich Untersucherinnen und Untersucher im Auge hat, die in der Regel keine ausreichenden psychoanalytischen Erfahrungen besitzen.

Zum andern erwähnen Esser und Wyschkon (2004, S. 157) selbst eine neue Meta-Analyse zum TAT, die keinen Unterschied zwischen diesem Verfahren und anderen Selbst- und Fremdbeurteilungsverfahren findet. Zum Rosenzweig-Picture-Frustration-Test weisen die Autoren auch auf dessen neuerliche Normierung durch Rauchfleisch (1993) hin. Zum Familienbeziehungstest (FBT) schreiben sie (2004, S. 157): „Als Ausgangspunkt der Thematisierung familiärer Probleme hat sich das Verfahren in der Praxis durchaus bewährt", womit sie ihre vornehmlich psychometrisch-empirische Orientierung zu Gunsten umfassender naturalistischer Praxiserfahrungen einschränken.

In diesem Zusammenhang soll vor allem auf die Arbeit von Windaus (1986) hingewiesen werden, in der Sceno-Tests von misshandelten Kindern in mehreren Ebenen ausgewertet wurden. Formaler Spielaufbau, die Darstellung des Traumas und die Bebilderung der Objektrepräsentanzen im Sceno-Test geben einen Einblick in die Innenwelt des Kindes, der empirisch nachvollziehbar dargestellt wird. Insofern eignet sich der Sceno-Test gut für Vergleiche psychodynamischer Aspekte bei einer spezifischen Störungs- oder Syndromgruppe.

Da es bereits in der Testsituation zu Übertragungs- und Gegenübertragungsphänomenen kommen kann, ist die wache Beobachtung psychodynamischer Abläufe in der Verbindung mit den konkreten Testergebnissen für die Diagnosebildung von hoher Bedeutung.
Um eine größtmögliche Stimmigkeit zu erreichen, ist es vor diesem Hintergrund wichtig, Ergebnisse eines Verfahrens mit anderen projektiven Testverfahren in Relation zu setzen und zusätzlich mit Verhaltensbeobachtungen sowie mit den Ergebnissen

der Anamnese und dem gesamten Material des Patienten abzugleichen.

> **!** **Merke:** Ein projektiver Test darf nie als Einzelversuch eingesetzt werden, sondern muss mit den Ergebnissen anderer projektiver Verfahren, aber auch Leistungstests und Fragebogentests in Beziehung gebracht werden.

An dieser Stelle schließt sich die Frage an, ob der Testuntersucher das Kind später selbst psychoanalytisch behandeln kann. Hierzu eine kleine Fallvignette: Ein 8-jähriger Patient meinte zu seiner Therapeutin, heute könnte doch wieder einmal sie vorschlagen, was gespielt würde. Er griff damit auf, dass sie ihn innerhalb der probatorischen Sitzungen mit projektiven Tests untersucht und notwendigerweise direkte Anweisungen gegeben hatte. Diese Szene macht deutlich, welche Irritationen und Auswirkungen auf die Übertragung entstehen können, wenn der Behandler die Tests selber durchführt und damit seine abstinente psychoanalytische Haltung durchbricht. Sollte ein Therapeut seinen Patienten mit projektiven Tests untersucht haben, müssen die möglichen unbewussten Folgen in jedem Fall gut untersucht und reflektiert werden. Besser wäre es, psychodynamische Untersuchung und Testexploration getrennt zu handhaben.

Im nachfolgenden Beitrag soll es um die Beschreibung und Anwendung projektiver Testverfahren aus praxisorientierter Sicht gehen. Hierbei steht im Vordergrund das Anliegen, Orientierungshilfe in der praktischen Anwendung und Interpretation der Tests zu geben und gleichzeitig die Bedeutung einzelner projektiver Verfahren bei der Hypothesenbildung über die Ursache einer neurotischen Erkrankung zu betonen.

1 Überblick über mögliche Verfahren

Die projektiven Testverfahren gliedern sich in drei unterschiedliche Angebote, um die Persönlichkeit eines Patienten, mögliche Problemkreise, die interpersonelle und intrapsychische Konfliktsituation zu erfassen.

1.1 Materialgebundene Tests: *Sceno-Test* (von Staabs, 2001) und *Sandspiel* (Kalff, 2000)

In beiden Verfahren können die Patienten mit Hilfe von Mensch- und Tierfiguren, mit Bausteinen und anderem symbolischen Material sie berührende bzw. belastende Lebens- und Konfliktsituationen darstellen. In der Regel ergibt sich aus diesen Projektionen ein Zugang zu den unbewussten Hintergründen der Symptomatik und Problematik.

1.2 Zeichentests

Im Unterschied zur Gestaltungsfreiheit von Sceno-Test und Sandspiel sind diese Tests durch bestimmte Vorgaben charakterisiert. Das Kind oder der Jugendliche wird um die Darstellung bestimmter Objekte oder Themenkreise gebeten. Das Format und die Art der Gestaltung sind frei zu wählen, wobei der spontane Einfall für den Beobachter zum wichtigen diagnostischen Instrument wird. Die zeichnerische Fertigkeit spielt dabei lediglich eine untergeordnete Rolle.
Hier ist in erster Linie der ***Baumtest*** (Koch, 1967) zu nennen, ferner die ***Familie-in-Tieren*** (FiT; Brem-Gräser, 1970) und schließlich der ***Wartegg-Zeichentest*** (WZT; Wartegg, 1976). Als interessante zusätzliche Möglichkeit möchte ich noch auf das ***Squiggle-Spiel*** (Schnörkel-Spiel) von Winnicott (vgl. Winnicott, 1973; Günter, 2003) hinweisen.

1.3 Bildtafeln mit mehrdeutigem Charakter

Sie fordern den Patienten heraus, seine eigenen Gefühle, mögliche konfliktbeladene Erlebnisweisen oder auch Lebenssituationen mit traumatischem Charakter zu projizieren. Hier ist für die diagnostische Arbeit mit Kindern und Jugendlichen der ***Children Apperception Test*** (CAT; Bellak und Bellak, 1949) zu nennen sowie der ***Rorschach-Test*** (Bohm, 1972).

2 Möglichkeiten der projektiven Testverfahren

2.1 Kommunikation und Wahrnehmung

Ganz allgemein bieten diese Tests die Möglichkeit einer ersten Beziehungsaufnahme mit dem Kind oder Jugendlichen. Es besteht jedoch angesichts der Tatsache, dass es bei diesen Tests im Gegensatz zu jenen, welche die Intelligenz testen, nie ein „Richtig" oder „Falsch" gibt, eine eher angstfreie Atmosphäre. Damit kommt es nicht zu einer schulähnlichen Forderungs- und Prüfungssituation mit möglichen negativen Assoziationen. Stattdessen ist es nicht nur gestattet, sondern ausdrücklich gewünscht, eigene Gefühle, Empfindungen und innere Bilder zur Darstellung zu bringen. Diese spontanen Äußerungen erweitern Fremd- und Selbstwahrnehmung. Sie werden seitens des Beobachters als spontane unbewusste Mitteilung verstanden und zeigen häufig subtile Facetten inneren Erlebens. Im Kontakt, im umkreisenden Gespräch mit dem Probanden ist ein partnerschaftlicher Umgang wichtig, um eine mögliche Verstärkung von Ängsten, Unsicherheiten und Abhängigkeiten auszuschließen.

2.2 Ich-Funktionen nach C.G. Jung (v. Franz und Hillmann, 1980)

Eine wesentliche Hilfe bei der Anwendung projektiver Testverfahren bietet die Psychologie C.G. Jungs unter besonderer Berücksichtigung der Ich-Funktionen. Er unterscheidet auf einer vertikalen Ebene die sog. rationalen Funktionen Denken und Fühlen. Diese sind charakterisiert durch eine wertende Haltung, sei es „richtig" – „falsch" oder „angenehm" – „unangenehm". Da beide Haltungen, obwohl sie objektiv erscheinen, häufig gerade von subjektiven Meinungen geprägt sind, zeigt sich, dass denkendes, urteilendes Einstufen eines Patienten nicht selten die Gefahr von Vorurteilen oder vorgefassten Meinungen in sich birgt. Ebenso wird die scheinbar objektive Fühlebene häufig durch Sympathie oder Antipathie beeinflusst, so dass sich vordergründige Objektivität in eine gefährliche Subjektivität verwandelt, die zur Verkennung der Persönlichkeit des Kindes oder Jugendlichen führen kann. Auf der horizontalen Ebene liegen die irrrationalen Funktionen, Intuition und Empfindung. Letztere könnte man gleichsetzen mit dem Moment des realitätsorientierten Tuns, um eine Verwechslung mit der Fühlfunktion zu vermeiden. Diese letzteren Funktionen legen nicht fest, sondern nehmen wahr und versuchen, über eine Aneinanderreihung unterschiedlichster Puzzleteile ein Gesamt zu formen. Es wird also hier bewusst mit größtmöglicher Subjektivität gearbeitet, um ein relativ objektives Gesamtbild zu gewinnen. Vor diesem Hintergrund können jüngere Kinder wagen, offen ihre Befindlichkeit zu projizieren und interpretierenden Deutungen zuzustimmen, wohingegen ältere Kinder und Jugendliche ebenso offen ihre Abwehrmechanismen wie Verleugnung, Verharmlosung, Verkehrung ins Gegenteil oder auch Rationalisierung präsentieren können.

2.3 Interpretationsansätze

Insgesamt erlauben die projektiven Testverfahren auch eine Kontrolle bzw. Ergänzung von Intelligenz- und Leistungstests. Es wird häufig zusätzlich sichtbar, warum und wo eine Blockade bei der Realisierung eines Intelligenzpotentials besteht. Des Weiteren zeigen sich gefühls- und komplexbetonte Erlebnisinhalte, und schließlich lösen die projektiven Verfahren in der Regel auch im Patienten einen Vorgang der Selbsterkenntnis im Sinne eines Aha-Erlebnisses aus.

2.3.1 Interpersonelle Konfliktsituationen

Mit diesen Tests kann es gelingen, die interpersonelle Konfliktsituation zu erfassen. Sie zeigen, ob das Ich einen gewissen Reifegrad erreicht hat und auf welchem Niveau es mit der verinnerlichten sozialen Beziehungsdynamik umgehen kann. Damit eng verbunden, ergibt sich die Beobachtung, ob Ich und Über-Ich in einer Konfliktspannung stehen und inwieweit diese über eine neurotische Reaktionsbildung relativiert wird.

2.3.2 Intrapsychische Konfliktsituationen

Des Weiteren erlauben die Tests einen Einblick in die intrapsychische Konfliktsituation, d.h. in konfliktbesetzte Erlebnisweisen, die sich als innerseelische Problematik zwischen Es-Impulsen libidinöser oder aggressiver Natur und einem präödipalen rigiden Über-Ich etabliert haben.

2.3.3 Entwicklungsstand

Sie vermitteln schließlich ein Bild von möglichen Entwicklungsstörungen und geben Hinweise darauf, ob es sich beim Patienten um neurotisch bedingte Retardierungen oder um anlagemäßige defizitäre Begabungsstrukturen handelt.

2.3.4 Traumata

Zusätzlich weisen die Tests auf traumatisch besetzte Erlebnisweisen ebenso hin wie auf mögliche Traumata durch äußere Erlebnisse oder im Beziehungskontext.

2.3.5 Mehrgenerationenperspektive

Schließlich offenbaren die Verfahren auch die Rolle des Kindes oder Jugendlichen innerhalb der Familie, die familiäre Beziehungsdynamik, die häufig auch die Großelterngeneration mit einschließt, selbst wenn sie nicht am Wohnort des Patienten präsent ist. Auf diese Weise bietet sich auch, gewissermaßen in einem Längsschnitt, die Möglichkeit, die familiär bedingte Komponente der Symptomatik und Problematik des vorgestellten Patienten besser zu verstehen und in die Mehrgenerationenperspektive einzubinden.

! **Merke:** Projektive Verfahren erlauben ein Erfassen der intrapsychischen und interpersonalen Konfliktbereiche eines Patienten ebenso wie der traumatischen Erfahrungen und einer möglichen Mehrgenerationenproblematik.

2.4 Symbol und Symbolverständnis

2.4.1 Symbolbegriff

Jede Testinterpretation verlangt vom Diagnostiker Symbolkenntnis und Symbolverständnis. Gerade weil die projektiven Verfahren nicht auf Eindeutigkeit reduzierbar sind, ist ein Verstehen der symbolischen Ausdrucksmöglichkeiten unerlässlich. Symbole müssen in ihrem Bedeutungsgehalt assoziierend umkreist und dürfen nicht punktförmig auf eine Zeichenhaftigkeit reduziert werden. In diesem Zusammenhang versteht sich von selbst, dass nicht ein einzelner projektiver Test zum Gradmesser einer psychologischen Wahrheit gemacht werden kann, vielmehr müssen die einzelnen symbolischen Aussagen untereinander in Beziehung gebracht werden, um auf sich diese Weise einer verbindlichen diagnostischen Aussage vorsichtig anzunähern.
Der Begriff des Symbols leitet sich vom griechischen „symbolon" ab (Kluge, 1999) und hat den Gehalt eines Erkennungszeichens. Das dazugehörige Verb „symballein" heißt „zusammenwerfen". Symbol bedeutet also immer etwas Zusammengefügtes. Entstanden ist der Begriff aus dem im alten Griechenland üblichen Brauch, dass Freunde bei einer in Aussicht stehenden Trennung eine Münze in zwei Teile brachen und jeder eine Hälfte bei sich verwahrte. Bei einem Wiedersehen, vielleicht nach Jahren, wurden die beiden Hälften über das Zusammenfügen wieder zu einem Ganzen und damit zu einem objektiven „Erkenntniszeichen".

2.4.2 Abgrenzung zum Zeichen und Entschlüsselung

Vor diesem Hintergrund ist der Umgang mit dem Symbol und die Interpretation einer symbolischen Szene immer von dem Versuch getragen, Teilaspekte zusammenzufügen und sie in der Gesamtschau zu einem möglichst runden Ganzen werden zu lassen (Jung, 1973). Es ist „Ausdruck des dialogischen Prozesses nach innen" (Eschenbach, 1978).
Die Symbolisierungsfähigkeit ist somit gebunden an bewusste und unbewusste Fantasiesysteme, die sich primär einer Bewertung als gut oder böse entziehen (Thomä und Kächele, 1986).
Das Symbol ist klar vom Zeichen abzugrenzen, das eindeutiges Abbild ist, ein Fakt in Bildersprache. Jenes dagegen ist vielschichtig. Es hat immer den doppelten Aspekt eines positiven und negativen Pols. Damit steht es als Ausdruck für einen tiefergehenden Sinngehalt. Darüber hinaus ist es häufig Repräsentant einer äußeren und inneren Welt und nimmt so an verschiedenen Seinsebenen teil. Es hat immer auch einen über sich selbst hinausweisenden Anteil, eine finale Aussage, die neben Hinweisen auf die Diagnose auch immer verschlüsselte prognostische Aspekte in sich birgt. „Ein Symbol umfaßt nicht und erklärt nicht,

sondern weist über sich selbst hinaus auf einen jenseitigen, unerfaßbaren, dunkel geahnten Sinn, der in keinem Worte unserer derzeitigen Sprache sich genügend ausdrücken könnte" (Jung, 1972). Die Möglichkeit, mit Hilfe symbolorientierter Intuition Zugang zu den Tiefenschichten des Patienten zu gewinnen, liegt in der Tatsache begründet, dass Symboldenken und symbolisches Erleben immer vor der Sprache stattfindet, und zwar individuell wie kollektiv. Das Symbol ist irrational, Sprache hingegen ist bereits rationale Abstraktion und weitgehend vom Bewusstsein gesteuert. Insofern ist das bildhafte „Denken" und Erleben etwas, das in den tiefsten Schichten des Menschen vorhanden ist und mit seiner Entschlüsselung sehr viel von der inneren Wahrheit des Menschen preisgibt. Nach Goethe (Dobel, 1968) ist das Symbol überall dort erlebbare Aussage, „wo das Besondere das Allgemeine repräsentiert. Nicht als Traum oder Schatten, sondern als lebendig augenblickliche Offenbarung des Unerforschlichen".

Bereits der äußere Umgang des Patienten mit den projektiven Tests ist für den Beobachter von hoher symbolischer Bedeutung: Wie wird das Angebot aufgenommen, wie viel Spontaneität, wie viel Zögern, wie viel Unbekümmertheit, wie viel Zweifel, wie viel Bereitwilligkeit, wie viel Widerstand, wie viel Akzeptanz, wie viel Kritik wird begleitend zur Wahrnehmung oder zum Tun geäußert. Wie ist die Körperhaltung, wie die Mimik und Gestik, all das lässt weitgehende Schlussfolgerungen zu, die mit den Ergebnissen in Übereinstimmung gebracht werden wollen.

3 Die Testverfahren in der Einzelvorstellung

3.1 Der Sceno-Test

3.1.1 Material

Der Sceno-Test (v. Staabs, 2001) besteht aus einem Holzkasten in den Maßen des Goldenen Schnitts. Die darin enthaltenen Spielelemente bestehen größtenteils aus farbig lackiertem Holz. Es gibt Bausteine, Bäume, Pflanzen, Tiere, magische Figuren und schließlich verschiedene Biegepüppchen, die Identifikationsmöglichkeiten ebenso anbieten, wie mit Erwachsenen aus dem Erlebnisumfeld eines Kindes. Dieses wird aufgefordert, auf dem Deckel des Kastens, der als Begrenzung eingeführt wird, in freier Entscheidung spontan etwas aufzubauen. Mit den zur Verfügung stehenden Objekten kann über kleine Gefäße, Becher, Früchte die orale Thematik gestreift werden. Weiter lässt sich die anale Problematik über einen Stuhl, der gleichzeitig Toilette ist, thematisieren. Schulwissen und damit verknüpfte Konflikte finden ebenso Raum wie regressiv-magische Themen oder die Frage nach der Aufklärung. Das Thema „Mutter" wird neben realen Figuren über Symboltiere wie Kuh und Krokodil in seiner positiv-spendenden wie negativ-verschlingenden Qualität repräsentiert. Daneben finden Wünsche bzw. Ängste hinsichtlich Struktur und Autorität in verschiedenen männlichen Figuren real und symbolisch ihren Niederschlag.

3.1.2 Formaler Umgang mit dem Material

Es ist aufschlussreich, wie sich das Kind mit der angebotenen Vielfalt auseinander setzt. Behält es den durch den Deckel gegebenen Rahmen bei, wird er überschritten, indem sich Szenen außerhalb der Begrenzung abspielen, oder wird diese betont oder verstärkt, indem entlang des Rahmens ein weiterer Rand mit Bausteinen gezogen wird. Es ist diagnostisch interessant, ob sich das Kind kritisch rationalisierend mit den unterschiedlichen Größenverhältnissen der Gegenstände und Figuren auseinander setzt, wobei als Legitimation häufig die überdimensionale Kuh dient, oder ob es in einer emotionalen Unberührtheit mit den zur Projektion herausfordernden Objekten und Figuren hantiert.

3.1.3 Gehalt

Der Umgang mit dem Sceno-Test erlaubt aus tiefenpsychologischer Sicht eine klare Wahrnehmung der Fixierungsstellen, d.h. die Möglichkeit, konfliktbesetzte Erlebnisweisen gemäß der psychosexuellen Entwicklung zu diagnostizieren: Wenn das Kind z.B. lediglich die Bausteine benutzt, ein wie auch immer geartetes Gebäude errichtet, dieses auch noch in den linken Raum verlagert, ist zu vermuten, dass es in seinen lebendigen Beziehungen Schwierigkeiten erlebt, möglicherweise Bindungsprobleme hat und sich darum in Angstvermeidung auf unbelebtes Material zurückzieht (Windaus, 1986). Diese Abwehr von Nähe und emotionaler Berührung aufgrund frühester Mangelerfahrungen oder auch elementarer Bedrohung charakterisiert die narzisstische Störung. Ein weiteres Indiz hierfür ist die parallel laufende scheinbare Unbefangenheit des Kindes, seine Bereitschaft, verbal zu kommunizieren und die Problematik mit Hilfe von Offenheit zu verstecken. Das Ausmaß der inneren Verstörung wird zumeist nur in der Gegenübertragung als Gefühl der Leere und lastenden Schwere spürbar, was in einem rational nicht einzuordnenden Kontrast zum unbefangenen Agieren des Kindes steht.
Umkreist die dargestellte Szene vor allem das Thema Essen und Trinken, ist von diagnostischem Interesse, nachzuprüfen, in welcher Form die Versorgung und Betreuung des Kindes in der oralen Phase abgelaufen ist. Werden z.B. erlittene Defizite mit einer besonderen Versorgungsnotwendigkeit kompensiert oder dürfen aufgrund der Bedürftigkeit der Umwelt autonome Entwicklungsschritte nicht gewagt werden.
Wie das Kind zu Leistungsforderungen steht, die sich möglicherweise als Gefühl der Überforderung niedergeschlagen haben, spiegelt sich im Umgang mit dem Toilettenstuhl und der Entscheidung, wer darauf gesetzt wird. Hier kann das Objekt im konkret abbildenden Sinn eingesetzt werden, wenn z.B. das Kind wiederum ein Kind auf die Toilette setzt, oft begleitet von zwingenden Äußerungen. Das Thema „Macht -Ohnmacht", das mit der analen Entwicklungsstufe eng verknüpft ist, kann aber auch in einer Umkehr den so empfundenen Aggressor zum Opfer machen. Ein plastisches Beispiel präsentierte ein Sechsjähriger: Er nahm das Krokodil, fletschte die Zähne, lachte triumphierend und steckte es kopfüber in das Toilettenloch.
Bestehen Unsicherheiten bei Identität und Rolle, wird ein Kind vermehrt das Geschlecht der Puppen betonen, sich je nachdem für ein Vorherrschen von weiblichen oder männlichen Figuren entscheiden.
Weiter bietet sich bei der Beobachtung an, wie aktiv oder passiv die einzelnen Szenenmitglieder agieren. Kommen Koalitionen zustande, ödipale oder inzestuöse Verstrickungen? Gibt es Hilfs- und Schutzbedürftigkeit im männlichen oder weiblichen Raum? Besteht ärztliche Versorgungsnotwendigkeit nicht nur als reales

Erfordernis, sondern als Symbol für die emotionale Bedürftigkeit eines Geschlechtes? Fühlt sich eine Kindfigur zur Hilfestellung aufgerufen im Sinne der Parentifizierung? Diese Fragen können im Umgang mit der Arztfigur einerseits, im Gebrauch des Liegestuhls und zugeordneter Betreuungspersonen andererseits eine Antwort finden. In der Regel nimmt ein bedürftiges Familienmitglied im Liegestuhl Platz, aber auch hier kann der Abwehrmechanismus der Verkehrung ins Gegenteil aus Scham- und Schuldgründen eingesetzt werden. Ob hier eine Realsituation abgebildet wird, indem der Patient beispielsweise in einer subjektiven Überforderungssituation stehend sich nach Ruhe sehnt, oder auch eine überaktive Mutter zur Ruhe kommen muss, um dadurch für Entspannung in einer komplexhaft aufgeladenen Situation zu sorgen, diese Fragen lassen sich nur mit Blick auf andere Verfahren stimmig beantworten.
Schließlich ist die Raumsymbolik zu beachten: Eine Betonung der linken Seite steht für eine Dominanz der passiven, gefühlsorientierten Kräfte, möglicherweise auch als Ausdruck einer regressiven Ausrichtung der Libido, wohingegen die rechte Seite für aktives, dynamisches Vorgehen steht, in der pathologischen Perspektive auch eine „Flucht nach vorn" ausdrücken kann.
Edeltraut Knehr (1961) zitiert bei dieser Zuordnung Bachofen: „In der Linken liegt die Zaubermacht, in der Rechten die äußere Gewalt, das Links gehört der Weiblich-Leidenden, das Rechts der männlich tätigen Naturpotenz." Es geht hierbei nicht um eine enge geschlechtliche Zuordnung, sondern um die beiden Pole menschlichen Seins. Hierzu nochmals Knehr: „Damit ist der Linken das Passiv-Weibliche, Beharrende Haftende, Hegende, – der Rechten aber die Tatkraft, die Tendenz zum Angriff, zur Eroberung, zur aktiven Bewältigung der Umwelt zugeordnet."

Zum einen können also die Darstellungen im Sceno-Test ein konkreter Spiegel der kindlichen Erlebniswelt in Vergangenheit, Gegenwart und häufig auch im Rahmen einer Zukunftsperspektive sein. Zum anderen besteht die zu interpretierende Möglichkeit in einer kompensatorischen Funktion: Die Rollen werden umgekehrt, womit ein Licht auf Entwicklungsnotwendigkeiten nicht nur für das Kind, sondern auch auf die familiäre Interaktion geworfen wird. Schließlich erlaubt der Sceno-Test drittens über die Interpretation der Raumsymbolik Rückschlüsse darauf, wie das Kind unbewusst Inhalte verarbeitet hat und über welche vitalen Ressourcen es verfügt. Dies wiederum ist für die Prognose einer geplanten Psychotherapie von entscheidender Bedeutung.

> **!** **Merke:** Der Sceno-Test kann sowohl als Abbild der Realsituation eines Kindes als auch unter kompensatorischem Aspekt verstanden werden. Zusätzlich bietet er unter Einbezug der Wahrnehmung vitaler Ressourcen auch prognostische Hinweise an.

3.2 Das Sandspiel

3.2.1 Material

Der symbolische Darstellungsraum des Sandspiels (Kalff, 2000) ist im Vergleich mit dem Sceno-Test noch ein Stück erweitert. Wir haben jedoch im klassischen Sandspiel eine ähnliche Raumdimension wie im Sceno-Kasten, Maße, die sich ebenfalls am Goldenen Schnitt orientieren.
Dem Kind wird die Möglichkeit von trockenem und nassem Sand in zwei Kästen angeboten, um dort mit einer Fülle von Figuren, die es frei wählen kann, seine Thematik zum Ausdruck zu bringen. Zur Auswahl stehen wilde wie zahme Tiere, vegetative Angebote wie Bäume und Pflanzen, weiter Gebäude wie Häuser, Kirchen, Tempel und schließlich unterschiedliche Menschen beiderlei Geschlechts, sowohl aus dem alltäglichen Erleben des Kindes als auch aus fremden Ländern in landestypischer Kleidung. Es gibt Symbole des profanen wie des religiösen Erlebens, magische Figuren und Symbolträger aus dem archetypischen Raum wie Götter, Magier, weise Frauen und Männer. Als Spiegel innerer Kämpfe sind Figuren wichtig, die sich in Auseinandersetzungen verwickeln lassen, wie z.B. Indianer und Cowboys, Ritter und Bauern, Soldaten unterschiedlicher Art.

3.2.2 Bedeutungsinhalte

Der Sinngehalt in der Diagnostik liegt darin, dass mit Hilfe dieses figürlichen Bildmaterials die Patienten in einem symbolischen Agieren eigene, ihnen selbst zumeist unbewusste Fühl- und Erlebnisweisen zur Darstellung bringen können. Die im Angebot liegende „Lust zum Fabulieren", dem spielerischen Verändern, macht häufig im ersten Kontakt das Sandspiel zu einer fortlaufenden Geschichte, die prozesshaft die inneren ungelösten Konfliktfelder abbildet. Häufig wählen die Kinder in der diagnostischen Situation Kampf- und Kriegsszenen, die auf die innere Spannung hinweisen. Hierbei spielt oft die Auseinandersetzung zwischen Indianern und Cowboys eine wichtige Rolle, obwohl diese Form des Kampfes im Vergleich zu aktuellen Computerspielen altertümlich erscheint. Und trotzdem sind die Kinder von dieser archetypischen Signatur fasziniert. Das dürfte damit zu erklären sein, dass Indianer im kollektiven Unbewussten als die Träger der dynamischen Triebenergie gespeichert, wohingegen die Cowboys eher dem Über-Ich zuzuordnen sind. Auch Ritter und Soldaten versinnbildlichen diese Macht. In der Auseinandersetzung zwischen jenen sich deutlich unterscheidenden Kräften spiegelt sich häufig die intrapsychische Konfliktsituation zwischen dynamischen, aggressiven Impulsen (Indianer) und verbietenden, kollektiv determinierten Über-Ich-Forderungen (Ritter, Soldaten, Cowboys). Es ist gleichzeitig ein Konflikt zwischen aufbegehrender Eigenständigkeit und Anpassung, zwischen Autonomie- und Abhängigkeitsimpulsen.
Von diagnostischer Relevanz ist die Frage, welche Partei gewinnt, ob die Auseinandersetzung in einer Pattsituation oder einem kollektiven Untergang mündet. Kein Sieger, kein Verlierer, besser ist eine unlösbare intrapsychische Konfliktsituation nicht darzustellen, und es leuchtet unmittelbar ein, dass das Kind Symptome entwickeln muss, eine neurotische Überlebensstrategie, um nicht selbst unterzugehen.

3.2.3 Dynamik der Raumsymbolik

Auch die Raumsymbolik unterstützt diese für den Beobachter nachvollziehbare Dramatik. Die linke Seite ist analog zu den jüngsten Ergebnissen der Hirnforschung (Spitzer, 2002) dem Gefühl, den Empfindungen und Trieben zuzuordnen. Eine Seite, die durch Indianer bzw. Bauern besetzt sein sollte. Sie werden gelegentlich, in Unterstreichung der Dynamik, von wilden Tieren begleitet. Die rechte Seite repräsentiert das Bewusstsein, den steuernden Verstand, aber auch die rationale Abwehr (Jacobi, 1969). Hier wären folgerichtig Cowboys, Ritter oder Soldaten anzusiedeln. Das Sandspiel, inzwischen längst ein eigenständiger Zweig in der therapeutischen Behandlung von Kindern, Jugendlichen und Erwachsenen, verlangt in besonderem Maße Kenntnis und Umgang mit der Symbolik, so, wie wir sie in Anlehnung an die Psychologie C.G. Jungs verstehen. Die Tiere, die in ihren unterschiedlichen Facetten bestimmte Impulse menschlichen Lebens und Strebens verkörpern, können die Auseinandersetzung mit einer triebfeindlichen Realität, aber auch die Sehnsucht nach natürlich-kreatürlichen Bindungen symbolisieren. Tempel, Kirchen, religiöse Objekte werden besonders dann gewählt, wenn die subjektive Erfahrung des Patienten die Grenzen menschlicher Möglichkeiten gerade im Angesicht von Trauer und Verlust leidvoll erlebt hat. Damit wird die archetypische Sehnsucht nach Transzendenz belebt, eine Sehnsucht, über das symbolische Spiel etwas von einer übergeordneten Macht zu erleben, die beiträgt zum Aufbau eines inneren Gleichgewichts. Eine spezifische Facette der Raumsymbolik hat sich in der praktischen Arbeit mit Kindern und Jugendlichen in zunehmendem Maße als wichtiges diagnostisches Kriterium herauskristallisiert: Wir gehen davon aus, dass im rechten vorderen Raum diejenigen Inhalte gestaltet werden, die dem Kind bewusstseinsnah sind, insgesamt das verkörpern, was sich mit dem Ich und Ich-Erleben des Kindes verbindet. Im rechten hinteren Bereich findet als Spiegel des subjektiven Erlebens das Umfeld, der familiäre Raum seinen Niederschlag. Der linke vordere Raum entspricht dem persönlichen Unbewussten des Kindes. Hier finden sich die verdrängten, häufig schuldbesetzten Erlebnisinhalte wieder, was Jung unter dem Begriff des „Schattens" zusammenfasste. Im linken hinteren Raum wird die Stätte der kollektiv geprägten unbewussten Empfindungen und Erinnerungsspuren des Menschheitserlebens angesiedelt. Hier finden sich die archetypischen Wirkkräfte in ihrer wertneutralen Polarität. Von diesem Bereich gehen auch heilende Kräfte aus, die nicht selten mit archaischen Figuren in Verbindung gebracht werden.

Betrachtet man das Sandspiel als ein dynamisches diagnostisches Verfahren, demonstriert ein Patient vor dem Hintergrund dieser Anordnung nicht selten bereits in der ersten Stunde des Kontakts die Lösung seiner Problematik als individuellen und kollektiv gesteuerten Weg. Um die individuelle Problematik zu erkennen (vorn rechts) müssen wir zunächst in der Erkenntnis das Umfeld (hinten rechts) einbeziehen. Von dort geht der Weg in einer Diagonale zum persönlichen Unbewussten des Kindes. Nach einer Bearbeitung der Schattenthematik (vorn links) führt der Weg, insbesondere bei frühen Störungen, in das archetypische Wirkfeld (hinten links), um dort vitale Kräfte zu mobilisieren, die in einer Diagonalbewegung dem Ich des Kindes (vorn rechts) Veränderungsimpulse geben. Das wiederum entlastet das Umfeld, so dass damit der Entwicklungsprozess in der Form einer liegenden Acht, dem Symbol für Unendlichkeit, als Wiedergewinn lebendigen Lebens angedeutet ist.

! **Merke:** Das Sandspiel erlaubt ein diagnostisches Profil hinsichtlich der Ich-Identität, der persönlichen Schattenproblematik, des familiären Umfeldes wie auch der Verbindung zu archetypischen Wirkfeldern.

4 Zeichentests

Diese Testverfahren ermöglichen dem Patienten, in einer anderen Form seine konfliktbesetzten Erlebnisweisen darzustellen. Sie bieten formal und inhaltlich eine Fülle von Informationen, die die Diagnosestellung erleichtern. Rein äußerlich ist interessant, wie das Kind, der Jugendliche, mit dem Stift umgeht. Bestehen feinmotorische Schwierigkeiten, handelt es sich um einen Rechts- oder Linkshänder, ist die Schreibhaltung verkrampft oder locker? Weiter ist aufschlussreich, ob der Druck schwach oder stark ist, der Strich abgesetzt oder durchgezogen, oder ob gestrichelt, schraffiert oder geschwärzt wird. Diese Beobachtungen sind besonders bezeichnend, wenn mit dem Bleistift gearbeitet wird. Beim Erfassen des Objekts ist von Bedeutung, ob es groß oder klein, dick oder dünn abgebildet wird; klebt es am oberen oder unteren Bildrand, besteht eine Links- oder Rechtsdominanz? Bereits diese eher formalen Kriterien erlauben Rückschlüsse auf Ich- und Selbstbewusstsein, auf Selbstvertrauen oder allgemeine Unsicherheit bis hin zu möglicher Stimmungslabilität. Inhaltlich ist vor allem interessant, wie originell die Lösungen sind, wie differenziert ausgestaltet wird und welche Einfälle assoziativ beigesteuert werden.

4.1 Der Baumtest

Der Baumtest (Koch, 1967) wurde von Karl Koch entwickelt und ist in seinem Buch in allen Facetten und Interpretationsmöglichkeiten ausführlich beschrieben. Wenn wir die Baumzeichnung in der Diagnostik einsetzen, verstehen wir im Baum ein Abbild der eigenen Ich-Identität. Aus diesem Grund ist es entscheidend, dass der Baum nur mit Bleistift gezeichnet wird. Dadurch ergeben sich eindeutigere Hinweise auf ungelöste Konflikte oder defizitäre Kindheitserfahrungen. Die Strichführung beim Stamm gibt bereits Hinweise auf die Ich-Entwicklung und -Integrität, weil der Stamm die ersten 6-7 Lebensjahre widerspiegelt. Wie sicher oder unsicher hat das Kind diese prägenden Jahre erlebt? Weiter stellt sich die Frage nach der inneren Selbstsicherheit bzw. dem Selbstwertgefühl angesichts der Größe des Baumes. Die Raumorientierung, Links- oder Rechtslastigkeit, weist auf regressive oder überzogen leistungsorientierte Aspekte im Umgang mit eigenen Strebungen hin. Zusätzlich ist bezeichnend, ob das Blatt sowohl unten wie oben für die Begrenzung der Ausdehnung des Baumes angenommen wird. In einem solchen Fall stellt sich die Frage, ob man von einer Tendenz zur Überanpassung ausgehen muss oder ob es sich auch hier um eine gegenläufige innere Perspektive handelt, nämlich Protest gegen Begrenzung und Versuche, einen vorgegebenen Rahmen zu sprengen. Es ist weiter interessant, ob ein Baum im oberen Bereich des Blattes angesiedelt ist, gewissermaßen keine Bodenhaftung hat, oder ob er am unteren Rand förmlich haftet. Weiter ist bedeutsam, ob sich der Baum aus dem Erdreich herausentwickeln konnte, unter Umständen sogar Wurzeln hat, oder wie auf den Papierrand aufgesetzt erscheint und auf diese Weise wenig organisch gewachsenes Leben verrät. Weitere Signale sind abgesägte Äste, Astlöcher und Narben im Stamm. In der Regel sind diese Spuren von Gewalt Hinweise auf traumatische Erlebnisse und Erfahrungen. Es lohnt sich dabei, den Stamm in die ersten prägenden Lebensjahre einzuteilen und damit zu klären, in welchem Alter das Trauma als solches erlebt wurde oder real stattfand.

Ist der Stamm Symbol für die frühe Kindheit bis zum Schuleintritt, einer Zeit, die noch in enger Verbindung zur Familie gelebt wurde, zeigt die Krone sinnfällig, was das Ich auf dieser Basis entfalten konnte. Dies lässt sich sowohl an der Gestaltung der Äste, ihrer Zahl und Differenziertheit ablesen, als auch an der Vielfalt ihrer Verzweigungen und ihrer stimmigen Verbindung mit dem Stamm. War dieser Voraussetzung für organische und reiche Entfaltung, oder dominiert er als „Lötstamm", der eigenständige Entfaltung blockiert? Es ist weiter aussagekräftig, ob dieser Baum lebendiges Wachstum zeigt, oder ob er zum Absterben neigt. Dies kann man z.B. mit der Frage klären, wie es dem Baum gehe. Auf diese Weise ergeben sich Fingerzeige auf die psychische Kraft und Belastbarkeit, vitale Strukturen und progressive bzw. regressive Entwicklungstendenzen. Es gibt manche Patienten, die sich nicht genug tun können, in die Krone noch eine Fülle von Blättern hineinzumalen. Dies ist jedoch nicht zwangsläufig Ausdruck von Lebendigkeit, Kreativität und seelischer Gesundheit, sondern kann entweder als Hinweis auf zwanghafte Züge verstanden oder auch als Abwehr interpretiert werden: In einer Verkehrung ins Gegenteil wird da Leben dargestellt, wo eigentlich Leblosigkeit herrscht, ist Wachstum, wo eigentlich Stagnation eingetreten ist. Manche Kinder und Jugendliche bilden die Krone als Kugel ab und verstecken damit die Äste. Dies ist zumeist als ein Versteckspiel zu deuten nach dem Motto „Wie es dort drinnen aussieht, geht niemanden etwas an". Diese wenigen Hinweise mögen genügen, um verständlich zu machen, dass der Baum dem Diagnostiker ein reiches Feld der Wahrnehmung unterschiedlichster Persönlichkeitsfacetten bietet, neurotische Entwicklungen abbildet, auf Stimmungslabilitäten hinweist und schließlich Traumata widerspiegelt. Die Baumzeichnung wird damit zum unverzichtbaren Mittel, die Stellung des Patienten in der Welt einerseits, sein Ich-Selbsterleben andererseits zu beleuchten.

4.2 Der Familie-in-Tieren-Test (FiT)

Im Familie-in-Tieren-Test (Brem-Gräser, 1970) geht es im Wesentlichen darum, die Stellung eines Kindes im Familienkontext zu verstehen und in diesem Zusammenhang die unbewusste Selbsteinschätzung im Verhältnis zum Umfeld zu erfahren. In der Testanleitung wird das Kind lediglich aufgefordert, sich vorzustellen, wenn es z.B. zaubern könne, in welches Tier es sich und alle Familienangehörigen verzaubern würde. Insbesondere bei kleineren Kindern löst dieser Vorschlag häufig Heiterkeit aus, vor allem auch angesichts des spontanen Machtzuwachses, sich als großer Magier zu fühlen. Bei älteren Kindern und Jugendlichen ist der Test mit Zurückhaltung einzusetzen, weil die Symbolisierungen ja sehr transparent sind und die Probanden schnell fürchten, sich in Loyalitätskonflikte zu verstricken.

Diagnostisch interessant ist, wo sich das Ich des Kindes positioniert, wie nah oder fern es Eltern oder auch Geschwistern ist. Rivalitäten ebenso, wie Zugehörigkeiten, Wünsche nach symbiotischer Nähe, Leiden an Distanz oder umgekehrt Angst vor Nähe und Flucht in den Sicherheitsabstand werden so transparent.

Auch die Beziehung der Eltern, ein mögliches Machtgefälle zwischen ihnen, Krise oder Kampf können sich in der Zeichnung offenbaren. Bei der Interpretation wird zunächst ins Auge fallen, ob die dargestellten Tiere groß oder klein gemalt, ob auffällige Größenunterschiede gemacht wurden und welche Position sie im Raum einnehmen, wobei auch hier wiederum die Rechts-links-Ausrichtung von Bedeutung ist. Besteht z.B. ein gesamtfamiliärer regressiver Sog, indem alle Tiere nach links blicken, bestehen echte oder pseudoprogressive Perspektiven im Sinne einer angstgespeisten Flucht nach vorn? Werden alle Familienmitglieder der gleichen Tierart zugeordnet mit geringer Größenunterscheidung als Ausdruck für Konfliktvermeidung oder Harmoniesucht – Empfindungen, die Andersartigkeit und Abgrenzung innerhalb der Familie nicht erlauben? Oder gibt es demonstrativ anmutende Unterschiede bis hin zu feindseliger Bedrohung?

Weiter ist wichtig, mögliche Schwärzungen wahrzunehmen, ein Grund, diesen Test möglichst mit Bleistift ausführen zu lassen, um sich einen Eindruck von der Familienatmosphäre und dem subjektiven Erleben des Kindes zu verschaffen. Ein weiteres wichtiges Moment ist die Detailgenauigkeit. Werden vom Kind die Einzelheiten wie Augen, Gliedmaßen, der Schwanz wahrgenommen, betont oder weggelassen? Hierbei können sich spezifische Hinweise auf Ängste auf der Beziehungsebene ergeben, nämlich, dass der dargestellte Mensch fürs Kind in seiner Ganzheit nicht erlebbar ist.

Subjektstufig, d.h., wenn man das Bild auch als Ausdruck unterschiedlicher Persönlichkeitsanteile des Kindes selbst interpretiert, könnte das bedeuten, dass die verinnerlichte Erfahrung nur eine rudimentäre ist oder auch Körperängste delegiert, bzw. übernommen wurden. Hier ist vor allem die Kastrationsangst zu nennen.

Wenn wir auf die Symbolik der Tiere eingehen, ergibt sich die Frage, ob es sich um friedliche oder Raubtiere handelt, in welcher Interaktion sie miteinander stehen, sind sie bedroht oder drohen sie? Gibt es Koalitionen zwischen Bewohnern der Lüfte und solchen auf der Erde? Fühlt sich das Kind in seiner Identität mehr der Mutter oder dem Vater nahe? Wie immer in den projektiven Tests werden vor allem Fragen aufgeworfen und Hypothesen entwickelt. Erst in der Zusammenschau und im Gespräch mit Kind und Eltern können sie ihre angemessene Einordnung erfahren.

4.3 Der Wartegg-Zeichentest (WZT)

Der Wartegg-Zeichentest (Wartegg, 1976) erlaubt sehr unterschiedliche diagnostische Perspektiven unter Einschluss des positiv-finalen Gesichtspunktes der Jung'schen Psychologie. Jung diagnostizierte ja nicht ausschließlich pathologieorientiert, sondern betonte den Gesichtspunkt der gesunden kompensatorischen Funktion. Der WZT gestattet in einer Zusammenschau einen Blick auf diese heilenden Selbstkräfte der Psyche: Wie ist das Ich des Patienten mit negativ prägenden Erfahrungen, wie ist es mit Defekten und Traumata umgegangen, welche Fähigkeiten und Fertigkeiten hat es im Ausgleich entwickelt, um mit defizitären, krank machenden Faktoren und Umständen leben zu können? Hier bekommt auch eine Symptomatik unter diagnostischem Gesichtspunkt einen anderen Stellenwert, indem man die Symbolik des Symptoms zu verstehen lernt.

4.3.1 Die einzelnen Zeichen und ihre Symbolik

Der Wartegg-Zeichentest ist durch acht quadratische, schwarz umrandete Felder charakterisiert, die in zwei Zeilen übereinander angeordnet sind. In jedem dieser Quadrate ist ein symbolisches Zeichen abgebildet, das von dem Patienten in beliebiger Form weitergeführt werden soll. Hierbei kann ein Gegenstand, eine Szene, ein Bild gezeichnet werden. Wiederum empfiehlt es sich, nur einen Bleistift verwenden zu lassen. Es bewährt sich, einschränkend zu bitten, möglichst keine Muster zu malen. Gerade Kinder in der Spätlatenz und Vorpubertät neigen dazu, sich entsprechend der extravertierten Entwicklungsstufe unbewusst vor zu persönlichen Aussagen zu schützen, die sie vor sich selbst als peinlichen Selbstverrat einstufen. Es geht bei der zeichnerischen Darstellung keineswegs um die Überprüfung zeichnerischen Könnens. Auch das ist wichtig zu vermitteln, um keinen Leistungsdruck herzustellen und Beschämung zu vermeiden. Stattdessen ist allein wesentlich, das Zeichen adäquat in seinem Anmutungscharakter aufzunehmen, wobei die Originalität des Einfalls ein zusätzlicher Punkt ist, der auf eine sehr gute Begabung schließen lässt.

Die Interpretation der einzelnen Zeichen:
Im Zentrum des ersten Feldes ist ein Punkt abgebildet, der symbolisch Ausdruck sein soll für etwas Zentriertes, Ursprunghaftes. Dahinter steht die Frage nach dem subjektiven Erleben eigener Bedeutung. Inwieweit ist ein Patient in der Lage, diesen Punkt zum Zentrum seiner Interpretation zu machen und damit zu zeigen, dass er ein Ich-Gefühl, ein Stück Selbst-Bewusstsein aufgebaut hat? Eine angemessene Lösung kann ein Schneckenhaus sein, ebenso eine Spirale, die Nase in einem Gesicht oder der Mittelpunkt im Kreisverkehr. Ein Sternenhimmel dagegen kann Verlorenheit, Unbezogenheit, Auflösung signalisieren.
Das Zeichen im zweiten Feld besteht aus einer kleinen Wellenlinie im linken oberen Bereich. Es hinterfragt die innere Beweglichkeit und Lebendigkeit; im weiteren Sinn Kontakt- und Beziehungsfähigkeit. Es offenbart sich hier also auch soziale Kompetenz einerseits, Vermeidung von Nähe und Berührung andererseits: je nachdem, ob in das Zeichen eine lebendige, dynamische Qualität gelegt (Profil, Augenbraue, Gesicht), oder eine formale Lösung bevorzugt wird (Wellenlinien). Manchmal verbinden Patienten mit dem Zeichen auch einen ängstigenden Gehalt (Maske, Zombie, Totenkopf).
Das dritte Feld bietet drei von links nach rechts ansteigende Linien an. Diese drücken den Impuls der Steigerung aus. Die Art der Weitergestaltung vermittelt, inwieweit Expansion im Allgemeinen, Eigeninitiative, Kreativität und Selbsttätigkeit im Besonderen eingesetzt werden können, um ein Ziel zu erreichen. Die dynamische Verarbeitung des Anmutungscharakters lässt Rückschlüsse auf die Leistungsfähigkeit und Leistungsbereitschaft ebenso zu, wie auf Begabungsressourcen. Positive Lösungen wären eine Treppe, Orgelpfeifen oder Telegrafenstangen. Als fragwürdige Einfälle können ein abfallendes Dach oder ein Sprungturm gewertet werden. Negative Darstellungen sind eine Blockade, ein Gitterzaun oder ein Spinnennetz.
Das vierte Feld präsentiert sich mit einem kleinen schwarzen Quadrat im rechten oberen Raum. Es hat den Impulscharakter von Schwere, Angst, Angstbewältigung und Verarbeitungsstrategien. Dabei stellt sich die Frage, wie der Patient mit dieser Gefühlsqualität umgehen kann. Wird über das Bild eines Roboters diese ängstigende Qualität verstärkt, über die Lösung eines Schachbrettes umgedeutet, je nachdem verharmlost oder rationalisiert, oder Angst und Ausgeliefertsein über die Darstellung eines ins Dunkel führenden Tunnels unterstrichen?

Die zweite Reihe beginnt mit dem fünften Feld, in dem zwei rechtwinklig zueinander stehende Striche vorgegeben sind: Die ursprünglich diagonale Bewegungsrichtung von links unten nach rechts oben wird durch den quer liegenden Strich wie abgeriegelt. Hinter diesem Bild steht die Frage nach dem Umgang mit Affekten und Aggressionen, gleichzeitig aber auch nach der Einstellung gegenüber der jedem Individuum innewohnenden dynamischen Kraft, die letztlich wieder Eigeninitiative, Fantasie und kreative Kraft beinhaltet. Es ist in der diagnostischen Einordnung wesentlich, ob die Stoßrichtung aufgenommen werden kann (Pfeil, Schwert) oder in einer Umkehr der Bewegung auf bremsende oder sogar autodestruktive Impulse (Besen, Auto) hinweist.

Zwei Striche, ein horizontaler und ein vertikaler, markieren das sechste Feld. Sie symbolisieren den Bezug zur praktisch handelnden Welt, die Fähigkeit, Stückwerk zu einem Ganzen zu verbinden, konstruktive Fertigkeiten und gleichzeitig in einer gewissen Verkürzung den Bezug zum Männlich-Väterlichen als Ausdruck des In der-Welt-Seins. Adäquate Lösungen können eine Kiste, ein Würfel, ein Haus, ein Spielplatz sein, Verbiegungen, Umformen oder das Unterstreichen des Fraktionierten weisen auf Schwächen und Verdrängungen hin.
Das siebte Feld ist von einem gepunkteten Halbkreis im rechten unteren Bereich bestimmt. Hier geht es in der individuellen Spiegelung um die eigene Sensibilität, das zarte emotionale Mitschwingenkönnen, um emotionale Ansprechbarkeit, psychische Differenziertheit. Darüber hinaus verweist die Gestaltung dieses Feldes auf der Objektbeziehungsebene auf die Art des inneren Kontakts zum Weiblich-Mütterlichen. Wird der zarte Anmutungscharakter aufgenommen, weitergeführt und beantwortet (Blume, Gewebe, Ei), neutralisiert (Ball, Rad) oder abgewehrt (Auto mit Rädern) bzw. ins Gegenteil verkehrt (Stiefel mit genagelter Sohle)? Damit wirft die Interpretation auch ein bezeichnendes Licht auf Art und Qualität der Muttererfahrung.
Im überwölbenden Bogen des achten Feldes drückt sich die verschlüsselte Frage nach Erfahrungen von Geborgenheit aus. Wurde diese im mitmenschlichen Bereich gesucht und gefunden, offenbart sich das in Lösungen wie einem Sonnen- oder Regenschirm, einem Haus, auf die Natur verschoben als Sonnenauf- oder -untergang, in Landschaftsdarstellungen oder in einem Schutz bietenden Pilz. Geborgenheiterfahrung unter negativem Vorzeichen kann man an beobachtenden Augen unter starrer Stirn, einem emotionslosen Gesicht ablesen, eine Abwehr möglicher traumatischer Erfahrungen an einer ironisierenden Karikatur.

4.3.2 Dynamische Betrachtung der Zeichen in ihrer Korrespondenz

Um über die Einzelwahrnehmungen zu einer Gesamtaussage zu kommen, hat es sich als hilfreich erwiesen, thematisch zusammengehörende Felder miteinander in Beziehung zu setzen. Zieht man zwischen erstem und achtem Feld eine innere Verbindungslinie, ergibt sich eine überzeugende Aussage, wie viel Geborgenheit das heranwachsende Ich erlebt hat, um die notwendigen Voraussetzungen zu haben, eine tragende Ich-Identität aufzubauen. Wie viel Selbstwertgefühl konnte angesichts der möglichen Mangelsituation entwickelt werden? Die bestehende Ich-Schwäche und die Unfähigkeit, einen eigenen Wert anzuerkennen, haben ihre Ursache in der mangelnden Erfahrung von Halt und Geborgenheit.

In gleicher Weise kann man das vierte Feld in seiner Aussage des Ängstigenden und Lastenden in Verbindung bringen mit dem fünften Feld, dem Symbol für den Umgang mit vitaler, dynamischer Kraft, aktivem Widerstreben und aggressiver Selbstdurchsetzung. In der Regel bedingen sich diese beiden Konfliktfelder wechselseitig. Eine Aggressionshemmung, die sich in der Gestaltung des fünften Feldes entweder in der Unfähigkeit, das Zeichen überhaupt aufzunehmen, oder in einer verneinenden bzw. rationalisierenden Verarbeitung niederschlägt, wird im vierten Feld vermehrt eine beunruhigende Symbolik entfalten: Das Angstpotential ist zusätzlich als Resultat verdrängter aggressiver Impulse aufgeladen. Diese gesteigerte Angstbereitschaft drängt zur aggressiven Entladung. Die eruptiven Ausbrüche diffus aggressiver Natur verstärken wiederum in Verbindung mit Schuldgefühlen die Ängste vor dieser nicht zu kontrollierenden Dynamik und zwingen vermehrt zur Abwehr, womit der neurotische Teufelskreis geschlossen ist.

Betrachten wir das zweite Feld, den Gestaltungsbereich von Zugehörigkeit, Bindung und Verbundenheit, dem flexiblen Mitschwingen in einer selbstverständlichen, von Selbstwert bestimmten Sicherheit, so ist diese Fähigkeit zu positiver Bindungsbereitschaft entscheidend abhängig von den Erfahrungen, die im Kontakt mit dem Weiblich-Mütterlichen gemacht wurden (siebtes Feld). Wie wurde die sensible Beziehungssehnsucht eines Säuglings und Kleinkindes befriedigt und gepflegt? Gab es positiv empfindsame Begegnungsmöglichkeiten mit beschützender Qualität? Oder war stattdessen eine Atmosphäre von Rigidität, Rücksichtslosigkeit oder auch Depressivität und Hilflosigkeit bestimmende primäre Lebenserfahrung?

Schließlich wäre noch auf die innere Korrespondenz zwischen dem dritten und sechsten Feld hinzuweisen: Wenn im Bild der ansteigenden Linien der Aspekt Entfaltung, Leistungsbereitschaft und -fähigkeit, inneres Wachstum und Eigeninitiative angesprochen ist, können sich diese Ich-Funktionen nur dann progressiv entfalten, wenn der Bereich des Väterlich-Männlichen aufgrund günstiger Beziehungserfahrungen positiv besetzt ist. Eine konstruktive Lösung, die in diesem Feld abgebildet wird, steht in Beziehung zu einer angemessenen Aufnahme des Anmutungscharakters des Zeichens aus dem sechsten Feld. Umgekehrt findet ein dürftiger Einfall bei diesem Zeichen seine Entsprechung in der Unfähigkeit, das Zeichen im dritten Feld in seiner herausfordernden Dynamik anzunehmen und entsprechend zu gestalten.

Insgesamt vermittelt der WZT in Abgleichung mit anderen projektiven Verfahren mit seinem breiten Spektrum ein überzeugendes Bild der aktuellen belastenden Ich-Situation, den kausalen Hintergründen und familiären Bedingtheiten. Es ergeben sich zusätzlich Hinweise auf zentrale Abwehrmechanismen, auch in ihrer Funktion, ein labiles neurotisches Gleichgewicht aufrechtzuerhalten, sowie Rückschlüsse auf kompensatorische Ich-Kräfte, die ausschlaggebend sind für eine Beurteilung der Prognose.

4.4 Baum-Haus-Feuer-Wasser-Mensch-Test

Dieser Test wurde im C.G.-Jung-Institut Stuttgart über 30 Jahre ausdifferenziert und erprobt. Er basiert auf der symbolischen Interpretation der fünf genannten Objekte und nutzt dabei auch die Farbpsychologie, im Wesentlichen nach den Gesetzmäßigkeiten, die Max Lüscher in seinen vielfältigen Farbtests vorgestellt hat.

Testanweisung und formale Kriterien:
Kinder und Jugendliche werden gebeten, einen beliebigen Baum, ein Haus, Feuer, Wasser und einen Menschen darzustellen, wobei Farbstifte zur Verfügung stehen. Art, Größe der Darstellung, Reihenfolge bzw. Zuordnung können frei gewählt werden. Auch hier ist es wichtig, deutlich zu machen, dass es nicht auf ein „gekonntes" Bild ankommt, vielmehr eine fantasievolle Darstellung gefragt ist.

Interpretation:
Jedes der abgebildeten Elemente bzw. des Menschen hat einen besonderen Stellenwert: Der Baum steht wiederum als Ich-Symbol, diesmal jedoch zusätzlich auch in seinem Bezug zum Selbst, das, was Ursula Eschenbach als Ich-Selbst-Achse bezeichnete (Eschenbach, 1996). Ausschlaggebend für eine Beurteilung ist die Position: eher im linken (unbewussten) oder im rechten (bewussten) Bereich. Werden zu seiner Ausgestaltung vitale, vegetative Farben verwandt, wobei das dunkle Grün nach Lüscher (1974) die Ich-Identität betont, oder wird er mehr hingehaucht in zartem Grün gehalten als Ausdruck eines weniger vitalen Selbstbezuges?
Das Haus steht für Heimat, Umfeld, Geborgenheit. Seine Ausgestaltung wirft ein Licht auf frühe Erfahrungen von Sicherheit und Halt oder, wenn es beispielsweise nur in Umrissen angedeutet und wenig ausgemalt wird, auf Mangelerfahrungen oder fassadenartiges Familiengefühl. Dominiert das Haus zusätzlich den rechten Bereich stellt sich die Frage, inwieweit familiäre Bindungen altersgemäße Ablösung und Schritte in die Progression blockieren.
Das Feuer ist Symbol für das männlich-solare Prinzip (Lutz, 2001), für die Beziehung zum Väterlich-Männlichen, bei Jungen auch für die potentiellen Möglichkeiten der eigenen Männlichkeitsentwicklung. Ist dieses Feuer übergroß, gefährdet es die Umwelt, vernichtet es wohlmöglich das Haus oder kümmert es vor sich hin ohne Entfaltungsmöglichkeiten? Wird es geschürt oder gelöscht? Aus dieser Perspektive bietet sich das Feuer auch als Symbol für sexuelle Energie an, ebenso als Wandlungssymbol und reicht damit bis zur vielschichtigen Symbolik eines „heiligen" Feuers, Ausdruck einer Sehnsucht nach dem Transzendenten.
Das Wasser verkörpert das andere Prinzip (Biedermann, 1999). Es ist damit Symbol für das Weiblich-Mütterliche in seiner Qualität des Fruchtbarkeit Schenkenden, aber auch Verschlingenden und Lebensbedrohenden. Wichtig ist die Wahrnehmung, wo das Wasser angeordnet wird und welche Funktion es hat. Ist es ein schmales Band, das unbezogen in der Luft hängt, bedroht es oder wird es zum Löschen eingesetzt? Dominiert es angesichts seiner Überdimensionalität, oder verschwindet es hinter den anderen Objekten? Und schließlich, wird ein dunkles Blau gewählt, das Tiefe, Enthaltensein und Geborgenheit symbolisiert (Lüscher, 1989), oder entscheidet sich das Kind für einen blassen Farbton, der mehr dem Himmel zugeordnet werden könnte und nicht so sehr „von dieser Welt" ist?
Im Menschen stellt das Kind in der Regel sich selbst dar. Hierbei ist zunächst die Größe der abgebildeten Gestalt wichtig. Wo be-

findet sie sich im Raum? Ist sie mehr dem linken oder rechten Bereich, mehr dem mütterlichen oder väterlichen zugeordnet? Wird sie liebevoll ausgestaltet, oder bleibt sie blass, farblos. Fehlen gar wichtige Körperteile, wie z.B. Hände und Füße? Die Beantwortung dieser Fragen erlaubt neben dem Gesamteindruck wichtige Aussagen im Hinblick auf Selbsteinschätzung, Selbstbewusstsein und Selbsterleben des Kindes.

! **Merke:** Zeichentests müssen nach formalen und inhaltlichen Kriterien beurteilt werden. Es empfiehlt sich, Farben nur kontrolliert verwenden zu lassen, um die Aussage nicht zu verfälschen.

5 Bildtafeln

5.1 Der Children Apperception Test (CAT)

Der CAT (Bellak und Bellak, 1946) stellt in 10 Tafeln Situationen dar, die das Kind herausfordern, seine eigenen Gefühle zu projizieren. Sie werden in Interaktionen zwischen Tieren abgebildet, um zu verhindern, dass das Kind bereits in der Untersuchungssituation zu ungeschützt seinen gefühlsbetonten Komplexen ausgeliefert wird. Gleichzeitig sind die Bilder in ihrer Dynamik so berührend, dass die Kinder in der Regel sehr unmittelbar vertraute Konfliktsituationen wieder erkennen und emotional reagieren.

5.1.1 Interpretation der Konfliktthemen

Die erste Tafel präsentiert die orale Thematik und die Versorgung durch ein Mutterobjekt. Die Mutter, als Huhn dargestellt, bleibt etwas verschwommen im Hintergrund. Drei Küken blicken mit erhobenem Löffel erwartungsvoll auf die gefüllte Schüssel. Auf diese Weise hat das Kind die Möglichkeit, eine ausreichende Versorgung zu fantasieren und auch Aspekte oraler Deprivation wieder zu beleben. Indem das Kind sich in Form einer Geschichte zu der Tafel äußert, wird nachvollziehbar, wie es selbst seine orale Versorgung erlebt hat, aber auch, welche Mangelsituationen unterschwellig bestehen. Zusätzlich wird aber auch der Aspekt Geschwisterrivalität angeboten, die Sorge, weniger gesehen zu werden, ein Punkt, der häufig am fehlenden Lätzchen eines Kükens festgemacht wird: Es bietet sich die Überlegung an, ob es dem ältesten besser geht, weil es der Kleinkindsituation entwachsen ist und seine Geschwister dominieren kann, oder wird es durch die Rolle des Sorgenden und Verantwortlichen überfordert – all diese Ebenen können in der Interpretation der Szene zum Tragen kommen.

Die zweite Tafel stellt mögliche Spannungen zwischen den Eltern dar und die Rolle des Kindes im Rahmen eines so beobachteten elterlichen Machtkampfes. Es geht um das Tauziehen zwischen zwei Bären und die Rolle des Bärenkindes, das nun, je nach Fantasie des Kindes, die Mutter oder den Vater im elterlichen Machtkampf unterstützt oder unterstützen zu müssen glaubt. Die sich hier darstellende Konfliktsituation erlaubt die Projektion möglicher Loyalitätsprobleme im Umgang mit den Eltern ebenso, wie die Darstellung einer möglichen ungelösten ödipalen Thematik. Weiter zeigt sich diagnostisch, mit wem das Kind Macht und Überlegenheit verbindet, ob mit Vater, Mutter oder mit anderen Autoritätsfiguren, seien es Großeltern oder Lehrerfiguren. Zusätzlich könnte sich als konfliktbelastete Thematik auch Angst vor Forderung und Überforderung zeigen, nicht selten in Kombination mit einem Über-Ich-orientierten Zähne-zusammenbeißen-Müssen. Dies ist häufig in Trennungs- und Scheidungssituationen zu beobachten, in denen das Kind zum „Zünglein an der Waage" oder zum umworbenen Bündnispartner gemacht wird.

Auf der dritten Tafel ist ein mächtiger Löwe abgebildet. Er thront im Sessel, die Beine übereinander geschlagen. Ein Stock lehnt an der rechten Seite, während die linke Pfote eine Pfeife hält. Im Hintergrund befindet sich ein Mäuslein im Mauseloch. Die Konfliktthematik spricht verschiedene Ebenen an: Auf der einen Seite ein Macht-Ohnmachts-Gefälle: dominierender Patriarch und ohnmächtiges Kind oder alternder, gehbehinderter „Herr" und flinker, beweglicher „Knecht". Auf der anderen Seite wird die Polarität von Einsamkeit oder Verbundenheit, Angst oder Vertrauen angeboten. Als Problematik zeigt sich, inwieweit das Kind sich gegenüber einer Autorität allein gelassen, verlassen oder isoliert erlebt, oder ob es die Möglichkeit entdeckt hat, seine Einsamkeit positiv als Chance zur Eigenständigkeit, vielleicht sogar unter dem Aspekt des Trixters zu nutzen. Auf der Autoritätsebene kann hier archetypisch sowohl das Männliche wie das Weibliche projiziert werden. Erkennt das Kind die Chance der spielerischen Überlegenheit der Maus, oder verschwindet sie in seinen Augen gerade aus Angst ins sprichwörtliche Mauseloch?

In der vierten Tafel spiegelt sich die Frage nach der Rolle in der Geschwisterreihe, die Auseinandersetzung mit Autonomie- und Abhängigkeitswünschen: Eine Kängurumutter trägt ein Junges im Beutel, das seinerseits einen Luftballon schwingt, ein Kängurukind folgt der Mutter, seitlich nach hinten versetzt, auf dem Fahrrad. Rechts im Hintergrund befindet sich das (heimatliche) Häuschen mit rauchendem Kamin, umgeben von Bäumen. Aus diagnostischer Perspektive soll geklärt werden, inwieweit das Kind noch ungestillte Geborgenheitswünsche, regressive Sehnsüchte in Richtung präödipaler Mutter hegt. Fühlt sich das Kind, in Identifikation mit dem größeren, in die Autonomie gestoßen und begleitet diese Einsamkeit mit eifersüchtigen, neidischen oder resignativ-traurigen Gedanken, oder identifiziert es sich mit dem kleinen, kann somit auf die absolute Nähe zur Mutter noch nicht verzichten? Und umgekehrt: Wie viel Selbstständigkeit, wie viel Selbstbewusstsein, wie viel Autonomie kann lustvoll als erweiterter Spielraum, durch das Fahrrad symbolisiert, ergriffen werden?

Die fünfte Tafel greift nochmals das Thema Geschwisterbeziehung aus einem anderen Blickwinkel auf: Zwei kleine Bären liegen gemeinsam im Gitterbett im Vordergrund des Bildes. Dahinter befindet sich das Elternbett, wobei unklar bleibt, ob die Eltern gemeinsam dort liegen, oder ob das Bett leer ist. Hier stellt sich für das Kind die Frage nach selbstverständlicher Zugehörigkeit, oder der subjektiven Erfahrung des Ausgeschlossenseins. Heißt die Gemeinsamkeit mit einem Geschwister Notlösung, um Verlassensein, Unbezogenheit oder gar Lieblosigkeit seitens der Eltern zu überleben, wie bei den Märchen „Hänsel und Gretel" oder „Brüderchen und Schwesterchen"? Dient die enge Verbundenheit beider Kinder der Abwehr negativer, feindseliger Gedanken und Gefühle? Wird das Bild als Ausdruck einer Fixierung in kleinkindlicher Abhängigkeit interpretiert? Oder wird insgesamt eine Stimmung von grauer Trostlosigkeit fantasiert?

Auf der sechsten Tafel befinden sich zwei Bären nahe beieinander in einer Höhle. Ein Bärenjunges liegt am Rand mit offenen Augen. Die Abbildung der meist als Eltern bezeichneten Bären ist bewusst unklar gehalten, um damit das Kind herauszufordern, sich mit der Frage der nächtlichen Beziehung der Eltern, einer möglichen Beobachtung der Urszene, auseinander zu setzen. Dies erlaubt dem Diagnostiker, einzuschätzen, ob das Thema Aufklärung eine Schwierigkeit darstellt, wie viel Information grundsätzlich über Sexualität besteht, oder ob ein Nichtwissen und Nicht-wissen-Wollen der Verdrängung von Ängsten und Schuldgefühlen dient.

In der siebten Tafel geht es sehr konkret um die Frage des Umgangs mit der Aggression. Die abgebildeten wilden Tiere – ein Tiger, überdimensional dargestellt, verfolgt einen Affen, der dabei ist, sich auf einen Baum zu schwingen – sollen die Problematik thematisieren, inwieweit das Kind sich als drohend oder bedroht erlebt: identifiziert es sich mit dem Angreifer, dem Tiger, oder mit dem flüchtenden Affen? Innerpsychisch lässt sich noch ein weiteres Moment diagnostisch beleuchten, nämlich das des Umgangs mit den eigenen Triebimpulsen. Kann das Kind diese akzeptieren, vielleicht sogar positiv besetzen, indem es Kraft und Schönheit des Tigers betont, oder muss die aggressive Haltung verleugnet, verdrängt oder verharmlost werden? Ist der Affe auf der anderen Seite tatsächlich gefährdetes Opfer oder nicht auch Täter, indem er den Tiger seinerseits mit den Pranken bedroht oder austrickst und ihn in diesem Zusammenhang verhöhnt? Ist das Szenario eines Urwaldes, der die Parallele zum eigenen Unbewussten nahe legt, insgesamt unheimlich, oder wird er als spannendes, abenteuerliches Land eingestuft?

Tafel acht ermöglicht dem Kind in der Beobachtung einer Affengesellschaft die Auseinandersetzung mit dem Erwachsenenverhalten und der Frage, welche Rolle ein Kind im Umgang mit Erwachsenen zu spielen hat, oder real spielt. Es wird damit die Problematik von Anpassung oder Autonomie beleuchtet, inwieweit muss man sich den Erwachsenen anpassen, sich ihnen unterwerfen oder gar sich deren Verhalten zu Eigen machen, oder inwieweit ist es möglich, sich abzugrenzen, eigenständig zu sein und damit ein Stück Unabhängigkeit zu beweisen? Letztlich geht es damit auf einer erweiterten Ebene erneut um die mögliche Projektion eines Ambivalenzkonfliktes, der letztlich jeden Entwicklungsschritt zum Erwachsenwerden begleitet. Kann ein Kind auf Abhängigkeitswünsche verzichten zu Gunsten autonomer Entwicklungsschritte, oder sind die Ängste vor Eigenständigkeit so groß, dass es sich möglichen Erwachsenennormen unterwirft? Dieses Problem spiegelt sich in der belehrenden Haltung eines weiblichen Affen, der mit ausgestrecktem Finger auf ein Kind einredet. Im Hintergrund bietet sich noch ein weiterer Themenkreis an, nämlich die Neugier auf Erwachsenenthemen. Muss man wissen, um was es in den Erwachsenengesprächen geht, oder wagt sich ein eigenständiges kindliches Ich abzugrenzen, ohne die Erwachsenen und deren Verhalten unmittelbar auf eigenes Fühlen und Erleben zu beziehen?

Die Tafel neun stellt nochmals die Frage nach dem Alleinsein, nach Einsamkeit, auch nach möglichem Verlassensein: Ein Häschen sitzt mit gespitzten Ohren bei offener Tür allein in seinem Bett, das jedoch nur zur Hälfte von einem Gitter begrenzt ist. Es könnte also jederzeit heraussteigen. Als Problematik wird hier in den Mittelpunkt gerückt, ob sich das Kind gegenüber den Eltern als allein gelassen, verlassen, isoliert erlebt. Es geht also um Trennungs- und Verlustängste und gleichzeitig um das mögliche Empfinden, von einer Gemeinschaft ausgeschlossen zu sein. Auf der anderen Seite ist interessant, ob ein Kind Einsamkeit positiv wahrnehmen kann unter dem Aspekt der etymologischen Wurzel des „Einsammelns auf sich selbst", also einer Selbstkonzentration und eines Wachsens autonomer Kräfte. Ein solches Kind könnte in dieser Situation die Möglichkeit zum mutigen Alleingang sehen, die Chance, ungestört eigene Wünsche zu befriedigen, eine Herausforderung, die bereits in dem nur halb begrenzten Bett angedeutet wird.

Die Tafel zehn umkreist die anale Thematik. Es geht um die Möglichkeit und Notwendigkeit des Gebens und Nehmens. Dabei soll das Kind zeigen, inwieweit es mit der Forderung, auf die Toilette zu gehen, einen Zwang zum Hergeben verbindet oder sie als eine selbstverständliche Realität anerkennt, die nichts mit Druck und Forderung zu tun hat. Nicht selten wird in dieser Tafel eine mögliche anale Fixierung deutlich, aber auch der Umgang mit Forderungen unter dem Aspekt von Lohn und Strafe. Ein Hergeben, Sichentäußern könnte in diesem Zusammenhang als positive, zu belohnende Haltung gewertet werden, während Verweigerung eine mögliche Strafe nach sich ziehen könnte. Ist die ganze Situation zu komplexbesetzt, wird sie nicht selten umgedeutet oder verharmlost.

Wenn wir den CAT als diagnostisches Instrument zusammenfassend betrachten, können bei den interpretierenden Geschichten verschiedene Schwerpunkte gesetzt werden: Zunächst zeigt sich das Hauptthema, das gleichzeitig meist auch das Konfliktthema ist, der Bereich, in dem sich der gefühlsbetonte Komplex zentriert. Des Weiteren wirft der Test ein bezeichnendes Licht auf das subjektiv gefärbte Selbstbild. Wie und wo stuft das Kind sich selbst ein? Wie schuldhaft sind beispielsweise bestimmte Erlebnisweisen? Empfindet es sich als bestrafungswürdig? Wie selbstbewusst kann es mit autonomen Impulsen und Entwicklungsschritten umgehen? Mit wem und mit welcher Geschlechtsrolle identifiziert es sich? Ist es der machtvolle Erwachsene? Ist es das unsichere und ausgelieferte Kind? Identifiziert es sich mit dem Repräsentanten von vitalen Triebimpulsen oder eher mit Symbolfiguren, die für Ängste, Unsicherheiten und Flucht stehen? Schließlich ist noch der Entwicklungsstand des Kindes an der Art der Interpretation abzulesen. In welcher Form kann sich das Kind sprachlich ausdrücken? Ist es in der Lage, eine zusammenhängende Geschichte zu erzählen, die eine Ausgangssituation, einen Höhepunkt und den Ausgang der Dramatik beinhaltet? Weiter offenbart sich, ob das Kind altersadäquat reagiert oder aufgrund ungelöster und aufgeladener Konfliktebenen eher regressiv, kleinkindlich mit den Tafeln umgeht. Weiter sind gelegentlich stuporähnliche Reaktionsbildungen zu beobachten: Ein Kind ist so sehr von seiner eigenen Problematik betroffen, dass es die Tafel weglegt und sich nicht dazu äußern kann.

5.2 Der Rorschach-Test

Unter den projektiven Testverfahren ist schließlich noch der Rorschachtest von Hermann Rorschach (Rorschach, 1972) zu erwähnen. Es geht hier um Klecksografien, die, in unterschiedlicher Form gestaltet, zur Interpretation herausfordern. Dieser Test ist sehr umfangreich und erfordert ein differenziertes Wissen, so dass er im Allgemeinen in der Praxis bei Kindern und Ju-

1

gendlichen seltener zur Anwendung kommt. Es sind jedoch ein paar wichtige Kriterien, die den Rorschachtest zu einer interessanten diagnostischen Variante machen: Einmal bietet er eine gute Kontrollmöglichkeit der intellektuellen Leistungsfähigkeit. Zum anderen umreißt er sehr klar konfliktbesetzte innere Erlebnisebenen. Ganz allgemein ist wichtig, ob die Kleckse aktiv bewegt oder statisch interpretiert werden, ob die Lösung kreativ, originell oder vulgär sind, und schließlich, welchem Bedeutungsgehalt sie zugeordnet werden: Dominieren positive, finalgerichtete Aspekte, oder werden eher negativ-destruktive Inhalte gesehen? Als positive, sekundäre Intelligenzindikatoren werden Original- und Bewegungsdeutungen gewertet. Vulgärdeutungen, statische Interpretationen weisen auf eine durchschnittliche Intelligenz hin. Schließlich wurde im Umgang mit einer narzisstischen Persönlichkeitsstörung von Peter Schickinger (1981) noch ein weiteres wichtiges Moment bei den Rorschachdeutungen beschrieben: Diese Patienten deuten nämlich nicht die durch die Kleckse gebildeten Figuren. Es werden stattdessen die durch die Kleckse gebildeten Leerräume zum Gegenstand der Interpretation gemacht. Das Nichts gewinnt durch die Deutung Gestalt, wohingegen das Reale nicht als Substanz erkannt wird. Dies steht im Zusammenhang mit der praktischen Erfahrung, dass die frühen Objektbeziehungsstörungen charakterisiert sind durch elementare Mangelerfahrungen, die sich im Symbol der Leere und des Nichts am deutlichsten erfassen lassen.

! **Merke:** Die Aussagen zu Bildtafeln müssen wortwörtlich protokolliert werden, um empfindungsgetreue Aussagen zu erhalten. So lassen sich Fixierungspunkte im Rahmen der psychosexuellen Entwicklung ebenso erfassen wie konfliktbesetze Erlebnisweisen und traumatische Erfahrungen.

6 Beispiel eines über die Tests erstellten diagnostischen Profils

Es folgt jetzt das Beispiel eines achtjährigen Jungen, der mit verschiedenen projektiven Testverfahren diagnostisch untersucht wurde. Diese konzentrieren sich auf eine Darstellung des Baumes, auf den FIT-Test sowie auf den Haus-Baum-Feuer-Wasser-Mensch-Test, den WZT und den CAT. In einer Interpretation der Bilder soll gezeigt werden, inwieweit diese Zeichentests in ihrer Kombination ein sich wechselseitig ergänzendes und gleichzeitig unterstützendes Bild ergeben. Der Junge wurde vorgestellt wegen erheblicher Kontaktstörungen, Ängsten, sich von Vater und Mutter zu trennen, Schwierigkeiten, in die Schule zu gehen, Leistungsversagen trotz überdurchschnittlicher Begabung sowie Phasen depressiver Verstimmungen, die sich wiederum im Verein mit der allgemeinen Ängstlichkeit auch in Einschlaf- und Durchschlafschwierigkeiten sowie Alpträumen zeigten.

6.1 Baum

Zunächst malte der Junge sehr zügig einen Baum. Als Erstes entstand der stabile Stamm. Dann zog er den Boden mit einer Linie, malte das gezackte Wurzelwerk und schließlich folgte die Krone, die er intensiv schwärzte. Es fällt auf, dass die Krone in ihrer Schwärzung die dunklen Astansätze nahezu verdeckt, ein Hinweis nach Koch, dass die eigentlichen Gefühle, die Ich-Differenzierung und das, was an Eigenständigkeit gewachsen ist, verborgen werden. Die Schwärzung weist auf depressive Verstimmungen hin, wobei hinzukommt, dass der Baum seinen Schwerpunkt deutlich im linken Bereich hat, was auf regressive Sehnsüchte oder Entwicklungstendenzen hinweist. Der grundsätzlich vitale Stamm wird von sechs eigenartigen, phallisch anmutenden Wurzeln „gestützt", wobei die Wurzeln mit dem Stamm wenig organisch verbunden erscheinen, was sich thematisch in der fehlenden Anbindung des Stammes an die Krone wiederholt. Hiermit stellt sich die Frage nach stabilen Bindungen und Verankerungen einerseits, aber andererseits auch danach, inwieweit das Kind seine Ich-Entfaltung auf eine stabile Basis setzen kann. Hypothetisch kann unter Einbezug der Zahlensymbolik (Endres und Schimmel, 1984) eine Bindungsproblematik angenommen werden, die möglicherweise nicht allein Problem des Kindes, sondern auch das der Eltern ist.

Abbildung 1: Baum

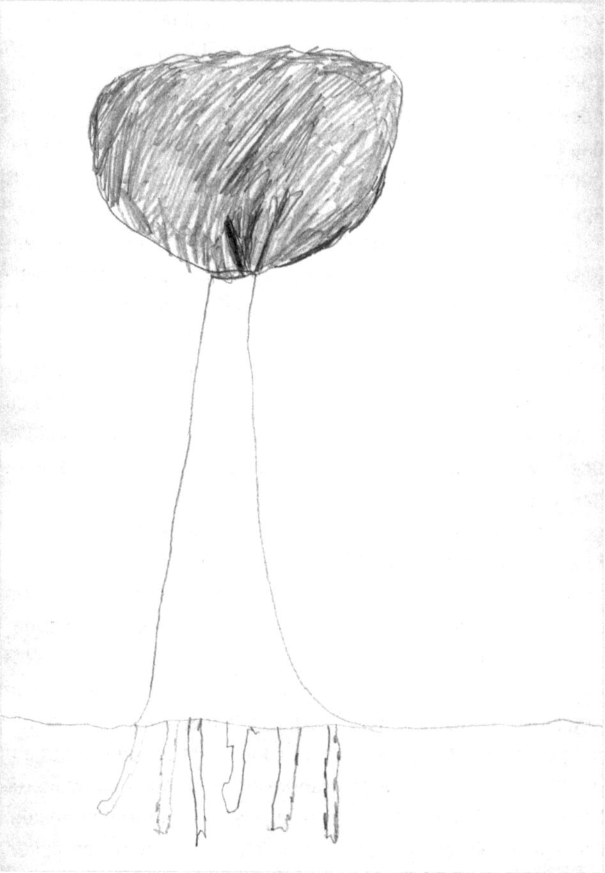

6.2 Familie-in-Tieren

Vergleicht man den Baum mit der Darstellung der Familie-in-Tieren, dann fällt auf, dass hier noch sehr viel deutlicher die linke Seite betont wird, indem alle Symboltiere nach links orientiert sind, wobei jedoch der Blick der Tiere nach vorn auf den Betrachter gerichtet ist. Die Selbstunsicherheit, die sich auch in dieser sichtbar werdenden Angst vor Progression niederschlägt, scheint begleitet von einem kritischen Über-Ich, das offenbar nach der Meinung der Welt fragt. Die gleiche Zwiespältigkeit begleitete die Entstehung des Hundes. Immer wieder benutzte der Patient einen Radiergummi und meinte schließlich halb irritiert, halb belustigt: „Der Schwanz ist ja dicker als der ganze Bauch!" Auffallend ist bei diesem Hund, dass der Kopf noch nicht wirklich vom Leib getrennt ist, es fehlt der Hals, wodurch eine eigenartig anmutende Starre entsteht. Von diagnostischem Interesse ist weiter, dass die Beine, und zwar nur zwei, ebenso wie bei der Giraffe, der Mutter-Identifikationsfigur, nicht wirklich stabil angefügt sind. Wie viel Standfestigkeit, wie viel Eigenständigkeit darf in dieser Familie gewagt werden? Als weiteres wichtiges Moment ist der geschwärzte Schwanz zu sehen, der als Hinweis auf Kastrationsängste verstanden werden könnte – umso mehr, als die Schwänze von Vater- und Muttertier auch in besonderer, aber atypischer Weise betont sind: Bei der Giraffe ist es ein nach innen gerollter dünner Schwanz, beim Vater, als Panther, ein dicker und behaarter, der in seinen Ausmaßen dem des Patienten entspricht. Weiter fällt auf, dass die Tiere untereinander wenig bezogen sind und, hinzukommend, dass Mutter und Patient den oberen Teil des Blattes besetzen, während der Vater den unteren Bereich beherrscht. Eine dadurch evozierte Überlegung wäre, ob das Kind unter einem übersteigerten Fremd- und Selbstanspruch leidet, so dass es in Gestalt des Hundes den Boden unter den Füßen verloren hat. Weiter ist zu fragen, ob der Vater als Panther so beunruhigend ist, dass der Hund die Nähe zur Mutter suchen muss, was ihm aber eine angemessene Identifikation mit der männlichen Rolle erschwert. Die spürbare Einsamkeit des Kindes wird durch die Ferne des Muttertieres unterstrichen, das seinerseits wenig bezogen und auch in sich instabil erscheint, was unter anderem auch in der Kürze der Hinterbeine zum Ausdruck kommt.

Abbildung 2: Familie in Tieren

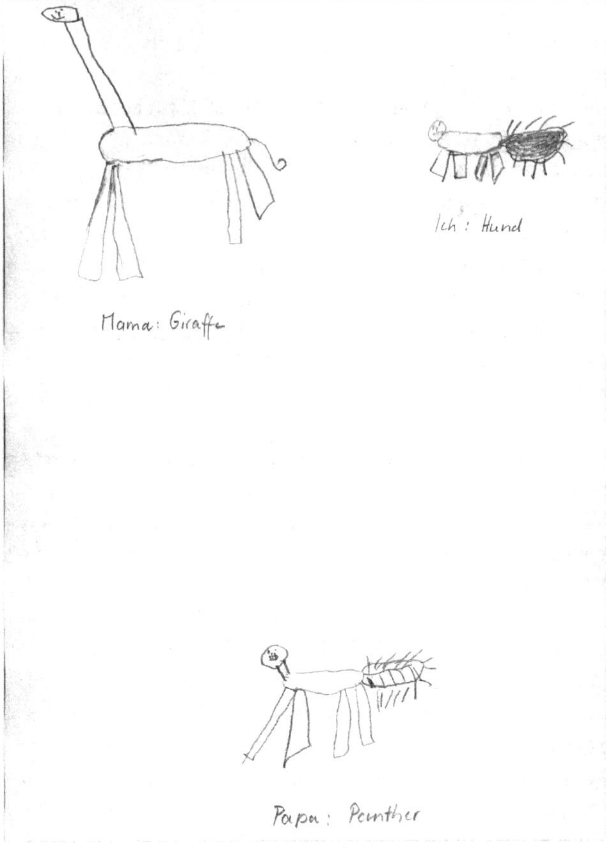

Abbildung 3: Baum-Haus-Feuer-Wasser-Mensch

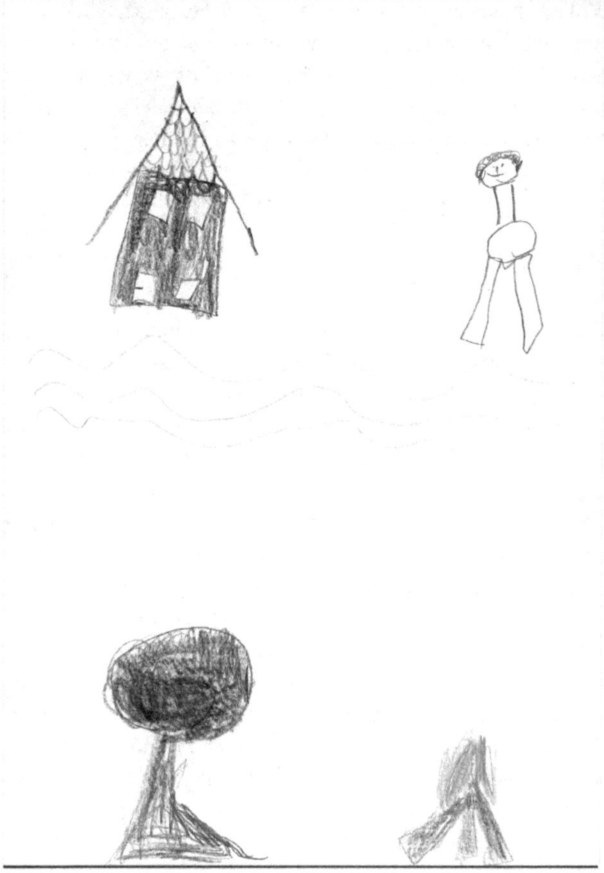

6.3 Baum-Haus-Feuer-Wasser-Mensch

Im Baum-Haus-Feuer-Wasser-Mensch-Test werden die einzelnen Objekte ebenfalls übereinander gemalt, so dass bei der Beurteilung der Aspekt der Zufälligkeit wegfällt und die Vermutung mangelnder Erdung und damit verbundener Überforderung mehr Gewicht erhält. Ähnlich wie bei der Familie-in-Tieren ist die menschliche Figur, mit der das Kind sich in der Regel selbst darstellt, nach oben verschoben. Sie ist lediglich mit Bleistift gemalt, wobei auffällt, dass die Arme und Hände sowie die Füße fehlen. Damit bietet sich die Hypothese an, dass dieses menschliche Wesen weder zu Eigenständigkeit noch zu eigener Tatkraft in der Lage ist. Hinzu kommt, dass erfahrungsgemäß die Kinder, die sich ohne Hände bzw. ohne Arme darstellen, aggressive Selbstbehauptung und Selbstdurchsetzung schuldhaft erleben. Auf gleicher Höhe ist ein kleines blaues Häuschen gemalt. Die drei Fenster und die Tür sind weiß ausgespart, auf diese Weise macht es trotz der Farbe einen leeren Eindruck, was durch die nicht ausgemalten roten Dachziegel unterstrichen wird. Dieses kleine Haus scheint wenig Geborgenheit zu bieten. Gleichzeitig könnte mit der Leere der Innenräume bzw. mit dem Eindruck einer Fassade statt eines stabilen Gebäudes angedeutet werden, dass es sich insgesamt um eine frühe Störung im Sinne einer fragwürdigen Geborgenheit handelt. Diese Hypothese wird im wahrsten Sinne unterstrichen durch die drei wellenförmigen blauen Striche, die das Wasser darstellen sollen und den mütterlichen Raum symbolisieren. Im unteren Bereich befindet sich der Baum, wiederum mit einer runden Krone ohne Äste, diesmal auch ohne Wurzeln, ohne wirkliche Basis. Die Abwehr der Leere und des Mangels zeigt sich in der noch schwach sichtbaren ersten Abbildung: Die Krone ist ein leerer brauner Kreis, der erst anschließend grün übermalt wurde. Das einzig Vitale und Kraftvolle in dieser gesamten Darstellung scheint das Feuer zu sein. Es ist rot- und gelbflammig. Allerdings wird es nur von drei Hölzern gespeist, möglicherweise auch hier ein Hinweis auf die Situation des Kindes als Einzelkind zwischen zwei Erwachsenen.

6.4 WZT

Als Nächstes setzte sich das Kind mit dem Wartegg-Zeichentest auseinander. Dieser Test rundet das Bild spürbar ab und erlaubt weitergehende diagnostische Hinweise. Betrachten wir zunächst das achte Feld, so entsteht der Eindruck, dass das Geborgenheitserleben des Kindes sehr fragwürdig war. Der Junge selbst bezeichnet das Gesicht als „schlechtlaunig", also geprägt von negativer Gestimmtheit. Interessant ist, dass der Bereich über dem linken Auge wie eingedellt erscheint, was zumindest nahe legt, dass im fühlenden Bereich, dem die linke Seite zuzuordnen ist, spürbare Mangelerfahrungen und Defizite bestanden. Korrespondierend mit dem achten Feld wäre das erste Feld zu betrachten, in dem es um Zentrierung, um Ich und Selbstbewusstsein, um ein Erleben der eigenen Mittelpunktqualität geht. Hier benennt der Junge den Punkt, der vorgegeben ist und den er nicht weiter ausführt, als Saturn, um den Mond, Sonne und Erde kreisen. Der Junge erkennt somit durchaus das Zentrale dieses Punktes. Mit dem Saturn benennt er jedoch einen Planeten, der in der Mythologie und Geschichte als das „große Unheil" angesehen wurde. Das Kreisen von Sonne, Mond und Erde um dieses zentrale Moment schließt zwei Aussagen in sich: Zum einen darf es durchaus als Ausdruck der eigenen zentralen Bedeutung gesehen werden, zum anderen könnten sich aber auch frühe Schuldgefühle ausdrücken, die mit depressiven Verstimmungen (Schwärzungen) einhergehen. Darum bleibt es für den Jungen auch unklar, ob er sich tatsächlich entfalten darf, d.h., ob der zentrale Punkt ausgestaltet werden darf, was mit autonomer Entwicklung gleichzusetzen wäre, oder ob seitens der Umwelt regressive Verhaltensmuster erwartet werden.

Setzt man als Nächstes das vierte mit dem fünften Feld in Beziehung, so geht es hier um die Frage des Umgangs mit Angst und Aggression. Zum vierten Feld sagt der Junge, es sei die Schulsituation mit einem Buch, einem Radiergummi, einem Bleistift, wohingegen im fünften Feld ein Feuer dargestellt sei. Das vierte Feld als Ausdruck der Angst verbindet sich mit der Schulsituation. Radiergummi und Bleistift sind intensiv geschwärzt, bzw. die Schwärze des vorgegebenen Quadrats, das der Patient als Radiergummi interpretiert, wird vom Bleistift aufgenommen. Dies wiederum wirft ein bezeichnendes Licht auf die Tatsache, dass handelndes, schulorientiertes Tun offenbar mit Angst verknüpft ist, was ja auch in der Symptomatik der Schulschwierigkeiten zum Ausdruck kommt. Das Feuer wirkt sehr diffus, wenig gesteuert und geordnet. Man könnte, wenn man beide Zeichen in Beziehung zueinander setzt, schließen, dass die Schule, als Situation von Forderung und Leistung, mit erheblichen Ängsten und depressiven Gefühlen verknüpft ist, die in der Umkehr zu intensiven, jedoch schwer zu steuernden aggressiven Gefühlen führen. Die Bedrohung durch die eigenen verdrängten aggressiven Empfindungen versucht der Patient mit rationalisierenden Mechanismen (im Symbol der Schulutensilien dargestellt) zu bannen, und genau diese Abwehr intensiviert, die Gefahr eruptiv durchbrechender Aggressivität. So schließt sich der schwer zu durchbrechende Teufelskreis von Angst und Aggression.

Wenden wir uns dem dritten Feld zu, dem der Leistung, der dynamischen Entwicklung eines eigenen kreativen Potentials unter dem Aspekt einer eigenständigen Leistungssteigerung, zeigt sich „ein Häuschen in einem Gärtchen". In dieser Verkleinerung formuliert es der Junge selbst. Betrachten wir die Darstellung genauer, fällt auf, dass die ersten beiden Striche überhöht werden. Dann findet zwar eine Steigerung statt, sie bricht jedoch nach dem ersten Ansatz ab, und die Fortführung in Gestalt des Hauses ist eigentlich bereits eine Rücknahme der Dynamik. Insgesamt könnte in der Verlängerung der Anfangsstriche ein Hinweis gesehen werden, dass das Kind dazu tendiert, sich selber zu überfordern, und dann zu einer organischen Steigerung seiner Möglichkeiten nicht mehr in der Lage ist. Diese Situation wurde ja bereits im FIT- und im Haus-Baum-Feuer-Wasser-Test als Hypothese angesprochen und dürfte sich jetzt im WZT bestätigen. Die aus der Überforderung resultierende Sehnsucht nach Geborgenheit zeigt sich in der verkleinernden Darstellung, ein symbolischer Versuch, über Regression der Forderung und Selbstüberforderung zu entgehen. Der hierdurch evozierte Konflikt bestätigt sich in der Darstellung im Feld 6, Symbolebene für den Umgang mit der Realität, dem Einsatz des praktisch handelnden Denkens. Hier projiziert der Junge erneut in abstrahierender Form das Thema Schule. Es fällt dabei auf, dass das Wort nicht in eine Zeile passt, sondern ein Buchstabe abgespalten werden muss, als ob das Gesamt dessen, was damit ausgedrückt ist, nicht zu verkraften ist. Indem dieses Feld gleichzeitig für die Beziehung zum Väterlich-Männlichen steht, ergibt sich die Frage, ob mit dem Vater eine hohe Erwartungshaltung verknüpft wird, die zu der Konfliktspannung zwischen Progression und Regression geführt hat. Im FiT-Test zeigte sich ja bereits diese vermutlich angstgeprägte Ambivalenz gegenüber einer machtvollen Vaterfigur, die Fluchtimpulse in die Regression und Nähe zur Mutter provoziert bei gleichzeitiger Sehnsucht nach Identifikation.

Wenn man schließlich das zweite und das siebte Feld im Ganzen anschaut, in denen es einerseits um die Frage von Kontakt zur Welt und zu sich selbst, andererseits um den Umgang mit sensiblen eigenen Bedürfnissen in Verbindung mit der Beziehung zum Weiblich-Mütterlichem geht, dann fällt im Feld zwei wieder diese flüchtige und wie abgeschnittene Wellenbewegung auf (s.HBFWM-Test), die den Eindruck von Unbezogenheit und Unverbundenheit unterstreicht. Ebenso wie in Feld drei beleuchtet eine große Sonne das Geschehen, was mit den vom Bewusstsein her sehr bemühten Eltern korrespondiert, eine Anstrengung, die als Ausgleich für ihre ihnen nicht bewusste emotionale Unbezogenheit zu verstehen ist. Diese Problematik findet im Feld sieben ihre Bestätigung: Eine „8" als Ausdruck der Unend-

Abbildung 4: WZT

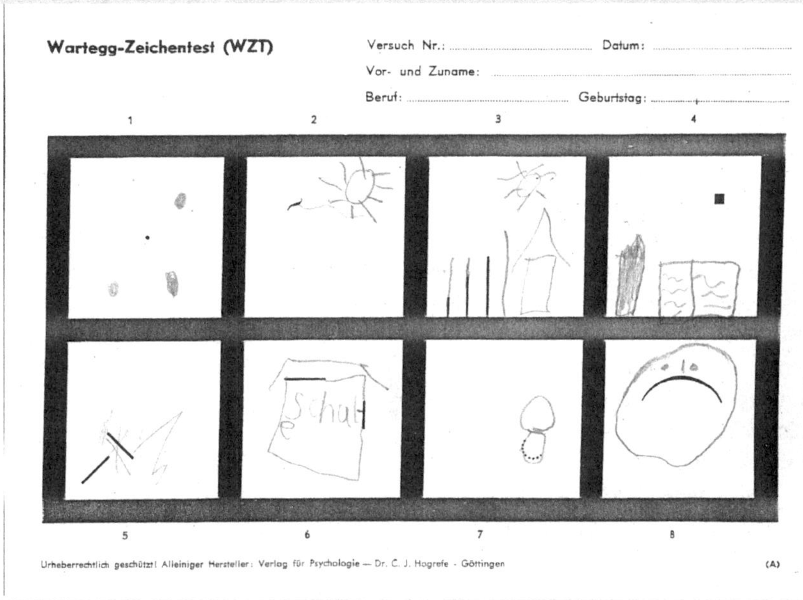

lichkeit. Hierzu äußert das Kind spontan: „Das könnte aussehen wie ein Kopf mit einem durchlöchertem Bauch." Folgt man diesem Einfall, sind die Linien ein Umrunden von Leere. So bestätigen sich die problematischen Bindungserfahrungen, die in den Kontaktschwierigkeiten des Kindes ihren Niederschlag finden.

6.5 Protokoll der Einfälle zum CAT

Tafel 1: Die Hühner sitzen beim Mittagessen. Sie essen Nudeln mit Bolonaise, der Hahn guckt zu. Sie sind zufrieden.
Tafel 2: Mutter Bär und Vater Bär ziehen Seil. Das Kleine ist bei Mama. Papa zieht allein. Papa kriegt Gold, Mama und Kind kriegen Silber.
Tafel 3: Der Löwe raucht Pfeife. Er sitzt auf einem Thron. Er überlegt sich, was es zum Mittag gibt. Er läuft mit dem Stock in die Küche, während eine Maus zum Loch rausguckt.
Tafel 4: Ein Känguru fährt zusammen mit seinem Kleinen in den Wald. Die Mama hat einen Korb mit Milch. Das Jüngste tut mit dem Luftballon durch die Luft wedeln. Das auf dem Fahrrad guckt fröhlich.
Tafel 5: Zwei Bären liegen in ihrem Bett. Mama und Papa haben sich unter die Bettdecke verkrochen, weil der Mond ihnen zu hell ist.
Tafel 6: Die wilden Bären schlafen in ihrer Höhle. Das Kleine ist hellwach und langweilt sich.
Tafel 7: Ein Tiger greift einen Affen an. Der Affe schwingt sich von Ast zu Ast durch den Dschungel. Der Affe will dem Tiger eine runterhauen.
Tafel 8: Die ganze Affenfamilie plappert und trinkt Kaffee. Die Mama schickt den Jungen ins Zimmer. Er soll sein Zimmer aufräumen. Der Kleine ist beleidigt, weil er ins Zimmer muss. An der Wand hängt ein Bild von der Oma, die gestorben ist. Der Opa flüstert dem Papa ins Ohr „das motzige Kind".
Tafel 9: Ein kleiner Hase ist im Zimmer, er langweilt sich. Die Tür ist offen. Er hört, was die Eltern fernsehen. Er ist traurig.
Tafel 10: Der kleine Hund will aufs Klo gehen, aber der Vater hält ihn fest. Er strampelt, schlägt aus, bellt, jault. Der Papa gibt auf, weil der Kleine zu sehr brüllt.

Die Aussagen zu den Tafeln sprechen für sich. Sie sind insgesamt getragen von hoher oraler Bedürftigkeit, die auf subjektive Mangelerfahrungen schließen lässt. Diese Tatsache spiegelte sich vor allem in der Gegenübertragung. Als analytische Diagnostikerin erlebte ich mich traurig-resigniert, hilflos, aber trotzdem positiv berührt und zur aktiven Ermutigung herausgefordert. Diese gegenläufigen Empfindungen könnten den hochgradigen Ambivalenzkonflikt zwischen abhängigen und autonomen Impulsen widerspiegeln, der den Jungen zum damaligen Zeitpunkt in die angstgeprägte neurotische Sackgasse geführt hatte.
Als Diagnose könnte sich in der Zusammenfassung von Anamnese, Erstgespräch und projektiven Verfahren anbieten:
Depressiv gefärbte, hochambivalente Bindungsstörung. Über-Ich-Problematik in Verbindung mit multiplen Ängsten, insbesondere Leistungs- und Kastrationsängsten, bei parallel laufenden gravierenden Schwierigkeiten in der männlichen Rollenfindung.

7 Frequently Asked Questions (FAQ)

1. *Hat die Abfolge der projektiven Testverfahren Einfluss auf das Ergebnis im Sinne einer eindeutigen Diagnose?*
→ Die projektiven Tests sollten in einer bestimmten Reihenfolge unter dem Aspekt der Steigerung angeboten werden: Das Verfahren, das am wenigsten Angst auslöst, d.h. möglichst allgemein formuliert ist (z.B. der Baum), soll an erster Stele stehen, jenes, das gefühlsbetonte Komplexe anspricht (z.B. CAT), an letzter Stelle.
2. *Wie und nach welchen Kriterien werden die Ergebnisse untereinander in Beziehung gebracht?*
→ Die Ergebnisse umreißen konflikthaftes Fühlen und Erleben. Unter Einbezug der psychosexuellen Entwicklung lassen

sich bei den verschiedenen Testergebnissen ähnliche pathologische Verarbeitungsmuster feststellen (z.B. depressive Verstimmungen). Richtungweisend ist sowohl der verbale Ausdruck als auch die zeichnerische bzw. gestalterische Darstellung.

3. *Können auffällige Testergebnisse, die auf ungelöste innerpsychische Konflikte hinweisen, durch äußere Faktoren verfälscht werden?*

→ In der Regel nein. Ungelöste Konflikte drängen zur Darstellung, um angemessen verarbeitet zu werden. Dieses Bedürfnis, das mit den selbstheilenden Kräften im Menschen korrespondiert, wird sich auch bei ungünstigen Rahmenbedingungen durchsetzen.

4. *Gibt es formale Kriterien und Lösungsansätze, die als Hinweise auf eine psychische Problematik oder ungelöste Konfliktsituationen bzw. auf Entwicklungsstörungen zu werten sind?*

→ Strichführung, Druckstärke, Raumaufteilung, Seitenbetonung, altersadäquate Gestaltung sind wichtige äußere Kriterien, die sowohl auf Entwicklungsstörungen als auch auf eine psychische Problematik hinweisen können.

5. *Kann das Testergebnis projektiver Verfahren insgesamt unauffällig sein trotz auffälliger oder traumatischer Erfahrungen in der frühen Kindheit bzw. trotz deutlich konfliktbelasteter familiärer Strukturen?*

→ Ja, unauffällige Ergebnisse können in einzelnen Fällen trotz konflikthafter oder traumatischer Erfahrungen entstehen, wenn das Kind genügend primäre Geborgenheit erfuhr oder wenn angesichts eines stabilen Abwehrsystems die pathogenen Faktoren ausgeblendet werden.

6. *Kann es Sinn machen, die projektiven Verfahren im Gespräch mit den Patienten zu interpretieren?*

→ Ja, insbesondere bei älteren Kindern und bei Jugendlichen. Einmal können über Assoziationen Vertiefungen oder auch Korrekturen ermöglicht werden, außerdem werden dadurch häufig Spannungszustände zwischen bewusster Selbsteinschätzung und Manifestationen des Unbewussten aufgedeckt. Zum anderen kann die Interpretation die Bereitschaft zur konstruktiven Mitarbeit bei der Lösung des Problems fördern und bedeutet zusätzlich gelegentlich ein die Selbsterkenntnis förderndes Aha-Erlebnis.

8 Prüfungsfragen

1. Was wird mit Hilfe projektiver Verfahren im Rahmen der psychischen Struktur erfasst?
2. Wie objektiv können projektive Testverfahren sein?
3. Welche Verfahren eignen sich speziell, um eine depressive Persönlichkeit mit Angstsymptomatik zu erfassen?
4. Mit Hilfe welcher Verfahren ergeben sich Hinweise auf aggressive Stauungen und Blockierungen?
5. Welche formalen Kriterien sind bei der Interpretation richtungweisend?
6. Welche inhaltlichen Kriterien sind bei der Interpretation von Testergebnissen ausschlaggebend?
7. In welcher Form kann die Kenntnis der Symbolik und symbolischen Manifestation das Erfassen der Familiendynamik und der Rolle des Kindes im Rahmen dieses Beziehungsgeflechts erleichtern?

9 Literatur

a) zitierte Literatur

- Bellak L, Bellak S (1949): Der Kinder-Apperzeptions-Test. Göttingen: Hogrefe
- Biedermann H (1999): Knaurs Lexikon der Symbole. München: Droemer Knaur
- Bohm E (1972): Lehrbuch der Rorschachpsychodiagnostik. Bern: Huber
- Brem-Gräser L (1970): Familie in Tieren – Die Familiensituation im Spiegel der Kinderzeichnung. München: Reinhardt
- Eschenbach U (1978): Das Symbol im therapeutischen Prozess bei Kindern und Jugendlichen. Stuttgart: Bonz
- Eschenbach U (1996): Der Ichkomplex und sein Arbeitsteam. Leinfelden-Echterdingen: Bonz
- Endres FC, Schimmel A (1984): Das Mysterium der Zahl. Düsseldorf: Diederichs
- Esser G, Wyschkon A (2004): Diagnostik bei Kindern und Jugendlichen. In: Hiller W, Leibing E, Leichsenring F, Sulz SKD (Hrsg.): Lehrbuch der Psychotherapie. Bd.1: Wissenschaftliche Grundlagen der Psychotherapie. München: CIP-Medien
- Jung CG (1972): Typologie. Studienausgabe Bd. 1; Über Grundlagen der Analytischen Psychologie, Studienausgabe Bd. 19. Olten: Walter
- Kalff DM (2000): Das Sandspiel. München: Reinhardt
- Kluge F (1999): Etymologisches Wörterbuch der deutschen Sprache. Berlin: De Gruyter
- Knehr E (1961): Konfliktgestaltung im Scenotest. München: Reinhardt
- Koch K (1967): Der Baumtest. Bern: Huber
- Lüscher M (1974): Der Lüscher Test. Reinbek: Rowohlt
- Lüscher M (1989): Die Lüscher Farben. München: Mosaik
- Lutz C (2001): Mann Werden, Mann Sein, Königsfurt: Krummwisch
- Schickinger P (1981): Beschreibung eines Rorschach-Syndroms von Selbst- bzw. narzisstischen Störungen. In: Sanders H (Hrsg.): Das gestörte Selbst. Fellbach: Bonz
- Spitzer M (2002, korr. Fassung 2003): Lernen. Heidelberg: Spektrum
- Thomä H, Kächele H (1986): Lehrbuch der psychoanalytischen Therapie. Berlin: Springer
- von Staabs G (2001): Der Scenotest. Bern: Huber
- von Franz M, Hillmann J (1980): Zur Typologie C.G.Jungs. Fellbach: Bonz
- Wartegg E (1976): Schichtdiagnostik, der Zeichentest (WZT). Göttingen: Hogrefe
- Windaus E (1986): Die Dynamik der Kindsmißhandlung in Sceno-Test und bei Fallbeobachtungen. In: Beiderwieden J, Windaus E, Wolff R (Hrsg.): Jenseits der Gewalt – Hilfen für mißhandelte Kinder. Basel, Frankfurt am Main: Stroemfeld/Roter Stern
- Winnicott DW (1973): Die therapeutische Arbeit mit Kindern. München: Kindler

b) weiterführende Literatur

- Dobel R (Hrsg.) (1968): Lexikon der Goethe-Zitate. Zürich: Artemis
- Günter M (2003): Psychotherapeutische Erstinterviews mit Kindern. Stuttgart: Klett
- Jacobi J (1969): Vom Bilderreich der Seele. Olten: Walter
- Petermann F (1997): Familie in Tieren. In: Kubinger K (Hrsg.): Testrezensionen: 25 einschlägige Verfahren. Zeitschrift für Diagnostische und Differentielle Psychologie 18: 90-92
- Rauchfleisch U (1993): Handbuch zum Rosenzweig Picture–Frustration-Test (PFT). Bern: Huber

2 Rahmenbedingungen der Psychotherapie

2 Rahmenbedingungen der Psychotherapie, Behandlungssetting, Patient-Therapeut-Interaktion, Bezugspersonen-Therapeut-Interaktion, Einleitung und Ende der Behandlung

Marie-Luise Althoff (vorher Petersen)

2

1 Einleitung

Jede Psychotherapie entwickelt sich von der ersten Begegnung an in einem interpersonellen Rahmen. In der Psychoanalyse werden mit dem Konzept des Rahmens die Behandlungsbedingungen beschrieben, unter denen der psychotherapeutische Prozess stattfindet. Man unterscheidet verschiedene Funktionen, die, obgleich sie in der jeweiligen Situation zusammenwirken, auf drei unterschiedlichen Ebenen angesiedelt werden können (vgl. z.B. Müller, 2000, S. 594):

a) Die Vertragsebene beschreibt die verbindlichen formalen Behandlungskomponenten, die die Grundlage des Arbeitsbündnisses (Deserno, 2000, S. 73) zwischen Patient und Therapeut sowie Bezugspersonen und Therapeut bilden.
b) Die technischen Regeln beinhalten die spezifischen psychotherapeutischen Umgangsregeln wie das Angebot der freien Assoziation und die Forderung nach gleichschwebender Aufmerksamkeit und Abstinenz.
c) Über diese beiden Funktionen hinaus wird eine symbolische Dimension eröffnet. „Sie beinhaltet den Übergangsraum, die Existenz von Grenzen und eines dritten Objektes, eine psychische Hülle, die triangulierende Funktion der Sprache, das Holding und Containing, Anwesenheit und Abwesenheit sowie Getrenntheit und Andersartigkeit von Selbst und Objekt" (Müller, 2000, S. 594).

Spätestens mit einem Behandlungsangebot des Therapeuten wird dem Patienten und den Bezugspersonen ein bestimmter Rahmen vorgeschlagen, und umgekehrt wird dem Therapeuten dann mit den Erwartungen und Fragen, die der Patient und die Bezugspersonen äußern, etwas über die Rahmenvorstellungen des Patienten und der Bezugspersonen mitgeteilt.

Der Rahmen wird in der analytischen und tiefenpsychologisch fundierten Psychotherapie als ein konstitutives Element des psychotherapeutischen Prozesses gesehen (vgl. z.B. Trimborn, 1994), denn mit den vorgeschlagenen Rahmenkomponenten macht der Psychotherapeut ein ganz spezifisches Beziehungsangebot (Berns, 2002, S. 333). Dieses Beziehungsangebot kann haltend und strukturierend wirken und Sicherheit vermitteln. Stone (1973) schreibt, dass „die (analytische) Situation als solche eine bemerkenswerte psychodynamische Kraft" besitzt (S. 76), dass u.a. eine Wiederholung „des Zustandes einer relativen Trennung von den frühen Objekten" stattfinde (S. 103). Die von Stone postulierte psychodynamische Kraft des Rahmens entfaltet sich aber nicht, weil der Rahmen selbst und für sich genommen eine bestimmte Wirkung hat, sondern dadurch, dass und wie er vom Therapeuten eingeführt und vertreten wird. Der Umgang des Therapeuten mit den Rahmenkomponenten entscheidet z.B. darüber, ob Rahmen und Analytiker als „Garanten des therapeutischen Prozesses" wahrgenommen werden (Trimborn, 1994), ob sich die von Winnicott (1954) als wichtig erkannte „holding function", die von Bion (1990) benannte „Container"-Funktion und die von Modell (1981) hervorgehobene „bewahrende Umwelt" entwickeln kann. Thomä und Kächele (1985) betonen, dass sich im analytischen Raum „die intrapsychische Erfahrungswelt, die durch den analytischen Prozeß eröffnet wird" (S. 263), entfalten kann. Im therapeutischen Prozess können die vereinbarten Rahmenkomponenten auch zu Auseinandersetzungen führen oder, anders formuliert, zum Ort werden, „an dem sich Beziehungskonflikte kristallisieren" (Thomä und Kächele, 1985, S. 262). Diese Auseinandersetzungen sind weniger reale Meinungsverschiedenheiten, sondern vielmehr in ihrer Bedeutung für die unbewussten interpersonellen und intrapsychischen Vorgänge zu evaluieren, um mit Hilfe dieser Evaluationen Patienten tiefgehender verstehen und ihnen hilfreiche Deutungen geben zu können. Eine klare Rahmenhandhabung eröffnet dem Therapeuten z.B. die Möglichkeit, in seinen Deutungen die Unterscheidung von Realität und Phantasie, Selbst und Objekt, Übertragung und Gegenübertragung thematisieren zu können. Zudem bietet ein gut strukturierter Rahmen Sicherheit für den Psychotherapeuten und den Patienten gleichermaßen: „Der Analytiker weiß, daß er mit den explosivsten Kräften arbeitet und derselben Vorsicht und Gewissenhaftigkeit bedarf wie der Chemiker" (Freud, 1915, S. 320).

Im folgenden Kapitel geht es um die Theorie und Praxis der Rahmenbedingungen von tiefenpsychologisch fundierter und analytischer Kinder- und Jugendlichenpsychotherapie in den verschiedenen Settings von ambulanter und stationärer Psychotherapie. Schwerpunktmäßig wird auf das Setting der ambulanten Einzeltherapie mit begleitender Psychotherapie der Bezugspersonen eingegangen. Das getrennte Setting, bei dem Kind und Bezugspersonen zu verschiedenen Therapeuten gehen, die stationäre Therapie, die Familien- und Gruppentherapie werden nur kurz behandelt.

Die Überlegungen zu den Rahmenbedingungen im Bereich der Kinder- und Jugendlichenpsychotherapie zeichnen sich gegenüber der Erwachsenentherapie durch zwei besondere Merkmale aus, nämlich dass

1. es in der Regel um die Gestaltung eines Therapierahmens mit einem minderjährigen Patienten geht, der aufgrund seiner Entwicklungsstufe noch stärker primärprozesshaft kommuniziert, ein strukturell schwächeres Ich besitzt und deshalb oft der aktiveren Grenzsetzung bedarf;
2. die Auseinandersetzung mit der Frage der Einbeziehung der Bezugspersonen in die Psychotherapie des Kindes oder Jugendlichen unverzichtbar ist. Die Eltern sind in der Regel wichtig als stellvertretende Partner für die Einhaltung des Arbeitsbündnisses und als Klienten zur Bearbeitung ihrer Elternfunktion.

Veränderungen des Rahmens lösen bei Patienten – insbesondere bei traumatisierten und phobischen Kindern und Jugendlichen – starke Ängste aus, und zugleich gehen sie gegen den Rahmen vor und testen dabei die innere Festigkeit des Therapeuten (vgl. z.B. Langs, 1989). Vor allem schwer gestörte Patienten, wie z.B. dissoziale, aggressive, narzisstische oder autistische und psychotische Kinder, arbeiten oft vehement gegen den Rahmen an und stellen den Behandler vor große Herausforderungen. Winnicott (1988b) z.B. interpretiert die „antisoziale Tendenz" dissozialer Kinder als Zeichen der Hoffnung, die Umwelt möge den erlittenen Verlust anerkennen, und sie möge stark genug sein, dem durch sein Verhalten erzeugten Druck standzuhalten. Ein zuverlässiger Umgang mit dem Rahmen kann einem solchen Kind helfen, „dass es die Freiheit gewinnt, sich zu bewegen und zu handeln und Erregung zuzulassen" (Winnicott, 1988b, S. 163). Bettelheim formulierte für die Behandlung autistischer und psychotischer Kinder mit seiner „Milieu"-Therapie den Anspruch, dass er die Kinder nicht in seine Welt hineinholen, sondern in die psychotische Welt des Kindes eintreten wolle (Bettelheim, 1975, S. 118 ff.). Das könnte z.B. bedeuten, bei den ersten Kontaktaufnahmen bespuckt, geschlagen und getreten zu werden und nichts weiter zu tun, als die unbewusste Bedeutung dessen verstehen zu wollen. „Schizophrene Kinder brauchen in der Tat einen Therapeuten, der sich selbst körperlich als beständiges und ständig gegenwärtiges Objekt anbietet, so daß sich die Persönlichkeit des Patienten um dieses Bild herum entwickeln kann" (Bettelheim, 1977, S. 538). Redl (1971) benennt z.B. als eine günstige Intervention bei schwierigen Kindern, die nach einem erzwungenen wilden Kampf in völligen Rückzug zu gehen drohen und für Erklärungen oder Unterstützungen nicht erreichbar sind: „Es ist wichtig, diesen Vorgang sofort aufzuhalten und den nächsten Schritt im Abwehrmanöver des Kindes, nämlich den Rückzug aus jeglicher Kommunikation und die völlige Flucht in autistische Tagträume, zu verhindern … (und zu) verzichten darauf, über den Vorfall selbst zu sprechen versuchen" (Redl, 1971, S. 62).

Im Umgang mit den Behandlungsregeln und der Handhabung des Rahmens zeigt sich aber nicht nur die Persönlichkeit des Patienten, sondern auch die des Analytikers. Ist der Therapeut z.B. zwanghaft und unflexibel, kann er den Rahmen unbewusst als Mittel einsetzen, um Distanz zum Patienten halten zu können oder um Macht- und Dominanzbedürfnisse auszuagieren. Ist der Therapeut eher depressiv, ausweichend, symbiotisch oder gutmütig veranlagt, dann kann er feste Rahmenbedingungen nicht gut ertragen, kann schwer klare Grenzen vermitteln und wird Auseinandersetzungen um Rahmenkomponenten eher vermeiden, was zu einer Schwächung der therapeutischen Potenz führen kann.

2 Theoretische Inhalte und Kenntnisse

In einem kleinen Aufsatz aus dem Jahr 1910 beschreibt Freud die Gefahren einer „wilden" Psychoanalyse (Freud, 1910). Er schildert die Begegnung mit einer geschiedenen Frau, die zuvor einen jungen Arzt konsultiert hatte, der sich bei der Einschätzung der Ursachen ihrer Angstzustände auf Freud berufen hatte. Die Frau berichtete Freud erschreckt, dieser junge Arzt habe gesagt, ihre Ängste seien die Folge ihrer sexuellen Bedürftigkeit, und es gebe nur drei Wege zur Gesundheit, nämlich die Rückkehr zum Mann, die Wahl eines Liebhabers oder die Selbstbefriedigung. Seitdem glaube sie, unheilbar zu sein, weil alle drei Möglichkeiten nicht in Frage kämen. Freud macht an diesem Beispiel deutlich, dass bei der Ausübung der Psychoanalyse nicht nur der inhaltlichen Ebene Beachtung geschenkt werden müsse, sondern als Conditio sine qua non auch eine spezielle Technik zu beachten sei:
„Es reicht also für den Arzt nicht hin, einige der Ergebnisse der Psychoanalyse zu kennen; man muß sich auch mit ihrer Technik vertraut gemacht haben, wenn man sein ärztliches Handeln durch die psychoanalytischen Gesichtspunkte leiten lassen will. Diese Technik ist heute noch nicht aus Büchern zu erlernen und gewiß nur mit großen Opfern an Zeit, Mühe und Erfolg selbst zu finden. Man erlernt sie wie andere ärztliche Techniken bei denen, die sie bereits beherrschen" (Freud, 1910, S. 124).
Die technischen Regeln oder nach heutigem Sprachgebrauch die grundlegenden Rahmenkomponenten haben sich im Bereich der tiefenpsychologisch fundierten Psychotherapieformen einschließlich der Psychoanalyse selbst seit Freud wenig verändert. In den Jahren 1912-1919 formuliert er in seinen technischen Schriften unter anderem:
- die Aufstellung der Grundregel der freien Assoziation (1912a) und die Begründung für die gleichschwebende Aufmerksamkeit des Analytikers (1912b)
- die Nennung der Notwendigkeit von Vertraulichkeit, Neutralität und Anonymität (1912b)
- eine Auseinandersetzung mit Regelungen über Zeit und Geld (1913)
- die Nennung des Gebrauchs der Couch (1913)
- das Abraten von organischer Behandlung eines Patienten durch den Analytiker während der Analyse (1913)
- die Aufstellung der Prinzipien Wahrhaftigkeit und Abstinenz (1915, 1919).

Im Folgenden werden die Rahmenkomponenten, die im aktuellen fachlichen Austausch diskutiert werden und die seit ihrer Formulierung durch Freud annähernd identisch geblieben sind, in einer elf Punkte umfassenden Darstellung vorgestellt und in ihrer jeweiligen Bedeutung für den Bereich der tiefenpsychologisch fundierten und analytischen Kinder- und Jugendlichenpsychotherapie erläutert:

2.1 Angebot einer Couch oder eines Sitz- oder Spielarrangements

Die für den Bereich der analytischen Behandlung Erwachsener formulierte Rahmenbedingung „Gebrauch der Couch" wird hier allgemeiner gefasst als „Angebot einer Couch oder eines Sitz- oder Spielarrangements".

Bei allen Kindern, den meisten Jugendlichen und allen Bezugspersonen wird ein Sitzarrangement angeboten, bei dem meist der Platz des Psychotherapeuten immer derselbe und klar erkennbar ist. Kindern werden darüber hinaus zusätzliche Ausdrucksmöglichkeiten zur Verfügung gestellt, da sie ihre Gefühle und Impulse nicht ausschließlich in Worte und sprachliche Symbole fassen. Durch die Bereitstellung von Spielzeug sowie Mal- und Bastelutensilien können sie spielen, malen, schauspielern, agieren und so ihre unbewussten Antriebe zum Ausdruck bringen. In Abhängigkeit von Alter und Entwicklungsstand werden bestimmte Spiele vorrangig gespielt. Mit einem klar strukturierten Rahmen wird intendiert, dem Kind einen gesicherten Spielraum zur Verfügung zu stellen, in dem es Erfahrungen machen kann, die helfen, Konflikte und Entwicklungsaufgaben zu bewältigen. Besonders strukturell gestörte Kinder haben oft keine ausreichende Impulskontrolle und Fähigkeiten zur Unterscheidung von Realität und Phantasie. Es ist therapeutisch hilfreich, den Rahmen achtend Grenzen zu setzen, wenn Spiele zu entgleisen drohen oder Destruktivität real ausagiert wird.

Die psychoanalytische Couch wird im Bereich der Kinder- und Jugendlichenpsychotherapie nur Jugendlichen bei einer Indikation für analytische Psychotherapie angeboten, d.h. dann, wenn eine weit reichende Zielsetzung der Psychotherapie und die intendierte Tiefe der Regression des Patienten dies indiziert erscheinen lassen.

2.2 Freie Assoziation und gleichschwebende Aufmerksamkeit

In der tiefenpsychologisch fundierten und analytischen Kinder- und Jugendlichenpsychotherapie wird es als zweckmäßig angesehen, unabhängig von der speziellen Art der geplanten Arbeit am Anfang eine Grundregel der freien Assoziation zu geben, die entweder schlicht formuliert sein kann oder Begründungen für die Methode enthält oder von Patient zu Patient geringfügig modifiziert wird (z.B. Wöller und Kruse, 2001) oder fallunabhängig formuliert wird (z.B. Clarkin et al., 2001). In der Kinder- und Jugendlichenpsychotherapie wird seit ihren Anfängen (z.B. Pfeifer, 1993, S. 25; Hug-Hellmuth, 1994, S. 17; Klein, 1962, S. 12) das freie Spiel mit der freien Assoziation gleichgesetzt. Eine allgemeine und gebräuchliche Form der Formulierung der Grundregel für ein Kind etwa lautet: „In den Sitzungen kannst du frei alles aussprechen, was dir in den Sinn kommt. Du kannst auch das Spielzeug und die Materialien zum Malen und Basteln nutzen, um dich auszudrücken. Ich werde dir zuhören, werde versuchen, dich zu verstehen und dir mitteilen, was ich verstanden habe." Andere Formulierungen, die mehr die interpersonelle Abgrenzung und die persönliche Freiheit des Patienten betonen, könnten lauten: „Ich bin bereit, mir alles anzuhören, was dir in den Sinn kommt, oder mir anzuschauen, was du mit dem Spielzeug und den Materialien zum Malen und Basteln ausdrückst. Ich werde versuchen, dich zu verstehen, und dir mitteilen, was ich verstanden habe." Oder: „Die Arbeit geht am besten, wenn du frei alles aussprichst, was dir in den Sinn kommt, und wenn du das Spielzeug und die Materialien zum Malen und Basteln nutzt, um dich auszudrücken. Ich werde versuchen, dich zu verstehen und dir mitteilen, was ich verstanden habe." Meist wird Jugendlichen nur das freie Assoziieren genannt, seltener auch die Spiel- und Materialnutzung.

Auch im Bereich der begleitenden Psychotherapie der Bezugspersonen ist es wichtig, eine Grundregel der Kommunikation zu formulieren, um auch für die Eltern eine klare Form von Arbeitsbeziehung zu begründen, damit ein gemeinsamer Bezugspunkt geschaffen werden kann und sich ihre Behandlungswiderstände verringern. Damit trägt man der Tatsache Rechnung, dass in der Regel ja sowohl die Eltern als auch das Kind um Hilfe nachsuchen und alle Beteiligten die Erwartung haben, dass ihnen geholfen werden kann.

Eine Grundregel der Kommunikation könnte z.B. sein: „In unseren Sitzungen können Sie über alles sprechen, was Ihnen über Ihr Kind in den Sinn kommt." Den Eltern kann aber auch z.B. die Grundregel der freien Assoziation gegeben werden (Petersen [jetzt Althoff], 1999, S. 347 ff.). Die Gefahr einer „Ausuferung" der Erwartungen der Bezugspersonen besteht nicht, denn die gemeinsam erarbeitete Zielsetzung und die Begrenztheit des Sitzungskontingents wirken in der Regel strukturierend auf die Gespräche.

Darüber hinaus kann die Grundregel der freien Assoziation im Grunde genommen in jeder psychotherapeutischen Situation dann verwendet werden, wenn es sinnvoll oder notwendig erscheint, etwas über die unbewusste Motivation oder Einstellung des Patienten oder Klienten in Erfahrung zu bringen.

Der Grundregel auf Seiten des Patienten bzw. der Bezugspersonen entspricht auf Seiten des Therapeuten das Prinzip der „gleichschwebenden Aufmerksamkeit". Damit ist das unstrukturierte Zuhören mit größtmöglicher Offenheit für die unbewussten Bedeutungen im Material des Patienten oder der Bezugspersonen gemeint. Obwohl auch etliche andere Interventionstechniken, wie z.B. der Support, die Fokussierung, die Klarifizierung, die Konfrontation und die Affektidentifizierung, praktiziert werden, die im Moment ihrer Anwendung eine auf die Methode konzentrierte Aufmerksamkeit erfordern, gilt dennoch die gleichschwebende Aufmerksamkeit nach wie vor als die grundsätzliche Haltung tiefenpsychologisch orientierter und analytischer Psychotherapeuten.

Die „gleichschwebende Aufmerksamkeit" verweist auf ein weiteres Prinzip, das die Haltung des Psychotherapeuten betrifft, nämlich das Prinzip der Abstinenz und Neutralität, das den Verzicht des Psychotherapeuten auf Wertungen und Kritik den Einfällen des Analysanden und den eigenen gegenüber beinhaltet.

2.3 Abstinenz und Neutralität

Freud schreibt in den „Bemerkungen über die Übertragungsliebe": „Die Kur muß in der Abstinenz durchgeführt werden ..." (Freud, 1915, S. 313). „Die Patientin ... wird sich dann sicher genug fühlen, um alle Liebesbedingungen, alle Phantasien ihrer Sexualsehnsucht, alle Einzelcharaktere ihrer Verliebtheit zum Vorscheine zu bringen und von diesen aus dann selbst den Weg zu den infantilen Begründungen ihrer Liebe eröffnen" (Freud, 1915, S. 315).

Einhaltung von Abstinenz und Neutralität bedeutet, dass die an der Behandlungssituation Beteiligten die therapeutische Situation zum freien Sprechen bzw. Spielen mit dem Ziel der Verständigung nutzen und nicht im Handeln zum Zwecke von Bedürfnisbefriedigung oder Wunscherfüllung zum Ausdruck bringen. Diese Regel war anfangs darauf gerichtet, durch eine Zurückhaltung des Analytikers dem Patienten eine ungestörte Entfaltung seiner Übertragungsneurose zu ermöglichen (Ein-Personen-Psychologie). Erst in den 1960er Jahren, nach Körner und Krutzenbichler (2000), unter anderem angeregt durch die Arbeiten von Paula Heimann, Margret Little und Clara Thompson, wurde mit der Zwei-Personen-Psychologie eine neue Sichtweise etabliert (vgl. S. 2). In der therapeutischen Beziehung sollte die wechselseitige Verwendung in der Übertragung verstanden und durch Abstinenz und Neutralität begrenzt werden.
In der therapeutischen Arbeit mit Kindern, bei der im Spiel die gegenseitige Verwendung oft sehr deutlich hervortritt, kann eine Haltung von Zurückhaltung und Kontrolle sehr hinderlich sein, da diese Haltung die vom Kind gewünschte Rollenübernahme des Psychotherapeuten unmöglich machen kann. Die aktuelle Fachdiskussion betont seit den 1970er Jahren verstärkt die Bedeutung der psychotherapeutischen Interaktion. Es wird hervorgehoben, dass der Psychotherapeut die Abstinenz zwar auch in einer neutralen Haltung dem Patienten gegenüber verwirklichen soll, mehr noch jedoch seine eigenen gefühlsmäßigen Reaktionen in einer abstinenten Geisteshaltung verstehen und in Deutungen zur Verfügung stellen soll. Diese neuere Einstellung ist in der therapeutischen Arbeit mit Kindern gut zu verwirklichen und kann sehr hilfreich für den Fortgang der gemeinsamen Arbeit sein. Es kommt dann weniger darauf an, zurückhaltend und kontrolliert zu sein, sondern mehr darauf, die in der therapeutischen Interaktion deutlich werdenden unbewussten Prozesse zu verstehen und neutral, also nicht wertend, zu deuten bzw. dem Patienten zur Verfügung zu stellen.
Bei Jugendlichen, die in dieser Phase ihrer Entwicklung oft sehr sensibel gegenüber intrusiven Interventionen sind, gilt es, beide Aspekte der Abstinenz, die Zurückhaltung und die Neutralität, zu verwirklichen. Handelt es sich um einen ichschwachen Jugendlichen, kann es – ähnlich wie in der Erwachsenentherapie – notwendig sein, Modifikationen in Richtung Positioniertheit des Therapeuten vorzunehmen.
In der begleitenden Psychotherapie der Bezugspersonen wird der Aspekt der Neutralität gegenüber den Methoden und Zielen der Bezugspersonen betont und gleichzeitig als schwierig zu realisierende Komponente eingestuft. Die Bezugspersonen bestehen z.B. bei Leidensdruck oder Schuldgefühlen oft darauf, Ratschläge zu erhalten. Eine Gefahr der Nicht-Neutralität besteht darin, dass man mit der eigenen Meinung parteiisch wird und auch so erlebt wird, wenn man etwa die Meinung der Eltern und nicht die des Kindes unterstützt oder der Meinung eines der beiden Partner beipflichtet.

2.4 Anonymität

Eine verwandte Rahmenkomponente ist die Anonymität. Gemeint ist hier die größtmögliche Anonymität des Therapeuten. Sie ergibt sich fast automatisch bei der Beachtung der Prinzipien von Abstinenz und Neutralität. Wären die Lebensumstände des Psychotherapeuten, sein persönlicher Hintergrund, seine Hobbys etc. bekannt, wäre eine Haltung von Abstinenz und Neutralität nicht mehr möglich, da in allen privaten und beruflichen Lebensumständen die persönlichen Normen, Werte und Einstellungen des Therapeuten zum Ausdruck kommen.
In der Arbeit mit kleinen Kindern bis zum Alter von 7 Jahren kann es schwer sein, die Anonymität einzuhalten oder eine für das Kind nachvollziehbare Begründung für die Wahrung von Anonymität zu geben. Viele kleine Kinder fragen z.B.: „Hast du Kinder?" In der analytischen und tiefenpsychologisch fundierten Psychotherapie wird diese Frage aus dem Kontext der Übertragungsbeziehung heraus gedeutet und nicht direkt beantwortet. So könnte die Frage z.B. auftauchen, weil das Kind Zweifel hat, ob der Therapeut es versteht oder weil es schwer ertragen kann, von etwas ausgeschlossen zu sein oder weil es neidisch ist, da in seiner Phantasie die eigenen Kinder des Therapeuten mehr Zuwendung bekommen.

2.5 Frequenz und Dauer

Um einen möglichst ungestörten Verlauf einer psychoanalytischen oder tiefenpsychologisch fundierten Psychotherapie zu gewährleisten, wird es übereinstimmend für günstig erachtet, vom Anfang bis zum Ende der Psychotherapie mit gleicher Behandlungsfrequenz und Sitzungsdauer zu arbeiten und evtl. Änderungen sorgfältig auf ihre Bedeutung und Auswirkung für die therapeutische Zielsetzung abzuwägen. Diese Einstellung gilt ebenfalls in der Kinder- und Jugendlichenpsychotherapie. Auch Kinder sind sehr sensibel gegenüber Rahmenveränderungen und profitieren erfahrungsgemäß von Settings, die für die Dauer der Therapie stabil und verlässlich bleiben. Bei Jugendlichen tritt der Fall, dass Frequenzänderungen gewünscht werden, aufgrund der Allgegenwärtigkeit des Ablösungsthemas in dieser Altersgruppe häufiger ein. Es ist dann Aufgabe des Kinder- und Jugendlichenpsychotherapeuten, gemeinsam mit dem Jugendlichen die gewünschte Frequenzänderung auf ihre bewusste und unbewusste Bedeutung hin zu untersuchen und handelnd so zu beantworten, dass sie dem Therapieziel dient.
Für die Arbeit mit den Bezugspersonen wird die Stundenfrequenz in der Regel in einer Relation zu den Behandlungsstunden der Kinder/Jugendlichen geplant, die sich an den Erfordernissen im Einzelfall orientiert. Die häufigste Relation ist 4:1. Auch hier ist Kontinuität prinzipiell hilfreich, aber schwierig zu realisieren, wenn eine sehr niedrige Sitzungsfrequenz, wie z.B. ein Abstand von vier bis sechs Wochen zwischen den Gesprächen, über lange Zeit eingehalten werden soll. Es kann sein, dass die Eltern oder auch der Therapeut irgendwann einen anderen regelmäßigen wöchentlichen Termin planen oder aber sich die Zielsetzung der Elternarbeit verändert und eine höhere Frequenz oder eine Verabredung „nach Bedarf" sinnvoll erscheint.

Die Dauer von Sitzungen beträgt in Deutschland entsprechend den Vorgaben der Gebührenordnung für Psychotherapeuten und denen der vertragspsychotherapeutischen Versorgung in der Regel 50 Minuten bei Einzeltherapie und 100 Minuten bei Gruppentherapie. Die im Bereich der Kinder- und Jugendlichenpsychotherapie angebotene durchschnittliche Sitzungsfrequenz variiert zwischen 0,5-3 Sitzungen die Woche bei Einzeltherapie und 0,25-1 Sitzung die Woche bei Gruppentherapie.

Bei tiefenpsychologisch fundierter Therapie wird in der Regel eine Sitzung die Woche oder weniger angeboten, da es erklärtermaßen darum geht, das Therapieziel zu erreichen unter Beachtung von Übertragung und Gegenübertragung bei gleichzeitiger Begrenzung regressiver Prozesse (siehe dazu Einnolf, 2004)[1]. Mit einer niedrigen Frequenz soll erreicht werden, dass die Übertragung des Patienten nicht zu stark anwächst und regressive Prozesse begrenzt gehalten werden können. Da Kinder in der Regel eine große Regressionsbereitschaft aufweisen, können aber auch im einstündigen Setting regressive Prozesse stattfinden. Es gehört zu den indikatorischen Überlegungen zu Beginn der Therapie, ob eine Regression des Kindes sinnvoll erscheint oder eher nur begrenzt stattfinden soll. Bietet ein Behandler einem Kind ein mehrstündiges Setting im Rahmen einer Langzeittherapie an, hat er in nahezu allen Fällen ein psychoanalytisches Vorgehen vor Augen. Die therapeutischen Ziele sollen dann mit Hilfe der Übertragungs- und Gegenübertragungsanalyse und unter Nutzung regressiver Prozesse erreicht werden.

2.6 Honorar

Das Honorar dient dem Schuldenausgleich in der therapeutischen Beziehung. Kinder- und Jugendlichenbehandlungen und begleitende Psychotherapien werden fast ausschließlich von den gesetzlichen Krankenkassen, der staatlichen Beihilfe und den privaten Krankenversicherungen finanziert, d.h. über eine Zuständigkeitserklärung Dritter. Mit dieser Erklärung erweitert sich der Rahmen der Psychotherapie.
Eine Ausnahme bildet das „Ausfallhonorar", das vereinbart wird zum Ausgleich des Honoraranspruchs des Psychotherapeuten für verabredete, vom Patienten nicht wahrgenommene (so genannte vakante) Sitzungen. Rechtlich gesehen handelt es sich um die Vereinbarung eines Schadenersatzes wegen eines so genannten Annahmeverzugs des Patienten, der kein Verschulden des Patienten voraussetzt (§§ 239, 615 BGB; z.B. Amtsgericht Bad Homburg MDR 94,888). Diese Absprachen geben zuweilen Anlass für Auseinandersetzungen, zumal bei kassenfinanzierten Behandlungen nur im Fall einer vakanten Sitzung direkt über Gelddinge gesprochen wird und der Patient oder die Bezugspersonen für Sitzungen bezahlen, die nicht wahrgenommen wurden. Viele Therapeuten treffen hierzu schriftliche Vereinbarungen, was für die anderen Rahmenkomponenten in der Regel nicht geschieht.

In der Kinder- und Jugendlichenpsychotherapie besteht die rechtliche Besonderheit, dass die Patienten bis zur Vollendung des 7. Lebensjahres geschäftsunfähig und vom 7. bis 18. Geburtstag beschränkt geschäftsfähig sind. Daraus ergibt sich die Notwendigkeit für den Therapeuten, bei allen Vereinbarungen, die für das geschäftsunfähige Kind gelten und rechtswirksam sein sollen, die Zustimmung der Eltern einzuholen bzw. Absprachen mit Vertragscharakter mit den Eltern zu treffen. Zusätzlich kann der Psychotherapeut aus therapeutischen Überlegungen heraus natürlich mit dem Kind ein Ausfallhonorar vereinbaren. Diese Absprache hat allerdings keine Rechtswirksamkeit. Beschränkt geschäftsfähige Patienten können vereinbaren, das Honorar z.B. von ihrem Taschengeld oder anderen ihnen frei zur Verfügung stehenden Mitteln zu bezahlen, und der Kinder- und Jugendlichenpsychotherapeut darf dies entgegennehmen (§ 110 BGB). Rechtswirksam durchsetzen kann er dies auch nicht (siehe dazu Berns, Ethik und Berufsrecht, in diesem Band).

Die Modalitäten des Ausfallhonorars sind durch die Beteiligung mehrerer Personen und die Tatsache der totalen oder beschränkten Geschäftsfähigkeit der meisten Patienten komplexer als im Bereich der Erwachsenenpsychotherapie. Dennoch ist es wichtig, sich dieser Aufgabe zu stellen, ist es doch eine Chance, die Frage von angemessener Bezahlung und finanzieller Verantwortung zu bearbeiten. Dieses Thema ist so alt wie die Psychoanalyse selbst. Schon Freud (1913) warnte explizit davor, bezüglich des Honorars „den uneigennützigen Menschenfreund zu agieren" (S. 465), denn „das ganze Verhältnis rückt aus der realen Welt heraus" (S. 466).

2.7 Ungestörtheit

Alle bis jetzt genannten Rahmenkomponenten zielen direkt oder indirekt darauf ab, einen therapeutischen Prozess des Austausches über persönliche und intime Wünsche, Vorstellungen, Bedürfnisse zu initiieren, der Verstehen und Veränderung ermöglicht. Es ist deshalb erforderlich, dass die therapeutischen Sitzungen der Patienten und der Bezugspersonen in einem von äußeren Einflüssen geschützten und möglichst störungsfreien Raum stattfinden können. Diese Bedingung ist in der Kinder- und Jugendlichenpsychotherapie oft nicht einfach zu realisieren. Zusätzlich zur Sicherung des Rahmens vor Störungen durch äußere Reize oder fremde Personen hat der Therapeut die Aufgabe, die Sitzungen von Kindern oder Jugendlichen vor dem Eindringen der Bezugspersonen und die Sitzungen der Bezugspersonen vor dem Eindringen ihrer Kinder in angemessener Weise zu schützen. Jeder Kinder- und Jugendlichenpsychotherapeut kennt beispielsweise die Situation, in der eine Bezugsperson das Kind bringt und zwischen Tür und Angel sagt: „Ach, ich habe da noch eine kurze Frage." Umgekehrt kommt es z.B. vor, dass Bezugspersonen die jüngeren Geschwister des Patienten mit zu ihrer Sitzung bringen („Wir hatten keinen Babysitter") oder den Kindern gesagt haben, dass sie auch während der Sitzung über das Handy erreichbar seien, „falls mal etwas sein sollte".
In derartigen Situationen kommt es darauf an, zuerst zu verstehen, aus welchen Gründen es zu dieser Störung des Alleinseins mit dem Patienten oder den Bezugspersonen kommt, und dann erst zu intervenieren. Oft liefern solche Szenen wichtige Hinweise oder Erkenntnisse bezüglich einer Trennungs- oder Ablösungsproblematik in der Familie. Eine Durcharbeitung des Themas „Ungestörtheit, Alleinsein" unterstützt dann nicht nur die Sicherung der Ungestörtheit der therapeutischen Sitzungen, sondern bringt auch die Lösung der Trennungs- oder Ablösungsproblematik voran.
In stationären Einrichtungen ist diese Ungestörtheit oft nicht durchführbar. Dies sollte dem Patienten im Vorhinein gesagt werden, damit transparent wird, welche Störungen auftreten können.

---

[1] Regression ist als deskriptiver Begriff zu verstehen, der den Vorgang bezeichnet, in dem ein Individuum oder eine Gruppe ein schon erreichtes Funktions- oder Strukturniveau verlässt und auf ein niedrigeres oder lebensgeschichtlich früher anzusiedelndes Niveau zurückfällt.

2.8 Beständigkeit des räumlichen Settings

Ebenso wie die Ungestörtheit trägt auch die Beständigkeit des räumlichen Settings dazu bei, dass eine Atmosphäre der Ruhe und ablenkungsarmen Konzentration ermöglicht wird. Räumliche Veränderungen, Hinzufügen oder Austausch von Gegenständen lassen sich auf die Dauer zwar nicht umgehen, es sollte jedoch in jedem Einzelfall genau geprüft werden, ob die vom Therapeuten geplante Veränderung notwendig und unter therapeutischen Gesichtspunkten sinnvoll erscheint.
In der alltäglichen Arbeit gibt es in der Jugendlichenpsychotherapie und in den begleitenden Sitzungen mit den Bezugspersonen bezüglich der räumlichen Kontinuität meist nicht viel mehr zu tun, als Sessel wieder auf den ursprünglichen Platz zu rücken oder Formulare im Schrank oder Büroraum zu deponieren. Die Kinderpsychotherapie fordert den Therapeuten stärker. In den Stunden mit dem Kind wird der Behandlungsraum durch Basteln, Malen oder Spielen, z.B. mit Sand, oft erheblich verändert. Für eine Beständigkeit des Settings zu sorgen bedeutet dann auch, den Behandlungsraum für den nächsten Patienten wieder aufgeräumt und die Spuren des vorherigen Patienten beseitigt zu haben. Wird das Aufräumen gemeinsam mit dem Kind getan, erfährt es implizit, dass andere nichts von ihm sehen und auch es selbst darauf setzen kann, dass es den Raum jedes Mal in etwa unverändert vorfindet.

2

2.9 Vertraulichkeit

Alle bisher genannten Rahmenkomponenten tragen für sich genommen schon dazu bei, dass ein Patient seinen Therapeuten für vertrauenswürdig und verlässlich halten kann. Beispielsweise wird ein Psychotherapeut, der ernsthaft um eine störungsfreie Umgebung bemüht ist, schon allein deshalb als vertrauenswürdig erlebt. Darüber hinaus bedarf es aber auch noch der größtmöglichen Sicherung von Vertraulichkeit, damit der Patient sich weitestgehend offen äußern kann.
Die Vertraulichkeit wird eingeschränkt durch die berufsrechtliche Verpflichtung zur somatischen Abklärung entsprechend dem Psychotherapeutengesetz und bei Finanzierung durch einen Kostenträger zusätzlich durch dessen Antragsverfahren. Es ist günstig, diese Einschränkungen der Vertraulichkeit aus Gründen der Transparenz der therapeutischen Beziehung so bald wie möglich zu nennen. Es gibt einige wenige Fälle, in denen Patienten oder Bezugspersonen dann von einer Behandlung Abstand nehmen oder sich für eine Selbstfinanzierung der Therapie entscheiden.

Im Bereich der Kinder- und Jugendlichenpsychotherapie hat der Psychotherapeut darüber hinaus zusätzlich zu entscheiden, wann eine Entbindung von der Schweigepflicht gegenüber den an der Behandlung Beteiligten hilfreich sein könnte. Sollte der Psychotherapeut Informationen, die er vom Kind erhalten hat, an die Bezugspersonen weitergeben oder umgekehrt Informationen der Bezugspersonen dem Kind offenbaren? Meist wird die Einhaltung der Verschwiegenheit wechselseitig gegenüber dem Kind und den Eltern für unbedingt erforderlich gehalten (Petersen [jetzt Althoff],1999, S. 354), ist aber in besonderen Fällen schwer zu realisieren.

Gesetzlich vorgeschriebene Grenzen der Verschwiegenheit ergeben sich insbesondere dann, wenn der Psychotherapeut von schwerwiegenden Tatsachen oder Absichten wie Drogenkonsum, Suizidalität, Missbrauch oder Kriminalität erfährt.
Die Abweichung von der Einhaltung der Vertraulichkeit gegenüber den unmittelbar an der Behandlung Beteiligten erfordert stets eine Abwägung von Vor- und Nachteilen und dann die Entscheidung für die subjektiv „bestmögliche" Alternative. Hat der Psychotherapeut die Einstellung, dass die freien Einfälle des Patienten oder der Bezugspersonen als symbolhafter Ausdruck der unbewussten Verarbeitung aufzufassen und zu interpretieren sind, erleichtert diese Einstellung die Einhaltung der Vertraulichkeit enorm. Dann geht es in den Sitzungen nämlich nicht darum, welche Bedeutung die manifesten Inhalte in den Außenbeziehungen der Patienten und Eltern haben, sondern um ihre Bedeutung im Übertragungs-/Gegenübertragungsprozess.

Beispiel:
Fasst man alle Einfälle als symbolhaften Ausdruck unbewusster Verarbeitung auf, wird man sich zwar möglicherweise auch fragen, warum die Eltern ganz besorgt den blauen Brief von der Schule erwähnen, das Kind jedoch nicht. Man wird dennoch mit dem Kind genauso offen weiterarbeiten können und den Brief gegenüber dem Kind nicht ansprechen wollen, da man die Äußerungen des Kindes als Ausdruck seiner momentanen Konfliktlage auffasst, in der die manifeste Information über den blauen Brief keinen oder noch keinen Platz hat (Beispiel aus Petersen [jetzt Althoff], 1999, S. 354).

Nennt man bei der Therapievereinbarung die Sicherung der Vertraulichkeit, stellen fast alle Patienten und Eltern von sich aus den Bezug zur gesetzlichen Schweigepflicht her. Es ist günstig, die persönliche Sicherung der Vertraulichkeit zuerst zu nennen, um den Patienten und Eltern erlebbar machen zu können, dass die Sicherung von Vertraulichkeit aus zwei Gründen, nämlich als Selbstverpflichtung und als gesetzliche Pflicht, erfolgt. Es kann so schon zu Beginn der Therapie eine Sensibilität dafür entstehen, dass der Therapeut in bestimmten Fällen möglicherweise auch dann die Vertraulichkeit nach außen hin einhalten möchte, wenn der Patient ihn von der gesetzlichen Schweigepflicht entbindet. Dieses Problem sei hier wegen seiner Wichtigkeit der Vollständigkeit halber erwähnt, eine Diskussion dieser Fragestellung würde jedoch zu weit führen (zur Vertiefung siehe ebenfalls Berns, a.a.O.).

2.10 Definition der Regeln des körperlichen Kontakts

Die für den Bereich der analytischen und tiefenpsychologisch fundierten Psychotherapie Erwachsener und Jugendlicher formulierte Rahmenbedingung „kein körperlicher Kontakt" wird formuliert als „Definition der Regeln des körperlichen Kontakts".

Im Bereich der tiefenpsychologisch fundierten und analytischen Psychotherapie wird nach wie vor in Verlängerung der Ratschläge Freuds, wie z.B. dem Abraten von organischer Behandlung eines Patienten durch den Analytiker während der Analyse, davon ausgegangen, dass kein körperlicher Kontakt zwischen Psychotherapeut und Patient oder Psychotherapeut und Bezugspersonen stattfindet. Das ist so selbstverständlich geworden, dass es meist noch nicht einmal mehr erwähnt wird. Erst dann, wenn ein Psychotherapeut auch körpertherapeutische Elemente einbezieht oder wenn es sich bei den Patienten um Kinder bis ca. 12 Jahre handelt, wird eine Auseinandersetzung mit dieser Rahmenkomponente bedeutsam. In diesen Fällen muss der Psychotherapeut die Regeln des körperlichen Kontakts definieren. Die Grenzen sind von Therapeut zu Therapeut, aber auch von Patient zu Patient verschieden. Während z.B. der eine Therapeut einem vom Patienten vorgeschlagenen Arzt-Patient-Spiel, bei dem es unter anderem um eine körperliche Untersuchung gehen soll, nie zustimmen würde, würde ein anderer mitspielen, solange das Gefühl von angemessener Distanz erhalten bliebe.

Jeder Kinder- und Jugendlichenpsychotherapeut muss sich auch mit der Frage auseinander setzen, wann er ein Kind auch mit körperlichem Einsatz daran hindern würde, etwas zu zerstören, sich selbst, dem Therapeuten weh zu tun oder wegzulaufen.

2.11 Zuständigkeit des Patienten für die Beendigung

Abschließend sei noch die Rahmenkomponente der Zuständigkeit des Patienten für die Beendigung der Psychotherapie erwähnt. Dieser Punkt kann zwar der Komponente der Neutralität untergeordnet werden, denn grundsätzlich verwirklicht ein Therapeut, der den Prozess der Beendigung zwar deutend begleitet, aber die Zuständigkeit für die Beendigung dem Patienten überlässt, den Aspekt der Neutralität. Dieser Punkt soll jedoch wegen seiner besonderen Bedeutung hervorgehoben werden.

Der tatsächliche Abschluss einer Behandlung ist im Fall einer gelingenden Psychotherapie in der Regel das Ergebnis eines längeren Prozesses, in dem sich der Patient intensiv mit dem Stand seiner Entwicklung, seinen Ressourcen innerhalb seines Umfeldes und der bevorstehenden Trennung vom Psychotherapeuten auseinander setzt. Dann erscheint die Beendigung weniger als Entscheidung, sondern als Erkenntnis und Prozess des Akzeptierens eines nahenden Endes.

Bei der Findung eines Termins für die Beendigung ist es wichtig, dass der Patient bewusst und unbewusst dem Therapieende zustimmt und die Verantwortung für diese Entscheidung übernimmt. Viele Patienten erleben es so, dass sie mit dieser allein verantworteten Entscheidung über die Beendigung auch ihr Leben wieder allein weiterführen. Geyer (2004) schreibt dazu: „Die Fähigkeit des Patienten, als autonome Persönlichkeit die Therapie zu beenden, ist gleichsam der Prüfstein für die Qualität des abgelaufenen analytischen Prozesses" (S. 339). Diese Aussage gilt im Bereich der Kinder- und Jugendlichenpsychotherapie für Patienten und auch für die Bezugspersonen, die sich zu Anfang oft sogar noch ausdrücklicher als der Patient selbst hilfesuchend an den Psychotherapeuten gewandt hatten.

Für Kinder ist das Ausmaß, in dem sie sich selbst als autonom und verantwortlich für die Beendigung der Behandlung fühlen, abhängig davon, wie viel Eigenmotivation sie im Laufe der Zeit entwickeln oder halten konnten und wie viel Eigenverantwortlichkeit ihnen von den Bezugspersonen zugebilligt wird oder werden kann.

Für Jugendliche bedeutet die Anerkennung des nahenden Endes nicht nur eine Beendigung der Behandlung, sondern im günstigen Fall auch die altersangemessene Ablösung von den infantilen Beziehungsstrukturen zu den Eltern (vgl. Novick, 1997, S. 148 f.). Novick hebt als ein Widerstandsphänomen der Jugendlichen hervor, dass sie oft schon von Beginn der Therapie an oder kurz danach das Therapieende planen. Er betont die Bedeutung der Beendigungsphase in der Behandlung Jugendlicher, wenn er schreibt: „... in dieser Arbeit (ist) meine Ansicht enthalten, dass die Beendigung nicht nur ein wichtiges Behandlungsproblem darstellt, sondern wirklich die zentrale Aufgabe der Adoleszenz ist" (vgl. Novick, 1997, S. 157).

Es zeigt sich in dieser Phase auch, welchen Entwicklungsstand die Bezugspersonen erreichen konnten, und zwar unter anderem darin, ob sie bei der Frage der Beendigung einer altersangemessenen Ablösung des Kindes oder Jugendlichen zustimmen und ihm die Zuständigkeit so weit wie möglich überlassen können.

Bei der Beendigung von Kinder- und Jugendlichenpsychotherapien mit begleitender Psychotherapie der Bezugspersonen sind entsprechend dem doppelten Behandlungsbündnis beide Seiten zu beachten. Die Behandlung des Kindes oder Jugendlichen kann natürlich vor der begleitenden Psychotherapie der Bezugspersonen beendet werden und umgekehrt. Zu beachten ist dann, dass die Richtlinien zwar die Behandlung des Indexpatienten ohne Weiterführung der begleitenden Psychotherapie vorsehen, umgekehrt die begleitende Psychotherapie ohne die Behandlung des Patienten nicht im Rahmen der Richtlinienpsychotherapie abgerechnet werden kann. Eine Weiterführung würde dann eine Änderung der finanziellen Regelungen zur Folge haben.

Die Vorstellung und Erläuterung der Rahmenkomponenten, die im fachlichen Diskurs diskutiert werden, ist nun abgeschlossen. Bei kassenfinanzierten Behandlungen sind noch zusätzlich die jeweiligen Vorgaben über die Dauer der probatorischen Phase, die Form der Antragsstellung und die zur Verfügung stehenden Sitzungskontingente zu beachten und dem Patienten sowie den Bezugspersonen mitzuteilen.

Mit der ersten Begegnung zwischen Patient und Therapeut oder Bezugspersonen und Therapeut beginnt die Auseinandersetzung mit Rahmengegebenheiten, und damit beginnt aus therapeutischer Sicht die Therapie insgesamt. Es kann sofort mit freien Assoziationen des Patienten oder der Bezugspersonen und der gleichschwebenden Aufmerksamkeit des Therapeuten gearbeitet werden. Die Begegnung zwischen Patient und Therapeut bzw. Bezugspersonen und Therapeut entwickelt sich dann von Anfang an unter dem Aspekt der sich inszenierenden Beziehung (im Sinne Argelanders, 1970) und des sich konturierenden Übertragungs-/Gegenübertragungsgeschehens sowie des sich bildenden Rahmens. Besonders in den ersten Sitzungen einer Psychotherapie wird ständig ein zirkulärer Prozess der Entwicklung von Behandlungsregeln durchlaufen:

1. Die Interaktion zwischen Therapeut und Patient führt zum Entwickeln von Regeln.
2. Das Entwickeln von Regeln führt dazu, dass Regeln zum Kontext werden.

3. Dieser Kontext beeinflusst die Interaktion. Es folgt wieder Schritt 1 etc.

Im Unterschied dazu definieren die Psychotherapie-Richtlinien in der vertragspsychotherapeutischen Versorgung den Beginn der eigentlichen Psychotherapie unter Finanzierungsgesichtspunkten als Zeitpunkt, wenn die Rahmenvereinbarungen getroffen sind, wenn Diagnose, Indikation und Kostenübernahme geklärt sind.

Da die Rahmenbedingungen von der ersten Begegnung an bedeutsam sind, ist es Aufgabe des Psychotherapeuten, von Anfang an Stabilität und Sicherheit des Rahmens im Blick zu haben. Viele Theoretiker haben betont, dass sich die Interaktion in einem Halt gebenden und Grenzen vermittelnden Rahmen entwickeln muss. Langs (1989) etwa schreibt: „Was positiven Halt und Stütze angeht, so bietet ein fester Rahmen dem Patienten das Gefühl von Urvertrauen gegenüber dem Therapeuten, der deutliche Grenzen festlegen, ein ganzheitliches Selbstgefühl und einen starken Halt für den Patienten herstellen kann ... Er ermöglicht es dem Patienten, den Therapeuten verlässlich zu erleben" (S. 5).

In der Anfangsphase der Behandlung ist es Aufgabe des Therapeuten, den Patienten und die Bezugspersonen für die Psychotherapie zu gewinnen, da zu starke Loyalitätskonflikte des Patienten den Beginn sehr belasten können. Bei älteren Kindern, Jugendlichen und Erwachsenen entsteht die Behandlungsmotivation aus dem Wunsch, eigene Schwierigkeiten zu überwinden und dazu die Hilfe des Therapeuten in Anspruch zu nehmen. Dabei ist auch immer schon Einsicht vorhanden, sich mit inneren Problemen befassen zu müssen. Für kleine Kinder gilt das meist nicht. Der Entschluss zur Therapie geht fast nie von dem kleinen Patienten aus, wie schon Anna Freud feststellte. Sie hielt deshalb eine Einleitungsphase für erforderlich, die „die Herstellung eines Kontaktes mit dem Patienten und seinem Problem" zum Ziel haben sollte (Sandler et al., 1982, S. 192). Bei kleinen Kindern ist es die positive Bindung an den Therapeuten, die das Arbeitsbündnis aufrechterhält. Oft drücken aber auch Kinder den Wunsch nach Hilfe und Krankheitseinsicht direkt aus (Berns, 2000, S. 179 ff.; Sandler et al., 1982, S. 62; Winnicott, 1980).

3 Umsetzung in die klinische Praxis

Noch bevor für Patient und Therapeut das erste Gespräch bzw. die erste probatorische Sitzung begonnen hat, hat der Patient schon eine Fülle von Randbedingungen, die die Realisierung einzelner Rahmenkomponenten betreffen, bewusst oder unbewusst wahrgenommen. Hier nur eine kleine Auswahl an Beispielen, was ein bestimmter Patient oder eine bestimmte Bezugsperson erlebt oder wahrgenommen haben könnte:

- Das Kind weiß, dass der Therapeut schon mit seinen Eltern gesprochen hat. Es fragt sich möglicherweise, ob der Therapeut die Meinung der Eltern über sein Verhalten einfach übernimmt und die Partei der Eltern ergreift. Die Frage des Kindes zielt in Richtung der Rahmenkomponenten Neutralität und Vertraulichkeit.
- Dem Kind gefällt die Lage der Praxis, denn es kann allein dorthin gelangen. Es hat unbewusst die Hoffnung, mit Hilfe der Therapie ein größeres Maß an Ablösung von der Mutter erreichen zu können. Die Lage der Praxis bietet diesem Patienten eine günstige Gelegenheit, seinen Wunsch nach mehr Abgrenzung bald artikulieren zu können.
- Die Mutter ist froh, dass die Praxis etwas außerhalb der Innenstadt liegt, dass sich dort keine weitere Praxis und auch keine Wohnung oder das Haus von bekannten Personen befindet. Sie möchte nämlich nicht, dass andere erfahren, dass die Familie einen Therapeuten aufsucht. Der Wunsch der Mutter nach Ungestörtheit und Vertraulichkeit ist sehr ausgeprägt.
- Die Eltern wissen, dass der Therapeut eine Kassenzulassung hat und die Kosten für die Therapiestunden von der Krankenkasse übernommen werden. Zugleich ist damit die Information verbunden, dass der Psychotherapeut eine sozialrechtlich anerkannte Fachkunde besitzt. So haben die Eltern die erforderlichen Kenntnisse über die fachlichen und finanziellen Voraussetzungen der Konsultation erhalten.
- Dem Jugendlichen fällt auf, dass die Tür zum Behandlungsraum dick gepolstert ist und sich im Raum weder ein Schreibtisch noch ein Telefon befinden. Er richtet damit sein Augenmerk auf situative Gegebenheiten, die die Komponenten der Ungestörtheit und Vertraulichkeit betreffen.

Die in diesen Beispielen genannten situativen Gegebenheiten, die vom Patienten und den Bezugspersonen wahrgenommen werden, sind Ergebnisse von unzähligen bewussten und unbewussten Entscheidungen bzw. Kompromissbildungen des Therapeuten.

Zum Beispiel hat er sich entschieden:
- Kinder- und Jugendlichenpsychotherapien anzubieten
- eine Einzel- oder Gemeinschaftspraxis zu führen
- sich um eine Kassenzulassung zu bemühen oder in einer Klinik zu arbeiten
- eine Praxis genau in der Lage, der Größe, der Raumaufteilung aufzubauen
- genau diese Ausstattung und Einrichtung anzubieten
- ein Wartezimmer anzubieten oder keinen Wartebereich zu haben
- ein Gesprächs- und ein Spielzimmer zu haben oder nur einen Behandlungsraum anzubieten
- zuerst eine Sitzung mit den Eltern oder aber mit dem Patienten vorzuschlagen

3.1 Wahl, Ausstattung und Einrichtung der Behandlungsräume

Die praktische Tätigkeit eines Psychotherapeuten beginnt mit der Entscheidung für Behandlungsräume, sei es nun in einer Klinik oder in der freien Praxis.

Die Wahl der Behandlungsräume ist sicherlich auch von persönlichen Vorlieben und Abneigungen des Psychotherapeuten abhängig. Es ist wichtig, diese zu berücksichtigen, denn erstens sollte der Behandler sich selbst in diesen Räumen wohl fühlen, hält er sich doch den überwiegenden Teil des Tages dort auf, zweitens teilt er mit der Wahl der situativen Gegebenheiten auch den Patienten und Bezugspersonen seine Vorlieben und Abneigungen mit und wird diese ggf. vertreten müssen. Zudem wird der Psychotherapeut eine Meinung darüber haben, in welcher Umgebung und Atmosphäre sich Patienten im Allgemeinen wohl fühlen, und sich auch danach richten. Auch in Settings, in denen der Psychotherapeut den Behandlungsraum nicht selbst wählt und einrichten kann, wie z.B. dem stationären oder institutionellen Setting, sollte der Behandler darauf achten, dass zumindest ein Mindestmaß an eigener Zustimmung zu dem jeweiligen Behandlungsraum und seiner Einrichtung gegeben ist. Zum Beispiel könnte es sein, dass ein für Kinderpsychotherapien eingerichtetes Spielzimmer Gegenstände enthält, die der Psychotherapeut nicht zur Verfügung stellen möchte. Man denke etwa an die theoretisch motivierte Ablehnung von Regelspielen oder die persönlich motivierte Ausgrenzung des Materials Ton.

Die Auswahl der Sitzmöbel gehört zu den sehr persönlichen Entscheidungen. Der Psychotherapeut sollte aus eigenen psychohygienischen und gesundheitlichen Erwägungen auf jeden Fall Stühle oder Sessel auswählen, die auch für stundenlanges Sitzen geeignet sind. Zudem ist in der Kinder- und Jugendlichenpsychotherapie-Praxis zu beachten, dass die Sitzgelegenheiten für nahezu jede Körpergröße, individuelle Beweglichkeit und Gewicht geeignet sein müssen. Die Kriterien für die Anordnung und Entfernung der Stühle oder Sessel zueinander sind vielfältig und oft Kompromisse zwischen dem Nähe-Distanz-Bedürfnis des Psychotherapeuten und dem für optimal gehaltenen Arrangement. Grefe (2004) gibt etwa an, dass eine Gegenüberstellung der Sitzgelegenheiten das Gefühl des Affronts hervorrufen könne, während sich eine Anordnung im Winkel von 90 bis 120 Grad zueinander bewährt habe (S. 55). Er gibt als empfehlenswerte „Voreinstellung" für die Entfernung der Stühle etwa 1,5 bis 2 m an (S. 55). Die Zahl der Sitzgelegenheiten ist dem Angebot des Therapeuten anzupassen. Darüber hinaus muss grundsätzlich entschieden werden, ob immer alle Sitzgelegenheiten im Raum sein sollten – egal, ob gerade eine Einzel-, Paar-, Familien- oder Gruppensitzung stattfindet. Sicherlich wird jeder Psychotherapeut hier etwas andere Entscheidungen treffen, z.B. ob unabhängig von Einzel- oder Paartherapie immer drei Sitzgelegenheiten (inklusive Therapeutensessel) bereitstehen oder je nach Erfordernis nur zwei oder drei. Empfehlenswert ist es auf jeden Fall, den Raum vor dem Eintreten des Patienten oder der Bezugspersonen fertig vorbereitet zu haben, um damit signalisieren zu können, dass man nun ganz auf die betreffende Person oder die Personen eingestellt ist. Niemand wird ohne Not eine Runde von zehn Stühlen für eine Einzel- oder Paartherapie anbieten oder umgekehrt den Mitgliedern einer Gruppe jedes Mal zumuten wollen, den Raum für die Gruppentherapie „umzubauen" durch Auflösung der Zweier- oder Dreiersitzgruppe und Schaffung der Gruppensitzrunde.

Der analytische Kinder- und Jugendlichenpsychotherapeut wird sich zusätzlich noch damit auseinander setzen, ob er eine Couch anbieten möchte, und dann entsprechend den eigenen Erfahrungen eine Sitzposition, die ihn den Blicken des Patienten entzieht, auswählen.

Die Einrichtung eines Spielzimmers oder Spielbereichs und die Auswahl eines Spiel- und Materialangebots gehören zu den unabdingbaren Komponenten eines Therapieangebotes für Kinder.

Über diese eher persönlichen Entscheidungen hinaus gibt es in der tiefenpsychologisch fundierten und analytischen Psychotherapie verbindliche Gestaltungsgesichtspunkte, die unerlässlich sind für die Verwirklichung eines Behandlungsrahmens, der sich einerseits nach den theoretischen Erkenntnissen und andererseits nach den Vorschriften der Kostenträger richtet.

Um die Rahmenbedingungen der „freien Assoziation und gleichschwebenden Aufmerksamkeit" und der „größtmöglichen Ungestörtheit" realisieren zu können, bedarf es z.B. einer ablenkungsarmen und möglichst störungsfreien Umgebung und Atmosphäre. Sicherlich können nicht alle Störungen ausgeschaltet oder ferngehalten werden, aber es sollte für einen guten Schallschutz, die Abschirmung gegen Türklingel, Telefon und Fax sowie ein Eintrittsverbot unangemeldeter Personen gesorgt werden.

Die Auswahl und das Arrangement der Sitzmöbel sollten auch unter dem Gesichtspunkt der Förderung der „freien Assoziation" betrachtet werden. Bequeme Stühle oder Sessel ermöglichen entspanntes Sitzen und die Ausschaltung der durch sie induzierten körperlichen Befindlichkeiten. Der sich dann einstellende Rückenschmerz etwa kann leichter auf psychogene Ursachen hin untersucht werden, wenn nicht davon auszugehen ist, dass ein ungeeigneter Stuhl den Schmerz hervorruft.

Für die Verwirklichung der Grundregel im Bereich der Kinderpsychotherapie bedarf es eines sorgfältig ausgewählten Spiel- und Materialangebots, denn Kinder drücken ihre Wünsche, Ängste und Phantasien nicht nur in sprachlicher Form aus.

Das Angebot ist entsprechend der theoretischen und persönlichen Einstellung von Therapeuten sehr unterschiedlich. Manche Behandler sind davon überzeugt, dass ein übergroßes Spiel- und Materialangebot Kinder eher ablenken als zum „freien Assoziieren" anregen kann. Melanie Klein etwa hatte für jedes Kind eine Schachtel, in der sie die Spielsachen speziell für dieses Kind aufbewahrte. Sie bevorzugte kleine Spielsachen, mit denen viele Phantasien und Erfahrungen zum Ausdruck gebracht werden konnten. Es ist auch denkbar, dass dem Kind nur Malutensilien angeboten werden. Das anweisungsfreie Zeichnen wird dann wieder wie eine freie Assoziation behandelt, das gelenkte Zeichnen wird in diagnostischen oder in schwierigen Phasen eingesetzt. Winnicott etwa erfand das so genannte Squiggle-Spiel, ein Zeichenspiel, das sich mit Zeichenblock und Buntstiften verwirklichen lässt (z.B. Winnicott, 1973). Er setzte dieses Spiel ein, um in Kontakt mit Kindern zu kommen und um diagnostische Hinweise zu erhalten. Der Psychotherapeut wird sich auch damit auseinander setzen, ob und ggf. welche Regelspiele er anbieten möchte. Zu Recht wird darauf hingewiesen, dass durch Regelspiele eher selten Wünsche und Phantasien des Kindes zum Ausdruck kommen, da ja gerade nach festen Regeln und nicht frei gespielt wird und damit vorrangig die sekundärprozesshafte Ebene der Verarbeitung angesprochen wird. Andererseits bieten Regelspiele kontaktscheuen oder zwanghaften Kindern die Möglichkeit, sich vor allem in der Anfangsphase der Behandlung sicherer zu fühlen. Windaus (2004) weist auf den Aspekt hin, mit Regelspielen einen guten Einblick in die Über-Ich-Bildung des Kindes bekommen zu können, wenn etwa bei Unterlegenheit geschummelt, in Wut ausgebrochen wird oder Regeln willkürlich verändert werden (S. 191).

Bei der Auswahl der Räume, Einrichtungsgegenstände und Spielmaterialien ist zu berücksichtigen, dass besser keine persönlichen Gegenstände im Raum sein sollten, angefangen vom Kriminalroman bis hin zu abgelegtem Spielzeug der eigenen Kinder oder Photos von der eigenen Familie, da solche Gegenstände der Realisierung der Rahmenbedingungen „Abstinenz und Neutralität", „Anonymität" und „Vertraulichkeit" im Wege stehen.

Sicherlich wird es vor allem in der Anfangsphase der Berufstätigkeit oder bei jedem Wechsel der Behandlungsräume notwendig sein, bestimmte Arrangements oder Settingbedingungen auszuprobieren. Dabei sollte im Hinblick auf die Rahmenkomponente der Beständigkeit versucht werden, beim Austausch oder Hinzufügen von Gegenständen oder der Veränderung der räumlichen Gegebenheiten die Verhältnismäßigkeit des So-viel-wie-nötig-und-so-wenig-wie-möglich im Blick zu haben.

Es ist noch zu erwähnen, dass bei der Realisierung von Rahmenbedingungen, die den Vorgaben der Kostenträger entsprechen, im Bereich der vertragspsychotherapeutischen Versorgung die Muster Berufsordnung der Bundespsychotherapeutenkammer unter § 20 (2) vorsieht: „Es ist zulässig, über den Praxissitz hinaus an bis zu zwei weiteren Orten psychotherapeutisch tätig zu sein. Dabei hat der Psychotherapeut Vorkehrungen für eine ordnungsgemäße Versorgung an jedem Ort seiner Tätigkeit zu treffen."

Die in diesem Abschnitt bislang erwähnten Praxis- und Behandlungsgegebenheiten, die in ihrer Gesamtheit zur Konstituierung oder Realisierung bestimmter Rahmenbedingungen beitragen, bilden zunächst so genannte Hintergrundkontexte, die vom Patienten oder den Bezugspersonen in der Regel nicht direkt und sofort durchgearbeitet oder diskutiert werden, eher insgesamt zu einer befürwortenden oder ablehnenden Stimmungs- oder Gefühlslage bei dem Patienten oder den Bezugspersonen führen und zur Realisierung der übergeordneten Rahmenkategorien beitragen. Zum Beispiel trägt ein guter Schallschutz zur Verwirklichung von Ungestörtheit und Vertraulichkeit bei, die Deponierung des Telefons im Nebenraum zur Ungestörtheit.

Hintergrundkontexte beeinflussen laufend, in welchem Maß sich Patient und Bezugspersonen in der therapeutischen Umgebung wohl fühlen und welches Gefühl von Sicherheit entsteht.

Aus den obigen Überlegungen zur Wahl, Ausstattung und Einrichtung der Behandlungsräume geht hervor, dass schon unmittelbar vor dem ersten Kontakt von Patient und Therapeut bzw. Bezugspersonen und Therapeut bestimmte Rahmenbedingungen festliegen und darüber hinaus auf beiden Seiten Erwartungen und Wünsche bezüglich des Rahmens einer evtl. Behandlung bestehen.

3.2 Die Einführung der Rahmenkomponenten

Im Bereich der Kinder- und Jugendlichenpsychotherapie ist es Aufgabe des Psychotherapeuten, einen Gesamtrahmen, der die Behandlung des Kindes oder Jugendlichen und die begleitende Behandlung der Bezugspersonen umfasst, zu konzipieren und sicherzustellen, dass die Komponenten beiden Parteien genannt werden. Der Psychotherapeut muss lediglich differenzieren, in welcher Ausführlichkeit und ggf. mit welchen Worten er einem Kind oder einem Jugendlichen oder den Bezugspersonen die Rahmenkomponenten nahe bringen kann. Es ist schon im vorherigen Abschnitt deutlich geworden, dass nicht alle Komponenten in sprachlicher Form mitgeteilt werden müssen. Es werden zwei Kategorien unterschieden:

1. Kategorie: Implizit vorgegebene Rahmenkomponenten

Die meisten Rahmenkomponenten gehören zu denen, die am Anfang der Behandlung nicht explizit mitgeteilt werden müssen, sondern teils sofort wahrnehmbar sind, teils unmittelbar erfahren werden können. Diese Kategorie enthält die „gleichschwebende Aufmerksamkeit", „Neutralität", „Anonymität", „Ungestörtheit", „Beständigkeit des Settings", „Definition der Regeln des körperlichen Kontakts" und die „Zuständigkeit des Patienten für die Beendigung".

In den meisten Therapien werden diese Komponenten im weiteren Verlauf irgendwann einmal bedeutsam, durchgearbeitet und dann explizit benannt. Mit der Nennung am Anfang würden Patienten überfordert oder verwirrt, oder es würden Themen vom Therapeuten aktiviert, die für den Patienten (noch) nicht aktuell sind.

Beispiel:

Es werden zwei Umgangsweisen mit der „Definition der Regeln des körperlichen Kontakts" in der Psychotherapie eines 7-jährigen Kindes betrachtet.

Es wäre äußerst ungünstig und befremdlich, aber inhaltlich korrekt, wenn man dem Kind in der ersten Sitzung z.B. sagen würde: „Ich werde dich nicht anfassen, es sei denn, es gehört zu unserem Spiel, oder ich merke, dass ich dich davon abhalten muss, etwas für dich oder mich Schädigendes zu tun." Eine derartige Äußerung wäre verwirrend und ängstigend oder könnte wie eine unbewusste Verführung benutzt werden, z.B. das Initiieren von Spielen, um berührt zu werden.

Demgegenüber ist es günstig, in dieser Therapie die Rahmenkomponente dann anzusprechen, wenn sie bedeutsam wird. Angenommen, ein anfangs sehr gehemmtes 7-jähriges Kind, dem nichts über die Regeln des körperlichen Kontakts in verbaler Form mitgeteilt wurde, hat im Laufe der Therapie Phasen von Impulsdurchbrüchen. Es gerät z.B. in einem Spiel mit Autos in so heftige Rage, dass es ein Auto nach dem anderen gegen einen Schrank wirft. Der Therapeut merkt, dass das Kind sich durch seine verbalen Interventionen nicht davon abhalten lässt, und ergreift den Arm des Kindes. Kind: „Lassen Sie das!" Therapeut: „Nein, du weißt, dass ich dich bislang nur berührt habe, wenn das zu unserem Spiel gehörte. Zum Beispiel, als wir das Arztspiel gemacht haben, habe ich im Spiel deine Ohren untersucht. Jetzt aber halte ich dich fest, und es ist kein Spiel. Wenn du nämlich etwas tust, was dir oder mir schaden könnte, werde ich versuchen, dich daran zu hindern. Wenn meine Worte nicht reichen, werde ich dich festhalten."

Hier geht es um die Durcharbeitung der zuvor implizit eingehaltenen „Regeln des körperlichen Kontakts" und um die anschließende Einführung der Komponente in expliziter Form.

2. Kategorie: Explizit zu benennende Rahmenkomponenten

Die zweite Kategorie von Rahmenkomponenten besteht aus den Komponenten, die in der Regel direkt genannt, auf den jeweiligen Patienten bzw. die Bezugspersonen konkret abgestimmt werden müssen und in der ersten Sitzung, spätestens am Ende der probatorischen Phase genannt werden sollten.

Diese Kategorie beinhaltet:
a) das „Angebot einer Couch oder eines Sitzarrangements oder eines Spielangebots"
b) die „Grundregel"
c) die „Frequenz und Dauer der Sitzungen"
d) die „Vertraulichkeit"
e) die „Honorarvereinbarungen" (ggf. einschließlich der Informationen zum Antragsverfahren)

Diese fünf Rahmenbedingungen der Psychotherapie werden direkt im Sinne einer Vereinbarung vorgeschlagen, und sie enthalten alle Informationen, die gegeben werden müssen, damit der Patient oder die Bezugspersonen darüber Bescheid wissen, welche Erwartungen der Psychotherapeut bezüglich des Rahmens hat. Gleichzeitig kommt der Psychotherapeut damit seiner gesetzlichen Verpflichtung nach, vor der Einholung der Einwilligung in die Behandlung umfassend über die Behandlungsbedingungen zu informieren. Diese Verpflichtung besteht gegenüber den Sorgeberechtigten (bei noch nicht einsichtsfähigen minderjährigen Patienten), gegenüber dem einsichtsfähigen minderjährigen Patienten und den Sorgeberechtigten (bei einsichtsfähigen minderjährigen Patienten) bzw. gegenüber dem Patienten (bei volljährigen Patienten).
Diese Einholung der Einwilligung sowie die umfassende Aufklärung braucht in der ambulanten Therapie erst mit dem Ende der probatorischen Sitzungen abgeschlossen zu sein. Manche Therapeuten achten darauf, dass sie dem Patienten alle Erwartungen, die sie bezüglich dieser vier Rahmenkomponenten haben, schon in der ersten Sitzung mitteilen. Das hat den Vorteil, dass der Patient, bevor er sich weiter einlässt, schon umfassend darüber informiert ist, was auf ihn zukommt. Nachteilig kann sich dieses Vorgehen auswirken bei Patienten, die sich leicht überfordert fühlen. Es ist deshalb günstig, nach der Nennung einer Rahmenkomponente bewusste und unbewusste Reaktionen des Patienten oder der Bezugspersonen abzuwarten.
Das folgende Beispiel illustriert die Reaktion einer Patientin auf eine von ihr als zu schnell erlebte Vorgehensweise der Therapeutin.

Beispiel:
Die Patientin, ein 10-jähriges Mädchen, bringt zur Sitzung zwei sehr modisch gekleidete Barbiepuppen mit. Die Therapeutin soll die Rolle der einen, sie die der anderen spielen. Es ist zunächst ein ruhiges, unspektakuläres Spiel: Die beiden Barbies haben einen Tag, an dem sie machen können, was sie wollen; erst Fitness, dann Sonnenstudio, dann geht jede nach Hause.
Die Patientin beginnt wie verträumt zu sprechen: „Wie oft war ich jetzt schon bei dir? ... 3-mal." Therapeutin: „Jetzt ist bald zu entscheiden, ob es weitergehen soll." Patientin: „Lass uns weiter mit den Puppen spielen. Andere spielen nicht mehr so lange damit, aber ich mache das noch gern. Meine Mama hat, bis sie 13 Jahre alt war, mit Barbies gespielt."
Im Spiel verabreden sich die Barbies nun für einen Kirmesbesuch.
Therapeutin: „Du machst mir deutlich, dass wir noch gut weiterspielen können; vielleicht bis du 13 Jahre alt bist, jedenfalls noch lange. (lächelndes Nicken der Patientin) Ich werde dann mal mit deiner Mutter darüber sprechen." Die Miene der Patientin ändert sich zu leichter Anspannung; das Spiel ändert sich dramatisch. Die beiden Puppen sitzen in einem Karussell, das nun vom sadistisch lachenden Besitzer immer schneller geschaltet wird. Es geht ihnen schlecht; sie haben Angst; die eine muss sich sogar übergeben.

Kommentar zum Beispiel:
Sowohl auf der manifesten Beziehungsebene als auch auf der latenten Ebene ist die Patientin zunächst mit dem Thema Beziehungsgestaltung beschäftigt: Sie spricht sehr vertraut mit der Therapeutin und bezieht sich auf die gemeinsamen Treffen; die beiden Puppen sind Freundinnen, verstehen sich gut und unternehmen etwas zusammen. Das verstärkt sich noch nach der ersten Intervention, in der die Therapeutin anspricht, dass bald eine Entscheidung über die Fortführung der Sitzungen ansteht. Die Therapeutin fasst diese Reaktion verständlicherweise als Zustimmung dazu auf. Mit der Ankündigung, dass sie mit der Mutter sprechen werde, ändert sich das vorher ruhige Spiel abrupt. Man kann diesen Wechsel so interpretieren, dass die Patientin die Therapeutin nun gespalten erlebt als einerseits weiterhin zugewandte Person, hier repräsentiert durch das Fortbestehen der Freundschaft der Puppen, und als andererseits brutale Person, hier repräsentiert durch den sadistischen Karussellbesitzer. Die Therapeutin scheint die gute therapeutische Zweierbeziehung – ähnlich wie der Karussellbesitzer die beiden Freundinnen – gestört zu haben. Man kann diese Spielszene als Kommentierung der therapeutischen Situation verstehen. So wie die Freundinnen in Angst und Unsicherheit geraten durch zu schnelles Tempo, so ruft auch das zu schnelle Vorgehen der Therapeutin Angst und Verunsicherung hervor.

a) Das „Angebot einer Couch oder eines Sitzarrangements oder eines Spielangebots"
In der Regel wird das Angebot einer Couch und das Spielangebot besonders erklärt. Ein Sitzarrangement erfordert oft nur ein Nicken oder eine kurze Bemerkung des Therapeuten wie etwa „Bitte dort!" und keine weitere gesonderte Einführung dieser Rahmenbedingung.

b) Die Einführung der Grundregel
Es ist z.B. möglich, den Patienten, den Bezugspersonen oder Gruppenmitgliedern als Erstes die Grundregel zu geben und dann abzuwarten, wie sie damit umgehen, und zunächst keine weitere Rahmenkomponente einzuführen.
Alternativ kann man auch ein offenes Anfangsangebot machen, etwa: „Erzählen Sie mir, was Sie zu mir führt", und später in der ersten Sitzung die Grundregel einführen.

Diese Arten der ersten Gesprächs- und damit Therapieeröffnung haben sich bewährt, weil die Patienten, Bezugspersonen oder Gruppenmitglieder dann schon ab der ersten Sitzung die Möglichkeit haben, die tiefenpsychologisch fundierte oder psychoanalytische Situation zu erfahren, z.B. den Therapeuten mit seiner Haltung der gleichschwebenden Aufmerksamkeit, Neutralität und Anonymität kennen zu lernen und seine eigenen

Reaktionen darauf wahrzunehmen und mit evtl. Hilfe des Therapeuten zu verstehen.

Sicherlich wird man in den ersten Sitzungen nicht immer dabeibleiben wollen und können, ganz auf Fragen zur Symptomatik und Genese (evtl. auch in Fragebogenform) oder Testdiagnostik zu verzichten. Das Maß der Einbeziehung variiert auch in Abhängigkeit von der in Betracht gezogenen Therapieform.

Beispiel:
Ein 11-jähriger Junge und seine Mutter kommen zum Erstgespräch. Der Junge leide nach Aussage des Klassenlehrers an Konzentrationsstörungen. Es wird sofort deutlich, dass die Mutter sehr in Sorge ist, das Urteil des Klassenlehrers nicht in Zweifel gezogen hat, sofort eine lange Therapie initiieren möchte. Demgegenüber fällt auf, dass der Junge sehr bemüht ist, sich die ganze Sitzung über aufmerksam am Gespräch beteiligt und mit seinen Beiträgen zu erkennen gibt, dass er voll bei der Sache ist. Der Therapeut vermutet keine generellen Konzentrationsstörungen, sondern vielmehr eine Störung der Beziehung Klassenlehrer – Schüler und eine Ängstlichkeit der Mutter, so dass eher eine Kurzzeittherapie indiziert sein könnte. Er entscheidet sich dafür, mit dem Jungen in zwei weiteren Sitzungen ganz gezielt sein Konzentrations- und Leistungsvermögen mit Hilfe von Tests zu explorieren und mit der Mutter in einer getrennten Sitzung über den Hintergrund ihrer gesteigerten Sorge zu sprechen, um seine Hypothesen zu überprüfen. In diesem Fall wäre dann ein tiefenpsychologisch fundiertes Vorgehen mit stark strukturierenden Elementen sinnvoll, z.B. der gemeinsamen Erarbeitung einer Zielsetzung, der symptomorientierten Exploration und der fokussierten Erhebung genetischer Daten.

Beispiel:
Eine Mutter berichtet am Telefon über ihren 11-jährigen Sohn, der immer noch nachts einnässe. Es sei schon alles versucht worden, organisch sei alles in Ordnung. Der Therapeut geht schon in die telefonisch vereinbarte erste Sitzung mit dem Jungen mit der Einstellung, dass in diesem Fall aufgrund der Art und Schwere der Symptomatik eine analytische Psychotherapie indiziert sein könnte, und lässt dem Patienten viel Raum für die Entfaltung freier Einfälle, indem er ihm die Grundregel für Kinder gibt. Mit dem Wissen, dass nun insgesamt 8 probatorische Sitzungen für den Patienten und die Bezugspersonen zur Verfügung stehen, nimmt er sich die Zeit, herauszufinden, welche Eingangsinszenierung (im Sinne Argelanders, 1970) sich ergibt, wie der Patient mit dem offenen, wenig vorstrukturierten Angebot umgehen kann, wie er Probedeutungen annimmt, kurz gesagt: wie gut er für eine Analyse geeignet ist.

c) Die Einführung von Frequenz und Dauer
Haben Therapeut und Patient bzw. Therapeut und Bezugspersonen so viele Erfahrungen miteinander gemacht, dass der Therapeut sich eine Meinung über die Art der Therapie und ihre Frequenz bilden konnte, wird er diese vorschlagen. Er sollte dann auch die Dauer der einzelnen Sitzungen benennen.

d) Die Sicherung von Vertraulichkeit
Dann folgt in der Regel sowohl im ambulanten als auch im stationären Bereich die Aufklärung über das Antragsverfahren und die üblichen Bewilligungsschritte bzw. über die übliche Aufenthaltsdauer.

Im Anschluss an diese Ausführungen bietet es sich an, das Thema Vertraulichkeit anzusprechen. Dieses Thema wird nämlich mit der Information über die verschiedenen Antragsverfahren eingeführt in Form von Einschränkungen der Vertraulichkeit. Hier sollte Transparenz geschaffen werden durch die Mitteilung, welche Daten vom Therapeuten an wen gegeben werden. Es sollte aber auch betont werden, dass im Gutachterverfahren gewährleistet ist, dass die Krankenkasse keine persönlichen Daten erfährt. Gleichzeitig können diese Informationen ergänzt werden um die persönliche und gesetzlich festgelegte Sicherung von Vertraulichkeit allen anderen Personen gegenüber.

e) Die Einführung der Honorarvereinbarungen
Zu den Informationen über die Rahmenbedingungen, die von den verschiedenen Kostenträgern vorgegeben werden, gehören auch die Honorarbestimmungen. Patienten und Bezugspersonen sollten darüber informiert werden, dass in der vertragspsychotherapeutischen Versorgung mit der Einreichung der Versicherungskarte zum Beginn des Quartals alle Leistungen, die in dem betreffenden Quartal stattfinden, abgerechnet werden können und bei Finanzierung durch einen privaten Kostenträger die Rechnung über die stattgefundenen Leistungen zur Einreichung beim Kostenträger an den Zahlungspflichtigen geschickt wird.
Im Bereich der ambulanten Psychotherapie ist es wie erwähnt üblich, eine Ausfallhonorarvereinbarung zu treffen für die Sitzungen, die vereinbart und nicht eingehalten werden. Die Vereinbarungen reichen von Absprachen z.B. einer Absagefrist von 24 Stunden bei Zahlung einer geringen Ausfallentschädigung von z.B. 30 € bis hin zu der Erwartung, dass für jede vakante Sitzung das volle Honorar gezahlt wird. Unterschiedlich ist auch das Vorgehen von Therapeuten bei der Einbeziehung von Kindern und Jugendlichen in die Ausfallvereinbarung. Es gibt Therapeuten, die nur mit den Eltern eine Ausfallregelung vereinbaren; andere, die mit dem Kind oder Jugendlichen ein geringeres Honorar als mit Erwachsenen oder Bezugspersonen vereinbaren; schließlich diejenigen, die von allen einheitlich das volle Honorar erwarten.
Entscheidet man sich für eine Ausfallregelung mit einem geringen Honorar und einer kurzen Absagefrist, wird diese Vereinbarung von Patienten und Eltern auf der bewussten Ebene meist leichter akzeptiert. Ein Nachteil kann sein, dass Nähe und Distanz über Absagen reguliert werden, ohne dass das der Bearbeitung zugänglich wird. Demgegenüber kann die Erwartung des Therapeuten, dass ein Honorar in voller Höhe für jede vakante Sitzung zu zahlen sei, als freiheitsgewährende Entlastung erlebt werden oder aber harte und aggressive Auseinandersetzungen zur Folge haben.

3.3 Die Technik der Rahmenhandhabung und -sicherung

Es ist schon angeklungen, dass bezüglich des Settings oft Entscheidungen oder Vereinbarungen getroffen werden, bei denen sich erst im weiteren Verlauf der Therapie herausstellen wird, ob diese Entscheidungen sich als nützlich oder eher als ungeeignet erweisen. Manche Absprache stuft der Therapeut selbst von Anfang an als „auszuprobierende Vereinbarung" ein; von der Wirksamkeit mancher Festlegungen ist der Therapeut wiederum fest überzeugt, aber der Patient oder die Bezugspersonen ziehen diese in Zweifel, entweder von Anfang an oder im Laufe der Therapie. In einer solchen Situation muss erarbeitet werden, welche Ausprägung der betreffenden Rahmenkomponente in der jeweiligen Situation am besten geeignet ist (im Hinblick auf die Heilung des Patienten).

Will man nicht nur auf einer Basis von Versuch und Irrtum oder auf der Basis der Übernahme der allgemein akzeptierten „bewährten Regeln" entscheiden, stellt sich die Frage, wie man erkennen kann, dass eine Rahmenkomponente die „am besten geeignete" ist. Es ist eine allgemein akzeptierte tiefenpsychologisch fundierte und analytische Position, dass die bewussten sekundärprozesshaften Reaktionen des Patienten oder der Bezugspersonen, d.h. die bewusste Zustimmung oder Ablehnung, nicht bzw. nicht das alleinige Maß für die Beurteilung der „Güte" einer Rahmenkomponente sein kann.
Es wird nun erläutert, wie der psychodynamisch arbeitende Therapeut in Anwendung von Freuds Receiver-Theorie (1912b) und seinem Übereinstimmungskriterium (1917) sowie in Anwendung von Langs' Validierungskriterien (1982) aus den Reaktionen von Patienten bzw. Bezugspersonen Rückschlüsse daraus ziehen kann, wie der Patient bzw. die Bezugspersonen die Interventionen oder die therapeutische Situation unbewusst erleben:

Bei der hier angesprochenen Vorgehensweise werden die freien Assoziationen bzw. das freie Spiel als Mitteilungen über die unbewusste Beurteilung der therapeutischen Situation, des Übertragungs-/Gegenübertragungsgeschehens sowie der Interventionen des Therapeuten verstanden. Freud hatte als Übereinstimmungskriterium eingeführt, dass eine Intervention des Therapeuten nur dann zur Heilung beitrage, wenn sie mit der Wirklichkeit im Patienten übereinstimme:

„Die Lösung seiner Konflikte und die Überwindung seiner Widerstände (gemeint sind die Konflikte und Widerstände des Patienten, M.-L. A.) glückt doch nur, wenn man ihm solche Erwartungsvorstellungen gegeben hat, die mit der Wirklichkeit in ihm übereinstimmen" (Freud, 1917, S. 470).

Die Frage ist nun, welche Interventionen des Therapeuten stimmen denn mit der (unbewussten) Wirklichkeit im Patienten überein, und wie kann man nachweisen, dass gerade diese Interventionen heilsam, also wirksam sind?

Langs (1982) beispielsweise gibt dafür zwei Kriterien, so genannte Validierungskriterien, an:

a) Der Patient drückt aus, dass die Neugruppierung des Materials durch den Therapeuten stimmig war und ihm neue Sinnzusammenhänge eröffnet hat („kognitive Validierung", Langs, 1982, S. 200).
b) Der Patient drückt aus, dass er ein Erlebnis von Verstandensein, guter Zusammenarbeit, Nähe hatte („interpersonelle Validierung" oder „Validierung durch ein evoziertes positives Introjekt", Langs, 1982, S. 202).

Die Ausführungen zum Übereinstimmungskriterium und zu den Validierungskriterien gelten natürlich analog für die Bezugspersonen.

Beispiel:
Eine Frau fragte ihre Psychotherapeutin, ob sie ihre Therapiestunde zeitlich neu festlegen könnten, sie von Montag auf Donnerstag verlegen könnten. Die Therapeutin stimmte zu, ohne unbewusste Hinweise der Patientin abzuwarten. Sie stimmte zu, weil sie fand, dass dies nett und menschlich sei. Die Rahmenintervention besteht hier also in der Zustimmung zu einer Verlegung der Therapiezeit.
Die Patientin kam zur nächsten Sitzung und begann mit den folgenden Worten: „Vielen Dank, dass Sie die Zeit für die Sitzungen letzte Woche geändert haben. Das war wirklich sehr hilfreich ... Mein Dozent am College springt nach Belieben mit uns um. Er hat wieder Unterricht abgesagt. Dieses Mal wollte er die Zeit tauschen. Der Typ weiß nicht, was er da tut. Er macht mich so ärgerlich. Er sollte etwas festsetzen und dabei bleiben."

Kommentar:
Bewusst empfindet die Patientin Dank und beschreibt die Therapeutin als hilfreich. Gemäß den oben angeführten Validierungskriterien wird die Intervention der Therapeutin jedoch unbewusst nicht validiert, denn:
a) Die Assoziationen der Patientin erweitern in keiner Weise die Intervention der Therapeutin und stellen sie auch nicht als sinnvoll dar.
b) Die Intervention hat kein positives Introjekt evoziert; im Gegenteil, es tauchen negative interpersonelle Bilder auf.

Dieses Beispiel wurde von Smith (1991) gegeben. Er stellt folgende Hypothese auf: Unbewusst stellt die Patientin die Therapeutin mit dem Bild des Dozenten dar. Sie empfindet es so, dass nach Belieben mit ihr umgesprungen wird, und zweifelt die Kompetenz der Therapeutin an („weiß nicht, was er da tut"). Sie bringt Ärger gegenüber der Therapeutin zum Ausdruck und gibt einen Korrekturhinweis („festsetzen und dabei bleiben"). Ich möchte dieser Hypothese ergänzend hinzufügen, dass die Patientin ebenso auch einen Selbstanteil mit dem Bild des Dozenten dargestellt haben wird, denn sie wollte die Zeit verändern.
Wenn der Patientin nun das gedeutet würde, was sie dieser Hypothese zufolge unbewusst über ihre Bewertung des Verhaltens der Therapeutin und ihr eigenes Verhalten mitgeteilt hat, könnte mittels der danach erfolgenden Reaktion der Patientin geprüft werden, ob die Hypothese über das unbewusste Erleben der Patientin bestätigt würde durch eine Reaktion, die „Übereinstimmung" gemäß den Kriterien a) und/oder b) signalisiert (vgl. Petersen [jetzt Althoff], 1996, S. 117 ff.).

In vielen Situationen lohnt es sich, zunächst für die vereinbarten Regelungen einzutreten und Mitteilungen des Patienten oder der Bezugspersonen, die das unbewusste Erleben deutlich werden lassen, abzuwarten, die im Gegensatz zu den bewussten Äußerungen stehen können. Die Forschergruppe um Sampson und Weiss (z.B. 1986) hat eindrucksvoll herausgearbeitet, dass jede Infragestellung des Rahmens bzw. der Interventionen des Therapeuten auch ein unbewusster Test seiner Glaubwürdigkeit sein kann. Bei einem solchen Test geht es um die unbewusste Frage, ob sich der Therapeut wohl als genauso schädigend oder unempathisch erweisen wird wie frühere wichtige Beziehungsfiguren, ob also so genannte unbewusste pathogene Überzeugungen (z.B. „Wenn ich mich auf ein Näheangebot einlasse, verliere ich meine Autonomie") bestätigt werden oder nicht.

2

Beispiel:
Zu Beginn der begleitenden Psychotherapie der Bezugspersonen wird den Eltern oft gesagt, es sei wichtig, dass sie beide kommen, dass Mutter und Vater für das Kind gleichermaßen von Bedeutung seien. Wenn dann die Verabredung zu dritt getroffen wird, wird oft gleich anschließend die Frage gestellt, ob denn auch mal ein Elternteil fehlen könne.
Nehmen wir an, die Eltern ergänzen die Frage durch die Mitteilung, dass der Vater häufig länger im Büro bleiben müsse. Eine unmittelbare Antwort des Therapeuten aus einer wohlmeinenden und verständnisvollen Position heraus könnte etwa lauten: „Das kann ich gut verstehen, dass Sie dann verhindert sind. Da kann man nichts machen. Wenn es dann mal bei Ihnen, Herr X, nicht geht, kann ich ja mit Ihrer Frau alles besprechen." Bewusst werden beide Eltern wahrscheinlich Erleichterung erleben. Es kann jedoch sein, dass das Verhältnis zwischen Vater und Therapeut danach sehr distanziert ist und der Fall, dass der Vater nicht kommen kann, oft eintreten wird. Eine mögliche Erklärung dafür wäre, dass der Vater seine unbewusste Überzeugung – „Es wird zwar immer gesagt, dass Väter wichtig sind, aber eigentlich glaubt keiner daran" – bestätigt haben wollte und insofern keine neue, für ihn förderliche Erfahrung machen konnte, weil der Therapeut nicht verstanden hatte, dass er gerade einem Test unterzogen wurde.

Beispiel:
Beim nächsten Mal reagiert der Therapeut anders. Er sagt diesen Eltern auf ihre Frage hin, ob mal einer von beiden fehlen könne: „Ich kann gut verstehen, dass diesbezüglich druckvolle Situationen eintreten können. Im Moment überblicke ich noch nicht, was das Beste für Sie wäre. Machen wir doch erst einmal weiter. Ich komme auf Ihre Frage später zurück."
Im Laufe des weiteren Gespräches erzählt der Vater, ein großes Problem der Kindererziehung sei, dass seine Frau und er zu wichtigen Fragen unterschiedliche Meinungen hätten, und führt das lange aus. Später in der Sitzung kommt er selbst noch einmal auf die anfängliche Frage zurück und ergänzt noch einmal ausführlich, welche dringlichen beruflichen Situationen seine Teilnahme verhindern könnten.
Der Therapeut könnte dann einerseits Verständnis dafür äußern, dass diese Frage zu stellen sei, und andererseits hervorheben, dass dann seiner Meinung nach ein wichtiger Part in dem betreffenden Gespräch fehle, zumal er, der Vater, selbst gesagt habe, dass es um einen Verständigungsprozess zwischen ihm und seiner Frau gehe, der nur weitergeführt werden könne, wenn beide anwesend seien.
Indem der Therapeut den Konflikt des Vaters in seiner Bedeutung betont, hebt er hervor, dass sein Vorschlag, beide Eltern empfangen zu wollen, kein Lippenbekenntnis war, dass etwas fehlen würde bzw. nicht gehe, wenn der Vater nicht komme. Im Hinblick auf eine angemessene interpersonelle Abgrenzung verpflichtet er die Eltern nicht auf eine gemeinsame Teilnahme, indem er den Eltern bzw. dem Vater diese Entscheidung nicht abnimmt, er bietet sich aber auch nicht dafür an, dass der Vater seine unbewusste pathogene Überzeugung „Väter sind sowieso nicht wichtig" bestätigt bekommt.

3.4 Die Beendigung der Psychotherapie

Das Ende einer Psychotherapie gestaltet sich je nach Stand der Behandlung unterschiedlich. Neben der Aktivierung vieler anderer Aspekte wird das Ende auch unter dem Aspekt der Auflösung des Rahmens erlebt.
Wird die Beendigung dadurch eingeleitet, dass der Patient und die Bezugspersonen ihre jeweilige Problemstellung gelöst haben, so kann der Therapeut die Zuständigkeit für die Beendigung ganz in die Hände von Patient und Bezugspersonen legen. Die Auflösung des Rahmens wird dann oft erlebt als ein zwar schmerzlicher, aber entwicklungsadäquater Schritt.
Anders ist es im Fall der vorzeitigen Beendigung, z.B. bei Ende der Kostenübernahme durch den Kostenträger. Patienten und Bezugspersonen bedürfen hier manchmal der regulierenden Intervention des Therapeuten, etwa in Form der Aufklärung, was sie jetzt alternativ tun können oder wann wieder eine Therapie beantragt werden kann. In derartigen Fällen wird die Auflösung des Rahmens häufig erlebt als schmerzlicher Verlust vor der Zeit, der z.B. der Auflösung einer Ehe durch den frühen Tod eines geliebten Partners gleichkommt.
Wird eine Therapie vom Patienten abgebrochen, z.B. um das Erleben des Endes zu vermeiden (passiv in aktiv) oder um unerträglichen Erkenntnissen auszuweichen, oder wird eine Therapie von den Bezugspersonen abgebrochen, z.B. um die in Gang kommende Entwicklung des Kindes zu stoppen oder um sich nicht mit dem Therapeuten auseinander setzen zu müssen, bleibt oft keine Zeit, das Erleben der Auflösung des Rahmens zu begleiten und zu analysieren, da es dann oft nur sekundärprozesshafte Mitteilungen gibt.
Werden in einer Psychotherapie Abbruchtendenzen deutlich, sollten sie Anlass zu einer eingehenden Untersuchung dieses Wunsches und seiner Bedeutung sein. Es besteht dann z.B. die Möglichkeit, dass dadurch ein unangemessener Abbruch verhindert werden kann oder aber der Therapeut erkennt, dass er die Anzeichen eines herannahenden Endes bislang übersehen hatte.

4 Frequently Asked Questions (FAQ)

1. *Können kleine Kinder es aushalten, wenn der Therapeut ihnen auf persönliche Fragen keine Antwort gibt, d.h. die Anonymität wahrt?*

→ Ja, während es Erwachsenen und Jugendlichen aber meist sofort einsichtig ist, warum der Therapeut nichts von sich oder seinem Privatleben erzählt und nur eine kurze Begründung erforderlich ist, dauert es bei kleinen Kindern länger, bis sie verstanden oder akzeptiert haben, dass die therapeutische Beziehung sich in manchen Punkten von einer normalen Beziehung unterscheidet. Es sind Feinfühligkeit und Überlegung gefordert, um dem Kind ganz individuell plausible Gründe für die Einhaltung der Anonymität nennen zu können oder die Phantasien des Kindes durch Fragen dazu anzuregen, damit es sich nicht zu stark zurückgestoßen oder abgelehnt fühlt. Nach Möglichkeit sollte aus der aktuellen Übertragungsbeziehung heraus geantwortet werden. Zu verschiedenen Zeiten kann eine Frage völlig unterschiedliche Bedeutung haben. Zum Beispiel kann das Kind von sich und seinen Nöten ablenken wollen, oder es kann das Ausgeschlossensein vom Leben des Therapeuten nicht ertragen.

2. *Wenn ich in einer Therapie eine gute Rahmenvereinbarung getroffen habe, soll ich diesen Rahmen dann auf jeden Fall halten?*

→ Es ist nie klar, ob sich situative Gegebenheiten nicht derart ändern können, dass eine Rahmenänderung erforderlich wird. Das Halten des Rahmens ist angezeigt, wenn der Patient oder die Bezugspersonen keine Hinweise auf notwendige Veränderungen geben und auch der Therapeut selbst keine Notwendigkeit sieht. Kommt von Seiten des Patienten oder den Bezugspersonen eine Anfrage zu einer Rahmenveränderung, so soll entsprechend dem psychodynamischen Vorgehen versucht werden, diese Anfrage aus der aktuellen Übertragungs-/ Gegenübertragungsbeziehung heraus zu verstehen und anhand der unbewussten Mitteilungen des Patienten zu ergründen, ob eine und ggf. welche Änderung erfolgen sollte.

3. *Dürfen Kinder eigenes Spielzeug mitbringen?*

→ Therapeuten handhaben das sehr unterschiedlich. Einige formulieren schon zu Beginn, dass eigenes Spielzeug nicht mitgebracht werden soll (Zuordnung zur Komponente „Ungestörtheit, Alleinsein"), andere ermutigen das Kind dazu, etwas mitzubringen, wenn es Lust dazu hat, wieder andere lassen das offen. Welchen Umgang ein Therapeut auch immer praktiziert, die unbewussten Reaktionen des Kindes geben Aufschluss darüber, für wie geeignet das Kind diese Regelung unbewusst hält.

4. *Wenn ein Elternteil das Kind zur Therapie bringt und dann sagt: „Ich habe noch eine Frage", was mache ich dann? Kann ich freundlich sagen: „Das geht jetzt nicht"?*

→ Das ist natürlich möglich, bringt aber das Kind möglicherweise in Loyalitätskonflikte und verärgert den Elternteil zu stark. Ein Vorgehen, bei dem man sich vom Patienten und den Bezugspersonen leiten lässt, wäre, die gestellte Frage kurz zu beantworten und dann auf das nächste Elterngespräch zu verweisen. In der anschließenden Sitzung mit dem Kind ist es dann sinnvoll, darauf zu achten, ob das Kind unbewusste Mitteilungen über die anfängliche Störung macht (z.B. Schulespiel, bei dem der Unterricht durch einen Elternteil gestört wird) und dann ggf. eine Rahmensicherung bzgl. der Komponente der Ungestörtheit und des Alleinseins zu formulieren. Parallel wird es in der nächsten Elternsitzung darauf ankommen, auch hier bewusste und unbewusste Mitteilungen der Eltern über die „Störung" herauszufiltern, z.B. könnte die Frage von dem Elternteil noch einmal aufgegriffen werden, oder es könnte eine thematische Verbindung geben, wenn die Eltern etwa berichten, dass das Kind immer unangemeldet ins Zimmer platze, und dann analog zum Vorgehen mit dem Kind die Ungestörtheit und das Alleinsein zu sichern.

5. *Bis zu welchem Alter kann ich einem Patienten die Grundregel, die das freie Spiel einschließt, geben?*

→ In der Regel spielen Kinder bis zu einem Alter von ca. 12 Jahren gern. Ab einem Alter von 12 Jahren wollen die meisten eher sprechen. Man kann aber auch älteren Kindern oder sogar Jugendlichen das Spiel anbieten, wenn man nicht sicher ist, ob sie nur sprechen wollen oder können. Viele Therapeuten fragen ältere Kinder zu Beginn, was sie möchten. Die Antwort kann dann wieder auf der bewussten und unbewussten Ebene ausgewertet werden.

5 Prüfungsfragen

1. Nennen und erläutern Sie 5 Komponenten, die zu den allgemein akzeptierten Rahmenbedingungen der tiefenpsychologisch fundierten und analytischen Psychotherapie gezählt werden!
2. Welche Besonderheiten sind in der Kinder- und Jugendlichenpsychotherapie (im Gegensatz zur Erwachsenentherapie) bei der Einrichtung eines Behandlungsrahmens zu beachten? Nennen Sie mindestens drei Besonderheiten!
3. Wie könnte die Grundregel für ein 4-jähriges Kind formuliert werden?
4. Begründen Sie, warum die Abstinenzregel für den Psychotherapeuten in der Arbeit mit den Patienten und den Bezugspersonen gleichermaßen gelten sollte!
5. Nennen Sie zwei Aspekte, die in einer Kinderbehandlung bei der „Definition der Regeln des körperlichen Kontakts" zu beachten sind!
6. Nennen Sie ein Kriterium, mit dem die Stimmigkeit einer Rahmenintervention belegt werden kann!
7. Nennen Sie drei Konstellationen, in denen die Auflösung des psychotherapeutischen Rahmens für den Patienten oder die Bezugspersonen emotional sehr belastend sein kann!

6 Literatur

a) zitierte Literatur

- Argelander H (1970): Das Erstinterview in der Psychotherapie. Darmstadt: Wissenschaftliche Buchgesellschaft
- Berns I (2000): Die psychoanalytische Grundregel. Anal Kinder Jugendlichenpsychother 106:173-189
- Berns U (2002): Der Rahmen und die Autonomie von Analysand und Analytiker. Forum Psychoanal 18:332-349
- Berns I (2006: Ethik und Berufsrecht. In: Hopf H, Windaus E (Hrsg.): Analytische Kinder- und Jugendlichenpsychotherapie. München: CIP-Medien
- Bettelheim B (1975): Der Weg aus dem Labyrinth. Berlin: Hartmann und Heenemann
- Bettelheim B (1977): Die Geburt des Selbst. München: Kindler
- Bion WR (1990): Lernen durch Erfahrung. Frankfurt a.M.: Suhrkamp

- Clarkin JF, Yeomans FE, Kernberg OF (2001): Psychodynamische Therapie der Borderline-Persönlichkeit. Manual zur Transference Focused Psychotherapy (TFP). Stuttgart: Schattauer
- Deserno H (2000): Arbeitsbündnis. In: Mertens W, Waldvogel B (Hrsg.): Handbuch psychoanalytischer Grundbegriffe. Stuttgart: Kohlhammer
- Einnolf U (2004): Überlegungen zu den Grundlagen der „tiefenpsychologisch fundierten Psychotherapie" (TFP) bei Kindern und Jugendlichen. Anal Kinder Jugendlichenpsychother 34:479-488
- Freud S (1910): Über „wilde" Psychoanalyse. GW VIII. Frankfurt/Main: Fischer
- Freud S (1912a): Zur Dynamik der Übertragung. GW VIII. Frankfurt/Main: Fischer
- Freud S (1912b): Ratschläge für den Arzt bei der psychoanalytischen Behandlung. GW VIII. Frankfurt/Main: Fischer
- Freud S (1913): Weitere Ratschläge zur Technik der Psychoanalyse I. GW VIII. Frankfurt/Main: Fischer
- Freud S (1915): Weitere Ratschläge zur Technik der Psychoanalyse III. GW X. Frankfurt/Main: Fischer
- Freud S (1917): Vorlesungen zur Einführung in die Psychoanalyse. GW XI. Frankfurt/Main: Fischer
- Freud S (1919): Wege der psychoanalytischen Therapie. GW XII. Frankfurt/Main: Fischer
- Geyer M (2004): Psychoanalytisch begründete Verfahren. In: Hiller W, Leibing E, Leichsenring F, Sulz SKD (Hrsg.): Lehrbuch der Psychotherapie. Bd. 1. München: CIP-Medien
- Grefe J (2004): Rahmenbedingungen der Psychotherapie. In: Leichsenring F (Hrsg.): Psychoanalytische und tiefenpsychologisch fundierte Therapie. Bd. 2. In: Hiller W, Leibing E, Sulz SKD (Hrsg.): Lehrbuch der Psychotherapie. München: CIP-Medien
- Hug-Hellmuth H (1994): Zur Technik der Kinderanalyse. Kinderanalyse 2:9-27
- Klein M (1962): Die psychoanalytische Spieltechnik. In: Klein M (Hrsg.): Das Seelenleben des Kleinkindes. Stuttgart: Klett
- Körner J, Krutzenbichler S (2000): Der Traum in der Psychoanalyse. Göttingen: Vandenhoeck & Ruprecht
- Langs R (1982): Psychotherapy: A Basic Text. New York: Aronson
- Langs R (1989): Die Angst vor validen Deutungen und vor einem festen Rahmen. Forum Psychoanal 5:1-18
- Modell AH (1981): Die bewahrende Umwelt und die therapeutische Funktion der Psychoanalyse. Psyche 35:788-808
- Müller T (2000): Rahmen, Setting. In: Mertens W, Waldvogel B (Hrsg.): Handbuch psychoanalytischer Grundbegriffe. Stuttgart: Kohlhammer
- Novick J (1997): Die Beendigung der Behandlung in der Adoleszenz. Anal Kinder Jugendlichenpsychother 94:135-161
- Petersen (jetzt Althoff) ML (1996): Der sichere Rahmen. In: Forum Psychoanal 12:110-127
- Petersen (jetzt Althoff) ML (1999): Überlegungen zur Wahl des Settings für die begleitende Psychotherapie der Bezugspersonen. Anal Kinder Jugendlichenpsychother 103:339-360
- Pfeifer S (1993): Äußerungen infantil-erotischer Triebe im Spiel. Kinderanalyse 1:25-64
- Redl F (1971): Erziehung schwieriger Kinder. München: Piper
- Sampson H, Weiss J (1986): Testing Hypotheses. In: Greenberg LS, Pinsof WM (eds.): The psychotherapeutic process. New York: Guilford
- Sandler J, Kennedy H, Tyson RL (1982): Kinderanalyse. Gespräche mit Anna Freud. Frankfurt a.M.: Fischer
- Smith DL (1991): Hidden conversations. London: Routledge
- Stone L (1973): Die psychoanalytische Situation. Frankfurt a.M.: Fischer
- Thomä H, Kächele H (1985): Lehrbuch der psychoanalytischen Therapie. Bd. 1: Grundlagen. Berlin: Springer
- Trimborn W (1994): Analytiker und Rahmen als Garanten des therapeutischen Prozesses. Psychotherapeut 39:94-103
- Windaus E (2004): Psychoanalytische und tiefenpsychologisch fundierte Therapie bei Kindern und Jugendlichen. In: Hiller W, Leibing E, Leichsenring F, Sulz SKD (Hrsg.): Lehrbuch der Psychotherapie. Bd. 1. München: CIP-Medien
- Winnicott DW (1973): Vom Spiel zur Kreativität. Stuttgart: Klett-Cotta
- Winnicott DW (1954/1988a): Von der Kinderheilkunde zur Psychoanalyse. Stuttgart: Klett-Cotta
- Winnicott DW (1988b): Aggression. Stuttgart: Klett-Cotta
- Wöller W, Kruse J (2001): Tiefenpsychologisch fundierte Psychotherapie. Stuttgart: Schattauer

b) weiterführende Literatur

- Argelander H (1970): Das Erstinterview in der Psychotherapie. Darmstadt: Wissenschaftliche Buchgesellschaft
- Berns U (1994): Die Übereinstimmungsdeutung. Forum Psychoanal 10:226-244
- Berns I, Reinholz K (2000): Was benötigen Kinder- und Jugendlichenpsychotherapeuten in ihren Praxen, um wirksam arbeiten zu können? Hannoversche Werkstattberichte 12:155-188
- Eckstaedt A, Klüwer R (Hrsg.) (1980): Zeit allein heilt keine Wunden. Psychoanalytische Erstgespräche mit Kindern und Eltern. Frankfurt am Main: Suhrkamp
- Faber FR, Haarstrick R (2003): Kommentar Psychotherapie-Richtlinien. München, Jena: Urban & Fischer
- Kahl-Popp J (2003): Das Angebot des Psychoanalytikers, die pathologische Verarbeitung der Eltern und die Übertragung des Kindes. In: Gerlach A, Schlösser AM (Hrsg.): Psychoanalyse mit und ohne Couch. Gießen: Psychosozialverlag
- Klein M (1972): Das Seelenleben des Kleinkindes und andere Beiträge zur Psychoanalyse. Reinbek: Rowohlt
- Korte M (2003): Die vakante Sitzung. Forum Psychoanal 19:261-281
- Krumenacker FJ (1998): Bruno Bettelheim. München: Reinhardt
- Winnicott DW (1973): Vom Spiel zur Kreativität. Stuttgart: Klett-Cotta
- Winnicott DW (1980): Piggle. Stuttgart: Klett-Cotta

3 Behandlungskonzepte und Techniken

3.1 Theoretische Grundlagen der psychoanalytischen Therapie bei Kindern und Jugendlichen

Gustav Bovensiepen

1 Historische Einführung

Wichtige Konzepte der Psychoanalyse *nach* Freud wurden von Analytikern eingeführt, die mit Kindern *und* Erwachsenen arbeiteten (z.B. Erikson, Fonagy, Fordham, A. Freud, Klein, Mahler, Spitz, Winnicott). Insofern ist die Geschichte der Psychoanalyse untrennbar mit der Geschichte der Kinderanalyse verbunden und stark von ihr beeinflusst worden. Die bisher vermutlich umfassendste Geschichte der Kinderanalyse haben Claudine und Pierre Geissmann verfasst (1992); die kinderanalytischen Arbeiten in den Traditionen von C.G. Jung und Alfred Adler fehlen in diesem Werk allerdings. Eine deutsche Übersetzung liegt nicht vor.

In der Epikrise zur „Analyse der Phobie eines fünfjährigen Knaben" (Der kleine Hans) spricht S. Freud (1909, S. 349) zum ersten Mal von den „Neurosen der Kinderzeit". Der Gedanke, „dass jeder neurotischen Erkrankung im Erwachsenenalter eine infantile Neurose zugrunde liegt, existierte in Freuds Denken also von Anfang an" (Holder, 1999, S. 351). Die „Behandlung" des kleinen Hans erfolgte jedoch nicht direkt, sondern durch die Gespräche mit dem Vater des Kindes. Wegen der vermeintlichen Beschränkung auf die Sprache stand Freud aus behandlungstechnischen Gründen der direkten psychoanalytischen Untersuchung und Behandlung von Kindern zurückhaltend gegenüber. Auch Ferenczi (1913) hat einen Versuch der direkten Untersuchung bei einem fünfjährigen Jungen („Ein kleiner Hahnemann") beschrieben, kam aber zur gleichen Schlussfolgerung wie Freud.
Sowohl Freud wie auch Ferenczi sahen in ihren Beobachtungen vor allem eine Bestätigung der damaligen *Libidotheorie* (Freud, 1905). Die Triebtheorie ging davon aus, dass das Kind eine „polymorph-perverse" Triebanlage hat und es Ziel der Entwicklung ist, dass die Partialtriebe (oral, anal, urethral) unter das Primat der genitalen Sexualität gelangen. Zentraler Konflikt der libidinösen Strebungen mit dem Ich war der *ödipale Konflikt*, dessen Ausgang man auf das Engste mit der infantilen Neurose verband. Aus heutiger Sicht muss die „Behandlung" des „kleinen Hans" durch seinen Vater und die Verwendung des Materials durch Freud insofern kritisch betrachtet werden, als Freuds Schlussfolgerung auf Beobachtungsmaterial beruhte, das wegen der subjektiven Perspektive des Vaters verzerrt gewesen sein dürfte. Die Universalität des Ödipuskomplexes wurde innerhalb der Psychoanalyse von Deleuze und Guattari (1977) angezweifelt. C.G. Jung publizierte ebenfalls um diese Zeit (1910) die Beobachtungen eines „der Psychoanalyse kundigen Vaters" (der Vater war Jung selber) über seine vierjährige Tochter Anna, auf welche Weise diese sich Gedanken macht anlässlich der Geburt eines Bruders. In seinem Vorwort zur 2. Auflage von 1915 (nach der 1913 erfolgten Trennung von Freud) schrieb Jung: „Die Grundannahme der in dieser Arbeit vertretenen Auffassung ist, dass das *Sexualinteresse* eine nicht unbeträchtliche Rolle im Entstehungsprozeß des kindlichen Denkens spiele ... daß das kausal wirksame anfängliche Sexualinteresse nur *uneigentlich* (Hervorhebung G.B.) nach einem unmittelbaren Sexualziel strebt, sondern vielmehr nach einer Entwicklung des Denkens" (S. 14). Jung bestritt die Berechtigung des Konzepts der „polymorph-perversen Anlage", sondern plädierte für eine „polyvalente Anlage" des Kindes (Jung 1910, S. 15) und vertrat in seiner Libidotheorie die Auffassung, dass mit Libido nicht allein der Sexualtrieb gemeint sein kann, sondern seelische Energie allgemein. Er untersuchte in seinem Frühwerk „Wandlung und Symbole der Libido" ausführlich die *Regression der Libido* auf die präödipale Organisation und auf die damit einhergehenden archaischen Mutterimagines (Jung 1911/1912). Der Hinweis auf die Rolle, die das Triebleben und die Affekte für die Entwicklung des Denkens beim Kind spielen, ist deswegen wichtig, da später der postkleinianische Psychoanalytiker W. R. Bion einen ähnlichen Gedanken zum Ausgangspunkt seiner Theorie des Denkens nimmt und damit einen großen Einfluss auf die moderne behandlungstechnische Weiterentwicklung der postkleinianischen Kinderanalyse ausgeübt hat. Die frühen Pioniere der Psychoanalyse haben häufig ihre ersten theoretischen Annahmen von analytischem Material abgeleitet, das entweder aus den Beobachtungen an ihren eigenen Kindern stammte oder denen von Freunden und Familienangehörigen. In den Anfängen der Psychoanalyse war es durchaus üblich, die eigenen Kinder gegenseitig zu analysieren. Siegmund Freuds Arbeit mit seiner Tochter Anna Freud ist vielleicht das bekannteste Beispiel dafür.
Jenseits der damaligen Auffassung von Freud, dass der ödipale Konflikt als Trieb-Abwehr-Konflikt die zentrale Rolle bei der Neurosenentstehung im Kindes- und Erwachsenenalter spielt, ist die ödipale Situation auch eine (von vielen) Objektbeziehungs-Konstellation, insofern ihr eine spezifische Phantasie über die Beziehungen in dem Dreieck Vater-Mutter-Kind zugrunde liegt.
In den 20er und 30er Jahren des 20. Jh. hatte die Psychoanalyse zunächst einen großen Einfluss auf die Pädagogik, Sozialpädagogik und Entwicklungspsychologie, und es entwickelte sich eine psychoanalytische Pädagogik, die vor allem verbunden ist mit den Namen August Aichhorn und Siegfried Bernfeld in Wien und Oskar Pfister und Hans Zulliger in der Schweiz sowie Sabina Spielrein. Zulliger entwickelte die Methode der „deutungsfreien analytischen Kinderpsychotherapie" (Zulliger, 1969). Es

war vor allem Alfred Adler und seine individualpsychologische Schule, die sich mit der „Kinderpsychotherapie durch Erziehungsberatung" (Dreikurs, 1969) bevorzugt um Pädagogik, Schulreform und um die Errichtung von Erziehungsberatungsstellen in Wien und München kümmerten (Huber, 2000). Die Tradition der psychoanalytischen Pädagogik wurde dann von vielen bedeutenden Kindertherapeuten weitergeführt, die während der NS-Zeit nach England oder in die USA emigrieren mussten, z. B. Nelly Wolffheim, Bruno Bettelheim und Fritz Redl.

Als erste Kinderanalytikerin wird heute Hermine Hug-Hellmuth angesehen, die bereits 1920 auf dem 6. Internationalen Psychoanalytischen Kongress in Den Haag einen Vortrag über „Die Technik der Kinderanalyse" hielt, „der noch stark unter pädagogischem Einfluss stand" (Heinemann und Hopf, 2004, S. 55). Sie verwendete erstmals das Spiel des Kindes analog der Verwendung der freien Assoziation und der Träume in der Analyse mit Erwachsenen (Geissmann und Geissmann, 1994). Sie benutzte Spielmaterial und Puppen, um das Kind zum freien Spiel anzuregen. „Das verständnisvolle Einfühlen in die Kinderseele, die Charakteranalyse und Erziehung des Kindes standen im Mittelpunkt der therapeutischen Bemühungen"; sie „ging schon auf die wesentlichen Fragen der Indikation, des fehlenden Leidensdruckes, der Stellung des Therapeuten zu den Eltern, aber auch des Spielverhaltens und seiner Deutung ein" (Biermann, 1969, S. 4).

Die bedeutendsten und bis heute einflussreichsten Begründerinnen der analytischen Kinder- und Jugendlichenpsychotherapie waren Anna Freud und Melanie Klein, von denen die wichtigsten Konzepte hier ausführlich dargestellt werden.
Anna Freud, die jüngste Tochter von S. Freud, war als Lehrerin und Sozialpädagogin in Wien tätig. In ihrer „Einführung in die Technik der Kinderanalyse" (A. Freud, 1926) setzte sie sich erstmals eingehend mit der Behandlungstechnik bei Kindern auseinander. Nach ihrer Emigration nach London entwickelte und leitete sie zusammen mit Liselotte Frankl die 1951 gegründete Hampstead Child-Therapy Clinic (heute Anna Freud Centre), die zu einem der wichtigsten Zentren moderner kinderanalytischer Behandlung, Ausbildung und Forschung geworden ist. Eine biographische Würdigung von Anna Freud findet sich bei Besser (1982) sowie bei Peters (1984).
Melanie Klein ging nach einer Analyse bei Ferenczi in Budapest und Abraham in Berlin 1926 nach London und begründete dort eine eigene psychoanalytische Tradition, die die kinderanalytische Behandlungstechnik (und psychoanalytische Behandlung von Erwachsenen) grundlegend veränderte und zu entscheidenden theoretischen Erweiterungen der Objektbeziehungspsychologie beitrug. Die renommierte Tavistock Clinic in London ist die Institution, an der seit Jahrzehnten in erster Linie kleinianische Kinderanalytiker an der Behandlung, Ausbildung und Forschung im Kinder- und Jugendlichenbereich tätig sind. Ausführliche Biographien über Melanie Klein haben Riesenberg (1982) und Grosskurth (1986) verfasst.

2 Anna Freud

2.1 Zur Technik der Kinderanalyse

Für das Verständnis dieser bedeutendsten ersten kinderanalytischen Arbeit ist es wichtig, dass Anna Freud von der Pädagogik kam und im Unterschied zur Analyse von Erwachsenen immer auch eine pädagogische Arbeit in der Kinderanalyse sah, wenn sie z.B. formulierte: „Die Arbeit am kindlichen Über-Ich ist eine doppelte: analytisch in der historischen Zerlegung von innern her, soweit das Über-Ich schon Selbständigkeit erlangt hat, aber außerdem erzieherisch beeinflussend von außen her durch Veränderungen im Verhältnis zu den Erzieherpersonen, durch die Schaffung neuer Eindrücke und durch Revision der Anforderungen, die von der Außenwelt an das Kind gestellt werden" (A. Freud, 1928, S. 174).
Anna Freuds Schrift von 1926 behandelte die Themen der Einleitung, der Methoden, der Rolle der Übertragung in der Kinderanalyse und das Verhältnis von Kinderanalyse zur Erziehung. Da bei Kindern „die Krankheitseinsicht, der freiwillige Entschluss und der Wille zur Heilung" (A. Freud, 1926, S. 14) fehle, muss das Kind umworben, verführt und mit Belohnungen dazu gebracht werden, mitzumachen. Auch dies diente der Herstellung einer „Bindung" (ebd., S. 57). Diese „Vorbereitung", ja „Dressur zur Analyse" (ebd., S. 15) würde umso länger dauern, je „weiter der ursprüngliche Zustand des Kindes von dem ... des idealen erwachsenen Patienten entfernt" sei (ebd., S. 15), bis das Kind so weit sei „zur Preisgabe aller seiner bisher gehüteten Geheimnisse" (ebd., S. 20.). In der Behandlung deutete A. Freud die Träume und Tagträume ihrer kleinen Patienten, bastelte, malte und spielte mit den Spielsachen der Kinder; sie benutzte das kindliche Spiel als Ersatz für die freie Assoziation und bezog sich damit ausdrücklich auf Hug-Hellmuth und die Technik von M. Klein (ebd., S. 43). A. Freud war aber damals der Ansicht, dass Kinder zwar eine Übertragung, aber keine Übertragungsneurose entwickeln könnten (ebd., S. 53), da ihre tatsächlichen Eltern in der äußeren Realität noch zu präsent sind. Aus diesem Grund kritisierte sie, dass Klein das kindliche Spiel fortlaufend kommentierte und die Übertragungssymbolik dem Kind direkt deutete und übersetzte. Dagegen Anna Freud: „Das Kind ist nicht – wie der Erwachsene – bereit, eine Neuauflage seiner Liebesbeziehungen vorzunehmen, weil – so könnte man sagen – die alte Auflage noch nicht vergriffen ist" (ebd., S. 51). Anna Freud arbeitete weniger mit der negativen Übertragung, sondern förderte vielmehr die positive Übertragung. Hier deutetn sich bereits Konflikte an, die sich zunächst auf der behandlungstechnischen Ebene darstellten, später dann in den berühmten „Controversies" der British Psychoanalytic Society der 40er Jahre über grundlegende theoretische Fragen ausgetragen wurden und mit einem „Ladies agreement", der gegenseitigen Tolerierung der beiden Damen, endeten, ohne dass es zur Spaltung der British Psychoanalytic Society gekommen wäre (King und Steiner, 1992).
Im vierten Kapitel zur Technik befasst sich Anna Freud mit dem Verhältnis der Kinderanalyse zur erzieherischen Funktion des Analytikers. Anna Freud argumentiert mit der Schwäche des Ich-Ideals beim Kind und meinte, *„es muß dem Analytiker gelingen, sich für die Dauer der Analyse an die Stelle des Ichideals beim Kinde zu setzen"*, und er muss darüber das Kind „beherr-

schen" (ebd., S. 67). Er sollte erzieherisch vor allem im Hinblick auf das Triebleben des Kindes eingreifen; „er muß analysieren und erziehen, d.h., er muß in einem Atem erlauben und verbieten, lösen und wieder binden" (ebd., S. 72).

Die argumentative Hauptlinie dieser Technik-Schrift von Anna Freud verfolgt durchgehend das Ziel, das Kind in seiner Ich-Organisation nicht mit einem erwachsenen Patienten gleichzusetzen, so dass sie die beschriebenen behandlungstechnischen Modifikationen vorschlägt.

In ihrer Einführung zur englischen (1946) und erweitert zur deutschen Gesamtausgabe (1980) revidierte Anna Freud ihre früheren behandlungstechnischen Positionen weitgehend (ebd., S. 7 f.): Es entfielen die erzieherische Funktion des Analytikers und die Notwendigkeit einer „Einleitungs- oder Vorbereitungsphase", da diese durch die Untersuchung und Analyse der Abwehrmechanismen und –vorgänge ersetzt worden sei. Sie betonte nun stärker die Wichtigkeit der Übertragung, schränkte aber nach wie vor ein, dass es „nur äußerst selten vorkomme, dass Kinder eine „voll ausgebildete Übertragungsneurose" entwickeln würden.

2.2 Das Ich und die Abwehrmechanismen

Dieses zweite Hauptwerk von Anna Freud erschien 1936 und kann als Meilenstein einer konsequenten ichpsychologischen Perspektive und Behandlungstechnik innerhalb der Psychoanalyse gelten. Fest auf dem Boden der psychoanalytischen Strukturtheorie und Instanzenlehre (Ich – Über-Ich – Es) formuliert A. Freud diese Perspektive: „Das Objekt der analytischen Therapie war von Anfang an das Ich und seine Störungen, die Erforschung des Es und seiner Arbeitsweise war immer nur Mittel zum Zweck. Und der Zweck war immer gleich: Aufhebung dieser Störungen und die Wiederherstellung der Intaktheit des Ichs ... Das bedeutete auf das Ich bezogen: seine Inhalte, seine Ausdehnung, seine Funktionen und die Geschichte seiner Abhängigkeiten von Außenwelt, Es und Über-Ich. Auf das Es bezogen, heißt es: die Beschreibung der Triebe, also der Es-Inhalte und das Verfolgen der Triebumwandlungen" (A. Freud, 1936, S. 198). Das Ich ist der Beobachter (von Manifestationen) des Es und des Über-Ich und die Stätte der Angst. Anna Freud führt differenziert die Manifestationsformen von zehn verschiedenen Abwehrmechanismen , aus und wie der Widerstand und die Abwehrtätigkeit des Ich (als Triebabwehr und Affektabwehr) zum zentralen Objekt der Analyse werden (Abwehranalyse). Sie zählt die folgenden Abwehrmechanismen auf: Verdrängen, Regression, Reaktionsbildung, Isolierung, Ungeschehenmachen, Projektion, Introjektion, Wendung gegen die eigene Person, Verkehrung ins Gegenteil und Sublimierung/Verschiebung. Anna Freud entwickelte Ansätze, die verschiedenen Mechanismen in eine Chronologie des Auftretens, z. B. entlang der psychosexuellen Entwicklung, zu bringen, gab dann aber diesen Versuch auf (ebd., S. 242 f.). Sie unterscheidet Triebabwehr aus „Über-Ich-Angst in der Neurose des Erwachsenen", „Triebabwehr aus Realangst in der infantilen Neurose" und „Triebabwehr aus Angst vor der Triebstärke", die vor allem im Pubertätsalter zu beobachten sei und der sie ein eigenes Kapitel widmete (ebd., S. 319 ff.). Die Affektabwehr ergibt sich daraus, dass die Triebvorgänge von bestimmten Affekten begleitet sind (ebd., S. 251 f.). Als einen eigenen Abwehrtypus gegen Ängste, der spezifisch bei jüngeren Kindern zu beobachten ist, beschreibt Anna Freud die *Identifizierung mit dem Aggressor* (ebd., S. 293 ff.). Er besteht in einer identifikatorischen Nachahmung des gefürchteten Objektes: Das kleine Mädchen, das sich im Dunkeln fürchtete, sagte zu ihrem kleinen Bruder: „Du musst nur spielen, daß Du selber der Geist bist, der Dir begegnen könnte."

Bei der Zuordnung der einzelnen Abwehrmechanismen zu bestimmten Angstsituationen unterscheidet sie zwischen *Abwehrtätigkeit des Ich nach innen und nach außen*: „Die *Verdrängung* leistet für die Beseitigung der Triebabkömmlinge dasselbe wie die *Leugnung* für die Beseitigung der Außenweltreize. Die *Reaktionsbildung* dient der Sicherung gegen die Rückkehr des Verdrängten von innen her, die *Phantasie vom Gegenteil* der Sicherung der Leugnung gegen Erschütterung durch die Außenwelt. Die *Hemmung* der Triebregung gegenüber entspricht der *Ich-Einschränkung* zum Zwecke der Vermeidung äußerer Unlust. Die *Intellektualisierung* der Triebvorgänge als Gefahrverhütung nach innen ist dasselbe wie die immer vorhandene *Wachsamkeit des Ichs* für die Gefahr der Außenwelt ... Das infantile Ich erlebt den Ansturm der Trieb- und Außenweltreize zur gleichen Zeit; es muß also, wenn es seine Existenz erhalten will, die Abwehr nach beiden Seiten gleichzeitig üben" (ebd., S. 353 f.).

In der modernen Entwicklung der Psychoanalyse wird heute unterschieden zwischen den reifen Abwehrmechanismen des Ich, wie sie überwiegend bei Anna Freud beschrieben werden, und den Mechanismen, die bei strukturellen Störungen, wie z.B. auf narzisstischem Niveau oder Borderline-Niveau, wirksam sind: Spaltung, Verleugnung introjektive und projektive Identifizierung; Letztere wurde von Melanie Klein 1946 erstmals beschrieben (Klein, 1946). Moderne Überlegungen zu Praxis und Theorie der Abwehrmechanismen finden sich bei Holder (1999) und König (2003).

2.3 Wege und Irrwege der Kinderentwicklung

Das für die Behandlungspraxis vielleicht wichtigste Hauptwerk von Anna Freud ist ihre konsequente Einführung der entwicklungspsychologischen Perspektive zur Differenzierung der normalen von pathologischen Entwicklungen und einer psychodynamischen Diagnostik, die ihren wissenschaftlich-empirischen Niederschlag im so genannten Hampstead-Profil (vgl. Bolland und Sandler, 1965) gefunden hat, das auch heute in modifizierter Form fruchtbar in der psychodynamischen Diagnostik und Indikationsstellung angewandt wird (Raue und Wolff, 2003). Anna Freud hat mit diesem Werk die Grundlage geschaffen, auf der die moderne Weiterentwicklung der psychodynamischen Arbeit mit Kindern und Jugendlichen aufbaut (Hurry, 2002; Green, 2003). Anna Freud stellt zunächst ihre nun (im Vergleich zu 1926) modifizierte Auffassung der Unterschiede von Erwachsenenanalyse und Kinderanalyse dar. Für die heutige kinderpsychotherapeutische und kinderanalytische Arbeit, in der wesentlich mehr Kinder mit strukturellen Störungen behandelt werden, als es noch bis in die 1950er Jahre üblich war, ist ihre Idee wichtig, dass der Therapeut zu einem „neuen Objekt" für das Kind wird; denn neben dem neurotischen Wiederholungszwang besteht auch bei jedem Kind ein normaler „Erlebnishunger": „Für den gesunden Anteil ihrer Person ist der Analytiker eine interessante Figur, die in ihr Leben eintritt und zu neuartigen Beziehungen anregt; für die kranke Seite ist er ein Übertragungsobjekt, an dem sich alte

Beziehungen wiederholen lassen" (A. Freud, 1965, S. 45). Diese Beachtung der „gesunden" Anteile in der Persönlichkeit und der Ressourcen spielt in der modernen Kindertherapie eine zunehmend wichtige behandlungstechnische Rolle, sowohl in der Psychoanalyse wie in der Analytischen Psychologie von C.G. Jung (vgl. Fordham, 1969; Alvarez, 1992/2001). Die Neigung des Kindes, nicht nur seine inneren Instanzen, sondern „ganze Anteile der Persönlichkeit" in die Außenwelt zu „externalisieren" (ebd., S. 48), ist entscheidend und gibt dem Analytiker die Möglichkeit, als *Hilfs-Ich* für das Kind zu fungieren.

Ausführlich widmet sich Anna Freud der „infantilen Abhängigkeit" und ihrer Rolle in der Kinderanalyse. Sie bezieht sich dabei auf die seit der Nachkriegszeit sehr ausgeweiteten Erfahrungen und die Forschung zur Bindungs- und zur Trennungsproblematik von Kleinkindern (Bowlby, 1969; Mahler, 1985; Spitz, 1965).

Zentrales Thema von „Wege und Irrwege" ist die Darstellung der „psychischen Entwicklungslinien" der normalen und pathologischen Entwicklung (am Beispiel typischer Störungen) mit konkreten Maßstäben und Beurteilungskriterien. Die Entwicklungslinien (ebd., S. 68 ff.) umfassen entlang der entwicklungspsychologischen Zeitachse den jeweiligen Stand der psychosexuellen Triebentwicklung (libidinös und aggressiv), der Objektbeziehungen, der typischen Ängste, der Ich-Funktionen und den Umgang des Ich mit den entwicklungsrelevanten inneren und äußeren Konflikten sowie die Beziehung des Kindes zu seinem Körper bis zur körperlichen Selbständigkeit. Diagnostisch wichtig zur Beurteilung der Persönlichkeit sind auch die Harmonie und die Disharmonie zwischen den verschiedenen Entwicklungslinien und das Ausmaß der *Regression*. Für Anna Freud ist Regression ein psychischer Entwicklungsfaktor (ebd., S. 93 ff.).

S. Freud unterscheidet die Regression auf der *topischen* Ebene (bewusst – unbewusst), die *zeitliche Regression* (von später auf frühere psychische Strukturen) und die *formale Regression* (von reifen zu primitiven Ausdrucksformen der Psyche). Anna Freud betont, dass Regression in allen psychischen Instanzen eintreten kann: im Es, im Ich und im Über-Ich. Am wichtigsten ist die zeitliche Regression der Trieb- und Libidoentwicklung und des Ich.

Die *Triebregression* betrifft einerseits die „Objektwahl (Rückkehr zu den frühesten Objekten) und die Form der Objektbeziehungen (Rückkehr zur infantilen Abhängigkeit), andererseits die Trieborganisation in ihrer Gesamtheit (Rückkehr zu den prägenitalen Phasen mit ihren aggressiven Begleiterscheinungen)" (ebd., S. 94 f.). Untrennbar mit der Triebregression verbunden ist das Ausmaß von *Fixierungen* durch Besetzung vergangener Triebziele und Objekte aufgrund von z.B. „exzessiver Versagungen oder exzessiver Befriedigung von Triebwünschen in den prägenitalen Phasen" (ebd., S. 95).

Die Regression in der Ich-Entwicklung ist ein alltäglicher Vorgang in der normalen Entwicklung wie auch Ausdruck von bestimmten Störungen. Die Ich-Regression kann die Ich-Funktionen der Motilitätsbeherrschung, der Realitätsprüfung, die synthetische Funktion, die Sprache, die sekundären Denkvorgänge, die Angstabwehr und „Elemente der sozialen Anpassung „ (ebd., S. 97) und Über-Ich-Qualitäten betreffen.

Anna Freud betont, „ Regressionen dienen also der Anpassung an die Außenwelt nicht weniger als der Abwehr gegen die Innenwelt und helfen in beiden Beziehungen der Erhaltung eines normalen Gleichgewichts" (ebd., S. 103). Bei der unharmonischen Persönlichkeitsentwicklung treffen der „verschieden schnelle oder langsame Fortschritt auf den Entwicklungslinien einerseits und die verschieden weitgehenden und verschieden lang andauernden Regression andererseits zusammen und vermischen ihre Wirkung" (ebd., S. 105).

Als Modell einer psychoanalytischen und entwicklungsdynamischen Diagnostik bei Kindern und Jugendlichen schlägt Anna Freud das detaillierte Schema eines „metapsychogischen Entwicklungsbildes" (ebd., S. 131 ff.) vor, aus dem dann das diagnostische Profil des Anna Freud Centre (das so genannte Hampstead-Profil) entstand, das nach einer ausführlichen Untersuchung Angaben machte zum „inneren Bild des Kindes, das Informationen *über* die Struktur seiner Persönlichkeit, die dynamischen Vorgänge innerhalb der Struktur, einige ökonomische Faktoren *über* die Triebaktivität und die relative Stärke der Es- und Ich-Kräfte, seine Realitätsanpassung und einige genetische Voraussetzungen enthält" (Nagera und Bolland, 1968, zit. n. Raue und Wolff, 2003)

Für die heutige Behandlungspraktik sehr wichtig ist die Differenzierung der Konfliktdynamik (ebd., S. 135) nach *äußeren* (interpersonalen) Konflikten „zwischen der Gesamtperson des Kindes und der Objektwelt (begleitende Angst vor der Objektwelt)" (heute als Autonomie-Abhängigkeits-Konflikt bezeichnet) nach *verinnerlichten* Konflikten zwischen dem Es und den Ich-Instanzen (Über-Ich, Ich-Ideal), „nachdem die letzteren die Forderungen der Umwelt in sich aufgenommen, d.h. verinnerlicht haben" und nach *tiefen inneren* Konflikten „zwischen gegensätzlichen und miteinander unvereinbaren Triebregungen (ungelöste Ambivalenz zwischen Liebe und Haß, aktiv – passiv, männlich – weiblich)". Je nach Konfliktform lässt sich auf die Reife der Persönlichkeit des Kindes, auf die Schwere der Störung und Hinweise auf die Indikation zu einer bestimmten Behandlung und zur Prognose schließen.

3 Melanie Klein

Kleins Positionen sind in vieler Hinsicht kontrovers zu denen von Anna Freud, sowohl in behandlungstechnischer als auch in theoretischer Hinsicht. Obwohl einige ihrer behandlungstechnischen Vorgehensweisen und die Annahme *angeborener*, unbewusster Phantasien heute auch von vielen Analytikern der postkleinianischen Tradition nicht mehr aufrechterhalten werden, so hat sie doch mit ihren „revolutionären Erkenntnissen" (R. Cycon in ihrem Vorwort zu den Gesammelten Schriften, Bd. 1, 1995, S. XV) die klinischen Konzepte der Psychoanalyse, besonders die der frühen Störungen und die Kinderanalyse, außerordentlich bereichert wie kein anderer Analytiker in der Tradition von S. Freud. Mit Abraham (1924) und Fairbairn (2000) gehört Klein zu den Pionieren der psychoanalytischen Objektbeziehungstheorie. Im Unterschied zu Anna Freuds ichpsychologischem Schwerpunkt, liegt der Schwerpunkt des kleinianischen Zuganges auf den unbewussten Phantasien, den inneren Objekten und der konsequenten Analyse der Übertragung. Hanna Segal teilt Kleins Arbeiten zur Theorie und Technik der Psychoanalyse in drei Abschnitte:

Das Frühwerk beginnt mit ihrer Arbeit von 1921, „Eine Kinderentwicklung", und gipfelt 1932 in dem Buch „Die Psychoanalyse des

Kindes". „In diesem Zeitraum legt sie das Fundament der Kinderanalyse und verfolgt die Spuren des Ödipuskomplexes und des Über-Ichs zurück bis zu den Wurzeln der frühesten Entwicklung. Der zweite Abschnitt führte zur Formulierung des Begriffs der depressiven Position und der manischen Abwehrmechanismen, hauptsächlich dargestellt in den Arbeiten ‚Beitrag zur Psychogenese der manisch-depressiven Zustände' (1935) und ‚Die Trauer und ihre Beziehung zu manisch-depressiven Zuständen' (1940). Im dritten Abschnitt befaßte sie sich mit der frühsten Stufe, die sie die paranoid-schizoide Position nannte" (Segal, 1964, S. 15 f.). Die wichtigste Arbeit hierzu sind „Bemerkungen über einige schizoide Mechanismen" (1946) und ihr letztes großes Werk „Neid und Dankbarkeit. Eine Untersuchung unbewußter Quellen" (1957).

Mit der Publikation der detaillierten Sitzungsprotokolle einer hochfrequenten (sechs Sitzungen pro Woche) Kinderanalyse (1940 über 4 Monate und 93 Sitzungen durchgeführt) von „Richard" und ihren Anmerkungen von 1961 dazu gibt Klein einen einmaligen Einblick in ihre Arbeits- und Denkweise (Klein, 1961). Eine nach wie vor kompetente Einführung in das Werk von Melanie Klein gibt Hanna Segal (1974).

3.1 Die Behandlungstechnik: Die Psychoanalyse des Kindes

Dies Werk aus dem Jahre 1932 bildet die Zusammenfassung und den Höhepunkt von Kleins kinderanalytischer Arbeit. Sie nannte ihre Behandlungstechnik „Spieltechnik"; jedes Kind bekam ein eigenes Set von Spielzeugen, und dies wurde in einer Schublade im Therapiezimmer aufbewahrt. Klein beschreibt ihre „Technik der Frühanalyse" (d.h. sehr kleiner Kinder):

„Ich habe in meinem Behandlungszimmer auf einem Tischchen einfaches kleines Spielzeug liegen: kleine hölzerne Männchen, Frauchen, Wagen, Autos Züge, Tiere, Bausteine, Häuser, ferner Papier, Schere, Bleistifte. Auch das sonst spielgehemmte Kind betrachtet das Spielzeug zumindest, greift danach und gibt mir bald durch die Art, wie es damit zu spielen beginnt oder das Spielzeug weglegt und sich sonst dazu verhält, einen Einblick in seine Komplexe" (Klein, 1932, S. 32).

Hinshelwood (1994) beschreibt in seiner umfassenden Einführung in die kleinianische Psychoanalyse das Vorgehen von Klein: „Die Benutzung der Spielsachen ... ließ eindeutig auf Beziehungen zu und zwischen den Objekten schließen ... Sie gaben die Phantasien zu erkennen, die im Unbewussten des Patienten aktiv waren" (S. 60). Klein schenkt ihre ganze Aufmerksamkeit den Ängsten des Kindes, „die seine Phantasien über Ereignisse, die ihm in der Realität, in seinen Beziehungen zu den wichtigen Gestalten seines Lebens, zustoßen würden, in ihm weckten" (ebd., S. 60). Klein sprach auf einfache Weise mit den Kindern über ihre Ängste, deutete sie direkt und war der Meinung, die Ängste dadurch zu mildern. „ Es war die ‚Logik' des Kindes selbst, die Klein zu verstehen und dem Kind erträglich zu machen versuchte" (ebd., S. 61). Der analytische Prozess in einer Sitzung begann mit einer Spielsequenz, darauf folgte eine Deutung, der sich dann im weiteren Spielverlauf eine Reaktion des Kindes anschloss. Diese Sequenz von „Angst – Deutung – Reaktion" war das Grundmuster der Arbeitsweise von Klein (vgl. dazu Hinshelwood, 1994, mit Beispielen, S. 62 ff.).

Die theoretischen Überlegungen, die entschieden von der damaligen Auffassung von Freud abwichen und die Klein aus dem Material ihrer Kinderanalysen ableitete, betrafen den Ödipuskomplex und das frühe Über-Ich. Sie gelangte zu der Auffassung, dass der Ödipuskomplex prägenitale Wurzeln hat und dass die orale, anale und genitale Phase nicht in zeitlicher Folge auftreten, sondern ineinander übergehen. Das Kind phantasiere die Eltern in einer *das Kind ausschließenden permanenten Verbindung* vereint (das Phantasieobjekt der so genannten *Vereinigten-Eltern-Figur*). Wegen des Gefühls von Machtlosigkeit und Ausgeschlossensein löst diese Phantasie destruktive und aggressive Rivalitätsimpulse aus, was mit heftigen Ängsten einhergeht. Klein nahm an, dass diese massiven Ängste deswegen auftreten, weil das Kind die Aggressionen fürchtet, die es selber gegen die geliebten Eltern hegt. „Klein gelangte zu dem Schluss, dass eben diese emotionale Situation charakteristisch für das Über-Ich sei – das Kind verurteilt sich selbst" (Hinshelwood, 1994, S. 85).

3.2 Theorie: Introjektion – Projektion, unbewusste Phantasie und innere Objekte; die depressive und die paranoid-schizoide Position; projektive Identifizierung

Introjektion und Projektion: Um das zentrale kleinianische Konzept der unbewussten Phantasien und der inneren Objekte zu verstehen, ist es notwendig, das von Freud und vor allem Abraham (bei dem Klein in ihrer Berliner Zeit in Analyse war) entwickelte grundlegende Konzept des Rückzuges der Libido (Introjektion) von den Objekten und die Konzentration der Libido auf das Selbst zu verstehen (damals am Beispiel psychotischer und vor allem manisch-depressiver Patienten beschrieben). Das Denken Depressiver kreist permanent grübelnd um sich selbst. „Mit dem Schwinden des Interesses (Rückzug der Libido) verändern sich auch die Gefühle, die der Depressive sich selbst gegenüber empfindet. Er entwickelt einer anderen Person gegenüber das Gefühl, als *wäre* er selbst jene andere, verlorene Person. Es hat den Anschein, als sei nicht nur die Libido ... zurückgezogen worden; vielmehr scheint gemeinsam mit der Libido auch das Objekt ins Selbst (Ich) aufgenommen worden zu sein" (Hinshelwood, ebd., S. 33). Daraus folgt eine spezifische Beziehung zum Selbst, die ähnlich hochambivalent erlebt wird wie die zu dem verloren gegangenen Liebesobjekt: diese Beziehung des Depressiven zum Selbst ist ambivalent, und der Hass auf sich selbst überwiegt. Im Falle der Trauer überwiegt die Liebe den Hass. Da mit dem Rückzug der Libido auch das Objekt in das Innere aufgenommen wird, erlebt es das Kind so, als sei das Objekt ein Teil der Persönlichkeit. Freud (1916) bezeichnete diesen Prozess als Identifizierung, Abraham (1924) als *Introjektion*. Den Vorgang, in dem dann Teile des Selbst wieder ausgestoßen werden, wird *Projektion* genannt.

Unbewusste Phantasien: In der Triebtheorie von Freud hat jeder Trieb eine körperliche Quelle (den eigenen Körper), ein Ziel (die Befriedigung) und ein Objekt (einen Gegenstand oder eine Person), an dem und durch das die Befriedigung zu erreichen versucht wird. Die Objektbeziehungspsychologie ist vor allem an der Beziehung zu diesen verinnerlichten Objekten und an deren Beziehungen untereinander und den damit einhergehenden *un-*

bewussten Phantasien interessiert. Um Kleins Konzepte zu verstehen, muss man immer berücksichtigen, dass sie zeitlebens fest auf dem Boden des dualen Triebkonzeptes (Lebens- und Todestrieb) von Freud stand. Bei Freud (1915) besteht der Kern des Unbewussten aus Triebrepräsentanzen, die ihre Besetzungen abführen wollen, also aus „Wunschregungen" (Phantasien). Der hysterischen Symptomatik z. B. liegen „unbewusste Gedanken" zugrunde" (Fall Dora). Freud hielt Phantasien für hochorganisiert und meinte, sie bezögen sich auf *ganze Objekte* (z.B. auf die innere Mutter als ganze Person). Kleins Arbeit mit noch sehr jungen Kindern führte zu der Annahme primitiver Phantasievorgänge, die sich zunächst nur auf Teile des mütterlichen Körpers bezogen, so genannte Teilobjektbeziehungen (z.B. die Beziehung des Säuglings zur Brust: orale Teilobjektbeziehung). Im Unterschied zu Freud sahen Klein und ihre Gruppe unbewusste Phantasien nicht nur als Triebrepräsentanzen, sondern „der primäre Inhalt aller psychischen Prozesse sind unbewusste Phantasien. Diese Phantasien sind die Basis aller unbewussten und bewussten Denkprozesse" (Isaacs, 1948, zit. n. Segal, 1991). Klein beobachtete in ihren Behandlungen, „wie das Kind seine unbewußten Phantasien ausdrückte, und sie begriff, in welchem Ausmaß sie die Wahrnehmung des Kindes verzerren und sein Leben beherrschen können. Je jünger das Kind war, desto mehr wurde es von seinem unbewußten Phantasieleben bestimmt" (Segal, 1991, S. 33). Den Unterschied in der Auffassung von S. Freud und Klein formuliert Segal eindrucksvoll bildhaft: „Die meisten Formulierungen Freuds vermitteln den Eindruck, er habe unbewußte Phantasien wie Inseln im Meer des Seelenlebens gesehen. Wenn man von Melanie Kleins Arbeit mit Kindern liest, bekommt man eine Ahnung von einer inneren Phantasiewelt, die wie ein riesiger Kontinent unter dem Meer erscheint, während die Inseln seine bewußten, äußeren beobachtbaren Ausdrucksformen sind" (ebd., S. 33/34). Die berühmten A. Freud/M. Klein-Kontroversen 1943/44 hatten u.a. diesen Unterschied zum Inhalt (King und Steiner, 1992).

3

Unbewusste Phantasien sind zunächst vor allem körperlicher Natur. Zum Beispiel steht hinter jeder phantasierten Introjektion eine frühe Phantasie von konkreter Einverleibung. „Körperliche Erfahrungen werden als phantasierte Objektbeziehungen erlebt, wodurch sie emotionale Bedeutung erhalten" (Segal, ebd., S. 35), als wäre jemand *im* Kind, der die Erfahrung auslöst. Klein legte allerdings die Betonung vor allem auf destruktive Phantasien (Todestrieb). „Unbewusste Phantasien haben immer gleichzeitig Wunscherfüllungs- *und* Abwehrcharakter (durch frühe Spaltung und Projektion) und stellen das wirksame Bindeglied zwischen Trieben und Abwehrmechanismen dar" (Isaacs, 1948, zit. n. Segal, 1991, S. 39). Phantasien von Projektion und Introjektion bilden die Grundlagen der Persönlichkeitsstruktur (Segal, 1991, S. 39/40). Unbewusste Phantasien „dringen nicht in den Traum ein, sie sind der ‚Stoff, aus dem die Träume sind'" (ebd., S. 48).

Innere Objekte: Mit dem Konzept der unbewussten Phantasien untrennbar verbunden ist das der *inneren Objekte*. In der klassischen psychoanalytischen Theorie gab es zunächst nur ein inneres Objekt, und das war das Über-Ich: eine psychische Instanz in der Innenwelt, die in ihren Eigenschaften (z.B. streng, strafend etc.) wesentlich über das hinausgeht, was das Kind mit seinen realen Eltern erfahren hat. Diese innere Instanz kann sich dann z.B. feindselig, kritisch oder auch verfolgend gegen andere Teile der inneren Welt oder die eigene Person verhalten. Das ist im kleinianischen Sprachgebrauch ein inneres Objekt (in diesem Beispiel ein negatives inneres Objekt). Neben negativen inneren Objekten gibt es hilfreiche innere Objekte (Hinshelwood, 1989, S. 97 ff.), später „gute" Objekte genannt; die kleinianische Vorstellung geht davon aus, dass „die innere Welt eine ganze Arena von Objekten darstellt, die in unterschiedlichen Zusammenhängen und zu verschiedenen Zeiten mehr oder weniger vereinigt oder aber voneinander getrennt werden" (ebd., S. 98) und wirksam sind.

Depressive Position: Der kleine Säugling ist noch nicht in der Lage, seine Mutter als ganze Person (ganzes Objekt) wahrzunehmen, sondern erlebt sie als *Teilobjektbeziehung* mit guten *und* mit negativen emotionalen Erfahrungen und entsprechenden intrapsychischen Imagines. Mit etwa 5-6 Monaten, auf dem Höhepunkt des oral-sadistischen Erlebens, beginnt ein Prozess des Verschmelzens von Liebe und Hass im Kind als „Beziehung zum ganzen Objekt" (Klein, 1935), das auf diese Weise zwar „gute" *und* „böse" Aspekte in sich vereint, durch die „bösen" Anteile jedoch beschädigt ist. „In der depressiven Position werden Anstrengungen unternommen, den Liebesaspekt der ambivalenten Beziehung zum beschädigten ‚ganzen Objekt' zu intensivieren (Wiedergutmachung)" (Hinshelwood, 1989, S. 199 ff.). Die depressive Position geht mit der *Trauer* um den Verlust des *inneren* Liebesobjekts einher (Klein, 1940). Mobilisiert werden in der depressiven Position auch paranoide und manische Abwehrmechanismen (als „primitive" Abwehrmechanismen in Unterschied zu A. Freuds „reifen" Abwehrmechanismen des Ich). Im Unterschied zur paranoid-schizoiden Position, wo vor allem projektive Mechanismen wirksam waren, überwiegt jetzt die Introjektion. Die depressive Angst ist die Angst vor dem Verlust des inneren Liebesobjekts und die Angst, dass die eigenen aggressiven Regungen das Liebesobjekt beschädigen oder zerstören könnten, was Schuldgefühle auslöst.

Paranoid-schizoide Position: Klein hatte sich schon früh mit paranoidem Erleben und Zuständen befasst und revidierte nun (1946) unter dem kritischen Einfluss von Fairbairn (1943) ihre Auffassung grundlegend. In den ersten Lebensmonaten kann das Kind von Verfolgungsängsten überwältigt werden, die drohen, die Psyche zu fragmentieren (in Kleins Auffassung aufgrund des Todestriebs). „Diese Spaltungsprozesse führen in der Regel dazu, dass Teile des Selbst oder des Ichs in Objekte projiziert werden (projektive Identifizierung), und haben somit eine Entleerung des Selbst zur Folge" (Hinshelwood, 1989, S. 227). Vor allem unter dem Einfluss massiver emotionaler Entbehrung, mangelnder Einfühlung und früher Verlusterfahrungen kann es zu diesen Vorgängen kommen: das abwesende „gute" Objekt wird so aktuell im Kind zum verfolgenden Objekt. Die dominierende Angst ist die Verfolgungs- und Vernichtungsangst. Für die gesamte paranoid-schizoide Position ist der Mechanismus der „primären Spaltung" charakteristisch; Klein „beschäftigte sich insbesondere mit dem *Verhältnis* zwischen Projektion bzw. Introjektion und Spaltung" (ebd., S. 236). Wie die Introjektions- und Projektionsmechanismen erlebt werden, beschreibt Klein folgendermaßen: „Der destruktive Impuls wird von Anfang an gegen das Objekt gerichtet und findet seinen ersten Ausdruck in

phantasierten oral-sadistischen Angriffen auf die Mutterbrust, die sich bald zu den Angriffen weiterentwickeln, die dem Körper der Mutter gelten und mit allen Mitteln des Sadismus durchgeführt werden. Sowohl aus den oral-sadistischen Strebungen, den Körper der Mutter seiner guten Inhalte zu berauben, als auch aus den anal-sadistischen Impulsen, seine Exkremente in ihr zu deponieren (einschließlich des Bedürfnisses, in ihren Körper einzudringen, um die Mutter von innen her zu kontrollieren), erwachsen Verfolgungsängste, die für die Entwicklung der Paranoia und der Schizophrenie eine bedeutende Rolle spielen" (Klein, 1946, S. 8).
Auch wenn Klein die paranoid-schizoide und die depressive Position aus der Arbeit mit jungen Kindern ableitete, verstand sie diese „Positionen" primär nicht als objektive Entwicklungs*stadien* oder Entwicklungs*linien* im Sinne von A. Freud, sondern es sind Modelle unbewussten psychischen Funktionierens und psychische Zustände in regressiven Verfassungen, wie sie bei früh gestörten Patienten zu beobachten sind. In der Behandlung kommt es permanent zum Oszillieren zwischen der paranoid-schizoiden und der depressiven Position, und es sind schwierige Widerstände bis zum Erreichen der depressiven Position zu überwinden (Britton, 1998) Die psychoanalytische Kritik an Kleins Auffassung findet sich ausführlich referiert bei Hinshelwood (1989).

Projektive Identifizierung: Dieser von Klein 1946 beschriebene Abwehrmechanismus erfreute sich in den letzten 20 Jahren größter Aufmerksamkeit bei Analytikern aller Traditionen. Seine Erweiterung durch Bion (s.u.) hat ihn zu einem wichtigen Konzept des Verständnisses der Übertragungs-/Gegenübertragungsprozesse bei strukturellen Störungen gemacht. Projektive Identifizierung i.S. von Klein gilt für die pathologische Form dieser Objektbeziehungsphantasie: „Sie ist ein analer Angriff auf ein Objekt, durch den Teile des Ichs mit dem Ziel in das Objekt hineingezwungen werden, seine Inhalte in Besitz zu nehmen oder es zu kontrollieren" (Hinshelwood, 1989, S. 263). Wie dies Konzept weiterentwickelt wurde, wird im folgenden Abschnitt dargestellt.

Über die zentrale Bedeutung der unbewussten Phantasien sind sich heutige Psychoanalytiker der verschiedenen Traditionen weitgehend einig; dass diese jedoch von Geburt an vorhanden sind – wie Klein annahm – kann aufgrund neuer Erkenntnisse der entwicklungspsychologischen und neuropsychologischen Forschung nicht mehr aufrechterhalten werden. Die Kritik an den Theorien von Klein (vgl. z.B. Dornes, 1993, 2002) aus der Perspektive der modernen Säuglingsforschung hat herausgearbeitet, dass es sich bei Klein um *Schlussfolgerungen* handelte im Sinne einer Rekonstruktion von Erfahrungen, die aber empirisch bislang nicht belegt werden können. Ab wann unbewusste Phantasien entstehen (ab wann gibt es ein Unbewusstes?), ist bislang unklar und auch eine Frage der Definition. Dass theoretische Konstrukte wie „Teilobjektbeziehungen" oder „unbewusste Phantasien" klinisch hilfreiche Konzepte sind, um die unbewusste Dynamik und das Übertragungsgeschehen zu verstehen, ist weniger umstritten. Die Problematik der Rekonstruktion präsymbolischer, noch nicht repräsentierbarer psychischer Erfahrungen ist die eine Seite der Medaille; die theoretischen Schlussfolgerungen, die aus der Säuglingsforschung für die Theorie der Psychoanalyse gezogen werden können, ist die andere Seite (vgl. die Stern/Green-Kontroverse: Stern, 2000; Green, 2000).

Abschließend lässt sich sagen, dass an die Stelle der „frühen" Behandlungstechniken der beiden Begründerinnen der Kinderanalyse heute bei den meisten analytischen Kinder- und Jugendlichentherapeuten die Angst mindernde und spiegelnde Arbeit am Containment (Bion, 1962) innerhalb der Übertragung/Gegenübertragung getreten ist, wie im nächsten Abschnitt gezeigt wird.

4 Die Weiterentwicklungen der verschiedenen Traditionen

Angeregt durch die beiden wichtigsten Zentren kinderanalytischer Forschung und Ausbildung, die Tavistock Clinic und das Anna Freund Centre in London, und ihre führenden Vertreterinnen Melanie Klein und Anna Freud, nahm die psychoanalytisch beeinflusste Forschung zur Entwicklung und Behandlung von Kindern und Jugendlichen nach dem 2. Weltkrieg in Europa, Südamerika und vor allem in Nordamerika einen starken Aufschwung. Wegen der Vielfalt der theoretischen Konzepte und Forschungsergebnisse werden im Folgenden nur jene Autoren aufgeführt, deren Konzepte für eine moderne Psychoanalyse und Psychotherapie im Kindesalter wegweisend waren. Dabei dienen die Überschriften lediglich als Leitmotiv, um die Konzepte und Autoren verschiedenen psychoanalytischen Traditionen zuzuordnen; tatsächlich lassen sie sich nicht immer ausschließlich der einen oder anderen psychoanalytischen „Familien" zuordnen.

4.1 Entwicklungspsychologische Perspektiven der Ich-Psychologie: Hartmann, Spitz, Jacobson, Erikson, Mahler

Heinz Hartmann: Besonders unter dem Einfluss des psychoanalytischen Theoretikers Heinz Hartmann entwickelte sich die Ich-Psychologie in der Tradition von Anna Freud vor allem in den USA zu einer führenden psychoanalytischen Denkweise bis in die 70er Jahre des 20. Jh. Hartmann war fast im gleichen Alter wie Anna Freud und ein Weggefährte (ein „Halbbruder", wie Anna Freud ihn einmal nannte, „da wir uns in gewisser Weise den gleichen Vater teilten"; zit. n. Geissmann und Geissmann, 1992, S. 99) aus der Wiener Zeit. Wegweisend für die Ich-Psychologie war Hartmanns Arbeit „Ich-Psychologie und Anpassungsproblem" (1939) und die seiner Mitautoren Kris und Loewenstein (1946). Das in dieser Arbeit entwickelte Konzept der „Funktionsveränderungen" des Ich beinhaltet, dass das Verhalten des Kindes auf einem bestimmten Niveau seiner Entwicklung zu einem anderen Zeitpunkt eine ganz andere Funktion haben kann. Zum Beispiel können magisches Denken und Zwänge bei einem dreijährigen Kind phasengerecht sein; bei einem 15-jährigen Jugendlichen kann dies Verhalten bereits eine neurotische Störung sein und ist Ausdruck einer Ich-Regression. Das Konzept der „Funktionsveränderungen" des Ich basiert auf Hartmanns Annahme der Entwicklung des Ich von einer *„primären Autonomie"* zu einer *„sekundären Autonomie"*; damit ist gemeint, dass das Ich eine von den Trieben autonome, phasenspezifische Entwicklung nimmt, in der es relativ konfliktfreie Bereiche gibt. Das Konzept der Reifung von Funktionen und die Betonung der Umwelteinflüsse ist wesentlich für die Arbeiten von Hartmann, Kris und Loewenstein und der entwicklungspsychologisch ausgerichteten Ich-Psychologie. In seinem Aufsatz „Probleme der infantilen Neurose" (1954, in Hartmann 1964) wirft Hartmann wichtige, noch zu klärende Fragen auf über mögliche strukturelle Zusammenhänge von infantiler Neurose und Erwachsenenneurose, über die Beziehungen von Konflikt und Struktur und betont, „dass der genetische, der historische Aspekt späterer Konflikte klar von ihren phasenspezifischen Möglichkeiten (in der Kindheit, G.B.) getrennt werden muss" (S. 210).

René A. Spitz: Der Wiener Arzt René A. Spitz war der erste Psychoanalytiker, der eine Lehranalyse als Bestandteil der psychoanalytischen Ausbildung anregte und sich 1910/11 einer Lehranalyse bei Freud unterzog. Seine Untersuchungen der frühesten Phase der Ich-Bildung und seine Dokumentationstechniken zur Beobachtung von Säuglingen und Kleinkindern waren bahnbrechend für die nordamerikanische Säuglingsforschung. Er war einer der ersten Analytiker, die sich der Erforschung der spezifischen Rolle der Mutter und der Mutter-Kind-Interaktion widmete. Seine „Genetische Feldtheorie der Ichbildung" (Spitz, 1958) geht von der Annahme aus, dass es angeborene „psychische Organisatoren" gibt, die das angelegte Entwicklungspotential in Interaktion mit den erworbenen Erfahrungen zur Entfaltung bringen. Zu diesen Organisatoren gehört das erste Lächeln mit 2-3 Monaten, das eine beginnende Selbst-Objekt-Differenzierung anzeigt, die Achtmonatsangst („Fremdenangst"), die die Fähigkeit anzeigt, zwischen verschiedenen Objekten differenzieren zu können (Spitz, 1965) und die „Nein"-Geste (Spitz, 1957), die eine erste Selbstbehauptung signalisiert. Seine Arbeiten zum Hospitalismus und der „anaklitischen Depression" bei in Institutionen emotional vernachlässigten Kindern sind wegweisend für die Sozialpädagogik und Kinderpsychiatrie geworden.

Edith Jacobson: Edith Jacobson führte bereits ab 1928 in Berlin eigene Kinderanalysen durch. Als Mitwisserin des antifaschistischen Widerstandes musste sie zwei Jahre ins Zuchthaus; 1938 gelang ihr die Flucht in die USA.
In ihrem Buch „Das Selbst und die Welt der Objekte (1964) entfaltete sie eine umfassende Darstellung der psychischen Entwicklung in Kindheit und Jugend. Sie führte die Begriffe „Selbst*repräsentanz*" und „Objekt*repräsentanz*" ein, um die verinnerlichten Erfahrungen der ersten Objektbeziehungen in Bezug auf den Prozess der Identitätsbildung und der Strukturbildung des Ich herauszuarbeiten. Im Unterschied zu den äußeren, tatsächlichen Beziehungsfiguren sind die Repräsentanzen Ausdruck der intrapsychischen Verarbeitung der intersubjektiven Erfahrungen.

Erik H. Erikson: Erikson hat das psychosexuelle und ichpsychologische Entwicklungskonzept um die psychosoziale und kulturelle Dimension erweitert. Seine „epigenetische" Theorie der psychosozialen Identitätsentwicklung leitete er aus seiner kinderpsychologischen Arbeit, aus ethnologischem und biographischem Material ab. In seiner epigenetischen Theorie (1950) der Entwicklung beschreibt er unter der generellen Perspektive der „Annäherung" („Annäherungsmodus") an das Objekt Zusammenhänge zwischen dem Erleben der erogenen Zonen („zonaler Aspekt"), den Organfunktionen („modaler Aspekt") und den phasenspezifischen psychosozialen Krisen. Seine „epigenetische Tabelle" (ebd., S. 264 ff.) umfasst als „Lebenszyklus" acht „Phasen des Menschen" (S. 241 ff.). Als Beispiel soll die Beschreibung der ersten Phase dienen: Diese phasentypische psychosoziale Krise bezeichnet er mit *Urvertrauen gegen Misstrauen* in der Mutter-Kind-Beziehung; sie entspricht dem oral-sensorischem Modus. Über den saugenden und beißenden Modus der Einverleibung führt dies zum sozialen Modus des Nehmens und Festhaltens. „Das Beißen – die neu erworbene Quelle der Lust – ist aber zugleich mit *Schmerzempfindungen* verknüpft. Das Zahnfleisch ist während des Zahndurchbruchs entzündlich sensibilisiert. Erikson neigt deshalb dazu, das Säuglingsbeißen als die früheste Wurzel masochistischer Befriedigung aufzufassen. Eine neue *psychosoziale Krise* zeichnet sich ab: Wenn sich die Schmerzempfindung beim Beißen mit dem Entzug der Brust assoziiert, wenn Frustrationswut neue Impulse weckt, beißend die Brust festzuhalten, und neuerlicher Objektverlust die Folge ist, so bereitet das im Kind die Erkenntnis vor, dass es aktiv verletzen und die „paradiesische" Harmonie von Mund und Brust *zerstören* kann. *Aggression* beginnt sich zu formieren. Sie trägt zur Trennung von Selbst und Objekt und zur Unterscheidung von „Gut" und „Böse" bei und ruft die Vorläufer späterer Schuldgefühle ins Leben" (Loch, 1999, S. 125 f.). Für die Stabilisierung des Urvertrauens wird dann entscheidend, dass es Mutter und Kind ausreichend gut gelingt, sich aufeinander abzustimmen; d.h., dass sich das Kind trotz seiner Aggressivität der ausreichenden Versorgung und des Verständnisses sicher sein kann und zu saugen lernt, ohne zu beißen, und dass die Mutter lernt, das Kind nicht als aggressiven Verfolger zu erleben, und es nicht übermäßig zurückstößt oder ihm vorzeitig die Brust entzieht (zur weiteren Darstellung der Entwicklungsphasen und deren entwicklungspathologischen Einordnung vgl. Loch, 1999). Besondere Aufmerksamkeit widmete Erikson der Identitätsentwicklung in der Adoleszenz (Erikson, 1968), da die Identitätskrise der Adoleszenz immer auch eng mit den gesellschaftlich-kulturellen Wandlungsprozessen verwickelt ist. Das Werk von Erikson wird ausführlich von Adams (1982) dargestellt.

Margaret S. Mahler: Mahlers Entwicklungstheorie (1975/1993) baute auf systematischen Beobachtungen von Mutter-Kind-Interaktionen auf, die sie mit ihrer Forschungsgruppe durchgeführt hatte, und beeinflusste bis in die 80er Jahre des 20. Jh. stark die Theorie der Behandlungspraxis der Erwachsenen- und Kinderanalyse auch in Deutschland. Klinisch bedeutsam sind auch ihre Beiträge zu psychotischen Entwicklungen im Kindesalter (1985). Nach Mahler durchläuft das Kind nach einer nur mehrwöchigen Phase des „normalen Autismus" eine Phase der Mutter-Kind-Symbiose, die dann in die Loslösungs-Individuations-Phase mit ihren vier Subphasen übergeht. Theoretisch am bedeutendsten ist die Subphase der „Wiederannäherung" mit der Wiederannäherungskrise (im Alter von ca. 15 – 24 Monaten), da sie eine erfolgreiche Trennung von Objekt- und Selbstrepräsentanzen und die Ausbildung der Objektkonstanz signalisiert. Mahlers langjährige Mitarbeiterin A. Bergmann fasst diesen wichtigen, auch heute unumstrittenen Entwicklungsschritt folgendermaßen zusammen: „Im Mittelpunkt der Separations-Individuationsstudie stand nicht die Auswirkung der *Trennung von* der Mutter, sondern die Entwicklung des getrennten Selbst *in Anwesenheit der* Mutter" (Bergmann, 1999, S. 13). Durch die Ergebnisse der modernen Säuglingsforschung und der teilnehmenden Säuglingsbeobachtung lässt sich die These eines „normalen Autismus" des Säuglings nicht mehr aufrechterhalten; auch Mahler hat das Konzept später ganz verworfen (Bergmann, 1999, S. 25). Die Forschungen von Mahler und ihrer Gruppe sind auch heute noch so bedeutsam, da es sich um eine der wenigen psychoanalytischen Langzeitbeobachtungen von der frühen Kindheit bis ins Erwachsenenalter handelt. Bergmann (1999) berichtet ausführlich über die Nachuntersuchungen jener Kinder, die Mahler und ihre Forschungsgruppe untersucht hatten, und sie diskutiert die Ergebnisse auch in Zusammenhang mit der modernen Säuglingsforschung.

4.2 Perspektiven der Objektbeziehungspsychologie: D.W. Winnicott und W. R. Bion

Obwohl man Winnicott nicht im strengen Sinne zur objektpsychologischen Tradition rechnen kann, so hat er sich doch als praktizierender Kinderanalytiker wie auch als Theoretiker zeitlebens mit der Beziehung des Kindes zu seinen frühen Beziehungspersonen befasst. Der Kleinianer Bion dagegen hat selber nie Kinder behandelt oder beobachtet. Seine originellen theoretischen Konzepte haben jedoch die moderne, nicht nur postkleinianische Kinderanalyse und Kindertherapie *aller Traditionen* im Hinblick auf die Behandlungstechnik grundlegend beeinflusst, weswegen einige seiner Konzept hier in Ansätzen skizziert werden sollen.

D.W. Winnicott: Donald W. Winnicott war Kinderarzt und Psychoanalytiker (zunächst Kleinianer, dann zur so genannten Middle Group in London gehörend, wie z.B. auch Balint) und hat durch sein außerordentliches Charisma und seine reiche Vortragstätigkeit auch außerhalb der psychoanalytischen Gemeinschaft einen großen Einfluss im psychosozialen Bereich erlangt. In seinem Interesse vergleichbar mit Klein, aber andere theoretische Schlussfolgerungen ziehend, hat sich Winnicott vor allem der Erforschung der „primitiven" emotionalen Entwicklung des Kindes gewidmet. D.h., er untersuchte regressive Zustände in sehr unterschiedlichen Bereichen: Er untersuchte oder behandelte Säuglinge und Kleinkinder, psychotische Erwachsene, Jugendliche oder machte sich Gedanken über Mitarbeiter und Kinder in psychosozialen Institutionen. Gleichzeitig bezog er – wie kaum Analytiker vor ihm – die „fördernden" Umweltbedingungen mit ein und deren Verschränkung mit der intrapsychischen Entwicklung.
Seine Auffassung von der „primären Mütterlichkeit" mit der Funktion des „Holding" (1965) postuliert, dass sich der Säugling aus einer Einheit mit der Mutter herausentwickelt. Sie hilft ihm – wenn sie „hinreichend gut genug" dazu in der Lage ist, dass er sich seine Mutter zunächst als „Illusion" selbst in magischer Omnipotenz „erschafft"; d.h., er kann noch nicht zwischen sich und seiner Mutter als realer Person unterscheiden. Dazu verhilft ihm u.a. das, was Winnicott als „Übergangsobjekt" (1971a) bezeichnet hat. Ein Tuch oder ein bestimmtes Kuscheltier, von dem sich das Kleinkind zunächst nicht trennen will, symbolisiert sowohl einen Teil des Kindes (den Ich-Aspekt) als auch die Mutter (den Nicht-Ich-Aspekt). Übergangsobjekte und -phänomene sind im Übergangsraum zwischen dem Selbst und der Außenwelt angesiedelt. In diesem Übergangsraum finden spielerisch die ersten Symbolisierungen des Kindes statt. Winnicotts Theorie des Übergangsobjekts hat viel Aufmerksamkeit bei Kulturwissenschaftlern erregt, da sie einen grundlegenden Beitrag zur Erforschung von Kreativität darstellt.
Winnicott lehnte die Existenz eines Todestriebes ab, beschäftigte sich aber in vielen wichtigen Arbeiten mit den Wurzeln der Aggression (z.B. in „Die Beziehung zwischen Aggression und Gefühlsentwicklung", 1958). In seiner Auffassung gibt es eine Aggression, die Teil eines frühen Liebesausdruckes des Kindes ist. Aggression in diesem Sinne ist nicht eine Reaktion auf Frustration, sondern Ausdruck der „erbarmungslosen" Liebe des Kindes zu seiner Mutter. In seiner Arbeit zur „antisozialen Tendenz" (1956; in Winnicott, 1958) unterschiedet Winnicott als typische Ausdrucksformen das Stehlen und die Destruktivität. Stehlen hat für Winnicott libidinösen Charakter und hat Aneignung des eigentlichen Objekts zum Ziel, während Destruktivität der aggressive Versuch ist, eine haltende und relativ stabile Umwelt zu erproben.
Ein wichtiges Abwehrkonzept hat Winnicott mit der Unterscheidung vom „wahren" und vom „falschen" Selbst entwickelt. Ausgehend von der infantilen Omnipotenz, die bei ausreichend günstigen Umweltbedingungen zu der Ausbildung einer personalen psychischen Realität und zu einem personalen Körperschema führt, gelingt dies nicht unter ungünstigen Umweltbedingungen, bei denen es nicht zu einer ausreichenden Anpassung der Mutter an die Bedürfnisse des Kindes kommt (z.B. übermäßig intrusives oder deprivierendes Verhalten). Das Kind und später der Erwachsene entwickeln dann ein „falsches Selbst", das durch pseudoangepasstes Verhalten charakterisiert sein kann, das die narzisstische Leere überdeckt. Vergleichbare Abwehrformationen werden bei bestimmten narzisstischen Störungen und vor allem bei Menschen mit einer pathologischen Organisation der Persönlichkeit von manchen kleinianischen Analytikern (vgl. Steiner, 1998) beschrieben.
Winnicott hat zahlreiche klinische Arbeiten zu verschiedenen Störungen im Kindes- und Jugendalter verfasst, so zu psychotischen Störungen, Delinquenz und zu depressiven Entwicklungen, und eine spezielle Zeichentechnik, das „Schnörkelspiel", erfunden, die zu diagnostischen Zwecken, aber auch therapeutisch bei Kindern angewandt werden kann (Winnicott, 1971b). Eine Zusammenfassung seiner Arbeiten findet sich bei Khan (1982).

Wilfred R. Bion: Der Einfluss von Bions Denken auf die moderne Psychoanalyse in Deutschland hat erst in den letzten fünfzehn Jahren deutlich zugenommen, während sein Einfluss in den englischsprachigen Ländern und besonders in Südamerika und in Südeuropa schon länger beträchtlich ist. Seine wichtigsten Konzepte sind vor allem in drei relativ schmalen Bänden (1962, 1963, 1965) in rascher Folge erschienen, die allerdings durch die hohe Abstraktion und die Dichte ihrer Darstellung nicht einfach zu lesen sind. Eine kleine Einführung geben z. B. Krejci in Bions „Lernen durch Erfahrung" (Bion, 1962) und Grinberg, Sor und Tabak de Bianchedi (1993).
Das Werk von Bion durchzieht eine Perspektive (in der Sprache von Bion ein „Vertex"), die die Frage nach der Natur der Verän-

derung im analytischen Prozess stellt. Wie funktioniert das Denken im Patienten und im Analytiker, wo und wie finden psychische Wandlungsprozesse im analytischen Raum statt? Diese Frage ist eng mit dem Prozess des Symbolisierens verbunden. Im engen Rahmen dieser Darstellung beschränke ich mich nur auf Bions Konzept der Container-/Contained-Beziehung, seiner Erweiterung des Konzeptes der projektiven Identifizierung und auf Aspekte seiner Theorie des Denkens.

Bion (1962) benutzt als Denk-*Modell* der *Container-/Contained*-Beziehung die Mutter-Säuglings-Beziehung. Er hat die Vorstellung, dass das Kind überwältigende, bislang unbekannte und ängstigende Empfindungen und Affekte (das *Contained*) in die Mutter und ihre Brust projiziert (genauer: in das Partialobjekt „Mutter", was immer eine *Funktionsbezeichnung* ist, keine Geschlechtsrolle!): den *Container*. Mit Hilfe ihres träumerischen Ahnungsvermögens (*Reverie*) und unter ausreichend günstigen Bedingungen ist die Mutter in der Lage, diese quälenden Empfindungen und Gefühlszustände aufzunehmen, in sich zu bewahren (*Containment*), umzuwandeln und sie mit Bedeutung gesättigt dem Kind in erträglicher Form zurückzugeben. Dies führt dazu, dass das Kind diese Container-Funktion der Mutter, die eine Form des *responsiven Verstehens* ist, zunehmend verinnerlicht. Dieser Vorgang ist ein fortwährender Zyklus von Projektion und Reintrojektion. Auf die Übertragung/Gegenübertragung in Behandlungen bezogen, heißt dies, dass der Patient offensichtlich eine unbewusste Phantasie hat, deren Ziel es ist, Teile seines Denkens und Fühlens in den Analytiker (Container) zu projizieren; „offenbar in der Vorstellung, dass sie, wenn sie lange genug in mir ruhen dürften, von meiner Psyche modifiziert werden würden, um dann gefahrlos reintrojiziert werden können" (Bion, 1959, S. 122). M. Klein hatte diesen Vorgang der projektiven Identifizierung als *Abwehrvorgang* beschrieben (Klein, 1946), durch den unerträgliche Teile des Selbst oder des Ich mit Gewalt in den Analytiker projiziert werden. Bion erweitert mit seinem Container-/Contained-Modell dieses Konzept und betrachtet es als eine grundlegende Form der Kommunikation. Wichtig dabei ist, dass sich der Container (die Psyche des Analytikers) dadurch ebenfalls verändert. Störungen können dann auftreten, wenn der Container (Analytiker) nicht in der Lage ist, die Projektionen aufzunehmen, oder sie wieder zurückstößt oder beim Patienten die Phantasie entsteht, der Container sei nicht stabil genug. Es werden aber nicht nur Phantasien per projektiver Identifizierung kommuniziert, sondern vor allem auch noch nicht repräsentiertes oder repräsentierbares Material wie Empfindungswahrnehmungen oder Affekte. Bion nennt diese Sinnesdaten *Beta-Elemente*. Durch eine Funktion in der Psyche, die Bion die *Alpha-Funktion* nennt, werden diese Wahrnehmungen, Beta-Elemente, in *Alpha-Elemente* umgewandelt, die dann später zu Symbolen, Gedanken, Traumgedanken und Phantasien werden. Das heißt, Bions Theorie des Denkens befasst sich mit dem Problem der Umwandlung von Sinnesempfindungen und emotionalen Erfahrungen in symbolisches und repräsentierbares Material, das psychische Bedeutung erhält. Bion schreibt: Alpha-Elemente „eignen sich zu Speicherung und für die Erfordernisse der Traumgedanken ... Im Gegensatz zu Alpha-Elementen werden die Beta-Elemente nicht als Erscheinungen empfunden, sondern als *Dinge an sich* (Hervorhebung durch G.B.) ... Beta-Elemente sind nicht für Traumgedanken verwendbar, wohl aber für projektive Identifikation. Sie sind Objekte, die ausgestossen werden oder für eine Art des Denkens gebraucht werden können, das von der Manipulation dessen abhängt, was als Ding-an-sich empfunden wird, als ob eine solche Manipulation Worte oder Ideen ersetzen könnte ... Beta-Elemente werden gespeichert, sie unterscheiden sich aber von Alpha-Elementen, insofern sie nicht so sehr Erinnerungen als unverdaute Fakten sind, während die Alpha-Elemente von der Alpha-Funktion verdaut und so für das Denken verfügbar gemacht wurden. Es ist wichtig, zwischen Erinnerungen und unverdauten Fakten – Beta-Elementen – zu unterscheiden" (Bion, 1990, S. 52/53). O'Shaughnessy (1988) hat diese Vorgänge im Hinblick auf die Behandlungstechnik bei Kindern kasuistisch dargestellt (vgl. auch die Falldarstellung bei Bovensiepen, 2001). Sowohl bei Kinder- und Jugendlichen- wie auch bei Erwachsenenbehandlungen mit strukturellen Störungen und beeinträchtiger Symbolisierungsfähigkeit hat Bions Konzept der Kommunikation präsymbolischer Anteile durch projektive Identifizierung wesentlich und sein Container-/Contained-Modell insofern zu Veränderungen der Behandlungstechnik geführt, als ein Großteil der Behandlung zunächst auf die Etablierung einer ausreichend stabilen Container-/Contained-Beziehung gerichtet sein muss, bei der der Therapeut die mangelhafte Alpha-Funktion des Patienten durch seine eigene ersetzt, damit sich allmählich ein symbolisches Funktionieren auch beim Patienten entwickeln kann.

Eine sehr anregende Zusammenstellung von klinischen Arbeiten, die sich auf Bion beziehen, hat J.S. Grotstein (1981) zusammengestellt.

4.3 Selbstpsychologische Perspektive: H. Kohut und O. F. Kernberg

Ein anderer Strang der theoretischen Weiterentwicklung der Psychoanalyse angesichts der Unzulänglichkeit der klassischen Behandlungstechnik bei strukturell gestörten Patienten befasst sich mit der Pathologie des Selbst (narzisstische Störungen, Borderline-Pathologien). Die beiden einflussreichsten Vertreter dieser Selbstpsychologie sind H. Kohut und O. Kernberg, der versucht hat, die selbstpsychologische Perspektive mit der objektpsychologischen und ichpsychologischen Perspektive zu integrieren.

Heinz Kohut: Kohut (1971/2002) betrachtet die narzisstische Entwicklungslinie als eine eigenständige und übergeordnete Entwicklungsdimension, der die Entwicklungslinien der Objektbeziehungen untergeordnet sind, insofern die Objekte als Selbstobjekte funktionieren. Als Selbstobjekte werden Personen betrachtet, die bestimmte Funktionen für das Selbst haben. Das erste Selbstobjekt ist die Mutter, die als *spiegelndes Selbstobjekt* fungiert („Der Glanz im Auge der Mutter"). Dies fördert kindliche Allmachtsgefühle und Grandiosität. Im Laufe optimaler Frustration nehmen die Allmachtsgefühle beim Kind ab, und die empathische Spiegelfunktion des Selbstobjekts wird verinnerlicht. Verläuft dieser Prozess nicht ausreichend (durch permanente Enttäuschung des Bedürfnisses nach Grandiosität), so etabliert sich ein *Größen-Selbst*, das später zu narzisstischen Störungen führen kann, da die Kohäsion des Selbst permanent bedroht ist. Kohut sieht in der Aufrechterhalten der *Selbst-Kohäsion* die entscheidende motivierende Kraft, die das Verhalten bestimmt.

In der weiteren Entwicklung der Internalisierung der Selbstobjekte werden diese zu idealisierten Selbstobjekten (idealisierte Eltern-Imagines) und führen zur Etablierung eines „bipolaren" Selbst (Größen-Selbst und Ideal-Selbst). In der Behandlung werden dann vor allem zwei Formen der Übertragung von spiegelnden und idealisierten Selbstobjekten beschrieben: die *spiegelnde und die idealisierende Übertragung*. Letztere spielt gerade in der Behandlung von Jugendlichen eine wichtige Rolle, bei denen es oft sinnvoll sein kann, länger als bei Kinder- oder Erwachsenenbehandlungen eine idealisierende Übertragung bestehen zu lassen wegen der erhöhten phasentypischen narzisstischen Bedürfnisse von Jugendlichen.

Otto F. Kernberg: Gegenwärtig ist wohl Kernbergs Einfluss auf die Praxis psychodynamischer Behandlung struktureller Störungen am bedeutendsten. In Abgrenzung zu Kohut fasst Kernberg (1975) den *pathologischen Narzissmus* primär als eine Abwehrorganisation auf, die das Ich/Selbst vor den Auswirkungen tief liegender Triebkonflikte und Beziehungsstörungen schützen soll. Für Kinder- und Jugendlichenpsychotherapeuten relevant sind vor allem seine Arbeiten zur Borderline-Persönlichkeitsorganisation (1975, 1989), da zunehmend häufiger Jugendliche mit dieser Störung in den Praxen erscheinen. Deshalb soll anhand dieser Störung ein Blick auf Kernbergs theoretischen Ansatz geworfen werden.

Kernbergs Denken folgt der strukturellen Tradition. Die drei strukturellen Kriterien der Borderline-Persönlichkeitsorganisation (Kernberg 1989, S. 15. f.) sind *Identitätsdiffusion* (in Anlehnung an Erikson) als Ausdruck mangelnder „Integration des Selbstkonzepts oder des Konzepts von bedeutsamen Objekten" (klinisch sichtbar als chronisches Leeregefühl und widersprüchliche Selbstwahrnehmungen); *Niveau der Abwehroperationen*: im Gegensatz zum neurotischen Niveau auf „primitivem" Niveau; Spaltung, primitive Idealisierung, frühe Formen der Projektion und projektive Identifizierung, Verleugnung, Omnipotenz und Entwertung; *Fähigkeit zur Realitätsprüfung*: extreme Schwankungen im Erleben der subjektiven Realität und sekundäre Ich-Schwäche (Mangel an Impulskontrolle, fehlende Angsttoleranz) und Über-Ich-Pathologie.

Kernberg fasst in seiner Entwicklungstheorie die Affekte als das *primäre Motivationssystem* auf. Selbst- und Objektrepräsentanzen werden durch die Affekte miteinander verknüpft. Triebe sind bei Kernberg nicht angeboren, sondern psychische Repräsentanzen, die sich in den Affekten manifestieren. So gesehen sind Triebe „Funktionen affektiver Objektbeziehungen im Sinne von unbewusst motivierten affektiven Phantasien, deren Repräsentanzen aus dem Selbst und dem Objekt bestehen, die durch einen dominanten Affektzustand miteinander verbunden sind" (Holder, 1999, S. 370). Theoretisch steht Kernberg zwischen der Tradition der Ich-Psychologie (in der Folge von Anna Freud) und der Objektbeziehungspsychologie (in der Tradition von M. Klein), indem er eine Integration versucht zwischen der strukturell-genetischen Sichtweise und der Sichtweise, die vor allem Wert auf den aktuellen Beziehungsprozess legt und wie dieser sich im wechselseitigen Denkprozess des Analytiker-Patient-Paares manifestiert.

Zusammen mit Mitarbeitern hat Kernberg ein Manual zur psychodynamischen Therapie der Borderline-Persönlichkeit veröffentlicht (Clarkin et al., 2001), das modifiziert auch für die Behandlung von Jugendlichen mit einer Borderline-Störung geeignet ist.

4.4 Analytische Psychologie nach C. G. Jung: E. Neumann und M. Fordham

C.G. Jung war gegenüber der analytischen Behandlung des Kindes eher skeptisch eingestellt, da er der Auffassung war, dass die Störungen bei Kindern meistens Ausdruck der Probleme und Konflikte ihrer Eltern seien (Jung, 1927, S. 80). Da sich Jung in seinen späteren Werken vor allem mit dem Individuationsprozess in der zweiten Lebenshälfte befasste, entwickelte sich eine kinderanalytische Tradition innerhalb der Analytischen Psychologie vergleichsweise spät. Eine umfassende Darstellung der verschiedenen postjungianischen Traditionen (die klassische, die entwicklungspsychologische und die archetypische „Schule") gibt Samuels (1985).

Im Unterschied zu Freuds strukturtheoretischer Auffassung, die vor allem die ins Unbewusste verdrängten Inhalte des Es berücksichtigt, ist Jung der Auffassung, dass der verdrängte Anteil des Unbewussten nur das *persönliche Unbewusste* betrifft. Darüber hinaus postuliert Jung ein *kollektives Unbewusstes*. Dies umfasst die allen Menschen zugrunde liegende psychische Struktur. Es ist gleichsam wie das Meer, aus dem heraus sich das Bewusstsein/Ich und die Objekte (in der Sprache von Jung: die *Komplexe*, vgl. Bovensiepen, 2004) wie Inseln entwickeln. Das kollektive Unbewusste enthält als Strukturelemente die *Archetypen*. Diese sind *unanschauliche*, organisierende *Strukturprinzipien*, die sich in archetypischen Bildern und Symbolen, wie z. B. Mythologien, Märchen oder in Träumen, manifestieren und *anschaulich* werden können. Zwischen dem Archetyp als unanschaulichem Strukturprinzip des Seelischen und dem archetypischen Bild oder Symbol muss streng unterschieden werden. Eine moderne Revision des Archetypen-Konzepts aus jungianischer Perspektive hat Knox (2003) vorgelegt. Sie stellt Beziehungen zu den neueren Ergebnissen der Neuropsychologie, der Bindungsforschung und der Kognitionspsychologie her und versteht Archetypen als „organisierenden mentalen Rahmen abstrakter Natur, als ein Set von Regeln oder Instruktionen, ohne symbolisch repräsentierten Inhalt, so dass sie niemals direkt beobachtet werden können" (S. 61). Diese Auffassung verträgt sich gut mit dem Konzept der Mentalisierung, wie P. Fonegy in seinem ausführlichen Vorwort zu Knox' Buch hervorhebt.

Theoretisch gibt es so viele Archetypen „wie Sterne am Himmel". Jung und seine Nachfolger haben eine Reihe grundlegender Archetypen beschrieben (Jung, 1976), von denen die archetypischen Eltern*bilder* für die Kinderanalyse besonders relevant sind. Sie können z. B. als archaische Triebrepräsentanzen verstanden werden, vergleichbar den Teilobjekten in der Objektbeziehungspsychologie (z.B. die Hexe als negativer Mutterarchetyp in dem Märchen „Hänsel und Gretel" als Projektion oralsadistischer Impulse). Eine herausragende Bedeutung in der Analytischen Psychologie hat das „lebendige" *Symbol* und die *symbolische Einstellung* des Therapeuten als grundlegende analytische Haltung (Bovensiepen, 2002). Symbole transformieren in Jungs Auffassung die libidinöse Energie in Bilder; dabei darf das Symbol nicht mit dem Inhalt verwechselt werden. Symbole können nie vollständig gedeutet werden, sonst werden sie

zu Zeichen. Symbole haben immer einen Überschuss an Bedeutung.
Ein zentrales Entwicklungskonzept der Analytischen Psychologie ist der Prozess der *Individuation*, der von vielen Jungianern als ein archetypischer, vom Selbst gesteuerter Prozess angesehen wird. Er bezeichnet einen Differenzierungs- und Integrationsprozess, der die Entwicklung der Persönlichkeit zu einer persönlichen Ganzheit, einer Selbstverwirklichung zum Ziel hat. Das Konzept des *Selbst* in der Analytischen Psychologie unterscheidet sich grundlegend von dem der Psychoanalyse, das ein ichpsychologisches Konzept ist. Das Selbst bei Jung umfasst die gesamte bewusste und unbewusste Persönlichkeit. Dynamisch hat es die Funktion, psychische Inhalte anzuordnen und die Entwicklung der Persönlichkeit voranzutreiben.
Die beiden wichtigsten Pioniere der Kindertherapie innerhalb der Analytischen Psychologie sind Michael Fordham (1969) und Erich Neumann (1963).

Neumanns nicht mehr ganz vollendete Arbeit „Das Kind" versucht die Entwicklungslinien des Kindes von Geburt an bis ins Erwachsenenalter in ihrer Bezogenheit zur archetypischen Dynamik darzustellen. Neumann geht davon aus, dass das Kind zu Beginn seines Lebens psychisch noch kein eigenes Selbst hat, sondern in einer *Ursprungseinheit* im Selbst der Mutter enthalten ist. Neumanns Denken könnte man als ichpsychologisch orientiert bezeichnen.
In Abgrenzung davon orientiert sich *Fordham* an der Entwicklungsdynamik des Selbst und hat in seinem klinischen Ansatz große Nähe zur kleinianischen Objektbeziehungspsychologie. Fordhams Theorie des *ursprünglichen Selbst* (primary self) geht davon aus, dass das Kind bereits intrauterin ein eigenes ganzheitliches Wesen ist. Mit der Geburt (vielleicht auch schon vorgeburtlich?) setzt eine Deintegration des Selbst ein (aus dem zuvor integriertem Zustand), und das Kind öffnet sich für neue Erfahrungen (z.B. im ersten Anlegen an die Brust). Diese Erfahrungen (Deintegrate) werden dann wieder reintegriert. „Das Ich des Kindes entfaltet und formt sich also aus dem ursprünglichen Selbst durch deintegrativ-reintegrative Prozesse" (Sidoli, 1989, S. 18), die als Individuationsprozess das ganze Leben über anhalten und z.B. in der teilnehmenden psychoanalytischen Säuglingsbeobachtung oder während des Behandlungsprozesses im Detail beobachtet werden können. Deintegration des Selbst bringt das Ich des Kindes in Beziehung zu seinen frühen Objekten. Wenn es zu Störungen in diesem deintegrativ-reintegrativen Prozess kommt, so wird dies als *Desintegration* bezeichnet. Fordham entwickelte auch ein Abwehrkonzept des Selbst, in dem er (im Gegensatz zu den Abwehrmechanismen des Ich) von der „Verteidigung" (defences) des Selbst spricht, die das Kind vor einer Art Implosion des Selbst (z. B. beim Autismus) oder einer „Explosion" (z.B. bei narzisstischen Störungen) bewahrt und zu denen die so genannten frühen Abwehrformen wie Spaltung, projektive Identifizierung etc. gehören (Fordham, 1985).
Kinder- und jugendpsychotherapeutische Arbeiten in der Tradition von Neumann sind u.a.von Eschenbach (1978) herausgegeben worden; Arbeiten in der Tradition von Fordham sind u.a. von Sidoli und Davies (1988) sowie Bovensiepen und Sidoli (1994) erschienen.
Vor dem Hintergrund der von Jung angenommenen archetypischen Strukturelemente, der selbstregulativen Qualität der Psyche und der kompensatorischen und prospektiv-finalen Tendenz des Unbewussten gegenüber dem Bewusstsein besteht bei jungianischen Analytikern eine therapeutische Haltung, den selbstheilenden Kräften im Kind oder Jugendlichen stärker zu vertrauen und stärker auf die Bereitstellung eines sicheren symbolischen Raumes zu achten, als dies mitunter bei den anderen Traditionen üblich ist. Eine inzwischen auch allgemein sehr verbreitete jungianische Behandlungstechnik, die auf diesen Annahmen aufbaut, ist die Sandspieltechnik nach D. Kalff (2000; Michtell und Friedman, 1999).
C.G. Jungs Theorie des kollektiven Unbewussten und der Archetypen ist sowohl von Psychoanalytikern wie auch von Philosophen als rückwärtsgewandt und ungeschichtlich kritisiert (vgl. Bloch, 1980) worden. Diesem Vorwurf hat Jung insofern Vorschub geleistet, als in seinem Werk das Konzept der Archetypen häufig mit den archetypischen *Bildern* gleichgesetzt wird. Eine ausgewogene und dennoch kritische Auseinandersetzung mit dem Werk Jungs und seiner Einstellung zum Nationalsozialismus hat aus sozialpsychologischer und philosophischer Perspektive Evers (1987) vorgelegt.

4.5 Individualpsychologie nach A. Adler

Adlers Individualpsychologie ist vor allem eine Abwendung von der Triebpsychologie als einem alles erklärenden Motivationsfaktor und eine frühe *Sozialpsychologie* der sozialen Eingebundenheit und Bezogenheit des Menschen. Seine Theorie des Machtstrebens und der *Kompensation von Minderwertigkeitsgefühl* („Minderwertigkeitskomplex") ist auch ein Ausdruck seiner Auffassung von der Fähigkeit der Psyche zur Selbstwertregulation im Dienste seelischer Gesundheit (Westram, 2003). Heute würde man das Konzept des überwertigen „Sicherungs- und Machtstrebens" in der Nähe moderner Selbstkonzepte sehen (Tenbrink, 1996). Wie bereits eingangs erwähnt, wurden die Konzepte von Adler vor allem für die Pädagogik bedeutsam, zumal die Einbeziehung der Geschwisterposition, soziale und ökonomische Umstände, in denen das Kind lebt, eine besondere Würdigung erhalten und den so genannten *Lebensstil* eines Patienten ausmachen. Wichtig in der Behandlung ist die Aufdeckung des so genannten *Lebensplans*, d. h. das unbewusste Ziel, nach dem der Patient in seinem Verhalten strebt.
Moderne Kindertherapeuten der Individualpsychologie orientieren sich zunehmend auch an Konzepten der Säuglingsforschung und der Selbstpsychologie (Westram, 2003; Bade, 2003). In der Behandlungstechnik spielen – ähnlich wie in der Sandspieltechnik nach Kalff und bei vielen jungianischen Kindertherapeuten – verbale Interventionen keine so bedeutende Rolle, sondern es erfolgen Deutungen vor allem in „Form szenischer Gestaltung" (Westram, 2003, S. 250). Diese Vorgehensweise ist zunehmend auch bei Kindertherapeuten der anderen Traditionen als längere Vorbereitungsphase verbreitet (just play), und zwar vor allem bei Kindern mit strukturellen Störungen und erheblichen Einschränkungen ihrer Symbolisierungsfähigkeit.

5 Ausblick: Zusammenfassung und Konvergenzen

Die theoretischen Weiterentwicklungen der Psychoanalyse sind eng mit den Erfahrungen aus der Behandlung von Kindern und Jugendlichen verknüpft, und umgekehrt hat die Psychoanalyse, die sich mit der Behandlung von Erwachsenen befasste, zunächst den analytischen Zugang zu Kindern und Jugendlichen fundiert. Die Psychoanalyse ging bei der Entwicklung ihrer Hypothesen von der *Rekonstruktionen der Kindheit* aus, und so war es nicht verwunderlich, dass es entsprechend den verschiedenen theoretischen Traditionen verschiedene „Kinder" gab, die man sich – ein wenig vereinfachend – folgendermaßen vorstellen kann: das „freudsche Kind", das mit großem Ernst mit der Bekämpfung seiner Triebimpulse beschäftigt ist; das „kleinianische Kind", das permanent und voller Angst zwischen der „guten" und der „bösen" Brust hin- und hergerissen ist; das „jungianische Kind", das sich „selbst-zufrieden" der Pflege durch die Archetypen überlässt, und das „adlerianische Kind", das emsig damit beschäftigt ist, die schlechte Welt zu verbessern.

Zunächst wurde durch die analytische Beschäftigung mit Kindern und Jugendlichen die Dimension der *Entwicklung* in der Krankheitslehre der Psychoanalyse zu *dem* bestimmenden ätiologischen Faktor. Dabei ging man von einer *Isomorphie* der infantilen Neurose mit der Erwachsenenneurose aus und stellte Zusammenhänge her von spezifischen Konflikten in der Kindheit mit der Entwicklung von Störungen im Erwachsenenalter. Dieses Vorgehen hat unser Wissen über die Behandlung und Psychopathologie psychischer Störungen ungemein bereichert, aber auch in verschiedene theoretische Sackgassen geführt. Das aktuelle, tatsächliche Kind und seine Beziehungen ist nicht dasselbe Kind, das im älteren Kind, Jugendlichen oder Erwachsenen während der Behandlung per Regression wirksam ist. Aufgrund der Ergebnisse der modernen Säuglingsforschung, der Neurowissenschaften und der kognitiven Wissenschaften nehmen wir heute an, dass die frühe Organisation des Selbst, die frühen Beziehungsphantasien und die Regulation der Affekte im Laufe des Lebens mental fortlaufend durch die Verarbeitung neuer Erfahrungen rekategorisiert und im impliziten Gedächtnis gespeichert werden. Dies hat zur Folge, dass viele Annahmen der Psychoanalyse bestätigt, andere revidiert und einige metapsychologische Fundamente, wie z.B. die Strukturtheorie, in Frage gestellt werden müssen. Umgekehrt hat die moderne Säuglingsforschung bei vielen praktizierenden Therapeuten dazu geführt, das Konfliktmodell der Psychoanalyse vorschnell zugunsten eines Defizitmodells aufzugeben. Dem liegen oft eine unzulässige Vereinfachung und ein Missverständnis der Säuglingsforschung zugrunde. Beim jetzigen Stand der Forschung ist es unzulässig, psychische Störungen sofort auf „Frühstörungen" zu reduzieren. Die Ergebnisse der o.g. Forschungen legen vielmehr nahe – und *hier konvergieren alle psychoanalytischen Schulen* -, den Behandlungsschwerpunkt auf die Arbeit in der Übertragung, im Hier und Jetzt der affektiven Erfahrung und des Austausches von Phantasien im Unbewussten *in Anwesenheit eines anderen* zu legen, da dies vermutlich die entscheidende Wirksamkeit analytischer Arbeit ausmacht. Dies ist beim gegenwärtigen Stand der Forschung *eine* wesentliche Folgerung *aller* Analytiker der verschiedenen Traditionen, die Säuglingsforschung betrieben oder ausgewertet haben: Fonagy, Gergely, Jurist und Target (2002) und Green (2003) in der Tradition von Freud; Lichtenberg, Lachmann und Fosshage (1992) und Beebe und Lachmann (2002) in der Tradition der Selbstpsychologie; Jacoby (1998), Knox (2003) und Bovensiepen (2004) in der Tradition der Analytischen Psychologie von C. G. Jung.

Wie sehr sich die Behandlungstechnik der analytischen Kinder- und Jugendlichenpsychotherapie seit ihren Begründerinnen Anna Freud und Melanie Klein verändert hat, belegen eindrucksvoll die in jüngerer Zeit publizierten Bücher von Anne Hurry (2002) und Anne Alvarez (1992/2001) und die Arbeit von Windaus (2004) im vorliegenden Lehrbuch.

6 Frequently Asked Questions (FAQ)

1. *Arbeiten analytische Kinderpsychotherapeuten pädagogisch und analytisch?*

→ Diese Auffassung von Anna Freud wird heute von den meisten Kinder- und Jugendlichenpsychotherapeuten nicht mehr vertreten, auch wenn manchmal „pädagogische Interventionen" notwendig werden. Zum Beispiel wenn das Kind droht, durch heftiges Agieren den therapeutischen Rahmen zu sprengen. Dieses Verhalten sollte jedoch anschließend immer analytisch bearbeitet und gedeutet werden. Der primäre analytische Umgang mit agierendem Verhalten ist das Verstehen und die Deutung, da Agieren in der Regel das Externalisieren prä-symbolischer oder nicht repräsentierter emotionaler Erfahrungen ist.

2. *Sind unbewusste Phantasien angeboren, wie Klein annahm?*

→ Diese Auffassung wird heute auch von kleinianischen Kinderanalytikern nicht mehr vertreten. Allerdings legen Ergebnisse der kognitionspsychologischen und neuropsychologischen Forschung sowie der Säuglingsforschung die Annahme nahe, dass die mentale Organisation der ersten interpersonalen Erfahrungen des Säuglings nach angeborenen Schemata, nach inneren Arbeitsmodellen (Bindungstheorie) oder nach archetypischen Mustern erfolgt.

3. *Ist die projektive Identifizierung immer ein Hinweis auf eine strukturelle Störung?*

→ Die exzessive Form der projektiven Identifizierung ist eine pathologische Abwehrorganisation, die vor allem bei strukturellen Störungen (pathologischer Narzissmus, Borderline-Persönlichkeitsorganisation, Psychosen) zu beobachten ist. Weniger ausgeprägte Formen der projektiven Identifizierung sind Bestandteil der normalen Kommunikation, indem Teile des Ich oder des Selbst in eine andere Psyche projiziert werden, um dem Gegenüber unbewusst etwas über sich selber mitzuteilen oder um in der Art einer Antenne beim Gegenüber dessen psychische Verfassung wahrzunehmen.

4. *Worin besteht der Unterschied von Projektion und projektiver Identifizierung?*

→ Es ist umstritten, ob ein grundsätzlicher Unterschied besteht, da bei beiden Mechanismen ein gewisses Maß an Spaltung notwendig ist. Projektion ist ein allgemeiner Mechanismus, der permanent stattfindet, und es ist leichter für den Empfänger von Projektionen, diese als solche zu erkennen und sich davon zu distanzieren. Die normale projektive Identifizierung kann auch als Grundlage der Fähigkeit zur Empathie betrachtet werden. Bei der pathologischen projektiven Identifizierung hat der Empfänger häufig das Gefühl, unter Druck zu geraten, oder er empfindet Handlungsimpulse oder fühlt sich manipuliert, ohne zu wissen, warum. Die Kraft, mit der die Projektion in den Empfänger verlagert wird, ist bei der projektiven Identifizierung umso stärker, je stärker die Dringlichkeit des Projizierenden ist, Teile von sich selbst loszuwerden. Im Unterschied zur einfachen Projektion ist die Verbindung zwischen Projizierendem und Empfänger sehr viel stärker, da der Projizierende sich intensiv mit dem identifiziert, zu dem er den Empfänger mit seinen Projektionen gemacht hat. Die projektive Identifizierung kann auch in Bezug auf ein inneres Objekt erfolgen, was bei der Projektion nicht möglich ist.

5. *Bedeutet Containment dasselbe wie Spiegeln oder Holding?*

→ *Spiegeln*, genauer das mütterliche Spiegeln (vokal, mimisch) der Affekte des Säuglings ist entwicklungspsychologisch von zentraler Bedeutung, damit das Kind lernt, seine Affekte zu regulieren. Spiegeln berücksichtigt aber nicht, dass sich der Spiegelnde durch seine Aktivität auch selber verändert. *Holding* ist eine allgemeine Haltung der primären Mütterlichkeit, die auch die äußere Sorge und Pflege umfasst. *Containment* ist ein noch komplexerer Vorgang, der über das Spiegeln der Affekte hinaus ein Weg ist, unbewusste Beziehungsphantasien auszutauschen und zu verarbeiten. Containment umfasst zumindest vier verschiedene Aktivitäten: die *Wahrnehmung* der projizierten Phantasien, Affekte oder affektiv-sensorischen Empfindungen; die *emotionale Resonanz* auf diese Projektionen; das *Bewahren* dieser Projektionen und Reize in der eigenen Psyche und das *Nachdenken mit Gefühl* darüber, sie innerlich zu bearbeiten, „zu verdauen", ohne sofort zu handeln, d.h., sie zu erklären oder zurückzustoßen. Erst dann als eventuell fünfter Schritt kann eine Reaktion in Form einer Intervention erfolgen. Durch die projizierten Inhalte wird der Empfänger (der Container) immer auch verändert. Diese vier Phasen gehen natürlich ineinander über. Häufig werden fälschlicherweise Spiegeln und Containing synonym gebraucht.

7 Prüfungsfragen

1. Was unterscheidet die frühen kinderanalytischen Behandlungstechniken von Anna Freud und Melanie Klein?
2. Wie nennt man heute die drei wichtigsten Psychologien in der Tradition der freudschen Psychoanalyse, und wie heißen ihre Begründerinnen und Begründer?
3. Nennen Sie die Abwehrmechanismen und unterscheiden Sie dabei zwischen „reifen" und „primitiven" Formen!
4. Wie heißt ein vor allem bei Kindern typischer Abwehrmechanismus? Wer hat ihn erstmals beschrieben, und welcher dynamische Prozess spielt dabei die entscheidende Rolle?
5. Wie heißt das psychodiagnostische Beurteilungsschema, das auf Anna Freud zurückgeht und was sind die einzelnen Kriterien, nach denen ein diagnostisches Profil erstellt wird?
6. Beschreiben Sie die verschiedenen psychodynamischen Ebenen, auf denen Regression beschrieben werden kann, und die wichtigsten Regressionsformen!
7. Welche Funktionen kann der Mechanismus der projektiven Identifizierung haben?
8. Beschreiben Sie die von Anna Freud genannten drei Arten von Konflikten!
9. Geben Sie ein Beispiel für ein inneres Objekt, und beschreiben Sie es!
10. Welche Ängste, Gefühle und Impulse sind für das Erreichen der depressiven Position typisch, und welcher psychodynamische Mechanismus ist typisch?
11. Wer hat die Begriffe Selbst- und Objektrepräsentanzen in die Psychoanalyse eingeführt, und was ist damit gemeint?
12. Erklären Sie die beiden typischen Übertragungsformen, die die Selbstpsychologie kennt!
13. Welche Funktion haben die Affekte in der Theorie von O. Kernberg?
14. Welche Formen des Unbewussten unterscheidet Jung, und durch was unterscheiden sich diese?
15. Was versteht Jung unter dem Selbst, und welche Funktionen hat es?
16. Erklären Sie C. G. Jungs Auffassung über das Symbol, seine Funktion und Bedeutung!

8 Literatur

a) zitierte Literatur

- Abraham K (1924/1982): Versuch einer Entwicklungsgeschichte der Libido aufgrund der Psychoanalyse seelischer Störungen. In: Gesammelte Schriften. Bd. 2. Frankfurt a.M.: Fischer TB
- Adams EC (1982): Das Werk von Erik H. Erikson. In: Eicke D (Hrsg.): Kindlers Psychologie des XX. Jahrhunderts. Tiefenpsychologie. Bd. 3: Die Nachfolger Freuds. Weinheim, Basel: Beltz
- Bade H (2003): Allmächtig, allwissend. Erfahrungen mit Allmachtsphantasien in der Kinder- und Jugendlichenpsychotherapie. Z Individualpsychol 28(3):229-237
- Beebe B, Lachmann F (2002/2004): Säuglingsforschung und die Psychotherapie Erwachsener. Stuttgart: Klett-Cotta
- Bergmann A(1999/2001): Ich und Du. Die Individuations- und Separationstheorie in psychoanalytischer Forschung und Praxis. Stuttgart: Klett-Cotta
- Biermann G (1969): Zur Geschichte der analytischen Kinderpsychotherapie. In: G. Biermann (Hrsg.): Handbuch der Kinderpsychotherapie. München, Basel: Ernst Reinhardt, S. 1-18
- Bion WR (1959/1990): Angriffe auf Verbindungen. In: Spillius EB (Hrsg.): Melanie Klein Heute. Bd. 1: Theorie. München, Wien: Verlag Internationale Psychoanalyse, S. 110-129
- Bion WR (1962/1990): Lernen durch Erfahrung. Frankfurt a.M.: Suhrkamp
- Bion WR (1963/1992): Elemente der Psychoanalyse. Frankfurt a.M.: Suhrkamp
- Bion WR (1965/1997): Transformationen. Frankfurt a.M.: Suhrkamp
- Bloch E (1980): Das Prinzip Hoffnung. 3 Bände. Frankfurt a.M.: Suhrkamp
- Bolland J, Sandler J (1965/1977): Die Hampstead-Methode, dargestellt an einer Fallstudie: Die Psychoanalyse eines zweijährigen Kindes. München: Kindler
- Bovensiepen G (2001) :Vom Körper zum Symbol. Symbolische Einstellung, Intersubjektivität und psychischer Raum. Anal Kinder Jugendlichenpsychother 109: 5-25
- Bovensiepen G (2002): Symbolische Einstellung und Reverie als eine Grundlage der psychotherapeutischen Behandlungstechnik. Über einige

3

konzeptuelle Ähnlichkeiten bei C.G. Jung und W.R. Bion anhand einer Kinderbehandlung. Anal Psychol 33(2):97-117
- Bovensiepen G (2004):Bindung – Dissoziation – Netzwerk. Überlegungen zur Komplextheorie vor dem Hintergrund der Säuglingsforschung und der Neurowissenschaften. Anal Psychol 135:31-54
- Bovensiepen G, Sidoli M (Hrsg.) (1994/1999): Inzestphantasien und selbstdestruktives Handeln. Psychoanalytische Therapie von Jugendlichen. Frankfurt a.M.: Brandes & Apsel
- Bowlby J (1975): Attachment and Loss. Vol. I. London: Hogarth Press (1969). Bindung: Eine Analyse der Mutter-Kind-Beziehung. München: Kindler
- Britton R (1998/2001): Vor und nach der depressiven Position. In: Britton R (Hrsg.): Glaube, Phantasie und psychische Realität. Stuttgart: Klett-Cotta, S. 95-110
- Clarkin JF, Yeomnas FE, Kernberg OF (Hrsg.) (2001): Psychotherapie der Borderline-Persönlichkeit. Manual zur Transference-Focused Psychotherapy (TFP). Stuttgart, New York: Schattauer
- Deleuze G, Guattari F (1977): Anti-Ödipus. Kapitalismus und Schizophrenie. Frankfurt a.M.: Suhrkamp
- Dornes M (1993/2001):Der kompetente Säugling. 12. Aufl. Frankfurt a.M.: Fischer
- Dornes M (2002): Ist die Kleinkindforschung irrelevant für die Psychoanalyse? Psyche 56(9):888-921
- Dreikurs R (1969): Kinderpsychotherapie durch Erziehungsberatung. In: Biermann G (Hrsg.): Handbuch der Kinderpsychotherapie. München, Basel: Ernst Reinhardt
- Erikson EH (1950/1968): Kindheit und Gesellschaft. Stuttgart: Klett
- Erikson E (1968/1970): Jugend und Krise. Die Psychodynamik im sozialen Wandel. Stuttgart: Klett
- Eschenbach U (Hrsg.) (1978): Das Symbol im therapeutischen Prozess bei Kindern und Jugendlichen. Fellbach: Bonz
- Evers T (1987): Mythos und Emanzipation. Eine kritische Annäherung an C.G. Jung. Hamburg: Junius
- Fairbairn WRD (2000): Das Selbst und die inneren Objektbeziehungen. Eine psychoanalytische Objektbeziehungspsychologie. In: Hensel BF, Rehberger R (Hrsg.): Bibliothek der Psychoanalyse. Gießen: Psychosozial Verlag
- Fairbairn WRD (1943): Die Verdrängung und die Wiederkehr schlechter Objekte (unter besonderer Berücksichtigung der „Kriegsneurose"). In: Fairbairn WRD (Hrsg.): Das Selbst und die inneren Objektbeziehungen. Gießen: Psychosozial Verlag
- Ferenczi S (1913/1982): Ein kleiner Hahnemann. In: Schriften zur Psychoanalyse. Bd. I. Frankfurt a.M.: Fischer TB
- Fonagy P, Gergely G, Jurist EL, Target M (2002/2004): Affektregulierung, Mentalisierung und die Entwicklung des Selbst. Stuttgart: Klett-Cotta
- Freud A (1926/1980): Einführung in die Technik der Kinderanalyse. In: Die Schriften der Anna Freud. Bd. 1. Vier Vorträge über Kinderanalyse. München: Kindler
- Freud A (1928/1980): Zur Theorie der Kinderanalyse. In: Die Schriften der Anna Freud. Bd. 1. München: Kindler
- Freud A (1936/1980): Das Ich und die Abwehrmechanismen. Bd. 1/B. München: Kindler
- Freud A (1965/1980): Wege und Irrwege in der Kinderentwicklung. Bd. 8. Die Schriften der Anna Freud. München: Kindler (zitiert wird nach der deutschen Erstausgabe von 1968 bei Huber und Klett, Bern, Stuttgart)
- Freud S (1905/1999): Drei Abhandlungen zur Sexualtheorie. GW 5. Frankfurt a.M.: Fischer TB
- Freud S (1909/1999): Analyse der Phobie eines fünfjährigen Knaben. GW 7. Frankfurt a.M.: Fischer TB
- Freud S (1915/1999): Das Unbewußte. GW 10. Frankfurt a.M.: Fischer TB
- Freud S (1916/1999): Trauer und Melancholie. GW 10. Frankfurt a.M.: Fischer TB
- Geissmann C, Geissmann P (1992/1998): A History of Child Psychoanalysis. London, New York: Routledge
- Geissmann C, Geissmann P (1994): Hermine Hug-Hellmuth. Die erste hartnäckige Schülerin Freuds. Kinderanalyse 1:28-59
- Green A (2000): Science and Science-fiction in der Säuglingsforschung. Z Psychoanal Theorie Prax 15:438-466
- Green V (Hrsg.) (2003/2005): Emotionale Entwicklung in Psychoanalyse, Bindungstheorie und Neurowissenschaften. Frankfurt a.M.: Brandes & Apsel
- Grinberg L, Sor D, Tabak de Bianchedi E (1993): W.R. Bion. Eine Einführung. Stuttgart: frommann-holzboog
- Grosskurth Ph (1986): Melanie Klein: Her World and Her Work. London: Maresfield Library
- Grotstein JS (1981/1983): Do I dare disturb the universe? A memorial to W.R. Bion. Reprint. London: Maresfield Library
- Hartmann H (1939/1970): Ich-Psychologie und Anpassungsproblem. Stuttgart: Klett
- Hartmann H (1964/1972): Ich-Psychologie. Studien zur psychoanalytischen Theorie. Stuttgart: Klett
- Hartmann H, Kris E, Loewenstein R (1946): Comments on the formation of psychic structure. Psychoanal Study Child 20:11-38
- Heinemann E , Hopf H (2004): Psychische Störungen in Kindheit und Jugend., 2. Aufl. Stuttgart: Kohlhammer
- Hinshelwood RD (1989/1993): Wörterbuch der kleinianischen Psychoanalyse. Stuttgart: Verlag Internationale Psychoanalyse
- Hinshelwood RD (19941997/): Die Praxis der kleinianischen Psychoanalyse. Stuttgart: Verlag Internationale Psychoanalyse
- Holder A (1999): Die psychoanalytische Krankheitslehre bei Kindern und Jugendlichen. In: Loch W, Hinz H (Hrsg.): Die Krankheitslehre der Psychoanalyse. 6. Aufl. Stuttgart, Leipzig: S. Hirzel, S. 351-418
- Huber HH (2000): Individualpsychologische Kinderpsychotherapie – von der Erziehungsberatung zur Kinderanalyse. Z Individualpsychol 25:48-58
- Hug-Hellmuth H (1920/1994): Zur Technik der Kinderanalyse. Kinderanalyse 1:9-27
- Hurry A (Hrsg.) (2002): Psychoanalyse und Entwicklungsförderung von Kindern. Frankfurt a.M.: Brandes & Apsel
- Isaacs S (1948): The nature and function of fantasy. Int J Psychoanal 29:73-97
- Jacobson E (1964/1973): Das Selbst und die Welt der Objekte. Frankfurt a.M.: Suhrkamp
- Jacoby M (1998): Grundformen seelischer Austauschprozesse. Jungsche Therapie und neuere Kleinkindforschung. Zürich, Düsseldorf: Walter
- Jung CG (1910/1972): Über Konflikte der kindlichen Seele. GW 17. Über die Entwicklung der Persönlichkeit. Olten, Freiburg: Walter
- Jung CG (1911/1912/1973): Wandlungen und Symbole der Libido. Beiträge zur Entwicklungsgeschichte des Denkens. 1950 wesentlich überarbeitet und 1952 publiziert unter dem Titel „Symbole der Wandlung. Analyse des Vorspiels zu einer Schizophrenie". GW 5. Olten, Freiburg: Walter
- Jung CG (1927/1972): Einführung zu Frances Wickes „Analyse der Kinderseele". GW 17. Olten, Freiburg: Walter
- Jung CG (1976): Die Archetypen und das kollektive Unbewußte. GW 9/1. Olten, Freiburg: Walter
- Kalff D (2000): Sandspiel. Seine therapeutische Wirkung auf die Psyche. München: Reinhardt
- Kernberg OF (1975/1983): Borderline-Störungen und pathologischer Narzißmus. Frankfurt a.M.: Suhrkamp

- Kernberg OF (1989/1993): Psychodynamische Therapie bei Borderline-Patienten. Bern: Huber
- King P, Steiner R (Hrsg.) (1992/2000): Die Freud/Klein Kontroverse. Stuttgart: Klett-Cotta
- Klein M (1921): Eine Kinderentwicklung. Bd. I.1. In: Cycon R, Erb H (Hrsg.): Gesammelte Schriften von Melanie Klein (auf Deutsch) in vier Bänden. Stuttgart-Bad Cannstatt: frommann-holzboog, zwischen 1995 und 2002
- Klein M (1932): Die Psychoanalyse des Kindes. Bd. II. In: Cycon R, Erb H (Hrsg.): Gesammelte Schriften von Melanie Klein (auf Deutsch) in vier Bänden. Stuttgart-Bad Cannstatt: frommann-holzboog, zwischen 1995 und 2002
- Klein M (1935): Beitrag zur Psychogenese der manisch-depressiven Zustände. Bd. I.2. In: Cycon R, Erb H (Hrsg.): Gesammelte Schriften von Melanie Klein (auf Deutsch) in vier Bänden. Stuttgart-Bad Cannstatt: frommann-holzboog, zwischen 1995 und 2002
- Klein M (1940): Die Trauer und ihre Beziehung zu manisch-depressiven Zuständen. Bd. I.2. In: Cycon R, Erb H (Hrsg.): Gesammelte Schriften von Melanie Klein (auf Deutsch) in vier Bänden. Stuttgart-Bad Cannstatt: frommann-holzboog, zwischen 1995 und 2002
- Klein M (1946): Bemerkungen über einige schizoide Mechanismen. Bd. III. In: Cycon R, Erb H (Hrsg.): Gesammelte Schriften von Melanie Klein (auf Deutsch) in vier Bänden. Stuttgart-Bad Cannstatt: frommann-holzboog, zwischen 1995 und 2002
- Klein M (1957): Neid und Dankbarkeit. Eine Untersuchung unbewußter Quellen. Bd. III. In: Cycon R, Erb H (Hrsg.): Gesammelte Schriften von Melanie Klein (auf Deutsch) in vier Bänden. Stuttgart-Bad Cannstatt: frommann-holzboog, zwischen 1995 und 2002
- Klein M (1961): Darstellung einer Kinderanalyse. Bd. IV.1 und 2. In: Cycon R, Erb H (Hrsg.): Gesammelte Schriften von Melanie Klein (auf Deutsch) in vier Bänden. Stuttgart-Bad Cannstatt: frommann-holzboog, zwischen 1995 und 2002
- Knox J (2003): Archetype, Attachment, Analysis. Jungian psychology and the emergent mind. Hove, New York: Brunner-Routledge
- König K (2003): Abwehrmechanismen. Göttingen: Vandenhoeck & Ruprecht
- Kohut H (1971/2002): Narzissmus. Frankfurt a.M.: Suhrkamp
- Lichtenberg JD, Lachmann FM, Fosshage JL (1992/2000): Das Selbst und die motivationalen Systeme. Zu einer Theorie psychoanalytischer Technik. Frankfurt a.M.: Brandes & Apsel
- Loch W, Hinz H (Hrsg.) (1999): Die Krankheitslehre der Psychoanalyse. 6. Aufl. Stuttgart, Leipzig: Hirzel
- Mahler MS (1985): Studien über die drei ersten Lebensjahre. Stuttgart: Klett-Cotta
- Mahler MS, Pine F, Bergmann A (1975/1993): Die psychische Geburt des Menschen. Frankfurt a.M.: Fischer TB
- Mitchell RR, Friedman HS (1999): Konzepte und Anwendungen des Sandspiels. München: Reinhardt
- Neumann E (1963): Das Kind. Struktur und Dynamik der werdenden Persönlichkeit. Zürich: Rhein-Verlag
- O'Shaughnessy E (1988): W.R. Bions Theorie des Denkens und neue Techniken der Kinderanalyse. In: Spillius EB (Hrsg.): Melanie Klein Heute. Bd. 2. Weinheim: Verlag Internationale Psychoanalyse, S. 237-256
- Peters U-H (1984): Anna Freud. Ein Leben für das Kind. Frankfurt a.M.: Fischer TB
- Raue J, Wolff A (2003): Das Diagnose-Profil des Instituts für analytische Kinder- und Jugendlichenpsychotherapie Frankfurt a.M.: In: VAKJP (Hrsg.): Therapeutischer Prozess und Behandlungstechnik bei Kindern und Jugendlichen. Frankfurt a.M.: Brandes & Apsel
- Riesenberg R (1982): Das Werk von Melanie Klein. In: Eicke D (Hrsg.): Kindlers Psychologie des XX. Jahrhunderts. Tiefenpsychologie. Bd. 3: Die Nachfolger Freuds. Weinheim, Basel: Beltz
- Samuels A (1985/1989): Jung und seine Nachfolger. Neuere Entwicklungen der Analytischen Psychologie. Stuttgart: Klett-Cotta
- Segal H (1964/2004): Melanie Klein. Eine Einführung in ihr Werk. Tübingen: edition diskord (die Zitierung erfolgt nach der Ausgabe bei Kindler, München: 1974)
- Segal H (1991/1996): Traum, Phantasie und Kunst. Stuttgart: Klett-Cotta
- Sidoli M (1989/1994): Die Entfaltung des Selbst. Erfahrung aus der Kinderanalyse. München: Kösel
- Sidoli M, Davies M (eds.) (1988): Jungian Child Psychotherapy. Individuation in Childhood. London: Karnac
- Spitz RA (1957/1970): Nein und Ja. Die Ursprünge der menschlichen Kommunikation. Stuttgart: Klett
- Spitz RA (1958/1972): Eine genetische Feldtheorie der Ichbildung. Frankfurt a.M.: S. Fischer
- Spitz RA (1965/1967): Vom Säugling zum Kleinkind. Naturgeschichte der Mutter-Kind-Beziehungen im ersten Lebensjahr. Stuttgart: Klett
- Steiner J (1998): Orte des seelischen Rückzugs. Pathologische Organisationen bei psychotischen, neurotischen und Borderline-Patienten. Stuttgart: Klett-Cotta
- Stern DN (2000): Zur Bedeutung der empirischen Säuglingsforschung für die psychoanalytische Theorie und Praxis. Z Psychoanal Theorie Prax 15:467-483
- Tenbrink D (1996): Neurose und regulative Strukturen des Selbst. Z Individualpsychol 21(2):117-130
- Westram J (2003): Zur therapeutischen Arbeit mit Kindern, Jugendlichen und Eltern. Z Individualpsychol 28(3):238-257
- Windaus E (2004): Psychoanalytische und tiefenpsychologische Therapie bei Kindern und Jugendlichen. In: Leichsenring F (Hrsg.): Lehrbuch der Psychotherapie. Bd. 2. Vertiefungsband psychoanalytische und tiefenpsychologisch fundierte Therapie. München: CIP-Medien
- Winnicott DW (1958/1985): Von der Kinderheilkunde zur Psychoanalyse. Frankfurt a.M.: Fischer TB
- Winnicott DW (1965/1974): Reifungsprozess und fördernde Umwelt. München: Kindler
- Winnicott DW (1971a/2002): Vom Spiel zur Kreativität. Stuttgart: Klett-Cotta
- Winnicott DW (1971b/1973): Die therapeutische Arbeit mit Kindern. München: Kindler
- Zulliger H (1969): Die deutungsfreie analytische Kinderpsychotherapie. In: G. Biermann (Hrsg.): Handbuch der Kinderpsychotherapie. München, Basel: Ernst Reinhardt

b) weiterführende Literatur

- Alex A (1998): Anna Freuds „Das Ich und die Abwehrmechanismen" – 60 Jahre später. Kinderanalyse 2:109-125 (
- Alvarez A (1992/2001): Zum Leben wiederfinden. Psychoanalytische Psychotherapie mit autistischen, Borderline-, vernachlässigten und missbrauchten Kindern. Frankfurt a.M.: Brandes & Apsel
- Besser R (1982): Leben und Werk von Anna Freud. In: Eicke D (Hrsg.): Kindlers Psychologie des XX. Jahrhunderts. Tiefenpsychologie. Bd. 3: Die Nachfolger Freuds. Weinheim, Basel: Beltz
- Fordham M (1985): Defences of the Self. In: Fordham M (ed.): Explorations into the Self. London: Academic Press
- Graf-Nold A (1988): Der Fall Hermine Hug-Hellmuth. Eine Geschichte der frühen Kinder-Psychoanalyse. München, Wien: Verlag Internationale Psychoanalyse

- Khan MMR (1982): Das Werk von D.W. Winnicott. In: Eicke D (Hrsg.): Kindlers Psychologie des XX. Jahrhunderts. Tiefenpsychologie. Bd. 3: Die Nachfolger Freuds. Weinheim, Basel: Beltz
- Spillius EB (1988/1991): Melanie Klein Heute. Entwicklungen in Theorie und Praxis. Bd. 2, Anwendungen. Weinheim: Verlag Internationale Psychoanalyse

Wichtige kinderanalytische und kinderpsychotherapeutische Zeitschriften

- Analytische Kinder- und Jugendlichenpsychotherapie. Brandes & Apsel, Frankfurt a.M.
- Arbeitshefte Kinderpsychoanalyse. Brandes & Apsel, Frankfurt a.M.
- Infant Observation. The International Journal of Infant Observation and ist Applications. Routledge, London
- Journal of Child Psychotherapy. The Official Journal of the Association of Child Psychotherapists. Routledge, London
- Kinderanalyse. Zeitschrift für die Anwendung der Psychoanalyse in Psychotherapie und Psychiatrie des Kindes- und Jugendalters. Klett-Cotta, Stuttgart
- Praxis der Kinderpsychologie und Kinderpsychiatrie. Vandenhoeck & Ruprecht, Göttingen
- The Psychoanalytic Study of the Child. Yale University Press, New Haven und London

3.2 Behandlungskonzepte der tiefenpsychologisch fundierten und analytischen Psychotherapie im Säuglings- und Kleinkindalter

EBERHARD WINDAUS

1 Einleitung

Die Geburt eines Kindes, insbesondere des ersten, ist für jedes Paar ein besonderer Einschnitt in seinem Leben. Die gemeinsame Verantwortung für das Kind verändert die Paardynamik, weckt Erinnerungen an die eigene Kindheit und löst projektive Identifizierungen aus.

Auch das in Liebe gezeugte Kind wird von ambivalenten Gefühlen begleitet. Die Ambivalenz des Kindeswunsches verfällt durch die Idealisierung des Babys („His majesty the baby") vielfach der Verdrängung. Idealisierung und Entwertung als Polaritäten des narzisstischen Systems markieren das Spannungsgefälle in der Eltern-Kind-Beziehung. Dem entspricht kulturell die Vergöttlichung des Kindes ebenso wie seine Entwertung in Misshandlung, Missbrauch und Vernachlässigung. Generell kann der Kindeswunsch als die *säkularisierte Form des Unsterblichkeitswunsches* angesehen werden (Beiderwieden et al., 1986).

Es sind vor allem die unbewussten Einstellungen der Eltern ihrem Kind gegenüber, die den Umgang mit dem Neugeborenen strukturieren. In den ersten Lebensmonaten ist von Eltern und Kind vornehmlich die Anpassung an die neue Lebenssituation zu leisten. Die Bewältigung psychischer Spannungen und körperlicher Reifungskrisen gehört zum alltäglichen Beziehungsgeschehen.

Durch die neuere Säuglingsforschung ist nachgewiesen worden, dass der Embryo bereits intrauterin sensorische Erfahrungen macht, die im Körpergedächtnis gespeichert werden. Auch verfügt der Säugling über mehr Kompetenzen, als bisher angenommen wurde. Er ist ab der Geburt *visuell* in der Lage, sich bewegenden Objekten mit den Augen zu folgen und Farbunterschiede wahrzunehmen. Ab zwei Monaten nimmt er die Gestalt eines Gesichts ganzheitlich wahr. Experimente über seine *auditive* Wahrnehmung belegen, dass der Säugling nicht nur die Stimme der Mutter präferiert, sondern einen bekannten, bereits intrauterin vorgelesenen Text einem unbekannten Text vorzieht. Auch Geruch und Geschmack bestehen von Geburt an als differenzierte Wahrnehmungsmodi. Besonders kreuzmodale Wahrnehmungsfähigkeiten (Kombinationen von Sehen und Fühlen oder Sehen und Hören) sind bereits innerhalb der ersten 20 Tage ausgereift (siehe dazu insgesamt Dornes, 1993, S. 34-48).

Diese Ergebnisse haben dazu geführt, vom „kompetenten Säugling" (Dornes, 1993) zu sprechen. Dem steht aufgrund der entwicklungsphysiologischen Unreife die Abhängigkeit des Säuglings gegenüber: Körper- und Hirnfunktionen sind zur Zeit der Geburt noch nicht ausgereift. Insofern ist der Säugling auf die Regulation seiner Körperbedürfnisse durch die Eltern angewiesen, die zu Koordinatoren des Schlaf-Wach- oder des Ernährungsrhythmus werden. Sie sorgen für die basale Regulation von Wohlbefinden, Unlustgefühlen, Beruhigung, Sättigung, Wärmeschutz und Reizabschirmung. Gleichzeitig entwickelt sich durch die Körperpflege und den spielerischen Umgang die Regulierung des Erregungsniveaus des Säuglings und seiner Affekte. Im Umgang mit ihrem Kind stellen sich die Eltern auf das Verstehen der kindlichen Signale ein. Die Eltern nehmen die Äußerungen ihres Kindes immer differenzierter wahr, und das Kind entwickelt durch sich wiederholende, eingespielte Interaktionsmuster Fähigkeiten zur Selbstregulation.

Dies hat zur Voraussetzung, dass die Eltern angemessen auf die kindlichen Bedürfnisse, Wünsche und Reaktionsweisen eingehen können. Die Bindungstheorie hat dafür den Begriff der Feinfühligkeit geprägt, die Psychoanalyse den der Empathie als wichtige emotionale Elternfähigkeiten herausgestellt. Wenn diese Fähigkeiten eingeschränkt, unzureichend entwickelt oder sehr belastet sind, dann entstehen Entgleisungen in der Interaktion und Verzerrungen in der Wahrnehmung des Kindes. Insbesondere unbewusste Ängste und projektive Zuschreibungen führen zu Störungen im Eltern-Kind-Austausch.

Das Erleben des Babys rührt an verdrängte Konflikterfahrungen, die der adäquaten Beziehungsgestaltung in die Quere kommen können. Säuglinge und Kleinkinder reagieren darauf mit körperlichen Symptomen, die Ausdruck von innerpsychischen Spannungen sind. Schrei-, Schlaf- und Fütterstörungen sind die häufigsten psychischen oder psychosomatischen Krankheitsbilder, die unter dem Begriff der „Regulationsstörungen" zusammengefasst werden. Auch eine traumatische Geburt, schwere Erkrankungen, Behinderungen oder längere nachgeburtliche Trennungen von Kind und Mutter beeinträchtigen die Beziehungsqualität.

Unabhängig vom theoretischen Hintergrund besteht Konsens darüber, dass der Säugling und die elterliche Fürsorge, in die der Vater real, zumindest aber phantasmatisch immer mit einbezogen ist, eine prozesshafte Einheit bilden. Das Baby als Patient ist keine Einzelperson, sondern nur als Beziehungseinheit mit seinen Eltern behandelbar, was Winnicotts Diktum entspricht: Es gibt kein Baby ohne Eltern.

2 Epidemiologie

Die Prävalenz von Regulationsstörungen im Säuglings- und Kleinkindalter kann bisher nur aus allgemeinen epidemiologischen Untersuchungen (z.B. Mannheimer Projekt, Schepank, 1987; Reister et al., 1993) herausgerechnet werden. Diese Hochrechnung ergibt eine Prävalenzrate von ca. 20 Prozent. Sie entspricht insofern den allgemeinen Prävalenzraten im Kindheits- bzw. Erwachsenenalter (Remschmidt, 1998; Dilling et al., 1984). Zwar haben viele kindliche Störungen einen entwicklungsbedingten vorübergehenden Charakter, aber es wird von einer 10-prozentigen Persistenz bei diesen klinischen Störungsbildern (Ihle und Esser, 2002) ausgegangen. Das heißt, mindestens ein Zehntel der Bevölkerung ist zu Beginn seines Lebens von mehr oder weniger ausgeprägten Störungen betroffen.

Diese Zahlen decken sich mit den spezifischen Prävalenzraten bei den drei wichtigsten Regulationsstörungen im Säuglingsalter: die *Schreistörung* in Kombination mit Koliken wird bei ca. 20-30 Prozent der gesunden Säuglinge angenommen (Alvarez und St. James-Roberts, 1996), *Störungen des Schlaf-Wach-Zyklus* werden bei ca. 30% beschreiben (St. James-Roberts und Halil, 1991) und *Fütterstörungen* im ersten Lebensjahr auf ca. 35 Prozent geschätzt (Foryth und Canny, 1991). Dabei ist zu konstatieren, dass die einzelnen Regulationsstörungen oft miteinander kombiniert und insofern nicht immer klar voneinander abgrenzt bestehen.

3

Es konnte in einer Studie (Esser et al., 1993) nachgewiesen werden, dass eine gute *frühe* Mutter-Kind-Beziehung der beste protektive Faktor ist. Da es sich insgesamt um einen noch jungen Forschungsbereich handelt, liegen bisher vor allem systematisierte Projekterfahrungen und kaum Längsschnittstudien vor. Insbesondere Papoušek (1998) verweist auf die Häufigkeit der Störungsbilder wegen der *großen Vulnerabilität in dieser Lebensphase*.

Viele dieser Störungen werden auf Seiten der Eltern von psychischen Störungen (46,3%), Partner- und Ehekonflikten (43,6%), Konflikten mit den Primärfamilien (36,2%) und von traumatischen Kindheitserfahrungen (ca. 33,0%) begleitet (Ziegler et al., 2004). Besonders gefährdet sind die Kinder jüngerer Mütter (Ziegenhain et al., 1999). Damit steigt insgesamt das Risiko für aggressive und depressive Störungen (Dornes, 1999), für Kindesvernachlässigung und -misshandlung (Beiderwieden et al., 1986; Windaus, 1987), für schlechte schulische Leistungen und psychosomatische Erkrankungen (Milch, 2001). Aufgrund der zahlreichen Verursachungsaspekte wird deutlich, dass der therapeutische Prozess der Eltern-Säuglings-/Kleinkind-Psychotherapie von großer *Komplexität* sein muss, wenn er effektiv und hilfreich sein will. Die hohe Persistenz früher kindlicher Verhaltensstörungen und deren Auswirkungen auf den weiteren Prozess der Persönlichkeitsentwicklung sprechen für die Notwendigkeit früher Prävention und gezielter psychotherapeutischer Intervention. Auch die Befunde der Neurobiologie zur Nutzungsabhängigkeit der Entwicklung des Gehirns (Hüther et al., 1999) unterstützen diese Sicht.

3 Klinische Erscheinungsformen und Diagnostik

Unabhängig vom jeweiligen klinischen Erscheinungsbild sollte sich der Psychotherapeut vor Augen führen, in welchem Abschnitt seiner Reifungsfähigkeiten, seiner sozialen Kontaktmöglichkeiten und Ich-Funktionen sich ein Kind entwicklungspsychologisch befindet. Dazu ist es hilfreich, sich die klinischen Zeitfenster zu vergegenwärtigen, um den jeweiligen biopsychosozialen Entwicklungsstatus des Kindes einordnen zu können (Stern, 1998).

1. 0 bis 2 1/2 Monate:	Regulation des Trink-, Schlaf-, Wachheits- und Aktivitätszyklus
2. 2 1/2 bis 5 1/2 Monate:	die soziale Face-to-face-Interaktion ohne Spielsachen
3. 5 1/2 bis 9 Monate:	das gemeinsame Spiel mit Gegenständen
4. 8 bis 12 Monate:	Bindung und Loslösung an/von der primären Bezugsperson
5. 18. bis 24. Monat:	Sprache und Grenzsetzung

Regulationsstörungen sind keine verfestigten symptomatischen Manifestationen infantiler Psychopathologie. Vielmehr haben sie den Charakter von Durchgangssymptomen, die die kindliche Entwicklung begleiten. Dies gilt auch für die elterlichen Verhaltensweisen in dieser Zeit. „Die Eltern sind in der überwältigenden Mehrzahl psychisch ‚normal'" (Stern, 1998, S. 11). Die Psychopathologie spielt sich vorwiegend auf der nonverbalen und präsymbolischen Ebene ab. Neben der auffälligen Symptomatik (Unruhe, Schreien, Nicht-Schlafen und Fütter- bzw. Stillschwierigkeiten) ist diagnostisch vor allem auf die Ausgestaltung der Eltern-Kind-Beziehung und auf die elterliche Psychopathologie zu achten.

In der ICD-10 bestehen nur geringe Möglichkeiten der spezifischen Verschlüsselung. Dies gilt vor allem für die Fütterstörung nach F98.2 und für die reaktive Bindungsstörung nach F94.1. Eine Fütterstörung nach F98.2 „sollte nur diagnostiziert werden, wenn das Ausmaß deutlich außerhalb des Normbereichs liegt" (Dilling et al., 1993, S. 320). Auch die Diagnose F94.1 „Reaktive Bindungsstörung" geht von einer emotionalen Störung aus, die weit über den Rahmen einer Regulationsstörung hinausgeht und auffällig abnorme Beziehungsmuster, Wechsel in den Milieuverhältnissen, Wachstumsverzögerungen, starke Rückzugsreaktionen und Bindungsstörungen beinhaltet. Diese Diagnose ist auch eher als Syndrom-Diagnose zu verstehen. Für die Schlaf- und Schreistörung gibt es keine spezifische Codierung im F-Kapitel, so dass sie zwar ganz allgemein den sonstigen oder nicht näher bezeichneten Verhaltens- und emotionalen Störungen nach F98.8 oder F98.9 zugeordnet werden können, was aber einer höchst unspezifischen diagnostischen Klassifizierung entspricht.

Da die frühkindlichen Regulationsstörungen entwicklungspsychopathologisch und ätiologisch Resultate eines noch nicht abgeschlossenen Anpassungsprozesses an die extrauterine Umwelt darstellen, rechtfertigt dies die Codierung unter Anpassungsstörungen nach F43.2. „Hier handelt es sich um Zustände von subjektivem Leiden und emotionaler Beeinträchtigung, die soziale Funktionen und Leistungen behindern und während des Anpassungsprozesses nach einer entscheidenden Lebensveränderung, nach einem belastenden Lebensereignis oder auch nach schwerer körperlicher Krankheit auftreten" (Dilling et al., 1993, S. 170).

Wesentlich differenzierter und spezifischer für den Bereich der entwicklungsbedingten Störungen bei Säuglingen und Kleinkindern ist das Klassifikationssystem ZERO TO THREE: Diagnostische Klassifikation: 0-3 (1999). Es unterscheidet differentialdiagnostisch zwischen posttraumatischer Stressstörung, Affektstörung, Stimmungsstörung, reaktiver Bindungsstörung, Anpassungsstörung, Regulationsstörung, Schlafverhaltensstörung, Essverhaltensstörung und Störungen der Bezogenheit und der Kommunikation. Bei diesem Diagnoseninventar wird zusätzlich eine diagnostische Untergliederung auf fünf Achsen vorgenommen:

Achse I: Primäre Diagnosen
Achse II: Klassifikation der Beziehungsstörungen
Achse III: Medizinische Probleme, Entwicklungsstörungen und Krankheiten
Achse IV: Psychosoziale Belastungssituation
Achse V: Funktionell-emotionales Entwicklungsniveau

Dieses Klassifikationssystem trägt zur Beachtung der verschiedenen Ebenen der Störungsdynamik bei, ohne selber eine bestimmte Störungstheorie vorzugeben. Insofern handelt es sich bei ZERO TO THREE um ein deskriptiv-phänomenologisch orientiertes Diagnosesystem.

Für die klinische Diagnostik sind grundsätzlich immer die folgenden Diagnoseschritte erforderlich:

1. Die Diagnostik von Regulationsstörungen beginnt nach Ausschluss organischer Ursachen beim Kinderarzt, der bei gegebener Indikation an einen spezialisierten Kinderpsychotherapeuten oder an eine spezialisierte psychotherapeutische Ambulanz weiterverweist. Dabei ist die übliche *kinderärztlich-entwicklungsneurologische* und *entwicklungspsychologische* Untersuchung eine unerlässliche Voraussetzung. Bei speziellen neurologischen Verdachtsmomenten auf eine persistierende Unreife der zerebralen Organisation ist zusätzlich eine spezielle kinderneurologische Untersuchung erforderlich.

2. Die *psychodynamische Diagnostik* konzentriert sich auf die szenisch orientierte Interaktionsbeobachtung im Erstgespräch mit Eltern und Kind unter besonderer Berücksichtigung von Übertragungs- und Gegenübertragungsreaktionen. Dabei wird besonders auf intuitive elterliche Kompetenzen, angemessene Verhaltensresponsivität und projektive Wahrnehmungsverzerrungen geachtet. Die Verhaltens- und Kommunikationsbeobachtung kann auch videogestützt für Auswertungs- und Dokumentationszwecke festgehalten werden.

3. Zusätzlich ist die *differenzierte Erhebung anamnestischer Angaben* bei Eltern und Kind (auch mittels Fragebogen) zu Kindeswunsch, Schwangerschafts- und Geburtsverlauf, Symptomatik, akuten psychosozialen Belastungen, Paarbeziehung, Elternbiographie (einschließlich eigener Pathologie), Herkunftsfamilien, Übergang zu Elternschaft und Elternrolle erforderlich.

3.1 Schreistörungen

In Längsschnittstudien konnte gezeigt werden, dass Schreien und Unruhe im zweiten Lebensmonat kulminieren und dann abnehmen (v. Hofacker, 1998, S. 53/54). Die erhöhte Schrei- und Unruheneigung in dieser Phase wird mit der Intensität der ablaufenden Entwicklungs- und Reifungsprozesse in Verbindung gebracht. Der Säugling lernt in den ersten Lebensmonaten seine Sinneswahrnehmungen zu integrieren, indem er Gefühle von innen und Reize von außen zu unterscheiden beginnt. Wegen äußerer Reizüberflutung und noch unzureichender Selbstregulation kann sein Zustand somit übergangslos von Wohlbefinden in einen bedrohten Zustand wechseln. In dieser Phase ist das Schreien, in dem sich die schwer erträglichen Gefühle und störenden Reizzustände entladen, das wichtigste Kommunikationsmittel des Säuglings, weshalb „das Schreien eine Kommunikationsform des Babys ist, die es (wie andere Kommunikationsformen auch) zu entschlüsseln gilt" (Barth, 2000, S. 539).

Exzessives Schreien liegt nach der sogenannten Wessel-Regel dann vor, wenn der Säugling *über mehr als drei Wochen an mehr als drei Tagen mehr als drei Stunden* schreit. Davon sind etwa 29 % aller Säuglinge betroffen. Klinisch sollte unabhängig von dieser Regel aber ausschlaggebend sein, dass sich Eltern beim Schreien ihres Babys hilflos vorkommen und deshalb um Hilfe nachsuchen. Besonders bei exzessivem Schreien fühlen sich Eltern ohnmächtig, gereizt oder verzweifelt. Dabei gehen nur 11 % dieser Schreiphasen mit einer Kolik einher. Ebenfalls in 11 % der Fälle besteht eine Milchproteinunverträglichkeit. Bei Proteinunverträglichkeit ist probatorisch die Milchumstellung durchzuführen. Ein möglicher Auslöser von Schrei- und Unruhereaktionen ist gastrointestinaler Reflux. Bei gastroösophagischem Reflux ist eine Oberbauchsonographie erforderlich. Bei Vorliegen von Hämatomen und Verwahrlosungsanzeichen ist der Verdacht auf Kindesvernachlässigung oder Kindesmisshandlung abzuklären. Schreistörungen, die über das erste Lebenshalbjahr hinausgehen, liegt eine andere Ätiologie zugrunde, da dann das Schreien schon mehr der willkürlichen Kontrolle unterliegt

57% der exzessiv schreienden Säuglinge zeigen in den ersten sechs Monaten passagere neurologische Auffälligkeiten, die als Hinweis auf die Unreife der zerebralen Organisation angesehen werden (alle Zahlenangaben nach v. Hofacker, 1998, S. 53-55). Es wird auch von konstitutionell weniger anpassungsfähigen Temperamenten ausgegangen. Psychodynamisch (siehe Stork, 1999; Barth, 2000) liegen dem exzessiven Schreien eine Kumulation psychosozialer Belastungen in der Familie, psychische Beeinträchtigungen der Eltern, unzureichende elterliche Co-Regulation, Partnerschaftskonflikte, projektive Identifizierungen und schwere Belastungen in der frühen Eltern-Kind-Beziehung zugrunde.

Kinder, die an fortdauernden Koliken und an Unruhe über den sechsten Lebensmonat hinaus leiden, werden als schwer zu beruhigen beschrieben (DeGangi et al., 1991). Sie sind sehr reagibel und suchen physiologische und kognitive Reize, so dass ihre regulatorischen Prozesse sensorisch besonderen Herausforderungen unterliegen. Kommen diese Kinder in das Kleinkind- und Vorschulalter, haben sie Schwierigkeiten, die Aufmerksamkeit zu halten und sich im interaktiven Spielaustausch respondent einzubringen. Eine hohe Inzidenz von motorischen und sensoregulatorischen Problemen wie Hypersensitivität gegenüber Berührungs-, Hör-, Seh- und Vestibularreizen wurde bei den älteren Kindern identifiziert (DeGangi et al., 1993). Kinder, die regulatorische Störungen im Ausmaß von mäßig bis stark zeigen, haben im Vergleich zu Kindern mit schwach ausgeprägten Regulationsstörungen oder normal entwickelten Kindern ein erhöhtes Risiko für Entwicklungsstörungen und für Eltern-Kind-Beziehungsprobleme (DeGangi et al., 1991).

3.2 Schlafstörungen

Im ersten Lebenshalbjahr besteht noch kein physiologisch ausgereifter Schlaf-Wach-Rhythmus. Das nächtliche Wachwerden ist häufig von Unruhezuständen und Schreiattacken begleitet. Von einer Schlafstörung spricht man, wenn der Säugling nach sechs Monaten noch nicht gelernt hat, ohne Hilfe der Eltern wieder einzuschlafen. Zum Einschlafen brauchen sie die Einschlafhilfe der Eltern länger als eine halbe Stunde und bleiben dann für längere Zeit von den elterlichen Einschlafhilfen und -ritualen abhängig. Bei einer Durchschlafstörung werden sie mehrere Tage hindurch mehr als dreimal in der Nacht wach und brauchen dann wieder längere Zeit, um mit Hilfe ihrer Eltern erneut einschlafen zu können.

3

Ein übermüdetes und überreiztes Kind zu beruhigen ist immer schwierig. Oft wird von den Eltern ein sensorischer Reiz gesetzt, der zwar das Weinen unterbricht, aber gleichzeitig auch das Nervensystem aktiviert und somit den Schläfrigkeitszustand, der zum Einschlafen erforderlich ist, verhindert. So wird ein Teufelskreis in Bewegung gesetzt, der Eltern und Kind in extrem belastende Erschöpfungszustände versetzt.

Schlafstörungen als Störung der Selbstberuhigungsfähigkeit des Säuglings können auf spezielle elterliche Bettzeitinteraktionen, unsichere Bindungsmodalitäten oder auf erlebte Trennungen infolge von Verlust- oder Krankheitserlebnissen zurückgeführt werden. Die für das Einschlafen notwendige Trennung kann bei Eltern und Kind traumatisierende Trennungserfahrungen wiederbeleben, die den angemessenen Umgang mit der Einschlafsituation erschweren. Schlafstörungen im Säuglings- und Kleinkindalter sind psychodynamisch betrachtet oft Ausdruck einer ungelösten Trennungsproblematik (Barth, 2003, S. 41-57).

Da der Umgang mit der Schlafstörung der direkten Beobachtung entzogen ist, kann ein Schlaftagebuch für die Dokumentation hilfreich sein. Wichtiger aber als die Zeiten sind die Handhabungen und Phantasien der Eltern über das Nicht-Einschlafen-Können ihres Säuglings, die auch Auskunft geben über die Beruhigungsfähigkeiten der Eltern.

Bei begründetem Verdacht auf hirnorganische Störungen, epileptische Anfälle oder ein Schlafapnoe-Syndrom ist ein Schlaf-EEG durchzuführen. Erschwerte Atmung kann den Schlaf auch infolge von Obstruktionen der Atemwege (asthmatische Bronchitis) stören.

3.3 Fütter-, Ess- und Gedeihstörungen

Nach ICD-10 F98.2 gilt die Fütterstörung im frühen Kindesalter als eine „spezifische Störung beim Gefüttertwerden mit unterschiedlicher Symptomatik. Allgemein umfasst sie Nahrungsverweigerung und extrem wählerisches Essverhalten bei angemessenem Nahrungsangebot einer einigermaßen kompetenten Betreuungsperson und in Abwesenheit von einer organischen Krankheit" (Dilling et al., 1993, S. 320). Leitsymptome sind Nahrungsverweigerung und Erbrechen. Kurzfristige Fütterunregelmäßigkeiten dagegen sind altersentsprechend und kommen bei jedem Säugling vor.

Klinisch spricht man von einer Fütterstörung, wenn die Füttersituation von den Eltern über einen längeren Zeitraum als unangemessen empfunden wird oder „wenn das Kind nicht zunimmt oder über einen Zeitraum von wenigstens 1 Monat Gewicht verliert" (Dilling et al., 1993, S. 320). Dazu gehört, dass die Fütterung jeweils recht lange dauert und dass zwischen den Mahlzeiten relativ kurze Zeitabstände liegen. Eine Fütterstörung kann sich bis zur Nahrungsverweigerung steigern und zur Gedeihstörung mit dauerhafter Schädigung des Körpers führen, wenn das Körpergewicht sinkt oder konstant unter dem Normgewicht bleibt. Fütterstörungen jenseits des 6. Monats, begleitet von hartnäckiger Verweigerung, sind vor allem im Kontext von Fusions-, Separations- und Individuationsprozessen zu betrachten. „Die konkrete Füttersituation zwischen Mutter und Säugling, kindliche maladaptive Lernerfahrungen im Zusammenhang mit der Füttersituation, die Wechsel zwischen Fütterinteraktion und kindlichen sowie mütterlichen Belastungen und die für die Mutter mit der Füttersituation verbundenen Phantasien, Ängste und Erwartungen sind daher ätiologisch wie diagnostisch von wesentlicher Bedeutung" (v. Hofacker, 1998, S. 64).

Grundsätzlich ist die Still- und Ernährungssituation der Prototyp für Austauschprozesse zwischen Mutter und Kind, bei dem körperliche und seelische Aspekte eng mit einander verbunden sind (A. Freud, 1980, S. 1041 ff.). Die Füttersituation ist der Prototyp von Introjektions-, Identifikations- und Projektionsprozessen zwischen Eltern und Kind.

Störungsspezifisch ist eine Still- und Ernährungsanamnese (Essstörungen in der Kindheit der Mutter, Stillzeitraum, Kost, Nahrungsverweigerung, Rumination, mundmotorische Auffälligkeiten) zu erheben, die die emotionalen Interaktionsqualitäten, die Affekte, Ängste und Phantasien der Mutter mit einbezieht. Da Fütterstörungen oft mit einer erheblichen psychopathologischen Struktur bei der Versorgungsperson und eingeschränkten dialogischen Fähigkeiten einhergehen, ist die Exploration im Rahmen der Anamneseerhebung darauf spezifisch auszurichten.

Bei der Fütterstörung kann eine videographierte Fütterszene sowohl zu diagnostischen als auch therapeutischen Zwecken verwendet werden. Die Fütterinteraktion ist differentiell von einer generalisierten Interaktionsproblematik zu unterscheiden, so dass die viedeographierte Fütterszene nicht isoliert, sondern im Kontext von Spiel- und Alltagssituationen und mütterlicher Gesamtpersönlichkeit zu bewerten ist.

Organische Belastungen, Operationen oder Sondeneingriffe im Oral- und Ösophagusbereich sind besonders bei Gedeihstörungen zu beachten. Bei gastroösophagischem Reflux ist eine Oberbauchsonographie durchzuführen. In seltenen Fällen ist eine Kontrastmitteluntersuchung zur Klärung operationsbedürftiger angeborener körperlicher Einschränkungen im Magen-Darm-Bereich erforderlich. Bei entsprechenden Verdachtsmomenten sollte ein orientierender Körperstatus mit Untersuchung von Blutbild, Elektrolyten, Gesamteiweiß, Urin-, Eisen-, Nieren- und Leberwerten erfolgen.

! Merke:

1. Wegen der *allgemeinen Vulnerabilität in dieser Lebensphase* besteht eine große Häufigkeit der Störungsbilder. Regulationsstörungen sind nicht als symptomatische Manifestationen infantiler Psychopathologie zu verstehen. Sie haben den Charakter von Übergangssymptomen, die jede kindliche Entwicklung begleiten. Bei Verfestigung der Symptomatik und Interaktionskonflikte bedürfen sie – auch aus prophylaktischen Gründen – der Behandlung.
2. Für die Diagnostik ist es deshalb wichtig, sich die klinischen Zeitfenster zu vergegenwärtigen, um den jeweiligen biopsychosozialen Entwicklungsstatus des Kindes einordnen zu können.
3. Die Diagnostik von Regulationsstörungen hat immer den Ausschluss von organischen Erkrankungen zur Voraussetzung.
4. Exzessives Schreien liegt nach der sogenannten Wessel-Regel dann vor, wenn der Säugling *über mehr als drei Wochen an mehr als drei Tagen mehr als drei Stunden* schreit. Unabhängig von dieser Regel ist aber ausschlaggebend, dass sich Eltern wegen des Schreiens ihres Babys hilflos fühlen und deshalb um Hilfe nachsuchen.
5. Schlafstörungen im Säuglings- und Kleinkindalter sind, psychodynamisch betrachtet, oft Ausdruck einer ungelösten Trennungsproblematik.
6. Da Fütterstörungen oft mit einer erheblichen psychopathologischen Struktur bei der Versorgungsperson und eingeschränkten dialogischen Fähigkeiten einhergehen, ist die Exploration spezifisch mit darauf auszurichten.

4 Psychoanalytisches Entwicklungs- und Störungsmodell

Während die Interaktions- und Kommunikationsstudien vieler Säuglingsforscher atypisches, misslungenes oder sich verfehlendes Kommunikationsverhalten (auch mit Hilfe videographierter Methoden (z. B. Stern, 1998, S. 57-60; Baumgart, 1991) exakt beschreiben, bleibt dabei die Frage nach den Ursachen der jeweiligen Störung, der Ätiologie, offen. Hohe Empfindlichkeit und Erregbarkeit aufgrund einer organischen Erkrankung oder einer angeborenen Prädisposition des Säuglings, fehlende Empathie, mangelnde Feinfühligkeit oder ambivalentes Bindungsverhalten bei den Eltern werden zumeist als allgemeine Ursachenzusammenhänge angeführt. Die Hervorhebung und Beschreibung häufig anzutreffender inoptimaler Dialogmuster oder angeborener Dispositionen ergibt aber noch kein ausreichend erklärendes Störungsmodell, sondern ist als ein allgemeines Defizitmodell für mögliche Verursachungen zu kennzeichnen.

Die neuere psychoanalytische Objektbeziehungstheorie nimmt an, dass der Säugling ein zugleich fühlendes und denkendes Wesen ist. Denken wird dabei als psychophysische Intentionalität eingeschätzt, die darauf gerichtet ist, das mütterliche Gegenüber zu erkennen und zu verstehen. Somit wird Denken als ein an primäre Emotionen gebundener Entwicklungsvorgang (Bion, 1995 a,b,c) verstanden. Das Baby steht von Beginn an vor der Aufgabe, die wechselnden Zustandsschwankungen von Integration und Desintegration zusammenzuführen, wozu es das elterliche Gegenüber als Verstehenshilfe braucht, um sich als kohärent und ohne Überflutungsgefühle erleben zu können (siehe dazu auch Krejci, 1999). Dazu bedarf es der zuverlässig sicheren Präsenz, der adäquaten Resonanz und des feinfühlig abgestimmten intuitiven Elternverhaltens (Papoušek und Papoušek, 1987).

Auf Seiten des Säuglings wachsen im Reifungs- und Entwicklungsprozess die Fähigkeiten der Wahrnehmung und Verarbeitung. Das Baby kommuniziert dabei präverbal mit Lautäußerungen, Gesichtsausdruck, Blickkontakt und der ganzkörperlichen Affektmotorik. Dabei benutzt es die Eltern (in Anlehnung an Bions Modell (Bion 1995) des Container-Contained) als einen „Leihcontainer" für das Verständnis seiner wechselnden psychophysischen inneren Gefühlszustände. Es ist die Aufgabe der erwachsenen Beziehungsperson, stets psychische Transformationsarbeit für den Säugling zu leisten. Dies erfordert, dass der Erwachsene sein Befinden von dem des Babys innerlich gut zu trennen vermag. Gelingt dies dem Erwachsenen nicht, entsteht ein gestörter Austauschprozess. Von der Betreuungsperson verlangt dies die Fähigkeit, die schwer erträglichen Gefühle des Kindes auszuhalten, seine psychischen und physischen Bedürfnisse zu antizipieren und sich somit seiner Perspektive anzupassen. Diese Resonanzfähigkeit als inneres Mitschwingen erfordert ein Wahrnehmen des Säuglings in seiner psychophysischen Ganzheit.

Die Voraussetzung dafür ist die innere Fähigkeit der Eltern, über mentale Erfahrung zu reflektieren, zu verfügen und diese, in Sprache, Affektreaktionen und Handlungen übersetzt, dem Kind zurückzuvermitteln. Winnicott nannte dies die „lebendige Anpassung an die Bedürfnisse des Säuglings" (Winnicott, 1974a, S.69), die die hinreichend gute Mutter kennzeichnet. „Eine ‚genügend gute' Mutter wird ... mit einer fast völligen Anpassung an die Bedürfnisse des Neugeborenen beginnen und sich im Laufe der Zeit immer weniger anpassen, je mehr das Kind in der Lage ist, mit dieser Entsagung fertig zu werden" (Winnicott, 1973, S. 20). Dadurch erlebt sich der Säugling auch als der illusionäre Urheber dieses Prozesses und erschafft Brust oder Mutter als subjektive Objekte. Das Verlassen auf die reflektierende und haltende Funktion des Objekts und die angemessene desillusionierende Gewahrung seines Getrenntseins vom Subjekt sind notwendige Markierungen für ein sicher entwickeltes reflektierendes oder wahres Selbst (Winnicott, 1974b, S. 182).

Dabei wirkt sich die Bindungsqualität auf die Beziehung und auf das Erleben der zukünftigen Zustände des Zusammenseins aus. Die Erfahrung zeitlich begrenzter Entsagungen, ein zunehmendes Gefühl für sich wiederholende Interaktionsabläufe, Mentalisierungsniederschläge, autoerotische Körperzufriedenheit und ein in der Phantasie antizipierter Zirkel von Vergangenheit, Gegenwart und Zukunft sind Winnicott zufolge die Voraussetzung dafür, dass das Erlebnis der Versagung für das Kind schließlich zum Gewinn werden kann. Dabei ist es die Aufgabe der Mutter, das Kind allmählich zu desillusionieren (Winnicott, 1973, S. 20/21). So wird die Mutter zugleich zu einer sicheren Basis, von der aus die Welt erkundet werden kann (Winnicott, 1990). Die Herausbildung eines sicheren Basisgefühls oder Urvertrauens (Erikson, 1971, S. 62 ff.) ist an die Anwesenheit einer hinreichend guten Mutter gebunden. Dieses früh erworbene Gefühl führt als innere Objektrepräsentanz zur Objektkonstanz, die es erlaubt, Abwesenheitssituationen zu überstehen. Prototypisch wird die anwesende oder spendende Mutter als die *gute Mutter* bezeichnet. Da bei Abwesenheit und Versagung Vernichtungs- und Trennungsangst, Ohnmacht und Wut erlebt werden, wird die Mutter dieser Zustände auch als *böse Mutter* bezeichnet (Klein, 1934). Die Desintergration dieser archaischen Matrix (Chasseguet-Smirgel, 1987) von „gutem" und „bösem" Objekt führt zu anhaltenden Spaltungsprozessen und einem Agieren, das die Folge der ausbleibenden psychischen Integration dieser Objektrepräsentanzen darstellt.

Grundsätzlich kann eine Störung im Säuglings- und Kleinkindalter von den Besonderheiten des Kindes, von den lebensgeschichtlich bedingten Elternphantasmen oder vom Zusammenspiel beider Faktoren ausgehen. Dabei ist zu berücksichtigen, dass die psychische Struktur der Eltern komplexer als die des Säuglings ist und die elterlichen Phantasmen das eigene wie auch das kindliche Interaktionsverhalten besonders stark zu beeinflussen vermögen. Deshalb konzentriert sich das psychoanalytische Störungsmodell bei psychischen, psychosomatischen und Regulationsstörungen im Säuglings- und Kleinkindalter besonders auf *die bewussten und unbewussten Bedeutungszuschreibungen durch elterliche Projektionen.* Das heißt, dass eine psychoanalytische Exploration aber auch die interaktionellen, affektiven und kommunikativen Äußerungen im Eltern-Kind-Dialog mit einbezieht. Als „Tor zum Psychischen" liefern sie als szenisches Geschehen dem Psychotherapeuten wertvolle Hinweise.

Der Vergleich zwischen den beobachtbaren Handlungen und den Selbstdeutungen der Eltern ermöglicht eine Einschätzung der elterlichen Wahrnehmungsstruktur. Deshalb richtet die neuere psychoanalytische Säuglingsforschung ihren Blick besonders auf die *Verschränkung von elterlicher Interaktion und elterlichen Phantasien über das Kind.* So können einer kleinen Geste, zum Beispiel einer geballten Faust, diverse Projektionszusammenhänge (wird mal ein Schläger, wird sich im Leben durchsetzen können, wird es allen zeigen, gibt nichts her etc.) unterstellt werden. Mit diesen Projektionen gehen dann affektive und mimische Bewertungen von bestimmten Verhaltensweisen des Kindes einher (zum Beispiel: trotzig, stark, tyrannisch, durchtrieben etc.), die wiederum auf die Äußerungsweisen des Kindes und dessen Selbstgefühl zurückwirken.

Elterlichen Projektionen sind aber nur als psychopathologisch einzustufen, wenn sie zu groben Verzerrungen führen. Dann wird die Andersartigkeit des Anderen missdeutet und nicht anerkannt. Grundsätzlich kann sich Leben nur entwickeln, indem ihm *besetzende Bedeutungen* zugeschrieben werden. Bei pathologischen Projektionen „lesen" Eltern eigene Eigenschaften oder Vorstellungen in ihr Baby hinein, die nicht zu seinem Charakter, seinem Temperament und zur Infantilsituation insgesamt passen. Dieser Zusammenhang wird in der psychoanalytischen Abwehrlehre als *projektive Identifizierung* beschrieben.

Die Geburt eines Kindes führt bei Eltern innerlich zur „Wiedergeburt" der eigenen Kindheitssituation. Insofern besteht ein Störungsanteil darin, dass dem Kind eine nicht passende *imaginäre Interaktionsstruktur aus der Infantilgeschichte der Eltern „übergestülpt"* wird. Der Begriff *imaginäre Interaktion* bezeichnet im Gegensatz zur beobachtbaren Interaktion *das Gesamt an zugeschriebenen Bedeutungen*, die aus den elterlichen Phantasien und der eigenen Kindheitserfahrung resultieren, die dann zu „Neuinszenierungen alter Beziehungsformen" (Brazelton und Cramer, 1994, S. 179 ff.) führen.

Drei wesentliche Formen von imaginärer Interaktion lassen sich unterscheiden:

1. Das Baby erscheint als *„Gespenst aus der Vergangenheit"* und repräsentiert einen *Menschen*, der in der Geschichte eines Elternteils eine wichtige Rolle gespielt hat.
2. Die Beziehung wiederholt *Beziehungsmuster aus der Vergangenheit.*
3. Das Baby repräsentiert einen *Aspekt des Unbewussten eines Elternteils*

Der Ausdruck *„Gespenster im Kinderzimmer"* oder *„Gespenst aus der Vergangenheit"* stammt von Fraiberg, die sie „Besucher aus der *nicht erinnerten* (Hervorhebung v. A.) Vergangenheit der Eltern" nannte (Fraiberg, 1975; deutsch zweimal übersetzt 1990 und 2003). Ihre psychopathologische Wirkung ist darauf zurückzuführen, dass die Eltern zu diesen Gespenstern als „ungebetenen Gästen" weiterhin eine innere Beziehung unterhalten, die ihr jetziges Fürsorge- und Interaktionsverhalten prägt. „Das Baby trägt die Last der Vergangenheit seiner Eltern von Beginn seines Lebens an. Die Eltern ... sind verdammt, die Tragödie ihrer Kindheit mit dem eigenen Kind in grausamer Weise bis in Einzelheiten hinein zu wiederholen" (Fraiberg, 1990, S. 142).

Entscheidend für die pathologische Aktualisierung in der neuen Mutter-Kind-Beziehung ist, ob einer Mutter die eigene Kindheitserfahrung affektiv bewusst ist und insofern eine erinnerte Vergangenheit besteht oder ob die Kräfte der Verdrängung die Oberhand behalten haben. Je abwehrender Mütter auf ihre Kindheitsvergangenheit reagieren, umso weniger finden sie zu den Bedürfnissen und Wünschen ihres Kindes Zugang. Traumatische Erfahrungen und Kindheitserinnerungen der Mutter allein sind kein negativer Beziehungsindikator, wenn der Mutter diese Vergangenheit *affektiv bedeutsam zugänglich* ist, so dass sie diese von der Gegenwart ihres Kindes zu trennen vermag. Fraiberg verdeutlicht die Dynamik der „Gespenster der Vergangenheit" an dem Fallbeispiel der 5 1/2 Monate alten Jane.

Beispiel 1

„Ihre Mutter (Mrs. March) ... wollte ihr Baby (Jane) zur Adoption geben ... Sie wurde in der Klinik als eine ‚zurückweisende' Mutter beschrieben ... Die psychiatrische Untersuchung ... deckte eine schwere Depression auf ... Jane zeigte wenig Interesse an ihrer Umgebung, sie war teilnahmslos und viel zu still. Es schien nur eine spärliche Verbindung mit ihrer Mutter zu bestehen ... Auf dem Videoband sieht man das Baby auf dem Arm seiner Mutter in einer hoffnungslosen Weise schreien. Es ist, als ob diese Mutter das Weinen ihres Kindes nicht hört ... Warum hört diese Mutter die Schreie ihres Kindes nicht? ... Mrs. March war das verstoßene Kind einer ausgestoßenen Familie ... In der Phase der Krisen-Intervention zugunsten der Belange des Kindes mussten wir einen Weg zu denjenigen konflikthaften Elementen in der Neurose der Mutter finden, die direkt Einfluß auf ihre Fähigkeiten, die mütterlichen Funktionen wahrzunehmen, hatten ... Dies ist eine Mutter, deren eigenes Weinen nicht gehört wurde ... Sie hatte die Tür vor dem jämmerlichen weinenden Kind in sich selbst verschlossen, ebenso wie sie die Tür vor ihrem weinenden Baby zugemacht hatte ... Das führte zu unserer ersten Hypothese: wenn das eigene Weinen dieser Mutter hörbar wird, dann wird sie das Weinen ihres Kindes hören ... Die Therapeutin bahnte den Weg für die Wiederkehr der Affekte. Sie hörte zu und sprach aus, was Mrs. March als Kind empfunden haben mußte ... Und ganz allmählich ... kamen Schmerz, Tränen und die unaussprechliche Qual, die es bedeutet, ein verstoßenes Kind zu sein, wieder hoch ... Nun sahen wir, wie sie sich inmitten ihrer eigenen Gefühlsausbrüche ihrem Kind näherte ... Eines Tages ... nahm sie in ihrer Trauer Jane hoch, hielt sie angeschmiegt auf dem Arm ... Das wiederholte sich ... Die Gespenster im Kinderzimmer waren dabei, zu verschwinden ... Die Pathologie, in die das Kind in tödlicher Umarmung mit eingeschlossen war, war nun weitgehend vom Kind wieder zurückgezogen. Die konflikthaften Elemente der Neurose der Mutter wurden von der Mutter als ‚zur Vergangenheit' und ‚nicht zu Jane gehörend' erkannt ... Nachdem Mrs. March Hilfe erhalten hatte, die es ihr ermöglichte, den Verlust, den Schmerz und die Gefühle der Zurückweisung in der Kindheit wiederzubeleben, konnte sie diese Qualen nicht länger an das Kind weitergeben ... Von einer Vielzahl von Fällen, in denen wir die ‚Identifikation mit dem Aggressor' als den zentralen Mechanismus einer pathologischen Elternschaft sehen, können wir sagen, daß die Erinnerung an die Ereignisse der Mißhandlung, des Mißbrauchs, der Tyrannei und des Im-Stich-gelassen-Werdens in deutlichen und niederdrückenden Einzelheiten bewußt war. Was nicht erinnert wurde, waren die damit verbundenen affektiven Erfahrungen ... Der Schlüssel zu unserer Geister-Geschichte scheint in dem Schicksal, das die Affekte der Kindheit erleiden, zu liegen. Unsere Hypothese ist, daß der Zugang zu den Kindheitsleiden ein starker Damm gegen die Wiederholung in der Elternschaft ist, während Verdrängung und Isolation von schmerzlichen Affekten die psychische Voraussetzung für die Identifikation ... ist (Fraiberg, 1990, S. 142-159).

Brazelton und Cramer haben die Hypothese von den „Gespenstern der Vergangenheit" ausdifferenziert und unter imaginären Interaktionen eine ganze Typologie von Konfliktfeldern identifiziert, die zu starken Verwicklungen zwischen elterlicher Kindheitspathologie und der aktuellen Eltern-Kind-Interaktion führen. Sie definieren den Begriff imaginäre Interaktion als „die subjektiven Deutungen, die die Eltern ihrer Beziehung zu dem Kind beimessen" (Brazelton und Cramer, 1994, S. 159). Sie nennen im Einzelnen folgende Konstellationen, denen sich jeweils spezifische Abwehrmodi zuordnen lassen.

- das Kind als Wiedergeburt eines Vorfahren: Fehlidentifizierung
- das Kind als Verlustersatz: Abwehr von Trauer/Trennungsverleugnung
- die Angst vor dem Tod des Babys: Starke Ambivalenz
- das Kind als Mutterfigur: Parentifizierung
- das Kind als Richter: Projektion der eigenen Elterninstanz
- der Säugling als Geschwisterkind: Fehlidentifizierung
- das Kind als Ideal („His majesty the baby"): Idealisierung/narzisstische Spiegelung
- das Kind als Bösewicht oder Sündenbock: Projektion des negativen Selbst
- das enttäuschende Baby: Quelle der Desillusionierung
- das Kind als ein und alles: Verlangen nach verschmelzender Fusion

Diese Typologie ist den verschiedenen Motiven, die im Kindeswunsch enthalten sind, zu entnehmen. Die Zuschreibungsmöglichkeiten machen aus dem Kind einen besonderen Adressaten elterlicher Projektionen (siehe hierzu auch H.E. Richters Beschreibung der psychischen Rollenfunktionen des Kindes; Richter, 1969), die zu entgleistem Kontakt, verzerrter Wahrnehmung und imaginären Interaktionen führen. Gegen diese projektive Überfrachtungstendenz und gegen die damit verbundene Verkennung des Kindes wehrt sich das Kind auch mit seinem Symptom.

Beispiel 2

„In der Klinik erscheint eine Mutter mit ihrer 22 Monate alten Tochter wegen ... Eßschwierigkeiten und Erbrechen ... Im Gespräch wird deutlich, daß die Mutter von der Angst gepackt ist, ihr Kind könne verhungern. Weiter wird deutlich, daß diese Angst eine auf das Kind projizierte Angst ist, sie selber könnte verhungern. Die Mutter erzählt ... von ihren intensiven, in ihrer eigenen Kindheit schwer frustrierten Wünschen nach einer warmherzigen und nährenden Mutter. Eine bis dahin *unbewußte Phantasie* über den eigenen Hunger *verursacht ein Interaktionsverhalten (Hervorhebung v. A.)*, das die Quelle von Symptomen beim Kind ist. Das Kind wird zum Träger einer unbewußten Phantasie der Mutter über Aspekte des eigenen Selbst. Eine solche ‚Übertragung' unbewußter Phantasien macht aus dem realen Kind ein ‚phantasmatisches' (Lebovici). Das phantasmatische Kind ist der Repräsentant und Adressat unbewußter Phantasien und Affekte. Der Prozeß der Übertragung unbewußter Phantasien führt dazu, daß das Kind für die

Mutter kein reales Kind mehr mit realem Hunger und Durst ist, sondern eine ‚Phantasieaufladung' erfährt, in der die Realität des Kindes verschwindet. Es wird gefüttert, obwohl es keinen Hunger hat. Die Mutter füttert sich selbst. Das Kind lehnt diese Übertragung ab und bringt sich im Erbrechen und den Fütterungsschwierigkeiten als reales Kind gegen das Phantasma der Mutter zu Geltung. In Winnicotts Sprache könnte man sagen, daß es mit Hilfe des Symptoms sein wahres Selbst ... gegen Übergriffe der Mutter verteidigt" (Dornes, 1993, S. 200/201).

Erst das volle Verständnis für den Hintergrund einer mütterlichen Fütterstrategie wie in Beispiel 2 wird zu einem von innen her veränderten Fütterverhalten führen. Die gemeinsame Betrachtung einer videographierten Fütterszene durch Mutter und Therapeut allein gäbe keinen Aufschluss über die unbewusste Bedeutung des Fütterns bei der Mutter. Sie kann aber für die Mutter ein Zugang zu der Erkenntnis sein, dass sie ein inadäquates Füttermuster verfolgt und sich dann die Frage nach dem Woher dieses Musters stellt. „Die Interaktionsstudien erhellen den Weg und die Art, wie solche Phantasien in der präverbalen Zeit kommuniziert und verstanden werden, die Psychoanalyse erhellt den Inhalt des Phantasmas und seine die Interaktion determinierende Kraft" (Dornes, 1993, S. 211).

Wenn die wesentliche Annahme der psychoanalytischen Theorie im Bereich früher Störungen ist, dass *Phantasien Interaktionen steuern und Interaktionen wiederum auf die Phantasie zurückwirken*, dann ist zu zeigen, auf welchem Wege die Phantasie die Interaktionen beeinflusst und vom Säugling erfahrbar wird. (Mit Phantasien sind die der Eltern gemeint. Ob ein Säugling Phantasien hat, ist entwicklungspsychologisch umstritten [Dornes, 1994, S. 1154-1175].) In der Säuglings- und Kleinkindpathologie stellt symptomatisches Verhalten nicht eine unbewusste Kompromissbildung des Säuglings dar, sondern ist im Wesentlichen „das Ergebnis einer für ihn aversiven Stimulierung in der Interaktion" (Dornes, 1993, S. 209). *Über die aversive Stimulierung findet die Phantasie der Mutter Eingang in die Interaktion.* Das heißt, das Kind nimmt nicht eine Phantasie auf, sondern von der Mutter gesendete mimische, affektive und gestische Stimuli, die Abkömmlinge ihrer phantasmatischen Position sind, so dass es auf diesem Wege zur reaktiven Introjektion des mütterlichen Phantasmas kommt.

Beispiel 3

Eine Mutter kommt wegen chronischer Ernährungsschwierigkeiten mit ihrem fünf Wochen alten Mädchen in die Klinik ... Die Mutter praktizierte von Anfang an ein zwanghaftes Fütterritual ... und berichtet, es sei für sie nicht angenehm, das Kind zu füttern. Sie leide sehr darunter, dem widerstrebenden Kind jedesmal mit Gewalt die Flasche in den Mund zu stecken. Dann erzählt sie, daß sie selbst nur ungern der passive Adressat ‚gewalttätiger' Handlungen ist. Sie mag ... speziell keine Penetration. Sie befürchtet, ihr Mann könnte sie dann total besitzen. Eigentlich finde sie es deshalb sehr geschickt von ihrer Tochter, bei jedem Fütterungsversuch sofort einzuschlafen und sich so den gewaltsamen Fütterungen zu entziehen. Die Weigerung der Tochter, sich ‚oral penetrieren' zu lassen, die auf bewußter Ebene so viel Leid und Unbehagen verursacht, wird auf einer *unbewußten Ebene (Hervorhebung d. A.)* von der Mutter begrüßt" (Dornes, 1993, S. 209/210).

Dieses Beispiel verdeutlicht, dass auch das kindliche Symptom im Babyalter im Dienste der Abwehr der mütterlichen Ängste steht und eine quälerische Interaktion mit körperlichen Beeinträchtigung praktiziert werden kann, weil auf der unbewussten Ebene das Mädchen der Mutter in deren Verweigerungshaltung entgegenkommt.

! **Merke:**

1. Die *Gesteuertheit von Interaktionen durch bewusste und unbewusste Phantasien stellt* den zentralen Beitrag der Psychoanalyse zu einer Störungstheorie der Eltern-Säuglings-/Kleinkind-Pathologie dar. Die wesentliche Annahme der psychoanalytischen Theorie im Bereich früher Störungen ist, dass *Phantasien Interaktionen steuern und Interaktionen wiederum auf die Phantasie zurückwirken. Im Mittelpunkt der psychoanalytischen Säuglingstherapie steht die Arbeit an der unbewussten Phantasie.*
2. Die psychoanalytische Störungstheorie geht bei der Betrachtung von Säuglingssymptomatiken und -pathologien davon aus, dass die aktuelle Konfliktdynamik durch das Wiederaufleben von verdrängten Konflikten aus der infantilen Vergangenheit der Eltern bestimmt ist. Es gilt, die unbewusste Phantasie zu identifizieren, damit die Eltern sie von ihren Kindern „zurückziehen" können. Denn ein wesentlicher Störungsfaktor besteht darin, dass dem Kind eine nicht passende *imaginäre Interaktionsstruktur aus der Infantilgeschichte der Eltern „übergestülpt"* wird.
3. *Über aversive Stimulierung findet die Phantasie der Mutter Eingang in den Interaktionsprozess.* Die Durcharbeitung von Phantasien oder Affekten führt zu einer Veränderung im Interaktionsstil und ist ein Beleg dafür, wie Interaktionsverhalten sich durch Phantasieanalyse verändern lässt.

5 Behandlung

5.1 Einleitung

Die Bearbeitung der Phantasien über den Säugling und der elterlichen Projektionen standen zu Beginn der psychoanalytischen Eltern-Säuglings-Therapien (Fraiberg, 1975, 1990, 2003) primär im Zentrum der Deutungsarbeit. Fraibergs Arbeiten waren noch wenig von der expandierenden Säuglingsforschung beeinflusst. Seitdem hat sich der Schwerpunkt der psychoanalytisch orientierten Intervention auf die *Verknüpfung intrapsychischer Prozesse und unbewusster Phantasien mit dem beobachtbaren Interaktionsgeschehen* (Stern, 1998; Brazelton und Cramer, 1991; Lebovici, 1990) verlagert. „Der überzeugende neue Beitrag aus der Psychoanalyse ist die Darstellung vom parallelen Verlauf unbewusster Phantasien der Eltern mit den beobachteten Eltern-Kind-Interaktionen" (Pedrina, 1997, S. 122).

Klinisch ausgearbeitete und theoretisch durchreflektierte Falldarstellungen zur psychoanalytischen Eltern-Säuglings-/Kleinkind-Psychotherapie haben im deutschsprachigen Raum vor allem Pedrina und Stork vorgelegt. Pedrina versucht, in ihrer therapeutischen Konzeption (Pedrina, 1998, 2000, 2001, 2003) die Ansätze von Bion, Fraiberg und Stern zusammenzuführen. Dabei sollte der Therapeut die *Rêverie* (Bion), d. h. das *träumerische Ahnungsvermögen*, als umwandelnde Verdauungsfähigkeit einzusetzen in der Lage sein, um dem Säugling und der Mutter unverdaute Impulse „verdaut" wieder zurückzugeben. Ebenso hebt sie die für den Denk- und Entwicklungsprozess konstitutive, unverzichtbare Funktion der elterlichen Phantasie über den Säugling (Pedrina, 1992) hervor. Der Therapeut soll die in der therapeutischen Situation auftauchenden Affekte und Phantasien als zum Prozess gehörig verstehen und für umwandelnde Deutungen nutzen. Zugleich bedient sie sich Fraibergs Konzept der psychopathologischen Wirkung der Elternprojektionen auf den Säugling, um z. B. im Fallbericht über eine Essproblematik (Pedrina, 1997) die Projektionen als Achillesferse der Familie verstehen zu können.

Von Winnicott und der französischen Psychoanalyse (vor allem von Lebovici) beeinflusst, hat Stork (1986a und b, 1991, 1995, 1997 und 1999) verschiedene Arbeiten zur Psychopathologie (u.a. plötzlicher Kindstod, Säuglingsanorexie, Schreistörung) des Säuglings veröffentlicht. Auch Stork betont, „welch übergroße Rolle den unbewussten Phantasien der Mutter für die Entwicklung des Säuglings zukommt" (1986b, S. 45). Für ihn ist der Narzissmus der Mutter in Bezug auf ihr Kind eine besondere Quelle für misslungene Ablösungs- und Separationsprozesse. Stork hat in seinen Arbeiten auch die Ergebnisse der Verhaltensforschung mit einbezogen und als eine „sinnvolle Ergänzung" (1986b, S. 49) zu den Erkenntnissen der Psychoanalyse bezeichnet.

Grundsätzlich bestehen drei unterschiedliche therapeutische Vorgehensweisen, die als unterschiedliche Formen der Eltern-Kleinkind-Therapie auch separat evaluierbar sind (siehe Dornes, 2000, S. 227-254):

1. Wer vornehmlich auf die intrapsychischen Prozesse beim Säugling und bei den Eltern abhebt, der wird im Wesentlichen auf die innere Welt der Eltern bzw. des Kindes fokussieren und versuchen, die *inneren Bilder und Repräsentationen* (Stern, 1998, S. 147-169) zu verändern.
2. Wer vorwiegend sein Beobachtungsinteresse und seine Veränderungsperspektive am beobachtbaren Interaktionsgeschehen ansetzt, der wird versuchen, *durch direkte Ansprache der Interaktionsprozesse Einfluss auf deren Gestaltung* zu nehmen (Stern, 1998, S. 170-180; McDonough, 1995).
3. Wer das manifeste Interaktionsverhalten auch als Abkömmling von intrapsychischen Konflikten, Phantasien und Projektionen sieht, der wird, *vom szenischen Interaktionsverhalten ausgehend, eine Verbindung zwischen beiden* herzustellen bemüht sein (Stern, 1998, S. 181-208).

5.2 Spezifische Behandlungstechniken

Die psychoanalytische Eltern-Säuglings-/Kleinkind-Psychotherapie ist eine *Kombination* von basalen und spezifischen, auf die frühe Eltern-Kind-Situation abgestimmten Behandlungstechniken. Insbesondere führt die therapeutische Situation mit drei bis fünf Personen (Mutter, Vater, Kind, Therapeut, evtl. Co-Therapeut) zu weniger Zurückhaltung und Abstinenz als gewöhnlich. Das Eingehen auf die kindlichen Signale erfordert eine direkte und spontane Reaktion. Der Therapeut wird von Eltern und Kleinkind schneller als in der Einzelkinderpsychotherapie üblich verwickelt, bedrängt und um Rat gebeten. Da insbesondere die Direktheit und die Authentizität einer affektiven Antwort einen Großteil der psychotherapeutischen Wirkung ausmacht, ist eine aktive Technik und eine weniger abwartende Haltung angebracht. Zu starke Abstinenz oder eine allzu neutrale analytische Haltung würde von den Eltern in dieser Behandlungssituation wohl als Zurückweisung oder Schuldgefühle auslösendes Verhalten missverstanden werden. Gleichwohl ist es für den inneren Arbeitsprozess des Therapeuten erforderlich, sich den Raum zum analytischen Denken zu erhalten. Insofern erfordert die Eltern-Säuglings-/Kleinkind-Psychotherapie ein besonders starkes Oszillieren zwischen den Polen der gleichschwebenden Aufmerksamkeit und der haltend-strukturierenden Deutung.

Die basalen psychoanalytischen Behandlungstechniken erfahren in der Begegnung mit Eltern und ihrem Säugling vielfach eine besondere Nutzung und unterliegen Modifikationen:

1. Die *Nutzung der gleichschwebenden Aufmerksamkeit* dient dem komplexen psychoanalytischen Beobachten und Verstehen in einer Szene mit mehreren Personen. Dies macht es erforderlich, gleichzeitig die verschiedenen dyadischen bzw. triadischen Interaktionen aufzunehmen und mit dem Unbewussten mehrerer Beteiligter in Kontakt zu treten, worin eine Abweichung zum psychoanalytischen Standardsetting besteht.
2. Damit verknüpft ist ein besonderes *empathisches Zuhören des Therapeuten*, was für viele Eltern etwas sehr Neues ist. Durch die passagere Identifikation mit dieser Haltung des Therapeuten gelingt es den Eltern, sich davon etwas anzueignen. Dabei richtet die *teilnehmende Beobachtung* (Diem-Wille, 2003; Köhler-Weisker, 1980) insbesondere ihr Augenmerk darauf, wie die Eltern die Signale des Kindes wahrnehmen und verstehen und wie das Kind darauf respondiert.
3. Die *Containment-Funktion* des Therapeuten dient dem verstehenden Aufnehmen der angebotenen Interaktions- und Konfliktsituation bei vorwiegend präverbalen und spielerischen Äußerungsweisen, was hohe Anforderungen an eine einfühlsame, „verdaute" Wiedergabe des Verstandenen stellt. Dadurch werden die Eltern vor allem in ihrem Umgang mit dem Kind sensibilisiert.
4. Die besonders erlebnisnah, auf szenisches Material gestützte *Verbalisierung* von Beobachtetem, Affekten und Phantasien schafft die Voraussetzung zur *Deutung* der Abwehr, des Konflikts oder des unbewussten Wiederholungszwangs.
5. Einige Autoren schlagen insbesondere bei schwerer gestörten Eltern sogenannte *entdramatisierende Techniken* vor, die helfen sollen zu begreifen, „in welchem Ausmaß ihre Ängste zum großen Teil Phantasieprodukte gegenüber den wesentlich geringeren realen Risikos" (Stoléru und Morales-Huet, 1994, S. 1132) sind.
6. Die *aufdeckende Arbeit* versucht eine Verbindung zwischen den infantilen Wurzeln der elterlichen Fehlwahrnehmung und dem erwachsenen Ich zur Aufhebung des Wiederholungszwangs herzustellen.

7. *Konkrete Anleitungen, Informationen und Ratschläge* zu Kinderbetreuung, Entwicklungsfragen und körperlicher Fürsorge zu geben ist insbesondere bei weniger strukturierten Eltern erforderlich, so dass der Therapeut auch als *protektives Hilfs-Ich* fungiert.
8. Bei Kleinkindern im bereits spielfähigen Alter ab 1 1/2 bis 2 Jahren besteht die Aufgabe des Therapeuten darin, „die Äußerungen, Gefühle und Ängste des Kindes durch die Interpretation von größtenteils nicht verbalem ... Material zu verstehen. Die Klärung und Deutung des Spiels wird zunächst dem Kind selber mitgeteilt, sei es im Mitspielen, sei es in der Sprache ... Die Klärung und Deutung des kindlichen Verhaltens den Eltern gegenüber sowie die Aufhellung von dessen Verbindungen mit ihren eigenen Erfahrungen kann bei diesen einen Prozeß des Durcharbeitens hervorrufen, der ihre *elterliche Fähigkeit in einem bestimmten Interaktionsfeld* entscheidend beeinflußt" (Pedrina, 1991, S. 47).
9. Die Einbeziehung beider Eltern dient der Förderung und Stärkung der *Triangulierungsfähigkeit*.

Grundsätzlich kann sich die Therapie primär an den Säugling/das Kleinkind, an die Eltern oder an beide richten. Wird der Säugling als Patient genommen, dann bedeutet dies, zu ihm zu sprechen, mit ihm zu spielen, sich in ihn einzufühlen und das gewonnene Verständnis so mit Worten auszudrücken, dass die Eltern daran partizipieren und sich mit dem neu gewonnenen Verständnis des Therapeuten identifizieren können, um so zu einem veränderten Umgang mit dem Kind zu gelangen (Norman, 2004; Eliacheff, 1997).

3

Das Besondere der frühen Eltern-Kind-Situation ist die oft erhöhte innerpsychische Flexibilität in dieser Zeit, so dass sie für Interventionen besonders gut geeignet ist. Die realen Veränderungen im Leben der Eltern, der Zustand der „primären Mütterlichkeit", das „Entrücktsein" (Winnicott, 1976), die Anpassung an eine neue Lebenssituation und die Reaktualisierung eigener infantiler Konflikte, bewirken, dass die Widerstandshaltung von Eltern in dieser Phase gering ist. Ein zu Beginn der Therapie mehr begleitendes als deutendes Vorgehen ist bei der Gewinnung der Eltern besonders hilfreich. Dies betont besonders Cohen mit ihrer Methode „Watch, Wait and Wonder", ein kindzentriertes Psychotherapieprogramm zur Behandlung gestörter Mutter-Kind-Beziehungen (Cohen, 2003, S. 58-79). „Es ist wichtig zu betonen, dass die Arbeit in erster Linie *Erlebnisarbeit* (Hervorhebung d. A.) ist und in der kindgesteuerten Komponente stattfindet. Ziel der Besprechung ist es, der Mutter zu ermöglichen, sich immer besser von ihrem Kind leiten zu lassen und sich so auf das Leben des Kindes einzulassen, dass sie auf seine spontanen Gesten reagieren kann" (Cohen et al., 2003, S. 70/71).

5.3 Repräsentation und Interaktion

Den umfangreichsten Überblick über die verschiedenen psychoanalytischen Behandlungsformen gibt Daniel Stern in seinem Buch „Die Mutterschaftskonstellation. Eine vergleichende Darstellung verschiedener Formen der Mutter-Kind-Psychotherapie" (Stern, 1998). Stern geht von der Beobachtung der frühen Interaktionen (B act → M act; B = Baby; M = Mutter, act = Interaktion; rep = Repräsentation) aus, die aber noch keine umfassende Beziehung enthalten, da ihnen der Aspekt der erinnerten Interaktionsgeschichte noch fehlt (B rep [B act → M act] → M rep), also die Repräsentationen der Interaktion. Die Beobachtungssituation wird schließlich triadisch komplettiert durch die Interaktionen und Repräsentationen des anwesenden oder imaginierten Vaters. Stern zeigt auf, dass die Verabsolutierung *einer* Zugangsweise zum psychischen System mehr therapeutische Probleme mit sich bringt als sie löst. Deshalb plädiert er für eine integrierte Sichtweise aller wirkenden Kräfte, die es dann auch im Setting mit zu berücksichtigen gilt.

„Wenn man sich beispielsweise therapeutisch auf das Phantasieleben der Mutter (M rep) als bevorzugte Ansatzstelle konzentriert, wird sich die reale Interaktion mit dem Baby (B act → M act) häufig unweigerlich als störend erweisen ... Diese Interaktionen zu ignorieren wäre willkürlich und liefe auf eine schlechte Therapie hinaus ... Wenn man sich hingegen primär für die beobachtbare Interaktion interessiert und überhaupt nicht für die Vorstellungswelt der Mutter, wird man von der Fülle an Ängsten, Phantasien, Erinnerungen usw., die in der Beziehung von Mutter und Säugling aktiviert werden, immer wieder überrascht sein. Diese Faktoren zu ignorieren wäre ... therapeutisch ebenfalls gefährlich. Der Therapeut ist gezwungen, immer wieder die *Grenzen zwischen dem Interpersonalen und dem Intrapsychischen zu überschreiten (Hervorhebung d. A.)*. In ähnlicher Weise ist die Therapie ... gleichzeitig oder der Reihe nach – eine individuelle Psychotherapie (mit der primären Bezugsperson), eine Paartherapie (mit dem Ehemann und seiner Frau) und eine Familientherapie (mit der Triade)" (Stern, 1998, S. 25).

Für die begriffliche Analyse beider Systeme unterscheidet Stern die *repräsentationale Welt der Eltern* von deren Inszenierung in *beobachtbaren Mutter-Kind-Interaktionen*. Ähnlich wie beim Kindeswunsch gehen die Repräsentationen den Interaktionen voraus, da sie wie der Kindeswunsch älter sind als die Beziehung zum realen Kind. „Diese repräsentationale Welt beinhaltet nicht nur die gegenwärtigen Interaktionen, welche die Eltern mit dem Baby erleben, sondern auch ihre Phantasien, Hoffungen, Ängste und Träume, ihre Erinnerungen an ihre eigene Kindheit, Elternvorbilder und Prophezeiungen, welche die Zukunft des Säuglings betreffen" (Stern, 1998, S. 27). Stern betont, dass den phantasmatischen Vorgängen Interaktionserfahrungen (mit den eigenen Eltern der Kindheit) zugrunde liegen. „Internalisierung und Introjektion ... nehmen ihren Ursprung im Inneren, auf der Grundlage dessen, was mit dem Selbst geschieht, während es mit anderen zusammen ist ...; *repräsentiert werden ... Interaktionserfahrungen mit Anderen* (Hervorhebung d. A.)" (Stern, 1998, S. 28). Stern gliedert die verschiedenen Repräsentationen der Mutter in „Schemata des Zusammenseins" und gliedert sie in folgende Subgruppen: Schemata über den Säugling, Schemata über sich selbst, Schemata über den Ehemann, Schemata über ihre eigene Mutter, Schemata über ihren Vater, Schemata über die Herkunftsfamilien, Schemata über familiäre und kulturelle Phänomene. Diese Zusammenstellung zeigt, wie Repräsentationen sich aus komplexen Verdichtungen verschiedener Erfahrungsebenen zusammensetzen.

Als wichtige Aspekte für die psychodynamische Behandlung schlägt Stern vor, auf Verzerrungsmuster in der Wahrnehmung des Kindes zu achten, ein dominantes Thema zu identifizieren, die narrative Kohärenz in den Erzählungen der Mutter als einen wichtigen Entwicklungsprädikator anzusehen und phaseninadäquate Vorstellungen der Eltern zu korrigieren. Stern betont, dass die Repräsentationen der Mutter ihr Verhalten dem Baby gegenüber beeinflussen und sich ihm über affektive Wiederholungen in den Interaktionen mitteilen. „Die Phantasien und Repräsentationen der Mutter müssen ... eine Form annehmen, die wahrnehmbar und erkennbar ist, direkten Einfluss ausübt und für den Säugling eine potentielle Bedeutung enthält" (Stern, 1998, S. 56). Stern erläutert diesen Zusammenhang an der Beobachtung von einem dreieinhalbjährigen zweieiigen Zwillingspaar:

Beispiel 4

„Mir fiel auf, daß Fred, wenn die Mutter mit den beiden Kindern auf dem Boden saß und spielte, immer trauriger wurde und nach fünf Minuten in Tränen ausbrach. Mark hingegen machte weiterhin einen völlig zufriedenen Eindruck ... Als sie schwanger war und erfuhr, dass sie Zwillinge bekommen würde, begann sie die noch ungeborenen Kinder voneinander zu unterscheiden. Das eine strampelte häufiger und erschien ihr aktiver; das andere bewegte sich langsamer und wirkte weniger lebhaft ... Die Mutter hielt sich für eine lebendige ... quirlige Person ... Ihr Mann ... erschien ihr im Vergleich dazu langsamer ... und phlegmatischer. So gelangte sie zu dem Schluss, daß der aktive, lebhafte Fetus ... größere Ähnlichkeiten mit ihr selbst habe, während das passive ... Kind eher ihrem Mann ähnele. Nach der Geburt sah sie sich in der Kategorisierung der Zwillinge ... bestätigt ... Man kann häufig beobachten, daß Zwillingsmütter einen Teil der normalen Ambivalenz ... aufspalten, so daß sich die positiven Gefühle und Identifizierungen zu Anfang nur an eines der beiden Baby heften, die negativen hingegen an das andere ... Eine Mikroanalyse der Spielinteraktion ergab ..: Die Mutter reagierte während des Face-to-face-Spiels unterschiedlich auf Blickvermeidung ... Wenn Mark sein Gesicht abwandte, akzeptierte sie dieses Signal als vorübergehenden Abbruch und sah entweder selbst weg oder verhielt sich ruhig. Wenn Fred sein Gesicht wegdrehte, akzeptierte die Mutter dies nicht als Abbruchsignal, sondern bewegte sich auf ihn zu, als wolle sie mehr Kontakt erzwingen; das Resultat aber war, daß sie ihn zu noch stärkerem Aversionsverhalten zwang" (Stern, 1998, S. 57/58).

Dieses Beispiel veranschaulicht, wie eine Repräsentation (lebhaftes versus lethargisches Kind), verstärkt durch konflikthaft getönte Zuschreibungen im Eltern- und Eheverhältnis (lebhaft = Mutter; lethargisch = Vater) und durch das unbewusste Schuldgefühl der Mutter, zu einer *forcierten Interaktion* führt, in der die Mutter die Abwendung des Kindes nicht erträgt, weil sie an ihr Schuldgefühl rührt. Zur Beschwichtigung des Schuldgefühls verstärkt die Mutter ihr Zuwendungsverhalten, um ihre „negativen" Gefühlsimpulse zu „beruhigen". Das Kind empfindet diese Kontaktaufnahme aber als verfolgend, so dass es sich abwendet. Das führt zu einem Sich-Verfehlen bei paradoxer Stimulation. Die Wahrnehmung solcher Differenzen erhellt sich oft nur in der Technik des mikroanalytischen Interviews (Stern, 1998, S. 63-71), bei dem durch die Analyse eines *auftauchenden Moments* Verbindungen zu den elterlichen Repräsentationen erkennbar werden.

Das Neu- und Andersartige an dieser Sichtweise ist die Betonung der minutiösen Interaktionssequenzen, die unterschiedliche Repräsentationen aktivieren. Das bedeutet, dass der interaktiven Realität im Verhältnis zu intrapsychischen Vorgängen eine weit größere Bedeutung zukommt, als man anzunehmen gewohnt war. Diese in mikroanalytischen Interviews gewonnenen Erfahrungen und intersubjektiv überprüfbaren Einsichten führten dazu, das Einwirkungsverhältnis von Repräsentation und Interaktion als stark wechselseitig begründet anzusehen. Da die Repräsentationen der Mutter über Interaktionen auf das Baby einwirken, geben die Interaktionen ebenso wie die mitgeteilten Repräsentationen Auskunft über die innere Dynamik der Mutter-Kind-Beziehung.

Diese Annahme führt Stern zu der Identifizierung klinisch bedeutsamer Momente, die „aus sehr kleinen, gewöhnlichen, alltäglichen, wiederholsamen, nonverbalen Ereignissen bestehen ..." (Stern, 1998, S. 79) und dann gewissermaßen die szenische Schnittstelle zwischen Interaktion und Repräsentation beinhalten. Deshalb haben sich Mutter-Kind-Psychotherapien nach Stern auch auf relativ kleine und kurzlebige Interaktionsvorgänge zu beziehen, weil der Säugling Ereignisse in Mikrosequenzen rezipiert. So wird z.B. das Makroereignis mütterliche Depression durch sich wiederholende und ähnlich verlaufende Mikroereignisse im Kind seinen Niederschlag finden. Die zahlreichen täglich stattfindenden Mikroereignisse und die nonverbalen Verhaltensweisen konstituieren nach Stern den spezifischen Beziehungstypus eines Mutter-Kind-Paares, der sich aus den „Mikroregulationen des Affekt- und Aktivierungsniveaus" (Stern, 1998, S. 81) herausbildet. Für die therapeutische Arbeit gilt deshalb die Faustregel, „daß sich sequentielle Muster um so leichter und rascher identifizieren lassen, je pathologischer die Interaktionen sind. Pathologische Interaktionen weisen einen höheren Grad an Stereotypie sowie dramatische Brüche oder Diskontinuitäten auf, die leicht zu identifizieren und in aller Regel auch nicht sonderlich variabel gestaltet sind" (Stern, 1998, S. 87/88).

Der Erfolg der Therapie wird sehr davon abhängen, ob es der Mutter bzw. dem Vater gelingt, sich dem Bild von Mutter oder Vater anzunähern, das sie zu sein wünschen. Dies wird nicht erreicht, wenn der Therapeut in seiner Interaktion als „Babyexperte" versucht, „zur besseren Mutter" zu werden. Denn damit wird er zu einem Objekt von Rivalität. Auch scheitert die Vorgehensweise, die Eltern zum Patienten zu machen, oft an deren berechtigten Widerständen: sie sind nicht ihretwegen, sondern wegen ihres Babys gekommen. Dann besteht nämlich die Gefahr, dass aus der Eltern-Säuglings-/Kleinkind-Psychotherapie eine Einzel- oder Paartherapie in Anwesenheit des Babys wird. Deshalb ist es förderlicher, den Fokus auf die Mutter als Mutter bzw. auf den Vater als Vater zu setzen.

Welcher Schwerpunkt und welche Zielsetzung bei der Behandlungsmethodik indiziert ist, hängt wesentlich von der elterlichen Pathologie ab. Je basaler Eltern gestört und je weniger sie dazu in der Lage sind, eigene innere Vorstellungen zu artikulieren, desto produktiver wird die Annäherung über die Interaktionsebene sein. Zu Indikation und Zielsetzung lässt sich festhalten: Die *direkte Beziehungsaufnahme zur Interaktion zwischen Mutter und Baby* ist dann hilfreich, „wenn das Kind in psychischer Not ist und seine Eltern nicht fähig sind, Vorstellungen über seine Befindlichkeit und Situation zu entwickeln. Sie ist auch in weniger schweren Fällen zu erwägen, wenn Kind und Eltern in einem destruktiven Interaktionsmuster gefangen sind" (Pedrina, 2004, S. 230/231).

5.4 Psychotherapeutische Ansätze zur Veränderung der Repräsentation

Stern hat insgesamt sechs verschiedene Wege identifiziert, wie psychoanalytisch versucht wird, Repräsentationen zu verändern.

5.4.1 Durch korrigierende Bindungserfahrungen wird die Repräsentation verändert.

Lieberman und Pawl, die wie Fraiberg, Stoléru und Morales-Huet mit stark benachteiligten und besonders pathologischen Patientenpopulationen gearbeitet haben, betonen in ihrem Konzept der „infant-parent-psychotherapy" die *„korrigierende Bindungserfahrung der therapeutischen Beziehung"* (Lieberman und Pawl, 1993, S. 430). Damit sind alle Elemente des therapeutischen Prozesses wie Deutungen, Empathie, Kompetenzerweiterungen und Selbstgefühlsverstärkungen gemeint. Ziel und Ansatzpunkt der therapeutischen Intervention ist die Veränderung der Repräsentation des Kindes in den Eltern, ohne nur auf die Repräsentationsebene zu fokussieren. Vielmehr gehen die Autoren davon aus, „nahezu *jedes einzelne Grundelement der klinischen Situation als eine Möglichkeit zu nutzen, die einen Zugang zum System* (Hervorhebung d. A.) gewährt, wenngleich die Repräsentation der Mutter der bevorzugte Ansatzpunkt und das vorrangige therapeutische Ziel bleiben" (Stern, 1998, S. 156). Der objektbeziehungstheoretische und selbstpsychologische Zugang von Lieberman und Pawl ist vor allem für die Behandlung der erwähnten schwereren Störungsbilder besonders geeignet.

An niedrig strukturierten Patientenpopulationen wird deutlich, welchen Einfluss dieser Faktor auf die Ausgestaltung von Übertragungsprozessen hat. Die Gruppe mit niedrigerem sozioökonomischen Status (allein stehend, Minderheiten, drogenabhängig, behördenbekannt etc.) bringt vor allem negative Einstellungen gegenüber Beratung und Hilfe mit, so dass in dieser Population die negative Übertragungsreaktion das gravierendste Hindernis für eine Behandlung ist. „Um Patienten zur Therapie zu motivieren und dann in Behandlung halten zu können, widmet die San-Francisco-Gruppe der – realen und phantasierten – Patient-Therapeut-Beziehung größte Aufmerksamkeit ... Die Herstellung eines arbeitsfähigen therapeutischen Bündnisses und akzeptabler Übertragungs-Gegenübertragungs-Bedingungen wird deshalb zum vorrangigen therapeutischen Ziel. Es beansprucht während einer langen Einleitungsphase den größten Teil der Aufmerksamkeit, und um dieses Ziel zu erreichen, ist der Therapeut auch bereit, eine Vielfalt von Techniken einzusetzen ...: Ratschläge, konkrete Hilfe, Hausbesuche und ähnliches" (Stern, 1998, S. 154/155).

5.4.2 Die direkte Deutung der Repräsentationen

Die Genfer Psychoanalytiker Cramer und Palacio-Espasa wie auch Lebovici gelten als Vertreter der psychoanalytischen Mutter-Baby-Kurzpsychotherapie. Sie unterscheiden sich von Lieberman und Pawl dadurch, dass sie als wesentlichen mutativen Faktor im therapeutischen Prozess die Deutung ansehen und andere Zugangsweisen eher unberücksichtigt lassen. „Der ‚rote Faden', nach dem man sucht, ist der thematische Zusammenhang zwischen den infantilen Konflikten der Mutter, ihren aktuellen Konfliktthemen und der gegenwärtigen Mutter-Kind-Interaktion" (Stern, 1998, S. 152). Zum bevorzugten klinischen Fokus wird die Selbstrepräsentation der Mutter genommen, wie sie sich in der Gegenwart des Therapeuten entfaltet. Ziel der Arbeit ist es in „symptomatischen Interaktionssequenzen" Inszenierungen oder Manifestationen des zentralen Konfliktthemas der Mutter zu identifizieren.

Beispiel 5

„Die Mutter hat das Gefühl, daß sich ihr dreizehn Monate alter Sohn ihr gegenüber aggressiv verhält und sie körperlich verletzen will. Sie hat ihn immer auf diese Weise wahrgenommen und schon die Schwangerschaft als schmerzhaft erlebt. Als neugeborenes Baby tat ihr Sohn ihr weh, wenn sie ihn stillte. Und nun ... deutet sie einen Großteil seines assertiven Explorationsverhaltens als Aggression. Infolgedessen lehnt sie ihn ab oder begegnet ihm ihrerseits aggressiv. Diese Reaktion scheint den Wutanfällen, dem schwierigen Verhalten und der Aggressivität des Jungen zugrundezuliegen ... In dem ... Beispiel stellt der Therapeut einen Zusammenhang her zwischen den mütterlichen Repräsentationen eines aggressiven und verletzenden Sohnes und ihrer Selbstrepräsentation, der zufolge sie physisch verwundbar ist, zwischen bestimmten Kindheitserfahrungen – wiederholten Krankenhausaufenthalten und chirurgischen Eingriffen, einer lebenslangen Verletzbarkeit gegenüber körperlichen Aggressionsäußerungen als Kernproblem ... und den interaktiven Vorgängen, die von der Mutter und dem Therapeuten beobachtet werden können und das thematische Material in Szene setzen. Der entscheidende pathogene Einfluß wurzelt eindeutig in der Psyche der Mutter, auch wenn sich seine Folgen in der Mutter-Säuglings-Interaktion entfalten" (Stern, 1998, S. 152/153).

Diese Vorgehensweise der direkten Deutung der Repräsentation setzt voraus, dass die Eltern Zugang zu ihren Kindheitserinnerungen haben und insgesamt eine milde Pathologie aufweisen, damit sie mit einer Kurzzeittherapie (durchschnittlich zehn Stunden) behandelbar sind. So betonen „die Genfer Therapeuten, daß Patienten mit schweren Affektstörungen, leichten bis schweren Charakterstörungen, Psychosen und Retardierung oder mangelnder psychologischer Einsicht für ihre Behandlung nicht geeignet sind" (Stern, 1998, S. 153). Damit markieren die Autoren das Problem der Indikation und erläutern, dass nicht jede Form der Eltern-Säuglings-/Kleinkind-Psychotherapie für alle Eltern und Kinder gleich geeignet ist.

5.4.3 Über das Verhalten die Repräsentation verändern

Das Verhalten des Säuglings zum Ansatzpunkt zu machen, um die Repräsentation der Mutter über sich oder ihr Baby zu verändern, ist der Ausgangspunkt der therapeutischen Arbeit des Bostoner Pädiaters Brazelton (Brazelton und Cramer, 1991). Dieser Ansatz ist von den Ansätzen zu unterscheiden, die zwar auch am Verhalten ansetzen, aber nur dieses behandeln, ohne die Repräsentation verändern zu wollen (z. B. McDonough, 1995). „Der … Ansatz zielt letztlich darauf, die Repräsentation der Mutter von ihrem Baby und von sich selbst als Mutter (M rep) zu verändern, indem sich die Behandlung auf das beobachtbare Verhalten des Säuglings (B act) konzentriert" (Stern, 1998, S. 159). Zur Verdeutlichung des Ansatzes ein eindrucksvolles Beispiel:

Beispiel 6

„Ein unverheirateter Teenager … bekommt eine … Tochter. Nach einigem Schwanken beschließt die junge Mutter …, das Baby zu behalten. Juristisch hat sie zwar eine Entscheidung getroffen, psychisch jedoch nicht. Die Mutter bekundet wenig Interesse an dem Baby und unternimmt kaum etwas, um den Bindungsprozeß in Gang zu setzen … Sie hat das Baby … als eine unspezifische Persönlichkeit repräsentiert. Der therapeutische Ansatz besteht darin …, die klinische Aufmerksamkeit auf das Verhalten des Babys (B act) zu konzentrieren, um die Baby-Repräsentation der Mutter anzusprechen … Der Säugling wird aufrecht gehalten, und zwar so, daß sich Dr. Brazelton auf der einen Seite des Babys, die junge Mutter auf der anderen befindet. Beide sagen nun wiederholt „Hallo, Baby"… Das Baby wird sich langsam in die Richtung drehen, aus der es die Stimme seiner Mutter hört … Die Mutter reagiert … überrascht auf diese Reaktion des Säuglings … Das Baby gibt ihr den Vorzug vor dem berühmten Kinderarzt … ‚Die Kleine hat sich bereits für mich entschieden. Aber ich habe mich noch nicht für sie entschieden … Jetzt muß ich es ganz einfach tun, sonst fühlt es sich mutterseelenallein.' In einem sehr kurzen Zeitraum … wurde die Baby-Repräsentation der Mutter mobilisiert, fokalisiert und in eine neue Richtung der weiteren Entwicklung gelenkt … Entscheidend … ist, daß die Repräsentationen, welche die Mutter von ihrem Säugling entwickelt, radikal verändert werden können, wenn sich der klinische Fokus ausschließlich auf das beobachtbare Verhalten des Säuglings richtet" (Stern, 1998, S. 160/161).

5.4.4 Die Mutter-Kind-Interaktion als Ansatz zur Veränderung der Repräsentation

Die Mutter-Kind-Interaktion als Ansatzpunkt zu nehmen zeichnet vor allem die Vorgehensweise von Stern (siehe oben 5.3) aus. Die Annahme ist, über symptomatische Interaktionssequenzen Zugang zur mütterlichen Repräsentation zu bekommen, die als vorbewusste Verdichtungen einer eigenen Kindheitsthematik imponieren. Dabei werden zunächst im mikroanalytischen Interview bedeutsame Szenen identifiziert.

Beispiel 7

Eine interaktiv beobachtbare mikrodepressive Reaktion eines Jungen führt zu erlebten Mikrodepressionen der Mutter, die in ihrer Kindheit Trennungserfahrungen von der eigenen Mutter erlebt hatte. Die Mutter erinnerte sich ihrer Depression nach der Trennung von ihrer Mutter, indem sie in sich zusammensackte wie nun ihr achtzehn Monate alter Sohn. Durch diese Wiedererinnerung konnte die Mutter erleben, dass ihr Sohn sie liebt, so wie sie damals ihre Mutter liebte. Denn auch wenn sie sich starr und unbeweglich machte, kämpfte sie innerlich mit ihren Liebes- und Enttäuschungsgefühlen. Sie nahm nun an, dass der Junge Ähnliches erleben müsse. Diese Vorgehensweise führte nach der gemeinsamen Betrachtung der Videoaufnahme zum Wiederauftauchen von Erinnerungen und darüber zu einer veränderten Repräsentation des Sohnes (Zusammenfassung eines Beispiels von Stern, 1998, S. 162/163).

Im Gegensatz zu der Interaktionseinbeziehung von Brazelton diente in diesem Fall „die Interaktion dazu, aufzuzeigen, wie sich ein bereits identifiziertes zentrales Konfliktthema manifestiert und konkret niederschlägt … Hier … dient die Interaktionssequenz nur als Ausgangs-, nicht als Endpunkt der Suche nach einem Zugang zur repräsentionalen Welt der Mutter" (Stern, 1998, S. 163/164).

5.4.5 Die Repräsentationen des Therapeuten

Die Repräsentationen des Therapeuten zum Ansatz haben jene Vorgehensweisen, die im Rahmen einer gegenübertragungszentrierten Beobachtung von Müttern und Säuglingen entwickelt worden sind. Sie basieren vornehmlich auf Bions Konzeptionalisierung des Mutter/Therapeut-Kind-Verhältnisses als einer Container-Beziehung, in der die Mutter unverdaute Gefühle und Affekte ihrem Kind verdaut zurückgibt bzw. spiegelt. Bick hat diese Vorgehensweise im Modell der teilnehmenden Babybeobachtung spezifiziert (Bick, 1963).

Hervorzuheben bei dieser Vorgehensweise ist, dass für die Mutter und ihr Baby mit einer zweijährigen zugewandten Beobachtung ein enormes Aufmerksamkeits- und Anerkennungspotential verbunden ist. Zugleich investiert die Therapeutin dadurch in die Kompetenz ihrer Subjektivität. Es bleibt aber offen, wie es hierbei zur Änderung von Repräsentationen kommt. Am ehesten wohl dadurch, dass die Beobachtungshaltung auf die Mutter übergeht, sie positive Anerkennung empfindet und sich mit einer Vorbildfunktion identifiziert, was insgesamt zu einem reflexiveren Umgang mit dem Kind führen könnte. Die Identifikation mit der beobachterisch-therapeutischen Haltung könnte so zur Veränderung ihrer Repräsentationen führen, wenngleich es nicht zum Selbstverständnis der Babybeobachtung gehört, Repräsentationen verändern zu wollen. Deshalb ist kritisch zu Stern anzumerken, dass die psychoanalytische Babybeobachtung sich selber nicht als eine Therapieform versteht, wohl aber unbeabsichtigt Effekte erzielt.

5.4.6 Die Repräsentationen des Säuglings

Die (mutmaßlichen) Repräsentationen des Säuglings als Ansatzpunkt zu nehmen steht in der Tradition der Klein'schen Psychoanalyse. Melanie Klein ging davon aus, dass der Säugling von oral-kannibalistischen Einverleibungswünschen und urethral-analsadistischen Vernichtungs- bzw. Zerstückelungswünschen angetrieben ist. Die Enttäuschung des Abstillens, der „Verlust" von „Körperhaftem" (Kot, Urin) und das Ausgeschlossensein aus der elterlichen Urszene führen ihr zufolge schon in der kindlichen Frühzeit zu Phantasien über die „gute" und die „böse" Brust oder zur Phantasie vom „guten" und „bösen" Penis (Klein, 1934).

In dieser Tradition stehen Dolto und Eliacheff, wenn sie das vermutete Erleben und die erwartbaren Phantasien des Säuglings diesem gegenüber verbalisieren. Die Worte der Therapeutin sind aber nicht nur für den Säugling bestimmt, sie erreichen auch die Ohren von Eltern oder Säuglingsschwestern. „Diese Technik kann ungemein effektiv sein, indem sie in der Vorstellungswelt der Eltern einen größeren repräsentationalen Raum für Dinge eröffnet, die für den Säugling wichtig sind, von ihnen aber vernachlässigt oder verleugnet werden" (Stern, 1998, S. 165/166).

Insbesondere Dolto und Eliacheff gehen davon aus, dass die gegebenen verbalen Deutungen in ihrer emotionalen Tönung auch vom Säugling verstanden werden. Zwar ist anzunehmen, dass die Art der verbalen Zuwendungen die Aufmerksamkeit des Babys findet, aber es ist schwer vorstellbar, wie der sprachgestützte *Inhalt* der Äußerungen das Baby erreicht. Stern vermutet, dass es vor allem die in bestimmten Bedeutungskontexten wiederholte Verwendung eines bestimmten Klangkörpers ist, die vom Säugling erkannt und mit der Situation in Verbindung gebracht werden kann. „In diesem Falle ging die Wirkung allerdings von der *Musik* (Hervorhebung d. A.) der Worte, nicht von der Wortbedeutung aus" (Stern, 1998, S. 166 Fußnote).

Eliacheff nimmt an, dass die Sprache des Kindes zunächst die Organsprache ist, weshalb sich kindliches Unbehangen auch in körperlichen Symptomen (z.B. Ekzemen, Erbrechen) ausdrückt. Deshalb ist es ihr wichtig, mit direkt an das Baby gerichteten Worten den Symbolisierungsprozess zu beschleunigen, insbesondere bei den vielen von Trennungstraumatisierung betroffenen Säuglingen im Kinderheim.

Beispiel 8

„Die psychoanalytische Behandlung eines Säuglings bietet vor allem die Möglichkeit, ihm den Grund für die Trennung mitzuteilen, und das, was er erlebt, in Worte zu fassen. Alles Nicht-Gesagte nämlich bewirkt einen Bruch im Symbolisierungsprozeß, einen Bruch, der sich in der allerersten Zeit vor allem in körperlichen Symptomen äußert. Die Worte werden direkt an den Säugling gerichtet, um ihn als Subjekt zu bezeichnen und ihm die Möglichkeit zu bieten, seinen Körper zu besetzen: Es geht also nicht darum zu trösten, und noch weniger darum, Wiedergutmachung zu leisten. Vielmehr wird das Leiden symbolisiert, indem man die Geschichte des Kindes neu faßt, durch Verknüpfung mit seinen Ursprüngen seine Identität festigt und ihm ermöglicht, seine Rechte als Subjekt wahrzunehmen" (Eliacheff, 1997, S. 21).

Angesichts der Realität der von ihr behandelten Säuglinge, deren Alter und deren Extremtraumatisierung „große Worte", könnte man sagen. Es ist zu vermuten, dass Eliacheff einen Teil ihrer Wirkung dadurch erzielt, dass die Säuglinge in Anwesenheit ihrer Betreuerinnen behandelt werden, so dass durch die Sitzungen deren Containment vergrößert wird, was auf den Umgang mit dem Kind und dessen Selbstgefühl zurückwirken wird.

! Merke:

1. Das durch die Psychotherapie bei den Eltern geförderte Verstehen der kindlichen Kommunikations- und Interaktionssignale beruhigt den Säugling und verbessert den Entwicklungsraum des Kindes, weil es zu einem Containment der kindlichen Affekte führt.
2. Parallel dazu erweitert das Verständnis der emotionalen Situation die Fähigkeiten der Eltern im Umgang mit ihrem Kind. Das Containment der elterlichen Affekte aktiviert deren affektive Ressourcen.
3. Die Zurücknahme von Projektionen und die Veränderung in der inneren Repräsentation des Kindes bewirken eine genauere Wahrnehmung des Kindes, fördern den Dialog mit ihm, verbessern die *Interaktionsqualität* und stärken die Entwicklung des kindlichen Selbst. Dadurch wird im Prozess der Herausbildung von Objekt- und Selbstrepräsentanzen die Entwicklung des Kindes nachhaltig gefördert, so dass die psychische Organisation des Kindes gesundet.
4. Die *somatopsychische Gesundung* des Säuglings oder Kleinkindes einschließlich der *Symptomreduzierung* ist das unmittelbarste Behandlungsziel.
5. Dieses zu erreichen hat zunächst zur Voraussetzung, die *Interaktionsqualität* zwischen Eltern und Kind so *zu verbessern*, dass die *Feinfühligkeit* von Mutter und Vater dem Kind gegenüber *zunimmt*.
6. Dazu ist vor allem die *Öffnung der Mutter-Kind-Dyade* erforderlich, damit der Vater als Dritter Getrenntheit und Anderssein ermöglicht, was insgesamt die Triangulierung fördert.
7. Durch die Miteinbeziehung der Mehrgenerationenperspektive ist das Fernziel der Eltern-Säuglings-/Kleinkind-Psychotherapie die *Unterbrechung der transgenerationalen Transmission* von maligner Beziehungsgestaltung. Insofern hat die psychotherapeutische Behandlung von Säuglingen und Kleinkindern auch immer einen *präventiven Charakter*.

6 Wirkfaktoren und Evaluation

Der Heilungserfolg bei Regulationsstörungen durch psychodynamische Therapien ist im deutschsprachigen Raum bisher durch Behandlungsberichte verschiedener Therapiezentren (z.B. Münchener Schreibabyambulanz (*Papoušek, 1998*), Hamburger Beratungsstelle (*Barth, 1998*), Stuttgarter Säuglingsambulanz (*Hirschmüller, 2000; Knott, 2003*), Heidelberger interdisziplinäre Spezialambulanz (*M. Cierpka und A. Cierpka, 2000*), Frankfurter Säuglingsambulanz (*Köhler-Weisker und Wegeler-Schardt, 2004*) und durch umfangreiche Falldarstellungen in der Fachliteratur (u.a. Israel, 2003; Lang-Langer, 2001) belegt worden, was entsprechend der Evaluationspragmatik der Leitlinienlogik der Evidenzstufe 1 (Expertenmeinung) entspricht.
Bisher fehlen in Deutschland für alle Therapiemethoden (auch für verhaltenstherapeutische) gute, methodisch adäquate prospektive Wirksamkeitsstudien für den Bereich der frühen Störungen im Säuglings- und Kleinkindalter. Um die Effekte von frühen Interventionen in ihrer Langzeitwirkung zu ermitteln und

somit Prädiktoren für den Behandlungserfolg auszuweisen, wären Longitudinalstudien zur Beurteilung erforderlich. Ebenso würden naturalistische Studien von Inanspruchnahmekollektiven breitere epidemiologische, diagnostische und verlaufstherapeutische Aussagen ermöglichen.

Auf internationaler Ebene liegen randomisierte kontrollierte Studien und Therapiemethoden-Vergleichstudien vor, die die Wirksamkeit psychoanalytisch orientierter Eltern-Säuglings-Psychotherapie methodisch angemessen gut belegen (ausführlicher siehe dazu Windaus, 2005).

Die Studie Robert-Tissot et al. (1996, Universität Genf) untersuchte die Wirksamkeit der Eltern-Säuglingstherapie an einer Stichprobe von n=75 Eltern-Kind-Paaren. Die Säuglinge und Kleinkinder im Alter bis höchstens 30 Monate wurden zu über 60% von Pädiatern überwiesen, so dass der psychotherapeutischen Behandlung eine somatische Abklärung durch Kinderärzte vorausgegangen war. Die Diagnosen waren Schlaf-, Schrei- und Fütterstörungen und Störungen der Eltern-Kind-Interaktion. Standardisierte Messinstrumente der Psychotherapieforschung und videographierte Mutter-Baby-Interaktionen waren die verwendeten Erhebungsinstrumente. Es erfolgte eine randomisierte Zuweisung auf zwei behandelte Gruppen mit psychodynamischer Mutter-Kind-Psychotherapie (PD) und interaktionszentrierter Psychotherapie (IG). Während die PD-Gruppe die eigene Kindheitssituation der Mutter mit einbezog, erfolgte die IG-Gruppenarbeit *ohne* Bezug zur Vergangenheit der Mutter und ihrer Projektionen. Die Evaluation wurde vor der Therapie, eine Woche nach Ende der Therapie und sechs Monate nach Beendigung (Katamnese) durchgeführt. Die Behandlung dauerte im Durchschnitt bis zu 10 Sitzungen. Das bemerkenswerteste Ergebnis nach Behandlungsbeendigung war bei beiden Gruppen eine Tendenz zu *Werten einer klinisch nicht auffälligen Stichprobe*. Die Sensibilität der Mütter für die Signale ihres Kindes wuchs noch nach der Beendigung der Therapie. Sowohl die Sensitivität als auch die Selbstwertschätzung der Mütter war bei der PD-Gruppe im Vergleich zur IG-Gruppe deutlich erhöht.
Die Studie Cohen et al. (1999, Universität Toronto) verglich zwei verschiedene psychodynamische Ansätze bei einer Stichprobe von 67 Säuglingen und Kleinkindern, die wegen frühkindlicher Regulationsstörungen (Bindungsstörungen, Verhaltensstörungen, Schlaf- und Fütterstörungen, emotionale Störungen des Elternverhaltens und Entwicklungsstörungen) vorgestellt wurden. Auch hier wurden standardisierte Messinstrumente zur Evaluation des Störungsschweregrades und der Diagnostik eingesetzt. Die Kontrollgruppe für die angewandte „Watch, Wait and Wonder"-Methode (WWW) – eine zunächst wenig deutende und auf Erlebnisarbeit fokussierende Methode – war eine übliche psychodynamische Behandlung. Im Ergebnis waren beide Therapieverfahren gleich erfolgreich bei der langfristigen Symptomreduzierung, der Verminderung des mütterlichen Stresses und der Reduzierung des intrusiven mütterlichen Verhaltens. Die Erfolge der WWW-Methode waren aber unmittelbar nach Therapieende nachzuweisen, die PD-Methode erreichte ähnliche Werte erst sechs Monate nach Therapieende.
Die dritte Studie (n = 193) zur Säuglingstherapie von Lynne Murray u. a. (2003, Universitäten Reading und Cambridge) ist eine repräsentative Vergleichsstudie, die die Effizienz von nondirektiven, kognitiv-behavioralen und psychodynamischen Interventionen bei Müttern, die an einer postpartalen Depression litten, untersucht. Als Kontrollgruppe diente eine pädiatrische Standardbehandlung (*routine primary care*). Im Ergebnis verbessern alle drei Verfahren im Vergleich zur pädiatrischen Routineversorgung die Fähigkeit der Mutter, mit frühen Beziehungsstörungen in der Mutter-Kind-Interaktion umgehen zu können. Es lassen sich bei den Parametern Bindung, Intelligenz und Beziehungsdynamik langfristig aber keine Unterschiede zwischen der Kontrollgruppe und den angewendeten Behandlungsformen erkennen. Die wesentlichen Wirkungen werden als *short-term-benefits* im ersten Lebensjahr beschrieben. Statistisch signifikante Unterschiede konnten weder im Vergleich zur Kontrollgruppe noch im Vergleich der angewendeten Behandlungsformen untereinander gefunden werden. Dies könnte auch damit zusammenhängen, dass das Sample als *relativley low-risk population* beschrieben wird und somit auch von einem größeren Spontanremissionsfaktor auszugehen ist. Alle drei Studien können als Wirksamkeitsnachweise in einem noch jungen Forschungsbereich angesehen werden.

7 Frequently Asked Questions (FAQ)

1. *Kann man schon Säuglinge psychotherapeutisch behandeln?*

→ Die psychotherapeutische Behandlung von Säuglingen ist nur im Kontext der Behandlung von Eltern oder Fürsorgepersonen denkbar. Die Behandlung von seelisch und psychosomatisch erkrankten Säuglingen und Kleinkindern erfordert immer die Miteinbeziehung der Mutter bzw. der Eltern, da deren Pathologie die Störung beim Kind wesentlich mitbewirkt. Die Behandlung im Mutter-/Eltern-Kind-Setting stellt aber keine Psychotherapie der Gesamtpersönlichkeit der Mutter dar, sondern sie fokussiert auf ihre entwicklungseinschränkenden Interaktionsmodalitäten und auf intrapsychisch verzerrte Repräsentationen über ihr Kind. Der Bezugspunkt der Behandlung ist nicht die gesamte neurotische Persönlichkeitsstruktur, sondern deren spezifische Aktualisierung durch einen Säugling oder ein Kleinkind. Auch wenn sich eine Psychotherapietechnik vorwiegend an den Säugling richtet, geht ihre Wirkung davon aus, dass die Bezugspersonen das affektiv Bedeutsame aufnehmen. Es ist nicht vorstellbar, dass die Kinder den lexikalischen Inhalt einer gegebenen Deutung verstehen. Der Fokus ist die Behandlung der Eltern-Pathologie zur Stärkung ihrer Elternfähigkeit. Darin unterscheidet sich die Miteinbeziehung der Bezugspersonen nicht von der Miteinbeziehung der Eltern in die sonstige Kinderpsychotherapie. Der Unterschied besteht im Wesentlichen im Alter des Patienten und in der Behandlung des Säuglings oder Kleinkindes in der Anwesenheit seiner Eltern oder wichtiger Pflegepersonen.

2. *Ist die Durchführung von Eltern-Säuglings-/Kleinkind-Psychotherapie im Rahmen der Richtlinienpsychotherapie möglich und rechtlich zulässig?*

→ Da die PT-Richtlinien ohne weitere Unterteilung von „Kindern" sprechen, ist die Behandlung dieser Altersgruppe keineswegs ausgeschlossen, denn Kind im Sinne des Gesetzes ist, wer der Altersgruppe von 0-14 Jahren angehört.

Diese Rechtsauffassung bestätigend hat auch die psychotherapeutische Behandelbarkeit von Säuglingen mittlerweile Eingang in die Rechtsprechung gefunden. So stellt der Senat des Landessozialgerichts Stuttgart (AZ L 5 KA 735/00) fest, „dass psychopathologische Krankheitsbilder bereits im Säuglings- und Kleinkindalter auftreten und dass sie jedenfalls unter Einschaltung der jeweiligen Bezugsperson auch einer psychiatrischen (hier klagten Kinderpsychiater) Behandlung zugänglich sein können" (S. 12). Das Gericht stellte ausdrücklich fest: „Ausschlaggebend ist alleine, ob nach dem Stand der medizinischen Erkenntnis in dem betreffenden Alter ein psychopathologisch definiertes Krankheitsbild hinreichend sicher vorliegen und erhoben werden kann und ob weiter eine psychiatrische Behandlung im Sinne der Leistungslegenden ungeachtet des möglicherweise jungen Alters des Kindes medizinisch überhaupt möglich ist. Daran hat der Senat nach dem Ergebnis der von den Beteiligten angestellten Aufklärung allerdings keine grundsätzlichen Zweifel" (S. 13).

Die PT-Richtlinien schließen in ihrer jetzigen Form die Behandlung von Säuglingen, Kleinkindern und deren Eltern nicht aus. Besonders werden Beziehungsstörungen als Ausdruck von Krankheit aufgeführt (A 2. 4 Abs.). Um einen ausreichenden Behandlungserfolg zu erreichen, kann es notwendig sein, Bezugspersonen aus dem engeren Umfeld des Patienten in die Behandlung einzubeziehen (A 5). Bei der Anwendungsform Einzeltherapie bei Kindern wird insbesondere die Berücksichtigung der altersspezifischen Bedingungen und die Einbeziehung von Bezugspersonen hervorgehoben (II. 3). Als Indikationen werden sowohl vegetativ-funktionelle Störungen und psychosomatische Störungen mit gesicherter psychischer Ätiologie (D 1.2) als auch seelische Behinderung aufgrund frühkindlich emotionaler Mangelzustände erwähnt, die im Zusammenhang mit frühkindlichen körperlichen Schädigungen stehen.

3. *Welche berufsrechtlichen Voraussetzungen bestehen für die Behandlung von Eltern mit ihren Säuglingen und Kleinkindern?*

→ Die Behandlung von frühen Störungen durch Kinder- und Jugendlichen-Psychotherapeuten entspricht den berufsrechtlichen Vorgaben des PschThG. „Die Berechtigung zur Ausübung des Berufs des KJP erstreckt sich auf Patienten, die das 21. Lebensjahr noch nicht vollendet haben" (§ 1 (2) 1. Satz PsychThG). Dieser Satz schließt auch Säuglinge und Kleinkinder mit ein. „Ausnahmen von Satz 1 sind zulässig, wenn zur Sicherung des Therapieerfolges eine gemeinsame psychotherapeutische Behandlung von Kindern mit Erwachsenen erforderlich ist ..." (2. Satz). Das PsychThG spricht hier sogar noch deutlicher als die PT-Richtlinien von gemeinsamer psychotherapeutischer Behandlung.

Dass der Gesetzgeber die psychotherapeutische Hilfe für Säuglinge und Kleinkinder bei den Spezialisten für die Eltern-Kind-Beziehung, den Kinder- und Jugendlichenpsychotherapeuten, ansiedelt, hat er darin zum Ausdruck gebracht, dass er nur in der Ausbildungs- und Prüfungsverordnung für KJP unter B 8 verlangt: „Einführung in die Säuglingsbeobachtung und in den Umgang mit Störungen der frühen Vater-Mutter-Kind-Beziehung". In der Prüfungsverordnung von Psychologischen Psychotherapeuten fehlt dieser Aspekt.

4. *Oft erzählen Eltern, Kinderärzte sagten, man sollte mit Psychotherapie in diesem Alter warten, weil sich die Schwierigkeiten des Kindes noch auswachsen werden. Wie ist diese Aussage zu bewerten?*

→ Grundsätzlich ist festzuhalten, dass Regulationsstörungen als Übergangssymptome und nicht als ausgewachsene symptomatische Manifestationen zu bewerten sind. Bestehen nach der organmedizinischen Untersuchung, die das Fehlen organischer Ursachen festgestellt hat, die Symptome von häufigem Schreien, starken Schlafstörungen und gravierenden Essproblemen fort, ist eine psychotherapeutische Diagnostik und Indikationsstellung erforderlich. Maßgeblich für die Durchführung einer psychotherapeutischen Abklärung der Psychopathologie sollten die innere Beunruhigung der Eltern und der psychische Gesamtzustand des Kindes sein.

5. *Lassen sich überhaupt empirische Beweise für die Wirksamkeit von Säuglingstherapien erbringen ?*

→ Zwar ist die Säuglingsforschung und damit auch die Psychotherapieforschung in diesem Bereich noch eine junge Wissenschaft, aber trotzdem lassen sich mit spezifischen auf die Säuglingssituation zugeschnittenen diagnostischen Instrumentarien und standardisierten Messinstrumenten (Baby Scales of Infant Development, Kidies-Profile) Veränderungen im Symptom- und im Interaktionsverhalten empirisch nachweisen.

8 Prüfungsfragen

1. Worin besteht der Unterschied zwischen Repräsentationen und Interaktionen?
2. Welche Prävalenzraten bestehen bei den Krankheitsbildern der Regulationsstörungen?
3. Welche Fähigkeiten bzw. sozialen Kompetenzen entwickeln Säuglinge und Kleinkinder im Rahmen der klinischen Zeitfenster des biopsychosozialen Prozesses?
4. Welche Zuordnungsprobleme bestehen bei der diagnostischen Klassifizierung von Regulationsstörungen ?
5. Was besagt die Wessel-Regel?
6. Welches sind aus psychodynamischer Sicht die wichtigsten ätiologischen Aspekte bei Fütter-, Schlaf- und Schreistörungen?
7. Was sind die wichtigsten psychoanalytischen Konzepte und Begriffe bei der Beurteilung der Eltern-Säuglings-/Kleinkind-Beziehungsqualität?

9 Literatur

- Alvarez M, St.James-Roberts I (1996): Infant fussing and crying patterns in the first year in an urban community in Denmark. Acta Paediatr 85:463-466
- Barth R (1998): Psychotherapie und Beratung im Säuglings- und Kleinkindalter. In: v. Klitzing K (Hrsg.): Psychotherapie in der frühen Kindheit. Göttingen: Vandenhoeck & Ruprecht
- Barth R: (2000): „Baby-Lese-Stunden" für Eltern mit exzessiv schreienden Säuglingen. Prax Kinderpsychol Kinderpsychiatr 49:537-549

- Barth R (2003): Schlafstörungen im Säuglings- und Kleinkindalter als Ausdruck einer ungelösten Trennungsproblematik. Kinderanalyse 11:41-57
- Baumgart M (1991): Psychoanalyse und Säuglingsforschung: Versuch einer Integration unter Berücksichtigung methodischer Unterschiede. Psyche 45:780-809
- Beiderwieden J, Windaus E, Wolff R (1986): Jenseits der Gewalt – Hilfen für misshandelte Kinder. Frankfurt: Stroemfeld/Roter Stern
- Bick E (1963): Notes on Infant Observation in Psycho-Analytic Training. In: Williams MH (ed.): Collected Papers of Matha Harris and Ester Bick. Pethshire: Clinic Press
- Bion W (1995a): Eine Theorie des Denkens. In: Bott Spillius E (Hrsg.): Melanie Klein heute. Entwicklungen in Theorie und Praxis. Bd. 1. Beiträge zur Theorie. Stuttgart: Verlag Internationale Psychoanalyse
- Bion W (1995b): Angriffe auf Verbindungen. In: Bott Spillius E (Hrsg.): Melanie Klein heute. Entwicklungen in Theorie und Praxis. Bd. 1. Beiträge zur Theorie. Stuttgart: Verlag Internationale Psychoanalyse
- Bion W (1995c): Zur Unterscheidung von psychotischen und nicht-psychotischen Persönlichkeiten. In: Bott Spillius E (Hrsg.): Melanie Klein heute. Entwicklungen in Theorie und Praxis. Bd. 1. Beiträge zur Theorie. Stuttgart: Verlag Internationale Psychoanalyse
- Brazelton TB, Cramer BG (1994): Die Frühe Bindung. Die erste Beziehung zwischen dem Baby und seinen Eltern. Stuttgart: Klett-Cotta
- Cierpka M, Cierpka A (2000): Beratung von Familien mit zwei- bis dreijährigen Kindern. Prax Kinderpsychol Kinderpsychiatr 49:563-579
- Chasseguet-Smirgel J (1987): Die archaische Matrix des Ödipuskomplexes – Am Beispiel des Agierens und des Ausbleibens der psychischen Bearbeitung. In: Stork J (Hrsg.): Über die Ursprünge des Ödipuskomplexes. Stuttgart-BadCannstadt: Fromann-Holzboog, S. 157-182
- Cohen NJ (2003): „Watch, Wait and Wonder" – ein kindzentriertes Psychotherapieprogramm zur Behandlung gestörter Mutter-Kind-Beziehungen. Kinderanalyse 11:58-79
- Cohen NJ, Muir E, Parker CJ, Brown M, Lojkasek M, Muir R, Barwick M (1999): Watch, wait and wonder. Testing the effectiveness of an new approach to mother-infant-psychotherapy. Infant Ment Health J 20: 429-451
- DeGangi GA, DiPietro, Greenspan SI, Porges SW (1991): Psychophysiological characteristics of the regulatory disordered infants. Infant Behav Dev 14:37-50
- DeGangi GA, Porges SW, Sickel RZ, Greenspan SI (1993): Four-year follow-up of a sample of regulatory disordered infants. Infant Ment Health 14:330-343
- Diem-Wille G (2003): Das Kleinkind und seine Eltern. Perspektiven psychoanalytischer Babybeobachtung. Stuttgart: Kohlhammer
- Dilling H, Mombour W, Schmidt MH (1993): Internationale Klassifikation psychischer Störungen. ICD-10. Kapitel V (F). Klinisch-diagnostische Leitlinien. Bern: Huber
- Dilling H, Weyerer S, Castel R (1984): Psychische Erkrankungen in der Bevölkerung. Stuttgart: Enke
- Dornes M (1993): Der kompetente Säugling. Die präverbale Entwicklung des Menschen. Frankfurt am Main: Fischer
- Dornes M (1994): Können Säuglinge phantasieren? Psyche 48:1154-1175
- Dornes M (1999): Die Entstehung seelischer Erkrankungen: Risiko- und Schutzfaktoren. In: Suess GJ, Pfeifer WKP (Hrsg.): Frühe Hilfen. Die Anwendung von Bindungs- und Kleinkindforschung in Erziehung, Beratung, Therapie und Vorbeugung. Gießen: Psychosozial
- Dornes M (2000): Die emotionale Welt des Kindes. Frankfurt: Fischer
- Eliacheff C (1997): Das Kind, das eine Katze sein wollte. Psychoanalytische Arbeit mit Säuglingen und Kleinkindern. München: Deutscher Taschenbuch-Verlag
- Erikson EH (1971): Identität und Lebenszyklus. Frankfurt: Suhrkamp
- Esser G, Dinter R, Jörg M, Rose F, Villalba P, Laucht M, Schmidt M (1993): Bedeutung und Determinanten der frühen Mutter-Kind-Beziehung. Z Psychosom Med Psychoanal 39:246-264
- Fraiberg S, Adelson E, Shapiro V (1975): Ghosts in the nursery. J Am Acad Child Psychiatry; 14:387-422
- Fraiberg S, Adelson E, Shapiro V (1990): Schatten der Vergangenheit : Arbeitshefte Kinderpsychoanalyse 11/12:141-160
- Fraiberg S, Adelson E, Shapiro V (2003): Gespenster im Kinderzimmer. Probleme gestörter Mutter-Säugling-Beziehungen aus psychoanalytischer Sicht: Anal Kinder Jugendlichensychother 34:465-504
- Freud A (1980): Das psychoanalytische Studium der frühkindlichen Essstörung, In: Freud A (Hrsg.): Schriften. Bd. IV. Frankfurt: Fischer
- Forsyth BWC, Canny PF (1991): Perceptions of vulnerability 3 _ years after problems of feeding and crying behavior in early infancy. Pediatrics 88:757-763
- Hirschmüller B (2000): Von der Säuglingsbeobachtung zur analytischen Psychotherapie von Müttern mit Säuglingen und sehr kleinen Kindern. Anal Kinder Jugendlichenpsychother 31:419-450
- von Hofacker N (1998): Frühkindliche Störungen der Verhaltensregulation und der elterlichen Beziehung. Zur differentiellen Diagnostik und Therapie psychosomatischer Probleme im Säuglingsalter. In: von Klitzing K (Hrsg.): Psychotherapie in der frühen Kindheit. Göttingen: Vandenhoeck & Ruprecht
- Hüther G, Adler L, Rüther E (1999): Die neurobiologische Verankerung psychosozialer Erfahrungen. Z Psychosom Med 45: 2-17
- Ihle W, Esser G (2002): Epidemiologie psychischer Störungen im Kindes- und Jugendalter: Prävalenz, Verlauf, Komorbidität und Geschlechtsunterschiede. Psychol Rundschau 53:159-169
- Israel A (2004): Das Besondere in der psychoanalytischen Säuglings-Kleinkind-Eltern-Psychotherapie. Anal Kinder Jugendlichenpsychother 35: 167-185
- Klein M (1934): Die Psychoanalyse des Kindes. Wien: Internationaler Psychoanalytischer Verlag
- Knott M (2003): Psychoanalytische Arbeit mit Säuglingen, Kleinkindern und deren Eltern, dargestellt an statistischem Material aus der Psychotherapeutischen Babyambulanz Stuttgart. Anal Kinder Jugendlichenpsychother 34:527-544
- Köhler-Weisker A (1980): Teilnehmende Beobachtung der frühen Kindheit in der psychoanalytischen Ausbildung. Psyche 34:625-651
- Köhler-Weisker A, Wegeler-Schardt C (2004): Psychoanalytische Arbeit mit Säuglingen und Eltern. Anal Kinder Jugendlichenpsychother 35:276-296
- Krejci E (1999): Psychogenese im ersten Lebensjahr. Tübingen: edition diskord
- Lang-Langer E (2001): „Niemand darf meine vernarbte Brust berühren, sonst muss ich ihn totschlagen" – Die fokale Behandlung einer Mutter und ihres vier Monate alten Babys. Anal Kinder Jugendlichenpsychother 32:325-348
- Lebovici S (1990): Der Säugling, die Mutter und der Psychoanalytiker. Stuttgart: Klett-Cotta
- Lieberman AF, Pawl JH (1993): Infant-parent psychotherapy. In: Zeanah C (Hrsg.): Handbook of Infant Mental Health. New York, Boston: Guilford Press
- McDonough S (1995): Promoting positive early parent-infant relationship through interaction guidance. Child Adolesc Psychiatr Clin North Am 4:661-672

- Milch W (2001): Überlegungen zur Entstehung „präsymbolischer" psychosomatischer Störungen. In: Milch WE, Wirth HJ (Hrsg.): Psychosomatik und Kleinkindforschung. Gießen: Psychosozial
- Murray L, Cooper PJ, Wilson A, Romaniuk H (2003): Controlled trial of the short- and long-term effect of psychological treatment of post -partum depression. Br J Psychiatry 182:420-427
- Norman J (2004): Der Psychoanalytiker und der Säugling. Eine neue Sicht der Arbeit mit Babys. Anal Kinder Jugendlichenpsychother 35:245-275
- Papoušek M (1998): Das Münchener Modell einer interaktionszentrierten Säuglings-Eltern-Beratung und -Psychotherapie. In: v. Klitzing K (Hrsg.): Psychotherapie in der frühen Kindheit. Göttingen: Vandenhoeck & Ruprecht
- Papoušek H, Papoušek M (1987): Intuitive parenting. A dialectic counterpart to the infant's integrate competence. In: Osofsky J (eds.): Handbook of Infant Development. New York: Wiley, pp. 669-720
- Pedrina F (1991): Zum Kind sprechen. Mutter und Säugling in der psychoanalytischen Praxis. Arbeitshefte Kinderpsychoanalyse 13:33-47
- Pedrina F (1992): Psychotherapien mit Säuglingen und Eltern. Gedanken zu frühen Symbolisierungsprozessen. Kinderanalyse 1:46-67
- Pedrina F (1997): Intrapsychisches und interaktionelles Geschehen in den Säugling-Eltern-Therapien. Arbeitshefte Kinderpsychoanalyse 24:119-133
- Pedrina F (1998): Mütterliche Phantasien und Symptome des Kindes in den ersten Lebensmonaten. Arbeitshefte Kinderpsychoanalyse 26:71-92
- Pedrina F (2000): Gruppentherapie mit Müttern und Babys in postpartalen Krisen. Ausschnitte aus der qualitativen Auswertung eines Pilotprojekts. Anal Kinder Jugendlichenpsychother 31:469-484
- Pedrina F (2001): Eltern und Babys im Exil. Orientierungspunkte für die therapeutische Arbeit mit Migrantenfamilien. In: Pedrina F (Hrsg.): Beziehung und Entwicklung in der frühen Kindheit. Psychoanalytische Interventionen in interdisziplinären Kontexten. Tübingen: edition diskord
- Pedrina F (2003): Psychoanalytische Arbeit mit Babys und Eltern – Entwicklung und aktuelle Herausforderungen für Diagnostik und Behandlung. Kinderanalyse 11:20-40
- Pedrina F (2004): Baby und Kleinkind als Subjekte in therapeutischen Settings. Anmerkungen zur Beziehung der Therapeutin/des Therapeuten zu Kindern vor dem Spracherwerb. Anal Kinder Jugendlichenpsychother 35:221-243
- Reister G, Franz M, Wacker A (1993): Zur Prognostizierbarkeit psychogener Erkrankungen im Erwachsenenalter auf der Basis von Kindheitsvariablen. Z Psychosom Med Psychoanal 39:134-146
- Remschmidt H (1998): Kinder- und Jugendpsychiatrie. In: Rost DH (Hrsg.): Handwörterbuch Pädagogische Psychologie. Weinheim: Beltz
- Richter HE (1969): Eltern, Kind, Neurose. Reinbek: Rowohlt
- Robert-Tissot C, Cramer B, Stern D, Rusconi Serpa S, Bachmann JP, Palacio-Espasa F, Knauer D, De Muralt M, Berney C, Meniguren G (1996): Outcome evaluation in brief mother-infant psychotherapies: report on 75 cases. Infant Ment Health J 17:97-114
- Schepank H (1987): Psychogene Erkrankungen der Stadtbevölkerung. Eine epidemiologisch-tiefenpsychologische Feldstudie in Mannheim. Berlin, Wien, New York: Springer
- Stern D (1998): Die Mutterschaftskonstellation. Eine vergleichende Darstellung verschiedener Formen der Mutter-Kind-Psychotherapie. Stuttgart: Klett Cotta
- St. James-Roberts I, Halil T (1991): Infant crying patterns in the first year: normative and clinical findings. J Child Psychol Psychiatry 32:951-968
- Stoléru S, Morales-Huet M (1994): Psychotherapie mit Müttern und Säuglingen in Problemfamilien. Psyche 48:1123-1153
- Stork J (Hrsg.) (1986a): Zur Psychologie und Psychopathologie des Säuglings – neue Ergebnisse in der psychoanalytischen Reflexion. Stuttgart-Bad Cannstadt: Frommann-Holzboog
- Stork J (1986b): Die Ergebnisse der Verhaltensforschung im psychoanalytischen Verständnis. In: Stork J (Hrsg.): Zur Psychologie und Psychopathologie des Säuglings – neue Ergebnisse in der psychoanalytischen Reflexion. Stuttgart-Bad Cannstadt: Frommann-Holzboog
- Stork J (1991): Überlegungen zu der ersten Begegnung zwischen Mutter und Säugling. Arbeitshefte Kinderpsychoanalyse 13:23-30
- Stork J (1995): Übertragungsphänomene bei einem 21 Monate alten Mädchen – Kurzbehandlung einer frühen Essstörung. Kinderanalyse 3:352-393
- Stork J (1999): Ein Beitrag über das Schreien im frühen Säuglingsalter. Kinderanalyse 7:240-266
- Stork J, Lehmann N (1997): Ein Fall aus der Säuglingspathologie, der lange Zeit als eine organische Erkrankung verkannt wurde. Kinderanalyse 2:182-214
- Windaus E (1987): Zur Psychoanalyse der Kindesmisshandlung. Psyche 41:331-356
- Windaus E (2005): Wirksamkeitsstudien zur tiefenpsychologisch fundierten und analytischen Kinder- und Jugendlichenpsychotherapie. Prax Kinderpsychol Kinderpsychiatr 54:530-558
- Winnicott DW (1973): Vom Spiel zur Kreativität. Stuttgart: Klett
- Winnicott DW (1974a): Die Theorie von der Beziehung zwischen Mutter und Kind. In: Winnicott DW (Hrsg.): Reifungsprozesse und fördernde Umwelt. München: Kindler
- Winnicott DW (1974b): Ich-Verzerrung in Form des wahren und des falschen Selbst. In: Winnicott DW (Hrsg.): Reifungsprozesse und fördernde Umwelt. München: Kindler
- Winnicott DW (1976): Primäre Mütterlichkeit. In: Winnicott DW (Hrsg.): Von der Kinderheilkunde zur Psychoanalyse. München: Kindler
- Winnicott DW (1990): Babys und ihre Mütter. Stuttgart: Klett-Cotta
- Zero to three (1999). Diagnostische Klassifikation: 0-3. Seelische Gesundheit und entwicklungsbedingte Störungen bei Säuglingen und Kleinkindern. Wien, New York: Springer
- Ziegenhain U, Dreisörner R, Derksen B (1999): Intervention bei jugendlichen Müttern und ihren Säuglingen. In: Suess GJ, Pfeifer WKP (Hrsg.): Frühe Hilfen. Die Anwendung von Bindungs- und Kleinkindforschung in Erziehung, Beratung, Therapie und Vorbeugung. Gießen: Psychosozial
- Ziegler M, Wollwerth de Chuquisengo R, Papoušek M (2004): Exzessives Schreien im frühen Säuglingsalter. In: Papoušek M, Schieche M, Wurmser H (Hrsg.): Regulationsstörungen der frühen Kindheit. Bern: Huber

3.3 Behandlungskonzepte der tiefenpsychologisch fundierten und analytischen Therapie bei Kindern und Jugendlichen

EBERHARD WINDAUS

1 Einleitung

In diesem Kapitel werden die wichtigsten Elemente des psychoanalytischen Behandlungskonzepts bei Kindern und Jugendlichen entsprechend 4.4.2 des Gegenstandskataloges für die schriftliche Prüfung nach dem PsychThG beschrieben. Die Besonderheiten und Probleme bei der Behandlung von Kindern und Jugendlichen gemäß 4.4.3 des Gegenstandskatalogs werden in Kapitel 7 erörtert. Im Folgenden wird die Bedeutung der zentralen Behandlungsbegriffe in ihrer Anwendungspraxis bei Kindern und Jugendlichen dargestellt. Die altersspezifischen Aspekte und Unterschiede in der Behandlung von Kindern und Jugendlichen werden in Unterkapiteln jeweils getrennt voneinander aufgeführt.

In der Kinder- und Jugendlichen-Psychotherapie können nach den Psychotherapie-Richtlinien sowohl tiefenpsychologisch fundierte als auch analytische Psychotherapie durchgeführt werden. Die Stundenkontingente sind für beide Verfahren gleich. Im Gegensatz zu den psychoanalytisch begründeten Verfahren im Erwachsenenbereich stellt der Psychotherapie-Richtlinien-Kommentar fest, dass „eine exakte Unterscheidung dieser Behandlungsarten – insbesondere in der Kinderpsychotherapie – nicht begründet werden konnte" (Faber et al., 1999, S. 37).

Die Diskussion über die Differenz dieser Verfahren ist vor allem durch die Anerkennung von Ausbildungsinstituten für beide Verfahren im Rahmen der PTG-Ausbildung neu eröffnet worden. Der Wissenschaftliche Beirat nach § 11 des PsychThG hat in seiner Stellungnahme zur Psychodynamischen Psychotherapie bei Erwachsenen dazu grundsätzlich festgestellt, dass er „keine wissenschaftliche Grundlage für eine Unterscheidung zwischen tiefenpsychologisch fundierter und analytischer Psychotherapie als zwei getrennte Verfahren (sieht)" (Deutsches Ärzteblatt PP, Januar 2005, Heft 1, 45).

Allgemein gelten nach den PT-Richtlinien für Erwachsene (R: BI, 1.1.1) eine spezifisch konfliktzentrierte Vorgehensweise, die Definition von Teilzielen im Rahmen eines aktuell wirksamen neurotischen Konflikts, die Eingrenzung regressiver Tendenzen und eine reduzierte Anwendung von Übertragungs- und Gegenübertragungsprozessen als Kennzeichen der tiefenpsychologisch fundierten Psychotherapie. Die analytische Psychotherapie ist auf die Behandlung der dem neurotischen Konflikt zugrunde liegenden neurotischen Struktur des Patienten unter Verwendung von Übertragungs-, Gegenübertragungs- und Widerstandsanalyse bei Nutzung regressiver Prozesse ausgerichtet. Wegen der Schwierigkeit, insbesondere bei Kindern angesichts ihrer Regressionstendenzen und noch unabgeschlossenen Strukturbildung diese Unterscheidungen klinisch praktisch anwenden zu können, werden in diesem Artikel *grundsätzliche Behandlungsprinzipien der psychoanalytischen Therapie* bei Kindern und Jugendlichen dargestellt, ohne sie einem der Verfahren zuzuordnen, da beide Verfahren von den genannten Elementen Gebrauch machen (siehe dazu insgesamt Einnolf, 2004, und das Sonderheft der Zeitschrift „Praxis der Kinderpsychologie und Kinderpsychiatrie", 1/2002).

Im Rahmen der Berufsausbildung hat dieses Kapitel einen wichtigen Stellenwert. Denn hier werden die zentralen Grundbegriffe der psychoanalytischen Psychotherapie mit der Behandlungssituation bei Kindern und Jugendlichen verknüpft. Im Rahmen des Grundlagenbandes soll das Grundkonzept des psychoanalytischen Behandlungsvorgehens auch dem nicht analytisch orientierten Prüfungskandidaten ausreichend verständlich und nachvollziehbar gemacht werden.

Die zahlreichen Beispiele dienen der Veranschaulichung der Therapiebegriffe in ihrem Bezug zur psychotherapeutischen Situation. Sämtliche Beispiele sind der einschlägigen Fachliteratur entnommen. Damit soll auch zur Lektüre der Originalarbeiten angeregt werden. Indem diese Beispiele von renommierten Praktikern der Kinderanalyse stammen, kann sich der Lernende auch auf deren Autorität stützen.

2 Handhabung von Übertragung

2.1 Bei Kindern

Die theoretischen Grundlagen und Behandlungskonzepte der Erwachsenen-Psychoanalyse gelten in ihrem Definitionsbereich auch für die psychoanalytische Therapie mit Kindern. Aufgrund ihres Entwicklungsalters, ihrer größeren Regressionsbereitschaft, der Aktualität der Triebphasen und ihrer strukturellen Ich-Schwäche im Vergleich zum Erwachsenen sind in der Behandlungskonzeption zahlreiche kindspezifische Modifikationen erforderlich.

Am deutlichsten lassen sich diese Unterschiede am Bedeutungs- und Anwendungsgehalt des Übertragungsbegriffes explizieren. Klinisch betrachtet ist Übertragung die Wiederholung von typischen Beziehungsmustern der infantilen Vergangenheit in der Gegenwart der analytischen Behandlung. Die analytische Situation fördert durch **Abstinenz** und **Neutralität** die Entfaltung der Übertragungsbeziehung, um durch die gefühlsmäßige Vergegenwärtigung der alten, nun aber unangemessenen Konfliktmuster die Bewältigung von intrapsychischen und interpersonellen Konflikten zu erreichen. Während in der Erwachsenenanalyse Übertragungen *„Neuauflagen, Nachbildungen von Regungen und Phantasien ... mit einer ... charakteristischen Ersetzung einer früheren Person durch die Person des Arztes"* (S. Freud, GW V, S.279) sind, sind für Kinder diese früheren Personen, zumeist die Eltern, in ihrem Leben noch als reale Objekte anwesend. Da Kinder erst eine kurze Vergangenheit haben, können sie nur wenig aus dieser Vergangenheit übertragen. *„Das Kind ist nicht wie der Erwachsene bereit, eine Neuauflage seiner Liebesbeziehungen vorzunehmen, weil ... die alte Auflage noch nicht vergriffen ist"* (A. Freud, 1973, S. 57). Wegen der realen Abhängigkeit des Kindes von seinen Eltern wird der Therapeut nur begrenzt zu einem Übertragungsobjekt.

2.1.1 Die Übertragung von üblichen Beziehungsweisen

Damit sind gewohnheitsmäßige Verhaltensweisen und Beziehungsmuster gemeint, die typische Reaktionen eines Kindes auf Erwachsene darstellen, wie z.B. Misstrauen, Ängstlichkeit, Anpassen, Gutstimmen etc. Auch dem Therapeuten als einer erwachsenen Autoritätsperson werden insbesondere in der Anfangsphase einer Behandlung diese üblichen Beziehungsmuster im Erwachsenen-Kind-Verhältnis gegenüber zum Ausdruck gebracht, ohne als echte Übertragungsreaktionen bezeichnet werden zu können. Sie stellen gewohnheitsmäßige Reaktionen und typische Interaktionsmuster im Erwachsenen-Kind-Verhältnis dar, die unabhängig von der jeweiligen spezifischen Situation auftreten.

3

Beispiel

„Als Beispiel mag die Behandlung des Kindes dienen, das gewohnheitsmäßig jedem mißtraut und die Analyse damit beginnt, daß es dem Analytiker mißtraut. Der Analytiker könnte auf das Mißtrauen des Kindes hinweisen und die Meinung äußern, es habe wohl gute Gründe dafür, mißtrauisch zu sein, weil es in der Vergangenheit von Erwachsenen enttäuscht worden sei. Ein Fehler ist es, diese gewohnheitsmäßigen Beziehungsweisen so zu behandeln, als wären sie richtiggehende Übertragungsmanifestationen oder gar Aspekte einer Übertragungsneurose" (Sandler et al., 1982, S. 103).

Besonders am Beginn einer Behandlung wäre es eine „Überziehung" des Übertragungsbegriffs bei Kindern, wenn der Therapeut **alle** Phänomene als Übertragungsphänomene behandelte. Da sich die Übertragung als ein größerer Komplex von Beziehungsmustern erst entfalten muss, empfiehlt es sich zu erwägen, ob das Kind nicht eine überall zum Ausdruck gebrachte typische Verhaltensweise an den Tag legt. Das Aufgreifen eines solchen Phänomens würde dann nicht in der Form einer Widerstands- oder Übertragungs-Deutung geschehen, sondern Bezug nehmen auf die neue und fremde Situation mit dem Therapeuten.

Beispiel

„Dieses Problem kann man bei der Behandlung eines Kindes sehen, das alles vergißt und verliert. Es vergißt alles im Behandlungszimmer, was eine bestimmte Bedeutung im Sinne einer Übertragung haben kann. Die meisten Analytiker würden sagen: ‚Natürlich wolltest Du bei mir bleiben, und hast deshalb Deine Mütze ... zurückgelassen.' Dann hört der Analytiker aber, daß das Kind seine Mütze überall liegenläßt ... und es stimmt offensichtlich einfach nicht, daß das Kind an all diesen Orten bleiben möchte ... Dieser spezielle Patient demonstriert durch das Verlieren unbelebter Dinge, die ihm gehören, wie ‚verloren' er sich im Hinblick auf seine Eltern fühlte ..." (Sandler et al., 1982, S. 102).

Gewohnheitsmäßige Übertragungsmuster dienen vor allem der Angstabwehr. So können z.B. habitualisierte Provokationsneigungen dazu dienen, das Objekt zu verschrecken, um die Angst, im Stich gelassen zu werden, durch aktives provokatives Verhalten unter Kontrolle zu bekommen.

2.1.2 Die Übertragung gegenwärtiger Beziehungen

Während der Übertragungsbegriff im Erwachsenenalter definitionsgemäß an die Wiederbelebung vergangener infantiler Interaktions- und Beziehungsmuster in der Analyse gebunden ist, wird in der Kinderbehandlung zwischen der Übertragung gegenwärtiger Beziehungen und der Übertragung vergangener Erlebnismuster unterschieden. Grundsätzlich ist bezüglich des Erlebens gegenwärtiger Beziehungen anzumerken, dass Kinder aktuelle Ereignisse oder Erlebnisse aktiv wiederholen. Die aktive Wiederholung des passiv Erlebten stellt bei Kindern einen basalen Mitteilungsmodus dar.

Beispiel

„Das Kind wird versuchen, vieles von dem, was es zu Hause passiv ertragen muß, in der Behandlung dem Therapeuten aktiv zuzufügen. Wenn es sich von Eltern oder Geschwistern unterdrückt oder geplagt fühlt, wird es in der Behandlung über den Analytiker triumphieren wollen. Es wird sich z.B. Spiele ausdenken, bei denen der Therapeut verlieren muß, es wird die Spielregeln willkürlich abändern usw." (Frijling-Schreuder, 1967, S. 18).

Die Konflikte des Kindes beziehen sich bei diesem Übertragungsmodus auf die Objekte der Gegenwart. Der Modus der aktiven Wiederholung wird gemeinhin auch als ein „Überlaufen" in die Behandlungssituation bezeichnet (siehe auch Frijling-Schreuder, 1979).

Beispiel

„Wenn Michael um die Liebe seiner Eltern besorgt war, verlangte er nach oraler Befriedigung. Einen Monat vor der Geburt seines zweiten Geschwisters, beispielsweise, begann er darauf zu bestehen, daß er jeden Tag vor seiner Sitzung im Wartezimmer Orangensaft bekam. Dies ist ein Überlaufen von Verhalten, denn sicherlich hatte er um diese Zeit eine Regression erlebt und war zu Hause und anderswo oral anspruchsvoll, und die Ansprüche liefen in die Analyse über (Sandler et al., 1982, S. 109).

In der Praxis kommen meist komplexere Übertragungsmanifestationen vor als in den bisher erwähnten Beispielen. So kann vor allem die Übertragung gegenwärtiger Beziehungsaspekte der Bewältigung mehrerer Wünsche, Impulse oder Ängste dienen.

Beispiel

„Gelegentlich wurde Ilses (ca. 5 Jahre – Anmerkung des A.) Angst vor ihrem Vater auf die Therapeutin übertragen, wobei es zu einer Rollenumkehr kam. Sie schalt die Therapeutin wegen ihrer Ungezogenheit, schrie sie an oder spielte die Rolle eines strengen Lehrers (ihr Vater unterrichtete sie zu Hause in Englisch und Hebräisch) und verlangte Gehorsam. Ilse übertrug auf die Therapeutin verschiedene Aspekte ihrer gegenwärtigen ödipalen Beziehung zu ihrem Vater einschließlich des Wunsches, von ihm bewundert zu werden, und ihrer sexuellen Wünsche in bezug auf ihn. Sie wollte mit der Therapeutin Küsse tauschen und suchte Erregung in körperlichen Annäherungen; sie wollte mit der Therapeutin auch ein Kind machen und war enttäuscht, weil ihre leidenschaftlichen Sehnsüchte nicht erwidert wurden" (Sandler et al., 1982, S. 110).

Dieses Beispiel verdeutlicht, dass das Mädchen durch Rollenumkehr seine Angst vorm Vater kontrollierte, indem es sich wie dieser verhielt und die Therapeutin so behandelte, wie sie befürchtete, vom Vater behandelt zu werden. Zugleich verschob sie ihre ödipalen Wünsche direkt in die Behandlungsstunde, indem sie in der Übertragung gegenwärtiger Beziehungswünsche auf die Therapeutin die Erfüllung ihrer ödipalen Wünschen von dieser erwartete.

2.1.3 Die Übertragung früherer Erlebnisweisen

Dieser Übertragungsmodus ist an die Wiederkehr des Verdrängten infolge der analytischen Arbeit gebunden und entspricht dem Übertragungsbegriff in der Erwachsenenanalyse. In der Regel muss dazu eine Fixierungsstelle in der Entwicklung bestehen, die für den Verdrängungsschub verantwortlich war. Zumeist ist die Fixierungsstelle mit den Krisen im Übergang der verschiedenen Entwicklungsstadien verknüpft (z.B. Trennung von der früher oral befriedigenden Zweiersituation mit der Mutter, Geburt eines Geschwisters, Aufgeben des analen Trotzes, ödipale Situation).

Beispiel

„Karen (12 Jahre – Anmerkung des A.) verwandelte die Sitzungen in eine Wiederholung ihrer analsadistischen Beziehung zu ihrer Mutter, wodurch es möglich war, ihre Sehnsucht nach der Wiederherstellung von Intimität zu erkennen. Sie bestach die Therapeutin mit Lebensmittelgeschenken, wie sie von ihrer Mutter bestochen worden war. Sie agierte in der Sitzung Kranksein, und die Therapeutin pflegte sie, und sie stellte sich vor, die Therapeutin sei krank und wurde von ihr gepflegt. Karen versuchte, die Therapeutin zu analen Spielen zu verführen, und legte sich sogar auf den Boden, ‚wie ich es machte, wenn Mami mir Zäpfchen einführte'" (Sandler et al., 1982, S. 112).

Dieses Beispiel zeigt, dass Verhaltensweisen aus frühen Kindheitstagen, die wegen der Verpönung der analerotischen Wünsche der Verdrängung unterlagen, sich in der analytischen Arbeit als Triebabkömmlinge neu entfalteten. Sie lösten den Wunsch aus, die Therapeutin in die ehedem verführerisch lustvoll erlebte körperliche Intimität mit der Mutter einzubinden, da sie als so befriedigend erlebt worden war. Aber in der aktuellen Beziehungsrealität zu ihrer Mutter bestand dieser analerotische Umgang nicht mehr.

2.1.4. Die Übertragungsneurose

In der Kinderanalyse ist die Existenz einer vollgültigen Übertragungsneurose umstritten. Während die Kinderanalytiker in der Tradition von Melanie Klein diese annehmen, stehen die Anna Freud folgenden Kinderanalytiker diesem Konzept kritisch gegenüber. Den Hauptpunkt des Streites bildet der Umstand, dass für das Kind die Objekte der Vergangenheit für seine Gegenwart weiterhin von großer Bedeutung sind. Spricht man in der Erwachsenenanalyse davon, dass zur Herausbildung einer therapeutischen Übertragungsneurose ein überwiegender Anteil von Übertragungsphantasien sich um die Person des Analytikers gruppieren muss, ist bei Kindern durch die bedeutsame Gegenwart ihrer Primärobjekte nach Anna Freud nicht davon auszugehen, dass sie eine vollgültige Übertragungsneurose ausbilden.

Melanie Kleins „Beobachtungen ergaben, daß sich auch beim Kinde eine Übertragungsneurose entwickelt, die der beim Erwachsenen analog ist, sofern nur beim Kind eine der Erwachsenenanalyse adäquate Methode (d.h. ohne pädagogische Beeinflussung und mit voller Analyse der auf den Analytiker gerichteten negativen Regungen) zur Anwendung komm(t)" (Melanie Klein, 1934, S. 11).

Übereinstimmung besteht darin, dass ein Kind positive und negative Übertragungen zeigt, eine spontane Übertragungsbereitschaft besitzt und so weit wie möglich eine volle analytische Situation hergestellt werden sollte.

Nach Anna Freuds späteren Überlegungen von 1980 lassen sich bestimmte „Elemente einer Übertragungsneurose" zusammentragen, die kennzeichnen, dass ein Kind sich in intensiver analytischer Übertragungsarbeit befindet.

1. Es können kurze Episoden auftreten, die übertragungsneurotischen Charakter haben.
2. Ein bestimmtes regressives oder provokatives Verhaltensmuster wird statt wie bisher in der äußeren Umwelt nun zusehends in der Analyse inszeniert.
3. Die Intensität der inneren Beschäftigung mit dem Analytiker und der Affektbetrag der übertragenen Gefühle nehmen zu.

2.2 Bei Jugendlichen

Für den Jugendlichen ist die Herstellung einer Übertragungsbeziehung zum Therapeuten ebenfalls durch die Gegenwart der Eltern eingeschränkt. Die entwicklungspsychologischen Vorgänge des Abzugs der libidinösen Besetzung von den Eltern und die damit verbundene Ablösung von den primären Objektbeziehungen führen zur narzisstischen Objektwahl und erschweren die Besetzung der Person des Therapeuten, was die Herstellung von Übertragungsprozessen behindert. Diese Beschäftigung mit sich selbst ist ein wesentliches Merkmal der Adoleszenz. Dabei kann die Regression im Dienste des Ich der allgemeinen Ich-Entwicklung zugute kommen oder narzisstisch maligne Prozesse wie Delinquenz, Süchte oder Promiskuität verstärken. Im Mittelpunkt der psychischen Aktivität von Jugendlichen stehen vor allem Größenphantasien, das Leben in der Gegenwart und eine starke Besetzung körperlich-sexueller Gefühle. Die Vergangenheit als Wiederbelebung infantiler Abhängigkeit wird im Stadium der Entwicklung forcierter Autonomiebestrebungen wenig gesucht. Insofern wird infrage gestellt, ob sich eine Übertragungsneurose herausbildet. Der Therapeut wird im Rahmen der Realitätsorientierung des Jugendlichen auch mehr als ein Realobjekt denn als Übertragungsobjekt gebraucht. Besonders typisch in der Pubertät ist das Umschlagen von idealisierender Übertragung in entwertende Haltungen dem Therapeuten gegenüber.

Beispiel

„In der Übertragung ... können wir beobachten, wie neben der tiefen, verfeinerten Feindseligkeit eines Patienten, seiner scharfen Kritik am Analytiker und den Vorwürfen, daß der Analytiker impotent und wertlos sei, eine unbewußte, archaische Überzeugung von der Allmacht des Analytikers einhergeht. Das Idealbild von allmächtigen Eltern und Analytikern ist für den Adoleszenten nicht nur nicht unentbehrlich für die Erhaltung der narzißtischen Besetzung, sondern wird darüber hinaus zur Verringerung der Schuldgefühle benutzt, die genau durch diese feindselige und aggressive Verhaltensweise hervorgerufen werden. Es ist, als ob der Jugendliche zu sich selber sagte: ‚Eltern und Analytiker sind allmächtig, folglich sind sie unverletzlich. Daher kann ich schimpfen, quälen und jede Aggression ausleben, ohne mich schuldig zu fühlen und mir Vorwürfe machen zu müssen'" (Lampl-de Groot, 1965, S. 484).

3

Vielfach treten in der Adoleszenz starke Übertragungswiderstände dem Analytiker gegenüber auf. Sie dienen vor allem zur Abwehr emotional regressiver Gefahren, die mit der Wiederbelebung der ödipalen Gefühle in der therapeutischen Beziehung verbunden sind. So wird der Analytiker oft mit aggressiven Impulsen bedacht, um sich vor der Wiederbelebung libidinös anhänglicher Gefühle zu schützen. Wie jeder Erwachsene wird er als ein feindseliger Eindringling betrachtet. Durch den sprunghaften jugendlichen Charakter und das wechselhafte klinische Erscheinungsbild von Übertragungen in diesem Alter sind insgesamt Übertragungsmanifestationen schwieriger zu erfassen und in der Behandlung festzuhalten. In der Adoleszenz hat sich der Analytiker sowohl auf starke negative als auch schwärmerische Übertragungen einzustellen.

Die Darlegung der jugendlichenspezifischen Aspekte bei Übertragungsvorgängen hat auch die Verliebtheit in der Übertragung mit einzuschließen. Die „Verliebtheit" wird als sehr real in den Beziehungsgefühlen dem Therapeuten oder der Therapeutin gegenüber erlebt und kann zugleich wichtige Übertragungsaspekte aus der frühen Kindheit enthalten. Das abschließende ausführliche Fallbeispiel soll diesen Vorgang belegen und zugleich zeigen, dass es auch in der Pubertät vielschichtige Übertragungsprozesse gibt.

Beispiel

„Übertragene Gefühle und Einstellungen spielten eine ganz entscheidende Rolle in Tinas (16 Jahre – Anmerkung des A.) Analyse. Das Aussehen der Therapeutin erinnerte sie an das Aussehen ihrer Mutter ... Dies erregte gleich zu Beginn der Analyse leidenschaftliche ... Wünsche. Tina drückte ihre homosexuellen Wünsche ... in Briefen, Träumen und Phantasien aus. Ihre Bindung wurde zuerst in Abwehr gegen ihre feindseligen Gefühle gegenüber der Therapeutin verstanden und gedeutet, auch als Ergebnis ihrer Angst vor Zurückweisung, die daher rührte, daß sie in ihrer frühen Kindheit von ihrer Mutter zurückgewiesen worden war ... Ihre Angst, das Liebesobjekt zu verlieren, war exzessiv, aber der libidinöse Aspekt der Gefühle Tinas für die Therapeutin, ihr Wunsch nach körperlicher Berührung, ihre Neugier in bezug auf sexuelle Dinge und ihre heftige Eifersucht auf die Therapeutin traten in der Behandlung zutage ... Ihr Bedürfnis, in der Therapeutin einen ‚vollkommenen' Menschen zu sehen, wurde in seinen defensiven Aspekten gedeutet und mit ihren Gefühlen in Verbindung gebracht, daß sie in der Kindheit ihre Mutter als vollkommen betrachten mußte, um Enttäuschungen abzuwehren. ... Während des zweiten Behandlungsjahres nahm jedoch die Übertragung eine vorwiegend anhängliche und abhängige Form an, die an die Beziehung eines sehr kleinen Kindes zur Mutter erinnerte" (Sandler et al., 1982, S. 128/129).

! Merke:

1. Übertragung ist die Wiederherstellung von typischen Beziehungsmustern der infantilen Vergangenheit in der Gegenwart der psychotherapeutischen Beziehung, gerichtet auf die Person des Therapeuten.
2. In der analytischen Kinderpsychotherapie wird das Übertragungskonzept der Erwachsenenanalyse von zwei Seiten her modifiziert:
   a) Die Eltern sind noch die Objekte der Gegenwart und nicht wie beim Erwachsenen Objekte der Vergangenheit. Das bewirkt eine geringere Übertragungsneigung
   b) Die realen Eltern sind für das Kind wichtiger als ein Übertragungsobjekt, so dass der Kindertherapeut eine geringere Besetzung erfährt
3. Die Übertragungsmöglichkeiten beim Kind gliedern sich in:
   a) Übertragung von üblichen Beziehungsweisen, die weniger eine Übertragungsreaktion auf den Analytiker darstellen, sondern mehr als ubiquitäre Charakterübertragungen anzusehen sind
   b) Übertragung gegenwärtiger Beziehungen
   c) Übertragung früherer Erlebnisse
4. Die Frage der Herstellung einer Übertragungsneurose in der Kinderanalyse ist zwischen den an Anna Freud und Melanie Klein orientierten Kinderanalytikern umstritten. Während Erstere wegen der Gegenwartsbedeutung der Eltern für das Kind eine Übertragungsneurose für nicht entwickelbar halten, sehen die anderen deren Herbeiführung durch die konsequente Deutung aller Phänomene im Rahmen von Übertragungsprozessen als herstellbar an.
   Übereinstimmung besteht darin, dass es auch in der Kindertherapie Perioden gibt, in denen sich alte Muster zusehends in der Analyse inszenieren und die Beschäftigung mit der Person des Analytikers große Intensität annehmen kann.

5. Jugendliche befinden sich im Prozess der Ablösung von ihren Primärobjekten. Deshalb vermeiden sie die Wiederbelebung der Objekte der Vergangenheit. Sie besetzen aufgrund ihrer narzisstischen Objektwahl den Analytiker weniger, als dies in der Regel Erwachsene tun. Für sie ist er in ihrer Orientierungssuche mehr als Real- Objekt von Bedeutung.
6. Als Spezifika jugendlicher Übertragungsmanifestationen sind die „Verliebtheit" in den Therapeuten, die sexualisierte Übertragung und starke negative Übertragungsreaktionen zu beachten.

3 Die Gegenübertragung

3.1 Bei Kindern

Das Konzept der Gegenübertagung hat in seiner Bedeutung lange hinter der Analyse der Übertragungsphänomene zurückgestanden. Im Wesentlichen bestehen drei Positionen:

1. eine sehr restriktive Begriffsverwendung, die die Gegenübertragung des Analytikers nur als unbewusste Reaktion auf die unbewusste Übertragung des Patienten verstanden wissen will;
2. eine sehr weitgehende Begriffsverwendung, die alle Gefühle des Analytikers in Bezug auf den Patienten mit einbezieht;
3. eine mittlere Position, die von spezifischen Gefühlsreaktionen des Analytikers auf die spezifische Persönlichkeit des Patienten spricht (vgl. hierzu insgesamt das Kapitel Gegenübertragung bei Sandler et al., 1996).

Behandlungstechnisch wurde die Gegenübertragung in der Entstehungsphase der Psychoanalyse zunächst als eine Störquelle im Behandlungsprozess bezeichnet.

Beispiel

„Für den Arzt bedeutet sie (die Verliebtheit einer Patientin – Anmerkung des A.) eine kostbare Aufklärung und eine gute Warnung vor einer etwa bei ihm bereitliegenden Gegenübertragung. Er muß erkennen, daß das Verlieben der Patientin durch die analytische Situation erzwungen wird und nicht etwa den Vorzügen seiner Person zugeschrieben werden kann, daß er also gar keinen Grund hat, auf eine solche ‚Eroberung' … stolz zu sein. Und es ist immer gut, daran gemahnt zu werden … der Versuch, sich in zärtliche Gefühle gegen die Patientin gleiten zu lassen, (ist) nicht ganz ungefährlich" (S. Freud, GW X, S. 308).

Daraus wurde die Verpflichtung abgeleitet, dass der Analytiker durch eine eigene Analyse so gut wie möglich in die Lage versetzt werden sollte, blinde Flecken bei sich zu erkennen. Denn „jeder Psychoanalytiker (kommt) nur so weit, als seine eigenen Komplexe und Widerstände es gestatten …" (S. Freud, GW VIII, S. 108).

In den letzten 50 Jahren haben sich vor allem Konzepte der Gegenübertragung als nützlich erwiesen, die die Gegenübertragungsgefühle nicht nur zu kontrollieren, sondern sie für den analytischen Erkenntnisprozess zu nutzen versuchen. Es entstand die Position, dass der Analytiker die in ihm geweckten Gefühle festhalten und bewahren soll, statt sie wie der Patient abzuführen. Erst dadurch können sie dem Patienten „gehalten" oder „verdaut" zurückgeben werden. So kann z.B. die vom Analytiker gespürte Langeweile bei manischem Erzählen eines Patienten ein Hinweis auf von diesem abgewehrte depressive Gefühle sein. In diesem Sinne sind die Gegenübertagungsreaktionen des Analytikers zu einer Verständnishilfe für die Gefühlsmitteilungen des Patienten aufgewertet worden. Die kontrollierte Nutzung dieser Gegenübertragungsreaktionen ist weiterhin die Voraussetzung für deren nicht agierte Verwendung.

Die Annahme, dass projektive Identifizierung nicht nur ein Abwehrmechanismus, sondern eine basale Form der Kommunikation zwischen Säugling und Mutter ist, hat die Theorie der Gegenübertragung verändernd beeinflusst. Der Säugling, der seine unerträglichen Gefühle und Ängste in dem „Container" Mutter deponiert und die Mutter, die im Zustand des träumerischen Ahnungsvermögens, der „rêverie", seine Projektionen aufnimmt, bewahrt und umgewandelt zurückgibt, sind zum Modell eines projektiv-introjektiven Zirkels geworden, das als das Kommunikationsmuster „Container-Contained" auch dem analytischen Prozess (siehe O'Shaughnessy, 1995; Eskalinen de Folch, 1995) zwischen Therapeut und Analysand zugrunde liegt (siehe dazu insgesamt Bion, 1995).

Dieser Erkenntniszusammenhang hat dazu geführt, der Gegenübertragung mehr aktiven Ausdruck zu verleihen. Während bei der indirekten Verwendung der Gegenübertragung der Analytiker *seinen inneren subjektiv gefühlten Zustand* in Worte fasst und so den Patienten zu weiterem emotionalen Verstehen anregt, beschreibt der Therapeut bei der direkten Verwendung der Gegenübertragung, wie er sich als *Objekt des Patienten* fühlt (siehe dazu Bollas, 1997, S. 210-264). Statt von einer Störquelle bei der Gegenübertragung auszugehen, wird analog zum Modell der „good enough mother" (Winnicott, 1974, S.47–71) und des „potential space" (Winnicott, 1973, S. 52) die Fähigkeit zur Gegenübertragung beim Analytiker als eine wichtige Voraussetzung für Entwicklungen in der Psychotherapie angesehen. „Wenn wir überzeugt sind, daß unsere Gegenübertragung etwas ganz Normales und stets Präsentes ist, dann bildet sich durch diese Überzeugung ein Raum, in dem wir Mitteilungen des Patienten empfangen können, denn *der Patient nimmt die Überzeugung und den durch sie geschaffenen Raum unbewußt wahr.* Er merkt, daß es in uns einen Raum gibt, wo eine Analyse seiner Übertragung möglich ist, die aus dem Gebrauch unseres Selbst als Objekt spricht, und kann deshalb aus dieser Form der Beziehung und des Wissens Nutzen ziehen" (Bollas, 1997, S. 257/258). Die Notwendigkeit zur Nutzung dieser Fähigkeit ist aufgrund des Entwicklungsaspekts und der noch primitiveren kindlichen Ausdrucksformen in der Kinderpsychotherapie von besonderer Bedeutung.

Grundsätzlich besteht bei der Arbeit mit Eltern und Kind das Problem der unbewussten Identifizierung. Der Therapeut kann sich mit dem Kind gegen die Eltern, aber auch mit dem Kind gegen die Eltern identifizieren. Das Resultat bei der Identifikation mit den Eltern ist dann die Übernahme der elterlichen Beschützerhaltung, der Appell an die Vernunft des Kindes, ein Verfolgungsgefühl in Bezug auf die Eltern oder eine schuldgefühlsbetonte Haltung, die den Therapeuten von der Anerkennung durch die Eltern abhängig macht. Bei der Identifikation mit dem Kind gerät dieses in die Position der Idealisierung, wird aus der Perspektive eines Opfers betrachtet, und seine feindseligen Gefühle werden als eigenständige Antriebsquelle verleugnet. Umgekehrt kann sich aber auch die Befürchtung vor einer allzu großen Bindung des Kindes an den Therapeuten einstellen, so dass durch eine gewisse Strenge unbewusst der Herausbildung einer positiven Übertragung entgegengewirkt wird (siehe Bick, 1995).

Bei der Behandlung von Kindern und Jugendlichen gibt es besondere und typische Gegenübertragungsreaktionen, die zu beachten sind.

1. Da in der Kinderanalyse nicht das Kind, sondern die Eltern die Auftraggeber sind, besteht die Gefahr des **Loyalitätsverrats:** Identifiziert sich der Therapeut zu sehr mit dem Kind, stellt er sich gegen die Eltern, vertritt er zu sehr die Elternposition, untergräbt er seine analytische Haltung und wird vom Kind als verlängerter Arm der Eltern empfunden. **Der Kindertherapeut sollte stets um Allparteilichkeit bemüht sein.**
2. Eine weitere Achillesferse im Umgang mit Eltern und Kind ist die unbewusste **Rivalität um das Kind.** Diese kann zu malignen therapeutischen Prozessen führen und einen Abbruch bewirken.
3. Ein kindlicher Patient fördert beim erwachsenen Therapeuten eher **Allmachtsphantasien**. Diese Phantasien sind mit der unrealistischen Vorstellung verknüpft, dass die Behandlung eines Kindes leichter sei. Überschätzungen solcher Art führen beim Therapeuten schnell zu Enttäuschungsreaktionen.
4. Das Kind und vor allem Jugendliche neigen zu **aggressiven Haltungen** (Hohn, Trotz) und zu **negativen Übertragungen,** die den Therapeuten im Gegensatz zu den moderaten Formen Erwachsener direkt angreifen. Insbesondere Jugendliche präsentieren sich im Rahmen des Generationenkonflikts mit höhnischen Haltungen und wollen die alte Generation auf den „Kehrichthaufen der Geschichte" werfen.
5. **Gegenübertragungsreaktionen des Kindertherapeuten bestehen auch den Eltern gegenüber.** Aus Gründen seiner Abhängigkeit von deren Auftraggeberschaft kann der Therapeut dazu verleitet werden, elterliche „Aufträge zu übernehmen". Damit wird die **notwendige Konfrontation der Eltern mit ihrer inneren Beteiligung an der Konfliktdynamik vermieden.**

Eine besondere Quelle für Gegenübertragungsreaktionen bietet in der Kindertherapie die **Dosierung von altersangemessenen Frustrationen.** Wegen der kindlichen Forderungen besteht für den Kindertherapeuten die Gefahr, als gute Mutter zu reagieren. Das dem Lustprinzip näher stehende Kind provoziert auch dessen Regressionswünsche.

Beispiel

„Es kann für den Therapeuten außerordentlich schwierig sein, abzuschätzen, wieviel Frustration ein Kind ertragen ... kann. Manchmal kann mit dem Kind ein Kompromiss bezüglich einer Rationierung geschlossen werden. Es bekommt beispielsweise ... vier Blatt pro Sitzung. Das wichtigste ist immer die Fortsetzung der analytischen Arbeit, und die Ablehnung der Bitte eines Kindes kann sie beeinträchtigen; daher können zeitweilige Kompromisse angezeigt sein ... Im allgemeinen wollen Therapeuten, die Furcht vor einer nachteiligen Beeinflussung der Übertragung ausdrücken, in Wirklichkeit sagen, daß sie eine Störung der positiven (Hervorhebung vom A.) Übertragung fürchten, und ihre Ängste davor, gewisse Befriedigungen zu versagen, können Rationalisierungen sein, die sie anwenden, um die feindseligen Gefühle des Kindes zu vermeiden (Hervorhebung vom A.). Das ist ein Problem der Gegenübertragung" (Sandler et al., 1982, S. 240).

Besondere Aspekte der Gegenübertragung treten bei der Beendigung einer Behandlung in Erscheinung. So könnte der Kindertherapeut es schwer haben, sich von „seinem" Kind zu trennen. Dies ist besonders dann der Fall, wenn er den Zeitpunkt für das Therapieende für verfrüht hält. Umgekehrt könnte die betonte Thematisierung der nun bestehenden Selbständigkeit bedeuten, dass der Therapeut auch eine Angst vor einer allzu großen Bindung des Kindes hat.

3.2 Bei Jugendlichen

Jugendliche konfrontieren den Therapeuten mit einem größeren Potenzial an libidinöser und aggressiver Energie als Kinder, was umgekehrt stärkere Gegenreaktionen herausfordern kann. Wut, Ablehnung und Entwertung schon in Erstkontakten können durch gegenaggressive Reaktionsweisen die Aufnahme einer Behandlung verhindern. Dabei hat der Therapeut mit Gefühlen der Kränkung und Enttäuschung zu kämpfen. Die erhöhte Aggressivität hängt damit zusammen, dass vom Jugendlichen schon die Anbahnung einer Behandlung als eine narzisstische Kränkung empfunden wird.

Der Jugendlichentherapeut befindet sich immer wieder an der Grenze zum Handeln, die bis zur Behandlungsunterbrechung oder stationären Einweisung führen kann. Denn Jugendliche benutzen Alkohol, Drogen, Suizid, Schwangerschaft, Delinquenz oder körperliche Selbstschädigung zu selbstdestruktivem Verhalten. Das Agieren von Rettungsphantasien seitens des Therapeuten kann dann an die Stelle des Analysierens treten. Da Jugendliche den Therapeuten auch als neues Identifikationsobjekt suchen, steht der Therapeut in der Gefahr, Idealisierungen des Patienten entgegenzukommen. „Um diese Aufgabe richtig zu lösen, ist es aber unumgänglich, daß der Analytiker seine eigenen, durch magische Überschätzung des Patienten geweckten Allmachtsphantasien ganz genau kennt und ausschaltet. Diese Aufgabe kann recht schwierig sein, wenn ein Jugendlicher sich vom Analytiker als einzigem Menschen verstanden fühlt und ihm eine schwärmerische Bewunderung entgegenbringt" (Frijling-Schreuder, 1967, S. 28).

Einen wichtigen Komplex bei der Analyse der Gegenübertragung stellt das Verhältnis des Jugendlichen-Psychotherapeuten zu seiner eigenen Jugendzeit dar. Unaufgelöste Identifizierungen sind in der Arbeit mit Jugendlichen besonders kontraproduktiv. Unvollständig bewältigte Ablösungsprozesse hindern daran, eine angemessene, grenzsetzende Haltung einzunehmen. Es ist auch ist zu berücksichtigen, dass die aus der Sexualität stammenden Gegenübertragungsimpulse wegen des gereiften adoleszenten Körpers anderen Anfechtungen ausgesetzt sind als beim Kind. Denn ein Jugendlicher und junger Erwachsener können Sexualpartner sein.

! **Merke:**

1. Gegenübertragungen sind unbewusste Reaktionen des Therapeuten auf die spezifischen Übertragungsangebote und Verhaltensmodi des Patienten.
2. Während in der Frühzeit der Psychoanalyse Gegenübertragungen als Störquelle im Prozess der Behandlung angesehen wurden, wird heute die Gegenübertragung als Erkenntnisinstrument geschätzt und genutzt.
3. Um die mit den Gegenübertragungsreaktionen verbundenen Verwicklungen handhaben zu können, wird von jedem Psychoanalytiker eine Selbsterfahrung in Form der Lehranalyse verlangt.
4. Spezifische Gegenübertragungsreaktionen bei Kindern sind:
   - die Rivalität um das Kind mit den Eltern
   - einseitige Loyalitätsverteilungen zwischen Eltern und Kind
   - therapeutische Größenphantasien bei der Behandlung von „kleinen" Menschen
   - Dosierung von Frustrationen (Stichwort „bessere Mutter")
   - Ablösungsprobleme des Therapeuten von „seinem" Kind
5. Jugendliche Patienten wecken wegen ihrer narzisstischen Haltungen aggressive und negative Gegenübertragungen. Sie können mit ihrem gereifteren Körper erotisierende Gegenübertragungen auslösen. Durch destruktive Handlungen gefährden sie die gleichschwebende Aufmerksamkeit des Therapeuten und verlangen reale Hilfsmaßnahmen.

4 Umgang mit Phantasien, Träumen und Agieren

4.1 Bei Kindern

4.1.1 Phantasien beim Kind

Die Phantasietätigkeit dient der Wunscherfüllung gegenüber den Versagungen der Realität. Nicht darin unterscheidet sich das Kind vom Erwachsenen, sondern darin, dass das Kind die Realität als Quelle von Unbehagen zu verleugnen versucht. Das nicht altersgemäße Festhalten an Phantasiegebilden kann psychopathologisch in präpsychotische oder hebephrene Zustände münden. Maßgeblich für die Differenzialdiagnostik einer Ich-Störung sind die altersgemäß zu erwartenden Ich-Fähigkeiten.

In der Psychoanalyse des Kindes wird u. a. zwischen halluzinatorischer Wunscherfüllung, magischem Denken, Tagträumen und unbewussten Phantasien unterschieden. Wunschphantasien können bewusst und unbewusst sein. In der halluzinatorischen Wunscherfüllung tröstet sich z.B. der Säugling mit der imaginären Brust, die er in der Realität gerade entbehren muss, was ihm dazu verhilft, Spannungszustände zu senken.

Das magische Denken stellt einen Typus des projektiven Denkens dar, bei dem durch die „Beseelung" der Außenwelt mit den Gefühlen des Kindes diese ein Eigenleben entsprechend den kindlichen Wünschen und Ängsten zugesprochen bekommt. Es stellt einen Modus dar, in dem vor allem Klein- und Vorschulkinder denken.

Tagträume sind wie der Nachttraum ein Wunscherfüllungskompromiss zwischen einer als enttäuschend erlebten Wirklichkeit und einem ersehnten Wunsch. Vor allem mit den Rettungsphantasien der ödipalen Phase und Latenzzeit verfolgt das Kind den Zweck, mit großen Heldentaten seine Kleinheit und Abhängigkeit illusionär zu überwinden. Eine spezielle Mischform zwischen Tagtraum und Rettungsphantasie stellt der „Familienroman" dar, in dem sich ein Kind oder ein Jugendlicher über eine enttäuschende Familiensituation hinwegtröstet und phantasiert, es/er sei von edler Abstammung. Zu erwähnen ist auch die Zwillingsphantasie, in der sich ein Kind einen imaginären Spielkameraden erschafft, um z.B. Gefühle des Alleinseins zu überwinden.

Unbewusste Phantasieinhalte treten in der Form von Deckerinnerungen und Schlagephantasien auf. Deckerinnerungen stellen Überlagerungen von abgewehrtem Urszenenmaterial dar. Urszenenphantasien beziehen sich auf die Vermutungen des Kindes über die sexuelle Beziehung der Eltern zueinander (zu den Stichworten Urszene, Deckerinnerung und Schlagephantasie siehe Laplanche und Pontalis, 1973).

In der Psychotherapie sind die Phantasien eine wichtige Auskunftsquelle über die Innenwelt eines Kindes und dessen Bewältigung von Konflikten. Bereits zu Beginn einer Behandlung entwickeln Kinder Phantasien über die Therapie und den Therapeuten. Diese Phantasien haben einen bewussten Inhalt, der zumeist die Angst vor der Therapie mildert oder verstärkt.

Die frühe Benennung von ängstlich getönten Phantasien dient sowohl der Spannungsherabsetzung und Angstmilderung als auch dem Aufbau und der Festigung des Arbeitsbündnisses. Werden diese Eingangsphantasien nicht angesprochen, können sie zu einem Hindernis im weiteren Entfaltungsprozess der Übertragung werden.

Beispiel

„In der ersten Sitzung sondieren manche Therapeuten die Ängste des Kindes und verbalisieren sie, indem sie sagen: ‚Du mußt das und das gedacht haben, als Du herkamst, und befürchtet haben, daß Dir das und das geschehen wird.' Andere warten, bis das Kind Zeichen von Angst zeigt, die die Kontinuität der Therapie beeinträchtigen könnte. Die Art, wie der Therapeut die anfänglichen Gedanken des Kindes über die Behandlung verbalisiert, trägt zu dem analytischen Klima bei, indem es schließlich zu Übertragungs-Deutungen kommt" (Sandler et al., 1982, S. 83).

Bei neurotischen Störungen richtet sich die Deutung einer Phantasie vornehmlich auf deren Inhalt im Übertragungskontext, um die jeweiligen libidinösen oder aggressiven Aspekte dem Bewusstsein zugänglich zu machen. Klassisch dafür ist z.B. die Deutung der Giraffen-Phantasie und der Badewannen-Phantasie bei Freuds „Kleinem Hans" (S. Freud, GW VII, S.272 und 274/75).

Bei kleinen autistischen und Borderline-Kindern ist die Inhaltsdeutung nicht angebracht, da ihr Ich die Deutung missversteht oder das Aufgreifen eines Inhalts völlig wirkungslos bleibt. Das kleine Kind könnte z.B. die Deutung, „du möchtest am liebsten deinen Bruder umbringen", als Erlaubnis seines Wunsches auffassen und den Bruder gar wirklich bedrohen. Deshalb sollte diese Deutung entsprechend dem Niveau des kindlichen Ich damit verknüpft werden, dass man das zwar wünschen kann, es aber nicht tun darf. Damit wird beim Kind die Grenze zwischen Phantasie und Wirklichkeit gestärkt. Wenn aber die Fähigkeit zum Phantasieren dadurch gestört ist, dass die Abgrenzung zwischen Phantasie und Realität instabil ist, ist eine haltende, die Angst thematisierende Vorgehensweise angebracht

Zu den üblichen Abwehrmechanismen eines Kindes gehört auch die „Verleugnung in der Phantasie". Sie dient dazu, in der Wirklichkeit bestehende Kränkungen oder unerfüllbare Wünsche zu verleugnen, so dass dieser unannehmbare Teil der Wirklichkeit entschärft wird und gewissermaßen „außen vor" bleibt. Damit versucht das Kind vorübergehend mit einer verleugnenden Phantasie die erwünschte Wirklichkeit aufrechterhalten, indem es die Realität nach dieser Phantasie ummodelt.

Beispiel

„Am Ende seiner Analyse erzählt Hans zwei Tagträume: die Phantasie von den vielen Kindern, die er auf dem Klosett reinigt und betreut, und gleich darauf die Phantasie vom Installateur, der ihm mit einer Zange Gesäß und Glied abschraubt, um ihm größere und bessere zu bringen ... Hans hat jetzt – wenigstens in seiner Vorstellung – ein Genitale wie der Vater, und Kinder, mit denen er dasselbe tun darf wie die Mutter mit der kleinen Schwester ... Hans verleugnet die Realität mit Hilfe seiner Phantasie, gestaltet sie für seinen eigenen Gebrauch nach seinen Wünschen um ..." (A. Freud, Schriften, Bd. 1, S. 260/61).

Phantasien sind keine Grenzen gesetzt. In der Phantasie ist alles möglich. Sie wird erst in dem Moment begrenzt, in dem sie zu Handlungen führt. „Worte, Vorstellungen, Phantasien sind, wie wir wissen, ‚frei'; Handlungen sind anderen Gesetzen unterworfen" (A. Freud, 1968, S. 38). Dies ist vor allem im Umgang mit Kindern zu berücksichtigen. Eine besondere Falle für Kindertherapeuten besteht beim Umgang mit Phantasien, wenn sie analog zum freien Einfall in der Erwachsenenanalyse auch die Spieleinfälle des Kindes als gänzlich „frei" behandeln wollen.

Beispiel

„Es ist nicht selten, daß Kinderanalytiker diesen Unterschied vergessen ... und dem Kind versprechen, daß es in der Behandlungsstunde tun kann, ‚was es will'. Sie sehen ihren Irrtum erst ein, wenn das Kind zu weit geht und sein Agieren die Grenzen des Erträglichen überschreitet" (A. Freud, 1968, S. 38).

4.1.2 Träume beim Kind

Kinderträume gehören nach Sigmund Freud zur Kategorie der „leichter verständlichen Träume ..., in denen manifester und latenter Inhalt zusammenfallen, die Traumarbeit also erspart scheint" (S. Freud, GW II/III, S. 656). Sie zeichnen sich im Allgemeinen dadurch aus, dass sie eine sinnvolle Gestaltung aufweisen und nicht als befremdend empfunden werden. Sie stellen in der Regel „einfache und unverhüllte Wunscherfüllungen" (ebd., S. 658) dar.

Beispiel

„Ganz ähnlich benahm sich der Traum eines sechsjährigen Mädchens, dessen Vater einen Spaziergang vor dem erreichten Ziele wegen vorgerückter Stunde abgebrochen hatte. Auf dem Rückweg war ihr eine Wegtafel aufgefallen, die einen anderen Ausflugsort nannte, und der Vater hatte versprochen, sie ein andermal auch dorthin zu führen. Sie empfing den Vater am nächsten Morgen mit der Mitteilung, sie habe geträumt, der Vater sei mit ihr an dem einen wie an dem anderen Ort gewesen" (S. Freud, GW II/III, S. 657/58.

An diesem Beispiel wird deutlich, wie ein in der Realität unerfüllter Wunsch und ein gegebenes Versprechen im Traum **korrigierend und antizipatorisch in eine Erfüllungsrealität überführt** werden. Zugleich muss nach einem latenten Sinn nicht weitergesucht werden, denn Kinderträume zeichnen sich generell dadurch aus, dass sie sich „ohne weiteres verstehen lassen" (A. Freud, 1968, S. 23). Auch der zweite Hauptaspekt des Traums ist leicht erkennbar: Er besitzt als Tagesrest eine Beziehung zum Vortage. Eine Enttäuschung muss aber nicht als ein reales Versagungsereignis entstanden sein, sondern kann auch auf unrealistische Wünsche oder ideale Selbst-Zustände zurückgehen.

Beispiel

„Auch wenn der Inhalt der Kinderträume sich kompliziert und verfeinert, liegt die Auffassung als Wunscherfüllung jedesmal sehr nahe. Ein achtjähriger Knabe träumt, daß er mit Achilleus im Streitwagen gefahren, den Diomedes lenkte. Er hat sich nachweisbar tags vorher in die Lektüre griechischer Heldensagen versenkt; es ist leicht zu konstatieren, daß er sich diese Helden zu Vorbildern genommen und bedauert hat, nicht in ihrer Zeit zu leben" (S. Freud, GW II/III, S. 658).

Zwar bringen Kinder ihre Träume in die therapeutische Arbeit ein, „aber im Gegenteil zu den Erwachsenen liefern sie nur selten Einfälle zu den einzelnen Traumelementen, eröffnen dem Analytiker also keinen verläßlichen Weg vom manifesten zum latenten Trauminhalt" (A. Freud, 1968, S. 37). Die Träume älterer Kinder enthalten dagegen Verdichtungen, Verschiebungen und Symbolfiguren, die im Gegensatz zu den einfachen Kinderträumen der Deutung bedürfen. Die vermeintliche Einfachheit von Kinderträumen kann aber auch zum Übersehen tieferer Aspekte führen.

4.1.3 Agieren beim Kind

Der Begriff des Agierens hat wie kaum ein anderer psychoanalytischer klinischer Terminus einen großen Bedeutungswandel erlebt. Der Spannungsbogen reicht von einem engen, nur auf den therapeutischen Prozess bezogenen Begriff bis zu einem sehr weiten Begriff, der jede Form des Handelns aus unbewussten Motiven als Agieren bezeichnet (siehe dazu Sandler et al., 1996). Agieren ist neben der Erinnerung in der Therapie der Weg, „wie die Vergangenheit sich in der Gegenwart aktualisieren kann" (Laplanche und Pontalis, 1973, S. 46). Beim Kind ist bei der Verwendung des Begriffs des Agierens aber weniger der Aspekt eines Erinnerungsäquivalents gemeint, sondern die Zufluchtnahme zu motorischen Aktionen zur Abwehr von ängstigenden Gefühlen. Agieren in der Übertragung und Agieren in Handlungen außerhalb der Analyse sind zu unterscheiden. Das Agieren von Erinnerungen und Phantasien statt deren Reproduktion in der Analyse ist vor allem als eine Form des Widerstandes beschrieben worden, der bis zum Behandlungsabbruch führen kann, wie dies sich bei der 18-jährigen „Dora" Freuds ereignete.

Beispiel

„So wurde ich denn von der Übertragung überrascht und wegen des X, in dem ich sie an Herrn K. erinnerte, rächte sie sich an mir, wie sie sich an Herrn K. rächen wollte, und verließ mich, wie sie sich von ihm getäuscht und verlassen glaubte. Sie agierte so ein wesentliches Stück ihrer Erinnerungen und Phantasien, anstatt es in der Kur zu reproduzieren ... Wo sich Übertragungen frühzeitig in die Analyse einbeziehen lassen, da wird deren Verlauf undurchsichtig und verlangsamt, aber ihr Bestand ist gegen plötzliche unwiderstehliche Widerstände besser gesichert ..., wodurch könnte die Kranke sich wirksamer rächen, als indem sie an ihrer Person dartut, wie ohnmächtig und unfähig der Arzt ist?" (S. Freud, GW V, S. 283/284).

Das Rachemotiv mit seinem Handlungsdrang sprengte hier die Analyse, weil die Patientin es nicht aushielt, das Gefühl des Verlassenwerdens wieder zu erleben. So kam sie diesem Gefühl zuvor, indem sie sich durch aktives Verlassen vor der Wiederbelebung ihrer Ohnmachtgefühle schützte. Dies verhinderte die Erinnerung und wurde zu einem Generalwiderstand gegen die Analyse, der in den Abbruch mündete. Bei vielen Menschen verhindert die Tendenz zur Handlungsorientierung ganz generell die Aufnahme einer Psychotherapie.

Neuerdings wird das Agieren wie die Gegenübertragung nicht nur als eine Störquelle oder als Widerstand angesehen, sondern auch als eine zusätzliche Informationsquelle über mit Handlungsdruck verknüpfte unbewusste Phantasien, die nach dem Wiederholungsmodell im Sinne der Affektabfuhr arbeiten. Dabei wird davon ausgegangen, dass eine Korrelation zwischen der Frühe des Traumas und der Neigung zu agieren besteht. Der entwicklungspsychologische Befund ist, dass Traumatisierungen in frühen Lebensjahren die Disposition zum Agieren fördern und zur Fixierung auf diesen Bewältigungsmodus beitragen. Insbesondere präverbale Traumata beeinträchtigen die Impulssteuerung und können zu einer habituellen Tendenz zum „Ausagieren" führen.

Eine Besonderheit bei Kindern ist, dass das Agieren im Sinne motorischer Aktionen nicht auszuschalten ist. Vor allem bei kleinen Kindern steht in Frage, ob es einen Sinn macht, von Agieren zu sprechen, da ihr Entwicklungsniveau kaum darauf ausgelegt ist, zwischen Handeln und Erinnern zu unterscheiden. „Agieren ist im Kindesalter normal, d.h. als Ausdrucksform dem Entwicklungsstand des Kindes angemessen. Das will nicht heißen, daß es an sich eine therapeutische Wirkung hat, d.h. zu Einsicht und innerer Veränderung führt ..." (A. Freud, 1968, S. 39). Im Gegensatz zum Erwachsenen bringen Kinder ihre Einfälle weniger mit Worten als mit Handlungen ein. Das macht ihre Übersetzung in Worte erforderlich. Die **Verbalisierung** der abgewehrten Gefühle (z.B. der Trauer durch die Aggressivität) ist das wichtigste Mittel, um das Agieren des Kindes auf die Sprachebene zu bringen und damit den Raum für Denken und Erinnern offen zu halten. Um das Agieren einzugrenzen, ist es hilfreich, dem Kind zu sagen, dass die Besprechung der Gründe für sein Kommen unerlässlich ist. Ohne deren Verbalisierung wird kein Verständnis zu gewinnen sein. Ein Spiel kann dabei hilfreich sein, wenn darüber im Nachhinein miteinander gesprochen wird.

Beispiel

„Ich sagte nun Billy, seine fehlende Selbstbeherrschung sei ein spezifisches Problem, das wir miteinander zu meistern hätten, und betonte ihm gegenüber zwei Punkte: 1. Wir könnten nie verstehen, warum er sein Bett naßmache, wenn wir darüber nicht sprechen könnten, und das sei unmöglich, wenn er außer Fassung gerate; 2. wenn wir begreifen könnten, warum ihm die Beherrschung in den Stunden bei mir nicht gelang, würden wir verstehen lernen, warum sein Bett nicht trocken bleiben konnte. So versuchte ich sein Verhaltensproblem als ein Symptom in den Mittelpunkt der Analyse zu stellen ... Ich erklärte ihm, ich würde ihn immer versuchen lassen, sich selbst zu beherrschen und mich nur einmischen, wenn er in Gefahr käme, sich selbst, das Sprechzimmer oder mich zu beschädigen. In diesen Fällen ... übernähme ich die Kontrolle, ... bis er wieder für sich selbst einstehen könne ... Diese Grundregeln führten natürlich dazu, daß ich ihn gelegentlich festhalten mußte; darauf reagierte er manchmal mit großer Aufregung ... Wenn ich sagte, er wolle aufgeregt sein, um unangenehme Gefühle wie Kummer, Ärger und Traurigkeit zu vermeiden, also eine Abwehrdeutung des Symptoms gab, so half ihm das, die Beherrschung wieder zu gewinnen" (R. A. Furman, 1972, S. 62/63).

4.2 Bei Jugendlichen

4.2.1 Phantasien und Träume bei Jugendlichen

Da im Umgang mit Träumen und Phantasien beim Jugendlichen im Vergleich zum Kind keine wesentlichen Unterschiede bestehen, gelten die vorangegangenen Überlegungen auch für den Jugendlichen. Abweichend davon ist festzuhalten, dass der Traum von Jugendlichen nicht mehr den einfachen Charakter eines Kindertraumes hat.

Im Jugendlichenalter hat der Tagtraum die Aufgabe, durch Antizipation noch nicht zu verwirklichender Trieb- und Beziehungswünsche sich diese für die innere Gefühlswelt anzueignen und so ihre Verwirklichung vorzubereiten. Der Tagtraum dient in dieser Zeit vor allem der Liebessehnsucht und bei unerfüllter Liebe der Enttäuschungsbewältigung. Oft finden die Tagtraumphantasien Eingang in ein Tagebuch. Das Tagebuch dient als Aufbewahrungsort von Tagesphantasien der inneren Selbstverständi-

gung des Jugendlichen. Ein gutes Beispiel dafür ist das „Tagebuch der Anne Frank".
Die Masturbationsphantasien der Jugendlichenzeit stellen sowohl libidinös besetzte als auch von Schuldgefühlen begleitete Phantasien dar. Sie führen zur Aneignung der eigenen sexuellen Wünsche in der zentralen Masturbationsphantasie (Laufer und Laufer, 1989). Sie erfüllen den Zweck der imaginären Vergegenwärtigung eines entbehrten sexuellen Objekts. Da Tagträume und Masturbationsphantasien sehr persönliche und intime Phänomene sind, werden sie von jugendlichen Patienten in einer längeren Therapie erst spät angesprochen. Patienten, die früh diese Phänomene ansprechen, verfolgen oft einen Sexualisierungseffekt und wehren mit der schnellen Thematisierung des Sexuellen die damit verbundenen Gefühle ab. Für den therapeutischen Umgang ist es wichtig, sich weder in eine Sexualisierung hineinziehen zu lassen noch eine klare und benennende Ausdrucksweise zu vermeiden.

4.2.2 Agieren bei Jugendlichen

Das Agieren ist für Jugendliche so alterstypisch wie für Kinder das Spiel und für Erwachsene die sprachliche Verständigung. Das quantitative Ansteigen der Triebbesetzung, die regressive Wiederbelebung früherer Triebstufen und die Ich-Verarmung begünstigen die Tendenz zum Agieren als eine altersspezifische Ausdrucksweise. Die Genitalität ist zum leitenden Faktor im Liebesleben der Jugendlichen geworden und drängt zum Handeln. Ihr Ich und Über-Ich sind durch den inneren Rückzug von den alten Objekten oft haltlos geschwächt, und narzisstische Kränkungen können schnell in Aggression umschlagen. Eine aufgeladene Atmosphäre, intensive abstürzende Gefühle, extreme Stimmungsumschwünge, Verliebtheiten und tiefe Verzweiflungsgefühle bestimmen die Psychologie des Jugendalters.

Diese entwicklungspsychologischen Faktoren begünstigen die Regression, die das Agieren mit kennzeichnet. Psychopathologisch besteht ein enger prädisponierender Zusammenhang zwischen einer verstärkten Neigung zum Agieren und präverbalen traumatischen Erlebnissen, die zu Defekten in der Symbolbildung beitragen. Handeln stellt als Abwehr auch einen Schutz vor passiv-regressiven Wünschen dar. Als Aktivität steht die Handlungstendenz generell gegen Kastrationsängste.

Eine Funktion des Agierens im Behandlungsprozess ist, durch Dissoziation gestörte Erinnerungen mit präverbalen Akten zu reaktualisieren. Damit stellt das Agieren als aktuelles Gegenwartsphänomen eine Verbindung zur traumatischen Vergangenheit her. Agieren kann somit auch im Dienste des Ich stehen. Da Jugendliche sich in einer Entwicklungsregression befinden, sind sie wie Impulsneurotiker, Süchtige, Spieler oder Psychotiker schwerer zu analysieren. Sie stellen das Handeln über das Erinnern und das Tun über das Phantasieren. Vor allem feindselig getönte Übertragungen stützen das Agieren und erschweren die Analyse.

Agieren im Dienste progressiver Entwicklung oder der Ich-Synthese zielt auf die Integration früher Erfahrungen und übernimmt damit selber eine strukturierende Funktion (als anschauliches Beispiel dafür siehe Blos, 1964, S. 130 ff.). Regressive Wiederbelebungen äußern sich dagegen in destruktivem Agieren, weil die traumatische Fixierung zu sehr dem Wiederholungszwangsmuster folgt.

Das Agieren folgt im Gegensatz zu sexuellen oder aggressiven Durchbrüchen durchaus einem strukturierten Prozess, dessen Stufen (nach Blos, 1964) sind:
1. die Wiederholung einer früheren Objektbeziehung und der ihr eigenen Befriedigungsmodalitäten durch Verschiebung auf andere Objekte,
2. Aktivierung einer Phantasie und deren Verwirklichung in der Umwelt,
3. verdrehte oder verbotene Erinnerungen werden durch Handlungen ersetzt und bestätigt.

Die Behandlungsziele sind auf den jeweiligen Agier-Typus auszurichten. Beim triebgeleiteten Agieren fokussiert die Behandlung darauf, es dem Jugendlichen zu ermöglichen, Spannungszustände zu ertragen, Verinnerlichungsprozesse einzuleiten und die Grenze zwischen Ich und Außenwelt zu festigen. Beim Agieren im Dienste des Ich zielt die Behandlung auf die „Rekonstruktion der dissoziierten traumatischen Vergangenheit" (Blos, 1964, S 137).

! Merke:
1. Phantasien sind Wunschproduktionen zur Überwindung enttäuschender und versagender Realität.
2. Während in der Phantasie alles möglich ist, ist das Spielen oder Handeln anderen Gesetzen und damit auch Grenzen unterworfen.
3. Die Deutung einer Phantasie sollte von den ich-nahen zu tieferen Schichten erfolgen. Zu tief ansetzende Deutungen werden entweder wegen mangelnder Vorbereitung abgelehnt oder gefährden als befremdendes Eindringen den therapeutischen Kontakt.
4. Während neurotische Phantasien in ihrem Inhalt aufdeckend gedeutet werden, sollte bei frühen Störungen (z.B. Borderline, Autismus und Psychose) die Deutung der mit den Phantasien verbundenen Ängste zur Wiedergewinnung eines stärkeren Realitätsbezugs hervorgehoben werden.
5. Kinderträume sind kaum verhüllte Wunscherfüllungen, denen als Tagesrest Versagungsereignisse oder Enttäuschungserlebnisse vorausgegangen sind.
6. Agieren ist bei Kindern und Jugendlichen weniger ein Widerstand gegen die Erinnerung als vielmehr eine Zufluchtnahme zu Motorik und Handeln. Damit steht das Agieren auch weniger gegen das Sicherinnern als vielmehr gegen die Verbalisierung unangenehmer Affekte.
7. Je früher sich ein Trauma oder eine Störung ereignet, umso mehr ist davon auszugehen, dass diese Patienten im Sinne von Wiederholungszwang und Affektabfuhr besonders zum Agieren neigen.
8. Die Kinderpsychoanalyse ist primär keine Spieltherapie und arbeitet deshalb auch nicht mit kathartischen Effekten. Vielmehr dienen die Spieleinfälle als Ausdrucksweisen von unbewussten Phantasien und Gedanken der Zurückverwandlung in Worte (Verbalisierung), so dass das Kind Einsichten über sich gewinnt und seine Selbstkontrolle vergrößert.

5 Deutungen

Bei den Deutungszielen gibt es zwischen Erwachsenen-, Jugendlichen- und Kinderanalyse keine grundsätzlichen Unterschiede: „Die Umsetzung unbewußter Es-Inhalte in bewußte Wortvorstellungen ist das Wesen jeder Deutung und als solches ein wichtiges Element der Analyse in **jedem** (Hervorhebung durch den A.) Lebensalter" (A. Freud, 1968, S. 40). Ziel einer Deutung ist es, dem Ich des Patienten einen angemessenen Umgang mit der Realität, seinen Trieben und seinem Über-Ich zu ermöglichen. Auch kommen die wichtigsten Formen von Deutungen (Inhalts-Deutung, Abwehr-Deutung und Übertragungs-Deutung, siehe zu deren Definition Sandler et al., 1996) zur Anwendung. Unter Wirksamkeitsaspekten sind die signifikanten Deutungen zu erwähnen, die so bezeichnet werden, da „sie eine Änderung im Verhalten oder im Material des Patienten zustande bringen" (Sandler et al., 1982, S. 207).

Im Kindes- und Jugendalter gibt es mehrere Besonderheiten, die bei der Deutungsarbeit zu beachten sind:

1. Durch den Wegfall der freien Assoziation bei Kindern und durch das Ausmaß des Agierens bei Jugendlichen sind sie für die Verbalisierung von Gefühlen und Erinnerungen schwerer zu gewinnen.
2. Vor allem beim Klein- und Vorschulkind besteht kaum ein Vermögen zur therapeutischen Ich-Spaltung, da das handelnde und das beobachtende Ich noch nicht genügend auseinander getreten sind.
3. Während sich beim Erwachsenen viele Deutungen auf verdrängtes und vergangenes Material beziehen, ist beim Kind schwerer auszumachen, was aktuelle Phantasien oder Abkömmlinge verdrängter Phantasie sind.

Deutungen verfolgen bei Kindern und Jugendlichen nicht nur den Zweck der Aufdeckung unbewusster Inhalte und Konflikte, sondern sie dienen auch der Erweiterung der Ich-Entwicklung, der Stärkung des Sekundärvorgangs, der Umsetzung von Gefühlen in Wortvorstellungen und somit insgesamt der Entwicklungsförderung. Dies geschieht vor allem durch Abwehrdeutungen. Dadurch macht sich der Therapeut zum Verbündeten des Ich. Die stützende Hilfs-Ich-Funktion des Analytikers stärkt das Ich des Patienten gegenüber Ängsten und Triebdurchbrüchen. Angstmildernd wirken Übertragungsdeutungen, die die Wünsche und Ängste dem Therapeuten gegenüber zum Gegenstand haben.

Beispiel

„Das Kind erträgt beispielsweise kaum, wenn man ihm sagt, es habe Angst. Das hört es überall als Vorwurf, als Entwertung. Ich spreche daher eher von der Gefahr, von gefährlich, eventuell von Unsicherheit. ‚Abwehr' ist auch für viele Erwachsene ein Vorwurf: Sie glauben, man beschuldige sie aggressiver Regungen. ‚Sie suchen Schutz in einer Haltung, die zeigt, daß Sie nichts verlangen und daß Sie anspruchslos sind.' Oder: ‚Du fühlst Dich sicher, wenn Du sagst, Du magst mich nicht und es sei Dir gleich, wenn ich fortgehe.' Wir deuten vorerst weder Abwehrverhalten noch Abwehrinhalt, sondern das Bedürfnis nach Abwehr" (J. Berna, 1967, S. 41).

Eine zu aktive Deutungstechnik gefährdet die Autonomie des Kindes und „untergräbt" das Finden von eigenen Deutungen. Eine zu passive Technik könnte vom Kind als Desinteresse missverstanden werden und die Mitarbeit gefährden.

Als besonders günstig hat sich bei Kindern die Verwendung so genannter Deutungshilfen erwiesen, die das Kind wegen seiner Neigung zur Externalisierung akzeptiert. Deutungen können z.B. auf eine Puppe, andere Kinder oder einen imaginären Jungen bezogen werden, weil sie in externalisierter Form für ein Kind leichter zu ertragen sind. Es ist zu betonen, dass diese Deutungshilfen lediglich den Deutungsprozess erleichtern sollen. Davon isoliert stehen sie in der Gefahr sich verselbständigender Handhabung.

Man ist sich heute sicher, dass es nicht auf die einzelne Deutung ankommt, sondern die Gestaltung der therapeutischen Beziehung, das Verständnis der positiven wie negativen Übertragung und die Stabilität des Arbeitsbündnisses tragen unter Berücksichtigung des jeweiligen Entwicklungsalters des Kindes dazu bei, ob Deutungen das Kind erreichen. Gut vorbereitete Deutungen schwächen den Widerstand, festigen das Arbeitsbündnis, vergrößern die Einsicht und setzen neues Material frei. Umgekehrt können schlecht formulierte, zur falschen Zeit gegebene Deutungen den Widerstand verstärken oder zur Anpassung führen.

Zum Deutungsprozess gehören auch Klärung und angemessene Konfrontation. Je kleiner ein Kind ist, umso größer ist auch der Bedarf an Erklärung und Aufklärung. Klarstellung und Klärung beziehen sich dabei auf vom Kind verleugnete Wirklichkeiten. Dazu können Krankheiten, schwere psychische Störungen der Eltern, der Tod oder sexuelle Informationen gehören. Die Konfrontation bezieht sich dagegen auf verleugnetes und nicht in die Analyse eingebrachtes Material.

Beispiel

„Bei zwei Gelegenheiten trat in Tommys Analyse eine Sperre ein, weil er nicht imstande war, über Streitigkeiten zwischen seinen Eltern zu sprechen. Die Therapeutin konfrontierte Tommy mit Informationen seitens der Mutter über Zwistigkeiten zwischen ihr und ihrem Mann. Dies wurde mit Tommy im Sinne eines Loyalitätskonfliktes besprochen, und er reagierte mit Erleichterung. Er war dann gewillt, über Streitigkeiten zu Hause zu sprechen und seine Gefühle darüber in die Behandlung zu bringen" (Sandler et al., 1982, S. 195).

Abschließend ist festzuhalten, dass neben der Deutung der Kindertherapeut auch noch andere Mittel bereithalten muss, um auf das Kind einzuwirken. Dazu gehören vor allem die aktive Grenzsetzung zur Aufrechterhaltung des Settings und die Wahrung der Integrität von Personen und Sachen.

! Merke:

1. Ziel einer jeden Deutung ist es, unbewusste Inhalte mit einer Verbalisierung in bewusste Vorstellungen zu überführen.
2. Bei Kindern ist darauf zu achten, dass die Formulierung einer Deutung kognitiv und emotional auf ihren Entwicklungsstand Rücksicht nimmt.

3. Die Deutungsarbeit hat in diesem Alter nicht nur aufdeckenden Charakter, sie dient auch der Entwicklungsförderung. Ein generelles Mittel der Entwicklungsförderung ist die Vergrößerung der therapeutischen Ich-Spaltung, damit ein Kind oder ein Jugendlicher an Selbstreflexionsfähigkeit gewinnt.
4. Deutungshilfen erleichtern durch die mit ihnen verbundenen Distanzierungsmöglichkeiten die Annahme von Deutungen und greifen zugleich die Externalisierungstendenz bei Kindern auf.
5. Die Wirksamkeit von Deutungen ist vielschichtig: Die Qualität der therapeutischen Beziehung, die Stabilität des Arbeitsbündnisses und die wiederholte Durcharbeitung begründen zusammen die Wirkung von Deutungen.

6 Abwehr und Widerstand

Wie in der Erwachsenenanalyse ist der Widerstand bei Kindern und Jugendlichen eine klinische Erscheinung im Behandlungsprozess. Der Widerstand ist eine therapeutische Manifestation der Abwehr. Mit verschiedenen Abwehrmechanismen versucht sich das Ich vor den Gefahren des Es, des Über-Ich und der Außenwelt zu schützen.

Die wichtigsten Abwehrmechanismen (siehe dazu A. Freud, Das Ich und die Abwehrmechanismen, 1936 oder 1987) sind: die Verdrängung (z.B. der Inzest- und Todeswünsche), die Identifikation (insbesondere die Identifikation mit dem Aggressor), die Verschiebung (z.B. bei der Pferdephobie vom Vater auf das Pferd), die Regression und Fixierung (z. B. auf frühere Triebstufen), die Affektisolierung und das Ungeschehenmachen als zwangsneurotische Abwehrtechniken. Bei Kindern ist die Wendung ins Gegenteil als Reaktionsbildung gegen einen Affekt (z. B. im Umschlagen von Liebe in Hass) gut zu beobachten. Bei Kleinkindern fällt besonders die Projektion auf, indem sie unerträgliche Affekte (einen Schmerz z.B.) dem „bösen" Tisch, an dem sie sich gestoßen haben, zuschreiben. Jugendliche greifen auf den Mechanismus der Wendung gegen die eigene Person zurück, wenn sie sich körperlich selbst beschädigen. Der Extremfall dieses Abwehrmechanismus ist der Selbstmord.

Widerstand und Abwehr hängen in signifikanter Weise mit dem Charakter, der Persönlichkeit und der Psychopathologie des Kindes zusammen. Grundsätzlich richtet sich der Widerstand

1. gegen Gefahren der Wiederholung oder Wiederbelebung schmerzlicher Vorstellungen und Affekte, die als Angst oder Unlust dem Ich unerträglich sind (**Ich-Widerstände**),
2. gegen das Bewusstwerden unannehmbarer oder verpönter Triebregungen, deren Auftauchen mit einem Schuldgefühl (**Über-Ich-Widerstand**) verknüpft wird,
3. Widerstand ist ein den gesamten therapeutischen Prozess begleitendes Phänomen und insofern als Widerstand **gegen Veränderungen wirksam**.

Beispiel

„... möchte ich jetzt noch zum Widerstand aus dem Krankheitsgewinn ein Beispiel geben, das veranschaulicht, was Tom in sein Asthma investiert hat. Kurz bevor ich auf eine Ferienreise nach England ging, las er mir ... aus einer Biographie von Benjamin Franklin vor. Am meisten beschäftigten ihn Franklins lange Aufenthalte in England ... und deren Wirkung auf seine Frau. Tom erklärte, Franklin habe sich ... erst dann entschlossen, zurückzukehren, als er die Nachricht erhielt, daß seine Frau im Sterben liege. Tom hatte manches Mal erlebt, daß seine erkrankte Mutter seinen Vater von Geschäftsreisen zurückrufen ließ. Ich verknüpfte seine Kommentare über Franklin und dessen Frau sowohl mit meinen Reisen wie mit den häufigen Reisen seines Vaters, indem ich Tom sagte, er glaube wohl, es sei seine einzige Möglichkeit, sich unserer Rückkehr zu versichern und sich unsere Liebe zu erhalten, wenn er so sei wie eine kranke Ehefrau. Dann erinnerte sich Tom, wie sein Vater einmal wegen einer Erkrankung von ihm nach Hause zurückkehrte, und er fügte nachdenklich hinzu: ‚Aber wie kann ich so oft krank werden, wenn er alle zwei Wochen weggeht?' Ich rief ihm ins Gedächtnis, daß er als kleiner Junge außer Asthma viele Krankheiten gehabt habe, während seine Gesundheit jetzt besser sei, doch wolle er mit seinem Asthma noch immer ausdrücken: ‚Wenn ich krank bin, wirst Du zu mir zurückkommen'" (Daunton, 1972, S. 187/88).

4. Der therapeutisch relevanteste Widerstand ist der **Übertragungswiderstand**, weil er besonders den Stillstand oder den Abbruch einer therapeutischen Behandlung herbeizuführen vermag. Dies ist besonders dann der Fall, wenn ein Patient statt analytisch mitzuarbeiten, auf direkte Befriedigung in der Behandlung hofft. Diese Gefahr ist beim Kind besonders gegeben.

Beispiel

„Nach einigen Behandlungswochen machte sich Toms Übertragungswiderstand bemerkbar. ... Am Anfang der Sitzungen erzählte er häufig irgendein Ereignis ..., und wenn ich mich dafür interessierte, wechselte er schnell das Thema, gewöhnlich mit dem Refrain ‚Ich möchte unser Spiel machen'. Setzte ich das Thema fort, dann hielt er sich die Ohren zu, war verletzt und empfindlich. Aus anderem Material ersah ich, welche Übertragungsbedeutung das Reden für Tom hatte. Vergleiche von meinem Zimmer mit dem Praxisraum seines Arztes (Asthmabehandlung – Anmerkung des A.) zeigten ebenso wie ein Spiel, daß sich Tom in derselben Weise vor mir fürchtete wie vor dem Arzt und seiner Mutter, denn ich konnte etwas in ihn hineinstecken; Worte hatten hier die unbewußte Bedeutung von Injektionen" (Daunton, 1972, S. 177).

An diesem Beispiel lässt sich ablesen, wie die analytische Arbeit mit einem schönen Gemeinsamkeitserlebnis, „unserem" Spiel, ausgesetzt werden soll und wie negative Gefühle in Bezug auf den Analytiker, die eine Wiederbelebung traumatischer Szenen sind, so viel Angst machen, dass Zuhören nicht mehr zugelassen werden kann. Die therapeutische Arbeit hat in Form einer aktuellen Realitätsverzerrung altes psychisches Material wieder lebendig gemacht. Statt der Erinnerung kommt es zum Agieren im Übertragungswiderstand.

Ein Kind kann das Spielen auch als ein Abwehrmittel gegen die therapeutische Arbeit einsetzen. Dies zu unterscheiden ist nicht immer leicht, da das Spiel eine altersangemessene Ausdrucksweise des Kindes ist.

Folgende Aspekte bezüglich der Widerstandsanalyse sind bei Kindern und Jugendlichen besonders hervorzuheben:

1. Die Neigung des Kindes und Jugendlichen zum Handeln führt zum Handlungswiderstand. Aggressive und libidinöse Affekte verstärken diese Tendenz.
2. Das Kind geht mit dem Kindertherapeuten kein freiwilliges Bündnis ein. Deshalb kann er auch nicht auf die Formen der Mitarbeit hoffen, wie sie dem Erwachsenen möglich sind (Widerstand gegen das Arbeitsbündnis).
3. Der Widerstand gegen die Arbeit kann auch durch Fehler des Therapeuten im Behandlungsprozess begünstigt werden. Starkes Eindringen in den Patienten, voranschnellende Deutungen, Missverständnisse oder Unaufmerksamkeiten können dazu beitragen.
4. Bei kleinen Kindern können Entidealisierungen des „allwissenden" Therapeuten-Objekts oder Schamaffekte vorübergehend zum Rückzug führen. Die negative Übertragung begünstigt dann den Widerstand.
5. Kinder erleben den Gang zur Therapie als einen einschränkenden Lustverzicht, was als allgemeiner Widerstand die gesamte Therapie über begleitet.
6. Kinder wollen die Zeit des Klein-gewesen-Seins hinter sich lassen. Deshalb sträuben sie sich gegen Erinnerungen.
7. Bei Jugendlichen gibt es mehrere **Besonderheiten des Widerstandes**. Generell gilt, dass es die Jugendlichenanalyse mit starken Widerstandsformen zu tun hat.
   a) Aus Angst vor der gewachsenen aggressiven und libidinösen Triebstärke fürchten sie die Regression, so dass sie ihrem unreifen Ich misstrauen und in Widerstand geraten, weil sie die Analyse als Verführung empfinden (Abwehr aus Angst vor Triebstärke).
   b) Jugendliche müssen sich auf ihren Therapeuten einlassen, obwohl sie innerpsychisch ihre Bindungen lösen. Das verstärkt die Widerstandstendenz.
   c) Besondere Widerstandsformen gegen die Triebimpulse stellen die Pubertätsaskese, die Intellektualisierung und die Vorherrschaft narzisstischer Haltungen dar. Typische Formen zur Abwehr der infantilen Bindungen sind die Libidoverschiebung vom Objekt zum Selbst, die Verkehrung der Affekte in ihr Gegenteil, Größenphantasien als Abkehr von Realitätsabhängigkeiten und intensive Körperbesetzungen (siehe dazu A. Freud, Schriften, Bd. 6, S. 1758 ff.).
   d) Zur Dynamik der Jugendlichenbehandlung gehört auch der unbewusste Wunsch oder der bewusste Impuls, den Therapeuten scheitern zu lassen. Die hohe Abbruchsrate in diesem Alter (Petri und Thieme, 1978) und die Tatsache, dass Adoleszente von hochfrequenten Behandlungen nicht mehr als von niederfrequenten Behandlungen profitieren (Fonagy und Target, 1995), belegen dies.
   Die Aufbruchsstimmung der Adoleszenz arbeitet aber auch den Veränderungsabsichten der Therapie zu. Der Jugendliche braucht das beharrliche Hilfs-Ich des Therapeuten als Widerpart, das seiner Omnipotenz im Proberaum Psychotherapie die strukturierende Erfahrung nicht entwertender Grenzsetzung verschafft. Nach Winnicott (1973) wollen Jugendliche nicht verstanden werden, sie suchen die Konfrontation.
8. Obwohl sich Eltern bei ihrem Kind Veränderungen wünschen, können sie auf einer tieferen Ebene Widerstände gegen die Behandlung entwickeln, wenn es darum geht, eigene pathologische Haltungen infrage zu stellen.

Zusammenfassend sei für die Bearbeitung des Widerstandes in der Kinderanalyse gesagt: „In der Kinderanalyse ist es nötig, nach Widerständen gegen die Kommunikation oder die Mitarbeit im allgemeinen zu suchen und nicht nach Widerständen gegen die verbale freie Assoziation im besonderen. Der eigentliche Begriff des Widerstandes ist in bezug auf die Kinderanalyse schwer zu definieren" (Sandler et al., 1982, S. 76).

! **Merke:**

1. Widerstand ist eine klinische Manifestation der Abwehr. Er ist ein den gesamten therapeutischen Prozess begleitendes Phänomen. Aufgrund seiner Unreife neigt das kindliche Ich zu vermehrter Abwehrtätigkeit.
2. Mit Abwehrmechanismen schützt sich das Ich vor dem Es, dem Über-Ich und der Außenwelt als den drei psychischen Gefahrenquellen. Dementsprechend wird auch zwischen Ich-, Es- und Über-Ich-Widerständen unterschieden.
3. Der Übertagungswiderstand ist bei Kindern besonders ausgeprägt: zum einen, weil ihre Übertragungen durch die Gegenwart ihrer Objekte schwächer ausfallen, zum anderen, weil sie versuchen, aus der therapeutischen Übertragungsbeziehung Befriedigungsgewinn zu ziehen.
4. Die Neigung zu Spiel und Handeln begünstigt bei Kindern und Jugendlichen generell Handlungswiderstände, die sich gegen das Nachdenken richten.
5. Als geschickte Patienten stehen Kinder und Jugendliche besonders im Widerstand zum Arbeitsbündnis. Der mit der Therapie verbundene Lustverzicht verstärkt ebenfalls alterstypische Widerstandshaltungen.
6. Widerstände gegen die Analyse sind bei Jugendlichen besonders ausgeprägt, da sie die Anforderung zu leisten haben, sich im Prozess der Ablösung von ihren Primärobjekten an den Therapeuten als ein neues Objekt zu binden.
7. Auch die Eltern können durch eigene Widerstandshaltungen dazu beitragen, die Widerstände des Kindes so zu verstärken, dass es zu therapeutischem Stillstand oder Abbruch kommen kann.

7 Besonderheiten und Probleme der Behandlung von Kindern und Jugendlichen

7.1 Einleitung

In diesem Kapitel werden die wichtigsten Elemente des psychoanalytischen Behandlungskonzepts bei Kindern und Jugendlichen entsprechend 4.4.3 des Gegenstandskataloges für die schriftliche Prüfung nach dem PsychThG beschrieben. Es werden die Besonderheiten und Probleme in der analytischen Psychotherapie bei der Behandlung von Kindern und Jugendlichen dargestellt. Die altersspezifischen Aspekte und Unterschiede in der Behandlung von Kindern und Jugendlichen werden in Unterkapiteln jeweils getrennt erörtert. Das Kapitel führt insgesamt in die **spezifischen Behandlungsprobleme** ein, die im Vergleich zur Erwachsenen-Psychotherapie bezüglich des Motivationsaufbaus, der Aufrechterhaltung des Arbeitsbündnisses und der Selbstreflexion aufgrund des noch nicht voll entwickelten Ich, der größeren Impulsivität und der Abhängigkeit von den Bezugspersonen andere Vorgehensweisen erforderlich machen.

7.2 Besonderheiten und Probleme der Behandlung von Kindern

Der **Motivations- und Beziehungsaufbau** hängt zu Beginn einer Kindertherapie sehr von der Haltung der Eltern mit ab. Es ist wichtig, sie für die Psychotherapie ihres Kindes zu gewinnen. Weil die Eltern aber mit dem Schuldgefühl, versagt zu haben, beschäftigt sind, ist dies nicht leicht. Die Inanspruchnahme eines familienfremden Dritten bei der Erziehung des eigenen Kindes kränkt Eltern.

Die Beziehung zwischen Therapeut und Kind kann nur gut eingefädelt werden, wenn es den Eltern möglich ist, ein Stück an Kontrolle über ihr Kind aufgeben zu können. Es ist günstig, wenn sie den Therapeuten als ein neues Hilfsobjekt besetzen. Oft verbinden Eltern mit ihrer Beauftragung des Therapeuten aber auch ein besonderes vom Therapeuten zu erreichendes Ziel, wie z.B. „den Zugang zum Kind wiederzubekommen". So steht der Kindertherapeut „gerade zu Beginn einer Therapie im Spannungsfeld zwischen seinem analytischen Selbstverständnis und dem Auftrag der Eltern" (Hüttl und Felicetti, 1999, S. 294).

3

Für das Kind besteht eine andere Situation: es kommt unfreiwillig in die ihm fremde analytische Situation zu einem unbekannten Menschen. Der zumeist fehlende Leidensdruck des Kindes erschwert die Sache zusätzlich. Das Kind wird eigene Gedanken und Phantasien zu Therapiebeginn mobilisieren, die von trotzigem Protest über ängstliche Anpassung bis hin zu völlig unrealistischen Erwartungen reichen können. Auch Neugierreaktionen auf die ungewohnte Kommunikationsart und auf das neue Objekt „Kinderanalytiker" sind zu erwarten. Der Kindertherapeut wird versuchen, sich mit den gesunden Anteilen des Kindes zu verbünden.

Die **Probleme in der Aufrechterhaltung des Arbeitsbündnisses** sind vor allem vom Entwicklungsalter des Kindes und seinen Ich-Fähigkeiten abhängig. Grundsätzlich ist das therapeutische Arbeitsbündnis definiert als „ein Ergebnis des bewußten und unbewußten Wunsches des Kindes mitzuarbeiten und seiner Bereitschaft, bei der Überwindung innerer Schwierigkeiten und Widerstände die Hilfe des Therapeuten in Anspruch zu nehmen. Das Bündnis wird nicht einfach nur durch den Wunsch des Kindes motiviert, aus der Behandlung Lust zu gewinnen. Es verlangt eine Einsicht in die Notwendigkeit, sich mit inneren Problemen zu beschäftigen ..." (Sandler et al., 1982, S. 61).

Für das kleine Kind ist diese Haltung nicht zu erwarten. Bei ihm fördert die positive Bindung an den Therapeuten am ehesten die Aufrechterhaltung der therapeutischen Arbeit. Die Mitarbeit im Rahmen des Arbeitsbündnisses hängt auch von der jeweiligen Symptomatik ab. Grundsätzlich neigen Kinder mit psychosomatischen Symptomen, die körperliches Leiden (z.B. Asthma) oder andere Unannehmlichkeiten (z.B. Enuresis) nach sich ziehen, zu mehr Motivation, während insbesondere dissoziale Störungen das Arbeitsbündnis direkt angreifen. Auch Schulkinder wie das sechsjährige Mädchen im folgenden Beispiel können schon Krankheitseinsicht zeigen, so dass sie selber ein Arbeitsbündnis eingehen.

Beispiel

„,Ich habe einen Teufel in mir. Kann man den herausnehmen?' Ich war im ersten Augenblick erstaunt über diese unerwartete Antwort. Das könnte man schon, meinte ich dann, das sei aber keine leichte Arbeit. Und wenn ich das mit ihr versuchen sollte, so würde sie eine Menge Dinge tun müssen, die ihr gar nicht angenehm sein würden. (Ich meinte natürlich: mir alles zu sagen.) Sie hatte einen Augenblick des ernsthaften Nachdenkens. ‚Wenn Du mir sagst', erwiderte sie dann, ‚daß das die einzige Art ist, es zu machen, und es schnell zu machen, so wird es mir recht sein'. Damit hatte sie sich aus freiem Entschluss auf die analytische Grundregel verpflichtet" (A. Freud, Schriften, Bd. 1, S. 15/16).

Für das Kind bewirkt das In-Worte-Fassen von widersprüchlichen Gefühlen, dass sein Vertrauen zum Therapeuten wächst, weil es das Gefühl hat, verstanden zu werden. Das Vertrauen zum Therapeuten wächst durch dessen „psychische Halte- und Verdauungsfunktion".

Beispiel

„Der Therapeut sollte aktiv daran arbeiten, das therapeutische Bündnis zu fördern. Es ist ‚zum Beispiel, von entscheidender Bedeutung, daß der Therapeut so früh wie möglich die Ängste hinsichtlich der Behandlung für das Kind verbalisiert und versucht, sie auf besser beeinflußbare Proportionen zu reduzieren. Damit hilft er dem Kind einzusehen, daß die Rolle des Therapeuten nicht nur die eines mitfühlenden Zuhörers ist, sondern darüber hinaus die eines Menschen, der verstehen und durch sein Verständnis helfen kann" (Sandler et al., 1982, S. 69).

Insofern sollte der Analytiker alles andere als nur ein „Schatten" (A. Freud, Schriften, Bd. 1, S. 52) sein.

Während der Erwachsene mit Nichtkommen oder mit einem Beziehungsabbruch das therapeutische Arbeitsbündnis aufkündigen kann, wird das Kind auch gegen seinen Willen gebracht. Ein positives Arbeitsbündnis mit den Eltern muss nicht mit der Einstellung des Kindes übereinstimmen. Umgekehrt gilt, dass eine zu positive Arbeits- und Übertragungsbeziehung elterliche Neid- und Rivalitätsgefühle wecken kann. Generell ist zu beachten, dass in der Kindertherapie ein **doppeltes Arbeitsbündnis** herzustellen ist.

Die **Einschränkung der Selbstreflexions- und Selbstregulationsfähigkeit** des Kindes hängt von seinem noch schwachen Ich und der nach Abfuhr drängenden Motorik ab. Das Lustprinzip droht immer wieder das dem Realitätsprinzip nahe stehende Denken anzugreifen. Der Therapeut kann mit seiner Hilfs-Ich-Funktion die Selbstreflexion erweitern. Beim älteren Kind lässt sich die Selbstbeobachtung und Selbstregulationsfähigkeit vor allem durch die Förderung der therapeutischen Ich-Spaltung verstärken.

Altersspezifische Therapieangebote spielen besonders bei Kindergartenkindern und Schulkindern eine Rolle. Denn sie sind es gewohnt, ihre Welterfahrung mit Spiel-oder Bastelmaterialien auszudrücken. Sie benutzen für ihr Vater-Mutter-Kind-Spiel gern Puppen oder Stofftiere. Vor allem ermöglicht das Spiel die Inszenierung von Projektionen (M. Klein) und stellt eine Möglichkeit der interaktiven Kommunikation (D.W. Winnicott) dar. Die Einführung von Spielmaterial in Kindertherapien geht vor allem auf die Kinderanalytikerin Melanie Klein zurück.

Beispiel

„Die Verwendung der Spielsachen, die ich speziell für das Kind in der Schachtel aufbewahrte,… erwies sich als wesentlich für die Behandlung. Diese und andere Erfahrungen zeigten mir, welche Spielsachen für die psychoanalytische Spieltechnik am geeignetsten sind. Ich bevorzuge kleine Spielsachen, weil ihre Zahl und Mannigfaltigkeit es dem Kinde ermöglichen, zahlreiche Phantasien und Erfahrungen auszudrücken. Es ist wichtig, daß es keine mechanischen Spielsachen sind und daß die menschlichen Figuren, die nur in Farbe und Größe variieren, keine speziellen Beschäftigungen ausdrücken. Ihre Einfachheit ermöglicht es dem Kinde, sie in verschiedenen Situationen, dem Inhalt des Spieles entsprechend, zu benutzen. Die Möglichkeit, durch das Spiel gleichzeitig eine Reihe von Erfahrungen und phantasierten oder wirklichen Situationen darzustellen, gewährt uns ein zusammenhängendes Bild von der Arbeit der kindlichen Seele“ (Melanie Klein, 1972, S. 17).

Aus dieser Beschreibung geht hervor, dass die therapeutische Verwendung von Spielmaterial primär nicht auf das Spielen zielt, sondern das Spiel wird genutzt als Ausdruck von Wünschen, Ängsten und Identifikationen. Dabei ist grundsätzlich zu beachten, dass mit dem Kind in einer **ihm gemäßen Sprache gesprochen** wird. Es reicht aber nicht aus, vom symbolischen Charakter eines Spielzeugs auf die innere Situation des Kindes zu schließen, sondern dieses Material ist nur ein Medium, die innere Welt zugänglich zu machen.

Vom Kritzeln des Kleinkindes bis zum Graffiti des Jugendlichen begleitet das Malen alle Entwicklungsphasen als ein wichtiges Ausdrucksmittel (vgl. dazu Widlöcher, 1974). In der Kinderanalyse wird das Zeichnen anweisungsfrei wie eine freie Assoziation behandelt. Es bedarf der Deutungsarbeit, um diese Produktionen des Kindes mit seinem Unbewussten in Verbindung zu bringen.

Beispiel

„So zeichnete die … Feuerträumerin (neunjähriges Mädchen – Anmerkung des A.) … unaufhörlich furchtbar aussehende menschliche Ungeheuer mit überlangem Kinn, langer Nase, unendlichen Haaren und einem schrecklichen Gebiß. Der Name dieses immer wiederkehrenden Ungeheures war Beißer, sein Beruf offenbar das Abbeißen des Gliedes. … Auf einem anderen Blatt … stellte sie blitzartig alles zusammen, was sie sein wollte: ein Knabe (um ein Glied zu besitzen), eine Puppe (um die geliebteste zu sein), ein Hund (der ihr als Vertreter der Männlichkeit galt) und ein Seejunge, den sie einer Phantasie entnahm, in der sie allein als Knabe den Vater auf einer Reise um die Welt begleitete“ (A. Freud, Schriften, Bd. 1, S. 37/38).

Der Kinderanalytiker D.W. Winnicott hat die Schnörkelspieltechnik, das Squiggle-Spiel, besonders in Erstgesprächssituationen eingesetzt, um mit einem Kind in Kontakt zu kommen.

Beispiel

„Nach diesem Interview mit den Eltern sah ich den Jungen (sieben Jahre alt, wegen Charakterstörung vorgestellt, hatte mehrere Trennungen von seiner Mutter erlebt – Anmerkung des A.) in einem persönlichen Gespräch … er ging sofort darauf ein, mit mir ein Squiggle-Spiel zu beginnen. (Bei diesem Schnörkel-Zeichenspiel zeichne ich spontan ein paar Linien und fordere das Kind auf, daraus irgend etwa zu machen; danach macht dann das Kind ein Squiggle für mich, aus dem ich etwas machen soll.) In diesem Fall führte das Squiggle-Spiel zu einem merkwürdigen Ergebnis. Als erstes fiel mir die Faulheit des Jungen auf, außerdem wurde fast alles, was ich ihm vorlegte, so umgeformt, daß etwas herauskam, das mit einem Bindfaden zu tun hatte … Nach dem Interview sprach ich noch einmal mit den Eltern und fragte sie nach der Vorliebe für den Bindfaden … Sie sagten … sie hätten ihn nicht erwähnt, weil sie sich nicht sicher waren, ob das wichtig sei. Sie berichteten, daß der Junge von allem, was mit Bindfaden zu tun hat, besessen sei … Vor kurzem habe er einen Bindfaden um den Hals seiner Schwester gebunden … Ich wusste, daß ich in diesem Fall nur begrenzte (zeitliche – Anmerkung des A.) Möglichkeiten hatte … Ich erklärte der Mutter, daß der Junge sich mit seiner Trennungsangst auseinandersetze und versuche, die Trennung zu verleugnen, indem er einen Bindfaden benutze“ (Winnicott, 1973, S. 27/28).

Dem Jungen war die Ursache für seine zwanghafte Verwendung von Bindfäden keineswegs bewusst, sie konnte aber über die Schnörkelspiel-Technik verstanden werden, und die Mitteilung dieses Verständnisses an die Mutter bewirkte die innere Auseinandersetzung des Jungen mit dem Trennungsthema.

Ein besonders altersspezifisches Therapieverfahren ist die Aufforderung an das Kind, Tagträume zu erzählen, die nach Anna Freud „zum größten Hilfsmittel in der Analyse" (Schriften, Bd. 1, S. 34) werden können. Oft denken sich Kinder im frühen Schulalter regelrechte Fortsetzungsfolgen ihrer Tagträume aus, die als continued stories bekannt sind.

Weniger für die Vertiefung der therapeutischen Arbeit sind Regelspiele geeignet. Deren Festlegungen grenzen den Phantasiespielraum ein. Der Therapeut bekommt aber einen guten Einblick in die Über-Ich-Bildung des Kindes. Denn unterlegene Kinder neigen oft zu Schummeln, Wutausbrüchen oder willkürlicher Regelauslegung. Im Ertragenkönnen von Niederlagen oder in der Wahl gezielter Strategien zeigt sich aber auch die Flexibilität des Ich.

Der **Therapeut als Modell** ist kein primär analytisches Konzept, sondern basiert auf lerntheoretischen Grundannahmen. Der psychoanalytische Therapeut kann für ein Kind als neues Objekt aber ein Modell dafür sein, dass andere Objekterfahrungen möglich sind. Das bewirkt Identifizierungen mit dem Therapeuten, die wiederum Verinnerlichungsprozesse begünstigen können. Der Therapeut ist für ein Kind Objekt der Übertragung und der Wiederholung alter und gegenwärtiger Beziehungen. Er zieht libidinöse und aggressive Besetzung auf sich, ist Vertreter der äußeren Realität und nicht eo ipso ein neues Modell. Insofern gestaltet sich die therapeutische Beziehung in der Spannung von Erlebnishunger auf Neues und der Wiederholung des trieb- und objektverhafteten Alten.

Der **Umgang mit den Eltern** ist in der Kinderanalyse ein wesentlicher Bestandteil der Behandlung. „Der Entschluss zur Analyse geht nie von dem kleinen Patienten aus, sondern immer von den Eltern ..." (A. Freud, Schriften, Bd. 1, S.13). Bei der Schilderung der Krankengeschichte und der Erhebung der Anamnese ist der Therapeut ganz auf die Eltern angewiesen. Kinder berichten aufgrund ihres Verhaftetseins im Hier und Jetzt wenig aus ihrem zurückliegenden Leben oder ihrem Alltag. Umso mehr ist der Analytiker auf die Eltern als „ständigen Nachrichtendienst über das Kind angewiesen" (Anna Freud, Schriften, Bd. 1, S. 53). Damit entsteht aber auch das Problem von Treue und Verrat. Die doppelte Loyalität Eltern und Kind gegenüber kann nur durch die Haltung einer übergeordneten Loyalität mit beiden gelöst werden.

3

Die begleitende Elternarbeit ist zur Lösung der intrapsychischen und interpersonellen Konflikte von großer Bedeutung. In dem zum Klassiker gewordenen Buch „Eltern, Kind und Neurose" hat Horst Eberhard Richter (1976) die wichtigsten Projektionen von Eltern in Bezug auf ihr Kind (Idealisierung, Partnersubstitut und Sündenbock) zusammengestellt und gezeigt, welche Rolle die Kinder im psychischen Haushalt ihrer Eltern spielen, indem sie deren Verdrängtes ausagieren. Da Eltern durch neurotische Verstrickungen in der Wahrnehmung ihrer Elternfunktion beeinträchtigt sind, ist es Aufgabe des Kindertherapeuten, die Eltern bei der Wahrnehmung ihrer Elternfunktionen zu unterstützen (Ahlheim und Müller-Brühn, 1992). Die Eltern sollen durch diese Arbeit „ein Verständnis von ihrem eigenen inneren Anteil an der gestörten Beziehung entwickeln und die Einbindung des Kindes in die pathogenen Objektbeziehungsmuster der Vergangenheit erkennen" (Windaus, 1999, S. 319),

Beispiel

„Nach etwa einem Jahr Elternarbeit ... Er (der Vater – Anmerkung des A.) schimpft über die ‚wunderbare Erziehung' seiner Frau ... Ich (der Therapeut – A. d. A.) sage ihm, daß diese Art zu reden wohl sein Versuch sei, statt innezuhalten, alles unbesehen herauszulassen. Da sagt er, jetzt fühle er sich an den Pranger gestellt. Ich sage ihm, daß dies eine Phantasie von ihm sei ... wenn er auf ein solches Bild komme, kenne er es, am Pranger zu stehen? Vielleicht am Pranger seiner Mutter? Da wird der Vater ruhiger und sagt, da sei schon etwas dran ... Bezogen auf Paul (seinen 13jährigen Sohn – A. des A.) sage ich, daß er ihn wohl an den Pranger stellen müsse, um sich so der Ohnmachtsgefühle an Mutters Pranger zu entledigen ... Der Effekt dieser Stunde war, daß der Vater ein Stück gespürt haben dürfte, daß sein Redeschwall und seine projektive Phantasie vom An-den-Pranger-gestellt-Werden Abwehrcharakter besitzen. Das Wiederauftauchen der Pranger-Position in der Jetzt-Zeit ließ ihn erleben, wie gegenwartsmächtig die internalisierte Beziehung zu seiner Mutter ist ... Die ... Bearbeitung dieser Phantasie als Ausdruck seiner Bloßstellungsängste am Pranger der eigenen Mutter brachte ihn immerhin zu einem Eingeständnis. Bezogen auf Paul fügte ich noch hinzu, daß das Abdrängen von Paul in die ehedem erlittene Position des Vaters als Kind heute Pauls Wut und Beschämungsangst nur steigern würde" (Windaus, 1999, S. 332/33).

Es ist noch zu erwähnen, dass durch eine konflikthafte Paardynamik der Rahmen der begleitenden Elternarbeit immer wieder gefährdet ist. Für den Erhalt des Settings „Elternarbeit" ist es wichtig, diese Dynamik einer Paartherapie zuzuführen, weil sonst der Fokus „Kind" verloren zu gehen droht.

Bei der **Beendigung der Behandlung** sind dem doppelten Arbeitsbündnis entsprechend beide Seiten mit einzubeziehen. Die Beendigungsfrage kann durch unterschiedliche Positionen zwischen Therapeut und Eltern aufgeworfen werden. So können die Eltern auf Beendigung drängen, während für den Therapeuten der Prozess noch nicht beendet ist. Für den Abschluss einer Therapie bedarf es einer Phase der angemessenen Bearbeitung der Beendigung. Besteht dafür nicht der Raum und wird von Eltern ein agierender Druck ausgeübt, spricht dies für noch nicht gelöste Konflikte. Hinzu kommt, dass bei Kassenbehandlungen die Frage der Beendigung durch die begrenzte Leistungspflicht der Krankenkassen oft auch von außen an den Behandlungsprozess herangetragen wird.

Entwicklungsdynamisch stellt die Beendigung eine Trennungssituation dar. Frühere Trennungserfahrungen des Kindes werden wiederbelebt. Für die Technik der Beendigung sind die Terminierung und die Durcharbeitung der Trennungsthematik von Wichtigkeit. Im Sinne Winnicotts bedeutet die Beendigung, in die Position des Allein-sein-Könnens zu kommen, im Sinne Freuds das Ausgeschlossensein aus der Urszene zu akzeptieren. Dies gilt für Kind wie Analytiker gleichermaßen. Das leitende Maß bei der Beendigung sollte sein, ob das Kind die phasentypischen aktuellen Konflikte progressiv oder regressiv zu bewältigen mag. Schließlich ist das **oberste Ziel bei der Behandlung von Kindern die Förderung ihrer weiteren Entwicklung.**

Der **Behandlungsabbruch** in der Kinderanalyse ist zu einem Großteil auf den Widerstand der Eltern zurückzuführen. Oft werden von ihnen Rationalisierungen (das Kind kommt nicht mehr zum Spielen, soll sich mehr um die Schule kümmern etc.) vorgebracht, die sich gegen die weitere Erforschung ihrer inneren Konfliktbeteiligung richten. Vor allem negative therapeutische Reaktionen bei Eltern und Kind fördern Therapieabbrüche. Deshalb ist die vertiefte Arbeit an den Abbruchgründen mit den Eltern der Weg, den Abbruch so lange wie möglich in der Bearbeitung zu halten. Jeder Abbruch agiert ein inneres Thema, das noch nicht ausreichend verstanden ist. Im Abbruch äußert sich ein Widerstand gegen innere Veränderungsprozesse. Auch eine nicht richtig gestellte Indikation kann zu einem Behandlungsabbruch führen.

! Merke:

1. Der Motivations- und Beziehungsaufbau hängt sehr von der unterstützenden Haltung der Eltern ab. Generell ist zu beachten, dass in der Kindertherapie ein doppeltes Arbeitsbündnis anzustreben ist. Die begleitende Elternarbeit ist zur Bearbeitung der inneren elterlichen Beteiligung an dem vom Kind entwickelten Symptom und Konflikt von großer Bedeutung. Dabei steht der Kinderanalytiker immer im Spannungsfeld zwischen seinem analytischen Selbstverständnis und dem Auftrag der Eltern.
2. Das therapeutische Arbeitsbündnis ist definiert als „ein Ergebnis des bewussten und unbewussten Wunsches des Kindes mitzuarbeiten und seiner Bereitschaft, bei der Überwindung innerer Schwierigkeiten und Widerstände die Hilfe des Therapeuten in Anspruch zu nehmen. Das Bündnis wird nicht einfach nur durch den Wunsch des Kindes motiviert, aus der Behandlung Lust zu gewinnen. Es verlangt eine Einsicht in die Notwendigkeit, sich mit inneren Problemen zu beschäftigen ..." (Sandler et al., 1982, S. 61).
3. Für das Kind kann vor allem das In-Worte-Fassen von widersprüchlichen und ambivalenten Gefühlen bewirken, dass sein Vertrauen zum Therapeuten wächst, weil es das Gefühl hat, verstanden worden zu sein.
4. Die Verwendung von Spielmaterial dient nicht primär dem Spielen, sondern das Spiel wird als Ausdruck von Wünschen, Ängsten, Projektionen und Identifikationen gedeutet. Dabei ist zu beachten, dass mit dem Kind in einer ihm gemäßen Sprache gesprochen wird.
5. Zum Abschluss einer Therapie ist die Bearbeitung der Beendigung erforderlich. Besteht dafür nicht der Raum, spricht dies für noch nicht aufgelöste Konflikte.

7.3 Besonderheiten und Probleme der Behandlung von Jugendlichen

Der **Motivations- und Beziehungsaufbau** in der Arbeit mit Jugendlichen gestaltet sich von Anfang an schwierig, da Jugendliche die Aufnahme einer Therapie, zumeist doch veranlasst durch ihre Eltern, als einen Angriff auf ihre gewachsene Autonomie verstehen (vgl. insgesamt zu Fragen der Technik, des Settings und der Frequenz Jongbloed-Schurig, 1997). Dieser Empfindung sollte der Therapeut schon im Erstkontakt Rechnung tragen. Mangelnder Leidensdruck, ausgeprägtes Widerstandsverhalten und abgewehrte Einsichtswilligkeit erschweren die Kontaktaufnahme. Die Ablehnung einer Behandlung bedeutet für Jugendliche als geschickten Patienten, dass sie durch Protest (als Selbstbehauptungsmitte), sich ihren eigenen Spielraum erhalten möchten. Ein Verständnis der anfänglichen Ablehnung im Sinne des Selbstbehauptungsprotestes seitens des Therapeuten fördert generell den Beziehungsaufbau bei Jugendlichen. Als weitere Schwierigkeit kommt noch der Umstand hinzu, dass der Jugendliche dem Therapeuten als einem Erwachsenen mit Zurückhaltung und Misstrauen begegnet, da seine „präferierten Enthüllungspartner" (Seiffge-Krenke, 1986, S. 32) nicht mehr die Eltern, sondern gleichaltrige Freunde sind. Es ist durchaus beziehungsfördernd, wenn der Analytiker nicht auf der strikten Einhaltung der analytischen Grundregel beharrt, sondern dem Jugendlichen auch signalisiert, dass es wichtig ist, seine eigenen „Geheimnisse" zu haben.

Für eine psychoanalytische Erstsituation ist nicht nur die bewusste Motivation von Bedeutung, sondern vor allem die unbewusste Motivation. So kann ein auf den ersten Blick hochmotiviert daherkommender Patient in der Tiefe doch kein anderes Anliegen haben als die Manipulation des Therapeuten, mit der er seine Omnipotenz bestätigen will. Im Gegensatz dazu könnte sich hinter Sträuben auch eine Sehnsucht nach Hilfe und Unterstützung verbergen. Die Widerstandshaltung ermöglicht es dem Patienten, zu kommen und sein Gesicht zu wahren.

Im Dienste des Beziehungsaufbaus ist es förderlich, durch eine aktive Haltung Befürchtungen möglichst bald zu bearbeiten. Die geschilderten Probleme beim Motivations- und Beziehungsaufbau durchziehen auch die **Probleme in der Aufrechterhaltung des Arbeitsbündnisses**. Dabei pochen Jugendliche anders als Kinder auf die Einhaltung der Verschwiegenheit. Während Kinder es gewöhnt sind, dass Eltern mit anderen Erwachsenen über sie sprechen, lehnt der Jugendliche dies ab. Deshalb ist die Aufteilung der Therapie in die Behandlung des Jugendlichen bei einem und in die Durchführung der Elterntherapie bei einem anderen Therapeuten ein probates Mittel, um die Arbeit von störenden Loyalitätskonflikten freizuhalten (Wolff, 1999).

Die **Einschränkungen der Selbstreflexionsfähigkeit und Selbstregulationsfähigkeit** des Jugendlichen sind durch die Ich-Verarmung, die narzisstische Libidoposition, den Rückzug von der Realität in die Innenwelt und durch den Triebschub der Pubertät bedingt. Insofern hat die Hilfs-Ich-Funktion des Therapeuten eine unterstützende Funktion auf dem Weg zu größerer Selbstreflexion. Die Arbeit an den Unerträglichkeiten der Wirklichkeit und die größere Toleranzgewinnung dem Trieb wie dem Über-Ich gegenüber wirken dabei allgemein spannungsregulierend. Der Abbau von drängenden Spannungen unterstützt und fördert die Fähigkeit zur Selbstreflexion und Selbstregulation.

Der **Therapeut als Modell** ist kein analytisches Konzept. Das Lernen am Modell geht von Grundannahmen der Lerntheorie aus. Aber der Therapeut ist mit seinem neutralen Zuhören, seinem Respekt für Autonomiewünsche, seinem Verständnis für innere Vorgänge und seinen nicht wertenden Kommentaren als ein **neues** Objekt gewissermaßen ein Modell für eine neuartige Beziehungserfahrung.

Der **Umgang mit den Eltern** hat einen wesentlichen Einfluss in Bezug auf die Widerstandshaltungen und die negativen Übertragungen beim Jugendlichen. Unterhält der Therapeut ein allzu gutes Verhältnis mit den Eltern, fühlt sich der Jugendliche klein gemacht und an den Rand gedrängt. Unterhält der Therapeut ein zu gutes Verhältnis mit dem Jugendlichen, wittern die Eltern gegen sie gerichtete Verbrüderung. Die Gefahr liegt in der Einseitigkeit einer Inanspruchnahme.

Fühlen sich die Eltern durch die therapeutische Arbeit in ihren bisherigen eigenen Abwehrhaltungen zu sehr angegriffen, könnte sie dies dazu bringen, die Therapie des Jugendlichen zu hintertreiben, indem sie sich mit der hohen Ambivalenz des Jugendlichen kollusiv gegen den Therapeuten verbünden. Hilfreich kann es sein, diese Dynamik zu entflechten, indem die Elternarbeit von einem anderen Therapeuten durchgeführt wird (Wolff, 1999).

Die **Beendigung der Behandlung** von Jugendlichenpsychoanalysen ist im Vergleich zur Beendigungsproblematik bei Erwachsenen bisher wenig systematisch untersucht worden. Während in der Erwachsenenanalyse die Auflösung der Übertragung als ein wichtiger Indikator für die Ankündigung des Therapieendes gilt, ist aufgrund der fehlenden Übertragungsneurose beim Jugendlichen diese Beurteilungsgrundlage nicht vorhanden. Auch ist die Unsicherheit bei Jugendlichenpsychotherapeuten über die erreichten strukturellen Veränderungen im Vergleich zum Erwachsenenanalytiker größer. Sicherlich sind die Aufnahme geregelter Arbeits- oder Lernverhältnisse, die heterosexuelle Objektfindung und Weltzugewandtheit äußere Indikatoren für eine Behandlungsbeendigung.

Die einzige Arbeit (Novick, 1976/1997), die sich dem Thema der Beendigung der Behandlung in der Adoleszenz widmet, geht davon aus, dass der Jugendliche schon bei Behandlungsbeginn einen einseitigen Plan zur Behandlungsbeendigung fasst. Dieser unilateral termination plan ist gewissermaßen die Vorbedingung, unter der der Jugendliche es zulassen kann, sich einzulassen: das befürchtete Aufgeben von Unabhängigkeit wird unter dem inneren Vorbehalt der geplanten Vertragskündigung erträglich. Damit hat der Jugendliche von Anfang an etwas in der Hand, womit er gegen die Abhängigkeit vom Therapeuten „gewappnet" ist .

Der **Behandlungsabbruch** kann sowohl vom Jugendlichen als auch von seinen Eltern herbeigeführt werden. Letztere neigen zu Therapieabbrüchen, wenn sich baldige Symptomverbesserungen nicht einstellen. Damit kompensieren die Eltern ihre narzisstische Kränkung. Vom Jugendlichen aus ist die gesamte Behandlungszeit von einer latenten Abbruchsdrohung begleitet. Sie stellt als vollzogener Abbruch das Agieren vorzeitiger Ablösungswünsche dar. Auch traumatische Vorerfahrungen mit Trennungen können entsprechend der Verkehrung von passiv in aktiv zum Agieren gelangen. Psychodynamisch drücken sich im Therapieabbruch beim Jugendlichen forcierte Autonomiewünsche, das Nichtaushalten der Infragestellung der eigenen Handlungsweisen oder das Beibehalten omnipotenter Wünsche aus. Reaktionen auf eine nicht verstandene negative Übertragung seitens des Therapeuten sowie Fehler in der Behandlung können ebenso den Abbruch bewirken.

! Merke:

1. Der phantasierte Angriff, den die Aufnahme einer Psychotherapie für die sich entwickelnde Autonomie bedeutet, erschwert den Motivationsaufbau und die Gestaltung der therapeutischen Beziehung. Die Einschränkungen der Selbstreflexionsfähigkeit und Selbstregulationsfähigkeit des Jugendlichen sind vor allem durch die Ich-Verarmung, die narzisstische Libidoposition, den Rückzug von der Realität in die Innenwelt und durch den Triebschub der Pubertät bedingt.
2. Um allzu starke Loyalitätskonflikte zu vermeiden und um dem psychischen Entwicklungsalter des Jugendlichen Rechnung zu tragen, ist die Aufteilung der Behandlung zwischen Jugendlichem und seinen Eltern auf zwei verschiedene Therapeuten ein probates Mittel.
3. Die Voraussetzung dafür ist, dass von einer Beendigung der Analyse gesprochen werden kann, wenn der Patient die Behandlung selber als einen Übertragungsprozess erleben konnte und das Agieren weitgehend zurückgegangen ist.
4. Vom Jugendlichen wird die gesamte Behandlung von einer latenten Abbruchsdrohung begleitet. Sie stellt als vollzogener Abbruch das Agieren vorzeitiger Ablösungswünsche dar.

8 Evaluation und Psychotherapieforschung im Bereich der psychoanalytischen Kinder- und Jugendlichen-Psychotherapie

Zur Feststellung des Therapieerfolges bei psychoanalytisch begründeten Psychotherapieverfahren (analytische Psychotherapie und tiefenpsychologisch fundierte Psychotherapie) bei Kindern, Jugendlichen und jungen Erwachsenen liegen mehrere Therapiestudien vor. Sowohl im Kontrollgruppendesign als auch im naturalistischen Design ist die Wirksamkeit und Ergebnisqualität der psychoanalytisch begründeten Therapieverfahren belegt. Die Qualität und Stabilität des Behandlungserfolgs sind auch durch retrospektive Katamneseuntersuchungen nachgewiesen.

Die kontrollierten Studien weisen in mittleren bis großen Stichproben (zwischen n= 22 bis n = 200) die Wirksamkeit psychoanalytischer Behandlungen nach. In diesem Rahmen ist besonders die Dosis-Wirkung-Relation erforscht worden. Es ist festzustellen, dass in der Regel hochfrequente Behandlungen auch mit einer signifikanten Verbesserung gegenüber Kurzzeitbehandlungen einhergehen und diese Werte auch nach einem langen Katamneseintervall noch stabil sind (z.B. Heinicke und Ramsey, 1986; Fonagy et al., 2002; Lehmkuhl et al., 1982).

Altersspezifisch ist anzumerken, dass Kinder ungleich mehr von einer Langzeittherapie profitieren als Jugendliche (Fonagy und Target, 1995). Die meisten Studien weisen einen positiven Zusammenhang zwischen Therapieaufwand und -ergebnis nach. Dieser ist jedoch nach Geschlecht, Alter und Störung differenziell zu spezifizieren.

Die Altersdurchmischung der Studien ist breit gestreut: es liegen Studien für die Eltern-Säuglings-/Kleinkind-Psychotherapie (Robert-Tissot et al., 1996; Cohen et al., 1999), für die Kinder- (von 4 – 14 Jahren, siehe unten) und Jugendlichen-Psychotherapie (Lehmkuhl et al., 1982; Lehmkuhl und Lehmkuhl, 1992) und für die Behandlung junger Erwachsener (Fonagy et al., 2002) vor.

Bei den Studien für Kinder und Jugendliche ist ein breites Spektrum an behandelten Diagnosen zu verzeichnen: **Regulationsstörungen im Säuglings- und Kleinkindalter** (Cohen et al., 1999; Robert-Tissot et al., 1996), **posttraumatische Belastungsstörung** (Trowell et al., 2002), **psychosomatische Störungen** (Zimprich, 1980), **Diabetes mellitus** (Moran et al., 1991), **Lernschwierigkeiten und Leseschwächen** (Heinicke und Ramsey, 1986), **Aggressivität und Drogenprobleme** (Szapocznik et al., 1989), **Entwicklungs- und Verhaltensstörungen bei Adoptions- und Pflegekindern** (Lush et al., 1991), **depressive Diagnosen** (Baruch und Fearon, 2002), **narzisstische und Borderline-Störungen** einschließlich **affektiver Störungen** und **Selbstverletzungen** (Fonagy et al., 2002), vornehmlich **Störung des Sozialverhaltens, emotionale Störung des Kindesalters**, aber auch **Enuresis** und **Essstörungen** (Fahrig et al., 1996; Winkelmann et al., 2003) und **psychiatrische Diagnosen** (Lehmkuhl et al., 1982; Fonagy et al., 1998).

Von besonderem Wert als Beleg für die Wirksamkeit psychodynamischer bzw. psychoanalytisch begründeter Verfahren sind die Studien zu Angststörungen (Kronmüller et al., 2005), Depressionen (Horn et al., 2005) und Verhaltensstörungen (Winkelmann et al., 2005). Deren Ergebnisse belegen die Wirksamkeit von psychoanalytischer Therapie auch im Kurzeitpsychotherapie-Verfahren. Diese Studien sind als naturalistische Untersuchungen an klinischen Inanspruchnahmepopulationen im Rahmen von Kassenbehandlungen durchgeführt worden und schließen eine Warteintervallgruppe als Kontrollbedingung mit ein. Vergleichbare Studien hat bisher kein anderes psychotherapeutisches Verfahren im Kinder- und Jugendlichen-Bereich in Deutschland vorlegen können.

Einen guten Überblick über die Therapieerfolge und die Langzeitwirkung von analytischer Psychotherapie vermitteln die vorliegenden Katamneseuntersuchungen. Sowohl aus der Katamnese von Dührssen (1964; n = 129), der retrospektiven Studie von Fonagy und Target (1995; n = 763), der Katamnese von Petri und Thieme (1978; n = 78) und der retrospektiv-prospektiven Heidelberger Studie (Fahrig et al., 1996; n = 133) geht hervor, dass mit Erfolgswerten bezüglich signifikanter Verbesserungen zwischen 57-90% bei psychoanalytischer Kinder- und Jugendlichen-Psychotherapie zu rechnen ist. Die berechneten Effektstärke-Messungen liegen zwischen 0.64 und 1.00 (Fonagy und Target, 1995) und bei 1.58 in der Heidelberger-Studie (Fahrig et al., 1996). Im Rahmen der Effektstärke-Messungen in der Psychotherapieforschung handelt es sich dabei um gute bis sehr gute Werte.

Die Studien von Zimprich (1980) und Lehmkuhl et al. (1982) belegen auch die Wirksamkeit von analytischer Einzel-, Gruppen- und Familienpsychotherapie bei Kindern und Jugendlichen in einem stationären Setting mit psychosomatischen und psychiatrischen Patienten. Einen Überblick über die weitere Literatur und eine differenziertere Beurteilung der einzelnen Forschungsergebnisse geben Kronmüller und Hartmann (1997). Eine umfassende und aktuelle Darstellung der Wirksamkeitsstudien enthält die DGPT-Expertise zur Evaluation der psychoanalytischen Therapie (Windaus 2004a und b, Windaus 2005).

9 Frequently Asked Questions (FAQ)

1. *Warum ist die Herausbildung einer vollständigen Übertragungsneurose in der Kinderanalyse umstritten?*

→ Anna Freud meint, dass die Bindung des Kindes an seine Eltern durch deren Gegenwart noch zu groß ist, als dass es die Eltern gegen ein Phantasieobjekt austauscht. Deshalb bilden Kinder ihrer Meinung nach keine Übertragungsneurose aus. Melanie Klein geht davon aus, dass durch konsequente Deutung aller Übertragungsphänomene das Kind dazu in der Lage ist, eine Übertragungsneurose zu entwickeln.

2. *Oft ist bei Kindern von Spieltherapie die Rede. Warum hat das Spielen allein aber keinen ausreichenden therapeutischen Effekt?*

→ Das Spielen des Kindes ist als eine Bewältigungsform von erlittenen Ereignissen und altersentsprechenden Abhängigkeiten an den Wiederholungszwang gebunden. Die Wiederholung dieser Erlebnisse und die Umkehr der Abhängigkeitsgefühle führen zwar zur Spannungsabfuhr, aber nicht zur Bewältigung. Diese wird ermöglicht, wenn den Gefühlen Wortvorstellungen verliehen werden, womit Überwältigungs- und Abhängigkeitsgefühle zurückgenommen werden. Zugleich drücken sich im Spiel zahlreiche unbewusste Phantasien aus, die nur durch Verbalisierung verständlich werden können.

3. *Immer wieder wird behauptet, Jugendliche stellen eine schwierige Patientengruppe dar. Welche Gründe werden dafür angeführt?*

→ Eine Therapie einzugehen bedeutet für einen Jugendlichen, sich auf eine Verbindlichkeit einzulassen, die seinen phasentypischen Unabhängigkeitswünschen entgegenläuft. Zur Behandlung zu kommen heißt auch, eine Krankheitseinsicht zu entwickeln. Die omnipotent-narzisstisch getönte Haltung des Jugendlichen stellt beides aber immer wieder in Frage. Durch den pubertären Triebschub und die Schwäche des Über-Ich in dieser Entwicklungszeit ist das Es seinen Impulsen sehr ausgeliefert, so dass dies dem Ich die Mitarbeit in der Therapie erschwert. Auch tritt an die Stelle von Spielen oder Nachdenken bedrängendes Handeln. Insofern gleichen Jugendliche in dieser Zeit strukturell Impulsneurotikern.

4. *Warum ist eine Kinderpsychotherapie ohne Miteinbeziehung der Eltern wenig erfolgreich?*

→ Die Symptome und Konflikte eines Kindes sind immer mit den unbewussten Konflikten der Eltern verknüpft. Die Eltern delegieren diese an das Kind und weisen ihm eine unbewusste Rollenfunktion gemäß ihrer eigenen Kindheitsgeschichte zu. Damit erhalten sie die neurotische Struktur des kindlichen Konfliktes. Ohne die Einbeziehung in die Elternarbeit bliebe ihre ich-syntone Sichtweise erhalten. Die Veränderung der Sicht macht es möglich, das Kind aus der bisherigen Konfliktverstrickung zu entlassen. Wegen der Abhängigkeit des Kindes von seinen Eltern erfährt der Kindertherapeut allein aber nie so viel an Gewicht und Bedeutung, dass die alleinige Psychotherapie des Kindes diese Umstrukturierungen bewerkstelligen könnte. Auch liefern die Informationen der Eltern über ihr Kind wertvolle Beiträge für den Verstehensprozess.

10 Prüfungsfragen

1. Was sind die wesentlichen Unterschiede zwischen dem Übertragungsbegriff in der Kinder- und in der Erwachsenenanalyse?
2. Auf welche typischen Gegenübertragungskonflikte hat der Kinder- und Jugendlichen-Psychotherapeut bei der Behandlung von Kindern und Jugendlichen zu achten?
3. Was wird unter dem doppelten Arbeitsbündnis in der Kinder- und Jugendlichen-Psychotherapie verstanden?
4. Welche Faktoren führen zu Behandlungsabbrüchen?
5. Welches Ziele verfolgt die psychoanalytische Arbeit mit den Eltern ?
6. Welche entwicklungspsychologischen Faktoren beeinflussen den Behandlungsprozess bei Jugendlichen?
7. Warum wird in der Psychotherapie von Kindern, aber auch von Jugendlichen Spielmaterial verwendet?
8. Welche Möglichkeiten gibt es, mit den Phänomenen der Abwehr und des Widerstandes behandlungstechnisch umzugehen?
9. Was wird unter Agieren verstanden?

11 Literatur

a) zitierte Literatur

- Ahlheim R, Müller-Brühn E (1992): Elternarbeit als Erweiterung des analytischen Bezugsrahmens der Kinderpsychotherapie. In: Biermann G (Hrsg.): Handbuch der Kinderpsychotherapie. Band IV. München, Basel: Reinhardt, S. 470-484
- Baruch G, Fearon P (2002): The evaluation of mental health outcome at a community-based psychodynamic psychotherapy service for young people: A 12-month follow-up based on self report data. Psychology and Psychotherapy: Theory Research and Practice 75:261-278
- Berna J (1967): Ich-psychologische Deutungstechnik und Kinderanalyse. Psyche 21:31-43
- Bick E (1995): Kinderanalyse heute. In: Bott Spilius E (Hrsg.): Melanie Klein heute. Entwicklungen in Theorie und Praxis. Bd. 2. Anwendungen. Stuttgart: Verlag Internationale Psychoanalyse
- Bion W (1995): Eine Theorie des Denkens. In: Bott Spilius E (Hrsg.): Melanie Klein heute. Entwicklungen in Theorie und Praxis. Bd. 2. Anwendungen. Stuttgart: Verlag Internationale Psychoanalyse
- Blos P (1964): Die Funktion des Agierens im Adoleszenzprozeß. Psyche 18:120-138
- Bollas C (1997): Der Schatten des Objekts: das ungedachte Bekannte. Zur Psychoanalyse der frühen Entwicklung. Stuttgart: Klett-Cotta
- Brandl Y, Bruns G, Gerlach A, Hau S, Jansen P, Leichsenring F, Leuzinger-Bohleber M, Kächele H, Mertens W, Piechotta B, Rasche G, Rudolf G, Stuhr U, Windaus E (2004): Pychoanalytische Therapie. Eine Stellungnahme für die wissenschaftliche Öffentlichkeit und für den Wissenschaftlichen Beirat Psychotherapie. Forum Psychoanal 20:13-125
- Cohen NJ, Muir E, Parker CJ, Brown M, Lojkasek M, Muir R, Barwick M (1999): Watch, wait and wonder. Testing the effectiveness of an new approach to mother-infant-psychotherapy. Infant Ment Health J 20:429-451
- Daunton E (1972): Einige Aspekte des Ich- und Über-Ich-Widerstands bei einem asthmatischen Kind. In: Geleerd ER (Hrsg.): Kinderanalytiker bei der Arbeit. Stuttgart: Klett
- Dührssen A: Katamnestische Untersuchungen bei 150 Kindern und Jugendlichen nach Analytischer Psychotherapie. Prax Kinderpsychol Kinderpsychiatr 964;12:241-255
- Einnolf U (2004): Überlegungen zu den Grundlagen der „tiefenpsychologisch fundierten Psychotherapie" (TFP) bei Kindern und Jugendlichen. Anal Kinder Jugendlichenpsychother 35:479-488
- Eskalinen de Folch T (1995): Kommunikation und Behälter-Funktion in der Kinderanalyse: zur Frage des Abschlusses. In: Bott Spilius E (Hrsg.): Melanie Klein heute. Entwicklungen in Theorie und Praxis. Bd. 2. Anwendungen. Stuttgart: Verlag Internationale Psychoanalyse
- Faber FR, Dahm A, Kallinke D (1999): Kommentar Psychotherapie-Richtlinien. München, Jena: Urban & Fischer
- Fahrig H, Kronmüller K-H, Hartmann M, Rudolf G (1996): Therapieerfolg analytischer Psychotherapie bei Kindern und Jugendlichen. Die Heidelberger Studie zur analytischen Kinder- und Jugendlichen-Psychotherapie. Z Psychosom Med Psychoanal 42:375-395
- Fonagy P, Target M (1995): Kinderpsychotherapie und Kinderanalyse in der Entwicklungsperspektive: Implikationen für die therapeutische Arbeit. Prädiktoren des Therapieerfolges in der Kinderanalyse: Eine retrospektive Studie aufgrund 761 Fälle am Anna Freud Center. Kinderanalyse 3:150-181
- Fonagy P, Gerber A, Higgitt A, Bateman A (2002): The Comparison of intensive (5 times weekly) and non-intensive (one weekly) Treatment of young Adults, zitiert nach Fonagy P (ed.): An open door review of outcome studies in psychoanalysis. London: International Psychoanalytic Association
- Freud A (1936): Das Ich und die Abwehrmechanismen. In: Freud A (Hrsg.): Schriften. Bd. 1. München: Fischer
- Freud A (1958): Probleme der Pubertät. In: Freud A (Hrsg.): Schriften. Bd. 6. München: Fischer
- Freud A (1968): Wege und Irrwege der Kinderentwicklung. Stuttgart: Klett
- Freud A (1973) Einführung in die Technik der Kinderanalyse. München: Kindler
- Freud A (1980): Schriften. Bd. 1-10. München: Fischer
- Freud S (1996): Die Traumdeutung. In: Gesammelte Werke. Bd. II/III. Frankfurt: Fischer
- Freud S (1996): Bruchstück einer Hysterie-Analyse. In: GW Bd. V. Frankfurt: Fischer, S. 163 ff.
- Freud S (1996): Analyse der Phobie eines fünfjährigen Jungen. In: GW Bd. VII. Frankfurt: Fischer, S. 243 ff.
- Freud S: Die zukünftigen Chancen der psychoanalytischen Therapie. In: GW Bd. VIII. Frankfurt: Fischer, 1996, S. 108
- Freud S (1996): Bemerkungen über die Übertragungsliebe. In: GW Bd. X. Frankfurt: Fischer, S. 306 ff.
- Frijling-Schreuder ECM (1967): Übertragung und Gegenübertragung in der psychoanalytischen Kindertherapie. Psyche 21:16-30
- Frijling-Schreuder ECM (1979): Übertragung und Gegenübertagung. Psyche 33:600-609
- Furman RA (1972): Ein technisches Problem: Das Kind, das Schwierigkeiten hat, sich in den analytischen Sitzungen zu beherrschen. In: Geleerd ER (Hrsg.): Kinderanalytiker bei der Arbeit. Stuttgart: Klett
- Heinicke CM, Ramsey-Klee DM (1986): Outcome of the Child Psychotherapy as a Function of Frequency of Sessions. J Am Acad Child Adolesc Psychiatry 25:247-253
- Horn H, Geiser-Elze A, Reck C, Hartmann M, Stefini A, Victor D, Winkelmann K, Kronmüller KT (2005): Zur Wirksamkeit psychodynamischer Kurzzeitpsychotherapie bei Kindern und Jugendlichen mit Depressionen. Prax Kinderpsychol Kinderpsychiatr 54:578-597

3

- Hüttl W, Felicetti D (1999;): Anfang und Ende von Kinderanalysen und Kinderpsychotherapien. Versuch einer Einführung in das Thema in Verbindung mit bedeutenden Fällen der Kinderanalyse, Kinderanalyse. Zeitschrift für die Anwendung der Psychoanalyse in Psychotherapie und Psychiatrie des Kindes- und Jugendalters 7:292-331
- Jongbloed-Schurig U (1997): Analytische Arbeit mit Adoleszenten – Fragen zu Technik, Setting und Frequenz. Analytische Kinder- und Jugendlichen-Psychotherapie 27:113-134
- Klein M (1934): Die Psychoanalyse des Kindes. Wien: Internationaler Psychoanalytischer Verlag
- Klein M (1972): Das Seelenleben des Kleinkindes und andere Beiträge zur Psychoanalyse. Reinbek: Rowohlt
- Kronmüller K-H, Hartmann M (1997): Zum Stand der analytischen Psychotherapieforschung bei Kindern und Jugendlichen. In: Mandl H (Hrsg.): Bericht über den 40. Kongreß der Deutschen Gesellschaft für Psychologie in München. Göttingen: Hogrefe, S. 277-283
- Kronmüller KT, Postelnicu I, Hartmann M, Stefini A, Geiser-Elze A, Horn H, Winkelmann K (2005): Zur Wirksamkeit psychodynamischer Kurzzeitpsychotherapie bei Kindern und Jugendlichen mit Angststörungen. Prax Kinderpsychol Kinderpsychiatr 54:559-577
- Lampl-de-Groot J (1965): Zur Adoleszenz. Psyche 19:477-485
- Laplanche J, Pontalis J-B (1973): Das Vokabular der Psychoanalyse. Frankfurt: Suhrkamp
- Laufer M, Laufer E (1989): Adoleszenz und Entwicklungskrise. Stuttgart: Klett-Cotta
- Lehmkuhl G, Lehmkuhl U (1992): Gibt es spezifische Effekte der stationären Gruppentherapie mit Jugendlichen? Gruppentherapie und Gruppendynamik 28:279-287
- Lehmkuhl G, Schieber PM, Schmidt G (1982): Stationäre Gruppenpsychotherapie bei Jugendlichen im Spiegel von Selbst- und Fremdbeurteilung und Behandlungserfolg. Z Kinder Jugendpsychiatr 10:216-229
- Lush D, Boston M, Grainger E (1991): Evaluation of psychoanalytic Psychotherapy with Children: Therapists' Assessments an Predictions. Psychoanal Psychother 5:191-234
- Moran GS, Fonagy P, Kurtz AM, Brook C (1991): A controlled study of the psychoanalytic treatment of brittle diabetes. J Am Acad Child Adolesc Psychiatr 30:241-257
- Novick J (1997): Die Beendigung der Behandlung in der Adoleszenz. Analytische Kinder- und Jugendlichen-Psychotherapie 27:135-162
- O'Shaughnessy E (1995): W.R. Bions Theorie des Denkens und neue Techniken der Kinderanalyse. In: Bott Spilius E (Hrsg.): Melanie Klein heute. Entwicklungen in Theorie und Praxis. Bd. 2. Anwendungen. Stuttgart: Verlag Internationale Psychoanalyse
- Petri H, Thieme E (1978): Katamnese zur analytischen Psychotherapie im Kindes- und Jugendalter. Psyche 32:21-51
- Praxis der Kinderpsychologie und Kinderpsychiatrie 2002, 51, Heft 1 (Sonderheft zur tiefenpsychologisch fundierten Psychotherapie)
- Richter HE (1967): Eltern, Kind und Neurose. Psychoanalyse der kindlichen Rolle, Reinbek: Rowohlt (im Text steht „1967")
- Robert-Tissot C, Cramer B, Stern D, Rusconi Serpa S, Bachmann JP, Palacio-Espasa F, Knauer D, De Muralt M, Berney C, Meniguren G (1996): Outcome evaluation in brief mother-infant psychotherapy: report on 75 cases. Infant Ment Health J 17:97-114
- Sandler J, Kennedy H, Tyson RL (1982): Kinderanalyse. Gespräche mit Anna Freud. Frankfurt: Fischer
- Sandler J, Dare C, Holder A (1996): Die Grundbegriffe der psychoanalytischen Therapie, erw. und überarb. Aufl. Stuttgart: Klett-Cotta
- Seiffge-Krenke I (1986): Psychoanalytische Therapie Jugendlicher. Stuttgart, Berlin, Köln, Mainz: Kohlhammer
- Szapocznik J, Rio A, Murray E, Cohen R, Scopetta M, Rivas-Vasquez A, Hervis O, Posada V, Kurtines W (1989): Structural family versus psychodynamic Child Therapy of problematic Hispanic Boys. J Consult Clin Psychol 57(5) :571-578
- Trowell J, Kolvin I, Weeramanthri T, Sadowski H, Berelowitz M, Glasser D, Leitch H (2002): Psychotherapy for sexually abused girls: psychopathological outcome findings and patterns of change. Br J Psychiatry 180:234-247
- Widlöcher D (1974): Was eine Kinderzeichnung verrät. Methode und Beispiel psychoanalytischer Deutung. München: Kindler
- Windaus E (1999): Psychoanalytische Elternarbeit und szenisches Verstehen, Analytische Kinder- und Jugendlichen-Psychotherapie. Zeitschrift für Theorie und Praxis der Kinder- und Jugendlichen-Psychoanalyse 30:307-338
- Windaus E (2005): Wirksamkeitsstudien zur tiefenpsychologisch fundierten und analytischen Kinder- und Jugendlichenpsychotherapie. Prax Kinderpsychol Kinderpsychiatr 54:530-558
- Winkelmann K, Hartmann M, Horn H, Schenkenbach C, Victor AD, Kronmüller K-T, Geiser-Elze A (2006): Heidelberger Studie zur analytischen Langzeitpsychotherapie bei Kindern und Jugendlichen. Abschlußbericht des Instituts für Analytische Kinder- und Jugendlichen-Psychotherapie und der Psychiatrischen Universitätsklinik Heidelberg (unveröffentlicht)
- Winkelmann K, Stefini A, Hartmann M, Geiser-Elze A, Kronmüller A, Horn H, Kronmüller KT (2005): Zur Wirksamkeit psychodynamischer Kurzzeitpsychotherapie bei Verhaltensstörungen. Prax Kinderpsychol Kinderpsychiatr 54:598-614
- Winnicott DW (1973): Vom Spiel zur Kreativität: Stuttgart: Klett
- Winnicott DW (1974): Die Theorie von der Beziehung zwischen Mutter und Kind. In: Winnicott DW (Hrsg.): Reifungsprozesse und fördernde Umwelt. München: Kindler
- Wolff A (1999): Elternarbeit anders. Bericht über die Arbeit mit den Eltern eines 12jährigen Mädchens, das bei einer anderen Therapeutin in Behandlung war. Analytische Kinder- und Jugendlichen-Psychotherapie. Zeitschrift für Theorie und Praxis der Kinder- und Jugendlichen-Psychoanalyse 30:361-379
- Zimprich H (1980): Behandlungskonzepte und Behandlungsresultate bei psychosomatischen Erkrankungen im Kindesalter. In: Zumprich H (Hrsg.): Kind und Umwelt. Psychohygienische und psychosomatische Aspekte. Wien, New York: Springer

b) allgemeine Standardwerke

- Biermann G (Hrsg.) (1976): Handbuch der Kinderpsychotherapie. Bd. I-IV und Ergänzungsbände. München: Reinhardt
- Heinemann E, Hopf H (2001): Psychische Störungen in Kindheit und Jugend. Symptome – Psychodynamik – Fallbeispiele – psychoanalytische Therapie. Stuttgart, Berlin, Köln: Kohlhammer
- Holder A (2002): Psychoanalyse bei Kindern und Jugendlichen. Geschichte, Anwendungen, Kontroversen. Stuttgart, Berlin, Köln: Kohlhammer
- Winnicott DW (1980): Piggle. Eine Kinderanalyse. Stuttgart: Klett
- Zulliger H (1967): Heilende Kräfte im kindlichen Spiel. Stuttgart: Klett

3.4 Die begleitende tiefenpsychologisch fundierte Psychotherapie der Bezugspersonen

Rose Ahlheim

1 Einleitung

Kindertherapie ist ohne Mitarbeit der Eltern der Patienten nicht möglich. Die Eltern stellen das Kind vor, im Allgemeinen sind *sie* es, die sich Sorgen machen und die unter Leidensdruck stehen. *Sie* sind es auch, die die Therapievereinbarung mit der Kindertherapeutin treffen und die dafür sorgen müssen, dass ihr Kind regelmäßig zu den Sitzungen kommt. Für Ausfallstunden stehen *sie* gerade, über Fortführung oder Beendigung entscheiden *sie*. Die Eltern müssen das Arbeitsbündnis mit der Therapeutin eingehen und tragen, oftmals gegen den erklärten Wunsch eines Kindes – vielleicht weil es sich in einer Phase negativer Übertragung befindet, vielleicht auch, weil es schon zu Beginn keinen eigenen Leidensdruck verspürt. Erwachsene Patienten können ein Arbeitsbündnis auch in Zeiten negativer Übertragung aufrechterhalten, den Kindern fehlen dazu meist Reife und Einsicht. Sie sind hier, wie in so vielen Bereichen, auf die Unterstützung der Eltern angewiesen.
Kindertherapie verlangt den Müttern und Vätern aber auch viel ab. Der (unausgesprochene) Behandlungsauftrag der Eltern deckt sich nicht immer mit den Behandlungszielen der Kindertherapie: Sie wünschen sich eine Beseitigung der Symptome, möchten ihrem Kind seine Lebenschancen sichern, aber sie wünschen nicht unbedingt, dass die Kindertherapeutin sich mit der Familiendynamik befasst und schmerzhaft an die eigene Konfliktgeschichte der Eltern rührt.

Natürlich wird sich jede Kinderpsychotherapeutin auch in der Elternarbeit an den Konzepten orientieren, die ihr theoretisches Wissen und ihre klinische Arbeitsweise vorwiegend strukturieren. In den Schriften von Anna Freud und Melanie Klein zum Beispiel wird deutlich, wie sich ihre unterschiedliche Einschätzung der kindlichen Übertragungsneurose – ist sie entscheidend durch die reale abhängige Verbundenheit mit den Eltern modifiziert, oder ist sie in erster Linie geprägt durch den Kern früher Objektphantasien und Ängste, die Introjekte, die bis in das erste Lebensjahr zurückreichen? – auf die Arbeit mit den Eltern des Kindes auswirkte. Zur damaligen Zeit ging es, um genau zu sein, fast immer allein um die Zusammenarbeit mit den Müttern.
Es ist hier nicht der Raum, auf die Entfaltung und differenzierende Auffächerung der Konzepte begleitender Elterntherapie in der Geschichte der Kindertherapie einzugehen (dazu vgl. z.B. Windaus, 1999), auch die befruchtende Wirkung familientherapeutischer Modelle kann nur am Rande erwähnt werden.

Unabhängig von der Zugehörigkeit zu dieser oder jener Richtung wird heute kaum eine Kindertherapeutin auf die Einbeziehung der Eltern in das Therapiekonzept verzichten, diese ist auch als regulärer Bestandteil der Kinderpsychotherapie in den Psychotherapie-Richtlinien vorgesehen und mit einer grundsätzlich variablen, in der Regel aber mit 1:4 anzusetzenden Frequenz verankert (vgl. Faber und Haarstrick, 1996, S.161).

Kindertherapie hat es mit besonders verwickelten Übertragungsbeziehungen zu tun: Sie arbeitet mit den realen Eltern und zugleich mit den „inneren", phantasmatischen Eltern des Kindes, wie sie aus seinen Introjektionen, Projektionen und Reintrojektionen entstanden sind.
Sie arbeitet mit dem realen Kind wie auch mit dem „inneren" Kind der Eltern, das jeweils von deren Phantasien und Projektionen geprägt ist.
Sie arbeitet mit Vater und Mutter und auch mit den inneren Bildern, die sie voneinander haben – bei zerstrittenen oder getrennten Paaren kann sie es da mit sehr feindseligen Projektionen zu tun haben.
Nicht nur das Kind, sondern auch Mutter und Vater übertragen ihre unbewussten Beziehungserwartungen und Objektvorstellungen auf die Kindertherapeutin, und sie reagiert jeweils mit einer spezifischen Gegenübertragung.
Insofern arbeitet sie, verglichen mit dem dyadisch strukturierten Beziehungsfeld der „klassischen" Psychoanalyse, innerhalb eines erweiterten analytischen Bezugsrahmens.

Im Folgenden sollen in das komplexe Geflecht von realen Beziehungen und Übertragungsbeziehungen einige systematische Linien eingetragen werden.

Nach einigen allgemeinen Überlegungen zur Psychodynamik von Elternschaft und Eltern-Kind-Interaktion (Punkt 2) sollen die psychodynamischen Faktoren untersucht werden, die in der „begleitenden Psychotherapie der Beziehungspersonen" wirksam werden können (Punkt 3), aber auch die besonderen Widerstände, mit denen bei dieser Arbeit gerechnet werden muss (Punkt 4). Abschließend sollen (Punkt 5) einige behandlungstechnische Aspekte dargestellt werden.

Um der Frage nach Wirkfaktoren und Widerständen in der Behandlungspraxis fundiert nachgehen zu können, sind die spezifischen Entwicklungsaufgaben und Konfliktpotentiale zu bedenken, die für Mütter und Väter mit ihrer Elternschaft verbunden sind. Was geschieht in den Subjekten, wenn sie sich ein

3

Kind wünschen, es zur Welt bringen und die Verantwortung für es übernehmen? Welche unbewussten Prozesse werden in der Selbstorganisation und in den Objektphantasien, auch in den abgewehrten Konfliktkonfigurationen in Gang gesetzt und müssen bewältigt werden? Auf welchen Wegen können unbewusste Phantasien oder Konflikte in die Interaktion einfließen, wie wirken Eltern und Kinder aufeinander ein?

2 Psychodynamische Aspekte von Elternschaft

2.1 Zur Entwicklung der „elterlichen" Selbstrepräsentanz

Um die elterliche Position zu erreichen, muss sich das elterliche Selbstbild und Selbstgefühl „ich als Mutter", „ich als Vater", „wir als Eltern" herausbilden.
Die Selbstrepräsentanz mit all ihren Facetten setzt sich zusammen aus einer Unzahl von verinnerlichten Interaktionsszenen, die das Subjekt und die mithandelnden Personen in jeweils einer konkreten Szene in einer Hülle von begleitenden Affekten zeigen. Diese zahllosen Einzelbilder strukturieren und verdichten sich im Laufe des Zusammenlebens, ordnen sich zu Gestalten, bilden charakteristische Züge und Pole heraus mit einer vielschichtigen Aura von affektiven Tönungen. Dieser Prozess ist niemals ganz abgeschlossen und beginnt mit der frühesten Mutter-Kind-Beziehung. „Baby und Mutter" als erste somatopsychische Erinnerungsspur, als noch undifferenzierte Repräsentanz der ersten Versorgungssituation – das ist die Matrix, in die alle weiteren verinnerlichten Selbst- und Objekt-Erfahrungen eingeschrieben werden.
Die Grundlage der mütterlichen und väterlichen Einstellung aber bilden die Identifizierungen mit den versorgenden Eltern schon seit frühester Zeit, zuallererst festgehalten als Engramme körperlicher Erfahrung. Kleine Mädchen halten und versorgen ihre Puppenbabys in ähnlicher Weise, wie sie selbst es erlebt haben, ohne sich jedoch bewusst daran erinnern zu können, anscheinend einer sensomotorischen Gedächtnisspur folgend. Im Rollenspiel, im Bemuttern und Bevatern der Freunde oder kleinen Geschwister, im vorwegnehmenden Phantasieren und Probehandeln werden die mütterliche oder väterliche Dimension der Summe der Selbstrepräsentanzen hinzugefügt.
Der erwachsene Wunsch, ein Kind zu haben, die gemeinsamen Phantasien dazu, Schwangerschaft und Geburt eines Kindes aktivieren diese früh angelegten Selbstaspekte. Väter und Mütter müssen in einem lang andauernden Prozess, im ständigen Austausch mit Kind und Partner ihre väterlichen und mütterlichen Selbstrepräsentanzen aktualisieren und anpassen. Die lebensgeschichtlich erworbenen elterlichen Selbstvorstellungen müssen konsolidiert und ergänzt werden. Dabei bleibt die Aktualisierung durchlebter Konflikte nicht aus.

Die erste Aufgabe der Eltern für ihre Kinder lässt sich *selbstpsychologisch* so beschreiben: Sie müssen als Selbst-Objekte für das Kind da sein, als Erweiterung des infantilen, noch wenig konsolidierten Selbst, sie müssen also ihre eigenen Fähigkeiten und Kompetenzen so zur Verfügung stellen, dass das Kind sie zunächst als seine eigenen erleben kann. Auf dieser Stufe hat auch das Kind Selbst-Objekt-Aspekte für die Eltern, wird von ihnen als Erweiterung des eigenen Selbst erlebt. Die elterliche Vorstellung davon, wer und wie ihr Kind „ist", wird wesentlich von ihren eigenen – realistischen oder aber phantasiebestimmten – Selbstvorstellungen geprägt. Indem die jungen Eltern ihr Kind mit ihrem Stolz, ihrem elterlichen Narzissmus gleichsam überschütten, legen sie den Grundstein für einen gesunden Narzissmus des Kindes: „Ich bin erwünscht, ich bin liebenswert." Beide Seiten brauchen einander für die Aufrechterhaltung des narzisstischen Gleichgewichts. Reifung und Abgrenzung des kindlichen Selbst werden aber nur gelingen, wenn die Eltern ihr Kind aus der narzisstischen Bindung zur rechten Zeit entlassen, die wachsende Individualität und Eigenständigkeit von Tochter oder Sohn wahrnehmen und wertschätzen können.
Ich-psychologisch würde man sagen, dass die Eltern Hilfs-Ich-Funktionen übernehmen, solange die Unreife der kindlichen Ich-Funktionen dies erfordert, dass sie aber zugleich die Ich-Autonomie des Kindes unterstützen, fördern und ermutigen sollen.

Als „elterliche Position" wird hier die Fähigkeit und Bereitschaft der Erwachsenen bezeichnet, ihren Kindern relativ unbelastet durch eigene unreife, infantile Konflikte sicher und liebevoll zur Verfügung zu stehen und die Frustrationen, die die Auseinandersetzung mit der Realität notgedrungen mit sich bringt, altersangemessen, einfühlend und relativ frei von Angst zu vertreten.

2.2 Die Wiederbelebung infantiler Konflikte in den Eltern

Hilfreich zum Verstehen der Eltern-Kind-Dynamik ist immer noch Therese Benedeks Arbeit „Elternschaft als Entwicklungsphase" (Benedek, 1960). Später bevorzugte Benedek (1970) den Begriff „Prozess": Eltern zu werden bedeute, in einen Entwicklungsprozess einzutreten, der indessen nicht im Sinne einer „Entwicklungsphase" auf bestimmte Veränderungen hinauslaufe und zu einem neuen Strukturniveau führe. Es wäre eine einseitige Betrachtungsweise, wollte man nur nach den elterlichen Konflikten und Schwachstellen Ausschau halten, die das Kind in irgendeiner Weise in seiner Entwicklung irritiert und schließlich in Therapie geführt haben. Denn umgekehrt sind auch die Eltern Einflüssen und Anforderungen von Seiten ihres Kindes ausgesetzt, die in ihnen selber zu Veränderungen, Verschiebungen, Modifikationen im Selbstbild und in der Über-Ich-Struktur führen, zu Reifungsprozessen oder zur Neuauflage alter Konflikte. Die Identifizierung mit dem Kind in seinem gerade erreichten Entwicklungszustand, mit seinen Affekten, seinen Möglichkeiten, seinen Wünschen und Ängsten weckt in den Eltern die Erinnerungsspuren und Internalisierungen aus eben jener Zeit. Natürlich rührt diese notwendige regressive Bewegung, die zum Einfühlen und Verstehen des Kindes unentbehrlich ist, auch an abgewehrte Konflikte und weckt sie zu neuem Leben.
Nicht zufällig stellt sich oft schon während der Anamneseerhebung heraus, dass Vater oder Mutter gerade in dem Alter, in dem nun auch das vorgestellte Kind ist, schwerwiegende Erlebnisse wie Geburt eines Geschwisterkindes, Verlust eines Elternteils o.Ä. zu bewältigen hatte.
Der Umgang des Erwachsenen mit seinem Kind ist eben zugleich ein Umgang mit den unbewussten kindlichen Anteilen in ihm

selbst, und dies kann für die Eltern zu neuen, reiferen, geglückteren Lösungsformen ihrer verinnerlichten Konflikte führen.
In der oralen Phase des Kindes z.B. introjiziert die Mutter die Erfahrung der Mutterschaft und reaktiviert zugleich ihre eigenen oralen Konflikte. Gedeiht das Kind, so könnte die neu konstellierte Vorstellung heißen: „Ich bin eine gute Mutter, weil mein Kind gut gedeiht, also ist es auch ein gutes Kind, so wie ich ein gutes Kind war und meine Mutter gut war." Tritt aber eine Störung auf, und sei es auch von außen, erscheint das Kind ihr als unzufrieden, so kann der negative Kreislauf in Gang gesetzt werden: „Ich habe ein unzufriedenes Kind, also bin ich eine schlechte Mutter, dann ist auch mein Kind schlecht, schlecht war meine Kindheit, meine Mutter, war ich selbst." **Die psychischen Mechanismen, die das Kind in seiner jeweiligen Entwicklungsphase beherrschen – in der oralen Phase die primäre, globale Identifizierung – werden im erwachsenen Elternteil wiederbelebt.**
Dementsprechend müssen die Eltern, wenn ihr Kind die Phase der magischen Omnipotenz durchlebt, aufs Neue auch eigene infantile Allmachtsphantasien bearbeiten und aufgeben. Sie werden aber ebenso die idealen Objektvorstellungen ihres Kindes auf die eine oder andere Weise internalisieren und in ihr Selbstbild aufnehmen. Die Entdeckung des eigenen Willens, die Autonomie-, Beherrschungs- und Machtkämpfe der analen Phase wecken in den Eltern zwangsläufig eben dieselben Impulse, Strebungen und Ängste aus diesen vor Zeiten durchlebten Konflikten, so dass auch sie in den kompromisslosen Durchsetzungswillen verfallen können, der ihr Kind in dieser Entwicklungsphase antreibt, so als hinge ein intaktes Selbstgefühl auch für sie noch von ihrem Autonomieerleben ab. Im weiteren Verlauf müssen sexuelle Impulse und neu aufgelebte Inzestphantasien nochmals verdrängt und neutralisiert werden. Gelingen diese Prozesse, so lässt die Über-Ich-Strenge nach, reifes Vertrauen in die elterlichen Fähigkeiten wächst. Oder aber Selbstzweifel und Ambivalenz werden regressiv geschürt, wenn alte Ängste nicht bewältigt werden können.
Auf jedem Entwicklungsniveau, an jedem Konfliktknoten können die Weichen nicht nur für das Kind, sondern auch für seine Eltern neu gestellt werden. Wiederbelebte Trieb- und Beziehungskonflikte werden keine Mutter und keinen Vater unberührt lassen, als Herausforderung für neue Entwicklungsschritte oder als Stolperstein.

2.3 Die Bedeutung der frühen Interaktion zwischen Eltern und Kind

Die beschriebenen innerpsychischen Veränderungsprozesse vollziehen sich in unmittelbarem Zusammenhang mit der alltäglichen Interaktion zwischen Eltern und Kind.
Es war insbesondere Winnicott, der den Blick auf diesen Austauschprozess gelenkt hat. Seine Beschreibung der mütterlichen Grundhaltung als „holding function" im unmittelbar körperlichen wie im psychoemotionalen Sinne hat auch die Vorstellungen über die professionelle therapeutische Haltung der Psychoanalytiker beeinflusst. Wenn sich das Selbstverständnis des Analytikers von dem des „neutralen" Übertragungsobjekts zu dem eines „haltenden" Objekts wandelte, so ist Winnicotts Konzept der Haltefunktion daran stark beteiligt (vgl. Winnicott, 1973; Khan, 1973).

Das Gleiche gilt für Bions Modell des „container-contained" (Bion, 1990), das das Konzept der „holding function" um die Dimension der frühen unbewussten Prozesse erweitert. Mit der Funktion des „containing" kann ebenso die mütterliche wie eine therapeutische Haltung beschrieben werden.
Nach dieser Vorstellung „übergibt" das kleine Kind in einem Prozess projektiver Identifizierung seine noch unintegrierten Affekte der Mutter, diese nimmt sie in sich auf (als „Container"), verarbeitet sie auf ihre erwachsene Weise und gibt sie dem Kind in zuträglicher, „verdauter" (metabolisierter) Form zurück. Ein ständiger Prozess wechselseitiger projektiver Identifikationen und Introjektionen ermöglicht dem Kind die allmähliche Modifikation und Integration zunächst überwältigender Affektzustände.

Die Annäherung der psychoanalytischen „Schulen" wird auch daran sichtbar, dass diesem kleinianischen Modell des „container-contained" das Konzept der „Mentalisierung der Affekte" (Fonagy u.a., 2004) zur Seite gestellt wurde, das auf ganz anderem Wege zu einem ähnlichen Bild der frühen Interaktionsprozesse kommt. Fonagy und seine Mitautoren führen Gedanken der Objektbeziehungstheorie, der Selbstpsychologie und der Bindungstheorie mit Ergebnissen der Säuglingsbeobachtung zusammen. Auch der diffizile Vorgang der „Mentalisierung" kann wie „holding" bzw. „containig" hier nur knapp und oberflächlich zusammengefasst dargestellt werden: Die Affekte des Säuglings werden von der Mutter (oder der Bezugsperson) in Haltung, Stimme, Mimik usw. gespiegelt, diesen zurückspiegelnden Ausdruck der Mutter wiederum internalisiert das Kind und verbindet ihn mit seiner inneren Befindlichkeit. Dabei muss die Mutter adäquat auf den Säugling eingestimmt sein und außerdem durch „Markierungen" in ihrem Ausdrucksverhalten dem Säugling signalisieren, dass sie nicht ihren eigenen inneren Zustand ausdrückt, sondern den des Säuglings. Während der immer wiederholten Interaktionssequenzen kann der Säugling den spiegelnden Ausdruck der Mutter verinnerlichen und damit eine Repräsentation seines eigenen jeweiligen Affektzustandes errichten. So erwirbt das Kind die Fähigkeit, sich innere Zustände bei sich selbst wie bei anderen vorzustellen (Mentalisierung), und dies ermöglicht ihm auf Dauer die Affektregulierung ohne äußere Hilfe.

Viele Eltern-Kind-Beziehungen, die wir in der therapeutischen Praxis sehen, sind bereits auf dieser Stufe des präverbalen Affektaustauschs entgleist, wenn die Empathie der Eltern aus jeweils eigenen Gründen unzureichend war.

Beispiel:
Frau A., die sich durch die Geburt ihres Sohnes in ihren ehrgeizigen Karriereplänen behindert sah und wenig Unterstützung durch den Vater des Kindes erfuhr, erlebte die ersten Expansionsstrebungen ihres Babys, seine Erkundungsaktionen in der Differenzierungsphase (wenn es in das Gesicht der Mutter patschen, an den Haaren ziehen, nach ihrer Brille greifen wollte) als aggressive Angriffe. Seine Wut- und Angst-Reaktionen, wenn sie seine altersadäquaten Annäherungsgesten rigide unterband, verstand sie als eine Bestätigung ihrer (projektiven) Wahrnehmung, das Kind trage Gewalttätigkeit in sich und greife sie feindselig an. Der kleine Junge erlebte infolgedessen

sein Expansionsstreben als gefährlich, seine Wutreaktionen als überwältigend und destruktiv und konnte sein aggressives Potential nicht integrieren – die Mutter hatte ihm nicht als „Container" zu Verfügung gestanden, oder in Fonagys Terminologie: sie hatte ihm nicht durch angemessenes Widerspiegeln die Mentalisierung von Ärger und Wut ermöglicht.

2.4 Die Eltern-Kind-Beziehung als intersubjektiver Verständigungsprozess

Internalisierungen der Kinder, ihre inneren Bilder von Mutter und Vater, wirken zurück auf die Selbstwahrnehmung der Eltern und können diese auch erheblich irritieren.

Beispiel:
„Jetzt habe ich mich schon so verändert", sagt eine junge Frau, „vier Jahre Therapie! Ich bin nicht mehr so kränkbar und leicht zu verunsichern. Aber mein Sohn behandelt mich noch so wie vor vier Jahren – als wollte er es gar nicht bemerken." Diese Mutter nutzt die Unterstützung der eigenen Therapie, um sich in ihrer neu gewonnenen elterlichen Selbstwahrnehmung nicht beirren zu lassen, kommt dabei aber immer wieder ins Schwanken und erhofft sich von der Kindertherapie, dass auch der Blick des Sohnes sich verändern kann.

So kompliziert die innerpsychischen Vorgänge in Eltern und Kindern zu beschreiben sind – im durchschnittlich zu erwartenden Fall werden die Abstimmungsprozesse intuitiv zumeist gelingen, und gelegentliches Missglücken kann für die „optimale Frustration" sorgen, ohne die die Separation schwer gelingt. Aber leicht kann ein inneres oder äußeres Hemmnis zu „Entgleisungen" im Dialog (Spitz, 1976) von Eltern und Kind führen.

Beispiel:
Frau B. hatte das Gefühl, mit ihrer Entscheidung für ein Kind die eigene Mutter enttäuscht zu haben, die von der Tochter eine Berufskarriere und damit einen Ausbruch aus der paternalistischen Kultur ihrer Herkunftsfamilie gewünscht hatte. Um die Zeit der Geburt des Sohnes Bastian erkrankte die Mutter von Frau B. an einem schnell fortschreitenden Hautkrebs. Frau B. erinnerte sich noch Jahre später an den schrecklichen Geruch, der an Bastians Strampelhosen gehangen hatte, wenn die kranke Großmutter ihn mit ihren nässenden Händen auf dem Schoß gehalten hatte. Ihrer Beziehung zu dem kleinen Bastian haftete dieser „Geruch" an: Die Auflehnung gegen die Mutter, der Verlust der Mutter, das Schuldgefühl, der schuldbehaftete Ekel, die Phantasie, die Geburt des kleinen Bastian habe all dies bewirkt. Dieser Komplex von quälenden Gefühlen legte sich um ihre Selbstvorstellung „ich als Mutter" wie um ihre Vorstellung „mein Kind Bastian" und erschwerte das Spiel von Identifikationen und Projektionen.
Als nun aber Bastian unter dem Eindruck dieser schwierigen Beziehung in seinen Selbst- und Objektvorstellungen ebenfalls das Muster „schlechte Mutter – böses Kind" ausbildete und entsprechend misstrauisch, unzufrieden und aggressiv sein konnte, war *er* es, der in der Folgezeit in seiner Mutter eben diese negative Selbstwahrnehmung und Objektphantasie wirkungsvoll wach hielt.

In den Elterngesprächen können Eltern und Kindertherapeutin versuchen, solch ein Hindernis aufzufinden und vielleicht ein wenig aus dem Weg zu räumen, um den Weg für gelingende Verständigung wieder frei zu machen.

2.5 Triangulierung

Die unterschiedlichen Rollen von Mutter und Vater, das große Gewicht der frühen „mütterlichen" Versorgung und die triangulierende Funktion der „väterlichen" Position, sind als idealtypische Beschreibungen aufzufassen. Ihre Zuweisung an Frau und Mann ist zwar durchaus nicht zufällig, doch sorgen die vielfältigen Möglichkeiten der modernen gesellschaftlichen Arbeitsteilung für Veränderungen, die für viele Elternpaare mit Unsicherheit und Konflikten einhergehen – Selbstentwurf und elterliche Identifikationen können einander widersprechen und zu schwer lösbaren Widersprüchen führen.

Die Rolle des Vaters ist in den Elterngesprächen so wichtig wie in der Entwicklung des Kindes. Seine Person steht für die „Triangulierung", die schon im ersten Lebensjahr einsetzende Auflösung der Dyade von Mutter und Kind. Möglicherweise gibt es von Beginn des Lebens an trianguläre Beziehungsstrukturen, und manche Aspekte, die traditionell der frühen Bemutterung zugeschrieben werden, sind viel eher dem präödipalen Vater zuzuordnen. Der „Dritte" kann dadurch, dass er eine eigene Beziehung zum Kind hat, die innere Trennung vom mütterlichen Objekt erleichtern und unterstützen und ist daher aus dem Prozess von Separation und Individuation des Kindes nicht wegzudenken. **Speziell dem *männlichen* Dritten aber, dem Vater, kommt eine ganz besondere Bedeutung zu, denn indem er den geschlechtlichen Gegenpol zur Mutter darstellt und eine eigene, andersartige Beziehung zum Kind hat, trägt er zur sexuellen Orientierung und Identitätsfindung des Kindes bei.** Kleine Jungen brauchen ihn als Identifikationsobjekt, das ihnen die Entdeckung leichter macht, dass sie ein für alle Mal anders geartet als die Mutter sind. Kleine Mädchen, denen kein „Anderssein" die Ablösung von der Mutter erleichtert, erwerben eine sichere eigene Geschlechtsidentität durch das Erleben, dass sie in den Augen des Vaters die Freude an seiner kleinen Tochter sehen. Das Gewicht seiner Bedeutung für die Entwicklung seiner Kinder ist auf breiterer Ebene erst in den letzten Jahrzehnten ausreichend bewertet worden (zusammenfassend: Dammasch, 2001). **Viele Väter indessen machen sich nicht klar, wie unverzichtbar ihr Engagement für das Gedeihen ihres Kindes ist, und sind erstaunt, in den Elterngesprächen so wichtig genommen zu werden.**

2.6 Die „elterliche Allianz"

Die elterliche Paarbeziehung ist für eine gelingende Elternschaft von großer Bedeutung. Die meisten allein erziehenden Mütter und Väter kennen das Gefühl von Belastung, weil sie sich den Ansprüchen ihrer Kinder kaum je entziehen und ihre Last nicht teilen können. Nicht nur, dass in Augenblicken der Erschöpfung der Partner einspringen und im Umgang mit den Kindern zur Entlastung beitragen kann – eine intakte Paarbeziehung bietet auch einen „sicheren Raum" zwischen den Partnern, einen Ort gegenseitiger Identifikationen für beide, an dem traumatische

Erinnerungen, Kränkungen und Leid miteinander gehalten und Zukunftsentwürfe geteilt werden können. **Was nicht in diesem Raum gegenseitigen Verstehens, Anerkennens und Tröstens zu halten ist, kann in die Beziehung zum Kind „überfließen" und diese mit elterlichen Problemen überfrachten, wie es etwa bei den Kindern schwer traumatisierter Eltern geschieht.**
Der „sichere Raum" dient beiden Partnern zur gegenseitigen Entlastung, beide können einander dort Sicherheit und Erleichterung schaffen.

Ist das Vertrauen der Partner zueinander so nachhaltig gestört, dass ein „sicherer Raum" zwischen ihnen nicht oder nicht mehr besteht – was bei den meisten getrennten Paaren der Fall sein wird -, so können Eltern doch das spezielle Bündnis zwischen Mutter und Vater aufrechterhalten oder wiederherstellen, ihren Kindern „gute Eltern" sein zu wollen. Diese **elterliche Allianz** ist getragen von gemeinsam entwickelten Phantasien über das Kind, wie es ist und wie es werden kann, von einem von beiden geteilten Entwurf dessen, was „gute" Elternschaft ist, und von dem Entschluss, miteinander die Verantwortung für das Gelingen (weiterhin) gemeinsam zu tragen. Wie für das Kind, so können sie auch einander als „Selbstobjekt" dienen, indem sie füreinander die idealen elterlichen Selbstvorstellungen verkörpern, gegenseitig anerkennen und absichern (vgl. Cohen und Weissman, 1984). Der intime Raum von geteilter Erinnerung, Phantasie und Besorgnis umfasst dann in erster Linie die Beziehung zu den gemeinsamen Kindern. Eltern, die auch nach einer Trennung das elterliche Bündnis nicht aufgeben, können mit der Vorstellung des Elternpaares identifiziert bleiben, sich selbst in der Beziehung zum gemeinsamen Kind als Teil des Paares fühlen und Wertschätzung für den anderen Elternteil lebendig halten. **Gelingt dies, so kann die elterliche Allianz für beide Teile Sicherheit geben** und dazu ermutigen, die guten Phantasien über die eigene Elternschaft und über das Kind („Ich bin eine gute Mutter/ein guter Vater, weil ich ein gutes Kind habe – mein Kind ist gut, weil ich eine gute Mutter/ein guter Vater bin") aufrechtzuerhalten. Und für das Kind kann die Vorstellung des Elternpaares und von sich selbst als Kind eben dieses *Paares* intakt bleiben, diese inneren Bilder können ihm die Identifizierung mit seiner Geschlechtsrolle und die Aufnahme gegengeschlechtlicher Liebesbeziehungen erleichtern.

3 Wirkfaktoren in der Arbeit mit den Eltern

3.1 Unterstützung der „elterlichen Allianz" und der Triangulierung

Der Raum des intersubjektiven Verstehens zwischen den Eltern kann manchmal abgesichert oder neu gewonnen werden, so dass das Kind aus der unterstützenden Position wieder entlassen werden kann.

Beispiel:
Herr und Frau C., aus einer bedrohlichen Verfolgungssituation in ihrem Heimatland entkommen, tun alles, um beruflich in Deutschland Fuß zu fassen und die Zukunft ihrer hier geborenen Kinder zu sichern. Die älteste Tochter Carla leidet unter Ängsten, die sie mit forcierter kämpferischer Trotzhaltung abzuwehren sucht. Während der Elterngespräche stellt sich heraus, wie sehr Carla für Vater und Mutter Wehrhaftigkeit und Überlebenswillen darstellt, mehr noch um die Ängste der Eltern zu besänftigen als die eigenen. Die Eltern nutzen die Gespräche, sich gegenseitig ihre eigenen Ängste einzugestehen, die sie zuvor hinter rastloser Aktivität verborgen hatten. Es gelingt ihnen offensichtlich, beieinander Trost und Ermutigung zu finden, denn Carla ist entlastet und kann in der Therapie ihre weichen und zartfühlenden Seiten entdecken.

Während der Raum der Kindertherapie für die Eltern im Allgemeinen nicht ausreicht, die Paarbeziehung neu auszurichten, kann er doch vielleicht die Bereitschaft stärken, sich als Elternpaar in einer gemeinsamen Verantwortung zu erleben. Manchmal kommt es zu einer Paartherapie, die parallel zur Kindertherapie in einem anderen Rahmen stattfindet. Damit sind dann die Elterngespräche entlastet von dem Wunsch der Eltern, einen Ort zur Klärung der Konflikte zu finden, die sie miteinander haben und nicht ohne Hilfe eines Dritten lösen können. Paarprobleme, die weniger mit der Elternschaft und mehr mit der spezifischen Beziehung der Partner zu tun haben, sind im Raum der Kindertherapie nicht zu bearbeiten, auch wenn manche Paare das dringende Bedürfnis äußern. Umgekehrt wirkt sich eine Paar- oder auch eigene Therapie der Eltern nicht unmittelbar auf die Beziehung zu den Kindern aus. Daher laufen oftmals eigene Therapien der Eltern und „begleitende Psychotherapie" bei der Kindertherapeutin parallel.

Manchmal gelingt es einem Paar auch, die Elternfunktion neu aufzunehmen, auch wenn die Lebensbereiche von Mann und Frau getrennt bleiben.

Beispiel:
Die vierzehnjährige Dalia ist in einem Zustand innerer Verwirrung, der ihre Realitätskontrolle und ihre Selbstkohärenz bedroht. Sie kann ihren Alltag nicht mehr bewältigen, läuft aber aus einer Klinik fort. Seit Jahren pendelt Dalia zwischen Vater und Mutter, indem sie abwechselnd eine Woche hier, eine Woche dort wohnt. Mit keinem von beiden muss sie je einen Konflikt bis zu einem Ende austragen, keinen von beiden aber erlebt sie auch als voll und ganz verantwortlich. Die Eltern sprechen miteinander kein überflüssiges Wort, haben die Zuständigkeit für Schule, Arztbesuche etc. klar untereinander aufgeteilt und sind der Meinung, damit für Dalia ihre Lebenssituation übersichtlich und frei von hemmenden Konflikten gestaltet zu haben.
Dalias Psychotherapie beginnt erst zu wirken, nachdem die Eltern einsehen konnten, dass sie lediglich die eigenen Konflikte „gemanagt" hatten, ohne sich in Dalias Lage einzufühlen. Sie treten wieder in einen Dialog über Dalia ein und beschließen, dass das Mädchen dauerhaft beim Vater und dessen Freundin wohnen, die Mutter in ihrer Freizeit nach ihrem Bedürfnis besuchen solle. Sie nehmen sich vor, über Dalias Probleme auch künftig miteinander nachzudenken und Hilfe zu suchen, wenn sie sich nicht einigen können. Dalia kann nun den Schulbesuch wieder aufnehmen und die Konflikte mit ihren „inneren Eltern" in der Therapie angehen.

Beispiel:
Anders sieht das Problem von Earls Eltern aus. Sie sind unglücklich, seit Earls Geburt „eigentlich kein Paar mehr" zu sein, sie hätten Earl „zwischen sich gezogen". In den Gesprächen machen sie sich klar, dass sie selber in ihren jeweiligen Herkunftsfamilien kaum Gelegenheit hatten, ein inneres Bild von einem „Elternpaar" zu erwerben. Sie können miteinander die Vorstellung entwickeln, Mutter und Vater im ödipalen Dreieck zu sein, und das Kind in die Separation entlassen.

Allein erziehende Mütter oder Väter empfinden den Therapiebeginn oft so, als sei ihnen eine Last von den Schultern genommen. Das muss nicht heißen, dass sie von der Kindertherapeutin erwarten, sie solle an ihrer Stelle Verantwortung übernehmen. Vielmehr haben sie die legitime Hoffnung, sich nicht mehr so allein gelassen fühlen zu müssen mit ihren Zweifeln, Ängsten und Unsicherheiten, sondern Unterstützung ihrer Hoffnungen und Ermutigung ihrer Bemühungen um gute Elternschaft zu finden – **die Kindertherapeutin kann ihnen vorübergehend die positive Spiegelung in der elterlichen Allianz ersetzen und als Korrektiv aktueller Ängste oder Konflikte dienen, wenn der Partner dazu nicht zur Verfügung steht.**

Oft sind Väter erstaunt, dass ihre Anwesenheit bei den Elterngesprächen so wichtig sein soll, gelegentlich wollen sie auch diese „Gefühlsangelegenheiten" den Frauen überlassen. Häufig kommen Mütter allein zu den Gesprächen, selten jedoch Väter (Heinz, 2001).
Schon das Setting sollte die Bedeutung des Vaters berücksichtigen und berufliche Terminnöte nicht zum Anlass nehmen, auf seine Teilnahme zu verzichten. Wenn die Position des Vaters in der Familie angemessen gestärkt wird, kann z.B. der Kampf seines Kindes um Separation und Autonomie – den es bis dahin zäh mit der Mutter geführt hat – an verzweifelter Intensität und Kompromisslosigkeit nachlassen.

3

Wenn dagegen ein „Dritter" im Alltag des Kindes nicht zur Verfügung steht, wird die Therapie mit dem Raum zum Nachdenken, den sie bietet, aber ebenso mit den eindeutigen Rahmenbedingungen den allein erziehenden Elternteil auch insofern unterstützen können, als sie in die Beziehung von Mutter und Kind als das „Dritte" eintritt. Eng verklammerte Mutter-Kind-Paare, die Trennungsängste, Kontroll- und Bemächtigungswünsche miteinander teilen, brauchen die Kindertherapeutin als „dritte" Instanz besonders dringlich, sowohl das Kind als auch die Mutter.
Wenn der Vater eines Patienten sich nicht mit in die Therapie einbinden lässt oder enttäuscht aus dem Kontakt zurückzieht, kann es doch zur Triangulierung beitragen, wenn die Therapeutin in ihrem Bild von der Familie an der Präsenz des Vaters festhält.

3.2 Stärkung der elterlichen Position

So wie die Kindertherapeutin in der Übertragung des Kindes vielfach Vater oder Mutter repräsentiert, so repräsentiert sie im Kontakt mit den Eltern oftmals das Kind. Nicht nur als „Anwalt des Kindes" tritt sie den Eltern gegenüber, sondern sie ist mit dem Kind identifiziert, vertritt gerade diejenigen Seiten des Kindes, die von den Eltern nicht oder verzerrt wahrgenommen werden. **Am Schnittpunkt der gegenseitigen Projektionen kann sie die Bilder, die beide Seiten voneinander haben, wahrnehmen und in Frage stellen.** Im „gesunden" Verlauf der Eltern-Kind-Interaktion vermittelt das Kind seinen Eltern in seinem ganzen Ausdrucksverhalten die Botschaft: „Ihr seid gute Eltern, weil ich gut gedeihe. Ihr seid starke Eltern, weil ihr mich stärken könnt." Ist der Dialog aber misslungen, so kann die Kindertherapeutin vermittelnd einspringen.

Beispiel:
Franzi, drei Jahre alt, und ihre Eltern sind in einen nicht enden wollenden Kampf verstrickt. Franzi kratzt, beißt und spuckt im Kindergarten, erfüllt das Elternhaus mit Trotzgeschrei, fordert ungestüm und ungezügelt Zuwendung ein und stößt im gleichen Augenblick die Eltern aggressiv von sich. „Sie macht alles kaputt, jeden schönen Moment", sagt der Vater verzweifelt und ratlos. Franzi reißt sich von der Hand der Mutter los und läuft blind auf die Fahrbahn; wenn ihr etwas verweigert wird, schlägt sie mit dem Kopf auf den Boden – manchmal so arg, dass sie sich verletzt. Die Eltern sind nicht nur besorgt um Franzi, sondern auch gekränkt und haben das Gefühl, man zeige mit dem Finger auf sie, die unfähigen Eltern, die sich von ihrem kleinen Kind derart vorführen lassen.
Die Kindertherapeutin muss sehr behutsam mit Franzi umgehen, um deren labiles narzisstisches Gleichgewicht nicht zu stören – zugleich zeigt sie ihr, dass sie vor Franzis Wutausbrüchen keine Furcht hat. Weil sie frei von den stets umkämpften Alltagspflichten dem Kind in seine Phantasiewelt folgen kann, sieht sie bald, wie Franzi voller Spieleinfälle steckt, ihre innere Welt kreativ und eindrucksvoll darstellen kann, wie sie sich auch danach sehnt, verstanden zu werden.
Bevor die schweren Ambivalenzkonflikte überhaupt ins Gespräch kommen, brauchen Franzis Eltern eine Bestätigung, dass sie gute Eltern für ihr Kind waren und sein können, und das kann gelingen, weil die Kindertherapeutin ihre aufrichtige Freude an dem lebhaften kleinen Mädchen äußern kann. Franzi kämpft mit Konflikten und bereitet Konflikte, aber sie ist auch ein liebenswertes Kind. Und sie liebt ihre Eltern mit verzweifelter Intensität. Erst mit der Sicherheit ausgestattet, die diese Mitteilung ihnen vermitteln kann, können die Eltern sich ihren eigenen Problemen nähern und sich fragen, was ihre Beziehung zu Franzi derart verwirren konnte.

Eine günstige Vorbedingung für die Rückgewinnung der elterlichen Position ist sicher, dass die Kindertherapeutin das Kind gut kennt und insofern glaubwürdig ist, und dass sie in ihrer Haltung erkennen lässt: Ein „gutes" Kind hat auch „gute" Eltern. Damit ist der Boden bereitet für eine gemeinsame Erforschung der unbewussten kindlichen und elterlichen Phantasien. Weil die Angst vor der Destruktivität des Kindes und vor den eigenen aggressiven Impulsen zunächst beruhigt ist, können die Eltern freier über ihre eigenen Trennungsprobleme und ihre überhöhten Erwartungen an das kleine Mädchen nachdenken, auch über ihre abgewehrten Beseitigungswünsche und ihr unbewusstes Verlangen, das kämpferische kleine Wesen möge ihnen Sicherheit geben statt umgekehrt.

Im eben beschriebenen Fall gab es eine längere Konfliktgeschichte, doch zur Zeit der Vorstellung waren zwei Phantasiekomplexe des Kindes vorherrschend: die Angst, die eigenen mächtigen aggressiven Impulse könnten die Eltern beschädigen, und die Vorstellung einer destruktiven Urszene. Beide Vorstellungskreise war im Verlauf der Kindertherapie zu klären und zu modifizieren, mit dem Nachlassen der Angst gewannen die zärtlichen Regungen in Franzi die Oberhand. Wie schon bei Benedek beschrieben (vgl. oben 2.2), bietet eine solche Reifung des Kindes auch für die Eltern eine Chance, ihre jeweils eigenen wiederbelebten kindlichen Objektphantasien neu zu formieren, neu erwachte infantile Ängste zu erledigen und zu einer reiferen Lösung der unbewussten Konflikte zu gelangen. Damit können sie wiederum das Kind entlasten von eigenen projizierten Ängsten. (In Franzis Fall fürchtete der Vater die ödipalen Verstrickungen, die Mutter erkannte in Franzis ungestümem Durchsetzungswillen das eigene verzweifelte Rivalisieren von ehemals wieder.) **Identifiziert mit dem vitalen Wunsch des Kindes, sein Leben zu bewältigen und sich fortzuentwickeln, können auch die Eltern die regressive Wiederbelebung alter Konflikte überwinden.** In diesem Fall sind eher sie es, die von der Weiterentwicklung ihrer kleinen Tochter profitieren können, wenn sie im Zuge dieser Dynamik ehemalige Fixierungspunkte hinter sich lassen.

3.3 Rücknahme von Projektionen, Entlastung des Kindes von pathogenen Selbstobjektfunktionen

Auch für diesen Punkt gilt: Je sicherer die Zuversicht der Eltern ist, für ihre Kinder „gut" sorgen zu können, desto eher werden sie in der Lage sein, pathogene Projektionen zurückzunehmen.
Beispiel: Frau G. hadert mit sich, weil sie das „Geplärre" des vierjährigen Gabriel nicht aushalten kann. Wenn er das Gesicht zum Weinen verzieht, reagiert sie gereizt und ist außerstande, ihn zu trösten. Im Gespräch stellt sich heraus, dass sie einen spastisch gelähmten jüngeren Bruder hatte, als Kind war sie überzeugt, dass dieser alle Aufmerksamkeit und Liebe der Mutter auf sich zog. Die spastisch verzerrten Gesichtszüge dieses voller Schuldgefühl gehassten Rivalen sieht sie vor sich, wenn Gabriel weint. Dieser Zusammenhang war Frau G. aus eigener Psychoanalyse gut bekannt, aber erst im Gespräch mit der Kindertherapeutin kann sie überrascht sagen: „Jetzt eben erst hat es ‚klick' gemacht!"
Es reicht offensichtlich nicht, einen zutreffenden Gedanken auszusprechen: Damit „es klick macht", **damit eine Erkenntnis eine verändernde Potenz erhält, müssen offenbar bestimmte Bedingungen erfüllt sein.** Dazu gehören vermutlich die sichere Identifikation mit der elterlichen Position und die Spiegelung des Kindes, „wie es ist", durch den triangulierenden Dritten. Mit diesem „Klick" war für Gabriel der Weg offen zu einer differenzierteren Selbstwahrnehmung und Entwicklung seiner Ausdrucksmöglichkeiten, eben weil die Mutter ihn nun anders ansah. Das „nervige Geplärre" hörte auf.

Carla, die zur Beruhigung elterlicher Ängste Kampfesmut und Entschlossenheit hatte zeigen müssen (vgl. oben 3.1), gewann freien Raum für die eigene Entwicklung, als die Eltern sich einander besser öffnen konnten. Auf selbstpsychologischer Ebene würde man sagen: Die Eltern können auf die Selbst-Objekt-Funktion ihrer Tochter verzichten, weil sie füreinander stützende und bestätigende Funktionen übernehmen.

Jede Veränderung im Kind verlangt von den Eltern eine gleichzeitige Umstellung im seelischen Haushalt. Es ist klar, dass dieser Veränderungsprozess mehr erfordert als einen friedlichen Austausch gegenseitiger Identifizierungen und Idealisierungen: Es geht um Konflikte zwischen Eltern und Kind, und diese werden sich abbilden müssen in der therapeutischen Beziehung. **Was bisher als Stärkung der elterlichen Position und elterlichen Allianz beschrieben wurde, ist die eine Seite, die die andere erst möglich macht: die Auseinandersetzung mit den infantilen Konflikten.**

Oftmals gibt der Kindertherapeutin ihre eigene Gegenübertragung in den Stunden mit dem Kind zu denken: Sie bemerkt bei sich vielleicht gereizte oder gar feindselige, vielleicht auch gelangweilte und gleichgültige Regungen dem Kind gegenüber, oder sie lässt sich erschrecken und ängstigen von seinem heftigen Agieren. Damit könnte sie in sich abgewehrte oder schambesetzte Gefühle wiederfinden, die auch die Beziehung der Eltern zu ihrem Kind bestimmen, und sie nun auf empathische Weise in das Gespräch mit den Eltern bringen.

4 Konfliktabwehr auf Elternseite

4.1 Besserung beim Kind – Widerstand bei den Eltern

Es gehört zum Alltag der Kindertherapie, dass trotz positiver Veränderungen beim Kind – oder gerade deswegen – unerwartet Probleme auftauchen.
Wir denken vielleicht gerade, guten Zugang zu den unbewussten Phantasien des Kindes gefunden zu haben, hören auch von den Eltern, was sich in der Familie und im Umfeld schon gebessert habe, da wird die Gesprächsatmosphäre deutlich kühler, die bislang kooperativen Eltern erscheinen unzufrieden, vermissen durchschlagende Erfolge, beklagen sich über fehlende Hilfestellung in Erziehungsfragen und wünschen sich konkrete Ratschläge. Das Bringen und Abholen des Kindes wird ihnen zur Zumutung, sie dringen auf eine Reduktion der Stundenfrequenz, weil das Kind mehr Freizeit brauche, sie schwanken zwischen Rückzug einerseits und Angriff andererseits. Bei der Therapeutin verstärken sich zunehmend negative Gefühle gegenüber den Eltern, sie fühlt sich belastet und erschöpft durch die Gespräche oder muss sich sogar Angst eingestehen.

Möglicherweise hat sie von vornherein einen latenten Behandlungsauftrag der Eltern stillschweigend übergangen, statt ihn zum Gegenstand der Verständigung zu machen: Sie solle etwa das Kind dazu bringen, sich elterlichen Erwartungen besser anzupassen, oder sie solle Partei nehmen in einem Paarkonflikt. **Therapieabbrüche, die auf ein derart übergangenes Missverständnis und die daraus folgende Übertragungsdynamik zurückzuführen sind, dürften nicht selten sein** (vgl. die Untersuchung von Abbrüchen durch Petri und Thieme, 1978, die in der Hälfte der untersuchten Fälle die Ursache im Widerstand der Eltern fanden).
Unter solchen Umständen ist es schwierig, die analytische Haltung beizubehalten. Allzu leicht beginnt man die Eltern zu bedrängen, sie sollten doch „das Richtige", nämlich die positive

Veränderung sehen. Die Eltern ihrerseits fühlen sich dann nicht zu Unrecht unter Druck gesetzt und kritisiert. Es ist wichtig, ihren Widerstand in seiner Bedeutung möglichst genau zu verstehen.

4.2 Angst vor Veränderung

Wenn in der kindlichen Symptomatik elterliche Konflikte gebunden sind, würde eine Aufdeckung neurotische Angst wachrufen – also versuchen Vater oder Mutter. an ihrer Abwehr festzuhalten. Sie haben dringende andere aktuelle Anliegen, verwickeln die Kindertherapeutin in Fachdiskussionen oder stellen fest, dem Kind gehe es schlechter statt besser, und wenn es nicht gelingt, den Widerstand zu bearbeiten, kann es zu einem Abbruch kommen.

Beispiel:
Hanna, vier Jahre alt, hat einen Vormittag lang im Kindergarten traurig in einer Kiste gesessen. Die Mutter, Frau H., ist hochalarmiert, sie fürchtet, Hanna werde nun zu ihrer Neurodermitis auch noch eine Depression entwickeln, und erwägt, die offenbar eher schädliche Kindertherapie zu beenden. Das anschließende Gespräch führt zu ihrer Angst vor einer eigenen Depression, es stellt sich weiter heraus, dass sie selbst als Kind glaubte, nicht traurig sein zu dürfen – sie habe als „kleiner Sonnenschein" die eigene Mutter in deren schwieriger Lebenssituation aufheitern müssen. Ihre immer noch lebendige und abgewehrte Wut auf diese Mutter (Hannas Großmutter), ihre eigenen Gefühle von Verlassenheit und Überforderung können an diesem Ort nicht bearbeitet werden, aber Frau H. kann nun diese Gefühle bei der kleinen Tochter tolerieren, weil sie sieht: „Hanna lebt in einer ganz anderen Situation als ich damals."

3

Beispiel:
Herr I. dagegen, dessen Sohn Ian wegen aggressiver Attacken auf Mitschüler und Lehrer in Therapie kam, spricht seinen Wunsch nach Beendigung der Therapie niemals aus, aus Gründen beruflicher Überlastung kann er aber selten an den Elterngesprächen teilnehmen. Dann setzt er unvermittelt bei seiner Frau durch, dass die Therapie abgebrochen wird, und erscheint triumphierend zu einem Abschlussgespräch, feierlich angezogen wie zu einem Familienfest. Jetzt erst teilt er mit, wie sehr er als Jugendlicher unter der MS-Erkrankung seiner Mutter gelitten habe, immer habe er vernünftig sein und Rücksicht nehmen müssen. Es kommt zwar noch zu einem intensiven Gespräch über seine Not, die er damals mit seinem Hass auf die kranke Mutter hatte, auch kann er einräumen, seine Freude an Ians ungebremster Aggressivität zu haben. Aber an seinem Entschluss ist nicht zu rütteln. Er kann die Kindertherapeutin, die sozusagen gelähmt zurückbleiben muss, einfach verlassen und genießt seine Macht – was er mit seiner Mutter bis zu deren Tode, als er schon 22 Jahre alt war, nicht habe tun dürfen.

Es scheint, dass dieser Vater um sein psychisches Gleichgewicht fürchtet, wenn Ian (in dem der Vater seine eigene Aggressivität wiedererkennt und zugleich bekämpft) eine bessere Affektregulierung erreicht, aber Herr I. kann sich seinem Konflikt nicht stellen – oder, was wahrscheinlicher ist, die Kindertherapeutin hat seinen Widerstand nicht beizeiten bemerkt und beachtet.

4.3 Schamkonflikte

Unter den Faktoren, die zum Widerstand der Eltern beitragen können, ist die Scham relativ leicht zu verstehen: Die Befürchtung, versagt zu haben und sich bloßgestellt fühlen zu müssen, weil sie die natürlichste Aufgabe der Welt nicht zureichend haben lösen können, begleitet mehr oder weniger bewusst alle Eltern, die ihr Kind zur Psychotherapie bringen. Manchmal ist es schwer für sie, die Angst vor der Beschämung auszusprechen.

Beispiel:
Die Eltern der kleinen Franzi (vgl. oben 3.3) sprachen zu Beginn vorwiegend über die Zumutungen, die das Leben mit Franzi mit sich brachte – „sie macht alles kaputt". Erst als sich die gesamte Lage der Familie beruhigt hatte, konnten sie frei über das Gefühl sprechen, man „zeige mit dem Finger" auf sie, die hilflosen Eltern.

Dann kann es wichtig sein, ihre narzisstische Kränkung zum Thema zu machen und die Befürchtung zu bearbeiten, die Kindertherapeutin urteile schlecht über sie. Auch dies kann ja eine Wiederauflage lebensgeschichtlich verankerter Ängste sein, die zur Sprache gebracht, aber nicht bestätigt werden sollten. Schon die Tatsache, dass sie ihr Kind zur Therapie bringen, verdient schließlich Respekt, und die Kindertherapeutin sollte sich niemals als jemand zeigen oder fühlen, der es „besser kann". In einer Atmosphäre von Achtung, Achtung auch vor ihren Schwierigkeiten, können Eltern umso eher über das sprechen, was ihnen nicht gut gelingen konnte, ohne in Konflikt mit den verinnerlichten feindselig-kritischen eigenen Elternbildern zu kommen.
Für narzisstisch verletzte Eltern kann auch ein übertrieben positiver Ton, ein als gönnerhaft empfundenes anerkennendes Lob für kleine Schritte eine Kränkung bedeuten!

4.4 Eifersucht

Schambesetzt mag auch das Gefühl der Eltern sein, aus der Beziehung zwischen Therapeutin und Kind ausgeschlossen zu sein. Man sollte ihnen indessen zugestehen, dass es nicht leicht ist, das eigene Kind einer fremden Person zu überlassen in dem Wissen, dass eine exklusive und vertrauensvolle Beziehung entstehen kann, in der es schließlich auch um Phantasien über sie, die Eltern, gehen wird. Nicht nur die Frage „Was reden die da über mich?" macht unruhig. **Das Erleben, vor der geschlossenen Zimmertür zurückzubleiben, weckt wohl auch wieder alte ödipale Empfindungen vom Ausgeschlossensein,** das schmerzvolle Gefühl vielleicht, in der ödipalen Rivalität unterlegen zu sein. **Auch alte Geschwisterrivalität kann wieder wach werden** – wir dürfen nicht vergessen, dass bewegliche Eltern Erinnerungen an die Entwicklungsphase, in der nun ihr Kind ist, aus der eigenen Kindheit heraufholen.
Väter werden sich einem männlichen Therapeuten gegenüber eher in einer Rivalenposition finden, weil der ihnen womöglich – so könnten sie fürchten – ihre Kompetenz streitig machen will. Sie könnten aber auch einen Bündnispartner suchen, der die

Macht der Mütter in Frage stellt, so dass die Mutter zur Ausgeschlossenen werden könnte. Mütter können sich bedroht fühlen von einem vermeintlichen Anspruch der Therapeutin, eine „bessere Mutter" zu sein.

Die Affekte, die solche Eifersucht begleiten, sind dann deutlich spürbar. Wut, Angst und Erregung werden auch agiert, indem Termine ausfallen müssen, weil das Bringen und Abholen für die Eltern zu viel wird, wenn ein Gerangel um Terminverschiebungen einsetzt, der Therapieerfolg angezweifelt wird, das Kind nicht mehr kommen will.
Eifersucht auf diesem (triangulierten) Niveau ist in der Regel gut zu besprechen. Der gemeinsame Wunsch, das Kind zu verstehen und seine Entwicklung zu unterstützen, kann auf erwachsener Ebene solche Irritationen überdauern, die triangulierte Beziehungsstruktur bleibt erhalten. Im besten Falle können die irritierenden Empfindungen der Eltern aufgegriffen und gemeinsam für das Verständnis des Kindes und seiner Probleme genutzt werden.

4.5 Neid

Schwieriger wird es, wenn die Worte und Gedanken der Kindertherapeutin ausnahmslos zurückgewiesen und entwertet werden, wenn all ihre Bemühungen, zu einem Verständnis zu kommen, ungeeignet erscheinen und ins Leere laufen, so dass sie das Gefühl hat, diesen Eltern überhaupt nichts Gutes anbieten zu können. Auf unbewusster Ebene scheint sich ein destruktiver Wunsch durchzusetzen, die Therapeutin solle scheitern.

Zum Verständnis einer solchen negativen therapeutischen Reaktion ist M. Kleins (1972) Unterscheidung von Eifersucht und Neid hilfreich. Eifersucht setzt ihrer Meinung nach eine triangulierte Objektbeziehung voraus, kann also als das reifere Gefühl gelten: Das Subjekt fürchtet, das Objekt werde seine Liebe einem anderen zuwenden. Demgegenüber entsteht Neid in einer zweiseitigen Beziehung, in der das Subjekt das Objekt um einen Besitz oder eine Eigenschaft beneidet. Neid hat eine deutlich zerstörerische Komponente. Sein Ursprung ist das schmerzhafte Empfinden des kleinen Kindes, die Mutter (die „Brust") besitze eine grenzenlose Fülle alles Guten und enthalte ihm, dem Kind, diese auf feindselige Weise vor. Das Kind will selbst im Besitz der geneideten Vollkommenheit sein und die Brust als die vermeintliche Quelle seines Schmerzes verderben. Daher der Wunsch, ein Objekt, das potentiell Liebe und Beruhigung spenden könnte, an sich scheitern zu lassen.

Es scheint so, als würden während unserer Arbeit mit dem Kind in manchen Eltern frühe, schwer erträgliche Neidgefühle wiederaufleben, die sogar die Therapie des Kindes gefährden. Es ist vorstellbar, dass Eltern, deren Kind es nun besser zu gehen beginnt, an dieser Schnittstelle unbewusst an einen sehr frühen Mangel erinnert werden, für den es noch keine Sprache gibt. Solange das Kind leidend war, wurde dieser Mangel überdeckt. Unter Umständen ist sogar die Erkrankung des Kindes der Ausdruck einer konflikthaften Kollusion der Eltern mit dem Kind in der Art gewesen, dass darüber die Illusion des Einsseins geschaffen worden ist. Nun aber, im vorsichtigen Erproben des Getrenntseins, sind die Eltern (oder einer von ihnen) zurückgeworfen auf ein nicht benennbares infantiles Erleben. Der Neid schließt die Möglichkeit des Erlebens von Einssein und Getrenntsein, von Wärme und Beruhigung aus. Er ist nicht gerichtet, gilt dem Wohlbefinden des Kindes ebenso wie der Fähigkeit der Therapeutin, Gutes zu bewirken und gute Beziehungen zu haben.
Mancher unerwartete Abbruch einer Kindertherapie mag in der Eifersucht oder, wahrscheinlicher, in einem unerkannten Neidproblem der Eltern begründet sein.

Wenn es sich zeigt, dass die Worte der Therapeutin die Eltern nicht wirklich erreichen können, muss sie möglicherweise die Technik der Gesprächsführung ändern. Es wird dann nicht mehr darum gehen, die Verflechtung der elterlichen Lebensgeschichte mit ihrer gegenwärtigen Wahrnehmung des Kindes zu entdecken, denn sie tragen vielleicht nicht sagbare Erinnerungsspuren an ein sehr frühes oder ein traumatisches Erleben in sich oder wehren sich dagegen, einen unerträglichen Schmerz ins Bewusstsein zurückkehren zu lassen. In diesem besonderen Fall kann es fruchtbarer sein, die elterlichen Positionen in der Gegenwart zu stärken und ihnen die Berührung mit der Vergangenheit nicht zuzumuten (vgl. unten 5.3), die wir im Allgemeinen für notwendig und klärend halten.

4.6 Narzisstische Bedürftigkeit der Eltern

Der Widerstand von Eltern, deren Kind für das narzisstische Gleichgewicht seiner Eltern zu sorgen hat, kann auch unter selbstpsychologischem Blickwinkel betrachtet werden. Wo wegen einer allzu hohen narzisstischen Bedürftigkeit von Vater oder Mutter die Empathie für das Kind gestört ist, eine reife Elternfunktion nicht zur Verfügung steht und das Kind für seine Eltern Selbstobjektfunktionen erfüllen muss, kann seine Verselbständigung als bedrohlich erlebt werden (vgl. A. und P. Ornstein, 1994). Empathie der Kindertherapeutin für die innerseelische Realität dieser Eltern ist eine notwendige Vorbedingung für die Unterstützung ihrer elterlichen Empathiefähigkeit. Versuche, „verzerrte Wahrnehmungen" der Eltern durch „vernünftige" Überzeugungsarbeit zu korrigieren, müssen fehlschlagen, solange die seelische Not nicht einfühlend verstanden ist, die Mutter oder Vater an der erwachsenen, hilfreichen elterlichen Selbstobjektfunktion hindert.

5 Zur Technik der Elternarbeit

5.1 Szenisches Verstehen

Die Vorgehensweise in der begleitenden Psychotherapie der Beziehungspersonen wird nicht nur von der Dynamik des jeweiligen Einzelfalles mit seinen Übertragungs- und Gegenübertragungsprozessen bestimmt sein, sie wird auch wesentlich geprägt sein von den theoretischen Vorentscheidungen, die das Denken der Kindertherapeutin strukturieren.

Einen Zugang zu den bewussten wie unbewussten Beziehungserwartungen und Objektvorstellungen der Eltern – die ja nicht in der Erwartung kommen, selber ihre innere Welt erforschen zu wollen – ermöglicht das szenische Verstehen der Gesprächssituation (vgl. Windaus, 1999). Dieses Konzept, von Argelander (1967) und Lorenzer (1970) etwa gleichzeitig entwickelt, fasst die therapeutische Begegnung als eine unbewusste Inszenierung auf, an der Patient und Therapeut beteiligt sind.

Jeder der Beteiligten überträgt ja seine verinnerlichten Beziehungsmuster auf die Begegnung hier und jetzt, versucht unbewusst die Szene so zu gestalten, wie es seinen inneren Objektphantasien und Beziehungsentwürfen entspricht. In der aktuellen Beziehung schwingen daher neben den realen Gegenwartsaspekten immer auch infantile Anteile mit. Aufgabe des Therapeuten ist es dann, seine Gegenübertragung aufmerksam zu beobachten und zum Verstehen dessen, was sich in der Szene abspielt, zu verwenden. Wie das szenische Verstehen den Zugang zu den unbewussten Konflikten ermöglichen kann, die im Erstgespräch mit Eltern und Kindern „inszeniert" werden, zeigen u.a. die von Eckstaedt und Klüwer (1980) gesammelten Beispiele.

Ständiges aufmerksames Beobachten der Gegenübertragung kann die Kindertherapeutin davor bewahren, unbemerkt „ihre" Rolle in der Inszenierung der Familie zu übernehmen und mitzuspielen. So entgeht sie der Gefahr, ihre Gegenübertragung zu agieren und damit die Konflikte der Familie eher zu verstärken und zu zementieren.

Im Hier und Jetzt der Elterngespräche kann das szenische Verstehen dessen, was sich zwischen Eltern und Kindertherapeutin abspielt, den Blick für die unbewussten Phantasien, Erwartungen und Beziehungsentwürfe der Eltern öffnen, die im Lebensalltag der Familie dem Kind gelten. Die Klärung von Wiederholungszwängen, wie sie sich in der Szene zwischen Eltern und Therapeutin beobachten lassen, kann gerade wegen ihrer Erlebnisnähe die Selbstwahrnehmung der Eltern schärfen.

Beispiel:

Das Erstgespräch mit Frau J. wegen der Schlafstörungen der dreijährigen Jasmin war geprägt von Frau J.s Bemühen, das letzte Wort zu haben, auf jeden Gedanken der Kindertherapeutin mit einer kritischen Bemerkung zu reagieren. Die Kindertherapeutin hatte das Gefühl, nichts dagegensetzen zu können, zweifelte an ihrer Kompetenz, fürchtete, als unfähig entlarvt zu werden, und ertappte sich bei dem heimlichen Wunsch, der Rat suchenden Mutter eine treffende Bemerkung „um die Ohren schlagen" zu können, um die Oberhand zu gewinnen. Der anale Machtkampf zwischen Mutter und Tochter, der beiden die nächtliche Ruhe raubte, bildete sich im Erstgespräch ab, und es wurde der Therapeutin deutlich, dass es um verzweifelte Selbstbehauptung gehen musste, unterfüttert mit Angst und Gewaltphantasien („um die Ohren schlagen"). Diese Einsicht ermöglichte ihr eine tolerante Haltung, als die Mutter eine Kindertherapie mit dem Hinweis, da könne ihr Kind Schaden leiden, schroff ablehnte. Darauf konnte die Mutter nochmals ein Gespräch vereinbaren und der Therapeutin aus einem mitgebrachten Fachbuch nun ihrerseits nachweisen, wie dringend ihr Kind eine Therapie brauche.

Ihren verzweifelten Kampf mit Jasmin – nicht nur um das nächtliche Schlafen – konnte sie dann nach und nach aufgeben, als die Therapeutin immer wieder die Befürchtung der Mutter, sie könne gegenüber der Therapeutin ins Hintertreffen geraten, in deren Beziehung zu Jasmin wiederfand. Frau J. selber entdeckte die Parallelen in ihrer unglücklichen Hassbeziehung zu beiden Eltern, die sie niemals wertgeschätzt hätten, und begann Jasmin „als Jasmin" wahrzunehmen, statt abwechselnd sich selbst als das hasserfüllte Kind, das sie einmal gewesen war, oder aber ihre eigene Mutter in ihr zu sehen.

Ob ein Vater mit der Therapeutin flirtet und dabei seine Frau ins Abseits geraten lässt, ob eine Mutter alles daran setzt, sich mit der Therapeutin gegen ihren Mann zu verbünden – ob ein Vater in aggressiver Rivalität den männlichen Therapeuten attackiert und herunterputzt oder ihn bewegen will, in die entwertende Herabsetzung der Frauen mit einzustimmen – immer wird es darum gehen, die Bedeutung einer solchen Dynamik *für das Kind* zu verstehen. Auch wenn sich oftmals Paarprobleme in den Elternstunden in den Vordergrund schieben mögen, sollten sie nach Möglichkeit nicht auf der Paarebene abgehandelt, sondern zum Verständnis des Dreiecks Vater – Mutter – Kind genutzt werden. Denn wahrscheinlich werden im Alltag Sohn oder Tochter sich in eben der Rolle finden, die im Elterngespräch probeweise die Therapeutin einnimmt.

Beispiel:

Kerstin hat mit 5 Jahren ihre Mutter durch einen Unfall verloren. Seit sie in die Schule geht, versucht der Vater abends nach der Arbeit mit ihr die Hausaufgaben durchzusprechen. Jede dieser Sitzungen endet mit Tränen bei Kerstin und verzweifelter Wut beim Vater.

In den Gesprächen mit Kerstins Therapeutin zeigt sich Herr K. – obwohl er einen anspruchsvollen Beruf hat und die Versorgung seiner Tochter nach außen sehr gut zu bewältigen scheint – von Kleinigkeiten überfordert. Termine kann er nicht einhalten, die Bezahlung fällt ihm schwer, er kann wegen kleiner Alltagsprobleme aus der Fassung geraten. Die Therapeutin fühlt sich immer wieder gedrängt, mütterlich versorgend und tröstend mit Herrn K. umzugehen. Diese Gegenübertragung führt sie zu der Vermutung, dass Herr K. seine Frau so sehr vermisse und vielleicht gern Trost und Wärme von der kleinen Tochter erhalten würde und dass er deswegen deren eigene Bedürftigkeit und ihren Trotz wenig ertragen könne.

Im Fokus der Gespräche mit den Eltern steht also *deren Beziehung zum Kind,* so wie die Kindertherapeutin sie wahrnehmen und in Worte fassen kann.

Übertragungsangebote der Eltern, wie sie in mancher „Inszenierung" offensichtlich werden, sollten immer im Hinblick auf das Kind untersucht werden: Wie mag sich die Tochter, der Sohn fühlen, wenn ihnen ähnliche Beziehungserwartungen entgegengebracht werden?

Beispiel:

An Herrn L. fällt der Kindertherapeutin eine befremdliche offensive Ungeniertheit auf, gepaart mit übergroßer Kränkbarkeit, mit der er jede Nachfrage als unzulässige Kritik behandelt. Sie ist irritiert über ihre Neigung, verächtlich und unangenehm berührt auf Herrn L. zu reagieren. (Die Tochter befindet sich wegen einer Identitätskrise in Behandlung.) Nach längerem Zögern wegen der insgesamt abwehrenden Haltung des Vaters spricht ihn die Therapeutin darauf an, vor welcher Art von Beschämung er sich so sehr fürchte. Es stellt sich heraus, dass Herr L. von seiner islamischen Familie wegen seiner freizügigen Erziehungshaltung verachtet und verstoßen wurde –

er erziehe die Töchter zu Huren, hieß es. Die Konflikte dieses Vaters mit seinen verinnerlichten Normen, seine Einsamkeit und Heimatlosigkeit können in den Elterngesprächen nicht durchgearbeitet werden, aber es wird ein neues Verständnis der Identitätsproblematik der Tochter möglich.

Die eigenen Probleme der Eltern mit ihren lebensgeschichtlichen Erfahrungen, ihren inneren Objekten sind in diesem Rahmen nur insoweit anzugehen, als sie die Beziehung zu ihrem Kind färben. **Es kann nicht darum gehen, elterliche Konflikte durchzuarbeiten. Es geht vielmehr darum, sie aus der Interaktion mit dem Kind herauszuziehen, möglichst mit Unterstützung durch den Partner, und darüber hinaus das Kind vielleicht neu wahrzunehmen: „Mein Kind lebt in seiner eigenen Zeit, in seiner eigenen Lebenssituation, und meine Lebensgeschichte ist nicht seine."**
Allerdings wird auch bei dieser Arbeit eine Erfahrung zu bedenken sein, die in Mutter-Baby-Therapien gemacht wurde: dass eine solche Entflechtung nur dann gelingt, wenn sich die Eltern an die psychischen Konflikte oder Verletzungen, die sie in ihrer Funktion beeinträchtigen, *erinnern können.* Nur wenn Eltern in der Lage sind, sich an den Schmerz, die Angst und Verzweiflung ihrer eigenen Kindheit zu erinnern, können sie auch Schmerz, Angst und Verzweiflung bei ihren eigenen Kindern angemessen wahrnehmen (vgl. Fraiberg, 1990).

5.2 Umgang mit Regression

Eine alte Erfahrung sagt, dass Erkenntnisse und Veränderungen, die Erwachsene in ihrer eigenen Psychoanalyse oder Therapie erreichen, sich nicht ohne weiteres in der Beziehung zu ihren Kindern niederschlagen.

Beispiel:
Frau G. (vgl. oben 3.6) kannte ihr Problem, dass sie in Gabriel den eigenen behinderten Bruder wiedererkannte, schon aus der eigenen Therapie. Erst im Elterngespräch aber sagte sie überrascht, jetzt eben erst habe es „klick gemacht".

Das wird daran liegen, dass in einer Psychotherapie ja die kindlichen Wünsche wieder auftauchen sollen und anerkannt werden, die Regression ist erwünscht, die Abwehr soll nachlassen. Frau G. hatte in ihrer Therapie erst erfahren und erlebt, wie abgrundtief sie sich damals von der Mutter verlassen gefühlt hatte, welche Wut auf Mutter und Bruder in ihr gekocht hatte, wie quälend ihr Schuldgefühl deshalb war. Alles war ihr wieder gegenwärtig geworden, aber es bedurfte doch eines besonderen Anstoßes, um Gabriel davon zu entlasten. Das gelang ihr mit einem „Klick", als sie von der erwachsenen Position aus darüber sprach und in der Kindertherapeutin ein Gegenüber hatte, das die Gewissheit verkörperte: „Gabriel ist nicht das behinderte, gehasste Kind."

Das Setting einer Kindertherapie wirkt der Regressionsneigung von Eltern, die bei manchen sehr stark werden kann, schon durch die niedrige Stundenfrequenz entgegen. **Und in ihrer ganzen Haltung spricht die Kindertherapeutin Mutter und Vater stets als Erwachsene an, denn als solche werden sie vom Kind gebraucht.**

Die Kindertherapeutin sollte Abhängigkeitswünsche der Eltern zwar empathisch anerkennen und nicht rigide oder entwertend verurteilen, aber zu keinem Zeitpunkt ermutigen. Im gelungenen Fall führen sie zu der gemeinsamen Überlegung, welche unerledigten lebensgeschichtlichen Probleme der Eltern ihre inneren Bilder von ihrem Kind und von sich als Vater oder Mutter mit geprägt haben, ihre Erwartungen an das Kind bestimmt haben und wie das Kind davon berührt sein mag.

5.3 Stärkung der elterlichen Position

Bisher ist die Frage offen geblieben, wie mit Eltern gearbeitet werden kann, die sich an eine eigene Traumatisierung nicht erinnern können oder sich im Sinne der Selbsterhaltung dagegen sperren, mit einem überwältigend schmerzhaften oder ängstigenden Erleben in Kontakt zu kommen. Dazu ein Beispiel (aus Ahlheim und Eickmann, 1998, S. 188 f.)

Beispiel:
Der fünfjährige Marco bringt den ganzen Tag im Kindergarten zu, kann dort aber nicht sprechen, spielen, essen oder zur Toilette gehen. Der Vater, Herr M., hat als 14-Jähriger den Suizid seines Vaters durch Erhängen miterlebt. Zwar fürchtet er, sein Sohn könne die Depression des Großvaters „geerbt" haben, doch ist er von vornherein entschlossen, sein Trauma nicht mit in die Stunden kommen zu lassen. Er fand damals keine Hilfe bei seiner eher distanzierten und kalten Mutter und will eine Wiederholung seines entsetzlichen Verlassenseins nicht wagen. Er hat große Schwierigkeiten damit, die deutlichen positiven Veränderungen bei Marco anzuerkennen und als Erfolg der Therapie zu sehen, und ständig droht von seiner Seite ein Abbruch der Kindertherapie.
Eine Wende tritt ein, als Marco deutlich seinen Wunsch zu erkennen gibt, sich mit dem Vater zu identifizieren (er hängt ein Bild über sein Bett, das Herrn M. als jungen Mann auf dem Motorrad zeigt) und die Therapeutin dem Vater die Bedeutung dieses kindlichen Wunsches „übersetzt". Nun erst wird in der Familie das Gespräch darüber möglich, dass Marco einmal so groß sein will wie der Papa und ein ebensolches Motorrad fahren will. Herr M. beginnt mit erkennbarer Bewegtheit zu sehen, wie wichtig er dem Sohn ist, mit welcher Sehnsucht und Bewunderung Marco an ihm hängt.
Bewusst stellt die Kindertherapeutin den Zusammenhang mit Herrn M.s eigener defizitärer Beziehung zu seinem Vater nicht her, um keine Widerstände zu wecken, die nicht zu bearbeiten wären. Ihre Funktion beschränkt sich auf ein „Übersetzen" der kindlichen Äußerungen, die Herrn M. eine neue Sichtweise auf seinen Sohn ermöglichen.

Der Widerstand dieses Vaters, der leicht zum Abbruch hätte führen können, war nicht nur von der Angst vor unerträglichem Schmerz bestimmt, sondern vermutlich auch von einem unbewussten Neid auf die „guten" Fähigkeiten der Therapeutin und die guten Erfahrungen seines Sohnes.
In einem solchen Fall kann es angebracht sein, die Probleme von Kind und Eltern voneinander getrennt zu sehen und sich auf die „Übersetzung" der kindlichen Äußerungen zu beschränken, um so die elterliche Kompetenz zu stärken.

5.4 Die Arbeit mit strukturell wenig integrierten Eltern

Eine besondere Art von Aufmerksamkeit und „haltender", „containender" Haltung erfordert die Arbeit mit Eltern oder Elternpaaren, deren elterliche Funktion aufgrund von persönlichen strukturellen Defiziten eingeschränkt ist. Misshandelte, vernachlässigte, verwahrloste Kinder wachsen meistens mit Eltern auf, die ihrerseits unter ähnlich belastenden und defizitären, wohl auch traumatisierenden Bedingungen groß werden mussten. Diese Mütter und Väter haben wegen ihrer unsicheren Selbstwahrnehmung oft Schwierigkeiten, die inneren Bilder ihrer selbst und ihres Kindes klar genug voneinander abzugrenzen. Sie können emotionale Regungen und Zustände bei sich selbst vielfach nicht sicher wahrnehmen, differenzieren, in den Beziehungskontext einordnen und in Worte fassen, weil der psychische Binnenraum nur unzureichend ausgebildet werden konnte. An der Stelle von Wahrnehmung, Verarbeitung und Mitteilung steht oft das direkte Ausagieren. Erst recht fällt es ihnen schwer, sich die innere Befindlichkeit ihres Kindes vorzustellen und seine emotionalen Regungen aufzunehmen. Je weniger ein Erwachsener seine eigene Intentionalität wahrnehmen und überdenken kann, umso weniger kann er die intentionalen Regungen seines Kindes zutreffend erkennen und anerkennen. Er wird die Selbsterfahrung des Kindes, dass es etwas bewirken kann, ungewollt unterminieren.

Beispiel:

Frau A., die die Erkundungsgesten ihres Säuglings in der Differenzierungsphase als feindselige Angriffe erlebte (s.o. 2.3), hat auch zu ihrem eigenen psychischen Leben einen sehr eingeschränkten wahrnehmenden und erkennenden Zugang. Es fehlt ihr die innere Vorstellung davon, was ihr Kind bewegen mag, aber auch die Möglichkeit einer differenzierten Betrachtung ihrer eigenen Gefühle. Aufgrund ihrer Missdeutung schränkt sie die altersentsprechenden expansiven Bedürfnisse des Kindes rigide ein, statt bei der Modifikation und Anpassung der noch ungelenken Annäherung liebevoll zu helfen.

Die Affektregulierung und -verarbeitung ist bei derart defizitär strukturierten Personen oftmals unzureichend, es kann leicht zu überschießenden Handlungen aggressiver oder auch sexueller Natur kommen, weil sie nicht abgefedert werden konnten durch die vorgeschaltete antizipierende *Vorstellung* von der Aktion. Mit dieser Auflistung sind nur einige mögliche Merkmale einer strukturellen Störung benannt (vgl. Fonagy u.a., 2004; Rudolf, 2004).

Wenn die Eltern aus strukturellen Gründen nicht in der Lage sind, die Affekte ihres Kindes in ausreichendem Maße zutreffend wahrzunehmen, aufzunehmen und dem Kind bei der Bewältigung zu helfen, so dass sie darüber hinaus möglicherweise auch die eigenen Affekte als überwältigend erleben, hat die Kindertherapeutin eine vorwiegend Halt gebende, klärende, spiegelnde Funktion.

Halt geben: **Abgesehen von einer insgesamt respektvollen und wohlwollenden Haltung, kann es hilfreich sein, die Eltern in der Wahrnehmung ihrer eigenen Emotionen zu unterstützen und mit ihnen gemeinsam die Einordnung und Verarbeitung zu versuchen:** Was haben sie in der Situation gefühlt, die einer beschriebenen Eskalation vorausging? An welchem Punkt sind sie „ausgerastet", welche Gefühle haben sie vorher vielleicht übergangen? Hätten sie beizeiten dem Kind deutlich sagen können, was sie von ihm erwarten? Haben sie Angst, das Kind könnte sie nicht lieben – verlassen – verachten – überwältigen? Fürchten sie Missbilligung oder Verachtung der Nachbarn, Lehrer, der Therapeutin? Können sie ihre eigenen Fähigkeiten schätzen, sich selbst als hilfreich erleben? Können sie die Therapie als hilfreich erleben, oder fürchten sie auch hier Tadel und Entwertung? Das Gefühl, ernst genommen und mit ihren Schwierigkeiten akzeptiert zu werden, könnte ihnen eine neue korrigierende Objekterfahrung ermöglichen, die die Zuversicht und das Vertrauen in die eigenen Ressourcen stärken kann.
In einem solchen therapeutischen Bündnis – wie gefährdet es im Einzelfall auch sein mag – wird es dann angebracht sein, auch Überlegungen zur Bewältigung der täglichen Krisen in der Beziehung zum Kind und zur Strukturierung des häuslichen Rahmens anzustellen (Fernsehregeln, Umgang mit Hausaufgaben, Mahlzeiten, Schlafen im eigenen Bett oder dem der Eltern, Reaktion auf symptombedingte Belastungen etwa bei Einkoten, Einnässen, Essstörungen, Lügen und Stehlen, Schulschwänzen usw.). **Für diese Eltern sollte erkennbar sein, dass es sich um ein gemeinsames Nachdenken handelt, bei dem die Kinderpsychotherapeutin ihr Wissen und Denken zur Verfügung stellt, und nicht um eine „Verordnung".**
Gelegentlich kann es zum Schutz des Kindes auch wichtig sein, klar zu sagen, was „einfach nicht geht", will man nicht Angst, Größenphantasien oder Illusionen im Kind schüren.

Klären: Hier geht es einerseits darum, die Gefühle des Kindes richtig zu „lesen" und als einen legitimen Ausdruck seiner Bedürfnisse anzuerkennen. Traurigkeit oder depressiver Rückzug sind nicht als Trotz zu verstehen, Expansionsdrang ist nicht mit Destruktivität zu verwechseln, eine Wutreaktion des Kindes bedeutet nicht, dass es die Mutter hasst. Solche Klärungen können bei der Betrachtung realer Alltagsszenen und in Alltagssprache geleistet werden. Auch die Unterscheidung eigener Gefühle von denen des Kindes gehört hierher. Sieht die Kindertherapeutin Eltern und Kind gemeinsam (z.B. bei übermäßiger Trennungsangst von Kind oder auch Mutter), so kann sie die Interaktion der beiden beobachten und durch beiläufige Kommentare die Äußerungen des Kindes für die Mutter „übersetzen". Oder die Betrachtung von Alltagsszenen gibt Anlass, die darin enthaltenen Mitteilungen des Kindes zu „übersetzen" (wie im Fall Marcos und seines Vaters, vgl. 5.3).
Andererseits muss die Kindertherapeutin auch vielfach die Realität vertreten, wenn sie mit illusionären Wünschen der Eltern konfrontiert ist. Ein Sohn, der kaum die Hauptschule bewältigt (aus welchen Gründen auch immer), wird eben niemals „Rechtsanwalt oder Arzt" werden. Aber er muss das auch nicht, denn liebens- und schätzenswert ist er auch ohne Grandiosität – wie die Eltern auch.

Deutungen wie die, dass ein Elternteil die eigene Mutter in seinem Kind sieht, hasst und fürchtet oder dass er die Kindertherapeutin voller Misstrauen als Agentin der Behörden erlebt, werden auch (oder gerade) dann, wenn sie zutreffen, in strukturell gestörten Eltern kaum zu Erkenntnissen beitra-

gen, sondern eher Verwirrung stiften. Soweit sie im Zustand der „psychischen Äquivalenz" denken (vgl. Fonagy u.a., 2004), werden sie solche Äußerungen im Sinne symbolischer Gleichsetzung wörtlich nehmen und sich in ihrer projektiven Fehlwahrnehmung bestätigt fühlen.

Beispiel:
Herr O. kann erst nach etlichen Gesprächen eingestehen, dass er den achtjährigen Onno häufig schlägt und dabei öfter fürchten muss, die Kontrolle über sich zu verlieren. Wie für viele schlagende Eltern bedeutet nicht nur diese Mitteilung, sondern auch sein Erleben, in der Steuerungsfähigkeit zu versagen, eine schwere Beschämung für ihn, die die Kinderpsychotherapeutin indes an dieser Stelle noch nicht anspricht. Herr O. ist überzeugt, dass sein Sohn von den Schlägen nicht zu beeindrucken sei, auch stellt sich ihm der Ablauf so dar, als locke Onno seine Schwachstelle planmäßig aus ihm heraus und triumphiere von überlegener Warte über den Vater, der die Kontrolle über sich verloren hat. Die Kindertherapeutin jedoch kennt von Onno dessen Gefühl tiefer Demütigung, das er hinter einer Fassade von verzweifeltem Kampfgeist verbirgt, und kann dem Vater davon erzählen. Dieser zeigt sich in dieser ruhigen Situation bewegt und berührt. Erst später wird sich die Gelegenheit ergeben, das Gefühl von Scham und Demütigung im Vater selbst zu benennen. Die Kindertherapeutin muss allen Mut zusammennehmen, die Rede auf diese unerträglichen Gefühle zu bringen, und kann daher nachvollziehen, wie viel Mut Herrn O. der schmerzhafte Blick nach innen kostet.

Spiegelung: Weil die Kindertherapeutin das Kind kennt und versteht, kann sie den Eltern glaubwürdig und verständlich mitteilen, wie es seine Eltern in dieser oder jener Situation erleben mag. Dazu nutzt sie ihre Erfahrung der Gegenübertragung, sowohl im Kontakt mit den Eltern als auch in der Identifikation mit dem Kind. Wo den Eltern die Empathie fehlt, die antizipierende und mitfühlende Vorstellung davon, was im Innern des Kindes vor sich geht, kann sie den Eltern ihr Erleben in der gegebenen Szene mitteilen, um zu verdeutlichen, was das Kind in einer ähnlichen Beziehungsszene fühlen mag.

Beispiel:
Frau P., eine voluminöse und groß gewachsene Frau, sitzt für gewöhnlich mit verschränkten Armen und grimmigem Blick aufrecht und wachsam da und bügelt nach Möglichkeit jede Bemerkung der Kindertherapeutin (wie dieser scheint) höhnisch und verächtlich ab. Als diese schließlich sagt, wie es ihr geht: „Ich kann anscheinend mit nichts bei Ihnen landen, ich komme mir vor, als würde ich für Sie nur Blech reden", ändert Frau P. den Ton und fragt erstaunt. „Wie kommen Sie denn darauf?" Es verblüfft sie, als die Kindertherapeutin ihr sagt, wie einschüchternd und entmutigend die Pose von Unberührbarkeit und verächtlicher Kritik auf sie wirke. Beide können einvernehmlich darüber sprechen, dass Frau P. ihrerseits Angst vor vernichtender Kritik hat, dass sie von sich glaubt, es keinem recht machen zu können, auch nicht dem Sohn Paul. Von diesem fürchtet sie Ablehnung und Verachtung. Seine zärtlichen Gesten bei Abschied und Begrüßung nimmt sie entgegen, als seien sie lästig und irgendwie vorwurfsvoll gemeint, Ausdruck seiner Unzufriedenheit. Die Kindertherapeutin versucht nun Paul der Mutter gegenüber zu vertreten: dass auch er sich „abgebügelt" und eingeschüchtert fühlen kann wie die Kindertherapeutin, wenn die Mutter so barsch zu ihm ist, und dass er sie entgegen ihrer Erwartung liebt und bewundert.

Neben dem Wahrnehmen, Mitteilen und Verarbeiten eigener wie kindlicher Gefühle kann es wichtig sein, dass insbesondere Mütter sich darin bestärkt fühlen, eigene berechtigte Interessen zu erkennen und anzuerkennen. Eine Mutter etwa, die sich selbst kein Eis kauft, weil die kleine Tochter sonst „sowieso" zum eigenen Eis auch noch das der Mutter erfolgreich einfordern würde, tut weder sich selbst noch dem Kind einen Gefallen: Auch in einem solchen Falle müsste die Kinderpsychotherapeutin der Mutter spiegeln, wie überwältigend und schulderzeugend eine solche Selbstverleugnung auf andere und besonders auf das Kind wirken kann.

Zusammenfassend kann gesagt werden, dass die Arbeit mit strukturell gestörten Eltern eine spezifische therapeutische Haltung erfordert. Wieweit die eingeschränkte innere Wahrnehmungsfähigkeit auf innerpsychischen Konflikte und in der Folge auf Projektionen, Abspaltungen, Verleugnungsstrategien zurückzuführen ist, kann im Rahmen der begleitenden Psychotherapie wohl kaum ergründet werden. Die Kinderpsychotherapeutin kann vorübergehend Hilfs-Ich-Funktion übernehmen, Halt gebend und klärend wirken, mit den Eltern gemeinsam nach neuen, besseren Wegen der alltäglichen Konfliktlösung suchen und ihre Bemühungen anerkennen und ermutigen.

5.5 Die Arbeit mit Adoptiv- und Pflegeeltern

Pflegeeltern betrachten sich selbst häufig – und oft mit Recht – eher als Kollegen und weniger als Ratsuchende. Andererseits können gerade die unbewussten Motive von Pflegeeltern – eigene Kinderlosigkeit, Wiedergutmachungswünsche nach eigenem Mangelerleben, altruistische Abwehr von Neid und Hass, ein „Helfersyndrom" – das Zusammenleben mit den Pflegekindern zusätzlich komplizieren, die ja meistens eine schwierige oder kaum erträgliche Lebensgeschichte mit in die Pflegefamilie bringen. Es ist wohl eine Frage des Fingerspitzengefühls, wann Pflegeeltern eher im Sinne einer Supervision unterstützt werden sollten, wann ihre Mitarbeit im Sinne einer „begleitenden Psychotherapie" fruchtbarer sein könnte und wann ihre Motivation dafür nicht ausreicht.

Adoptiveltern haben mit der Annahme des Kindes ihren Wunsch manifestiert, „wirklich" Eltern zu sein. Umso intensiver werden sie sich möglicherweise mit unbewussten Motiven wie den eben genannten auseinander zu setzen haben. Die Kränkung der Kinderlosigkeit, unbewusste Phantasien in diesem Zusammenhang können die Elternschaft belasten. Die unvermeidlichen Konflikte mit dem Kind werden möglicherweise unter dem mehr oder weniger unbewussten Aspekt „Es ist mir fremd, weil es nicht mein Kind ist" als umso gravierender oder ängstigender erlebt, Enttäuschungen können diese Einstellung vertiefen. Die mitgebrachte Lebensgeschichte eines Adoptivkindes kann in der Familie wie ein Fremdkörper wirken. Immer wieder stellt sich die Überforderung von Adoptiveltern heraus, die nicht die allmähliche Einstellung auf die Elternschaft erleben konnten, die die Monate der Schwangerschaft anderen Eltern ermöglichen. All diese Gesichtspunkte sprechen dafür, auch bei Adoptiveltern auf die Verknüpfung eigener innerpsychischer Konflikte mit denen des Kindes zu achten – die Konflikte und Ängste werden eine spezifische Prägung haben, aber die Verwobenheit von elterlicher und kindlicher Innenwelt ist ebenso das zentrale Thema wie in jeder anderen „begleitenden Psychotherapie der Beziehungspersonen".

5.6 „Getrenntes" Setting

In Deutschland hat sich – anders als z.B. in Großbritannien – die Regelung durchgesetzt, dass Kindertherapie und begleitende Psychotherapie der Beziehungspersonen in einer Hand liegen. Nach dem bisher Gesagten spricht auch vieles für dieses Setting: Wegen ihrer Kenntnis der Psychodynamik des Kindes kann die Kindertherapeutin die korrespondierenden elterlichen Konflikte genauer ins Blickfeld rücken; die Eltern können sich eher öffnen, wenn sie wissen, dass die Therapeutin ihr Kind gut kennt und wertschätzt. Auch können kleinere Kinder die Therapeutin nicht über ihr tägliches Leben informieren, größere Kinder wiederum haben daran oft wenig Interesse. Trotz dieser Vorteile scheint es manchmal geraten, dass Elterngespräche und Kindertherapie bei verschiedenen Personen stattfinden.
Vorwiegend ist diese Trennung ratsam bei Jugendlichen-Therapien, wenn man auf die Mitarbeit der Eltern noch nicht ganz verzichten will, wenn der Patient/die Patientin noch wenig getrennt erscheint von den elterlichen Erwartungen, Ängsten und Konflikten. Andererseits soll die Separation durch das Setting ermutigt oder die misstrauische Abwehr des heranwachsenden Kindes, das sich mit seinen Eltern im Ablösungskonflikt befindet, vermieden werden.
Aber auch bei jüngeren Kindern eröffnet das getrennte Setting gelegentlich der Kindertherapeutin eine Freiheit in der Wahrnehmung und Intervention, die sonst durch die Sorge um das Kind, die drängende Qualität der Symptomatik beschränkt würde. **Wenn die Therapeutin das Kind gar nicht kennt, so entfällt der Druck, im Verhalten des Kindes schnell etwas verändern und den bedrängten Eltern mit Ratschlägen zur Seite stehen zu müssen oder sie mehr oder weniger versteckt im Interesse des Kindes zu einer Veränderung bewegen zu wollen.** Durch diesen Zuwachs an Gelassenheit ist der Blick auf die Konfliktbeteiligung der Eltern möglicherweise weniger verstellt. Ihre Phantasien über ihr Kind, ihre Wünsche und Ängste, die mit dem Elternsein verbunden sind, ihre lebensgeschichtlich begründeten Wiederholungszwänge können sich umso unverstellter in der Übertragungsbeziehung abbilden, je weniger die Therapeutin dem Kind gegenüber verpflichtet ist: Den Eltern ist klar, dass es hier nur um sie selbst und um ihr **inneres Bild von ihrem Kind** gehen kann. Gerade bei einer lärmenden Symptomatik des Kindes kann dies die Arbeit erleichtern (vgl. Wolff, 1999).
Ein Nachteil des getrennten Settings dürfte sein, dass es noch schwieriger wird, in angemessener Weise auf regressive Übertragungsprozesse einzugehen, einem eigenen Therapiebedürfnis der Eltern nicht nachzugeben, wie Wolff in ihrem Fallbeispiel beschreibt.

Beispiel:
Die 12-jährige Ricarda hat eine schwere Schulphobie entwickelt, wegen ihres Fernbleibens droht der Ausschluss vom Gymnasium. Weil die Therapeutin die Motive des Mädchens, seine Begabung, seine Leistungsprobleme usw. nicht aus eigener Anschauung kennt, konzentrieren sich die Gespräche mit den Eltern R. auf deren Beteiligung an dem aktuellen Konflikt. Die Mutter hat große Probleme mit der Trennung, die durch die anstehende Adoleszenz der Tochter aktualisiert sind, und versucht auch unbewusst (und natürlich vergeblich), früher Versäumtes nachzuholen durch eine allzu beschützende, wenig fordernde Haltung. Herr R. hat seinerseits mit 12 Jahren in einem forcierten Trennungsschritt sein Elternhaus verlassen, seine Konflikte mit den „inneren" Eltern sind noch lebendig. Seine Tochter vermeidet also im selben Alter die Trennung von den Eltern, mit der der Vater sich damals überfordert hat.

Als der Schulwechsel zur Hauptschule ansteht, fällen die Eltern miteinander die wichtigen Entscheidungen. Wäre die Kindertherapeutin mit Ricarda selbst vertraut, so hätte sie sich schwerlich aus dieser Diskussion heraushalten können, so aber bleibt es bei der Arbeit mit den Ängsten, Kränkungen, Erwartungen, der verwöhnenden Zärtlichkeit und der Wut auf Mutters und Vaters Seite.
Mit besonderer Wachsamkeit musste indessen auf regressive Übertragungsprozesse geachtet werden, für deren Bearbeitung die begleitende Elternarbeit nicht den nötigen Raum bietet.

6 Schlussbemerkung

Die „begleitende Psychotherapie der Beziehungspersonen" ist eine spezielle Form von Psychotherapie. Sie ist konfliktorientiert und arbeitet mit Widerstand und Übertragung, ein besonderer Stellenwert kommt der Gegenübertragung als Erkenntnisinstrument zu. Insofern unterscheidet sie sich in der Methode nicht von anderen psychoanalytischen und tiefenpsychologisch fundierten Therapieformen. Ihre Besonderheit ist, dass der Fokus immer auf der Beziehung zwischen Eltern und Kind liegt. Bewusste und unbewusste Konflikte der Eltern sind insoweit (und *nur* insoweit) Gegenstand dieser Arbeit, als sie deren inneres Bild von ihrem Kind einfärben oder überlagern. Die Eltern sollen nicht zu Patienten werden – auch nicht im Sinne einer Paartherapie, aber sie sollen auch nicht alltagspraktisch beraten werden von jemandem, der es „besser weiß". Ziel der begleitenden Psychotherapie ist die Stärkung der elterlichen Position von Mutter und Vater.

7 Frequently Asked Questions (FAQ)

1. *Welche Kriterien geben Aufschluss darüber, ob bei den Eltern eines kindlichen Patienten mit strukturellen Defiziten gerechnet werden muss?*

→ Die Behandlungstechnik soll modifiziert und eher auf Unterstützung, Klärung und Spiegelung ausgerichtet werden,
- wenn die Eltern z.B. ihre Emotionen und Intentionen nicht klar von denen ihres Kindes unterscheiden können,
- wenn sie keine Vorstellung von der eigenen inneren Befindlichkeit haben und in Worte fassen können,

3

- wenn sie von der kindlichen inneren Welt keine Vorstellung haben und in Worte fassen können,
- wenn sie Gefühls- und andere Reaktionen ihres Kindes nicht sicher genug in ihrer Vorstellung antizipieren können,
- wenn sie die Motive und Intentionen des Kindes nicht sehen und einordnen können,
- wenn sie ihre Affekte und Handlungsimpulse nicht hinreichend sicher regulieren und steuern können,
- wenn sie ihr Selbstwertgefühl nicht hinreichend regulieren können ...

2. *Was ist zu tun, wenn Kind oder Eltern in mir die „bessere Mutter/den besseren Vater" sehen?*

→ Zunächst ist äußerstes Misstrauen gegen das eigene Wonnegefühl am Platz, so sehr bewundert und gebraucht zu werden. Der Wunsch, für das Kind eine bessere Mutter, ein besserer Vater zu sein als diese Eltern, schleicht sich allzu leicht in die Gegenübertragung ein und muss aufmerksam und selbstkritisch wahrgenommen werden, denn eine solche Haltung läuft dem Ziel, die elterliche Position zu unterstützen, zuwider.

Auch kann jeder Idealisierung die Entwertung auf dem Fuße folgen, Enttäuschungswut mag dann manchen Abbruch beschleunigen. **Rettungsphantasien des Therapeuten können das Gelingen einer Behandlung ernsthaft gefährden,** weil möglicherweise Therapeut und Eltern gemeinsam Feindseligkeit abwehren. Stattdessen sollte darüber nachgedacht werden, ob abgewehrte Gefühle wie Rivalität, Eifersucht, Misstrauen, Scham oder Neid eine Rolle spielen und wie sie vorsichtig ins Gespräch gebracht werden könnten.

Allerdings kann es sehr kränkend wirken, wenn Idealisierungen brüsk zurückgewiesen werden. Die Kindertherapeutin kann auch dann, wenn sie sich nicht in diese Rolle begibt, den Wunsch, doch noch ein ideales Objekt zu finden, respektvoll und empathisch anerkennen.

3. *Soll man konkrete Ratschläge geben?*

→ Es wird meistens wenig Sinn machen, die oft so dringend geforderten praktischen Ratschläge zu geben. Jeder gut gemeinte Rat kann, wenn es einen unbewussten Widerstand gibt, unauffällig, unbemerkt und wirksam unterlaufen werden, so dass er sich als unbrauchbar erweist und zu einer Entwertung der Therapeutin beiträgt, sobald die Idealisierung in ihr Gegenteil umschlägt. Davon abgesehen könnte es die elterliche Position von Mutter oder Vater eher untergraben, wenn die Therapeutin generell als die Person erlebt wird, die „es besser weiß". Die Experten für ihre eigenen Kinder sind die Eltern, und sie sollen es bleiben. Ihre Kompetenz wird sich nicht verbessern, wenn sie ihre Funktion an die Kindertherapeutin abtreten.

Beispiel:

Frau J. (vgl. oben 5.1) stellt ihre dreijährige Tochter vor, weil sie trotz aller Bemühungen der Mutter nachts stundenlang wach sei und die Mutter nicht schlafen lasse. In einer Beratungsstelle habe man ihr geraten, das Kind einige Nächte lang schreien zu lassen, es werde sich dann schon geben. Darauf habe die Kleine wochenlang jede Nacht über Stunden geschrieen. In der zweiten Beratungsstelle habe man ihr geraten, lieber nachts ein wenig mit dem Kind zu spielen, bis es wieder müde sei. Nun sitze sie Nacht für Nacht todmüde auf dem Teppich, um zu spielen. Ihre Tochter hole den Nachtschlaf im Laufe des Tages in der Kindergruppe nach, sie selber aber sei am Rande der Erschöpfung.

Frau J. berichtet dies in triumphierendem Ton. Beide Ratschläge hat sie derart unflexibel befolgt, dass sie zum Scheitern führen mussten: Ihr Kontrollbedürfnis ist so groß, sie muss auch Scham, Angst vor Versagen und Schuld so entschlossen abwehren, dass kein anderer es besser wissen soll als sie. Mutter und Tochter können nachts zur Ruhe kommen, als ihre hochambivalente Verklammerung, die (in diesem Falle quälend bewusstseinsnahen) Beseitigungswünsche der Mutter und die entsprechend heftige, kaum aushaltbare Trennungsangst bei Mutter und Kind im Gespräch und in der Kindertherapie zugänglich werden.

„Gute Ratschläge" können das Gegenteil bewirken, wenn sie in einer ungünstigen Übertragungssituation geäußert werden. Dennoch kann es Gelegenheiten geben, wo die Kindertherapeutin auch Stellung beziehen darf oder sollte:

So brauchen manche Eltern eine Entlastung von Über-Ich-haften Forderungen, die sie erfüllen zu müssen glauben. Ein häufig virulenter Konflikt ist zum Beispiel der um die elterliche Hilfe bei den Hausaufgaben. Eltern und Kinder quälen sich gegenseitig mit Erwartungen, Enttäuschungen, Trotz, Wut, Versagensangst, gemischt mit Zukunftsangst und alten offenen Rechnungen. Bevor ein solcher Wust von Ambivalenz und narzisstischer Kränkung entwirrt werden kann, ist die erleichternde Feststellung möglich: Es ist an der Zeit, das Kind in die Selbständigkeit zu entlassen, die Verantwortung für seine Schulaufgaben liegt bei ihm und darf ihm zugemutet werden. Und wenn die Eltern die Einmischung nicht lassen können, so liegen die Gründe vielleicht bei ihnen selbst. Auch mit einer solchen Intervention übernimmt – was immer im Blick behalten werden sollte – die Kindertherapeutin vorübergehend eine Über-Ich-Position, aber günstigenfalls im Dienste der Autonomieentwicklung des Kindes.

4. *Soll man aufklärende Informationen vermitteln?*

→ Zuweilen ist eine aufklärende Haltung der Therapeutin förderlich.

Hier geht es um die Vermittlung entwicklungspsychologischen Wissens, das manchmal eine Veränderung begleiten muss. Etwa so wie manche Eltern nicht von selber sehen, dass ihre Babys zu warm gekleidet sind und unter einem Hitzestau leiden, so kommen andere auch nicht auf die Idee, dass gemeinsames Baden von Mutter und Sohn („Wir sind nicht verklemmt") oder das regelmäßige Schlafen im Bett der Eltern etwas im Kind „aufheizen" kann. Am Anfang des gemeinsamen Nachdenkens kann dann schon eine Aufklärung über kindliche Sexualität und kindliche Phantasien stehen mit dem Ziel, solche Interaktionen, die das Kind in seinen ödipalen Wünschen gefangen halten und in seiner Verselbständigung behindern, zunächst zu unterbinden.

Beispiel:

Frau O. ist verunsichert wegen einer Bemerkung des 13-jährigen Oskar. Nach einem zärtlichen Gute-Nacht-Sagen habe Oskar gesagt „Du bist so anders zu mir in letzter Zeit, das ist mir unheimlich". Und das, sagt Frau O., sei wiederum ihr unheimlich gewesen. Sie ist erleichtert, als die Kindertherapeutin über das veränderte Erleben eines puber-

3

tierenden Jungen spricht, und wundert sich, nicht selbst auf diesen Gedanken gekommen zu sein.

Welcher Entwicklungsschritt für das Kind gerade aktuell ist und bewältigt werden soll, ist manchmal mit dem Blick von außen leichter zu sehen, und ebenso ein familiales Hindernis, das diesen Schritt erschweren könnte. **Meistens jedoch wird eine aufklärende Intervention dauerhaft nur dann wirksam sein, wenn die verborgenen Motive der Eltern, etwas nicht selbst zu sehen, mitbedacht werden.** Frau O., um bei diesem Beispiel zu bleiben, unternimmt selbst den ersten Schritt in diese Richtung mit der verwunderten Frage, warum sie nicht selbst auf diese Idee gekommen sei.

5. *Wie oft sollte man die Eltern sehen?*

→ Die in den Psychotherapie-Richtlinien vorgesehene Stundenfrequenz (auf je vier Kindertherapie-Stunden entfällt ein Elterngespräch) hat sich im Allgemeinen bewährt, in manchen Fällen kann es aber auch sinnvoll sein, sogar im Verhältnis 1:1 zu arbeiten (Petersen, 1999). Auch das gestatten die vereinbarten Richtlinien. Das wird dann zu überlegen sein, wenn die Konflikte bei einem jüngeren Kind noch nicht allzu fest internalisiert sind und die Eltern selber mit Unbehagen sehen, wie sie in unverstandene, unproduktive Auseinandersetzungen verwickelt sind.

Wenn es darum geht, für allein erziehende Elternteile vorübergehend die „elterliche Allianz" zu ersetzen, könnte eine dichtere Frequenz ebenfalls angezeigt sein. Gelegentlich kann es auch sinnvoll sein, wegen eines aktualisierten Konflikts – wie dies im Falle des Herrn L. geschah (vgl. oben 5.1) – vorübergehend die Frequenz zu erhöhen. **Immer aber sollte der Rahmen zuverlässig und eindeutig festgelegt sein.**

6. *Wann führt man mit Mutter und Vater getrennte Gespräche?*

→ **Wünschenswert ist immer, das Elternpaar gemeinsam zu sehen.** Wenn auch die elterliche Allianz (bei getrennten Paaren etwa) gestört ist, kann es vielleicht doch gelingen, sie wiederherzustellen. Überwiegt aber die Feindseligkeit derart, dass vertrauensvolle gemeinsame Gespräche nicht mehr möglich sind, so kann eine Trennung der Eltern auch in den Gesprächen sinnvoll sein.

7. *Welches Setting ist bei Patchworkfamilien richtig?*

→ Wenn das Kind in einer Patchworkfamilie lebt, mag es ergiebiger sein, die jeweiligen neuen Lebenspartner von Vater und/oder Mutter als Mit-Träger einer elterlichen Allianz mit einzubeziehen. Sie leben ja mit dem Kind und haben das tägliche Leben, manchmal auch die täglichen Grabenkriege mit ihm zu bewältigen. Jede Veränderung im Setting ist aber sorgfältig mit den Eltern zu besprechen, weil sie die Dynamik in dem komplizierten Gefüge von Projektionen und Zuschreibungen unter all den beteiligten Personen mit beeinflussen wird.

In der Arbeit mit zusammengesetzten Familien kann es von besonderer Wichtigkeit sein, gegen die Verleugnungstendenzen der gegenwärtigen „sozialen Eltern" die basale Bedeutung der leiblichen Eltern für die Repräsentanzenwelt und das Selbstgefühl der Kinder zu betonen.

8. *Soll man mit den Eltern jugendlicher Patienten sprechen?*

→ Grundsätzlich finden Jugendlichen-Therapien ohne Beteiligung der Eltern statt. Im Einzelfall kann es dennoch sinnvoll sein, die Eltern mit einzubeziehen, wenn ihre verinnerlichten Konflikte sehr verwoben sind mit denen des heranwachsenden Kindes und die Ablösung deshalb erschwert ist oder wenn sie durch seine schwerwiegende Symptomatik allzu verängstigt sind. Nach Möglichkeit ist dann wohl ein „getrenntes" Setting – zwei Therapeuten arbeiten unabhängig voneinander – angezeigt. Ein solcher Behandlungsplan kann schon bei der Antragstellung entworfen und im Bericht an den Gutachter begründet werden.

In welchem Alter Jugendliche die Verantwortung für ihre Therapie allein übernehmen können, ist natürlich im Einzelfall zu entscheiden. Formal können sie mit 16 Jahren eigenständig eine Psychotherapie aufnehmen. Aber auch wenn die Patienten sich ohne Hilfe der Eltern melden, sollte man in den meisten Fällen – sofern Tochter oder Sohn noch nicht volljährig sind – vor der endgültigen Therapievereinbarung ein Gespräch mit den Eltern zum gegenseitigen Kennenlernen führen, um Misstrauen und Spaltungstendenzen in der Familie nicht unnötig zu nähren.

8 Prüfungsfragen

1. Welche psychodynamische Bedeutung hat die „elterliche Allianz" für die Eltern/für die Kinder?
2. Was ist zu tun oder zu bedenken, wenn es einen „sozialen" und einen leiblichen Vater des Patienten gibt?
3. Warum achtet man auf Besonderheiten in der Lebensgeschichte der Eltern gerade in dem Alter, in dem sich nun das Kind befindet?
4. Welche Haltung sollte die Kindertherapeutin einnehmen, wenn sich Eltern selbst als Patienten zu sehen beginnen?
5. Was ist zu bedenken, wenn Eltern lebenspraktische Ratschläge wünschen?
6. Woran kann man ödipale/geschwisterliche Eifersuchts- von Neidkonflikten unterscheiden?
7. Unter welchen Bedingungen könnte es förderlicher sein, die Konfliktgeschichte der Eltern auszusparen?
8. Wie kann die Kindertherapie triangulierte Objektbeziehungen fördern?
9. Welche Gründe sprechen für, welche gegen ein „getrenntes Setting" bzw. die Eltern- und Kindertherapie „in einer Hand"?
10. Welche Interventionsformen können bei schwach strukturierten Eltern förderlich sein, was ist in solchen Fällen eher zu vermeiden?

9 Literatur

a) zitierte Literatur

- Ahlheim R, Eickmann H (1998): Wirkfaktoren in der Arbeit mit den Eltern. In: Jongbloed-Schurig U / Wolff A (Hrsg.): „Denn wir können die Kinder in unserem Sinne nicht formen". Beiträge zur Psychoanalyse des Kindes- und Jugendalters. Frankfurt a.M.: Brandes & Apsel, S. 175-190
- Argelander H (1967): Das Erstinterview in der Psychotherapie. Psyche 21:341-368; 429-467; 473-512
- Benedek Th (1960): Elternschaft als Phase der Entwicklung. Jahrbuch der Psychoanalyse. Bd. 1. Bern, Stuttgart, Wien: Huber, S.35-61

- Benedek Th, Anthony EJ (1970): Summing Up. In: Anthony EJ, Benedek Th (eds.): Parenthood. Its Psychology and Psychopathology. Boston: Little, Brown and Company, pp. 599-603
- Bion W (1990): Lernen durch Erfahrung. Frankfurt a. M.: Suhrkamp
- Cohen RS, Weissman SH (1984): The Parentic Alliance. In: Cohen RS, Cohler BJ, Weissman SH (eds): Parenthood. A Psychodynamic Perspective. New York, London: Guilford Press, pp. 33-49
- Dammasch F (2001): Das Vaterbild in den psychoanalytischen Konzepten zur kindlichen Entwicklung. Analytische Kinder- und Jugendlichen-Psychotherapie 110(32):215-243
- Eckstaedt A, Klüwer R (Hrsg.) (1980): Zeit allein heilt keine Wunden. Psychoanalytische Erstgespräche mit Kindern und Eltern. Frankfurt a.M.: Suhrkamp
- Faber FR, Haarstrick R (1996): Kommentar Psychotherapie-Richtlinien. Neckarsulm, Lübeck, Ulm: Jungjohann
- Fonagy P, Gergely G, Jurist EL, Target M (2004): Affektregulierung, Mentalisierung der Affekte und die Entwicklung des Selbst. Stuttgart: Klett-Cotta
- Fraiberg S (1990): Schatten der Vergangenheit im Kinderzimmer: Arbeitshefte Kinderanalyse 11/12, hg. am Wissenschaftlichen Zentrum II GH Kassel: 141-160
- Heinz J (2001): Väter in der begleitenden Psychotherapie. Analytische Kinder- und Jugendlichen-Psychotherapie 110 (32): 245-272
- Khan MR (1973): Vorwort zu: D.W. Winnicott, Die therapeutische Arbeit mit Kindern. München: Kindler
- Klein M (1972): Neid und Dankbarkeit In: Das Seelenleben des Kleinkindes und andere Beiträge zur Psychoanalyse. Reinbek: Rowohlt, S. 174-186
- Lorenzer A (1970): Sprachzerstörung und Rekonstruktion. Vorarbeiten zu einer Metatheorie der Psychoanalyse. Frankfurt a. M.: Suhrkamp
- Ornstein A und P (1994): Elternschaft als Funktion des Erwachsenen-Selbst: Eine psychoanalytische Betrachtung der Entwicklung. Kinderanalyse 2 (3):351-373
- Petersen M-L (1999): Überlegungen zur Wahl des Settings für die begleitende Psychotherapie der Beziehungspersonen. Analytische Kinder- und Jugendlichen-Psychotherapie 103(30):339-360
- Petri H, Thieme E (1978): Katamnese zur analytischen Psychotherapie im Kindes- und Jugendalter. Psyche 32:1-51
- Rudolf G (2004): Strukturbezogene Psychotherapie. Leitfaden zur psychodynamischen Therapie struktureller Störungen. Stuttgart, New York: Schattauer
- Windaus E (1999): Psychoanalytische Elternarbeit und szenisches Verstehen. Analytische Kinder- und Jugendlichen-Psychotherapie 103(30):307-338
- Winnicott DW (1973): Die therapeutische Arbeit mit Kindern. München: Kindler
- Wolff A (1999): Elternarbeit anders. Analytische Kinder- und Jugendlichen-Psychotherapie 103(30):361-379

b) weiterführende Literatur

- Ahlheim R, Müller-Brühn E (1992): Elternarbeit als Erweiterung des analytischen Bezugsrahmens der Kinderpsychotherapie. In: Biermann G (Hrsg.): Handbuch der Kinderpsychotherapie. Bd. V. München, Basel: Reinhardt, S. 470-484
- Bürgin D (1998): Triangulierung. Der Übergang zur Elternschaft. Stuttgart, New York: Schattauer
- Diez Grieser MT (1996): Probleme der Elternarbeit in der Psychotherapie mit Kindern und Jugendlichen. Kinderanalyse 4(3):241-253
- Gumbinger H-W (1999): Die Bedeutung der Elternarbeit im Zusammenhang mit Überlegungen zum Konzept der Triangulierung. Arbeitshefte Kinderpsychoanalyse 27, hg. am Wissenschaftlichen Zentrum II GH Kassel
- Horn M (2003): Zur Einbeziehung der Eltern in die analytische Kinderpsychotherapie. Prax Kinderpsychol Kinderpsychiatr 52:766-776
- Jacobson E (1973): Das Selbst und die Welt der Objekte. Frankfurt a. M.: Suhrkamp
- Klauber T (1999): Die Bedeutung des Traumas bei der Arbeit mit den Eltern schwer gestörter Kinder und Implikationen für die Arbeit mit Eltern im allgemeinen. Analytische Kinder- und Jugendlichen-Psychotherapie 103(30):399-425
- Richter HE (1963): Patient Familie. Stuttgart: Klett-Cotta
- Richter HE (1972): Eltern, Kind und Neurose. Reinbek: Rowohlt
- Rotmann M (1978): Über die Bedeutung des Vaters in der „Wiederannäherungsphase". Psyche 32: 1105-1147
- Spitz R (1976): Vom Dialog. Stuttgart: Klett-Cotta
- Stern DN (1992): Die Lebenserfahrung des Säuglings. Stuttgart: Klett-Cotta
- Stierlin H (1975): Von der Psychoanalyse zur Familientherapie. Stuttgart: Klett-Cotta
- Stork J (1974): Die Bedeutung des Vaterbildes in der frühkindlichen Entwicklung. In: Stork J (Hrsg.): Fragen nach dem Vater. Französische Beiträge zu einer psychoanalytischen Anthropologie. Freiburg, München: Alber
- Wolff A (2001): Veränderte Familienformen: Über die Bedeutung der leiblichen Eltern in der inneren Welt des Kindes. Analytische Kinder- und Jugendlichen-Psychotherapie 110 (32): 195-213

4 Behandlungskonzepte und Techniken – Störungsspezifische Interventionen bei Kindern und Jugendlichen

4.1 Angst und Angststörungen

Hans Hopf

1 Einleitung

Angst ist ein affektiver Zustand, der mit dem Gefühl, bedrängt und bedroht zu sein, und mit körperlichen Begleiterscheinungen verbunden ist (vgl. Ermann, 2004, S. 200). Reale Angst – auch Furcht genannt – ist ein wichtiges Sensorium, das ein Individuum vor realen Bedrohungen und Gefahren warnt und schützt. Störend ist lediglich zu viel oder zu wenig Angst. Angstfreie Kinder gibt es nicht, weil die verschiedenen Angstformen normale Begleiterscheinungen der verschiedenen Entwicklungsstufen sind. Darum ist es auch unrealistisch, eine angstfreie Erziehung propagieren zu wollen. Entscheidend für eine günstige Beurteilung des Umgangs mit Angst sind nach Meinung von A. Freud (1971) auch weniger die Formen und Intensitäten der Angst, sondern die Fähigkeit eines Individuums zu ihrer Bewältigung. Ängsten kann mit aktiven Gegenmaßnahmen begegnet werden, mit Verstand, logischem Denken, tatkräftigen Veränderungen der Außenwelt sowie aggressiven Gegenmaßnahmen.

Es besteht ein enger Zusammenhang zwischen Angst und Aggression: Das indogermanische Wort „angh" bedeutet „niedergedrückt von Trauer, Last und Schwierigkeiten", althochdeutsch „angust" (Drosdowski, 1989, S. 36). Auf eine gemeinsame Wurzel weisen auch die etymologischen Verbindungen der Wörter „Angst" (griechisch αν_χειν angchein = würgen, lat. angustus = eng und englisch anger = Ärger, Zorn). Werden vitale Interessen eines Menschen bedroht, kann er entweder flüchten oder sich der Auseinandersetzung stellen. Nach Fromm (1974) ist aggressiv zu werden eine der wirksamsten Möglichkeiten, sich von Angst zu befreien. Das quälende Gefühl von Angst schwindet, wenn jemand aus dem passiven Zustand der Angst herausfindet und zu einem Angriff übergehen kann (S. 177).

Zu den **biologischen und neurochemischen Grundlagen der Angst** meint Köhler (2004), dass darüber weniger bekannt sei, als von der Literatur suggeriert würde. Insbesondere gelte das für die häufig zitierte Funktion der Amygdala (Mandelkern), die in der Literatur zumeist mit der Entstehung von Angst in Verbindung gebracht wurde. Es existierten auch **keine gesicherten Hinweise** auf veränderte Hirnstrukturen oder auf Störungen in den Transmittersystemen (S. 46) im Hinblick auf Angsterkrankungen. Ursprünglich waren panische Angst und generalisierte Angst – in Anlehnung an das Freud'sche Konzept von der Angstneurose – nicht unterschieden worden. Biologische Studien zu genetischen Faktoren und differenzierenden biologischen Markern machten schließlich erforderlich, dass die beiden Störungsbilder seit den sechziger Jahren des letzten Jahrhunderts getrennt und als unterschiedene nosologische Entitäten (Nosologie ist die Lehre von den Krankheiten) geführt wurden, zumal die Störungen offensichtlich auf unterschiedliche Medikation ansprechen (vgl. Köhler, 1999). Auf das Kapitel von Köhler über biologische sowie neurochemische Grundlagen psychischer Erkrankungen im Band II des Lehrbuchs (Leichsenring, 2004) „Psychoanalytische und tiefenpsychologisch fundierte Therapie" wird verwiesen.

2 Die Angsttheorien von Sigmund Freud

Historisch lassen sich in der Entwicklung der Auffassung von Freud bei der Angst drei Hauptphasen unterscheiden.

In den Anfängen der Psychoanalyse und in der so genannten ersten Phase fasste Freud (1895/1971a) Angst als Folge eines rein biologischen Prozesses auf. Freud stellte fest, dass unabgeführte Libido – beispielsweise beim Coitus interruptus, bei sexueller Enthaltung, insgesamt bei frustrierter sexueller Erregung – in Angst umgewandelt würde. **Eine Stauung libidinöser Triebenergie, die nicht somatisch abgeführt werden kann, setzt sich im psychischen Erleben direkt in Angst um.** Dornes (1994) hat hierzu zu Recht gemeint, dass Triebenergie auf diese Weise gleichsam zum „toxischen Stoffwechselprodukt" geworden wäre. Er stellte aber auch fest, dass damit unklar geblieben ist, was denn die Ursache dieser Verdrängung gewesen sei (S. 134).

In der zweiten Phase, nach der Veröffentlichung der Strukturtheorie im Jahr 1923, wurde diese Vorstellung in *Hemmung, Symptom und Angst* weiterentwickelt (1926/1971b). Freud ersetzte seine ursprünglichen Gedanken durch die Theorie von der Signalangst. **Angst ist jetzt nicht mehr die *Folge*, sondern die *Ursache* von Verdrängung: Die abgeschwächte mentale Antizipation einer traumatischen Situation rufe ein Angstsignal hervor, welches das Ich zur Verdrängung veranlasse.** Allerdings hielt Freud hinsichtlich der Angstneurose immer noch an seiner alten Vorstellung fest, dass auch ein Überfluss an ungenutzter Energie Abfuhr als Angst finden könne.

Erst in *Neue Folge der Vorlesungen zur Einführung in die Psychoanalyse* löste Freud (1933/1969c) auch dieses Problem,

4

indem er schrieb, dass das Auftreten der Angst auch in der Angstneurose eine Reaktion auf eine traumatische Situation sei, und hielt nicht mehr an seiner These fest, dass sich Libido hier in Angst verwandeln würde. Dieser Entscheid wird zumeist als die dritte Phase von Freuds Theoriebildung bezeichnet. Angst wurde jetzt als eine Ich-Funktion gesehen, Affekte waren nicht mehr Sicherheitsventile, sondern wurden vom Ich als Signale verwandt: **Angst ist die Reaktion des Ichs auf eine drohende Gefahr** (vgl. Nagera, 1974, S. 442 f.). Freud beschrieb eine Folge prototypischer Gefahrensituationen, wie Angst vor Objektverlust, Angst vor Liebesverlust, Kastrationsangst sowie Über-Ich-Angst. Er ging jetzt auch davon aus, dass sich die drei Hauptarten der Angst, die Realangst, die neurotische und die Gewissensangst, auf die drei Abhängigkeiten des Ichs, von der Außenwelt, vom Es und vom Über-Ich beziehen ließen. Realangst wird auf eine bekannte Gefahr durch ein **äußeres Objekt** bezogen, neurotische Angst auf eine ängstigende **innere Gefahr.**

! **Merke:** Angst ist ein wichtiges Sensorium für den Menschen, das ihn vor Gefahren warnt und zu Gegenmaßnahmen veranlasst. Störend kann lediglich ein Zuviel oder ein Zuwenig an Angst werden. Freuds Hypothese von der Signalangst geht davon aus, dass nur das Ich Angst produzieren und verspüren kann. Eine traumatische Situation ruft ein Angstsignal hervor, das die Auslösung von Abwehroperationen, beispielsweise Verdrängung, ermöglicht. Realangst ist das Resultat einer dem Ich bekannten Gefahr, während die neurotische Angst auf eine innere Gefahr bezogen ist und dem Ich *nicht* bewusst ist.

3 Angst aus Sicht der Bindungsforschung

Mittlerweile haben auch die Konzepte der empirischen Säuglingsforschung über die Entstehung von Ängsten an Bedeutung gewonnen (Bowlby, 1975, 1976; Brisch, 2001; Dornes, 1994, 2002; Fonagy, 2003). Bowlby (1975, 1976) hat als Erster die Bindung an die Mutter als **instinktbedingt** beschrieben und benennt hierzu vier Theorien wie Essliebe, Objektsaugen, Objektanklammern und Sehnsucht nach Rückkehr in den Mutterleib (1975, S. 171 f.). **Werde eines dieser Systeme aktiviert, entstünde Trennungsangst als primäre Antwort auf Bedrohung.** Bei drohendem Verlust von Bindung wird Angst auch als Affekt mobilisiert, um dadurch das Bindungsverhalten der Interaktionspartner zu aktivieren und nicht allein gelassen zu werden. Dies initiiert bei diesen wiederum ein stärkeres Fürsorgeverhalten, was deutlich macht, dass Angst auch eine sozial-kommunikative Funktion besitzt (Bassler, 2004).

Bowlby hat auch auf die Zusammenhänge zwischen der Entwicklung von Angst, Panik- und Agoraphobie-Symptomen hingewiesen und diese auf eine Störung in der Bindungsentwicklung während der Kindheit zurückgeführt. Vor allem betonte er, dass die Behinderung der Selbständigkeit eines Kindes Abhängigkeit bewirken würde (1975, S. 215 f.). Guidano und Liotti (1985, zit. in Brisch, 2001) haben hierfür empirisch typische Familienkonstellationen gefunden: Autonomiebedürfnisse der Kinder, ihre Erkundungen der Umwelt waren durch elterliche Kontrolle und Verbote stark eingeschränkt worden. Die Eltern hatten ihren Kindern die Welt außerhalb der Familie als gefährlich geschildert und ihnen vermittelt, dass sie mit diesen Gefahren ohne den ständigen Schutz der Eltern allein nicht zurechtkommen würden. Bindung, Trennung und Angst wurden von Forschern der Bindungstheorie sorgfältig untersucht. Neben Fonagy (2003) hat auch Brisch (2001) deutlich gemacht, dass Bindung immer eine grundlegende Variable im psychotherapeutischen Prozess darstellt. Auf die Lektüre seines Buches über Bindungsstörungen (2001), vor allem auf die grundlegenden Werke von Bowlby (1975, 1976), wird hingewiesen.

4 Angstarten, Struktur und Ich-Entwicklung

4.1 Angstarten innerhalb der Psychoanalyse

Die Rangfolge der verschiedenen Angstarten nach A. Freud wird im kommenden Abschnitt aufgeführt. Mit seinem „Versuch einer Angsttypologie innerhalb eines Zweidimensionalen Systems" hat Mentzos (1988) ebenfalls eine Angsthierarchie erstellt. Die von A. Freud und Mentzos beschriebenen Ängste werden im Folgenden noch durch Angstformen ergänzt, die von weiteren Psychoanalytikerinnen und Psychoanalytikern in den vergangenen Jahrzehnten berichtet wurden. Dennoch ist die vorliegende Liste mit Ängsten nicht vollständig.

• Namenlose Angst

Diesen Begriff hat Karin Stephen 1941 eingeführt, als sie das extreme Ausmaß von Angst im Säuglingsalter zu beschreiben suchte. Sie bezeichnete mit diesem Ausdruck die Angst, der Triebspannung in der Kindheit ohnmächtig ausgeliefert zu sein (zit in: Hinshelwood, 1990). Bion fasste diesen Begriff genauer (1990). Der Säugling projiziert Gefühle – etwa das Gefühl zu sterben, also eine existentiell-archaische Bedrohung – in die Mutter, um es zu reintrojizieren. Wenn eine Mutter die panischen Ängste nicht in sich selbst aufbewahren und ihnen Bedeutung geben kann, dann fühlt das Kind, dass sein Gefühl der Todesangst „der ihm innewohnenden Bedeutungen entkleidet" ist. Es reintrojiziert deshalb nicht eine Furcht zu sterben, die erträglich wurde, sondern eine namenlose Angst (S. 232). **Namenloser Angst kann über angemessenes Containment ein psychischer Gehalt (oder Bedeutungsgehalt), zugeschrieben werden.**

• Psychotische Ängste

In seiner Arbeit „Ich-Integration in der Entwicklung des Kindes" beschreibt Winnicott (2002c) das Baby als ein unreifes Wesen, das ständig am Rand **unvorstellbarer Ängste** steht (S. 74). Unvorstellbare Ängste werden durch die Fähigkeit der Mutter, sich in das Baby hineinzuversetzen und zu wissen, was das Baby in der allgemeinen Versorgung seines Körpers und daher auch als Person braucht, von ihm fern gehalten. Es ist zu vermuten, dass Winnicott mit ihnen Ähnliches meinte wie Bion mit namenlosen Ängsten. Die unvorstellbare Angst besitzt nach Winnicott allerdings Varianten (Zusammenbrechen, unaufhörliches Fallen, keine Beziehung zum Körper haben, keine Orientierung haben), die das spezifische Material für psychotische Ängste liefern:

Ängste vor Fragmentierung, dem Auseinanderfallen, der Verschmelzung, der Vernichtung und vor Nähe sind die Ängste der Psychose. Der Psychotiker hat größere Angst vor Nähe zum Objekt als vor Distanz. In diesem Zusammenhang muss auch Meltzer (2005) erwähnt werden, der in seinen Arbeiten über das so genannte Claustrum **klaustrophobische Erscheinungen** untersucht hat (vgl. auch Plänkers, 2003).

• Schizoide Angst

Rank (1988) sah im „Geburtstrauma“, im radikal vollzogenen Trennungsakt eines Kindes von seiner Mutter, die Entstehung von „Urangst“ und damit den Beginn aller Ängste und Neurosen. Der „Urangstaffekt“ bleibt gemäß seinen Überlegungen das ganze Leben über wirksam, bis zur neuerlichen, jetzt endgültigen „Trennung von der zur zweiten Mutter gewordenen Außenwelt“ (S. 193). Balint (1972) ging ebenfalls davon aus, dass die Geburt eine Anpassung an den Zustand von Getrenntheit fordere, weil „die Harmonie mit dem Grenzenlosen“ zerbrechen würde (S. 82). Zur Abwehr der hieraus entstehenden archaischen Ängste bieten sich nach seinen Überlegungen zwei Verarbeitungsmodi an, eine Überbesetzung von Objekten (Oknophilie) oder ihre Verleugnung (Philobatismus). Er hat mit den Ängsten des Philobaten – vergleichbar der schizoiden Angst – **Ängste vor bedrohlicher Nähe** beschrieben. Die philobatische Welt besteht aus freundlichen Weiten, die mehr oder weniger dicht mit gefährlichen und unvorhersehbaren Objekten durchsetzt sind. Sichere Distanz und Fernsicht herrschen vor sowie ein zwanghaftes Bedürfnis, die Welt zu beobachten, denn der Philobat hält ständig nach Objekten Ausschau, welche die freundlichen Weiten stören könnten. Die **philobatische Angst** ähnelt somit der **schizoiden Angst** vor gefährlichen Objekten. Riemann (1972), der vier Grundängste beschrieben hat, sieht in der misstrauischen Distanz des Schizoiden und in seiner Angst vor gefühlsmäßiger Zuneigung die Folgen eines frühen Allein-gelassen-Werdens, eines abrupten Wechsels der Bezugspersonen oder von Überflutung durch Sinneseindrücke (S.20).

Ein Versagen des mütterlichen Containments führt gemäß Bion (1992) dazu, dass sich ein Kind nicht mehr von realen Objekten umgeben sieht, sondern von bizarren Objekten. Damit beschreibt Bion annähernd ebenfalls eine philobatische Welt.

• Angst der Borderline-Störung

Während der paranoid-schizoiden Position kämpft das Ich um Aufrechterhaltung seiner Integrität. Die jetzigen Ängste beruhen darauf, dass die bösen Aspekte die guten vernichten könnten, sowohl bei den Objekt- als auch bei den Selbstrepräsentanzen. Sie werden darum durch Spaltung auseinander gehalten. Dies sind darum die **Ängste der Borderline-Störung** (Mentzos, 1988, S.16; Heinemann und Hopf, 2004, S. 223).

• Trennungs- und Verlustangst

Spitz (1972) hat die Achtmonatsangst als früheste Manifestation von – psychischer – Angst beim Säugling (S. 168) beschrieben, wenn sich ein Kind panikartig von Fremden abwendet, und sah sie als positives Reifungsmerkmal. Mahler (1972) bewertete die Achtmonatsangst negativer und meinte, dass die Phänomene besonders bei Kindern auftreten würden, bei denen die symbiotische Phase nicht glatt und ungestört abgelaufen wäre (S. 221).

Trennungsängste sind Ängste vor Verlust der Selbstrepräsentanz bei einer Trennung oder Verlust der Objektrepräsentanz und somit die **Ängste der Angstneurose** (A. Freud, 1971). Der Verlust des Objektes, von dem existentielle Abhängigkeit besteht, bedeutet Verlust des Selbst und damit Auslöschung der eigenen Existenz (siehe Abschnitt „Trennungsangst“). **Das Schutz und Sicherheit bietende Objekt ist verloren gegangen.** Von König (1991) stammt der Begriff des **inneren steuernden Objekts.** Ist es mangelhaft ausgebildet, wird in der Außenwelt ein steuerndes Ersatzobjekt gesucht. Dies ist entweder die Mutter, von der das Kind abhängig bleibt, oder es sind spätere Beziehungspersonen (S. 17). Riemann (1972) sieht Trennungs- und Verlustangst als Folge von unzuverlässigen, gleichgültigen oder verwöhnenden und festhaltenden Müttern (S. 46).

Mit den Ängsten des Oknophilen hat Balint (1972) Ängste – vergleichbar den Trennungs- und Verlustängsten – beschrieben. Die oknophile Welt besteht aus Objekten, getrennt durch furchterregende Leerräume. Der Oknophile lebt von Objekt zu Objekt und hält sich so kurz wie möglich in leeren Räumen auf. Furcht entsteht beim Verlassen der Objekte; sie wird durch Wiedervereinigung mit ihnen besänftigt.

• Ängste vor Verlust von Autonomie oder von Liebe (Abhängigkeits-Autonomie-Konflikt)

Das Gewahrwerden von Getrenntsein führt während der Wiederannäherungskrise zu einem Widerstreit von Wünschen nach Autonomie oder Angst vor Liebesverlust. Kann ein Individuum sicher zwischen Selbst- und Objektwelt unterscheiden, also nach **Erwerb der Objektkonstanz**, können Ängste vor Liebesverlust oder vor dem Verlust von Autonomie auftreten. Dies sind auch die **Ängste der depressiven Erkrankung.** Das **Objekt, das Liebe, Anerkennung und Aufwertung bietet**, geht hier verloren (Mentzos, 1989, S. 187). Mit dem Erreichen der depressiven Position können sowohl Getrenntheit, ein Ertragen von Verlusten als auch Ambivalenz ausgehalten werden (Klein, 1935). Riemann (1972, S. 96) beschreibt mit den Ängsten vor dem Nicht-liebenswert-Sein die Abwandlung dieser Angst als Angst vor der Blamage (Lampenfieber, Prüfungsangst sowie als Ängste vor Rivalitäten). Damit wird die Nähe zur Schamangst sowie zur Kastrationsangst erkennbar. Riemann sieht in dieser Angstform die Ängste der hysterischen Persönlichkeit, wir würden sie heute eher als Ängste einer narzisstischen Persönlichkeit bewerten.

Es folgen die **Über-Ich-Ängste**: Die Über-Ich-Ängste sind charakterisiert durch die Angst des Ichs, von der internalisierten Gewissensinstanz bestraft zu werden, wenn es eine Handlung begeht, die nicht toleriert wird (vgl. auch Meyer, 2005, S. 83).

• Schuldangst

Die Angst vor Kritik und Strafe während der analsadistischen Phase, in der das Kind die eigene Aggression auf die Eltern projiziert, wird als Schuldangst bezeichnet. Sie beinhaltet unter anderem Ängste vor Verachtung, Verurteilung oder Abweisung. Gemäß Riemann (1962), wird das Individuum, das unter zu großer Angst vor Schuld und Strafe leidet, zwar sehr verlässlich sein, jedoch zu wenig wagen, es wird Selbstverantwortung meiden und die Eigenschaften einer zwanghaften Persönlichkeit zeigen (S. 75). Darum sind dies die **Ängste bei narzisstischen Störungen, der Zwangsneurose sowie der sozialen Phobie.** Klein vertrat die Auffassung, dass bereits bei der Geburt ein innerer Konflikt zwischen Ich und Über-Ich bestünde. In der depressiven Position verlagere sich die Bedrohung aus der paranoid-schizoiden Position auf die Liebesobjekte; das Subjekt empfände heftige Reue über deren Leiden, die als **Schuld- und Verantwortungsgefühle** (depressive Angst) erlebt würden (Klein, 1935; vgl. auch Winnicott, 2002b, S. 93).

• Schamangst

Die Schamangst ist eine Sonderform der Schuldangst. Sie wird durch eine drohende Gefahr von Bloßstellung, Demütigung und Zurückweisung hervorgerufen. Gleichzeitig dient sie der **Abwehr von grandiosen und exhibitionistischen Wünschen.** Sie wird ab der zweiten Hälfte des zweiten Lebensjahres erkennbar, wenn sich das Kind sowohl als Subjekt wie auch als Objekt erleben kann. Freud sah in der Schamangst die Abwehr grandioser und exhibitionistischer Wünsche. Nach Wurmser (1990) ist Schamangst doppelter Natur. Sie ist eine Antwort auf ein überwältigendes Trauma schon erfahrener Hilflosigkeit, nach konkreten Erlebnissen von Beschämung. Sie kann aber auch als Signal dienen, das durch eine mildere Form von Zurückweisung ausgelöst wird und vor einer intensiveren Zurückweisung warnt. Sie tritt wie die Schuldangst bei narzisstischen Störungen und sozialen Phobien auf.

• Kastrationsangst

Die Kastrationsangst – wegen Kastrationsdrohungen und aufgrund der Wahrnehmung des Geschlechtsunterschiedes – ist die Angst der phallischen Organisationsstufe. Wie die Schuldangst entsteht sie beim Jungen durch eine Projektion von Aggressionen auf den Vater. Beim Mädchen drückt sich die Angst vor dem Vater durch spezifische Bedrohungen aus, beispielsweise als Angst vor Penetration, Kastration (verschoben auf die Gliedmaßen) oder Ängsten vor Verführung (Mertens, 1994, S.132).

Sowohl in der Pferdephobie des kleinen Hans als auch in der Wolfsphobie des Wolfsmannes sah Freud als entscheidende Wurzel die **Angst, vom Vater kastriert zu werden.** Es ist hier nicht der Ort, ausführlich über den Kastrationskomplex zu diskutieren, der wohl für Freuds Konstrukt der Onto- und Phylogenese das relevanteste Konzept der Psychoanalyse darstellt. Die Kastrationsangst ist der entscheidende Motor für Verdrängung und Neurosenbildung. Die Ängste vor körperlicher Bestrafung bewirken Identifikation mit dem mächtigen Elternteil sowie Verinnerlichung seiner Moralvorstellungen (Über-Ich-Entwicklung). Die Kastrationsdrohung führt schließlich beim Jungen zum Untergang des Ödipuskomplexes. Green (1996) hat in seinem Buch „Der Kastrationskomplex" alle bedeutsamen Konzepte, Inzestverbot, Ödipuskomplex, auch seine negativen Formen, sowie die Weiterentwicklung bei Klein und Lacan sorgfältig diskutiert; auf die Lektüre seines Buches, vor allem auf das Studium Freuds (1909/1969a, 1916-17/1969b), sei hingewiesen.

4.2 Struktur und Ich Entwicklung

Mentzos (1988) hat, wie zuvor erwähnt, eine Angsttypologie innerhalb eines zweidimensionalen Systems erstellt; eine Dimension wird darin von den zuvor beschriebenen Angstarten gebildet, die zweite stellt die Ich-Reife des jeweiligen Patienten dar. So entwickelt Mentzos ein Kontinuum von der **diffusen, körpernahen Angst** bis hin zur **konkreten, entsomatisierten Furcht** (S. 19).

Jeder Mensch muss von Geburt an lernen, aus einer primär diffusen, ungerichteten Angst eine konkrete, gerichtete und zweckdienliche Angst zu entwickeln. Von der Entwicklung seiner jeweiligen Ich-Struktur hängt es ab, wie im Individuum Angst als Signalangst verwendet werden kann, um geeignete Abwehrmaßnahmen in Gang zu setzen. Bei Angstkrankheiten misslingt die Abwehrfunktion wegen einer passageren Defizienz oder eines chronischen Defektes in der **Ich-Struktur** oder **Selbst-Struktur** (Senf, 1996, S. 269).

Struktur und strukturelle Störungen werden von Rudolf (2004, S. 58) wie folgt verstanden:

> „**Struktur** ist definiert als eine Verfügbarkeit über psychische Funktionen, welche für die Organisation des Selbst und seine Beziehungen zu den inneren und äußeren Objekten erforderlich sind.
> **Strukturelle Störungen** beinhalten die unzureichende Verfügbarkeit über diese Funktionen bzw. ihre Vulnerabilität. Strukturelle Störungen sind meist die Folge frühkindlicher Beziehungsstörungen."

In diesem Zusammenhang soll auch auf das in der OPD-KJ (2003) vertretene Konzept von psychischer Struktur verwiesen werden. Psychische Struktur wird innerhalb der OPD verstanden als die „Disposition des Einzelnen, die Welt, sich selbst sowie andere zu erleben und sich zu verhalten" (S. 123). Drei Dimensionen wurden herausgearbeitet:

> Die **Dimension der Selbst- und Objektwahrnehmung** bezieht sich auf die Fähigkeit, hinsichtlich der Beschreibung der eigenen Person zunehmend differenzierte Zuschreibungen vornehmen zu können (Selbsterleben, Selbst-Objekt-Differenzierung).
>
> Die **Dimension der Steuerung und Abwehr** beschreibt die Fähigkeit, negative Affekte – auch Ängste – abpuffern zu können. Hier wird die wachsende Fähigkeit des Kindes beschrieben, Affekte und Impulse zu regulieren.
>
> Die **Dimension der kommunikativen Fähigkeiten** umfasst die Aspekte „Kontakt", „Entschlüsselung fremder Affekte", „Reziprozität" und die „Fähigkeit, allein zu sein".
> *OPD-KJ (2003), S. 124*

Die Reife der zitierten Dimensionen ist wesentliche Voraussetzung für eine ichgerechte Bewältigung von Ängsten. Auf die OPD-KJ (2003) sowie auf das Kapitel zur Operationalisierten

4

Psychodynamischen Diagnostik im Kindes- und Jugendalter von Bauers in diesem Band wird verwiesen.

> **!** **Merke:** In der psychoanalytischen Literatur werden vielerlei Angstarten beschrieben, die spezifischen Störungsbildern zugeordnet werden können. Entscheidend für den Umgang mit der Angst ist allerdings auch die Reife des Ichs und seine Fähigkeit, Affekte und Emotionen zu regulieren (Struktur). Der Schweregrad einer Angsterkrankung wird durch beide Faktoren gekennzeichnet. Somit ist eine Entwicklung vorstellbar, die von einer diffusen, körpernahen Angst bis hin zur konkreten, entsomatisierten Furcht führt.

5 Angststörungen aus psychodynamischer Sicht

5.1 Prävalenzen

Unbewusste Ängste sind an allen psychischen und psychosomatischen Erkrankungen im Kindes- und Jugendalter beteiligt. In diesem Beitrag geht es allerdings um **manifeste Ängste als Leitsymptom** oder als Komorbiditäten bei psychischen Störungen. Kinder und Jugendliche kommen relativ oft wegen Ängsten in Behandlung, am häufigsten wegen Trennungsängsten oder einer so genannten Schulphobie, die in der Regel als Trennungsangst diagnostiziert wird.

Die psychische Entwicklung von Kindern ist noch fließend. Dies bedeutet, dass fest organisierte und strukturierte Krankheitsbilder, wie sie bei Erwachsenen zu finden sind, eher selten vorkommen. In der Regel ist es darum zutreffender, von **Entwicklungen** oder **Reaktionen** zu sprechen (Holder, 1999, S. 400). Eine Ausnahme sind die Angststörungen im Kindesalter, die einigermaßen deutlich voneinander abzugrenzen sind.

In einer Untersuchung (Hirschmüller et al., 1997) wurden 614 Behandlungen der Jahre 1992 und 1993 untersucht, die von analytischen Kinder- und Jugendlichen-Psychotherapeuten durchgeführt worden waren. Die Angstsymptome verteilten sich wie folgt:

frei flottierende Ängste (generalisierte Angststörung):	6%
Trennungsangst:	14%
Angst vor Kontakten (Störung mit sozialer Ängstlichkeit):	5%
Phobien:	2%

Trennungsangst trat signifikant häufiger bei Mädchen bis 12 Jahren als bei Jungen auf.

Hirschmüller et al., 1997

Die ICD-10 beschreibt die folgenden Krankheitsbilder mit Leitsymptom „Angst“ innerhalb der **emotionalen Störungen des Kindesalters**, die allerdings, wie Knölker, Mattejat, Schulte-Markwort zu Recht kritisch bemerken, **„die Bandbreite der emotionalen Störungen nur unbefriedigend abbilden“** (2000, S. 288):

F93.0	**emotionale Störung mit Trennungsangst des Kindesalters**
F93.1	**phobische Störung des Kindesalters**
F93.2	**Störung mit sozialer Ängstlichkeit des Kindesalters**
F93.80	**generalisierte Angststörung des Kindesalters**

Im Jugendlichenalter kommt es zu ähnlichen Angststörungen wie bei Erwachsenen. Die Ätiopathogenese und Psychotherapie dieser Störungsbilder wird von Bassler (2004) in Band 2 des Lehrbuchs (Leichsenring, 2004) „Psychoanalytische und tiefepsychologisch fundierte Therapie“ dargestellt (S. 137). Auf eine ausführliche Darstellung von generalisierter Angststörung (ICD-10 F41.1) und Panikstörung (ICD-10 F41.0), wie sie gelegentlich schon im Jugendalter auftreten können, wurde darum in diesem Beitrag verzichtet. In einer eigenen Untersuchung (Hopf und Tschuschke, 2005) konnte festgestellt werden, dass die ängstlichen Affekte in den Träumen der Mädchen in der Adoleszenz ansteigen, insbesondere die Todesangst. Bei den Jungen fand sich kein Anstieg, ihre Affekte waren schon während der Latenz auf hohem Niveau und stiegen während der Adoleszenz nicht mehr signifikant an (S. 155 f.).

Der **Pavor nocturnus** (ICD-10 F51.4) tritt am häufigsten im Vorschulalter auf. Die Kinder geraten in einen Zustand schwerer ängstlicher Erregung mit lautem Weinen und Schreien. Für den nächsten Morgen besteht in der Regel Amnesie. Pavor nocturnus muss von Albträumen unterschieden werden und wird in der ICD-10 zu den Schlafstörungen (F51) gezählt.

Im Folgenden werden von Trennungsangst, Phobien, generalisierter Angst, Angst nach Traumatisierung und Fehlen von Realangst jeweils das klinische Bild, Epidemiologie sowie Ätiopathogenese samt Fallbeispielen vorgestellt.

5.2 Trennungsangst des Kindesalters

5.2.1 Symptombeschreibung

Ängste gehören zur Entwicklung eines Kindes während bestimmter Entwicklungsphasen, sie sind sozusagen „normale“ Phänomene. Wann Trennungsangst eines Kindes als Angststörung eingestuft werden muss, ist wie bei allen neurotischen Symptomen fließend. Es hängt ab vom **Schweregrad, dem Leidensdruck auf Patient und Familie sowie von der Altersstufe des Kindes.** Es ist hilfreich, hierzu die Altersstufen des OPD-KJ zugrunde zu legen, die auf der Basis der ausgearbeiteten Entwicklungslinien von A. Freud, Havighurst sowie den Stufen der kognitiven Entwicklung von Piaget beruhen (OPD-KJ, 2003, S. 30). Bei der Beurteilung von Angstsyndromen im Kindes- und Jugendalter sollte gemäß Knölker, Mattejat, Schulte-Markwort (2000) immer die Wertigkeit **physiologischer, alterstypischer sowie pathologischer Ängste** berücksichtigt werden (S. 293).

Es folgen die Symptomatiken zweier Mädchen mit Trennungsängsten:

Fall 1

Ein fast 9-jähriges Mädchen, Anne, wird von seiner Mutter zur psychotherapeutischen Behandlung angemeldet, weil es sich

4

mehr und mehr aus Kontakten zurückziehe. Zunehmend erscheint auch der Schulbesuch schwierig, immer häufiger wolle das Mädchen wegen Bauchschmerzen vorzeitig nach Hause. Nachts hat Anne oft Albträume, in denen es um Trennung oder Tod geht, und kommt ans Bett der Eltern. Anne ist ganz auf ihre Mutter bezogen: Sie scheut andere Kinder, weicht ihnen aus und klammert sich an die Mutter. Annes gelegentliche Spielpartnerinnen sind Vorschulkinder aus der Nachbarschaft.

Fall 2

Die Mutter meldet die 6 1/2-jährige Bettina zur Therapie an, weil diese seit sieben Monaten – ihrem Eintritt in die Grundschule – auffällige Anhänglichkeit zeigt und nicht mehr ohne ihre Mutter bleiben möchte. Ihre Essgewohnheiten haben sich verändert; Bettina möchte nur noch weiche Nahrung, wie Joghurt, Milchschnitten oder am liebsten Brei. Vor einiger Zeit hat sie gewünscht, wieder aus ihrer Flasche trinken zu wollen. Nachts hat Bettina oft Angst und kann nur schwer einschlafen. In der vergangenen Zeit hatte sie vermehrt über Bauchweh und Kopfschmerzen geklagt, wofür jedoch keine körperlichen Ursachen gefunden wurden. Der Vater hat die Familie vor 3 Jahren verlassen. Bettina verweigert den Kontakt zu ihm, aber auch zur gesamten Verwandtschaft. Vor Männern fürchtet sie sich und versteckt sich hinter der Mutter.

Trennungsängste drücken sich oft über irrationale Ängste aus, dem Kind selbst oder anderen könnte etwas Schwerwiegendes zustoßen oder die Bezugspersonen könnten sterben. Diese Beunruhigung kann sich bis zur regelrechten Verzweiflung steigern, mit Angst, Schreien und Wutausbrüchen. Viele Kinder weigern sich, ins Bett zu gehen, Kindergarten oder Schule zu besuchen und wollen das Haus schließlich nicht mehr verlassen. Somatische Begleiterscheinungen sind häufig Übelkeit, Erbrechen, Bauch- oder Kopfschmerzen. Die somatischen Symptome sind – wie bei der Schulphobie – Angstäquivalente, also körperliche Korrelate von Angst. Sie haben aber auch die Funktion, Trennungen vermeiden zu helfen, im Sinne eines primären und sekundären Krankheitsgewinnes. (Der primäre Krankheitsgewinn wäre die Wiederherstellung der Nähe zur Mutter, der sekundäre Krankheitsgewinn läge in allen sich hieraus ergebenden sozialen Folgen.) Durch Krankheit können auf diese Weise Selbstwerdung und Autonomie mit allen zugehörigen Ängsten vermieden werden. Über sein Kranksein bekommt ein Kind andererseits auch mehr Zuwendung, so dass es an seiner Krankheit festhalten möchte (vgl. OPD-KJ, 2003, S. 171). Es finden in der Regel Prozesse von Regression und Resomatisierung von Affekten statt. Meist kann ein auslösendes Ereignis für den Beginn der Symptomatik festgestellt werden. Die Trennungsangst ist im frühen Kindesalter nur schwer von einer möglichen depressiven Entwicklung zu unterscheiden (siehe auch: Sandler und Joffe, 1980, S. 413-429)

Schlafstörungen können bei Säuglingen auch auf erlebte Trennungen infolge von Verlust- oder Krankheitserlebnissen zurückgeführt werden, weil beim Einschlafen traumatisierende Trennungserfahrungen wiederbelebt werden (siehe dazu in diesem Band das Kapitel über „Behandlungskonzepte der tiefenpsychologisch fundierten und analytischen Psychotherapie im Säuglings- und Kleinkindalter" von Windaus).

4

Trennungsängste werden unter

ICD-10: Emotionale Störung mit Trennungsangst des Kindesalters (F93.0)

diagnostiziert.

Es wird deutlich, dass es in der Regel auch zum Rückzug von Kontakten außerhalb der Familie kommt, mit anhaltender Ängstlichkeit in sozialen Situationen bei einigermaßen befriedigenden sozialen Beziehungen innerhalb der Familie, so dass auch

ICD-10: Störung mit sozialer Ängstlichkeit des Kindesalters (F93.2)

diagnostiziert werden könnte. Es stellt sich die Frage, ob die beiden Störungsbilder in der Praxis sorgfältig voneinander unterschieden werden können oder ob nicht beide lediglich Varianten von Trennungsangst sind. Dieser Aspekt wird auch in der folgenden Ätiopathogenese deutlich:

5.2.2 Ätiopathogenese der Trennungsangst

- **Achtmonatsangst**

Alle Untersucher sind sich einig, dass der voll ausgeprägte Ausdruck für Furcht beim Säugling erstmals zwischen sechs und acht Monaten erscheint (Dornes, 1994, S. 117). Die erste Trennungsangst des Kindes wird als **Achtmonatsangst** bezeichnet und wurde auch von der akademischen Entwicklungspsychologie eingehend untersucht. Für Freud und Spitz ist die Angst kleiner Kinder beim Anblick fremder Personen gleichbedeutend mit der Vermutung, dass die Mutter nicht da ist. Insofern stellen beide eine **Angst vor Objektverlust** fest. Ihrer Meinung nach bricht allerdings Angst aus, weil sich der Säugling im Zustand des Alleinseins vor seinen Trieben fürchte, wenn er glaube, seine Mutter habe ihn verlassen (Dornes, 1994, S. 108). Inzwischen herrscht allerdings die Überzeugung vor, dass es zur Achtmonatsangst kommt, weil der Säugling noch **kein inneres Bild, keine Repräsentanz von der Mutter besitzt, was er während ihrer Abwesenheit evozieren könnte, und ihn** archaische Angstphantasien überfluten. Er verliert sowohl seine Objekt- wie auch seine Selbstrepräsentanzen.

Dieser Aspekt macht deutlich, dass Ängste vor fremden Objekten und Ängste vor Objektverlust die gleiche Ursache haben, so dass Trennungsangst und soziale Ängstlichkeit nur unterschiedliche Seiten der gleichen Medaille wiedergeben, einmal die oknophile (anklammernde) und einmal die philobatische (objektmeidende) Seite (vgl. auch Balint, 1972).

- **Mentalisierung und Symbolisierung: Bildung von Objektrepräsentanzen**

Kennzeichnend für Trennungsängste und eine spätere Angstneurose ist, dass der Patient auf die reale Anwesenheit von anderen Menschen, bei kleineren Kindern ist es zumeist die Mutter, angewiesen ist. Es hat sich keine **adäquate internalisierte Objektrepräsentanz** gebildet, oder sie ist wieder zerstört worden. **Repräsentanzen werden als die psychischen Niederschläge früher Objektbeziehungen verstanden** (Jacobsen, 1973; Schoenhals, 1988).

Die Bildung von Repräsentanzen geschieht über Prozesse von Mentalisierung und Symbolisierung, bei denen es um Unterscheidung von Selbst und Nicht-Selbst geht sowie um das Erfassen grundlegender Affekte, Vorstellungen und Handlungsabsichten des Kindes (vgl. auch Blaß, 2005, S. 52). In seiner Arbeit

„Jenseits des Lustprinzips" (1920/1975) zeigt Freud unter anderem auf, wie ein gelungener Zustand von Symbolisierung aussehen kann. Er hatte beobachtet, wie sein Enkelkind Ernst eine Garnrolle über sein Bettchen warf, bis sie verschwand, was er mit bedauerndem „O-o-o" begleitete, sie wieder zurückholte und ihr Erscheinen mit einem freudigen „Da" wiederbegrüßte: Das Kind hatte Verschwinden und Wiederkommen der Mutter, also ein traumatisches Trennungserlebnis, aktiv wiederholend im Spiel dargestellt. Der kleine Junge hatte mit seinem Spiel offensichtlich versucht, die zeitweilige Trennung von der Mutter symbolisch zu bewältigen. Wenn es einem Kind gelingt, sich vorstellen zu können, dass die Mutter wiederkommt, wenn es hilfreiche Phantasien entwickeln kann, kann es auch Trennungen von der Mutter aushalten. Erst Symbolisierungsfähigkeit schafft einem Kind die Möglichkeit, Trennungen samt den dazugehörenden Unlustgefühlen auszuhalten. Diese Fähigkeit, Trennungen durch Schaffung von inneren Bildern, Symbolen zu bewältigen, hatte Freuds Enkel – nicht zuletzt vor dem Hintergrund erlebter Frustrationen – bereits gut entwickelt. Die Fähigkeit zum Symbolisieren kann allerdings bereits während des Entstehens grundlegend gestört werden und defizitär bleiben.
Einen zentralen Gedanken zum Verstehen von Symbolisierungsstörungen hat Hanna Segal (1991) mit ihren Theorien beigetragen. Sie beschreibt zwei Arten von Symbolbildung und Funktionen von Symbolen. Die eine nennt sie symbolische Gleichsetzung: Das Symbol wird mit dem symbolisierten Objekt gleichgesetzt, so dass die beiden als identisch erlebt werden. Die andere nennt sie echte Symbolbildung oder symbolische Darstellung. Das Symbol *repräsentiert* hier das Objekt, aber es wird nicht mit ihm *gleichgesetzt*. Hanna Segal erklärt das Zustandekommen von symbolischer Gleichsetzung so, dass Teile des Ichs und innere Objekte in ein Objekt projiziert und mit diesem identifiziert werden. Damit bleibt eine Unterscheidung zwischen Selbst und Objekt verdeckt. Weil auf diese Weise ein Teil des Ichs mit dem Objekt vertauscht ist, wird das Symbol mit dem symbolisierten Objekt verwechselt. Segal verdeutlicht „symbolische Gleichsetzung" an einem Patienten, der in der Beschäftigungstherapie einen Stuhl gezimmert hat. Er kann anschließend jedoch seiner Therapeutin nicht davon erzählen, ist verlegen und kichert, weil der Stuhl, auf dem er *sitzen kann*, mit dem Stuhl, den er *ausscheidet*, identisch ist. Er kann das Wort „Stuhl" darum nicht in den Mund nehmen (Segal, 1990, S. 203).

Der Weg der Symbolisierung führt von der symbolischen Gleichsetzung zum Übergangsobjekt und schließlich zur reifen Symbolisierung. Das Kind macht beim Gebrauch eines Übergangsobjektes die Erfahrung von einem Objekt, das ganz und gar ihm gehört, aber es macht auch die Erfahrung von sich selbst als Besitzer. Mit dem Übergangsobjekt verwendet das Kind ein Objekt, das **nicht** Teil des kindlichen Körpers ist, jedoch **auch nicht völlig** zur Außenwelt gehört. Winnicott beschreibt damit einen Zwischenbereich der Erfahrung zwischen der reinen narzisstischen Illusion, dass alles zu einem selbst gehören würde, und dem Bewusstsein von Getrenntheit, in dem reifes Symbolisieren möglich ist. **Der Weg verläuft also auch von einem Zustand illusorischen Besitzes hin zu einem Zustand der Entwöhnung und des Ertragens von Verlusten** (vgl. auch Alvarez, 2001, S. 221). Aber dieser Weg ist beschwerlich und störanfällig. Insofern dient das Übergangsobjekt als wichtiger Begleiter eines Kindes, welcher Ängste mildern kann. Dies kann noch beim späteren Gebrauch von Übergangsobjekten (Winnicott, 1971) beobachtet werden. So brachte ein Sechsjähriger, kurz vor seiner Einschulung stehend, eine Reisetasche mit vielerlei Utensilien und Stofftieren in die Therapiestunde mit, um seine drohenden Verlustängste zu besänftigen (Hopf, 1999).

• Wiederannäherungsphase und Triangulierung

Im Alter etwa von 18 Monaten beginnt gemäß Mahler die so genannte Wiederannäherungsphase. Im Überschwang der neuen Eroberungen, im Zustand von „illusorischer Überschätzung seiner Omnipotenz" (Mahler, 1972, S. 29) hatte das Kind seine Mutter scheinbar nicht mehr gebraucht. Jetzt wird es sich der körperlichen Getrenntheit von ihr bewusst, gerade weil es sich ihre Abwesenheit bedingt vorstellen und nicht mehr verleugnen kann. Es gerät in einen schweren Konflikt zwischen Autonomie und Wiedervereinigung mit der Mutter, mit Zuständen schwerer Trennungsangst und mit „Beschatten" der Mutter (Mahler et al., 1982, S. 105). Nach dem 24. Monat erfolgen Loslösung und Individuation: Das Kind schafft es jetzt, die Abwesenheit der Mutter zu ertragen, es besitzt im günstigen Fall **Objektkonstanz** mit stabilen intrapsychischen Repräsentanzen des Selbst im Unterschied zu den Repräsentanzen der Objektwelt (Mahler et al., 1982, S. 19). Aus Ängsten vor Objektverlust sind jetzt vorrangig **Ängste vor Liebesverlust** geworden. Diese notwendigen Prozesse können durch Traumata, durch Beziehungsstörungen vor dem Hintergrund einer **problematischen Familiendynamik** empfindlich gestört werden. Der **Fähigkeit zum wirklichen Alleinsein** geht nach Winnicott (2002a) voraus, dass ein Kind zunächst Alleinsein in Gegenwart eines anderen Menschen erfahren hat und so eine ichstützende Umwelt introjizieren kann (S. 45).

Am Ende des zweiten Lebensjahres sollte eine erste, frühe Triangulierung über die intensive Einbeziehung des Vaters möglich sein. Eine gelungene Loslösung ist auch von der Fähigkeit einer Mutter abhängig, das Kind nicht als alleinigen Besitz zu betrachten (Dammasch und Metzger, 2006), nicht für ihren Narzissmus und nicht zur Beschwichtigung von Ängsten vor dem Alleinsein. **Der Vater** und die hierdurch entstandene Triade fördern die **Erkundung der nichtmütterlichen Welt** und unterstützen das Kind gegen den **„Sog der Symbiose"** (vgl. auch Rotmann, 1978).

• Der Einfluss der Eltern auf die Entstehung von Trennungsängsten

Die theoretischen Überlegungen machen deutlich, dass die Entstehung einer Angststörung unmittelbar mit den Beziehungen eines Kindes zu seinen Eltern und deren Persönlichkeit zusammenhängt. Eltern müssen vor allem Aggressionen des Kindes, die es zur aggressiven Durchsetzung und Loslösung benötigt, als etwas Natürliches und Notwendiges hinnehmen. (Die erste spürbare Aggression des Kindes ist bekanntlich das Treten als Abkömmling aggressiver Impulse im Sinne von aggredi = an etwas herangehen, aktiv sein.) Gerade das können ängstliche und depressive Eltern nur bedingt, so dass ein Kind gezwungen sein kann, Loslösung und Selbstbehauptung zu vermeiden. Knölker, Mattejat, Schulte-Markwort (2000) betonen, dass ängstliche, überbehütende, lebensunsichere Mütter und Väter, inkonsequente, schwankende pädagogische Haltungen wie auch ablehnende, feindselige Einstellungen der Eltern, ein Wechsel von Verwöhnung und Feindseligkeit oder auch psychotische und depressive Mütter immer angstinduzierend sein können (S. 293). Der Einfluss des mütterlichen Verhaltens auf die Entstehung von spezifischen Angststörungen bei Kindern wird von König am Beispiel vielerlei Falldarstellungen (1991, S. 24) ausführlich diskutiert.

5.2.3 Psychotherapeutische Behandlung von Trennungsängsten

Trennungsängste, wie sie mit den Symptomatiken der beiden Mädchen zu Beginn dieses Abschnitts verdeutlicht wurden, müssen recht bald psychotherapeutisch behandelt werden, weil die Gefahr der Chronifizierung groß ist. In jeder Psychotherapie muss die „Angst vor dem Ende" in der Abschlussphase besonders beachtet werden. Der Abschluss der Behandlung eines Kindes mit Trennungsängsten ist allerdings besonders subtil, weil die anstehende Trennung mit akuter Angst vor dem Fremden immer zurückliegende Konflikte wiederbeleben kann. Die Trennung sollte darum langfristig vorbereitet und intensiv durchgearbeitet werden (vgl. auch Rieber-Hunscha, 2005, S. 87 f.). Im Folgenden eine kleine Fallsequenz:

Ein 12-jähriger Junge, Michael, der zwei Jahre in analytischer Psychotherapie war, plant zusammen mit mir, die Behandlung zu beenden. Die Symptomatik hat sich zurückgebildet, er kann sich mittlerweile von der Familie trennen und fühlt sich stabil. Erst kürzlich war er problemlos in einer vierzehntägigen Freizeit. Es wurde darum schon längere Zeit zuvor besprochen, dass in wenigen Wochen seine letzte Stunde sein sollte.
Nun kommt er zu seiner nächsten Stunde schweigsam, bedrückt. Geistesabwesend beginnt er ein Gesellschaftsspiel, und ich spreche an, dass er offensichtlich an anderes denkt. Er fängt mit einem Mal an, heftig zu weinen und ist kaum zu beruhigen. Danach erzählt er, dass er ständig grübeln müsse, den ganzen Tag und lange, ehe er einschlafen kann. Der Großvater eines entfernten Freundes sei gestorben und vergangene Woche ein älterer Mann in der Nachbarschaft. Seither müsse er ständig daran denken, wo diese Menschen jetzt wohl seien. Seine Mutter meine, sie seien im Jenseits. Aber wo das wohl sei. Er könne sich das einfach nicht vorstellen. Daran müsse er ununterbrochen denken und käme nicht mehr zur Ruhe.

Ich erkenne, dass die Todesfälle zusammen mit unserer geplanten Trennung die Symbolisierungsfähigkeit des Jungen überfordert haben und dass seine Objektrepräsentanzen destabilisiert wurden. Er hat Angst, sich von mir zu trennen, weil er fürchtet, dass ich dann für immer verschwunden bin: **Er setzt Trennung und Tod symbolisch gleich. Die Fähigkeit, Abwesendes symbolisch denkbar, vorstellbar zu machen, ist – kurzzeitig – verloren gegangen.**

Ich habe ihm gesagt, dass Tod und Abschiednehmen einander ähneln. Aber er wisse doch, dass ich nicht gestorben sei. Ich wäre auch weiterhin hier in meiner Praxis, und er könne immer an mich denken, wann immer er das wolle, dann sei ich auch bei ihm. In der Stunde danach waren die Grübelzwänge verschwunden, Michael hatte sich wieder stabilisiert.

! **Merke:** Kennzeichnend für Trennungsängste und für eine spätere Angstneurose ist, dass der Patient auf die reale Anwesenheit von anderen Personen, bei kleineren Kindern in der Regel die Mutter, angewiesen ist. Es hat sich keine **adäquate internalisierte Objektrepräsentanz** gebildet, oder sie ist wieder zerstört worden. Die Fähigkeit, die dauerhafte Abwesenheit des Objektes zu ertragen, wird auch als **Objektkonstanz** bezeichnet. **Entscheidend für die Bildung von stabilen Objektrepräsentanzen ist ein erfolgreicher Prozess von Mentalisierung und Symbolisierung sowie eine gelungene Loslösung und Individuation mit Unterstützung und Triangulierung durch den Vater.**

5.3 Phobische Störung des Kindesalters

5.3.1 Beschreibung in der Internationalen Klassifikation psychischer Störungen (ICD-10)

A. Eine anhaltende oder wiederkehrende Angst (Phobie), die zwar entwicklungsphasenspezifisch ist (oder zum Zeitpunkt des Beginns war), die aber übermäßig ausgeprägt und mit **deutlichen sozialen Beeinträchtigungen** verbunden ist.
B. Fehlen einer generalisierten Angststörung des Kleinkindalters (F93.80)
C. Die Störung tritt nicht im Rahmen einer umfassenden Störung der Emotionen, des Sozialverhaltens oder der Persönlichkeit auf oder bei einer tiefgreifenden Entwicklungsstörung, einer psychotischen Störung oder einer substanzbedingten Störung.
D. Dauer mindestens vier Wochen.

Dilling et al., 1994

5.3.2 Definition

Phobos (Furcht) und Deimos (Schrecken) sowie Eros (Liebe) waren in der griechischen Mythologie Kinder des Kriegsgottes Ares und der Liebesgöttin Aphrodite (Kerényi, 1966, S. 59). Dies macht deutlich, dass Furcht ein Abkömmling von Liebe und Aggression ist. **Bei den Phobien (also Furchtkrankheiten) geht es um eine objektiv nicht begründete Angst vor bestimmten Situationen oder Objekten.** Im Kindesalter kommt es insbesondere zu Tierphobien, zumeist sind es Hunde-, Spinnen- oder Schlangenphobien sowie Furcht vor Gewittern oder sonstigen lauten Geräuschen. Ängste in geschlossenen Räumen (Klaustrophobie) oder auf großen Plätzen mit Menschenansammlungen (Agoraphobie), vor Dunkelheit und Höhen, sind seltener und kommen erst im späteren Kindes- und Jugendalter vor. **Einfache Phobien (eine anhaltende Angst vor einem umschriebenen Stimulus – Objekt oder Situation)** treten als Komorbidität allerdings relativ häufig auf. Wie im Erwachsenenalter kommen Kinder mit einfachen Phobien nur selten in Behandlung. Phobische Vermeidungen kommen auch bei vielerlei Zwangsstörungen vor.

Fenichel (1939) hat neben der **phobischen Einstellung** auch die **kontraphobische Einstellung** beschrieben. In der phobischen Einstellung hat das Ich gelernt, die Wiederholung von schmerzhaften und traumatischen Situationen zu meiden. Mit der kontraphobischen Einstellung zeigt jemand eine Vorliebe für die Situation, die er eigentlich fürchtet; die Angst machende Situation wird nicht gemieden, sondern gesucht. Auf diese Weise kann Spannung oder Angstlust aktiv gesteigert und selbständig herbeigeführt werden (vgl. auch Balint, 1972).

5.3.3 Ätiopathogenese von Phobien

Den Beginn der Kinderanalyse markieren zwei Krankengeschichten, welche Phobien von vier- bis fünfjährigen Jungen beschreiben. 1909 veröffentlichte S. Freud „Die Analyse der Phobie eines fünfjährigen Knaben", die als „Kleiner Hans" – der Knabe hieß eigentlich Herbert Graf – in die Geschichte der Kinderanalyse eingegangen ist (Freud, 1909/1969a). Und vor mehr als 90 Jahren publizierte Ferenczi (1913) die Fallnotiz „Ein kleiner Hahnemann" über den vierjährigen Arpád, der pausenlos den Hahnenschrei nachgeahmt hatte, nachdem ihn ein Hahn in sein Glied gebissen hatte.

Bekanntlich hat Freud in seiner „Analyse der Phobie eines fünfjährigen Knaben" auf den Erwerb des Kastrationskomplexes, auf Kastrationsandrohungen und Onanieverbot verwiesen. Die Psychodynamik des kleinen Hans reizte verschiedene Psychoanalytiker immer wieder zu neuen Interpretationen, Kritiken und Deutungen (vgl. auch Anselm, 1979). Schlesier (1990) hat eine exzellente Kritik der anxiomatischen Prämisse Freuds vom „Penisbesitz aller Menschen" verfasst. Bowlby (1976, S. 314) wies auf die Trennungsangst des kleinen Jungen hin, die durch die Drohungen der Mutter, die Familie zu verlassen, ausgelöst worden waren. Maciejewski (2003) sieht die Entstehung der Symptomatik vor dem Hintergrund einer traumatischen Verarbeitung der Beschneidung (S. 523); Plänkers (2003) wiederum erkennt mütterliche Innenräume, die über projektive Identifizierung betreten, okkupiert und feindlich bedroht werden (S. 500). Diese vielfältigen, unterschiedlichen Interpretationen bestätigen letztendlich, was Mentzos (1989) feststellte: Phobien sind nicht an ein bestimmtes Niveau gebunden. Sie können in jeder diagnostischen Kategorie vorkommen, das heißt bei der Verarbeitung unterschiedlicher Konflikte und auf verschiedenen Ebenen (S. 170). Die Phobie ist somit letztendlich eine unspezifische Erkrankung, die auf **jedem Strukturniveau** angesiedelt sein kann. Unter anderem können Ängste vor Liebesverlust, Kastrationsängste, Schamängste, Über-Ich-Ängste verdrängt und auf ein äußeres Objekt verschoben werden. Kennzeichnend für die Phobie ist, wie bereits erwähnt, **die Verschiebung von Angst auf ein äußeres Objekt.**

Phobien haben im Vorschulalter oft einen deutlichen Ausdruckscharakter. So litt ein 5-jähriges Mädchen mit enger Mutterbindung an panischen Ängsten, Frauen zu berühren, um sich nicht zu vergiften. Ein anderes fünfjähriges Mädchen, streng zur Kontinenz erzogen, begann sich vor Regengüssen zu fürchten. Ein fünfjähriger Junge entwickelte Ängste vor lauten Geräuschen, und es stellte sich heraus, dass er sich vor seinem – laut sprechenden – Vater fürchtete (vgl. Fraiberg, 1977, S. 122).

Die Symbolbedeutung von Tieren ist seit der Pferdephobie des kleinen Hans (Freud, 1909/1969a) innerhalb der Psychoanalyse ebenfalls diskutiert worden. So werden Hunde mit der Bedeutung des phallisch-aggressiven Vaters beschrieben, Katzen als Sinnbilder für sadistische und masochistische Impulse einer Frau gegenüber, die Spinnensymbolik wird meist mit einer spezifischen Mutterübertragung in Verbindung gebracht, insbesondere mit oral-inkorporierenden Tendenzen (König, 1991, S. 145 f.). Es wird damit deutlich, dass für die Entwicklung von Phobien in der Regel bereits ausreichende Symbolisierungsfähigkeit vorhanden ist. Es bietet sich für den Therapeuten vor allem an, die Funktion des Angsttieres als **Übertragungsauslöser** zu reflektieren und zu eruieren, welche Eigenschaften mit früheren oder gegenwärtigen Beziehungspersonen übereinstimmen und auf das Tier verschoben worden sind. Der zuvor erwähnte Verschiebungsmechanismus, beispielsweise vom Vater auf das Pferd, den Hund oder den Hahn, wird als zentrale Abwehroperation erkennbar.

Auch in 75 % der Träume von Kindern kommen Tiere vor, bis zu zehnmal häufiger als in den Träumen von Erwachsenen. Kinder können offensichtlich leichter auf Tiere Vorstellungen von sich selbst und ihre Affekte projizieren. Das Tier stellt aber auch eine Brücke zwischen der äußeren, realen Natur und – über Märchen und Mythos – zur inneren Welt her (Hopf, 1992, S. 145) und nimmt somit die Funktion von Übergangsobjekten ein. Darum können Tiere geliebt, innerhalb der Phobie aber auch leicht zu ängstigenden Wesen werden.

! **Merke:** Innerhalb einer Phobie wird Angst auf **jedem** Strukturniveau verdrängt und auf ein äußeres Objekt verschoben. Das phobische Objekt kann somit gemieden werden, was die Illusion schafft, den Konflikt oder die Angst vermeiden und die Beziehungen konfliktfrei halten zu können. Der ursprüngliche Angstinhalt wird also verdrängt, an seine Stelle tritt die Angst vor äußeren Gefahren.

5.4 Schulphobie

5.4.1 Symptombeschreibung und Differenzialdiagnosen

Als Beispiel für die phobische Verarbeitung einer spezifischen Angst soll im Folgenden die Schulphobie vorgestellt werden. Kinder mit einer Schulphobie haben Angst, die Schule zu besuchen, obwohl kein objektiver Grund dafür zu erkennen ist. Sie bleiben oft wochen-, sogar monatelang der Schule fern, wenn keine wirksame Behandlung erfolgt. Oft werden somatische Beschwerden wie Übelkeit, Appetitstörungen, Leib- und Kopfschmerzen vorgeschoben, um den Schulbesuch zu vermeiden.

Die Schulphobie ist zu unterscheiden von **Schulängsten**, wie Prüfungsängsten oder Versagensängsten, bei denen es um reale Befürchtungen geht aufgrund von Lernschwächen, Begabungsmängeln, Teilleistungsstörungen oder körperlichen Defiziten. Es kann aber auch wegen phantasierter Insuffizienzgefühle, etwa bei depressiven Störungen, der Schule ferngeblieben werden. Eltern können bezüglich ihrer Kinder auch narzisstische Größenphantasien entwickeln, die Schule ist dann später eine harte Konfrontation mit der Realität. Schrauben sie dann nicht ihre illusionären Erwartungen herunter, kann das Kind – mit möglicherweise begrenzten Fähigkeiten – in einen Konflikt zwischen Leistungsversagen und Ängsten vor Liebesverlust geraten (Dellisch, 1991, S. 131).

Beim **Schuleschwänzen** werden unlustvolle Anforderungen vermieden und durch lustvolle Verhaltensweisen wie Herumstreunen, Bummeln etc. ersetzt. Es tritt vor dem Hintergrund von Verwahrlosungen und beginnenden dissozialen Störungen, zumeist mit beginnender Adoleszenz, auf.

Die **Schulphobie** geht wie die Trennungsangst häufig mit einem Vorkommen somatischer Symptome wie Übelkeit, Appetitstörungen, Leib- und Kopfschmerzen einher. Wie bereits erwähnt, sollen zum einen der Schulbesuch und somit die erforderliche Trennung vermieden werden, die somatoformen Symptome sind aber auch – wie bei den Trennungsängsten – Angstäquivalente. Bei der Schulphobie ist in der Regel eine ausgeprägte Angstbindung an Mutter oder Vater vorhanden. Wegen seiner Befürchtung, ihm selbst oder seinen Eltern könnte etwas zustoßen, wenn es in die Schule geht, bleibt das Kind zu Hause. Es ist symbiotisch gebunden, die Aggression drückt sich im Sinne der Verkehrung ins Gegenteil in Gestalt einer Zwangsbefürchtung aus, dem anderen oder ihm selbst könnte etwas zustoßen. Es geht also um eine **Trennungsangst** vor dem Hintergrund einer Mutter-Kind-Symbiose oder der Angst, verlassen zu werden, die auf die Schule verschoben wird. Die Schule hat lediglich eine „Stellvertreterfunktion" (Oelsner und Lehmkuhl, 2002, S. 71). Die Trennungsangst bleibt dem Kind überwiegend unbewusst oder kann verschwiegen werden.

! **Merke:** Einer Schulphobie liegt in der Regel eine Trennungsangst zugrunde, die auf die Schule verschoben wird. Bei Schulängsten geht es um reale Befürchtungen wie Lernschwächen oder Versagensängsten. Beim Schuleschwänzen werden unlustvolle Anforderungen gemieden.

4

5.4.2 Familiensituationen bei Schulphobien

Vier typische Familiensituationen können – gemäß Bowlby (1976) – bei Kindern mit einer Schulphobie beschrieben werden.

- Im ersten Familienmuster leidet der Vater oder die Mutter unter Angst und bindet das Kind unbewusst oder bewusst als Gefährten an zu Hause. Dabei ist die Angstbindung ausgesprochen ambivalent, d.h., es bestehen auch erhebliche Aggressionen, die verschoben oder projiziert werden.
- Im zweiten Familienmuster fürchtet das Kind, dass dem Vater oder der Mutter etwas zustößt, und es möchte zu Hause bleiben, um dies zu verhindern.
- Im dritten Familienmuster hat das Kind Angst, das Elternhaus zu verlassen, weil es fürchtet, ihm selbst könnte etwas zustoßen, und
- im vierten Muster fürchtet ein Elternteil, dass dem Kind etwas zustoßen könnte, und er behält es deshalb zu Hause.

In allen Fällen spielt eine enge, symbiotische Verstrickung eine zentrale Rolle. Wünsche nach Autonomie werden unterdrückt. Aggressionen müssen aus Angst vor Liebesverlust (siehe auch Trennungsangst) oder weil sie das Objekt zerstören könnten projiziert werden (Bowlby, 1976, S. 314 f.).

5.4.3 Ätiopathogenese der Schulphobie

Kinder mit einer Schulphobie zeigten in der Regel bereits in früher Kindheit und während sozialer Schwellensituationen Trennungsängste oder mussten vielfältige Trennungen bewältigen. Eine Schulphobie tritt nicht selten zu Zeiten auf, die besondere Autonomie vom Kind verlangen, wie mit beginnender Präadoleszenz, bei Schulwechsel, Übertritt in weiterführende Schulen etc. Die entstehende unerträgliche neurotische (Trennungs-) Angst muss jetzt über neue Symptombildung bewältigt werden, so kommt es zur **Pseudoobjektivierung** (Mentzos, 1989) durch Verschiebung auf eine konkrete Gefahr. Auf diese Weise kann das Kind eine angstmachende Situation meiden.

Ein Fallbeispiel (3) soll im Folgenden den Prozess der Verschiebung aufzeigen:

Ein 16-jähriger Jugendlicher konnte sich als Kind nicht von seiner Mutter trennen. Alle sozialen Schwellensituationen, die Trennung einforderten, schufen große Konflikte und brachten wenig später Schul- und Lernprobleme mit sich. Er besucht jetzt die letzte Klasse der Hauptschule und muss, weil er in Mathematik versagt, einen Förderkurs besuchen. Dort wird er an die Tafel geholt und muss vor allen Mitschülern eine schriftliche Aufgabe durchführen, bei der er hoffnungslos scheitert. Er erlebt sich sowohl vom Lehrer als auch von seinen Mitschülern bloßgestellt und verspottet. Wenig später kommt es morgens, als er den Schulbus besteigt, zu einem Angstanfall. Der Jugendliche beginnt zu hyperventilieren, er bekommt Tachykardien und Schweißausbrüche und muss panikartig den Bus verlassen. Nach einigen Versuchen, mit dem Bus zur Schule zu fahren, und immer neuen Angstanfällen, weigert sich der Jugendliche schließlich, die Schule zu besuchen. Er lehnt es auch ab, in Behandlung zu gehen, bis die Schule die Schulpflicht feststellt und den Besuch energisch einfordert.

Psychodynamik

Während der Situation an der Tafel kam es zu massiven Schuld-, insbesondere jedoch Schamängsten, die hilflose Verfassung und Zustände von Wertlosigkeit nach sich zogen. An die Stelle der angstmachenden Inhalte von entwürdigender Beschämung wird die Busfahrt zur Schule gesetzt. Die Angst wird erkennbar verschoben. Aus der inneren Gefahr wird eine äußere, die jedoch gemieden werden kann, aus Passivität wird – scheinbar – eine aktive Gegenmaßnahme. Gleichzeitig wird deutlich, dass auch eine Regression in der Zeit vor der Adoleszenz stattfindet, so dass es wieder zur Abhängigkeit von der Mutter kommt, bei welcher der Jugendliche verbleiben darf.

In diesem Fall wird auch die Nähe zur Angstneurose mit ihren typischen Beschwerden deutlich. Der jugendliche Patient wird, mehr als ein Kind mit Schulphobie, von diffusen Ängsten *und* somatisch von Angst überflutet, **es stehen die spezifischen**

Symptome der vegetativen Stimulierung im Vordergrund. Auch in diesem Fall wird deutlich, dass es vorrangig um Trennungsängste geht. Verschoben wurde allerdings die unerträgliche Schamangst, was deutlich macht, dass Angst auf jedem Strukturniveau verschoben werden kann. Zudem ist es **nicht möglich, eine scharfe Trennungslinie zwischen Trennungsängsten (Angstneurose) und Phobien zu ziehen.**

Die Fähigkeiten zur Selbstwahrnehmung, Selbststeuerung, Objektwahrnehmung und Kommunikation sind in der Regel bei Patienten mit Schulphobien noch relativ gut. Defizitär ist allerdings die Bindungsfähigkeit, die Fähigkeit, innere Repräsentanzen zu errichten und affektiv zu besetzen sowie zwischen Bindung und Lösung wechseln zu können. Vorrangige Abwehrmechanismen sind die Verschiebung, die Triebregression und partielle Ich-Regression.

Fallbeispiel

Fall 4

Die Mutter eines zehnjährigen Mädchens hatte mich angerufen und mir mitgeteilt, dass Sabine seit mehreren Wochen nicht mehr zur Schule ginge. Der Großvater des Mädchens sei gestorben, und Sabine sei im Turnunterricht von einem Medizinball am Kopf getroffen worden, weshalb sie wegen des Verdachts auf Gehirnerschütterung ins Krankenhaus musste. Danach hätten Befürchtungen, Grübeleien eingesetzt, und Sabine wollte schließlich nicht mehr zur Schule gehen. Im ersten Gespräch teilte mir die Mutter verlegen mit, dass S. bereits bei einem Kollegen in Behandlung gewesen sei. Sie hätte dort abgebrochen, „weil dieser zu streng gewesen" sei.

Zur ersten Stunde kam ein blondes, sehr blasses, fast durchscheinend wirkendes Mädchen. Es strahlte mich „glücklich" an und zwang mich regelrecht zur Harmonie. Meine ersten Empfindungen waren, dass ich dieses verletzliche Kind vor einer schlechten und gefährlichen Welt beschützen wollte. Seine eindringliche Frage lautete: „Würden Sie mich bitte in Therapie nehmen?", und ich spürte nach diesem unwiderstehlichen Satz kaum mehr Widerstand bei mir. Von jetzt an sprach sie unaufhörlich, berichtete von bösen Lehrern, unleidlichen Mitschülerinnen und ihrer strengen Mutter. Ich spürte, wie ich überhaupt nicht zu Wort kam, gereizt und aggressiv wurde. Diese Tatsache bereitete mir allerdings Schuldgefühle, wenn ich das schwache, kleine Wesen vor mir sah. Das Mädchen hatte meine Missstimmung offensichtlich wahrgenommen und fragte mich mit leiser, leidender Stimme, ob es etwas spielen, vielleicht etwas tonen dürfte? Ich sagte ihm, dass es wohl meistens spüren würde, was sein Gegenüber von ihm erwartete und wollte, was es mit leichtem Erröten akzeptierte. „Wenn du dann machst, was er oder sie von dir erwarten, gibt es auch keinen Streit. Noch besser ist allerdings, wenn er tut, was *du* von ihm erwartest." Ich spürte, dass diese Intervention die Harmonie zwischen uns gestört hat.

Psychodynamische und behandlungstechnische Überlegungen

Es wird deutlich, dass Sabine in der Übertragung versuchte, eine harmonische und aggressionsfreie Situation zu wiederholen, was in der Gegenübertragung regelhaft Tendenzen auslöst, ein hilfloses Kind beschützen zu wollen. Mit ihrem unaufhörlichen Sprechen suchte Sabine geschickt, Lücken und Pausen und damit auch kurzzeitige Trennungen vom Objekt zu vermeiden. Gleichzeitig erreichte sie es auf diese Weise auch, mich zunächst mundtot zu machen, zu beherrschen und zu kontrollieren, was mich mit der Zeit aggressiv werden ließ. Gemäß König, (1991, S. 49) hat ein „angstneurotischer Redeschwall" zwei Funktionen, nämlich den anderen auf Distanz zu halten, ihn aber auch gleichzeitig festzuhalten. Ich spürte die latenten Aggressionen, die bereits den ersten Therapeuten „zerstört" hatten. Mit manischer Abwehr wurden die Objekte kontrolliert und gleichzeitig festgehalten, konnten auf diese Weise entwertet und manipuliert werden. Weil ich von der Vorgeschichte mit dem Therapeuten vorher wusste, gab ich eine Probedeutung, welche die harmonische Verschränkung unvermittelt störte. Als Probedeutungen werden Deutungen in der diagnostischen Phase deshalb bezeichnet, weil mit ihr der Patient direkt erlebt, was psychodynamische Therapie ist, der Behandler allerdings auch erfährt, wie der Patient mit Deutungen umgeht, was für die Indikation sowie für die Prognose von grundlegender Bedeutung ist (Doering und Schüßler, 2003, S. 9). Vordergründige Idealisierungen können bei Schulphobien wie der vorliegenden rasch ins Gegenteil umschlagen. Ich wusste, dass Sabine bei dem Kollegen abgebrochen hatte, weil er „zu streng" gewesen war, vermutlich auf Einhaltung von Rahmenbedingungen beharrt hatte. Dennoch riskierte ich in diesem Fall bewusst den Abbruch der Beziehung, um die Motivation der Patientin zur Herstellung eines Behandlungsbündnisses zu erspüren und gleichzeitig ihr Durchhaltevermögen zu prüfen.

5.4.4 Psychotherapeutische Behandlung von Schulphobien

Regelhaft werden zu Beginn der Behandlung idealisierende Übertragungen spürbar und von den Patienten eine harmonische, aggressionslose Situation hergestellt. Dies kann wie im vorliegenden Fall dazu führen, dass der Behandler in sich Gefühle wahrnimmt, ein armes, hilfloses Kind vor feindseligen Aggressionen der Umwelt schützen zu müssen. Diese Identifikation erzeugt nicht selten vorschnelle Behandlungszusagen, rasche Verwicklung in die Dynamik und kann eine verhängnisvolle Tendenz zum Mitagieren bewirken. Leicht wird übersehen, dass Idealisierungen und Harmonisierungen unbewusste Tendenzen zur Kontrolle und Manipulation des Objektes und zugrunde liegende feindselige Aggressionen verhüllen.

Eine phobische Verarbeitung bringt immer die Gefahr mit sich, dass der Patient symptomfrei und ohne Leidensdruck bleiben kann, wenn ihm gelingt, der Angst auszuweichen. Ähnlich wie bei Trennungsängsten und einer Angstneurose darf darum eine Behandlung auf keinen Fall verhindern, dass der Patient mit Angst und vor allem mit den sozialen Folgen konfrontiert wird. Zentrale Rahmenbedingung ist, dass das Kind die Schule besuchen sollte, ehe mit der Behandlung begonnen wird. Leicht könnte sich ansonsten die pathologische Beziehung zwischen Mutter und Kind, zwischen Anklammern und aggressiver, sadistischer Kontrolle wiederholen. Der Therapeut darf sich darum auf keinen Fall als Attestschreiber, Lehrervertröster oder gar Hilfslehrer einsetzen und missbrauchen lassen. Erfahrungsgemäß wird von Eltern und Institutionen erheblicher Druck auf den

Therapeuten ausgeübt, schnell mit der Behandlung zu beginnen, um das störende Symptom rasch zu beseitigen. Die Abbruchgefahr ist immer groß, wenn das Kind wieder konstant zur Schule geht, weil bei allen Beteiligten des Prozesses große Angst besteht, dass sich an der interpersonalen Dynamik etwas verändern könnte (Hopf, 2001, S. 9; Heinemann und Hopf, 2004, S. 103). Während der gesamten Therapiezeit ist mit ständigen Fehlterminen, Absagen und Unterbrechungen, insbesondere nach Ferienzeiten, zu rechnen.

Im Anfangsstadium kann das Symptom noch über Beratung bewältigt oder mit einer Kurzzeittherapie behandelt werden. Zur Aufarbeitung des zentralen Konflikts bedarf es allerdings immer einer psychoanalytischen Langzeit-Behandlung unter Herstellung eines Rahmens mit unmissverständlichen Bedingungen und Forderungen. Erarbeitung eines Rahmens und seiner Forderungen ist allerdings *immer* Beziehungsarbeit (vgl. Berns, 2002).

Nicht behandelte Schulvermeidung kann im Erwachsenenalter in Arbeitsvermeidung übergehen (vgl. Pittman, Langsley, DeYoung, 1968, zit. in: König, 1991, S. 143). Die Kinder behielten als Erwachsene ihre Überempfindlichkeit für Ängstlichkeitssignale, die von einer mütterlichen Frau ausgingen, und ein Abhängigkeitsstreben, das sie veranlasste, entsprechende dominierende Frauen aufzusuchen. Die Ergebnisse dieser Untersuchung rücken die Schulvermeidung in die Nähe der Agoraphobie.

! **Merke:** Eine Schulphobie beginnt oft zu Zeiten, die besondere Autonomie vom Kind verlangen, wie etwa Präadoleszenz, Schulwechsel, Übertritt in weiterführende Schulen Die entstehende neurotische Angst wird über neue Symptombildung bewältigt, so kommt es zur **Pseudoobjektivierung** durch **Verschiebung auf eine konkrete Gefahr.** Auf diese Weise kann das Kind eine angstmachende Situation dauerhaft meiden und vordergründig symptomfrei bleiben, was erhebliche Konsequenzen für die psychotherapeutische Behandlung mit sich bringt.

5.5 Generalisierte Angst

Dem Kliniker sind ängstliche Kinder bekannt, die unter den vielfältigsten Ängsten leiden, welche sich gleichsam auf jede Situation ihres Lebens beziehen können. Diese Patienten sind oft chronisch gereizt und unzufrieden, klagen über ständiges Unwohlsein, sind müde und erschöpft. Die vorliegende Störung muss unter

ICD-10 F93.80 generalisierte Angststörung des Kindesalters
diagnostiziert werden.

Der nachstehende Sonderfall hat innerhalb der ICD-10 keinen passenden Platz, auch nicht bei der posttraumatischen Belastungsstörung (ICD-10 F43.1), weil es sich um zurückliegende, überwiegend kumulative Traumata handelt, die den Aufbau einer funktionsfähigen Struktur verhindert haben. Dennoch ist es bedeutsam, sich mit diesem Störungsbild zu befassen, weil für viele dieser Kinder mit schweren Traumatisierungen – auch von Migranten – psychotherapeutische Langzeit-Behandlungen eingeleitet werden müssen.

5.5.1 Angst nach anhaltenden traumatischen Belastungen und panische Angst

Falldarstellung

Im Folgenden wird ein Kind vorgestellt, das nach vielfachen traumatischen Ereignissen panische Ängste entwickelt hatte. Eine ausführliche Darstellung sowie der Verlauf seiner stationären Behandlung finden sich bei Hopf und Linge (2004). Auf die Beiträge von Häußler über Misshandlung und Missbrauch sowie von Winkelmann über posttraumatische und akute Belastungsstörungen in diesem Band wird ebenfalls hingewiesen.

Fall 5

Jakob war einziges Kind seiner drogenabhängigen Eltern, die kurz vor seiner Geburt geheiratet hatten. Einen während der Schwangerschaft eingeleiteten Entzug brach Frau T. ab, so dass der Säugling bereits nach seiner Geburt entgiftet werden musste. Es kam zu vielerlei Komplikationen, sieben Tage nach seiner Geburt hatte Jakob einen Krampfanfall, zog sich eine Lungenentzündung mit anschließender Thrombose zu, zudem erkrankte er an Hepatitis. Erst im Alter von drei Monaten konnte der Säugling aus dem Krankenhaus entlassen werden. Die Eltern trennten sich wenig später. Frau T. empfand Jakob gegenüber starke Schuldgefühle, die sie beschwichtigte, indem sie ihren Sohn grenzenlos verwöhnte. Als Jakob 18 Monate alt war, unterzog sich die Mutter einer stationären Entgiftung. Während ihres Krankenhausaufenthaltes wurde Jakob von seinem Vater versorgt. Von einem gemeinsamen Besuch mit seinem Sohn bei seiner Familie kehrte Herr T. jedoch nicht zurück und tauchte unter. Drei Monate später fand Frau T. ihren Sohn und dessen Vater mit anderen Abhängigen in einer völlig heruntergekommenen Wohnung wieder. Jakob litt offensichtlich an einer anaklitischen Depression und wäre fast verhungert. Danach sprach Jakob nicht mehr und folgte seiner Mutter, auch in der Wohnung, auf Schritt und Tritt. Er reagierte panisch, sobald er sich allein in einem Raum befand. Tiefe Angst befiel ihn bei Dunkelheit. Nachdem er in einen Fluss gefallen und mit seinem Kopf kurzzeitig unter Wasser geraten war, geriet Jakob außer sich, sobald sein Gesicht oder die Haare nur mit Wasser in Berührung kamen. Zum besonderen Problem wurde die Nahrungsaufnahme. Jakob aß nur noch wenige, ausgewählte Nahrungsmittel. Zunehmend verhielt er sich unruhig und unstet, was die Mutter – auch – wegen ihrer Methadonsubstitution allerdings kaum störend erlebte. Außer der unmittelbaren Anwesenheit seiner Mutter schien einzig Musik eine beruhigende Wirkung auf ihn auszuüben.

Zur zusätzlichen Belastung geriet ein vorzeitiger Kindergartenbesuch mit 2,4 Jahren. Mit anderen Kindern geriet Jakob ständig in Streit und suchte ausschließlich die Nähe der Erwachsenen. Er kotete und nässte regelmäßig ein. Wegen seiner Auffälligkeiten wechselte Jakob in einen Sonderkindergarten. Dort wurde er als ängstliches und völlig verstörtes Kind erlebt. Völlig überfordert weinte er ununterbrochen und wollte zu seiner Mutter. Jakob benötigte ständig die sichere und verlässliche Anwesenheit eines Erwachsenen. Dauernd suchte er Nähe, aber er hielt diese andererseits nicht aus. Mit seiner Einschulung machte sich die Angst vor dem Überwältigtwerden noch deutlicher bemerkbar: Auf dem Weg zur Schule mussten die Kinder Schienen überqueren. Jakob hatte panische Angst davor und musste anfänglich von einer Erzieherin hinübergeführt werden. Es ist zu vermuten, dass in den Ängsten vor einem plötzlich nahenden imaginären Zug auch zum Ausdruck kam, wie er sich eigenen Affekten ausgeliefert und von ihnen überwältigt fühlte. Jakob war unfähig, Erregungszustände zu regulieren, Gefühle in Worte zu fassen und Reize angemessen wahrzunehmen. Er konnte von Ängsten blitzartig überflutet werden, so dass es zu ständigen Reinszenierungen seiner Traumata kam. Weil er von diesen Zuständen plötzlich überwältigt wurde, reagierte er auch mit Durchbrüchen heftigster Wut, um passives Überwältigtwerden aktiv abzuwehren. Er biss andere Kinder, schlug rücksichtslos auf sie ein, zertrümmerte sogar Türen. Danach wirkte er oft erschöpft und schuldbewusst, weil ihm sein eigenes Verhalten mittlerweile befremdlich vorkam.

Psychodynamische Überlegungen

- *Kumulative Traumatisierungen*
  Jakobs Mutter war vor und während der Schwangerschaft polamidonabhängig gewesen, was zu schweren prä- und perinatalen Beeinträchtigungen geführt hatte. Als Jakob geboren wurde, musste er entgiftet werden und erkrankte. Bis zum dritten Lebensmonat musste er im Krankenhaus bleiben. Das zweite schwere Trauma löste der Vater mit seiner Entführung und deren Folgen aus. In einer Wohnung, in der Alkohol- und Drogenabhängige lebten, lag Jakob kaum versorgt in einer Kammer und wurde nach Wochen fast verhungert aufgefunden.
- *Unzureichendes Containment*
  Der kumulativ traumatisierte Junge lebte danach mit einer Mutter, welche methadonsubstituiert war und die Welt – wie sie sagte – nur gedämpft wahrnahm. Es ist davon auszugehen, dass sie die Ängste des Kindes weder ausreichend aufnehmen und lindern noch mit angemessenen Affekten feinfühlig auf sein Verhalten reagieren konnte.
- *Nachfolgende multiple Schädigungen*
  Diese lebensgeschichtlichen Bedingungen führten zu den vorliegenden multiplen Störungsbereichen, zu irreversiblen Hirnschädigungen, Traumatisierungen, Aufmerksamkeits- und Entwicklungsdefiziten sowie Bindungs- und Beziehungsstörungen. Eine Trennung zwischen den Folgen von frühkindlicher Hirnschädigung und von Traumata ist – wie aus der Theorie zum Trauma bekannt – nicht möglich (vgl. van der Kolk, 1998, S. 30, Hüther, 2003, S. 102).
- *Defiziente Struktur*
  Eine Entwicklung von psychischen Repräsentanzen, ein Aufbau von funktionierenden Regulationssystemen und Strukturen war unter diesen Bedingungen nur ansatzweise möglich gewesen. Die beginnende „psychische Geburt" im zweiten Lebensjahr wurde vom erneuten Trauma zunichte gemacht. Mentalisierung und Symbolisierung waren schwer gestört, Jakob hatte keine Repräsentanzen vom Objekt entwickelt und war auf ständige Begleitung eines Menschen angewiesen.
- *Ängste*
  Der Junge zeigte fast alle archaischen Ängste, die bekannt sind: Todes- und Verlustängste, Verlassenheitsängste, Dunkelheitsängste und viele weitere, die Orientierungslosigkeit und Zustände von Verwirrung nach sich zogen. Sein gesamtes Beziehungsverhalten wurde mittlerweile von seinen Ängsten bestimmt. Die Fähigkeit zur Angstbewältigung war völlig unzureichend. Er suchte die Erwachsenen an sich zu binden, auch mit seinem Redefluss und sie über ununterbrochene Kontrolle zu manipulieren.

Schwer traumatisierte Kinder wie Jakob besitzen kein verinnerlichtes Gefühl von emotionaler Sicherheit, auf das sie zur Selbstberuhigung und emotionalen Stabilisierung zurückgreifen können (Brisch, 2003, S. 121).

5.5.2 Zur Theorie von Ängsten nach anhaltenden traumatischen Belastungen sowie panischer Angst

Der griechische Gott Pan, mit Bockshörnern und Bocksbeinen ausgestattet, hat den Titanen mit dem Klang seines Muschelhornes „pan-ischen" Schrecken eingejagt. Dunkles, Schreckenserregendes sowie Phallisches wurde ihm seither zugeschrieben, darum wurde auch „panische" Angst nach ihm benannt (Kerényi, 1966, S. 128). Panische Angst und generalisierte Angst ähneln einander. Sie sind nur vor dem Hintergrund einer sorgfältigen Anamnese einigermaßen zu diagnostizieren. Panische Angst ist das Ergebnis einer Überflutung und Zerstörung der psychischen Struktur. Die generalisierte Angst ist vermutlich Folge eines Scheiterns des frühen Containments und des haltenden Beziehungsaufbaus. Die Unterscheidung der beiden Krankheitsbilder wurde auch von biologischen Erkenntnissen sowie von der Reaktion auf unterschiedliche Medikation mit beeinflusst (vgl. Köhler, 1999).

Die panische Angst gehört zur frühesten, „namenlosen Angst" (vgl. Bion, 1990). Sie wird zumeist diffus und körpernah erlebt und kann erst im Erwachsenenalter als abgrenzbares Krankheitsbild diagnostiziert werden. Eine Vorstufe von ihr ist vermutlich die generalisierte Angststörung des Kindesalters. Die Ursachen für ihre Entstehung wurzeln in den vom Kleinstkind nicht zu bewältigenden Überforderungssituationen, etwa weil eine primäre Bezugsperson ausfiel, diese an einem Mangel an Empathie litt oder eine generelle Unfähigkeit bestand, das Kleinkind ausreichend zu schützen.

Die psychische Struktur von Kindern mit panischen Ängsten zeigt schwere Defizite. Wegen massiver Traumata oder eines Ausbleibens von entwicklungsgemäßen Angeboten und Bindungen wie Spiegelung oder Containment konnte das Ich nicht genügende Identifikationen und Repräsentanzen entwickeln und damit auch keine funktionsfähige Struktur mit zureichender Affekttoleranz und Impulssteuerung aufbauen. Jeder innere oder äußere Reiz löst darum archaische Ängste aus, die eine das Ich regelrecht überwältigende Spannung erzeugen. Diese Angst besitzt keinerlei Signalfunktion. Es wird aber im vorgestellten Fall deutlich, dass sie auch Formen von – möglicherweise phylogenetisch erworbenen – Angstbereitschaften mobilisieren kann, wie Dunkelheitsängste, Ängste vor Tieren oder Höhenängste.

Bindungsgestörte, traumatisierte Kinder mit archaischen Ängsten brauchen immer psychotherapeutische Hilfestellung, um die erlittenen Traumata gut verarbeiten zu können. Ansonsten besteht die Gefahr, dass die Bilder der erlittenen Traumata dissoziiert und die damit verbundenen Affekte abgespalten werden (Brisch, 2006). Im Zentrum der Behandlung stehen zu Beginn nachreifende Aspekte des Haltens, des Benennens, des Spiegelns von Gefühlen und Affekten sowie eine Milderung des archaischen, verfolgenden Über-Ichs. Namenloser Angst kann über angemessenes Containment ein psychischer Gehalt (oder Bedeutungsgehalt) vermittelt werden. Begleitende pädagogische, sozialpädagogisch stützende Maßnahmen sowie die therapeutische Beratung des Familienumfeldes sind nötig. Bei persistierendem schädigendem Einfluss der Außenwelt muss gegebenenfalls auch die Lebenswelt des Kindes verändert werden, wie etwa über Pflegefamilie, Heim, sozialpädiatrische, psychiatrische Wohngruppe. Zu detaillierten Fragen der psychoanalytischen Behandlungstechnik bei traumatisierten Kindern oder Patienten, die in früher Kindheit kumulative Traumata erlebt haben, wird auf die Lektüre von Bettelheim (1997), Alvarez (2001), Cohen (2004) sowie Brisch (2006) verwiesen. Von Brainin (2003) wurde ein Sammelband über Traumatisierungen und mit Behandlungen traumatisierter Kinder herausgegeben. Fast alle Autoren sehen die größte Herausforderung in der Handhabung der Gegenübertragung. Alvarez beschreibt das Spielen von deprivierten Kindern, selbst wenn sie die neuesten Spielsachen zur Verfügung hätten, als „verloren und leer", „öde und trostlos wie Becketts Endspiel". Ihrer Meinung nach bewegt sich das deprivierte Kind nicht einfach von der symbolischen Gleichsetzung durch eine Übergangsphase zur echten Symbolbildung, sondern vielmehr **von einer symbolischen Leere durch eine Übergangsphase hin zur wirklichen Symbolbildung** (S. 221). **Diese Leere kann in der Gegenübertragung oft unerträglich werden.** Holderegger (1998) beschreibt die Problematik, dass der Psychoanalytiker in Behandlungen schwer Traumatisierter selbst in Gefahr geraten kann, traumatisiert zu werden. Wegen der heftigen Projektionen und übermäßigen projektiven Identifizierungen seiner Patienten ist er einem hohen affektiven Druck ausgesetzt, der zu einem lähmenden Gefühl von Hilflosigkeit führen kann (S. 40). Holderegger warnt vor allem davor, aufgrund dieser Verfolgungen oder um passiv in aktiv zu kehren eine „aufopfernde therapeutische Haltung" einzunehmen. Damit würde dem Patienten lediglich bestätigt, dass man nicht Nein sagen und sich gegen Übergriffe nicht wehren kann (S. 40). Zur Behandlung von traumatisierten Kindern und solchen mit Borderline-Risiken wird auch auf die Beiträge von Streeck-Fischer über Borderline-Risiken sowie von Winkelmann über posttraumatische und akute Belastungsstörungen bei Kindern und Jugendlichen in diesem Band verwiesen.

! **Merke:** Die psychische Struktur von Kindern nach kumulativen Traumata zeigt schwere Defizite, insbesondere im Bereich von Affekttoleranz und Impulssteuerung. Schwer traumatisierte Kinder besitzen kein verinnerlichtes Gefühl von emotionaler Sicherheit, auf das sie zur Selbstberuhigung und zu emotionaler Stabilisierung zurückgreifen können. Es konnte sich keine funktionsfähige Struktur aufbauen. Jeder innere oder äußere Reiz löst darum archaische Ängste aus, die eine – das Ich überwältigende – Spannung erzeugen. Im Zentrum der Behandlung stehen zu Beginn nachreifende Aspekte des Haltens, des Spiegelns von Gefühlen und Affekten sowie eine Milderung des archaischen, verfolgenden Über-Ichs. Namenloser Angst kann über angemessenes Containment ein psychischer Gehalt (oder Bedeutungsgehalt) vermittelt werden.

5.6 Fehlen von Realangst

Falldarstellung

Fall 7

Ein achtjähriger Junge, Marc, wird auf dringende Empfehlung seiner Lehrerin bei einem Kinder- und Jugendlichen-Psychotherapeuten angemeldet. Er hat kürzlich die Schule gewechselt und die zweite Hälfte der ersten Klasse nach einem Test für Hochbegabte übersprungen. Er beschimpft seine allein erziehende Mutter mit den wüstesten Worten, nennt sie Nutte, Drecksau und benutzt viele andere sexualisierte Ausdrücke. Wenn etwas nicht so abläuft, wie er sich das vorstellt, rastet er völlig aus. Er ist ungeduldig, zappelig, sehr kränkbar, wirkt andererseits gelegentlich bedrückt. Vor kurzem hat er während des Unterrichts zur Lehrerin eine verletzende sexuelle Äußerung gemacht, welche diese zutiefst erzürnte. Ihre angedrohte Bestrafung ließ ihn ausrasten, er bleibt völlig uneinsichtig und beschimpft die Lehrerin aufs Neue. Der Junge scheint kaum Einfühlung zu besitzen, und er spürt vor allem keinerlei Angst, die ihn vor möglichen Sanktionen seiner Mitmenschen warnt: Kürzlich hat er zu einem 13-Jährigen eine geringschätzige Bemerkung gemacht, der ihn daraufhin schlug. Das konnte Marc wiederum nicht verstehen, er fing an zu grübeln, wie er sich rächen könnte. Der Vater hat die Familie verlassen, als Marc 5 Jahre alt war. Die Mutter wird mit Marc nicht mehr fertig, sie fordert nichts mehr ein, sondern sie sucht ihn mittlerweile zu allem zu überreden, zu beschwichtigen, weil sie sich vor seinen Aggressionen und Affektdurchbrüchen fürchtet.

Psychodynamische Überlegungen

Aus psychoanalytischer Sicht wird eine massive narzisstisch-depressive Entwicklung erkennbar, wobei manische Abwehr die zugrunde liegende Depression nicht mehr ausreichend maskieren kann. Vor allem wird deutlich, dass reale Einschätzungen, reale Gefahren bei den vorliegenden Größenphantasien und dem ödipalen Triumph über den Vater, einhergehend mit Entwerten der Mutter, nicht mehr angemessen erkannt werden können. Angst warnt und schützt bekanntlich vor realen Gefahren und Bedrohungen, allerdings nur bei funktionierender Realitätsprüfung. Unter Realitätsprüfung wird jener Vorgang verstanden, mit dem zwischen den von der Außenwelt und den aus dem eigenen Innern stammenden Reizen unterschieden werden kann. Es besteht, wie bereits zu Beginn bemerkt, eine Interdependenz von neurotischer Angst und Realangst, so dass ein neurotischer Umgang mit realer Gefahr diese größer oder kleiner machen, sie also sogar ganz verschwinden lassen kann. Es liegt hier zudem eine defiziente Struktur vor, insbesondere mit **eingeschränkter Fähigkeit zum Objekterleben** sowie **eingeschränkter Empathiefähigkeit** (vgl. auch Rudolf, 2004, S. 59).

Ätiopathogenese

In einem Kapitel, das *manifeste* Ängste als Symptomatik zum Thema hat, erscheint es paradox, wenn über ein **Fehlen von realer Angst (Furcht)** als psychischer Störung gesprochen wird. Es handelt sich hierbei jedoch um ein bedeutsames Phänomen, das mit veränderten Krankheitsbildern, einer Zunahme von narzisstischen Störungen sowie mit Externalisierungen bei Kindern und Jugendlichen zu tun hat und viele Pädagogen hilflos werden lässt (Hopf, 2006). Einzuordnen wäre diese Symptomatik allerdings nicht unter den Ängsten, sondern unter

ICD-10 F91: Störung des Sozialverhaltens.

Der zentrale Konflikt der vorliegenden Störung wird in einem Märchen der Gebrüder Grimm veranschaulicht, das mit den folgenden Worten beginnt: „Ein Vater hatte zwei Söhne, davon war der älteste klug und gescheit und wusste sich in alles wohl zu schicken, der jüngste aber war dumm, konnte nichts begreifen und lernen: und wenn ihn die Leute sahen, sprachen sie ‚mit dem wird der Vater noch seine Last haben!'" Dieser junge Mann kannte weder Furcht noch Angst, und darum zog er aus, das Fürchten zu lernen.

Der Held weiß hier allerdings, dass seine Unfähigkeit, sich zu fürchten, letztendlich keine Stärke, sondern ein Mangel ist. Dank seiner Frau im Ehebett, die ihn mit kaltem Wasser und darin enthaltenen Fischen das Gruseln lehrt, erfährt er, dass er etwas Wichtiges verloren hatte. Er hatte die Angst vor seinen Gefühlen verdrängt, aber in diese Verdrängung waren alle realen Ängste geraten, und er konnte sie darum nicht mehr wahrnehmen. Furchtlosigkeit und totale Angstfreiheit sind keine Tugenden, sondern Ausdruck einer schweren Persönlichkeitsstörung, weil das Gespür für reale Gefahren verloren gegangen ist.

Die Selbst- und Fremdwahrnehmung eines Kindes muss sich auf dem Weg vom Narzissmus zur Objektliebe dahin entwickeln, sich selbst als Mängelwesen zu begreifen, das Wünsche und Bedürfnisse hat, die es sich nicht selbst erfüllen kann. Es braucht den anderen Menschen, und das Kind muss dafür dankbar werden, was der andere Mensch für es tut. Das Kind muss also Abschied nehmen von unrealistischen Größenphantasien. Eine Mutter, die – wie der Psychoanalytiker Winnicott (1997) definiert hat – „gut genug ist", feinfühlig und empathisch, die das notwendige Gleichgewicht zwischen Befriedigung und Frustration herstellen kann, wird das erreichen. Denn Frustration bewirkt auch Autonomie und Weiterentwicklung. Im Fall von Marc hat die Mutter das Kind stark verwöhnt, sie fürchtete seine Aggressionen, und sie hat ihm mittlerweile die Position und die Macht des Vaters in der Familie überlassen.

Sind die Kommunikationsmuster zwischen Bezugspersonen und Kind Laissez-faire, Wegsehen, Verwöhnung oder unentschiedenes Laufenlassen, hält das Kind an seinen unrealistischen Größenphantasien fest und negiert Bindung und Beziehung sowie generell die Existenz und die Rechte eines anderen. Die Verbindung zwischen äußerer und innerer Welt geht dann verloren. Das Kind kann das, was in seiner eigenen inneren Gefühlswelt vor sich geht, nicht mehr lesen und in eine allgemein verständliche und symbolische Sprache übersetzen (vgl. auch Hardtmann, 2004). Es wird – auch vor dem Hintergrund seiner unrealistischen Größenphantasien – die Affekte von Bezugspersonen nicht ausreichend entschlüsseln können, die Realität nur unzureichend wahrnehmen und darum auch vor niemandem mehr angemessene Angst haben.

Unter optimalen Entwicklungsbedingungen von „optimaler Frustration" werden gemäß Kohut (1973) der Exhibitionismus und die Großartigkeit eines archaischen grandiosen Selbst nach und nach gezähmt und die gesamte Struktur in die erwachsene Persönlichkeit integriert. Sie liefert Triebenergie für die ichgerechten Ambitionen und Vorsätze, für die Freude am Handeln und wichtige Aspekte unserer Selbstachtung. Gleiches geschieht mit dem idealisierten Elternbild; es wird zum Ich-Ideal.

Erleidet ein Kind jedoch Traumata oder schwerwiegende Empathiemängel, bleiben grandioses Selbst und idealisiertes Elternbild zur Erhaltung der narzisstischen Homöostase erhalten. Der Mitmensch wird lediglich als Erweiterung seines Größen-Selbst wahrgenommen (Kohut, 1973). Oder er wird zwar als anderes Objekt erlebt, bleibt jedoch nur im Rahmen von Bedürfnisbefriedigung wichtig und wird auch nur so weit akzeptiert.

! **Merke:** Es besteht eine Interdependenz von neurotischer Angst und Realangst, so dass ein neurotischer Umgang mit realer Gefahr diese größer oder kleiner machen, sie sogar ganz verschwinden lassen kann. Bei schweren narzisstischen Beeinträchtigungen mit unrealistischen Größenphantasien können die Affekte von Bezugspersonen nicht ausreichend entschlüsselt und die Realität nur unzureichend wahrgenommen werden; Respekt und angemessene Furcht vor Reaktionen des Mitmenschen sind dann nicht mehr in genügendem Maß vorhanden.

6 Prognose

Die Prognose für psychoanalytische und tiefenpsychologisch fundierte Psychotherapien von Angststörungen ist abhängig von den üblichen Faktoren wie Motivation der kindlichen Patienten, Leidensdruck auf die Beteiligten, mögliche Chronifizierung der Symptomatik und Veränderbarkeit der Familiendynamik. Ganz entscheidend sind jedoch die Form der Angst sowie die vorliegende Struktur und die vorhandene Fähigkeit des Kindes, Affekte und Impulse zu regulieren.

7 Wirksamkeitsstudien zu psychodynamischen Psychotherapien bei Kindern und Jugendlichen mit Angststörungen

Die bislang vorgestellten Störungsbilder waren mittlerweile Gegenstand verschiedener Studien (siehe dazu Windaus, 2005, S. 547-549).

Die Studie Fahrig et al. (1996, zit in: Windaus, 2005) enthält als häufigste Diagnose emotionale und neurotische Störungen zu 36,8%. Diese Studie berichtet von einer großen Symptomreduktion (um 91,7%), Verbesserungen in den Manifestationen der psychischen Konflikte und erreichten Effektstärken zwischen 0,58 und 1,74. Bezüglich des BSS-K-Gesamtwertes erreichten

75,9 % der Probanden das Kriterium „nicht mehr klinisch krank" Kronmüller et al. (2005) stellten eine Wirksamkeitsstudie über 26 Kinder und Jugendliche mit Angststörungen vor. Die Patienten erhielten 25 Stunden psychodynamische Psychotherapie über einen Zeitraum von vier Monaten. 62% der Kinder wiesen zum Therapieende klinisch signifikante Verbesserungen auf, bei der Wartegruppe, die als Kontrollgruppe diente, waren es lediglich 8%. Diese Ergebnisse belegen gemäß den Autoren, dass die psychodynamische Kurzzeitpsychotherapie ein wirksames Behandlungsverfahren bei Kindern und Jugendlichen mit Angststörungen ist. Sie machten aber auch gleichzeitig deutlich, dass ein Teil der Kinder und Jugendlichen eine intensivere Behandlung benötigte.

Die kontrolliert-naturalistische Studie von Muratori (2002, zitiert in: Windaus, 2005) wies bei emotionalen Störungen mit einer Experimental- und Kontrollgruppe ebenfalls die Wirksamkeit von psychodynamischer Kurzzeittherapie nach, indem signifikante Verbesserungen im Symptombereich sowie im Gesamtbefinden festgestellt wurden.

Es kann somit festgestellt werden, dass die Wirksamkeit von psychodynamischen Psychotherapien bei der Behandlung von Angststörungen mehrfach und überzeugend nachgewiesen wurde.

8 Frequently Asked Questions (FAQ)

1. *Ist Angst ein krankheitswertiger Zustand?*

→ Angst warnt vor realen Gefahren und ist darum ein wichtiges Sensorium des seelisch gesunden Menschen (Realangst). Störend ist lediglich ein Zuviel oder ein Zuwenig an Angst. Neurotische Angst bezieht sich immer auf eine ängstigende innere Gefahr. Es besteht eine wechselseitige Abhängigkeit von neurotischer Angst und Realangst, so dass ein neurotischer Umgang mit realer Gefahr diese größer oder kleiner machen, sie sogar ganz verschwinden lassen kann. Im Laufe der Zeit wurde innerhalb der Psychoanalyse eine Fülle von Angstarten beschrieben, die unterschiedlichen Störungsbildern zuzuordnen sind. Entscheidend für eine günstige Beurteilung des Umgangs mit Angst ist die Fähigkeit eines Individuums, Affekte und Impulse regulieren zu können.

2. *Haben Freuds Hypothesen von der Angst Gültigkeit?*

→ Nach Freuds Auffassung ist Angst nicht eine Folge, sondern die Ursache für Abwehrmaßnahmen: Die abgeschwächte mentale Antizipation einer traumatischen Situation ruft ein Angstsignal hervor, welches das Ich zur Verdrängung veranlasst. Das kurzzeitige Angstsignal besitzt somit eine „Triggerfunktion", die nachfolgenden Abwehrprozesse dienen der Regelung der Emotionen. Diese Vorstellung von der Signalangst besitzt Gültigkeit innerhalb der Psychoanalyse. Von Freud und seinen Nachfolgern wurden vielerlei Angstarten beschrieben, die spezifischen Störungsbildern zugeordnet werden können.

3. *Wie entstehen Trennungsängste?*

→ Viele Kinder können sich nicht langfristig trennen, sondern bleiben auf die reale Anwesenheit der Mutter angewiesen. Im Zustand des Alleinseins oder in Anwesenheit fremder Personen entwickeln sie heftige Trennungsängste. Es hat sich bei ihnen keine stabile internalisierte Objektrepräsentanz gebildet, oder sie ist wieder vernichtet worden. Die Fähigkeit, eine dauerhafte Abwesenheit von Objekten zu ertragen, wird auch als Objektkonstanz bezeichnet. Entscheidend für die Bildung von stabilen Objektrepräsentanzen ist ein gelungener Prozess von Mentalisierung und Symbolisierung sowie eine erfolgreiche Loslösung von der Mutter mit Unterstützung und Triangulierung durch den Vater.

4. *Warum fürchtet sich ein Kind mit einer Schulphobie vor der Schule?*

→ Hat ein Kind Angst, in der Schule zu versagen, fürchtet es sich vor Prüfungen oder anderen anstehenden realen Ereignissen, so liegt eine Schulangst vor. Streunt ein Kind und besucht deshalb die Schule nicht, liegt Schuleschwänzen oder Schulverweigern vor, dabei werden unlustvolle Anforderungen gemieden. Eine Schulphobie beginnt oft zu Zeiten, die vom Kind besondere Autonomie und Fähigkeit zur Durchsetzung verlangen. Die so entstehende Trennungsangst wird über neue Symptombildung bewältigt, es kommt zur Pseudoobjektivierung über Verschiebung auf eine konkrete Gefahr. Auf diese Weise kann das Kind eine angstmachende Situation meiden und vordergründig symptomfrei bleiben, was erhebliche Konsequenzen für die Rahmenbedingungen einer psychotherapeutischen Behandlung mit sich bringt. Ein Kind mit einer Schulphobie fürchtet sich letztendlich nicht vor der Schule, sondern es kann sich nicht von seinen Bezugspersonen lösen.

9 Prüfungsfragen

1. Was ist Realangst?
2. Was ist neurotische Angst?
3. Was ist Über-Ich-Angst?
4. Was meint die dritte Angsttheorie von Freud über Signalangst?
5. Wovon hängt es ab, wie Angst bewältigt werden kann?
6. Was ist seelische Struktur, was sind strukturelle Störungen?
7. Was versteht man unter Achtmonatsangst?
8. Was sind Objekt- und Selbstrepräsentanzen?
9. Was ist Objektkonstanz?
10. Was versteht man unter Mentalisierung, was unter Symbolisierung?
11. Welcher Mechanismus wird in der Phobie wirksam?
12. Was ist eine einfache Phobie?
13. Welche Unterschiede existieren zwischen Schulangst, Schuleschwänzen und einer Schulphobie?
14. Was versteht man unter Pseudoobjektivierung?
15. Warum werden traumatisierte Kinder von Ängsten überflutet?
16. Wie hängt die narzisstische Störung mit der Wahrnehmung von realen Ängsten zusammen?
17. Können Angststörungen mit psychodynamischen Therapien behandelt werden, und existieren hierzu Wirksamkeitsstudien?

10 Literatur

- Alvarez A (2001): Zum Leben wiederfinden. Psychoanalytische Psychotherapie mit autistischen, Borderline-, vernachlässigten und missbrauchten Kindern. Frankfurt: Brandes & Apsel
- Anselm S (1979): Angst und Solidarität. Eine kritische Studie zur Psychoanalyse der Angst. München: Kindler
- Arbeitskreis OPD-KJ (Hrsg.) (2003): Operationalisierte Psychodynamische Diagnostik im Kindes- und Jugendalter. Grundlagen und Manual. Bern, Göttingen, Toronto, Seattle: Hans Huber
- Balint M (1972): Angstlust und Regression. Reinbek bei Hamburg: Rowohlt Taschenbuch
- Bassler M (2004): Ätiopathogenese und Psychotherapie von Angststörungen aus psychodynamischer Sicht. In: Leichsenring F (Hrsg.): Lehrbuch der Psychotherapie. Psychoanalytische und tiefenpsychologisch fundierte Therapie. München: CIP-Medien
- Berns U (2002): Der Rahmen und die Autonomie von Analysand und Analytiker. Forum Psychoanal 18:332-349
- Bettelheim B (1997): Liebe allein genügt nicht. Die Erziehung emotional gestörter Kinder. Stuttgart: Klett-Cotta
- Bion WR (1990): Eine Theorie des Denkens. In: Bott Spillius E (Hrsg.): Melanie Klein heute. Entwicklungen in Theorie und Praxis. Bd. 1: Beiträge zur Theorie. München und Wien: Verlag Internationale Psychoanalyse
- Bion WR (1992): Lernen durch Erfahrung. Frankfurt/Main: Suhrkamp Taschenbuch
- Blaß H (2005): Erwachsene Liebesbeziehungen und die mentalisierende Rolle des Vaters. In: Dammasch F, Metzger H-G (Hrsg.): Die Bedeutung des Vaters. Frankfurt/Main: Brandes & Apsel
- Bowlby J (1975): Bindung. Eine Analyse der Mutter-Kind-Beziehung. München: Kindler
- Bowlby J (1976): Trennung. Psychische Schäden als Folge der Trennung von Mutter und Kind. München: Kindler
- Brainin E (Hrsg.) (2003): Kindsein in stürmischen Zeiten. Reales Trauma und psychische Bewältigung. Wien: Picus
- Brisch KH (2001): Bindungsstörungen. Von der Bindungstheorie zur Therapie. 4. Aufl. Stuttgart: Klett-Cotta
- Brisch KH (2003): Bindungsstörungen und Trauma. In: Brisch KH, Hellbrügge T (Hrsg.): Bindung und Trauma. Stuttgart: Klett-Cotta
- Brisch KH (2006): Bindungsstörungen und Trauma. In: Brisch KH, Hellbrügge T (Hrsg.): Kinder ohne Bindung. Deprivation, Adoption und Psychotherapie. Stuttgart: Klett-Cotta
- Cohen Y (2004) Das misshandelte Kind. Ein psychoanalytisches Konzept zur integrierten Behandlung von Kindern und Jugendlichen. Frankfurt/Main: Brandes & Apsel
- Dammasch F, Metzger H-G (Hrsg.) (2006): Die Bedeutung des Vaters. Frankfurt/Main: Brandes & Apsel)
- Dellisch H (1991): Krankmachende Angst in der Familie. In: Prax Kinderpsychol Kinderpsyhiatr 40:1128-133
- Dilling H, Mombour W, Schmidt MH (Hrsg.) (1994): Internationale Klassifikation psychischer Störungen. Bern: Hans Huber
- Doering S, Schüssler G (2004): Theorie und Praxis der psychodynamischen Diagnostik, Indikationsstellung und Therapieplanung. In: Leichsenring F (Hrsg.): Lehrbuch der Psychotherapie. Psychoanalytische und tiefenpsychologisch fundierte Therapie. München: CIP-Medien
- Dornes M (1994): Der kompetente Säugling. 9.-11. Tausend. Frankfurt/Main: Fischer Taschenbuch
- Drosdowski G (Hrsg.) (1989): Duden Etymologie. Herkunftswörterbuch der deutschen Sprache. 2. Aufl. Mannheim, Leipzig, Wien, Zürich: Dudenverlag
- Ermann M (2004): Psychosomatische Medizin und Psychotherapie. 4. Aufl. Stuttgart: W. Kohlhammer
- Fenichel O (1939): The Counter-Phobic Attitude. Int J Psychoanal 20: 263-274
- Ferenczi S (1970): Ein kleiner Hahnemann (1913). In: Schriften zur Psychoanalyse Bd. I. Frankfurt/Main: S. Fischer
- Fonagy P (2003): Bindungstheorie und Psychoanalyse. Stuttgart: Klett-Cotta
- Fraiberg S (1977): Die magischen Jahre in der Persönlichkeitsentwicklung des Vorschulkindes. 36.-40. Tausend. Reinbek bei Hamburg: Rowohlt Taschenbuch
- Freud A (1971): Wege und Irrwege in der Kinderentwicklung. Stuttgart: Ernst Klett
- Freud S (1969a): Analyse der Phobie eines fünfjährigen Knaben (1909). Studienausgabe Bd. VIII. Frankfurt/Main: S. Fischer
- Freud S (1969b): Vorlesungen zur Einführung in die Psychoanalyse (1916-17). Studienausgabe Bd. I. Frankfurt/Main: S. Fischer
- Freud S (1969c): Neue Folge der Vorlesungen zur Einführung in die Psychoanalyse (1933). In: Studienausgabe Bd. I. Frankfurt/Main: S. Fischer
- Freud S (1971a): Über die Berechtigung von der Neurasthenie einen bestimmten Symptomenkomplex als „Angstneurose" abzutrennen (1895). In: Studienausgabe Bd. VI. Frankfurt/Main: S. Fischer
- Freud S (1971b): Hemmung, Symptom und Angst (1926). In: Studienausgabe Bd. VI. Frankfurt/Main: S. Fischer
- Freud S (1975): Jenseits des Lustprinzips (1920). Studienausgabe Bd. III, Frankfurt/Main: Fischer
- Fromm E (1974): Anatomie der menschlichen Destruktivität. Stuttgart: Deutsche Verlags Anstalt,
- Green A (1996): Der Kastrationskomplex. Tübingen: edition diskord
- Hardtmann G (2004): Freiheit, die unfrei macht. Angst und Destruktivität im Jugendalter. Anal Kinder Jugendlichenpsychother 123:373-390
- Heinemann E, Hopf H (2004): Psychische Störungen in Kindheit und Jugend. Symptome – Psychodynamik – Fallbeispiele – psychoanalytische Therapie. 2. Aufl. Stuttgart, Berlin, Köln: W. Kohlhammer
- Hinshelwood RD (1990): Wörterbuch der kleinianischen Psychoanalyse. München, Wien: Verlag Internationale Psychoanalyse
- Hirschmüller B, Hopf H, Munz D, Szewkies J (1997): Dauer und Frequenz analytischer Psychotherapie bei Kindern und Jugendlichen. Daten und Fakten. VAKJP-Schriftenreihe. Bd. 5. Mannheim: Eigenverlag
- Holder A (1999): Die Krankheitsbilder im Kinder- und Jugendlichenalter. In: Loch W (Hrsg.): Die Krankheitslehre der Psychoanalyse. Stuttgart, Leipzig: S. Hirzel
- Holderegger H (1998): Der Umgang mit dem Trauma. Stuttgart: Klett-Cotta
- Hopf H (1992): Kinderträume verstehen. Reinbek bei Hamburg: Rowohlt Taschenbuch
- Hopf H (1999): Von Hexen, Schlangen und vom Fliegen und Fallen. Kinder träumen ihre Ängste. In: Ursula Schulz (Hrsg.): Angst. Schrei nach Leben. Waiblingen: Stendel
- Hopf H (2001): „Angst vor dem Schwarzen Mann". Die psychoanalytische Behandlung einer Schulphobie. In: Schulte-Markwort M, Diepold B, Resch F (Hrsg.): Psychische Störungen im Kindes- und Jugendalter. Ein psychodynamisches Fallbuch. 2. Aufl. Stuttgart: Georg Thieme
- Hopf H (2006, im Druck): Vom Verschwinden von realer Angst und Scham. Zwei Jugendlichen-Behandlungen vor dem Hintergrund veränderter sozio-kultureller Verhältnisse. Anal Kinder Jugendlichenpsychother
- Hopf H, Linge H (2004): Hilfen zum Überleben. Anal Kinder Jugendlichenpsychother 123:351-371

4

- Hopf H, Tschuschke V (2005): Affekte in Träumen von Kindern und Jugendlichen. In: Hopf H (Hrsg.): Traum, Aggression und heilende Beziehung. Beiträge zur psychoanalytischen Therapie von Kindern und Jugendlichen. Frankfurt/Main: Edition Déjà-vu, Sigmund-Freud-Buchhandlung
- Hüther G (2003): Traumatische Erfahrungen und Hirnentwicklung. In: Brisch KH, Hellbrügge T (Hrsg.): Bindung und Trauma. Risiken und Schutzfaktoren für die Entwicklung von Kindern. Stuttgart: Klett-Cotta
- Jacobsen E (1973): Das Selbst und die Welt der Objekte. Frankfurt/Main: Suhrkamp
- Kerényi K (1966): Die Mythologie der Griechen. Bd. I: Die Götter- und Menschheitsgeschichten. München: Deutscher Taschenbuchverlag
- Klein M (1996): Beitrag zur Psychogenese der manisch-depressiven Zustände (1935). In: Cycon R (Hrsg.): Melanie Klein. Gesammelte Schriften. Bd. I, Teil 2. Stuttgart: Frommann-Holzboog
- Knölker U, Mattejat F, Schulte-Markwort M (2000): Kinder- und Jugendpsychiatrie systematisch. 2. Aufl. Bremen: UNI_MED
- Köhler T (1999): Biologische Grundlagen psychischer Störungen. Stuttgart, New York: Georg Thieme
- Köhler T (2004): Biologische und neuropsychologische Grundlagen. In: Leichsenring F (Hrsg.): Lehrbuch der Psychotherapie. Psychoanalytische und tiefenpsychologisch fundierte Therapie. München: CIP-Medien
- König K (1991): Angst und Persönlichkeit. Das Konzept vom steuernden Objekt und seine Anwendungen. 3. Aufl. Göttingen: Vandenhoeck & Ruprecht
- Kohut H (1973): Narzissmus. Eine Theorie der psychoanalytischen Behandlung narzisstischer Persönlichkeitsstörungen. Frankfurt/Main: Suhrkamp
- Kronmüller KT, Postelnicu I, Hartmann M, Stefini A, Geiser-Elze A, Gerhold M, Horn H, Winkelmann K (2005): Zur Wirksamkeit psychodynamischer Kurzzeitpsychotherapie bei Kindern und Jugendlichen mit Angststörungen. Prax Kinderpsychol Kinderpsychiatr 54:559-577
- Maciejewski F (2003): Zu einer „dichten Beschreibung" des Kleinen Hans. Über das vergessene Trauma der Beschneidung. Psyche-Z Psychoanal 57:523-550
- Mahler SM (1972): Symbiose und Individuation. Stuttgart: Ernst Klett
- Mahler SM, Pine F, Bergman A (1982): Die psychische Geburt des Menschen. Symbiose und Individuation. 13.-20. Tausend. Frankfurt/Main: Fischer
- Meltzer D (2005): Das Claustrum. Eine Untersuchung klaustrophobischer Erscheinungen. Tübingen: edition diskord
- Mentzos S (Hrsg.) (1988): Angstneurose. Psychodynamische und psychotherapeutische Aspekte. 8.-9. Tausend. Frankfurt/Main: Fischer Taschenbuch
- Mentzos S (1989): Neurotische Konfliktverarbeitung. Einführung in die psychoanalytische Neurosenlehre unter Berücksichtigung neuer Perspektiven. 16.-19. Tausend. Frankfurt/Main: Fischer Taschenbuch
- Mertens W (1994): Entwicklung der Psychosexualität und der Geschlechtsidentität. Bd. 1. 2. Aufl. Stuttgart, Berlin, Köln: W. Kohlhammer
- Meyer G (2005): Konzepte der Angst in der Psychoanalyse. Bd. 1: 1895-1950. Frankfurt/Main: Brandes & Apsel
- Nagera H (Hrsg.) (1974): Psychoanalytische Grundbegriffe. Eine Einführung in Sigmund Freuds Terminologie und Theoriebildung. Frankfurt/Main: Fischer
- Oelsner W, Lehmkuhl G (2002): Schulangst. Ein Ratgeber für Eltern und Lehrer. Düsseldorf, Zürich: Walter
- Plänkers T (2003): Trieb, Objekt, Raum. Veränderungen im psychoanalytischen Verständnis der Angst. Psyche-Z Psychoanal 7:487-522
- Rank O (1988): Das Trauma der Geburt und seine Bedeutung für die Psychoanalyse. Frankfurt/Main: Fischer Taschenbuch
- Rieber-Hunscha I (2005): Das Beenden der Psychotherapie. Trennung in der Abschlussphase. Stuttgart: Schattauer
- Riemann F (1972): Grundformen der Angst. 7. Aufl. München, Basel: Ernst Reinhardt
- Rotmann M (1978): Über die Bedeutung des Vaters in der „Wiederannäherungs-Phase". Psyche 32:1105-1147
- Rudolf G (2004): Strukturbezogene Psychotherapie. Leitfaden zur psychodynamischen Therapie struktureller Störungen. Stuttgart, New York: Schattauer
- Sandler J, Joffe WG (1980): Zur Depression im Kindesalter. Psyche 34:413-429
- Schlesier R (1990): Mythos und Weiblichkeit bei Sigmund Freud. Zum Problem von Entmythologisierung und Remythologisierung in der psychoanalytischen Theorie. Athenäums Taschenbuch. Frankfurt/Main: Anton Hain Verlag
- Schoenhals H (1988): Zur Repräsentanzenwelt des Angstneurotikers. In: Mentzos S (Hrsg.): Angstneurose. Psychodynamische und psychotherapeutische Aspekte. 8.-9. Tausend. Frankfurt/Main: Fischer Taschenbuch
- Segal H (1990): Bemerkungen zur Symbolbildung. In: Bott Spillius E (Hrsg.): Melanie Klein heute. Entwicklungen in Theorie und Praxis. Bd. 1: Beiträge zur Theorie. München, Wien: Verlag Internationale Psychoanalyse
- Segal H (1991): Traum, Phantasie und Kunst. Stuttgart: Klett-Cotta
- Senf W (1996): Angstkrankheiten – Psychoanalytische Therapie. In: Senf W, Broda M (Hrsg.): Praxis der Psychotherapie. Stuttgart, New York: Georg Thieme
- Spitz RA (1972): Vom Säugling zum Kleinkind. 3. Aufl. Stuttgart: Ernst Klett
- van der Kolk BA (1998): Zur Psychologie und Psychobiologie von Kindheitstraumata. Prax Kinderpsychol Kinderpsychiatr 47:19-35
- Windaus E (2005): Wirksamkeitsstudien zur tiefenpsychologisch fundierten und analytischen Kinder- und Jugendlichenpsychotherapie. Prax Kinderpsychol Kinderpsychiatr 54:530-558
- Winnicott DW (1971): Vom Spiel zur Kreativität. Stuttgart: Ernst Klett
- Winnicott DW (1997): Primäre Mütterlichkeit. In: Winnicott DW Hrsg.): Von der Kinderheilkunde zur Psychoanalyse. 13.-14. Tausend. Frankfurt/Main: Fischer Taschenbuch
- Winnicott DW (2002a): Die Fähigkeit zum Alleinsein. In: Winnicott DW (Hrsg.): Reifungsprozesse und fördernde Umwelt. Gießen: Psychosozial-Verlag
- Winnicott DW (2002b): Die Entwicklung der Fähigkeit der Besorgnis (Concern). In: Winnicott DW (Hrsg.): Reifungsprozesse und fördernde Umwelt. Gießen: Psychosozial-Verlag
- Winnicott DW (2002c): Ich-Integration in der Entwicklung des Kindes. In: Winnicott DW (Hrsg.): Reifungsprozesse und fördernde Umwelt. Gießen: Psychosozial-Verlag
- Wurmser Léon (1990): Die Maske der Scham. Die Psychoanalyse von Schamaffekten und Schamkonflikten. Berlin, Heidelberg, New York: Springer

4

4.2 Zwangsstörungen

Gustav Bovensiepen

1 Einleitung

Zwangsphänomene sind vom Kleinkindalter an bis ins Jugendalter weit verbreitet. Das Spektrum des Zwangsverhaltens und der Zwangsgedanken reicht von vorübergehenden, entwicklungstypischen Ausprägungen in Form von Ritualen vor dem Einschlafen oder beim Spiel (Kinder lieben ritualisierte Wiederholungen im Spiel) über zwangsneurotische Entwicklungen bis zu schweren Zwangsstörungen und zu präpsychotischen Entwicklungen; es schließt auch zwanghafte Persönlichkeitsstörungen mit ein. Das Bedürfnis nach zwanghaften und ritualisierten Verhaltensweisen kann allgemein für das sich entwickelnde Ich als strukturierender und stärkender Prozess aufgefasst werden: Rituale fördern die Abgrenzung gegen innen und außen, die Übergänge vom Bewusstsein zum Unbewussten (z. B. Schlafrituale) (Nagera, 1981, S. 299 f.). Ritualisiertes Verhalten kann der Minderung der Ängste dienen, die notwendigerweise beim Übergang von einer psychischen Entwicklungsphase zur anderen sowohl innerseelisch wie äußerlich auftreten.

Die *klinisch relevante* Symptomatik der Zwangsstörungen ab dem Vorschulalter wird aus kinder- und jugendpsychiatrischer Perspektive in der ICD-10 (F42) auf der Achse I des multiaxialen Klassifikationsschemas (Remschmidt und Schmidt, 1986) beschrieben: vorwiegend Zwangsgedanken oder Grübelzwang: F 42.0; vorwiegend Zwangshandlungen (Zwangsrituale): F42.1; Zwangsgedanken und -handlungen gemischt: F42.2; anankastische Persönlichkeitsstörungen: F60.5. Eine Binnendifferenzierung nach Schweregrad wird auf der Achse I nicht vorgenommen, sondern überwiegend auf Achse VI (psychosoziale Anpassung) bestimmt. Gelegentlich erfolgt eine Schweregradeinteilung nach leicht/mittel/schwer (AWMF, Leitlinien der Deutschen Gesellschaft für Kinder- und Jugendpsychiatrie und -psychotherapie). Im DSM-IV werden Zwangsstörungen (300.3) den Angststörungen subsumiert.

Epidemiologische Untersuchungen zur Prävalenz von Zwangssymptomatik als Ausdruck ernsthafter psychischer Störungen ergeben eine erhebliche Streubreite: 0,2-0,35 % (Bürgin, 1998, S. 71; Steinhausen, 1996, S. 159, zit. n. Heinemann und Hopf, 2004), 1.9 % (Zohar et al., 1992), 2-3% (Valleni-Basile et al., 1994). Während im Kindesalter die Störung überwiegend Jungen betrifft, nähert sich das Geschlechterverhältnis am Ende des Jugendalters der Verteilung (1:1) bei Erwachsenen an (Robinson, 1998).

Wegen des o.g. Phänomens, dass bei Kindern und Jugendlichen Zwänge auch in normalen entwicklungsrelevanten Phasen als Ausdruck einer intrapsychischen Entwicklungsdynamik auftreten, wird im folgenden Abschnitt genauer auf die Symptomatik unter psychodynamischen Gesichtspunkten eingegangen; diese Betrachtungsweise hat eher direkte Konsequenzen für die therapeutische Praxis als die rein phänomenale Beschreibung der Symptome.

2 Symptomatik und diagnostisches Vorgehen

2.1 Symptomatik

Die Zwangssymptomatik kann aus Zwangsgedanken, Zwangsvorstellungen, Zwangsimpulsen und Zwangshandlungen, Ritualen oder Zeremonien bestehen. Gemeinsam ist allen Symptomen, dass sich die Gedanken oder Handlungen und Handlungsabläufe (ritualartig) aufdrängen, plötzlich (als Impuls) oder immer wiederkehrend und in der Regel als ich-fremd (ichdyston) erlebt werden. Bei Kindern sind häufiger Zwangshandlungen zu beobachten als Zwangsvorstellungen. Die Handlungen führen zu einer vorübergehenden Erleichterung, werden sie jedoch verhindert oder unterbrochen, so kann dies zu heftigen Befürchtungen und Ängsten führen, dass etwas sehr Schlimmes passieren könnte: Zum Beispiel kann der Tod oder Unfall eines Elternteils oder der Ausbruch einer ansteckenden Erkrankung befürchtet werden. Bei strukturell schwerer gestörten Jugendlichen zu Beginn oder während der Pubertät können die Zwangshandlungen (z. B. ausgedehnte Reinigungsrituale oder Berührungsängste) der Kontrolle und Abwehr von hypochondrischen Befürchtungen oder von befürchteten Ansteckungen oder Erkrankungen dienen.

Beispiel 1:

Der 13 J. alte Eric entwickelte ausgedehnte Zwangsbefürchtungen, er könne an BSE erkranken; er nahm aus diesem Grund zunächst kein Rindfleisch mehr zu sich, ernährte sich dann nur noch vegetarisch und begann alle Lebensmittel zwanghaft auf BSE-relevante Stoffe zu kontrollieren. Seine Zwangsbefürchtungen dehnten sich weiter aus auf Berührungen mit bestimmten Dingen, dann mit Menschen, und er zog sich vollkommen zurück. Er entwickelte ausgedehnte Reinigungsprozeduren, was dazu führte, dass er oft stundenlang das Bad blockierte und weder morgens rechtzeitig zur Schule kam noch andere Alltagsabläufe bewältigen konnte.

Am häufigsten werden Zählzwänge, Waschzwänge, Berührungszwänge oder Kontrollzwänge beobachtet. Bei schweren

4

Zwangsstörungen kann es zu stundenlangen Wiederholungen ritualartiger Handlungen oder komplizierter Handlungsabläufe kommen, die – wenn sie unterbrochen werden – wiederholt werden müssen und den Tagesablauf der ganzen Familie und die Lernfähigkeit (z. B. bei Hausaufgaben) erheblich beeinträchtigen.

Beispiel 2:

(zur ausführlichen Darstellung der Behandlung dieses Jugendlichen vgl. Bovensiepen, 1997)

Der 15 J. alte David litt unter Kontroll- und Ordnungszwängen, die seinen Tag fast vollständig ausfüllten. Seine bewusste Befürchtung war, dass das elterliche Haus abbrennen könnte und er ersticken würde. So kontrollierte er vor dem Zubettgehen sämtliche elektrischen Anlagen, zog alle Stecker heraus (die der Vater dann später wieder einsteckte). Vor dem Zubettgehen musste er in Anwesenheit seiner Mutter nach einem festgelegten Ablauf eine Reihe von Gegenständen berühren. Dabei stellte er seiner Mutter im Sinne einer Rückversicherung permanent stereotype Fragen nach möglichen Gefahren. Diese abendlichen Abläufe dauerten in der Regel eine Stunde. Wurden sie (oft von seinem Vater) unterbrochen oder waren mit der Mutter nicht möglich, so geriet D. in panische Angst oder bekam Wutanfälle und konnte stundenlang nicht einschlafen.

Im Laufe der Behandlung wurde deutlich, dass David in einer psychisch engen, „inzestuösen" Beziehung zu seiner Mutter lebte und die Vorstellung des elterlichen Geschlechtsverkehrs nicht ertragen konnte, da ihn dies erregte; diese Erregung wehrte er durch sein abendliches Zwangsritual ab. Eine vergleichbare Situation schildert S. Freud am Beispiel einer 19 J. alten jungen Frau in seinen Vorlesungen zur *Einführung in die Psychoanalyse* (Freud, GW XI, S. 272 ff.).

Zwangshandlungen werden in der Regel von den Patienten selber und den Eltern berichtet. Zwangvorstellungen werden manchmal im Erstinterview nicht genannt und tauchen erst im Verlauf des Kontaktes oder der Behandlung auf, insbesondere wenn sie sich um sehr schambesetzte sexuelle, obszöne oder aggressive Vorstellungen oder um ausgedehnte Gedankensysteme handelt, die aus projizierter Angst vor Vergeltung oder Bestrafung (sei es durch die tatsächlichen Angehörigen oder durch innerpsychische Instanzen) nicht mitgeteilt werden.

Beispiel 3:

(zur Behandlung dieses Jugendlichen vgl. Bovensiepen, 1991)

Der 17 J. alte Martin, der neben einer schweren schizoiden Beziehungsstörung auch unter zahlreichen Zwangsbefürchtungen litt, teilte im Verlauf der Behandlung plötzlich mit, dass er sich am nächsten Tag umbringen *müsse*, da er mich während einer Therapiesitzung beim Tischfußball besiegt und sich dabei *gefreut* habe. Erst dabei kam heraus, dass er innerlich unter einem „Gedankensystem von Richtlinien und Gesetzen" lebte, das ihm bei Androhung der Todesstrafe verbot, sich für Mädchen zu interessieren, Gefühle zu zeigen und ihn vor unvorhersehbaren, neu eintretenden Ereignissen schützte. Sein Triumphgefühl während des Spiels war ein Verstoß gegen die Regel dieses inneren Zwangssystems, keine Gefühle zu zeigen.

Nicht alle zwanghaften Vorstellungen werden als ich-dyston erlebt. Bei dem Jugendlichen Martin zum Beispiel bestanden einige Vorstellungen, die dieser ich-synton in sein Erleben und Verhalten eingebaut hatte; die Differenzierung des ich-dystonen vom ich-syntonen Erleben lässt Rückschlüsse auf das Niveau der Ich-Organisation zu; je geringer das Differenzierungsniveau ist, desto eher können Zwangsvorstellungen nicht mehr als ich-dyston erlebt werden, da bei strukturellen Störungen die Ich-Grenzen, aber auch die Beziehung und die Abgrenzung des Ich vom Unbewussten und die Unterscheidung von innen und außen nicht klar entwickelt sind. Die psychotische Struktur ist dann der Extremfall mangelnder binnenpsychischer Grenzstruktur.

Bei Kindern und Jugendlichen mit Zwangsstörungen sind in der Regel immer auch andere symptomatische Verhaltensweisen zu beobachten wie Ängste, z.T. phobischer Natur, depressive Verstimmungen, Kontaktstörungen, Konzentrationsstörungen und insbesondere bei älteren Jugendlichen und Heranwachsenden auch Arbeitsstörungen in Form von Schulleistungsstörungen oder Schwierigkeiten, sich schriftlich festzulegen oder überhaupt etwas zu Papier zu bringen (Heimann, 1961/1989). Es muss z.B. erst eine Reihe scheinbar unaufschiebbarer Dinge erledigt werden, wie Schreibtisch aufräumen oder andere Alltagshandlungen, um überhaupt anzufangen zu können. Überwiegen zwanghafte Denkstörungen, so kann dies das Denken erheblich beeinträchtigen, da das unangemessene gedankliche Systematisieren und Ordnen, eine extreme Detailbesessenheit oder die gedankliche Einengung auf ganz bestimmte gedankliche Abläufe jegliches kreative Denken, Assoziieren oder Verbindungenverknüpfen verhindert. „Das Denken kann in der Zwangsneurose somit zur Triebaktion, zum Triebziel werden, es wird libidinisiert und aggressiviert, Denken und Handeln sind gleichgesetzt" (Loch 1999, S. 163).

2.2 Szenen im Erstinterview

Bereits im Erstgespräch können Zwangssymptome und zwanghaftes Verhalten beobachtet werden. Aus dem sprachlichen, vor allem aber nonverbalen Verhalten und der Motorik lassen sich in der initialen Spielbeobachtung bei Kindern oder im Gespräch mit Jugendlichen bereits Zwangssymptome beobachten oder zwanghafte Persönlichkeitszüge erkennen. Zwanghafte Kinder erscheinen oft als „brave", überangepasste Kinder, die Motorik ist gebunden, das Verhalten kontrolliert. Beim freien Zeichnen können sie sich nicht entscheiden oder sagen: „Ich kann nicht malen", oder sie kommen über ein mit dem Lineal gezogenes, karges, farbloses Bild nicht hinaus. Manche benutzen permanent den Radiergummi, um ihr Bild zu korrigieren, da es nicht dem Perfektionsanspruch genügt, dem sie innerlich unterliegen. Freies Spiel ist zunächst schwierig, sie bevorzugen Regelspiele. Verbal sind zwangsneurotische Kinder und Jugendliche zwar oft recht gewandt, verhalten sich aber dennoch sehr retentiv, halten persönliche Mitteilungen zurück; man kann das Gefühl haben, ihnen „die Würmer aus der Nase ziehen" zu müssen.

Auch wenn eine Zwangssymptomatik nicht zur vorgestellten Symptomatik gehört, können Zwangsphänomene im Verlauf der Erstuntersuchung manifest werden und geben wichtige Hinweise darauf, wie das Ich des Kindes bestimmte innere oder äußere Konflikte verarbeitet.

4

Beispiel 4:
Die 9 J. alte Johanna wurde von ihren Eltern ausschließlich wegen einer psychosomatischen Hauterkrankung vorgestellt. Im Erstgespräch mit Johanna kamen rasch zwanghafte Mechanismen zum Vorschein: Beim Malen musste sie zunächst die Buntstifte nach ihren aufgedruckten Nummern „richtig" im Kästchen ordnen, bevor sie anfangen konnte; nach Fertigstellung des Bildes wiederholte sie dies. Dann ging sie zu einer Kiste mit Bauklötzen, lehrte diese aus und begann mit größtem Ehrgeiz, sie wieder so einzuräumen, bis der Deckel genau auf die Kiste passte. Da dies nicht ganz funktionierte, konnte sie kaum die Stunde beenden, so beunruhigte sie dies, und wir überzogen die Zeit beträchtlich. Johanna berichtete mir nebenbei, sie „liebe es, aufzuräumen", auch zu Hause, sie sei aber eigentlich recht unordentlich. In diesem Falle dienten das zwanghafte Ordnen und Saubermachen, das außerhalb der therapeutischen Situation keinen Krankheitswert hatte, der Kontrolle der aggressiven Gefühle und der regressiven Impulse von Johanna, die in der therapeutischen Situation aktiviert worden waren. Dies Mädchen musste alles tun, damit sie nicht in den Konflikt und die latenten, aber permanenten aggressiven Spannungen zwischen ihren geschiedenen Eltern hineingezogen wurde (s. oben: die Kiste musste perfekt verschlossen bleiben). So hatten die Zwangsmechanismen zunächst für das Ich des Kindes die Funktion, schmerzhafte und eventuell verwirrende Gefühle zu *vermeiden*, indem die „Dinge geordnet" wurden und verschlossen blieben.

Das Überziehen der Zeit in der Erstuntersuchung wie bei Johanna ist ein Phänomen, das in der Begegnung mit zwangsgestörten Patienten häufig zu beobachten ist und als charakteristisch für das Krankheitsbild angesehen werden kann. Die Patienten haben oft Schwierigkeiten, die Sitzung zu beenden, beginnen noch kurz vor Ende weitschweifig ein neues Thema oder verrichten zu Beginn oder am Ende der Sitzung Handlungen, die die Begegnung im Gespräch einschränkt oder verhindert.
Der in *Beispiel 1* genannte Eric kam erst mit 19 J. in Behandlung. Er erschien zum Ersttermin viel zu früh, so dass er durch sein Klingeln in die vorherige Stunde eindrang; dann kam er in das Behandlungszimmer, ohne sich die Jacke auszuziehen, und begann umständlich zu suchen, wo er seine Jacke und seinen Rucksack deponieren konnte (obwohl im Warteraum eine Garderobe war), und zögerte lange, bevor er sich setzte. Auch bei ihm passierte es mir, dass ich die Zeit von 50 Minuten deutlich überzog. Er benötigte lange Zeit, sich anzuziehen, und während wir dabei waren, uns zu verabschieden, stellte er noch diverse Fragen, die sowohl Themen der Sitzung betrafen als auch neue, grundsätzliche Themen aufwarfen, so dass ich am Ende der Stunde das Gefühl hatte, ihn eigentlich mit schlechtem Gewissen und einer gewissen Gewalt hinauswerfen zu müssen, um überhaupt weiterarbeiten zu können. Nach Beginn der Therapie ging er sofort in das Behandlungszimmer (während ich in der Pause in meinem Büro saß), um es sich dort gemütlich „einzurichten".
Ohne auf die Psychodynamik dieser Szenen (s. Abschnitt 3, Störungsmodelle) genauer einzugehen, kann man festhalten, dass es für Patienten mit Zwangsstörungen oft schwierig sein kann, sich zu trennen, z.B. die Stunde zu beenden, und ein Element des Eindringens oder des omnipotenten Besetzens des Raumes stattfindet. Dies kann bei Kindern auch darin zum Ausdruck kommen, dass sie rigide darauf bestehen, ihre Bilder oder nicht beendete Spiele oder Szenen, die sie aufgebaut haben, im Behandlungszimmer zu lassen. Jenseits der Verleugnung, dass es auch noch andere „Therapie-Geschwister" gibt, die den Raum nutzen, kann dies Ausdruck des unbewussten Wunsches sein, das Objekt zu kontrollieren, es vollständig zu besitzen und mit dem Objekt (z.B. in Form der Übertragung einer bestimmten Elternfigur auf den Therapeuten) eins zu werden und zu verschmelzen (mangelhafte Selbst-Objekt-Differenzierung). Man kann diese „Angriffe" auf den therapeutischen Rahmen nicht nur im therapeutischen Prozess beobachten, sondern bereits in den diagnostischen Sitzungen. Allgemein zeigt es die Schwierigkeit von zwangsgestörten Patienten, ihre Angst vor Veränderungen zu bewältigen. Dazu gehört vor allem ihre Schwierigkeit, *Übergänge* zu bewältigen: sowohl äußerlich in Alltagssituationen, vor allem aber innerseelisch: Übergänge von bestimmten psychischen und affektiven Zuständen in andere, Übergänge von der in der therapeutischen Situation aktualisierten psychischen Szene zur Situation außerhalb der Therapie. Zwangsmechanismen können dann die Funktion von Ritualen haben, die diese Übergänge erleichtern.

So hatte der in *Beispiel 2* genannte David zu Beginn der Behandlung die zwanghafte Angewohnheit, mich ritualartig wiederholend und sehr bedrängend aufzufordern: „Stellen Sie die richtige Frage"; es war praktisch das Einzige, was er überhaupt verbal mitteilte. Er wiederholte damit zunächst die abendliche Zubettgeh-Situation mit seiner Mutter, der er permanent auf seine Ängste rückversichernde Fragen stellte. Behandlungstechnisch würde man dies als Widerstand ansehen; dieser zwanghafte „Widerstand" ermöglichte ihm aber, den Übergang seines psychischen Zustandes von der Situation zu Hause und seine unbewussten Ängste in die therapeutische Situation zu bewerkstelligen und die zwanghafte Abwehr seiner Regressionsängste *in der Behandlung* zu inszenieren.

2.3 Übertragung/Gegenübertragung in der diagnostischen Situation

Dieser diagnostisch wichtige Aspekt kann hier nur mit einigen allgemeinen Bemerkungen dargestellt werden, da die Besonderheiten des einzelnen Falles entscheidend sind. Bereits aus den in Abschn. 2.2 beschriebenen Szenen lassen sich einige typische Merkmale des Übertragungsgeschehens und entsprechende Gegenübertragungsreaktionen ableiten.
Grundsätzlich ist die Fähigkeit von Kindern und Jugendlichen, mit Zwangsstörungen eine Übertragungsbeziehung eingehen zu können, vorhanden. Unterschiede ergeben sich dann in der therapeutischen Handhabung von Übertragung/Gegenübertragung, und diese Unterschiede leiten sich aus den unterschiedlichen Strukturniveaus der Patienten ab (s. dazu Abschn. 4, Behandlung). Generell kann man sagen, dass zwangsneurotische Kinder und Jugendliche eine starke Tendenz zu omnipotentem Verhalten haben. Sie fühlen sich oft allmächtig und erleben sich durchdrungen von einem Gefühl „magischer Gewalt" ihrer Organe (vgl. Freud, 1913). Entsprechende Phantasien projizieren sie in die äußeren Beziehungen und verhalten sich stark kontrollierend und besitzergreifend.

In der diagnostischen Situation sind es mehr die Interaktionssequenzen (in Form von Spielsequenzen, Dialogen, Szenen, nonverbalem Verhalten), die typisch für Zwangspatienten sind. Das anal-retentive, bedeutsame Mitteilungen zurückhaltende Verhalten kann dazu führen, diese Patienten vermehrt „auszufragen", damit eventuell eindringend (intrusiv) zu werden oder vom Patienten so erlebt zu werden. Das scheinbar gefügige, angepasste oder aggressiv-gehemmte Verhalten kann zu Interaktionen führen, die eine sadomasochistische Färbung erhalten, was häufig bei Zwangsstörungen anzutreffen ist. Das oft konkretistische, wenig symbolhafte Denken dieser Patienten kann in der Gegenübertragung zu Gefühlen der Langeweile oder der Leere führen. Die Affektisoliertheit und häufig starke Abwehr aggressiver Impulse kann in der Gegenübertragung Gefühle der Müdigkeit hervorrufen. Dies ist oft schwer abzugrenzen von starken Spaltungstendenzen, wie sie bei Patienten mit narzisstischer oder Borderline-Struktur zu finden sind. Das oft intrusive oder bemächtigende Verhalten (vgl. Patient Eric in Beispiel 1) kann in der Gegenübertragung zu Ärger über die erlebte Rat- und Hilflosigkeit und zu vermehrtem Bedürfnis nach aggressiver Abgrenzung führen, was die Bereitstellung ausreichender Empathie einschränken kann.

2.4 Abwehrmechanismen

Bei den neurotischen Zwangsstörungen sind typische Abwehrmechanismen zu beobachten:

- *Reaktionsbildung:* Sie richtet sich im Wesentlichen direkt gegen verpönte Triebimpulse: Aggressive oder sadistische Impulse werden durch übertriebene Höflichkeit, Unterwürfigkeit, Friedfertigkeit und Gefügigkeit abgewehrt. Übertriebenes Reinlichkeitsbedürfnis und Pedanterie richten sich gegen anale Schmutzlust. Bei Kontroll- und Waschzwängen spielt die Reaktionsbildung eine wichtige Rolle.
- *Verdichtung:* Besonders komplizierte Zwangshandlungen sind Ausdruck der Abwehr verschiedener Ambivalenzkonflikte und dienen der Spannungsabfuhr unterschiedlich organisierter Triebimpulse.
- *Ungeschehenmachen:* Zum Beispiel sollen Kontrollzwänge noch nachträglich bereits erfolgte Triebbefriedigung ungeschehen machen; Denken und Handeln werden als quasi magische Instrumente benutzt, um befürchtete oder bereits eingetretene Ereignisse zu verhüten oder ungeschehen zu machen.
- *Affektisolierung:* Ängstigende Phantasien und Gedanken sollen ungefährlich gemacht werden, indem sie ihres Affektes oder Gefühls entledigt werden; dies zeigt sich besonders dadurch, dass z.B. eigentlich emotionale dramatische Ereignisse scheinbar nüchtern und emotionslos dargestellt werden.

2.5 Differentialdiagnose

Die klassische Zwangsneurose als Symptomneurose ist aufgrund der eindeutigen Symptomatik leicht zu diagnostizieren. Zwangsgedanken werden manchmal wegen ihres beschämenden Inhaltes verschwiegen und erst im Laufe der Behandlung mitgeteilt. Da neurosenpsychologisch die Phobie zwischen der Zwangsneurose und der Hysterie steht, finden sich bei den meisten Zwangsneurosen auch phobische Elemente mit ausgeprägtem Vermeidungsverhalten in spezifischen Situationen (z.B. Vermeidung von Schmutz oder aus Angst vor Ansteckung Vermeidung des Kontakts mit Türgriffen). Klinisch sollte man nur von Phobie sprechen, wenn das bewusst erlebte Angstmoment sehr ausgeprägt ist.

Differentialdiagnostische Probleme entstehen, wenn Zwangssymptome auch bei anderen Erkrankungen wie depressiven Störungen, schizoiden Persönlichkeitsstörungen und Borderline-Syndromen oder als Vorläufer von Psychosen im Vordergrund stehen. Hier ist die strukturelle Diagnose leitend. Schwierigkeiten kann auch die Abgrenzung einer zwanghaften Persönlichkeitsstörung von einem Asperger-Syndrom machen, bei dem fast regelhaft auch zwanghafte Züge bestehen. Beim Asperger-Syndrom ist die Beziehungsfähigkeit oft sehr eingeschränkt und hat schizoide Züge. Zwanghafte Persönlichkeitsstörungen sollte man in der Regel erst ab dem Jugendalter diagnostizieren; sie können mit und ohne Zwangssymptomatik auftreten, und dies *möglicherweise* häufiger als bisher angenommen (Kernberg, 2001).

Als so genannte komorbide Störungen werden genannt: Extrapyramidale Störungen, Ticstörungen, Torticollis, Gilles-de-la-Tourette-Syndrom, Schreibkrampf, Anorexia nervosa und ADHS. Der mögliche Zusammenhang von Zwangsstörungen mit ADHS wird zwar wegen angenommener gemeinsamer neuropsychologischer Verursachung in letzter Zeit ausführlich untersucht, die Befunde sind bislang jedoch nicht konsistent. Bei ausgeprägter Zwangssymptomatik im Kindesalter sind eine kinderpsychiatrische und neurologische Untersuchung zwingend erforderlich.

3 Psychodynamische Störungsmodelle

Die Psychodynamik von Zwangsstörungen wird heute modifiziert von den Modellen verstanden, wie sie in den Anfängen der Psychoanalyse bei S. Freud (1913) oder K. Abraham (1924) verstanden wurde. Entsprechend den heutigen drei großen psychoanalytischen Strömungen – Ich-Psychologie, Selbst-Psychologie und Objektbeziehungspsychologie – liegen verschiedene theoretische Störungsmodelle vor, von denen jedes für sich wichtige Aspekte des psychodynamischen Verständnisses der Zwangsstörungen liefert und entwicklungsorientiert ist. Es gibt keine einheitliche psychoanalytische oder tiefenpsychologische Theorie, die die Ätiopathogenese der Zwangsstörung hinreichend erklärt. Eine Verbindung dieser drei psychoanalytischen Traditionen ist jedoch dann gut möglich, wenn die Störung weniger kausal im Rahmen der Strukturtheorie und Instanzenlehre (Ich – Es – Über-Ich) verstanden wird, sondern mehr aus der Perspektive der Dynamik des psychotherapeutischen und psychoanalytischen Prozesses, aus den Schwierigkeiten und Gemeinsamkeiten, die sich im psychoanalytischen Beziehungsprozess ergeben. Zunächst werden die Theorien zu Zwangsstörungen, die sich aus den drei genannten Psychologien ergeben, dargestellt. Die Dynamik der Störung im Rahmen des Behandlungsprozesses wird vor allem im Absatz 4 (Behandlung) beschrieben.

3.1 Ich- und triebpsychologische Perspektive: das Konfliktmodell

Freud wies als Erster darauf hin, dass „neurotische Zwangserscheinungen wie alle Neuroseformen aus der Abwehr verpönter Triebregungen entstehen" (Quint, 1971, S. 11 f.). Es wurde eine anale Fixierung angenommen, die z.B. durch traumatische Erfahrungen oder durch eine rigide Reinlichkeitserziehung oder durch übergroße Strenge in der Erziehung zustande gekommen war. Freud nahm vor allem eine konstitutionelle Komponente an, indem die genitale Organisation der Libido zu „schwächlich und zu wenig resistent" (Freud, 1926, S. 143) gegenüber den Abwehrbemühungen des Ich sei und es dann im ödipalen Konflikt zu einer Regression auf die anal-sadistische Organisationsstufe der Libido kommen würde. Die phallisch-exhibitionistischen Impulse werden durch eine strenges oder rigides Über-Ich abgewehrt, indem sie regressiv auf die analerotische oder anal-sadistische Stufe verschoben werden und dann diese prägenitalen Impulse per Reaktionsbildung (z. B. Waschzwang) oder durch Ungeschehenmachen (z.B. Kontrollzwänge) abgewehrt werden. Bedeutsam für das Verständnis der Zwangsstörung ist die mit der Regression einhergehende „Triebentmischung" von destruktiven/aggressiven Triebanteilen vom Sexualtrieb. Dies kann im Extremfall mit dem „Vorherrschen ungebundener sadistischer Regungen einhergehen" (Quint, 1971, S. 13). Bereits von Freud erwähnt (1926), später weiterentwickelt, ist die Auffassung, dass es im ödipalen Konflikt nicht nur zu einer Triebregression kommt, sondern dass das Ich auf die magisch-animistische Stufe kommt und das Über-Ich auf die prägenitale Stufe regrediert (z.B. sadistische Strenge). Hier spielen als Abwehrmechanismen vor allem die Reaktionsbildungen eine Rolle, die dann teilweise in den „analen" Charakter (zwanghafte Persönlichkeitsstörung) eingehen: Heftige Schuldgefühle, unbewusstes Strafbedürfnis, Geiz und Pedanterie, Übergefügigkeit, extreme Konfliktvermeidung, ebenso wie aggressive Durchbrüche (Ich-Regression) gehören dazu. Ein ausgeprägter Ambivalenzkonflikt zwischen Liebe und Hass (z.B. heftiger Trotz) im Ich sind bei der Zwangsstörung eines der wesentlichen Merkmale und können über eine Ich-Regression auch zu erheblichen Störungen von Ich-Funktionen und Ich-Leistungen (z.B. die Denkhemmungen, die zwangsneurotischen Arbeitsstörungen) führen.

Die umfassendste Darstellung der klassischen (trieb- und ichpsychologischen) Perspektive zur Zwangsstörung findet sich bei Otto Fenichel (1975, S. 109-185).

3.2 Selbstpsychologische Perspektive

Die selbstpsychologische Perspektive betont weniger den Trieb-Abwehr-Konflikt im Ich als den narzisstischen Aspekt, d.h. die Störung in der Selbst-Objekt-Beziehung und in der Regulation des Selbstwertes. Die Zwangsstörung wird so vor allem als Ausdruck eines Konfliktes zwischen den infantilen Wünschen nach Abhängigkeit einerseits und nach Autonomiebestrebungen andererseits verstanden. Entwicklungspsychologisch liegt der Hauptkonflikt des kleinen Kindes im analen Stadium zwischen seinem Narzissmus und seiner Objektgerichtetheit (Heimann, 1989). Da die anale Zone *(im Unterschied zur oralen Zone) nicht direkt sichtbar und dadurch schwer* zu kommunizieren ist, kommt es verstärkt zu Phantasien und zum Rückzug in Phantasien. Hier scheint eine der Wurzeln für die überragende Rolle von Zwangs*phantasien* zu liegen, die die innere Welt des zwanghaften Patienten organisieren.

Aus selbstpsychologischer Perspektive steht der Zwang im Dienst des Bedürfnisses nach Sicherheit und nach Kontrolle der Regulation des Selbstwertes. „Beim Zwang ist die Selbst-Objekt-Beziehung zwar äußerst ambivalent, wird aber aufrechterhalten. Autonomiestrebungen werden als zerstörerisch empfunden, deshalb besteht eine hohe Ambivalenz dem Selbst-Objekt gegenüber. Das Zwangssymptom erzeugt einerseits Schuldgefühle, weil es den zerstörerischen Impuls enthält, dient aber gleichzeitig der Schuldentlastung und Beschwichtigung durch Wiedergutmachung. Durch Unterwerfung und Gehorsam sucht der Zwangskranke das idealisierte Objekt zu Liebesäußerungen zu veranlassen" (Heinemann und Hopf, 2004, S. 79). Damit einher geht auch die Funktion des Zwanges als Abwehr gegen Schamgefühle, Schuldgefühle und Versagensängste. Besonders Schamgefühle und Versagensängste können von Menschen mit narzisstischen Störungen durch Zwänge abgewehrt werden, um einen Zustand von Sicherheit und Wohlbefinden aufrechtzuerhalten oder um unbewusste Größenphantasien zu schützen. Dabei können eigene destruktive Impulse durch Zwänge sowohl kontrolliert wie auch gleichzeitig ausgelebt werden. Nach Streeck-Fischer (1989) haben Zwänge eine grenzziehende Funktion, um einen befürchteten Ich-Verlust (per Spaltung und Projektion) und Fragmentierungsängste abzuwehren und damit ein Gefühl von Ganzheit (Selbsthomöostase) zu sichern.

Erinnert werden muss in diesem Zusammenhang daran, dass gerade in der Adoleszenz eine erhöhte narzisstische Verletzbarkeit entwicklungstypisch, aber auch entwicklungsnotwendig ist, um die in diesem Alter besonders labilisierte Organisation der Ich-Selbst-Beziehung im Sinne einer eigenständigen Identität zu einem guten Ende zu bringen. So gesehen ist es nicht verwunderlich, dass schwere Zwangsstörungen vor allem in der frühen Adoleszenz beginnen, einem Alter, in dem sowohl das Ich durch einen heftigen Triebschub geschwächt ist als auch die Regulation des Selbstwertes und das narzisstische Bedürfnis nach Sicherheit und Wohlbefinden besonders bedroht sind.

3.3 Objektbeziehungspsychologische Perspektive

Während der Abhängigkeits-Autonomie-Konflikt seine Dynamik vor allem aus den *interpersonalen* Konflikten des Kindes und Jugendlichen bezieht, geht die Objektbeziehungspsychologie von der These aus, dass die frühen, verinnerlichten Beziehungs- und Bindungserfahrungen des Kindes unter Einfluss unbewusster Phantasien zur Etablierung innerer Objekte führen, welche die *intrapsychische* Situation, die innere Bühne, als Figuren bevölkern und wesentlich die innere Welt und das unbewusste Phantasieleben bestimmen. Durch Projektion dieser inneren Objekte auf äußere Figuren der Umgebung des Kindes wird dessen Beziehungsverhalten und Erleben wesentlich bestimmt. Obwohl die Triebpsychologie mit einer Objektbeziehungspsychologie zusammenhängt, insofern die Befriedigung der Triebbedürfnisse in der Regel an oder durch ein Objekt erfolgt, ist der primäre Fokus in der Objektbeziehungstheorie ein anderer: Die mit den psychischen Störungen einhergehenden oder sie auslö-

senden Ängste werden primär als Ausdruck bestimmter unbewusster, konflikthafter Beziehungsphantasien angesehen und nicht als Trieb-Abwehr-Konflikte. Die kleinianische und postkleinianische Tradition Alvarez (2001), Spillius (1991) und Kernberg (1981) haben die moderne Objektbeziehungspsychologie vor allem im Hinblick auf strukturelle Störungen weiterentwickelt.
Entsprechend dem sehr unterschiedlich reifen Entwicklungs- und Strukturniveau des Ich, bei dem Zwangsstörungen auftreten können, sind die Objekt- bzw. Teilobjektbeziehungen und die inneren Objekte sehr unterschiedlich organisiert. In der analen Phase versucht das Kind, seine primären Objekte einerseits tyrannisch und omnipotent zu kontrollieren (aus Angst, die Liebe des Objektes zu verlieren), und reagiert mit heftigen Wutausbrüchen, wenn dies nicht möglich ist; andererseits befürchtet es unbewusst, angegriffen und bestraft zu werden; seine unbewussten Beziehungsphantasien folgen dem Talions-Gesetz „Auge um Auge, Zahn um Zahn". Die „gute" Beziehung zum Teilobjekt mütterliche Brust der oralen Phase wird anal „beschmutzt", alles Schlechte und „Böse" wird in die gute-Brust-Beziehung projiziert, die dann „böse" wird (in der englischen kinderanalytischen Literatur wird von der „toilet breast" gesprochen). Und auf dem Höhepunkt des kindlichen Trotzes kann das primäre Objekt auf diese Weise im Erleben des Kindes zum Verfolger werden, der mit Vernichtung droht. Hierin liegt eine der Quellen für die Neigung des Zwangsneurotikers, die Distanz zu den äußeren Objekten permanent zu regulieren und zu kontrollieren. Eine besondere Färbung bei Zwangsstörungen haben auch die unbewussten Phantasien über die sexuelle elterliche Paarbeziehung: Häufig sind es Vorstellungen, bei der das elterliche Paar in einer permanenten gewalttätigen analerotischen Verbindung phantasiert wird. Diese Vorstellungen werden dann später in äußere Beziehungen und in die therapeutische Beziehung projiziert und können zu anal-sadistischen oder gewalttätigen Übertragungs-/Gegenübertragungskonstellationen führen.
Regressiv-inzestuöse Wünsche gegenüber dem mütterlichen Objekt, sowohl der Jungen im Kindesalter als auch vor allem typisch für männliche Pubertierende, werden dadurch abgewehrt, dass die Analität aktiviert wird (Chasseguet-Smirgel, 1988) und Zwangssymptome entwickelt werden zur Abgrenzung von dem regressiv-verschlingend phantasierten mütterlichen Objekt *(vgl. Bovensiepen, 2004). D.h., es ist nicht nur die Kastrationsangst des kleinen Jungen, die die Inzestscheu hervorruft, sondern auch die im Vergleich zum großen Penis des Vaters erlebte Unzulänglichkeit seines Penis, und damit der drohende Identitätsverlust aufgrund seiner regressiv-inzestuösen Wünsche (Grunberger, 1976). So dient der Zwang hier auch der Abgrenzung und der Aufrechterhaltung der männlichen Identität.*

Wenn beim neurotischen Kind oder Jugendlichen das frühe mütterliche Objekt als eines erlebt wurde, das noch ausreichend in der Lage war, die überwältigenden Affekte des Kleinkindes zu regulieren und zu modifizieren (Containment), und es diese Fähigkeit dann verinnerlicht hat, so kann das Innere des mütterlichen Objektes bzw. des therapeutischen Raumes in der unbewussten Phantasie als der sichere und vor allem lebendige und entwicklungsfördernde Container erlebt werden, was der „guten" Partialobjektbeziehung zum Mutterleib entspricht. Bei strukturell stärker gestörten Zwangsneurotikern (vgl. Bovensiepen, 1991, 1997) jedoch ist die Vorstellung vom inneren Raum des mütterlichen Objektes nicht die eines lebendigen, transformativen inneren Raumes, sondern eines anal charakterisierten Raumes, der zwar Schutz vor intrusiven Objekten bietet, gleichzeitig aber den Charakter des Eingeschlossenseins und des emotional Leblosen hat. Meltzer (1992) hat diese Art inneren Raum im Unterschied zum Container als Claustrum bezeichnet und triebdynamisch mit analerotischer Aktivität in Zusammenhang gebracht. Das Ich dieser zwanghaften Patienten ist regressiv mit einem inneren Objekt identifiziert, dessen „Wohnort" im Sinne einer Partialobjektbeziehung das Rectum ist. In Träumen oder Phantasien manifestiert sich dies gerade bei Kindern häufig durch Aufenthalte in unterirdischen Gängen, U-Bahnhöfen, Maschinenräumen oder leeren Häusern. Die Übertragungsdynamik wird bei dieser Art von Objektbeziehung stark von der pathologischen Form der projektiven Identifizierung (vgl. Bovensiepen „Theoretische Grundlagen der psychoanalytischen Therapie von Kindern und Jugendlichen", in diesem Buch) bestimmt.

4 Behandlung*

4.1 Allgemeine Aspekte

Obwohl verhaltenstherapeutische Behandlungsansätze (Expositionsbehandlung und kognitive Therapieverfahren) und psychopharmakologische Therapie (vor allem mit Serotonin-Wiederaufnahmehemmern) aus Sicht der Verfasser der Leitlinien der Deutschen Gesellschaft für Kinder-und Jugendpsychiatrie die Behandlungen der Wahl sind, wurden seit den Anfängen der Psychoanalyse und der Kinderanalyse zahlreiche Falldarstellungen der erfolgreichen psychoanalytischen Behandlungen von Patienten mit Zwangsstörungen publiziert (Dörr, 2003). Bei schweren Zwangsstörungen mit strukturellen Störungen des Ich, unreifen Objektbeziehungen und massiven Einschränkungen der sozialen Beziehungen, wie sie fast ausschließlich ab dem Jugendalter vorkommen, ist es gelegentlich sinnvoll, zunächst eine stationäre psychotherapeutische Behandlung vorzunehmen, die dann nach Entlassung zumeist ambulant fortgesetzt werden muss.
Zwangsstörungen und Zwangsphänomene bei Kindern und Jugendlichen treten bei sehr unterschiedlichem Niveau der Strukturentwicklung des Ich auf. Dies muss bei der Therapie immer berücksichtigt werden, da es behandlungstechnische Konsequenzen hat. Im Folgenden werden die behandlungstechnischen Ausführungen entsprechend den unterschiedlichen Strukturniveaus des Ich dargestellt. Generell gelten bei Zwangsstörungen die gleichen Behandlungskonzepte und Techniken der tiefenpsychologisch fundierten und analytischen Psychotherapie wie für andere psychogene Störungen im Kindes- und Jugendalter. Dennoch kann man sagen, dass (auch neurotische) Zwangsstörungen in der Regel (wenn auch nicht immer „frühe") Störungen sind, die besonders schwer zu behandeln sind. Diese resultieren vor allem aus der oft eingeschränkten Symbolisierungs- und Spielfähigkeit der Kinder, der oft rigiden Abwehr-

---

** Der sprachlichen Vereinfachung halber wird im Folgenden die männliche Form von Therapeut/Patient verwendet.*

4

struktur, der Externalisierungsneigung und der Angst vor Veränderungen (im therapeutischen Prozess). Die für Zwangsstörungen störungsspezifischen Ansätze und technischen Modifikationen werden vor allem im Hinblick auf die *Ich-Struktur*, das *Angstniveau*, die *Objektbeziehungen*, die *Symbolisierungsfähigkeit* und *Deutungstechnik* und im Hinblick auf die Handhabung von *Übertragung/Gegenübertragung* dargestellt. Es wird hier die Auffassung einer analytischen und psychotherapeutischen Haltung vertreten, die die Aufmerksamkeit in erster Linie auf die *Entwicklung* der Patienten und des therapeutischen *Prozesses* richtet. In Übereinstimmung mit Meltzer (1995) wird die Hauptaufgabe des Analytikers/Psychotherapeuten „in der *Schaffung* und *Erhaltung* eines Settings gesehen, in dem Übertragungsprozesse in intensiver Weise gebündelt werden können" (S. 174). Da in den verschiedenen psychoanalytischen Traditionen auch gegenwärtig noch sehr unterschiedliche Übertragungskonzepte verwendet werden, soll hier kurz dargestellt werden, welche Auffassung von Übertragung den folgenden Ausführungen zugrunde liegt: Übertragung umfasst *alles* (vgl. die „Gesamtsituation" bei M. Klein, 1952), was der Patient in die Beziehung hineinträgt. Bei Kindern und Jugendlichen ist dies in erster Linie die *aktuelle* familiäre, schulische und Umweltsituation, und erst in zweiter Linie geht es um vergangene Erfahrungsmuster. Alles, was in der Behandlungssituation stattfindet, wird primär im Hinblick auf den intersubjektiven Beziehungsprozess im Hier und Jetzt zu *verstehen* versucht, aber nicht immer als Übertragung gedeutet.

4.2 Zwangsstörungen auf neurotischem Entwicklungsniveau

Die Kinder und Jugendlichen haben oft eine sehr differenzierte Ich-Struktur (einschließlich einer ausreichenden Selbst-Objekt-Differenzierung) und sind in ihren kognitiven Fähigkeiten nicht wesentlich eingeschränkt. Sie erleben ihre Symptomatik als ichdyston, haben oft einen erheblichen Leidensdruck, und es lässt sich zunächst vordergründig rasch ein therapeutisches Arbeitsbündnis herstellen. Jugendliche kommen bereitwillig, sehr regelmäßig und pünktlich. Aufgrund ihrer rigiden Abwehr emotionaler, vor allem aggressiver Konflikte und der Neigung, diese zu externalisieren, ist es für Kinder oft schwierig, frei zu spielen oder ihre Phantasien in freier Form zu entfalten. Sie können zwar symbolisieren, verhalten sich aber sehr konkretistisch; sie haben Phantasien, haben aber Angst und sind gehemmt, diese mitzuteilen oder auszudrücken. So bevorzugen sie oft Regelspiele. Bei Jugendlichen zeigt sich dies, indem sie nach anfänglicher Mitteilsamkeit bald in retentives Schweigen fallen, lieber „auf Fragen antworten" als spontan erzählen. Sie „verführen" den Therapeuten dazu, auszufragen, anstatt seine Beobachtung der psychischen Verfassung beschreibend in fragender Form dem Patienten anzubieten. Sehr rasch wird in der Gegenübertragung spürbar, wie sehr die Patienten die Situation kontrollieren wollen. Die Angst vor den eigenen Triebdurchbrüchen ist stark und resultiert aus der Befürchtung, die Liebe und Aufmerksamkeit des Objektes zu verlieren. Die initial wichtigste *Behandlungsstrategie* ist, bei den Patienten diese unbewusste Angst vor der eigenen Destruktivität und damit der Zerstörung des therapeutischen Containers zu mildern, indem z.B. bei Kindern kommentiert wird, dass es im Moment so wichtig ist, nach bestimmten Regeln zu spielen, oder warum das Kind so ausführlich perfektionistisch und vielleicht stereotyp an seinen Zeichnungen herumkritzelt, weil es sich dadurch vor Überraschungen geschützt fühlt, oder weil es dadurch auch besser versteht, was der Therapeut vorhat (alle Patienten versuchen auf die eine oder andere Art zu Beginn der Behandlung herauszubekommen, wie der Therapeut denkt und mental funktioniert). Wenn dann die ersten Regelverstöße oder willkürlichen Regeländerungen vom Kind inszeniert werden, kann das Kind vorsichtig mit seinen Impulsen verbal konfrontiert werden. Generell gilt, dass die Deutung von Triebimpulsen erst dann erfolgen soll, *nachdem* diese in der therapeutischen Situation aufgetreten sind, und dann immer im Zusammenhang mit dem Abwehraspekt, der immer damit verbunden ist. Das generelle Ziel bei zwangsneurotischen Patienten ist es, eine Auflockerung der rigiden Abwehrstruktur des Ich zu erreichen und dem Kind einen Zugang zu seinem unbewussten Phantasieleben zu ermöglichen. Dies sollte jedoch nicht direkt konfrontativ erfolgen. Wenn nach der Initialphase für das Kind eine ausreichende Sicherheit und Festigkeit des therapeutischen Raumes spürbar ist, wird es regredieren und Wege finden, diese Phantasie auch zu inszenieren. Zum Beispiel wird es zunehmend Regeln verletzen; dies sollte nicht „pädagogisch" missbilligend kommentiert werden, da es so seine Über-Ich-Projektionen auf den Therapeuten bestätigt sieht, sondern das „Regel-Spiel" kann z.B. unter *aktiver Beteiligung des Therapeuten* umgewandelt werden in ein Phantasiespiel. Wichtig ist es, bei aggressiven oder anderen regressiven Impulsdurchbrüchen dem Kind im Spiel die Möglichkeit zur Wiedergutmachung zu geben. Wenn dies per Reaktionsbildung erfolgt, kann dies auch aufdeckend kommentiert werden.

Entsprechend kann es bei zwangsneurotischen Jugendlichen sinnvoll sein, der affektisolierten und rationalisierenden Sprechweise die eigene emotionale Anteilnahme verbal deutlich zu vermitteln, anstatt sie nach Gefühlen zu fragen, die sie nicht zeigen und auch nicht benennen können. Dieses Fragen nach Gefühlen könnte vom Jugendlichen so aufgefasst werden, als würde der Therapeut ihn nicht verstehen, oder es würde die Angst vor Beschämung verstärken oder – was wesentlich ungünstiger ist – der Therapeut wird als ein intrusives Objekt verstanden, was die Abwehr des Patienten massiv verstärken würde. Bei verbal sehr retentiven zwangsneurotischen Jugendlichen kann es auch sinnvoll sein, dass der Therapeut laut vor sich hindenkt, wobei es vor allem darum geht, die emotionale Ambivalenz, in der sich der Patient befindet, in den „lauten Gedanken" des Therapeuten auszudrücken.

Kommt es dann zu einem stärkeren regressiven Prozess, kann sich der Ambivalenzkonflikt verschärfen, was typisch für Zwangsneurotiker ist. Das zwangsneurotische Kind wird dann viel eher zu Phantasiespielen greifen, der zwangsneurotische Jugendliche wird eventuell über seine schamvoll und ängstlich gehüteten Zwangsphantasien sprechen. Diese „gute" und erwünschte regressive Entwicklung verstärkt auf der anderen Seite phasenweise den Widerstand gegen die Behandlung und führt dazu, dass der Therapeut nun überwiegend als Objekt der Übertragungsneurose benutzt und eventuell sehr willkürlich behandelt wird. Gerade bei Jugendlichen führt die Regression zu Aktivierung unbewusster inzestuöser Phantasien, die im Sinne einer Abgrenzung verstärkt anal-zwanghaft abgewehrt werden müssen, wodurch es zu einer vorübergehenden Symptomverstärkung kommen kann. Andere Jugendliche tendieren in dieser Situation eventuell dazu, den Rahmen der Behandlung anzugreifen, unpünktlich zu sein, unausgeglichen oder eine drohende depressive Entwicklung durch manisches Agieren abzuwehren. Gerade bei Jugendlichen ist es wichtig, die nun eventuell hemmungslos agierten Autonomiebedürfnisse zwar zu respektieren, sie jetzt aber gleichzeitig aufdeckend zu deuten, und *zwar immer in Bezug auf die aktuelle therapeutische Beziehung/analytische Situation*, weil dies der Ort ist, wo die konflikthaften Ambivalenzen von Liebe und Hass und von infantilem Abhängigkeitsbedürfnis und Autonomiestreben inszeniert und integriert werden können.

Eine Heilung und strukturelle Änderung bei zwangsneurotischen Patienten sind kaum zu erzielen, wenn der Prozess nicht durch eine erhebliche regressive Phase gegangen ist, in der prägenitale Triebbedürfnisse auf der Ebene primitiver Teilobjektbeziehungen die Übertragung/Gegenübertragung bestimmt haben und es zu einer Milderung der oft rigiden und strengen Über-Ich-Strukturen gekommen ist. Vorraussetzung ist, dass bereits eine ausreichend funktionsfähige Selbst-Objekt-Differenzierung bestanden hat und die frühen Objekte nicht zu sehr beschädigt sind. Dies heißt auch, dass bei neurotischen Zwangsstörungen im Kindes- und Jugendalter als Psychotherapie der Wahl eine frequente (mindestens 2 Sitzungen/Woche) analytische Psychotherapie oder eine Kinderanalyse erfolgt. Das ist deshalb erforderlich, weil die im Laufe des regressiven Prozesse aktualisierten unbewussten destruktiven Impulse und Phantasie und die Ängste, das Objekt zu zerstören und zu verlieren, gehalten werden können.

Die begleitende Psychotherapie der Beziehungspersonen unterscheidet sich nicht grundsätzlich von der anderer neurotischer Störungen. Bei Kinderbehandlungen ist es in der regressiven Phase besonders wichtig, die Eltern in ihrer Haltung zu unterstützen, die Behandlung aufrechtzuerhalten, weil sich das bislang vielleicht fügsame und gehemmte Kind nun vielleicht sehr unausgeglichen, impulsiv, unordentlich und regressiv verhält. Wichtig ist es, zu Beginn der Behandlung die Eltern darüber aufzuklären, dass es nicht Sinn macht, die Zwänge den Kindern oder Jugendlichen zu verbieten, da sie sie vielleicht als „Spinnerei" oder „Unsinn" wahrnehmen. Dies ist bei ausgeprägten Zwangsritualen, die das Familienleben oft erheblich beeinträchtigen, schwierig, kann aber als Einstieg dienen, die interpersonalen Beziehungen innerhalb der Familie zu reflektieren.

Bei ausgeprägten Zwangsstörungen ist eine alleinige Familientherapie nicht indiziert, da es sich in der Regel um chronifizierte innere Konflikte handelt, unter denen die Kinder und Jugendlichen leiden.

4.3 Zwangsstörungen auf mittlerem Strukturniveau und bei narzisstischer Persönlichkeitsorganisation

Neben den Zwangsneurosen ist dies die größte Gruppe überwiegend männlicher Jugendlicher mit Zwangsstörungen, die vor allem im Alter von 11-14 Jahren erstmals manifest erkranken. Diese Patienten erscheinen im Erstgespräch entweder latent oder manifest depressiv und/oder haben ein schizoides oder depressives Beziehungsverhalten (Passivität, Rückzüge). Ihr Ich funktioniert auf mittlerem Niveau: Spaltungsmechanismen und verschiedene Formen der pathologischen projektiven Identifizierung sind neben reifen Abwehrmechanismen die bevorzugten Abwehrformen. Übergänge zu geringer Integration auf Borderline-Niveau mit selbstschädigenden Tendenzen und paranoid-schizoiden Verfassungen sind vor allem in regressiven Zuständen während der Behandlung zu beobachten. Aus diesem Grunde gelten die meisten der hier aufgeführten behandlungspraktischen Hinweise auch für die unter 4.4 aufgeführten Patienten mit geringer Integration des Ich (Borderline-Niveau). Die Realitätsfunktionen des Ich sind zwar in vielen Bereichen intakt, in bestimmten Bereichen (vor allem bei der Selbst- und Objektwahrnehmung) jedoch außerordentlich verzerrt; z.B. durch Größenideen, durch ein sadistisches Über-Ich, das eine „Selbstbedrohung" (Quint, 1987) darstellt, oder durch regressive Symbiosewünsche und unbewusste inzestuöse Phantasien, die durch den Zwang abgewehrt werden.

Bei diesen Störungen hat die Zwangsstörung nun vor allem eine wichtige Funktion als Abwehrformation gegen die Depression (Quint, 1987) auf der einen Seite oder als Abwehrformation gegen schizoide und paranoide Ängste auf der anderen Seite. Entscheidend für die zumeist gehemmte oder stagnierende Identitätsentwicklung dieser Jugendlichen ist, dass das Abwehrverhalten außerordentlich rigide ist (wie es normalerweise für das Latenzalter-Kind gilt). Dies behindert die Identitätsentwicklung massiv, da eine Voraussetzung für das Ausprobieren neuer Identifizierungen ein *flexibles Spalten* ist mit entsprechend häufig wechselnden Identifizierungen. Bei diesen Patienten ist es aber oft extrem rigide, und deswegen sind diese Jugendlichen sehr eingeschränkt in ihren altersgemäßen interpersonalen Erfahrungen.

Die wesentliche *Behandlungsstrategie* bei diesen Patienten ist also zunächst nicht auf die Analyse der Zwänge und der Zwangsphantasien gerichtet, sondern auf die Behandlung der Grundstörung der Selbstpathologie, der unzureichenden Objektbeziehungen und des Mangels an ausreichender Erfahrung von Containment. Zum Beispiel ist die Deutung von Triebkonflikten über lange Zeit hinweg kontraindiziert, da die dadurch eventuell aktivierten unbewussten destruktiven Phantasien Objektverlustängste, Fragmentierungsängste oder Vernichtungsängste auslösen können, die zu suizidalen Krisen oder gewalttätigem Verhalten führen können (vgl. Laufer, 1995).

Die therapeutische Haltung ist wesentlich aktiver als bei neurotischen Zwangsstörungen, aber strikt auf das Hier und Jetzt des Erlebens und der Selbst- und Fremdwahrnehmungen des Patienten gerichtet. Die längste Zeit wird die Etablierung eines vertrauensvollen Arbeitsbündnisses und eines symbolischen Raumes (Bovensiepen, 1995) benötigen. Da die Fähigkeit dieser Patienten zu einer ausreichenden Triangulierung (Britton, 2001) in der Regel nicht entwickelt ist, funktionieren sie über weite Strecken nicht auf echtem symbolischem Niveau, sondern nach dem Modus der symbolischen Gleichsetzung (Segal, 1996). Dies bedeutet, dass sie vor allem nicht oder noch nicht repräsentierbares Material kommunizieren, und zwar bevorzugt durch den Mechanismus der projektiven Identifizierung. Für die Behandlung bedeutet dies, dass die größte Aufmerksamkeit der Gegenübertragung gelten muss, da durch das Erleben vor allem der nonverbalen Wahrnehmung, der eigenen emotionalen Resonanz darauf und durch die Reflexion darüber der Therapeut in die

Lage versetzt wird, eine haltende, aktiv spiegelnde und bewahrende Haltung aufrechtzuerhalten, die eine Voraussetzung dafür ist, dass der Patient sich verstanden und ausreichend sicher fühlt. Aktiv sollte die Arbeitsweise sein (d.h., die psychischen Zustände des Patienten sollten *beschreibend* – nicht *erklärend* aktiv kommentiert werden), um unbewusste Verschmelzungswünsche und Zustände von Unabgegrenztheit, die der Patient sucht, nicht zu fördern. Aus diesem Grund ist auch eine rein empathisch-spiegelnde Vorgehensweise nicht förderlich. Der Patient muss den Therapeuten immer auch als ein emotional verstehendes und mitschwingendes, aber *abgegrenztes* Objekt erleben, um allmählich die Erfahrung einer alternativen Objektbeziehung machen zu können.

Die besonderen behandlungstechnischen Schwierigkeiten bei der Behandlung dieser zwangsgestörten Patienten resultieren aus einer tiefen Angst vor Veränderungen, da die Zwänge als Abwehr massiver Verlustängste und gegen die Gefahr der Desintegration eingesetzt und häufig auch als ich-synton erlebt werden. Eine andere Gruppe von in erster Linie jugendlichen Patienten ist auch äußerlich außerordentlich regressiv gebunden, passiv, hat keine sozialen Beziehungen außerhalb der Familie. Diese Jugendlichen haben eventuell die Schule beendet und sitzen regressiv zu Hause herum und erleben ihre äußere Umwelt durch die Projektion ihrer inneren Situation, die in der Art des oben beschriebenen Claustrums organisiert ist. Dies führt u.a. dazu, dass die Zwangsgedanken und Zwangshandlungen die einzige „Aktivität" sind, zu der sie noch in der Lage sind. Bei diesen Patienten ist eventuell eine stationäre oder teilstationäre psychotherapeutische Behandlung indiziert. Eine ambulante psychotherapeutische Behandlung sollte nur dann begonnen werden, wenn z.B. über sozialpädagogische Maßnahmen eine minimale äußere Tagesstruktur mit Aktivitäten außerhalb der Familie (z.B. stundenweise Praktikum) garantiert ist.

Nachdem es gelungen ist, bei diesen auf mittlerem Strukturniveau zwangsgestörten Patienten eine ausreichende Container-/Contained-Beziehung zu etablieren, ist es auch möglich, stärker konfliktzentriert und konfrontativ deutend vorzugehen. Diese positiven Entwicklungen werden am ehesten bei Patienten mit depressiver Struktur beobachtet, bei denen es gelingt, die Objektverlustängste der Bearbeitung zugänglich zu machen. Entscheidend ist, dass es gelingt, den bei diesen Patienten häufig völlig blockierten adoleszenten Entwicklungsprozess wieder in Gang zu bringen.

Die psychotherapeutische Methode der Wahl ist die frequente analytische Psychotherapie aus den Gründen, wie sie auch unter 4.2 aufgeführt sind. Bei starker Angst vor Nähe kann es auch sinnvoll sein, die Behandlung zunächst niederfrequent zu beginnen und sie dann frequenter fortzusetzen. Es muss festgehalten werden, dass jede analytische Psychotherapie mit strukturell gestörten Patienten zunächst eine ich-stützende Funktion hat, auch wenn sie nicht als ich-stützende Therapie konzipiert ist (s. unten). Die Frage, ich-stützend oder regressionsfördernd, ist nicht über die Frequenz zu entscheiden, sondern eine Frage der Behandlungstechnik. Hier wird die Auffassung vertreten, dass gerade bei strukturell gestörten Patienten die Etablierung eines ausreichenden Containments durch eine höhere Frequenz erleichtert wird.

Eine tiefenpsychologisch fundierte Psychotherapie ist bei diesen Patienten ebenfalls möglich; sie setzt viel Erfahrung mit der Arbeit in der Übertragung/Gegenübertragung voraus (auch wenn die deutende Bearbeitung der Übertragung bei dieser Therapieform nicht im Zentrum steht!). Eine primär ich-stützende Behandlung dieser Patienten ist ebenfalls sinnvoll; dabei ist es wichtig, genau umgrenzte Therapieziele zu bestimmen. Bei sehr quälenden Zwangsgedanken und extrem eingeschränkten zentralen Lebensvollzügen der Patienten kann es für die Psychotherapie unterstützend sein, eine begleitende medikamentöse Behandlung einzuleiten.

Letztlich hängt die Indikation für eine bestimmte Therapieform bei dieser Patientengruppe von der individuellen Situation ab, zu der gerade bei jugendlichen Patienten in besonderer Weise auch eine sorgfältige Exploration und Einschätzung der äußeren Rahmenbedingungen gehören, unter denen die Jugendlichen leben (vgl. Laufer und Laufer, 1984).

4.4 Zwangsstörungen bei geringer Integration (Borderline-Niveau) und bei präpsychotischen Entwicklungen

Die behandlungstechnischen Grundsätze unterscheiden sich nicht wesentlich von denen, die in Abschnitt 4.3 umrissen wurden: Angstminderung durch erhöhte Aktivität, keine Übertragungsdeutungen, sondern systematische Arbeit am Aufbau einer Beziehung, die einerseits ausreichend Containment bietet und andererseits genügend Distanz einhält, was bei der Neigung von Patienten mit Borderline-Struktur zu massiver verführerischer Idealisierung (mit entsprechenden Entwertungstendenzen, narzisstischen Wutausbrüchen und autoaggressiven Impulsen) besonders schwierig ist. Hier ist es besonders wichtig, dass die diagnostische Einschätzung (die bei Jugendlichen in der Regel eine Verlaufsdiagnose ist!) sehr sorgfältig vorgenommen wird, da es im Querschnitt leicht zu Fehleinschätzungen kommt. Häufiger als bei Patienten auf mittlerem Strukturniveau erleben diese Patienten ihre Zwänge als ich-synton, dienen sie doch der Abwehr einer drohenden Ich-Fragmentierung oder eines Ich-Zerfalls (Streeck-Fischer, 1998) und sind ein Schutz vor psychotischem Zusammenbruch und damit stabilisierend. Die Objektbeziehungen sind in der Regel auf dem Niveau von Teilobjektbeziehungen stehen geblieben, und die Selbst-Objekt-Differenzierung funktioniert nicht ausreichend.

Die Methode der Wahl ist die tiefenpsychologisch fundierte Psychotherapie als niederfrequente Langzeitbehandlung. Bei Patienten, die sozial, kognitiv und schulisch ausreichend integriert sind, ist eine modifizierte analytische Psychotherapie (die zunächst niederfrequent beginnt) ebenfalls möglich. Nicht selten ist es sinnvoll, dass diese Patienten z.B. wegen überflutender Angstzustände (nicht wegen der Zwänge!) von einem Facharzt für Kinder- und Jugendpsychiatrie psychopharmakologisch mitbehandelt werden.

5 Frequently Asked Questions (FAQ)

1. *Ist bei schweren Zwangserkrankungen eine stationäre psychotherapeutische oder kinderpsychiatrische Behandlung erforderlich?*

→ Wenn bei Jugendlichen die zentralen Lebensvollzüge massiv eingeschränkt sind (die Jugendlichen gehen nicht mehr zur Schule und aus dem Haus) oder die Zwangsstörung auf Borderline-Niveau mit autoaggressivem Verhalten kombiniert ist, kann initial eine stationäre Behandlung sinnvoll sein; in der Regel muss danach eine psychotherapeutische Langzeitbehandlung anschließen. Die stationäre Behandlung kann auch aus diagnostischen Gründen erfolgen (Verlaufsdiagnose), wenn der Verdacht besteht, dass es sich um eine beginnende Psychose aus dem schizophrenen Formenkreis handeln könnte. Die stationäre Behandlung bei Zwangsstörungen ist aber nicht die Behandlung erster Wahl.

2. *Sollte man den Eltern raten, ausgeprägte Zwangsrituale, die das alltägliche Zusammenleben sehr beeinträchtigen, beim Kind oder Jugendlichen aktiv zu unterbinden?*

→ Dies sollte auf keinen Fall erfolgen; es kann eventuell zu suizidalem oder anderem selbstschädigenden Verhalten führen. Die familiendynamische und interpersonelle Funktion des Zwanges muss aber Gegenstand der Behandlung und der begleitenden Psychotherapie mit den Beziehungspersonen werden.

3. *Soll man die Therapie beenden, wenn die Zwangssymptomatik zunimmt?*

→ In der Regel auf keinen Fall; im Verlauf einer analytischen Psychotherapie ist es vielfach Ausdruck der Dynamisierung der unbewussten Prozesse (erwünschte Regression) mit zunächst vermehrt auftretenden störungsspezifischen Ängsten, wenn sich die Symptomatik phasenweise verstärkt.

4. *Ist es notwendig, Zwangsstörungen medikamentös zu behandeln?*

→ In der Regel ist dies bei der psychodynamischen Psychotherapie nicht erforderlich; wenn jedoch z.B. Zwangsgedanken und damit einhergehende Ängste extrem quälend sind oder zentrale Lebensvollzüge des Alltags völlig eingeschränkt sind, kann eine medikamentöse Mitbehandlung (in der Regel mit Serotonin-Wiederaufnahmehemmern) der Psychotherapie hilfreich sein.

5. *Was ist die optimale Behandlungsfrequenz bei Zwangsstörungen?*

→ Bei Zwangsstörungen auf neurotischem und mittlerem Strukturniveau ist eine möglichst frequente Behandlung, d.h. 2-3 Sitzungen/Woche, optimal. Bei Zwangsstörungen auf geringem Integrationsniveau sollte zunächst eine niederfrequente (1 Sitzung/Woche), stützende Behandlung begonnen werden, die zu einem späteren Zeitpunkt auch frequenter erfolgen kann. Die Frequenz der Behandlung ist jedoch nicht allein entscheidend, sondern die modifizierte Behandlungstechnik, die bei neurotischen Störungen aufdeckend unter Nutzung regressiver Prozesse und Analyse der Übertragung/Gegenübertragung erfolgen sollte, während sie bei den anderen Strukturniveaus in erster Linien darauf abzielt, durch die Etablierung eines sicheren Containments angstmindernd zu wirken.

6. *Reichen familientherapeutische Interventionen aus, um eine Zwangsstörung zu behandeln?*

→ Da es sich bei Zwangsstörungen in der Regel bereits um innere oder verinnerlichte Konflikte handelt, ist eine ausschließlich familientherapeutische Intervention kontraindiziert.

7. *Was ist zu tun, wenn zwangsneurotische Kinder im Laufe der Therapie plötzlich aggressive Durchbrüche haben, rebellisch oder ungezogen werden?*

→ Dies ist ein Hinweis auf strukturelle Veränderungen im Sinne einer Auflockerung der rigiden Ich-Struktur und ist zunächst ein erwünschter Effekt. Sehr wichtig ist in diesen Therapiephasen, dass den Eltern in den begleitenden Gesprächen geholfen wird, diesen Prozess und ihr Kind zu verstehen und nicht mit strafenden oder verfolgenden Maßnahmen zu reagieren oder die Behandlung abzubrechen.

8. *Wie kann man feststellen, dass sich während einer Behandlung aus einer Zwangsstörung die Entwicklung einer Psychose abzeichnet?*

→ Vorausgesetzt, dass eine genaue Diagnostik der Ich-Struktur und die Erhebung der relevanten Familienanamnese erfolgt sind, sind länger anhaltende paranoide Zustände (ohne Wahnsymptome), massive Störungen der Selbst-Objekt-Abgrenzung, massivere Realitätsbezugsstörungen (z.B. nicht zwischen Traumerleben und Wacherleben unterscheiden können) und Depersonalisationsstörungen wegweisend. Sofern diese Störungen bereits vor Behandlungsbeginn festgestellt werden, sollte eventuell der ambulanten Behandlung eine stationäre Behandlung vorgeschaltet werden.

6 Prüfungsfragen

1. Welche Funktion haben Zwänge und Zwangsmechanismen in der normalen Entwicklung eines Kindes?
2. Was ist der Unterschied zwischen Zwangshandlungen und Zwangsvorstellungen, und welche psychodynamischen Zusammenhänge haben diese beiden Manifestationsformen des Zwangs?
3. Wie sehen die typischen inneren Konflikte beim zwangsneurotischen Kind oder Jugendlichen aus? Welche Abwehrmechanismen sind bevorzugt wirksam?
4. Welcher interpersonale Konflikt ist bei Zwangsstörungen bevorzugt wirksam, und welche Auswirkung hat dies auf die Übertragung und Gegenübertragung?
5. Schildern Sie typische krankheitsauslösende Situationen (im Sinne von Versuchungs- und Versagenssituationen) und Entwicklungsphasen bei Zwangsstörungen!
6. Welches ist das psychodynamische Psychotherapieverfahren der Wahl bei Zwangsstörungen auf neurotischem Niveau und bei Zwangsstörungen auf mittlerem und geringem Niveau der Ich-Entwicklung?
7. Schildern Sie den Unterschied zwischen angstmindernder und konfrontativ-aufdeckender Behandlungstechnik im Hinblick auf die Psychodynamik von Zwangsstörungen!
8. Nennen Sie andere Störungen im Kindes- und Jugendalter, bei denen eine Zwangssymptomatik häufig als komorbide Störung auftritt!

7 Literatur

a) zitierte Literatur

- Abraham K (1924/1982): Versuch einer Entwicklungsgeschichte der Libido aufgrund der Psychoanalyse seelsicher Störungen. Gesammelte Schriften, 2. Frankfurt/M.: Fischer
- Alvarez A (2001): Zum Leben wiederfinden. Psychoanalytische Psychotherapie mit autistischen, Borderline-, vernachlässigten und missbrauchten Kindern. Frankfurt/M.: Brandes & Apsel
- Bovensiepen G (1991): Können Roboter lieben? Suizid, Selbstverletzung und die psychische Funktion des Körpers als „Container" bei Jugendlichen mit Frühstörungen. Anal Psychol 22:273-294
- Bovensiepen G (1995): Die Aufrechterhaltung des symbolischen Raumes unter verschiedenen inneren und äußeren Rahmenbedingungen. In: Bell K, Höhfeld K (Hrg.): Psychoanalyse im Wandel. Gießen: Verlag Psychosozial, S. 177-189
- Bovensiepen G (1997): Das innere Elternpaar und obtrusive Identifizierung mit dem Vater. Aus der Behandlung eines zwangsneurotischen Jugendlichen. Anal Kinder Jugendlichenpsychother 94(28):159-182
- Bovensiepen G (2004): Sexualität in der Adoleszenz – Eine entwicklungspsychologische Perspektive. In: Braun C, Otscheret L (Hrsg.): Sexualitäten in der Psychoanalyse. Frankfurt/M.: Brandes & Apsel
- Britton R (2001): Subjektivität, Objektivität und der trianguläre Raum. In: Britton R (Hrsg.): Glaube, Phantasie und psychische Realität. Psychoanalytische Erkundungen. Stuttgart: Klett-Cotta
- Bürgin D (1998): Drum zwinge, wem ein Zwang gegeben. Prax Kinderpsychol Kinderpsychiatr 46:66-80
- Chasseguet-Smirgel J (1988): Zur Übertragungsliebe beim Mann. In: Zwei Bäume im Garten. Zur psychischen Bedeutung der Vater- und Mutterbilder. München, Wien: Verlag Internationale Psychoanalyse
- Dörr M (2003): Untersuchungen zum Therapieerfolg der psychoanalytischen und tiefenpsychologischen Therapie von Zwangsstörungen. Medizinische Dissertation an der Universität Würzburg
- Fenichel O (1975): Psychoanalytische Neurosenlehre. Bd. II. Spezielle Neurosenlehre. Olten, Freiburg: Walter
- Freud S (1913): Die Disposition zur Zwangsneurose. GW 8. Frankfurt/M.: Fischer
- Freud S (1926/1999): Hemmung, Symptom und Angst. GW 14. Frankfurt/M.: Fischer TB
- Grunberger B (1971/1976): Vom Narzißmus zum Objekt. Frankfurt/M.: Suhrkamp
- Heimann P (1961/1989): Notes on the anal stage. In: Tuckett D (ed.): About Children and Children-No-Longer. Collected Papers. The New Library of Psychoanalysis, Bd. 10. London, New York: Tavistock/Routledge
- Heinemann E, Hopf H (2004): Psychische Störungen in Kindheit und Jugend. 2. Aufl. Stuttgart: Kohlhammer
- Kernberg PF (2001): Persönlichkeitsstörungen bei Kindern und Jugendlichen. Stuttgart: Klett-Cotta
- Kernberg O (1981): Objektbeziehungen und Praxis der Psychoanalyse. Stuttgart: Klett-Cotta,
- Klein M (1952/2000): Die Ursprünge der Übertragung. In: Klein M (Hrsg.): Gesammelte Schriften. Bd. III. Stuttgart: frommann-holzboog, S. 81-95
- Laufer M (Hrsg.) (1995): The Suicidal Adolescent. London: Karnac Books
- Laufer M, Laufer ME (1984): Adoleszenz und Entwicklungskrise. Stuttgart: Klett-Cotta
- Loch W (1999): die Krankheitslehre der Psychoanalyse. 6. Aufl. In: Hinz H (Hrsg.): Stuttgart, Leipzig: S. Hirzel
- Meltzer D (1992): The Claustrum. An Investigation of Claustrophobic Phenomena. Worcester: The Roland Harris Education Trust
- Meltzer D (1995): Der Psychoanalytische Prozess. Stuttgart: Verlag Internationale Psychoanalyse
- Quint H (1971): Über die Zwangsneurose. Göttingen: Vandenhoeck & Ruprecht
- Quint H (1987): Die kontradepressive Funktion des Zwanges. Forum Psychoanal.3:40-50
- Remschmidt H, Schmidt MH (1977/1986): Multiaxiales Klassifikationsschema für psychiatrische Erkrankungen im Kindes- und Jugendalter nach Rutter, Shaffer und Sturge. 2. Aufl. Bern: Huber
- Robinson R (1998): Obsessive-compulsive disorder in children and adolescents. Bull Menn Clinic 62(4/Suppl. A):A 49-A 64
- Segal H (1996): Psychischer Raum und Elemente der Symbolbildung. In: Segal H (Hrsg.): Traum, Phantasie und Kunst. Stuttgart: Klett-Cotta
- Spillius EB (1991): Melanie Klein Heute. Bd. 2. Anwendungen (vor allem Abschnitt 3: die Psychoanalyse von Kindern). Weinheim: Verlag Internationale Psychoanalyse
- Steinhausen H-Ch (1996): Psychische Störungen bei Kindern und Jugendlichen. Lehrbuch der Kinder- und Jugendpsychiatrie. München, Wien, Baltimore:Urban & Fischer
- Streeck-Fischer A (1989): Zwang, Ichorganisation und Behandlungsvorgehen. Prax Kinderpsychol Kinderpsychiatr 38:236-241
- Streeck-Fischer A (1998): Zwangsstörungen im Kindes- und Jugendalter – neuere psychoanalytische Sichtweisen und Behandlungsansätze. Prax Kinderpsychol Kinderpsychiatr 47:81-95
- Valleni-Basile LA, Garrison CZ, Jackson KL (1994): Frequency of obsessive-compulsive disorder in a community sample of young adolescents. J Am Acad Child Adolesc Psychiatry 33:782-791
- Zohar AH, Ratzoni G, Pauls DL (1992) : An epidemiological study of obsessive-compulsive disorder and related disorder in Israeli adolescents. J Am Acad Child Adolesc Psychiatry 31:1057-1061

b) weiterführende Literatur

- Freud S (1917): Vorlesungen zur Einführung in die Psychoanalyse: Der Sinn der Symptome. GW XI. Frankfurt/M.: Fischer
- Nagera H (1981): Developmental Approach to Childhood Psychopathology. New York, London: Jason Aronson

4

4.3 Selbstverletzendes Verhalten

Franz Resch

1 Einleitung

Kaum ein Problemverhalten von Jugendlichen löst – auch in Therapeuten – eine so tiefe Betroffenheit aus wie das selbstverletzende Verhalten. Unverständnis, Sorge, Entsetzen, Unsicherheit, Abscheu und ohnmächtige Wut erfüllen diejenigen, die sich erstmals verantwortlich mit selbstverletzenden Jugendlichen auseinandersetzen.

Nur ein Verständnis der Psychodynamik, die solchen Verhaltensweisen zugrunde liegt, kann den Therapeuten für die Jugendlichen offen machen und damit Hilfestellungen ermöglichen. Selbstverletzung ist ein janusköpfiges Phänomen, das ebenso ohnmächtiges Ausgeliefertsein wie grausame Machtausübung vermittelt. Selbstverletzung ist als aggressiver wie fürsorglicher Akt in sich ein Paradoxon – das in seiner Vieldeutigkeit nur eines sicher widerspiegelt: die tief greifende Beeinträchtigung des Selbst.

In der Geschichte der Psychiatrie und Psychotherapie ist Selbstverletzung kein neuartiges Phänomen. Während repetitive autoaggressive Stereotypien bei geistig behinderten Kindern und Jugendlichen, autistischen Syndromen, hirnorganischen Störungen und schweren Stoffwechselstörungen schon seit Jahrzehnten bekannt sind (Winchel und Stanley, 1991; Howlin, 1993; Oliver, 1995), haben Selbstverletzungen als Teilaspekt einer Persönlichkeitsentwicklungsstörung erst jüngst besonderes wissenschaftliches Interesse hervorgerufen (Sachsse, 1987, 1994; van der Kolk et al., 1991; Resch et al., 1993; Herpertz und Saß, 1994; Sachsse et al., 1999; Resch et al., 1999; Skegg, 2005).

Autoaggressive Stereotypien treten vor allem in Form von Schlagen, Beißen, Kratzen und Haareausreißen auf. Auch bei produktiv schizophrenen Erkrankungen wurden wiederholt Selbstverstümmelungen (Enukleationen des Auges, Kastrationen und Amputationen) berichtet (Walsh und Rosen, 1988). Diese autodestruktiven Handlungen treten im Zusammenhang mit Sinnestäuschungen oder Wahnideen religiösen oder sexuellen Inhalts gehäuft auf. Auch bei drogeninduzierten Psychosen sind schwere Selbstverletzungen beobachtet worden.

Davon abzugrenzen sind Selbstverletzungen, die Störungen der Persönlichkeitsentwicklung begleiten. Es finden sich leichtere Formen der offenen Selbstbeschädigung, wie vor allem oberflächliches Ritzen der Haut mit einer Rasierklinge oder anderen spitzen Gegenständen, aber auch Kratzspuren, Acné excoriée, heftiges Schlagen des Kopfes und der Extremitäten, Manipulation von Wunden. Schwere Formen kennzeichnen tiefe Schnittverletzungen, Verbrennungen, Bisswunden bis hin zu gefährlichen Verletzungen im Genital- und Analbereich sowie im Bereich des Kopfes, des Gesichtes unter Einschluss der Augen. Die Prävalenz offener Selbstbeschädigung wird auf 0,6 bis 0,75% der Allgemeinbevölkerung geschätzt (Übersicht bei Resch, 1996). Der Anteil von Selbstverletzung bei psychiatrischen Patienten beläuft sich auf gut 4,3%. Unter selegierten Patientenstichproben finden sich noch erheblich höhere Prävalenzraten, z.B. 13% bei Persönlichkeitsstörungen mit Borderline-Symptomatik und 25 bis 40% bei Patienten mit Essstörungen (Herpertz und Saß, 1994). Das Geschlechterverhältnis wird sehr divergierend je nach Untersuchung zwischen 2:1 und 9:1 zugunsten weiblicher Patienten angegeben. Einzelne Berichte legen den Verdacht nahe, dass selbstverletzende Handlungen nicht selten bereits vor dem 12. Lebensjahr beginnen.

2 Versuche der Beschreibung und Einordnung

Nach Simeon et al. (1992) kann Selbstverletzung als das Zufügen einer Gewebsschädigung bezeichnen werden, wobei keine bewusste suizidale Intention vorliegt. Es bleibt zu fragen, ob die Selbstverletzung als Akt bewusst intendiert oder eher Ausdruck eines unwillentlichen Impulskontrollverlustes ist. Auf diese Phänomene soll später noch eingegangen werden. Selbstverletzung stellt ein Verhalten dar, das bei einer Reihe psychiatrischer Syndrome vorkommen kann und keine pathognomonische Bedeutung für die Zuordnung zu einer bestimmten psychiatrischen Erkrankung besitzt. Es wurde immer wieder versucht, das Verhaltensmuster näher zu beschreiben und einen syndromalen Überbegriff zu finden.

ICD-10 *und* DSM-IV

Die derzeitige Katalogisierung der Selbstverletzung in den Klassifikationssystemen ICD-10 und DSM-IV ist noch nicht zufrieden stellend und in der ICD-10 verstreut auf verschiedene Diagnosen zu finden.

Die ICD-10 (Dilling et al., 1991) definiert unter den Persönlichkeits- und Verhaltensstörungen F68.1 die artifizielle Störung als absichtliches Erzeugen oder Vortäuschen von körperlichen oder psychischen Symptomen oder Behinderungen. Die offene

4

Überarbeitete Fassung von: Hilft Selbstverletzung dem verletzten Selbst? Zur Klinik und Psychodynamik der Automutilation bei Jugendlichen. Analytische Kinder- und Jugendlichen-Psychotherapie 1998;29:71-85.

Selbstbeschädigung findet sich jedoch auch bei Störungen der Impulskontrolle (F63.8), bei der emotional instabilen Persönlichkeitsstörung (F60.31), aber auch im Rahmen von Essstörungen (F50.0), Zwangsstörungen (F42), Störungen des Sozialverhaltens (F91, F92), Bindungsstörungen des Kindesalters (F94.1, F94.2) und psychotischen Störungen (F1, F2, F3). Ebenso können die Trichotillomanie (F63.3), die Pica (F98.3) und die Rumination (F98.2) Ausdruck selbstbeschädigenden Verhaltens sein.

Im DSM-IV werden heimliche Selbstbeschädigungen auf Achse I unter „Vorgetäuschte Störungen" beschrieben. Vorgetäuschte Störungen sind von der Simulation zu unterscheiden, darauf weisen sowohl die ICD-10 als auch das DSM-IV ausdrücklich hin. Bei der Simulation dient das Vortäuschen somatischer oder psychischer Symptome einem bestimmten Zweck, z.B. der Arbeitsbefreiung.

Von Favazza wurde 1992 ein Syndrom repetitiver Automutilation definiert.

Tabelle 1: Repetitive Self-Harm-Syndrome (Favazza, 1992)
• Ständige Beschäftigung mit dem Gedanken der Selbstverletzung
• Impulskontrollverluste
• Spannungsgefühl vor der Selbstverletzung
• Erleichterung nach der Selbstverletzung
• Kein Suizidimpuls/ keine Psychose

Zusammenhänge mit bestimmten Formen von Persönlichkeitsentwicklungsstörungen werden immer wieder diskutiert. Sachsse (1987) bezeichnet den Persönlichkeitstypus selbstverletzender Patienten als pathologisch narzisstische Persönlichkeitsstörungen mit chamäleonartigen Zügen, wobei nach Kernberg (1988) eine Borderline-Persönlichkeitsstruktur zu beschreiben ist und im Rahmen schwerer Krisen sogar vorübergehend psychotische Phänomene wie Halluzinationen und andere Zeichen des Realitätsverlustes auftreten. Es finden sich archaische Abwehrmechanismen und Zeichen der Ich-Diffusion.
In einer empirischen Untersuchung an 161 jugendlichen Patienten, die an der Heidelberger Klinik für Psychiatrie des Kindes- und Jugendalters behandelt wurden, wurden klinische Symptome, biographische Besonderheiten und psychodynamische Aspekte selbstverletzender Jugendlicher im Vergleich zu anderen Patienten untersucht. Es handelte sich um eine konsekutiv erhobene Inanspruchnahmestichprobe. Die Geschlechterverteilung zeigte 41% männliche und 59% weibliche Individuen. Der Altersmittelwert betrug 15,2 ± 1,8. 19% der Patienten zeigten automutilatives Verhalten (87% davon waren Mädchen). Den Kriterien der Borderline-Persönlichkeitsstruktur im Sinne einer Persönlichkeitsentwicklungsstörung nach ICD-10 entsprachen 71% der selbstverletzenden Patienten. Zur Frage der Borderline-Störung siehe Brunner et al., 2001. Im Folgenden sollen die eigenen Ergebnisse im Lichte einer Literaturübersicht referiert werden und zu einer psychodynamischen Theorie der Selbstverletzung überleiten.

Zusammenfassung:
Selbstverletzende Handlungen stellen eine gravierende Problematik in der Psychiatrie und Psychotherapie des Jugendalters dar. Bei einer Prävalenz von 0,6 bis 0,75 der Allgemeinbevölkerung findet sich Automutilation in Patientengruppen gehäuft – beispielsweise bei Essstörungen in über 25% der Fälle. Vor allem Mädchen sind betroffen. Die Bedeutsamkeit traumatischer Lebenserfahrungen konnte auch in einer Untersuchung an 161 jugendlichen Patienten nachgewiesen werden: 31 Patient(inn)en (19%) zeigten selbstverletzendes Verhalten; 65% von diesen berichteten sexuellen Missbrauch, 42% körperliche Misshandlungen, 74% fühlten sich von ihren Bezugspersonen vernachlässigt. Die jetzige Katalogisierung der Selbstverletzung in den Klassifikationssystemen ICD-10 und DSM-IV ist noch nicht zufrieden stellend und in der ICD-10 verstreut auf verschiedene Diagnosen zu finden.

3 Klinik und Psychopathologie

Selbstverletzungen werden in der Regel in offener Weise durchgeführt. Diese Offenlegung lässt selbstverletzende Akte im Sinne einer Aktionssprache erkennen. Heimliche artifizielle Störungen und vorgetäuschte Selbstbeschädigungen sind seltener und besitzen noch eine zusätzliche sozialmanipulative Aufforderung. Solche heimlichen Selbstverletzungen entwickeln sich manchmal erst im Rahmen medizinischer Untersuchungen und Behandlungen. Sie können eine pathologische Beziehungsstruktur zwischen dem Patienten und dem Arzt reflektieren, die sich in wechselseitigen Handlungszwängen und Verstrickungen äußert (Paar, 1996).
In der genannten Heidelberger Stichprobe fanden wir folgende Häufigkeiten: Selbstverletzungen als Einzelereignisse erscheinen selten. Nur 4% der Patient(inn)en mit selbstverletzendem Verhalten hatten zum Untersuchungzeitpunkt erst einmal Hand an sich gelegt, 25% zwei- bis dreimal, aber 71% bereits mehr als dreimal. Die Verletzungsart zeigte mit 73% eine Favorisierung des Schneidens vor anderen Formen der Selbstschädigung, wie z.B. Schlagen oder Zufügen von Verbrennungen. In 85% wurde eine Verletzung der Extremitäten, in 15% des Rumpfes beobachtet.
Typischerweise sind Selbstverletzungen mit anderen psychopathologischen Phänomenen vergesellschaftet, wobei vor allem andere Formen von Impulskontrollstörungen deutliche Zusammenhänge zeigen. Lacey und Evans beschrieben 1986 das sogenannte multiimpulsive Störungsmuster. Innerhalb des Spektrums an Impulskontrollverlusten können Symptomverschiebungen stattfinden. Therapeutische Impulskontrolle eines Symptoms (z.B. der Selbstverletzung) kann zum Ausagieren anderer Bereiche der multiimpulsiven Störung führen. Solche Symptomshifts sind zwischen mutistischen Episoden, Essensverweigerung, Trinkverweigerung, aggressiven Ausbrüchen, Regelübertretungen im Alltag, Suiziddrohungen, Weglaufen, Konversionsstörungen (z.B. drop attacks) und Selbstverletzungen beschrieben. Es finden sich auch häufig depressive und dysthyme Verstimmungen sowie ein rascher, oft nur schwer nachvollziehbarer Wechsel von Stimmungslagen. Deshalb ist zu

beachten: Einschränkungen des sozialen Agierfeldes können Selbstverletzungen eskalieren lassen!
In der Heidelberger Untersuchung fanden sich folgende Zusammenhänge zwischen Selbstverletzungen und komorbiden psychischen Störungen.

Tabelle 2: Komorbidität und Selbstverletzung (V = Kontingenzkoeffizient nach Cramer; p = Fischer Exact Test)

	Selbstverletzung			
	Ja	***Nein***	***V***	***p***
Drogenmissbrauch	39%	12%	0.29	.002
Essstörung	55%	24%	0.27	.003
Bulimie	32%	4%	0.39	.001
Suizidversuch	55%	6%	0.53	.001
Suizidideen	87%	23%	0.53	.001

Die ausgeprägte Suizidalität bei Patienten mit Selbstverletzungen ist alarmierend. Die Tatsache, dass das selbstverletzende Verhalten nicht direkt zur Selbsttötung, sondern eher selbsterhaltenden Zwecken dient, darf den Therapeuten nicht in falscher Sicherheit wiegen. Suizidale Impulse können alle Formen der Selbstfürsorge bei den Patienten überwältigen und zu suizidalen Handlungen führen.
Phänomenologisch typisch ist ein charakteristischer Spannungsbogen: Meist gehen belastete zwischenmenschliche Erfahrungen den selbstverletzenden Handlungen voraus, wobei eine starke subjektive Komponente in der Beurteilung der sozialen Situation fassbar wird, die eine Einfühlung durch andere erschwert. Ausgangspunkt ist die narzisstische Kränkung mit eskalierenden dysphorischen Verstimmungen und Wutgefühlen, Verzweiflung, Angst sowie Hilf- und Hoffnungslosigkeit. Eine Bewältigung widersprüchlicher oder negativ getönter Affekte misslingt. Es kommt zu einer Wendung von Hass in Selbsthass, Vorwurf in Selbstvorwurf. Kognitive Wahrnehmungs- und Denkformen beginnen unter affektivem Druck zu dissoziieren. Ein immer unbändiger das Bewusstsein beherrschender Wunsch, sich zu schneiden, verbindet sich mit vitalem Leeregefühl und Benommenheit. Depersonalisation und Derealisation kennzeichnen die verschiedenen Formen der Selbstentfremdung. Das Selbst wird dabei in einen wahrnehmenden und einen partizipierenden Teil aufgespalten.

Abbildung 1: Entwicklungspsychopathologie der Selbstverletzung

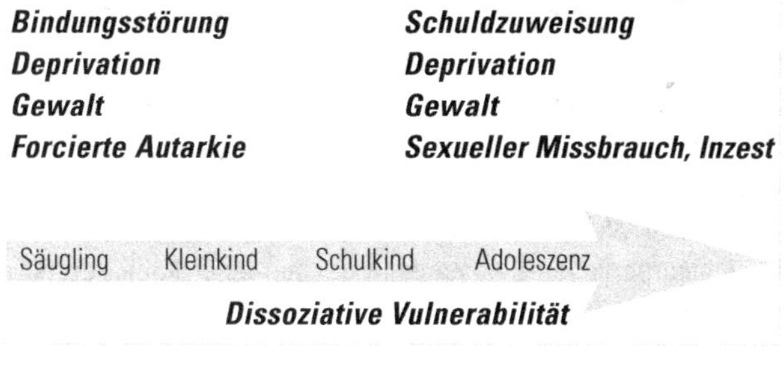

Die selbstverletzenden Patient(inn)en der Heidelberger Studie hatten in 65% der Fälle sexuelle Missbrauchserlebnisse berichtet. In 42% wurden körperliche Misshandlungen beklagt. 74% fühlten sich von ihren Angehörigen emotional vernachlässigt. Als typische Auslöser für den ersten Akt der Selbstschädigung finden sich Misserfolgs- und Versagenserlebnisse (z.B. im Rahmen von Prüfungen), plötzliche Übernahme von Verantwortlichkeit (Berufsbeginn, Sorge für Geschwister bei Krankheit der Mutter), Entscheidungsdruck (z.B. Entscheidung für einen Elternteil in einem Scheidungsverfahren), Verlusterlebnisse (Tod und Trennung von einer verwandten oder befreundeten Bezugsperson) und soziale Isolation (z.B. Hausarrest).

4 Zur Psychodynamik

Selbstverletzungen stehen mit einer Reihe negativer Gefühle in unmittelbarem Zusammenhang: Gefühle der Wertlosigkeit, der Hoffnungslosigkeit, Selbsthass, ein Gefühl des Ausgeliefertseins, eine tiefe Ohnmacht der Welt und sich selbst gegenüber beherrschen das Erlebnisfeld. Die eigene Befindlichkeit ist oft durch ein Gefühl der Gefühllosigkeit, eine innere Leere gekennzeichnet. Einem strafenden sadistischen Über-Ich steht ein überhöhtes, unerreichbares Ich-Ideal zur Seite (Sachsse, 1994). Höchstleistungen und Erfolge werden den Patient(inn)en durch ihre Maßstäbe und Wertvorstellungen abverlangt, wobei die persönlichen Forderungen oft weit über das Erreichbare hinausgehen und zu inneren Maßregelungen und Selbstabwertungen Anlass geben. Erfolge dürfen von der strengen Gewissensinstanz auch niemals zu freudigen Triumphen hochstilisiert werden – einer Kränkung oder Abwertung anderer wird durch persönliches Kleinmachen und Demut peinlich vorgebeugt. Über solche inneren Beziehungsfallen, die durch widersprüchliche affektive Bewertungsprozesse generatorhaft gespeist werden, entstehen zunehmende psychische Spannungen, und das Selbst wird auf besondere Weise unter Druck gesetzt.
Im Selbsterleben findet sich dabei das Phänomen der Depersonalisation. Diese Selbstentfremdung, die durch eine Aufspaltung des Selbst in einen distanzierten Beobachter und einen Akteur gekennzeichnet ist, kann sowohl als Ausdruck einer Störung des Selbstkonzeptes – als Ich-Schwäche – als auch als adaptive Abwehrleistung aufgefasst werden (Eckhardt und Hoffmann, 1993). Einerseits kann man davon ausgehen, dass die kumulativen Traumatisierungen über dissoziative Verarbeitungsmechanismen in der Vergangenheit eine konsistente Selbstentwicklung verhindert haben. Aktuell besteht aufgrund des hohen negativen Affektdrucks wiederum eine Tendenz zur Dissoziation, was die Entscheidung zur Automutilation erleichtert.
Zur Begriffsklärung soll Folgendes ausgeführt werden: Dissoziation ist ein komplexer psychophysiologischer Prozess, bei dem es zu einer partiellen oder völligen Desintegration psychischer Funktionen wie der Erinnerung an die Vergangenheit, des Identitätsbewusstseins, der unmittelbaren Empfindungen, der Wahrnehmung des Selbst und der Umgebung kommt. Im Vordergrund steht eine Störung des Bewusstseins, die vielfältige Formen aufweisen kann (Eckhardt und Hoffmann, 1997). Dissoziation ist also ein Mechanismus, der die Verfügbarkeit von Empfindungen, Sinneswahrnehmungen und Gedächtnisinhalten für die bewusste Selbstreflexion verändert. Wahrnehmungs- und Denkprozesse

unterhalb der reflexiven Ebene sind nicht grundsätzlich beeinträchtigt. Informationsgewinnung und -verarbeitung sind prinzipiell möglich, aber in ihrer Bewusstmachung beeinträchtigt. Innenwelt und Außenwelt bleiben grundsätzlich getrennt. Es kommt zur Abspaltung ganzer Erlebniseinheiten mit kognitiven, affektiven, selbst- und objektbezogenen Aspekten. Die Dissoziation teilt quasi das Selbst in verschiedene Seinzustände, die unabhängig voneinander existieren können. Kohut (1971) spricht in diesem Zusammenhang von der sogenannten vertikalen Spaltung, die er der horizontalen gegenüberstellt. Kohäsive Persönlichkeitsanteile, die nebeneinander existieren, können im Rahmen der Dissoziation durch vertikale Spaltung entstehen.
Demgegenüber führt die Fragmentation (Haan, 1977) zu einer grundsätzlichen Veränderung von Wahrnehmungs- und Denkprozessen bereits in präreflexiven Bereichen. Es handelt sich dabei um tief greifende Störungen der Informationsverarbeitung mit Zerfall der Denkprozesse, dem Aufkommen von Trugwahrnehmung, wobei Innenwelt und Außenwelt vermischt werden. Erlebniseinheiten und Persönlichkeitsanteile werden in sich aufgespalten. Nach Kohut (1971) kann dabei von horizontalen Spaltungsprozessen gesprochen werden. Das Selbst bei selbstverletzenden Patient(inn)en ist also dissoziiert und nicht fragmentiert.

5 Selbstkonzept, Dissoziation und Selbstverletzung

In Anlehnung an Damon und Hart (1982) kann übereinstimmend mit anderen Autoren (Übersicht bei Durkin, 1995) folgendes Strukturmodell des Selbst formuliert werden: Das subjektive Selbst als unmittelbare Erlebnisinstanz („I") wird dabei von einem definitorischen Selbst („me") unterschieden. Bischof (1996) spricht von einem medialen versus figuralen Ich-Begriff. Das subjektive Selbst ist eng an affektive Prozesse gebunden und entspricht einer unmittelbaren ganzheitlichen Ich-Erfahrung im Lebenskontext (Resch, 1997). Es bildet die Grundlage der personalen Eigentlichkeit in der Abgrenzung von anderen und enthält die Erfahrung der Selbstbestimmtheit in Wollen und Handeln sowie der Konsistenz und Kohärenz im Zeitverlauf. Die selbstreflexive Bestätigung der ganzheitlichen Ich-Erfahrung führt zum Gefühl der Identität.
Das definitorische Selbst ist das Ergebnis einer differenzierten objektivierenden Selbsterkenntnis, wobei das Selbst den Ausdruck eigener Wahrnehmungen, Überlegungen, Betrachtungen und Evaluation bildet, die über jene unmittelbare ganzheitliche Ich-Erfahrung hinausgehen. Das definitorische Selbst stellt die Gesamtheit affektiv-kognitiver Informationen über das Selbst dar, die in Form von kategorialen Wissensbeständen existieren. Allgemein können das Körperselbst, das handelnde Selbst oder aktionale Selbst, das soziale Selbst und das spirituelle Selbst voneinander unterschieden werden.
Während das Körperselbst alle Attribute des Körpers und Gefühlserfahrungen im Zusammenhang mit diesem repräsentiert, zeigt das aktionale Selbst die Repräsentanz des handelnden Menschen, seiner Fertigkeiten, Fähigkeiten und Tätigkeiten, das soziale Selbst entwickelt sich aus den Erfahrungen im interaktiven Kontext und wird durch Bindungsfaktoren, soziales Echo (Akzeptanz versus Ablehnung) und andere kommunikative Erfahrungen geprägt. Das spirituelle Selbst schließlich enthält die Lebensphilosophie, Werte, Sinnstrukturen, Präferenzen, Wünsche und Phantasien, die den Alltag transzendieren und dem Menschen Kreativität, Tiefe und Würde verleihen.
Das durch die Lebensgeschichte verletzte Selbst ist in seinen definitorischen Anteilen durch wiederholte dissoziative Abwehrmechanismen strukturell beeinträchtigt, wobei sich unterschiedliche Selbstanteile auf Kosten des dissoziierten Körperselbst zu stabilisieren trachten.

Abbildung 2: Dissoziation des Selbst bei Automutilation

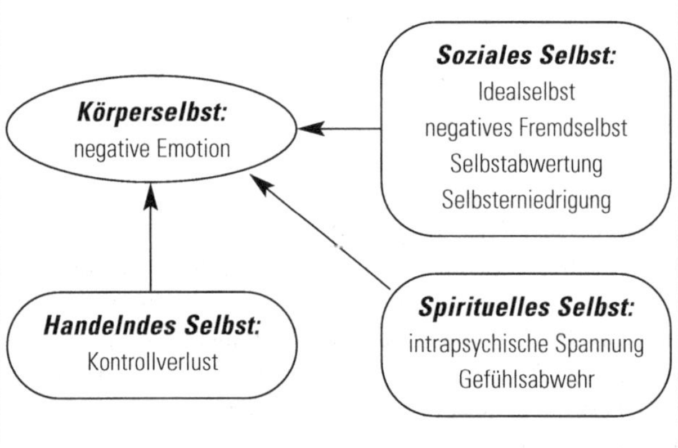

Das Körperselbst repräsentiert vor allem negative emotionale Valenzen, die anderen Selbstdomänen sind mit hohen Ansprüchen besetzt. Der Körper gilt als Träger von Schwäche, Kummer und Abwertung, ihm gelten Hass und Verachtung, ihm werden Misserfolge und Spannungen in anderen Domänen zugeschrieben. Ein hohes Idealselbst, gepaart mit strengen sozialen Normen, sich zurückzunehmen, steigert den intrapsychischen Druck.
In der aktuellen Situation ist die Dissoziation so tief greifend, dass Körperempfindungen nicht in das vitale subjektive Selbst integriert sind, sondern abgespalten werden. Das führt zur Verwischung von körpereigenen Scham- und Integritätsgrenzen. Der Körper wird zur Matrix des handelnden Selbst unter Aufhebung der Schmerzgrenze. Im Sinne eines Aktionismus, einer Art Performance, übt das handelnde Selbst in paradoxer Weise – durch eine für das selbstreflexive Bewusstsein als Impulskontrollverlust erlebte Handlungsweise – über den negativ besetzten Körper Kontrolle aus. Die Verwundung dient als Symbol der Selbsterhöhung, als Läuterung für das spirituelle Selbst, als Unterbrechung nicht aushaltbarer Ambivalenzen im Sinne einer Form der Erleichterung und Standortbestimmung für das soziale Selbst. Über die Verwundung wird die Identitätsdiffusion aufgehoben, die Depersonalisation beendet und ein neues, einheitliches subjektives Selbst durch Schmerzhaftigkeit und fließendes Blut rekonstruiert. Der Körper als biographische Quelle der Verwundung, des Schmerzes, der Scham, der Schuld und Trauer wird damit ebenso in seiner Schlechtigkeit aggressiv bestraft wie durch die Unterbrechung der Depersonalisation in identitätsstiftender Weise neu definiert.
Die nichtkörperlichen Selbstanteile erleben eine Stabilisierung und Spannungsabfuhr. Das vitale subjektive Selbst findet über

den selbstverletzenden Akt eine vorübergehende Integration in eine an sich selbst vollzogene Tätigkeit. Während Depersonalisation, Amnesie und Analgesie diesen Akt einleiten, führt die Kontingenz zwischen gesetzter Handlung und erlebter Handlungsauswirkung zur akuten Rekonstruktion eines konsistenten Ich-Gefühls, das jedoch in der Folge durch negative Gefühle wie Scham, Schuld und Angst wieder eine Stigmatisierung erfährt. Tabelle 3 zeigt eine zusammenfassende Übersicht über entwicklungsdynamische Merkmale der Selbstverletzung.

Tabelle 3: Entwicklungsdynamische Merkmale der Selbstverletzung

- Störung der frühen ***Bindung***
- Störung der ***Selbstintegration***
- Störung der ***Affektdifferenzierung***
- Störung der ***Impulskontrolle***
- ***Ambivalenz***-Intoleranz
- anhaltende dissoziative Abwehrmechanismen

Welche psychodynamische Motivation kennzeichnet die Selbstverletzung? Selbstverletzung ist als ein archaisches Aktionsmuster aufzufassen, das simultan mehrere Zwecke erfüllt. Der autoaggressive Akt erleichtert den inneren psychischen Druck und trägt dem körperlosen Selbstanteil auf Kosten des abgespaltenen verdinglichten Körpers Rechnung. Nicht ein Motiv steht hinter dem Akt der Selbstverletzung, sondern ein ganzes Motivbündel aus bewussten und unbewussten Anteilen, das nur künstlich in einzelne Zweckbedeutungen auflösbar ist. Selbstverletzung ist ein auf der vorsprachlichen Ebene angesiedelter Akt der Symbolisierung. Folgende intrapersonale und interpersonale motivationale Facetten können der Bedeutung der Selbstverletzung zugrunde gelegt werden:

Selbstverletzung erweist sich als paradoxe selbstfürsorgliche Handlung, die zugleich Autoaggression und Selbstschutz bedeutet. Die selbstverletzende Handlung wirkt dabei wie ein Ventil zum Ablassen der grenzenlosen inneren Spannung, sie dient der Beruhigung (tranquilisierende Wirkung), der Abfuhr narzisstischer Wut, der Unterbrechung depressiver Leeregefühle, sie baut suizidale Tendenzen ab (Suizidprophylaxe durch Selbstverletzung); die Selbstverletzung kann auf perverse Weise lusterzeugend sein und dabei wie andere Perversionen als „Plombe des Ich" dienen. Automutilation besitzt aber auch eine identitätsstiftende Komponente, sie unterbricht die Depersonalisation und verhindert eine Fragmentation des Selbst, wodurch auch eine „Psychoseprophylaxe" erkennbar wird. Repetitive Selbstverletzung reguliert den Selbstwert durch das Bewusstsein einer Machtausübung über den Körper und Zurschaustellung der Wunden. Selbstverletzung dient der Selbstbestrafung ebenso wie der Selbstbeschäftigung, der Selbstabwertung wie der Selbsterhöhung. Schließlich bedeutet sie eine magische Transzendierung der Belastungssituation. Ritus, Blutzoll und Blutopfer machen ein „Abfließen von Übel" erkennbar und symbolisieren gelegentlich eine anonyme Blutsbruderschaft mit beteiligten Bezugspersonen. Aggression und Sehnsucht nach Verbundenheit kennzeichneten beispielsweise das Vorgehen einer Patientin, die dem stationären Team Blut aus ihrer Wunde in die Kaffeetasse tropfen ließ.

Auf der interpersonalen Ebene wirkt die Selbstverletzung auch als präverbaler Appell, als interpersonale Reinszenierung von traumatisierenden Erfahrungen, in welcher der Mechanismus der projektiven Identifikation neue Personen unter den psychischen Druck bringt, unter dem die Patient(inn)en selbst immer wieder leiden mussten. Das ehemals persönliche Dilemma wird in einem neuen sozialen Kontext fassbar gemacht: „Ich brauche Hilfe – habe aber kein Vertrauen." Schutzbedürftigkeit und sadistische Kontrolle, Idealisierung und Entwertung bilden Spannungspole, zwischen denen die Beziehungsmuster oszillieren. Sekundärer Krankheitsgewinn durch eine Flucht aus sozialer Überforderung ist schließlich bei repetitiver Selbstverletzung eine nicht unwichtige Facette der Motivation.

Zusammenfassung:
Psychodynamisch stellt die Selbstverletzung eine Form der Affektregulation auf der Basis einer Selbstdissoziation dar. Der Körper wird zur Matrix selbstverletzender Handlungen, die der Fürsorge anderer Selbstanteile dienen. Nicht ein Motiv steht hinter dem Akt der Selbstverletzung, sondern ein Motivbündel, das nur künstlich in einzelne Zweckbedeutungen auflösbar ist. Intrapersonal dient die Selbstverletzung der Selbstfürsorge, der Spannungsabfuhr, einer Kanalisierung narzisstischer Wut, einem Beenden der Depersonalisation und einer identitätsstiftenden Handlung. Auf der interpersonellen Ebene bedeuten Selbstverletzungen einen dringenden Appell an die Umgebung sowie eine Reinszenierung traumatisierender Situationen und intrapsychischer Dilemmata.

6 Therapeutische Aspekte

Grundlage der Psychotherapie ist die Herstellung einer sicheren, tragfähigen Beziehung. In schwierigen Fällen muss die therapeutische Verantwortung auf ein Team übertragen werden. Klare Grenzsetzung, Gestaltung von Lebens- und Erfahrungsräumen sowie kontingente Verhaltensantworten des koordinierten Teams sind notwendig. Ein psychodynamisches Verständnis für die Selbstfürsorge der Patienten und die Reinszenierungsmechanismen hilft, die eigene Betroffenheit zu überwinden. Nicht durch empathische Einfühlung allein, sondern durch psychodynamisch motivierte therapeutische Haltung kann die tragfähige Beziehung im Sinne einer therapeutischen Bindung gestaltet werden.

Autoaggressive Akte können nicht durch naive empathische Kontaktaufnahme in ihrer Bedeutung erschlossen werden. Sie müssen erst in ihrer paradoxen Symbolhaftigkeit erkannt und durch biographisch-psychodynamisches Wissen angereichert werden. Selbstverletzendes Verhalten ist in hohem Maße beziehungsgefährdend: Der Therapeut fühlt sich dadurch selbst in die Enge getrieben, überfordert, hintergangen, brüskiert und enttäuscht. Die Beziehung zum selbstverletzenden Patienten muss immer neu stabilisiert werden, um eine Kontinuität trotz vielfacher Einbrüche und Einschnitte aufrechtzuerhalten. Psychodynamische Interpretationen vor allem von Mechanismen der projektiven Identifikation sind dabei sehr hilfreich.

Vor dem Hintergrund einer so gestalteten Beziehung gilt es, die Aktionssprache der Selbstverletzung in zwischenmenschliche Wort-Sprache zu übersetzen und schließlich gemeinsam mit dem Patienten neue Kommunikationsformen zu erschließen (als ausführliches Fallbeispiel dazu siehe Windaus, im Druck).
Vor der Erarbeitung der Vergangenheit ist gemeinsam mit dem Jugendlichen eine kurz- und mittelfristige Perspektive herzustellen. Die Verarbeitung der Vergangenheit kann nur unter dem Leitstern einer Zukunftsidee erfolgen.
In der Geborgenheit einer sicheren Gegenwart und im Lichte einer realistischen Zukunft soll schließlich die langsame, fürsorgliche Aufarbeitung der biographischen Traumata beginnen. Dieser Rekonstruktions- und Integrationsprozess braucht Geduld, langen Atem und eine gewisse therapeutische Bescheidenheit, die den Jugendlichen nicht überfordert. Enttäuschungen und Bedrohungen dürfen die therapeutische Beziehung nicht vorzeitig beenden lassen, wenn diese langfristig zu einer Differenzierung der Binnenbefindlichkeit, einem Aufbau der affektiven Impulskontrolle und zu einer neuen Selbstintegration führen soll.
Selbstverletzende Jugendliche zeigen in ihrer sprachlosen Verzweiflung, dass sie eine personale Würde und Fürsorge auf Kosten ihres Körpers entfalten, jenes Teils ihrer Person also, der die empfindliche konkrete Grenze zur Außenwelt bildet, eine Grenze, die im Leben vieler dieser Menschen bereits schicksalhaft von anderen überschritten worden war.

7 Frequently Asked Questions (FAQ)

1. *Handelt es sich bei der Selbstverletzung um ein suizidales Verhalten?*

→ Nein, selbstverletzendes Verhalten ist nicht Ausdruck eines suizidalen Aktes; im Gegenteil, die Selbstverletzung ist eine Form der Selbstfürsorge und somit antisuizidal. Dennoch können Jugendliche, die sich selbst verletzen, auch suizidal werden.

2. *Gibt es einen Zusammenhang zwischen selbstverletzendem Verhalten und Persönlichkeitsstörungen?*

→ Zusammenhänge mit bestimmten Formen von Persönlichkeitsentwicklungsstörungen werden immer wieder diskutiert. Sachsse schildert den Persönlichkeitstypus selbstverletzender Patienten als pathologisch-narzisstische Persönlichkeitsstörung mit chamäleonartigen Zügen, wobei nach Kernberg eine Borderline-Persönlichkeitsstruktur zu beschreiben ist und im Rahmen schwerer Krisen sogar vorübergehend psychotische Phänomene wie Halluzinationen und andere Zeichen des Realitätsverlustes auftreten. Es finden sich archaische Abwehrmechanismen und Zeichen der Ich-Diffusion.

3. *Gilt die Selbstverletzung als eigene psychische Erkrankung?*

→ Selbstverletzung gilt nicht als eigene psychische Erkrankung, sondern ist Symptom einer solchen. Psychiatrische Patienten zeigen deutlich höhere Prävalenzzahlen, bei Borderline-Persönlichkeitsstörungen finden wir einen Anteil von 13 Prozent und bei Essstörungen sogar von 25 bis 40 Prozent.

8 Prüfungsfragen

1. Mit welchen zusätzlichen Symptomen tritt selbstverletzendes Verhalten gehäuft auf?
2. Welche Ursachen finden sich für selbstverletzendes Verhalten?
3. Welche selbstverletzenden Verhaltensweisen kennen Sie?
4. Welches Geschlecht ist bei der Selbstverletzung häufiger betroffen?
5. Werden Selbstverletzungen meist offen oder verdeckt durchgeführt?
6. Beschreiben sie den Spannungsbogen der Selbstverletzung!
7. Welche organischen Ursachen der Selbstverletzung kennen Sie?
8. Nennen Sie fünf motivationale Aspekte der Selbstverletzung!

9 Literatur

- Bischof N (1996): Das Kraftfeld der Mythen. München, Zürich: Piper
- Brunner R, Parzer P, Resch F (2001): Dissoziative Symptome und traumatische Lebensereignisse bei Jugendlichen mit einer Borderline-Störung. Persönlichkeitsstörungen 5:4-12
- Damon W, Hart D (1982): The development of self-understanding from infancy through adolescence. Child Dev 52:841-864
- Dilling H, Mombour W, Schmidt MH (Hrsg.) (1991): Internationale Klassifikation psychischer Störungen (ICD-10). Bern: Huber
- Durkin K (1995): Developmental social psychology. Oxford: Blackwell publishers
- Eckhardt A, Hoffmann SO (1993): Depersonalisation und Selbstschädigung. Z Psychosom Med 39:284-306
- Eckhardt A, Hoffmann SO (1997): Dissoziative Störungen. In: Egle UT, Hoffmann SO, Joraschky P (Hrsg.): Sexueller Mißbrauch, Mißhandlung, Vernachlässigung. Stuttgart, New York: Schattauer, Kapitel 2.8, S. 225-236
- Favazza AR (1992): Bodies under siege. Self-mutilation in culture and psychiatry. 1st paperback edition. Baltimore, London: John Hopkins University Press
- Haan N (1977): Coping and defending. New York: Academic Press
- Herpertz S, Saß H (1994): Offene Selbstbeschädigung. Nervenarzt 65:296-306
- Howlin P (1993): Behavioural technique to reduce self-injurious behaviour in children with autism. Acta Paedopsychiatr 56:75-84
- Kernberg OF (1988): Schwere Persönlichkeitsstörungen. Stuttgart: Klett-Cotta
- Kohut H (1971): The analysis of the self. New York: International University Press
- Lacey JJ, Evans CDH (1986): The impulsivist: A multi-impulsive personality disorder. Br J Addict 81:641-649
- Oliver C (1995): Annotation: Self-injurious behaviour in children with learning disabilities: Recent advances in assessment and intervention. J Child Psychol Psychiatry 30:909-927
- Paar GH (1996): Selbstverletzung als Selbsterhaltung. Vortrag zum Erwerb der ordentlichen Mitgliedschaft in der Deutschen Psychoanalytischen Vereinigung. Manuskript

4

- Resch F, Karwautz A, Schuch B, Lang E (1993): Kann Selbstverletzung als süchtiges Verhalten bei Jugendlichen angesehen werden? Z Kinder Jugendpsychiatr 21:253-259
- Resch F (1996): Entwicklungspsychopathologie des Kindes- und Jugendalters. Ein Lehrbuch. Weinheim: Psychologie Verlags Union-Beltz
- Resch F (1998): Zur präpsychotischen Persönlichkeitsentwicklung in der Adoleszenz. Psychotherapeut 42(2):111-116
- Resch F, Parzer P, Brunner M, Haffner J, Koch E, Oelkers R, Schuch B, Strehlow U (1999): Entwicklungspsychopathologie des Kindes- und Jugendalters. Ein Lehrbuch. 2. Aufl. Weinheim: Psychologie Verlags Union
- Sachsse U (1987): Selbstbeschädigung als Selbstfürsorge. Zur intrapersonalen und interpersonalen Psychodynamik schwerer Selbstbeschädigung der Haut. Forum Psychoanal 3:51-70
- Sachsse U (1994): Selbstverletzendes Verhalten. Psychodynamik – Psychotherapie. Göttingen, Zürich: Vandenhoeck & Ruprecht
- Sachsse U, Schilling L, Aßlinger K (1999): Ein stationäres Behandlungsprogramm für Patientinnen mit selbstverletzendem Verhalten. In: Streeck-Fischer A (Hrsg.): Adoleszenz und Trauma. 2. Aufl. Göttingen: Vandenhoeck & Ruprecht
- Simeon D, Stanley B, Frances A, Mann J, Winchel R, Stanley M (1992): Self-mutilation and personality disorders: psychological and biological correlates. Am J Psychiatry 149:221-226
- Skegg K (2005): Self-harm. Lancet 366 (9495):1471-83
- van der Kolk B, Perry J, Herman J (1991): Childhood origins of self-destructive behaviour. Am J Psychiatry 148:1665-1671
- Walsh BW, Rosen PM (1988): Self-mutilation. Theory, research and treatment. New York, London: The Guilford Press
- Winchel RM, Stanley M (1991): Self-injurious behaviour: A review of the behaviour and biology of self-mutilation. Am J Psychiatry 148:306-317
- Windaus E (2007, im Druck): Aspekte psychoanalytischer Behandlungskonzeptionen bei neurotischer Depression in Verbindung mit früher Traumatisierung im Kindes- und Jugendalter. Kinderanalyse

4.4 Depression und Suizidalität

Michael Schulte-Markwort

1 Einleitung

Lange Zeit herrschte auch unter Fachleuten die Einschätzung, dass Kinder keine Depressionen im eigentlichen (erwachsenen) Sinn entwickeln könnten – abgesehen davon, dass eine Differenzierung von Angstsymptomatik und Depression im Kindesalter nur schwer gelänge (Eggers, 1980/81). Heute wissen wir, dass der Großteil der Depressionen Erwachsener ihren Ursprung im Kindes- und Jugendalter hat und depressive Zustände bei Kindern und Jugendlichen wahrscheinlich zu den psychischen Erkrankungen gehören, die immer noch erheblich unterdiagnostiziert und zu wenig behandelt werden (Barkmann und Schulte-Markwort, 2005). Eine erfolgreiche Therapie ist ein wesentlicher Faktor bei der Verhinderung chronifizierter Depressionen – insofern stellt die Behandlung im Kindes- und Jugendalter auch eine Prävention für die adulten Formen dar.

2 Depressionen

Epidemiologie

Eine internationale Studie der WHO (Ustün und Sartorius, 1995) zur Häufigkeit psychischer Erkrankungen in der Primärversorgung Erwachsener ergab eine durchschnittliche Prävalenz der Major Depression von 10,4%. Die **Lebenszeitprävalenz** depressiver Störungen wird von Angst (1997) mit 12-17% angegeben, wobei Frauen etwa doppelt so häufig betroffen sind wie Männer. Die Lebenszeitprävalenz für die Dysthymie schwankt in den Angaben zwischen 1,1% und 20,6% (Angst, 1995). In der Altersgruppe der 9- bis 17-Jährigen findet sich eine Prävalenz von 6%, wobei sich in 4,9% der Fälle eine Major Depression fand (Shaffer et al., 1996). In den USA wurden in epidemiologischen Studien Prävalenzraten von **0,9% der Vorschulkinder, 1,9% der Schulkinder** und zwischen **2% und 8% der Jugendlichen** gefunden (Kashani et al., 1987; Kashani und Sherman, 1988; Roberts et al., 1991). Cytryn und McKnew (1996) gehen von einer Rate von 5-10% für alle Formen der Depression bei Kindern aus, Fleming und Offord (1990) fanden in dieser Gruppe eine Rate von 3 % für Major Depression, die sich in der Adoleszenz etwa verdoppelt. Dabei scheinen die Raten bei **Mädchen** – analog zum Erwachsenenalter – **höher** zu liegen als bei den Jungen (Cooper und Goodyer, 1993; Angold et al., 1998; Wade et al., 2002).
In spezifischen pädiatrischen Populationen finden sich erhöhte Prävalenzraten, so z. B. in einer neuropädiatrischen Population mit ungeklärten Kopfschmerzen (40%; Ling et al., 1979), in kinder- und jugendpsychiatrischen Inanspruchnahmepopulationen (28%; Carlson und Cantwell, 1980) sowie unter stationär behandelten Jugendlichen (27%; Robbins et al., 1982).

> ! **Merke:** Depressionen gehören zu den häufigsten psychischen Störungen. Im Kindes- und Jugendalter ist von einer alterskonformen Zunahme von etwa 1% der Kindergartenkinder, 2% der Grundschulkinder bis auf 6% bis 8% der Jugendlichen bei deutlicher Mädchenlastigkeit auszugehen.

Formen der Depression

Auch wenn das so genannte Kielholz-Schema, nach dem die Depressionen nach drei unterschiedlichen ätiologischen Gesichtspunkten, nämlich psychogen, endogen und somatogen, zugeordnet werden (Kielholz, 1966), heute keine Anerkennung mehr findet, unterscheiden wir klinisch die **reaktiven Formen** der Depression von denen, die man im englischen Sprachraum **major depression** nennt. Ohne Zweifel gibt es Formen der Depression, die sich auch schon im frühen Kindesalter in Form von unableitbaren dysthymen Zuständen zeigen, die nicht selten einer Tagesrhythmik sowie saisonalen Schwankungen unterliegen.
Um die Klassifikation hierzu möglichst nah an der phänomenologischen Deskription bei möglichst hoher Interraterreliabilität zu halten, werden in der ICD-10 die Formen der Depression nicht mehr mit Bezügen zu einer möglichen Ätiologie unterschieden. Grundsätzlich werden chronische (anhaltende) Depressionen von depressiven Episoden abgegrenzt. Die Dysthymia als die häufigste Form der chronischen Depression ist dabei aus dem Konzept der neurotischen Depression hervorgegangen, während die frühere „endogene" Depression in die depressiven Episoden überführt wurde. Hierbei unterscheiden wir drei Schweregrade, wobei ab dem mittleren Schweregrad zusätzlich somatische und psychotische Symptome abgegrenzt werden. Grundsätzlich gilt folgende dimensionale Operationalisierung von Depression in der ICD-10 (Dilling et al., 2000), die nicht zwischen kindlichen/jugendlichen und erwachsenen Formen trennt:
Die betreffende Person leidet gewöhnlich unter **gedrückter Stimmung, Interessenverlust, Freudlosigkeit** und **Verminderung des Antriebs**. Die Abnahme der Energie führt zu erhöhter Ermüdbarkeit und Aktivitätseinschränkung. Deutliche Müdigkeit tritt oft nach nur kleinen Anstrengungen auf.

Andere häufige Symptome sind:
1. verminderte Konzentration und Aufmerksamkeit
2. vermindertes Selbstwertgefühl und Selbstvertrauen
3. Schuldgefühle und Gefühle von Wertlosigkeit
4. negative und pessimistische Zukunftsperspektiven
5. Suizidgedanken, Selbstverletzungen oder Suizidhandlungen
6. Schlafstörungen
7. verminderter Appetit

Hilfreich sind noch weitere Kriterien des DSM-IV, die auch spezifische Hinweise auf Depressionen bei Kindern enthalten. So wird darauf hingewiesen, dass bei Kindern statt des depressiven Affekts auch eine **reizbare Stimmung** vorliegen und der bei Erwachsenen oft auftretende Gewichtsverlust bei Kindern durch das **Ausbleiben der Gewichtszunahme** gekennzeichnet sein kann.
Wichtig ist, dass sich auf der Grundlage des Komorbiditätsprinzips der ICD-10 das gleichzeitige Vorliegen einer Dysthymia und einer depressiven Episode nicht ausschließt. Aufgrund der selbstverstärkenden Mechanismen bei Verarbeitung und Erleben kann sich auf eine chronische Depression, die nicht sehr ausgeprägt sein muss, eine depressive Episode – auch ohne zusätzliche Stressoren – aufsetzen. Diese **double depression** genannte Form wird häufig übersehen, obwohl wegen der unterschiedlichen therapeutischen Konsequenzen und der Tendenz der gegenseitigen Verstärkung die differenzierende diagnostische Abklärung besonders wichtig ist.
Darüber hinaus ist die Berücksichtigung von somatischen und psychotischen depressiven Symptomen von Bedeutung. Beides wird man nur durch gezielte Exploration erfassen.
Der Unterschied zwischen Trauer und Depression wird sich in der Regel leicht anhand des auslösenden Verlusterlebnisses differenzieren lassen, im Zweifelsfall wird man Zeitkriterien hinzuziehen (Trauerprozesse sind in der Regel nach vier bis sechs Monaten abgeklungen). Während trauernde Kinder und Jugendliche um das trauern, was sie verloren haben, hängen depressive Patienten dem nach, was sie nicht bekommen haben (Will, 1997). Nicht selten sind Mischbilder und Übergänge zu differenzieren und zu berücksichtigen.

> **!** **Merke:** Grundsätzlich sind die reaktiven Formen der Depression von den nicht reaktiven (depressive Episode oder Major Depression) zu unterscheiden. Für ihre Differenzierung – die erhebliche therapeutische Konsequenzen nach sich zieht – ist eine entsprechende explorative Diagnostik notwendig. Das Übersehen einer depressiven Episode ist ein Kunstfehler!

Klassifikation

Die Operationalisierung in der ICD-10 lautet:
„Bei diesen Störungen bestehen Hauptsymptome in einer Veränderung der Stimmung oder der Affektivität, meist zur Depression hin, mit oder ohne begleitende Angst, oder zur gehobenen Stimmung. Dieser Stimmungswechsel wird in der Regel von einem Wechsel des allgemeinen Aktivitätsniveaus begleitet. (...) Dieses Kapitel behandelt affektive Störungen aller Altersgruppen, auch die in der Kindheit und Jugend beginnenden sollten also hier klassifiziert werden" (Dilling et al., 2000, S. 131).

Tabelle 1 gibt in synoptischer Form die ICD-10-Operationalisierung der depressiven Episode bzw. der Major Depression wieder. Die depressive Episode wird in der ICD-10 in den drei Schweregraden leicht, mittel und schwer, in den letzten beiden Schweregraden fakultativ mit psychotischen Symptomen diagnostiziert. Wiederkehrende depressive Episoden werden unter den rezidivierenden depressiven Störungen (F33) klassifiziert.

Tabelle 1: Klassifikation der depressiven Episode gemäß ICD-10
F32 depressive Episode
Für eine Dauer von mindestens zwei Wochen: • gedrückte Stimmung • Interessenverlust • Freudlosigkeit • Verminderung des Antriebs
Zusätzlich häufig: • verminderte Konzentration und Aufmerksamkeit • vermindertes Selbstwertgefühl und Selbstvertrauen • Schuldgefühle und Gefühle von Wertlosigkeit • negative und pessimistische Zukunftsperspektiven • Suizidgedanken, erfolgte Selbstverletzung oder Suizidhandlungen • Schlafstörungen • verminderter Appetit

Das Konzept der depressiven Neurose existiert in der ICD-10 (und auch im DSM-IV) zugunsten einer phänomenologisch orientierten und theoriefreien Klassifikation nicht mehr. Chronische depressive Zustände, die nicht den Schweregrad einer depressiven Episode erreichen, werden im Konzept der Dysthymia (ICD-10 F34.1) zusammengefasst. Mit diesem Paradigmenwechsel wurden psychoanalytische Konzepte zur Ätiologie der Depression aus den Klassifikationssystemen verdrängt und gleichzeitig eine empirische Orientierung aller Psychotherapieverfahren im Sinne einer Evidenzbasierung eingeleitet.
Eine eigene Klassifikation depressiver Zustände für das Kindes- und Jugendalter (wie es die ICD-9 noch vorsah) gibt es weder in der ICD-10 noch im DSM-IV. Lediglich die amerikanische Klassifikation sieht zumindest in zwei Punkten altersspezifische depressive Symptome wie Reizbarkeit oder fehlende Gewichtszunahme vor. Spezifische kinder- und jugendpsychiatrische Formen der Depression können nur noch in der kombinierten Störung des Sozialverhaltens und der Emotionen (ICD-10 F92.0) klassifiziert werden, wobei es sich hierbei um eine wichtige Differentialdiagnose bzw. Komorbidität der Depression handelt.

> **!** **Merke:** Eine Klassifikation depressiver Störungen des Kindes- und Jugendalters existiert in der ICD-10 und dem DSM-IV nicht. Wesentliche Diagnosen sind die depressive Episode (F32) und die Dysthymia (F34.1). Depressive Symptome im Kontext traumatischer Erfahrungen sind entsprechend im Kapitel F43 (Reaktionen auf schwere Belastungen) zu klassifizieren.

Eine integrative Theorie der Entstehung von Depressionen

Die Depression mit ihren unterschiedlichen Formen ist ein hervorragendes Beispiel für unser aktuelles Verständnis der Verknüpfung und wechselseitigen Beeinflussung von hirnorganischen Dispositionen und Umwelteinflüssen. Grundsätzlich kann jeder Mensch depressiv reagieren, und bis zu einem gewissen – letztlich konventionell festgelegten – Ausmaß ist eine depressive Reaktion auf traumatische Ereignisse eine natürliche Reaktion. Die entscheidenden Unterschiede im Ausmaß der Reaktion bzw. in der Entwicklung traumaunabhängiger Depressionen liegen in der jeweiligen individuellen **Vulnerabilität**. Dabei gibt es Hinweise darauf, dass die Bedeutung von Umweltfaktoren in der Genese von Depressionen mit dem Alter abnimmt. So sind präpubertäre Depressionen stärker auf Umweltfaktoren zurückzuführen als adoleszente (Harrington et al., 1997). Ein Beispiel für die endokrinologischen und anatomischen Veränderungen, die durch ausgeprägte Traumatisierung hervorgerufen werden können, zeigen die Arbeiten von Ryan und Dahl (1993), De Bellis et al. (1999a,b) sowie Weiss et al. (1999). Kinder mit einer posttraumatischen Belastungsstörung sezernierten eine höhere Rate an freiem Kortisol und Katecholaminen im Urin und wiesen kleinere intrakraniale Volumina auf als die Kinder der Kontrollgruppen. Diese Arbeiten unterstreichen die Hypothese von Aldenhoff (1997) eines „**biological priming**", einer biologischen Narbe, die z. B. durch Verlusterlebnisse und andere Traumata hervorgerufen werden kann. Aber es müssen nicht unbedingt nur Traumata sein, die diese drastischen und messbaren Veränderungen bewirken – auch pathologische Beziehungs- und Erlebensmuster können zu entsprechenden neuronalen Netzwerken (Spitzer, 2000) führen und damit das anatomische und neuroendokrinologische Profil eines primär psychischen Erlebens abbilden (Heim und Nemeroff, 1999), um es dann ihrerseits in einer Wechselwirkung zu beeinflussen. Für die Entwicklung depressiver Störungen im Kindes- und Jugendalter heißt dies: Ausgangspunkte der Genese depressiver Störungen im Kindes- und Jugendalter sind einerseits eine genetisch determinierte Vulnerabilität und andererseits **defizitäre Erlebnisse** bzw. Umstände im psychosozialen Bereich. Ein Kind mit einer geringen genetischen Vulnerabilität wird dabei gegenüber Mikro- oder Makrotraumata widerstandsfähiger sein als das Kind mit einer primären potenziell depressiogenen Ausstattung. Zu beachten ist hierbei die Beziehung zwischen Bezugsperson und Kind, wobei aufgrund einer Psychopathologie des Erwachsenen sowohl depressive Emotions- und Verhaltensmuster vermittelt als auch sekundär depressive bzw. potenziell depressiogene Reaktionen beim Kind hervorgerufen werden können. In zirkulierenden Wechselwirkungskreisen kann das Kind fortan eine depressive Entwicklung nehmen, wobei jedes Mikro- und Makrotrauma additiv oder potenzierend wirken kann, ebenso wie die schon etablierten pathologischen Beziehungsmuster.

Eine zweite denkbare Entwicklung postuliert eine symptomlose bzw. symptomarme Phase der kindlichen Entwicklung, die sich erst nach der Konfrontation mit einem psychischen Trauma in eine manifeste Depression wandelt. In diesem Modell werden die neuroanatomischen und/oder neuroendokrinologischen Veränderungen unterhalb eines Ausprägungsgrades gedacht, der sie symptomlos – allerdings vulnerabel – sein lässt.

Das in der nachfolgenden Abbildung zu sehende Schema gibt die beschriebene Synopsis wieder.

Abbildung 1: Schema der Depressionsentwicklung

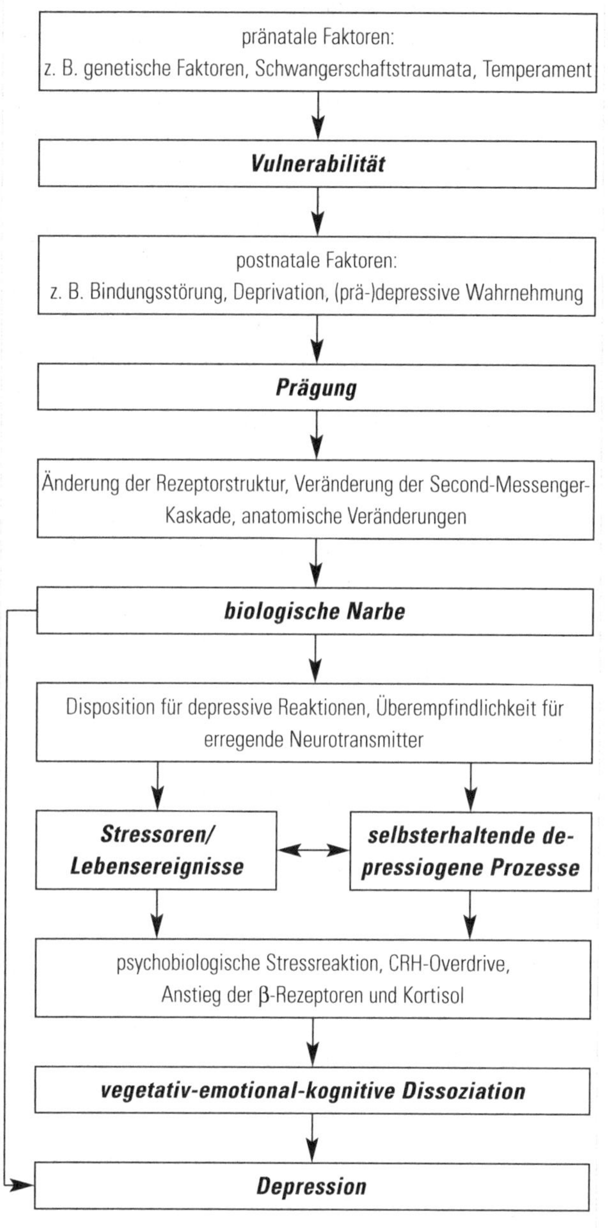

Eine depressive Psychodynamik entsteht auf dem Boden der beschriebenen spezifischen Vulnerabilität. Abraham (1924) postulierte als Kennzeichen der Melancholie eine frühkindliche „Urverstimmung" auf der Grundlage einer Enttäuschung an den frühen Objekten, woraus seiner Meinung nach eine **orale Fixierung** und ein abgewehrter aggressiver Konflikt entsteht. Freud (1916) fügte dieser Hypothese die narzisstische Objektbesetzung sowie die Regressionsneigung hinzu. Damit war die klassische Trias einer Disposition zur Melancholie formuliert: **Oralität, Ambivalenzkonflikt** und **Narzissmus**. Handelt es sich nicht um eine depressive Episode mit einem entsprechend hohen Anteil an biologischen Faktoren, sondern um eine dysthyme Entwicklung, steht die Konflikthaftigkeit des **oralen Defizits** (Freud, 1916) im Vordergrund. Phantasierte bzw. reale familiäre Konstellationen der Unterversorgung führen zu tiefen Gefühlen der Unversorgtheit, die autoaggressiv gegen das eigene Selbst gewendet werden. In beständiger Selbstverstärkung baut sich ein depressiver Zirkel auf, der mehr und mehr zu Nichtigkeitsgefühlen, Gefühlen des Versagens und des Selbsthasses führt. Grundsätzlich lassen sich aus psychodynamischer Sicht zwei depressive Grundkonflikte unterscheiden. Zum einen der **mediale** depressive **Grundkonflikt**, bei dem sich das früh verlassene beziehungsweise zu wenig geförderte Selbst als schutzlos, verletzlich, ausgeliefert, bedroht und/oder verwirrt fühlt. Unter besonderer Betonung des oralen Erlebens wird das frühe, nicht gute Objekt in seiner medialen, das heißt übertragenen Gestalt herbeiphantasiert, um darin Ruhe, Entlastung und Harmonie zu finden. Das klinische Bild ist von dieser frühen **Objektsehnsucht** sowie einer objektbezogenen **Verzweiflung** bestimmt (Rudolf, 1995). Dagegen führt der **objektale** depressive **Grundkonflikt** zu einem Selbsterleben, dass sich alles leer, unlebendig und unwert wahrnimmt. Depressive **Objektsuche** und **enttäuschung** bestimmen das klinische Bild (Sandler und Joffe, 1980; Rudolf, 1995). Grundsätzlich kann ein depressiver Grundkonflikt unterschiedlich verarbeitet werden. Hierbei lassen sich die altruistische, die narzisstische, die schizoide sowie die oralregressive Verarbeitungsform unterscheiden.

In der OPD-KJ (Bürgin et al., 2002) wird sich auf der Beziehungsachse wesentlich ein Gewährenlassen manifestieren, während auf der Konfliktachse die drei Konflikte Abhängigkeit versus Autonomie, Versorgung versus Autarkie sowie Selbstwertkonflikte eine Rolle spielen dürften.

Entwicklungsabhängige Symptomatik

Trauer und Freude sind Gefühle, die dem Menschen im Prinzip **ab Geburt** zur Verfügung stehen. Der Beginn von Traurigkeit – und in Zusammenhang damit das Erleben von Freude – wird in unterschiedlichen Untersuchungen an Säuglingen zwischen der Geburt und dem vierten Lebensmonat festgestellt (Field et al., 1982; Izard und Dougherty, 1982; Malatesta und Haviland, 1982; Gaensbauer, 1982; Sullivan und Lewis, 1989).

Die sensorische präkognitive Form des Affekts herrscht im ersten Lebenshalbjahr vor, während später, besonders ab 18 Monaten, die phantasiebedingte Emotionsauslösung und die symbolische Repräsentierung von Gefühlen zunehmen und an Bedeutung gewinnen (Dornes, 1993).

Während Traurigkeit also ein von Beginn an vorhandenes ubiquitäres Phänomen darstellt, sind Depressivität und Depression Phänomene, die sich in ihrem Ausdruck im Kindesalter sehr von dem im Erwachsenenalter unterscheiden. Tabelle 2 zeigt die alterstypischen depressiven Symptome im Kindes- und Jugendalter.

Bowlby (1958) schilderte ein Zustandsbild nach traumatischen Trennungen bei Kleinkindern, das durch psychosomatische Symptome gekennzeichnet ist. Er unterschied drei Phasen:

- Protest
- Depression
- Ablehnung

In der ersten Phase wehrt sich das Kind aktiv mit Schreien und Toben, mit Weinen und Unruhe. Die zweite Phase ist durch passives Verhalten und Ablehnung von neuen Bezugspersonen gekennzeichnet. In der dritten Phase ziehen sich die Kinder resignativ in sich selbst zurück. Die Psychoanalytiker Spitz und Wulf (1946) entwickelten den Begriff der **anaklitischen Depression** (Anklammerungsdepression), die besonders im zweiten Lebensjahr nach der Trennung von einer geliebten Bezugsperson entstehen kann. Dabei kann es zu Essstörungen mit Gewichtsverlusten und erhöhter Infektanfälligkeit kommen. Die Kinder wirken passiv und desinteressiert, zeigen z. T. auch Perioden mit heftigen Wein- und Schreikrämpfen und Störungen des Schlaf-wach-Rhythmus.

Im **Vorschulalter** fallen bei depressiven Kindern ein trauriger Gesichtsausdruck sowie eine verminderte Gestik und Mimik auf. Die Kinder sind leicht irritierbar und sehr stimmungslabil, sie können sich nicht richtig freuen, zeigen meist ein introvertiertes Verhalten, können sich aber auch plötzlich aggressiv ausagieren. Ein vermindertes Interesse an motorischen Aktivitäten und an altersgemäßen Spielen wurde beobachtet. Regressive Phänomene wie Einnässen und Einkoten können auftreten, zudem Sprach- und andere Entwicklungsrückstände. Schließlich wurden Essstörungen mit Gewichtsveränderungen und Schlafstörungen beschrieben (Carlson und Kashani, 1988).

Schulkinder sind besser in der Lage, über ihre Befindlichkeit und somit auch über ihre Traurigkeit zu berichten. In diesem Alter können auch schon suizidale Gedanken oder Absichten geäußert werden. Häufig befürchten diese Kinder auch, von den Eltern nicht genügend beachtet und geliebt zu werden (Weller et al., 1996).

Im **Pubertäts- und Jugendalter** nähert sich die Psychopathologie der des Erwachsenenalters an. Im Vordergrund der jugend-

4

Tabelle 2: Altersabhängige Symptome der Depression

Kleinkinder	*Vorschulalter*	*Schulalter*	*Jugendalter*
• Weinen	• Traurigkeit	• Traurigkeit	• Selbstzweifel
• Ausdrucksarmut	• Hemmung	• Hemmung	• Apathie
• Irritabilität	• Ängstlichkeit	• Zukunftsangst	• Konzentration
• Essstörungen	• Appetitlosigkeit	• Appetitlosigkeit	• Labilität
• Schlafstörungen	• Schlafstörungen	• Schlafstörungen	• Psychosomatosen
• Spielunlust	• Introversion	• Suizidideen	• Schlafstörungen
	• Aggression	• verbale Berichte	• Suizidalität
			• zirkadiane Beschwerden

lichen Befindlichkeit stehen ein vermindertes Selbstvertrauen, Apathie, Angst, Konzentrationsmängel sowie zirkadiane Schwankungen des Befindens (Morgentief) (Poznanski, 1982). Zu bedenken ist auch, dass zu fast jeder normalen Pubertät unmotivierte Stimmungsschwankungen gehören, die sich in Lust- und Teilnahmslosigkeit, dysphorisch-moroser Stimmung, Leistungsabwehr oder -abfall, trotzig-aufsässigem oder auch in einem inadäquaten albern-läppischen Verhalten äußern können.
Depressionen kommen selten in ihrer „reinen" Form vor. Man kann von den verschiedenen Grundformen die gehemmte, die agitierte (durch Unruhe gekennzeichnete), die larvierte (verdeckte, evtl. durch andere Symptome ausgedrückte), die somatisierte und die psychotische Depression unterscheiden. Als komorbide Symptome können Depressionen bei anderen Grunderkrankungen sowie als Reaktion bzw. im Verlauf einer anderen psychischen Störung, wie z. B. der Schizophrenie, auftreten.
Eine häufige Form der Komorbidität ist die „kombinierte Störung des Sozialverhaltens und der Emotionen" (ICD-10 F92.0), also eine depressive Störung des Sozialverhaltens, die dann zutrifft, wenn sowohl für die Dissozialität als auch für eine depressive Episode oder Dysthymie die entsprechenden Kriterien erfüllt sind.
In Untersuchungen von Kovacs et al. (1984a,b, 1988) wurde deutlich, dass knapp 80 % präpubertärer depressiver Kinder eine zusätzliche Diagnose auf der Achse I des DSM-IV aufwiesen. Die häufigste komorbide Störung betrifft die Angststörungen, gefolgt von den Störungen des Sozialverhaltens. Bei Jugendlichen fanden sich 75% mit einer komorbiden Angststörung und 33% mit einer Störung des Sozialverhaltens (Kashani und Sherman, 1988).
Ein weiteres wichtiges komorbides Symptom – sowie Lebensgefährdung – stellt die akute und latente Suizidalität (s. u.) dar.

! **Merke:** Entwicklungspsychopathologisch lassen sich auf unterschiedlichen Entwicklungs- und Altersstufen Symptome einer Depression feststellen, die prima vista nicht unbedingt depressiv im symptomatischen Sinn erscheinen müssen. Eine genaue Kenntnis der psychopathologischen Entwicklung ist unerlässlich. Majore Formen bzw. Anteile sind immer durch ihre Unableitbarkeit, ihre „Endogenität", gekennzeichnet.

Diagnostik und Differentialdiagnostik

Die Diagnose der Depression stützt sich wesentlich auf den psychopathologischen Befund – in Anlehnung an die Diagnosekriterien der ICD-10 bzw. des DSM-IV – und (fremd-)**anamnestische Angaben**. Gezielte Explorationsfragen, wie sie z. B. im CASCAP-D (Döpfner et al., 1999) vorgeschlagen werden, sind hilfreich, weil sowohl Kinder als auch Jugendliche oft nicht spontan über ihre depressiven Symptome berichten, zumal sie ihnen häufig normal, weil gewohnt vorkommen. Nicht zu unterschätzen sind die Konsequenzen der depressiven Zirkel, in die Kinder und Jugendliche geraten können, in deren Verlauf sie die gesamte Symptomatik mit allen emotionalen und sozialen Konsequenzen sich selbst zuschreiben. Je jünger die Kinder, desto mehr wird man auf den nonverbalen Ausdruck im Spiel oder in der Zeichnung achten. Eine Reihe von standardisierten Verfahren kann die Untersuchung sinnvoll ergänzen. Hier sollten sich die ausschließlich psychotherapeutisch arbeitenden Therapeuten und Therapeutinnen nicht scheuen, Teile der Diagnostik an einen Kollegen zu delegieren, wenn sie der Meinung sind, dass zu viel aktive Diagnostik den Übertragungsprozess beeinträchtigen könnte. Das Übersehen majorer Formen der Depressionen ist ein Kunstfehler!
Bei Vorliegen einer körperlichen Erkrankung, wie z. B. Epilepsie, Diabetes mellitus u. a., sollte an das Vorliegen einer somatogenen und/oder medikamentös bedingten Depression gedacht und gegebenenfalls ausgeschlossen werden.
Bei kleineren Kindern (bis einschließlich Grundschulalter) wird man oft den Verlauf (und u. U. im Rahmen niederfrequenter diagnostischer Sitzungen) abwarten müssen, um die Diagnose sicherer stellen zu können. Die Bedeutung einer Erhebung der **Familienanamnese** ergibt sich aus den weiter oben beschriebenen ätiologischen Faktoren, die in der Familie liegen können. Hier sind die genetisch wirksamen familiären Faktoren von den psychodynamisch wirksamen zu unterscheiden. Eine Intelligenzdiagnostik sowie eine sorgfältige Anamnese der Umgebungsfaktoren schließen eine Überforderungsdepression durch z. B. unrealistische Leistungserwartungen aus. Eine sorgfältige Traumaexploration erfasst potenzielle Auslöser bzw. unterhaltende Faktoren.
Die Differentialdiagnostik bezieht sich bei den Depressionen nach Ausschluss einer pharmakogenen und/oder somatogenen Genese auf die Angststörungen (insbesondere im Kleinkindalter). Je älter die Patienten sind, desto wichtiger wird eine Differenzierung zwischen reaktiven dysthymen Störungen und der Entwicklung majorer und saisonaler Depressionen. Eine differenzierte Erfassung rhythmischer Phänomene erfasst den Episodentyp, wobei besondere Sorgfalt auf die Identifikation von schnellem Phasenwechsel (rapid cycling) verwendet werden muss. Bei jugendlichen Mädchen ist der mögliche Zusammenhang zwischen Menstruation und Depression bzw. depressiven Phasen zu berücksichtigen. Das prämenstruelle Syndrom (PMS; Harrison, 1985) wird sich einem psychodynamisch orientierten Behandlungserfolg entziehen, weil hier die Beeinträchtigung durch hormonelle bzw. transmitterbedingte Veränderungen im Vordergrund steht – es sei denn, der Umgang mit der Beeinträchtigung im Rahmen einer antidepressiven Therapie ist Fokus der Behandlung. Immer gehört heutzutage eine **Drogenanamnese** zur Routine-Differentialdiagnostik. Das amotivationale Syndrom des Cannabis-missbrauchenden Jugendlichen darf in seiner Tragweite nicht unterschätzt werden, und so sollte man sich hier nicht vor einer Überprüfung der Angaben der/des Jugendlichen durch ein professionelles Drogenscreening scheuen. Der Selbstverdacht, damit misstrauischen und paranoiden Phantasien und Dispositionen des Jugendlichen Vorschub zu leisten, lässt sich leicht entkräften durch die besondere Fürsorgepflicht, der man im diagnostischen und therapeutischen Prozess unterliegt. Die klinische Erfahrung zeigt, dass Jugendliche entlastet darauf reagieren, wenn sich jemand aus der Erwachsenenwelt nicht von der autoaggressiven Welt der Drogen (unabhängig davon, ob sie „legal" – Nikotin und Alkohol! – oder „illegal" sind) hinters Licht führen lässt.
Passt eine derartige strukturierte Diagnostik nicht zur Haltung des Therapeuten, sollte man sich nicht scheuen, vor Beginn der

eigenen psychodynamischen Diagnostik eine entsprechende kinder- und jugendpsychiatrische Abklärung vornehmen zu lassen.

Eine psychodynamisch orientierte Diagnostik wird sich neben den allgemein gültigen Grundlagen (siehe Kapitel 1.1) besonders mit der depressiven Dynamik in Übertragung und Gegenübertragung zu beschäftigen haben. Eindrücklich ist bei schweren depressiven Zustandsbildern bei Kindern und Jugendlichen das „**Nichts**", das entsteht, wenn seitens des Therapeuten keine Frage, keine Aktivität besteht. Die Gefahr dabei ist, diese Leere immer wieder füllen zu wollen oder – was genauso kontraproduktiv für den therapeutischen Raum sein kann – das Schweigen lediglich lang auszuhalten, vielleicht auch mit der Interpretation, es handele sich um eine agierte Aggression des Kindes/Jugendlichen. Die Beschädigungen, die entstehen können, wenn der Patient das Gefühl bekommt, „mal wieder" im Kontakt nicht zu bestehen, weil er den Raum nicht füllen kann oder weil er erneut erlebt, mit einer Überstrukturierung durch sein Gegenüber ohnmächtig gemacht zu werden, dürfen nicht unterschätzt werden.

Fallgeschichte

Ein sechzehnjähriges Mädchen, Anna, stellt sich allein in der Ambulanz vor, nachdem sie eine ambulante Behandlung bei einer Kinderanalytikerin abgebrochen hatte. Während sie auf den ersten Blick einen ausgesprochen reifen und selbstständigen Eindruck macht, wird im ersten Kontakt sehr schnell deutlich, wie sehr sie sich immer wieder durch ihre Pseudoselbstständigkeit überfordert und im Gegenteil eigentlich getragen ist von ihrer Sehnsucht, ihre Mutter würde sie einmal mehr unterstützen. Anna berichtet von ausgeprägten depressiven Symptomen im Sinne von Antriebslosigkeit, einem tiefen Gefühl der Leere sowie massiven Schlafstörungen. Körperlich leidet sie seit einiger Zeit unter einer nicht einsetzenden Menarche, was ihr das Gefühl vermittelt, keine richtige Frau werden zu können. Als Auslöser schildert sie eine seit vielen Jahren bestehende Konfliktsituation zwischen ihren Eltern, die sich immer wieder nächtelang lautstark neben ihrem eigenen Zimmer streiten.

Im Gespräch ist Anna kaum in der Lage, Auskunft über sich zu geben. Sie ist verhaftet in depressiven Zirkeln des Selbstvorwurfs, erwartet von sich noch mehr Selbstständigkeit und Unabhängigkeit und ist im Kontakt so gut wie gar nicht schwingungsfähig. Die Zuwendung durch den Therapeuten erlebt sie als eine Gratifikation, die ihr nicht zusteht. Aufgrund der Schwere der Antriebslosigkeit kann sie in der Schule kaum noch mitarbeiten. Die vorangegangene sechsmonatige psychoanalytische Behandlung verarbeitet sie schuldhaft, weil sie bis zum Schluss den wahrgenommenen Anforderungen der Therapeutin nicht gerecht werden konnte und in keinen sprachlichen Austausch kam.

Schnell wird deutlich, dass auch in der neuen Behandlung alle Voraussetzungen einer Wiederholung gegeben sind. Die massiven Schulprobleme lassen eine zusätzliche psychopharmakologische Intervention notwendig erscheinen. Unter einschleichender Dosierung von Sertralin bis auf 50 mg pro Tag bessert sich die Depression rasch, die Schlafstörungen sistieren, und Anna kann wieder motiviert an der Schule teilnehmen. In der Behandlung wird es nun möglich, sich intensiv der familiären Dynamik zuzuwenden. Annas Kampf um den sich immer wieder abwendenden und abwertenden Vater im Kontext einer enttäuschten Mutter, der Anna nicht zur Last fallen möchte, wendet sich in eine altersentsprechende Autonomieentwicklung, die von Enttäuschung, Verzweiflung und Wut gekennzeichnet ist, aber durch das Verstehen nicht mehr gegen sich selbst gewendet werden muss. Nach sechs Monaten setzt die Menarche ein, und Anna kann zuversichtlicher in ihre ersten Vorbereitungen für das Abitur einsteigen. Nach einem Dreivierteljahr lässt sich die Dosis Sertralin auf 25 mg pro Tag reduzieren. Ein weiteres halbes Jahr später kann sie ganz ohne medikamentöse Unterstützung die Behandlung beenden.

Der depressive Grundkonflikt ist gekennzeichnet durch eine Verstrickung in **enge präödipale Objektbindungen** auf der Grundlage frühkindlicher Objektverluste oder –enttäuschungen. Dritte (Vater, Therapeut) werden in den Phantasien und Wünschen minderwertig wahrgenommen und erhöhen subjektiv das Gefühl der Enttäuschung und damit den depressiven Zirkel. Die übersteigerte Anhänglichkeit an das primäre Liebesobjekt führt zu beständiger **Angst** vor bzw. Vorwegnahme der Zurückweisung (im passiven Modus) **oder** zu **phantasierter Objektzerstörung** im aktiven Modus der Wut. Somit wird weniger ein äußerer, interpersonal wirksamer Konflikt deutlich, der in der Gegenübertragung diagnostiziert werden könnte, als ein innerer unbewusster Konflikt, in dessen Rahmen selbstbezogene Emotionen von Scham und Schuld in den Vordergrund treten (me-emotions). Die **psychische Lähmung** tritt letztlich dann ein, wenn zwischen Liebes- und Hassimpulsen ein Stillstand entsteht und das depressive Kind/der depressive Jugendliche fürchtet, der Hass könnte sich doch durchsetzen. Die Gefangenschaft in diesem pathologischen Über-Ich-Konflikt ist es, was die Patienten oft so unerreichbar erscheinen lässt.

Psychodynamisch betrachtet lassen sich wenigstens vier Formen der depressiven Konflikthaftigkeit unterscheiden:

1. die Über-Ich-Depression
2. die oral-abhängige Depression
3. die Ich-Depression
4. die narzisstische Depression

Die Über-Ich- oder **Schuld-Depression** ist gekennzeichnet durch den Selbstvorwurf oder –verdacht, jemand anders etwas angetan zu haben oder, im kindlichen Erleben, böse (gewesen) zu sein. Ein ausgeprägtes Über-Ich hat alle aggressiven Regungen an sich gezogen und wendet sie bei Enttäuschungen gegen das Ich. Die ursprüngliche Anklage gegen das Liebesobjekt vermischt sich mit nicht aushaltbaren Verlustängsten und wird gegen das Ich gewendet. So sehr es sich gerade bei Kindern um einen natürlichen Abwehrprozess im Aufbau von Ich und Über-Ich handeln kann, so sehr kann sich ein depressiver Verarbeitungsmodus etablieren, der sich mit jeder realen oder vermeintlichen Enttäuschung verstärkt und chronifizierenden Prozessen Bahn bricht. In der Gegenübertragung ist der Konflikt zwischen Liebes- und Hassimpulsen spürbar, indem sich z. B. beim Therapeuten ein Schuldgefühl einstellt, verbunden mit der Phantasie, dem Kind/Jugendlichen nicht ausreichend gerecht geworden zu sein.

Die **oral-abhängige Depression** ist gekennzeichnet durch das Gefühl des Zu-kurz-gekommen-Seins, das sich ausdrückt in ängstlicher Sehnsucht und Enttäuschung. Dabei geht es weni-

ger um die reale Unterversorgung als vielmehr um eine sekundäre Verarbeitung von Trennung und Autonomie. Es etabliert sich ein Gefühl von großer bis unstillbarer Liebessehnsucht und beständiger Suche nach Trost bei der gleichzeitig vorwegnehmenden Gewissheit, dass immer zu wenig da sein wird. Altersgemäß wird man diese Position bei Kindern anders gewichten und einschätzen als bei Jugendlichen. Ist es bei den einen noch u. U. ein als adäquat einzuschätzender Verarbeitungsversuch, der therapeutischer Unterstützung bedarf, gerät diese Haltung beim Jugendlichen schon längst zum dysfunktionalen Scheitern von Beziehungen. Die auf die Dauer durch den depressiven Zirkel frustrierte Oralität kann schließlich zu immer stärkerer Anhänglichkeit zum Objekt bei gleichzeitiger immenser Angst, es zu verlieren, führen. Eine daraus entstehende feindselige Abhängigkeit, die sich phasenweise im Rahmen natürlicher Ablöseprozesse bei allen Jugendlichen findet, kann entsprechende Implikationen für die Behandlung nach sich ziehen. Schon im diagnostischen Prozess kann es hierbei zu Übertragungsphantasien und –heilungen führen, die letztlich destruktive therapeutische Verläufe zur Folge haben können (Fonagy et al., 2005). Borderline-Persönlichkeitsstrukturen spielen hierbei eine besondere Rolle und sind entsprechend zu berücksichtigen (Streeck-Fischer, 2002; Fonagy und Bateman, 2006).
Die **Ich-Depression** als „einfache" Depression ist gekennzeichnet durch ein primäres und tiefes Gefühl der Hilflosigkeit, Ohnmacht und Hoffnungslosigkeit. Die anaklitische Reaktion, wie sie von Spitz beschrieben wurde, gehört hierher. Es kommt zur Verringerung der psychischen Fähigkeiten und Funktionen, wie man sie auch bei Erschöpfungs- und Belastungsdepressionen findet. Zentral ist nicht der depressive Konflikt, sondern die Störung des Ichs. Neben traumatischen Reaktionen sind auch Bilanz-Depressionen einzuordnen, die schon im Kindesalter vorkommen können. Kinder, die immer wieder erleben, dass sie in Gruppen, z. B. in der Klasse, scheitern, erleben ein Trauma der Hilflosigkeit und Unzulänglichkeit des Ichs, was zu enttäuschter, ohnmächtiger Wut führt, die – je nach Vulnerabilität – depressive Zirkel verstärkt. Schmale und Engel (1967) haben dies als den giving-up-given-up-Komplex bezeichnet.

Narzisstische Depressionen findet man in der vollen Ausprägung eher bei Jugendlichen als bei Kindern. Zentrale Gefühle sind mit einer Beschädigung der narzisstischen Entwicklung verbunden, wie Beschämung, Erniedrigung und schließlich Selbstverachtung. Die Selbstzuschreibung, versagt zu haben, den eigenen Anforderungen nicht nachgekommen zu sein, ist das Gefühl, das den depressiven Absturz begleitet. Ein überhöhtes Wunschbild von sich selbst und den Objekten macht eine befriedigende Beziehungsaufnahme unmöglich. Nachdem zunächst der enttäuschte Rückzug Repräsentanzen eines grandiosen Selbst und von idealisierten Objekten aktiviert, kommt es in schnellerer Abfolge zu depressiven Zusammenbrüchen in Form von Selbsterniedrigung. Diagnostisch wird man geleitet von dem Gefühl, dem Kind/Jugendlichen nicht gerecht werden zu können.

Indikation, Differentialindikationen und Prognose

Nicht jede Form der Depression hat eine primäre oder ausschließliche Indikation für eine psychoanalytisch/tiefenpsychologisch orientierte Psychotherapie. Nach sorgfältiger Diagnostik und Differentialdiagnostik muss zunächst der **Schweregrad** eingeschätzt werden. Unabhängig vom eingeschätzten Ausmaß der Reaktivität kann eine primäre Indikation für eine psychopharmakologische Intervention bestehen. Nicht selten wird dadurch erst eine Psychotherapiefähigkeit geschaffen, die nicht Gefahr läuft, im therapeutischen Prozess depressive Erlebensweisen dergestalt zu wiederholen, dass das Kind/der Jugendliche in seinen depressiven Insuffizienzgefühlen bestärkt wird, weil es/er z. B. zu aufmerksamkeitsgemindert ist.
Es gibt einige Hinweise darauf, dass depressive Störungen in der Kindheit und Jugend mit einem **signifikant höheren Risiko** behaftet sind, im Erwachsenenalter eine affektive Störung (sowohl depressiv als auch bipolar) zu entwickeln (Harrington et al., 1990, 1991, 1994). Je mehr sich dabei dysthyme Zustände denen depressiver Episoden annähern oder auch parallel vorkommen, desto schlechter ist die Prognose für den Langzeitverlauf (Asarnow et al., 1988). Die **Prognose** depressiver Störungen im Kindes- und Jugendalter verschlechtert sich mit dem Ausmaß komorbider Störungen und familiärer Belastungsfaktoren (McCauley et al., 1991). 72% der Kinder mit der initialen Episode einer Major Depression und 56% der Kinder mit einer Dysthymie hatten diese Diagnose auch noch nach fünf Jahren (Kovacs et al. 1984a,b, 1988). Ähnliche Ergebnisse fanden sich in Langzeitstudien, die bis in das Erwachsenenalter hinein durchgeführt wurden (Kandel und Davies, 1986; Garber et al., 1988; Harrington et al., 1990).

Behandlungsplanung

Bei der Behandlungsplanung depressiver Kinder und Jugendlicher ist besonders zu beachten, dass diese das Angebot einer Psychotherapie depressiv **schuldhaft** verarbeiten können – ohne dass sie darüber sprechen. Insofern kommt der Erarbeitung eines Behandlungsauftrags und -vertrages eine besondere Bedeutung zu. Phantasien, von den Eltern weggeschickt zu werden, weil es mit ihnen nicht mehr auszuhalten ist, sollten dabei ebenso aufgegriffen werden wie tiefe Gefühle des Versagens. Der Schweregrad der Symptomatik wird entscheidend bei der Einschätzung sein, ob eine begleitende medikamentöse Behandlung notwendig ist. Von besonderer Bedeutung für die Behandlungsplanung ist die Diagnose einer reaktiven bzw. „endogenen" oder kombinierten (double) Depression. Geht es bei der einen um die Aufarbeitung depressiver Konflikthaftigkeit, muss bei der anderen Form die **Verarbeitung** einer schweren psychischen Erkrankung im Vordergrund stehen.

> **!** **Merke:** Bestimmte Schweregrade der Depression lassen sich psychotherapeutisch nur sinnvoll behandeln, wenn vorher bzw. zeitgleich eine psychopharmakologische Behandlung eingeleitet wurde.

Begleitende psychopharmakologische Behandlung

Die meisten Antidepressiva sind für das Kindes- und Jugendalter nicht zugelassen. Dies bedeutet aber nicht, dass sie unwirksam wären oder nicht gegeben werden sollten oder dürften. Dieser Umstand hängt vielmehr mit Zulassungsbesonderheiten bzw. Besonderheiten bei der Zulassung pharmakologischer Studien mit Kindern und Jugendlichen zusammen. Bei der Aufklärung von Patienten und Eltern muss besonders die oft damit einhergehende Verunsicherung berücksichtigt werden. Im Kindesalter (bis zum 12./14. Lebensjahr) wird man in der Regel von einer medikamentösen Behandlung absehen.

Wirkstoffe und ihre Besonderheiten

Trizyklische Antidepressiva wie Amitriptylin, Clomipramin, Desipramin, Doxepin, Imipramin oder Nortriptylin werden seit Jahrzehnten auch im Kindes- und Jugendalter sowohl bei depressiven Syndromen als auch bei enuretischer Symptomatik eingesetzt. Kontrollierte Studien zeigen im Kindes- und Jugendalter **keine** Überlegenheit trizyklischer Antidepressiva im Vergleich zu Placebo. Meta-Analysen ergeben allenfalls einen marginalen antidepressiven Effekt trizyklischer Substanzen.

Im Vergleich zu neueren Antidepressiva zeigen Trizyklika ein ungünstigeres Nebenwirkungsprofil. Zu den unerwünschten Wirkungen zählen insbesondere die früh einsetzenden anticholinergen Effekte wie Mundtrockenheit, Obstipation, Sedierung, Akkommodations- und Miktionsstörungen, Tremor, erniedrigte Krampfschwelle und Störungen der Schweißregulation.

Zusammenfassend muss festgestellt werden, dass eine Behandlung mit trizyklischen Antidepressiva, deren Wirksamkeit im Kindes- und Jugendalter nicht nachgewiesen werden konnte, angesichts ihres ungünstigen Nebenwirkungsprofils und einer niedrigen Intoxikationsschwelle (Trizyklika können bei Überdosierung zum Tode führen) für depressive Jugendliche, die bezüglich impulsiver Suizidversuche eine Risikopatientengruppe sind, nicht die Medikation der ersten Wahl sein sollte.

Mit Einführung der **Serotonin-Wiederaufnahmehemmer** (SSRI) hat sich in den letzten zehn Jahren ein Wandel in der antidepressiven Behandlung Erwachsener vollzogen. Aufgrund ihrer grundsätzlich besseren Verträglichkeit und der einfachen Dosierung (1 Tablette/Tag) ist die Compliance besser als bei anderen Medikamenten.

An Nebenwirkungen werden am häufigsten gastrointestinale Beschwerden wie Diarrhö oder Obstipation beschrieben. Weiterhin kann es zu Unruhe, Schwitzen, Nausea, Kopfschmerzen, Schlafstörungen, Tremor und sexuellen Dysfunktionen kommen. Dabei unterscheiden sich die einzelnen Substanzen in ihrem Nebenwirkungsprofil kaum, erhebliche Unterschiede bestehen jedoch in ihrer Halbwertzeit aufgrund teilweise aktiver Metabolite (insbesondere Fluoxetin).

Die meisten kontrollierten Wirksamkeitsstudien im Kindes- und Jugendalter vergleichen SSRI mit herkömmlichen Antidepressiva (Trizyklika) und zeigen für beide Substanzgruppen gleichwertige Ergebnisse. Angesichts der nicht erwiesenen Wirksamkeit von Trizyklika in dieser Altersgruppe müssen diese Studienergebnisse jedoch kritisch bewertet werden. Im Rahmen einer Placebo-kontrollierten Studie konnten Emslie et al. (1997) erstmals einen deutlichen antidepressiven Effekt der SSRI im Vergleich zu Placebo nachweisen. In den wenigen weiteren Studien mit vergleichbarem Design (Simenon et al., 1990; Mandoki et al., 1997) zeigte sich allenfalls ein leichter positiver Trend zu einem antidepressiven Effekt. **MAO-Hemmer** kommen in der Regel im Kindes- und Jugendalter nicht zuletzt wegen der diätetischen Maßregeln, nicht zum Einsatz.

Als Weiterentwicklung der SSRI kamen in der zweiten Hälfte der 1990er Jahre Substanzen mit noch spezifischeren Rezeptoraffinitäten auf den Markt. Die **Serotonin-Noradrenalin-Wiederaufnahmehemmer** (SNRI) wie Venlafaxin und Mirtazapin sollen aufgrund ihres dualen Wirkmechanismus zumindest bei Erwachsenen ein breiteres Spektrum an depressiven Patienten erreichen und darüber hinaus zu einem schnelleren Wirkeintritt führen (Guelfi et al., 1995; Rickels et al., 1995; Benkert et al., 2006). Reboxetin und Viloxazin scheinen ausschließlich die noradrenergen Rezeptoren zu hemmen und eine psychomotorisch aktivierende Wirkung zu besitzen. Im Nebenwirkungsprofil ähneln die Beschwerden denen unter SSRI. Unter höherer Dosierung kann es aufgrund der noradrenergen Wirkung zu einer leichten Blutdrucksteigerung kommen (Sinclair et al., 1998).

Aktuelle Warnungen vor dem Einsatz von SSRI bzw. SRNI im Jugendalter sind darauf zurückzuführen (FDA, 2004), dass manche dieser Medikamente zunächst einen antriebssteigernden Effekt entfalten, bevor sie im eigentlichen Sinn antidepressiv wirken. Latente suizidale Impulse können dadurch zunehmen, so dass ein erhöhtes Suizidrisiko für diese erste Phase der Behandlung angenommen werden und die Patienten entsprechend überwacht werden sollten (Fegert und Herpertz-Dahlmann, 2005).

! **Merke:** Die meisten der modernen, gut wirksamen und nebenwirkungsarmen Antidepressiva sind für das Kindes- und Jugendalter nicht zugelassen, gleichwohl unstrittig im Einzelfall indiziert. SSRI sind den klassischen trizyklischen Antidepressiva überlegen.

Behandlungstechniken

Für die Behandlung depressiver Kinder und Jugendlicher wird immer entscheidend sein, ob aus der Depression letztendlich Trauer werden kann (Diepold, 1989). Diese Trauer kann sich auch auf den Abschied vom symbiotischen Objekt beziehen, nicht nur auf reale protrahierte Verluste. Jede Depression verharrt in der Nähe der Wunde (Miller, 1979), während die Trauer sich an das Vermisste legt und nur so zu einer Vernarbung führen kann, mit der zu leben der Patient in der Lage ist.

Eine besondere Herausforderung stellt der Umgang mit stützenden psychotherapeutischen Techniken dar (Streeck-Fischer, 2002). Ein adäquates Maß zwischen Anforderung und Konfrontation und Unterstützung zu finden ist im Umgang mit depressiven Kindern und Jugendlichen nicht leicht. In jedem Fall gilt, dass traumatische Ereignisse nicht qua „Durcharbeiten" zu beständigen **Retraumatisierungen** führen dürfen. Der Patient muss im Gegenteil erfahren, dass es Möglichkeiten gibt, das Erlebte hinter sich zu lassen. In der Regel wird man nicht fürchten müssen, dass durch zu stark stützende Interventionen regressive Tendenzen gefördert werden. In einem progressiven Sinn muss es darum gehen, dass die Patienten Stück für Stück ihre autoaggressiven Neigungen umwandeln können in angemessene Formen des Selbstgefühls und des offensiveren Umgangs mit Abgrenzungstendenzen (Kronmüller et al., 2005).

Gegenübertragungsgefühle der Leere, Langeweile und Müdigkeit oder auch der Ungeduld und aggressiven Impulse sind Hinweise auf die immer wieder auftretenden existentiellen Dimensionen des depressiven Erlebens. Nicht selten schwer zu bearbeiten sind massive Schuldgefühle, die sich aus der depressiven Über-Ich-Dynamik speisen.

Während man bei Kindern die Behandlung eher im Spiel (Rollenspiel oder Spiel mit Puppen bzw. Figuren) durchführen wird, ist bei Jugendlichen die Sprache das Medium, wenn nicht auch hier zumindest zeitweise nonverbale Techniken angewandt werden sollten. Nicht unterschätzt werden darf die positive Wirkung von Aktivierung auf die depressive Symptomatik. Deshalb sollten alle Aktivitäten ausdrücklich unterstützt und entsprechend verstärkt werden.

! **Merke:** Die Kunst in der Behandlung depressiver Kinder/Jugendlicher besteht in der Herstellung einer angemessenen Mischung aus einer versorgenden Haltung und einer konfrontierenden und aktivierenden Aufarbeitung unbewusster depressiver Konflikte.

Eltern

Da jede Kinder- und Jugendlichenpsychotherapie in einer Lebensphase der Patienten durchgeführt wird, in der sie noch real von ihren Eltern abhängig sind, muss dies entsprechend berücksichtigt werden. Im Unterschied zum erwachsenen depressiven Patienten lebt das Kind noch mit dem realen Symbioseobjekt, in der Regel der Mutter, zusammen. Dabei darf nicht unterschätzt werden, wie sehr die enge Beziehung auch für die Mutter befriedigend ist bzw. wie sehr die Behandlung per se schon eine Bedrohung der Mutter-Kind-Beziehung darstellen kann. Deshalb müssen auch mit der Mutter bzw. den Eltern die unbewussten Zusammenhänge behutsam und gleichzeitig intensiv aufgearbeitet werden. Die Intensität ergibt sich aus dem Tempo, mit dem mit dem Kind an unbewussten Vorgängen gearbeitet wird. Keinesfalls darf das Kind seiner Bezugsperson Gefühle oder Erkenntnisse präsentieren, von denen sie sich bedroht fühlen muss. Dies wird das Kind in der Folge in einen **Loyalitätskonflikt** stürzen, der sich abwehrimmanent auswirken kann und den Patienten in seiner Individuationsbewegung zurückwirft. Andererseits darf das Kind nicht erleben, dass die Mutter mit dem Therapeuten verbündet ist und es erneut keinen Platz für die eigene Entwicklung gibt.

! **Merke:** Die Behandlung depressiver Kinder und Jugendlicher setzt eine intensive Einbeziehung der Eltern voraus. Ansonsten erhöht sich das Risiko für die Patienten, in einen Loyalitätskonflikt zu geraten, der die depressive Symptomatik verstärken kann.

Umgang mit schwierigen Situationen, Phasen und Widerstand

Bei der Behandlung depressiver Kinder oder Jugendlicher kann immer wieder die Schwierigkeit auftauchen, dass es schwer einzuschätzen ist, ob der Rückzug, die Unfähigkeit, Auskunft über sich zu geben, u. a. m. primär Ausdruck der Symptomatik oder Ausdruck von Abwehr und Widerstand ist. Hierbei gilt die Grundregel, dass die Patienten durch Deutungen (die ihre potenziellen Freiheitsgrade thematisieren) auf keinen Fall überfordert werden dürfen, weil dies zu einer weiteren Chronifizierung der Symptomatik führen kann. Nur eine sehr sorgfältige situative Diagnostik kann hier Klarheit schaffen.

! **Merke:** Im Zweifelsfall gilt die Regel, dass die Patienten eher aufgrund ihrer Symptomatik behindert sind, als dass sie aus unbewusster Dynamik heraus die Fortsetzung einer Behandlung verweigern. Je mehr Patienten erleben, dass ihnen ein Unvermögen unterstellt wird, desto intensiver wird ihr depressiver Circulus vitiosus.

Entwickelt sich eine Krise im Sinne akuter oder latenter Suizidalität, gelten die weiter unten aufgeführten Behandlungsempfehlungen. Suizidalität sprengt grundsätzlich so lange den Rahmen der ambulanten Behandlung, bis vom Therapeuten verantwortlich und für ihn ausreichend sicher festgestellt ist, dass keine akute Lebensbedrohung vorliegt und der Patient ambulant gehalten werden kann.

Nebenwirkungen

Eine sorgfältige Abwägung der Nebenwirkungen einer psychotherapeutischen Behandlung ist Grundlage jeder Psychotherapie (s. Grundlagenkapitel). Für die Behandlung depressiver Kinder und Jugendlicher gilt dies insbesondere in Bezug auf das Ausmaß der depressiven Symptomatik.

! **Merke:** In jedem Fall sollte vermieden werden, dass sich das subjektive Erleben, „nichts bieten" zu können, z. B. dadurch verstärkt, dass die Patienten Fragen nicht beantworten oder Schweigephasen nicht füllen können.

Zu den Nebenwirkungen von Psychotherapie gehören weiterhin die Dauer und die Frequenz der Behandlung, also das Ausmaß, mit dem der Patient von seinem „normalen" Leben abgehalten wird. Zu den unerwünschten Wirkungen zählen lang andauernde Verschlechterungen der Symptomatik oder zugespitzte Loyalitätskonflikte, die den Patienten zwischen Eltern und Therapeut aufreiben. Jede Psychotherapie ist ein tief greifender Einschnitt im Leben eines Kindes oder Jugendlichen – von daher ist es ein ethisches Grundgebot, sich vor Beginn der Behandlung ausführlich Rechenschaft über potenzielle Nebenwirkungen abzulegen.

Wirksamkeitsstudien zu psychodynamischen Psychotherapien bei Kindern und Jugendlichen mit depressiven Störungen

In einer größeren Studie zur Überprüfung psychodynamischer und psychoanalytischer Therapien bei Depressionen (Target und Fonagy, 1994a) wurde deutlich, dass 82% der Kinder und Jugendlichen (n = 65) am Ende der 2-jährigen Behandlung keinerlei depressive Symptome aufwiesen. Entgegen den Ergebnissen anderer Verfahren zeigte sich in dieser Population, dass eine **hochfrequente Behandlung** mit 4-5 Sitzungen pro Woche einer niederfrequenten Form mit 1-2 Stunden pro Woche deutlich **überlegen** war (Target und Fonagy, 1994b; Fonagy et al., 2005).
Für die psychodynamische Behandlung von Kindern und Jugendlichen mit depressiven Störungen liegen international zwei empirische Wirksamkeitsnachweise vor. Die kontrolliert-naturalistische Studie von Muratori u. a. wurde 2002 an der Universität Pisa durchgeführt. Sie weist bei emotionalen Störungen mit einer Experimentalgruppe und einer Kontrollgruppe von nicht oder anders behandelten Patienten die Wirksamkeit von psychoanalytischer Kurzzeittherapie nach, indem signifikante Verbesserungen der Symptomatik sowie des Gesamtbefindens genannt werden. 30 Kinder zwischen 6 und 10 Jahren mit Angststörungen und Dysthymie wurden über einen Zeitraum von 4 Monaten mit psychodynamischer Fokaltherapie behandelt. Dabei stützt sich die Studie recht heterogen auf Konzepte von Selma Fraiberg, Luborsky und Malan. Fonagy und Target hatten wie zuvor erwähnt – allerdings lediglich in einer retrospektiven Studie an 99 Kindern mit depressiver Störung festgestellt –, dass Kinder mit Depressionen, Überängstlichkeit und bei gleichzeitigem Mitbestehen expansiver Störungsbilder einer hochfrequenten Behandlung bedürfen. Dabei ergaben sich schlechte Behandlungsergebnisse, wenn begleitend Enkopresis, Verhaltensstörungen, Einzelkind-Status oder Persönlichkeitsstörungen der Mutter vorlagen. Das Ergebnis von Fonagy und Target wurde durch die Muratori-Studie bestätigt: Muratori et al. konnten nachweisen, dass die Länge und Intensität der Behandlung vom Fehlen komorbider Einflüsse abhängt. Die Studie errechnete mittlere Effektstärkewerte um 0.75. Die Experimentalgruppe zeigte bessere Ergebnisse im allgemeinen Funktionsniveau und noch nach 18 Monaten Verbesserungen bei der Bewältigung von externalisierenden und internalisierenden Problemen. Fonagy selber (2002, S. 86) lobte die Studie bezüglich der Kontrollgruppenzusammenstellung zur Überprüfung der Wirksamkeit, erkannte aber auch bedeutende Schwächen in der nicht adäquaten Randomisierung, in der unzureichenden Behandlungsbeschreibung trotz Manualisierung, in der geringen Stichprobe (11 Angststörungen/9 dysthyme Störungen) und in dem relativ niedrigen Störungsgrad der behandelten dysthymen Krankheitsbilder. Diese Studie macht aber auch deutlich, dass es im Kindesalter kaum gelingt, Angststörungen und depressive Entwicklungen sorgfältig voneinander zu trennen.
Eine ähnlich kleine Stichprobe mit n = 10 weist die „Heidelberger Studie zur Wirksamkeit psychodynamischer Kurzzeitpsychotherapie bei Kindern und Jugendlichen" auf. Hier wurden Störungen mit den Diagnosen depressive Episode, Dysthymie und Anpassungsstörung mit depressiver Symptomatik behandelt (2005). Die Befunde weisen nach, dass die Gruppe dieser mit 25-stündiger psychodynamischer Kurzzeittherapie behandelten Störungen danach einer unbehandelten Wartekontrollgruppe signifikant überlegen war. Ein Rückgang der Beeinträchtigungsschwere zeigte sich nur in der behandelten Gruppe, nicht in der Wartekontrollgruppe. 20 % der Patienten konnten entsprechend einer klinisch signifikanten Verbesserung und einer reliablen Veränderung des Gesamtwerts des Beeinträchtigungs-Schwere-Scores sogar in 25 Stunden erfolgreich behandelt werden. Die ermittelte Effektstärke liegt bei 1.3 und erreicht damit den gleichen Wert wie die in Meta-Analysen errechneten Effektstärken von 1.3 für die kognitive Verhaltenstherapie. Die Studie belegt aber auch, dass 80 % der Patienten der Überführung in eine Langzeittherapie bedurften. Es besteht also weiterhin großer Forschungsbedarf.

3 Suizidalität und Suizid

Unter **Suizid** versteht man die **Selbsttötung** eines Menschen, während **Suizidalität** alles Denken, Fühlen und Streben bezeichnet, das den eigenen Tod in Kauf nimmt oder darauf hinzielt. Im Jugendalter ist der Suizid nach den Verkehrsunfällen die zweithäufigste Todesursache. Klassifikatorisch werden weder Suizidalität noch Suizid als eigenständige Erkrankung gewertet, vielmehr ist die „vorsätzliche Selbstschädigung" eine „äußere Ursache" anderweitig klassifizierter psychischer Störungen (Dilling et al., 2000). Unter **Parasuizid** versteht man eine nichthabituelle Selbstschädigung mit potenzieller, aber nicht intendierter Lebensbedrohung. Ein **erweiterter Suizid** bezeichnet die Einbeziehung anderer – nicht suizidaler – Personen (im Unterschied zum Mord mit anschließendem Suizid), z. B. wenn eine Mutter gleichzeitig ihr Kind und sich selbst tötet. Unter **Doppel-** oder **Mehrfachsuizid** versteht man die gemeinsame oder kollektive Selbsttötung. Der Begriff des **präsuizidalen Syndroms** (Ringel, 1969) bezeichnet den – unspezifischen – psychischen Zustand, der mit anhaltender Suizidalität einher- und dem eigentlichen Suizid vorausgeht.

Epidemiologie

In der Bundesrepublik Deutschland **sterben** jährlich etwa **14.000 Menschen** an Suizid, wobei die höchsten Suizidraten unter den Jugendlichen zu finden sind. Allerdings haben sich die Raten in den letzten 50 Jahren nicht verändert (Schmidtke et al., 1996). Die Suizidrate ist bei den Jungen höher als bei den Mädchen, dafür liegt die Rate des Suizidversuchs bei den Mädchen 2- bis 3-mal höher. Die Todesrate durch Suizid liegt für die Jungen im Alter zwischen 15 und 19 bei etwa **11 pro 100.000** Einwohner, bei den Mädchen in derselben Altersgruppe bei 3 pro 100.000. Suizidraten unterliegen starken kulturellen Schwankungen, so haben Russland und die baltischen Staaten Raten von bis zu 80 Suiziden (über alle Altersgruppen hinweg) auf 100.000 Einwohner, während in Ägypten, Jamaika oder Peru Suizide eine Rarität darstellen (Warnke, 2003).

! **Merke:** Jugendliche weisen in Deutschland die höchsten Suizidraten in der Bevölkerung auf. Während Mädchen mehr Suizidversuche unternehmen, sterben Jungen häufiger am Suizid. Die Suizidraten haben sich in den letzten 50 Jahren nicht verändert.

Entstehung

Suizidalität entsteht in der Regel auf der Grundlage einer vorbestehenden psychischen Störung oder zumindest der Vulnerabilität für akute depressive Reaktionen oder Krisen. Suizidspezifische Risikofaktoren konnten bislang nicht festgestellt werden, sicher ist allerdings der Zusammenhang zwischen **chronischen** und **akuten Lebensbelastungen** im Sinne einer subjektiven Überlastungsreaktion und Suizidalität. Zu berücksichtigen ist, dass auch Kinder vor dem 10. Lebensjahr nicht selten Gedanken dahingehend äußern, dass sie am liebsten sterben möchten oder dass ihr Leben keinen Sinn mehr macht; Suizidhandlungen vor dem 10. Lebensjahr sind allerdings eine Seltenheit. Dennoch sind auch entsprechende Äußerungen von Kindern ernst zu nehmen, wenn sie auch nicht dieselben Konsequenzen, wie z. B. eine Einweisung, nach sich ziehen. Ein akutes **Überforderungserleben** wird klinisch immer dann relevant werden, wenn zu den wichtigen Bezugspersonen des Jugendlichen keine tragfähige, bindungssichere Beziehung besteht. Darüber hinaus gibt es aber auch immer wieder im Rahmen akuter Liebeskonflikte **Kurzschlusshandlungen**, die dramatische Konsequenzen haben können. Davon abzugrenzen ist der lange geplante und vorbereitete **„Bilanz-Suizid"**, den es auch schon im Jugendalter gibt. Traumatisierte Jugendliche, z. B. nach sexuellem Missbrauch, haben hierbei ein 4fach erhöhtes Risiko, an einem Suizid zu sterben, als nicht traumatisierte.

Nicht unterschätzt werden darf die ansteckende Wirkung suizidaler Impulse unter Jugendlichen, die im Rahmen des so genannten **Werther-Effektes** – benannt nach Goethes Werther – einem nahestehenden suizidalen Freund oder einem suizidalen Idol nacheifern. Dies ist der Grund, warum sich alle Medien dazu verpflichtet haben, über Suizide von Jugendlichen nur sehr zurückhaltend zu berichten. Es konnte gezeigt werden, dass z. B. das Verschweigen von U-Bahn-Suiziden in einer Großstadt zu einem nachhaltigen Rückgang um 80% führte (Etzersdorfer und Sonneck, 1999).

Suizidalität ist immer ein **komplexes** und **multifaktorielles Geschehen**, das die Kinder und Jugendlichen in eine extreme **psychische Notlage** mit intensiven Gefühlen von Sinnlosigkeit, Verzweiflung, Ausweglosigkeit und Hoffnungslosigkeit führt.

> **!** **Merke:** Suizidalität muss nicht auf dem Boden einer Depression oder einer anderen psychischen Störung entstehen. Im Rahmen von Beziehungsenttäuschungen sind auch plötzliche impulsive Suizidgedanken und -handlungen möglich. Suizidale Äußerungen sind immer ernst zu nehmen!

Psychodynamisch betrachtet ist der Suizid die letzte Konsequenz depressiven Reagierens (Freud, 1916). Es ist der psychische Mord einer Objektrepräsentanz im Subjekt durch Selbsttötung (Götze, 1993). Verknüpft man die verschiedenen Vorstellungen über die Psychodynamik der Suizidalität, so wird deutlich, dass es in archaisch anmutender Weise sowohl um die Zerstörung des verloren geglaubten geliebten Objekts als auch um die Rettung einer Objektbeziehung geht (Henseler, 1974). In diesem hochambivalenten Konflikt geht es darüber hinaus in einer narzisstischen Größenphantasie um die Rettung des Selbstwertgefühls.

Behandlung

Entscheidende Grundlage jeder Behandlung von Suizidalität ist die Einschätzung des Schweregrads. Unterscheidungen zwischen „demonstrativen" und „echten" Suizidimpulsen sind dabei **obsolet!** Auch die Tatsache, dass ein Kind (lediglich in der Regel!) keinen Suizid wird durchführen können, muss in jedem Fall eine besondere Berücksichtigung und eventuelle Herausnahme aus dem laufenden Setting nach sich ziehen. **Jede** Suizidankündigung, jeder entsprechende Gedanke und Impuls **muss ernst genommen** werden. Unterscheiden kann man Suizidalität lediglich hinsichtlich der Vertragsfähigkeit des Patienten. Zweifel an der **Vertragsfähigkeit** eines Patienten müssen immer konkret überprüft und dokumentiert werden! Dazu müssen Fragen nach der Akuität sowie der Konkretheit der Suizidalität gestellt werden, wie z. B.: „Wie möchtest du dich umbringen?", „Wie oft denkst du daran?, „Was denkst du darüber, was danach kommt?" etc. Eine Schweregradeinteilung wird einmal nach dem Ausmaß der Letalitätsabsicht und dann nach dem Arrangement der näheren Umstände vorgenommen. Die Indikatoren umfassen (Warnke, 2003)

- akute personale Faktoren
- eigenanamnestische Faktoren
- spezifische Merkmale der suizidalen Handlung bzw. deren Planung
- potentielle Addition von Belastungsfaktoren
- familienanamnestische Aspekte

Nur eine differenziert erfasste und **gute dokumentierte** (!) Vertragsfähigkeit ist die Grundlage für alle weiterführenden therapeutischen Maßnahmen. Obsolet sind nachfolgende Verträge schriftlicher oder mündlicher Art, die einen Zeitraum umfassen, der letztlich für den Patienten nicht überschaubar ist. Es darf nicht unterschätzt werden, dass auch für Jugendliche der Zeitraum von z. B. einer Woche eine Vorausschau braucht, die sie in der krisenhaften Verfassung nicht übersehen können.

> **!** **Merke:** Grundlage jeder Behandlung eines suizidalen Kindes/Jugendlichen ist die Vertragsfähigkeit, die sorgfältig abgeklärt und gut dokumentiert werden muss.

Einweisung

Ist eine Vertragsfähigkeit nicht gegeben, muss unmittelbar eine – begleitete – Einweisung in eine kinder- und jugendpsychiatrische Klinik eingeleitet werden. Die juristischen Grundlagen hierfür bietet der **§1631 BGB** (Behandlung eines Kindes gegen seinen Willen) bzw. die **PsychKG** (Landesgesetze für psychisch kranke Personen) der jeweiligen Bundesländer. Ein Einbezug der Eltern oder anderer verantwortlicher Betreuungspersonen ist unumgänglich. Wichtig ist immer, dem Jugendlichen entschlossen zu verdeutlichen, dass er/sie mit der Ankündigung eines Suizids bzw. dem schon erfolgten Suizidversuch die Verantwortung für sein Leben – psychodynamisch gedacht – an denjenigen Erwachsenen abgibt, dem er/sie davon erzählt. Diejenigen Suizidankündigungen, die eher einen appellativen Charakter haben, werden sich angesichts therapeutischer Entschlossenheit schnell in eine doch ausreichende Vertragsfähigkeit wandeln, diejenigen, die einer hohen Lebensgefährdung ausgesetzt sind, werden letztlich erleichtert reagieren (auch wenn sie vordergründig keinesfalls in eine Klinik wollen). Gleichzeitig ist es für die Fortsetzung der Behandlung auch nach einer stationären Intervention wichtig, ausreichend abgegrenzt zu bleiben und den Patienten z. B. weder in die Klinik zu begleiten (Notfälle ausgenommen) noch dort zu besuchen.

! **Merke:** Im Zweifelsfall ist auf der Grundlage einer fürsorglichen Fremdbestimmung bei Kindern und Jugendlichen jeden Alters die Einweisung in eine geschlossene kinder- und jugendpsychiatrische Klinik auch gegen den Willen des Patienten indiziert (§1631 BGB, PsychKG).

Krisenintervention

Voraussetzung für eine Krisenintervention bei akuter Suizidalität ist neben der überprüften Vertragsfähigkeit die ausreichende und angemessene psychische Kapazität des Therapeuten, suizidale Krisen zu tragen, ohne vorschnell mit einer Einweisung zu reagieren oder unangemessen suizidales Agieren eines Patienten zu tolerieren. Hier wird man immer möglichst exakt überprüfen müssen, was genau die **suizidale Psychodynamik** ausmacht. So wie es keine spezifischen Risikofaktoren bei Suizidalität gibt, gibt es auch keine spezifische Psychodynamik. Es kann sein, dass es unbewusst auch um das Austesten von Grenzen und Tragfähigkeit der therapeutischen Beziehung geht, es kann aber auch sein, dass es sich bei der Suizidalität um den Ausdruck einer aufkommenden traumatischen Erinnerung handelt oder im Zusammenhang mit einer ganz im Außen stattfindenden Beziehungsenttäuschung zu sehen oder Ausdruck eines fragilen Selbst im Rahmen einer Borderline-Störung ist.
Das Erleben einer guten Tragfähigkeit der therapeutischen Beziehung, die eine suizidale Krise trägt und übersteht, kann eine wichtige Voraussetzung für eine erfolgreiche weiterführende Psychotherapie sein.

! **Merke:** Eine Krisenintervention bei akuter Suizidalität darf nur auf der Grundlage einer sorgfältigen Diagnostik sowohl der suizidalen Dynamik als auch der zugrunde liegenden Erkrankung und der Vertragsfähigkeit erfolgen. Dies vorausgesetzt, kann das Erleben einer haltenden und begrenzenden Krisenintervention die Grundlage für eine erfolgreiche Fortführung der Behandlung sein.

Psychodynamische Psychotherapie

Chronische oder episodisch immer wieder auftretende Suizidalität wird in der Regel entweder Ausdruck der schon erwähnten Borderline-Störung sein (siehe Kapitel 4.11) oder im Rahmen einer chronifizierenden Depression bzw. double depression auftreten. Dann sollte immer erneut in einen differenzierenden diagnostischen Prozess eingestiegen werden. Eine Depression, die im Rahmen einer Psychotherapie chronifiziert, ist immer abklärungsbedürftig, und zwar auch mit der Frage einer medikamentösen Intervention (s.o.).
Im Rahmen einer weiterführenden Behandlung wird es immer darum gehen müssen, die nicht aushaltbaren Impulse des Patienten, die er gegen sich wenden muss, zu verstehen und therapeutisch aufzulösen. Eine angemessene Dosierung von haltenden und Grenzen setzenden Deutungen weist den Weg aus der Suizidalität heraus. Insbesondere bei Suizidalität auf dem Boden von Borderline-Störungen wird man sich auf beständig wiederkehrende suizidale Krisen einstellen müssen, die nur mit entsprechend **viel Geduld** und **Containing** bewältigt werden können. Die Kunst besteht in der zunehmenden Zumutung von Eigenverantwortlichkeit, die von den Patienten oft als konfrontierende Deutungen verstanden werden. Die akute oder chronische Suizidalität kann zu einem beständigen Schwanken zwischen progressiven und regressiven Impulsen führen. In der Gegenübertragung können entsprechende widersprüchliche Gefühle von Ohnmacht und Hass, Erschöpfung und vor allem immer wiederkehrende **Selbstzweifel** auftauchen. Die Abgrenzung zwischen Gefühlen des Selbstzweifels in der Gegenübertragung von angemessenen Zweifeln an der Tragfähigkeit des therapeutischen Raumes angesichts der Lebensbedrohung des Patienten wird der unerfahrene Therapeut nur unter Supervision lösen können.
Inhaltlich wird in der Therapie – gemeinsam mit dem Patienten – zunächst der Versuch eines Einordnens stattfinden. Dabei müssen reale Kränkungen (z. B. durch Beziehungsverlust) und reale Traumata (z. B. durch Verlusterfahrungen oder nach sexuellem Missbrauch) von der bewussten und unbewussten Phantasietätigkeit getrennt werden. Akut wird es um entlastende und beruhigende Strategien des Verstehens gehen, je länger die Behandlung andauert und je weniger die akute Suizidalität im Mittelpunkt steht, desto mehr werden abgewehrte Gefühle und Impulse im Mittelpunkt der Aufmerksamkeit stehen.

4 Frequently Asked Questions (FAQ)

1. *Gibt es Depressionen bei Kleinkindern?*
→ Etwa 1%
2. *Wie unterscheidet man eine Depression von einer Anpassungsstörung?*
→ Aufgrund der Symptomatik in der Regel nicht. Anpassungsstörungen sind symptomatisch unspezifisch. Wirklich differenzieren kann man es nur anhand der Anamnese.
3. *Wie lange darf man warten, bevor eine sich nicht verändernde depressive Symptomatik zusätzlich medikamentös antidepressiv behandelt werden muss?*
→ Keinesfalls länger als 2-3 Monate.
4. *Machen Antidepressiva abhängig?*
→ Nein.
5. *Sollte man auf appellative Suizidalität besser gar nicht reagieren?*
→ Jede Form der Suizidalität muss gleichermaßen ernst genommen werden.

5 Prüfungsfragen (aus: Prüfungsfragen Psychotherapie, 2. Auflage, 2006)

1. Welche der nachfolgenden Symptome sprechen für die Diagnose einer Depression? (Antworten a, b, c, d)
   a) Antriebsschwäche und Rückzugsverhalten
   b) vegetative Beschwerden
   c) Erkrankungsängste
   d) Selbstwertproblematik
   e) Schulphobie
   f) Ablösungsproblematik
2. Welche Erscheinungsbilder gehören zur kindlichen Depression? (Antworten c, e, f)
   a) Grübelsucht
   b) Antriebslosigkeit
   c) Gleichgültigkeit gegenüber allem Neuen
   d) Hoffnungslosigkeit
   e) Lernhemmung
   f) Versagensangst
3. Welches ist keine Untergruppe üblicher Antidepressiva? (Antwort f)
   a) selektive Serotonin-Wiederaufnahmehemmer (SSRI)
   b) selektive Serotonin- und Noradrenalin-Wiederaufnahmehemmer (SSNRI)
   c) selektive Noradrenalin-Wiederaufnahmehemmer (SNRI)
   d) trizyklische Antidepressiva (TZA)
   e) MAO-Hemmer
   f) atypische Neuroleptika
4. Welche Aussagen zu Antidepressiva sind richtig? (Antworten: b, d, e)
   a) Antidepressiva sollten im Rahmen einer psychotherapeutischen Behandlung nicht verordnet werden.
   b) Während der Einnahme von Antidepressiva müssen in regelmäßigen Abständen Laborkontrollen (z. B. Blutbild, Leberwerte) durchgeführt werden.
   c) Alle Antidepressiva haben eine schlaffördernde Wirkung.
   d) Bei sehr schwer verlaufenden Depressionen können zwei Antidepressiva kombiniert werden.
   e) Die Einnahme von Antidepressiva führt zu keiner Abhängigkeitsentwicklung.

6 Literatur

- Abraham K (1924/1971/1982): Versuch einer Entwicklungsgeschichte der Libido aufgrund der Psychoanalyse seelischer Störungen. In: Cremerius J (Hrsg.): Psychoanalytische Studien. Band I. Frankfurt/Main: Fischer, S. 113-183
- Aldenhoff J (1997): Überlegungen zur Psychobiologie der Depression. Nervenarzt 68:379-89
- Angold A, Costello EJ, Worthman CM (1998): Puberty and depression: The roles of age, pubertal status and pubertal timing. Psychol Med 28:51-61
- Angst J (1995): The epidemiology of depressive disorders. Eur Neuropsychopharmacol 5:95-8
- Angst J (1997): Epidemiology of depression. In: Honig A, van Praag HM (eds.): Depression. Chichester: Wiley, pp. 17-30
- Asarnow JR, Goldstein MJ, Carlson GA, Perdue S, Bates S, Keller J (1988): Childhood-onset depressive disorders: A follow-up study of rates of rehospitalization and out-of-home placement among child psychiatric in-patients. J Affect Disord 15:245-53
- Barkmann C, Schulte-Markwort M (2005): Emotional and behavioral problems of children and adolescents in Germany. Soc Psychiatry Psychiatr Epidemiol 40:357-366
- Benkert O, Hippius H, Anghelescu I (2006): Kompemdium der psychiatrischen Pharmakotherapie. Berlin: Springer
- Bürgin D, Resch F, Schulte-Markwort M (2002): Operationalisierte Psychodynamische Diagnostik bei Kindern und Jugendlichen. Bern: Hans-Huber
- Bowlby J (1958): The nature of the child's tie to his mother. Int J Psychoanal 39:350-71
- Carlson GA, Cantwell DP (1980): A survey of depressive symptoms, syndrome and disorder in a child psychiatric population. J Child Psychol Psychiatry 21:19-25
- Carlson GA, Kashani JH (1988): Phenomenology of major depression from childhood through adulthood: Analysis of three studies. Am J Psychiatry 145:1222-5
- Cooper PJ, Goodyer I (1993): A community study of depression in adolescent girls. I: estimates of symptom and syndrome prevalence. Br J Psychiatry 163:369-74
- Cytryn L, McKnew D (1996): Growing Up Sad. New York: W.W. Norton & Company
- De Bellis MD, Baum AS, Birmaher B, Keshavan MS, Eccard CH, Boring AM, Jenkins FJ, Ryan ND (1999a): Developmental traumatology. Part I: Biological stress systems. Biol Psychiatry 45:1259-70
- De Bellis MD, Keshavan MS, Clark DB, Casesy BJ, Giedd JN, Boring AM, Frustaci K, Ryan ND (1999b): Developmental traumatology. Part II: Brain development. Biol Psychiatry 45:1271-84
- Diepold B (1989): Psychogene Aspekte der Depression bei Kindern. Kind und Umwelt 64:1-18
- Dilling H, Mombour W, Schmidt MH (Hrsg.) (2000): Internationale Klassifikation psychischer Störungen. ICD-10, Kapitel V (F). Klinisch-diagnostische Leitlinien. 4. Aufl. Bern, Hans Huber
- Döpfner M, Berner W, Flechtner H, Lehmkuhl G, Steinhausen HC (1999): Psychopathologisches Befundsystem für Kinder und Jugendliche (CASCAP-D). Göttingen: Hogrefe
- Dornes M (1993): Der kompetente Säugling. Frankfurt a. M.: Fischer
- Eggers C (1980/81): Die endliche Depression unter entwicklungspsychologischen Aspekten. Acta Paedopsychiatr 46:263-273
- Emslie GJ, Rush AJ, Weinberg WA, Kowatch RA, Hughes CW, Carmody T, Rintelmann J (1997): A double-blind, randomized, placebo-controlled trail of fluoxetine in children and adolescents with depression. Arch Gen Psychiatry 54:1031-7
- Etzersdorfer E, Sonneck G (1999): Suizidprävention durch Beeinflussung von Medienberichten. Psychotherapie 4:199-205
- FDA (2004): Suicidality in Children and Adolescents Being Treated With Antidepressant Medications. www.fda.gov/cder/drug/antidepressants/default.htm.
- Fegert JM, Herpertz-Dahlmann B (2005): Serotonin reuptake inhibitors in children. Warnings on the administration, results analysis, and recommendations. Nervenarzt 76:1330-9
- Field T, Woodson R, Greenberg R, Cohen D (1982): Discrimination and imitation of facial expressions by neonates. Science 218:179-81
- Fleming JE, Offord DR (1990): Epidemiology of childhood depressive disorders: A critical review. J Am Acad Child Adolesc Psychiatry 29:571-58
- Fonagy P, Bateman A (2006): Progress in the treatment of borderline personality disorder. Br J Psychiatry 188:1-3

- Fonagy P, Target M (2002): The history and current status of outcome research at the Anna Freud Centre. Psychoanal Study Child 57:27-60
- Fonagy P, Roth A, Higgitt A (2005): Psychodynamic psychotherapies: Evidence-based practice and clinical wisdom. Bull Menninger Clin 69:1-58
- Freud S (1916): Trauer und Melancholie. Gesammelte Werke. Band X. Frankfurt/Main: Fischer, S. 427-446
- Gaensbauer TJ (1982): Regulation of emotional expression in infants from two contrasting caretaking environments. J Am Acad Child Psychiatry 21:163-70
- Garber J, Kriss MR, Koch M, Lindholm L (1988): Recurrent depression in adolescents: A follow-up study. J Am Acad Child Adolesc Psychiatry 27:49-54
- Götze P (1993): Vom philosophischen und theologischen Problem zur Psychodynamik und Psychotherapie der Suizidalität. In: Andresen B, Stark FM, Gross J (Hrsg.): Psychiatrie und Zivilisation. Köln: Edition Humanistische Psychologie, S. 238-286
- Guelfi JD, White C, Hackett D, Guichoux JY, Magni G (1995): Effectiveness of venlafaxine in patients hospitalized for major depression melancholia. J Clin Psychiatry 56:450-8
- Harrington RC, Rutter M, Weissman M, Fudge H, Groothues C, Bredenkamp D, Pickles A, Rende R, Wickramaratne P (1997): Psychiatric disorders in the relatives of depressed probands, I: comparison of prepubertal, adolescent and early adult onset forms. J Affect Disord 42:9-22
- Harrington RC, Fudge H, Rutter M, Pickles A, Hill J (1990): Adult outcomes of childhood and adolescent depression. Arch Gen Psychiatry 47:465-73
- Harrington RC, Fudge H, Rutter M, Pickles A, Hill J (1991): Adult outcomes of childhood and adolescent depression: II. Links with antisocial disorders. J Am Acad Child Adolesc Psychiatry 30:434-9
- Harrington RC, Bredenkamp D, Groothues C, Rutter M, Fudge H, Pickles A (1994): Adult outcomes of childhood and adolescent depression: III. Links with suicidal behaviors. J Child Psychol Psychiatry 35:1309-19
- Harrington RC, Rutter M, Weissman M, Fudge H, Groothues C, Bredenkamp D, Pickles A, Rende R, Wickramaratne P (1997): Psychiatric disorders in the relatives of depressed probands, I: comparison of prepubertal, adolescent and early adult onset forms. J Affect Disord 42:9-22
- Harrison M (1985): Das prämenstruelle Syndrom. München: dtv
- Henseler H (1974): Narzisstische Krisen. Zur Psychodynamik des Selbstmordes. Reinbek: Rowohlt
- Heim C, Nemeroff CB (1999): The impact of early adverse experiences on brain systems involved in the pathophysiology of anxiety and affective disorders. Biol Psychiatry 46:1509-22
- Izard C, Dougherty L (1982): Two complementary systems for measuring facial expressions in infants and children. In: Izard C (ed.): Measuring Emotions in Infants and Children. Vol. 1. Cambridge: Cambridge University Press, pp. 97-126
- Kandel D, Davies M (1986): Adult sequelae of adolescent depressive symptoms. Arch Gen Psychiatry 43:255-62
- Kashani JH, Sherman DD (1988): Childhood depression: Epidemiology, etiological models, and treatment implications. Integr Psychiatry 6:1-8
- Kashani JH, Beck NC, Hoeper EW, Fallahi C, Corcoran CM, McAllister JA, Rosenberg TK, Reid JC (1987): Psychiatric disorders in a community sample of adolescents. Am J Psychiatry 144:584-9
- Kielholz P (1966): Diagnose und Therapie der Depressionen für den Praktiker. München: JF Lehmanns
- Kovacs M, Feinberg TL, Crouse-Novak M, Paulauskas SL, Pollock M, Finkelstein R (1984a): Depressive disorders in childhood. I: A longitudinal prospective study of characteristics and recovery. Arch Gen Psychiatry 41: 229-37
- Kovacs M, Feinberg TL, Crouse-Novak M, Paulauskas SL, Pollock M, Finkelstein R (1984b): Depressive disorders in childhood. II: A longitudinal study of the risk for a subsequent major depression. Arch Gen Psychiatry 41:643-9
- Kovacs M, Paulauskas S, Gatsonis C, Richards C (1988): Depressive disorders in childhood. III: A longitudinal study of comorbidity with and risk for conduct disorders. J Affect Disord 15:205-17
- Kronmüller KT, Postelnicu I, Hartmann M, Stefini A, Geiser-Elze A, Gerhold M, Hildegrad H, Winkelmann K (2005): Zur Wirksamkeit psychodynamischer Kurzzeitpsychotherapie bei Kindern und Jugendlichen mit Angststörungen. Prax Kinderpsychol Kinderpsychiatr 54:559-577
- Ling W, Oftedal G, Weinberg W (1979): Depressive illness in childhood presenting as severe headache. Am J Dis Child 120:122-4
- Malatesta C, Haviland J (1982): Learning display rules: The socialisation of emotion expression in infancy. Child Dev 53:991-1003
- Mandoki MW, Tapia MR, Tapia MA, Sumner GS, Parker JL (1997): Venlafaxine in the treatment of children and adolescents with major depression. Psychopharmacol Bull 33:149-54
- McCauley E, Carlson GA, Calderon R (1991): The role of somatic complaints in the diagnosis of depression in children and adolescents. J Am Acad Child Adolesc Psychiatry 30:631-5
- Miller A (1979): Depression und Grandiosität als wesensverwandte Formen der narzisstischen Störung. Psyche 33:132-156
- Muratori F, Picchi L, Casella C, Tancredi R, Milone A, Patarnello GM (2002): Efficacy of Brief Dynamic Psychotherapy for Children with Emotional Disorders. Psychother Psychosom 71:28-38
- Poznanski EO (1982): The clinical phenomenology of childhood depression. Am J Orthopsychiatry 52:308-13
- Prüfungsfragen Psychotherapie (2006). 2. Aufl. Heidelberg: Springer
- Rickels K, Derivan A, Entsuah R, Miska S, Rudolph R (1995): Rapid onset of antidepressant activity with venlafaxine treatment. Depression 3:146-53
- Ringel E (1969): Neue Gesichtspunkte zum präsuizidalen Syndrom. In: Ringel E (Hrsg.): Selbstmordverhütung. Bern: Hans Huber
- Robbins DR, Alessi NE, Cook SC, Poznanski EO, Yanchyshyn GW (1982): The use of the research diagnostic criteria (RDC) for depression in adolescent psychiatric inpatients. J Am Acad Child Psychiatry 21:251-5
- Roberts RE, Lewinsohn PM, Seeley JR (1991): Screening for adolescent depression: a comparison of depression scales. J Am Acad Child Adolesc Psychiatry 30:58-66
- Rudolf G (1995) :Psychotherapeutische Medizin. Stuttgart: Enke
- Ryan ND, Dahl R (1993): The biology of depression in children and adolescents. In: Mann JJ, Kupfer DJ (eds.): The Biology of Depressive Disorders. New York: Plenum Press, pp. 37-58
- Sandler J, Joffe WG (1980): Zur Depression im Kindesalter. Psyche 34:413-29
- Schmale AH, Engel GL (1967): The giving up-given up complex. Arch Gen Psychiatry 17:135-45
- Schmidtke A, Weinacker B, Fricke S (1996): Epidemiologie von Suizid und Suizidversuch. Nervenheilkunde 15:496-506
- Shaffer D, Fisher P, Dulcan MK, Davies M, Piacentini J, Schwab-Stone ME, Lahey BB, Bourdon K, Jensen PS, Bird, HR, Canino G, Regier DA (1996): The NIMH diagnostic interview schedule for children version 2.3: Description, acceptability, prevalence rates and performance in the MECA study. J Am Acad Child Adolesc Psychiatry 35:865-77
- Simenon J, Dinicola V, Ferguson HB, Copping W (1990): Adolescent depression: a placebo-controlled fluoxetine treatment study and follow-up. Prog Neuropsychopharmacol Biol Psychiatry 14:791-5

- Sinclair J, Birtwistle J, Baldwin D (1998): Verträglichkeit von Venlafaxin. Rev Contemp Pharmacother 9:G45-G57
- Spitz RA, Wolf KM (1946): Anaclitic depression. An inquiry into the genesis of psychiatric conditions in early childhood II. Psychoanal Study Child 2:312-42
- Spitzer M (2000): Geist im Netz. München: Spektrum
- Streeck-Fischer A (2002): Borderline disorders in childhood and adolescence. MMW Fortschr Med 144:41-4, 46.
- Streeck-Fischer A (2002) Psychoanalytically based psychotherapy with children and adolescents. Prax Kinderpsychol Kinderpsychiatr 51:3-11
- Sullivan M, Lewis M (1989): Emotion and cognition in infancy: Facial expression during contingency learning. Int J Behav Dev 12:221-37
- Target M, Fonagy P (1994a): The efficacy of psychoanalysis for children: prediction of outcome in a developmental context. J Am Acad Child Adolesc Psychiatry 33:1134-44
- Target M, Fonagy P (1994b): Efficacy of psychoanalysis for children with emotional disorders. J Am Acad Child Adolesc Psychiatry 33:361-71
- Ustün TB, Sartorius N (1995): Mental Illness in Primary Care: An international study. Chichester: Wiley
- Wade TJ, Cairney J, Pevalin DJ (2002): Emergence of gender differences in depression during adolescence: National panel results from three countries. J Am Acad Child Adolesc Psychiatry 41:190-8
- Warnke A (2003): Suizid und Suizidversuch – Suizidalität. In: Herpertz-Dahlmann B, Resch F, Schulte-Markwort M, Warnke A (Hrsg.): Entwicklungspsychiatrie, S. 774-790. Stuttgart: Schattauer
- Weiss EL, Longhurst JG, Mazure CM (1999): Childhood sexual abuse as a risk factor for depression in women: Psychosocial and neurobiological correlates. Am J Psychiatry 156:816-28
- Weller EB, Weller RA, Svadjian H (1996): Mood disorders. In: Lewis M (ed.): Child and Adolescent Psychiatry. A comprehensive textbook. 2nd ed. Baltimore: Williams & Wilkins, pp. 650-65
- Will H (1997): Depression. In: Ahrens S (Hrsg.): Lehrbuch der psychotherapeutischen Medizin. Stuttgart: Schattauer, S. 265-282

4.5 Psychoanalyse von Aufmerksamkeits- und Hyperaktivitätsstörungen (ADHS)

Hans Hopf

1 Kurze Geschichte des Krankheitsbildes

Seit dem Buch „Struwwelpeter" des Frankfurter Nervenarztes Dr. Heinrich Hoffmann (1845) wurden bewegungsfreudige „Zappelphilippe" in vergleichbarer Weise als Störenfriede im familiären und sozialen Raum beschrieben (Laehr, 1875; Schüle, 1877; Pick, 1904, et al., zit. in Nissen, 2005). In seinem Buch „Die Charakterfehler des Kindes", 1891 erschienen, entwarf Jean Paul Friedrich Schulz in einem Kapitel „Das unruhige Kind" bereits eine sorgfältig ausgearbeitete Psychopathologie des hyperkinetischen Syndroms und beschrieb eine gelegentliche Komorbidität mit ticartigen Erscheinungen (Nissen, 2005, S. 356). Der Heidelberger Kinderpsychiater August Homburger rechnete die psychomotorisch unruhigen Kinder zu den „psychopathischen Konstitutionen" und entwarf modellhaft ein komplettes Erscheinungsbild der ADHS-Störung gemäß F90.0 ICD-10 (1926, zit. in Nissen, 2005). 1932 beschrieben Kramer und Pollnow das hyperkinetische Syndrom mit der folgenden Anamnese: In den ersten Lebensjahren habe sich das Kind noch ruhig verhalten, dann seien nach einem fieberhaften Infekt oder im Anschluss an epileptische Anfälle starke Unruhezustände aufgetreten, die immer heftiger wurden. Meist habe die Unruhe im dritten oder vierten Lebensjahr eingesetzt und ihren Höhepunkt im sechsten Lebensjahr erreicht. In der Pubertät habe sich die Bewegungsunruhe schließlich wieder zurückgebildet (zit. in Nissen, 2005, S. 475). Die in der alten psychiatrischen Literatur beschriebenen Kinder mit einem hyperkinetischen Syndrom **wiesen so gut wie immer feststellbare organische Defizite auf, zumeist nach Krankheiten des Zentralnervensystems.**

1947 schufen Strauß und Lethinen mit der „minimal brain damage" ein Konzept, mit dem hypostasierte, jedoch **morphologisch nicht verifizierbare Hirnschädigungen** als Ursachen für motorische Unruhe und kindliche Neurosen vermutet wurden. Bei fehlendem Nachweis einer mit der Symptomatik korrelierenden Hirnschädigung wurde schließlich ein Begriffswechsel vollzogen (Mattner, 2002, S. 10). Der Begriff „damage" wurde 1963 in „dysfunction" umgewandelt und die gesamte Bezeichnung lautete fortan „Minimal cerebral dysfunction" oder kurz „MCD". Der Begriff MCD wurde später meist synonym zum hyperkinetischen Syndrom gebraucht.

Lempp sprach in diesem Zusammenhang von einem „frühkindlich exogenen Psychosyndrom" (Nissen, 2005, S. 444 f.). Übrig geblieben ist davon der Begriff der sogenannten **Teilleistungsstörung** als ein „hirnorganisches Psychosyndrom", obwohl ein kausaler Zusammenhang nie nachgewiesen werden konnte. Über das Ende der Diagnose MCD schreibt Nissen, dass die leichte frühkindliche Hirnschädigung, „diese unzulässig überdehnte, ubiquitäre Diagnose" darum schließlich überfällig wurde, „weil sie mit Prävalenzraten von 10 bis 30 Prozent in einen definitorischen Gegensatz zum Begriff Normalität geriet" (S. 445). Derselbe Autor geht gemäß Einschätzung neuerer Untersuchungen von einer hirnorganischen Kerngruppe von höchstens 1 bis 2 Prozent aus. Wir können diesen Prozess der unzulässigen Überdehnung einer Diagnose wiederum beim ADHS beobachten, wenn inzwischen von Prävalenzraten bis zu 10% gesprochen wird (Knölker, 2001).

! **Merke:** Ursprünglich wurden – fast synonyme – Begriffe wie „leichter frühkindlicher Hirnschaden", „frühkindlich exogenes Psychosyndrom", „psychoorganisches Syndrom (POS)", „minimal brain damage" sowie „minimale cerebrale Dysfunktion (MCD)" geprägt vor dem Hintergrund der Annahme, dass die beschriebenen Störungen alle auf frühkindliche Hirnschädigungen zurückzuführen seien. Mittlerweile werden diese Begriffe in der Diagnostik psychischer Erkrankungen von Kindern und Jugendlichen nicht mehr verwendet.

2 Definition und Klassifikation

Die ICD-10 beschreibt die hyperkinetischen Störungen (F90) und unterscheidet dabei einfache Aktivitäts- und Aufmerksamkeitsstörung (F90.0), hyperkinetische Störung des Sozialverhaltens, sonstige hyperkinetische Störungen sowie die nicht näher bezeichnete hyperkinetische Störung (F90.9). Diese Diagnose sollte allerdings nur verwendet werden, wenn eine Unterscheidung zwischen F90.0 und F90.1 nicht möglich ist.

Mittlerweile hat der Begriff ADHS aus dem DSM-IV den Begriff HKS abgelöst, weil dieser als unpräzise galt. Die Aufmerksamkeits- und Hyperaktivitätsstörung (ADHS) zählt im DSM-IV mit dem oppositionellen Trotzverhalten und der Störung des Sozialverhaltens zu den expansiven Verhaltensstörungen. Diese Unterkategorie von Störungen zeichnet sich durch ein sozial störendes Verhalten aus und lässt eher andere leiden als die Betroffenen selbst. Die Symptome dieser Störungen treten sowohl in klinischen als in nichtklinischen Stichproben gemeinsam auf (Wittchen et al., 1989; Saß et al., 1996).

3 Diagnostik und klinische Erscheinungsformen

Unaufmerksamkeit sowie Bewegungsunruhe sind zunächst – wie beispielsweise der Zwang – unspezifische Reaktionsmuster. Die ICD-10 weist auch strikt darauf hin, dass die Forschungsdiagnose einer hyperkinetischen Störung ein **abnormes** Ausmaß von Unaufmerksamkeit erfordert und dass Überaktivität und Unruhe situationsübergreifend und einige Zeit andauernd **eindeutig** vorliegen müssen. Es muss zudem ausgeschlossen werden, dass die Symptomatik nicht durch andere Störungen wie Autismus, eine affektive Störung oder etwa durch Bindungsstörungen verursacht wird. Die Bereiche Unaufmerksamkeit, Überaktivität und Impulsivität müssen sorgfältig untersucht und beschrieben werden. In Tabelle 1 werden die Forschungskriterien gemäß der ICD-10 dargestellt.

Über den Verlauf der Störung schreibt das DSM-IV, dass sich Anzeichen der Störung in den meisten Fällen während der gesamten Kindheit hindurch zeigen würden. Die Störung mit oppositionellem Trotzverhalten und beeinträchtigtem Sozialverhalten entwickle sich bei Kindern mit ADHS allerdings erst später. Eine signifikante Anzahl der Kinder mit Störung des Sozialverhaltens könnte im Erwachsenenalter eine antisoziale Persönlichkeitsstörung aufweisen; etwa ein Drittel der Kinder zeigte noch im Erwachsenenalter Anzeichen der Störung. Ein ungünstiger Verlauf wird durch die folgenden Merkmale bestimmt: gleichzeitige Störung des Sozialverhaltens, niedriger IQ und eine schwere psychische Störung bei den Eltern.

4 Prävalenz, Komorbiditäten und Geschlechterverteilung

Über die Prävalenzen sind sich die verschiedenen Autoren uneins. Das DSM-III-R (1989) sprach noch bescheiden von einer Prävalenz bis zu 3% der Kinder. Remschmidt (1987) schrieb bereits von 2 bis 10% der 6- bis 10 jährigen Schulkinder, grenzte

Tabelle 1 Forschungskriterien der hyperkinetischen Störung (F90) (Dilling et al., 1994).

G1. Unaufmerksamkeit: Mindestens sechs Monate lang mindestens sechs der folgenden Symptome von Unaufmerksamkeit in einem mit dem Entwicklungsstand des Kindes nicht zu vereinbarenden und unangemessenen Ausmaß. Die Kinder: 1. sind unaufmerksam gegenüber Details oder machen Sorgfaltsfehler bei den Schularbeiten und sonstigen Arbeiten und Aktivitäten; 2. sind häufig nicht in der Lage, die Aufmerksamkeit bei Aufgaben und beim Spielen aufrechtzuerhalten; 3. hören häufig scheinbar nicht, was ihnen gesagt wird; 4. können oft Erklärungen nicht folgen oder ihre Schularbeiten, Aufgaben oder Pflichten am Arbeitsplatz nicht erfüllen (nicht wegen oppositionellen Verhaltens oder weil die Erklärungen nicht verstanden werden); 5. sind häufig beeinträchtigt, Aufgaben und Aktivitäten zu organisieren; 6. vermeiden ungeliebte Arbeiten wie Hausaufgaben, die häufig geistiges Durchhaltevermögen erfordern; 7. verlieren häufig Gegenstände, die für bestimmte Aufgaben wichtig sind, z.B. für Schularbeiten, Bleistifte, Bücher, Spielsachen und Werkzeuge; 8. werden häufig von externen Stimuli abgelenkt; 9. sind im Verlauf der alltäglichen Aktivitäten oft vergesslich.
G2. Überaktivität: Mindestens sechs Monate lang mindestens drei der folgenden Symptome von Überaktivität in einem mit dem Entwicklungsstand des Kindes nicht zu vereinbarenden und unangemessenen Ausmaß. Die Kinder: 1. fuchteln häufig mit Händen und Füßen oder winden sich auf den Sitzen; 2. verlassen ihren Platz im Klassenraum oder in anderen Situationen, in denen Sitzenbleiben erwartet wird; 3. laufen häufig herum oder klettern exzessiv in Situationen, in denen dies unpassend ist (bei Jugendlichen oder Erwachsenen entspricht dem nur ein Unruhegefühl); 4. sind häufig unnötig laut beim Spielen oder haben Schwierigkeiten bei leisen Freizeitbeschäftigungen; 5. zeigen ein anhaltendes Muster exzessiver motorischer Aktivitäten, die durch den sozialen Kontakt oder Verbote nicht durchgreifend beeinflussbar sind.
G3. Impulsivität: Mindestens sechs Monate lang mindestens eines der folgenden Symptome von Impulsivität in einem mit dem Entwicklungsstand des Kindes nicht zu vereinbarenden und unangemessenen Ausmaß. Die Kinder: 1. platzen häufig mit der Antwort heraus, bevor die Frage beendet ist; 2. können häufig nicht in einer Reihe warten, bis sie bei Spielen oder in Gruppensituationen an die Reihe kommen; 3. unterbrechen und stören andere häufig (z.B. mischen sie sich ins Gespräch oder Spiel anderer ein); 4. reden häufig exzessiv, ohne angemessen auf soziale Beschränkungen zu reagieren.
G4. Beginn der Störung vor dem siebten Lebensjahr
G5. Symptomausprägung: Die Kriterien sollten in mehr als einer Situation erfüllt sein, z.B. sollte die Kombination von Unaufmerksamkeit und Überaktivität sowohl zu Hause als auch in der Schule bestehen oder in der Schule und an einem anderen Ort, wo die Kinder beobachtet werden können, z. B. in der Klinik. (Der Nachweis situationsübergreifender Symptome erfordert normalerweise Informationen aus mehr als einer Quelle. Elternberichte über das Verhalten im Klassenraum sind z. B. meist unzureichend.)
G6. Die Symptome von G1-G3 verursachen deutliches Leiden oder Beeinträchtigung der sozialen, schulischen oder beruflichen Funktionsfähigkeit.
G7. Die Störung erfüllt nicht die Kriterien für eine tiefgreifende Entwicklungsstörung (F84), eine manische Episode (F30), eine depressive Episode (F32) oder eine Angststörung (F41).

jedoch insofern ein, als er davon ausging, dass die Bezeichnung „hyperkinetisches Syndrom" früher sehr großzügig ausgelegt worden wäre. Knölker (2001) benennt ebenfalls 3 bis 10%, meint jedoch kritisch, dass dies von den zugrunde liegenden Diagnosekriterien, den verwandten Messinstrumenten und dem Lebensalter abhängen würde. Lauth, Schlottke und Naumann (2000) sehen die tatsächliche Zahl von aufmerksamkeitsgestörten Kindern realistischer zwischen 3 und 5%.

Gleichzeitig wird eine Fülle von Nebenmerkmalen genannt (Wittchen et al., 1989), wie niedriges Selbstwertgefühl, geringe Frustrationstoleranz oder Wutausbrüche sowie unterdurchschnittliche schulische Leistungen. Bei klinischen Fällen würden sich vor allem alle Symptome eines oppositionellen Trotzverhaltens, Störungen des Sozialverhaltens sowie von umschriebenen Entwicklungsstörungen zeigen. Gelegentlich komme es auch zum Auftreten einer funktionellen Enkopresis oder Enuresis sowie zu einer Vergesellschaftung mit Tourette-Störungen. Auch nicht lokalisierte leichte neurologische Symptome könnten auftreten.

Von allen zuvor genannten Autoren wird darauf hingewiesen, dass oft nicht sorgfältig genug, den Forschungskriterien gemäß diagnostiziert wird. Betrachtet man die Fülle von möglichen Differentialdiagnosen, wird rasch klar, warum das so ist:

Tabelle 2 (Knölker et al., 2000, 2. Aufl., S. 279)

Differentialdiagnose (Abgrenzung und Identifizierung innerhalb einer Gruppe symptomatisch ähnlicher Krankheiten)

- tiefgreifende Entwicklungsstörungen
- Störung des Sozialverhaltens
- Anfallskrankheiten
- Anpassungsreaktionen auf außerordentlich belastende familiäre Verhältnisse oder schulische Überforderung
- emotionale Störungen wie Angststörung, agitierte Depression
- affektive Störungen

Würden diese Krankheitsbilder stets sorgfältig ausgesondert, beispielsweise Anpassungsreaktionen auf außerordentlich belastende familiäre Verhältnisse oder schulische Überforderung, so würde vermutlich die zuvor von Nissen (2005) genannte Zahl von 1-2%, die er als „hirnorganische Kerngruppe" bezeichnet, durchaus realistisch werden. Es stellt sich damit hier die Frage, ob es überhaupt sinnvoll und möglich ist, ein Krankheitsbild ADHS mit einer solch großen Zahl von Komorbiditäten exakt zu diagnostizieren.

Es existiert bekanntlich eine extreme Asymmetrie der Geschlechterverteilung zugunsten der Jungen. Lauth, Schlottke und Naumann (2000) gehen von sechsmal mehr Jungen aus, Knölker et al. (2000) schreiben sogar von einem Verhältnis von – bis zu – 1:9 (S. 276). Das DSM-III-R gibt an, dass in klinischen Stichproben die Störung 6-9-mal häufiger bei Jungen als bei Mädchen auftreten würde, bei nichtklinischen Stichproben seien sie lediglich 3-mal häufiger. Die zugrunde liegenden möglichen Ursachen für diese Tatsache werden im Verlauf dieses Kapitels noch diskutiert werden.

! **Merke:** Unter hyperkinetischen Störungen versteht man die einfache Aktivitäts- und Aufmerksamkeitsstörung, die hyperkinetische Störung des Sozialverhaltens, die sonstige und die nicht näher bezeichnete hyperkinetische Störung. Hyperkinetische Störungen beginnen in den ersten fünf Lebensjahren. Die Kernsymptome sind überaktives Verhalten, Unaufmerksamkeit sowie Impulsivität. Die Symptome treten situationsunabhängig und zeitstabil auf. Etwa 3-10% aller Kinder sind betroffen, wobei die Störung bei Jungen zwei- bis neunmal häufiger auftritt als bei Mädchen. Differentialdiagnostisch müssen tiefgreifende Entwicklungsstörung (F84), manische Episode (F30), depressive Episode (F32) oder Angststörungen (F41) berücksichtigt werden.

5 Ätiopathogenese – genetische, biochemische oder psychische Ursachen?

Seit fast 200 Jahren wurden von Psychiatern, später von Kinder- und Jugendpsychiatern prä- und perinatale Schädigungen als Ursachen für die Entstehung einer ADHS verantwortlich gemacht. Die vorherrschende kinderpsychiatrische Lehrmeinung erklärt das Vorhandensein von ADHS u.a. vor dem Hintergrund einer hirnorganischen Mangelfunktion oder Dysfunktion des kortikalen striatalen Netzwerkes. Die zugrunde liegende dysfunktionale Informationsverarbeitung zwischen Frontalhirn und Basalganglien ist dieser Definition nach somit primär biologisch determiniert (Knölker, 2001, S. 16). Mit dieser und ähnlichen Beurteilungen wird festgestellt und die Theorie vertreten, dass alle Formen der ADHS primär hirnorganisch oder biochemisch verursacht sind. Vor dem Hintergrund der Dopamin-Mangel-Hypothese wird die Therapieindikation abgeleitet, die neurophysiologischen Defizite könnten nur durch Verordnung eines Medikamentes bei gleichzeitiger Verhaltenstherapie ausgeglichen werden.

Hypothesen zur Ätiopathogenese des hyperkinetischen Syndroms (ADHS)

- hirnorganische Faktoren
- cerebrale frontale Dysfunktion
- neurophysiologische bzw. biochemische Funktionsstörungen
- genetische Faktoren
- Nahrungsmittelallergene (umstritten)

(nach Knölker et al., 2000, S. 280).

Döpfner, Frölich, Lehmkuhl (2000) unterstreichen zwar die Bedeutung von psychosozialen Ansätzen bei der Behandlung der ADHS, stellen jedoch eine 70-91%ige genetische Bedingtheit fest (S. 11) und gehen ebenfalls davon aus, dass familiären Belastungsfaktoren keine primäre ätiologische Bedeutung zukomme (S. 14). Dies heißt, dass in den meisten kinderpsychiatrischen Hypothesen überwiegend organisch diskutiert wird und wenig Raum für Psychisches bleibt.

Festgestellt werden kann, dass mit den organischen Erklärungen ein Ort beschrieben wird, an dem Psychisches stattfinden kann. Gründe wie die vorigen können in ähnlicher Weise für alle psychischen Störungen angenommen werden. Die neurologischen und neurochemischen Erklärungen geben Hinweise auf eine in unterschiedlicher Ausprägung bei allen psychischen Erkrankungen vorliegende, darum auch im Falle ADHS anzunehmende Gefährdung oder Vulnerabilität. Dass diese bei der ADHS zweifellos vorliegt, dafür spricht die hohe Konkordanzrate von 81% bei eineiigen Zwillingen, die mit Untersuchungen festgestellt wurde.

Diese Überlegungen wurden in den vergangenen Jahren von den Neurowissenschaften ergänzt und unterstützt. Der Neurobiologe Hüther (2004) hat festgestellt, wie sich frühe Bindungsstörungen und Traumatisierungen in dramatischer Weise auf die Entwicklung des Gehirnes auswirken können. Bei emotional vernachlässigten und traumatisierten Kindern finden nur eingeschränkte Entwicklungsprozesse im kindlichen Gehirn statt, was in der Folge einen entscheidenden Rückgang an Motivation, Verstehen, Behalten, Erinnern, Erkennen von Zusammenhängen und eine eingeschränkte Fähigkeit zum Erkennen und Lösen von Konflikten bewirkt (S. 29).

Der Hirnforscher Perry (Perry et al., 1998) hat ebenfalls herausgefunden, dass sich die Entwicklung des Gehirns nach der Geburt fortsetzt; „sie ist von der Interaktion mit der Umwelt – das heißt mit der Mutter oder der primären Betreuungsperson – in hohem Maß abhängig und wird durch Erfahrungen lebenslang beeinflußt". Perry und seine Mitarbeiter haben zudem – wie van der Kolk – beobachtet, dass die ADHS-Symptome den durch Traumatisierungen hervorgerufenen Symptomen ähneln. In jüngerer Zeit hat der bereits zuvor erwähnte Hüther die vorgefundenen neurobiologischen Veränderungen darum auch nicht mehr als genetisch bedingte Defizienz eingeordnet, sondern als „sekundäre Anpassung an veränderte Nutzungsbedingungen" (Hüther, 2002). Das Gehirn wird also nicht allein von der Genetik geformt, sondern lebenslang über seine Nutzung. Hüther ist der Meinung, dass die Ausformung einer ADHS-Symptomatik eine zwangsläufige Folge ungünstiger Entwicklungsbedingungen bei Kindern ist, die mit einer besonderen Vulnerabilität ausgestattet sind. Die Frage, ob für die ADHS eine physiologische oder psychologische Genese angenommen werden muss, ist damit letztendlich hinfällig, es kann in Anbetracht der mittlerweile festgestellten Plastizität des Gehirns bei der Entstehung, wie im psychoanalytischen Sprachgebrauch benannt, von einer „primären Neurotisierung" ausgegangen werden.

Es ist erstaunlich, dass die ADHS in der Regel immer noch als „primär biologisch determinierte Störung" angesehen wird (Knölker et al., 2000) und nicht – vor dem Hintergrund der aktuellen Psychosomatik als ein biopsychosoziales Modell – als ein „Wechselspiel zwischen Leib und Seele einerseits, wiederum in einem Wechselverhältnis zur Umwelt, die den Menschen prägt und die von ihm geprägt wird" (Ermann, 2004, S.17).

Der kleine historische Überblick zu Beginn des Kapitels macht deutlich, dass die Diagnose ADHS einst auf ein klar umschriebenes Symptombild angewandt wurde. Nissen (2005) berichtete – wie bereits erwähnt – bei leichten frühkindlichen Hirnschädigungen von einer unverändert feststehenden Kerngruppe von 1-2% (S. 445). DSM-IV und ICD-10 fordern auch heute eindeutige Kriterien bei der Diagnose und Differentialdiagnose ein, die in der Praxis allerdings nur selten erfüllt werden. Die extreme Zunahme des ADHS ist in der Regel nicht auf bessere, sondern auf ungenauere Diagnosen zurückzuführen, in denen, oft nach kurzer Symptombeschreibung, undifferenziert Bewegungsunruhe und ADHS gleichgesetzt werden, so als wäre jede Angst bereits eine Angstneurose. Zudem wird oft die bekannte Tatsache übersehen, dass gleichen Symptomen mannigfache Verursacher zugrunde liegen können. Was heute als ADHS diagnostiziert wird, ist darum in der Regel eine Sammeldiagnose zu Störungsbildern mit unterschiedlichen Ursachen. Diese reichen von prä- und perinatalen Schädigungen über Traumata, auch transgenerationale, bis hin zu frühen Störungen von Objektbeziehungen sowie Bindungsstörungen. Häußler hat 2002 aufgezeigt, wie Kinder mit hyperkinetischem Syndrom und Aufmerksamkeitsstörung häufig von Fachfrau zu Fachmann überwiesen wurden, vielerlei Umwege, Irrwege beschritten und oft erst in Sackgassen gerieten, ehe sie von einer psychoanalytischen Behandlung profitieren konnten. Ihrer Beobachtung nach wiederholt sich in dem so häufig vorkommenden Weitergereicht-Werden von Helfer zu Helfer und dem Nirgends-Ankommen dieser Kinder die frühe (oft schon pränatale) Ambivalenz. Eine ganz vordergründige Ursache dafür ist sicherlich auch, dass es sich um ganz unterschiedliche, nicht ausreichend differenziert diagnostizierte Störungsbilder handelt.

6 Das Wechselverhältnis zur Umwelt

Es existiert ein eindrücklicher Tierversuch, der den Zusammenhang zwischen cerebralen Defiziten und Umwelt deutlich macht. Bei Affen, Katzen und Hunden mit früh gesetzten cerebralen Läsionen traten später nur geringe neuropsychiatrische Schäden auf, weil offenbar subkortikale Gebiete die gestörten kortikalen Funktionen übernahmen. Dagegen traten bei den geschädigten Tieren unter Stressbedingungen wesentlich häufiger als bei anderen psychische und hyperkinetische Störungen auf. Es wurde vermutet, dass gestörte Schaltungen bzw. falsche „Verdrahtungen" in einem ausgeglichenen Milieu relativ gut kompensiert würden, dagegen führte eine gestörte Umwelt leicht zu psychischen Dekompensationen (Prechtl, 1973, zit. n. Nissen, 2005).

Beruhten die Symptome der ADHS tatsächlich ausschließlich auf genetischen Beeinträchtigungen des Gehirns, wäre der Einfluss des Milieus, das macht der Versuch deutlich, dennoch eklatant. Amft begründet wie folgt (2002): Cerebrale Dysfunktionen führen nicht zwangsläufig zu Verhaltens- und Entwicklungsproblemen, sie können in der Regel bei mindestens 75% aller Kinder gut kompensiert werden. Zu fragen ist dann, ob nicht in erster Linie psychosoziale Faktoren als ursächlich dafür angesehen werden müssen, dass dies einem kleineren Teil der Kinder trotzdem nicht gelingt (S. 51). Offensichtlich ist das Milieu, in dem Kinder derzeit leben, nicht optimal, um Vulnerabilitäten und die Folgen früher Beziehungsstörungen auszugleichen.

Psychische Symptome besitzen Eigenschaften eines Chamäleons: Sie passen sich den jeweiligen Zeitläuften an und waren immer – auch – Ausdruck und Spiegel der jeweiligen Gesellschaft, denn auf bestimmte Neurosenstrukturen treffen von den gesellschaftlichen Verhältnissen geprägte aktuelle Konflikte. So gab es im vergangenen Jahrhundert die Hysterien als Folge von Sexualverdrängung, später vorwiegend Depressionen sowie Angstkrankheiten als Ergebnisse einer gewandelten Gesellschaft. Fromm hat in diesem Zusammenhang bekanntlich vom Sozialcharakter gesprochen (Fromm, 1974). In den vergangenen Jahren haben sich die Krankheitsbilder bei Kindern und Jugendlichen vor dem Hintergrund veränderter soziokultureller Verhältnisse erheblich gewandelt (vgl. Hopf, 2005b,d). Beispielsweise zerfielen die autoritären Strukturen in vielen Bereichen, samt jenen gesellschaftlichen Bedingungen, die einst den autoritären Charakter (Adorno, 1973) hervorgerufen hatten (Breuer, 1992). ADHS wurde erst nach den bekannten gesellschaftlichen Umbrüchen zu einem Massenphänomen und als ein Medikament zur raschen Symptombehandlung bereitstand. Unangemessenes Verhalten von Kindern wurde jetzt als biologischer Defekt begriffen, der medizinisch zu behandeln war (vgl. auch Jantzen, 2002, S. 230). Damit wurde der Umgang mit dem ADHS überwiegend aus Psychologie und Pädagogik ausgeklinkt. Eine ausführliche Diskussion der veränderten soziokulturellen Veränderungen und des Symptomwandels bei psychischen Erkrankungen von Kindern und Jugendlichen findet sich bei Mattner (2002) sowie bei Heinemann und Hopf (2006).

! **Merke:** Gemäß vorherrschender kinderpsychiatrischer Lehrmeinung ist das hyperkinetische Syndrom als eine primär biologisch determinierte Störung anzusehen, bei der die einzelnen Hypothesen zur Ätiopathogenese uneinheitlich sind. Familiäre und Umweltfaktoren beeinflussen zwar die Ausprägung, die Sekundarsymptomatik und den Verlauf, verursachen jedoch nicht das klinische Bild (Knölker et al., 2000). Das Gehirn passt sich unterschiedlichen Nutzungsbedingungen an, in diesem Zusammenhang wird auch von Neuroplastizität gesprochen. Vor dem Hintergrund der psychoanalytischen Konflikttheorie können Aufmerksamkeitsstörung, Impulsivität und Hyperaktivität auch als symptomatische Manifestationen gesehen werden, denen unbewusste psychische Konflikte zugrunde liegen.

7 Weitere Ursachendiskussion für die Entstehung einer ADHS

7.1 Empirische Untersuchungen aus Sicht der Psychoanalyse

In der Übersichtsarbeit von Windaus zu Wirksamkeitsstudien zur tiefenpsychologisch fundierten und analytischen Kinder- und Jugendlichenpsychotherapie (2005) werden einige Studien zu externalisierten Störungen und Verhaltensstörungen beschrieben, jedoch keine explizite Untersuchung einer psychodynamischen Therapie der ADHS.

2001 führte Evelyn Heinemann eine Untersuchung an der Universität Mainz mit 49 Kindern – 37 Jungen, 12 Mädchen – durch. Sie arbeitete vor allem die Unterschiede der Geschlechter heraus und machte deutlich, warum Jungen unruhig sind und Mädchen zumeist keine Hyperaktivität zeigen (2003). Eine ausführliche Darstellung und Interpretation dieser Untersuchungen findet sich in Heinemann und Hopf (2006).

Die Frankfurter Präventionsstudie unter der Projektleitung von Marianne Leuzinger-Bohleber, Gerald Hüther und Thomas Hüller, die seit 2003 durchgeführt wird, untersucht, wie mit einem psychoanalytischen Präventions- und Interventionsprogramm die Anzahl von Kindern mit psychosozialen Integrationsstörungen (insbesondere mit ADHS) gesenkt werden kann. Diese prospektive, kontrollierte Studie wurde mittlerweile mit einer Therapieergebnisstudie psychoanalytischer Therapien verbunden. Es sind somit nicht nur Aussagen zur Wirksamkeit, sondern vor allem zur spezifischen psychoanalytischen Behandlungstechnik zu erwarten (Leuzinger-Bohleber et al., 2005).

In München leitet Karl-Heinz Brisch ein Projekt, das den Zusammenhang zwischen Bindungsstörungen und ADHS untersucht. Es steht in Verbindung mit dem Präventionsprojekt SAFE (Sichere Ausbildung für Eltern), welches zur Verbesserung der Feinfühligkeit bei Müttern und zur Förderung einer sicheren Bindungsentwicklung beitragen soll.

Abschließend soll noch eine Untersuchung aus nichtpsychoanalytischer Sicht erwähnt werden, weil sie deutlich macht, wie eine veränderte Umwelt zur Entstehung von psychischen Erkrankungen beitragen kann. Bekanntlich haben Computer und Medien Spielen und Lernen grundlegend verändert. Amerikanische Wissenschaftler der University of Washington in Seattle haben eine Studie über insgesamt 2623 Kinder publiziert, aus der ein Zusammenhang zwischen Fernsehen und gestörter Aufmerksamkeit klar hervorgeht (Christakis et al., 2004, zit. in Spitzer, 2005). Im Alter von 1,8 Jahren schauten die Kinder im Durchschnitt 2,2 Stunden täglich und im Alter von 3,8 Jahren schauten sie 3,6 Stunden täglich fern. 10% der untersuchten Kinder litten unter Aufmerksamkeitsstörungen; je mehr Zeit die Kinder vor dem Fernseher verbrachten, desto größer war die Wahrscheinlichkeit, dass sie in der Grundschule an einer gestörten Aufmerksamkeit litten. Dies macht wiederum deutlich, welche Bedeutung die Plastizität des Gehirns besitzt und dass eine primär biochemische Erklärung für die Entstehung einer ADHS zu kurz greift.

7.2 Bindungsstörungen

Die Bindungstheorie hat einen bedeutsamen Beitrag zum Verständnis der ADHS geliefert. Ein Säugling wird sich bekanntlich *sicher* an jene Pflegeperson binden, die seine Signale wahrnimmt, richtig interpretiert und seine Bedürfnisse in feinfühliger Weise beantwortet. Das kleine Kind braucht einen „sicheren Hafen". Reagiert die Pflegeperson mit Zurückweisung auf seine Bindungsbedürfnisse, wird sich der Säugling mit einer *unsicher vermeidenden Bindungsqualität* binden. Werden die Signale manchmal zuverlässig und feinfühlig, ein anderes Mal aber eher mit Zurückweisung und Ablehnung beantwortet, so bildet sich eine *unsicher-ambivalente Bindungsqualität* zur Pflegeperson.

Karl-Heinz Brisch hat die Untersuchungen zur Bindungsforschung hinsichtlich ADHS gesichtet und interpretiert (2002). Das Bindungsverhalten von Kindern, das ursprünglich nicht eindeutig klassifiziert werden konnte, wurde später als *desorganisiertes/desorientiertes Bindungsmuster* bezeichnet. Diese Kinder zeigen auffällige, in sich widersprüchliche Verhaltensweisen, welche große Ähnlichkeit mit denen von Vorschulkindern mit der Diagnose ADHS haben (vgl. Brisch, 2002). Sowohl die immer wieder und gehäuft auftretenden Verhaltenssymptome des Innehaltens und In-sich-Versinkens als auch die motorische Unruhe mit widersprüchlichen motorischen Verhaltensweisen und impulsiven Richtungswechseln in der Aktivität erinnern an das Bild der Hyperaktivität bei Vorschulkindern mit der genannten Diagnose.

Eltern von desorganisierten Kindern fielen in Untersuchungen zum einen durch ein feindseliges Verhalten dem Kind gegenüber auf: Sie tendierten dazu, sich über die Verhaltenssignale des Kindes hinwegzusetzen, verhielten sich aufdringlich und übergriffig dem Kind gegenüber und forderten fürsorgliches Verhalten vom Kind für sich selbst ein. Eine andere Gruppe von Müttern war dagegen hilflos-ängstlich, gehemmt-unsicher, verschlossen und wenig belastbar. Suchten die Kinder bei ihnen Nähe und Trost, reagierten sie auf deren Suchen zurückhaltend und ablehnend-ängstlich. Zum gleichen Ergebnis führte allerdings auch hilfloses, chaotisches sowie inkonsistentes Verhalten der Mutter in Pflegeinteraktionen.

Aber auch bei Kindern von Müttern, die selbst eine schwerwiegende, noch unverarbeitete Traumatisierung erlebt hatten, traten verstärkt desorganisierte Verhaltensmuster auf. Zum anderen zeigten Kinder nach Vernachlässigung, Misshandlung und Missbrauch ebenfalls gehäuft desorganisierte Verhaltensweisen.

Brisch geht davon aus, dass das desorganisierte/desorientierte Bindungsmuster zumindest ein Vorläufer für ADHS-Verhalten ist, und meint zusammenfassend: „Ein therapeutisches Vorgehen, das bei den Beziehungen zwischen den ADHD-Kindern und ihren Eltern, den Erzieherinnen und Lehrern ansetzt, verlangt Kooperation sowie Introspektions- und Beziehungsbereitschaft bei allen Beteiligten, besonders auch beim Behandler. Bei einer alleinigen medikamentösen Behandlung der betroffenen Kinder ohne Psychotherapie für Eltern und Kind besteht die Gefahr, dass die Beziehungsebene verloren geht. Gerade diese ist aber angesichts der dargestellten Forschungsergebnisse ein grundlegender therapeutischer Ansatzpunkt, will man den ADHD-Kindern und ihren Eltern sowie den etwa dahinter liegenden Lebensgeschichten empathisch begegnen" (2002, S. 64).

Die Säuglingsforscherin Mechthild Papoušek (2003) hat in den vergangenen Jahren in ihrer Münchner Sprechstunde für Schreibabys ein neues Syndrom bei Säuglingen und Kleinkindern bis zwei Jahren festgestellt: Spielunlust oder sogar eine Unfähigkeit zu spielen, gepaart mit chronischer Unruhe, Unzufriedenheit und gedrückten Stimmungen. Sie schreibt: „Im Kleinkindalter ist die Spielunlust besonders häufig mit Teufelskreisen assoziiert, bei denen das Kind durch Aufmerksamkeitsprobleme mit motorischer Umtriebigkeit, geringer Ausdauer, raschem Aufgeben und Frustration bei geringfügigen Anforderungen im Spiel auffällt" (S.175). Papoušek hat festgestellt, dass diese Kinder häufig Mütter haben, die kein ausreichendes Gespür für strukturierende Rahmenbedingungen besitzen, die nicht selten überfordert und depressiv sind oder über keine ausreichende Feinfühligkeit bei der dialogischen Abstimmung verfügen. Es ist davon auszugehen, dass bei den beobachteten Kleinkindern bereits Bindungsstörungen vorlagen, welche die erwähnten Spielstörungen nach sich zogen. Es ist anzunehmen, dass bei den von Papoušek beschriebenen Kindern im Kleinkindalter eine ADHS diagnostiziert wird. In diesem Zusammenhang kann eine weitere Untersuchung zitiert werden, in der sogenannte Schreibabys – exzessiv schreiende Säuglinge – im Alter von 8 Jahren nochmals untersucht wurden. Es konnte bei dieser Gruppe ein signifikant häufigeres Auftreten einer ADHS festgestellt werden (Wolke et al., 2002).

Die anamnestischen Daten des Forschungsprojektes von Heinemann (2003) machten ebenfalls deutlich, dass bei über der Hälfte der Kinder bereits während der Schwangerschaft und Geburt sowie in der frühen Entwicklung Auffälligkeiten bestanden. Diese Symptome lassen vermuten, dass bei den in diesem Projekt untersuchten Kindern die frühe Mutter-Kind-Bindung sehr belastet war (Heinemann und Hopf, 2006). Pozzi (2002) stellte fest, dass hyperaktive Kinder ambivalente und desorganisierte Bindungsmuster aufweisen. Sie schloss hieraus, dass eine mögliche und sehr bedeutsame Ursache für ADHS auf ein Scheitern der containenden Funktion der primären Beziehungspersonen zurückzuführen ist, so wie das in den zuvor zitierten Untersuchungen deutlich wird.

7.3 Trauma und ADHS

Eine auffällige Zahl von bewegungsunruhigen Kindern gab es schon zu anderen Zeiten: 1947 wurden in Bremen 50 000 Schüler der Geburtsjahrgänge 1927 bis 1941 im Lebensalter zwischen 6 und 20 Jahren untersucht. Festgestellt wurden als „nervöse Störungen" übergroße Schreckhaftigkeit, motorische Unruhe, mangelnde Konzentrationsfähigkeit, Schlaf- und Sprachstörungen (vgl. Radebold, 2005, S. 47). Annemarie Dührssen beklagte 1954, dass die Entwicklungsbedingungen der Kinder wohl selten so unruhig und ungeordnet gewesen seien wie in den vergangenen zehn oder gar fünfzehn Jahren. Jeder Lehrer klage über die nicht zu bändigende Wildheit und motorische Unruhe der prozentual stark hervortretenden sogenannten Störer (Dührssen, 1972).

Was hatten jene Kriegskinder möglicherweise mit den heutigen bewegungsunruhigen Kindern gemeinsam? Vermutlich waren es die – teilweise kumulativen – Traumatisierungen, der Zerfall von Familien, vielfältige Trennungserfahrungen und ein abwesender oder traumatisierter Vater. Es existierte somit kein ausreichend gutes Milieu, das zur Kompensation von Vulnerabilitäten hätte beitragen können.

McFarlane und van der Kolk (2000) haben festgestellt, dass die ADHS einen hohen Grad von Komorbidität mit der PTBS aufweisen würde. Sie zitierten in diesem Zusammenhang Putnam (1994), der festgestellt hat, dass in einer Gruppe sexuell missbrauchter Mädchen 28% den diagnostischen Kriterien der hyperkinetischen Störung entsprochen hätten, im Vergleich zu 4% einer nicht traumatisierten Kontrollgruppe. Bei keiner der 36 Studien über Kinder mit hyperkinetischer Störung, so bemängelten die Autoren, wurde eine mögliche Vorgeschichte mit eventueller Traumatisierung überhaupt in Erwägung gezogen (S. 54).

McFarlane und van der Kolk bestätigten auch (2000), dass traumatisierte Personen deshalb Symptome einer Aufmerksamkeits- und Hyperaktivitätsstörung zeigen würden, weil bei traumabezogenen Reizen leicht Übererregbarkeit auslösbar wäre und es dabei rasch zur mangelnden Aufmerksamkeitsfähigkeit kommen würde. Es ist auch hier wiederum eigenartig, dass Erkenntnisse solch anerkannter und populärer Wissenschaftler nur selten Eingang in die öffentliche ADHS-Diskussion finden.

! **Merke:** Das Bindungsverhalten von Kindern, das ursprünglich nicht klassifiziert werden konnte, wird heute als *desorganisiertes/desorientiertes Bindungsmuster* bezeichnet. Diese Kinder zeigen auffällige, in sich widersprüchliche Verhaltensweisen, die große Ähnlichkeit mit denen von Vorschulkindern mit der Diagnose ADHS besitzen. Sowohl die immer wieder und gehäuft auftretenden Verhaltenssymptome des Innehaltens und In-sich-Versinkens erinnern an die Vorläufer der Aufmerksamkeitsstörung. Aber auch die motorische Unruhe mit widersprüchlichen motorischen Verhaltensweisen und impulsiven Richtungswechseln in der Aktivität ruft das Bild der Hyperaktivität bei Vorschulkindern ins Gedächtnis. Kinder nach Traumatisierungen, Vernachlässigung, Misshandlung und Missbrauch zeigen gehäuft desorganisierte Verhaltensweisen (vgl. Brisch, 2002).

8 Psychodynamische Überlegungen zum Verständnis der ADHS

Im Folgenden sollen einige grundlegende psychische Ursachen bei der Entstehung von Aufmerksamkeitsdefiziten und Bewegungsunruhe aus Sicht der Psychoanalyse dargestellt werden. Hyperkinetische Unruhe ist, wie bereits erwähnt, ein unspezifisches Reaktionsmuster wie etwa der Zwang und dient als Bewältigungsstrategie bei ganz unterschiedlichen Auslösern wie Affekten und Unsicherheiten (vgl. auch von Lüpke, 2001, S. 116). Wie bei anderen Störungen auch beruhen die verschiedenen Ausprägungen auf einem Vorhandensein von unterschiedlichen Strukturniveaus, von der schwersten narzisstischen Beeinträchtigung bis hin zu leichten neurotischen Unruhezuständen.

8.1 Die Muskulatur ist Abfuhrorgan für überschüssige Spannungen

Bei großer Freude, Angst, Wut gelingt es gelegentlich nicht mehr, die Gefühle zu kontrollieren und in der Phantasie zu behalten. Auch gut strukturierte Persönlichkeiten können mit Auf- und Abgehen, Händeklatschen, zitternden Beinen, Nägelkauen und anderen Auffälligkeiten reagieren. Das geschieht allerdings erst, wenn ein Individuum an seine Grenzen stößt und – bildlich gesprochen – das Fass mit seinen Gefühlen überläuft. „Wessen Lippen schweigen, der schwätzt mit den Fingerspitzen ...", hat bereits Freud (1971) in seiner Analyse des Falles Dora gesagt. Freud hat Beherrschung der Motilität als eine der wichtigsten Funktionen des reifen Ichs hervorgehoben. Während der Herrschaft des Lustprinzips diene die motorische Abfuhr, durch ins Innere des Körpers gesandte Innervationen, noch der Entlastung des seelischen Apparates von Reizzuwächsen. Im Laufe der Entwicklung erhalte sie jedoch eine neue Funktion, indem sie zur zweckmäßigen Veränderung der Realität verwendet werde: Sie wandelt sich zum bewussten und zielgerichteten Handeln – von der Ausdrucksmotilität zur Leistungsmotorik (Freud, 1975, S. 233).

Die Psychoanalyse hat seit Freud über Motorik, Motilität und deren Störungen weitere ausführliche Überlegungen angestellt. Margaret Mahler (1985c) hat ebenfalls definiert: „Die Muskulatur ist das legitime Abfuhrorgan für überschüssige Spannung ...". (vgl. auch Hopf, 2005c). Vor dem Hintergrund von Trieb- und Ich-Psychologie hat sie die Zusammenhänge wie folgt erklärt: Das Kind wird von seiner Umwelt früh gezwungen, autoerotische, objekterotische und aggressive Triebe zu verdrängen. Dies gelingt nur unzureichend, weil beim Vorschulkind der motorische Ausdruck seiner ödipalen Sehnsüchte gehemmt werden muss, was zu einer generellen Schwächung der motilitätskontrollierenden Funktion des Ichs führt. Darum kann nach Mahlers Meinung das motorische System zwischen sechs und elf Jahren auch leicht hyperkinetische Störungen entwickeln. In der Adoleszenz kommt es wegen der jetzt stattfindenden Umstrukturierungen meist zu einer Abnahme der hyperkinetischen Unruhe, nicht jedoch des Aufmerksamkeitsdefizits, weil die narzisstische Störung als Ursache weiterhin besteht (Mahler, 1985a, S. 103). Diese Ansichten der Trieb- und der Ich-Psychologie wurden mittlerweile durch Erkenntnisse der Selbstpsychologie und der Objektbeziehungstheorien angereichert.

8.2 Hyperkinetische Unruhe ist Ergebnis einer Mentalisierungs- und Symbolisierungsstörung

Erst Symbolisierungsfähigkeit macht es einem Kind möglich, Trennungen samt den dazugehörenden Unlustgefühlen auszuhalten. Die Fähigkeit zum Symbolisieren entwickelt sich bekanntlich von der symbolischen Gleichsetzung über das Übergangsobjekt hin zu einer reifen symbolischen Darstellung. Bei symbolischer Gleichsetzung wird das Symbol mit dem symbolisierten Objekt gleichgesetzt, so dass beide identisch erlebt werden. Bei echter Symbolbildung oder symbolischer Darstellung *repräsentiert* das Symbol das Objekt, aber es wird nicht mit ihm *gleichgesetzt*. Fremdes wird somit vertraut und Abwesendes denkbar (Kämpfer, 2001). Segal (1990, 1991) meint, dass es allerdings keinen Patienten gäbe, dessen Symbolbildung sich ausschließlich auf symbolischer Ebene abspielen würde. Ebenso wenig ist sie der Meinung, dass die Symbolik der depressiven Position ganz frei von konkreten Elementen wäre. Symbolbildung strukturiert die innere Welt des Kindes und erlaubt eine zunehmende Unabhängigkeit von realen äußeren Objekten.

Innerhalb der Behandlungen von Patienten mit einer hyperkinetischen Störung wird vom Kinderpsychoanalytiker in der Gegenübertragung meist nur wenig Bildhaftes empfunden, und er kann in der Regel kaum Phantasien zum szenischen Geschehen entwickeln: Vieles mutet überwiegend konkretistisch an, das Assoziieren in der Gegenübertragung bleibt eingeschränkt, oft ist es, als werde das Phantasieleben des Therapeuten geradezu gelähmt. Dies macht deutlich, dass bei diesen Patienten schwere Symbolisierungsstörungen vorliegen. Fehlen Phantasien und Symbolisierungsmöglichkeiten, können Trennungen nicht bewältigt werden und eine Affektbewältigung ist nur begrenzt möglich: Erst die Fähigkeit zum Symbolisieren – auf dem Boden von Mentalisierung – ermöglicht einen Aufschub von Affekten, ansonsten bleibt gemäß der Terminologie von Mahler (1985b) eine „Affektinkontinenz" erhalten. Die Leistungsmotorik ist dann grundlegend gestört und kann sich nicht weiterentwickeln. Die Ausdrucksmotilität äußert sich auch weiterhin in Gestalt von ungesteuerten hyperkinetischen Verhaltensweisen, weil die motilitätskontrollierende Funktion des Ichs beeinträchtigt bleibt. Affekte werden – wie beim kleinen Kind – motorisch in Form von Unruhe abgeführt: Eine symbolvermittelte Abfuhr und ein Aufschub von Affekten sind Kindern mit starker Bewegungsunruhe offensichtlich nicht möglich. Psychoanalytiker wie Winnicott, Bion sowie in neuerer Zeit Fonagy haben hierüber Theorien entwickelt.

Eine gelungene Selbstentwicklung hängt gemäß Fonagy davon ab, dass in einer sicheren und haltenden Beziehung affektive Signale eines Kindes von seiner Bezugsperson interpretiert werden. Gleichzeitig müssen die mentalen Befindlichkeiten, die der Verzweiflung des Babys zugrunde liegen, reflektiert werden. Damit diese Reflexion einem Kind hilft, muss sie gemäß Fonagy (2003) aus einer „subtilen Mischung von Spiegelung und Übermittlung eines gegenteiligen Affekts" bestehen (S. 181). Dieser Prozess einer Mentalisierung führt zum Erfassen grundlegender Affekte und findet zeitlich vor dem Prozess der Symbolbildung statt, bietet sozusagen hierfür das Fundament (vgl. Blaß, 2005, S. 52).

Winnicott hat 1985 in seinem Aufsatz über „Ich-Integration in der Entwicklung des Kindes" gemeint, dass erst eine „genügend gute Ich-Deckung" der „unvorstellbaren Ängste" durch die Mutter das neugeborene Kind befähigen würde, eine „Persönlichkeit nach dem Muster einer Kontinuität des fortdauernden Seins aufzubauen". Nach Meinung Winnicotts ist von den ersten Stunden des Lebens an ein früher Faktor vorhanden, der zur *Ätiologie von Ruhelosigkeit, Hyperkinese und Unaufmerksamkeit* gehören würde. Dabei betont Winnicott, dass es primär nicht darauf ankäme, wie diese äußeren Faktoren beschaffen wären, sondern auf die Phantasien des Individuums von dem äußeren Faktor.

Vor dem Hintergrund der Theorien von Melanie Klein hat Bion (1990) den Begriff des Containments geschaffen und später erweitert. Ein Mangel an mütterlichem Containment kann bei fehlendem kompensierenden und triangulierenden Vater zu einer schweren Störung der Symbolisierungsfähigkeit und damit zur fortschreitenden Bewegungsunruhe führen. Das Kind hat keinen Struktur und Halt gebenden Container, also keine denkende, es beruhigende Funktion introjiziert, und so konnte sich auch kein potentieller Raum bilden, welcher die Entwicklung von Kreativität und Symbolen hätte ermöglichen und fördern können.

Subjekt und Objekt bleiben in der Phantasie ungetrennt, der Körper wird als Objekt phantasiert, das nicht verlassen werden kann. Das verleiht Macht, Autarkie und Unabhängigkeit. Um sich selbst zu stimulieren, flüchtet das Kind schließlich in die Bewegung. Solche Kinder haben es auch nicht gelernt, die eigenen negativen Affektzustände zu regulieren und sie in eine psychische Welt zu integrieren (Fonagy, 2003).

Bion bindet Inhalt und Erleben von frühen „namenlosen" Ängsten (1990) (die Winnicott übrigens „unvorstellbar" nannte) an die Schaffung und Gestaltung eines psychischen Raumes. Kinder mit starker Bewegungsunruhe verwenden projektive Identifizierung in pathologischer Weise, weil sie keinen ausreichenden eigenen psychischen Raum besitzen: Sie dringen oft in konkretistischer Weise in einen therapeutischen Raum ein und versuchen, ihn zu besetzen, zu beherrschen und zu kontrollieren, um sich von schlechten Selbstanteilen und „namenloser Angst" zu befreien. Sie setzen dabei den Behandlungsraum symbolisch gleich mit dem Selbst, genauer gesagt mit dem Körper des Analytikers.

Kinder mit Hyperaktivität haben neben Symbolisierungsstörungen in der Regel auch Spielstörungen. Sie erleben Spielen nicht symbolisch, nicht mehr überwiegend „als ob" und in einem Zwischenbereich von Phantasie und Realität angesiedelt (Streeck-Fischer, 1997). Das Spiel kann dann leicht konkretistisch, real werden und blitzschnell aus der Kontrolle und in einen bitteren Ernst geraten. Es ist mit einem niederstrukturierten Traum zu vergleichen, ohne eine dahinter stehende unbewusste Bedeutung, die über Deutung erschlossen werden kann.

8.3 Hyperkinetische Unruhe ist Ausdruck von Individuationsstörungen

Das hyperkinetische Syndrom ist – in seinem Hin und Her – auch Ausdruck des Schwankens zwischen narzisstischer Verbundenheit mit den Mutterbildern und einer Öffnung in Richtung auf eine eigene Identität und Individuation (Heinemann und Hopf, 2004, 2006). Stork (1993) geht davon aus, dass bei Kindern mit einem hyperkinetischen Syndrom die Individuation eingeengt und unterdrückt wurde, was Suche nach Befreiung und zunehmende Aggressivität bewirkt. Zum andern meint er, dass der psychische Konflikt in eine motorische Verhaltensweise überführt und so unkenntlich gemacht wird. Darum wird oft lediglich an hirnorganische Defekte gedacht, weil auf diese Weise das Assoziieren in der Gegenübertragung eingeschränkt wird. Nach Storks Meinung dürften bestimmte Geschehnisse aus der elterlichen Phantasie- und Vorstellungswelt, die als ungeheuer gefährlich erlebt werden, auch weder besprochen noch bewusst gemacht werden und darum auch keine nennbare Gestalt annehmen. Zeige das Kind psychische Auffälligkeiten, werde es für die Eltern zu einem gefährlichen Wesen, das sie mit ihren unbewussten Ängsten konfrontiert: „Aus diesen Überlegungen könnte verständlich werden, warum die Kinder eine Art Körpersprache benutzen, um ihren inneren Problemen wenigstens auf diese Weise Ausdruck zu verleihen, da sie – eng mit den Eltern verstrickt – vor allem den Auftrag haben, jede Form von Konflikthaftigkeit zu verbergen" (Stork, 1993, S. 210 f.).

Hyperkinetische Kinder halten bekanntlich nichts aus: Sie können nicht stillsitzen, nicht aufmerken, nicht spielen, alles mündet über kurz oder lang in eine hektische Unruhe. Andererseits infizieren sie andere Kinder mit ihrem unruhig-aggressiven Verhalten, indem sie gestört und ebenfalls aggressiv gemacht werden, so dass sich in einer Gruppe bald extreme Unruhe ausbreitet. Sie beweisen somit auch eine ausgeprägte Fähigkeit, vorhandene Erregung in anderen Menschen unterzubringen. Die theoretischen Erwägungen von Esther Bick machen diese Fähigkeiten, sich von schlechten Gefühlen zu entlasten, also zur übermäßigen projektiven Identifizierung verständlich. Im frühkindlichen unintegrierten Zustand wird das bewahrende und haltende – mütterliche – Objekt so erlebt, als hielte es die Teile der Persönlichkeit zusammen: Das Objekt wird nach Bick (1990, S. 237) ganz konkretistisch wie eine Haut erfahren. Störungen führen zur Entwicklung einer „Zweithaut-Bildung" in Gestalt einer Pseudo-Unabhängigkeit, wie dies hyperkinetische Kinder deutlich machen. Bick beschrieb in diesem Zusammenhang ein $6^1/2$ Monate altes Baby, das von seiner Mutter zu aggressiven Vorführungen provoziert und darum aggressiv und hyperaktiv wurde.

Von Lüpke (2001) sieht im hyperkinetischen Syndrom auch einen Restitutionsversuch. In der somatopsychischen Entwicklung erlittene Defizite an Körperzuwendung bzw. durch fehlenden Reizschutz erlittene Traumata werden über eine verstärkte Wahrnehmung des eigenen Körpers kompensiert, wie es auch beim Schreien des Säuglings, bei Jaktationen, Daumenlutschen oder anderen Körperaktivitäten geschieht (vgl. Spitz, 1972, S. 254).

8.4 Manische Abwehr von Depression

Melanie Klein hat die manische Abwehr als einen Versuch des Kindes definiert, den Gefahren von Abhängigkeit zu entkommen, sich abwenden zu können, ohne die Objekte gleichzeitig aufzugeben. Sie schreibt: „Zugleich aber versucht es (*das Kind*) unaufhörlich, all seine Objekte zu beherrschen und zu kontrollieren, und diese Bemühungen schlagen sich in seiner Hyperaktivität nieder" (1996, S. 58). Winnicott (1983) bezeichnete mit manischer Abwehr ebenfalls die Fähigkeiten eines Menschen, die der emotionalen Entwicklung innewohnende depressive Angst zu verleugnen. Diese Angst gehörte jedoch gemäß seiner Auffassung zur Befähigung eines Individuums, Schuldgefühle zu empfinden und die Verantwortung für Trieberfahrungen und für die mit ihnen verbundene Aggression in der Phantasie auf sich zu nehmen (S. 266). Diese Gedanken von Klein und Winnicott zur Vermeidung von mit der depressiven Position verbundenem Schmerz tragen sehr zum Verständnis des hyperkinetischen Syndroms, vor allem auch der sie zumeist begleitenden Störungen des Sozialverhaltens bei.

Mit der körperlichen Unruhe werden also auch Trennungstraumata zu bewältigen versucht und die zugehörigen depressiven Ängste abgewehrt, was in der Beziehung als „manische Abwehr" zu erkennen ist. Die Kinder fliehen in die Bewegung, der zugrunde liegende – meist depressive – Konfliktbereich wird maskiert und unkenntlich gemacht: Bilden sich während einer Behandlung des hyperkinetischen Syndroms die Symptome zurück, werden nicht selten die zugrunde liegenden Selbstwertprobleme und depressiven Affekte erst erkennbar. Die bisherigen theoretischen Zusammenhänge sollen an einem Fallbeispiel verdeutlicht werden:

Erstkontakt mit beiden Eltern

Die Eltern des 6-jährigen Kevin kamen zum Gespräch. Die Mutter war eine recht hübsche Frau, Volkswirtin von Beruf. Ein Ehemann mit kühler Distinktion, leitender Angestellter in einem Automobilunternehmen. Beide sehr gebildet, sehr an seelischen Zusammenhängen interessiert; beide strahlten – allerdings in unterschiedlicher Weise – Depressives aus: die Mutter über deutlich gedrückte Affekte, der Vater wirkte freundlich, jedoch distanziert, ein wenig hölzern.

Sie begannen sofort das Gespräch. Kevin würde ihnen mindestens während eines Drittels des Tages das Leben zur Hölle machen. Er könnte ein echtes Ekel sein. Beide brächte er regelmäßig an einen Punkt, an dem sie sich nicht mehr beherrschen könnten. Obwohl sie das nie so gewollt hätten, hätte er schon Fernsehverbot, Hausarrest und frühes Bettgehen verordnet bekommen. Er würde noch dieses Jahr eingeschult, und schon jetzt hätte er viele Probleme im Kindergarten. Sie fürchteten, dass es mit der Schule noch schwieriger werden würde.

Kevin wäre ein Wunschkind, und die Geburt wäre unauffällig gewesen. Das war es aber auch schon. Kevin war – gemäß den Erinnerungen beider Eltern – schon im ersten Lebensjahr unruhig, ein regelrechter Anarchist, meinte der Vater. Er konnte keine körperliche Nähe ertragen. Wollte ihn jemand küssen, hätte er regelrechten Ekel gezeigt und sein Gesicht verzogen. Vor allem „hatte er keine Ruhe in sich drin". Mit zehn Monaten hätte er bereits laufen gelernt. Aufgefallen wäre ihnen schon damals, dass er regelrecht von ihnen weggerannt wäre und überall hochkletterte. Immer wollte er oben sein! In seinen ersten Lebensjahren konnte Kevin übrigens noch gut schlafen.

Dann berichtete die Mutter, dass sie sich nach der Geburt nicht so recht über Kevin hätte freuen können. Sie hätte sich das Zusammenleben mit einem Kind anders vorgestellt, fröhlicher, glücklicher. Und sie hätte sich – besonders während der ersten Lebensmonate – sehr unglücklich gefühlt. Dann schilderte sie, wie sie während ihrer gesamten eigenen Kindheit und Jugend die eigene depressive Mutter mitversorgt hätte. Sie wäre es leid, dauernd für andere etwas zu tun, wer kümmere sich schließlich um sie. Dies sagte sie deutlich in Richtung ihres Ehemanns.

Als der Junge drei Jahre alt war, wären sie von Berlin nach Süddeutschland gezogen, weil der Vater innerhalb seiner Firma versetzt worden wäre. Mit einem Mal wollte Kevin nicht mehr einschlafen. Weil sie ein anderes, schöneres Haus mieten konnten, mussten sie nochmals umziehen. Kevin wurde danach noch unruhiger. Vor allem wollte er nicht mehr allein spielen und begann Dinge zu zerstören. Eine gewaltige Trotzphase setzte ein, die bis heute andauerte. Der Vater meinte, Kevin spüre sich einfach nicht, und er fühle vor allem nicht, was er anderen antue. Bis heute käme er manchmal weinend nachts und sage, ein böser Mann oder ein Kindermörder wäre gekommen. Er wollte aber auch da nicht in das Bett der Eltern. Insbesondere der Vater machte deutlich, wie sehr er unter seinem Sohn heute leide. So gut wie jede Situation, von der er sich Harmonie verspreche und in der er gern mit seiner Fami-

4

lie zufrieden zusammen wäre, würde von Kevin regelrecht zerstört. In immer kürzerer Zeit gäbe es unausweichlich Krach, Geschrei und Auseinandersetzungen. Er hätte allerdings immer deutlicher den Eindruck, dass Kevin das regelrecht inszenieren würde.

Ich spürte eine mittlerweile regelrecht chronifizierte verbitterte Grundstimmung, ja Hass auf den kleinen Jungen, als der Vater erzählte, dass er sogar eine Psychoanalyse gemacht hätte, um seine Probleme mit dem eigenen Vater zu bewältigen und dass er nun wieder vor den gleichen Schwierigkeiten wie damals stünde. Einst wurde er vom Vater, jetzt würde er von seinem Sohn misshandelt. Was aber das Schlimmste wäre: Er würde sich in Kevin wieder erkennen, vor allem in dessen Angst vor Nähe und seiner permanenten inneren Unruhe. Die Eltern des Vaters hatten sich einst getrennt und ihn zu den Großeltern gegeben, als er sechs Jahre alt war. Der Vater brachte seine Gefühle mit den folgenden Worten auf den Punkt: Kevin behandle ihn wie ein nützliches Objekt, das er allerdings jeden Moment fallen lassen könne, wenn er es nicht mehr bräuchte.

Den Eltern war aufgefallen, dass Trennungen die Unruhe in dem Jungen verschärfen würden. Dies ginge so weit, dass es jedes Mal zu einem Tobsuchtsanfall käme, wenn er von einem Freund abgeholt würde. Vielleicht könne er sich überhaupt nur so trennen, meinte die Mutter.

Vor zwei Jahren hatte Kevin eine Schwester bekommen. Überraschenderweise hätte er sich zunächst liebevoll um sie gekümmert. Das würde sich mittlerweile allerdings auch verändern, er würde sie mittlerweile sehr bedrängen, wenn sie nicht mache, was er wolle. Ich vereinbarte mit den Eltern, dass Kevin zu einer Erstbegegnung kommen sollte. Die Untersuchungen der Entwicklungsneurologie stellten eine minimale cerebrale Dysfunktion fest, allerdings ohne größere grob- oder feinmotorische Auswirkungen. Die Diagnose lautete „hyperkinetische Störung des Sozialverhaltens".

Erstbegegnung

Als Kevin mit seiner Mutter das Zimmer betrat, fielen mir zuerst seine flackernden Augen auf, deren Blicke nirgendwo ruhten, sich nirgends festhalten konnten (dies halte ich für ein mögliches Charakteristikum bei Kindern mit hyperkinetischen Störungen). Überhaupt schien der Junge richtig zu vibrieren, ich spürte, wie sich jederzeit Spannungen unkontrolliert entladen konnten, und ich fühlte mich in seiner Nähe nicht recht wohl. Zu meiner Überraschung kam es jedoch anders herum, denn Kevin meinte, seine Mutter müsse hier bleiben, weil er Angst vor mir hätte. Er wisse nicht, was ich mit ihm machen würde. Ich war verblüfft, wie wir beide ähnliche Befürchtungen gehabt hatten.

Kevin hatte einen Rucksack bei sich. Wieselflink holte er Hausschuhe heraus, zog seine Schuhe aus und die Schlappen an. So war er das offensichtlich zu Hause gewohnt. Gleich entdeckte er den Sandkasten. Er schob einen Stuhl lautstark hin, weil er höher stehen wollte. Dann nahm er einen Bagger und begann immer schneller Sand zu schaufeln, der über die Begrenzungen des Sandkastens rieselte. Ich sage ihm, dass der Sand drinnen bleiben müsse, weil sonst das Zimmer unordentlich würde. Ich spürte ein Chaos auf mich zurollen. Kevin sagte „Entschuldigung", machte aber weiter wie bisher.

In kürzester Zeit richtete der Junge ein regelrechtes Wirrwarr an, indem er Spiele begann, sie abbrach, alles so liegen ließ, am Sandkasten etwas baute, mit Magnetpfeilen warf etc. Als ich nach einiger Zeit vorschlug, die Mutter sollte doch im Wartezimmer auf ihn warten, reagierte er sichtlich wütend, und ich spürte erstmals aufkommenden Widerstand und Kampfeslust. Er bestand darauf, dass die Mutter hier bleiben müsse. Meine Deutung, er wolle wohl hier und über uns bestimmen, wies er ab mit der unverblümten Bemerkung, dass er einfach Angst vor mir hätte und deshalb wolle, dass die Mutter im Zimmer bleibe. Kevin konnte sich endlich trennen, als die Mutter ihm hoch und heilig versprach, zunächst im Wartezimmer zu bleiben.

An diese Absprache hielt er sich jedoch nicht. Als er Waffen, Pistolen, Pfeil und Bogen, entdeckte, rannte er sofort zur Mutter ins Wartezimmer, um ihr seine Entdeckungen zu zeigen. Meine Intervention gingen wahrlich ins eine Ohr rein und durchs andere raus, und ich spürte Ärger, ja Wut, dass er mich nicht zur Kenntnis nahm und mir regelrecht meine Autorität raubte. Die Mutter schaute zunächst die Waffen an, dann mich strafend von oben bis unten und meinte: „Sie sind ja gut sortiert." Später habe ich erfahren, dass Kevin keine Waffen besitzen durfte und die Mutter peinlichst darauf achtete, dass er sich keine besorgte oder gar selbst herstellte.

Jetzt unternahm die Mutter nochmals einen ernsthaften Versuch zu gehen. Kevin ließ das aber nur zu, nachdem sie ihn so auf den Mund küsste, wie er ihr das vorschrieb und er ihr nachwinkte, solange er sie vom Fenster aus noch sah. Ich war einigermaßen verblüfft, hatten mir die Eltern doch erzählt, er wolle keine körperliche Nähe. Jetzt wirkte er mit einem Mal verlassen, traurig. Er sagte, er hätte Angst, der Mutter könnte etwas zustoßen. Sie könnte einen Unfall haben oder überfahren werden. Er erzählte von Kindern aus seinem Kindergarten. Deren Mutter sei überfahren worden, und sie hätten sogar dabei zugesehen. Er erzählte, dass er oft einen Traum hätte. Ein Kindermörder würde nachts kommen und ihn töten wollen. Dann fing Kevin schlagartig wieder an, Spiele zu beginnen, abrupt zu beenden und achtlos wegzuwerfen. Er holte sämtliche Würfel heraus, warf sie irgendwohin, nahm die Figürchen, sie fielen achtlos auf den Boden. Verzweifelt suchte ich zu intervenieren, in seinem rauschhaften Tun nahm er mich weder wahr, noch hörte er mich. Er machte wirklich, was er wollte. Schließlich nahm er sich den Bogen, ruckzuck war er auf dem Tisch und begann von dort die Pfeile ins Zimmer zu schießen.

Psychodynamische Zusammenhänge

Kevin drang rücksichtslos ein, besetzte die Räume, wurde übergriffig und überschritt alle Grenzen. Letztendlich suchte er einen inneren Raum für seine schlechten Gefühle. Von Beginn an wurde der Rahmen angegriffen und zu zerstören versucht. Er erlebte den Therapeuten als gefährliches Objekt, das er mit manischen Abwehrmechanismen zu kontrollieren versuchte mit Entwerten, Verächtlichmachung und sadistischen Drohungen, so wie er das mütterliche Objekt zu kontrollieren suchte, welches ihm seine aggressiven Möglichkeiten nahm und ihn kastrieren wollte. Und er löste heftige Gegenübertragungen aus, die nur schwer zu kontrollieren waren.

Die Ängste des Jungen vor Nähe, seine unruhige Getriebenheit, seine frühen Fortbewegungsimpulse ließen vermuten, dass seine frühen „namenlosen" Ängste nur unzureichend contained worden waren. Seine Symbolisierungsfähigkeit war vermutlich eingeschränkt, eine symbolvermittelte Abfuhr von Affekten bedingt möglich, jedoch erschwert. In der Erstbegegnung war seine Wut darüber zu spüren, dass er sich abhängig fühlte, als er über seine Vernichtungsphantasien sprach und dass den Müttern etwas zustoßen würde. Andererseits musste er wegen dieser Phantasien die Rache der Mutter fürchten, die ihm in Gestalt des Kindermörders in seinen Träumen begegnet. Dies umso mehr, als seine Mutter auch gutartige Aggressionen zur Ich-Durchsetzung nicht duldete und kritisierte, dass ich ihm Waffen zur Verfügung stellte. Andererseits war es auch mir gegenüber sofort zu heftiger Wut gekommen, als ich ihm Grenzen nur andeutete.

Die Umzüge samt Trennungen in seiner frühen Kindheit hatten Schlaflosigkeit und andere depressive Symptome ausgelöst, der Junge wollte auch von da an nicht mehr allein spielen (die Fähigkeit zum Alleinsein war verloren gegangen). Destruktive Impulse zeigten sich. Mit manischer Abwehr wurden von jetzt an die Objekte kontrolliert, beherrscht, entwertet, verächtlich gemacht, so wie jetzt in der Erstbegegnung. Anale Machtkämpfe setzten ein, die eine sadomasochistische Spirale bewirkten mit unaufhörlichen Auseinandersetzungen und Streitereien.

Dies löste wiederum Projektionen und Übertragungen des Vaters aus, der sich von seinem Sohn so bedroht sah wie einst vom eigenen Vater, den er aggressiv und unberechenbar erlebt hatte. Das verstärkte und chronifizierte den vorliegenden Machtkampf, Kevin war mittlerweile Projektionsfläche für die eigene negative Identität des Vaters. Die Geburt der Schwester, die von den Eltern als nur lieb und als kleiner Sonnenschein erlebt wird, verstärkte noch die Schattenrolle von Kevin.

Kevin zeigt mittlerweile schizoide Ängste (vor Nähe), paranoide Ängste vor Eindringen (Einbrecher). Er hat die paranoid-schizoide Position nicht vollständig überwunden, und die depressive Position wird von ihm manisch abgewehrt. Das hyperkinetische Verhalten dient vor allem der Abwehr von Depression und Verlustängsten vor dem Hintergrund einer depressiv strukturierten Mutter und einem affektiv wenig spürbaren Vater. Es maskiert aber auch die Familiendynamik, Kevin wurde zum Sündenbock. Es liegt eine Störung auf mittlerem Strukturniveau vor.

8.5 Inzestangst, Sexualisierung und zunehmende Aggressivität vor dem Hintergrund von Geschlechterdifferenz

Auf die extreme Asymmetrie der Geschlechterverteilung zugunsten der Jungen wurde bereits kurz eingegangen: Zur ambulanten psychoanalytischen Behandlung des hyperkinetischen Syndroms mit oder ohne Aufmerksamkeitsstörung kommt nur ein wesentlich geringerer Prozentsatz an Mädchen, weil diese weniger sozial auffällig werden: In meinen Statistiken als KBV-Gutachter im Rahmen der Richtlinienpsychotherapie betrug das Verhältnis bei tiefenpsychologisch fundierter und analytischer Psychotherapie bei Kindern und Jugendlichen übrigens 1:7. Es ist aufschlussreich, dass dieses Verhältnis auch bei Legasthenie und anderen Sprachstörungen etwa so ist: Offensichtlich ist die Kommunikationsfähigkeit von Jungen generell störanfälliger.

Motorik, Aggression und Sexualität, Lust an der Bewegung sind bei Jungen eng miteinander verknüpft. Jungen bewegen sich sogar mehr in ihren Träumen, haben häufiger Träume vom Fliegen und vom Schweben (Hopf, 2005a). Sie suchen das Risiko, die Angstlust und Grenzsituationen, überschätzen sich und unterschätzen Beziehungen. Das sind wenige Geschlechtsunterschiede, die hier nur kurz gestreift werden können (Hopf, 1998; Heinemann und Hopf, 2004).

Weil bei Jungen die Bewegungsfunktion deutlicher libidinös besetzt ist, ihnen jedoch häufig keine ausreichenden Möglichkeiten zur Regulation ihrer Affekte zur Verfügung stehen, machen sie aus dieser Not eine – vermeintliche – Tugend. Sie externalisieren Affekte bereits früh, sie beantworten innere Unruhe und depressive Ängste mit motorischer Unruhe und Getriebenheit: Das Symptombild der Depression bei Kindern unterscheidet sich darum zwischen Jungen und Mädchen. Depressionen kommen bei Jungen nicht etwa seltener vor, die depressiven Affekte werden nur häufiger von einem lärmenden aggressiven und unruhigen Agieren zugedeckt, was – wie zuvor aufgezeigt – als „manische Abwehr" bekannt ist, jedoch in der Regel als hyperkinetische Störung diagnostiziert wird. Bekannt sind kleine Jungen wie Kevin zuvor, die in Schwellensituationen, die Trennung erforderlich machen, wie Kindergarten und Schule, unruhig und getrieben werden und nicht mehr stillsitzen können. Ulrike Schmauch hat 1987 Kinder in einer Krabbelgruppe beobachtet und kam zu ähnlichen Ergebnissen: „Die Mädchen wurden im Laufe ihrer Entwicklung ‚mädchenhafter', in den offenen Äußerungen ihrer Aggression gehemmt, häufig depressiv ängstlich, und die Jungen ‚jungenhafter', nämlich oft aggressiv und grandios agierend" (S.65).

Jungen werden häufiger an psychologischen Beratungsstellen vorgestellt, weil sie Sand in das soziale Getriebe tragen. Mit beginnendem Jugendalter ist sogar eine noch stärkere geschlechts- und altersspezifische Ausprägung von psychischen Erkrankungen zu beobachten. Männliche Jugendliche tendieren insgesamt deutlich mehr zu ausagierenden, sozial störenden Verhaltensformen mit vermehrten Aggressionen, Hyperaktivität und sozial abweichendem Verhalten; Mädchen leiden dagegen stärker unter psychosomatischen und neurotischen Verarbeitungsformen von Konflikten mit Neigung zu vermehrter Depression und Ängsten (vgl. auch Seiffge-Krenke, 1986, 2004). Mädchen machen den eigenen Körper zum Kampfplatz, Jungen den Schulhof (Hopf, 1998).

Der Vater dient bekanntlich als Triangulierungsobjekt zur Loslösung und als ödipales Objekt für die Geschlechtsidentifikation. Über die physische und psychische Abwesenheit von Vätern, die Zunahme von Trennungen und die psychischen Folgen existiert eine Fülle von Literatur (u.a. Rotmann, 1978; Stork, 1986; Dammasch, 2000; Schäberle, 2003; Dammasch und Metzger, 2005). Der Verlust des Vaters bringt für den Jungen eine ganz besondere Bedrohung mit sich. Er verliert das Identifikationsobjekt, das ihn davor schützte, in die inzestuös bedrohliche Beziehung mit der Mutter zurückzufallen und seine Geschlechtsidentität zu verlieren. Ein real oder emotional fehlender Vater lässt die Nähe des Jungen zur Mutter bedrohlich werden. Jungen werden oft „herrisch" und anspruchsvoll, zeigen nicht selten ein machohaftes, aggressives und sexualisiertes Verhalten. Weil es ihnen so an der Möglichkeit fehlt, sich mit einem realen Mann zu identifizieren – auch mit seinen Schwächen -, entwickeln sie ein sogenanntes hyperphallisches, übertrieben männliches Verhalten, um sich ausreichend von ihren Müttern abzugrenzen. Bewegungsunruhe ist somit auch eine Form von zunehmender Aggressivität, die den Individuationskonflikt mit der Mutter durch Fortbewegungsimpulse ausdrückt. Mit dem Fehlen des – psychisch abwesenden – Vaters als Triangulierungsobjekt ist der Junge hin- und hergerissen zwischen dem Wunsch, mit der Mutter narzisstisch zu verkleben und sich zu individuieren; er zappelt gleichsam am Angelhaken und sucht sich gewaltsam zu befreien (Heinemann und Hopf, 2004).

! **Merke:** Körpersymptome sind allgemein primäre körperliche Zeichen für frühe oder traumatische affektive Zustände und Beziehungserfahrungen, die im Verlauf der Entwicklung keine seelische Repräsentanz gefunden haben. Bewegungsunruhe ist ein unspezifisches, archaisches Reaktionsmuster. Sie ist auch Ergebnis einer schweren Mentalisierungs- und Symbolisierungsstörung nach frühen Defiziten der Mutter-Kind-Interaktion, wenn es einem Kind nicht gelungen ist, eine denkende, beruhigende, affektbewältigende Funktion zu internalisieren. Ursächlich beteiligt ist bei der Entstehung ein fehlender triangulierender Vater oder kann ein späterer traumatischer Verlust des Vaters sein. Begleitende Probleme sind fast immer Spielstörungen mit einer veränderten Dialektik zwischen Phantasie und Realität.

9 Probleme der Behandlungstechnik

Hyperkinetische Störungen existieren auf unterschiedlichem Strukturniveau, zumeist auf mittlerem oder niederem. Generell gelten bei einer Behandlung die gleichen Behandlungskonzepte und Techniken der tiefenpsychologisch fundierten und analytischen Psychotherapie wie für andere psychogene Störungen im Kindes- und Jugendalter. Allerdings sind die Schwierigkeiten von Behandlungen und die behandlungstechnischen Herausforderungen eklatant. **Diese resultieren vor allem aus der so gut wie immer eingeschränkten Symbolisierungs- und Spielfähigkeit der Kinder und ihren Externalisierungsneigungen.** In der Regel suchen sie Rahmenbedingungen zu zerstören, was vielfach schwere Machtkämpfe nach sich zieht. In der Behandlung von hyperkinetischen Kindern kommt es darum zu ständigen Zweifeln, ein Therapeut zu sein, der „gut genug" ist und der nicht überwiegend das Falsche tut. Der Kinderanalytiker muss versuchen, den bedrohlichen, unberechenbaren Attacken seiner Patienten standzuhalten, er muss überleben und darf nicht in ständige Angst oder gar in einen chronischen Hass verfallen (Hopf, 1998). Zum Studium weiterer Fälle und von Behandlungstechnik verweise ich auf das Buch von Bovensiepen, Hopf und Molitor (2002).

Bei Kindern, die wegen schwerer psychischer Traumata nur eine defizitäre psychische Struktur bilden konnten, gibt es keine differenzierten Erinnerungsspuren, sondern lediglich diffuse Spannungen und körpernahe Gefühle, die nicht der sprachlichen Reflexion zugänglich sind. Der erste Behandlungsabschnitt ist darum durch eine unerträgliche Unruhe und nicht symbolisierungsfähige Spannungsabfuhr gekennzeichnet. Die frühkindliche traumatische Situation kann bei schwer deprivierten Kindern nicht in differenzierten Gefühlen und Erinnerungen wiederbelebt werden, sondern sie wird immer wieder neu produziert und konkretistisch inszeniert. Dennoch besteht eine Chance, in einer psychoanalytischen Therapie die diffusen Spannungszustände bzw. panischen Angstzustände in spezifische, differenziertere Wünsche und Gefühle zu wandeln, die dann nicht mehr als Fremdkörper erlebt werden, sondern wieder in die seelische Kommunikation hineingenommen werden können (vgl. Hopf, 1998, 2000). Gelingt es, jene schmerzlichen Affekte in uns aufzunehmen, das Kind – auch – in seinem Elend zu begreifen und seine Scham zu spüren, kommt es langfristig zu einer Veränderung der negativen Introjekte und zur Verbesserung der Symbolisierung.

Anne Alvarez (2001) hat dies mit den folgenden Worten formuliert: „Mutiges und aufnahmebereites Zuhören, aber auch eine feste, nicht zu stark masochistische Einstellung gegenüber den vielleicht furchtbaren Projektionen des Kindes – d.h. gegenüber dem verzweifelten Bedürfnis des Kindes, uns das anzutun, was seinem Gefühl nach ihm angetan wurde – scheinen in der Tat zu helfen" (S. 21). Alvarez betont aber auch, dass Verlässlichkeit, Regelmäßigkeit des Settings und eine feste Struktur der psychoanalytischen Technik erst Entwicklung von Struktur ermöglichen. Das bedeutet, dass ein produktiver Prozess immer eines stabilen Rahmens bedarf. Bei der Arbeit an den Rahmenbedingungen kommt es auch darauf an, diese nicht einfach als Voraussetzung, sondern ihre Etablierung als Gegenstand und Aufgabe von Beziehungsarbeit zu sehen (Berns, 2002). Der Kinderanalytiker sollte immer **aushaltbare** Rahmenbedingungen aushandeln, damit auch die Beziehung überleben kann (siehe auch Beitrag von Althoff in diesem Buch).

Der zeitweilige Einsatz eines in manchen Fällen hilfreichen Medikaments, wie etwa Methylphenidat, kann eine psychotherapeutische Behandlung oftmals erst möglich machen, weil damit das Ausagieren des Kindes und die Spirale von hilflosem Ausgeliefertsein von Eltern und Therapeuten, Schuldgefühlen und Bestrafungen unterbrochen werden kann (vgl. auch Dammasch, 2002). Dann kann ein gutes Containment der bedrohlichen Affekte, der namenlosen Ängste, der Destruktivität sowie der unbewussten Phantasien eines Kindes im Kontext seiner subjektiven Lebensgeschichte und Objektbeziehungen bei konsequenter Beachtung von Übertragung/Gegenübertragung im Hier und Jetzt eine erfolgreiche Behandlung ermöglichen (vgl. auch Bovensiepen, 2002, 2006).

Bei Störungen auf niederem Strukturniveau und eingeschränkter Symbolisierungsfähigkeit sind nach Möglichkeit höherfrequente psychoanalytische Therapien indiziert oder stationäre Aufenthalte in psychoanalytisch arbeitenden Heimen mit kontinuierlichen Beziehungen angebracht.

10 Kombination von Psychotherapie und Psychopharmakotherapie

Bei hyperkinetischen Störungen wird ab dem sechsten Lebensjahr gegebenenfalls eine Dauermedikation mit Stimulanzien empfohlen. Die Behandlung mit Ritalin (Methylphenidat) ist bei 70% der betroffenen Kinder und bei 50% der betroffenen Erwachsenen wirksam (Rettenbach, 2005). Psychoanalytisch begründete Verfahren schließen eine parallel erfolgende Stimulanzienbehandlung selbstverständlich nicht aus, manche Behandlungen wurden erst nach Medikation durchführbar. Der konsiliarisch untersuchende und zuweisende Arzt kann sich bei Indikation – wie bei anderen Krankheitsbildern auch und in Absprache mit dem Therapeuten – für eine medizinische Mitbehandlung entscheiden. Ideal wäre ein dynamischer Umgang mit dem Medikament mit dem Ziel, es in Nutzung des Behandlungsbündnisses mit dem Patienten und seinen Eltern und in enger Zusammenarbeit mit dem Arzt bei fortschreitender Symptomverbesserung auszuschleichen. Pharmaka haben allerdings immer eine Übertragungs- und Gegenübertragungsbedeutung (vgl. Pozzi, 2002). Diese Tatsache darf in einer Behandlung nicht übersehen werden, auch dann nicht, wenn der Therapeut die Medikation an einen Arzt delegiert (Rettenbach, 2005, S. 150).

11 Frequently Asked Questions (FAQ)

1. *Können Kinder mit der Diagnose „hyperkinetische Störung" überhaupt mit psychodynamischen Therapien behandelt werden?*

→ Die – auch – in der AWMF-Richtlinie (Deutsche Gesellschaft für Kinder- und Jugendpsychiatrie und Psychotherapie u.a., 2003) wiedergegebene Meinung der vorherrschenden Kinderpsychiatrie geht davon aus, dass das hyperkinetische Syndrom als eine primär biologisch determinierte Störung anzusehen ist; familiäre und Umweltfaktoren würden demnach zwar die Ausprägung beeinflussen, jedoch nicht das klinische Bild verursachen. Konsequent wird darum Verhaltenstherapie, kombiniert mit Trainingsprogrammen und medikamentöser Behandlung mit Stimulanzien sowie Eltern- und Lehrerberatung, empfohlen.
Aufmerksamkeitsstörungen, Impulsivität und Hyperaktivität können allerdings auch als symptomatische Manifestationen gesehen werden, denen spezifische unbewusste psychische Konflikte zugrunde liegen. Wie bei anderen psychischen Krankheitsbildern auch ist hier eine psychoanalytische Therapie möglich.

2. *Können Kinder mit der Diagnose „hyperkinetische Störung" ambulant behandelt werden?*

→ Gemäß Gutachterstatistiken, die innerhalb des KBV-Gutachterverfahren im Rahmen von Richtlinienpsychotherapie erstellt worden sind, werden sogar relativ häufig ambulante psychoanalytische und tiefenpsychologisch fundierte Psychotherapien durchgeführt (8-12%). Generell gelten die gleichen Behandlungskonzepte und Techniken der tiefenpsychologisch fundierten und analytischen Psychotherapie wie für andere psychogene Störungen im Kindes- und Jugendalter. Allerdings sind die Schwierigkeiten von Behandlungen und die behandlungstechnischen Herausforderungen in der Regel groß. Diese resultieren vor allem aus der so gut wie immer eingeschränkten Symbolisierungs- und Spielfähigkeit der Kinder und deren Externalisierungsneigungen.

3. *Schließen psychoanalytische Therapien parallel erfolgende Stimulanzienbehandlungen aus?*

→ Die begrenzte Verordnung eines Medikamentes – wie etwa Methylphenidat – kann eine psychotherapeutische Behandlung erst ermöglichen und zur spürbaren Entlastung beitragen. Ideal wäre ein dynamischer Umgang mit dem Medikament mit dem Ziel, es in Nutzung des Behandlungsbündnisses mit dem Patienten und seinen Eltern und in enger Zusammenarbeit mit dem Arzt bei fortschreitender Symptomverbesserung zu verringern. Pharmaka haben immer eine Übertragungs- und Gegenübertragungsbedeutung, was behandlungstechnisch zu berücksichtigen ist.

12 Prüfungsfragen

1. Was bedeutet „MCD"?
2. Was bedeutet „ADHS"?
3. Wie heißen die Hauptsymptome der hyperkinetischen Störung?
4. Welche Unterschiede existieren bei der Verteilung innerhalb der Geschlechter?
5. Welche Kriterien sollten bei der Symptomausprägung von hyperkinetischen Störungen erfüllt sein?
6. Welche Krankheitsbilder müssen differentialdiagnostisch berücksichtigt und sollten sorgfältig ausgeschlossen werden?
7. Welche Hypothesen zur Ätiopathogenese der ADHS existieren gemäß der Lehre der Kinder- und Jugendpsychiatrie?
8. Was versteht man unter Neuroplastizität?
9. Existieren Zusammenhänge zwischen Fernsehkonsum und Aufmerksamkeitsstörungen?
10. Wie heißt das Bindungsverhalten, das große Ähnlichkeiten mit Symptomen von Vorschulkindern mit der Diagnose ADHS besitzt?
11. Was wird unter Ausdrucksmotilität und was unter Leistungsmotorik verstanden?
12. Was sind Symbolisierungsstörungen?
13. Was sind Spielstörungen?
14. Welche Medikamente werden in der Regel bei hyperkinetischen Störungen verordnet und was ist während psychoanalytischer Behandlungen zu berücksichtigen?

13 Literatur

- Adorno TW (1973): Studien zum autoritären Charakter. Frankfurt/M.: Suhrkamp
- Alvarez A (2001): Zum Leben wiederfinden. Psychoanalytische Psychotherapie mit autistischen, Borderline-, vernachlässigten und missbrauchten Kindern. Frankfurt/M.: Brandes & Apsel
- Ampft H (2002): Die ADS-Problematik aus der Perspektive einer kritischen Medizin. In: Amft H, Gerspach M, Mattner D (Hrsg.): Kinder mit gestörter Aufmerksamkeit. Stuttgart: W. Kohlhammer
- Berns U (2002): Der Rahmen und die Autonomie von Analysand und Analytiker. Forum Psychoanal 18:332-349

4

- Bick E (1990): Das Hauterleben in frühen Objektbeziehungen. In: Spillius EB (Hrsg.): Melanie Klein Heute. Bd. 1. München, Wien: Verlag Internationale Psychoanalyse
- Bion WR (1990): Lernen durch Erfahrung. Frankfurt/M.: Suhrkamp
- Blaß H (2005): Erwachsene Liebesbeziehungen und die mentalisierende Rolle des Vaters. In: Dammasch F, Metzger H-G (Hrsg.): Die Bedeutung des Vaters. Frankfurt/M.: Brandes & Apsel
- Bovensiepen G (2002): Epilog. In: Bovensiepen G, Hopf H, Molitor G (Hrsg.): Unruhige und unaufmerksame Kinder. Psychoanalyse des hyperkinetischen Syndroms. Frankfurt/M.: Brandes & Apsel
- Bovensiepen G (2006): Zwangsstörungen. In: Hopf H, Windaus E (Hrsg.): Lehrbuch der Psychotherapie. Bd. V. Psychoanalytische und tiefenpsychologisch fundierte Kinder- und Jugendlichen-Psychotherapie. München: CIP-Medien
- Bovensiepen G, Hopf H, Molitor G (Hrsg.): Unruhige und unaufmerksame Kinder. Psychoanalyse des hyperkinetischen Syndroms. Frankfurt/M.: Brandes & Apsel
- Breuer S (1992): Sozialpsychologische Implikationen der Narzissmustheorie. Psyche 46:1-31
- Brisch K-H (2002): Bindung – Trauma – Desorganisation und ADHD. Beiträge der Bindungsforschung zum Verständnis der ADHD. In: Bovensiepen G, Hopf H, Molitor G (Hrsg.): Unruhige und unaufmerksame Kinder. Psychoanalyse des hyperkinetischen Syndroms. Frankfurt/M.: Brandes & Apsel
- Dammasch F (2000): Die innere Erlebniswelt von Kindern alleinerziehender Mütter. Frankfurt/M.: Brandes & Apsel
- Dammasch F (2002): „Er weiß nicht, wo er anfängt und wo er aufhört". In: Bovensiepen G, Hopf H, Molitor G (Hrsg.): Unruhige und unaufmerksame Kinder. Psychoanalyse des hyperkinetischen Syndroms. Frankfurt/M.: Brandes & Apsel
- Dammasch F, Metzger H-G (Hrsg.) (2005): Die Bedeutung des Vaters. Frankfurt/M.: Brandes & Apsel
- Deutsche Gesellschaft für Kinder- und Jugendpsychiatrie und Psychotherapie u.a. (Hrsg.) (2003): Leitlinien zur Diagnostik und Therapie von psychischen Störungen im Säuglings-, Kindes- und Jugendalter. 2., überarb. Aufl. Stuttgart: Deutscher Ärzte Verlag
- Dilling H, Mombour W, Schmidt MH (Hrsg.) (1994): Internationale Klassifikation psychischer Störungen. Bern: Hans Huber
- Döpfner M, Frölich J, Lehmkuhl G (2000): Hyperkinetische Störungen. Leitfaden Kinder- und Jugendpsychotherapie. B. I. Göttingen: Hogrefe
- Dührssen A (1972): Psychogene Erkrankungen bei Kindern und Jugendlichen. 9. Aufl. Göttingen: Vandenhoeck & Ruprecht
- Ermann M (2004): Psychosomatische Medizin und Psychotherapie. 4. Aufl. Stuttgart: W. Kohlhammer
- Fonagy P (2003): Bindungstheorie und Psychoanalyse. Stuttgart: Klett-Cotta
- Freud S (1971): Bruchstück einer Hysterie-Analyse. Studienausgabe. Bd. VI. Frankfurt/M.: Fischer
- Freud S (1975): Formulierungen über die zwei Prinzipien des psychischen Geschehens. Studienausgabe. Bd. III. Frankfurt/M.: Fischer
- Fromm E (1974): Anatomie der menschlichen Destruktivität. Stuttgart: Deutsche Verlags-Anstalt
- Häußler G (2002): Im Vorfeld der psychoanalytischen Behandlung des hyperkinetischen Syndroms. In: Bovensiepen G, Hopf H, Molitor G (Hrsg.): Unruhige und unaufmerksame Kinder. Psychoanalyse des hyperkinetischen Syndroms. Frankfurt/M.: Brandes & Apsel
- Heinemann E (2003): ADS mit und ohne Hyperaktivität bei Jungen und Mädchen – ein psychoanalytisches Forschungsprojekt zur Genderforschung. Anal Kinder Jugendlichenpsychother 117:25-41
- Heinemann E, Hopf H (2004): Psychische Störungen in Kindheit und Jugend. Symptome – Psychodynamik – Fallbeispiele – psychoanalytische Therapie. 2. Aufl. Stuttgart, Berlin, Köln: W. Kohlhammer
- Heinemann E, Hopf H (2006): ADHS. Symptome – Psychodynamik – Fallbeispiele – psychoanalytische Therapie. Stuttgart, Berlin, Köln: W. Kohlhammer
- Hopf H (1998): Aggression in der analytischen Therapie mit Kindern und Jugendlichen. Göttingen: Vandenhoeck & Ruprecht
- Hopf H (2005a): Geschlechtsunterschiede in Träumen. In: Hopf H (Hrsg.): Traum, Aggression und heilende Beziehung. Frankfurt/M.: Edition Déjà-vu
- Hopf H (2005b): Von der Unfähigkeit Grenzen zu akzeptieren. In: Hopf H (Hrsg.): Traum, Aggression und heilende Beziehung. Frankfurt/M.: Edition Déjà-vu
- Hopf H (2005c): Zur Psychoanalyse des hyperkinetischen Syndroms. In: Hopf H (Hrsg.): Traum, Aggression und heilende Beziehung. Frankfurt/M.: Edition Déjà-vu
- Hopf H (2005d): Unruhe, Unaufmerksamkeit und die Abnahme von realer Angst. Psychische Störungen vor dem Hintergrund veränderter gesellschaftlicher Verhältnisse. Vortrag bei der 3. Großen Mitarbeitertagung der Vereinigung Deutscher Landerziehungsheime in Jena. Dokumentation 2005
- Hüther G (2002): Nachbemerkungen. In: Bovensiepen G, Hopf H, Molitor G (Hrsg.): Unruhige und unaufmerksame Kinder. Psychoanalyse des hyperkinetischen Syndroms. Frankfurt/M.: Brandes & Apsel
- Hüther G (2004): Woher kommt die Lust am Lernen? Neurobiologische Grundlagen intrinsisch und extrinsisch motivierter Lernprozesse. In: Dammasch F, Katzenbach D (Hrsg.): Lernen und Lernstörungen bei Kindern und Jugendlichen. Frankfurt/M.: Brandes & Apsel, S. 17-32
- Jantzen W (2002): Über die soziale Konstruktion von Verhaltensstörungen. Das Beispiel „Aufmerksamkeitsdefizitsyndrom" (ADS). Z Heilpädagogik 6:222-231
- Kämpfer H (2001): „Vom Juckpulversaft werden die Beine grau." Symbolische Erfahrungen in der Therapie. Anal Kinder Jugendlichenpsychother 109:25-41
- Klein M (1996): Beitrag zur Psychogenese der manisch-depressiven Zustände. In: Melanie Klein Gesammelte Schriften. Bd. I, Teil 2. Stuttgart-Bad Cannstatt: frommann-holzboog
- Knölker U, Mattejat F, Schulte-Markwort M (2000): Kinder- und Jugendpsychiatrie systematisch. 2. Aufl. Bremen: UNI-MED
- Knölker U (Hrsg.) (2001): Aufmerksamkeitsdefizit-/Hyperaktivitätsstörungen (ADHS). Bremen: UNI-MED
- Lauth G W, Schlottke P, Neumann K (2000): Rastlose Kinder, ratlose Eltern. Hilfen bei Überaktivität und Aufmerksamkeitsstörungen. München: Deutscher Taschenbuch Verlag
- Leuzinger-Bohleber M, Brandl Y, Hau S, Rüger B, Staufenberg A, Hüther G (2005): Psychische und psychosoziale Integration von verhaltensauffälligen Kindern (insbesondere ADHS) im Kindergartenalter. Zwei psychoanalytische Studien. Anal Kinder Jugendlichenpsychother 125(36):91-125
- Mahler MS (1985a): Tics und Triebdurchbrüche bei Kindern. In: Mahler MS (Hrsg.): Studien über die drei ersten Lebensjahre. Stuttgart: Klett Cotta
- Mahler MS (1985b): Folgen des Tic-Syndroms. In: In: Mahler MS (Hrsg.): Studien über die drei ersten Lebensjahre. Stuttgart: Klett Cotta
- ahler MS (1985c): „Les enfants terribles". In: Mahler MS (Hrsg.): Studien über die drei ersten Lebensjahre. Stuttgart: Klett Cotta
- Mattner D (2002): Zur Biologisierung abweichenden kindlichen Verhaltens. In: Amft H, Gerspach M, Mattner D (Hrsg.): Kinder mit gestörter Aufmerksamkeit. Stuttgart: W. Kohlhammer

4

- McFarlane A, van der Kolk B (Hrsg.) (2000): Traumatic Stress. Theorie, Praxis und Forschung zu posttraumatischem Stress sowie Traumatherapie. Paderborn: Junfermann
- Nissen G (2005): Kulturgeschichte seelischer Störungen bei Kindern und Jugendlichen. Stuttgart: Klett-Cotta
- Papoušek M (2003): Gefährdungen des Spiels in der frühen Kindheit: Klinische Beobachtungen, Entstehungsbedingungen und präventive Hilfen. In: Papoušek M, von Gontard A (Hrsg.): Spiel und Kreativität in der frühen Kindheit. Stuttgart: Pfeiffer bei Klett-Cotta
- Perry BD, Pollard R, Blakeley T, Baker WL, Vigilante D (1998): Kindheitstrauma, Neurobiologie der Anpassung und gebrauchsabhängige Entwicklung des Gehirns: Wie Zustände zu Eigenschaften werden. Anal Kinder Jugendlichenpsychother 99:277-207
- Pozzi M (2002): Wie können wir das Bedürfnis nach Ritalin in der psychodynamischen Beratung von Familien verstehen. Anal Kinder Jugendlichenpsychother 112:519-541
- Radebold R (2005): Die dunklen Schatten unserer Vergangenheit. Stuttgart: Klett-Cotta
- Remschmidt H (Hrsg.) (1987): Kinder- und Jugendpsychiatrie. Stuttgart: Thieme
- Rettenbach R (2005): Die Psychotherapie-Prüfung. Stuttgart: Schattauer
- Rotmann M (1978): Über die Bedeutung des Vaters in der „Wiederannäherungs-Phase". Psyche 32:1105-1147
- Saß H, Wittchen H-U, Zaudig M (Hrsg.) (1996): Diagnostisches und Statistisches Manual Psychischer Störungen, DSM-IV. Göttingen: Hogrefe
- Schäberle H (2003): Gedanken zur Verleugnung der Väterlichkeit. Anal Kinder Jugendlichenpsychother 117:61-76
- Schmauch U (1987): Anatomie und Schicksal. Frankfurt/M.: Fischer TB
- Segal H (1990): Bemerkungen zur Symbolbildung. In: Bott Spillius E (Hrsg.): Melanie Klein Heute. Bd. 1. München, Wien: Verlag Internationale Psychoanalyse
- Segal H (1991): Traum, Phantasie und Kunst. Stuttgart: Klett-Cotta
- Seiffge-Krenke I (1986): Psychoanalytische Therapie Jugendlicher. Stuttgart, Berlin, Köln: W. Kohlhammer
- Seiffge-Krenke I (2004): Psychotherapie und Entwicklungspsychologie. Berlin, Heidelberg, New York: Springer
- Spitz RA (1972): Vom Säugling zum Kleinkind. 3. Aufl. Stuttgart: Ernst Klett
- Spitzer M (2005): Vorsicht Bildschirm! Stuttgart, Düsseldorf, Leipzig: Ernst Klett
- Stork J (1986): Das Vaterbild in Kontinuität und Wandlung. Stuttgart: frommann-holzboog
- Stork J (1993): Über die psychischen Hintergründe des hyperkinetischen Verhaltens. Kinderanalyse 2:203-230
- Streeck-Fischer A (1997): Verschiedene Formen des Spiels in der analytischen Psychotherapie. Forum Psychoanal 13:1-18
- van der Kolk BA (1998): Zur Psychologie und Psychobiologie von Kindheitstraumata. Prax Kinderpsychol Kinderpsychiatr 47:19-35
- von Lüpke H (2001): Hyperaktivität zwischen „Stoffwechselstörung" und Psychodynamik. In: Passolt M (Hrsg.): Hyperaktivität zwischen Psychoanalyse, Neurobiologie und Systemtheorie. München, Basel: Ernst Reinhardt
- Windaus E (2005): Wirksamkeitsstudien zur tiefenpsychologisch fundierten und analytischen Kinder- und Jugendlichenpsychotherapie. Prax Kinderpsychol Kinderpsychiatr 54: 530-558
- Winnicott DW (1983): Die manische Abwehr. In: Winnicott DW (Hrsg.): Von der Kinderheilkunde zur Psychoanalyse. Frankfurt/M.: Fischer TB
- Winnicott DW (1985): Ich-Integration in der Entwicklung des Kindes. In: Winnicott DW (Hrsg.): Reifungsprozesse und fördernde Umwelt. Frankfurt/M.: Fischer TB
- Wittchen HU, Saß H, Zaudig M, Koehler K (1989): Diagnostisches und Statistisches Manual Psychischer Störungen, DSM-III-R. Weinheim, Basel: Beltz
- Wolke D, Rizzo P, Woods S (2002): Persistant Infant Crying and Hyperactivity Problems in Middle Childhood. Pedriatics 109:1054-1060

4

4.6 Sexuelle Störungen

Evelyn Heinemann

1 Definition

Der Trieb wird bei Freud (1915, S. 214 f.) definiert als Grenzbegriff zwischen Seelischem und Somatischem, als psychischer Repräsentant, der aus dem Körperinneren stammenden, in die Seele gelangenden Reize, als ein Maß der Arbeitsanforderung, die dem Seelischen infolge seines Zusammenhanges mit dem Körperlichen auferlegt ist. Der Trieb wird im Es psychisch repräsentiert und erscheint dort als Drang. Er hat seine Quelle im Körperlichen und ein Triebziel, z.B. die orale Einverleibung, sowie ein Triebobjekt, z.B. die Mutterbrust oder den gegengeschlechtlichen Partner. Das Triebziel ist immer die Befriedigung, und das Objekt ist immer dasjenige, an welchem oder durch welches der Trieb sein Ziel zu erreichen sucht.

Der Trieb entwickelt sich in Phasen, d.h., er progrediert und kann zu einer früheren Form der Triebbefriedigung regredieren, d.h. zurückschreiten. Die Phasentheorie beruht auf der Annahme verschiedener erogener Zonen (oral, anal, phallisch versus klitoridal-vaginal und genital), die nach bestimmten Gesetzmäßigkeiten mit Triebenergie besetzt werden und die die Partialtriebe mit ihren Befriedigungsmöglichkeiten prägen.

Sexuelle Störungen sind allerdings nicht einfach Störungen der sexuellen Entwicklung, sondern komplizierte Störungen der gesamten psychischen Struktur. Generell treten im Zusammenhang mit sexuellen Auffälligkeiten andere Störungen wie narzisstische Störungen, Borderline-Störungen, Misshandlungssyndrome, dissoziale Entwicklungen, depressive Entwicklungen und Psychosen auf. Nach Günter (2001, S. 42) handelt es sich selten um eine Perversion im engeren Sinne.

2 Epidemiologie

Bei sexuellen Auffälligkeiten im Kindes- und Jugendalter ist immer zu bedenken, dass es sich um vorübergehende Phänomene handeln kann. Reifungsverfrühungen und Reifungsverzögerungen können auftreten. Störungen der Geschlechtsidentität und der sexuellen Präferenz lassen sich selten klar erkennen. Im Kindesalter wird lediglich von einer Störung der Geschlechtsidentität gesprochen. Im Alter von 4-11 Jahren möchten ca. 3-6% aller Jungen und 10-12% aller Mädchen bisweilen dem anderen Geschlecht angehören. Etwa 0-2% der Jungen möchte bisweilen zu oft dem anderen Geschlecht angehören, bei Mädchen sind es 2-5% (Steinhausen, 1996, S. 282; Meyenburg, 1997, S. 314). Dieser häufige Wunsch im Kindesalter ist aber nicht gleichzusetzen mit der diagnostisch relevanten tiefgreifenden Ablehnung des eigenen Geschlechts, was relativ selten auftritt. Bei Mädchen scheint die Störung seltener zu sein als bei Jungen (WHO, 1993, S. 242 f.).

Angaben über die Häufigkeit einzelner sexueller Störungen im Kindes- und Jugendalter sind mir nicht bekannt. Im Erwachsenenalter sind sexuelle Auffälligkeiten im Sinne von Störungen der Sexualpräferenz vor allem bei Männern zu finden (Heinemann und Hopf, 2001, S. 159)

3 Diagnostik

Nach der ICD-10 (WHO, 1993, 241 ff.) wird zwischen Störungen der Geschlechtsidentität (F64) und Störungen der Sexualpräferenz (F65) unterschieden. Unter F66 werden psychische und Verhaltensprobleme in Verbindung mit der sexuellen Entwicklung und Orientierung genannt, darunter fallen sexuelle Reifungskrisen, ichdystone Sexualorientierung, sexuelle Beziehungsstörungen sowie sonstige und nicht näher bezeichnete psychosexuelle Entwicklungsstörungen.

Zu den Störungen der Geschlechtsidentität zählen Transsexualität mit dem Wunsch, als Angehöriger des anderen anatomischen Geschlechts zu leben und anerkannt zu werden. Es besteht der Wunsch nach Geschlechtsumwandlung. Weiterhin werden genannt Transvestitismus unter Beibehaltung beider Geschlechtsrollen. Hier besteht der Wunsch, zeitweise gegengeschlechtliche Kleidung zu tragen. Die Störung der Geschlechtsidentität im Kindesalter ist gekennzeichnet durch den dringenden und anhaltenden Wunsch, zum anderen Geschlecht zu gehören.

Bei Störungen der Sexualpräferenz wird zwischen Fetischismus, dem Gebrauch gegenständlicher Objekte als Stimuli für die sexuelle Erregung und dem fetischistischen Transvestitismus, bei dem es beim Umkleiden zur sexuellen Erregung kommt, unterschieden. Ferner gibt es den Exhibitionismus, der wiederholten oder ständigen Neigung, das Genital vor meist gegengeschlechtlichen Fremden in der Öffentlichkeit zu entblößen, und den Voyeurismus, dem wiederholten oder ständigen Drang, anderen Menschen bei sexueller Aktivität oder Intimität zuzusehen. Bei der Pädophilie besteht eine sexuelle Präferenz für Kinder. Weiterhin wird der Sadomasochismus genannt, bei dem sexuelle Aktivitäten mit Zufügen von Schmerzen, Erniedrigung oder Fesseln bevorzugt wird. Meist empfindet die betroffene Person sowohl bei masochistischen als auch bei sadistischen Aktivitäten sexuelle Erregung. Ferner gibt es multiple Störungen der Sexualpräferenz, sonstige Störungen, bei denen relativ

ungewöhnliche Präferenzen und Aktivitäten angegeben werden, wie Erregung durch Telefonanrufe, dem Reiben der Genitalien an weiblichen Personen in Bussen und ähnliche Situationen (Frotteurismus), dem Verkehr mit Toten (Nekrophilie) oder mit Tieren (Sodomie).
Im Kindesalter (Heinemann und Hopf, 2001, S. 159) ist vor allem sexualisiertes und provozierendes Verhalten zu nennen, das meist als Folge des sexuellen Missbrauchs auftritt. Im Zusammenhang mit Hospitalismussyndromen oder auch geistigen Behinderungen kann es zu stereotypen autoerotischen Handlungen wie zwanghaftem Onanieren kommen. Die Sexualdelinquenz (Günter, 2001) ist im Jugendalter ein wichtiger Behandlungsbereich. Viele Sexualstraftäter zeigen gleichzeitig auch dissoziale Auffälligkeiten wie Eigentumsdelikte und/oder Gewalttaten.

4 Theorie

Perversionen oder sexuelle Auffälligkeiten dienen der Konfliktabwehr. Als wesentlicher Abwehrmechanismus ist die Sexualisierung zu nennen. Sie dient der Abwehr schmerzhafter Affekte und vor allem narzisstischer Konflikte. Gefühle, von Angst überwältigt zu werden, werden verhindert, indem die Situation durch sexuelle Handlungen entlastet wird. Durch Wendung von der Passivität zur Aktivität werden traumatische Erfahrungen abgewehrt (Goldberg, 1975, S. 337). Im Exhibitionismus etwa wird durch aktives Zufügen von Angst und Schreck der eigene Affekt abgewehrt.
Während Mädchen sexuelle Traumata eher durch ein zwanghaftes Verbleiben in der Opferposition abwehren, etwa in der Prostitution oder im Eingehen neuer Partnerschaften, in denen es erneut zur Wiederholung von Missbrauchssituationen durch den Partner an den eigenen Kindern kommt, wehren Jungen das Erlebte eher durch Wendung von der Passivität in die Aktivität ab.
Die sexuelle Handlung enthält eine Mischung aus Aggression und Sexualisierung. In der Perversion oder zwanghaften sexuellen Handlung bildet sich ein Kindheitstrauma ab, das durch die Handlung ungeschehen gemacht werden soll. Die erlittene Demütigung und narzisstische Kränkung wird dabei in einen Triumph verwandelt (Stoller, 1998, S. 25 ff.).
Die männliche sexuelle Entwicklung ist vermutlich störanfälliger als die weibliche, da das männliche Kind seine primäre Identifikation mit der Mutter aufgeben und sich mit einem männlichen Objekt, in der Regel dem Vater, identifizieren muss. Bleibt der Knabe inzestuös an eine verführerische Mutter gebunden, gelingt der Identifikationswechsel nicht, und es besteht die Gefahr einer psychotischen oder perversen Entwicklung (McDougall, 1985; Stoller, 1968). Die Perversion ist dabei eine Rebellion gegen das Gesetz des Ödipuskomplexes. Indem der Ödipuskomplex in der Perversion umgangen und die Illusion, mit der Mutter ein Paar zu bilden, aufrechterhalten wird, wird der Umweg der Identifizierung mit dem Vater vermieden. Die Perversion schützt vor der Psychose, der grenzenlosen Verschmelzung im oralen Universum. Die Illusion der Bisexualität kann die Trennungsangst von der Mutter abwehren. Die Aggression wird verleugnet (McDougall, 1985).

Im Zusammenhang mit der Trennungsangst ist zu bedenken, dass das Übergangsobjekt auch in seiner Funktion als früher Fetisch diskutiert werden kann. „Das Übergangsobjekt kann schließlich zum Fetisch werden und damit als ein Merkmal des Sexuallebens des Erwachsenen persistieren" (Winnicott, 1987, S. 19). Während es in der frühen Kindheit durch seinen Symbolcharakter beruhigende Funktionen hat, dient es im fetischistischen Gebrauch der Angstabwehr durch sexuelle Erregung. „Ein vierjähriger Junge holt sich für die Nacht ein gebrauchtes Nachthemd seiner Mutter. Er wickelt sich regelrecht darin ein und schnüffelt daran" (persönliche Mitteilung von Hans Hopf). Die Perversion und normale Entwicklung haben Wurzeln im Übergangsobjekt.

Nach Günter (2001) dient das sexuell deviante Verhalten der Abwehr von Unterlegenheitsgefühlen, Minderwertigkeitsgefühlen, Demütigungserlebnissen, Rachegefühlen und unterdrückten aggressiven Größenphantasien. Unterdrückte Aggressionen und Ängste, dominiert zu werden, führen dazu, dass Gewaltsituationen aufgesucht und inszeniert werden. In der Genese der Patienten findet sich häufig eine nicht gelöste Bindung an eine als dominierend und vernachlässigend empfundene Mutter. Hinter einer angepassten, höflichen Fassade erleben sich Jugendliche mit sexual deviantem Verhalten oft als Monster und erschrecken vor ihren eigenen Triebdurchbrüchen. Schuldgefühle werden durch verleugnendes, teilweise auch auftriumphierendes Verhalten abgewehrt (ebd., S. 43). „Die Sexualdelinquenz würde so gesehen einen untauglichen Bewältigungsversuch darstellen, den untauglichen Versuch, eine Lösung für depressive und paranoide Ängste zu finden" (ebd., S. 44).
Auch Günter sieht eine mangelhafte Identifikation mit einem väterlichen Objekt, das nicht als stabile innere Repräsentanz verinnerlicht werden konnte, als wesentliche Grundlage der Entwicklung in die sexuelle Auffälligkeit. Hinzu kommt meist eine ambivalente Beziehung zur Mutter. Väterliche Objekte wurden oft als verfolgend, sadistisch und überstreng angesehen, oder sie werden aus verschiedenen Gründen negiert (ebd., S. 46).

5 Behandlung

Eine ausschließliche Zentrierung auf das sexuell deviante Symptom erscheint weitgehend wirkungslos. Günter (2001, S. 44) schlägt gerade bei Jugendlichen eine therapeutische Behandlung in Kooperation mit der Sozialarbeit zur Stabilisierung des Umfeldes vor.
Besondere Schwierigkeiten bereiten die sexualisierten Übertragungsprozesse für den Therapeuten. Die Übertragungs- und Gegenübertragungsprozesse sind schwer zu reflektieren. Es besteht eine große Gefahr, aus eigenen Ängsten heraus den Patienten abzuwerten und als nicht behandelbar zu betrachten. Weitere schwer zu kontrollierende Gegenübertragungsprozesse sind sadomasochistische Konstellationen. Der Betreuer oder Therapeut gerät in eine masochistische Position oder in eine versteckt sadistische Position.
Bei Sexualdelinquenz besteht die Gefahr des Korrumpiertwerdens. Der Therapeut meint dann, dass das Ganze nicht so schlimm sei, die anderen schuld dran seien, und hält den Betroffenen nur für ein Opfer (ebd., S. 45).

Für viele Jugendliche ist eine stabile väterliche Identifikationsfigur in einem pädagogischen Setting zentral (ebd., S. 46). Die Stabilisierung der äußeren Situation in Schule oder Beruf ist gleichfalls von wesentlicher Bedeutung. Oft fehlt eine Peergroup, und es liegt eine mangelhafte Ablösung vom Elternhaus vor. Erst wenn die Basis der realen Lebensverhältnisse stabil genug ist, kommt nach Günter eine Psychotherapie bei den Jungendlichen in Frage. Oft werde angenommen, dass bei den Jugendlichen keine Motivation zur Therapie bestehe und eine hohe Rückfallgefährdung vorliege. Günter weist darauf hin, dass die Rückfallquote bei Sexualstraftätern nicht höher ist als bei anderen Straftätern (ebd., S. 48).
Die fehlende Therapiemotivation ist kein Argument gegen eine Therapie. Damit muss im Sinne eines Widerstandes (sowohl des Therapeuten als auch des Patienten) therapeutisch gearbeitet werden (ebd., S. 49; Rauchfleisch, 2003, S. 188). Verletzungen der Rahmenbedingungen müssen zeitweise geduldet werden, da sie die Autonomiebedürfnisse der Jugendlichen sichern. Deutungen werden als manipulierend und kontrollierend verstanden, was behandlungstechnisch schwierig ist.
Ziel ist bei allen Behandlungen, die Funktionalität und Schutzfunktion des Verhaltens verstehbar zu machen. Der Therapeut muss eine klare Stellung beziehen und das Realitätsprinzip vertreten, damit der Patient nicht das Gefühl bekommt, sein Verhalten, vor allem bei der Sexualdelinquenz, werde entschuldigt. Dies ist eine Modifikation des klassischen Settings. Es darf sich nicht darauf beschränken, die Innenwelt zu verstehen, sondern muss auch das Realitätsprinzip vertreten. Deshalb ist oft eine Kooperation mit der Pädagogik nötig. Das Brüsten mit Taten vieler Jugendlicher ist nicht Ausdruck eines fehlenden Leidensdruckes, sondern Abwehr strafender Über-Ich-Anteile (Günter, 2001, S. 53). Das Ziel einer Behandlung sexueller Auffälligkeiten kann man wie folgt zusammenfassen: „Was wir letztendlich in Rahmen einer psychoanalytisch orientierten Psychotherapie versuchen, ist, an die Stelle eines perversen Mechanismus, der die omnipotente Beherrschung des Objektes zum Ziel hat, wieder eine lebendige Beziehung treten zu lassen" (ebd., S. 57).

Oft kommt es während der Behandlung zu einem Agieren in der Realität, und die Motivation zur Behandlung entsteht erst durch das adäquate Reagieren des Therapeuten (siehe Frau D. in meinem Beitrag über geistige Behinderungen in diesem Band).

Fallbeispiel:

Julia, Tochter eines Apothekerehepaares, war mit 16 Jahren für ein Jahr als Austauschschülerin in Australien gewesen und berichtete, dass sie angeblich nie unter der Trennung gelitten hätte. Nach ihrer Rückkehr waren die Eltern allerdings entsetzt, als sie die Tochter wiedersahen: Julia hatte fast 14 kg zugenommen und wirkte regelrecht unförmig. Mit eisernem Willen, Diät und Sport schaffte es Julia, wieder ihr altes Gewicht zu erlangen. Dann fiel den Eltern auf, dass Julia stundenlang – überwiegend nachts – im Internet chattete. Hinterher wirkte sie meistens desorientiert und niedergeschlagen. Schließlich vertraute sie den Eltern an, dass sie sich ausschließlich in Chatrooms von Internet-Nutzern mit sadomasochistischen Neigungen aufhielte und dort Kontakte schließen würde. Sie zeigte den Eltern auch selbst gefertigte Zeichnungen mit sadomasochistischen Geschehnissen, Würgen, Aufschlitzen, Verletzen und Zerstückeln von Geschlechtsorganen etc., so dass diese außerordentlich erschraken: Insbesondere über die ihnen unbegreifliche Gelassenheit des Mädchens beim Sprechen über seine absonderlichen sexuellen Wünsche und die völlige Ausblendung möglicher Gefahren. Sie hätte sich schließlich mit einem etwa 50-jährigen Sadomasochisten in der Schweiz verabredet, den sie in einem der Chatrooms kontaktiert hatte. Mit diesem Mann veranstaltete sie stundenlang sadomasochistische „Spiele" bis zum jeweiligen Orgasmus. Solche „Beziehungen" gab es danach häufiger, Julia konnte sie ihrer Meinung nach beginnen und beenden, wann sie wollte, und triumphierte auf diese Weise über die jeweiligen Männer. Weil Julia aber gleichzeitig spürte, dass ihre sonstigen Beziehungen völlig desolat waren und sie zunehmend die Ängste der Eltern verstehen konnte, wandte sie sich an mich.

Zum ersten Gespräch kam – zu meiner großen Überraschung – eine hübsche dunkelhaarige Jugendliche, die mit sanfter Stimme sprach. Diese Stimme stand im schroffen Kontrast zu den monströsen Fakten, die sie beschrieb. Ich spürte, wie sie mich mit ihren Erzählungen über ihre sadomasochistischen Erlebnisse zu attackieren suchte, mein Erschrecken deutlich wahrnahm und über mich mit leisem Vergnügen triumphierte. Ich bemerkte zudem, dass sie, um Macht über mich zu gewinnen, mich mit sexuellen Sequenzen regelrecht zu stimulieren suchte. Ich muss zugeben, dass ich ein solches Maß an Schamlosigkeit bislang nicht erlebt hatte. Ich bemerkte, wie alle Inzest-Grenzen verschwammen und Julia den psychoanalytischen Rahmen und meine abstinente Haltung zu zerstören suchte. Ich deutete Julia ihre Versuche, Macht über mich zu gewinnen, weil sie fürchtete, dass ich Macht über sie gewinnen würde. Als ich ihr in einer der nächsten probatorischen Sitzungen die Tür öffnete, meinte sie kichernd, ich hätte unter Umständen nackt sein können. Jedenfalls würde bei ihnen zu Hause ständig jemand unbekleidet durchs Haus springen. Häufig säßen sie auch im Bad beieinander, gelegentlich auch nackt, und würden sich alles erzählen. Es gäbe bei ihnen keinerlei Geheimnisse. Als ich vorsichtig meinte, dass das vielleicht zu viel Nähe sein könnte, begann Julia plötzlich zu weinen; sie würde immer impulsiv reagieren, wenn jemand kritische Bemerkungen über ihre Familie machen würde. Nach fünf probatorischen Sitzungen sagte Julia am Ende der Stunde, sie wäre heute zum letzten Mal bei mir. Dies löste wiederum Fassungslosigkeit bei mir aus, und ich fühlte mich abrupt fallen gelassen und entwertet. Sie spüre, dass sie eine emotionale Beziehung zu mir entwickeln würde, das wolle sie nicht, und darum würde sie sich rechtzeitig trennen. Als ich meinte, dass das ausschließlich ihre Entscheidung sei, begann sie wiederum heftig zu weinen. Sie fürchtete, ich sei ihr jetzt böse, und das könne sie nicht ertragen. In der nächsten Stunde teilte sie mir mit, dass sie die Behandlung doch wollte. Mittlerweile war sie von einem Traum existentiell erschreckt worden, den sie aufgewühlt erzählte:

„Ich verreise mit vielen Leuten, und wir sind weit weg. Wir kommen in einem Vergnügungspark an. Ich habe ein kleines Kind auf dem Arm, das ich schützen muss, weil wir durch widerlichen, klebrigen Schlamm waten. Ich sehe leere Tierkäfige und stelle mit einem Mal voller Ekel fest, dass der

Schlamm aus Rückständen von verwesten Tieren besteht. Auf einmal kommt ein Gorilla mit einem Jungen auf uns zu. Ich erstarre vor Angst, dann kommt ein Bär mit seinem Jungem und schließlich am schlimmsten ein wutschnaubendes Nashorn mit einem kleinen Nashorn. Ich überlebe mit dem Kind, und wir gehen eine Treppe hoch. Ringsum sehe ich Leichen, Kadaver und Kinderskelette. Oben ist ein Supermarkt, ich will Geld aus einer Schale nehmen, der Kaufmann sieht her, und ich lasse es liegen. Gehe mit dem Kind ins Freie. Die Sonne scheint, wir sind befreit."

Danach meinte sie noch: „Ich habe das Schlimme herausgelassen, aber jetzt ängstigt mich alles. Das Kind ist wohl hier entstanden. Das Kind bin aber auch ich, ich will neu anfangen."

Ich gehe davon aus, dass sich damit die sadomasochistischen Wünsche, der Wechsel zwischen Triumph und Wertlosigkeit, abbildeten und zum panikartigen Schrecken – auch über die nicht mehr zu kontrollierenden Triebimpulse – führte. Andererseits wurde auch eine inzestuös-ödipale Übertragung erkennbar, als sie meinte, das Kind im Traum wäre wohl aus der Beziehung mit mir.

Ich sehe in der damaligen Inszenierung der Patientin, als sie ihre „schamlosen" und gewalttätigen Bilder den Eltern zeigte, die Wiederholung einer traumatischen Szene. Von früh an suchte sie Subjekt-Objekt-Grenzen aufzubauen, was wegen der überwältigenden Nähe zu den Eltern und deren Verletzung, ja Verleugnung von Inzestgrenzen misslingen musste. Die Überstimulierung musste vermutlich einst so erschreckend und bedrohlich auf sie gewirkt haben wie jetzt ihre sadomasochistischen Fantasien und bildnerischen Akte auf die Eltern. Darum konnten sich auch keine ausreichenden Schamschranken entwickeln, die das kleine Individuum geschützt und abgegrenzt hätten. Um nicht mit den Elternobjekten zu verschmelzen, entwickelte sie sadomasochistische Mechanismen, deren Funktion es war, bedrohliche Nähe über Machtausübung zu kontrollieren. Somit fühlte sie sich beim Eingehen von klar geregelten sadomasochistischen Beziehungen sicher, hatte allerdings panische Ängste vor emotionalen Liebesbeziehungen, weil sie sich dann in Abhängigkeit erlebte. Sie konnte schamlos über ihre sexuellen Aktivitäten berichten, musste sich jedoch schämen, wenn sie über Gefühle sprach. Nach Wurmser (1990, S. 393) ist Schamlosigkeit auch nicht eine einfache Regression auf ein Stadium vor der Errichtung einer Schamschranke. Vielmehr handelt der Schamlose so, um das Zeigen von Gefühlen zu vermeiden, weil er fürchtet, dass jeder, der sie wahrnähme, auch Macht über ihn gewinnen würde. Gefühle zu zeigen bedeutet somit auch Selbstverlust.

Scham ist eine spezifische Form von Angst, die durch eine drohende Gefahr der Bloßstellung, Demütigung und Zurückweisung hervorgerufen wird. Sie wird ab der zweiten Hälfte des zweiten Lebensjahres erkennbar, wenn sich das Kind sowohl als Subjekt wie auch als Objekt erleben kann. Freud sah in der Schamangst die Abwehr grandioser und exhibitionistischer Wünsche. Nach Wurmser ist Schamangst doppelter Natur. Sie ist entweder eine Antwort auf ein überwältigendes Trauma schon erfahrener Hilflosigkeit. Sie kann aber auch als Signal dienen, das durch eine mildere Form von Zurückweisung ausgelöst wird und vor einer intensiveren Zurückweisung warnt.

Ihre Eltern wollten sich einst „grenzenlos" in ihr Kind einfühlen und verleugneten auf diese Weise alle Grenzen, insbesondere die Inzestgrenzen. Julia konnte in der Adoleszenz die anstehenden Konflikte nicht lösen (im Traum zuvor, weit weg in einem Vergnügungspark). Aus Angst vor der Nähe zum Vater fürchtete sie nach der Rückkehr manifest jede emotionale Nähe und entwickelte Mechanismen, um Macht über die Objekte auszuüben. Im Bereich von sexuellen Wünschen, Betätigungen und Kontakten erschien sie darum völlig schamlos zu sein, weil sich keine manifesten Schamängste zeigte. Andererseits suchte sie sich Väter, die zum eigenen grenzenlos empathischen Vater das genaue Gegenteil darstellten, ihm vom Alter zwar meist ähnlich, mit dem sie sadomasochistische Beziehungsmuster leben konnte, die durch übermäßige Strenge, jedoch auch durch klare Regeln strukturiert waren.
Ihr Chatten, die Kontaktaufnahme zur sadomasochistischen Szene und Essstörungen waren gleichzeitig radikale Versuche, den adoleszenten Loslösungsprozess zu bewältigen. Da Julia – auch – über das empathische Verstehen ihrer Eltern massiv festgehalten wurde, war ihre Autonomiesuche für die Eltern besonders ängstigend, weil sie in äußerst beunruhigender Weise in Szene gesetzt wurde.

Zusammenfassung
Sexuelle Störungen sind nicht einfach Störungen der Triebentwicklung, sondern komplizierte Störungen der gesamten psychischen Struktur. Im Zusammenhang mit sexuellen Störungen können andere Störungen wie narzisstische Störungen, Borderline-Störungen, Misshandlungssyndrome, dissoziale Entwicklungen, Depressionen und Psychosen auftreten. Diagnostisch wird zwischen Störungen der Geschlechtsidentität und Störungen der Sexualpräferenz unterschieden. Perversionen dienen der Konfliktabwehr. Sexuelle oder andere Traumata, schmerzhafte Affekte und Ängste werden über Sexualisierung abgewehrt. Die ödipale Entwicklung wird vermieden und verleugnet. In der Behandlung kommt es zu schwierig zu handhabenden sexualisierten Übertragungs- und Gegenübertragungsprozessen mit einer Gefahr des Agierens in der Realität.

6 Frequently Asked Questions (FAQ)

1. *Wie sind sexuelle Auffälligkeiten und normale sexuelle Neugier in der kindlichen Entwicklung zu unterscheiden?*

→ In der kindlichen Entwicklung und der Pubertät kann es zum Ausprobieren sexueller Handlungen, gesteigerter Neugier, Störungen in der sexuellen Entwicklung, Reifungsverfrühungen und Reifungsverzögerungen kommen. Je zwanghafter das Verhalten und aggressiver die Gegenübertragungsreaktionen, desto eher besteht der Hinweis auf eine traumatische und ernst zu nehmende psychische Störung.

2. *Warum sind von Perversionen hauptsächlich Männer betroffen?*

→ Die männliche Sexualentwicklung ist störanfälliger, da Jungen auf männliche Identifikationsobjekte für ihre Ablösung aus der präödipalen und ödipalen Mutterbindung angewiesen sind. Werden Jungen von den Müttern inzestuös gebunden oder fehlen Väter für diese Funktion, besteht die Gefahr der Verschmelzung mit der inzestuös bedrohlichen Mutter. Die Perversion dient dann der Abgrenzung bei fehlender männlicher Geschlechtsidentifikation. Die Mutter wird idealisiert und die Aggression in der perversen Handlung abgewehrt.

3. *Ist es bei der Hartnäckigkeit sexueller Fixierungen überhaupt sinnvoll, eine Psychotherapie durchzuführen?*

→ Eine Psychotherapie sollte die gesamte Persönlichkeit behandeln und den Abwehrcharakter der sexuellen Störung deuten, etwa die Wendung von der Passivität zur Aktivität selbst erlittener Traumata. Neben der Reflexion der Übertragungs- und Gegenübertragungsprozesse muss die Realität stärker in die Therapie einbezogen werden. Es bedarf der Kooperation mit Sozialarbeit und Pädagogik und des Aufbaus eines stabilen Umfeldes mit männlichen Identifikationsmöglichkeiten, gerade bei Kindern und Jugendlichen. Eine vom Ich getätigte bessere Kontrolle der eigenen Impulse kann so erreicht werden. Einer meiner Patienten, der in seiner Kindheit schwerem sexuellem Missbrauch durch Männer ausgesetzt war, suchte nach der Therapie weiterhin sexuelle Beziehungen mit Männern, die Beziehungen waren aber nicht mehr von Gewalt geprägt.

7 Prüfungsfragen

1. Mit welchen anderen psychischen Störungen treten sexuelle Auffälligkeiten gehäuft auf?
2. Nennen Sie die Störungen der Geschlechtsidentität nach der ICD–10!
3. Welche Störungen der Sexualpräferenz werden in der ICD–10 beschrieben?
4. Welches sind die Hauptabwehrmechanismen in der Perversion oder bei sexuellen Auffälligkeiten?
5. Beschreiben Sie die Psychodynamik der inneren Konflikte und deren Abwehr mit der Symptombildung!
6. Beschreiben Sie geschlechtsspezifische Aspekte in der frühkindlichen Entwicklung, die eine besondere Anfälligkeit für Störungen in der sexuellen Entwicklung bewirken können!
7. Mit welchen Übertragungs- und Gegenübertragungsproblemen muss bei der Behandlung sexueller Störungen gerechnet werden?
8. Warum ist bei Kindern und Jugendlichen eine Zusammenarbeit mit pädagogischen Fachvertretern sinnvoll?
9. Nennen Sie die Ziele der Behandlung!
10. Geben Sie zwei Beispiele für ein Agieren bei sexuellen Störungen in der Realität während der Behandlung!

8 Literatur

- Freud S (1915): Triebe und Triebschicksale. GW Bd. X. Frankfurt/M: Fischer
- Goldberg Al (1975): A Fresh Look at Perverse Behaviour. Int J Psychoanal 56:335–342
- Günter M (2001): Die Behandlung jugendlicher Sexualstraftäter aus psychoanalytischer Sicht. Kinderanalyse 9(1):419–59
- Heinemann E, Hopf, H (2001): Psychische Störungen in Kindheit und Jugend. Symptome – Psychodynamik. Fallbeispiele – psychoanalytische Therapie. Stuttgart: Kohlhammer
- McDougall J (1985): Plädoyer für eine gewisse Anormalität. Frankfurt/M: Suhrkamp
- Meyenburg B (1997): Geschlechtsidentitätsstörungen im Kindes– und Jugendalter. In: Sigusch V (Hrsg.): Sexuelle Störungen und ihre Behandlung. Stuttgart: Vandenhoeck & Ruprecht, Thieme
- Rauchfleisch U (2003): Psychotherapie mit aggressiven, dissozialen Kindern, Jungendlichen und Erwachsenen. In: Heinemann E, Rauchfleisch U, Grüttner T (Hrsg.): Gewalttätige Kinder. Psychoanalyse und Pädagogik in Schule, Heim und Therapie. Düsseldorf und Zürich: Walter
- Steinhausen H-Chr (1996): Psychische Störungen bei Kindern und Jugendlichen. Lehrbuch der Kinder- und Jugendpsychiatrie. München, Wien, Baltimore: Urban und Fischer
- Stoller RJ (1968): Sex and Gender. On the Development of Masculinity and Feminity. New York: Karnac
- Stoller RJ (1998): Perversion. Die erotische Form von Hass. Gießen: Psychosozial Verlag
- WHO (1993): Internationale Klassifikation psychischer Störungen – ICD–10. Bern, Göttingen: Hans Huber
- Winnicott DW (1987): Vom Spiel zur Kreativität. Stuttgart: Klett Cotta
- Wurmser L (1990): Die Maske der Scham. Die Psychoanalyse von Schamaffekten und Schamkonflikten. Berlin, Heidelberg: Springer

4.7 Somatoforme Störungen bei Kindern und Jugendlichen

CHRISTINE TABBERT-HAUGG

1 Einleitung

Für die tiefenpsychologisch fundierte oder analytische Psychotherapie bei Kindern und Jugendlichen, die an somatoformen Störungen (aus dem Griechischen und dem Lateinischen hergeleitet und zusammengesetzt: wie körperlich erscheinend) leiden, gibt es gegenwärtig verschiedene, z. T. recht unterschiedliche Notwendigkeiten zur Aufnahme einer Behandlung. Zunächst werden Diagnose-Schemata benötigt, um das Krankheitsbild und seine Unterformen zu definieren. Die gängigsten wie die ICD-10 (Internationale Klassifikation psychischer Störungen; Dilling und Freyberger, 1999; Dilling et al., 2004/2005), das DSM-IV (Diagnostisches und statistisches Manual psychischer Störungen; Saß et al., 1998) oder speziell für Kinder und Jugendliche das MAS (Multiaxiales Klassifikationsschema für psychische Störungen des Kindes- und Jugendalters nach ICD-10 der WHO; Remschmidt et al., 2002) sind rein deskriptiv und nicht auf psychodynamische Gesichtspunkte bezogen. Lediglich die OPD-KJ (Operationalisierte psychodynamische Diagnostik im Kindes- und Jugendalter; Arbeitskreis OPD-KJ, 2003) basiert auf psychoanalytischen Konzepten, wenngleich sich dieses diagnostische Instrument ebenfalls z. T. auf beobachtbare Verhaltensvorgänge konzentrieren muss. Dadurch zeigt auch dieses eigens für Kinder und Jugendliche und deren einzelne Entwicklungsstufen konzipierte differenzierte Instrument, dem es wichtig ist, die Verbindung entwicklungspsychologischer Konzepte mit psychoanalytischen Theorien herzustellen, zwangsläufig vereinfachende Tendenzen. Durch jede operationalisierte Diagnostik kann die individuelle Ausgestaltung einer psychischen Störung in der persönlichen Biographie in den Hintergrund treten oder gar abhanden kommen. Noch mehr gilt dies für das ICD-10-Diagnoseschema (und für das DSM-IV). Doch es dient in der praktischen Anwendung hierzulande als diagnostische Grundlage der Richtlinien-Psychotherapie und wird deshalb in diesem Kapitel ausführlich dargestellt.

Essentielle Voraussetzungen sind selbstverständlich psychodynamische Krankheits- und Entwicklungskonzepte zum Verständnis der somatoformen Störungen als Kernstücke dieses Buchbeitrages. Aus diesen Sichtweisen sind die einzelnen Fallbeispiele ausgearbeitet, woraus sich dann auch spezielle behandlungstechnische Vorgehensweisen ergeben.

2 Definition des Krankheitsbildes und seiner Unterformen

Die Bezeichnung „somatoform" gilt als Oberbegriff für alle Störungsbilder, bei denen Patienten, Erwachsene wie Kinder und Jugendliche, in klinisch bedeutsamer Ausprägung unter körperlichen Beschwerden leiden, die durch eine medizinische Erkrankung nicht oder nicht ausreichend erklärt werden können. Kennzeichnend für Patienten mit somatoformen Störungen ist die Fixierung ihrer Aufmerksamkeit auf körperliche Beschwerden, verbunden mit der Überzeugung, somatisch krank zu sein, selbst wenn alle medizinischen Befunde dagegen sprechen. Da die älteren Definitionen wie „funktionelle Störungen" oder" funktionelles Syndrom" zu unscharf waren, versuchen die neueren und wiederholt aktualisierten Klassifikationssysteme ICD-10 und DSM-IV sowie das MAS den Begriff der somatoformen Störungen rein phänomenologisch besser einzugrenzen, nachdem er zuvor schon als eigenständige diagnostische Gruppe weltweit verbindlich eingeführt worden war. Diese Klassifikationssysteme beruhen auf Interview- und Fragebogendaten mit Symptomerhebungen, Ergebnissen von Einschätzungsskalen oder verschiedenen anamnestischen Daten. Auf der Basis dieser Einteilung nach Verhaltensdimensionen und empirisch ermittelten Informationen werden innerhalb der Gesamtgruppe der somatoformen Störungen verschiedene spezielle Syndrome für alle Altersgruppen zusammengefasst in der Absicht, für den klinischen Gebrauch einerseits eine Differenzierung von Störungsbildern mit spezieller Phänomenologie zu schaffen und andererseits eine möglichst einheitliche Terminologie zu erhalten. Im Vordergrund steht hier jedoch nicht – im Unterschied zu den früheren Einteilungsversuchen – der Nachweis einer Psychogenese des Krankheitsbildes. Vielmehr geht es um die Beschreibung eines bestimmten Verhaltensmusters, das nicht nur Symptome enthält, sondern auch die jeweiligen kognitiven Überzeugungen und subjektiven Krankheitstheorien der Patienten bzw. deren Einstellungen zu den Beschwerden und deren charakteristische Interaktionsbereitschaften, das auffällige Hilfesuchverhalten beim sozialen Umfeld wie Familienmitgliedern, Ärzten und Therapeuten. Allerdings tragen die gängigen Klassifikationssysteme noch wenig zur Verlaufsprognose speziell auch bei Kindern und Jugendlichen bei.

Eine kurze Übersicht der entsprechenden ICD-10- und die DSM-IV-Diagnosen somatoformer Störungen mit ihren Untergruppen wird von Hiller (2005) gegeben:

Tabelle 1: Somatoforme Störungen nach ICD-10 und DSM-IV

ICD-10	***DSM-IV***
Somatisierungsstörung	Somatisierungsstörung
undifferenzierte Somatisierungsstörung	undifferenzierte Somatisierungsstörung
somatoforme autonome Funktionsstörung	
anhaltende somatoforme Schmerzstörung	Schmerzstörung
dissoziative Störung (Konversionsstörung)	Konversionsstörung
hypochondrische Störung	hypochondrische Störung
(dysmorphe Störung)	körperdysmorphe Störung
andere/nicht näher bezeichnete somatoforme Störung	nicht näher bezeichnete somatoforme Störung

Nach ICD-10 gilt folgende allgemeine Definition der somatoformen Störungen: „Das Charakteristikum der somatoformen Störungen ist die wiederholte Darbietung körperlicher Symptome in Verbindung mit hartnäckigen Forderungen nach medizinischen Untersuchungen trotz wiederholter negativer Ergebnisse und Versicherung der Ärzte, dass die Symptome nicht körperlich begründbar sind." Rudolf (1998) betont, dass beide Klassifikationssysteme beinahe die gleiche Gruppe von Störungen zusammenfassen. Eine Ausnahme bilden die Konversionsstörung und die körperdysmorphe Störung, die in der DSM-IV-Übersicht von Tabelle 1 enthalten sind, während sie in der ICD-10-Übersicht von Tabelle 1 bei den somatoformen Störungen fehlen und stattdessen bei den dissoziativen bzw. dysmorphen Störungen angeführt werden.

Nach Rief und Hiller (1999) lassen sich die aufgelisteten Diagnosen beider Diagnoseschemata, wie im Folgenden ausgeführt, in drei Untergruppen unterteilen.

1. Bei den ***polysymptomatischen Störungsbildern*** leiden die betroffenen Patienten unter vielfältigen Beschwerden seitens unterschiedlicher Organsysteme (die Somatisierungsstörung, die undifferenzierte somatoforme Störung mit der wesentlich kürzeren Krankheitsdauer und die in der ICD-10 angeführte somatoforme autonome Funktionsstörung). Das klinische Bild einer *Somatisierungsstörung* (ICD-10 F45.0) zählt diagnostisch zu den „früh beginnenden erwachsenentypischen Störungen" (Blanz et al., 2006, S. 369 ff.). Sie beginnt vom Erscheinungsbild her betrachtet am häufigsten im Jugendalter und äußert sich in wiederholt auftretenden, meist auch wechselnden Symptomen, die sich auf jeden Körperteil oder jedes Körpersystem beziehen können. Sie erfordert per definitionem meistens zwei Jahre andauernde multiple und unterschiedliche Symptome, für die keine ausreichende somatische Erklärung durch Krankheit oder Einnahme von Substanzen gefunden wurde. Ferner weigern sich diese Patienten hartnäckig, den Rat oder die Versicherung von den häufig frequentierten Ärzten anzunehmen, nämlich dass für die Symptome keine körperliche Erklärung zu finden ist. Es besteht eine Beeinträchtigung familiärer und sozialer Funktionen durch die Art der Symptome, und es gibt eine Auswirkung auf das Verhalten im familiären Zusammenspiel. Außerdem müssen bei der Feststellung der Diagnose einer Somatisierungsstörung sechs oder mehr Beschwerden aus einer Aufstellungsliste von insgesamt 14 Beschwerden aus dem gastrointestinalen, dem kardiovaskulären, dem urogenitalen und dem Haut- und Schmerzbereich vorhanden sein und jeweils in mindestens zwei Bereichen dieser Liste auftreten. Wird die Diagnose einer *undifferenzierten Somatisierungsstörung* (ICD-10 F45.1) gestellt, beträgt die Dauer der Störung bei älteren Kindern und Jugendlichen hier nur mindestens 6 Monate, und die Intensität der Beschwerden ist nicht so ausgeprägt wie bei der Somatisierungsstörung.
Die *somatoforme autonome Funktionsstörung* (ICD-10 F45.3) weist multiple Symptome auf, die jedoch organspezifisch bzw. auf ein Organ(-system) begrenzt sind (z.B. Herz- und Kreislaufsystem, oberes und unteres Verdauungssystem, Atmungssystem, Urogenitalsystem) und vom Patienten und dessen Bezugspersonen so geschildert werden, als beruhten diese Beschwerden auf einer rein körperlichen Erkrankung.
2. Bei den ***monosymptomatischen Störungsbildern*** handelt es sich um die Konversionsstörung und um die Schmerzstörung. Die beklagte körperliche Symptomatik bleibt auf Schmerzen (z.B. Schmerzen aus dem muskuloskelettalen System wie Rücken- und Kopfschmerzen usw.) bzw. pseudoneurologische Symptome bei der Konversion begrenzt. Was Konversionsstörungen bzw. dissoziative Störungen anbelangt, gibt es jedoch hinsichtlich der Zuordnungen unterschiedliche Auffassungen bei den beiden oben abgebildeten Klassifikationssystemen.
Die *anhaltende somatoforme Schmerzstörung* (ICD-10 F45.4) zeichnet sich durch quälende und andauernde Schmerzen aus, die durch einen physiologischen Prozess oder eine körperliche Störung nicht oder nur unzureichend erklärt werden können. Das Auftreten der Schmerzen wird laut ICD-10 F45.4 meistens in Verbindung mit emotionalen Konflikten und psychosozialen Problemen beobachtet.
Sonstige somatoforme Störungen (ICD-10 F45.8) beschränken sich auf bestimmte Teile und Systeme des Körpers und werden definitionsgemäß nicht durch das vegetative Nervensystem vermittelt. In den klinisch-diagnostischen Leitlinien der ICD-10 heißt es: „Hier sind alle anderen Störungen der Empfindung zu klassifizieren, die nicht auf körperliche Störungen zurückzuführen sind, wenn sie mit belastenden Ereignissen oder Problemen in enger Verbindung stehen oder wenn sie zu beträchtlicher persönlicher oder medizinischer Aufmerksamkeit für den Patienten führen" (S.193).
Die *nicht näher bezeichnete somatoforme Störung* (ICD-10 F45.9) wird in den ICD-10-Leitlinien nicht weiter erläutert und auch als „psychophysiologische oder psychosomatische Störung" erwähnt (S.193).
Bei den *dissoziativen Störungen* bzw. *Konversionsstörungen* (ICD-10 F44), die in der ICD-10-Einteilung nicht zu den somatoformen Störungen gerechnet werden, liegt ebenfalls keine körperliche Erkrankung vor. Sie werden im klinisch-diagnostischen ICD-10-Leitfaden folgendermaßen definiert: „Das allgemeine Kennzeichen der dissoziativen oder Konversionsstörungen ist der teilweise oder völlige Verlust der normalen Integration von Erinnerungen an die Vergangenheit, des Identitätsbewusstseins, der unmittelbaren Empfindungen sowie der Kontrolle der Körperbewegungen (S. 173). Rudolf (1998) geht aber davon aus, dass der polysymptomatische Typ der Hysterie in dem Begriff der Somatisierungsstörung wieder zu finden sei.

3. In einer dritten Untergruppe befinden sich die ***hypochondrischen*** und die ***körperdysmorphen Störungsbilder*** (siehe auch Leibbrand et al., 2000). Bei der Hypochondrie leiden die Patienten unter Ängsten und Überzeugungen, eine schwere, oft lebensbedrohliche Krankheit (z.B. Tumor) zu haben. Patienten mit einer körperdysmorphen Störung beschäftigen sich übermäßig mit vermeintlichen Mängeln ihrer äußeren körperlichen Erscheinung (z.B. Hautflecken, Form der Nase oder anderer Körperteile etc.).

3 Spezielle Definition und Klassifikation für das Kindes- und Jugendalter

Da sich die ICD-Diagnostik vom Forschungsstand nicht auf Entwicklung oder Verlauf bezieht, kann sie nicht ohne weiteres auf Kinder und Jugendliche angewandt werden, denn die gleichen Symptome haben auf verschiedenen Altersstufen oft ganz unterschiedliche Ursachen und Bedeutungen. Man denke zum Beispiel an eine Fütterungsstörung beim Säugling, die gewöhnlich eine ganz andere Aussage hat als eine Appetit- oder Essstörung im Kindesalter oder in der Adoleszenz. Die mangelnde Berücksichtigung der Entwicklungsaspekte der gebräuchlichen Terminologie bei zahlreichen Störungen, die sowohl im Erwachsenenalter als auch im Kindesalter auftreten, wurde hinsichtlich ihrer Ausdifferenzierung bereits vielfach beanstandet (Graham und Skuse, 1992/2002). Somatoforme Störungen lassen sich wie zahlreiche andere Störungen in die genannten Kategorisierungen schwer einordnen, da sie sowohl im Erwachsenen- als auch im Kindes- und Jugendalter auftreten können, oft im frühen Entwicklungsalter beginnen und sich manchmal nicht ins Erwachsenenalter fortsetzen bzw. umgekehrt gerade wegen ihres frühen Beginns häufig einen gravierenden Verlauf sogar lebenslang zur Folge haben. Zudem werden sowohl qualitative als auch quantitative Abweichungen von einer gewissen herkömmlichen Norm nicht klar definiert, wie dies z.B. bei sexualisiertem Verhalten im Kleinkindalter als verfrüht oder bei einer Enuresis im Schulalter als verspätet einzustufen wäre. Für die biologische, neuropsychologische und sozialpsychologische Forschung wäre eine Betrachtung erforderlich, die sich einer sorgfältig herausgearbeiteten Phänomenologie psychischer Auffälligkeiten und einer Verlaufsbeobachtung bedient (Kupfer et al., 2002). Die Patienten mit einer somatoformen Störung, egal welcher Altersgruppierung sie angehören, stellen im medizinischen Versorgungssystem eine besondere diagnostische und therapeutische Herausforderung dar, vor allem weil ihre Beschwerden und das meist ängstlich gefärbte Körpererleben zur Chronifizierung tendieren und ständig – eventuell verstärkt durch die Reaktionen der Bezugspersonen – Anlass zu vielfältigen ärztlichen Untersuchungen geben. In ihrer Beschwerdeschilderung stellen sie den körperlichen Aspekt ihres Erlebens stets in den Vordergrund, denn sie nehmen ihre Gefühlszustände nicht primär als Affekt oder Gefühlserregung, Fremdheit oder Entleerung usw. wahr und können sie deshalb auch nicht direkt mitteilen. Vielmehr beschreiben sie ihre subjektiven Erlebnisse und Erfahrungen als symptomwertige Körperwahrnehmung, obwohl Depression und Angst häufig als Begleitbeschreibung vorkommen. Die Kranken und deren Familien haben meistens große Heilserwartungen an den Arzt als mächtigen, allwissenden Helfer, der mit seinen Anstrengungen und seiner medizinischen Kompetenz alle körperlichen Probleme beseitigen möge. Auf eine derartige Idealisierung folgt dann konsequenterweise die Enttäuschung und letztlich die Resignation, wenn dieses Beziehungsmuster sich ständig mit wechselnden Konsultationen entsprechend idealisierter medizinischer Fachspezialisten vergeblich wiederholt: Der Patient erhält im Zusammenwirken mit seiner Familie nie, was er dringend sucht, er fühlt sich unverstanden und kommt in seinem subjektiven Erleben immer wieder zu kurz. Die ärztliche Mitteilung von normalen diagnostischen Untersuchungsbefunden bringt also nicht Entlastung, sondern irritiert und verstärkt das Erleben von Abgeschobenwerden und Unverstandensein. Nicht selten unterstellen überforderte Ärzte aufgrund unreflektierter Gegenübertragungen tatsächlich irgendeine psychopathologische Problematik, um den Patienten und deren Angehörige zu beruhigen oder zu beschwichtigen, was einen Teufelskreis von Kränkungen (direkte Einsichtsermutigungen in seelische Konfliktbereiche werden von den Patienten und oft auch deren Angehörigen zunächst meistens strikt abgelehnt) und Missverständnissen ohne wirkliche Lösungsmöglichkeiten zur Folge haben kann.

Dieses typische Muster der Arzt-Patient-Beziehung findet sich selbstverständlich auch in anderen Beziehungen wieder. Es hat in frühen Kindheitserfahrungen seine Prägung erhalten (Henningsen, 2002), um hier schon die *psychodynamische Betrachtungsweise* einzuführen, wobei auf Rudolf (2004) verwiesen sei. Er sieht die Ursachen überwiegend in frühen Erfahrungen von Verlust und sozialer Not in der Primärfamilie und auch einer frühkindlichen Depressionsabwehr mit hoher Anpassungsbereitschaft an elterliche Forderungen und ausgeprägtem Leistungsstreben. Langewitz et al. (2003) beziehen sich bei der Erklärung der Psychogenese von Patienten mit somatoformen Störungen in ihrem Kapitel *Spezifische Interpretationsmuster* (S. 768) auf einige Untersuchungen, in denen sich zeigt, dass diese Patienten in ihrer Kindheit vermehrt Kontakt mit Krankheit und Krankheitsverarbeitung in der Familie aufweisen: „Somatisierende Patienten haben weit häufiger als Patienten mit rein organisch bedingten Symptomen oder Patienten mit rein psychiatrischen Symptomen selbst Krankheitserfahrungen in ihrer Kindheit gemacht (55% vs. 20% und 18%). Sie haben als Kinder auch häufiger als die beiden Vergleichsgruppen erlebt, dass Eltern krank waren (41% vs. 23% und 9%) … Es zeigt sich, dass bei somatisierenden Patienten in 75% Episoden von Angststörungen und Depressionen *vor* neuen körperlichen Symptomen aufgetreten waren. Nahezu ebenso häufig findet sich eine Besserung der emotionalen Befindlichkeitsstörung *vor* der Abnahme der körperlichen Symptome im Follow-up. Diese zeitliche Abfolge unterstreicht die Rolle emotionaler Faktoren bei der Färbung interpretativer Schemata, mit denen somatisierende Patienten ihrer subjektiven Umwelt und ihren Körperwahrnehmungen Bedeutung zuordnen“ (S. 768).

Das eingangs schon erwähnte **MAS** trägt dazu bei, die ICD-Diagnostik somatoformer Störungen besser auf Kinder und Jugendliche anwenden zu können. Es ergänzt das ICD-Schema durch folgende in sechs Achsen aufgeteilte Dimensionen:

1. Klinisch-psychiatrisches Syndrom: Kategorien der ICD-10 unter Einbeziehung einer speziellen kinderpsychiatrischen

Kategorie (überwiegend in Abschnitt F 9 und bei den somatoformen Störungen in F 4 zusammengefasst)
2. Umschriebene Entwicklungsstörungen (F 80, Sprechen und Sprache)
3. Intelligenzniveau (Maßstab ist der IQ)
4. Körperliche Symptomatik (entsprechend den Kategorien der ICD-10 mit besonderer Berücksichtigung der neurologischen Symptomatik)
5. Assoziierte aktuelle abnorme psychosoziale Umstände (z.B. belastende Lebensereignisse des Kindes oder abnorme intrafamiliäre Beziehungen usw.)
6. Globalbeurteilung der psychosozialen Anpassung (zehnstufige Skala zur Einschätzung des individuellen psychosozialen Adaptationsniveaus)

Bei Kindern und Jugendlichen zeigen die geschilderten und statistisch für diese Altersgruppierungen nicht so präzisierten Phänomene selbstverständlich gleitende Übergänge im Rahmen der zu leistenden Entwicklungsaufgaben, nämlich zwischen bereits bestehender Psychopathologie bis hin zu vorübergehenden Stressreaktionen bei außergewöhnlichen Belastungssituationen mit der entsprechenden Somatisierungstendenz. Mit einer frühzeitigen psychotherapeutischen Intervention kann bei Kindern und Jugendlichen oft sehr gut den Gefahren einer Verfestigung oder Vertiefung der bestehenden und oben dargelegten Symptomatik begegnet werden.
In der **OPD-KJ**, einem diagnostischen Instrument zur Erfassung psychodynamischer Dimensionen, werden die Kriterien für die Beziehungs-, Konflikt- und Strukturdiagnostik sowie für die Art der Krankheitsverarbeitung im Entwicklungsprozess berücksichtigt. Psychodynamische Einschätzungen werden in ursprünglich von Piaget (1973) erfassten Zeitfenstern eingeordnet, in denen eine gewisse entwicklungspsychologische Reife mit den entsprechenden psychischen Entwicklungslinien für die verschiedenen Altersstufen – im Wesentlichen orientiert an ich-psychologischen Konzepten – (A. Freud, 1971) zu erwarten ist. Es gibt vier Achsen: Beziehung, Konflikt, Struktur und Behandlungsvoraussetzungen. Sie verhelfen zu mehr Transparenz bei der Erfassung diagnostischer und psychodynamischer Prozesse.

4

! **Merke:** Die Klassifikationssysteme des DSM-IV und der ICD-10, die als Diagnoseschema in den Psychotherapie-Richtlinien vorausgesetzt werden, orientieren sich aus Gründen der Übersicht und der Vereinheitlichung deskriptiv an den beobachtbaren Phänomenen des Krankheitsbildes einer somatoformen Störung. Das MAS ergänzt die diagnostischen Blickwinkel der ICD-10 speziell für Kinder und Jugendliche. Die OPD-KJ basiert auf psychoanalytischen Konzepten und orientiert sich an den psychodynamischen Zusammenhängen, die zu dem jeweiligen Krankheitsgeschehen geführt haben.

4 Diagnostisches Procedere

Im diagnostischen Abklärungsprozess sind eine äußerst sorgfältige und ausführliche Anamnese und eine genaue medizinisch-organische Untersuchung unerlässlich. Eine somatische Erkrankung muss auch nicht eine somatoforme Störung ausschließen. Das Ausmaß des subjektiven Leidens und die damit verbundene psychosoziale Beeinträchtigung sind in ihrer Verhältnismäßigkeit zur nachgewiesenen organischen Erkrankung sehr gewissenhaft zu überprüfen, um entsprechende weitere psychotherapeutische Schritte einzuleiten. Bei der Erfassung psychodynamischer Dimensionen ist die ausschließlich deskriptive Diagnose des DSM-IV bzw. der ICD-10 nicht ausreichend für die Indikationsstellung einer Psychotherapie. Mehr Transparenz zur Erfassung diagnostischer und psychodynamischer Prozesse ermöglicht die oben bereits erwähnte OPD-KJ mit den jeweiligen Zeitfenstern für die einzelnen Altersstufen, mit den genannten Achsen Beziehung, Konflikt, Struktur und Behandlungsvoraussetzungen. Zur OPD-KJ ist die Diagnostik des MAS als Ergänzung zu sehen. Das MAS ist europaweit verbreitet und hilfreich, da die Einbeziehung der Entwicklungsdimension, des Intelligenzniveaus, der körperlichen Symptomatik und der psychosozialen Umstände von großer Bedeutung für das Verständnis einer Erkrankung eines Kindes oder eines Jugendlichen ist. Kinder und Jugendliche drücken eine seelische Thematik sehr häufig in Form von Somatisierungen aus (z.B. abdominelle Schmerzen), was im Laufe der Entwicklung tendenziell abnimmt. Die Fähigkeit von Kleinkindern, über körperliche Beschwerden zu berichten, ist stark abhängig vom Entwicklungsstand der Identifikation des Kindes mit Körperteilen (z.B. Bauch, Kopf, Herz, Sexualorgane etc.). Ferner haben somatoforme Störungen im Kindes- und Jugendalter eine hohe Komorbidität mit anderen Störungsbildern wie Depressionen, Angststörungen (z.B. Trennungsangst), posttraumatischen Belastungsstörungen usw. Erst wenn sich das Kind oder der Jugendliche längere Zeit mit der Vorstellung beschäftigt, eine ernsthafte körperliche Krankheit zu haben, sollte von einer somatoformen Störung gesprochen werden. Bei Kindern und Jugendlichen sind für somatoforme Störungen rezidivierende und vielgestaltige körperliche Beschwerden oder Schmerzen kennzeichnend, die definitionsgemäß nicht körperlich begründet sind und somit keine klar begründete Organpathologie aufweisen, sie sind also Manifestationen einer neurotischen Entwicklung, ausgedrückt durch körperliche Symptome und Befindensstörungen. Kinder und Jugendliche leiden in diesem Zusammenhang meist an Kopf-, Bauch- oder Gliederschmerzen, Müdigkeit und Übelkeit. Auch erhebliche Probleme bei der Alltagsbewältigung wie Schulleistungsstörungen durch häufige Fehlzeiten und komorbide psychische Störungen im Sinne depressiver und ängstlicher Symptomatik sind oft charakteristisch. Im jüngeren Kindesalter stehen bei somatoformen Störungen Beschwerden des Magen-Darm-Traktes im Vordergrund, in der Adoleszenz sind bereits Somatisierungsstörungen, hypochondrische Störungen, somatoforme autonome Funktionsstörungen sowie anhaltende somatoforme Schmerzstörungen zu beobachten gemäß den Definitionen in der ICD-10. Körperliche Symptome und Schmerzen ohne erklärbare organische Ursachen werden für das Kindes- und Jugendalter auch unter den dissoziativen Störungen vom körpersymptomatischen Typus

(ICD-10 F44 mit motorischen oder sensorischen Symptomen oder Ausfällen mit Anfällen oder Krämpfen oder einem gemischten Erscheinungsbild) als auch den somatoformen Störungen (ICD-10 F45) klassifiziert. Es werden hier häufig Einschränkungen oder gar Verluste von motorischen oder sensorischen Funktionen (pseudoneurologische Symptomatik) in einem zeitlichen Zusammenhang mit Belastungen im sozialen Umfeld beklagt. Gleichzeitig schildern diese Patienten oft eine Veränderung des Selbst- und Identitätsgefühls ganz allgemein (Hagenah und Herpertz-Dahlmann, 2005).

Es besteht bei den erkrankten Kindern und Jugendlichen ein erhöhtes Risiko für ernsthafte funktionale Beeinträchtigungen durch somatoforme Störungen mit dem geschilderten Teufelskreis aufwendiger medizinischer Untersuchungen bis ins Erwachsenenalter. Da sie sich als krank erleben bzw. von ihren Bezugspersonen entsprechend etikettiert werden, kommt es meist zu intensiven ärztlichen Konsultationen mit häufigem Arztwechsel. Das frühzeitige Erkennen der psychischen Dimension des Krankheitsgeschehens seitens der zunächst medizinisch diagnostizierenden und behandelnden Ärzte ist also dringend erforderlich, um die Verfestigung der Rolle des körperlich erkrankten Kindes oder Jugendlichen und damit eine Chronifizierung des Ablaufes zu durchbrechen. Entsprechend rasch müssen dann psychotherapeutische Maßnahmen auf den Weg gebracht werden, die beim Abbau eines häufig vorhandenen sekundären Krankheitsgewinnes hilfreich sind und die bei der meist längerfristigen Bearbeitung ursprünglicher Konflikte und Defizite dieser Patienten zur Verfügung stehen.

Das Kernstück der Befunderhebung insgesamt ist schließlich nach der medizinischen Abklärung das szenische Erfassen der psychischen Situation im Gespräch oder dem Spiel während des Interviews mit dem Kind oder dem Jugendlichen. Spiel- und Gesprächsanteile variieren selbstverständlich je nach Alter des Patienten.

! **Merke:** Somatoforme Störungen sind Krankheitsbilder mit klinisch bedeutsamer Ausprägung körperlicher Beschwerden als Folge von pathologischer Entwicklung ohne Weiterverarbeitung von ungelösten Konflikten, die sich unwissentlich (unbewusst) in Form der beklagten körperlichen Symptome und Befindlichkeitsstörungen manifestieren, ohne einen vorliegenden organpathologischen Befund oder körperliche Folgen von Substanzmissbrauch. Die Symptomatik ist weder bewusst vorgetäuscht noch „eingebildet" (wie bei hypochondrischen Angststörungen). Die Patienten sind überzeugt, körperlich krank zu sein. Sie zeigen ein auffallendes Hilfesuchverhalten beim sozialen Umfeld und geben Anlass zu vielfältigen medizinischen Untersuchungen. Diese können die subjektiven Erlebnisse und Erfahrungen der Betroffenen nicht zufrieden stellen, was wiederum häufig zu komplizierten Arzt-Patient-Beziehungen führt. Die meisten somatoformen Störungen gehen in ihren Anfängen auf das Kindes- und Jugendalter zurück. Entsprechend wichtig ist eine frühzeitige psychotherapeutische Intervention, um einer Chronifizierungsgefahr zu begegnen.

5 Symptombeurteilung

Die Beurteilung von Symptomen bei somatoformen Störungen im Kindes- und Jugendalter ist sehr komplex, weil sich diese jungen Patienten in sich rasch verändernden sozialen und psychophysiologischen Entwicklungsbewegungen und -aufgaben befinden und phasenspezifisch vulnerabel sind. Es ist hierfür hilfreich, sich die wesentlichen *psychodynamischen Modelle zum Verständnis von körperlichen Störungen, bei denen psychische Komponenten beteiligt sind*, kurz zu vergegenwärtigen (Näheres siehe bei Kannwischer, 2004, in Bd. 2 dieser Buchreihe). Es handelt sich um die Theorie organspezifischer psychodynamischer Konflikte nach Alexander (1985), das Konzept der zweiphasigen Verdrängung von Mitscherlich (1966/67) und das Alexithymie-Konzept der Französischen Schule (v. Rad, 1983). Nützlich ist auch die Theorie der De- und Resomatisierung von Schur (1955/1971). Danach ist der Grad der Desomatisierung von Affekten und Konfliktkonstellationen (d.h., sie werden mehr in den psychischen Bereich verlagert) sehr unterschiedlich und insbesondere bei älteren Kindern und Jugendlichen schwer einzustufen, und zwar wegen einer partiellen Ich-Regression bzw. einer Resomatisierung, abhängig vom jeweiligen Strukturniveau. Es sind also zu beurteilen: der Entwicklungsstand der Affekte, die Persönlichkeitsorganisation des Patienten, die Bedeutung des emotionalen Dialogs mit dem Umfeld im Hinblick auf die Ich-Funktionen und die frühen (unbewussten) Phantasiebildungen, die im Wechselspiel auf das eigene Körperselbst und den „bedeutsamen Anderen" (Winnicott, 1974, 1976) bezogen sind. Selbstverständlich ist es für die Symptomatik des Kindes und auch des Jugendlichen sehr wichtig, wie die Personen im sozialen Umfeld, speziell die Eltern, auf das Klagen über körperliche Symptome reagieren und in welchem Maße diese ihre eigenen seelischen Befindlichkeiten körperlich statt psychisch zum Ausdruck bringen. Wie bereits oben erwähnt, spielt auch die Arzt-Patient-Beziehung eine entscheidende Rolle. In ihr spiegelt sich gewöhnlich der Autarkie-Versorgungs-Konflikt im Sinne des Arbeitskreises OPD-KJ (2003) wider, verbunden mit den großen Heilserwartungen an den idealisierten Arzt und den immer wiederkehrenden Enttäuschungen auf seine entsprechende Diagnostik (kein organpathologischer Befund).

Bei der Einschätzung der Wertigkeit eines Symptoms ist zunächst

1. das *Alter* eines Kindes oder Jugendlichen von Bedeutung. Wie am Beispiel der Entwicklungsdynamik pathologischer Ängste andernorts im Rahmen der Krankheitsentstehung (Tabbert-Haugg, 2003) aufgezeigt wurde, können Beschwerden und Erkrankungen oft erst später, manchmal nach Jahren oder gar in einem späteren Lebensabschnitt „sichtbar und damit symptomatisch werden" (S. 77). Es gibt natürlich auch Entwicklungskrisen, die beim Auftreten in einem bestimmten Alter zur normalen Entwicklung gehören. So ist z.B. die Trennungsangst eines 2-jährigen Kindes altersentsprechend und damit anders zu werten als die eines 9-jährigen Kindes. Oder von einer Enkopresis spricht man beispielsweise nicht vor dem 4. Lebensjahr.
   Im Säuglingsalter wird im Kontext der Beziehung zu den primären Pflegepersonen ein beachtliches genetisches und neurobiologisches Potenzial zur weiteren Entwicklung akti-

viert, wobei dessen Entfaltung von einem lustvollen und empathischen oder unlustvollen und uneinfühlsamen Reagieren der Mutter auf die Befindlichkeitsäußerungen abhängt. Die Heftigkeit der Störungsphänomene ist altersspezifisch Ausdruck einer nicht geglückten pathogenen Interaktion mit den primären Pflegepersonen, wo es überwiegend zu einfachen Funktionsstörungen als Folge z.B. einer Reizüberflutung kommen kann oder gar zu einer Deprivation mit einer schweren funktionellen Störung, außerdem zu einem stimmungsmäßigen Abgleiten in den Zustand einer *anaklitischen Depression* (Spitz, 1946). Spitz machte eine systematische Verhaltensbeobachtung bei Säuglingen und lenkte dabei den Fokus auf die sich entfaltende Mutter-Kind-Dyade, wodurch er wichtige Anstöße für die psychoanalytische Reflexion zur frühkindlichen Affektentwicklung gab.

Von großer Bedeutung für die Symptombeurteilung bei somatoformen Störungen sind nach Bürgin und Rost (2003) auch

2. *Intensität, Dauer und Häufigkeit eines Symptoms*, d.h., wie pathologisch ein Beschwerdebild insgesamt zu gewichten ist. Und
3. geht es um die Frage, ob *besondere Lebensumstände und Belastungen* im sozialen Umfeld leichteren oder schweren Ausmaßes vorhanden sind, welche die Heftigkeit eines Symptoms verständlich machen. Ich denke an Krippe und Kindergarten, Einschulung, Geburt eines Geschwisters, Krankheitsfälle in der Familie, Trennungen oder gar traumatisierende Gewalterfahrungen wie Missbrauch oder Misshandlungen etc. Ferner geht es
4. bei der Diagnostik um die *Art des soziokulturellen Milieus*, in dem ein Kind aufwächst und
5. um die *Zahl der psychischen Bereiche, die durch die Symptomatik betroffen sind.* Außerdem spielt
6. die *Verbindung eines Symptoms mit anderen psychischen Störungen* (z.B. Nägelbeißen, pathologische Trennungsangst, Aggressivität, abnorme Geschwisterrivalität, Substanzabhängigkeit etc.) eine Rolle. Es ist auch wichtig, ob mit dem Beschwerdebild
7. bereits *Verhaltensänderungen* (z.B. Kontaktvermeidung bzw. gedankliche Einengung auf das Symptom etc.) verbunden sind, ferner
8. ist das *situationsspezifische Auftreten eines Symptoms* (z.B. in der Schule und im äußeren Umfeld oder nur zu Hause) ebenfalls von Bedeutung, wie auch
9. die Frage, ob *andere körperliche oder soziale Funktionsbereiche* (z.B. Schulangst, allgemeine Bewegungsverweigerung etc.) mit betroffen sind. Im Übrigen ist bei der Frage der Gewichtung des Symptoms
10. der *subjektive Leidensdruck* (durch das exzessive Beschäftigen mit dem eigenen Krankheitsgefühl) des Patienten oder der Familienangehörigen (wenn es nur noch um das körperliche Wohlbefinden des Betroffenen geht) zu berücksichtigen. Ebenso sind
11. die *Reaktionen auf das Beschwerdebild seitens des Umfeldes* (verständnisvoll, verwöhnend im Sinne einer Sonderstellung für das kranke Kind mit der Gefahr der Ausbildung eines sekundären Krankheitsgewinns, restriktiv verurteilend, aggressiv ausstoßend etc.) und
12. die *Gefahr der Beeinträchtigung für die weitere psychische Entwicklung* des erkrankten Kindes oder Jugendlichen (z.B. verlängerte Abhängigkeitszeit, verstrickte Bindungen, mangelnde Flexibilität im Reagieren auf andere und damit verstärkte Isolation, z.B. hinsichtlich einer Peergroup etc.) bzw. auch
13. die *Beeinträchtigung des sozialen Umfeldes* infolge des Beschwerdebildes einer somatoformen Störung von erheblicher Bedeutung.

! **Merke:** Bei Kindern und Jugendlichen mit einer somatoformen Störung ist die Wahrnehmung der eigenen Bedürfnislage, die über Körpersignale registriert wird, beeinträchtigt. Die in körperlichen Signalen spürbaren affektiven Vorgänge können nicht gut wahrgenommen und differenziert werden. Die Lebendigkeit des Körpererlebens und der Körperausdruck insgesamt sind eingeschränkt. Das Körperbild, also das Körperselbst als Ganzes, ist verzerrt und vermittelt nicht ein Gefühl der Geborgenheit und Sicherheit in einer eigenen Leibhaftigkeit. Für diese Patienten ist es schwer zu ertragen, den körperlichen Vorgängen (Vitalität oder Erschöpfung, Lust oder Unlust, Hunger oder Sättigung usw.) ausgeliefert zu sein. Das Nachdenken über den eigenen Körper ist ängstlich verzerrt anmutend und mündet häufig in bizarre Einschätzungen der eigenen Körpervorgänge. Die unbewusst wirksame Angst wird körpernah in Form von körperlicher Missempfindung erfahren, die wiederum ängstlich interpretiert wird. Das situationsspezifische Auftreten der Symptomatik und das soziokulturelle Milieu, in dem diese Patienten leben, verlangen dabei besondere Beachtung.

6 Entwicklungspsychologische und psychoanalytische Aspekte

Es gibt zum Verständnis der in den aktuellen Klassifikationssystemen geschilderten Krankheitsbilder der somatoformen Störung zahlreiche herkömmliche psychodynamische Konzepte sowie die neueren Ansätze der Bindungsstörung, der Mentalisierungsprozesse und der Kognitions- und Säuglingsforschung. Für die Entwicklung der menschlichen Persönlichkeit spielen die ersten Kindheitsjahre bekanntlich eine entscheidende Rolle, und hierfür gibt es zahlreiche Konzeptionen, auf die nicht im Detail eingegangen werden kann. Geprägt durch das Freud'sche Grundmodell, differenzierte sich ein psychodynamisches Konzept der frühen Entwicklung mit unterschiedlichen Triebkonflikten und Abwehrmechanismen. Später entstanden unter anderem die Objektbeziehungskonzepte (z.B. Kernberg, 1976/1992), und in der Entwicklungspsychologie wurde der Bereich der Säuglings- und Kleinkindforschung mit einer speziellen Ausrichtung der Bindungsforschung intensiviert. Schließlich gelang es der Arbeitsgruppe von Fonagy (Fonagy et al., 2002, Fonagy und Target, 2002), die Einflüsse der frühen Beziehungserfahrungen auf die Affektregulierung, die Mentalisierungsprozesse und die Ausgestaltung der Selbststruktur zu untersuchen.

Die **Bindungstheorie** hat den empirischen Nachweis für das Konzept erbracht, dass das Selbstgefühl des Säuglings aus der affektiven Bindung zur primären Bezugsperson hervorgeht und dass frühe Objektbeziehungen in ihren normalen oder pathologischen Abläufen von Säuglingen als Struktur internalisiert werden. Der englische Psychiater und Psychoanalytiker Bowlby (1980) wies als einer der Ersten auf die enorme Bedeutung der frühen Bindungsqualität für eine gesunde psychische Entwicklung (Gesundheit, Beziehungsfähigkeit und Stressresistenz) hin. Die Bindungstheorie geht davon aus, dass der Mensch von Geburt an ein Bedürfnis nach Bindung hat. Das Kind versucht durch so genannte Bindungsverhaltensweisen (Weinen, Rufen, Anklammern, Nachfolgen, Protestieren) die nächste Bezugsperson auf sein Bedürfnis nach Zuwendung und Schutz aufmerksam zu machen. Entscheidend ist, ob diese angemessen und „feinfühlig" (Ainsworth, 1982) auf das Bindungsbedürfnis des Kindes reagiert und erkennt, was es in der aktuellen Situation braucht. Eine Mutter, die ihr Kind küsst, füttert oder aufmuntert, wenn es gar nicht danach verlangt, kann auf die Selbstbestimmung und das Selbstgefühl des Kindes erheblich störend einwirken. Drückt das Kind aber seinen Wunsch nach Nähe aus, sind solche zärtlichen Zuwendungen feinfühlig und angemessen. In der frühen Bindung mit der Mutter als „sicherer Basis" des Säuglings entwickelt sich dann allmählich das Verstehen der mentalen Zustände im Anderen und im Selbst (Bohleber, 2002), nicht zuletzt auch ein gutes Körperselbst, das in das Gesamterleben im Laufe der Entwicklung integriert werden kann. Gergely (2002) zeigt, wie in der instinktiven („markierten") Spiegelung durch die empathische Mutter nach dem Modell des sozialen Biofeedbacks die Grundlagen für ein emotionales Selbstverständnis im Hinblick auf die Affektentwicklung ausgebildet werden und bereits der Säugling nach einem intersubjektiven Austausch mit der Welt sucht, um gewissermaßen die ursprünglich symbiotische gefühlsregulative Funktion des biosozialen Mutter-Kind-Systems allmählich internalisieren zu können.

Der vornehmlich von Fonagy und Target (2002) in die psychoanalytische Literatur eingeführte Begriff der **Mentalisierung** ist eine kognitive Leistung und letztlich die Fähigkeit des Selbst, über eigene innere Zustände und die anderer zu reflektieren. Mentalisierung und reflexive Funktion sind ein interaktiver Entwicklungs- und Reifungsprozess, in dem der affektive Austausch mit den frühkindlichen Objekten eine zentrale Bedeutung hat. Die Entstehung der Mentalisierung geschieht demnach in Abhängigkeit von frühen Bindungen. Für die psychoanalytische Praxis bietet die Mentalisierungsfunktion, die sich mit den Nachbarwissenschaften der Kognitionspsychologie und der Neurophysiologie gut vereinbaren lässt, wichtige Verständnisansätze für das Erleben von Patienten. Ist deren Mentalisierungsfunktion defizient, so lässt dies auf eine frühe Entwicklungsstörung schließen. Die Erfahrung der Spiegelung der eigenen Affekte des Säuglings durch die Mutter ist für das sich entwickelnde Selbstgefühl von ausschlaggebender Bedeutung. Nach den Gedanken Winnicotts (1974) blickt das Kind ins Auge seiner empathischen Mutter und sieht schließlich sich selbst. Allmählich bildet das Kind zwei Selbstrepräsentanzen, nämlich die seiner Binnenwahrnehmung, die seinem biologischen oder konstitutionellem Selbst entspricht, und eine sekundäre, in der es sich gewissermaßen mit den Augen der frühen Bezugsperson betrachtet. Ein nicht geglückter Mentalisierungsprozess kann demnach Auskunft darüber geben, wie sich die psychisch beeinträchtigte Mutter die Befindlichkeiten, Absichten und Einstellungen des Kindes vorstellt bzw. die tatsächliche Befindlichkeit des Kindes beträchtlich verfehlt hat.

Die Entstehung einer somatoformen Störung lässt sich aus diesem Blickwinkel bereits im Säuglings- und Kleinkindalter konsequent rekonstruieren. Auch im Alter des Spracherwerbs können die Befindlichkeiten des Kindes von der Bindungsperson mit falschen Worten belegt werden, so dass im Kind eine Diskrepanz zwischen seinen subjektiven Befindlichkeiten (zum Beispiel Schmerzen) und der üblichen Beschreibung durch Worte (zum Beispiel „Dir fehlt doch nichts, du bist lustig") entsteht. Vielleicht muss es später einmal über Bauchweh klagen und nicht über seelische Schmerzen oder Kummer berichten, um Aufmerksamkeit zu erringen. Das Ergebnis eines geglückten Prozesses beim Erwachsenen beschreiben Fonagy et al. (2004) folgendermaßen: „Als Mentalisierung – ein Konzept, das den Entwicklungspsychologen vertraut ist – bezeichnen wir den Prozess, durch den wir erkennen, dass unser Geist die Weltwahrnehmung vermittelt. Mentalisierung hängt unvermittelt mit der Entwicklung des Selbst zusammen, mit seiner zunehmend differenzierten inneren Organisation und seiner Teilnahme an der menschlichen Gesellschaft, einem Netzwerk von Beziehungen zu anderen, die diese einzigartige Fähigkeit zu anderen ebenfalls besitzen" (S. 10-11). Es lässt sich gut nachvollziehen, wie bedeutungsvoll und störanfällig für Adoleszente in ihrer Selbstfindung und Identitätsbildung wegen des immens großen Entwicklungssprungs durch die bekannten hormonellen Veränderungen in diesem Alter nicht zuletzt auch in der körperlichen und sexuellen Reifung diese geschilderten Mentalisierungsvorgänge sind. Die Gefahr, bei einer vorliegenden unbewussten Konfliktdynamik oder einer strukturellen Beeinträchtigung in diesem Alter mit einer somatoformen Störung zu reagieren, ist entsprechend groß.

In der Frühentwicklung des Menschen spielen die auf den Körper bezogenen Erfahrungen in Verbindung mit dem mütterlichen Containment für die **Affektregulierung** bei den körperlich-affektiven Zuständen des Säuglings eine entscheidende Rolle, da die intensiven Gemütsbewegungen des Kleinkindes durch seelische und körperliche Erregung eng miteinander verknüpft sind. Wie Rudolf (2004) betont, ist die angemessene Beantwortung körperlich-affektiver Zustände im Kindesalter seitens der Bezugspersonen für die zunehmend sprachlich-begriffliche Differenzierung von Körperbefinden und Affekten unerlässlich. Das Kind entwickelt dann allmählich eine innerpsychische Vorstellung von den körperlichen und den psychischen Aspekten seines Selbst. Rudolf schreibt: „Als Ergebnis unzureichender Förderungen in diesem Bereich hat es den Anschein, dass die später somatoformen Patienten zwischen den affektiven Aspekten ihres eigenen Körpererlebens (z.B. Müdigkeit, Hunger, Krankheit, Unfall) und den körperlichen Anteilen ihrer affektiv psychischen Verfassung nicht gut unterscheiden können. Sie übersehen gewissermaßen, dass der Körper Affekte ausdrückt und halten später alles, was sich körperlich ereignet, für den Ausdruck einer Körperkrankheit" (S. 185). Auch Ermann (2004) betont, dass die seelische und körperliche Seite des Affekterlebens im Laufe der Entwicklung nach und nach voneinander getrennt werden. Die körperliche Seite werde auf die Ebene der vorbewussten Wahrnehmung abgedrängt, was bedeute, dass das körperliche Erleben nicht mehr als solches wahrgenommen werde, sondern nur noch der zugehörige Affekt. „Dieser Reifungsvorgang ist ein rein psychischer Prozess, der unter psychischem Druck rückgängig werden kann. Dann erlebt man wieder so, als sei ein Affekt eine körperliche Erregung, z.B. die Angst eine Herzfrequenzbeschleunigung. Diesen Vorgang bezeichnet man als Resomatisierung oder einfach als Somatisierung der Affekte" (S. 233-234). Rudolf (2004) betont in Bezug auf die strukturellen Aspekte auch, dass das klinische Bild einer somatoformen Störung nicht durch eine Liste so genannter struktureller Auffälligkeiten zu charakterisieren sei, sondern jeweils im Einzelfall diagnostisch geklärt werden müsse, wie sich die konflikthaften Beziehungsmuster mit den einzelnen strukturellen Auffälligkeiten innerhalb eines sehr individuellen klinischen Geschehens erklären lassen. Nissen (2002) schreibt: „Die Empirie zeigt, dass praktisch jede emotionale Entwicklungsstörung mit sozialen, kognitiven und moralischen Störungen einhergehen kann. Das gilt auch für primäre oder dominierende kognitive Defizite, die in aller Regel von emotionalen oder somatoformen Störungen begleitet sind" (S. 52).

Die **Reifungsstufen der strukturellen Entwicklung eines Kindes** untergliedert Rudolf (2004) in verschiedene Reifungsphasen, in denen besondere Grundbedürfnisse des Kindes im Vordergrund stehen und eine entsprechende Beantwortung seitens der Pflegeperson benötigen. Im *ersten Vierteljahr* üben sich Neugeborene und Säuglinge in die basale Beziehung zu den Objekten ein. *Die kindlichen Grundbedürfnisse sind: körperliches Versorgtwerden, Einschwingen in den kommunikativen Dialog und die Regulierung von Nähe und Distanz.* Eine ausreichend gute Bemutterung ist die Voraussetzung für die spätere Internalisierung guter Objekte, ferner für eine gelungene Emotionsregulierung und spätere Selbstregulierung. Bei dem sehr kleinen Kind sind dabei körperliche und emotionale Erregungen (Lust, Unlust, Hunger und Schmerz auf der Körperoberfläche oder im Körperinneren) sehr eng miteinander verbunden und kaum zu unterscheiden. Vom *ersten bis zweiten Lebensjahr* geht es dann um den Aufbau und die Internalisierung emotionaler Bindungen an die primären Objekte mit den wichtigen *Grundbedürfnissen von Sicherheit, Geborgenheit, Beruhigung und einfühlsamer Anregung durch die Bezugspersonen.* Auch in diesem Alter sind psychische Erfahrungen selbstverständlich noch sehr körpernah. Bei geglückten, befriedigenden Interaktionen und dem Containment der Mutter-Kind-Bindung entfaltet das Kind über den gemeinsamen emotionalen Kontakt zunehmend die Fähigkeit der Selbsttröstung, Selbstbeachtung und Selbstfürsorge. Es lernt auch langsam, die Affekte eigenständig zu regulieren und speziell – was hinsichtlich einer späteren somatoformen Störung nicht ausreichend möglich wurde – eigene Körpervorgänge emotional zu verstehen. Das heißt, durch spielerische und versorgende Interaktionen mit den Bindungspersonen lernt das Kind, eigene Körpervorgänge mit Emotionen zu verknüpfen und damit zu einem lebendigen Körperselbst zu gelangen. Das betrifft die körperlichen Auswirkungen von erlebten Emotionen und umgekehrt die emotionalen Auswirkungen von Körperbeschwerden (z.B. Durst, Schmerz etc.). Im *zweiten bis vierten Lebensjahr* kann das von den Primärobjekten durch die zunehmende Verinnerlichung von hilfreichen Beziehungserfahrungen kindliche Selbst unabhängiger werden. Es vergewissert sich mit dem *Grundbedürfnis, autonom sein zu können*, seiner wachsenden Fähigkeiten, seinen Umgang mit den Objekten autonomer zu gestalten. Das Kind erwirbt die Fähigkeiten, Affekte gezielt zu äußern und zu regulieren, durch wohlwollende soziale Einschränkungen und Erwartungen seine Impulse zu steuern, sein Selbstwertgefühl zu regulieren und sich empathisch in die Affekte anderer einzufühlen. Selbst und Objekt werden also zunehmend voneinander unterschieden. Das Kind macht die realistische Erfahrung des Getrenntseins, nämlich dass sein Ich mit einem Nicht-Ich in Beziehung steht und eine bedürftige Abhängigkeit vom Anderen besteht. Im *vierten bis sechsten Lebensjahr* wird die Vorstellung von der eigenen Person und ihrer Stellung in der Bezugswelt, in der sich die *ödipale Konfliktdynamik* mit den dazugehörigen Loyalitätsproblemen unterschiedlich heftig ereignet, realistischer. Es besteht das *Grundbedürfnis, mit dieser eigenen entfalteten Identität (psychisch, sozial, sexuell, generationsbezogen) von der Objektwelt differenziert wahrgenommen zu werden und mit ihr modifiziert interagieren zu können.*

Die zu bewältigenden **Entwicklungsaufgaben** hinsichtlich der strukturellen Funktionen (OPD-KJ) in den ersten sechs Lebensjahren bestehen also

1. in der Entfaltung der *Fähigkeit zum Differenzieren* (Affektdifferenzierung, Selbst-Objekt-Differenzierung, Bindungsvariationen, Ablösung von den Primärobjekten),
2. in der *Bildung von integrativen Kompetenzen*, wie z.B. der ganzheitlichen Objektwahrnehmung, der Errichtung eines Selbstbildes und der Identität und der Internalisierung von Beziehungserfahrungen,
3. in dem *Aufbau von Regulationsmöglichkeiten* hinsichtlich des Selbstwertes, der Impulssteuerung und der Affekttoleranz (beispielsweise bei zu ertragenden Begrenzungen, Frustrationen, Verlusten, Trauer etc.).

Grundlagenwissenschaftliche und klinische Ansätze aus bindungstheoretischen, strukturdynamischen, psychopathologischen und neurophysiologischen Sichtweisen scheinen bei der Betrachtung entwicklungspsychologischer Vorgänge (Seiffge-Krenke, 1999) vermehrt zur Deckung zu kommen.

! **Merke:** Drei strukturelle Funktionen erwachsen aus dem Beziehungssystem zwischen dem reifenden Selbst des Kleinkindes und dessen sozialem Umfeld in den ersten sechs Lebensjahren: das Differenzierungspotential, die Integrationsfähigkeit und die Regulationskompetenzen. In der Gewissheit, dass eigene Signale (Schreien, Lächeln, Klammern usw.) vom „bedeutsamen Anderen" wahrgenommen und richtig interpretiert werden (Hunger, Kontaktbedürfnis, Krankheitsgefühl), erwirbt das Kind eine kommunikative Kompetenz. Die hilfreichen Erfahrungen, in ausreichendem Maße von den primären Objekten verstanden und beantwortet worden zu sein, können vom Kind allmählich verinnerlich werden als wichtige Grundlage für die Affektregulierung. Durch das mütterliche Containment, in dem Unlusterfahrungen und emotionale Erregungen des Kindes genügend aufgefangen und durch hilfreiches Handeln und durch Sprechen beruhigt werden, entwickelt sich im Kind die Fähigkeit zur affektiven Selbstregulierung und zur Affektdifferenzierung, wobei körperliche Befindlichkeit von erlebten Emotionen unterscheidbar wird. Ferner lernt das Kind, Selbst und Objekt zu differenzieren, und entwickelt schließlich mit Hilfe des wachsenden emotionalen Selbstverständnisses die Kompetenz, sich sprachlich auszudrücken. Im Erkrankungsfall ist körperliches Empfinden von erlebten Emotionen nicht oder ungenügend differenzierbar. Das Krankheitsbild einer somatoformen Störung kann sich – je nach Schweregrad der Entwicklungsbeeinträchtigung – auf unterschiedlichem Strukturniveau befinden.

7 Kasuistiken

Im nächsten Abschnitt möchte ich anhand einzelner ausführlich dargestellter **Fallvignetten** die Ausformungen von Krankheitsbildern somatoformer Störungen bei Kindern und Jugendlichen unter den folgenden Gesichtspunkten veranschaulichen: Im Hinblick auf das Alter, die Psychogenese, die Psychodynamik, die strukturellen Aspekte der Patienten sowie die familiären Verstrickungen. Wichtig ist es, das Ausmaß der Chronifizierung bei fehlender Früherkennung festzustellen, um rechtzeitige therapeutische Maßnahmen zu ergreifen sowie den sekundären Krankheitsgewinn im Verhältnis des Patienten zu seinem sozialen Umfeld (also wenn das Kind oder der Jugendliche bereits so genannte Privilegien aus seinem Umfeld bezieht) festzustellen. Beurteilt werden müssen die Behandlungsmöglichkeiten, ob ausreichende Motivationslage, Flexibilität, Differenzierungs- und Affektregulierungskompetenzen (wie zuvor geschildert), ferner Bereitschaft seitens der Bezugspersonen, die Behandlung als integralen Bestandteil der Kinder- und Jugendlichenbehandlung mit zu tragen, vorliegen.

Fallbeispiel Vanessa

Die fast 17-jährige Vanessa kommt auf Anraten ihres Hausarztes. Sie leidet seit zwei Jahren nahezu täglich unter krampfartigen Oberbauchbeschwerden, morgendlicher Übelkeit und starken Rückenschmerzen. Neuerdings sind noch gehäuft starke Kopfschmerzen bei „Stress" in der Schule aufgetreten. Viele somatische Untersuchungen bei Internisten (z.B. mehrfache gastrointestinale Spiegelungen) und Neurologen (EEG, Computertomographie etc.), auch im Rahmen eines stationären Aufenthaltes in der internistischen Abteilung einer Klinik vor zwei Jahren, zeigten keinerlei organpathologische Befunde. Vanessas beträchtliche körperliche Befindlichkeitsstörungen entwickelten sich ihrer Schilderung nach bei erhöhten Anforderungssituationen, insbesondere bei schulischen Leistungsüberprüfungen, die sie stets äußerst ehrgeizig mit Bestleistungen bestehen wollte (sie setze sich selbst ständig unter Druck und beschimpfe sich oft selbst als „Nichtskönner", wenn sie eine durchschnittliche Leistung erbringe), aber auch bei Konflikten mit Freunden oder in der Familie bekommt sie „unvermittelt und heftig" die körperlichen Beschwerden, die sie folgendermaßen beschreibt: „Ich habe keine richtigen Gefühle, erst raste ich aus und schreie rum, wenn es Stress oder Auseinandersetzungsthemen gibt, dann bin ich aber krank, mir ist nur noch übel, mein Bauch, mein Rücken oder mein Kopf schmerzen, ich bin dann vollkommen erledigt und schwach und bekomme auch nichts mehr mit, was um mich herum geschieht." Seitdem sie von einem gleichaltrigen Freund sexuell bedrängt wurde, leidet sie zusätzlich unter Einschlafstörungen, sie kann nur noch in völlig verschlossenen Räumen schlafen und wache oft nachts schweißgebadet (im Sinne eines Angstäquivalents) auf.

Die eher zarte Jugendliche ist ein ihrem Alter entsprechend entwickeltes Mädchen mit fast ausdruckslosem und herbem Gesichtsausdruck, der durch ihr langes, gewelltes Haar gemildert wird. Ihr Händedruck ist kraftlos, was im Gegensatz zu ihrem versteinerten, verschlossenen Erscheinungsbild steht. Mit monotoner, affektloser Stimme schildert sie ihre Beschwerden, meine Interventionen beantwortet sie im Erstgespräch mit einem irritierten Lächeln, so als wolle sie emotional nicht berührt werden, vordergründig scheint bei ihren Problemschilderungen kaum etwas von Bedeutung zu sein. Im Kontrast dazu rührt mich ihr schweißnasser Händedruck bei der Verabschiedung an, der zeigt, wie sehr sie sich in der Stunde hat berühren lassen, aber dass ich dies (oder sie selbst?) habe nicht merken sollen, weil – so äußerte sie sich in der folgenden Stunde – Gefühle andere nichts angingen, es sei ein Zeichen von Schwäche, solche zu äußern, „man läuft eh nur Gefahr, verletzt zu werden". In ihrer vernünftigen und doch verletzlichen Art zu sprechen erweckt sie bei mir den Eindruck, in ihrem Erleben häufig zu kurz zu kommen oder in ihren Bedürfnissen nicht wahrgenommen zu werden, „unwichtig" zu sein.

Vanessa besucht mittlerweile die 10. Klasse eines Gymnasiums. Sie stammt aus geordneten Verhältnissen, beide Eltern arbeiten im öffentlichen Dienst, sie ist das zweite Kind von insgesamt vier Geschwistern (zwei Mädchen und zwei Jungen). Schwangerschaft und Geburt verliefen laut Angaben der Mutter komplikationslos, in der frühkindlichen Entwicklung sei dieser „nichts aufgefallen, sie war ein ruhiges und unkompliziertes Kind" (vor allem verglichen mit den Leistungsstörungen der Geschwister, die in der Sauberkeitserziehung und im schulischen Bereich sehr schwierig waren) .

Die Eltern bauten nach der Geburt des 4. Kindes mit viel Anstrengung ein größeres Haus, damit die Kinder nicht ausziehen müssten, wenn sie größer sind. Die Instandhaltung und der große Haushalt erfordern die komplette Freizeit und das gesamte Geldvermögen der Eltern, ferner sind sie zunehmend Gegenstand eines dauerhaften Ehekonfliktes zwischen den Eltern, die viel über Alltägliches miteinander streiten und – wie sich in den Vorgesprächen zeigt – nicht wirklich Kontakt zueinander haben. Die Mutter, die in ihrer eigenen Kindheit sehr oft sehr schwer krank war und mehrere Krankenhausaufenthalte erlebt hatte, zeigt in den probatorischen Sitzungen erstarrte, von Kummer geprägte Gesichtszüge. Sie ist stets unzufrieden und missgelaunt, dabei sehr karg und zurückgezogen in ihren Gefühlsäußerungen, sowohl dem Mann und als auch den Kindern gegenüber. Gelegentlich neigt sie aus ihrer dysphorischen Stimmung heraus zu „Jähzornsausbrüchen", die Vanessa seit frühester Kindheit sehr ängstigen. Vanessas Mutter hat außerhalb ihres Arbeitslebens (Beruf und Haushalt) keine Freunde oder Interessen. Vanessas Vater ist streng autoritär, Emotionalität ist bei ihm kaum spürbar, von seinen Kindern fordert er rigoros Leistungen, die er bei Erfolgen dann mit Taschengeld belohnt. Er ist selten zu Hause, verbringt viel Zeit bei seinem Verein, in dem sich nur Männer treffen. Die Geschwister Vanessas sind bzw. waren alle in psychotherapeutischer oder psychiatrischer Behandlung: Bruder (-2) wegen emotionaler Störung mit dysphorischer Verstimmung, ADHS und einer Angststörung; Bruder (+2) wegen einer mutistischen Störung mit depressiver Verstimmung und einer Sprachentwicklungsstörung; Schwester (-3) wegen einer zwangsneurotischen Störung.

Die frühere Kindheit erlebte Vanessa selbst „sehr einsam". In der Familie sei es zwar „turbulent zugegangen", aber über Sorgen, Ängste oder Probleme hat sie mit niemandem sprechen können. Sie hat sich auch außerhalb der Familie keinem Menschen anvertraut, da sie niemanden mit ihren Problemen habe belasten wollen, außerdem sei es auch „ein Zeichen von Schwäche, über diese inneren Dinge zu reden". Sie war zu ihren Bezugspersonen sehr verschlossen, im Kindergarten und in der Schule war sie nach Schilderung der Erzieher bzw. Lehrer „ein braves Kind", das stets „sehr verloren" wirkte. Im Alter von 6 Jahren hatte Vanessa einen Verkehrsunfall mit ihrem Kinderfahrrad, den sie „wenig aufregend" (sie war bewusstlos ins Krankenhaus gebracht worden) fand, obwohl unter anderem eine sehr komplizierte Kiefer-Operation erforderlich war. Vanessa hat es genossen, dass sie so viel besucht worden war und die Mutter „sogar einen ganzen Tag" bei ihr verbracht habe. Im 12. Lebensjahr musste Vanessa erneut in ein Krankenhaus wegen einer Blinddarm-Operation, in dieser Zeit war sie viel allein und „traurig".

Kurz nach dieser Operation – es ist zu vermuten, dass es nun zum Zusammenbruch der Abwehrstrukturen des depressiven Grundkonfliktes kam – fingen die Bauchschmerzen an, zunächst eher selten, in letzter Zeit manchmal „unerträglich". Die Mutter fühlt sich seither von Vanessa sehr unter Druck gesetzt: „Sie fordert Aufmerksamkeit und lamentiert. Sie nimmt mich in Anspruch mit diesen dauernden Arztbesuchen, will mit teuren Taxis in die Schule oder zu den Ärzten gebracht werden, ist unzufrieden und dauernd beleidigt". Beide Eltern haben „keine Idee" zu den körperlichen Beschwerden Vanessas oder den Ursachen der Befindlichkeitsstörungen. Durch diese Beschwerden isoliert sich Vanessa auch zunehmend von Gleichaltrigen und ist in Gefahr, in ihrer Isolation („Die Unternehmungen sind mir alle zu anstrengend wegen des Bauchwehs") zu vereinsamen.

In der geschilderten Fallvignette zeigt sich das schwierige Krankheitsbild einer bereits *chronifizierten somatoformen Störung im Gefolge eines depressiven Grundkonflikts.* Den aufgrund ihrer eigenen defizitären Kindheit überforderten Bindungspersonen (Mutter, aber auch Vater) war es nicht möglich, für Vanessa als spiegelnde, affektregulierende Objekte ausreichend zur Verfügung zu stehen. Es kam vermutlich zu erheblichen Fehlabstimmungen und Störungen im Mutter-Kind-Dialog, wodurch die Affektentwicklung und der Aufbau eigener affektregulierender Systeme Vanessas stark beeinträchtigt wurden: Das notwendige Ausmaß an Kontingenz zwischen dem affektiven Verhalten des Kleinkindes und der emotionalen Reaktion der primären Bezugsperson für die Entwicklung der affektiven Wahrnehmungs- und Regulationsfähigkeit fehlte. Es war für Vanessa sehr schwer, ein subjektives Selbst und eine sicher gebundene Persönlichkeitsstruktur (Gergely und Watson, 1996) zu entwickeln, um mit der Umwelt in einen befriedigenden interaktiven und intersubjektiven Dialog zu treten. Die unzufriedene und depressive Grundstimmung der Eltern mit den gelegentlichen Affektdurchbrüchen („Jähzorn") muss Vanessa als ängstigend und bedrohlich erlebt haben, was ihre Sorge (unbewusste Verlust- und Verlassenheitsangst), die anderen zu sehr mit ihren Bedürfnissen und Gefühlen belasten zu können, erklären hilft. An die Stelle emotionaler Zuwendung seitens der Eltern traten meist funktionale Unterstützung bei „sachbezogenen Problemen" (z.B. schulischen Angelegenheiten) und eine überzogene materielle Versorgung, die die illusionäre Vorstellung barg, eine Familienidylle im gemeinsamen Haus zu schaffen und unbewusst auf diese (verstrickende) Weise Bindung herzustellen. Beide Eltern haben sich in dieser Weise sehr engagiert, allerdings war es ihnen schwer möglich, sich in entwicklungsfördernder Weise als personale Objekte mit eigenen Wünschen und Bedürfnissen abzugrenzen und ihren Kindern mit optimaler Frustration (Kohut, 1979) zu helfen. Vanessa galt vordergründig zunächst als „unproblematisches Kind", was sicherlich Ausdruck einer depressiven Entwicklungsstörung, einer resignativen Ohnmacht mit einer unterschwellig hilflos wütenden Seite war. Dieser unbewusst wirksame Gefühlsbereich wendete sich als autoaggressiver Zug gegen das eigene Selbst mit der Bereitschaft, körperlich krank zu werden oder zu kränkeln im Sinne einer Somatisierung. Ihre narzisstische Gratifikation und damit die Stabilisierung ihres Selbstwertgefühls bezieht Vanessa noch immer über ihre hart erarbeiteten schulischen Erfolge. Ist ihre narzisstische Regulation bedroht durch Leistungsabfall oder die Erkenntnis, nicht die Beste zu sein, entwickelt sie psychosomatische Beschwerden, die ihr wiederum regressiv die mütterliche Fürsorge oder Aufmerksamkeit sichern sollen, ohne sich selbst als schwach oder bedürftig und damit als minderwertig erleben zu müssen („Sie macht Druck" etc.). Ähnlich sind auch ihre anderen Beziehungen strukturiert, die einerseits von Abhängigkeit (Ärzte) geprägt sind und andererseits von Kontrolle, um sich auf diese Weise ihre Autonomie zu beweisen und Gefühle von Unterlegenheit und bedürftiger Abhängigkeit abzuwehren.

Bei Vanessa ist eine *analytische Langzeittherapie* indiziert mit der kontinuierlichen Begleitbehandlung der Eltern. Vanessa hat zwar *wesentliche strukturelle Defizite*, sie verfügt aber auch über *gute Ressourcen* und damit positive Behandlungsvoraussetzungen für die geplante Therapie mit dem Hauptaugenmerk auf Übertragungs- und Gegenübertragungsanalyse. Auch die Eltern entfalten eine erstaunlich gute und die Entwicklung fördernde Reflexionsbereitschaft, so dass ein gedeihlicher Prozess zu Stande kommen kann.

! **Merke:** Es gibt verschiedene pathogene Voraussetzungen für die Bildung von somatoformen Störungen, die mit Belastungsfaktoren in der frühen Kindheit und der Einschränkung der elterlichen Empathie einhergehen. Psychisch kranke oder überlastete Bezugspersonen sind meist nicht in der Lage, die Körpersprache und den Gefühlsausdruck ihres Kindes zu verstehen oder sich der Befindlichkeitsäußerung situations- oder altersadäquat zuzuwenden. Durch die erwähnten psychischen Störungen der Bezugspersonen kommt es dann zu erheblichen Belastungen beim Kind (Stress) mit symptomwertigen Folgen. Je nach Alter sind Zustände von emotionaler Dauerspannung vorhanden. Unstillbares Schreien, motorische Überaktivität oder motorische Erstarrung, Schlafprobleme oder Fütterungsstörungen oder auch – wie bei Vanessa – resignative Überanpassung an das bedürftige soziale Umfeld können gleichzeitig vorherrschen. Eigene zu leistende Entwicklungsschritte werden dadurch beeinträchtigt. Auch weitere Belastungsfaktoren in der frühen Kindheit können zur Entstehung des Krankheitsbildes einer somatoformen Störung beitragen: ererbte Anlagen (erhöhte Vulnerabilität, erhöhte motorische Impulsivität), emotional überfordernde Ereignisse (aggressive/sexuelle Handlungen durch andere, Vernachlässigung, Unfall etc.), mangelhafte soziale Lernerfahrungen in beispielsweise zerrütteten oder verwahrlosten Familiensituationen.

Fallbeispiel Tobias

Der 8 Jahre alte Tobias leidet täglich zunehmend an Kopf- und Bauchschmerzen, einhergehend mit Übelkeit und Erbrechen, die oft vor dem Zubettgehen, aber auch tagsüber auftreten. Die häufigen Arztbesuche ergaben keinerlei organpathologischen Befund. Er wird mir deshalb von seiner Mutter vorgestellt. Außerdem leidet er seit dem Kindergartenalter an Unruhe, Zappeligkeit und erheblichen Trennungsängsten. Von Geburt an hat er laut Schilderung der Mutter Ein- und Durchschlafstörungen, verbunden mit Alpträumen, „seit er sprechen kann". Die Trennungsängste lassen sich nur beruhigen, wenn seine Mutter in der Nähe ist und er in ihrem Bett schlafen kann. In den letzten Jahren war er wegen schwerer Obstipation mehrmals im Krankenhaus, auch kaut er stark an den Fingernägeln und dreht unentwegt die Haare an seinem Hinterkopf. In der Schule zeigt er gute Leistungen, allerdings haben die Lehrer darauf aufmerksam gemacht, dass sich Tobias in letzter Zeit immer mehr zurückzieht.

In den Vorgesprächen und Untersuchungssituationen ist Tobias meist traurig, ängstlich bis hilflos, im Kontakt zeitweilig vertrauensvoll bis fast distanzlos, aber dann auch scheu und leicht verschreckt. Im Spiel ist er angestrengt konzentriert, wenig kindlich, doch emotional meist erreichbar. Ein deutlicher Mangel im Bereich der Selbstentwicklung und eine übermäßig große Abhängigkeit von schützenden Objekten kommen zum Ausdruck. Er zeigt Omnipotenzphantasien und gleichzeitig eine geringe Frustrationstoleranz (zum Beispiel bei „Mensch, ärgere dich nicht" kann er schlecht verlieren).

Tobias kam nach einer unproblematischen Geburt als gesundes, normal entwickeltes Neugeborenes und einziges Kind seiner Mutter zur Welt. Die Mutter war während einer heftigen Ehekrise von ihrem Liebhaber mit Tobias schwanger geworden. Dieser hat sich unmittelbar nach dem Feststellen der Schwangerschaft aus der Beziehung zur Mutter zurückgezogen und seine Vaterschaft erst nach einem Vaterschaftstest anerkannt. Die Mutter hat sich dann wieder mit ihrem Ehemann, der selbst zeugungsunfähig ist und das Kind dann akzeptierte, „arrangiert". Sie arbeitete sehr viel in einer Gaststätte, so dass Tobias von Geburt an „wanderte" zwischen seinem Stiefvater, der Mutter und der Großmutter, die im Nachbardorf wohnt. Die ersten Lebensjahre des Patienten waren geprägt durch ein teils friedliches Familienleben und teils heftigen Streitigkeiten zwischen den Eltern (Mutter und Stiefvater) und häufigen außerehelichen Beziehungen, sowohl seitens der Mutter als auch des Stiefvaters. Als Tobias drei Jahre alt war, trennten sich die Eltern. Die getrennten Eheleute blieben jedoch befreundet und kümmerten sich weiterhin abwechselnd um Tobias. Bei Therapiebeginn lebt er mit seiner Mutter zusammen in einer kleinen Zweizimmerwohnung. Die Beziehung ist eng verstrickt und von der Mutter her sehr ambivalent. Tobias sei der einzige Mensch, der sie verstehen und ihr Sicherheit geben könne. Zum anderen kommen auch deutlich ablehnende und latent aggressive Tendenzen zum Ausdruck: sie kann ihn einerseits nicht loslassen und wird andererseits schnell „genervt", wenn er eigenständige Bedürfnisse äußert, oder sie reagiert überbesorgt auf expansivere Regungen seinerseits.

Bereits in der Schwangerschaft war die Beziehung der Mutter zu ihrem ungeborenen Kind ambivalent. Zum einen war Tobias trotz der verstrickten Lebenssituation der Eltern dann doch ein Wunschkind, zum anderen empfand die Mutter ihn aber auch als ein ihre Freiheit einschränkendes Wesen. Die Frühgenese des Patienten war mit großen Schwierigkeiten belastet. Die Ehekrisen der Eltern haben vermutlich zu emotionalen Mangelerlebnissen bei Tobias geführt, die sich unter anderem darin geäußert haben, dass die Mutter das Stillen strikt abgelehnt hat. Die Mutter war in dieser Zeit mit inneren und äußeren Konflikten so sehr beschäftigt, so dass sie in der oral-symbiotischen Entwicklungsphase nicht genügend präsent war, um die Bedürfnisse des Kindes wahrzunehmen und befriedigend zu beantworten. Die Ambivalenz zwischen Aufopferung und latenter Ablehnung hat bei Tobias vermutlich zu Irritationen und Ängsten um die Sicherheit von Objektkonstanz und zu Ängsten vor Objektverlust geführt mit der heftigen zentralen Konfliktdynamik von Versorgung versus Autarkie (OPD-KJ). Er war als Säugling ein „schlechter Esser", untergewichtig und „oft apathisch und traurig".

Die *frühkindliche depressive Problematik* nahm bei Tobias sehr früh ihren Weg. Bereits als sehr kleines Kind konnte er sein gutes Objekt durch Schreien nicht sicher erreichen und zum Antworten bringen und hat es damit (immer wieder) verloren. Vermutlich war es ihm nicht ausreichend gelungen, das zwar vorhandene, aber selbst verzweifelte oder überforderte Objekt zum Lachen und Leuchten zu bringen, so dass sich seine *Depression bereits im Säuglingsalter körperlich ausdrückte*. Er nahm wenig Nahrung zu sich oder konnte sie nicht bei sich behalten. Seine kommunikativen und explorativen Aktivitäten waren sehr reduziert. Vor diesem Hintergrund konnte auch die weitere Entwicklung nicht störungsfrei verlaufen. Die Ohnmachtsgefühle und Ängste, die sich besonders in den Alpträumen äußern, sind ein Ausdruck dafür, dass er sich in seinem Selbsterleben ausgeliefert und schutzlos fühlt. Sie zeigen aber auch seine Angst vor Übergriffen (eine Mutter, die ihren kleinen Buben als Partnerersatz benutzt). Erschwerend kommt hinzu, dass der Stiefvater für triangulierende und entlastende Funktionen und damit auch für die Lösung der ödipalen Konfliktsituation nicht ausreichend zur Verfügung stand, weil sich die Partnerschaft der Eltern bereits in Auflösung befand. Der Patient neigt nun dazu, die auf früher Entwicklungsstufe angelegten Mängel und Ängste vor Objektverlust und die damit zusammenhängenden Befindlichkeitsstörungen überwiegend körperlich auszudrücken und so aus dem bewussten täglichen Erleben zu entfernen. Auf diese Weise funktioniert er relativ gut im Leistungsbereich und ist Mutters „kleiner Mann". In den Alpträumen und der Angst, sich im Schlaf auszuliefern, brechen aber seine Affekte durch und zeigen die Brüchigkeit seiner Abwehr. Der zurückgehaltene Stuhl könnte die Bedeutung des inkorporierten guten Objekts haben, das der Patient anders als die reale Mutter in seiner Verfügungsgewalt hat. Die festhaltende Kontrolle des Stuhlgangs ermöglicht eine pseudoautonome Selbstvergewisserung und kann als eine noch unbewusste omnipotente Reaktion auf den ängstigenden Objekt- und Selbstverlust verstanden werden. Der Konflikt wird auf körperlicher Ebene ausgetragen und zeigt den Rückzug aus der objektalen Beziehung an.

Auch bei Tobias soll eine *analytische Kinderpsychotherapie* durchgeführt werden, bei der mit Hilfe der therapeutischen Beziehung der sich entwickelnde Übertragungs- und Gegenübertragungsprozess die depressive Objektsehnsucht und die gleichzeitig vorhandene Enttäuschungswut auf die primären Objekte und die Angst vor Objektverlust bearbeitet werden. Durch den Aufbau eines stabileren Selbstwertgefühls, der Arbeit an seinem mäßig integriertem Strukturniveau und einem soliden Nachreifungsgeschehen sollte das Kind dann von stützenden Objekten unabhängiger werden. Noch während der Kinderbehandlung ist seine *Mutter zu einer eigenen tiefenpsychologisch fundierten Langzeittherapie zu motivieren*, in der sie ihre unbewussten Konflikte, die in der jeweiligen aktuellen Konfliktdynamik zum Ausdruck kommen, bearbeiten kann. Diese Therapie trägt zu einer äußerst hilfreichen Entwicklungsförderung für Tobias bei.

! **Merke:** Somatoforme Störungen im Kindes- und Jugendalter sind eine häufige Folge- oder Begleiterscheinung emotionaler Irritationen. Bei einer Entwicklungsstörung mit einem depressiven Grundkonflikt geht dem Kranken die Überzeugung verloren, dass es hilfreiche Objekte gibt, die durch eigene Appelle (rufen, weinen, schreien, lächeln) bzw. eigenes Vermögen erreichbar sind. Das Krankheitsbild einer somatoformen Störung kann bei neurotischem, mäßig integriertem, niedrig integriertem und selten bei desintegriertem Strukturniveau im Sinne der OPD- KJ beobachtet werden. Bei strukturell gestörten Menschen wird diese Sicherheit, dass es hilfreiche Objekte gibt, nie ausgebildet. Diese Erfahrung, dass elementare Grundbedürfnisse (Spannungszustände im psychophysischen Gesamterleben) nicht erkannt oder beruhigt werden, führt zur emotionalen Überforderung oder Überflutung des Kindes und erschwert bzw. verhindert die Reifung struktureller Fähigkeiten und kann sich als Differenzierungsschwäche von Ich und Nicht-Ich und auch als spezifische Form der Sprachlosigkeit auswirken. Patienten mit somatoformen Störungen haben als Folge ihrer Entwicklungsstörung große Schwierigkeiten, körperliche Erregungen von erlebten Emotionen zu unterscheiden wie auch umgekehrt die emotionalen Auswirkungen von körperlichen Befindlichkeitsstörungen zu differenzieren.

Zusammenfassende psychodynamische Überlegungen: Bei Patienten mit somatoformen Störungen, die mit einer depressiven Problematik einhergehen, führt der früh erlebte Verlust der primären Bindungsperson zur schmerzlichen Enttäuschung am Objekt und gleichzeitig zur permanenten Sehnsucht nach dem guten Objekt. Das Selbst, zum Zeitpunkt des Verlusts noch nicht abgegrenzt und ausgereift, bleibt fragil, unsicher, es fehlt die stützende Kraft der positiven Introjekte. Es entstehen tiefe Selbstzweifel bis hin zu Selbsthass. Aggressive Impulse wenden sich oft in quälender Weise gegen das eigene Selbst oder werden auf die Objekte projiziert, die dadurch bedrohlich, zerstörend oder verfolgend werden (beispielsweise in Alpträumen). Beim Zusammenbruch der Abwehr nach einer auslösenden Situation erfolgt die Regression zur Grundstörung und damit verbunden der Ausbruch der körperzentrierten Symptomatik.
Für Patienten mit somatoformen Störungen bleibt – wie dies bei Tobias deutlich wird – das Geschehen im eigenen Körper unverständlich. Das Körpergeschehen ist nicht gut in ein ganzheitliches Selbst mit psychischen und körperlichen Aspekten eingebunden und hat keine selbstverständliche, zum eigenen Ich gehörige emotionale Bedeutung. Der Körper wird zuweilen wie ein anderes Objekt erlebt, der das Ich bedroht. Das Ich versucht schließlich, die als bedrohlich erlebten körperlichen Befindlichkeitsstörungen durch verstärkte Bildung von Krankheitsüberzeugungen dem jeweiligen Alter entsprechend (Jugendliche im Alleingang, Kinder in der Interaktion mit den Bindungspersonen) zu bewältigen beziehungsweise sich bei den zahlreichen ärztlichen Konsultationen an idealisierte hilfreiche Objekte zu wenden.

Fallbeispiel Sandra

Sandra hatte vor wenigen Tagen ihren vierten Geburtstag. Sie wollte ihn nicht im Kindergarten feiern. Sie weigert sich überhaupt seit fast acht Monaten, dorthin zu gehen, obwohl sie anfangs sehr begeistert war. Sie klagt jeden Morgen über starke Ohrenschmerzen und kämpft, vor Schmerz jammernd und schreiend, darum, daheim zu bleiben, wenn sie die verzweifelte Mutter aus dem Haus bringen möchte. Der häufig konsultierte Kinderarzt kann keinen organpathologischen Befund feststellen. Die eitrige Mittelohrentzündung, an der Sandra vor etwa einem Jahr erkrankt war, ist schon lange ausgeheilt. Damals hatte sie wirklich schwere, organisch bedingte Schmerzen, die den Vater kurz nach seinem Auszug aus der gemeinsamen Familienwohnung dazu bewegen konnten, während der Krankheitsphase zurückzukommen. Die Ehe der Eltern war schon lange zerstritten, Sandra war ursprünglich der „Heiratsgrund" gewesen. Vor einem Jahr entschied sich dann Sandras Vater für ein Leben mit seiner langjährigen Geliebten. Sandras Mutter war verletzt und zog sich bedrückt in sich selbst zurück und war froh über die „freie" Zeit, die das Kind im Kindergarten verbrachte. Sandra war als Baby trotz der schwierigen Umstände vor allem dem Vater sehr willkommen, der „sehr vernarrt" in das zauberhafte Töchterchen war und mit der Mutter nahezu im Wettbewerb stand, wer denn die beliebtere Bindungsperson für das Kind sei. In diesem Rivalitätsgeschehen bekam Sandra bereits als Säugling sicherlich nicht nur das, wonach sie verlangte, sie wurde vermutlich mit Zärtlichkeiten und Zuwendungen überschüttet, die nicht wirklich feinfühlig waren und dem Kind nicht entsprachen, sondern eher störende Eingriffe für die kindliche Selbstbestimmung waren. Entsprechend wurde sie von der Kindergärtnerin auch als „überdreht und zeitweise unzugänglich" geschildert, was sich nach wenigen Wochen dann aber durch die ruhige Atmosphäre in der Kindergruppe legte. Doch dann

erfolgte die endgültige Trennungsauseinandersetzung, und Sandra erkrankte an der Otitis media mit dem geschilderten Procedere und den folgenden Schmerzsymptomen lange Zeit nach der Gesundung.
Sandra hat in der hochbrisanten familiären Konfliktsituation eine *somatoforme Schmerzstörung nach durchstandener organpathologischer Erkrankung* entwickelt. Sie konnte mit der ursprünglichen Erkrankung erneut – wie gewissermaßen bereits intrauterin – die Ehe der Eltern vorübergehend kitten und sich unbewusst somit scheinbar aus ihrem Erleben von Ohnmacht und Trennungsschmerz in dieser präödipalen und beginnenden ödipalen Loyalitätsproblematik herausretten. Das biologische Bedürfnis nach Bindung wurde von beiden Elternteilen zu deren eigenen unbewussten Zwecken falsch interpretiert beziehungsweise instrumentalisiert. Sandra erhielt dadurch scheinbar ungewöhnlich viel Zuwendung und Bedeutung im Sinne einer narzisstischen Verführung, ohne wirklich ihrer selbst willen gesehen und beantwortet worden zu sein, und es verstärkte sich ihr bereits verstricktes Bindungsverhalten voller innerer Wut, Sehnsucht und Enttäuschung an den Objekten.
Der Kinderarzt reagierte sehr wach und aufmerksam auf die familiäre Situation und riet der Mutter nach mehreren Konsultationen zu einer Kindertherapie. Bereits nach einer Kurzzeittherapie im Sinne einer Krisenintervention konnte die Symptomatik gelockert und auf Sandras Schmerzstörung angemessener eingegangen werden, so dass sich diese nicht weiter chronifizierte. In der begleitenden Elternbehandlung war es auch erstaunlich gut möglich geworden, die Rivalitätsthematik der Eltern untereinander zu bearbeiten und auch hier für eine Entlastung des Kindes im sozialen Umfeld zu sorgen.

! Merke: Eine körperliche Erkrankung kann durchaus einer somatoformen Störung vorausgehen. Dadurch wird die diagnostische Einordnung möglicherweise verschleiert. Das Wissen um diese psychodynamischen Zusammenhänge erleichtert jedoch andererseits den Zugang zu einer angemessenen psychotherapeutischen Behandlung. Die begleitende Behandlung der Bezugspersonen ist bei entsprechenden familiären Verstrickungen für das Gedeihen der Kinder und der Jugendlichen in deren Therapie zumeist unerlässlich, da sich diese noch in einer starken realen Abhängigkeit vom äußeren sozialen Umfeld befinden.

Fallbeispiel Laura

Laura ist ein drei Monate altes *Baby.* Die verzweifelte Mutter kommt mit ihr zur Sprechstunde, weil Laura von der dritten Lebenswoche an, vor allem am späten Nachmittag, aber auch regelmäßig nachts nach der Nahrungsaufnahme „mörderisch schreit". Ihr Bauch ist dabei stark aufgebläht, eine Ernährungsänderung bringt keinerlei Besserung mit sich. Bei den häufigen pädiatrischen Untersuchungen waren bei Laura ein starker Hypertonus, leicht auslösbare primitive Reflexe und ein außergewöhnlich gieriges Saugen mit sehr schnellem Schlucken feststellbar. Ein Kinderarzt bemerkte dazu, Laura sei vermutlich ein besonders vitales Baby und leide unter einer bei diesen Kindern häufig vorkommenden Nabelkolik. Mit Beginn des dritten Lebensmonats kam es bei Laura schließlich zu häufigem Erbrechen nach der Nahrungsaufnahme, was wiederum zahlreiche Kinderarztbesuche (mit der Diagnose eines so genannten funktionellen Erbrechens) nach sich zog, ohne dass ihr „irgendwie geholfen werden konnte". Wenn allerdings Lauras Mutter von ihrer Schwester besucht wird, kann diese mit Schnuller und Wiegen die kleine Laura beruhigen. Sie erbricht dann nicht, was die Mutter wiederum noch stärker verunsichert und ihr das Gefühl vermittelt, eine „schlechte Mutter" zu sein: „Ich zweifle an mir, oder ich hasse mein Kind dafür, dass ich mich so minderwertig fühlen muss!"
Lauras Mutter ist eine 32 Jahre alte sehr gebildete Frau mit einem intellektuellen Beruf, den sie wegen der Mutterschaft aufgeben musste. Sie lebt bei Kontaktaufnahme mit mir ohne Partner. Der Vater des Kindes, ihr langjähriger Lebensgefährte, hatte auf einer Abtreibung bestanden, trennte sich dann wegen der diesbezüglichen Weigerung „aus Rache" von seiner Frau. Diese fühlte sich als allein stehende Schwangere nach der traumatisch erlebten Trennung schutzlos und litt unter erheblichen Existenzängsten im beruflichen Bereich sowie unter ihrer Einsamkeit. Sie begann allmählich „im Chaos zu ersticken", ließ die Wohnung und ihre Kleidung verwahrlosen und wurde depressiv. Die Geburt verlief schließlich ohne problematische Zwischenfälle, war jedoch „unerträglich schmerzhaft und langwierig". Nach der Entlassung aus der Entbindungsstation fühlte sie sich „vereinsamt, nur Laura konnte mich manchmal trösten, aber dann fing das Geschreie gleich an, und ich konnte sie nicht stillen".
Lauras Nabelkoliken und ihr funktionelles, psychogenes Erbrechen sind eine Reaktion auf die affektiven Belastungen in der Mutter-Kind-Dyade. Die Nahrung wird für das Baby vermutlich zum schlechten Objekt, das über das Erbrechen auszustoßen versucht wird. Die schweren Stimmungsschwankungen von Lauras Mutter (häufige Reizüberflutung dem Kind gegenüber und dann ein depressiver Rückzug vom Baby) bedingen eine inkonstante Besetzung des Kindes durch die Bindungsperson, die wiederum durch eine ausgeglichenere Pflegeperson (Schwester von ihr) zu beruhigen ist.
In diesem Fall hilft eine *Krisenintervention bei Lauras Mutter (im Sinne einer Mutter-Säuglings-Behandlung)* die Gesamtsituation zu beruhigen. Frau M. hat den Trennungsschock vom Partner und die veränderte Lebenssituation als allein stehende Mutter integrativ zu verarbeiten, um dann auf die Bedürfnisse und die bereits vorhandenen Befindlichkeitsstörungen ihres Kindes angemessen empathisch eingehen zu können. Sie lernt die narzisstische Kränkung während der ersten Behandlungsphase auch besser zu ertragen und ist imstande, hinzunehmen und sogar zu schätzen, dass ihre Schwester gelegentlich „die bessere Mutter" zu sein scheint. Diese Schwester kann dann als Triangulierungshilfe entlastend einwirken und für Laura als Patentante förderlich zur Verfügung stehen. Die für Laura schwerwiegenden Folgen der pathogenen Interaktionen, nämlich die gravierenden funktionellen Störungen, können in relativ kurzer Zeit erstaunlich gut vermindert und dann bewältigt werden.

! **Merke:** Bei Säuglingen mit anhaltender funktioneller Symptomatik besteht eine akute Störung der Interaktion mit den wichtigen Bindungspersonen. Die Stabilisierung und psychotherapeutische Behandlung der Bezugspersonen ist für die Unterbrechung eines Circulus vitiosus in der Symptomverflechtung bzw. wegen der Gefahr einer Chronifizierung der Somatisierungsstörung unerlässlich.

8 Behandlungsmöglichkeiten

Der ärztlichen Primärversorgung kommt zunächst eine erhebliche Bedeutung bei der Verhütung, Erkennung, Begleitung und Behandlung somatoformer Störungen zu, um letztendlich dem Teufelskreis einer Chronifizierung zu begegnen. Allerdings werden Pathogenese und die Psychodynamik häufig nicht erkannt, wohingegen die Suche nach körperlich begründbaren Symptomen und deren medikamentöse Beseitigung im Vordergrund stehen. Dadurch kann somit eine Verfestigung der Abwehr begünstigt werden.

In der Therapie sowohl von Vanessa als auch von Tobias war bereits im Stadium der probatorischen Sitzungen eine analytische Langzeitbehandlung vorgesehen. Innerhalb der therapeutischen Beziehung war ein Veränderungsprozess in tiefen Schichten der Jugendlichen bzw. des Kindes angestrebt und konnte hier zu einem erfolgreichen Nachreifungsgeschehen führen. In der Bezugspersonenarbeit mussten die Reflexionsbereitschaft und die Feinabstimmung auf die jeweilige Befindlichkeit der Jugendlichen bzw. des Kindes behutsam und nicht kritisierend angeregt werden, um einen konstruktiven Entwicklungs- und Nachreifungsprozess für die betroffenen Erkrankten auf den Weg zu bringen. Die Mutter von Tobias begann im Laufe der Kinderbehandlung eine eigene tiefenpsychologisch fundierte Langzeittherapie bei einem Kollegen, der mit ihr in ihren Aktualbeziehungen die innere Konfliktdynamik bearbeitete. Dadurch war sie allmählich zunehmend in der Lage, die Ablösungsbewegungen ihres Sohnes zu unterstützen, anstatt sie wie bisher zu unterbinden. Bei Sandra war zunächst eine Krisenintervention von Bedeutung, in der bei den Eltern ein Verständnis für die Belastungen aus dem sozialen Umfeld von Sandra, nämlich die elterlichen Spannungen, geweckt werden konnte. In diesem therapeutischen Setting wird eine Veränderung in den Beziehungen innerhalb des sozialen Umfelds angestrebt. Mit der Reflexions- und Introspektionsbereitschaft der Eltern, deren Kind der Austragungsort für ihre neurotische Konfliktdynamik war, konnte bereits viel Entlastung für das Kind ermöglicht werden. Dadurch wurde zumindest zum Zeitpunkt der Beendigung der KZT Symptomfreiheit hinsichtlich der somatoformen Schmerzstörung erreicht. Im Falle von Laura, dem Säugling, war zunächst eine Krisenintervention bei der Mutter und wegen der Schwere ihrer psychischen Beeinträchtigung eine anschließende modifizierte analytische Langzeitbehandlung indiziert und durchgeführt worden. In Anwesenheit von Laura und deren Mutter waren zu Beginn der KZT schließlich in den therapeutischen Sitzungen die frühen Interaktionsprobleme unmittelbar aufgegriffen und bearbeitet worden (siehe dazu auch Eberhard Windaus, Behandlungskonzepte der tiefenpsychologisch fundierten und analytischen Psychotherapie im Säuglings- und Kleinkindalter, in diesem Band).

Im intensiven therapeutischen Prozess der *analytischen Psychotherapie* bei Kindern und Jugendlichen geht es im Übertragungs-/Gegenübertragungsgeschehen innerhalb der therapeutischen Beziehung um Nachentwicklungsschritte und dabei unter anderem um die Affektmodifizierung. Körperliches Erleben und Emotionen werden voneinander differenzierter wahrgenommen. Die sich entwickelnden Objektbeziehungen werden im therapeutischen Beziehungsgeschehen – sei es im Spiel bei jüngeren Kindern oder im Gespräch bei Jugendlichen – weiter vorangebracht, um den Patienten vertieft die Möglichkeit zu geben, haltende Objekte in sich zu etablieren. Neben der Behandlung der zentralen Konfliktdynamik ist in der Therapie die Aufarbeitung von Entwicklungsdefiziten und der phasenspezifischen Fixierungen sehr wichtig. Dieser intensive Nachreifungsvorgang braucht bekanntlich seine Zeit.

In der *tiefenpsychologisch fundierten Psychotherapie* wird im vorwiegend konfliktzentrierten Vorgehen mit reduzierten Behandlungszielen und überwiegend an Beziehungen aus dem sozialen Umfeld und an der für das gegenwärtige Krankheitsbild verantwortlichen, aktuell wirksamen unbewussten Psychodynamik gearbeitet. Übertragungs- und Gegenübertragungsanalyse treten dabei in den Hintergrund (siehe auch Tabelle „Unterschiede zwischen Analytischer Psychotherapie und Tiefenpsychologisch fundierter Psychotherapie" von Rüger, 2002).

Bei der *Kurzzeittherapie (KZT)/Krisenintervention* geht es in erster Linie um die Erarbeitung eines Fokus, der die aktuelle krankheitswertige Symptomatik mit den Entwicklungsstörungsanteilen in Zusammenhang bringt. Oftmals geht es auch um eine Krisenintervention bei akuten Belastungssituationen mit neurotischer Symptombildung oder häufig um die Indikationsüberprüfung für Langzeitbehandlungen.

9 Frequently Asked Questions (FAQ)

1. *Was ist das Kernstück für das Verständnis von Menschen mit einer somatoformen Störung, um mit Gefühlen von Hilflosigkeit, Ohnmacht oder gar ärgerlicher Gereiztheit, die diese Patienten beim Untersucher oft provozieren, besser umgehen zu können?*

→ Das szenische Verstehen, die psychodynamische Betrachtungsweise der Beziehungsgestaltung und eine sorgfältige Gegenübertragungsanalyse helfen dem Untersucher, die unbewusste Verzweiflung des Kranken zu verstehen, einzuordnen und damit konstruktiv umzugehen.

2. *Wie vermittle ich den betroffenen Patienten und deren Angehörigen die seelischen Ursachen einer somatoformen Störung, wenn diese auf der medizinischen Erklärung und damit auf weiteren ärztlichen Befunderhebungen beharren, obwohl kein organpathologischer Befund zu eruieren war und weiterhin nicht zu erwarten ist?*

→ Der Patient beharrt nicht absichtlich auf der organischen Ursache seiner Erkrankung, sondern er ist nicht in der Lage, den Zusammenhang zwischen seinen körperlichen Befindlichkeitsstörungen und den Emotionen beziehungsweise den inneren Konflikten oder seinem defizitären Erleben herzustellen. Wenn der Untersucher frei ist von Unterstellungen eines Widerstandes oder dergleichen, kann er allmählich einen interpersonellen Raum eröffnen, in dem der Patient

4

oder dessen Angehörige die psychischen Defizite wertfrei erahnen können. Dadurch kann eine Motivation zur Psychotherapie angeregt werden.

10 Prüfungsfragen

1. Welche diagnostischen Klassifikationssysteme sind allgemein verbindlich in Anwendung, um das Krankheitsbild einer somatoformen Störung im Kindes- und Jugendlichenalter zu erfassen, und worauf wird bei den jeweiligen Diagnoseschemata im Schwerpunkt Wert gelegt?
2. Wie sieht bei den Betroffenen die subjektive Einschätzung der eigenen vitalen Körpervorgänge im Zusammenhang mit ihrem psychischen Gesamterleben aus?
3. Welche drei wesentlichen strukturellen Funktionen erwachsen aus dem Beziehungssystem zwischen dem reifenden Selbst des Kleinkindes und dessen sozialem Umfeld in den ersten sechs Lebensjahren?
4. Welche pathogenen Voraussetzungen und Belastungsfaktoren in der frühen Kindheit tragen überwiegend zur Entstehung des Krankheitsbildes einer somatoformen Störung bei?
5. Auf welchem Strukturniveau nach den Kriterien der OPD-KJ werden somatoforme Störungen im Kindes- und Jugendalter beobachtet?
6. Wie kann im Laufe der Entwicklung körperliche Befindlichkeit von erlebten Emotionen unterscheidbar werden?

11 Literatur

- Ainsworth M (1982): Attachment: retrospect and prospect. In: Parkes CM, Stevenson-Hinde J (eds.): The Place of Attachment. In: Human Behaviour. London: Tavistock
- Alexander F (1985): Psychosomatic Medicine. Dtsch. Psychosomatische Medizin, Grundlagen und Anwendungsgebiete. 4. Aufl. Berlin: De Gruyter
- Arbeitskreis OPD-KJ (Hrsg.) (2003): Operationalisierte Psychodynamische Diagnostik im Kindes- und Jugendalter. Grundlagen und Manual. Bern, Göttingen, Toronto, Seattle: Hans Huber
- Blanz B, Remschmidt H, Schmidt MH, Warnke A (2006): Psychische Störungen im Kindes- und Jugendalter. Stuttgart, New York: Schattauer
- Bohleber W (2002): Psychoanalyse und Entwicklungsforschung. Psyche 56:803-808
- Bowlby J (1980): Bindung – Eine Analyse der Mutter-Kind-Beziehung. München: Kindler
- Bürgin D, Rost B (2003): Psychosomatik beim Säugling, Kleinkind, Kind und Jugendlichen. In: Uexküll T v (Hrsg.): Psychosomatische Medizin. München, Jena: Urban & Fischer
- Dilling H, Freyberger HJ (Hrsg.) (999): Taschenführer zur ICD-10-Klassifikation psychischer Störungen der Weltgesundheitsorganisation. Bern: Huber
- Dilling H, Mombour W, Schmidt MH (2004/2005): Internationale Klassifikation psychischer Störungen, ICD-10, Kapitel V (F). Klinisch-diagnostische Leitlinien. Bern, Göttingen, Toronto, Seattle: Hans Huber
- Ermann M (2004): Psychosomatische Medizin und Psychotherapie. Stuttgart: Kohlhammer
- Fonagy P, Gergely G, Jurist EL, Target M (2002): Affect regulation, mentalization and development of the self. New York: Ohter Press
- Fonagy P, Gergely G, Jurist EL, Target M (2004): Affektregulierung, Mentalisierung und die Entwicklung des Selbst. Stuttgart: Klett-Cotta
- Fonagy P, Target M (2002): Ein interpersonelles Verständnis des Säuglings. In: Hurry A (Hrsg.): Psychoanalyse und Entwicklungsförderung von Kindern. Frankfurt: Brandes & Apsel
- Freud A (1971): Wege und Irrwege in der Kinderentwicklung. Stuttgart: Klett
- Gergely G (2002): Ein neuer Zugang zu Margaret Mahler: Normaler Autismus, Symbiose, Spaltung und libidinöse Objektkonstanz aus der Perspektive der kognitiven Entwicklungstheorie. Psyche 56:809-838
- Gergely G, Watson J (1996): The social biofeedback theory of parental affect-mirroring: the development of emotional self-awareness and self-control in infancy. Int J Psychoanal 77:1181-1212
- Graham P, Skuse D (1992/2002): The developmental perspective in classification. In: Remschmidt H, Schmidt MH (eds.): Developmental Psychopathology. New York, Toronto, Bern, Göttingen, Lewiston: Hogrefe, Huber, 1-6
- Hagenah U, Herpertz-Dahlmann B (2005): Somatisierungsstörungen bei Kindern und Jugendlichen. Deutsches Ärzteblatt 102(27):1953-1959
- Henningsen P (2002): Körper und psychische Struktur: Anmerkungen zur Psychosomatik der Psyche. In: Rudolf G, Grande T, Henningsen P (Hrsg.): Die Struktur der Persönlichkeit. Vom theoretischen Verständnis zur psychotherapeutischen Anwendung des psychodynamischen Strukturkonzepts. Stuttgart: Schattauer, S. 132-144
- Hiller W (2005): Somatisierung – Konversion – Dissoziation: Verhaltenstherapeutische Therapiestrategien. Z Psychosom Med Psychother 51:4-22
- Kannwischer H (2004): Somatoforme Störungen. In: Leichsenring F (Hrsg.): Lehrbuch der Psychotherapie. Bd. 2. München: CIP Medien
- Kernberg O (1976/1992): Objektbeziehungen und Praxis der Psychoanalyse. 5. Aufl. Stuttgart: Klett/Cotta
- Kohut H (1979): Die Heilung des Selbst. Frankfurt a.M.: Suhrkamp
- Kupfer DJ, First MB, Regier DA (eds.) (2002): A Research Agenda for DSM-V. Washington, DC: American Psychiatric Association
- Langewitz W, Degen L, Schächinger H (2003): Funktionelle Störungen – somatoforme Störungen. In: Uexküll T v (Hrsg.): Psychosomatische Medizin. Modelle ärztlichen Denkens und Handelns. München, Jena: Urban & Fischer
- Leibbrand R, Hiller W, Fichter MM (2000): Hypochondriasis and Somatization: Two Distinct Aspects of Somatoform Disorders? J Clin Psychol 56:63-72
- Mitscherlich A (1966/67): Krankheit als Konflikt, Studien zur psychosomatischen Medizin I und II. Frankfurt: Suhrkamp
- Nissen G (2002): Somatoforme Störungen im Kindes- und Jugendalter. In: Psychosomatische Störungen. Stuttgart: Kohlhammer
- Piaget J (1973): Das Erwachen der Intelligenz beim Kinde. Stuttgart: Klett-Cotta
- Rad M v (1983): Alexithymie. Berlin, Heidelberg, New York: Springer
- Remschmidt H, Schmidt MH, Poustka F (Hrsg.) (2002): Multiaxiales Klassifikationsschema für psychische Störungen des Kindes- und Jugendalters nach ICD-10 der WHO. 4. Aufl. Bern: Huber
- Rief W, Hiller W (1999): Toward empirically based criteria for the classification of somatoform disorders. J Psychosom Res 46:507-518
- Rudolf G (1998): Somatoforme Störungen. Stuttgart, New York: Schattauer
- Rudolf G (2004): Strukturbezogene Psychotherapie. Stuttgart, New York: Schattauer
- Rüger U (2002): Übersichtsarbeit tiefenpsychologisch fundierte Psychotherapie. Prax Kinderpsychol Kinderpsychiatr 51(1):12-30

4

- Saß H, Wittchen H-U, Zaudig M, Houben I (Hrsg.) (1998): Diagnostisches und Statistisches Manual Psychischer Störungen DSM-IV. Göttingen: Hogrefe
- Schur M (1955/1971): Zur Metapsychologie der Somatisierung. In: Brede K (Hrsg.): Einführung in die Psychosomatische Medizin. Frankfurt: Fischer Athenäum
- Seiffge-Krenke J (1999): Die Bedeutung entwicklungspsychologischer Überlegungen für die Erarbeitung eines diagnostischen Inventars für Kinder und Jugendliche (OPD-KJ): Prax Kinderpsychol Kinderpsychiatr 48:548-555
- Spitz R (1946): Anaclitic depression: An inquiry into the genesis of psychiatric conditions in early childhood. Psychoanal Study Child 2:313-342
- Tabbert-Haugg C (2003): Alptraum Prüfung. Gestörtes Prüfungsverhalten als Ausdruck von Schwellenängsten und Identitätskrisen. Stuttgart: Pfeiffer bei Klett-Cotta
- Winnicott D (1974): Vom Spiel zur Kreativität. Stuttgart: Klett-Cotta
- Winnicott D (1976): Von der Kinderheilkunde zur Psychoanalyse. München: Kindler

4.8 Analytische Psychotherapie von Essstörungen

Dietrich Munz unter Mitarbeit von Kristiane Göpel und Marieanne Simon

1 Einleitung

Essstörungen gehören in den westlichen Ländern zu den häufigsten psychosomatischen Erkrankungen bei Kindern, Jugendlichen und jungen Erwachsenen (Buddeberg-Fischer, 2000). Der psychopathologisch gestörte Umgang mit der Nahrungsaufnahme und dem Essen kann in einer Gewichtsveränderung mit Unter- oder Übergewicht zum Ausdruck kommen, bei der Bulimie jedoch ist oft kein abnormales Gewicht zu beobachten. Anorexie und Bulimie betreffen überwiegend Mädchen und junge Frauen, Adipositas ist bei beiden Geschlechtern in etwa derselben Häufung zu beobachten.

2 Diagnostik der Essstörungen

In den Internationalen Klassifikationen psychischer Störungen (ICD-10; Dilling et al., 1999) und dem Diagnostischen und Statistischen Manual psychischer Störungen (DSM-IV-TR; American Psychiatric Association, 2003) werden den psychisch bedingten Essstörungen die Anorexia nervosa, die Bulimia nervosa und die „Nicht näher bezeichneten Essstörungen" (eating disorder not other specified; EDNOS) sowie die Binge-Eating-Störung (Essstörung mit Essanfällen) zugeordnet.
Übergewicht bzw. Adipositas wird in beiden Diagnosemanualen nicht den Essstörungen zugerechnet, da sie nicht zwangsläufig, jedoch häufig mit pathologischem Essverhalten verbunden ist. In diesem Fall ist sie nach ICD-10 oder DSM-IV einer der beiden letztgenannten Störungen des Essverhaltens zuzuordnen. Bei übergewichtigen Personen, die an Programmen zur Gewichtsreduktion teilnehmen, haben beispielsweise etwa 30 % eine Binge-Eating-Störung (de Zwaan, 2001; Zipfel et al., 2000 b; Dingemans et al., 2002).
Die an anderer Stelle in diesem Band dargestellten Fütter- und Essstörungen im Säuglings- und Kleinkindalter sollen hier nur erwähnt, jedoch nicht ausführlich dargestellt werden (siehe auch Windaus: Behandlungskonzepte der tiefenpsychologisch fundierten und analytischen Psychotherapie im Säuglings- und Kleinkindalter, in diesem Band). Bei der Pica im Kindesalter (ICD-10 F98.3; DSM-IV 307.52) werden längerfristig ungenießbare Stoffe verzehrt. Die Rumination (ICD-10 F98.2; DSM-IV 307.53) äußert sich in wiederholtem Heraufwürgen und Wiederkäuen der Nahrung ohne vorangegangene auffällige Übelkeit. Bei längerer Stagnation oder Abnahme des Gewichts bei Kleinkindern ist die Diagnose einer Fütterstörung im Säuglings- oder Kleinkindalter (ICD-10 F98.2; DSM-IV 307.59) in Erwägung zu ziehen.

Der diagnostischen Einteilung der ICD-10 folgend werden die einzelnen Diagnosen dargestellt und erläutert. Die Übergänge sind fließend bzw. überlappend, und die diagnostische Zuordnung kann sich im Langzeitverlauf und mehrfach ändern (Bulik et al., 2000; Williamson et al., 2002).
Die beschriebenen psychologischen Auffälligkeiten und Komorbiditäten lassen sich häufig erst nach Aufbau eines vertrauensvollen, stabilen therapeutischen Behandlungsbündnisses im Behandlungsverlauf feststellen oder bestätigen.

2.1 Diagnostische Beschreibung und psychologische Auffälligkeiten

2.1.1 Anorexia nervosa (ICD-10 F50.0; DSM-IV 307.1)

Die Leitlinien zur Diagnostik der Anorexia nervosa sind in der Internationalen Klassifikation psychischer Störungen (ICD-10) und im Diagnostischen und Statistischen Manual psychischer Störungen (DSM-IV) ähnlich, jedoch nicht vollständig identisch festgelegt.

Anorexia nervosa (F50.0)

1. Reduziertes Körpergewicht

Die Betroffenen halten ihr Körpergewicht in einem kachektischen, d. h. krankhaft abgemagerten Zustand, oder es wird eine zu erwartende altersbedingte Gewichtszunahme verhindert.
Als diagnostische Leitlinie wird ein Körpergewicht unter 85 % des altersentsprechenden Normalgewichts (z. B. in den Metropolitan-Life-Insurance-Tabellen oder pädiatrischen Wachstumstabellen veröffentlicht) als Grenzgewicht genannt. Dies entspricht bei Erwachsenen einem Queteletsoder Body-Mass-Index (BMI berechnet als: BMI = /H^2: Körpergewicht/Quadrat der Körpergröße (in Meter)) kleiner 17,5, bei Jüngeren sind die BMI-Perzentile (90%- Grenze) den Tabellen (www.myBMI.de) zu entnehmen.

2. Drang zu weiterer Gewichtsabnahme und Angst vor Gewichtszunahme

Die Angst vor einer Gewichtszunahme kann durch weitere Gewichtsabnahme in der Regel nicht eingegrenzt werden, einmal erreichtes Gewicht wird als neue Höchstgrenze festgelegt und zwanghaft kontrolliert.

3. Körperschemastörung

Trotz des Untergewichts besteht eine überwertige Angst, insgesamt oder im Bereich des Bauches, der Hüften, des Gesäßes und der Oberschenkel zu dick zu sein. Häufig werden diese Körperpartien zwanghaft gemessen und kontrolliert.

4

4. Amenorrhoe über mehr als drei Menstruationszyklen
Endokrine Störung der Hypothalamus-Hypophysen-Gonaden-Achse mit reduzierter Hypophysenausschüttung des follikelstimulierenden Hormons (FSH) und des luteinisierenden Hormons (LH) als Folge des Gewichtsverlusts, was zum Ausbleiben der Menstruation führt.

5. Bei präpubertärer Anorexie: verzögerte pubertäre Entwicklung
Die pubertäre Entwicklungsabfolge ist verzögert, Wachstumsstopp, fehlende Brustentwicklung und primäre Amenorrhoe bei Mädchen oder verzögerte Genitalienentwicklung bei Jungen sind hierfür Anzeichen. Nach Remission wird die Entwicklung mit häufig verzögerter Menarche normal abgeschlossen.

Nach Art der Methoden zur Gewichtskontrolle und –reduktion, die mit zunehmender Krankheitsdauer in der Intensität und im Kontrollzwang heftiger und verschiedenartiger werden, sind diagnostisch zwei Formen der Anorexie zu unterscheiden:
Restriktiver Typus der Anorexie (F50.00) durch Einschränkung der Ernährung auf niederkalorische Lebensmittel, Diäten und Fasten sowie z. T. übermäßige sportliche Betätigung
Binge-Eating-/Purging-Typus der Anorexie (F50.01) (bulimische Anorexia nervosa) mit Essanfällen und selbst induziertem Erbrechen und/oder Abusus von Laxanzien, Diuretika oder Klistieren zur Gewichtskontrolle

Differentialdiagnostisch muss eine Kachexie, d. h. das Untergewicht mit organischer Verursachung, wie beispielsweise einer endokrinologischen Erkrankung, einer entzündlichen Darmerkrankung, Infektionskrankheiten, Tumorerkrankungen, und auch psychiatrischen Erkrankungen mit Appetitstörungen (Depression, Schizophrenie, Angst- und Zwangserkrankung) in Betracht gezogen und ausgeschlossen werden.

4

Psychologische Auffälligkeiten bei Anorektikerinnen
Bei Anorektikerinnen fällt eine hohe Leistungs- und Erfolgsorientierung sowie ein ausgeprägtes Leistungsideal, bezogen auf schulische Leistungen und sportliche Aktivitäten, auf. Gleichzeitig besteht im sozialen Umgang eine spürbare Selbstunsicherheit, die zu Angst vor Rivalität und Verleugnung von Eifersucht und schließlich zur Kontaktvermeidung führt. Im Behandlungsverlauf werden vielfach eine Selbstablehnung und die Annahme, schlecht zu sein, deutlich (Herbst, 2001) und eine vordergründige Überangepasstheit angeboten.
Die Affektwahrnehmung und Emotionsdifferenzierung sind eingeschränkt, vor allem aggressive Regungen werden stark abgewehrt. Libidinöse Triebimpulse sind einerseits durch den präpubertären Hormonstatus, andererseits durch starke Triebabwehr und Selbstkontrolle reduziert. Anorektikerinnen vermeiden Partnerbeziehungen oder bringen in Partnerbeziehungen übermäßig präödipale Bedürfnisse nach Nähe, Schutz und Geborgenheit zum Ausdruck, eigenes lustvolles sexuelles Erleben wird verneint, Sexualität oft als abstoßend, Ekel erregend oder als Missbrauch, gegen den sie sich nicht wehren können, erlebt.

Die Erkrankung selbst sowie die somatischen Folgen der Erkrankung werden von den Betroffenen oft weitgehend verdrängt oder verleugnet. Dies wird durch die Adaptionsmöglichkeiten des Organismus an die chronische Unterernährung gefördert, so dass bedrohliche klinische Befunde oft nur geringe körperliche Beschwerden, wie z. B. Muskelkrämpfe oder Erschöpfungszustände, hervorrufen.
Als Abwehrmechanismen von Konflikten und Affekten dominieren neben Rationalisierung und Affektisolierung sowie Affektverschiebungen in das Essverhalten Identifikation mit dem Aggressor und Wendung aggressiver Impulse gegen das Selbst sowie starke Neigung zu Projektion und projektiver Identifikation.

2.1.2 Bulimia nervosa (ICD-10 F50.2; DSM-IV 307.51)
Die Bulimia nervosa wurde erst 1979 als eigene diagnostische Entität beschrieben (Russel, 1979) und 1980 in das DSM-III aufgenommen.
Die Diagnosekriterien des DSM-IV und der ICD-10 sind weitgehend identisch.

Bulimia nervosa (F50.2)
1. Fressattacken
Die Betroffenen haben eine unwiderstehliche Gier oder den Zwang, übermäßig viel zu essen. Hierbei werden im DSM-IV zwei Typen von Fressattacken unterschieden:
(1) Verschlingen einer übermäßigen Nahrungsmenge innerhalb eines längeren Zeitraums bis zu unerträglichem oder schmerzhaftem Völlegefühl
(2) Verlust der Kontrolle über Art und Menge des Essens, auch wenn keine größeren Mengen verschlungen werden

2. Anwendung von Maßnahmen zur Gewichtsregulation
Durch eine oder mehrere der folgenden Maßnahmen wird versucht, einer Gewichtszunahme gegenzusteuern:
(1) selbst induziertes Erbrechen
(2) Abusus von Laxanzien, Diuretika, Klistieren, Schilddrüsenpräparaten oder anderen Arzneimitteln, bei Diabetikerinnen häufige Vernachlässigung der Insulinbehandlung mit Hyperglykämie (Feiereis, 1989)
(3) zeitweise Fastenperioden
(4) Einnahme von Appetitzüglern

3. Starke Beachtung von Figur und Aussehen mit übermäßiger Angst vor Gewichtszunahme
Die Angst vor Gewichtszunahme verstärkt den Drang zur Gewichtsreduktion und führt zu längeren Phasen mit Diäten oder Fasten oder übermäßiger körperlicher Betätigung, ohne dass Untergewicht angestrebt wird.

Differentialdiagnostisch ist eine Verursachung der Symptomatik durch eine andere psychische Erkrankung mit Ekel und nicht selbst induziertem Erbrechen oder eine organische Erkrankung (Tumor, meist hypothalamisch; Diabetes; gastrointestinale Erkrankungen) auszuschließen.

Psychologische Auffälligkeiten bei Bulimikerinnen
Patientinnen mit Bulimia nervosa versuchen oft jahrelang die Essstörung zu verleugnen oder zu verstecken, da sie sich hierfür schämen.

Sie lassen ihre Unsicherheit und ihre sozialen Ängste eher erkennbar werden, sofern diese nicht in der weitgehenden Einschränkung des Denkens auf die Essstörung verborgen sind. So wird der soziale Rückzug, bedingt durch verdeckte Scham- und Schuldgefühle, sehr oft auf die Essstörung zurückgeführt, zuvor bestehende Unsicherheit und Rivalitäten im Umgang mit Gleichaltrigen verleugnend. Nicht nur bezüglich der Essstörung, sondern auch beispielsweise in Beziehungsphantasien ist das Denken polarisiert, ein Entweder-oder-Denken vorherrschend.
Mangelnde Impulskontrolle besteht nicht nur beim Umgang mit dem Essen, sondern auch im Umgang mit den eigenen Affekten, was vor allem die Angst vor aggressiven Impulsdurchbrüchen verstärkt.
Die dominierenden Abwehrmechanismen sind bei vordergründiger Rationalisierung starke Neigung zu Regression, häufige Fixierung auf präödipale Bedürfnisbefriedigung sowie Affektverschiebungen und Projektion. Letztere kommt darin zum Ausdruck, dass die Betroffenen sich intensiv damit beschäftigen, was andere über sie denken könnten.

2.1.3 Binge-Eating-Störung, Essattacken bei sonstigen psychischen Störungen (ICD-10 F50.4; DSM-IV 307.50)

In den Forschungskriterien des DSM-IV sind diagnostischen Merkmale der Binge-Eating-Störung als eigene Entität aufgeführt, in den diagnostischen Kriterien der ICD-10 sind sie den „nicht näher bezeichneten Essstörungen" (eating disorder not other specified; EDNOS) zugeordnet.
Die Forschungskriterien der Binge-Eating-Störung im DSM-IV sind:

Essattacken bei sonstigen psychischen Störungen (F50.4)

1. Fressattacken

Die Betroffenen haben eine unwiderstehliche Gier oder den Zwang, übermäßig viel zu essen. Erst Erschöpfung, Übelkeit oder unangenehmes Völlegefühl führt zum Ende der Fressattacke.
Hierbei werden im DSM-IV zwei Typen von Fressattacken unterschieden:
1) Verschlingen einer übermäßigen Nahrungsmenge innerhalb eines längeren Zeitraums
2) Verlust der Kontrolle über Art und Menge des Essens

2. Charakteristikum der Essanfälle

Die Fressanfälle sind charakterisiert durch:
(1) sehr schnelles Essen, Verschlingen der Nahrungsmittel
(2) Essen bis zu unangenehmem Völlegefühl
(3) Essen großer Nahrungsmengen, auch wenn kein Hunger bestand
(4) Alleinessen aus Scham über die Essensmengen
(5) Ekelgefühl über sich selbst, Deprimiertheit und Schuldgefühle nach dem Essen

3. Leiden unter den Essanfällen

Die Betroffenen äußern einen spürbaren Leidensdruck wegen ihrer Essanfälle und des Kontrollverlusts

4. Keine regelmäßigen Maßnahmen zur Gewichtskontrolle

Nach Fressanfällen erfolgen keine unmittelbaren Maßnahmen zur Gewichtskontrolle oder zur Entleerung, was häufig zu Übergewicht führt. Dieses vermeiden manche Patienten durch längere Diäten oder Fastenphasen, so dass Übergewicht und Essverhalten nicht zwingend miteinander einhergehen (Zipfel et al., 2000a).

Differentialdiagnostisch sind wegen des Erbrechens und der Essanfälle sowie des Übergewichts Störungen des Gastrointestinaltrakts, des Insulinstoffwechsels, der Schilddrüsenfunktion sowie übermäßiger Alkoholkonsum und gewichtssteigernde Essgewohnheiten mit Konsum extrem zuckerhaltiger Nahrungsmittel sowie Bewegungsmangel zu berücksichtigen.

2.1.4 Adipositas (ICD-10 E66)

Adipositas ist definiert als eine Erhöhung des Körpergewichts durch eine über das Normalmaß hinausgehende Vermehrung des Körperfettanteils. Die medizinische Diagnose Adipositas wird in der ICD-10 (E 66) den internistischen Erkrankungen zugeordnet und im DSM-IV nicht als eigenes Krankheitsbild diagnostiziert.
Entwicklungsbedingte Veränderungen im Kindes- und Jugendalter sowie individuell unterschiedliche Körperzusammensetzung bei den Anteilen von Skelett, Muskeln und Fettgewebe werden über den Body-Mass-Index (BMI) erfasst:
Die Einteilung von Schweregraden erfolgt nach dem BMI

Übergewicht: BMI 25,0-29,9
Adipositas Grad I: BMI 30,0-34,9
Adipositas Grad II: BMI 35,0-39,9
Adipositas Grad III: BMI >40,0

Aus klinischer Sicht werden von Hoffmann und Hochapfel (1995) folgende Untergruppen genannt:
- Rauschesser: Fressattacken werden durch Unlustspannungen ausgelöst. Dieses Binge-Eating tritt nicht periodisch auf und ist mit auslösenden Situationen verbunden; weniger als 5% der Adipösen (nach Stunkard und Pudel, 1996) sind dieser Gruppe zuzuordnen.
- Daueresser: deren Appetit fast ständig merklich erhöht ist
- Nimmersatte: bei denen Appetit und Sättigungsempfinden fehlen
- Nachtesser: die am Tag ein restriktives Essverhalten zeigen, an Ein- und Durchschlafstörungen leiden, nächtliches Hungergefühl entwickeln und den Essvorgang nicht beenden können; ca. 10% der Adipösen (Stunkard und Pudel, 1996)

Differentialdiagnostisch ist wie bei den anderen Essstörungen eine medizinische Verursachung des Übergewichts, beispielsweise bedingt durch Schilddrüsenfunktionsstörung, auszuschließen.

3 Somatische Folgen der Essstörungen

Anorexie und Bulimie können zu ernsthaften körperlichen Veränderungen und Folgeerkrankungen führen. Die Annahme, dass Übergewicht allgemein gesundheitsschädlich sei, lässt sich nur begrenzt für langfristige Folgen auf das Herz-Kreislauf-System und den Bewegungsapparat aufrechterhalten (Leibl und Leibl,

1996; Pudel, 1997), bei adipösen Kindern und Jugendlichen sind Folgeerkrankungen des Übergewichts selten (Wirth, 2003), diese werden erst mit zunehmendem Alter bei weiterbestehendem Übergewicht bedeutsam (Sabbioni, 2003).
Es ist in jedem Fall sinnvoll – bei schwerer Symptomausprägung dringend erforderlich –, einen Arzt in die Behandlung einzubeziehen und zu veranlassen, dass dieser regelmäßig konsultiert wird.
Die Veränderung der Geschlechtshormone mit Ausbleiben der Menstruation zählt bei der Anorexie zu den diagnostischen Kriterien. Sie ist Folge der Gewichtsreduktion, kann jedoch bei einer Minderheit der Gewichtsabnahme vorausgehen (American Psychiatric Association, 2003). Bei bulimischen Frauen schwanken die Angaben zu Zyklusstörungen mit unregelmäßiger Menstruation oder Amenorrhoe in Abhängigkeit vom Körpergewicht zwischen 20 % und 50 % (Pirke et al., 1987).

Die somatischen Folgen der Essstörungen (Zusammenfassungen bei Herpertz, 1997, und Köpp et al., 2004) sind Hinweise auf die Schwere der anorektischen oder bulimischen Symptomatik, die Dauer der Erkrankung und die Intensität der Maßnahmen zur Gewichtskontrolle.

Lanugobehaarung: feine Flaumbehaarung am Rücken, den Vorderarmen und im Gesicht
Akrozyanose: bedingt durch Durchblutungsstörung, blaurote Verfärbung der Fingerspitzen bei leicht erniedrigter Umgebungstemperatur von 15°C – 18°C
Ödeme: Wasseransammlungen im Gewebe als Folge extremen Gewichtsverlustes und beim Versuch, Gewichtsverlust durch vermehrtes Trinken zu kompensieren
Sialadenose: Schwellung der Speicheldrüsen bei häufigem Erbrechen
Starke Karies: Demineralisierung des Zahnschmelzes durch erbrochene Magensäure
Osteoporose: verzögertes Knochenwachstum mit reduzierter Knochendichte, bedingt durch erniedrigten Östrogenspiegel, erhöhten Cortisolspiegel sowie Calcium- und Proteinmangel; bei bulimischer Anorexie am stärksten ausgeprägt (Zipfel et al., 2001)
Kreislaufbeschwerden und Elektrolytkonzentrationsstörungen: bei Anorexie und Bulimie erniedrigter Blutdruck und Puls, Natrium-, Kalium- und Chloridkonzentrationen, stärker ausgeprägt bei Laxanzien- und Diuretikaeinnahme sowie bei häufigem Erbrechen. Adipositas führt häufig zu Blutdruckerhöhung
Nierenfunktionsstörungen und Niereninsuffizienz: bei Laxanzien- und Diuretikaeinnahme sowie mangelnder Flüssigkeitszufuhr bis zu vital bedrohlichen Zuständen (Herpertz, 1997; Köpp et al., 2004) oder unvermeidlicher Dialysepflicht (Zipfel et al., 2000a)
Diabetes mellitus wird auch bei adipösen Jugendlichen gehäuft beobachtet (Wirth, 2003)

Besondere Beachtung sollte jugendlicher Diabetes mellitus in Verbindung mit einer Bulimie finden (Herpertz et al., 1995; Herpertz-Dahlmann et al., 1995). Durch zu niedrig dosiertes Insulin mit der Folge eines erhöhten Blutzuckerspiegels kann ohne Erbrechen eine Gewichtsabnahme trotz Essanfällen erreicht werden (Glukosurie; „Erbrechen über die Niere").

4 Komorbidität bei Essstörungen

Anorektikerinnen und Bulimikerinnen weisen erhöhte Prävalenz für depressive Störungen und Angststörungen auf (Halmi et al., 1991, Smith et al., 1993; Herpertz-Dahlmann, 1993; Herzog et al., 1991), letztere bei Bulimikerinnen ausgeprägter. Da in der Fastenstudie von Keys et al. (1950) die Hungernden mit zunehmender Auszehrung deutliche depressive Symptome zeigten, ist hierbei ungeklärt, ob bei Anorektikerinnen die genannten Symptome eine Folge der Unterernährung sind (Cooper und Fairburn, 1986; Laessle et al., 1995) oder schon prämorbid bestanden (Hudson et al., 1987). Ebenso sind Zwangsgedanken und Zwangshandlungen bezüglich Ernährung und Essen als Folge der Magersucht zu sehen. Beziehen sie sich auf andere Lebensbereiche, sind sie als gesonderte Zwangsstörung diagnostisch zu erfassen, die meist schon prämorbid bestand (Herzog et al., 1992; Vitousek und Manke, 1994).
Substanzmissbrauch oder -abhängigkeit ist bei anorektischen Patientinnen geringer, bei bulimischen Frauen höher als in nicht essgestörten Kontrollgruppen (Mitchell et al., 1985, 1991).

Obwohl bei jungen Menschen mit der Diagnose einer Persönlichkeitsstörung umsichtig umgegangen werden sollte, da sich deren Persönlichkeit noch herausbildet bzw. entwickelt (Shapiro, 1990), lassen sich sowohl bei adoleszenten als auch jungen erwachsenen Frauen mit Essstörungen Hinweise auf diagnoserelevante Persönlichkeitsstörungen feststellen. Die Frage nach einer Diagnose als frühe Störung ist nicht ausreichend geklärt und wird durch die Säuglingsforschung in den nächsten Jahren sicher neue Impulse bekommen, wobei u. a. Regression und Fixierung auf orale Konfliktverarbeitung nahe liegen. Bei Anorektikerinnen werden häufig Strukturanteile einer „ängstlich-vermeidenden Persönlichkeitsstörung" (ICD-10 F60.6) oder einer anankastischen, zwanghaften Persönlichkeitsstörung (ICD-10 F60.5) beobachtet (Keck und Fiebert, 1986). Bei erwachsenen Patientinnen mit einer bulimischen Anorexie wurde in verschiedenen Untersuchungen im Vergleich zu den anderen Essstörungen häufiger eine „emotional instabile Persönlichkeitsstörung vom Borderline-Typus" (ICD-10 F60.31) (Herzog et al., 1995; Vitousek und Manke, 1994) beobachtet, deren Entwicklung bei den betroffenen jungen Frauen Beachtung finden sollte. Es konnte jedoch kein Zusammenhang zwischen Ausprägung der Persönlichkeitspathologie und dem Ausmaß der Essstörung oder der Behandelbarkeit (Herzog et al., 1995; Steiger et al., 1994) festgestellt werden.

Neben der Schwierigkeit, mit anderen in Kontakt zu treten und diesen zu pflegen, d. h. Freundschaften und Partnerschaften aufzubauen, lassen sich bei Patienten mit Essstörungen Störungen der sexuellen Appetenz und der sexuellen Erregung beobachten, die häufig nach Remission weiter bestehen. Diese werden von den Betroffenen oft nicht wahrgenommen und verleugnet. Vor allem Anorektikerinnen haben häufig nur geringes Wissen über Sexualität (Beaumont et al., 1981), Hautkontakt kann sensorisch oft nicht erlebt werden, körperbezogene Schamgefühle führen zur Vermeidung von Freundschaften, von Partnerschaften und Sexualität. Bei bulimischen Patientinnen kann Erbrechen und Abführen diese Hemmung reduzieren bis hin zur Erleichterung sexueller Kontakte. Essgestörten Patientinnen wird meist erst im Behandlungsverlauf bewusst, dass Angst vor Partnerverlust und Suche nach präödipaler Bedürfnisbefriedigung dazu geführt haben, dass die sexuelle Befriedigung des Partners „hingenommen, ertragen“ oder auch im Sinne eigener Leistungserbringung zur Befriedigung des Partners erbracht wird, ohne genussvolles Erleben der eigenen Sexualität.

5 Epidemiologie der Essstörungen

Die Prävalenz bei Mädchen und jungen Frauen wird bei der Anorexie mit zwischen 0,5 und 1,0 %, bei Bulimie mit 2,0 % bis 5,0 % und bei Binge-Eating-Störungen mit etwa 6 % angegeben (Cooper und Fairburn, 1983; Hsu, 1996). Bei Anorexie und Bulimie sind weniger als 10 % der Betroffenen Männer, bei Binge-Eating etwa 30 % (Munz und Catina, 2004). Die jährliche Inzidenz ist bei weiblichen Jugendlichen zwischen 15 und 19 Jahren am höchsten (Lucas et al., 1991). In Gruppen mit hohem Schlankheitsdruck, z. B. bei Ballettschülerinnen, Kunstturnerinnen, Eiskunstläuferinnen und Models besteht ein deutlich erhöhtes Erkrankungsrisiko (Herpertz und Senf, 1997).
Die Prävalenz für Übergewicht liegt mit stark zunehmender Tendenz (Wirth, 2003) in der Bundesrepublik Deutschland für Jungen bei 22 %, für Mädchen bei 20 % (Steinhausen, 2000).

6 Prognose der Therapie von Essstörungen

Studien zur Wirksamkeit von Behandlungen von Essstörungen werden meist mit Frauen in einem Durchschnittsalter zwischen 20 und 25 Jahren durchgeführt, was daran liegt, dass die Betroffenen sich erst nach längerer Krankheitsdauer in Behandlung begeben. Weiterhin wurden die Studien in der Vergangenheit vor allem in stationären oder teilstationären Einrichtungen durchgeführt, Studien zur ambulanten Behandlung sind seltener. Essstörungen haben eine starke Tendenz zur Chronifizierung. Trotz häufig methodischer Schwächen von Verlaufsstudien (Übersicht bei Zipfel et al., 2000c) lässt sich zusammenfassend feststellen, dass bei mehr als der Hälfte der stationär behandelten Anorektikerinnen eine weitgehende Genesung eintritt. Bei chronischem Verlauf mit Phasen schwerer, stationär behandlungsbedürftiger anorektischer Symptomatik kommt es teilweise zu erheblichen Verschlechterungen und einer Mortalität zwischen 10 und 15%. Wichtigste Todesursachen sind infektiöse Erkrankungen, Herztod, Nierenversagen und Tod durch Suizid. Die Verlaufsstudien zeigen, dass für einen ausreichenden Therapieerfolg eine ausreichende Therapiedauer notwendig ist (Baran et al., 1995).
Die Prognose der Bulimie ist günstiger, wobei Langzeit-Katamnesen fehlen. Fünf Jahre nach stationärer Behandlung sind 50% der Patientinnen vollständig remittiert, etwa 20% erfüllen noch die Kriterien einer Bulimia nervosa, bei den anderen war eine Verbesserung erkennbar (Keel et al., 1999). In der multizentrischen Studie zur psychodynamischen Therapie von Essstörungen (v. Wietersheim et al., 2004) waren zweieinhalb Jahre nach stationärer Behandlung bei Bulimikerinnen und Anorektikerinnen etwa 30 % bezüglich der Essstörungssymptomatik gesund oder deutlich gebessert, 40 % waren in einem Symptom gebessert und etwa 20 % zeigten weiterhin das Vollbild der Essstörung. Die Patientinnen mit der Doppeldiagnose Anorexie und Bulimie (ICD-10 F50.01) hatten eine deutlich schlechtere Behandlungsprognose im Zeitraum von zweieinhalb Jahren.
Die signifikante Wirksamkeit psychoanalytischer Therapien bei weiblichen Jugendlichen in der Altersgruppe zwischen 18 und 21 Jahren (Zusammenfassung bei Windaus, 2005) konnte im Vergleich zu Kontrollbedingungen mit Diätberatung oder einer niederfrequenten Routinebehandlung im Langzeitverlauf nach ein und zwei Jahren bei Anorexie (Crisp et al., 1991; Gowers et al., 1994; Hall und Crisp, 1987) in mehreren Studien nachgewiesen werden. Analytische Psychotherapie bei Bulimie (Zusammenfassung bei Leichsenring, 2005) bei durchschnittlich etwas älteren Frauen war im Vergleich zu anderen Behandlungen, insbesondere zu kognitiv-behavioraler (KBT) und interpersoneller Therapie (IPT) ebenso wirksam, in einigen Maßen der allgemeinen Psychopathologie unmittelbar nach der Behandlung etwas überlegen (Fairburn et al., 1986). Diese Unterschiede waren in einer Nachuntersuchung dieser Patienten (Fairburn et al., 1995) nicht mehr nachweisbar. In der kontrollierten Vergleichsstudie von Bachar et al. (1999) war die psychoanalytische Therapie einer gemischten Gruppe von Anorektikerinnen und Bulimikerinnen einer rein kognitiven Therapie signifikant überlegen.
Das Essverhalten nach Behandlung erfüllte bei mehr als 75 Prozent der Patientinnen mit Binge-Eating-Störung langfristig nicht mehr die Kriterien einer Essstörung (Fichter et al., 1998), das Übergewicht hingegen blieb bei vielen bestehen. In der Studie von Beutel et al. (2001) waren stationäre psychoanalytisch orientierte und kognitiv-behaviorale Psychotherapie ähnlich wirksam. Übergewicht und Adipositas waren auch nach stationärer und ambulanter Behandlung im Langzeitverlauf weitgehend therapieresistent, es kommt nach klinischer Erfahrung nach Gewichtsreduktion bei meisten Betroffenen wieder zur Gewichtszunahme. Wegen Adipositas lassen sich nur wenige Patienten behandeln, viele brechen die Therapie vorzeitig ab (Stunkard und Pudel, 1996). Psychoanalytische Therapie kann hier zu mehr Zufriedenheit verhelfen, damit die Betroffenen mit schmerzhaften Gefühlen, vor allem Trennungserlebnissen und Kränkungen wegen ihres Gewichts und Aussehens, besser umgehen können und den eigenen Körper weniger abwerten. Gelegentlich ist hiermit auch eine Gewichtsreduktion verbunden, ohne dass hierfür Langzeituntersuchungen vorliegen (Glucksman, 1989).

7 Pathogenese der Essstörungen

Essstörungen sind in ihrer Genese und Aufrechterhaltung immer mehrfaktoriell zu betrachten.

7.1 Hinweise auf genetische Disposition

Bei allen Essstörungen bestehen Hinweise auf genetische Disposition. Treasure und Holland (1990) und Schepank (1991) wiesen diese bei Anorexie nach, bei Bulimie haben Fichter und Noegel (1990) ebenfalls eine erhöhte Konkordanz bei monozygoten Zwillingen festgestellt. Von Stunkard et al. (1990) wurde im Unterschied zu zweieiigen Zwillingen bei getrennt und gemeinsam aufgewachsenen eineiigen Zwillingen eine hohe Übereinstimmung des Body-Mass-Index gefunden.

7.2 Soziokulturelle Einflüsse

Wiederholt wurde die herausragende Rolle der soziokulturellen Faktoren bei der Entwicklung und vor allem Aufrechterhaltung von Essstörungen beschrieben – ein Faktor, der in den letzten Jahrzehnten an Bedeutung gewann und wahrscheinlich wichtig ist für die Zunahme der Essstörungen.
Bruch (1991), Habermas (1990) sowie Pudel und Westenhöfer (1991) diskutieren die historische Entwicklung von ursprünglichem Nahrungsmangel und genetischer Vorbereitung zur Bewältigung von Unterernährung hin zu einem Überfluss an Nahrungsangebot. Letzteres kann als soziale und psychologische Rahmenbedingung für die Genese von Essstörungen gesehen werden. Werbung für Nahrungs- und Genussmittel einerseits, kollektives Diätverhalten und Angebote zur vermeintlichen Erleichterung der Gewichtsabnahme andererseits bezeugen ein Defizit an Verhaltensstrategien zum Management des Überflusses, sowohl physiologisch als auch psychologisch (Pudel und Ellrott, 1995). Bruch (1991) führt aus, dass historisch und innerhalb der USA Anorexie nur in gesellschaftlichen Schichten mit Nahrungsüberangebot anzutreffen ist, „selbst auferlegtes Hungern ist ausschließlich unter Bedingungen ausreichender oder sogar überreichlicher Nahrungsversorgung zu beobachten".
Die soziokulturelle Veränderung des Körperideals und der weiblichen Rollenzuschreibung wird von Borkenhagen (2000) als wichtiger Hintergrund der Verunsicherung der Identitätsentwicklung bei Mädchen beschrieben. Anorektikerinnen sind ein überzogenes Abbild der in den vergangenen 60 Jahren immer dünner gewordenen Models, die durchschnittlich 20 % unter dem Durchschnittsgewicht liegen. Körperliche Attraktivität, verbunden mit einem schlanken Idealkörper, wird nicht nur als Zeichen von Wohlstand, sondern von Erfolg und Leistungsfähigkeit, oft auch von seelischem Gleichgewicht und Wohlbefinden dargestellt. Übergewichtige werden schon im Kindesalter sozial diskriminiert (Maddox und Leidermann, 1969), als unsauber, faul und dumm abgelehnt, „was sie unter gleichaltrigen Kindern noch hinter körperlich behinderten am Ende der Rangreihe stehen lässt" (Steinhausen, 2000).
In westlich geprägten Wohlstandgesellschaften mit Überfluss an Nahrungsmitteln wird so im Gegensatz zu Kulturen, in denen Nahrungsmittel nicht uneingeschränkt zur Verfügung stehen, das Ideal der Schlankheit als Ideal von Weiblichkeit und Leistungsfähigkeit gepflegt, das die weiblichen Symbole der Fruchtbarkeit vollständig ignoriert.
Bei adipösen Jugendlichen fällt häufig eine Körperschemastörung dergestalt auf, dass diese sich weniger dick einschätzen, als sie tatsächlich sind, und sie können auch größere Gewichtsabnahmen nicht als Erfolg registrieren (Petersen und Welte, 1988). Störung des Hunger- und Sättigungsgefühls sowie Verlust des Zusammenhangs zwischen Hungerausprägung und aufgenommener Nahrungsmenge fallen beim Essverhalten Adipöser auf (Pudel und Meyer, 1981).
In Zusammenhang mit suchtartiger kohlenhydratreicher Nahrungsaufnahme wurde diskutiert, dass hierdurch i. S. einer Selbstmedikation der Serotoninspiegel erhöht und somit ein antidepressiver Effekt erzielt werden kann, was die Gier nach dieser Ernährung fördert (carbohydrate carving; Glucksman, 1989). Die These einer spezifischen Störung der oralen Phase bei Adipösen konnte nicht verifiziert werden. Nahezu jeder psychische Konflikt auf jeder Entwicklungsstufe und alle Gefühlszustände können mit zu viel Essen verbunden sein (Glucksman, 1989).

7.3 Psychoanalytische Bedeutung von Ernährung und Nahrungsaufnahme

Hunger und das daraus resultierende Bedürfnis, essen zu wollen und damit den Hunger zu stillen, bestimmt die frühkindliche verinnerlichte, generalisiert repräsentierte Erfahrung und ist lebenserhaltend. Es gibt eine enge Verknüpfung von der Sinneswahrnehmung des Riechens und Schmeckens mit der beginnenden Sättigung, die das Essen lustbetont erleben lässt. So vermischt sich von Beginn an „also beim Essen Körperliches, Beziehung zum Anderen, seelische Verarbeitung". Anna Freud (1980a) unterscheidet sechs Stufen der Entwicklung auf dem Gebiet der Nahrungsaufnahme und ihre psychischen Niederschläge und weist darauf hin, dass sich Unstimmigkeiten zwischen Kind und Mutter über das Quantum an Nahrung häufig auf die Formen der Nahrungsaufnahme verschieben. Die Nahrungsaufnahme ist in allen diesen Entwicklungsphasen des Kindes mit der allmählichen Strukturierung des Innenraumes eng verbunden, und die Qualität der Interaktion zwischen psychischer Realität und äußerer Realität entscheidet über seine seelisch-geistige Entwicklung (A. Freud, 1980 b).
Jongbloed-Schurig (2006) differenziert zwischen entwicklungsimmanenten, entwicklungstypischen Störungen des Essens, die meist vorübergehend auftreten, sich „auswachsen", und psychopathologischen Essstörungen, die auf Konflikte und Defizite der psychischen Strukturbildung zurückzuführen sind. Hierbei liegen meist Störungen der Symbolisierungsfunktion und des triangulären Raumes vor.
Tritt also beim Kind oder Jugendlichen eine Essstörung auf, wäre es verfehlt, sie als bloßes „orales" Symptom zu verstehen. Ist in der frühen Entwicklung die regulierende Funktion der mütterlichen Umgebung gestört, so kann es in der weiteren Entwicklung nicht zu einer Ausdifferenzierung des Ich-Selbst-Systems kommen, und die Unterscheidung zwischen Selbst, Körper und äußerem Objekt gelingt nicht vollkommen. Die Regulierung der mangelnden Grenzziehung zwischen innen und außen wird über den Umgang mit Nahrung bewältigt. Während bulimische Patienten die Nahrung wie ein Übergangsobjekt gebrauchen und über das Erbrechen die Grenzziehung zwischen Selbst und Objekt immer wieder neu herzustellen versuchen, verlagern anorektische Patienten diese Grenzziehung nach außen. Über die kontrollierte Nahrungsaufnahme werden die desintegrierenden, oral-aggressiven Impulse abgewehrt ebenso wie die Angst vor dem Wunsch nach einer symbiotischen Einheit. Adipöse lösen über das Essen die Grenzziehung auf und stellen bei aufkommender Spannung wiederholt die Illusion der Symbiose über das Essen wieder her.

7.4 Psychodynamik essgestörter Patientinnen

Der Zugang zur Psychodynamik der Essstörungen eröffnet sich über die Betrachtung der pubertären und adoleszenten Entwicklungsschritte. An dieser Schwelle der Entwicklung vom Kind zum Erwachsenen, die nach Anna Freud (1960) die „Unterbrechung einer Periode friedlichen Wachstums" bedeutet, scheiterten die essgestörten Patientinnen. Vor dem Hintergrund der operationalisierten psychodynamischen Diagnostik im Kinde- und Jugendalter (Bürgin et al., 2003) werden in der Pubertät und Adoleszenz alle intrapsychischen Konflikte relevant. Besonders ausgeprägt sind folgende Konflikte: Autonomie versus Abhängigkeit, Selbstwertkonflikte und Identitätskonflikte (Horn und Fahrig, 1993) sowie ödipale Konflikte.

Die angstauslösenden Erlebnisse haben keine seelische Repräsentanz in einer symbolischen, also denkbaren Form erlangen können. Das Soma muss wieder zur Sprache gebracht und seine Botschaften in psychisch verbalisierte Repräsentationen übersetzt werden (McDougall, 1998).

Die besonderen Herausforderungen an das Ich, ein bedrohlich werdendes Es mit sich entfaltenden Triebkräften zu beherrschen oder sich diesem ausgeliefert zu erleben, erfordert bei Abnahme der elterlichen Unterstützung alle zur Verfügung stehenden Abwehrkräfte. Hierbei können unbewältigte Konflikte und verinnerlichte Beziehungserfahrungen der frühkindlichen Ernährung und Versorgung bedeutsam und reaktiviert werden.

In der Neigung zur Ablösung von den Eltern werden zur Abwehr infantiler Bindungsbedürfnisse einerseits die Verschiebung der Libido auf andere Objekte und andererseits die Verkehrung der Affekte in ihr Gegenteil mobilisiert (A. Freud, 1960). Unvermeidlich sind hiermit Trauerprozesse verbunden, hierdurch werden typischerweise Abwehrprozesse wie Regression und Wendung aggressiver Impulse gegen das Selbst in Gang gesetzt. Die durch die körperliche Entwicklung aufkommenden triebhaften Impulse werden durch Askese und Intellektualisierung abzuwehren versucht (A. Freud, 1960). Lampl-de Groot (1965) betont, dass in dieser Entwicklungsphase Teile der eigenen kindlichen Persönlichkeit aufgegeben werden müssen, was zu narzisstischer Kränkung und hiermit verbundener Selbstkrise führt.

Erikson (1950, 1970) führt aus, dass die Integrationsversuche des heranwachsenden Individuums in die Gesellschaft krisenhafte Integrationsprozesse der Ich-Entwicklung und Ich-Identität anstoßen, was die Auseinandersetzung mit bedeutsamen Identifizierungen der Vergangenheit und deren Veränderung einschließt. Die Dynamik der familiären Beziehungsstrukturen wandelt sich und verschärft innerfamiliäre Konflikte (Schütz, 1979).

Das Scheitern der Essgestörten an der pubertären Entwicklung weist auf ein schwaches Ich hin, das unter den Forderungen eines rigide anmutenden Über-Ich und einem mit Allmacht begabten, narzisstischen Ideal-Ich, das auf Introjektion einer mit Allmacht besetzten Mutter zurückzuführen ist, zusammenzubrechen droht.

Küchenhoff (1995) weist mit Bezug auf Green (1990) darauf hin, dass psychosomatische Patienten mit introjiziertem verfolgendem Objekt in einem Antagonismus zwischen Angst vor Separation, vollständigem Objektverlust und Angst vor Intrusion, Überwältigung durch das verfolgende Objekt leben. So kann keine psychische Distanz zum Objekt entstehen, was die Entstehung psychischer Repräsentanzen und der Symbolisierung behindert, die sich nur in relativer Abwesenheit des Objekts, im „Alleinsein in Gegenwart des Anderen" (Winnicott, 1974) bilden kann. Um die intrusiven Objektbilder abzuwehren und eine psychische Desintegration des Ichs zu vermeiden, wird der Konflikt nicht psychisch verarbeitet, sondern an den Körper weitergeleitet, was zu psychosomatischer Erkrankung oder zur Exkorporation bei der Essstörung führt. Heinemann und Hopf (2001) weisen auf diesen Umstand hin, dass bei Essstörungen angstauslösende Erlebnisse keine seelische Repräsentanz in einer symbolischen, also denkbaren Form erlangen können. Kämpfer (1999) beschreibt dies als fremd bleibendes Eigenes und fremd bleibendes Anderes, da in der Interaktion kein psychischer Raum entstehen konnte, um unangenehmes Eigenes bei der Pflegeperson unterzubringen, dies wird von dieser unverstanden „zurückgefüttert", was zu psychischer Überforderung und Reintrojektion führt.

Das Gefühl der Leere, des Alleinseins, was zur Verlassenheitsangst bis hin zur Todesangst führen kann, wird von Anorektikerinnen durch Unterdrückung jeder Triebbefriedigung bekämpft, die narzisstische Omnipotenzphantasie der vollkommenen Beherrschung aufrechterhaltend. Diese Dynamik kann durch Introjektion der Ideale der Primärobjekte, z. B. der Bedürfnislosigkeit bzw. Verleugnung eigener Triebe, verstärkt sein (Ettl, 2001). Wünsche nach Geborgenheit und Nähe, mehr noch aufkommende sexuelle Triebimpulse, die meist durch den gewichtsbedingten präpubertären Hormonstatus wenig ausgeprägt sind, werden ebenfalls dem Ideal der Bedürfnislosigkeit unterworfen. Die Betroffene kann sich nur noch sozial und emotional zurückziehen, Gleichaltrige, die sich in der Peergroup ihre aufkommenden sexuellen Wünsche anvertrauen und diese so anerkennen, immer mehr meiden. Intellektuelle oder sportliche Leistungsorientierung, die rationalisierend Begründung für den sozialen Rückzug sind, helfen, das narzisstische Größenselbst aufrechtzuerhalten. Reichen die intellektuellen oder körperlichen Kräfte nicht mehr aus, wird der Forderung des Über-Ichs und des Ich-Ideals folgend mit eiserner Disziplin versucht, diese zu kompensieren, was bei Verleugnung der körperlichen Grenzen zu physischem Zusammenbruch führen kann. Leistungseinbrüche führen zu Selbstanklage, Selbsthass mit Selbstbeschimpfung, worin das introjizierte sadistische Über-Ich zum Ausdruck kommt.

Bei Bulimikerinnen führt das Gefühl der Leere bzw. des Alleinseins zu einer zunächst häufig angenehm beruhigenden Bedürfnisspannung mit halluzinatorischer Wunscherfüllung (Schneider-Henn, 1988). Hierdurch gelingt ihnen tagsüber eine gute, unauffällige Alltagsbewältigung. Der Triebaufschub, ein Gefühl der Stärke, verleiht Kraft für bessere Alltagsbewältigung. Das von vielen bulimischen Patientinnen berichtete anfänglich lustvoll, genussvoll erlebte Essen ist neben der Befriedigung des Hungers als Verschiebung von Triebimpulsen in orale Bedürfnisbefriedigung zu verstehen. Regressiv ist frühe Befriedigungserfahrung mit oral-sexuellem Genuss verbunden. Das Erleben dieser Erregungen, verbunden mit der Wahrnehmung aufkommenden Wohlbefindens durch körperliche Sättigung und dem Gefühl eines vollen, sich vorwölbenden Bauches führt zu aufkommender Wut. Das genussvolle Einverleiben wird zum Verschlingen, zu unkontrollierter oraler Gier. Ohne Genuss wird das Essen verschlungen, das vorangegangene kurzzeitige Wohlgefühl wird ebenso wie das bedürfnisbefriedigende Objekt im wahllosen Verschlingen vollständig zerstört (Böhme-Bloem, 1997). Das introjizierte und unsymbolisiert personifizierte Ideal-Ich wird im Fressanfall bekämpft („Dir zeig ich's"), halluzinatorische Omnipotenzphantasien der Missachtung verinnerlichter Gebote und Verbote können psychosomatisch abreagiert werden. Neben aufkommenden Ängsten, das verschlungene Objekt zerstört zu haben und es zu verlieren, tauchen Ohnmachtsgefühle sowie Hilfs- und Hoffnungslosigkeit gegenüber der eigenen Gier und der unbeherrschbaren Wut auf. Dies führt zu verstärktem Selbsthass bis hin zu selbstschädigenden Handlungen, z. B. heftiges Schlagen auf den Bauch (siehe auch Ettl, 1988). Diese Dynamik ist geprägt von frühen Erfahrungen der Nahrungsaufnahme, dem Stillen, dem Füttern und den danach häufig beobachtbaren körperlichen Unannehmlichkeiten, Blähungen und Schmerzen. So kann die orale Bedürfnisbefriedigung zu einem bedrohlichen körperlichen und affektiven Zustand werden. Nur mithilfe eines Containment anbietenden Gegenübers, durch dessen berührende Nähe und Beruhigung die eigenen unerträglichen Zustände ausgehalten werden, kann die Sicherheit einer Besserung entstehen. Andererseits ist es möglich, dass Ungeduld, mehr noch Schuldgefühl oder Kränkung des mütterlich versorgenden Objekts dazu beitragen, dass die Triebbefriedigung durch Ernährung keine Beruhigung bietet, sondern mehr Unruhe entsteht, was das Kind zum schreienden Ungeheuer werden lässt. Der gestörte oder zerstörte psychische Dialog kann so zu einem verinnerlichten Beziehungsmuster werden, in dem eigene Bedürfnisse und deren Befriedigung zur Ursache unerträglicher Gefühlzustände werden. Ebenso kann das Ausspucken der Milch oder des Breies, manchmal das spielerische Herumschmieren der Nahrung in einen durch Wut und Enttäuschung geprägten Dialog ausarten, in dem sich das Kind schuldig vorkommt, sich schämen muss, dass es sich so unartig und undankbar gebärdet, das Essen zurückweist.

Jacobson (1978) sieht den Ekel und das Erbrechen als aggressive Reaktion auf die Enttäuschung der infantilen Verschmelzungsphantasie, weshalb dieses in der Zeit des Abstillens besonders häufig zu beobachten sei. Diese Wendung von der passiv erlebten Frustration in eine aktive aggressive Abgrenzung des Säuglings kann bei der Mutter, wie oben dargestellt, Enttäuschungen und Wut auslösen, da sie die Abgrenzung, die mit Ablehnung der guten Nahrung beginnende Selbstentwicklung des Kindes, nur schwer oder gar nicht akzeptieren kann. Ähnlich betrachtet Krause (1993) ausgeprägte Ekelreaktionen und Erbrechen als Hinweis darauf, dass der Säugling den diffusen Eindruck habe, unbekömmlich Anderes habe sich in ihm eingenistet. Die pflegende Person kann augenscheinlich distanzierende Affektsignale des Säuglings, dessen Ärger, Interesselosigkeit oder Ekel nicht dekodieren oder respektieren, d. h. sich nicht entsprechend verhalten, füttert beispielsweise weiter, obwohl sich das Kind abwendet.

Böhme-Bloem und Schulte (1989) weisen darauf hin, dass das psychostrukturelle Niveau bei Bulimikerinnen breit gefächert sei und nicht immer von „früh gestörten" Patientinnen auszugehen ist, sondern alle Abstufungen zwischen diesem Pol und Patientinnen auf reifem, neurotischem Entwicklungsniveau zu finden sind. Dies schreiben sie trotz der beschriebenen oralen Fixierung einer psychischen Reifungsmöglichkeit zu. Allen Bulimikerinnen gemeinsamen sei eine Identifizierung mit der oral-saugenden Objektbeziehung, da die Oralität von den primären Bezugspersonen besonders betont und für die Interaktion von besonderer Bedeutung war. Die Ambivalenz der Mutter zur eigenen Bedürftigkeit bzw. deren Art und der besonderen Wahrnehmung oder Abwehr dieser oralen Bedürfnisse in ihrer Tochter kann von meist unbewusster Ablehnung bis hin zu Deprivierung führen. Hierdurch entstehen Ich-Defizite und Selbst-Defizite, bei denen der eigene Körper zum Übergangsobjekt, mehr noch zum Ersatzobjekt wird, das zwiespältig besetzt ist und zu einem Hin- und Herpendeln zwischen Selbstablehnung und Sehnsucht nach Bedürfnisbefriedigung führt. Die Essstörung ist bei diesen Patientinnen bei bleibender psychischer Abhängigkeit von der Mutter als Abwehr einer schweren Depression mit weitgehenden Objektverlustängsten und Abwehr der hiermit verbundenen autodestruktiven, unkontrollierbaren Enttäuschungswut zu sehen. In Ermangelung eines spiegelnden inneren Objekts sind diese Patientinnen häufig nicht in der Lage, ihre Affektwelt in Worte zu fassen, ihre Gefühle zu differenzieren. Gefühlsregungen werden als bedrohlich empfunden und über die anorektische Askese oder die bulimischen Impulsdurchbrüche psychosomatisch abgewehrt.

Wie Böhme-Bloem und Schulte (1989) und Reich (2003) ausführen, werden bei psychisch unzugänglichen oder labilen Müttern, bei denen die Störung des Mutter-Kind-Dialogs mit libidinöser Unterversorgung des Säuglings und Kleinkinds besonders ausgeprägt sein kann, die Väter häufig als Muttersatz gewählt. Hierdurch können die Patientinnen sich psychisch stabilisieren. Die Zuwendung zum Vater ist nicht als eine frühe Triangulierung, sondern als Objektwechsel zu verstehen. Der Vater, jetzt das Primärobjekt, wird später meist sehr idealisiert, da er in der Lage ist, verständnisvoller als die Mutter zu reagieren. Häufig, jedoch erst in der Pubertät virulent werdend, wird die ödipal-inzestuös bedrohliche und hierdurch bedrohte Beziehung weitgehend verleugnet, die Väter versuchen ihre Tochter asexuell oder wie einen Sohn zu behandeln. Dies führt zu einer phallisch-narzisstischen Überbesetzung des eigenen Körpers und zu pseudoödipaler Fixierung in dieser Konstellation.
Die Triebverleugnung der Väter zeigt sich häufig in Strenge und Leistungsbetonung der Tochter gegenüber. Diese bemüht sich besonders, um die Erwartungen des Vaters zu erfüllen, der zuwendungsvoller reagiert als die Mutter. Äußert sich die väterliche Triebabwehr in einer begehrenden Ambivalenz, entwickeln die Töchter ein hysterisch anmutendes Leistungsstreben, in Habitus und Beziehungsgestaltung gegenüber Männern unterschwellig eine erotisch verführerische Spannung erzeugend.
Die körperliche und sexuelle Identitätsfindung ist so in ihrer frühen Entwicklung gehemmt, was in der Pubertät und Adoleszenz die Regression in orale Verarbeitungsmechanismen verstärkt (siehe auch Schneider-Henn, 1988). Körperliche Erregung, aufkommende sexuelle Triebspannung muss verleugnet, bekämpft werden, um eine bedrohlich werdende, vom Vater verleugnete ödipale Spannung zu vermeiden. Viele dieser Patientinnen berichten, dass sich die Väter während der beginnenden Pubertät meist abrupt und radikal abgewandt und mit ihnen nichts mehr unternommen hätten, was für sie zutiefst enttäuschend gewesen sei. Die anorektische Askese mit dem Versuch, sich körperlich zurückzuentwickeln oder die Entwicklung zu blockieren, ist ein Versuch, den Vater als zuwendungsvolles Ersatzobjekt wieder zu gewinnen. Bei narzisstischer Überbesetzung des Körpers muss hierfür die „bedrohliche, abstoßende" Körperlichkeit bekämpft werden. Die in der Kindheit psychisch stabilisierende pseudoödipale Hinwendung zum Vater und dessen Reak-

tion behindern so in der Pubertät und Adoleszenz die Identitätsentwicklung und psychosexuelle Reifung.

7.5 Familiendynamik bei Essstörungen

Wie bei der Betrachtung der Psychodynamik deutlich wurde, sind die familiendynamischen Aspekte bei Patientinnen mit Essstörungen bedeutsam, weshalb sie hier zusammenfassend Erwähnung finden sollen. Essstörungen sind psychodynamisch nicht allein vor dem Hintergrund der Dyade zwischen Mutter und Tochter zu sehen, die Rolle des Vaters, die Familiendynamik ist immer ebenso wichtig für die psychische Entwicklung. Die Familiendynamik wurde mehrfach untersucht und dargestellt, da familientherapeutische Interventionen bei der Behandlung essgestörter Patientinnen signifikant erfolgreich durchgeführt und beschrieben wurden (Minuchin, 1974; Weber und Stierlin, 1989).
Bei den anorektischen Patientinnen beschreibt Reich (2003) drei häufig zu beobachtende Konstellationen:
Erlebt sich die Mutter als Opfer des dominanten, tyrannischen Vaters, identifiziert sich die Tochter mit ihr. Sie lehnt den Vater ab, wobei auf tieferer Ebene eine Bewunderung und Identifizierung mit seiner Stärke und Bestimmtheit festgestellt werden kann. Der Mutter gegenüber ist sie ebenso ambivalent, einerseits mit ihr sympathisierend, sie andererseits wegen ihrer Schwäche und Unterwürfigkeit, mit der sie sich nicht identifizieren möchte, verachtend. Häufig entsteht eine Rivalität mit dem Vater um die Gunst und Zuneigung der Mutter, was wiederum enttäuschend ist, da die Mutter in ihrer Depressivität zu dieser Zuneigung nicht in der Lage ist.
Die Tochter kann gegenüber dem Vater eine erotische Bindung erleben, die von diesem eventuell beantwortet wird, da er sich in der Beziehung zur Mutter unbefriedigt fühlt und der er sich zu entziehen versucht. Da die Beziehung zum Vater inzestuös bedrohlich ist, vor allem wenn zusätzlich die Eifersucht einer dominant erlebten Mutter zu befürchten ist, ist es sicherer, der Mutter nahe und geschlechtslos zu bleiben. Der Vater ist einerseits verführerisch, andererseits wird er in ambivalenter Identifikation mit der dominanten Mutter verachtet, kastriert. Angst vor Rivalität mit und dadurch befürchteter Trennung von der Mutter führt zur Verheimlichung und Vermeidung der eigenen Suche nach Gestaltung der Weiblichkeit, fixiert in dieser Identifikation.

In der dritten Konstellation wird die Identifikation mit einem dominant erlebten Vater, mit dem die Patientin sympathisiert und dessen Nähe sie gleichzeitig fürchtet, durch die Anorexie, ihre Entweiblichung abgewehrt. Dies hilft auch, sich von der Mutter abzugrenzen, die in ihrer Sorge und Angst um die Tochter gleichzeitig oft sadistisch anmutend unter Druck gesetzt wird.

Bei bulimischen Patientinnen beschreibt Reich (2003) als persistierende ödipale Konfliktsituation drei Konstellationen:
Der idealisierte Vater und die bekämpfte Mutter: Bei dieser Konstellation entwickelt sich eine kumpelhafte Nähe zum Vater, wobei dieser die jungenhaften Seiten der Tochter betont und diese sich hiermit identifiziert. Häufig ist die Beziehung zum Vater auf eine präödipale Weise erotisiert, was der Patientin das Gefühl vermittelt, die bessere Partnerin zu sein. Sofern die Väter zu Impulsdurchbrüchen mit Alkoholabusus oder Jähzorn neigen, wird dies zwar abgelehnt, auf tieferer Ebene jedoch auch als Zeichen für Autonomie bewundert, dass der Vater sich über einschränkende Regeln hinwegsetzt. Gegenüber der Mutter besteht eine ablehnende Rivalität, wobei deren Attraktivität bewundert wird und ein Unterlegenheitsgefühl aufkommen lässt.
Ist die innerfamiliäre Position der Mutter kontrollierend und machtvoll, wird diese zwar bekämpft, der Vater jedoch gleichzeitig ebenso verachtet, da er mit seiner „Weichheit" und „Nachgiebigkeit" enttäuscht und nicht hilfreich triangulierend zur Verfügung steht. Ist der Vater versorgender als die Mutter, können sich Phasen der Abwertung des Vaters und solche mit gutem Einvernehmen abwechseln.
Viele bulimische Patientinnen erleben ihre Mutter hilfsbedürftig und schwach, den Vater gleichzeitig distanziert, abwesend. Die Patientin wird dann häufig von der Mutter als Ersatzpartner vereinnahmt, identifiziert sich mit diesem Partner-Ideal und dem oft depressiven Über-Ich der Mutter. Gleichzeitig wird der Vater bewundert und gehasst, da er sich der Mutter entzieht.

In der Familiendynamik von adipösen Patienten herrschen meist depressive Persönlichkeitsstrukturen vor. Das Grenzensetzen fällt den Eltern schwer, und Essen wird zum Ersatz, um Konflikten auszuweichen und sie ersatzweise „aufzuessen". Oft sind bei den Eltern schwache Ich-Strukturen vorhanden. Ihre Ablösungsprozesse von den eigenen Eltern wiederum sind noch nicht bewältigt, und die damit verbundene Auseinandersetzung um ihre eigene Autonomie hat nicht stattgefunden. Ehepartner werden ersatzweise zu einem Elternteil umfunktioniert, können diesen Anspruch aber nicht erfüllen, da der Entwicklungsschritt in die Eigenständigkeit, Autonomie noch nicht gemacht worden ist. Eheliche Auseinandersetzungen werden folglich nicht auf der Partnerebene, sondern auf der vertauschten über Kreuz-Eltern-Kind-Ebene durchgeführt.
Nach Geburt des Kindes werden eigene unerfüllte regressive Wünsche der Mutter und/oder des Vaters nach Autonomie in dem Anspruchsverhalten des Säuglings reaktiviert, abgewehrt und hilflos beantwortet. Eine Möglichkeit der Bewältigung ist, dem Säugling „den Mund voll zu stopfen". Das Essen macht schläfrig, ruhig, unbeweglich und ist als eigenes beruhigendes Mittel bekannt, aggressive Impulse zu bändigen. Die Angst, aus dieser emotionalen Unfähigkeit heraus das Kind nicht richtig versorgen zu können, erzwingt eine Überversorgung mit Nahrung. Der Säugling entwickelt so keinen eigenen Maßstab, da er die Essensmenge nicht durch Verweigerung und Anforderung durch Schreien selbst bestimmen und regulieren kann.
Das Kind sollte mit spätestens 3 Jahren in der Trotzphase die Eigenständigkeit für sich einfordern. Bis zu diesem Zeitpunkt ist es aber schon lange genug daran gewöhnt, anstelle von Frustrationstoleranz in der Möglichkeit des Essens die Wünsche nach Selbständigkeit zu ersticken. In den Anamnesen wird von diesen Kindern meist das Ausbleiben der Trotzphase berichtet. Es waren angepasste und liebe Kinder. Ein Kind ohne eigene Impulse entwickelt auch nur einen geringen Wunsch nach eigener Bewegung und nimmt an Gewicht über das Normmaß zu. Besonders Jungens untereinander, die sich noch in der Phase der überschüssigen Motorik befinden, lehnen diese Kinder ab, da sie auch im aktiven Spiel wegen der langsamen Motorik meist zu den Verlierern gehören. Adipöse Kinder haben wenige Freundschaften. Hier beginnt ein Kreislauf: abgelehnt werden macht traurig; Traurigkeit darüber führt zu inaktiver Resignation,

die es verhindert, aggressive Impulse auszuagieren. Um das aushalten zu können, wird Befriedigung nach bekannten Mustern durch Nahrungsaufnahme gesucht, was wiederum verhindert, die Frustration des Allein-gelassen-Seins auszuhalten und eine Änderung im Verhaltensmuster zu ermöglichen.
Das Essen „beruhigt" und verstärkt den passiven Verarbeitungsmodus, indem der Wunsch nach aggressiver Auseinandersetzung verhindert wird. Der Körper wird unbeweglicher und bremst so äußerlich den inneren Vorgang, der für die Auseinandersetzung Bewegung verlangen würde.

Zusammenfassend wird deutlich, dass Essstörungen nicht nur symptomatisch in einem Kontinuum von Gewicht und gestörtem Essverhalten zu sehen sind, sondern sowohl psychodynamisch als auch familiendynamisch der Bogen von der aktiven Verweigerung bei der Anorexie über die aktive Ausstoßung und Abreaktion bei der Bulimie bis hin zum passiv konsumierenden Verarbeitungsmodus bei der Adipositas reicht.

8 Behandlung von Essstörungen

Allgemeine Vorbemerkungen zur Behandlung von Essstörungen

Die Behandlung von Patientinnen mit einer Essstörung muss von Anfang an auf die Etablierung eines tragfähigen Arbeitsbündnisses ausgerichtet sein, da die Patientinnen selbst einer Behandlung ambivalent gegenüberstehen. Vor allem Anorektikerinnen sind häufig im Denken extrem eingeengt in ihrem Drang, weiter abzunehmen, zeigen nur eine geringe oder keine Krankheitseinsicht, verleugnen ihre Bedürfnisse und ihr Untergewicht, sehen keine Behandlungsnotwendigkeit. Bulimikerinnen, die ihre Essstörung oft über lange Zeit verheimlichten, sind zu einer Behandlung meist motivierter, da sie unter ihrem Zustand leiden und Selbstheilungsversuche wiederholt gescheitert sind. Dieser Motivation kann eine große Angst entgegenstehen, dass andere von ihrer Essstörung erfahren. Weiterhin besteht Angst, dass sie durch eine Behandlung an Gewicht zunehmen und ihrem das Selbstwertgefühl stabilisierenden Schlankheitsideal nicht mehr genügen könnten. Für Patientinnen mit einer Binge-Eating-Störung besteht als wichtigste bewusste Motivation das Ziel einer Gewichtsreduktion, weshalb sie bei Behandlungsbeginn Hilfe für Diätverhalten und Eingrenzung der Essanfälle suchen, meist jedoch wenig einsichtsorientiert sind. Deshalb kann eine psychodynamische Behandlung rasch enttäuschen und zu Rückzug oder verstärkter Symptomatik führen.
Die spürbare und von den Patientinnen oft zum Ausdruck gebrachte Ambivalenz kontrastiert vor allem bei Anorektikerinnen mit dem Besorgnis erregenden körperlichen Zustand, was bei Therapeuten Sorge und Handlungsimpulse, oft schwer verständliche und schwer kontrollierbare Gegenübertragungsaffekte und -impulse auslöst, die von Gedanken an Zwangsmaßnahmen über Bestrafungsimpuls bis hin zu übertriebener Fürsorglichkeit gehen können. Diese Impulse können das Behandlungsbündnis durch den Therapeuten gefährden, da hierdurch die innere therapeutische Haltung und die Abstinenz gefährdet sind (Schepank, 1991).
Besonders beachtet werden sollte die Erhebung des psychischen Strukturniveaus. Das Erscheinungsbild von Anorektikerinnen und adipösen Patienten kann rasch Gegenübertragungsreaktionen auslösen, die zu falschen Schlüssen bezüglich des Strukturniveaus führen können. Weiterhin ist es möglich, dass die starke Neigung der Patientinnen zur Rationalisierung dazu führt, das Strukturniveau der Patientinnen als zu reif einzuschätzen und nur mäßig oder schlecht ausgebildete psychische Integration zu übersehen.

8.1 Indikation für stationäre Psychotherapie

Eine stationäre psychotherapeutische Behandlung ist nur in einem Gesamtbehandlungsplan (Herzog et al., 2004) sinnvoll und langfristig Erfolg versprechend. Deshalb sollte möglichst vor der stationären Therapie eine ambulante Weiterbehandlung vereinbart werden, um poststationär eine Therapeutensuche zu vermeiden, da diese häufig mit Frustration verbunden ist und zu Rückfall und nachlassender Behandlungsmotivation führt.

Indikation für stationäre Psychotherapie bei Anorexia nervosa

Eine stationäre Behandlung bei Anorexia nervosa sollte erwogen werden (in Anlehnung an Herpertz et al., 2004), wenn ein oder mehrere der folgenden Faktoren vorliegen:
- das Gewicht unter BMI 15,5 ist
- das Gewicht rasch abnimmt
- keine gemeinsamen Mahlzeiten mehr wahrgenommen werden
- große Flüssigkeitsmengen zur Unterdrückung des Hungers konsumiert werden
- neben Fasten andere Maßnahmen zur Gewichtsreduktion (Erbrechen, Abführmittelabusus) genutzt werden
- der Krankheitsverlauf chronifiziert ist und mehrere oder längere Behandlungen keine Veränderung bewirken konnten
- bei starker Körperbildstörung
- komorbid eine weitere psychische Störung oder Persönlichkeitsstörung besteht
- bei medizinischen Komplikationen
- bei akuter oder prolongierter Suizidalität
- die Abwehrmechanismen extrem ausgeprägt und rigide sind
- das soziale Umfeld krankheitsfördernd oder -stabilisierend wirkt
- die Behandlungsmotivation und Leidensdruck wenig ausgeprägt sind
- der primäre oder sekundäre Krankheitsgewinn groß ist

Indikation für stationäre Psychotherapie bei Bulimia nervosa und Binge Eating Disorder

Besteht bei Bulimie kein ausgeprägtes Untergewicht, scheint prima vista keine Notwendigkeit für eine stationäre Behandlung zu bestehen. Folgende Gesichtspunkte sollten bei der Überlegung, eine stationäre Behandlung in die Wege zu leiten, berücksichtigt werden:
- kein situativer, intrapsychischer oder interpersoneller Auslöser für die Essanfälle erkennbar (Automatismus der Symptomatik)

4

- psychische Komorbidität, v. a. Impulskontrollstörung (Selbstverletzung, Substanzmittelabusus), Persönlichkeitsstörung
- ausgeprägte familiäre oder soziale Konfliktsituation
- Compliance-Probleme
- medizinische Komplikation (Elektrolytstörung)
- Diabetes mellitus mit Insulinreduktion zur Gewichtsregulierung
- extremes Übergewicht (BMI > 30)

8.2 Besonderheiten der ambulanten analytischen Psychotherapie bei essgestörten Kindern und Jugendlichen

Die Besonderheiten der Behandlungstechnik der analytischen Arbeit mit Kindern und Jugendlichen wird durch mehrere Faktoren bestimmt, auf die bereits Anna Freud hinwies: „Die spezielle Technik der Kinderanalyse, soweit sie überhaupt speziell ist, lässt sich aus einem einfachen Satz ableiten: dass der Erwachsene – wenigstens weitgehend – ein reifes unabhängiges Wesen ist, das Kind ein unreifes und unselbständiges" (A. Freud, 1980c, S. 12). Letzteres führt vor dem Hintergrund des ausgeprägten Autonomie-Abhängigkeits-Konflikts bei Essgestörten zu einer besonderen interpersonellen Dynamik. Der Kinderanalytiker ist für seine Patienten immer sowohl Übertragungsobjekt als auch neues Entwicklungsobjekt, was Widerstände in der Suche nach Autonomie bei Essgestörten fördert. Entwicklungsbezogene Arbeit und Konfliktdeutung sind eng miteinander verwoben, und der Grad der Verschränkung zwischen neurotischen Anteilen und strukturellen Defiziten bestimmt die therapeutische Haltung und das Vorgehen des Kinderanalytikers. Er ist in der Begegnung mit Kindern und Jugendlichen aktiv gefordert und muss gleichzeitig seine reale Beteiligung an der gemeinsamen Interaktion stets reflektieren, wann eine Deutung angemessen ist. Hilde Bruch (1982) hält ein klarifizierendes, primär ich-stützendes Vorgehen für zentral wichtig. Sie weist darauf hin, dass Interpretation und Konfrontation Widerstände verstärken können bis hin zum Therapieabbruch. Dem kann vorgebeugt werden, indem vom aktuellen Erleben der Patientin ausgegangen wird. Thomä und Kächele (1988) weisen am Beispiel der Therapie einer Anorektikerin ebenso darauf hin, Klagen und Anklagen der Patientinnen ernst zu nehmen, um den therapeutischen Spielraum zu vergrößern. Lehmkuhl (1992) fasst dies zusammen, dass bei der Behandlung von Anorexie die Therapeuten als reales Objekt „selbstkritisch, undogmatisch und offen die Begegnung mit den magersüchtigen Patientinnen gestalten" und die Meinung und Erfahrungen der Patientinnen respektieren und akzeptieren sollten.

Der dargestellte Umgang mit der Neigung zu anklagender Beziehungsverweigerung bei Anorektikerinnen gestaltet sich bei Bulimikerinnen durch deren fordernd aktive Beziehungssuche bei gleichzeitiger Neigung zu trotziger Verweigerung bei Enttäuschung etwas anders. Die Enttäuschung, die Beziehung – wie analog die Nahrung – nicht erhalten und kontrollieren zu können, wird durch Ausstoßung, das Erbrechen agiert. Diese Frustration ist anzuerkennen und die über das Erbrechen abgewehrte Wut zu spiegeln. Das aktive Aufgreifen der Befürchtung, dass der Therapeut nun auf diese Wut seinerseits – in projektiver Identifikation – zu Beziehungsabbruch neigen könnte, stabilisiert die therapeutische Beziehung.

Die unbewusste Aufrechterhaltung des Wunsches, der Gier nach symbiotischer Verschmelzung birgt bei adipösen Kindern und Jugendlichen in der Gegenübertragung die Gefahr der Vermeidung von Frustration und Konfrontation oder der aufkommenden Ängste vor verschlingender Nähe durch die Patienten. Deshalb ist eine aktive, nicht agierende Gestaltung des therapeutischen Rahmens wichtig, bei der die hierin verborgene Versagung aufgegriffen und bewusst gemacht werden muss. Das passive Leiden und die Suche nach passiver Ersatzbefriedigung, beispielsweise durch die in der Gegenübertragung als unbefriedigend und affektlos erlebte Wiederholung von Spielszenen, ist in der therapeutischen Beziehung zu identifizieren und der passive Rückzug zu spiegeln. Hilfreich kann sein, dem Patienten den in der Gegenübertragung aufkommenden Ärger durch die passive Langeweile ohne Ärger erkennbar werden zu lassen, um die Möglichkeit zu aktiver Auseinandersetzung ohne Schuldgefühle zu eröffnen.

Dieser allmähliche Aufbau eines sicheren, neuen Beziehungsmodells bahnt den Weg zur Entwicklung eines höheren Strukturierungsgrades, der für das Erkennen und Bearbeiten unbewusster Konflikte erforderlich ist. Immer geht es hierbei um die Aus- und Umgestaltung der Selbst- und Objektrepräsentanzen, bei der der Verzicht auf genetische Deutungen die Möglichkeit eröffnet, korrigierend auf die psychische Struktur des Kindes Einfluss zu nehmen.

Die Konflikte und Störungen der essgestörten Kinder und Jugendlichen zeigen sich, wie deutlich wurde, sowohl intrapsychisch als auch interaktionell. Deshalb müssen die realen Beziehungen und Abhängigkeiten zu realen, außertherapeutischen Bezugspersonen in der analytischen Arbeit auf unterschiedlichen Beziehungsebenen entsprechende Berücksichtigung finden. Die psychische Entwicklung und Nachreifung in der therapeutischen Beziehung drohen diese Realbeziehungen zu destabilisieren. Der häufig dominierende Autonomie-Abhängigkeits-Konflikt zwischen der Patientin und ihren primären Bezugspersonen wird so verstärkt und birgt die Gefahr, dass dieser in der Familie heftiger agiert wird. Dies begründet die besondere Aufmerksamkeit bei der therapeutischen Arbeit mit den primären Bezugspersonen.

Die Arbeit mit adipösen Kindern wird in der Literatur als schwierig bezeichnet. Adipositas wird als chronisches Krankheitsbild mit hoher Resistenz gegen Behandlungen und hoher Rückfallsneigung angesehen. Die Familienmitglieder haben meist sich ähnelnde genetische Körperstrukturen und Familienmuster im Essverhalten. Der größere Prozentsatz der Eltern dieser Kinder ist adipös veranlagt, was die begleitende Therapie von Eltern und Kind nötig macht. Das Kind kann nicht allein zu einem veränderten Ernährungsverhalten geführt werden, wenn die Darreichung der inneren und äußeren Nahrung unverändert bleibt.

Während der Behandlung von essgestörten Kindern und Jugendlichen sollte i. S. einer triangulierenden Außenposition ein Arzt die ernährungsbedingten Gesichtspunkte körperlich-krisenhafter Entwicklung und die Essensumstellung begleiten, damit der therapeutische Prozess von diesem Aspekt des kontrollierten Umgangs mit Nahrung befreit ist.

8.3 Begleitende Psychotherapie der primären Bezugspersonen

Im Gegensatz zur Erwachsenenbehandlung ist das Arbeitsbündnis in der analytischen Kinder- und Jugendlichenpsychotherapie ein Dreiecksverhältnis zwischen Bezugspersonen, in der Regel den Eltern, dem Kind und dem Therapeuten. Wie ausgeführt sind bei essgestörten Patienten die familiendynamischen Konflikte mit zu betrachten. Bereits Anna Freud (1980d) nahm die Verflechtungen der kindlichen und elterlichen Psychodynamik in den Blick und betonte, dass der wichtigste Unterschied zwischen einer Kinderanalyse und der eines Erwachsenen darin liege, dass es keine private Angelegenheit sei, die sich ausschließlich auf zwei Personen beziehe.
In der Kinderanalyse entscheidet nicht das Kind, da seine „Ich-Struktur" noch nicht voll entwickelt ist, sondern die Vernunft der Eltern über den Beginn, die Fortsetzung und das Ende einer Behandlung.
Die Situation ist deshalb so kompliziert, weil die Eltern, die das Kind erkranken ließen, und die, die es gesunden lassen wollen, dieselben Personen sind. Bei Essstörungen sind hierbei neben Ängsten um das Kind häufig Schuldgefühle und Selbstvorwürfe der Eltern oder deren Abwehr von besonderer Bedeutung.
Die Arbeit mit den Eltern muss auf diese Konstellation angemessen Rücksicht nehmen, um die Herstellung und Fortführung des therapeutischen Prozesses mit dem Kind zu erreichen. Die adäquate Miteinbeziehung der Eltern mildert sowohl Versagens- und Schuldgefühle als auch das Gefühl des Ausgeschlossenseins. Auf diese Weise „arbeiten die Eltern der Analyse zu", und es entsteht „eine wirkliche Trennung der analytischen und erzieherischen Arbeit" (A. Freud, 1980d).
Da die familiäre Dynamik durch die Gestaltung der gegenseitigen Autonomie- und Abhängigkeitswünsche bei Adipösen verstärkt durch Versorgungs- und Autarkiekonflikte geprägt ist, wird „die Behandlung des verantwortlichen Elternteils um so notwendiger, je mehr der pathologische Einfluß sich in tatsächlichen Aktionen äußert" (A. Freud, 1980d, S. 2168).
Klitzing (2005) widmet der triadischen Kompetenz der Eltern besondere Beachtung. Diese ist in Familien mit essgestörten Patientinnen aufgrund der Regressionsneigung zu dyadischer bis hin zu symbiotischer Beziehungsgestaltung besonders ausgeprägt und deutlich eingeschränkt. Die Abbildung dieser Dynamik in der Behandlung muss den analytischen Kinder- und Jugendlichenpsychotherapeuten veranlassen, seine Gegenübertragungsgefühle in Bezug auf seine eigenen triadischen Fähigkeiten und Kompetenz ständig zu überprüfen. Die Herausforderung besteht darin, nicht in dyadische Koalition mit den Eltern zu kommen, sondern eine triangulierende Position zu erhalten. Bei Anorektikerinnen droht sich dies in Unterstützung der Eltern in druckvoller Versorgung der Patientin zu gestalten, hierbei die Autonomiestrebung der Patientin unterwandernd. Gegenüber den Eltern Adipöser kann im Gegensatz hierzu eine anklagend vorwurfsvolle Haltung bezüglich der Neigung zur Überversorgung der Tochter aufkommen. Die triangulierende Haltung des Therapeuten erleichtert die therapeutische Bearbeitung der Ängste der Eltern, dass ihr essgestörtes Kind wegen der intensiven Übertragungsbeziehung zum Therapeuten den Eltern keine Liebe mehr schenken könnte.
Windaus (1999) weist darauf hin, dass in der therapeutischen Arbeit mit den Eltern diese Konfliktdynamik reinszeniert wird. Dies ist therapeutisch aufzugreifen und begrenzt auf die aktuelle Eltern-Kind-Beziehung zu deuten, damit diese die gegenwärtige Konfliktdynamik besser verstehen. Gleichzeitig kann die Situation genutzt werden, um den Eltern das typische Muster ihres Wiederholungszwangs bewusst zu machen, wohingegen genetische Deutungen bei den essgestörten Patientinnen, wie oben ausgeführt, zunächst noch keinen Raum haben können. So erweitert sich die Wahrnehmungsfähigkeit der Eltern über affektiv gestützte Einsicht zur Gewinnung eines neuen Konfliktverständnisses, was die Möglichkeit zur Veränderung der Eltern-Kind-Dynamik und der Patientin die weitere psychische Entwicklungsmöglichkeit eröffnet. So können die zentralen Konflikte des Kindes zeitgleich von den Eltern bewältigt und die Erweiterung des analytischen Rahmens in der Wiedergewinnung der Elternfunktion erreicht werden.
In diesem Prozess sollen die Eltern nicht zu Patienten werden. Vielmehr geht es um die Entflechtung der aktuellen Konfliktverknüpfung, um die Stärkung des Bündnisses zwischen Vater und Mutter zur Etablierung des „sicheren Raums" zwischen ihnen mit dem Ziel, das Kind von den elterlichen Konflikten abzuschirmen und zur Rückgewinnung des „erwachsenen Spielraumes" (Ahlheim und Müller-Brühn, 1992). Das Ziel des Arbeitsbündnisses mit den Eltern wird von Novick and Novick (2001) zusammenfassend mit folgenden drei Punkten beschrieben:

- die Wiedergewinnung eines Kompetenzgefühls der Eltern
- die Umformung der Schuld in nützliche Besorgnis
- die Fähigkeit der Eltern, das Kind und den Jugendlichen getrennt von sich wahrzunehmen

8.4 Fallbeispiele

8.4.1 Fallbeispiel 1: Anorexia nervosa

Die 15-jährige Patientin meldet sich selbst an. Aufgrund extremer Gewichtsabnahme – bei einer Größe von 1,56 m wog sie 30 kg (BMI 12,3) – wurde von ihrem Hausarzt eine stationäre Psychotherapie eingeleitet. Nach 3 Monaten wurde sie mit einem Gewicht von 38 kg (BMI 15,8) entlassen mit der Empfehlung, sich in ambulante Psychotherapie zu begeben. Ihr gestörtes Essverhalten habe sich infolge ärztlich verordneter Diäten entwickelt, sie litt etwa seit ihrem 11. Lebensjahr an diffusen Unterbauchschmerzen mit Obstipationsneigung und befand sich deshalb viermal in stationärer Behandlung ohne organischen pathologischen Befund. Mittlerweile habe sie Angst vor den Schmerzen nach dem Essen und beklagt ihr zeitweise ungezügeltes Essverhalten.
Im Kontakt gibt sie sich zunächst selbstbewusst, berichtet ausführlich über ihren Klinikaufenthalt, ist stolz auf die eigenständige Kontrolle ihres Essverhaltens währenddessen und beklagt gleichzeitig die mangelnde Fürsorge, Interesse und Kompetenz der Ärzte und Therapeuten. Sie beklagt das mangelnde Interesse ihrer Mitpatientinnen an ihrer Person und äußert sich gleichzeitig verächtlich über deren Kalorienzählen. Sie betont ihre Unabhängigkeit von solchen Maßnahmen, vielmehr möchte sie „endlich wissen", warum sie trotz erheblicher Mengen Nahrungsaufnahme nicht an Gewicht zunehme – ein Erbrechen in diesem Zusammenhang weist sie kategorisch von sich. Mit diesen Erzählungen gewährt die Patientin einen plastischen Ein-

4

blick in ihr Verhaftetsein zwischen ihren Autonomiebestrebungen und der schmerzlich erlebten Abhängigkeit.
Ihre Menarche setzte mit 11 Jahren ein, und seit dem 14. Lebensjahr leidet sie unter sekundärer Amenorrhoe.
Die Patientin übersiedelte im Alter von 6 Jahren mit ihrer Familie von Kasachstan nach Deutschland. Russisch spricht sie kaum, beherrscht aber im Gegensatz zu ihren Eltern auffallend perfekt die deutsche Sprache. Sie ist sehr leistungsorientiert und besucht die 9. Klasse eines Gymnasiums. Während die Mutter mit verschieden Putzstellen für den finanziellen Rahmen sorgt, ist der Vater aufgrund gesundheitlicher Probleme (diffuse Rückenbeschwerden) arbeitslos. Das familiäre Klima ist geprägt von Resignation, Sprachlosigkeit und viel Streit bis hin zu gewalttätigen Auseinandersetzungen. Den Eltern ist es nicht gelungen, eine Heimat „für ein normales Leben" zu finden, sie fühlen sich gesellschaftlich nicht akzeptiert und anerkannt und leben erneut in der Isolation. Korrespondierend hierzu leidet die Patientin unter Kontakt- und Beziehungsproblemen, hat keine „richtigen" Freunde und fühlt sich als „Versagerin".

Psychodynamische Einschätzung:
Die wenig empathische familiäre Atmosphäre fordert von der Patientin schon früh eine große Anpassungsleistung, die ihr Selbstgefühl fragil bleiben lässt. Ihre basalen Bedürfnisse nach Anlehnung, emotionaler Intimität, affektiver Resonanz und Bestätigung bleiben weitestgehend unbeachtet und unbeantwortet. In der Beziehung zu den Eltern, die selbst auf der Suche nach Sicherheit und Verlässlichkeit sind, erlebt sie einen Wechsel zwischen Interesse und Missachtung, so dass sie sich nicht verlässlich orientieren kann. Diese Störung des affektiven Dialogs bietet der Patientin nicht genügend Sicherheit und Stabilität, um mit der eintretenden Pubertät die angemessenen individuationsbildenden Schritte zu wagen. Neben der Flucht in die Krankheit sind Essen und orale Regression eine der wenigen Regressionsmöglichkeiten in der Familie. So ist schließlich die orale Regression zum Mittel der Affekt- und Konfliktregulierung und des Affektaustausches zwischen der Patientin und den Eltern geworden. Für die Patientin ist der Essanfall ein Mittel, nach frustrierenden Dialogen dem drohenden Konflikt auszuweichen, Triebimpulse und damit das Selbstgefühl zu regulieren; es ist ein Mittel der Angstreduktion und der Nähe-Distanz-Regulierung. Konflikte können mit dem eher schwachen und emotional nicht vorhandenen Vater nicht ausgetragen werden. Die Mutter, in der Rolle der Aktiven, die vermehrt die Rolle des Vaters übernimmt, bietet ein beherrschendes, aber auch überfordertes Bild und steht als weibliche Identifikationsfigur nicht ausreichend zur Verfügung. Ihrem daraus resultierenden Identitätskonflikt, zusätzlich verschärft durch die Migrationsproblematik, begegnet sie, indem sie einerseits ihrem Selbstanteil der Aktivität, des Funktionierens, der Selbstkontrolle und Autonomie nach außen im Alltag gerecht zu werden versucht im Sinne eines idealen Selbst. Andererseits sieht sie sich mit dem Selbstanteil der Bedürftigkeit, Schwäche und Unkontrolliertheit konfrontiert, den sie als Makel erlebt und im Sinne eines schwachen Selbst zu verbergen sucht. Auf diese Weise lebt sie in einer doppelten Realität, und beide Seiten dieser Realität finden im Streben nach Schlankheit als Perfektion, der Beschäftigung mit Nahrung und Essen sowie im Essanfall ihren Ausdruck.

Behandlungssequenz
Im Zentrum der Behandlung stehen das gestörte Selbsterleben der Patientin und ihr ausgeprägter Autonomie-, Abhängigkeitskonflikt, verbunden mit dem deutlichen Wunsch sich zu individuieren einerseits und ihren massiven Verlust- und Verlassenheitsängsten andererseits, die gleichgesetzt mit Selbstverlust erlebt werden.

Die Patientin imponiert zunächst durch ihre gute kognitive Struktur und bietet sich scheinbar reflektiert und kontrolliert mit ihren lebenstüchtigen Seiten an. Doch schnell wird in ihren Inszenierungen ihr ausgeprägtes Beziehungsbedürfnis in Verbindung mit ihrer mangelhaften Gestaltungsfähigkeit deutlich:
Im Rahmen der probatorischen Sitzungen schließt sie mit der Psychotherapeutin einen Vertrag, in dem sie sich verpflichtet, dafür Sorge zu tragen, ein Mindestgewicht nicht zu unterschreiten. Der Beginn der Therapie gestaltet sich derart, dass die Patientin in andere Therapiestunden „hineinplatzt", um der Psychotherapeutin mitzuteilen, dass sie am gleichen Tag zu ihrem später liegenden Termin ihrer Therapiestunde nicht kommen könne, da es ihr „so schlecht gehe, sie mit dem Gewicht so weit unten" sei. Dies löst in der Psychotherapeutin zunächst Irritation und Sorge aus. Diese Empfindungen werden zunehmend von Gefühlen von Hilflosigkeit und deutlichem Ärger abgelöst, weniger über die Patientin als über das eigene mangelnde Verstehen der Situation und das Gefühl, in dieser Situation gefangen zu sein. Schließlich fühlt sie sich „gezwungen", die Patientin zum Kommen zur nächsten Stunde zu verpflichten, unabhängig von ihrem Gewicht und Wohlbefinden, und entscheidet sich dazu, den geschlossenen Vertrag aufzuheben und die alleinige Kontrolle über das Gewicht an die Patientin zurückzugeben. Daraufhin kommt die Patientin pünktlich zum vereinbarten Termin.

Auf diese Weise vermittelt die Patientin ihr Erleben von Unentschiedenheit. Ihre Selbstwahrnehmung ist insofern eingeschränkt, als sie sich vor allem auf ihr handelndes Ich beschränkt. Ihre Beziehungsaufnahme bei gleichzeitiger Beziehungsabwehr macht ihre eingeschränkte Kommunikationsmöglichkeit deutlich. Ihr Bindungsverhalten ist hochambivalent, und sie versucht auf diese Weise, die Beziehung zur Psychotherapeutin per Zurückweisung bei gleichzeitiger Vorwurfs- und Anspruchshaltung zu kontrollieren. Dies macht die Einschränkung ihres affektiven Erlebens deutlich, das ihr durch ihre Übersteuerung nicht zugänglich werden kann. Die Folge sind verstärkte Selbstkontrolle und eine Einschränkung der emotionalen Flexibilität. Vor dem Hintergrund der erhöhten Objektabhängigkeit wirkt sich ihre Abwehr auf die Abgrenzung bzw. Bezogenheit zur Psychotherapeutin aus. Die Zurückweisung der Psychotherapeutin und das Kontrollieren ihrer Gefühle dienen der eigenen inneren Regulation.
Das symptomwertige Verhalten der Patientin ist als Widerstand im Sinne der positiven Bewältigung zu verstehen, als Versuch der Selbstregulierung und Selbstberuhigung im Hinblick auf unerträgliche affektive Zustände. Hier stehen aktuelle Entwicklungsaufgaben im Vordergrund, die die Patientin aufgrund struktureller Defizite bislang nicht hat leisten können. So braucht die Patientin vor allem in der Anfangsphase die Initiative der Psy-

chotherapeutin und die Beziehungserfahrung, dass sich die Psychotherapeutin nicht von ihrer fehlenden emotionalen Resonanz und ihrer Zurückweisung verschrecken lässt, sondern selbstkritisch ihr „Agieren“ und den Zwang mit dem Gewichtsvertrag thematisiert und aufhebt, ohne nachtragend zu sein. Sie benötigt das Interesse, sowohl an ihrer inneren Welt als auch an ihrer Lebensrealität. Zur Etablierung einer tragfähigen therapeutischen Beziehung ist zunächst die initial solidarisch unterstützende Haltung der Psychotherapeutin erforderlich, bevor es zu einer konfrontierenden Begegnung kommen kann. Damit die gestörte Entwicklung im Sinne der Nachreifung wieder in Gang kommt, ist die psychotherapeutische Haltung auf die spezielle Erlebnis- und Funktionsweise der Patientin auszurichten und zunächst strukturbezogen zu arbeiten. Entsprechend der frühen Eltern-Kindbeziehung geht es zunächst um eine haltgebende, fördernde Beziehungsgestaltung, um die Etablierung eines inneren Spielraumes als notwendige Voraussetzung zur Entwicklung einer deutbare Übertragungsbeziehung, in der abgewehrte Affekte, Wünsche und Phantasien bearbeitet werden können.

Zum ersten Elterngespräch wollte die Mutter anfangs allein kommen, nur auf Drängen der Therapeutin kamen beide Eltern. Die Mutter war fordernd, der Vater schweigsam, zurückhaltend. Die von der Therapeutin zum Ausdruck gebrachte Sorge über seine Zurückhaltung und seine daraufhin geschilderte berufliche Situation ließen ihn offener werden.

In dieser Anfangssequenz bildete sich offensichtlich die Neigung der Mutter zu dyadischer, ausschließender Beziehungsgestaltung ab. Diese wurde durch Zuwendung zum Vater durchbrochen, was ihm Wichtigkeit gab und eine Entwicklung dergestalt ermöglichte, dass er eine Arbeitsstelle fand.

Das Ringen um die Beziehung setzt sich am ursprünglich vereinbarten Setting von zwei Stunden wöchentlich fort, die Patientin will nur eine Stunde pro Woche kommen, um sich „die zweite Stunde aufzuheben für später“. In der Gegenübertragung erlebt die Psychotherapeutin Gefühle von Zurückweisung, Hilflosigkeit bis hin zu absoluter Unterwerfung und Selbstaufgabe, in der die Not der Patientin spürbar wurde. Ohne sich dem therapeutischen Ideal zu unterwerfen, lässt sie sich schließlich auf das einstündige Setting ein. Sie versteht diese Inszenierung der Patientin als ihre Möglichkeit mitzuteilen, dass sie Hilfe und die Behandlung braucht, um ihr Leben einzurichten, dass die damit verbundenen Änderungen jedoch gleichzeitig eine Bedrohung für sie darstellen. Mit dem einstündigen Setting gelingt es der Patientin, die Hilfe zurückzuweisen, ohne auf sie zu verzichten und i. S. der Selbstwirksamkeit sich und die Psychotherapeutin zu kontrollieren. Ab diesem Zeitpunkt kommt die Patientin regelmäßig und zuverlässig zu ihren Stunden.

Über etwa 14 Monate ist die therapeutische Haltung psychodynamisch ausgerichtet auf die interpersonelle Situation. Die Psychotherapeutin nimmt die Patientin schützend, haltend und sorgend an, nährt sie, indem sie die Erfahrungen der Patientin mit ihr teilt und die dadurch ausgelösten Wahrnehmungen und Emotionen und stellt sie im Sinne eines Selbstobjektes der Patientin zur Verfügung. Als neues Identifikationsobjekt vermittelt sie so jene Struktur, die die Patientin bis dahin entbehren musste. Die hohen Ansprüche der Patientin an sich selbst lockern sich allmählich, und ihre Wahrnehmung von sich und den anderen relativiert sich. Die damit verbundenen Affekte von Enttäuschung, Wut und Scham werden für sie spürbar, und ihr gelingt es zunehmend, mögliche Konfliktsituationen zu antizipieren. Das Wachsen ihres inneren Spielraumes, der ihr Gefühle von Autonomie und Selbstkontrolle ermöglicht, ist auch als Ausdruck für wachsend erlebte Getrenntheit zu verstehen, für die Psychotherapeutin in der Beziehung erlebbar dadurch, dass die Patientin nicht mehr auf absolute Übereinstimmung mit ihr angewiesen ist. Objektdifferenzierung und ganzheitliche Objektwahrnehmung ermöglichen der Psychotherapeutin, der Patientin zunehmend den sozialen Spiegel zu zeigen. Mit der wachsenden Fähigkeit der Selbstwahrnehmung wird der Patientin auch möglich, den von der Psychotherapeutin angebotenen Perspektivewechsel zu vollziehen und ihre Rolle in der Familiendynamik aus der Distanz zu betrachten. Ihr tiefer Wunsch, in ihrem „Sosein“, mit ihrem abgemagerten Körper angenommen und geliebt zu werden, wird ihr zugänglich, ebenso die fatale Verknüpfung, über das Abmagern die Familie bestrafen und kontrollieren zu wollen. In dieser Phase stabilisiert sich das Gewicht der Patientin, und sie ist zunehmend zu einer geregelten Nahrungsaufnahme in der Lage. Im Mittelpunkt dieses Therapieabschnittes steht die Arbeit an den Bewältigungen und kompensatorischen Strukturen der Patientin. Die Abwehr wird als Bewältigungsmöglichkeit nicht in Frage gestellt, sondern wird als beste Lösungsmöglichkeit für unerträgliche Situationen wertgeschätzt. Sie wird so zum Gegenstand der therapeutischen Arbeit gemacht. Dies schafft in der therapeutischen Begegnung einen Entwicklungsraum für die Patientin, um die eingeschränkten Fähigkeiten des Selbstverständnisses und der Affektregulierung nachreifen zu lassen sowie das eigene innere System und das System der interpersonellen Beziehungen zu regulieren. Indem sich die Psychotherapeutin zur Verfügung stellt, ohne besondere Erwartungen (Gewichtszunahme, Stundenfrequenz) zu signalisieren, ermöglicht sie der Patientin, eine ausreichende Distanz aufrechtzuerhalten. So kann die Patientin in der Beziehung erleben, dass Getrenntheit nicht tödlich ist. Die Psychotherapeutin bietet sich auf diese Weise als stabiles, belastbares, in der Beziehung zu ihr wenig bedürftiges Objekt an und steht für die Sicherheit einer unabhängigen Existenz. Im weiteren Verlauf wird sie zu einer Quelle narzisstischer Zufuhr, was schließlich das Arbeiten auf der Konfliktebene ermöglicht.
Parallel zu dieser intrapsychischen Entwicklung wandte sich die Patientin mehr dem zunehmend aktiven, selbstbewussten Vater zu, was bei der Mutter zu einer stärkeren depressiven Dekompensation führte. Die Hinwendung zu ihren Schwierigkeiten bei gleichzeitiger Zurückweisung des aufgekommenen Wunsches, bei der Therapeutin parallel zur Tochter mehr Raum zu erhalten, führte bei ihr zur Entscheidung zu einer eigenen Psychotherapie.

8.4.2 Fallbeispiel 2: Adipositas

Der neunjährige Ole wird von seiner Mutter telefonisch auf Anraten der Lehrerin angemeldet. Zum ersten Gespräch kommt er mit der Mutter zusammen, setzt sich eng neben sie und nimmt kaum Blickkontakt zur Therapeutin auf. Mutter und Sohn und auch Vater haben ein weiches, stark adipöses Körperbild und

langsame, ungeschickt wirkende Bewegungen. Ole schaut nur die Mutter an und fordert sie durch ängstlichen Blickkontakt auf, meine an ihn gerichteten Fragen zu beantworten. Sie erzählt, er habe Schulprobleme, sie könne ihn immer nur schwer zu den Hausaufgaben überreden; er würde von den Schulkameraden gehänselt und geärgert und wäre doch so lieb. Er gehe deshalb ungern zur Schule und habe keine Freunde. Außerdem sei er auf seine kleine Schwester extrem eifersüchtig. Er habe nachts Angst und Alpträume und schlafe im Bett der Eltern.
Der initiale Behandlungsverlauf barg in der Gegenübertragung wiederholt die Versuchungssituation in sich, etwas für ihn zu erledigen, da er anfangs eigene Wünsche nach Aktivität nicht realisieren und die therapeutische Situation nicht mitgestalten konnte. Auffallend war, dass die Mutter ihn immer mit der jüngeren Schwester abholte, die in den Behandlungsraum einzudringen versuchte, den die Therapeutin konsequent schützte.

Die Mutter berichtet in der begleitenden Therapie, dass Ole mit seiner Schulklasse und Lehrerin zu einer Klassenfahrt über 2 Tage aufbrechen wollte. Er selbst ergänzte diese Darstellung in den folgenden Stunden schamvoll ängstlich. Es ist seine erste Übernachtung fern von zu Hause. Er „vergisst", von Trennungsangst gepeinigt, den Anmeldezettel eine Woche lang in der Schultasche, und als seine Mutter ihn endlich findet, fragt sie scherzend:"… und du willst mich wirklich alleine lassen?" In den nun folgenden Vorbereitungen versorgt die Mutter Ole reichlich mit zusätzlicher Nahrung zum Mitnehmen, obwohl Vollpension geplant ist. Die kleine Schwester gibt laut kund, dass sie sich auf diese Tage mit den Eltern allein freue. In der Schule werden die Zimmerbelegungen aufgeteilt. Ole hat sich in Ermangelung von Freunden nicht vorher schon mit anderen Mitschülern abgesprochen, und als gesagt wird: „Mit dem wollen wir aber nicht in ein Zimmer!", die Lehrerin nicht schützend eingreift, steht für Ole unbewusst fest, dass er nicht mitfahren wird. Als er nach Hause kommt, tröstet ihn die Mutter mit einer Tasse süßen Kakaos und sagt: „Ich freue mich, wenn du bei mir bleibst." Der Vater sagt wütend, dass Ole sich mal besser durchsetzen solle, doch die Mutter nimmt ihn in Schutz, da die Klassenkameraden gemein und unsozial seien.

Der Versuchungssituation ausgesetzt, seine Autonomie mit Gleichaltrigen erproben zu dürfen, wird er von Trennungsschmerz gepeinigt. Das fehlende Containment mit der Mutter gibt keine Möglichkeit zur Entlastung, und er „vergisst" die Anmeldung. Die Mutter verstärkt mit ihrer eigenen Unabgelöstheit die ödipale Problematik. Sie schürt zusätzlich die Eifersuchtsproblematik mit der kleinen Schwester, der gegenüber sie keine Grenzen ziehen kann, und aggressive Impulse der Schwester gegenüber müssen von Ole mühsam verdrängt werden. Dadurch wird die Regression ausgelöst. Ihre fehlende Hilfe bei dem Selbständigkeitsbestreben des Sohnes gleicht die Mutter durch Versorgung mit zusätzlicher Nahrung aus.

Ole kann seine Einsamkeit nicht mit Freunden lindern. Ablehnung der Gleichaltrigen verstärkt die Regression. Die Frustrationstoleranz ist kaum erlebbar und das Versagen von der Mutter gerechtfertigt, indem sie die Schuld auf die Klassenkameraden verschiebt.

Die jetzt mögliche triadische Auseinandersetzung und Durchleben aggressiver Impulse in der Auseinandersetzung mit dem Vater wird von der Mutter durch Einmischen verhindert.
Indem Ole zum „Selbstversorger" wird, sichert er sich die Unabhängigkeit vom versorgenden Objekt, gleichzeitig dient es ihm auch zur Bewältigung der durch die Antriebsunlust hervorgerufenen Langeweile und zum indirekten Ausdruck seiner tiefen Enttäuschungswut. Der Mangel an Nähe und emotionaler Zuwendung und altersgemäßer Herausforderung, an Grenzsetzungen, Konfrontation und Auseinandersetzungen findet im Symptom Essen seinen Ausdruck. Gleichzeitig stellt die Konzentration auf den als defizitär empfundenen Körper i. S. von nicht angenommen und nicht liebenswert sein eine Schutzmaßnahme dar, Versagens- und Verlusterleben einzugrenzen. Denn durch die Gewichtszunahme muss er sich selbst als verursachenden und damit auch beeinflussbaren Grund der empfundenen Ablehnung erleben. Konflikte werden in der Familie nicht offen ausgesprochen und halten Ole in einem konstanten Spannungszustand. Hier bietet ihm der Körper die Möglichkeit, nonverbal und ungestraft seine Position einzunehmen.

Als er durch viele weitere Stunden des tatenlosen Gegenübersitzens gegangen war, in denen immer wieder das ratlose und lustlos inaktiv verharrende Gefühl und die aggressive Ohnmacht dahinter vom Therapeuten kommunizierend zur Verfügung gestellt wurde, begann er seine eigenen lustvoll getönten, aggressiven Impulse zu entdecken und ausleben zu wollen. Er entdeckte den Boxball, der seit Beginn seiner Behandlung für ihn sichtbar schon immer in der Mitte des Raumes hing, und begann zaghaft, seine Kräfte daran zu messen.

Parallel hierzu wurde den Eltern in der gemeinsamen Arbeit an der Gestaltung ihrer Beziehung zum eigenen Kind die Unabgelöstheit von den eigenen Eltern bewusst. Sie mussten beide einen schmerzlichen, bislang noch nicht vollzogenen Ablösungsprozess mit ihren eigenen Eltern bewältigen. Hierbei konnten sie immer besser nachvollziehen, dass sie mit ihrem Sohn die gleichen Entwicklungsschritte vollziehen müssen, damit er die Möglichkeit eines eigenen inneren Raumes und die damit verbundene Selbständigkeit leben kann. Als Zeichen gemeinsamer Entwicklung suchte sich die Mutter eine Arbeitsstelle, der Vater leitete in die Wege, dass Ole nachts nicht mehr im elterlichen Schlafzimmer, sondern im eigenen Bett schlief.
Ole entwickelte jetzt lustvoll seine aggressiv autonomen Anteile beim Feuermachen und konnte in dieser inneren Expansion die orale Ersatzbefriedigung zu erleben beginnen. Er akzeptierte nach und nach das hier väterlich begrenzende Verhalten der Therapeutin.
Im weiteren Behandlungsverlauf, die Ablösung vorbereitend, betätigte er sich mit wachsender Phantasie zunehmend als Heimwerker, wobei es ihm immer besser gelang, die Situationen eigenständig zu strukturieren.

9 Frequently Asked Questions (FAQ)

1. *Sind Essstörungen eine diagnostische Einheit? Worin unterscheiden sie sich?*

→ Phänomenologisch stellen Essstörungen ein Kontinuum dar von Anorexie über Normalgewichtige mit einer Bulimie bis hin zur Adipositas, die mit einer Binge Eating Disorder verbunden sein kann. Im Umgang mit den Wünschen und Trieben, die weitgehend in orale Bedürfnisse verschoben sind, besteht bei Anorektikerinnen eine starke Abwehr durch Verleugnung bzw. Verdrängung und eine asketische Idealbildung. Bulimikerinnen erleben und leben ihre Bedürfnisse ambivalent, sind zu einer kontrollierten Bedürfnisbefriedigung nur schwer in der Lage, was neben der bulimischen Symptomatik in Suchtverhalten und im Umgang mit Sexualität in promiskuitivem Verhalten zum Ausdruck kommen kann. Die Betroffenen leiden unter dieser mangelnden Bedürfniskontrolle und reagieren hierauf mit Selbstanklage oder autoaggressiven Impulsen. Bei Adipositas wird die mangelnde Bedürfniskontrolle wenig als Kontrollverlust erlebt, die Betroffenen leiden unter ihrem Übergewicht und Aussehen.

2. *Wie sieht die Prognose aus, sind die Betroffenen immer für eine Störung des Essverhaltens anfällig?*

→ Essstörungen zählen zu den zur Chronifizierung neigenden psychischen Erkrankungen. Die Betroffenen sind auch nach Remission für längere Zeit anfällig für eine Störung ihres Essverhaltens. Impulse zur Veränderung des Essverhaltens oder zur Gewichtskontrolle sind Anzeichen für psychische Belastung und Konflikte, die in dieser Form zum Ausdruck kommen. Die Prognose bzw. langzeitige Neigung, auf psychische Krisen mit Veränderung des Essverhaltens zu reagieren, ist in der Therapie zu verdeutlichen, um die Betroffenen für diese Neigung zur psychischen Konfliktverarbeitung zu sensibilisieren. Sinnvoll ist, in der Therapie eine erneute Behandlung bei Dekompensation der Essstörung zu besprechen und die Hemmschwelle für eine erneute Behandlung herabzusetzen, da die Betroffenen bei hohen Selbstanforderungen dazu neigen, sich im Falle der Dekompensation zu schämen, was die Wiederaufnahme einer Psychotherapie behindern kann.

3. *Welche Empfehlungen kann man Angehörigen oder Freundinnen/Freunden zum Umgang mit essgestörten jungen Frauen geben?*

→ Ziel einer Beratung sollte sein, die Betroffene in die Behandlung einzubeziehen. Bei Familienangehörigen liegt es nahe zu vermitteln, dass ein erster wichtiger Schritt sein kann, gemeinsam mit der Betroffenen eine Beratungsstelle oder einen Psychotherapeuten aufzusuchen. Eltern sollte man, auch wenn die Betroffene sich weigert, zu einem Gespräch mitzukommen, eine Gesprächsmöglichkeit anbieten. Gespräche mit Angehörigen können mehrere Ziele verfolgen:

1. Man kann klar zu machen versuchen, dass die Betroffene möglicherweise besser zu einer Teilnahme zu motivieren ist, wenn ihr vermittelt wird, dass nicht nur die essgestörte Tochter krank ist, sondern man das gemeinsame Problem, das bei ihr zu einer Essstörung führte, miteinander verstehen und verändern möchte. Hierdurch wird die Betroffene als die „Schuldige", die die Familie unter Druck bringt, unter dem alle leiden, entlastet.
2. Den betroffenen Angehörigen ist Verständnis für ihre angespannte Situation entgegenzubringen, ohne sie als Verursacher der Essstörung zu sehen. Viele Eltern befürchten, wegen der Essstörung der Tochter angeklagt zu werden („Immer sind die Mütter schuld"), und steigern sich selbst in irrationale Selbstbeschuldigungen, was ein Verständnis der familiären Situation erschwert. Das Verständnis für den familiären Konflikt, die Impulse zur Selbstbestimmung und Ablösung der Tochter, auch wenn sich diese in dieser Form äußert, kann helfen, dass die Eltern über ihren Umgang mit der Autonomiesuche der Tochter reflektieren und ihre unbewussten Ängste zur hierdurch bedingten Veränderung der Familienkonstellation verbalisieren.
3. Ohne zu ängstigen, ist den Eltern zu vermitteln, dass eine rasche Heilung der Essstörung möglicherweise nicht realistisch ist, sondern dass die ganze Familie Geduld aufbringen muss, um der Betroffenen ausreichend Zeit zu geben, sich zu verändern. Es ist häufig sinnvoll, die Familienangehörigen darauf hinzuweisen, dass die Psychotherapie der Tochter auch zu Veränderungen in der Familie führen kann. Der von einer Mutter bei Beginn einer stationären Therapie geäußerte Wunsch: „Mädchen werde gesund, aber bleibe, wie du bist", ist unrealistisch, kann bedeuten, dass die Eltern aktiv in die Behandlung einzubeziehen sind, um ihnen dies zu vermitteln.

4. *Ist es in der analytischen Kinder- und Jugendlichen-Behandlung von adipösen Kindern wichtig, ihren oralen Wünschen nachzukommen, damit sie zufriedener mit sich werden?*

→ Das übermäßige Essen adipöser Kinder ist keine Sättigung des Essenshungers und kann auf diese Weise auch nicht zur Zufriedenheit führen, da es zur Vermeidung adäquater Frustrationstoleranz, Vermeidung von Konflikten und Dämpfung von Affekten eingesetzt wird.
Schutzhaltung wie Widerstände müssen in ihrer ursprünglichen schützenden Funktion in der Gegenübertragung erlebbar gemacht und im aktuellen Geschehen wieder in das Verhalten integriert werden. Dadurch müssen die Kinder immer weniger auf den „Ersatz" Essen zurückgreifen.

5. *Adipöse Kinder sind oft antriebslos; können sie mit gezielten ermunternden Interventionen aus der Passivität herausgeholt werden?*

→ Ermutigung und Bestärkung werden leicht als Überforderung erlebt, das Ansprechen von Konflikten als Verachtung. Diese Kinder neigen zu starkem Misstrauen, das sich in verdrängtem aggressivem, zuerst nicht erkennbarem Agieren bemerkbar macht. Nach außen hin zeigt sich dieses Bewusstwerden in vermeidenden Therapieabbrüchen. Das Kind möchte in seinem inneren lustlosen, langsamen und langweiligen Erscheinungsbild angenommen werden. Die Aufgabe des Therapeuten ist, Gegenübertragungsgefühle der Langeweile und Lustlosigkeit auszuhalten, und seine Unterstützung liegt in der Annahme und im Aushalten der unangenehmen Gefühle und dem Erlebbarmachen derselben, wobei lange am aktuellen Geschehen gearbeitet wird, um Abbrüche zu vermeiden.

Das gemeinsame Verständnis des Konfliktes hat das Ich und das Selbst stärkende Funktionen.

6. *Essgestörte Patienten haben so viele verborgene psychische Probleme. Sollte man sich bei Beginn der Behandlung nicht zunächst ausschließlich diesen Problemen widmen?*

→ Die Essstörung ist eine psychosomatische Krankheit, die in ihrem somatischen Teil unbedingt von einem ärztlichen Kollegen begleitet werden sollte. Hierbei sind 2 Punkte wichtig:

1. a) Die körperliche Versorgung muss mit ihrer durch die Krankheit hervorgerufenen Mangelernährung, z.B. bei Magersucht, unbedingt sichergestellt werden, da sonst lebensbedrohliche Mangelerscheinungen auftreten könnten.

1. b) Bei adipösen Kindern muss die gesamte Familie die Ernährungsumstellung mit vollziehen, und da kann der ärztliche Kollege die Umstellung der Essgewohnheiten begleiten.

2. Eine ärztliche Begleitung gibt uns die Möglichkeit, uns in der analytischen Kinder- und Jugendlichen-Psychotherapie weitgehend auf die Therapie der Verhaltensdefizite zu konzentrieren, da dann eine analytische Therapie stringenter verfolgt werden kann, in der weitgehend nicht über das Essen gesprochen wird, sondern die verdrängten und minderentwickelten Strukturdefizite behandelt werden.

10 Prüfungsfragen

1. Welche Formen von Essstörungen werden in ICD-10 und DSM-IV unterschieden?
2. Welche weiteren Kriterien außer dem Body-Mass-Index (BMI) unterscheiden die verschiedenen Essstörungen?
3. Welches sind die wichtigsten somatischen Folgen bei Essstörungen?
4. Welche Faktoren sind bei der Genese von Essstörungen bedeutsam?
5. Welche Rolle spielen Triebkonflikte bei Essstörungen?
6. Sind Essstörungen immer den Frühstörungen zuzuordnen?
7. Nennen Sie die dominierenden Konflikte gemäß OPD bei Essstörungen!
8. Wie gestaltet sich die Beziehungssuche essgestörter Patientinnen in der Therapie?
9. Was ist in der Elternarbeit bei der analytischen Psychotherapie von Essgestörten zu beachten?
10. Wann besteht die Indikation für eine stationäre Behandlung?

11 Literatur

a) zitierte Literatur

- Ahlheim R, Müller-Brühn E (1992): Elternarbeit als Erweiterung des analytischen Bezugsrahmens der Kinderpsychotherapie. In: Biermann G (Hrsg.): Handbuch der Kinderpsychotherapie. Bd. V. München, Basel: Reinhardt
- American Psychiatric Association (APA) (2003): Diagnostisches und Statistisches Manual Psychischer Störungen IV. Göttingen, Bern, Toronto: Hogrefe
- Bachar E, Latzer Y, Kreitler S, Berry EM (1999): Empirical comparison of two psychological therapies. Self psychology and cognitive orientation in the treatment of anorexia and bulimia. J Psychother Pract Res 8:115-128
- Baran SA, Weltzin TE, Kaye WH (1995): Low discharge weight and outcome in anorexia nervosa. Am J Psychiatry 152/7:1070-1072
- Beaumont PJV, Abraham SF, Simson KG (1981): The psychosexual histories of adolescent girls and young women with anorexia nervosa. Psychol Med 11:131-140
- Beutel M, Thiede R, Wiltink J, Sobez I (2001): Effectiveness of behavioral and psychodynamic in-patient treatment of severe obesity – first results from a randomized study. Int J Obes Relat Metab Disord 25 (Suppl 1):96-98
- Böhme-Bloem C (1997): Psychodynamische Aspekte der Bulimie. In: Janssen PL, Senf R, Meermann R (Hrsg.): Klinik der Essstörungen: Magersucht und Bulimie. Stuttgart, Jena, Lübeck, Ulm: G. Fischer, S. 50-57
- Böhme-Bloem C, Schulte MJ (1989): Bulimie: Unterschiedliche Psychogenese, Symptomwahl und Therapie. In: Speidel H, Strauß B (Hrsg.): Zukunftsaufgaben der psychosomatischen Medizin. Berlin, Heidelberg, New York, Tokyo: Springer, S. 184-190
- Borkenhagen A (2000): Zum Wandel weiblicher Körperinszenierungen – „Vom hysterischen Körper zur Selbstschädigung. Psychoanalyse – Texte zur Sozialforschung 4:5-14
- Bruch H (1982): Der goldene Käfig. Das Rätsel der Magersucht. Frankfurt a.M: Fischer
- Bruch H (1991): Essstörungen. Zur Psychologie und Therapie von Übergewicht und Magersucht. Frankfurt a. M.: Fischer
- Bürgin D, Resch F, Schulte–Markwort (2003): Operationalisierte Psychodynamische Diagnostik im Kindes und Jugendalter. Bern, Göttingen, Toronto, Seattle: Hans Huber
- Buddeberg-Fischer B (2000): Früherkennung und Prävention von Essstörungen: Essverhalten und Körpererleben bei Jugendlichen. Stuttgart, New York: Schattauer
- Bulik C, Sullivan P, Kendler K (2000): An empirical study of the classification of eating disorders. Am J Psychiatry 157:889-895
- Cooper PJ, Fairburn CG (1983): Binge-eating and self-induced vomiting in the community. Br J Psychiatry 142:139-144
- Cooper PJ, Fairburn CG (1986): The depressive symptoms of bulimia nervosa. Br J Psychiatry 148:268-274
- Crisp AH, Norton K, Gowers S, Halek C, Bowyer C, Yedham D, Levett G, Bhat A (1991): A Controlled Study of the Effect of Therapies Aimed at Adolescent an Family Psychopathology in Anorexia Nervosa. Br J Psychiatry 159: 325-333
- De Zwaan M (2001): Binge eating disorder and obesity. Int J Obes 25 (Suppl. 1):51-55
- Dilling H, Mombour W, Schmidt MH (1999): Internationale Klassifikation psychischer Störungen: ICD-10, Kapitel V (F); klinisch diagnostische Leitlinien. 3. Aufl. Weltgesundheitsorganisation. Bern: Huber
- Dingemans A, Bruna M, van Furth E (2002): Binge eating disorder: A review. Int J Obes 26:299-307
- Erikson EH (1950/1966): Identität und Lebenszyklus. Frankfurt: Suhrkamp
- Erikson EH (1970): Jugend und Krise: Die Psychodynamik im sozialen Wandel. Stuttgart: Klett
- Ettl T (2001): Das bulimische Syndrom Psychodynamik und Genese. Tübingen: edition diskord
- Ettl T (1988): Bulimia nervosa – die heimliche unheimliche Aggression. Z Psychoanal Theorie Prax 3:48-76
- Fairburn CG, Kirk J, O'Connor M, Cooper PJ (1986): A comparison of two psychological treatments for bulimia nervosa. Behav Res Ther 24:629-643

4

- Fairburn CG, Norman PA, Welch SL, O'Connor M, Doll HA, Peveler RC (1995): A prospective study of outcome in bulimia nervosa and the long-term effects of three psychological treatments. Arch Gen Psychiatry 52:304-312
- Feiereis H (1989): Diagnostik und Therapie der Magersucht und Bulimie. München: Marseille
- Fichter MM, Noegel R (1990): Concordance for bulimia nervosa in twins. Int J Eat Disord 9:254-263
- Fichter MM, Quadflieg N, Gnutzmann A (1998): Binge eating disorder. Treatment and outcome over a sixyear course. J Psychosom Res 44: 385-405
- Freud A (1960): Probleme der Pubertät. Psyche 14:1-23
- Freud A (1980a): Entwicklungslinien zur körperlichen Selbstständigkeit. In: Die Schriften der Anna Freud. Bd. VIII. München: Kindler, S. 2188 f.
- Freud A (1980b): Das psychoanalytische Studium der frühkindlichen Eßstörungen. In: Die Schriften der Anna Freud. Bd. IV. München: Kindlerg, S. 1041 ff.
- Freud A (1980c): Vier Vorträge über Kinderanalyse. In: Die Schriften der Anna Freud. Bd. I. München: Kindler, S. 11 ff.
- Freud A (1980d): Die infantile Abhängigkeit in der Kinderanalyse. In: Die Schriften der Anna Freud. Bd. VIII. München: Kindler, S. 2166 ff.
- Glucksman ML (1989): Obesity: A Psychoanalytic Challenge. In: Bemporad JR, Herzog DB (eds.): Psychoanalysis and Eating Disorders. New York: Guilford Press
- Gowers S, Norton K, Halek C, Vrisp AH (1994): Outcome of outpatient psychotherapy in an random allocation treatment study of anorexia nervosa. Int J Eat Disord 15:165-177
- Green A (1990): La folie privée. Psychanalyse de cas-limites. Paris: Gallimard
- Habermas T (1990) : Heißhunger. Historische Entstehungsbedingungen der Bulimia nervosa. Frankfurt a.M.: Fischer
- Hall A, Crisp AH (1987): Brief psychotherapy in the treatment of anorexia nervosa: outcome at one year. Br J Psychiatry 151:185-191
- Halmi KA, Eckert E, Marchi P, Sampugnaro V, Apple R, Cohen J (1991): Comorbidity of psychiatric diagnoses in anorexia nervosa. Arch Gen Psychiatry 48:712-718
- Heinemann E, Hopf H (2001): Psychische Störungen in Kindheit und Jugend. Stuttgart: Kohlhammer
- Herbst G (2001): Fremdkörper. Reinbek: Rowohlt
- Herpertz S (1997): Somatische Befunde bei Anorexia und Bulimia nervosa. In: Janssen PL, Senf R, Meermann R (Hrsg.): Klinik der Essstörungen: Magersucht und Bulimie. Stuttgart, Jena, Lübeck, Ulm: G. Fischer, S. 13-22
- Herpertz S, Kochhäuser W, Senf W (2004): Stationäre psychodynamische multimodale Psychotherapie. In: Herzog W, Munz D, Kächele H (Hrsg.): Essstörungen. Stuttgart, New York: Schattauer, S. 128-144
- Herpertz S, Senf W (1997): Diagnostik, Ätiologie und Epidemiologie der Magersucht und Bulimie. In: Janssen PL, Senf R, Meermann R (Hrsg.): Klinik der Essstörungen: Magersucht und Bulimie. Stuttgart, Jena, Lübeck, Ulm: G. Fischer, S. 8-12
- Herpertz S, von Blume B, Senf W (1995): Essstörungen und Diabetes mellitus. Z Psychosom Med Psychoanal 4:329-343
- Herpertz-Dahlmann B (1993): Essstörungen und Depression in der Adoleszenz. Göttingen, Bern, Toronto: Hogrefe
- Herpertz-Dahlmann B (1995): Eßstörungen und Diabetes mellitus. Diabetes Dialog 4:5-9
- Herzog DB, Keller MB, Lavori PW, Bradburn IS (1991): Bulimia nervosa in adolescence. Dev Behav Pediatr 12:191-195
- Herzog T, Stiewe M, Sandholz A, Hartmann A (1995): Borderline-Syndrom und Essstörungen. Literaturübersicht und Interview-Studie an 172 konsekutiven InanspruchnahmepatientInnen der Freiburger Essstörungsambulanz. Psychosom Med Psychol 45:97-108
- Herzog W, Deter HC, Vandereycken W (1992): The Course of Eating Disorders. Long Term Follow-up Studies of Anorexia and Bulimia Nervosa. Berlin, Heidelberg, New York: Springer
- Herzog W, Nikendei C, Friederich HC, Zipfel S (2004): Der Gesamtbehandlungsplan. In: Herzog W, Munz D, Kächele H (Hrsg.): Essstörungen. Stuttgart, New York: Schattauer, S. 128-144
- Hoffmann SO, Hochapfel G (1995): Neurosenlehre, Psychotherapeutische und Psychosomatische Medizin. 5. Aufl. Stuttgart, New York: Schattauer
- Horn H, Fahrig H (1993): Magersucht bei Kindern und Jugendlichen. In: Seidler GH (Hrsg.): Magersucht öffentliches Geheimnis. Göttingen: Vandenhoeck & Ruprecht
- Hudson JI, Pope HG, Yurgelun-Todd D, Jonas JM, Frankenburg FR (1987): A Controlled Study of Lifetime Prevalence of Affective and Other Psychiatric Disorders in Bulimic Outpatients. Am J Psychiatry 144:1283-1287
- Hsu LKG (1996): Epidemiology of eating disorders. Psychiatr Clin North Am 19:681-700
- Jacobson E (1978): Das Selbst und die Welt der Objekte. Frankfurt a.M.: Suhrkamp
- Jongbloed-Schurig U (2006): Ich esse deine Suppe nicht. Schriften zur Psychotherapie und Psychoanalyse von Kindern und Jugendlichen. Bd. 10. Frankfurt a. M.: Brandes & Apsel
- Kämpfer H (1999): Das eigene Fremde und das fremde Eigene. Aus der Behandlung eines magersüchtigen Jugendlichen. AKJP 101:43-60
- Keck J, Fiebert M (1986): Avoidance of anxiety and eating disorders. Psychol Rep 58:432-434
- Keel P, Mitchell J, Miller K, Davis T, Crow S (1999): Long-term outcome of bulimia nervosa. Arch Gen Psychiatry 56: 63-66
- Keys A, Brozek J, Henschel A, Mickelsen O, Taylor HL (1950): The biology of human starvation. Minneapolis: University of Minnesota Press
- Klitzing K v (2005): Rivalen oder Partner. Die Rolle der Eltern bei der analytischen Arbeit mit Kindern. Kinderanalyse 2:113-122
- Köpp W, Friederich HC, Zipfel S, Herzog W (2004): Medizinische Probleme bei der Behandlung von Essstörungen. In: Herzog W, Munz D, Kächele H (Hrsg.): Essstörungen. Stuttgart, New York: Schattauer, S. 128-144
- Krause R (1993): Über das Verhältnis von Trieb und Affekt. Forum Psychoanal 9:187-197
- Küchenhoff J (1995): Der Körper und die Grenzen des Ichs. Forum Psychoanal 11:239-249
- Laessle RG, Kittl S, Fichter MH, Wittchen HU, Pirke KM (1995): Major affective disorder in anorexia nervosa and bulimia nervosa: a descriptive diagnostic study. Br J Psychiatry 151:785-789
- Lampl-de Groot J (1965): Zur Adoleszenz. Psyche 19:477-485
- Lehmkuhl G (1992): Beziehung und Beziehungsgestaltung in der analytischen Psychotherapie von Jugendlichen mit Anorexia nervosa. Anal Kinder Jugendlichenpsychother 97:381-398
- Leibl C, Leibl G (1996): Schneewittchens Apfel. Essstörungen und was sich dagegen tun lässt. Freiburg, Basel, Wien: Herder
- Leichsenring F (2005): Studien zur Wirksamkeit von psychoanalytischer Therapie bei Erwachsenen. Forum Psychoanal 20:34-39
- Lucas A, Beard CM, O'Fallon WM, Kurland LT (1991): 50-year trends in the incidence of anorexia nervosa in Rochester, Minn.: a population-based study. Am J Psychiatry 148:917-922
- Maddox GL, Leidermann VR (1969): Overweight as a social disability with medical implications. J Med Educ 44:214-220

- McDougall J (1998): Theater des Körpers. Ein psychoanalytischer Ansatz für die psychosomatische Erkrankung. Stuttgart: Klett-Cotta
- Minuchin S (1974): Families and family therapy. Cambridge (Mass): Harvard University Press
- Mitchell JE, Hatsakumi D, Eckert ED, Pyle RL (1985): Characteristics of 275 Patients with Bulimia. Am J Psychiatry 142:482-485
- Mitchell JE, Specker SM, de Zwaan M (1991): Medical Complications of Bulimia Nervosa. J Clin Psychiatry 52:13-20
- Munz D, Catina A (2004): Sind es wirklich nur Frauen? In: Herzog W, Munz D, Kächele H (Hrsg.): Essstörungen. Stuttgart, New York: Schattauer, S. 261-265
- Novick J, Novick KK (2001): Parent work in analysis: Children, adolescents and adults. Part I: The evaluation phase: J Child Adolesc Psychother 1:55-57 (dt. von Klitzing K: Rivalen oder Partner. Z Kinderanal 2005;2:113-122
- Petersen G, Welte T (1988): Ein multimodales Konzept der Gruppenpsychotherapie adipöser Jugendlicher. Gruppenpsychotherapie und Gruppendynamik 23:264-273
- Pirke KM, Fichter MM, Chlond C (1987): Disturbances of the menstrual cycle in bulimia nervosa. Clin Endocrinol 27:245
- Pudel V (1997): Ernährung – Gewicht – Diät – Die Mythen und die Fakten. In: Reich G, Cierpka M (Hrsg.): Psychotherapie der Essstörungen. Krankheitsmodelle und Therapiepraxis – störungsspezifisch und schulenübergreifend. Stuttgart, New York: Thieme, S. 1-25
- Pudel V, Ellrott T (1995): Ernährungsverhalten in Deutschland. Internist 36:1032-1039
- Pudel V, Meyer J-E (1981): Zur Pathogenese und Therapie der Adipositas. Nervenarzt 52:250-260
- Pudel V, Westenhöfer J (1991): Ernährungspsychologie. Eine Einführung. Göttingen: Hogrefe
- Reich G (2003): Familientherapie der Essstörungen. Göttingen, Bern, Toronto, Seattle: Hogrefe – Verlag für Psychologie
- Reich G (2004): Essstörungen und Adipositas. In: Hiller W, Leibing B, Leichsenring F, Sulz SKD (Hrsg.): Lehrbuch der Psychotherapie für die Ausbildung zur/zum psychologischen PsychotherapeutIn und für die ärztliche Weiterbildung. München: CIP-Medien
- Russel GFM (1979): Bulimia nervosa. An ominous variant of anorexia nervosa. Psychol Med 9:429-448
- Sabbioni MEE (2003): Adipositas. In: Uexküll T v (Hrsg.): Psychosomatische Medizin. Modelle ärztlichen Handelns. 6. Aufl. München, Jena: Urban und Fischer, S. 671-686
- Schepank H (1991): Anmerkungen zum Faszinosum „Anorexia nervosa". Z Psychosom Med Psychoanal 37:215-219
- Schneider-Henn K (1988): Die hungrigen Töchter. Essstörungen bei jungen Mädchen. München: Kösel
- Schütz Y (1979): Psychoanalytische Adoleszenzforschung. Z Pädagogik 5:278-286
- Shapiro T (1990): Resolved: Borderline personality disorder exists in children under twelve. Negative. J Am Acad Child Adolesc Psychiatry 29:480-483
- Smith C, Feldman SS, Nassbera KHT, Steiner A (1993): Psychological characteristics and DSM-III-R diagnoses at 6-year follow-up of adolescent anorexia nervosa. J Am Acad Child Adolesc Psychiatry 32:1237-1245
- Steiger H, Thibaudeau J, Leung F, Houle L, Ghadirian AM (1994): Eating and Psychiatric Symptoms as a Function of Axis-II Comorbidity in Bulimic Patients. Three-Month and Six-Month Responses After Therapy. Psychosomatics 35:41-49
- Steinhausen H-C (2000): Psychische Störungen bei Kindern und Jugendlichen. München, Jena: Urban & Fischer
- Stunkard AJ, Harris JR, Peddersen NL, Mc Clearn GE (1990): The body-mass index of twins who have been reared apart. N Engl J Med 322:1483-1487
- Stunkard AJ, Pudel V (1996): Adipositas. In: Uexküll T v (Hrsg.): Psychosomatische Medizin. 5. Aufl. München, Wien, Baltimore: Urban & Schwarzenberg, S. 581-598
- Thomä H, Kächele H (1988): Lehrbuch der psychoanalytischen Therapie. Bd. 2. Praxis. Berlin, Heidelberg, New York: Springer
- Treasure J, Holland A (1990): Genetic vulnerability to eating disorders: Evidence from twin and family studies. In: Remschmidt H, Schmidt MH (eds.): Anorexia nervosa. Stuttgart: Hogrefe & Huber
- Vitousek KB, Manke F (1994): Personality Variables and Disorders in Anorexia Nervosa and Bulimia Nervosa. J Abnorm Psychol 103:137-147
- Weber G, Stierlin H (1989): In Liebe entzweit. Reinbek: Rowohlt
- Wietersheim J v, Kordy H, Kächele H und MZ-ESS (2004): Stationäre psychodynamische Behandlungsprogramme bei Essstörungen. Die Multizentrische Studie zur psychodynamischen Therapie von Essstörungen (MZ-ESS). In: Herzog W, Munz D, Kächele H (Hrsg.): Essstörungen. Stuttgart, New York: Schattauer, S. 3-15
- Williamson D, Womble L, Smeets M, Netemeyer R, Thaw J, Kutlesic V, Gleaves D (2002): Latent structure of eating disorder symptoms: a factor analytic and taxometric investigation. Am J Psychiatry 159:412-418
- Windaus E (1999): Psychoanalytische Elternarbeit und szenisches Verstehen. Anal Kinder Jugendlichenpsychother 103:307-338
- Windaus E (2005): Wirksamkeitsstudien zur tiefenpsychologisch fundierten und analytischen Kinder- und Jugendlichenpsychotherapie. Prax Kinderpsychol Kinderpsychiatr 54:530-558
- Winnicott DW (1974): Die Fähigkeit zum Alleinsein. In: Winnicott DW (Hrsg.): Reifungsprozesse und fördernde Umwelt. Geist und Psyche Frankfurt am Main: Fischer
- Wirth A (2003): Adipositas. Epidemiologie, Ätiologie, Folgekrankheiten, Therapie. Berlin, Heidelberg, New York, Tokyo: Springer
- Zipfel S, Löwe B, Reas D, Deter HC, Herzog W (2000a): Long-term prognosis in anorexia nervosa: lessons from a 21-year follow-up study. Lancet 355:721-722
- Zipfel S, Löwe B, Reas D, Deter HC, Herzog W (2000b): Der Langzeitverlauf der Anorexia nervosa – Chancen und Grenzen der Verlaufsforschung. In: Gastpar M, Remschmidt H, Senf W (Hrsg.): Essstörungen – Neue Erkenntnisse und Forschungsperspektiven. Berlin: Verlag Wissenschaft und Praxis, S. 41-60
- Zipfel S, Seibel M, Löwe B, Beaumont P, Kasperk C, Herzog W (2001): Osteoporosis in eating disorders: A follow-up study of patients with anorexia nervosa and bulimia nervosa. J Clin Endocrinol Metab 86:5227-5233

b) weiterführende Literatur

- Köhle K, Subic-Wrana C, Albus C, Simons C (2003): Anorexia nervosa.. In: Uexküll T v (Hrsg.): Psychosomatische Medizin. Modelle ärztlichen Handelns. 6. Aufl. München, Jena: Urban und Fischer, S. 687-706
- Reich G (2004): Essstörungen und Adipositas. In: Hiller W, Leibing B, Leichsenring F, Sulz SKD (Hrsg.): Lehrbuch der Psychotherapie für die Ausbildung zur/zum psychologischen PsychotherapeutIn und für die ärztliche Weiterbildung. München: CIP-Medien
- Sabbioni MEE (2003): Adipositas. In: Uexküll T v (Hrsg.): Psychosomatische Medizin. Modelle ärztlichen Handelns. 6. Aufl. München, Jena: Urban und Fischer, S. 671-686
- Wietersheim J v (2003): Bulimia nervosa. In: Uexküll T v (Hrsg.): Psychosomatische Medizin. Modelle ärztlichen Handelns. 6. Aufl. München, Jena: Urban und Fischer, S. 707-726

4.9 Enuresis und Enkopresis

SUSANNE SCHMID-BOß UNTER MITARBEIT VON BEATE KUNZE

1 Einleitung

Kinder- und Jugendlichenpsychotherapeuten werden in der Praxis in unterschiedlicher Weise mit den Krankheitsbildern Enuresis oder Enkopresis konfrontiert. In der Regel sind es Leitsymptome, wegen derer Kinder oder Jugendliche angemeldet werden. Manchmal erfährt man jedoch von diesen Symptomatiken erst im Verlauf der Vorgespräche. Sie begleiten dann meistens eine Entwicklungsstörung mit anderen, den Eltern als drängender erscheinenden Symptomen.

Es gibt erstaunlich wenig aktuelle psychoanalytisch orientierte Literatur zur Genese und Behandlung der Erkrankungen. Das war in der ersten Hälfte des 20. Jahrhunderts, zumindest bei der Enuresis, anders, was sicherlich u.a. eine Reaktion auf den Umgang mit diesen Symptomen in jener Zeit war. Einnässen wurde im 19. Jahrhundert und zu Beginn des 20. Jahrhunderts als ein absichtliches Vergehen des Kindes interpretiert, das wie die kindliche Onanie mit harten Strafen beantwortet wurde. Autobiographische Berichte von George Orwell (1989) und Thomas Bernhard (2001) zeugen von Demütigungen und körperlichen Züchtigungen in diesem Zusammenhang.
Insgesamt hat es – auch durch die psychoanalytisch orientierte Aufklärung – einen Einstellungswandel zu den Krankheitssymptomen und zur Sauberkeitserziehung gegeben. Haug-Schnabel (1994, S. 43 ff.) hat das ebenfalls in einer Befragung von Kinderärzten festgestellt.
Noch 1946 schrieben Koller und Willi in einem Ratgeber für die Mütter, dass die Sauberkeitserziehung mit 6 Monaten, sobald das Kind sitzen kann, beginnen soll. Die Zeiten, wo das Kind Stuhl und Urin (im Alter von 6 Monaten finden noch bis zu 25 Harnabgaben am Tag statt) entleert, sollten abgepasst werden, und zu diesen Zeiten müsse man das Kind abhalten. Mit etwa 2 Jahren sollte das Kind nachts bettrein sein. Wenn man zu spät mit dem Abhalten beginne, stellten sich große Schwierigkeiten ein.
Der Zeitpunkt für das erwünschte Erreichen der Blasenkontrolle liegt heute nicht mehr zwischen dem ersten und zweiten Lebensjahr, sondern ist um mindestens 12 Monate auf das dritte, mitunter vierte Lebensjahr verschoben. Nach den Erfahrungen der Kinderärzte hat sich auch die Erziehung zur Sauberkeit verändert. Strenge Toiletten-schick-Gewohnheiten nach der Uhr sind nicht mehr üblich. Dem Lernen durch Nachahmung messen immer mehr Eltern eine wichtige Bedeutung auf dem Weg zur erfolgreichen Blasenkontrolle zu (Haug-Schnabel, 1994, S. 34 ff.).
Aus psychoanalytischer Sicht sind Enuresis und Enkopresis psychosomatische Erkrankungen. Man kann die beiden als verwandte Störungen betrachten, wobei, wenn man bei diesem Bild bleibt, das Einkoten in Bezug auf die Häufigkeit des Auftretens und die Geschlechterverteilung der kleine Bruder des Einnässens ist. Statistische Angaben zur Prävalenz reichen von einer drei- bis zehnfach größeren Verbreitung der Enuresis. Zweifelsfrei erwiesen ist auch, dass es sich bei Kindern, die einkoten, signifikant häufiger um Knaben als um Mädchen handelt, und zwar wird eine Jungen-Mädchen-Relation von ungefähr 3,5 zu 1 angenommen (Krisch, 1985, S. 47 ff), wohingegen bei der erheblich größeren Gruppe der nachts einnässenden Kinder zwar die Jungen auch deutlich überwiegen (2fach) (Kammerer, 1985, S. 83 f.; v. Gontard, 2001), aber wiederum bei der kleineren Gruppe der Kinder, die ausschließlich tagsüber einnässen, die Mädchen 3-mal häufiger vertreten sind (v. Gontard, 2001, S. 51). Beide Symptome treten bei einer kleinen Gruppe von Enuretikern und einer großen Gruppe von Enkopretikern gemeinsam auf.
Als verwandt bezeichnen könnte man diese Erkrankungen auch aus anderen Gründen: erstens wegen der Lokalisation der betroffenen Organe, die sich wiederum in unmittelbarer Nähe des Genitales befinden, was bei Kindern zur Verwirrung über deren Funktionen führen kann. Zweitens sind beide die Ausscheidungsorgane des Verdauungstraktes. Außerdem liegt es nahe, für beide Symptome die Triebtheorie heranzuziehen. Es gibt auch partielle Übereinstimmungen bezüglich der Fixierungsstelle in der psychosexuellen Entwicklung. Diese liegt beim Enkopretiker in der von Freud postulierten zweiten prägenitalen Entwicklungsphase, der analen Phase. Im Mittelpunkt steht hier der After als führende erogene Zone, und die Theorien zur analen Phase beschäftigen sich mit dem analen Produkt, entsprechenden Phantasien, Entwicklungen und Veränderungen der Objektbeziehungen. Parallel zur Reifung des analen Schließmuskels reift auch die Funktion des Schließmuskels der Harnblase. Es bildet sich also die Möglichkeit aus, Darmrohr und Harnröhre abzuschließen. „Diese Erfahrungen stellen vorerst rein körperliche Funktionsweisen des willentlichen Zurückhaltens und des willentlichen Ausscheidens und damit der intestinalen Spannungsregulierung dar" (Naske, 1990, S. 27). Auf der psychischen Ebene werden diese Errungenschaften zu wichtigen Knotenpunkten in der Autonomieentwicklung. Die reale Abhängigkeit von der Mutter verringert sich. Auch die Sauberkeitserziehung zielt auf die Körperkontrolle ab. Verweigerungen des Kindes können sowohl bei Harn- als auch bei Kotabgabe erfolgen, wobei das beim Urinieren durch die spezifische Konsistenz des Produkts einen anderen Charakter erhält. Die Verschiedenheit der Produkte führt sicherlich auch zu einer unterschiedlichen Art des Lustgewinns und des Umgangs und damit auch zu einem anderen

Niederschlag in der Persönlichkeitsstruktur. Analerotik besteht in Schmutzlust und in der Möglichkeit der willentlichen Zurückhaltung und Ausstoßung des Produkts. Diese Möglichkeit vermittelt dem Kind ein Gefühl der Selbstwirksamkeit und fördert damit Autonomiebestrebungen. Eine Fixierung auf diese Entwicklungsstufe kann in späteren Jahren zu der reaktionsgebildeten Trias von Eigenschaften des sogenannten Analcharakters – Ordentlichkeit, Sparsamkeit und Eigensinn – beitragen (Fenichel, 1974, 1975, 1977). Bei der Urethralerotik spielt der Lustgewinn eine deutlich geringere Rolle als bei der Analerotik. Vielmehr ist hier das passive Laufenlassen oder das aktive, aggressive Urinieren zentral.

! **Merke:**

1. Vor dem Hintergrund psychoanalytischer Aufklärung hat sich die Sauberkeitserziehung bei Kindern verändert. Der erwünschte Zeitpunkt für das Erreichen der Blasenkontrolle hat sich um etwa ein Jahr in das dritte Lebensjahr verschoben.
2. Aus psychoanalytischer Sicht sind Enuresis und Enkopresis psychosomatische Erkrankungen. Beide sind Störungen der Ausscheidungsorgane des Verdauungstraktes, die eine mangelnde Körperkontrolle bei der Ausscheidung von Urin oder Kot implizieren. Erworben wird diese Körperkontrolle im Regelfall in der analen Phase, d.h. im 3. Lebensjahr. Auf der psychischen Ebene werden diese Errungenschaften zu wichtigen Knotenpunkten in der Autonomieentwicklung.

2 Enuresis

2.1 Aktuelle Klassifikationen und Definitionen

Die Enuresis wird nach den ICD-10- und DSM-IV-Klassifikationsschemata allgemein als ein unwillkürliches und willkürliches Einnässen ab einem Alter von 5 Jahren festgelegt. Organische Ursachen müssen ausgeschlossen sein. Subtypen sind einerseits die Enuresis nocturna, die Enuresis diurna sowie die Enuresis nocturna und diurna und andererseits die primäre und die sekundäre Enuresis. Bei der sekundären Enuresis waren die Kinder im Gegensatz zur primären Enuresis bereits in der Lage, ihren Harndrang zu kontrollieren, nässten dann aber wieder ein. Für das Diagnostizieren einer sekundären Enuresis sollte ein trockenes Intervall von 3 – 6 Monaten vorliegen (Varianz in wissenschaftlichen Untersuchungen: 1 – 12 Monate) (v. Gontard, 2001).

2.2 Häufigkeit des Vorkommens

Die Enuresis ist eine der häufigsten psychosomatischen Erkrankungen im Kindesalter, die Prävalenz beträgt 2,5 % (Ihle und Esser, 2002). Betrachten wir die unterschiedlichen Formen des Einnässens getrennt, so wird für das nächtliche Einnässen eine Häufigkeit von 80 %, für das Einnässen am Tag 5% und für Kinder, die sowohl am Tag als auch in der Nacht einnässen, ein Anteil von 15 % angegeben. Die primäre Enuresis tritt etwa zweimal häufiger auf als die sekundäre. Die Frequenz des Einnässens ist dabei unterschiedlich (Steinhausen, 1996, S. 186)

Bei der Enuresis nocturna wird für die Altersgruppe der Fünfjährigen eine Häufigkeit von 10 –20%, bei Zehnjährigen 3–5%, bei Zwölf- bis Vierzehnjährigen noch 2% und im Erwachsenenalter immerhin noch 1% angegeben (Spontanremissionsrate: 13-15% pro Jahr). Bis zum Alter von 5 Jahren ist die Geschlechterverteilung noch ausgewogen. Im Alter von 11 Jahren sind Jungen doppelt so häufig betroffen. Die Enuresis diurna kommt bei Mädchen dreimal so häufig vor (v. Gontard, 2001, S. 51). Während der Pubertät kommt es meistens zu Spontanremissionen (Eggers et al., 1994, S. 264; Remschmidt, 2000, S. 126).

2.3 Zur Entwicklung der Blasenfunktion

Es gibt heute eine wissenschaftliche Einigkeit über das Startalter einer Enuresis-Symptomatik. Dieses liegt in neuen Forschungsarbeiten zur Entwicklung in der reifen Miktion begründet. Nach verschiedenen Autoren werden die ersten 4 bis 5 Jahre mit verschiedenen altersabhängigen Miktionsgewohnheiten durchlaufen, bis die normale, reife Blasenentleerung erreicht ist:

„In den ersten Lebensmonaten gibt ein Kind etwa 30-mal in 24 Stunden Harn ab, soweit wir wissen, völlig unbewusst. Zwischen dem ersten und zweiten Lebensjahr entwickelt sich das Gefühl für Harndrang, d.h., erst dann kann ein Kind die Körpersignale einer stark gefüllten Blase wahrnehmen, die wichtigste Voraussetzung, um überhaupt etwas über den Vorgang im Körper nach außen melden oder darauf reagieren zu können. Es gibt immer Ausnahmen, aber frühestens Ende des 2. Lebensjahres, häufig jedoch erst im Laufe des 3. Lebensjahres, haben die Nervenbahnen durch Reifung den Entwicklungsstand erreicht, der zur Kontrolle der Schließmuskel befähigt. Durchschnittlich mit 3 Jahren beginnt das Kind bereits eine zunehmende Blasenfüllung zu verspüren, nicht erst die prall gefüllte Blase. Der letzte Schritt zur perfekten Blasenkontrolle, den nach dem 4. Lebensjahr rund 80% der Kinder erfolgreich vollziehen, ist folgender: Das Kind kann, selbst bei Harndrang, die Harnabgabe noch einige Zeit hinauszögern und – eine weitere Leistung – sogar bei geringer Blasenfüllung eine Harnabgabe willentlich einleiten. Tagsüber wird die Kontrolle über die Blasenentleerung früher erreicht, nachts durchschnittlich 4 Monate später" (Haug-Schnabel, 1994, S. 23 f.).

! **Merke:** 80% der Kinder können nach dem 4. Lebensjahr die Blase perfekt kontrollieren, d.h. die Harnabgabe hinauszögern und sogar bei geringer Blasenfüllung willentlich einleiten. Nachts gelingt das durchschnittlich 4 Monate später als tagsüber.

2.4 Forschungsergebnisse aus der Kinder- und Jugendpsychiatrie und Verhaltensbiologie

2.4.1 Aktuelle kinder- und jugendpsychiatrische Konzepte und Überlegungen zur Genese und Therapie der Enuresis

Der Kinder- und Jugendpsychiater von Gontard hat im vergangenen Jahrzehnt zur Enuresis geforscht und zusammen mit Lehmkuhl einen Leitfaden zur Enuresis herausgegeben (v. Gontard, 2001; v. Gontard und Lehmkuhl, 2002).

Er weist darauf hin, dass nur das nächtliche Einnässen eine echte Enuresis sei, da der Begriff impliziere, dass eine normale, zumindest weitgehend vollständige Blasenentleerung am falschen Ort und zur falschen Zeit stattfinde. Vollständige Blasenentleerungen erfolgten nicht bei der Enuresis diurna, deshalb nennt er diese eine funktionelle Harninkontinenz.

Die **Enuresis diurna** unterteilt er in 3 Subtypen, wobei er nur bei einer Untergruppe, nämlich der **Harninkontinenz bei Miktionsaufschub**, das psychogene Moment der Verweigerung sieht. Bei der **Dranginkontinenz**, die andere Autoren als psychosomatische Störung sehen, geht er davon aus, dass diese mit einer Detrusorinstabilität (d.h. die unwillkürliche Blasenwandmuskulatur neigt zu spontanen Kontraktionen und vermittelt so ein Gefühl des Drangs) in Zusammenhang steht. Die Dranginkontinenz ist die häufigste Subform der Enuresis diurna. Der Vollständigkeit halber soll noch die dritte Form der Enuresis diurna genannt werden, die **Detrusor-Sphinkter-Dyskoordination**. Dieses eher selten auftretende Syndrom wird urodynamisch definiert durch eine fehlende Relaxation und unkoordinierte Kontraktion des Sphincter externus während der Miktion.

Von Gontard vertritt die Auffassung, dass die primäre und die sekundäre Enuresis nocturna keine primär psychogen bedingten Störungen sind. Alle Befunde weisen seiner Meinung nach bei der Enuresis nocturna auf eine nicht psychogen bedingte, zentrale Reifungsstörung hin (Reifungsstörung des ZNS), die durch genetische Faktoren übertragen wird. Er führt formalgenetische Untersuchungen (empirische Familien-, Zwillings-, Adoptionsforschung = Erbganganalyse) einerseits und molekulargenetische Untersuchungen (Suche nach dem Gen) andererseits an. Molekulargenetisch konnten Kopplungen zwischen den Chromosomen Nr. 8, 12 und 13 und der Enuresis nocturna nachgewiesen werden. Ein Kandidatengen ist bisher noch nicht identifiziert worden. Es gibt also deutliche Hinweise auf genetische Faktoren, aber ein eindeutiger Nachweis war bislang nicht möglich (v. Gontard, 2001, S. 29 f.).

Er konzediert, dass die Gesamtgruppe von einnässenden Kindern signifikant häufiger psychiatrische Auffälligkeiten zeigt und dass somit die Enuresis psychogen mitbedingt sein kann, zumindest als reaktive Reaktion auf die Belastung durch das Einnässen. Es wurde festgestellt, dass primäre Enuretiker häufiger unter Verhaltensstörungen leiden und sekundäre Enuretiker eher unter emotionalen Störungen (nach ICD-10).

Der von Organmedizinern sowie Kinder- und Jugendlichenpsychiatern vorgebrachten endokrinologischen These, dass der Mangel des antidiuretischen Hormons ADH bei einem großen Teil der Kinder zu einer vermehrten nächtlichen Urinproduktion und damit zum Einnässen führe, setzt v. Gontard entgegen, dass es nicht möglich war, Befunde des niedrigen ADH-Spiegels zu replizieren, und der künstliche Versuch, eine Polyurie durch vermehrte Flüssigkeitszuführung und Diuretika zu induzieren, nur bei einem Teil der Kinder der Enuresis ähnliche Episoden provozieren konnte (v. Gontard, 2001, S. 33). Auch Haug-Schnabel gibt an, dass das Hormonpräparat nur bei einer kleinen Untergruppe von Kindern wirke, die keinen normalen diurnalen Rhythmus der antidiuretischen Hormonproduktion haben und somit definitionsgemäß gar nicht zur Gruppe der Enuretiker gehörten, da eine organische Ursache für ihr nächtliches Nässen vorliege (Haug-Schnabel, 1994, S. 137).

Als effektivste therapeutische Maßnahme wird die apparative Verhaltenstherapie empfohlen. 62% sollen bei Behandlungsende trocken gewesen sein und 47% zum Nachuntersuchungszeitpunkt (Houts et al., 1994).

Weiterführende Literatur zur apparativen Verhaltenstherapie macht deutlich, dass eine reine Anwendung der Klingelhose oder Klingelmatratze keine guten Resultate zeitigt, sondern dass eine genau auch auf die psychische Problematik der Familie zugeschnittene individuelle Behandlungsform notwendig ist. „Was die Praxis anbelangt, können wir folgern, daß auch bei der für manche so einfach erscheinenden Enuresistherapie die Entwicklung einer produktiven Beziehung zwischen Familie einschließlich Patient und Therapeut entscheidend ist; hierin sehen wir die eigentliche therapeutische Aufgabe" (Quaschner und Mattejat, 1989, S. 123). Häufig führt schon das verordnete Unterlassen von familiären Antienuresis-Maßnahmen und die dem Kind allein auferlegte Selbstbeobachtung zu einer Entschärfung der Verwicklungen zwischen Mutter und Kind und zu einer Minderung der Symptomatik (Mattejat und Quaschner, 1985; Quaschner und Mattejat, 1989).

2.4.2 Verhaltensbiologische Forschungen zum Symptom Einnässen

Die Verhaltensbiologin Haug-Schnabel forschte viele Jahre lang in vielfältigen empirischen Untersuchungen im Freiburger Raum zur Enuresis (Haug-Schnabel, 1994).

Sie schreibt, dass in der Auseinandersetzung zwischen somatischer und psychischer Genese der Enuresis seit Jahrzehnten die blasen- und nierenzentrierten Enuresis-Hypothesen dominieren. So wird von einer zu kleinen Blase, zu großen nächtlichen Urinmengen, einem funktionsschwachen Schließmuskel und dem mangelhaft ausgebildeten Signal Harndrang ausgegangen. Gegenmaßnahmen sind Flüssigkeitsbeschränkung, nächtliches Wecken, Trainingsschritte zur Stärkung der Blasenmuskulatur, operante Verfahren zur Konditionierung der Aufwach- oder Aufmerksamkeitsreaktion bei voller Blase, medikamentöse Beeinflussung der Blaseninnervation und der Schlafstadien, oft kombiniert mit antidepressiven Wirkanteilen zur Stimmungsaufhellung des einnässenden Kindes (Tofranil = Imipramin), und medikamentöse Substitutionstherapie einer im Circadianrhythmus fehlerhaften Vasopressin-Sekretion (siehe auch unter Punkt 2.4.1). Durch diese hormonähnliche Substanz soll die nächtliche Urinanhäufung in der Blase sowie deren „Überlaufen" verhindert werden (Haug-Schnabel, 1994, S. 25 ff.).

Eine Befragung von Ärzten ergab, dass die Gabe des Antidepressivums Tofranil am verbreitetsten ist, wobei die antidepressive Wirkung als gering und die Wirkung auf das Vegetativum der Blase als umstritten gilt, ganz abgesehen von den vielen Nebenwirkungen, die das Medikament hat, bis hin zur letalen Toxizität (Haug-Schnabel, 1994, S. 132)!

Die Untersuchung des nächtlichen Einnässens mit der Fragestellung, ob psychische Faktoren einen Einfluss darauf haben, ergab, dass eine signifikante Häufung von sogenannten Belastungstagen den Einnäss-Nächten vorausging (auf durchschnittlich 82% der Belastungstage folgte eine nasse Nacht, aber nur auf 17% der Normaltage folgte eine nasse Nacht). Zur Bewertung eines Tages als Belastungstag führten folgende Kriterien: Auseinandersetzungen in der Familie, Gefühl von Einsamkeit (47% der Nennungen); Schwierigkeiten bei der Bewältigung von

Alltagsproblemen (28% der Nennungen); Krankheit einschließlich körperliche Überanstrengung und Unwohlsein (11% der Nennungen); Probleme mit Freunden und Spielkameraden (9% der Nennungen); Probleme mit und in der Schule (7% der Nennungen).

Die Ergebnisse der Verhaltensbeobachtung nachtnässender Kinder legen für Haug-Schnabel die Abkehr von einer blasenzentrierten organischen Ursachensuche nahe (Haug-Schnabel, 1994, S. 103 ff.).

Des Weiteren hat sie den Zeitpunkt der nächtlichen Miktionen untersucht und festgestellt, dass 71% der Einnässvorfälle weniger als 2 Stunden nach der letzten Harnabgabe stattfanden – ein weiterer Befund, der eine weitgehend organische bzw. genetische Verursachung in Frage stellt (Haug-Schnabel, 1994, S. 111).

Achtzehn tagnässende Kinder (zwischen 4 und 7 Jahren) wurden insgesamt 9 Monate in Kindergärten beobachtet. Es wurde herausgefunden, dass es 2 Typen tagnässender Kinder gibt: die **Spieleifernässer** und die **Konfliktnässer**. Das Spieleifernässen ist abhängig von der Blasenfüllmenge, wohingegen das Konfliktnässen – wie das Wort schon sagt – nach einem Konflikt auftritt. Die Kinder brechen die Spielaktivität ab und verlassen die Spielgruppe nach dem Konflikt. Sie ziehen sich zum Einnässen zurück. Die Kommentare der anderen Kinder machen deutlich, dass diese die 2 unterschiedlichen Formen wahrnehmen (Haug-Schnabel, 1994, S. 111 ff.).

Ergebnisse der Untersuchungen:

1. *Die Untersuchung, ob psychische Faktoren einen Einfluss auf die Enuresis nocturna haben, ergab Folgendes: Den Einnäss-Nächten ging zu 82% ein „Belastungstag" voraus, wohingegen nur auf 17% der „Normaltage" eine nasse Nacht folgte. 71% der nächtlichen Einnässvorfälle fanden weniger als 2 Stunden nach der letzten Harnabgabe statt.*
2. *Es gibt 2 Typen tagnässender Kinder: die Spieleifernässer und die Konfliktnässer. Das Spieleifernässen ist abhängig von der Blasenfüllmenge, wohingegen das Konfliktnässen nach einem Konflikt auftritt.*

2.5 Psychoanalytische Theorien zur Enuresis

2.5.1 Triebtheoretische Aspekte

Die klassischen psychodynamischen Überlegungen, die auf den triebtheoretischen Konzepten von S. Freud und M. Klein basieren, gehen davon aus, dass unterdrückte sexuelle oder aggressive Impulse durch das Symptom Einnässen befriedigt werden. Die Schuldgefühle und die Scham sind eine Folge der Verurteilung dieser Impulse durch das Über-Ich.

Sigmund Freud ordnet die Urethralerotik ganz speziell der „zweiten Phase der infantilen Masturbation" zu (etwa dem 4. Lebensjahr). „Die Symptomatik dieser Sexualäußerungen ist armselig; für den noch unentwickelten Geschlechtsapparat gibt meist der Harnapparat, gleichsam als sein Vormund, Zeichen. Die meisten sogenannten Blasenleiden dieser Zeit sind sexuelle Störungen; die Enuresis nocturna entspricht, wo sie nicht einen epileptischen Anfall darstellt, einer Pollution" (Freud, 1968b, S. 90). In der Krankengeschichte der 18-jährigen Dora, die sekundär nach dem 6. Lebensjahr erst wieder einnässt, versteht er dies als Folge der Masturbation. d.h. als Ausdruck der unterdrückten sexuellen Impulse (Freud, 1968a, S. 236).

Das Einnässen dient als Ersatz für die verbotene masturbatorische Befriedigung, die sich das Kind aus Angst vor Bestrafung versagt.

Bei Freud findet man keinen Hinweis auf urethrale Phantasien. Klein hingegen beschäftigte sich mit dem objektgerichteten Charakter des Einnässens. Sie betonte die Bedeutung von Phantasien, insbesondere derjenigen, in denen der Urin eine aggressive und destruktive Bedeutung hat. Sie macht auf „die große, bisher nicht genügend geschätzte Bedeutung" aufmerksam, die nach ihren Erfahrungen „dem urethralen Sadismus als Entwicklungsfaktor zukommt", und fügt hinzu: „Ich lernte in den Analysen von Kindern und Erwachsenen immer wieder Phantasien kennen, in denen der Urin als eine brennende, zersetzende, vergiftende Flüssigkeit, als schleichendes und geheimes Gift phantasiert wurde. Die urethralsadistischen Phantasien haben einen grundlegenden Anteil an der unbewussten Bedeutung des Penis als eines Werkzeuges des Sadismus und auch an den durch diese sadistischen Phantasien bedingten Potenzstörungen des Mannes" (Klein 1932/1973, S. 139). Auch Dolto hat sich in der ersten Hälfte des letzten Jahrhunderts mit der Enuresis beschäftigt und zahlreiche Patienten mit dieser Symptomatik behandelt. Sie schreibt dazu: „Die Enurese hat an sich keine einfache Bedeutung" (Dolto, 1973/1989, S. 135), und ergänzt, dass es zumindest das Zeichen für das Stagnieren in der oder die Rückkehr zur urethral-sadistischen Phase sei. Diese siedelt sie vor der phallischen Phase an. „Das Anhalten oder die Wiederkehr der Enurese ist also das auserwählte Symptom derer, die sich entweder die Masturbation oder ehrgeizige Phantasien nicht leisten dürfen und unbewusst in erotisierter sadomasochistischer Abhängigkeit leben" (ebd., S. 135).

Katan (1946) ergänzt die Theorie durch einen weiteren Aspekt. Sie abstrahiert von den auf das Einnässen verschobenen sexuellen Lustempfindungen und schreibt über die symbolisierte Form der Masturbationsphantasien von Enuretikern. Die Masturbationsphantasien der genital Fixierten kreisen eher darum, dass der Urin die Bedeutung von Sperma hat, wohingegen bei den Regredierten die Wärme des Urins die Bedeutung haben kann, als Kind an die Brust der Mutter gekuschelt zu sein. Sie schreibt von den vielfältigen Masturbationsphantasien, die es gibt, hebt aber hervor, dass bei allen Enuretikern, mit denen sie konfrontiert war, die Phantasie bestand, dass die Genitalien beschädigt sind und, wie ein kaputter Wasserhahn, den Urin nicht zurückhalten können. Bei besonders schweren Fällen geht diese Phantasie mit passiven femininen Wünschen einher. Bisexualität spielt dann oft eine große Rolle. Sie nennt noch eine weitere lustvolle Phantasie, die auf einer bisexuellen Disposition basiert: Das ist die Phantasie, dass der Betreffende Mann und Frau zugleich ist. So stellen manche Enuretiker den Koitus beim Einnässen dar. Der Urinstrom repräsentiert das Sperma, und der warme Fluss des Urins repräsentiert die passive Befruchtung. Diese Phantasie sei sehr schwer zu bearbeiten. Unklar bleibt, wie viele enuretische Patienten Katan behandelt hat, d.h., wie gut ihre Thesen durch Fallmaterial untermauert sind.

Die bis heute wichtigen psychodynamischen Hypothesen wurden von den wenigen psychoanalytischen Autoren, die in der 2. Hälfte des letzten Jahrhunderts noch zur Enuresis veröffentlichten, aufgegriffen. Sie kamen bis auf eine Autorin aus dem englischsprachigen Raum. Es gibt in neuerer Zeit überwiegend ver-

haltenstherapeutische Literatur zu diesem Thema. Der Vorgänger-Apparat der Klingelmatratze und Klingelhose wurde 1938 von Mowrer erfunden und leitete diese Bewegung ein.
Als zentrale Psychodynamik von zumindest einem Teil der Enuretiker wird von Juni (1980) und Berezin (1954) eine mögliche unklare Geschlechtsidentität im Zusammenhang mit Kastrationsangst und einer Angst vor einer Beschädigung des Genitales gesehen.
Juni geht auch auf die – wie er es nennt – populäre Deutung der Enuresis als Ersatz für eine Ejakulation ein, der er exhibitionistische Komponenten zuschreibt. Diese perverse Lust sieht er in Zusammenhang mit der Kastrationsangst, die, wenn man klassischen Konzepten folgt, den meisten Perversionen zugrunde liegt. Diese Theorie vertreten mit unterschiedlichen Schwerpunkten alle neueren Autoren aus dem englischsprachigen Raum.

Berezin (1954) schreibt über Enuresis und bisexuelle Identifizierung. Er stellt die Behandlung eines 26-jährigen primären Einnässers dar, der in seiner Jugend homosexuelle, perverse Impulse hatte. So zog er Seidenschlüpfer der Mutter über ein Kissen, umarmte dieses und masturbierte. Vor Beginn der Analyse beschäftigte er sich damit, ob er ein Mann oder eine Frau ist. Beim Orgasmus durch Selbststimulation war er sich nicht sicher, ob Samen oder Urin austrat. Er hatte massive Kastrationsängste, die sich auch in Form von Vagina-dentata-Phantasien äußerten. So fürchtete er den Kopf des Vaters mit entblößten Zähnen in der Vagina einer Frau zu sehen. Als Urszenenphantasie wird die schon von Katan erwähnte Phantasie, dass in dem enuretischen Akt der sexuelle Akt dargestellt wird, genannt.

Calef u.a. (1980) schließen mit ihrer Hypothese, dass der Urinstrahl für manche Enuretiker einen Fetischcharakter hat, im weiteren Sinn an die Überlegungen von Berezin, Katan u.a. an. Eine Verleugnung der sexuellen Unterschiede im Zusammenhang mit einer großen Kastrationsangst steht im Mittelpunkt. Bei einer Gruppe von untersuchten enuretischen Jungen fanden Calef u.a. heftige Kastrationsängste. Diese Kastrationsängste äußerten sich in der Angst vor Verlusten jeglicher Art, etwa durch ein Verleugnen, dass bei Abbildungen Dinge fehlten oder dass Teile des Körpers verloren gehen könnten. Wie bei dem Fetischismus gebe es bei den von ihnen behandelten Enuretikern eine Tendenz zur Ich-Spaltung, die eine Konfusion zwischen Phantasie und Realität, zwischen Wachsein und Schlafen mit sich bringe. Diese Konfusion, die z.B. dazu führe, dass Toilettenträume zur Realität würden, trage zum Einnässen bei.

2.5.2 Objektbeziehungstheoretische Aspekte

Christoffel (1944) und Kemper (1978) befassten sich in umfangreichen Werken mit der Enuresis. Es geht den Autoren weniger um eine psychoanalytische Therapie der Enuresis als um Psychohygiene, um eine Neurosenprophylaxe durch Einflussnahme auf die damals praktizierte rigide Sauberkeitserziehung einerseits und eine Aufklärung über traumatisierende und damit die Entstehung einer Enuresis begünstigende Faktoren, wie beispielsweise das Beobachten und vor allem das Belauschen des Geschlechtsverkehrs der Eltern, andererseits.
Christoffel und Kemper sind der Auffassung, dass „dem Milieu" (Christoffel), „der Phase der Reinlichkeitsgewöhnung und der Qualität der Mutter-Kind-Beziehung" (Kemper) entscheidende Bedeutung bei der Entstehung und Erhaltung der Enuresis zukommen. Christoffel erweitert die damals geltende Milieutheorie, die eine Verwahrlosung im Sinne des Sich-selbst-Überlassens, der Unordentlichkeit, Ungepflegtheit und schlechten Gewöhnung im Auge gehabt hatte, um den Begriff der Verwahrung. Mangelndes Verständnis der Mutter ist für beide Autoren zentral. Kemper geht ausführlicher auf die Beziehung des Bettnässers zur Mutter ein und schreibt dazu, dass nicht allein grob traumatische Ereignisse für Störungen beim Kind verantwortlich zu machen sind, sondern dass „kaum merkliche, aber unausgesetzt beunruhigende atmosphärische Störungen durch die familiäre Konstellation oder durch die Wesensart, das ‚So-Sein' einer Mutter (d.h. vielfältige Wesensmerkmale der Mutter, wie z.B. Reinlichkeits- und Ordnungsfanatismus, die Kemper detailliert aufführt, die Verfasserin) ... ein Kind nachhaltiger schädigen (können) als ein einmaliges grobes Trauma" (Kemper, 1978, S. 53). Kemper schreibt dem konkreten Verhalten der Mütter eine zentrale Bedeutung bei der Entstehung der Erkrankung der Kinder zu. Den Vater erwähnt er als einen innerlich oder äußerlich nicht Anwesenden. Diesen Familien fehlt das dritte Objekt, das die enge Mutter-Kind-Beziehung auflösen kann. Nach Kempers Auffassung ziehen sich die Kinder nachts aus der lieblosen Welt zurück und flüchten vor den schmerzlichen und gefürchteten Erfahrungen der Tageswelt in den Tiefschlaf. „In der nächtlichen traumgesegneten Abgeschiedenheit in seinem warmen Bettchen schafft er sich ein glückhaftes Paradies, von dem die beunruhigende, enttäuschende, fordernde, als lieblos erlebte Außenwelt des Tagesdaseins ferngehalten wird" (Kemper, 1978, S. 52). Christoffel geht sogar noch weiter und meint, dass die Empfindung des körperwarmen Nassen dem Neugeborenen von seiner intrauterinen Fruchtwasserexistenz vertraut sein müsse und die Enuresis so logischerweise im Resultat die annähernde Wiederherstellung eines vorgeburtlichen Zustands sei (Christoffel, 1944, S. 206).
Dolto (1973/1989) benennt diese von Kemper beschriebene Verstrickung zwischen Mutter und Kind als Triebtheoretikerin mit anderen Worten und gibt ihr so auch eine andere Konnotation. Sie schreibt: „Das Anhalten oder die Wiederkehr der Enurese ist also das auserwählte Symptom derer, die ... unbewusst in erotisierter sadomasochistischer Beziehung leben" (Dolto, 1973/1989, S. 135). Für Dolto sind also Mutter und Kind in einen intensiven Clinch verwickelt. Das Kind ist nicht wie bei Kemper nur das passiv Erleidende, das enttäuscht wird. Für sie können Mutter und Kind die passive oder die aktive Position einnehmen, wie es dem komplementären Paar des Sadomasochismus bzw. Herrschen und Beherrschtwerden entspricht, das zur analen Phase gehört. Oft sind diese Kinder mit ihren Müttern in den Kampf um das Trockenwerden verstrickt und können beide Positionen einnehmen: die des aggressiven Anurinierers und die des passiven Kindes, das von der Mutter mit Forderungen nach Aufgabe des Symptoms gequält wird. Das Symptom ist mit Beherrschen des anderen oder Beherrschtwerden durch den anderen verknüpft. Oberflächlich betrachtet wird der lustvolle Charakter dieses Kampfes oft nicht deutlich, da die Scham beider Parteien sich darüber legt. Der Krankheitsgewinn ist dadurch aber sehr groß und erschwert eine Behandlung. Im weiteren Sinne geht es um einen Kampf um Autonomie, bei dem das 3. Objekt fehlt bzw. nur ungenügend repräsentiert ist.

2.5.3 Primäre und sekundäre Enuresis – Stagnation und Regression

Entwicklungsstörung und Neurose

Die meisten Autoren unterscheiden zwischen der primären und der sekundären Enuresis. Kemper (1978) und Christoffel (1944) führen folgende Gründe für das Wiedereinnässen an: Geburt eines Geschwisterchens; Objektverlust sowie Beobachten und Belauschen des Koitus der Eltern, das den Kindern Angst mache. Katan (1946) fügt diesen Gründen weitere hinzu: Bei einer Gruppe von Kindern führt die Entdeckung des Geschlechtsunterschiedes durch Doktorspiele zum Ausbruch der Erkrankung. Sie gibt an, dass diese Gruppe oft in kurzen Behandlungen heilbar ist. Schneider (1926/1927) beschreibt in der Zeitschrift für psychoanalytische Pädagogik die Behandlung der kleinen Erna im Alter von 6 1/2 Jahren. Diese brachte in den Sitzungen unterschiedliche Theorien zu Geburt und Geschlechtsunterschied vor (z.B. orale, anale Geburtsphantasien, Phantasien, dass sie früher ein Junge gewesen sei) und konnte das Einnässen über Bewusstmachung aufgeben (S. 218). In einigen Falldarstellungen aus der damaligen Zeit spielt nach Auffassung anderer Autoren Freud folgend noch die Onanie eine große Rolle.

Eine weitere Gruppe nässt nach Anny Katan nach Traumatisierungen durch Operationen wieder ein. Diese haben die Operationen wie Kastrationen erlebt. Ergänzt werden kann das durch andere Traumatisierungen. Anny Angel (1934; identisch mit der späteren Anny Katan) schildert in einem ausführlichen Fallbericht die Traumatisierung durch missbräuchliches Verhalten eines fremden Mannes im Alter von 3 Jahren als Auslöser des Wiedereinnässens (Aufforderung des Kindes, den Penis anzufassen, und Berührungen durch den Mann im Genitalbereich).

Die Autoren unterscheiden auf der oberflächlichen, beschreibenden Ebene zwischen primärer und sekundärer Enuresis. Dolto fügt hinzu, dass es ein Zeichen für das Stagnieren in der oder die Rückkehr zur urethral-sadistischen Phase sei, und auch, dass dieses Symptom allein keine Aussage darüber erlaubt, in welcher Phase das Kind steht und vor welchen Hindernissen es regrediert ist. In der aktuellen Terminologie würde man sagen, dass das Strukturniveau bei an Enuresis Erkrankten unterschiedlich ist.

Heute definiert man die primäre Enuresis als eine Entwicklungsstörung und die sekundäre als eine neurotische Krise oder eine neurotische Störung. Bei der primären Enuresis wurde die Entwicklung der Beherrschung des Harnapparats nie erreicht, wohingegen bei der sekundären diese entsprechend der klassischen neurotischen Symptombildung durch einen Erkrankungsanlass (siehe oben) wieder aufgegeben wurde und eine Triebregression eingesetzt hat.

2.5.4 Zusammenfassende psychodynamische Überlegungen

1. Die **primäre Enuresis** ist eine **Entwicklungsstörung**, wobei vor allem bei der viel häufigeren Form der Enuresis nocturna eine genetische Reifungsverzögerung eine in ihrem Umfang noch nicht geklärte Rolle spielen kann. Die verhaltensbiologisch ermittelten psychischen Faktoren (siehe oben) sprechen für eine deutliche Mitbeteiligung derselben. Zentral ist in jedem Fall eine Wachstumsverweigerung, die sich u.a. in der mangelnden Übernahme der Verantwortung für die Kontrolle der Blasenfunktion äußert. Die Verantwortung dafür hat die Mutter. Ein wesentlicher Punkt in der Psychodynamik scheint bei diesen Kindern die nicht ausreichend gelungene Separations- und Autonomieentwicklung zu sein, so dass der Entwicklungsschritt zur eigenen Körperkontrolle nicht gelingt. Häufig liegt eine **prolongiert enge Bindung zur Mutter** vor – beispielsweise vor dem Hintergrund körperlicher Erkrankungen und unbewusster elterlicher Schuldgefühle –, so dass sowohl die frühe Triangulierung als auch die Separation schwer beeinträchtigt sind. Wie schon bei Kemper und Dolto hervorgehoben, spielt die verclinchte Beziehung zwischen Mutter und Kind, die sadomasochistischen Charakter hat und den Beteiligten diese Lust bereiten kann, eine zentrale Rolle. Das Symptom ist bei diesen Kindern zumeist ich-synton.
   Der Vater ist als drittes Objekt, das zur Separierung beitragen könnte, real oder psychisch nicht repräsentiert. Das väterliche Prinzip als Ausdruck von Realität, Verzicht und Grenzen ist nicht hinreichend internalisiert. Heinemann und Hopf beziehen sich in ihrem Lehrbuch auf einen Artikel von Binet (Heinemann und Hopf, 2004, S. 204 f.), in dem auf die mangelnde Strukturiertheit und Selbst-Objekt-Abgrenzung der Enuretiker verwiesen wird (Binet, 1979). Sie führen das häufige Vorkommen der Enuresis bei Heimkindern an.
   Aufgrund von therapeutischen Erfahrungen wird deutlich, dass bei der primären Enuresis häufig die **Symbolisierungsfähigkeit** beschränkt ist und der Ausdruckscharakter des Symptoms fehlt. Die Kinder bleiben im Konkreten, im Körperhandeln verhaftet. Dies wirkt sich auf die psychische Repräsentation, auf das Denken aus. Denkprozesse entwickeln sich nur aus einem Mangel heraus. Die häufig erwähnten Lernstörungen könnten damit in Zusammenhang stehen.

2. Die **sekundäre Enuresis** ist eine **neurotische Reaktion** oder ein **neurotisches Symptom**. Oft wird sie durch ein starkes emotionales Erlebnis ausgelöst und ist als Regressionssymptom mit einem deutlichen Konflikt besser zu bearbeiten. Häufig wird die Geburt eines Geschwisters oder die beängstigende Wahrnehmung der Sexualität der Eltern oder der eigenen als konflikthaft erlebt. Auch Traumatisierungen durch Objektverlust, Operationen oder sexuellen Missbrauch können das Einnässen auslösen. Das Kind kann den Konflikt bzw. das Trauma nicht bewältigen und regrediert auf ein früheres Entwicklungsniveau. Es nässt beispielsweise wieder ein wie der neugeborene Säugling. Das Symptom ist häufiger ich-dyston und wird schamhaft erlebt. Die Abgrenzung ist idealtypisch und trifft nicht in allen Fällen zu.

3. Die Enuresis kann, psychodynamisch betrachtet, die Bedeutung einer Sexualisierung des Urinierens haben, die entweder primär oder sekundär der perversen Abwehr der Kastrationsangst dient. Lust- bzw. Aggressionsaspekte spielen bei der Enuresis diurna auf jeden Fall eine Rolle und bei der Enuresis nocturna sicherlich auch in vielen Fällen. Eine primäre Abwehr ist es, wenn der nicht bewältigte Ödipuskomplex, dessen Folge Kastrationsängste sind, im Vordergrund steht; sekundär, wenn eine Entwicklungsstörung vorliegt, die eher vor dem Hintergrund einer genetischen Reifungsverzögerung zu sehen ist und die dadurch bedingte mangelnde Kontrollmöglichkeit beim Kind die Phantasie, ein defektes Ausscheidungsorgan zu

haben, auslöst. Als psychosomatische Störung ist die Enuresis zu sehen, wenn das Sexualisierte unbewusst bleibt, die Abwehr psychischer Inhalte durch eine Verschiebung in den somatischen Bereich also weitgehend gelungen ist (siehe auch Heinemann und Hopf, 2004, S. 205). Eine Verwirrung über Ausscheidungs- und genitale Funktionen der nahe beieinander liegenden Organe besteht bei Enuretikern besonders oft. Nun sind die unterschiedlichsten Sexualphantasien, die auch in Zusammenhang mit den Ausscheidungsfunktionen stehen können, natürlich auch Bestandteil einer normalen kindlichen Entwicklung. Dennoch gibt es deutliche Hinweise, dass bei dieser Erkrankung, bei der zumindest bei der deutlich größeren Gruppe von Jungen direkt das Organ betroffen ist, das auch Sexualfunktion hat, eine Sexualisierung des Urinierens und eine Verwirrung diesbezüglich eine zentrale Rolle spielen. Bei den primären Enuretikern ist die Geschlechtsidentitätsentwicklung beeinträchtigt mit der unbewussten Größenvorstellung, das eigene Geschlecht bestimmen zu können. Die von einigen Autoren angenommene psychodynamische Nähe zur Perversion erklärt die häufig langwierigen und schwierigen Behandlungen. Der primäre Krankheitsgewinn ist sehr hoch und erschwert das Aufgeben des Symptoms.

! Merke:

1. Die primäre Enuresis ist eine Entwicklungsstörung. Zentral ist eine Wachstumsverweigerung, die sich u.a. in der mangelnden Übernahme der Verantwortung für die Blasenfunktion äußert. Ein wesentlicher Punkt in der Psychodynamik scheint bei diesen Kindern die nicht ausreichend gelungene Separations- und Autonomieentwicklung zu sein, so dass der Entwicklungsschritt zur eigenen Körperkontrolle nicht gelingt. Das väterliche Prinzip als Ausdruck von Realität, Verzicht und Grenzen ist nicht genügend internalisiert.
2. Die sekundäre Enuresis ist eine neurotische Reaktion oder Störung. Sie wird oft durch ein starkes emotionales Erlebnis ausgelöst und ist als Regressionssymptom mit einem deutlichen Konflikt besser zu bearbeiten. Das Symptom ist häufiger ich-dyston und wird schamhaft erlebt.
3. Die Enuresis kann, psychodynamisch betrachtet, die Bedeutung einer Sexualisierung des Urinierens haben, die entweder primär oder sekundär der perversen Abwehr der Kastrationsangst dient. Lust- bzw. Aggressionsaspekte spielen bei der Enuresis diurna auf jeden Fall eine Rolle und bei der Enuresis nocturna sicherlich auch in vielen Fällen.
4. Als psychosomatische Störung ist die Enuresis zu sehen, wenn das Sexualisierte unbewusst bleibt, die Abwehr psychischer Inhalte durch eine Verschiebung in den somatischen Bereich also weitgehend gelungen ist.

2.6 Zur psychoanalytischen Therapie der Enuresis

Die kindlichen Patienten werden von den Eltern zur diagnostischen Abklärung angemeldet. Berichten sie über das Symptom des Einnässens, klärt der Therapeut im Zuge des Interviews eine zentrale Frage: War das Kind jemals trocken, wie lange war es trocken und unter welchen Bedingungen oder in Folge welcher Ereignisse ist das Symptom des Einnässens erneut aufgetreten. Häufig nennen die Eltern äußere Ereignisse, die dazu führten, dass das Kind die Kontrolle über seine Körperausscheidungen wieder verlor. Die Erhebung des Symptombeginns ist ein wichtiges diagnostisches Kriterium, denn ein Kind, das nie die Fähigkeit erlangt hat, trocken zu werden, ist als ein primärer Enuretiker einzuschätzen. Ein kindlicher Patient, der die Fähigkeit zunächst erworben, dann aber auf die anale Entwicklungsstufe regredierte, wird als sekundärer Enuretiker klassifiziert.

2.6.1 Zur analytischen Behandlung von primär enuretischen Patienten

Fallbeispiel von Beate Kunze

Lernt der Therapeut den Patienten kennen, spricht dieser häufig entweder überhaupt nicht über sein Problem, oder er spricht in einer Weise davon, in der kaum Scham- noch Schuldgefühle deutlich werden. In beiden Fällen ist die Verleugnung tragender Abwehrmechanismus. Ein primärer Enuretiker – ein Latenzkind – weist in den meisten Fällen eine schwere Entwicklungsstörung in der Ich- und Über-Ich-Entwicklung auf. In die Selbstrepräsentanz ist das Selbstbild von sich als einnässendem Kind nahezu konfliktlos integriert, Sorge und Scham ist weitgehend in den Eltern. In manchen Fällen findet sich bei Patienten mit einer primären Enuresis eine traumatische Genese. Gelegentlich irritiert, dass ein Elternteil dem Symptom des Einnässens nur geringfügige Beachtung schenkt. Bei der Klärung dieses Phänomens erfährt man häufig, dass das Elternteil selbst lange Zeit eingenässt hat und das Einnässen des eigenen Kindes als vererbt interpretiert. Scham und- Schuldaffekte erleben dabei Mutter oder Vater, das Symptom ist für die meisten primären Enuretikern ich-synton.

Wie im Theorieteil bereits beschrieben, gibt es Annahmen über eine genetische Mitbeteiligung an der Symptomentwicklung. Wichtiger sind hier psychodynamische Überlegungen, inwieweit die Symptomgleichheit von Eltern und Kind im Sinne einer Separationsproblematik verstanden werden kann. Im Falle eines Patienten mit einem genetisch interpretierten Einnässen liegt sozusagen ein Familienwiderstand vor, und das Symptom des Einnässens muss sowohl bei den Eltern als auch dem Patienten ich-dyston gemacht werden.

Nachfolgendes Fallbeispiel versucht einen Einblick in die konkrete therapeutische Arbeit mit einem primären Enuretiker zu geben:

Beispiel:

Jakob ist mit 8 1/2 Jahren wegen Enuresis nocturna von den Eltern angemeldet worden. Er war noch nie trocken gewesen. Im Umgang mit Gleichaltrigen könne er sich nicht zur Wehr setzen, sondern passe sich an und bleibe oft in der Rolle des Beobachters. Anamnestisch wichtig ist die Information, dass Jakob zeitlich parallel zum Abstillen häufig an Verstopfungen mit einem aufgeblähten, verkrampften Bauch litt. Die Abführzäpfchen verabreichte die Mutter häufig unter von beiden Eltern erzwungener Fixierung bei Jakobs heftiger Gegenwehr. Die Verstopfungen traten bis in die phallisch-ödipale Phase auf, die Zäpfchenbehandlung wurde später durch Klistiere ersetzt.

Jakob kommt zuerst verhalten, scheu und angepasst in die Stunde und zeigt sich mir (B.K.) als stiller, scharfer Beobachter. Im weiteren Behandlungsverlauf fällt ein endlos scheinendes phallisches Werben und Agieren als Übertragungsangebot in einer inzestuös gefärbten Mutter-Sohn-Beziehung auf (Jakob onaniert im elterlichen Bett und spielt an Mutters Brust). Meine Verbalisierung und abstinentes Verhalten enttäuschen ihn, versagen ihm die vertraute Befriedigung und führen immer wieder zu Rückzug und Kontaktabbrüchen in den Stunden. Ein sich entfaltender sadomasochistischer Clinch entsteht und löst in mir zunehmend quälende Hilf- und Ratlosigkeit, ohnmächtige Wut und Hassgefühle gegen Jakob angesichts seiner Unerreichbarkeit aus. Oft will ich nur, dass er weg ist.

Erst langsam verstehe ich, dass sich ein unbewusster Handlungsdialog konstelliert hat: Jakob hat in seiner passiv femininen Haltung meine „Wortzäpfchen" provoziert, da er infolge der Verarbeitung der traumatischen Körpereingriffe Lust und Unterwerfung unter das Objekt libidinös besetzt hat.

Die Durcharbeitung des Handlungsdialogs in der Gegenübertragung hat mir ermöglicht, seine Lust am Beherrschtwerden zu deuten, was eine deutliche Symptomverbesserung bewirkte. Das Agieren der Lust am Beherrscht-werden-Wollen und der Lust am Beherrschenwollen bildet sich in der therapeutischen Interaktionen und zugleich intrapsychisch ab: Es gibt einen inzwischen zehnjährigen Jungen mit altersadäquaten Bedürfnissen und Verhalten und zugleich einen kleinen Jakob, der häufig machtvoll trotzig auf seinem Thron sitzt, nichts (Gefühle, Worte) hergeben will und die Großen beherrscht. Der Kleine ist der Mächtige und verweigert sein Wachstum. Denn der sekundäre Krankheitsgewinn ist enorm: Sein Kleinbleiben sichert ihm die ambivalente und zugleich hochinzestuöse Bindung an die Mutter.

Die Deutung des Handlungsdialogs ermöglicht Jakob einen wichtigen Schritt: Waren bisher die beiden Selbstbilder konflikthaft auf Therapeutin und Patient aufgeteilt, kann Jakob den Konflikt nun verinnerlichen, der Kampf zwischen Wachstum und Kleinbleiben findet nun in ihm statt und kann in der Übertragungsbeziehung bearbeitet werden.

Mit Patienten, die eine primäre Enuresis haben, arbeitet man häufig fast bis zum Ende, ohne dass sich die Symptomatik verändert. Dies ruft in der Gegenübertragung heftige Gefühle von Ohnmacht und Versagen sowie aggressive Beseitigungsimpulse gegenüber dem Patienten hervor. Die Symptomatik erweist sich als völlig resistent, die immanente Wachstumsverweigerung des Patienten wird jetzt für den Therapeuten emotional in der Interaktion erlebbar, was zu Enttäuschung, Entwertung und Hoffnungslosigkeit im Therapeuten und in den Eltern der Therapie gegenüber führen kann. Denn Wünsche nach Wachstum und Progression hat der Patient im Therapeuten untergebracht. Die anfängliche Einschätzung einer hinreichend guten Prognose für die analytische Behandlung weicht der Einschätzung eines offenen Endes. Nach meiner Erfahrung ist dies im Behandlungsverlauf ein signifikanter Wendepunkt, der sich zuerst in der Gegenübertragung des Therapeuten vollzieht, indem er sich freimachen muss, etwas zu wollen, was uns in unserer therapeutischen Identifikation zunächst so widernatürlich erscheinen mag.

Der unbewusste Auftrag des Patienten: „Mein Körper gehört dir, ich bin nicht Herr im eigenen Haus (Körper)", durfte von mir nicht mitagiert und musste darum immer wieder in der Gegenübertragung reflektiert werden. In der Behandlung mit Jakob musste ich mich freimachen von meinen Wünschen, dass er einen Entwicklungsschritt machen möge. Die Durcharbeitung meiner unbewussten Übernahme eines Selbstanteils im Dienste der Abwehr von Trennung ermöglichte mir, ihm gegen Ende der Behandlung zu sagen, es könne sein, dass wir uns aus der Therapie verabschieden und er weiter einnässe. Ich sei davon überzeugt, er allein habe es in der Hand, und er müsse entscheiden, ob er dem kleinen Jakob die Macht über sein Leben gebe oder ob der 10-Jährige die Regie übernehmen könne.

Die Deutung hat Jakob meine Gegenübertragung – es sei denkbar, dass er sich für das Fortsetzen des Einnässens entscheidet – zur Verfügung gestellt. Sie hat damit gewürdigt, dass ich es aushalte, nichts tun zu können, und damit die Omnipotenz von Jakob anerkannt. Prognostisch günstig ist es, wenn der Patient darauf mit Erschrecken oder Irritation reagiert. Dann hat er aufgenommen, dass er nun Verantwortung für sich hat, was Angst auslöst. Zugleich würdige ich den zu leistenden Verzicht beim Trockenwerden: die Anerkennung des ersten fact of life, d.h. die Anerkennung der Abhängigkeit vom Objekt, die Getrenntheit von demselben, seine Omnipotenz, seine Lust am Beherrscht-werden-Wollen, ödipale Wunscherfüllung usw.

Die Haltung des Nichtsgebens, des Nichtswollens muss ausdrücklich entgegen unserer meist ungedachten analytischen Grundhaltung des Gebens, des Hilfreich-sein-Wollens eingenommen werden. „Ich kann nichts tun" als Haltung des Therapeuten ist dabei nicht von Sinnlosigkeit, Resignation oder von einem enttäuschten Gegenübertragungsagieren bestimmt, sondern die Bedeutung dieser inneren Haltung besteht im doppelten Aushalten: Nun ist der Patient am Zug, und damit ist das Ende der analytischen Behandlung offen, d.h. es gibt keine gesicherte Einschätzung des Erfolgs.

Die Verweigerung in der Haltung des Therapeuten – das Nichtheilen-Wollen – erscheint mir in der Endphase der Behandlung – entgegen der gleichschwebenden Aufmerksamkeit, die in den Phasen davor die Haltung des Therapeuten bestimmt hat – unerlässlich, damit der Patient sich für sein Wachstum entscheiden kann. Können sich die Eltern mit dieser Haltung des Therapeuten identifizieren (z.B. Bett selbst beziehen), kann sich der Patient eine innere Ablösung erarbeiten und wird nachreifen.

2.6.2 Zur psychoanalytischen Therapie von sekundär enuretischen Patienten

Bei Patienten, die die Fähigkeit, trocken zu sein, schon erlangt hatten, jedoch infolge psychischer Belastung (z.B. bei der Geburt eines Geschwisters) wieder verloren haben, ist zu unterscheiden, ob es sich um eine vorübergehende Krise, eine kurzzeitige Regression handelt, die in der empathischen Interaktion von Eltern und Kind zu überwinden ist. Oder ob ein neurotisches Symptom als Ausdruck eines inneren Konflikts, als fehlgeleiteter Lösungsversuch des Patienten ausgebildet wurde.

Diese Patienten empfinden einen stärkeren Leidensdruck, sind über ihren Kontrollverlust eher beschämt und fühlen sich

schuldbelastet. Sie bauen in der Regel rascher ein stabiles, vom Wunsch nach Symptomfreiheit geleitetes Arbeitsbündnis zum Therapeuten auf.
In der Behandlung stehen in vielen Fällen unbewältigte Aggressionskonflikte und ängstigende ödipale Wünsche, die durch Regression auf anales Niveau abgewehrt werden, im Zentrum der Übertragungs-/Gegenübertragungsbeziehung zwischen Patient und Therapeut. Das wird auch in folgendem Fallbeispiel deutlich:

Beispiel:
Der achtjährige Mark wird von den Eltern in der Praxis angemeldet, weil er nach der Geburt der kleinen Schwester im Alter von 4,6 Jahren wieder begonnen hat einzunässen. Zur Schwester habe er eine schlechte Beziehung, ärgere sie viel. Eine Klassenfahrt steht an, und die Hoffnung auf eine Spontanremission ist bei der Familie inzwischen geschwunden. Eigene Therapiemaßnahmen wie nächtliches Wecken und Abhalten waren gescheitert. Mark berichtet in den Erstgesprächen nicht spontan von seinem Symptom. Darauf angesprochen, wird deutlich, dass es ihm peinlich ist und er es zu verleugnen sucht. Zu Beginn der Behandlung ist er eher ängstlich und zurückhaltend. Er macht über den Umgang mit Zeichnungen deutlich, dass er fürchtet, als Kleiner, dem nichts gelingt, bloßgestellt zu werden. So sucht er viele angefangene Bilder, mit denen er nicht zufrieden ist, zu verbergen und wirft sie in den Müll. Nachdem die Ängste immer wieder gedeutet wurden, lässt er sich mit der Zeit mehr auf die Beziehung ein und genießt deutlich die exklusive Einzelsituation. Immer wieder spielt er, dass es brennt und er das Feuer mit dem großen Schlauch des Feuerwehrautos löscht. Er kann so – im Unterschied zu einem primären Enuretiker – symbolisch seine unbewussten ödipalen Wünsche darstellen, an deren Verständnis wir in Gesprächen arbeiten. Eines Tages kommt er früh zur Stunde und entdeckt, dass ein kleinerer Junge das Therapiezimmer verlässt. Er reagiert sichtlich schockiert, da er offensichtlich dachte, der Einzige zu sein, und kontrolliert ab diesem Zeitpunkt immer das Therapiezimmer nach Spuren eines anderen Kindes. Sobald etwas nicht ordentlich aufgeräumt ist, weist er mich missbilligend darauf hin. Deutungen seiner Eifersucht lehnt er ab. Stattdessen achtet er genau darauf, ob ich die Stunde pünktlich beginne und beende. Das Einnässen, das in der positiven Übertragungsphase deutlich zurückgegangen war, nimmt wieder zu. Die Eltern berichten von Albträumen. Mark ist in den Stunden unzugänglich. Ich fühle mich ausgeschlossen und oft auch gelähmt und müde. Als ich auf einem Tiefpunkt angekommen bin, entscheide ich mich dafür, meine Gegenübertragungsgefühle und seine vermuteten Gefühle in die Geschichte über ein anderes Kind zu packen, die ich ihm erzähle. Die Schilderung lässt ihn aufhorchen und bringt eine Wende. Er erlebt im Weiteren meine Deutungen nun nicht mehr so stark als Angriff, und eine positive Entwicklung kommt in Gang. Er kann über sein Gefühl der Zurücksetzung zu Hause sprechen und auch bei mir seine Eifersucht zugeben. Wir können an der Aufgabe der ödipalen Wünsche partiell arbeiten. Das Einnässen geht zurück.

3 Enkopresis

3.1 Aktuelle Definitionen und Klassifikationen

Die Enkopresis wird nach ICD-10 als willkürliches oder unwillkürliches Absetzen von Fäzes normaler oder fast normaler Konsistenz definiert, an Stellen, die im soziokulturellen Milieu des betroffenen Kindes dafür nicht vorgesehen sind. Sie kann hierbei 1. „infolge eines unzureichenden Toilettentrainings", 2. als „psychologisch begründete Störung" und 3. als „physiologische Retention" auftreten. Organische Ursachen müssen ausgeschlossen sein. Es gibt wie bei der Enuresis die primäre und die sekundäre Form. Die Anzahl der primären und der sekundären Enkopretiker ist ungefähr gleich groß (Peschke et al., 1999). Analog zur Enuresis variiert der Zeitraum, in dem die Kinder sauber sein müssen, um zur Gruppe der sekundären Einkoter zu gehören, bei verschiedenen Autoren zwischen einem Monat und zwei Jahren (Krisch, 1985, S. 63).
Im Gegensatz zum Einnässen ist das Einkoten ein Symptom, das hauptsächlich während des Tages auftritt (Krisch, 1985; Steinhausen, 1985). Nachts ist die Darmmotilität deutlich verringert. Von einigen Autoren wird zwischen nonretentiven Enkopretikern mit normal geformtem, weichem Stuhl und retentiven Enkopretikern mit harten Kotmassen in einem oft sekundär veränderten Rektum bzw. Megakolon unterschieden. Die Diagnose Enkopresis sollte nach Steinhausen (1985) erst ab dem Alter von 4 Jahren gestellt werden. Empirische Untersuchungen belegen, dass im Alter von 3 Jahren bereits 97 % aller Kinder eine Stuhlkontinenz erreicht haben. Ein mindestens einmaliges Einkoten pro Monat und eine Dauer von 6 Monaten werden für die Diagnose gefordert.

3.2 Häufigkeit des Vorkommens

Eine von Bellmann (1966) durchgeführte Feldstudie ergab bei 7-8-jährigen Kindern in Stockholm eine Inzidenz der Enkopresis von 1,5 %, wobei die Geschlechterrelation zwischen Jungen und Mädchen 3,4 : 1 betrug (Inzidenzrate: Jungen = 2,3 % und Mädchen = 0,7 %). Im Alter von 4 Jahren hatte bei 2,8 % der Stichprobe eine Enkopresis vorgelegen.
In der britischen Isle-of-Wight-Studie (Rutter et al., 1970) ergaben sich im Alter von 10 – 12 Jahren Prävalenzraten von 1,3 % bei den Jungen und 0,3 % bei den Mädchen.
Die Spontanremissionsrate beträgt pro Jahr ca. 28 %.

3.3 Zur Entwicklung der anorektalen Kontinenz

Die Beherrschung der Darmfunktionen scheint in einem höheren Ausmaß durch Erziehung beeinflussbar zu sein als die Beherrschung der Blasenfunktion. So ergaben unterschiedliche Forschungen über den Zusammenhang zwischen frühem Beginn (6 Monate) der Sauberkeitserziehung und Zeitpunkt der anorektalen Kontinenz zwar unterschiedliche Ergebnisse: 2 Forschergruppen konnten keinen Einfluss der Erziehung feststellen, 2 Forschergruppen jedoch schon. Als erwiesen gilt jedoch, dass die Kontrolle der Harnblase mehr von Reifungsprozessen und weniger von sozialen Einflüssen abhängt als die Beherrschung der analen Schließmuskeln. Denn diese kann durch eine früh – nicht aber verfrüht – einsetzende Erziehung eventuell doch gefördert werden, das Erlangen der Harnkontinenz, und insbesondere der bei Nacht, hingegen mit ziemlicher Sicherheit nicht (Krisch, 1985, S. 78).

3.4 Aktuelle medizinische sowie kinder- und jugendpsychiatrische Forschungsergebnisse und Konzepte zur Genese und Therapie der Enkopresis

3.4.1 Organmedizinische und behaviorale Konzepte

In der medizinischen Literatur steht der physiologische Zusammenhang zwischen Enkopresis und Obstipation im Mittelpunkt des Interesses (Aruffo et al., 2000; Krisch, 1985, S. 24 f., S. 87 ff.). In den zwanziger und dreißiger Jahren des letzten Jahrhunderts entdeckte man, dass dem Symptom Einkoten oftmals eine Stuhlverhaltung zugrunde liegt (Krisch, 1985, S. 153). Angaben über die Höhe der retentiven Enkopresis an dem Gesamtvorkommen schwanken zwischen 9 % und 92 % bei den verschiedenen Untersuchungen (Krisch, 1985). Die Obstipation wird als Auslöser für die Enkopresis gesehen. Einige Autoren gehen von einer angeborenen Darmträgheit aus, andere von einer paradoxen Sphinkterreaktion beim Versuch zu defäkieren (Verschluss), und als Drittes wird eine geringe Wahrnehmungsfähigkeit des Stuhldrangs angenommen. Bei der habituellen Obstipation soll sich ein Circulus vitiosus ausbilden, der für das Einkoten verantwortlich gemacht wird: Wenn der Stuhl lange in den unteren Darmpartien verweilt, wird ihm dort meist so viel Wasser entzogen, dass er ziemlich eingedickt ist und eine Ausscheidung nur noch unter mehr oder weniger großen Unannehmlichkeiten vollzogen werden kann. Das führt zu einer weiteren Retention des Darminhalts und – in der Konsequenz – zu einer immer größeren Ansammlung von Kot im Rektum. Mit der Zeit können durch die Aufweitung jene anatomischen Veränderungen entstehen, die als Megarektum und Megakolon bekannt sind. Mit wachsender Verstopfung setzt dann bei etlichen betroffenen Kindern auch der Überlaufmechanismus ein, der die idiopathische funktionelle Obstipation mit der Enkopresis verbindet. Dabei spielen zwei Komponenten zusammen, nämlich die Aufweitung des inneren Schließmuskels durch die Kotmassen, d.h. eine Sphinkterrelaxation und die mangelnde Entwässerung des neu hinzutretenden Darminhalts. Diese ergibt sich, weil die ständige Anwesenheit von Kot im Rektum verhindert, dass der nun hinzutretende Stuhl genügend entwässert wird. Diese rein organmedizinische Sichtweise der Enkopresis hat eine rein organmedizinische Behandlung mit Darmspülungen, Einläufen und abführenden Suppositorien zur Folge (Krisch, 1985, S. 153).

3.4.2 Kinder- und jugendpsychiatrische Konzepte

Steinhausen geht von einer polyätiologischen Verursachung aus. Er zieht in erster Linie psychologische Faktoren, ferner biologisch-physiologische Bedingungen und schließlich auslösende Faktoren in Betracht (Steinhausen, 1985, S. 98).

Eine genetische Komponente erscheint dem Autor angesichts der Tatsache, dass bisher nur in einer Studie eine familiäre Häufung des Symptoms beobachtet wurde (Bellmann, 1966) extrem unwahrscheinlich. Zudem betrachtet er das Familienmodell als bekanntermaßen problematisch für den Nachweis genetischer Symptomverursachung. Peschke et al. sehen das anders (1999, S. 3). Kontrollierte genotische Studien über eine eventuelle familiäre Häufung liegen jedoch weiterhin bislang nicht vor.

Im Zentrum der psychologischen Faktoren sieht Steinhausen die Art der Sauberkeitserziehung. Dazu verweist eine Reihe von klinischen Beobachtungen auf die für die Symptombildung der Enkopresis bedeutsame Rolle eines zwanghaften Sauberkeitsdressats. Demnach erfährt das Kind aufgrund der ängstlich-gespannten oder fordernd-aggressiven Haltung einer primären Bezugsperson – in der Regel der Mutter – überwältigende Anforderungen hinsichtlich seiner Reifeentwicklung, die es traumatisch überfordern.

Eine weitere Studie nennt Armut und soziale Inkompetenz als Ursachen (Olatawura, 1973). Diese sollen nach Steinhausen ergänzend betrachtet werden.

Zur Rolle des Vaters stellt Krisch (1985, S. 129) als übereinstimmendes Ergebnis aller Untersuchungen fest, dass der Vater entweder physisch oder emotional kaum präsent sei. Bemporad et al. (1971) beobachteten, dass die Enkopresis in der Hälfte ihrer 14 Fälle prompt auf die Rückkehr des Vaters in die Familie oder auch nur auf sein vermehrtes Engagement in ihr ansprach.

Als weitere mögliche Teilfaktoren in der Polyätiologie nimmt Steinhausen oben erwähnte lerntheoretische Ableitungen der Enkopresis aus ungenügender Gewohnheitsbildung bzw. Vermeidungshaltung gegenüber der Stuhlentleerung im Zusammenhang mit der Obstipation an.

Akzidentelle Auslösesituationen sind weitere Bestandteile seines ätiologischen Konzepts. Diese können aus mannigfaltigen Belastungen in Form von Trennungserlebnissen, Lebenseinschnitten, familiären Übergangsperioden oder heftigen emotionalen Reaktionen bestehen. Bellmann hatte festgestellt, dass 27 % der einkotenden Kinder, aber nur 10 % der Kontrollgruppe, also signifikant weniger, in ihren ersten 4 Jahren zumindest 2 Monate von ihren Müttern getrennt gewesen waren (Bellmann, 1966).

Nach Peschke et al. (1999) finden sich bei der Frage nach der Ätiopathologie der Enkopresis multifaktorielle Erklärungsansätze biologischen und psychologischen Ursprungs. So nimmt die Autorengruppe an, dass zwar bei einem Teil der Patienten die Enkopresis durch Obstipation mitbedingt ist, bei einem anderen Teil jedoch auch als eigenständige Problematik angesehen werden kann (S. 2). Auch der Faktor, dass die Therapieprognose eher günstiger ist, wenn psychopathologische Symptome (emotionale Störungen, Verhaltensauffälligkeiten) assoziiert sind, weist nach Ansicht dieser Autorengruppe darauf hin, dass es eine psychogene und eine somatogene Subgruppe der Enkopresis geben könnte. Bei den Kindern mit einer Einkotproblematik finden sich häufig noch weitere kinder- und jugendpsychiatrische Auffälligkeiten (sogenannte Komorbidiäten wie Enuresis, hyperkinetisches Syndrom und Teilleistungsstörungen). Eine Enuresis liegt bei 47 % der Patienten mit primärer Enkopresis und bei 24 % mit sekundärer Enkopresis vor (S. 3).

Als therapeutische Maßnahmen schlägt diese Gruppe ein mehrdimensionales Therapieprogramm vor, das abführende Maßnahmen, Toilettentraining, Biofeedbackverfahren und Familienberatung integriert.

4

3.5 Psychoanalytische Theorien zur Enkopresis

3.5.1 S. Freuds Anmerkungen zur Analität und zu Darmstörungen

1905 hat S. Freud in den „Drei Abhandlungen zur Sexualtheorie" seine damals revolutionären Ansichten zur kindlichen Sexualität niedergeschrieben, in denen er sich u.a. auf die erogene Reizbarkeit der Afterzone in Verbindung mit Darmstörungen bezog. Er schreibt: „Die so heftigen Darmstörungen der Kinderjahre sorgen dafür, dass es der Zone an intensiven Erregungen nicht fehle. Darmkatarrhe im zartesten Alter machen „nervös", wie man sich ausdrückt; bei späterer neurotischer Erkrankung nehmen sie einen bestimmenden Einfluß auf den symptomatischen Ausdruck der Neurose, welcher sie die ganze Summe von Darmstörungen zur Verfügung stellen" (Freud, 1968b, S. 86). Das organische Leiden führt also zur Entdeckung von Befriedigungsmöglichkeiten, somit zur Fixierung. Er fährt fort: „Kinder, welche die erogene Reizbarkeit der Afterzone ausnützen, verraten sich dadurch, dass sie die Stuhlmassen zurückhalten, bis dieselben durch ihre Anhäufung heftige Muskelkontraktionen anregen und beim Durchgang durch den After einen starken Reiz auf die Schleimhaut ausüben können. Dabei muß wohl neben der schmerzhaften die Wollustempfindung zustande kommen" (Freud, 1968b, S. 87). Das Zurückhalten der Stuhlmassen kann zu Obstipation führen, nach Freud ein häufiges Symptom bei Psychopathen. In der Falldarstellung des an einer Zwangsneurose erkrankten „Wolfsmannes" (Freud, 1968e, S. 29 ff.) berichtet er über eine begleitende Darmsymptomatik, die sich in der Kindheit als Inkontinenz und im Erwachsenenalter als chronische Obstipation äußerte. Diese Darmstörung verstand er als hysterisches Ausdruckssymptom, das er wie ein hysterisch affiziertes Organ bei der Arbeit mitsprechen ließ und das auf diesem Wege im Laufe weniger Wochen seine normale, so lange beeinträchtigte Funktion wiedergefunden hat (ebd., S. 107).

Neben dem autoerotisch masturbatorischen Charakter, den Freud bei der Retention der Fäzes sieht, erachtet er die symbolische Bedeutung, die er dem Kot zuschreibt, einerseits und die Rolle, die dem willentlichen Ausstoßen oder Zurückhalten der Fäzes in den Objektbeziehungen zukommt, andererseits für zentral. So gewinnt das Kind erstmals eine gewisse Macht über seine Mutter, der Stuhlgang wird gleichsam zu einem Mittel, das Objekt zu beherrschen. Wenn sich das Kind der Mutter zuliebe von seinem Darminhalt, diesem ursprünglichen, ganz persönlichen Besitz, trennt, dann macht es ihr damit das erste Geschenk (Freud, 1968d, S. 402 ff.). Das Kind trifft nun auch „eine erste Entscheidung zwischen narzisstischer und objektliebender Einstellung". Es gibt entweder den Kot gefügig ab, „opfert" ihn der Liebe oder hält ihn zur autoerotischen Befriedigung später zur Behauptung seines eigenen Willens zurück. Mit letzterer Entscheidung ist der Trotz (Eigensinn) konstituiert, der also „einem narzißtischen Beharren bei der Analerotik entspringt" (S. Freud, 1968d, S. 406/407).

Auf der analen Stufe verbinden sich symbolische Werte von Geben und Verweigern mit der Defäkation. Das Verständnis vom Geben des Kots als Geschenk an die Pflegeperson ist die erste symbolische Verknüpfung, die Freud zieht. Wenn man von analen Geburtsphantasien des kleinen Kindes ausgeht, die Freud in der Analyse des kleinen Hans ausführt, ist die symbolische Gleichsetzung von Fäzes und Kind naheliegend. Die Wertschätzung, die das Kind dem eigenen Produkt entgegenbringt, führt bei Freud zu der Bedeutungsgebung Geld, Gold. Nicht zuletzt soll noch eine weitere analerotische Gleichsetzung, die Freud macht, genannt werden. „Die Kotballen – oder die ‚Kotstange' nach dem Ausdruck eines Patienten – ist sozusagen der erste Penis, die von ihm gereizte Schleimhaut die des Enddarmes. Es gibt Personen, deren Analerotik bis zur Zeit der Vorpubertät (zehn bis zwölf Jahre) stark und unverändert geblieben ist; von ihnen erfährt man, dass sie schon während dieser prägenitalen Phase in Phantasien und perversen Spielereien eine der genitalen analoge Organisation entwickelt hatten, in welcher Penis und Vagina durch die Kotstange und den Darm vertreten waren" (Freud, 1968d, S. 407).

3.5.2 Darstellung der Ansätze von Anthony, Biermann, Kos-Robes und Binet sowie von Aruffo, Ibarra und Struck zur Erklärung der Enkopresis

Es gibt sehr wenige Veröffentlichungen zur Enkopresis, was von manchen Autoren mit dem Gegenübertragungsgefühl des Ekels, das von diesen Kindern ausgelöst wird, erklärt wird.

Die meisten psychoanalytisch orientierten Autoren stimmen in der Ansicht überein, dass bei der Genese der Enkopresis der Qualität und der Stabilität der Objektbeziehungen und der Art der Sauberkeitserziehung eine große Bedeutung zukommt. Als auslösende Momente der sekundären Enkopresis werden oft Trennungserlebnisse, der Eintritt in den Kindergarten oder in die Schule, die Geburt eines Geschwisterchens oder der Verlust eines Elternteils genannt (Krisch, 1985, S. 63).

3.5.2.1 Ergebnisse der empirischen Untersuchung von Anthony

Ausgehend von solchen Überlegungen untersuchte Anthony (1957) 76 Fälle auf den Zusammenhang zwischen Erziehungsverhalten der Mutter und Art der Enkopresis (primär, sekundär). Er stellte fest, dass die Mutter des primären Enkopretikers für gewöhnlich vernachlässigend, ablehnend und wenig leistungsorientiert sei, die des sekundären Enkopretikers hingegen rigid, autoritär, zwanghaft und anspruchsvoll-fordernd. Dazu passend wird die Persönlichkeit des primären Einkoters als schlecht strukturiert und unkontrolliert beschrieben, wohingegen die sekundären Enkopretiker als rigid und überstrukturiert erschienen. Bei der Untergruppe der retentiven sekundären Enkopretiker zeigte sich, dass diese in ihrer „sauberen Zeit" oft unter schwerer Obstipation gelitten hatten. Die Empfehlung von Anthony war, nur die Gruppe der sekundären Enkopretiker psychotherapeutisch zu behandeln und die Gruppe der primären Enkopretiker einem Sauberkeitstraining zu unterziehen.

Diese Forschungsergebnisse wurden von Lerntheoretikern in eigenen Untersuchungen in Frage gestellt. Anthony selbst war enttäuscht, dass die Ergebnisse nicht so signifikant waren wie vermutet, obwohl er sich auf der anderen Seite auch mit der Frage, ob die Annahme einer einfachen Kausalitätsbeziehung zwischen Sauberkeitserziehung und Symptom dem Gegenstand gerecht wird, auseinander gesetzt hat. Wesentliche Beobachtungen und Erkenntnisse, die der Darstellung dieser Gruppe von 100 Enkopretikern (nicht alle wurden in die Untersuchung einbezogen) zuzuschreiben sind, sind einerseits, dass die Ekelgefühle der Enkopretiker bezüglich des Kots entweder minimal bzw. überhaupt nicht vorhanden waren oder sehr ausgeprägt, und andererseits der große Hass, den diese Patienten mit dem Einkoten bei den Müttern auslösten.

3.5.2.2 Psychodynamisches Verständnis der Enkopresis von Biermann und Kos-Robes

Biermann (1951) und Kos-Robes (1990) haben sich im deutschsprachigen Raum in der Mitte des letzten Jahrhunderts mit dem psychodynamischen Verständnis und der Therapie von Enkopretikern befasst. Beide Autoren hatten das damals hier in der Kindertherapie übliche Konzept, dass eine kathartische Behandlung des, nach Biermann, früh gestörten anal-aggressiven Antriebserlebens ein Nachholen der Entwicklung ermögliche. Die Erkrankung wurde als vegetative Dysregulation verstanden. Biermann stellte in Übereinstimmung mit anderen fest, dass es keinen bestimmten Phänotyp des Enkopretikers gibt, dennoch sieht er viele Einkoter in einem Widerstreit zwischen Aggression und Introvertiertheit, gepaart mit Angst, wobei sich z.B. bei einem längeren Klinikaufenthalt dann hinter der vordergründigen Gemütsarmut die verborgenen Aggressionen zeigten. Insgesamt hält er die Gruppe der Enkopretiker für deutlich schwerer gestört als die der Enuretiker. Er spricht von an der Grenze zur Verwahrlosung stehenden Kindern. Biermann äußerte sich als einziger Autor zum auffallenden Geschlechterverhältnis bei der Enkopresis folgendermaßen: „Das Aggressive ihres Handelns zeigt sich auch darin, daß sie im Gegensatz zu dem mehr verborgenen, passiven, nächtlichen Einnässen oft demonstrativ mitten in der Stube oder an einem besonders auffälligen Ort einkoten. Auch ist bei ihnen das für die analerotische Phase charakteristische sadistische Element stark ausgeprägt und kommt im Quälen von Tieren und kleineren Spielkameraden zum Ausdruck. Die aggressive Sexualität des Enkopretikers erklärt auch die Bevorzugung des männlichen Geschlechts bei den einkotenden Kindern, die bei uns mit 17 von 21 Kindern besonders auffällig war" (Biermann, 1951/1952, S. 621).

Kos-Robes ist vom theoretischen Verständnis her Adler und Zulliger verpflichtet. Sie geht – wie viele Autoren – davon aus, dass das einkotende Kind den Stuhldrang und den Defäkationsakt nicht bemerkt. Sie unterscheidet zwischen primären Enkopretikern, die sie früh-verwahrlost und daher ambulatorisch nicht therapierbar nennt, und neurotischen, sekundären Enkopretikern, die nach frustrierenden, traumatischen Erlebnissen wieder begonnen hätten einzukoten. Sie nimmt einen enkopretischen Charakter an, der auch von Anthony beobachtet wurde. Kos-Robes zählt eine Reihe von Eigenschaften auf wie Schmieren, Unordentlichkeit, Aggressivität, Destruktion, ordinäre Sprache, Hartnäckigkeit, Unfolgsamkeit, Tendenz, immer im Mittelpunkt stehen zu wollen, Faulheit, sinnlose Waghalsigkeit und Egozentrismus. Das Ausmaß an Entwertung in diesen Beschreibungen ist nicht reflektiert und scheint auf negative Gegenübertragungsgefühle hinzuweisen. Diese werden insgesamt in der von der Autorin rezipierten Literatur kaum erwähnt (Kos-Robes in Naske, 1990).

3.5.2.3 Psychodynamisches Verständnis der Enkopresis von Binet

Die ungarische Psychoanalytikerin Binet (1979) sieht in der Störung der Sphinkterkontrolle vor allem eine Ich-Störung, eine Störung der Ich-Abgrenzung und der Selbstregulierungsfunktion, verursacht durch eine frühe, rigide Sauberkeitserziehung von Seiten der Eltern. Diese greifen so in den schwierigen Auflösungsprozess der Dualunion von Mutter und Kind ein. „Dem an Harn- und Stuhlinkontinenz leidenden Kind gelingt es nicht, die von außen kommende Einschränkung seinem Ich zu integrieren" (Binet, 1979, S. 1114). Sie unterscheidet zwischen obstipierenden und einkotenden Kindern. Die obstipierenden Kinder zeigen Verhaltenswidersprüche zwischen Festhalten und Loslassen, wohingegen die Enkopretiker sich völlig apathisch selbst aufgegeben haben. Hintergrund ist für Binet in den meisten Fällen ein Separationstrauma bzw. eine Traumaserie. Das Kind muss eine Trennung von der Mutter hilflos und erniedrigt ertragen, und wenn es dann einkotet, wird es von dem Befehl getroffen, sich zu schämen. Dieser Befehl, gepaart mit einer Verständnislosigkeit der Mutter, fixiert die Selbstaufgabe und das Symptom. Sie sieht die Verlustangst, die sich im frühesten Stadium auf den Verlust der Brust, dann auf den Verlust des Objekts und schließlich als Kastrationsangst auf den Verlust eines Teils des Körpers bezieht, als zentral für die Erkrankung an. Sie beschreibt zur Illustration ein Spiel, dessen Muster sie bei mehreren Kindern mit Obstipation zu sehen bekommen hat: Der Junge band alle Möbel und Spielsachen in seinem Zimmer aneinander, wobei Rüssel und Schwanz eines großen Elefanten den Anfang machten. „Dieses Spiel repräsentierte offenbar die drei erwähnten ätiologischen Faktoren: das Anbinden seiner häufig abwesenden Mutter (die Wiederherstellung der initialen Dualeinheit), die Kastrationsangst und die Angst, sein Leben zu verlieren" (Binet, 1979, S. 1118). Das Zusammenbindespiel verweist nach Binet darauf, dass die Defäkation das sich bildende integrale Körperschema gefährdet. Der Kot ist ein Teil des eigenen Körpers (vgl. auch Lacan, 1949).

3.5.2.4 Psychodynamisches Verständnis der Enkopresis von Aruffo, Ibarra und Strupp

Im Jahr 2000 hat eine amerikanische Autorengruppe (Aruffo, Ibarra, Strupp, 2000) eine Studie über Enkopresis veröffentlicht, in der ein von fast allen Autoren nach Freud vernachlässigter Aspekt aufgegriffen wird, der eine Erklärung für die Schwierigkeiten bei der Behandlung von Enkopretikern liefert. Sie haben in ihren psychoanalytischen Behandlungen herausgefunden (3 Fälle werden kurz dargestellt; 5 Behandlungsfälle gibt es insgesamt), dass die Annahme, das Einkoten sei ein unwillkürlicher, nicht intentionaler Akt, nicht zutreffe. Sie vermuten, die meisten Untersucher hätten sich nur oberflächlich mit den Kindern beschäftigt und diesen Sachverhalt deshalb nicht herausgefunden. Die Kinder hüten das Geheimnis, dass der Akt des Einkotens ein lustvolles Onanieerlebnis ist. Die Autoren beschreiben, dass der 7 Jahre alte Ben, der zu diesem Zeitpunkt ein Jahr in Therapie war, nach einem Toilettenbesuch während einer Stunde vom Analytiker befragt, offenbart hat, dass das Bewegen des Kots im After zu lustvollen Sensationen führt und von Phantasien begleitet ist. Er sagte: „It gives me goose-bumps all over my body" (Aruffo et al., 2000, S. 1333). Ben schien erleichtert, darüber reden zu können. Davor hatte er – pseudodebil wirkend – behauptet, er merke nicht, wenn er auf die Toilette müsse. Nach diesem Geständnis und der Bearbeitung der kurz danach berichteten bewussten Phantasie, heimlich mit der Mutter verheiratet zu sein, konnte er das Symptom rasch aufgeben. Bei den weiteren dargestellten Behandlungen fragten die Therapeuten die Kinder zum gegebenen Zeitpunkt nach dem Umgang mit dem Kot im Enddarm und stellten fest, dass auch diese Jungen bewusst damit manipulierten, um lustvolle Empfindungen zu haben. Das Wissen darüber und das Verständnis des Analytikers dafür waren sehr förderlich für die Behandlung. Auch bei diesen beiden Patienten war die Pseudodebilität ein Ausdruck des Verleugnungsprozesses. Der 12-jährige Jonathan, der 7-jährige Richard und der 7-jährige Ben waren noch in der Phase des lustvollen analen Spiels ohne Scham und Ekel. Das Einkoten ist nach Auffassung dieser Autoren ein ich-syntones Symptom. Als psychodynamischen Hintergrund nennen sie die starke negativ-ödipale Fixierung auf den Vater bei dem einen Jungen, bei dem der Kot Kinder repräsentierte, und das Fehlen des 3. Objekts bei den beiden anderen Jungen. Diese füllten die *father-emptiness* (die sich bei Ben hinter der phantasierten Liebesbeziehung zur Mutter versteckte) mit dem großen Stuhl aus.

3.5.3 Zusammenfassende Überlegungen zu den Falldarstellungen und Untersuchungen

A. Wolff (2001) hat als zentral für die Behandlung des 4-jährigen Tobias die Metapher der „Inszenierung der Verstopfung des Psychischen durch die Eltern" eingeführt. Tobias litt unter Obstipation (des Öfteren die Vorstufe der Enkopresis). Die Eltern konnten dem Jungen nach der Geburt der Schwester nur geringes Verständnis entgegenbringen. Der Junge reagierte darauf mit einem körperlichen Symptom.

Neben der schon von einigen Autoren genannten Vermutung, dass die geringe Anzahl an Veröffentlichungen psychoanalytisch orientierter Autoren mit dem Widerwillen und dem Ekel, den diese Patienten bei den Behandlern auslösen, in Zusammenhang steht, kann man, anknüpfend an A. Wolffs These der Verstopfung des Psychischen, die Überlegung in Betracht ziehen, ob nicht auch die schwierige psychische Zugänglichkeit des Symptoms bei einem Teil der Patienten eine Rolle spielen könnte. Manchmal fördert eine geringe Empathie der Mutter für psychische Prozesse bei der Sauberkeitserziehung und bei belastenden Erlebnissen wie Trennungen, Geburt eines Geschwisterchens etc. die Entstehung des Symptoms. Dieses löst bei den Eltern auch oft starke Ablehnung und Wut aus, so dass im Rahmen der heftigen Verclinchung von Eltern und Kindern das Verständnis für psychische Prozesse völlig verloren gehen kann. Gefühle und seelischer Schmerz werden bei manchen Formen der psychosomatischen Erkrankung durch den Mechanismus der „Verwerfung" abgewehrt (McDougall, 1998, S. 11), d.h. unmittelbar aus dem Bewusstsein getilgt. Bei sehr schweren Formen der primären Enkopresis zeigt das Kind kaum Gefühle. Mit dieser Problematik verbunden ist auf jeden Fall eine Symbolisierungsstörung. Das Symptom wird nur auf der somatischen Ebene erlebt. Eine symbolische Bedeutung kann ihm nicht gegeben werden.

Offensichtlich ist eine deutliche psychodynamische Unterscheidung zwischen primärer und sekundärer Enkopresis nicht möglich, wie schon die empirische Untersuchung von Anthony zeigte. Die **primäre Enkopresis** ist eine **Entwicklungsstörung** und die **sekundäre** in den meisten Fällen eine **neurotische Reaktion** oder **Störung**. Da dies bislang von niemand systematisch untersucht worden ist, kann man nur annehmen, dass die oben genannte Form der Erkrankung, die mit einer Symbolisierungsstörung einhergeht, häufiger bei primären Enkopretikern zu finden ist. Da die gesamte Gruppe der Enkopretiker als deutlich gestörter beurteilt wird als die Enuretiker (siehe unten), kann man davon ausgehen, dass aber auch die sekundären Enkopretiker sehr viel stärker regrediert sind und die vielleicht schon erworbene Symbolisierungsfähigkeit wieder verloren haben.

Im Unterschied zu den Enuretikern werden die Enkopretiker von vielen Autoren entweder als eher aggressiv-verhaltensauffällig oder als introvertiert, wenig zugänglich, evtl. auch ängstlich, aber oft mit einer latenten Aggressivität behaftet beschrieben. Sie werden als deutlich gestörter eingeschätzt. Auch die kinder- und jugendpsychiatrischen Befunde weisen auf vielfache sogenannte Komorbiditäten, wie z. B. emotionale Störungen und Verhaltensauffälligkeiten, hin. Die libidinösen Aspekte der Erkrankung scheinen geringer zu sein als bei der Enuresis. Die aggressiven Aspekte des Einkotens werden in der Literatur wohl am häufigsten und nachdrücklichsten erwähnt. War es etwa für Abraham „schon verständlich, dass eine explosive Darmentleerung dem Unterbewussten des Neurotikers als Ersatz für eine unterbliebene Entladung zorniger Affekte dienen kann" (Abraham, 1969, S. 244), so kann man natürlich erst recht eine Entleerung, die zur Unzeit und am falschen Ort erfolgt, als einen Akt der Feindseligkeit oder der Wut auffassen. Psychodynamisch gilt das Einkoten demgemäß als eine Rebellion, eine Störung, in der sich eine negativistische Haltung des Kindes manifestiert (Krisch, 1985, S. 28), eine symbolische, zuweilen aber auch im wahrsten Sinne des Wortes vonstatten gehende Verwendung von Fäzes als „Munition, um auf Leute zu schießen" (Erikson, 1971/4, S. 78); sie zählt als „ein Ausdruck der Auflehnung gegen die elterliche Autorität im allgemeinen oder spezifischer als Zeichen starker Aggressivität gegen die Mutter" (Krisch, 1985, S. 28). Ein Teil der Enkopretiker wird aber auch als introvertiert, wenig zugänglich, evtl. auch ängstlich beschrieben. Gegensätzliches Verhalten und Ambivalenz sind kennzeichnend für die anale Phase, an die diese Kinder fixiert sind.

Das wesentliche Charakteristikum der analen Objektbeziehung besteht in der Beherrschung des Objekts, was das Beherrschtwerden als Gegensatz dazu impliziert. Das Kind, das in der oralen Phase weitgehend abhängig und motorisch ohnmächtig ist, erlangt mit der Ausbildung seines motorischen Apparats und besonders seiner glatten Muskulatur, in der Beherrschung seiner Schließmuskeln, ein körperliches Mittel, dieses Defizit auszugleichen (Grunberger, 1976), was ein wesentlicher Schritt in der Autonomieentwicklung ist. Es geht bei der Enkopresis – vielleicht noch mehr als bei der Enuresis – bei einem Teil der Kinder um eine, zumindest partiell, misslungene Autonomieentwicklung. Die Selbstregulierung der Ausscheidungsfunktion des Darmes scheitert. Wie bei der Enuresis werden die Väter in der Mehrzahl als wenig anwesend beschrieben, d.h., dass auch hier das dritte Objekt, das zur Individuation notwendig ist, fehlt. Die enkopretischen Kinder scheinen von der Tendenz her eher in negativen Beziehungen mit den Müttern verhaftet zu sein, zumindest die gut strukturierten Kinder. Es kann aber auch ein Verwahrlosungssymptom sein.

Grundsätzlich gilt bei der Enkopresis wie bei allen Symptomen, dass man nicht vom Symptom auf das Strukturniveau, auf dem sich der Patient befindet, und auf die Konflikte schließen kann. Auffallend ist die extrem hohe Anzahl an erkrankten Jungen, die erstaunlicherweise nur von Biermann thematisiert wird. Er führt das auf das sexuell aggressiv-sadistische Verhalten zurück, das dem männlichen Geschlecht inhärent zu sein scheint, erklärt aber nicht, warum das Symptom in der Pubertät, der Hochzeit der hormonellen Entwicklung, deutlich abnimmt. So ist die

Symptomatik nach Vollendung des 16. Lebensjahres nur noch äußerst selten zu beobachten (Schaefer, 1993). Bei einem Vergleich mit den Essstörungen, die überwiegend das weibliche Geschlecht betreffen, ist auffallend, dass sowohl an Anorexie als auch an Bulimie erkrankte Mädchen und Frauen oft als in der analen Phase besonders lieb beschrieben werden, d.h., Abgrenzung und Autonomieentwicklung zum Teil deutlich später über das Symptom zu lösen versuchen. Die Situation ist für den Jungen schon zu einem früheren Zeitpunkt viel bedrohlicher, wenn der Vater als trennendes, strukturierendes Objekt und als Identifikationsobjekt fehlt. Die Enkopresis ist durch den Ekel, den sie auslöst, ein trennendes Symptom, durch die Intensität der im Ärger hergestellten Beziehung ein Symptom, das das Objekt festhält.

Als zentraler Punkt für die Behandlung soll noch auf die Erkenntnisse der Autorengruppe Aruffo, Ibarra und Strupp eingegangen werden. Diese greifen S. Freuds Thesen zum masturbatorischen Charakter der Enkopresis auf und bestätigen sie mit einer allerdings geringen Anzahl an Patienten. Man kann davon ausgehen, dass diese Befunde in weitaus mehr Fällen als beschrieben eine Rolle spielen, da diese Autoren im Gegensatz zu anderen Verständnis und einen Zugang zur inneren Welt der Kinder gefunden haben. Das Festhalten am Symptom kann sowohl bei der Enuresis als auch bei der Enkopresis an der schwierigen Bearbeitung des lustvollen Charakters des Symptoms liegen.

! Merke:

1. Die primäre Enkopresis ist eine Entwicklungsstörung, die sekundäre Enkopresis im Allgemeinen eine neurotische Reaktion oder Störung. Die beiden Formen unterscheiden sich im Erscheinungsbild nicht immer so sehr, wie das bei der Enuresis der Fall ist, da die Enkopresis die schwerere Störung ist und die sekundären Enkopretiker stärker regredieren. Die psychosomatische Erkrankung impliziert oft eine „Verstopfung des Psychischen" und eine Symbolisierungsstörung. Das tritt häufiger bei primären Enkopretikern auf.
2. Die Gegensätze und die Ambivalenz, die der analen Phase mit der neuen Errungenschaft der Beherrschung der Schließmuskeln inhärent sind, was zugleich das Beherrschtwerden impliziert, zeigen sich in den gegensätzlichen Charakterzügen der Enkopretiker: Die einen werden als aggressiv-verhaltensauffällig beschrieben, die anderen als introvertiert-ängstlich.
3. Psychodynamisch gesehen geht es – zumindest bei einem größeren Teil der Kinder – um eine misslungene Autonomieentwicklung. Sie scheitern an der Selbstregulierungsfähigkeit der Ausscheidungsfunktion des Darmes.
4. Zum Festhalten an dem Symptom scheint – zumindest bei einem Teil der Kinder – der geheim gehaltene masturbatorische Charakter des Einkotens beizutragen.

3.6 Therapie der Enkopresis

Im Anschluss an die Aussagen zur Psychodynamik gilt es, bei der Enkopresis wie auch schon bei der Enuresis herauszufinden, ob das Symptom ich-synton oder ich-dyston ist und ob eine primäre oder eine sekundäre Enkopresis vorliegt. Wenn man bei dem Kind bemerkt, dass das Symptom nicht schambesetzt ist und in einem hohen Maß verleugnet wird, also ich-synton ist, kann das einen unterschiedlichen Hintergrund haben. Des Öfteren, aber sicherlich nicht zwangsläufig ist der Grund die von der amerikanischen Autorengruppe beschriebene geheime Onanie, die mit dem Einkoten verbunden ist. Das wird sich erst im Verlaufe einer Therapie erschließen, wenn zum Kind eine vertrauensvolle Beziehung aufgebaut worden ist. Der anale Clinch zwischen Mutter und Sohn, der zu einem hohen Krankheitsgewinn führt und damit auch ein Grund sein kann, zeigt sich sofort. Das einkotende Kind hat einen großen Krankheitsgewinn und leidet kaum unter dem Symptom. Dieser Konflikt inszeniert sich in der Behandlung sofort. Die Übertragungsbeziehung ist stark von negativen Affekten geprägt.

Das Ausmaß der Erkrankung sowie das Strukturniveau spielen für die Behandlung und den möglichen Erfolg derselben eine zentrale Rolle.

3.6.1 Primäre Enkopresis – *Fallbeispiele*

So wirkte der 10-jährige primär einkotende und einnässende Janis, der nicht unter Obstipation leidet, im Kontakt passiv und zu keiner eigenen Initiative fähig. Das Symptom war ich-synton. Es war, wie wenn er sich selbst zugunsten einer falschen Einheit mit der Mutter aufgegeben hätte. Diese Einheit erlaubte maximal den Widerstand im Symptom. Es gab keinen Versuch einer Autonomieentwicklung. Der Junge, dessen Großmutter sich kurz vor seiner Geburt suizidierte und dessen Mutter sich psychisch nicht in der Lage fühlte, ihn als Säugling zu versorgen (diese Aufgabe erledigte der Vater), konnte beispielsweise Deutungen, dass er nie darüber spreche, warum er hier sei, nur in der Form aufgreifen, dass er ab diesem Zeitpunkt jede Stunde in der Art eines Rapports berichtete, ob er eingekotet und eingenässt hatte oder nicht. Es kam nichts Spontanes von ihm, und er löste in mir keine Gegenübertragungsgefühle von Ärger und Wut aus. Erst die Einführung eines Zeichenspiels, bei dem wir uns in der Form einer Comic-Geschichte unterhielten, ermöglichte ihm, mit mir eine Verbindung aufzunehmen, in der er sich äußern konnte. Merkwürdige primärprozesshafte Bilder, die einen Einblick in sein Innenleben boten, prägten den Verlauf. Die Behandlung ermöglichte vor allem den Eltern eine Entwicklung, dem Jungen nur in begrenztem Umfang. Bei einer Wiedervorstellung von Janis im Alter von 18 Jahren zeigte sich, dass er die Symptome inzwischen aufgegeben, aber eine Persönlichkeitsstörung entwickelt hatte.

Lang-Langer beschreibt in einem ausführlichen Fallbericht einen 9,5-jährigen primären Einkoter, „der des Trennenden im Verlauf seiner Entwicklung als zutiefst Ängstigendem und Unberechenbarem gewahr wurde" (Lang-Langer 2005, S. 372), jedoch offensichtlich in der Lage war, Stunden zu gestalten und sich auf einen intensiven analen Clinch mit der Therapeutin einzulassen. In der ersten Therapiephase spielte Marius stun-

denlang im Puppenhaus mit einem Baby, das in seiner Scheiße badet. Die Therapeutin sollte dazu immer wieder „Iiih" sagen. Folgender Dialog in einer Stunde leitete den ersten Wendepunkt in der Behandlung ein:
„Ich sage: ‚Warum ist das so, dass es nicht aufhören kann?'
Marius erwidert: ‚Die Ente hat es ihm beigebracht, und seine Eltern haben es nicht erzogen.' Ich sage: ‚Warum nur?'
Er: ‚Weil sie es erst nicht haben wollten, haben sie ihm nichts beigebracht. Sie müssen ihm alles beibringen. Als erstes müssen sie die Ente wegschaffen, sonst kann es nicht lernen.'
Ich sage: ‚Wie soll ich das schaffen?'
Er sagt: ‚Sie können das schaffen, Sie müssen die Zauberworte finden.'
Ich versuche und versuche, und es dauert sehr lange. Erst als ich nicht mehr glaube, dass ich es schaffen kann, fliegt sie davon" (Lang-Langer, 2005, S. 379).
Das Aufgeben des Kampfes der Therapeutin um das Sauberwerden ermöglichte dem Patienten eine Autonomieentwicklung mit vorläufiger Beendigung des Einkotens. Nach der kurz darauf folgenden langen Ferienpause, die offensichtlich eine Überforderung war, kotete er wieder ein. Dieses Mal wurde der Clinch nicht im Spiel dargestellt, sondern direkt in der Übertragungsbeziehung abgehandelt. Marius präsentierte sich in den Stunden als Stinkender, was die Therapeutin als fast unerträglich beschreibt. Erneut kam der Wendepunkt erst, als E. Lang-Langer die Hoffnung aufgegeben hatte und damit aus dem analen Clinch ausgestiegen war.

3.6.2 Sekundäre Enkopresis – ein *Fallbeispiel*

Bei der sekundären Enkopresis liegt eine neurotische Erkrankung vor. Diese ist durch das Auftreten des Symptoms nach einem auslösenden äußeren oder inneren Ereignis gekennzeichnet. Bei der von H. Düwell beschriebenen Behandlung des zu Beginn sechsjährigen Hannes war das die Geburt des kleinen Bruders im Alter von gut 3 Jahren. Hannes war im Gegensatz zu den oben beschriebenen Kindern ein Junge, der sich von Beginn der Therapie an über symbolische Darstellungen äußerte, die von eher ödipalen, engen Beziehungswünschen geprägt waren. Zu Beginn wurden nur in der Therapeutin Assoziationen ausgelöst, später konnten diese gedeutet und auch von dem Jungen verbalisiert werden. In der ersten Behandlungsphase machte er über ein Ball-Loch- bzw. Finger-Loch-Spiel ein Beziehungsangebot, das in der Therapeutin anale bzw. erotische Assoziationen hervorrief. Hannes schob einen Billardball durch das Loch im schräg gestellten Billardtisch und forderte die Therapeutin auf, diesen in unterschiedlichen Variationen entgegenzunehmen. Zu einem deutlich späteren Zeitpunkt eröffnete Hannes der Therapeutin, nachdem er ihr auf dem Sofa beim Vorlesen sehr nahe gekommen war, dass er nicht mehr kommen würde, da sie „zu dick für hier" sei. H. Düwell verstand sein Verhalten als den Versuch, den ödipalen Konflikt zu bewältigen, und sprach mit dem Jungen über das Groß-, Klein- und Dicksein, was an eine Schwangerschaft denken lässt. Zwei Stunden später ging es wieder um das Thema, und Hannes versuchte die Therapeutin mit 2 Stöcken zu attackieren, wollte ihr auf den Po hauen und mit dem Kopf in den Bauch rennen, als sie, nachdem er in die Hocke gegangen war, nach dem Gefühl, das er mit dem Sich-klein-Machen verbindet, gefragt hatte. H. Düwell deutete das im Zusammenhang mit seiner Bemerkung über ihr Dicksein als ihn überfordernden ödipalen Angriff („... du willst auf mich los, wie es der Papa mit der Mama macht"; Düwell, 2005, S. 404). Der Junge konnte diese Deutung aufgreifen, so wie er auch in der Folge sein Symptom nicht mehr verleugnen musste, sondern den Zusammenhang zwischen dem Ärger über ein verlorenes Spiel in der Stunde und dem darauf folgenden Gestank durch Einkoten sehen konnte. Er konnte das Symptom nach ausreichender Bearbeitung aufgeben.

4 Frequently Asked Questions (FAQ)

1. *Ist bei einem primären Enuretiker eine stationäre Behandlung notwendig?*

→ Wenn bei einem älteren Latenzkind oder Jugendlichen eine primäre enuretische Störung vorliegt und die Entwicklungsstörung in Richtung „Entwicklungssperre" weist, kann eine stationäre Behandlung sinnvoll sein. Eine zunächst äußere Separation von den Primärobjekten wird Bewegung in das familiäre Gefüge bringen, dies ist besonders bei denjenigen Eltern bedeutsam, wo das Kind unbewusst Symptomträger von elterlichen inneren Konflikten sein muss und die Symptomatik ich-synton ist.
Die stationäre Behandlung ist jedoch nicht zwingend die erste Wahl. Bei motivierten Eltern ist eine hochfrequente (drei bis vier Stunden) psychodynamische Therapie ebenfalls durchführbar.

2. *Sollte man Eltern raten, das Einnässen oder Einkoten zu bestrafen?*

→ Strafen verstärken den vorhandenen analen Clinch zwischen Mutter und Kind. Es ist notwendig, mit den Eltern daran zu arbeiten, dass sie dem Symptom auf der Beziehungsebene Bedeutung geben können. Der Separationskonflikt steht dabei häufig im Fokus, so dass die Eltern zunehmend dem Kind Versagung und Verantwortungsübernahme abverlangen können, z. B. selbst sein Bett zu beziehen, sich mit trockener Nachtwäsche zu versorgen.

3. *Erfolgt die Beendigung der Behandlung bei Symptomfreiheit?*

→ Wir erleben es gelegentlich, dass schon während der ersten Therapiestunden das Symptom vom Patienten aufgegeben werden kann. Der Therapeut, als bedeutsamer Dritter, ermöglicht einen Entwicklungsanschluss, die innerpsychischen Konflikte sind damit jedoch noch nicht bearbeitet.
Im Gegensatz dazu ist bei primären Enuretikern häufig festzustellen, dass das Symptom bis kurz vor Ende der Behandlung aufrechterhalten wird. Die vorherrschende omnipotente narzisstische Haltung des Patienten, seine Wachstumsverweigerung im Dienste der Abwehr von Separation ist vom Therapeuten festzustellen, auszuhalten und zu respektieren. Die Trennung aus der Therapie ist auch bei bestehendem Symptom denkbar.

4. *Ist es notwendig, die primäre Enuresis medikamentös oder mit apparativen Methoden zu behandeln?*

→ In der Regel ist dies bei psychodynamischer Psychotherapie nicht erforderlich. Häufig ist es zudem so, dass Eltern nach erfolglos angewandter Klingelhose, Klingelmatratze oder Medikamenteneinnahme mit ihrem Kind in Psychotherapie kommen.

5. *Was ist die optimale Behandlungsfrequenz bei Enuretikern/ Fnkoprotikern?*
→ Bei der primären Störungsform ist ein höher frequentes Setting (drei- bis vierstündig) hilfreich, damit sich die Entwicklungsstörung (mitunter mit traumatischen Störungsanteilen) in der Übertragung und Gegenübertragungsbeziehung entfalten und in ihr bearbeitet werden kann. Liegt eine Störung auf neurotischen Niveau vor, kann ein zweistündiges Setting ausreichend sein.
6. *Welche Bedeutung hat die Elternarbeit bei der Behandlung von enuretischen/enkopretischen Patienten ?*
→ Die Eltern kommen mit ihrem Kind in der Regel mit inneren Scham- und Schuldgefühlen belastet oder durch äußere Trennungssituationen angestoßen (wie Klassenfahrt) in Behandlung. Der Vater imponiert als eher randständig, innerlich und äußerlich nicht präsent, so dass Mutter und Kind zunächst die Hauptprotagonisten sind. Die Arbeit an den unbewältigten Motiven des Vaters, sich für das Kind nicht als trennendes 3. Objekt zur Verfügung stellen zu können, kann eine Triangulierung initiieren.
Die analytische Arbeit an dem Separationskonflikt von Seiten der Eltern mindert deren Angst und Schuld bei eigener Ablösung von ihrem Kind, die häufig innerlich mit Verlust und Katastrophe verknüpft ist. In den meisten Fällen ermöglicht die Elternarbeit eine innere Nachreifung der Eltern, so dass sie ihren Kindern schuldfreier Versagungen und altersadäquate Zumutungen abverlangen können.
Da es während der Therapie häufig phasenweise zu Verhaltensänderungen, z. B. aggressiven Durchbrüchen oder destruktivem Agieren, seitens des Patienten kommt, dient die Elternarbeit dazu, die Eltern einerseits aufklärend-stützend zu begleiten, andererseits deren eigene unbewusste Kollusionen aufzudecken, damit sie die progressiven Entwicklungsschritte des Kindes erkennen und befördern können.

5 Prüfungsfragen

1. Welche Formen der Enuresis werden unterschieden?
2. Ab welchem Alter spricht man von Enuresis, und welche Geschlechterverteilung weist die Enuresis auf?
3. Worin unterscheiden sich primäre und sekundäre Enuresis?
4. Von welchen psychodynamischen Annahmen geht man bei der primären Enuresis aus? Welcher Abwehrmechanismus ist hauptsächlich wirksam?
5. Welche interpersonalen Konflikte sind bei der primären Enuresis bevorzugt wirksam, und wie wirkt sich das auf Übertragung und Gegenübertragung aus?
6. Schildern Sie typische krankheitsauslösende Situationen bei der sekundären Enuresis!
7. Welche inneren Konflikte liegen bei der sekundären Enuresis vor?
8. Sauberwerden ist eine Errungenschaft des Ichs in der analen Phase. Welche Bedeutung hat diese Ich-Fähigkeit in Bezug auf die Selbst- und Objektbeziehungsentwicklung?
9. Wie wird die familiäre Bedeutung des Vaters bei enuretischen und enkopretischen Patienten eingeschätzt?
10. Wie sehen die typischen inneren Konflikte beim enkopretischen Patienten aus?
11. Wir unterscheiden primäre und sekundäre Enkopresis. Schildern Sie die unterschiedlichen psychodynamischen Annahmen!

6 Literatur

a) zitierte Literatur

- Abraham K (1969): Zur narzißtischen Bewertung der Exkretionsvorgänge in Traum und Neurose. In: Cremerius J (Hrsg.): Psychoanalytische Studien zur Charakterbildung. Frankfurt/M: Fischer
- Angel A (1934): Aus der Analyse einer Bettnässerin. Z Psychoanal Pädag 8:217-228
- Anthony EJ (1957): An experimental approach to the psychopathology of childhood: Encopresis. Br J Med Psychol 30:146-175
- Aruffo RN, Ibarra S, Strupp KR (2000): Encopresis and Anal Masturbation. J Am Psychoanal Assoc (JAPA) 48(II):1328-1354
- AWMF online – Leitlinien der Deutschen Gesellschaft für Kinder- und Jugendpsychiatrie und –psychotherapie: 1. Enkopresis, 2. Enuresis. Auch in Dt. Ges. f. Kinder- und Jugendpsychiatrie et al. (Hrsg.) (2003): Leitlinien zur Diagnostik und Therapie von psychischen Störungen im Säuglings-, Kindes- und Jugendalter. Köln: Deutscher Ärzteverlag
- Bellmann M (1966): Studies on encopresis. Acta Paediatr Scand (Suppl.) 170. In: Remschmidt H, Schmidt MH (Hrsg.) (1985): Kinder- und Jugendpsychiatrie in Klinik und Praxis. Bd. 3. S. 96-101
- Bemporad JR, Pfeifer CM, Gibbs L, Cortner RH, Bloom W (1971): Characteristics of encopretic patients and their families. J Am Acad Child Psychiatry 10:272 ff.
- Berezin MA (1954): Enuresis and bisexual identification. J Am Psychoanal Assoc (JAPA) 2 :509-513
- Bernhard Th (2001): Ein Kind. München: dtv
- Biermann G (1951/52): Einkotende Kinder. Psyche 5:618-627
- Binet A (1979): Zur Genese von Störungen der Sphinkterkontrolle. Psyche 33, 1114-1126
- Calef V, Weinshel EM, Renik O, Mayer EL (1980): Enuresis: a functional equivalent of a fetish. Int J Psychoanal 61:295-306
- Christoffel H (1944): Trieb und Kultur. Zur Sozialpsychologie, Physiologie und Psychohygiene der Harntriebhaftigkeit mit besonderer Berücksichtigung der Enuresis. Basel: Benno Schwabe & Co
- Dolto F (1973/1989): Die Enurese. In: Dolto F (Hrsg.): Psychoanalyse und Kinderheilkunde (franz. Erstausgabe 1937). Frankfurt/M.: Suhrkamp
- Düwell H (2005): Von der Somatisierung zur Verbalisierung. Z Anal Kinder Jugendlichenpsychother 127:393-416
- Eggers Ch et al. (1994): Kinder- und Jugendpsychiatrie. Berlin, Heidelberg, New York (keine genaueren Angaben bekannt)
- Erikson EH (1971/4): Kindheit und Gesellschaft. Stuttgart: Klett
- Fenichel O (1974/1975/1977): Psychoanalytische Neurosenlehre. Olten: Walter
- Freud S (1968a): Bruchstücke einer Hysterie-Analyse, 1904-1905. GW V. Frankfurt a.M.: S. Fischer
- Freud S (1968b): Drei Abhandlungen zur Sexualtheorie, 1905. GW V. Frankfurt a.M.: S. Fischer
- Freud S (1968c): Charakter und Analerotik, 1908. GW VII. Frankfurt a.M.: S. Fischer
- Freud S (1968d): Über Triebumsetzungen, insbesondere der Analerotik, 1913-1917. GW X. Frankfurt a.M.: S. Fischer
- Freud S (1968e): Aus der Geschichte einer infantilen Neurose, 1914/15. GW XII. Frankfurt a.M.: S. Fischer

- von Gontard A (2001): Einnässen im Kindesalter – Erscheinungsformen – Diagnostik – Therapie. Stuttgart, New York: Thieme
- von Gontard A, Lehmkuhl G (2002): Enuresis (Leitfaden Kinder- und Jugendpsychotherapie). Göttingen, Bern, Toronto, Seattle: Hogrefe
- Grunberger B (1976): Vom Narzißmus zum Objekt. Frankfurt: Suhrkamp
- Haug-Schnabel G (1994): Enuresis. Diagnose, Beratung und Behandlung bei kindlichem Einnässen. München, Basel: Ernst Reinhardt
- Heinemann E, Hopf H (2004): Psychische Störungen in Kindheit und Jugend. Stuttgart: W. Kohlhammer
- Houts AC, Berman JS, Abramson H (1994): Effectiveness of psychological and pharmacological treatments for nocturnal enuresis. J Consult Clin Psychol 62:737-745
- Ihle W, Esser G (2002): Epidemiologie psychischer Störungen im Kindes- und Jugendalter. Prävalenz, Verlauf, Komorbidität und Geschlechtsunterschiede. Psychol Rund 53(4):159-169
- Juni S (1980): Reaction formation and over-control in enuresis. Am J Psychoanal 40:249-258
- Kammerer E (1985): Enuresis. In: Remschmidt H, Schmidt MH (Hrsg.): Kinder- und Jugendpsychiatrie in Klinik und Praxis. Bd. 3. Stuttgart, New York: Georg Thieme
- Katan A (1946): Experiences with Enuretics. Psychoanal Study Child II:241-255
- Kemper W (1978): Bettnässer-Leiden (Enuresis). Zur Entstehung, Vorbeugung und Behandlung kindlicher Fehlentwicklungen. München, Basel: Ernst Reinhardt
- Klein M (1932/1973): Frühstadien des Ödipuskonfliktes und der Über-Ich Bildung. In: Die Psychoanalyse des Kindes. München: Kindler
- Kos-Robes M (1990): Therapie der Enkopresis. In: Naske R (Hrsg.): Triebentwicklung und Konflikte in der analen Phase. Wien: Brüder Hollinek
- Krisch K (1985): Enkopresis. Ursachen und Behandlung des Einkotens. Bern: Hans Huber
- Lacan J (1949/1991): Das Spiegelstadium als Bildner der Ichfunktion, wie sie uns in der psychoanalytischen Erfahrung erscheint. In: Lacan J, Haas N (Hrsg.): Schriften I. Weinheim: Quadriga, S. 61-70
- Lang-Langer E (2005): Primäres Einkoten. Z Anal Kinder Jugendlichenpsychother 127:371-391
- Mc Dougall J (1998): Theater des Körpers. Stuttgart: Verlag Internationale Psychoanalyse
- Mattejat F, Quaschner K (1985): Zur ambulanten Behandlung von Enuretikern. Z Kinder Jugendpsychiatr 13:212-229
- Naske R (Hrsg.) (1990): Triebentwicklung und Konflikte in der analen Phase: 9.-11. Juni 1988, Öster. Ges. für Psych. Hygiene, Landesges. Wien, Jugendamt der Stadt Wien. Wien: Verlag Brüder Hollinek
- Olatawura M (1973): Encopresis: A review of thirty-two cases. Acta Paediatr Scand 62:358
- Orwell G (1989): Such, such were the joys – Die Freuden der Kindheit. München: dtv
- Peschke N, Roth M, Reitzle K, Warnke A (1999): Enkopresis: Ein Literaturüberblick von 1988-1998. Z Kinder Jugendpsychiatr Psychother 27(4):267-276
- Quaschner K, Mattejat F (1989): Kooperation und Behandlungsabbruch: Eine Untersuchung zum Verlauf von Therapien bei Kindern mit Enuresis. Z Kinder Jugendpsychiatr 17:119-124
- Remschmidt H: Kinder- und Jugendpsychiatrie. Eine praktische Einführung. Stuttgart, 2000
- Rutter M, Tizard J, Whitmore K (1970): Education, Health and Behaviour. London: Longmans
- Schaefer E (1993): Childhood Encopresis and Enuresis: Causes and Therapy. New Jersey, London: Aronson, Northvale
- Schneider E (1926/27): Zur Sexualforschung des Kindes (S. 203-223) und als Fortführung: Ein Fall von Bettnässen (S. 343-351). Z Psychoanal Pädag 1
- Shane M (1967): Encopresis in an Latency Boy. An Arrest along a Develomental Line. Psychoanal Study Child XII:296-314
- Steinhausen H-Chr (1985): Enkopresis. In: Remschmidt H, Schmidt MH (Hrsg.): Kinder- und Jugendpsychiatrie in Klinik und Praxis. Bd. 3. Stuttgart, New York: Georg Thieme
- Steinhausen H-Chr (1996): Psychische Störungen bei Kindern und Jugendlichen. Lehrbuch der Kinder- und Jugendpsychiatrie. München, Wien, Baltimore: Urban & Fischer
- Winnicott DW (1988): Von der Kinderheilkunde zur Psychoanalyse. Frankfurt/M.: Fischer Taschenbuch
- Wolff A (2001): Tobias. Anal Kinder Jugendlichenpsychother 111:349-365

b) weiterführende Literatur

- Baudoin C (1928/1929): Ein Fall von Bettnässen. Z Psychoanal Pädag 3:323-324
- Baudoin C (1931): Bettnässen und Geschwisterkomplex. Z Psychoanal Pädag 5:112
- Blum HP (1970): Maternal psychopathology and nocturnal enuresis. Psychoanal Q 39:609-619
- Federn-Meng (1928): Das Psychoanalytische Volksbuch. Bd. I. Stuttgart: Hippokrates-Verlag Freud A (1971a): Psychoanalyse für Pädagogen. Eine Einführung. Bern: Huber
- Freud A (1971b): Wege und Irrwege in der Kinderentwicklung. Ernst Klett Verlag, Stuttgart,
- Freud S (1968f): Zur Gewinnung des Feuers, 1932-1939. GW XVI. Frankfurt a.M.: S. Fischer
- Gluckmann RM (1986): A Paradigm of Development: The Psychoanalysis of an Adolescent. Psychoanal Study Child 41:337-356
- von Gontard A, Lehmkuhl G (1997a): Enuresis diurna ist keine Diagnose – neue Ergebnisse zur Klassifikation, Pathogenese und Therapie der funktionellen Harninkontinenz im Kindesalter. Prax Kinderpsychol Kinderpsychiatr 46:92-112
- von Gontard A, Lehmkuhl G (1997b): Enuresis nocturna – neue Ergebnisse zu genetischen, pathophysiologischen und psychiatrischen Zusammenhängen. Prax Kinderpsychol Kinderpsychiatr 46:709-726
- Heimann P (1962/1963): Bemerkungen zur analen Phase. Psyche XVI:420-439
- Herbert S (1922): The psychogenetic root of enuresis. Psychoanal Rev 9:263-266
- Mitscherlich A (1983): Gesammelte Schriften II, Psychosomatik 2. Hrsg. von T Allert. Frankfurt a.M.: Suhrkamp

4.10 Erkrankungen der Atemwege und Hautaffektionen

KURT SEIKOWSKI

1 *Einleitung*

Wer mit Kindern und Jugendlichen arbeitet, wird nicht selten mit Störungen der Atemwege und verschiedenen Hautaffektionen konfrontiert. Bei der Atmung und der Haut handelt es sich um zwei Bereiche, die von existentieller Bedeutung für die Entwicklung des Menschen sind. Bei einer Unter- oder Überversorgung des Körpers mit Atemluft ist der Sauerstoffanteil im Körper verändert. Sauerstoff ist jedoch lebensnotwendig für alle Organe des Körpers, so dass eine Störung in diesem Bereich andere Störungen nach sich ziehen kann. Aber auch der Körperkontakt, der über die Haut vermittelt wird, ist für die Entwicklung des Menschen – beginnend ab der Geburt – bedeutsam. Über die Haut erfährt ein Kind Wärme und Geborgenheit, aber auch Ablehnung in Form von Schmerz. Die Haut ist gewissermaßen ein Kommunikations- und Erkenntnisorgan, mit dem über die Berührung Sinnesreize vermittelt werden, die Aufschluss über die Beschaffenheit von Gegenständen, aber auch über Emotionen anderer Personen geben. Diesbezügliche Störungen sind Ausdruck von Sinneseinschränkungen oder auch von Abwehr gegenüber anderen Personen. Das Wissen zu Störungen der Atemwege und der Haut gehört deshalb zum Alltag eines Psychotherapeuten. In der medizinischen Praxis werden beide Störungsformen jedoch hinsichtlich psychodynamischer Prozesse nicht selten unterschätzt, sind es doch nach außen körperlich wahrnehmbare Prozesse – sichtbare Hautveränderungen in Form von Entstellungen (Kratzspuren, Akne etc.) oder Schleimabsonderungen, Atemnot. Nicht selten rufen diese Beschwerden Mitleid bei Erwachsenen hervor, die dann verständlicherweise aktionistisch nach schneller Abhilfe suchen.

2 *Theoretische Inhalte und Kenntnisse*

2.1 Epidemiologie

Für den Bereich der somatoformen Störungen im Kindes- und Jugendalter gibt es kaum Studien zu Störungen der Atemwege und der Haut. Einige Untersuchungen beziehen sich auf Störungen des atopischen Formenkreises. Dabei wird unter Atopie eine vererbte Bereitschaft verstanden, auf Umwelteinflüsse allergisch zu reagieren. Dazu gehören als Atemwegserkrankungen die allergische Rhinitis (Heuschnupfen) und das Asthma bronchiale sowie als Hauterkrankung die Neurodermitis (auch endogenes bzw. atopisches Ekzem). Dabei können bei einer Person mehrere atopische Erkrankungen gleichzeitig auftreten. Heute wissen wir jedoch auch, dass Vererbung nicht bedeutet, dass die Kinder unausweichlich auch die gleichen Allergien wie ihre Eltern bekommen. Psychische Einflüsse wirken modulierend.
Settertobulte et al. (1997) fanden bei Grundschulkindern eine Prävalenzrate von 24,4% bei Hautkrankheiten. Allein 12-13% aller Kinder litten unter Neurodermitis, wobei wir aus anderen Studien wissen, dass diese Rate im Erwachsenenalter abnimmt – und dann nur noch 2 bis 3% beträgt. Sie fanden allerdings auch Abhängigkeiten von der sozialen Lage, Ess- und Hygienegewohnheiten der Familie. In Großfamilien kommt die Neurodermitis z.B. seltener vor als in Ein-Kind-Familien.
Die Prävalenzrate bei Asthma bronchiale beträgt ca. 10%, die der allergischen Rhinitis sogar 15% (Lindemann et al., 2002).

2.2 Diagnostik und klinische Erscheinungsformen

Die Darstellung der einzelnen Störungen wird sich nicht auf die „reinen" somatoformen Störungen beschränken. Das würde die Übersicht von Störungen der Atemwege und der Haut unzumutbar verkürzen. Mittlerweile setzt sich in der Psychosomatik immer mehr eine interdisziplinäre Betrachtungsweise durch, die auch psychische Anteile bei veranlagten bzw. vererbten Erkrankungen berücksichtigt. Das bedeutet allerdings, dass bei Störungen der Atemwege und der Haut eine somatische Diagnostik obligatorisch ist. So sei an dieser Stelle auch bereits darauf hingewiesen, dass dies Konsequenzen für die Verschlüsselung nach ICD-10 hat. Es ist üblich geworden, bei diesen Störungen parallel zu den F-Nummern auch die somatischen Verschlüsselungen der jeweiligen Erkrankung zu verwenden. Das sieht bei der Neurodermitis so aus, dass die L20.8 (als Hauterkrankung) gleichzeitig mit der F54 (psychische Faktoren oder Verhaltensfaktoren bei andernorts klassifizierten Erkrankungen) codiert wird. Eine Zusammenfassung aller codierrelevanter Erkrankungen befindet sich in Tabelle 1.

A. Erkrankungen der Atemwege

Die wohl umfangreichste Darstellung von psychogenen bzw. psychosomatischen Erkrankungen der Atemwege, die gleichermaßen für das Kindes- und Jugendalter sowie für Erwachsene gilt, findet sich bei Klumbies (1988/1998).

Zunächst gibt es eine Reihe von Störungen, die den **somatoformen autonomen Funktionsstörungen des respiratorischen Systems (F45.33)** zugeschrieben werden:

Tabelle 1: Codierung relevanter Erkrankungen der Atemwege und der Haut nach ICD-10

Erkrankung	*ICD-10*
Erkrankungen der Atemwege	
somatoforme autonome Funktionsstörungen des respiratorischen Systems	F45.33
Rhinitis vasomotorica	F54/J30.4
Globus-, Würgegefühl	F45.8
Husten, Räuspern	F45.33
uncharakteristische Dyspnoe	F45.33
Hyperventilation	F45.33
allergische Rhinitis	F54 / J30.4
Asthma bronchiale	F54 / J45.1
autistisches Atmen	F84.0
Erkrankung der Haut	
somatoformer Juckreiz	F45.8
somatoformes Brennen	F45.3
somatoformer Schmerz	F45.4
körperdysmorphe Störung	F45.2
hautbezogene Phobien	F40.2
Dermatozoenwahn	F22.8
Dermatitis artefacta	F68.1
Acné excoriée des jeunes filles	L70.5/F68.1
periorale Dermatitis	F54/L71.0
chronisch rezidivierende Urtikaria	F54/L50.8
generalisierter bzw. androgenitaler Pruritus	F45.8
Alopecia areata	F54/L63
Hyperhidrosis	F54/R61.0
Psoriasis	F54/L40.0
Neurodermitis	F54/L20.8
somatisch bedingte Hautkrankheiten und Erkrankungen der Atemwege, bei denen Abwehrmechanismen eine adäquate Krankheitsverarbeitung verhindern	F43.2

Rhinitis vasomotorica

Der Vorläufer dieser Störung – auch als „fixiertes Schnäuzen" bezeichnet – beginnt häufig im Zusammenhang mit einer Rhinitis, einem Nebenhöhlenkatarrh oder einem situationsbedingten Weinen. Durch das ständige Schnauben wird die Nasensekretion permanent angeregt, so dass es zum „Teufelskreis" kommt. Die Nasensekretion selbst steht im Vordergrund bei der Rhinitis vasomotorica. Es ist eine Überempfindlichkeit gegen unspezifische wie auch spezifische Reize. Unspezifisch bedeutet, dass psychische Anspannung, die sich dem Vegetativum mitteilt, die vasomotorische Rhinitis auslöst. Bei der spezifischen Rhinitis spielen Allergene eine Rolle, die jedoch auch vegetativ moduliert werden. Allerdings wird die allergische Rhinitis in der ICD-10 anders verschlüsselt – F54 und J30.4.

Globus-, Würgegefühl

Beim Globus- bzw. Würgegefühl („Kloß im Hals", F45.8) sprechen die Patienten meistens von Atemnot, zeigen aber auf den Hals. Hier gibt es auch Parallelen zur Angst, was bereits im Volksmund zum Ausdruck kommt, der diese Störung als „würgende Angst" bezeichnet. Dieses Würgen ist nicht zu verwechseln mit dem Würgen beim Brechreiz, sondern stellt eine eigenständige somatoforme Störung dar.

Husten, Räuspern

Husten und Räuspern (F45.33) können nach Abklingen eines akuten Krankheitsprozesses bedingt reflektorisch fixiert bleiben – so z.B. in der Folge einer Bronchitis oder einer Laryngitis. Zunächst kommt es durch die akute Krankheit wegen der empfindlichen Schleimhäute zum Hustenreiz. Nach Abklingen der Entzündung genügt der Signalreiz allein zur Auslösung des Hustens, z.B. beim Sprechen in konflikthaften Situationen. Diese Störungsform ist nicht zu verwechseln mit Übersprungshandlungen wie dem Hüsteln oder Räuspern aus Verlegenheit. Brainin (1999) versteht unter Hüsteln eine Form der Verschiebung sexueller Erregung von unten nach oben. Durch das Husten komme es zur Anspannung der Dammmuskulatur, wodurch wiederum sexuelle Erregung möglich werden könne.

Uncharakteristische Dyspnoe

Personen mit dieser Störung (F45.33) laufen oft unter der Diagnose „Asthma", obwohl typische Krankheitszeichen – z.B. exspiratorische Dyspnoe (Atemnot), Emphysem (Lungenblähung), Eosinophilie (Erhöhung der eosinophilen Granulozyten im Blutbild), Auswurf – des Asthmas fehlen. Antiasthmatika sind bei diesen Personen unwirksam. Charakteristisch für psychogene Veränderungen der Atmung sind regellose Störungen von Rhythmus, Frequenz und Tiefe der Atemzüge, Wechsel der Atemmittellage sowie Wechsel der Proportionen zwischen In- und Exspirationszeit (Ein- und Ausatmung). Gelegentliche tiefe Seufzer sind typisch. Auch ist die Atemstörung unabhängig von körperlicher Leistungsanstrengung. Der Asthmatiker hat Schwierigkeiten beim Ausatmen, was bei der uncharakteristischen Dyspnoe nicht der Fall ist.

Hyperventilation

Diese Störung (F45.33) ist im Kindesalter bei emotionaler Erregung relativ häufig anzutreffen. Bei Erwachsenen stellt Hyperventilation eine Unterform der Panikstörung dar. Im Kindesalter jedoch ist es eine eigenständige Störung, die unabhängig von Panik auftritt. Angst, Erregungszustände und Erwartungsspannungen stehen oft ursächlich im Vordergrund.

Autistisches Atmen

Hierbei handelt es sich um eine sehr seltene Störungsform im Rahmen des Autismus (F84.0), unter der man Folgendes versteht: Atmung ist Ersatz für Nahrung und dient als Mittel, sich voll fühlen zu können, so dass der Körper unter eigener Kontrolle bleibt und nicht mit Gefahren beladen ist, die die Objektbeziehungen mit sich bringen und die beim Essen mit im Spiel sind. Trennung wird so erlebt, als ob es einem den Atem nimmt. Rhode (1996) beschreibt dieses Phänomen in sehr anschaulicher Weise bei zwei Jungen und konnte zeigen, dass die Atmung bei autistischen Kindern folgende Funktionen übernehmen kann:

- sich voll atmen als Kunstgriff zur Besänftigung und der Kontrolle über sich
- sich allgemein voll fühlen als Kontrollmechanismus
- Atmung als Mittel, andere aufzufüllen
- Atmung als Mittel, um Aggressionen loszuwerden (indem man dadurch z.B. epileptische Anfälle auslösen kann)
- Atmung zur Vermeidung einer oralen Objektbeziehung

4

Des Weiteren gibt es Störungen, die neben den somatoformen Störungen den **psychosomatischen Atemwegsstörungen** zugeschrieben werden. Hierzu gehören die allergische Rhinitis sowie das Asthma bronchiale:

Allergische Rhinitis
Die allergische Rhinitis (F54, J30.4) gehört zum atopischen Formenkreis. Wie bereits erwähnt, handelt es sich um eine vererbte Störung („Naselaufen" und „Niesen"), die durch psychische Anspannung ausgelöst bzw. verstärkt werden kann. Wie bei vielen allergischen Reaktionen wissen wir heute, dass ein gegenseitiger Ausschluss Allergie vs. psychogene Störung oft nicht mehr zutreffend ist. Es gibt verschiedene Allergietypen, sicher aber ist, dass eine Allergie häufig „dosisabhängig" ist und die Allergieschwellen nicht unwesentlich von dem Grad psychischer Anspannungen abhängen – so auch bei der allergischen Rhinitis. Der Volksmund spricht davon, dass man einen anderen Menschen „nicht riechen" könne, weil er einem „stinkt".

Asthma bronchiale
„Die klinische Symptomatik besteht in einer anfallsweisen Obstruktion der Bronchien, die infolge eines Spasmus der Bronchialmuskulatur und der Produktion eines zähflüssigen Sekrets sowie durch eine ödematös-hyperämische Schwellung der Bronchialschleimhaut zustande kommt" (Bürgin und Rost, 2003, S. 1237). Die exspiratorischen Krisen erfolgen im Kleinkindalter meistens nachts. Infolge der Erstickungsangst werden die Kinder unruhig, wobei die Angst selbst die Atemnot verstärkt. Es besteht immer eine bronchiale Übererregbarkeit, kombiniert mit einer psychischen Übererregbarkeit. Die bronchiale Übererregbarkeit ist vererbt – und genauso wie bei der allergischen Rhinitis gilt auch hier all das, was bisher zum atopischen Formenkreis vermittelt wurde. D.h. im Übrigen auch, dass bei diesen Erkrankungen nicht zwingend eine allgemeine Psychotherapieindikation zu erwarten ist. Das gilt nur für Personen, bei denen psychische Konflikte zu einer Verstärkung der Symptomatik (F54, J45.1) führen.

B. Hautaffektionen – Erkrankungen der Haut

Bei der Differenzierung funktioneller bzw. psychosomatischer Hauterkrankungen hat sich ein Schema bewährt, das aus psychosozialer Sicht fünf Gruppen von Erkrankungen unterscheidet (Seikowski, 1999):

I. Störungen ohne eigentliche Hautpathologie: Dabei handelt es sich um Patienten, die mit ihren Eltern beim Hautarzt erscheinen und über folgende unterschiedliche Beschwerden berichten:

Somatoforme Störungen (Gieler und Stangier, 2001)
a) Somatoformer Juckreiz
Bei dieser Störung (F45.8) handelt es sich um Beschwerden, für die keine organischen Ursachen gefunden werden konnten. Dabei ist die Intensität des Juckreizes abhängig von der Zuwendung der Aufmerksamkeit (je mehr Aufmerksamkeit, desto weniger Juckreiz) und der subjektiven Kontrollierbarkeit (je weniger Kontrollierbarkeit, desto stärker der Juckreiz). Außerdem existiert eine positive Korrelation zwischen Depression und Juckreiz. Juckreiz verstärkt sich in Anspannungssituationen. In der Folge wird gekratzt – Kratzen selbst ist jedoch angenehm (mit der negativen Folge einer möglichen Hautentzündung) und stellt eine Form der Entspannung dar. Dadurch entsteht schnell ein Teufelskreis, wenn keine anderen Formen von Entspannung zur Verfügung stehen.
In einzelnen Fällen ist Juckreiz und nachfolgendes „Abkratzen" auch Ausdruck eines nicht verarbeiteten sexuellen Missbrauchs, nach dem man sich schmutzig fühlt und durch den Juckreiz-Kratz-Zirkel versucht, den Schmutz abzukratzen.

b) Somatoformes Brennen
Das somatoforme Brennen der Haut wird in der ICD-10 unterschiedlich codiert. Am ehesten gehört es zur somatoformen autonomen Funktionsstörung (F45.3). Allerdings gibt es auch Übergänge bis zu wahnhaften Störungen (F22.8), bei denen die Patienten der festen Überzeugung sind, dass sich in der Haut Partikel oder Substanzen befinden, die die Beschwerden verursachen.

c) Somatoformer Schmerz
Der somatoforme Schmerz (F45.4) der Haut signalisiert häufig schwere psychische Konflikte, die auf der Haut ausgetragen werden. Nicht selten kommt es in diesem Zusammenhang in der Folge auch zu autoaggressiven Entstellungen der Haut.

d) Körperdysmorphe Störung
Bereits Kinder werden durch die Medien und die Spielzeugindustrie auf „perfekte" Körper getrimmt (Barbie und Ken). Und besonders für pubertierende Jugendliche ist es nicht leicht, diese „Ideale" mit dem eigenen Körperbild in Einklang zu bringen. Der Wunsch nach einem perfekten Körper kommt jedoch nicht nur von außen. Er ist auch ein Abkömmling des narzisstischen Systems. Was die Medien hervorbringen, kann somit der eigenen narzisstischen Struktur entgegenkommen. Doch ab wann wird von einer Störung gesprochen? Es sei an dieser Stelle gestattet, auf die Diagnosekriterien des DSM-IV zu verweisen, weil in der ICD-10 die körperdysmorphe Störung der hypochondrischen Störung (F45.2) zugeordnet ist, was aber nicht das eigentliche Wesen dieser Störung erfasst (Stangier, 2002). Folgende Kriterien sollten erfüllt sein:
- Beschäftigung mit einem imaginierten Mangel im Aussehen; bei Vorliegen einer körperlichen Abweichung ist die Besorgnis übertrieben
- starker Leidensdruck oder erhebliche Beeinträchtigung im sozialen oder schulischen Leben
- Ausschluss anderer psychischer Störungen (insbesondere Körperbildstörungen bei Anorexia nervosa)

Hautbezogene Phobien
Die hautbezogenen Phobien lassen sich am ehesten als spezifische (isolierte) Phobien (F40.2) einordnen. In der Dermatologie betrifft dies vor allem Ängste vor Geschlechtserkrankungen (Venerophobien). Eine Spezialform stellt die AIDS-Phobie dar. Da aufgrund übertriebener Hygiene in der letzten Zeit auch Pilzerkrankungen (Mykosen) – vornehmlich im Genitalbereich bei Mädchen und Frauen – zunehmen, was durch die Medien immer wieder „eindringlichst" vermittelt wird, steigt auch die Zahl von Mädchen und jungen Frauen, die Ängste vor solchen Erkrankungen haben. Die Folge kann eine Mykophobie sein.

4

Dermatozoenwahn

Der Dermatozoenwahn (F22.8) ist im Kindes- und Jugendalter zwar sehr selten, doch nicht völlig auszuschließen. Bei dieser Störung sind Personen der Überzeugung, dass sich Parasiten in der Haut befinden, diese zerstören und Beschwerden hervorrufen, z.B. in Form von Ziehen bis hin zu Schmerzen, die als sehr unangenehm empfunden werden.

Ein Teil dieser Störungen kann auch auf bedingt reflektorischer Basis in der Folge tatsächlich durchgemachter organischer Störungen, wie etwa der Scabies („Krätze") oder mykotischer bzw. venerischer (z.B. Syphillis oder Tripper) Erkrankungen, wo Juckreiz, Brennen und Schmerzen objektivierbar waren, auf der Basis ungelöster Konflikte fortbestehen. Die Beschwerden der somatischen Erkrankung werden zum Ventil der Symbolisierung noch bestehender, bisher unbewältigter Kränkungen. Außerdem wurden diese Störungen frühestens ab dem Pubertätsalter beobachtet, wenn es zu ersten sexuellen Kontakten kam oder wenn sich durch diese Beschwerden erste sexuelle Kontakte erfolgreich vermeiden ließen.

II. Störungen mit besonderer Bedeutung des artifiziellen Unterhalts: An dieser Stelle muss zunächst zwischen Artefakten als bewusst herbeigeführter Selbstschädigung der Haut (F68.1) und Paraartefakten unterschieden werden, wenngleich diese Unterscheidung nicht immer leicht fällt, da beide Formen bei vielen Hautpatienten parallel auftreten können. Bei den bewussten Artefakten spielen nicht selten beginnende Persönlichkeitsstörungen eine Rolle – auch im Zusammenhang mit den Folgen sexuellen Missbrauchs. Eigene Schuldgefühle werden auf der Haut „abreagiert". Allerdings werden diese Artefakte verheimlicht. Es wird nicht zugegeben, dass an der Haut manipuliert wurde. Bei den Paraartefakten handelt es sich eher um eine Störung der Impulskontrolle. Die Selbstschädigung kann meist zugegeben werden (zur Psychodynamik der Selbstverletzung siehe Resch, 1998, und Sachsse, 1996)
Selbstschädigende Handlungen sind in jedem Fall ein Regulationsphänomen für unbearbeitete psychische Konflikte. Der Konflikt wird auf der Haut sichtbar. Diese Darstellungsform nach außen versteht sich auch als ein Hilferuf an andere Personen und symbolisiert die eigene Unfähigkeit zur Lösung von spezifischen Konflikten.
In diese Gruppe von Hauterkrankungen mit psychosozialen Anteilen wurden solche Störungen aufgenommen, bei denen psychische Anspannungen zu einer deutlichen Verschlimmerung des dermatologischen Erscheinungsbildes führen können. Charakteristisch für alle Störungen dieser Gruppe ist die Verstärkung von Juckreiz bei psychischer Belastung. Die Abreaktion dieser Anspannungen durch die artifizielle Aufrechterhaltung eines Juck-Kratz-Mechanismus stellt zwar, da die meisten Patienten das Kratzen als erholsam beschreiben, ein Regulationsphänomen zum besseren psychischen Wohlbefinden dar (weil keine anderen Regulationsmechanismen zur Verfügung stehen), wirkt sich jedoch nicht förderlich auf den Hautzustand aus. Das trifft ebenso zu für alle Formen der ***Dermatitis artefacta*** (F68.1 und L98.1) der *Acné excoriée*. Dabei versteht man unter *Dermatitis artefacta* – wie bereits der Name sagt – akute, nicht allergische Entzündungen der Haut. Die *Akne* selbst ist eine Talgdrüsenerkrankung, die besonders bei Jugendlichen durch Aufkratzen der sichtbaren Hauterscheinungen zu starken Verkrustungen und Entstellungen der Haut sowie einem hohen Leidensdruck führen kann. In letzterem Fall wird sie auch als ***Acné excoriée des jeunes filles*** (L70.5, F68.1) bezeichnet. Die ***periorale Dermatitis*** (L71.0, F54) ähnelt zwar der Akne, äußert sich jedoch rezidivierend, vor allem bei Mädchen in der Umgebung des Mundes durch meist sehr störende rötliche Papeln ohne Komedonen.

III. Psychosomatische Erkrankungen der Haut: Die dritte Gruppe bilden die sogenannten klassischen psychosomatischen Erkrankungen der Haut. Hierbei wird davon ausgegangen, dass somatische und psychische Anteile gleichermaßen eine Rolle spielen. Es sind Erkrankungen, bei denen das Diathese-Stress-Modell greift. Zu ihnen zählen vordergründig die ***chronisch rezidivierende Urtikaria*** (Quaddeln, verbunden mit starkem Juckreiz, meist ohne allergische Komponenten – F54 L50.8), der ***generalisierte wie der anogenitale Pruritus*** (F45.8) bei besonders trockener Haut, die ***Alopecia areata*** (kreisrunder Haarausfall – F54. L63) und die ***Hyperhidrosis*** (übermäßiges Schwitzen – F54, R61.0).
Aufgrund eigener Beobachtungen scheint es sinnvoll, in diese Gruppe auch rezidivierende infektiöse Erkrankungen wie ***vulgäre Warzen***, den ***Herpes genitalis und/oder labialis*** sowie ***immer wiederkehrende Mykosen*** aufzunehmen, da durch ein dauerhaftes Wirken psychischer Belastungsfaktoren – sollten diese eine Bedeutung für die Rezidive haben – ein Persistieren dieser Erkrankungen verständlich wird.

IV. Hauterkrankungen mit einer genetischen Disposition, deren Verlauf durch psychische Faktoren beeinflusst werden kann: Die vierte Gruppe umfasst Hauterkrankungen mit einer genetischen Disposition, deren Verlauf durch psychische Faktoren in zweierlei Richtung beeinflusst werden kann. Zum einen können diese in einem multifaktoriellen Bedingungsgefüge als Auslöser dienen. Zum anderen können Probleme bei der Krankheitsverarbeitung (F43.2) die Dauer einer akuten Exazerbation verlängern. Zu dieser Gruppe zählen vor allem die relativ häufig auftretenden Hauterkrankungen *Psoriasis* und *Neurodermitis*.

Psoriasis

Die *Psoriasis* (Schuppenflechte – F54, L40.0) ist eine entzündliche Hauterkrankung von akut exanthematischem oder chronisch stationärem Verlauf auf der Basis einer vererbten Disposition. Die Hauterscheinungen sind gekennzeichnet durch entzündlich gerötete, scharf begrenzte Krankheitsherde unterschiedlichster Konfiguration mit einer charakteristischen silbriggänzenden Schuppung. Prädilektionsstellen sind die Streckseiten der Arme und Beine, die Lendengegend sowie der behaarte Kopf. Häufig findet man auch krankhaft veränderte Fuß- oder Fingernägel. Die Erkrankung kann mit einer Arthropathie (schmerzhaften Gelenkveränderungen) verbunden sein. Der Beginn der Erkrankung kann in jedem Lebensjahr erfolgen, wobei der Altersgipfel der Erstmanifestation im zweiten und dritten Dezennium liegt. 1-2% der Bevölkerung sind an der Psoriasis erkrankt. In der Kindheit ist sie sehr selten, kann aber ab der Pubertät auftreten.

4

Neurodermitis

Unter der *Neurodermitis* (auch atopische Dermatitis bzw. endogenes Ekzem – F54, L20.8) versteht man eine Intoleranzreaktion der Epidermis und der kutan-vaskulären Strukturen mit auffallender neurovaskulärer Aktivität. Ursachen und Auslöser sind multifaktoriell. Morphologisch werden drei Erscheinungsformen unterschieden:

1. akute und subakute gerötete, schuppende Herde mit Papeln, Papulovesikeln und Krusten (exsudativer Typ)
2. chronisch licheninfizierter Typ
3. disseminierte und gruppierte braunrote Papeln und Papulovesikeln (Prurigo-Typ).

Das Leitsymptom der Neurodermitis ist anfallsartig auftretender Juckreiz.

V. Somatisch bedingte Hauterkrankungen, bei denen Abwehrmechanismen eine adäquate Krankheitsverarbeitung verhindern (F43.2): Zu der fünften Gruppe von Hauterkrankungen mit psychosozialen Anteilen zählen Erkrankungen, die beim gegenwärtigen Erkenntnisstand als „somatisch" bedingt angesehen werden, die aber aufgrund ihres nicht selten progredienten Verlaufs sowie des hohen subjektiven Beschwerdegrades erhebliche Beeinträchtigungen der Lebensqualität nach sich ziehen. Sie sind im Kindes- und Jugendalter allerdings sehr selten und für den Psychotherapeuten erst dann bedeutsam, wenn der Betroffene unter seiner Erkrankung wegen unterschiedlicher Abwehrmechanismen leidet. Das betrifft z.B. großflächige Feuermale in sichtbaren Arealen – oder aber auch zunehmend das Melanom (schwarzer Hautkrebs). Zunehmend deshalb, weil immer mehr Jugendliche mit übersteigerten Schönheitsvorstellungen ins Sonnenstudio gehen und so bei einer körperlichen Bereitschaft Melanome „produzieren", die durch vermehrte UVA- und UVB-Strahlen entstehen.

2.3 Störungsmodelle

Zunächst lässt uns der Volksmund einige Zusammenhänge vermuten: „Es ist mir zu eng", „Man hat ja kaum noch Luft zum Atmen", „Haut als Spiegel der Seele", „Es ist zum Aus-der-Haut-Fahren", „Es geht einem unter die Haut" etc. Des Weiteren sei vermerkt, dass keine spezifischen Persönlichkeitskonstellationen gefunden werden konnten, die im Zusammenhang mit eng umschriebenen Erkrankungen der Atemwege bzw. der Haut stehen.

Für die Störungen der Atemwege liegen keine komplexen spezifischen Störungsmodelle vor. Es gibt jedoch einige Hinweise, die psychodynamische Zusammenhänge erkennen lassen (vgl. Bürgin und Rost, 2003). So konnten zwei Auffälligkeiten bei Kindern mit Asthma bronchiale gefunden werden. Zum einen scheint die Konstanz einer Bezugsperson von Bedeutung zu sein, denn bei z.B. wechselnden Pflegepersonen tritt das Asthma bei Kindern stärker hervor. D.h., dass die Mutter nicht genügenden Schutz gibt, so dass das Kind auf die Dualbeziehung regrediert und sich dort fixiert. Zum anderen kann es jedoch auch bei Überbehütung zu einem Krankheitsgewinn kommen, denn bei großem Einfühlungsvermögen, z.B. durch die Mutter, sichert die Krankheit Zuwendung, Wärme und Geborgenheit.

Für den Erwachsenenbereich gibt es verschiedene Störungsmodelle für Hautkrankheiten (vgl. Schmid-Ott, 2003), die jedoch für Kinder und Jugendliche zu unspezifisch sind. Für diese Gruppe von Patienten ist am ehesten das Konzept zur Entwicklung der Funktionen der Haut und deren Störbarkeit geeignet (siehe Tab. 2)

Zunächst ist die Haut *Grenzorgan* zwischen eigener Person und Umgebung. Sie hält zum Aufbau des Selbst alles zusammen (Bick, 2002). Die Erfahrung des Grenzorgans beginnt ab der Geburt. Während bis dahin das Ungeborene noch selbst umhüllt wird, ist nach der Geburt die Haut ein Organ, was den Körper deutlich mehr als vorher schützen muss. Die beständige Hülle der Mutter ist nicht mehr vorhanden (Klöß-Rotmann, 1992). Durch den Hautkontakt, der durch die wichtigsten Bezugspersonen gewährleistet wird (meist die Mutter), wird jedoch die Umhüllung auf einer neuen Ebene wiederhergestellt, wobei dabei auch Störungsmöglichkeiten nicht auszuschließen sind. Dabei sind natürlich auch Geburtstraumen denkbar, bei denen die Mutter nicht ausreichend Schutz geben kann, um den Übergang zur neuen „Hüllenverteilung" adäquat zu vollziehen. So erklärt sich z.B. die Verweigerung des autistischen Kindes, was auch das autistische Atmen nach sich ziehen kann. Im Mutterleib ist das Kind geschützt. Nahrung erfolgt über die Mutter. Nach der Geburt entwickelt das traumatisierte Kind das Sich-voll-atmen-Können als Ersatz für die bis dahin funktionierende Nahrungsaufnahme (Rhode, 1996).

Die Haut schützt (Reizschutz) gewissermaßen auch den Körper vor den Einflüssen der Umwelt wie Temperatur- und Feuchtigkeitsschwankungen, UV-Licht, Umweltgiften und Schadstoffen,

Tabelle 2: Funktionen der Haut

Seikowski (1999)	***Anzieu (1996)***
1. Haut als Grenzorgan zwischen eigener Person und Umwelt	1. Haut-Ich als Stütze (Zusammenhalten) des Psychischen
2. Haut als Kontaktorgan zur Umwelt	2. Haut-Ich als Reizschutz
3. Haut als Sinnesorgan	3. Haut-Ich als Behälter der äußeren Sinnesorgane
4. Haut als Eindrucksorgan für den Beschauer	4. Haut-Ich als Individuation
5. Haut als Ausdrucksorgan für die Darbietung gegenüber der Umwelt	5. Haut-Ich als Intersensorialität (Tastsinn)
6. Haut als sexueller Schmuck	6. Haut-Ich als Grundlage sexueller Erregung
7. Haut als sozialer Schutz	7. Haut-Ich als libidinöse Aufladung
	8. Haut-Ich als System taktiler sensorischer Spuren
	9. Haut-Ich als Selbstzerstörungsmechanismus

Gewalteinwirkungen, Pilzen, Bakterien und Parasiten. Dabei wird ein ausgeklügeltes System von unspezifischer und spezifischer Immunabwehr wirksam. Gleichermaßen öffnet die Haut den Organismus für die Aufnahme aller angenehmen und eben auch unangenehmen Umweltreize.

Die Haut ist auch *Kontaktorgan* zur Umwelt. Das Neugeborene beginnt seine Umwelt per Mund bzw. Hand zu erkunden. Über die Haut erfolgt eine Art Kommunikation i.S. eines Informationsaustausches mit der Umwelt.

Die Haut als *Sinnesorgan* bzw. das Haut-Ich als *Intersensorialität* entwickelt sich auf dieser Basis rasant und ermöglicht die Wahrnehmung von Tastempfindungen, von Kälte und Wärme, Brennen, Jucken, Schmerz, Kitzeln und sexuellen Empfindungen und Berührungen. Gerade in dieser Phase ist das Kind – bezogen auf die Haut – sehr anfällig. Es kann Defizite spüren oder mit den Empfindungen der Bezugspersonen (meist Vater und Mutter) überladen werden. Spitz (Spitz und Cobliner, 2005) spricht in Beziehung zum Säuglingsekzem von aktiver oder passiver Ablehnung des Kindes, Überfürsorglichkeit, kurzschlägigem, launischem Oszillieren zwischen Feindseligkeit und Verwöhnung bis hin zur hinter Freundlichkeit larvierten Ablehnung. Eliacheff (1994) bringt in diesem Zusammenhang das Beispiel eines Jungen, der von seiner Mutter zur Adoption freigegeben wird. Diese fragt aber im Säuglingsheim immer wieder an, wie es ihm gehe, und die Säuglingsschwestern hoffen indessen immer noch, dass sie ihn vielleicht doch noch zu sich nimmt. Als die Krankenschwestern verstehen, dass sie dies nicht vorhat, entwickelt das zweimonatige Kind ein Kopfekzem und kurz darauf erhebliche Atembeschwerden. Im Rahmen einer psychoanalytischen Säuglingstherapie gelingt es, dass dieses Kleinkind sich doch von der Mutter lösen kann, indem es scheinbar versteht, dass die Mutter nur sein Bestes will, da sie selbst der Entwicklung des Kindes keine gute Basis bieten kann. Ab diesem Moment atmet das Kind ruhig.

Hier spielen auch Anal- und Hauterotik hinsichtlich des Lust-Unlust-Prinzips eine große Rolle. So beschreibt Brainin (1999) anhand des lustvollen Tragens von Windeln und einer dadurch hervorgerufenen Reizung erogener Zonen die Möglichkeit von Körper-Ich-Symptomen und Körpersensationen bei einer Unterbindung dieses erotischen Potentials.

In späteren Phasen der Entwicklung der Haut kann es zunehmend zu narzisstischen Kränkungen kommen:

Die Haut als *Eindrucksorgan* unterstreicht besonders den ästhetischen Aspekt. Sie kann als schön, hässlich, sauber, unsauber, blass oder braun empfunden bzw. bewertet werden. Die Haut ist auch *Ausdrucksorgan* gegenüber der Umwelt. Man kann regelrecht sehen, ob sich jemand „in seiner Haut wohl fühlt". Die Haut kann gestrafft oder schlaff, müde oder erholt, krank oder gesund aussehen. Emotionelle Reaktionen werden über die Haut ausgelebt. Man kann erröten oder erblassen, eine Gänsehaut bekommen, vor Aufregung schwitzen.

Auch kann sie *Ausdruck sexuellen Schmucks* sowie *libidinöser Aufladung* sein. Das Tragen von Ringen und anderen Schmuckgegenständen sowie auch Tattoos sind Beispiele für den Wunsch nach zusätzlicher erotischer Ausstrahlung der Haut. Zusammenfassend kann gesagt werden, dass die Haut letztlich ein *Organ des sozialen Schutzes* darstellt, was in der Formulierung – „man hat sich ständig seiner Haut zu wehren" – zum Ausdruck kommt. Anzieu (1996) spricht in diesem Zusammenhang auch von dem Potential des Haut-Ichs zur Selbstzerstörung. Bei unangenehmen Erfahrungen kann die Haut entstellen und „hässlich" machen. Über die Haut lernt der heranwachsende Mensch, welchen Stellenwert ihm im Vergleich zu anderen Menschen zukommt. Er lernt dies über die Berührung, die ihm verschiedene Qualitäten vermittelt: Berührung als Form der Zuwendung und Akzeptanz, Berührung als Bedrohung in Form von Prügel, Schmerz oder Gewalterfahrungen (Haut-Ich als System taktiler sensorischer Spuren), Berührung als adäquate vs. inadäquate Form des Körperkontaktes. Bei früh auftretenden Hautkrankheiten, wie etwa der Neurodermitis, kommt es auch zur behinderten Berührung. Den Bezugspersonen mag es in diesen Fällen schwerer fallen, ein Kind mit entzündeter Haut an sich zu drücken.

Betrachtet man diese vielen Funktionen der Haut, so wird verständlich, wie hoch der Grad an Störbarkeit ist, die sich dann in den mannigfaltigsten Erkrankungen der Haut dokumentiert.

3 Umsetzung in die klinische Praxis

Die psychoanalytische und tiefenpsychologisch orientierte Psychotherapie bei Atemwegs- und Hauterkrankungen im Kindes- und Jugendalter orientiert sich unter Berücksichtigung störungsspezifischer Aspekte an den allgemeinen Behandlungsprinzipien der Kinder- und Jugendlichenpsychoanalyse (siehe dazu auch Bovensiepen und Windaus in diesem Band). Gemäß D 1.2 der Anwendungsbereiche der Psychotherapierichtlinien (Faber und Haarstrick, 1999, S. 112) besteht eine Indikation für psychotherapeutische Behandlung von Erkrankungen der Atemwege und Hautaffektionen, wenn „vegetativ-funktionelle und psychosomatische Störungen mit gesicherter psychischer Ätiologie" vorliegen. Im Folgenden wird auf einige ergänzende störungsspezifische Besonderheiten bei der Behandlung der genannten Krankheitsbilder hingewiesen.

Gegenübertragung bei der Erstkonsultation

Wie bereits zu Anfang erwähnt, handelt es sich bei Erkrankungen der Atemwege und der Haut um Störungen, die durch den Therapeuten meist sofort sichtbar und erlebbar werden. Das weiß natürlich auch der Patient. Scham spielt zu Beginn einer Therapie eine nicht zu unterschätzende Rolle. So ist z.B. beim Asthmatiker die Atmung schwer, bzw. er „röchelt" hörbar. Beim Patienten mit einer sichtbaren Hauterkrankung befürchtet dieser möglicherweise, dass er von seinem Therapeuten abgelehnt wird. Warum soll sich der Psychotherapeut anders verhalten als andere Personen, von denen bereits Ablehnung erfahren wurde? Oder es erscheint ein Kind mit Neurodermitis, bei dem der Juckreiz eine große Rolle spielt und der sich in einer Situation der Aufregung, die eine Erstkonsultation beim Psychotherapeuten durchaus darstellt, noch verstärkt – und das Kind will sich kratzen, hat aber oft gehört: „Du sollst nicht kratzen." Wenn man als Psychotherapeut häufig mit an Haut- und Atemwegserkrankungen leidenden Patienten konfrontiert ist, stellt sich schnell ein Verständnis für den Symbolgehalt dieser Beschwerden ein. Dagegen fällt es in der Gegenübertragungsreaktion dem Therapeuten schwerer, akzeptierend neutral zu bleiben, weil Ängste wegen befürchteter akuter Asthmaanfälle, ausgelöst gar durch die Therapie, oder Ablehnungsimpulse wegen entstellen-

4

der sichtbarer Hauterkrankungen die innere Einstellung des Therapeuten mitformen.

Beispiel:
Es erscheint ein 16-jähriger junger Mann. Auf dem Überweisungsschein steht die Verdachtsdiagnose „körperdysmorphe Störung". Er hat ein Kleidungsstück an, das mit einer Kapuze versehen ist – und er zieht sich diese Kapuze tief ins Gesicht und weicht den Blicken des Therapeuten aus. Auf die Frage des Therapeuten, warum es ihm wichtig ist, sein Gesicht zu verdecken, äußert er, dass er so hässlich sei und er ihm den Anblick ersparen wolle. Dieses Verhalten praktiziert er während der ganzen Konsultation. Der Psychotherapeut ist irritiert. Doch wenn er abweisend reagiert (z.B. „So können wir nicht miteinander arbeiten"), wird sich der Patient in den nächsten Konsultationen kaum öffnen können.

Vielleicht ekelt er sich vor den herabfallenden Schuppen beim Psoriatiker – oder das „Gejucke" seines Patienten macht ihn nervös ? Allein schon der Händedruck zu Beginn einer Konsultation beim Asthmatiker oder bei einer Person mit einer Rhinitis, die kurz vorher geniest hat (und dies im Verlauf der ersten Sitzung mehrfach wiederholt), kann den Therapeuten irritieren. Hier sollte der Therapeut von Anfang an sich selbst prüfen, um Gegenübertragungsfehler gleich zu Beginn vermeiden zu können. Bemerkt der diesbezüglich sehr sensible junge Patient entsprechende Ablehnung, wird er sich schnell verschließen. Der Therapeut kann die Gegenübertragung dafür nutzen, um dem Patienten zu zeigen, dass er durch die Art des Umgangs mit der Erkrankung selber Ablehnung hervorrufen könnte, wodurch zusätzliche narzisstische Kränkungen programmiert sind.

Psychotherapie bei somatoformen Störungen der Atemwege und der Haut

Auch bei diesen Störungen sollte am Anfang eine somatische Diagnostik stehen. Dabei kommt der Zusammenarbeit mit dem „Somatiker" eine besondere Bedeutung zu, vor allem bei Hypochondern. Es sollten aber die Abwehr stützende Mehrfachuntersuchungen vermieden werden. Wenn dem „Venerophobiker" nach einer Untersuchung mitgeteilt wird, dass er nicht geschlechtskrank sei, wird sich dieser damit nicht zufrieden geben. Er wird möglicherweise den Hautarzt drängeln, eine erneute Untersuchung anzustreben. Die Proben könnten vertauscht worden sein etc. Da diese Patienten für den Hautarzt häufig „nervig" sind, wird er eventuell nicht diskutieren und seine Ruhe haben wollen, so dass er einer erneuten Untersuchung zustimmt, der Patient dadurch aber wegen seiner selektiven Wahrnehmung das Gefühl bekommt, dass da doch etwas sein müsse, sonst hätte der Arzt ja nicht erneut einen Abstrich vornehmen lassen. Hat der Arzt es doch geschafft, einen solchen Patienten zur Psychotherapie zu motivieren, dann muss auch der Psychotherapeut beim Erstkontakt mit viel Skepsis von Seiten des Patienten rechnen – umso mehr, als ihn begleitende Bezugspersonen, die ebenfalls von einer Infektion überzeugt sind, noch weiteren Druck erzeugen. In einer solchen Situation sollte der Psychotherapeut sehr schnell versuchen, den Fokus auf psychosoziale Situationen zu lenken, in denen die Gedanken an eine Geschlechtskrankheit bzw. auch die Beschwerden selbst (Ziehen in der Genitalgegend) erstmals auftraten bzw. häufig auftreten. Das wird dem Patienten helfen, schneller von seiner somatischen zur psychosozialen Sichtweise zu wechseln.

Beispiel:
Ein 14-jähriges Mädchen hatte ihren ersten Geschlechtsverkehr mit einem Ausländer. Die Eltern erfahren davon und reden ihrer Tochter ein, dass sie sich vermutlich angesteckt habe, denn bei Ausländern könne man sich ja nicht sicher sein. Sie schleppen ihre Tochter von einem Hautarzt zum anderen. Ganz abgesehen davon, dass es ihr sehr peinlich ist, überall ihre Genitalien präsentieren zu müssen, glaubt sie zunehmend selbst daran, geschlechtskrank zu sein. Sie ist allerdings erleichtert, als ihr ein Hautarzt anbietet, doch einmal zu einem Psychologen zu gehen. Die Eltern sind entsetzt, doch das Mädchen ist zunächst froh, nicht mehr zu weiteren Ärzten zu müssen. Sie entlastet sich diesbezüglich, hat aber noch keinen Zugang zu ihrem mittlerweile entwickelten Ziehen im Unterbauch. Der Therapeut fragt sofort zielgerichtet, wann diese Beschwerden bestehen und wann nicht. Ihr fällt auf, dass die Beschwerden immer nur dann auftreten, wenn sie nicht abgelenkt ist bzw. sie Vorwürfe der Eltern zu hören bekommt, dass es eine Schande für die Familie sei, dass sie mit einem Ausländer geschlafen habe.

Psychotherapie bei Störungen der Atemwege und der Haut mit besonderer Bedeutung des artifiziellen Unterhalts

Bei diesen Erkrankungen sollte zunächst die Frage gestellt werden, ob man den Patienten damit konfrontiert, dass seine Beschwerden von ihm selbst hervorgerufen bzw. verstärkt wurden. Das betrifft z.B. das sehr häufige Husten, was zusätzliche Reizungen im Rachenraum erzeugt, oder auch das Zerkratzen der Haut, was Entzündungen nach sich ziehen kann bis hin zu Manipulationen auf der Haut, etwa unter Zuhilfenahme von Rasierklingen. In der Regel kommt es bei der Konfrontation zu Behinderungen der Psychotherapie, denn diese Konfrontationen hat der Patient bereits vorher von anderen Personen (z.B. auch von Ärzten) erfahren und sich abgelehnt gefühlt. Es ist etwas anderes, wenn der Therapeut mit diesen Kränkungen arbeitet, aber er sollte sie nicht wiederholen, sondern den artifiziellen Unterhalt als Hilfeschrei verstehen.

Psychotherapie bei psychosomatischen Erkrankungen der Atemwege und der Haut

Es wurde ausgeführt, dass bei diesen Störungen somatische und psychische Aspekte gleichermaßen im Sinne der Diathese-Stress-Hypothese von Bedeutung sind. Das bedeutet, dass aus Konflikten und dazugehörigen Abwehrmechanismen ein Spannungsgefüge resultiert, wodurch Veranlagungen zu unterschiedlichen Erkrankungen aktiviert werden, die für den Patienten zunächst einen Lösungsversuch für bestehende Anspannungen zur Herstellung einer Homöostase darstellen. Aus diesem Grunde besteht in der Psychotherapie die Pflicht, durch einen ärztlichen Konsiliarbericht abzusichern, inwieweit medizinische Maßnahmen den psychotherapeutischen Prozess begleiten sollten. So kann z.B. der Juckreiz bei der Urtikaria enorm sein, so dass sich der Patient nicht ausreichend auf die Reflexion seiner Emotionen konzentrieren kann. Hier kann zu Beginn der Psychotherapie die Gabe eines Antihistaminikums

helfen – in der Hoffnung, dass der Juckreiz mit Zunahme der Bewältigung erlebter Kränkungen und Konflikte immer geringer wird, so dass dieses Medikament dann auch nicht mehr erforderlich sein wird.
Eine besondere Bemerkung soll an dieser Stelle noch zum kreisrunden Haarausfall (Alopecia areata) erfolgen. Diese bereits im sehr frühen Kindesalter auftretende Störung steht meist im Zusammenhang mit traumatisierenden Erlebnissen – z.B. dem Tod eines geliebten Elternteils oder der Großeltern. Auch die Trennung der Eltern kann hier von Bedeutung sein. Gerade bei diesen Patienten hat sich das katathyme Bilderleben bewährt, da sie wegen der verloren gegangenen Bindung verbal noch „sprachlos" sind und ihnen das bildliche Darstellen und Erleben hilft, die Sprache „wiederzufinden", es dann besprechen zu können. Das schließt nicht aus, dass Sprachlosigkeit psychotherapeutisch auch anders bearbeitet werden kann.
Natürlich stellt sich bei allen Störungen auch immer die Frage, wann es sinnvoll ist, enge Bezugspersonen (meist die Eltern) in den therapeutischen Prozess mit einzubinden. Das ist dann nicht angebracht, wenn das Kind oder der Jugendliche Schutz vor den Bezugspersonen benötigt. Es scheint aberum so sinnvoller zu sein, je jünger das Kind ist. Das gilt z.B. auch für die Behandlung vulgärer Warzen.

Beispiel

Es erscheint eine sehr akkurat gekleidete Mutter mit ihrer 7-jährigen Adoptivtochter, die seit über zwei Jahren mehr als 100 Warzen relativ gleichmäßig über den ganzen Körper verteilt aufweist. Sie als Mutter sei zu mir gekommen, weil sie gehört habe, dass ich mit suggestiven Techniken Warzen heilen könne. Das stimmte zwar, es handelte sich dabei aber immer um sehr große einzelne Warzen, die bei operativer Therapie große Narben hinterlassen hätten. Diesmal ging es jedoch um über 100 Warzen. Nachdem das sehr lebhafte Mädchen von der Mutter ermahnt wurde, doch still zu sitzen, und ich erwiderte, dass mir das nichts ausmache, die Mutter dadurch etwas irritiert war, das Kind jedoch mein Entgegenkommen sofort aufnahm und im ganzen Zimmer herumtollte und mir vermittelte, dass sie das ganz prima finde, spürte ich eine Erleichterung und Entlastung bei dem Kind. Es stellte sich im Gespräch mit beiden heraus, dass die vielen Warzen etwa seit der Zeit vor 2 Jahren (also ab dem 5. Lebensjahr) auftraten, nachdem die Eltern sie zum Klavier- und zum Geigenunterricht gebracht und darauf geachtet hätten, dass auch zu Hause sehr viel geübt wurde. Außerdem war sie gerade in der 1. Klasse in der Schule – und alle Hausarbeiten wurden von der Mutter akribisch kontrolliert. Die Mutter war im Gespräch selbst überrascht, dass das zur gleichen Zeit aufgetreten war, und sie äußerte auch den Verdacht, ob sie als Eltern vielleicht die Tochter überfordert hätten. Ich selbst hatte noch kein Konzept für die Behandlung der Warzen und bestellte Mutter und Tochter zwei Wochen später erneut. Ich war überrascht, dass beim nächsten Termin alle Warzen verschwunden waren. Mehr noch – das Kind hatte darauf bestanden, dass auch der Vater zu diesem Termin erschien, damit ich ihm sage, was gut für sie sei. Es waren nur noch einige wenige Termine erforderlich, da die Eltern die Zusammenhänge verstanden und nicht nur den Leistungsdruck auf das Mädchen reduzierten, sondern auch die Bedürfnisse der Tochter anzusprechen und umzusetzen lernten. Die Warzen symbolisierten den Protest des Mädchens gegenüber den hohen Leistungsforderungen der Eltern. Den Therapeuten verstand sie in der Erstkonsultation als Verbündeten, dem sie derart vertraute, dass er ihr „gegen" die hohen Anforderungen der Eltern helfe. So konnte sie die Warzen „abgeben" bzw. „fallen lassen".

Psychotherapie bei vererbten Erkrankungen der Atemwege und der Haut

Bei diesen Erkrankungen ist zunächst bedeutsam, dass sie wegen der genetischen Disposition nicht heilbar sind. Außerdem ist meist auch eine medizinische Basistherapie erforderlich. Bei der Neurodermitis bedeutet das – auch bei „glatter", scheinbar gesunder Haut – das zweimal täglich gesalbt werden muss. Das bedeutet aber auch, dass bei einer psychotherapeutischen Betreuung den Patienten keine Heilung versprochen werden kann. Das sollte auch den Eltern vermittelt werden. Diese haben immer ein gesundes Kind gewollt und haben nicht selten Schuldkomplexe, die sie dadurch zu kompensieren versuchen, indem sie alles tun, damit das Kind die Krankheit verliert. Das Therapieziel besteht in einer Linderung der Beschwerden durch die Bearbeitung psychischer Konflikte.

Beispiel:

Frau R. kommt erstmals zu mir als sie 15 Jahre alt ist. Sie kommt allein, die Mutter habe keine Zeit gehabt. Seit der Kindheit leidet sie an Neurodermitis und an Asthma bronchiale. Es sind verschiedene Allergien bekannt. Die Neurodermitis unterliegt nur geringen Schwankungen, scheint von psychosozialen situativen Einflüssen wenig geprägt zu sein. Anders jedoch das Asthma. Durch die Gespräche mit der Patientin erfahre ich, dass das Asthma bei bzw. nach Streitsituationen mit der Mutter schlimmer wird. Ich bestelle mit Einverständnis der Patientin deren Mutter, die mir unter Tränen von ihrem ambivalenten Verhältnis zu ihrer Tochter berichtet. Sie habe mit 17 ihre Tochter bekommen, die seit der Geburt unter einer schweren Neurodermitis leide. Wegen des Kindes sei sie von ihren Eltern aus dem Haus geworfen worden. Der Kindesvater habe auch nicht zu ihr gehalten, so dass sie ganz allein mit der kranken Tochter zu tun gehabt und sich völlig überfordert gefühlt habe. Sie habe ihr Kind immer wieder gehasst, obwohl ihr doch klar war, dass das Kind dafür nichts könne. Immer wieder habe sie ihre Tochter von einem Arzt zum anderen gebracht in der Hoffnung, dass die Krankheit verschwinden möge. In einer solchen Verzweiflungssituation habe sie ihr Kind auch geschlagen. Im Alter von zwei Jahren sei dann erstmals das Asthma aufgetreten, was die ambivalente Beziehung zur Tochter noch verstärkte. Auffällig war auch, dass es der Tochter mit ihren beiden Erkrankungen des atopischen Formenkreises mit zunehmenden Alter immer dann besser ging, wenn die Mutter kränkelte. Der weitere Therapieverlauf gestaltete sich so, dass das Mädchen zunehmend eigenständige Verantwortung für ihre Erkrankungen übernahm, wodurch sich die Mutter entlastet fühlte. Auch sprachen Mutter und Tochter mehr miteinander, als das früher der Fall war.
Die Mutter wurde zu einer Zeit aus dem Haus geworfen, als ihre eigene Ich-Struktur noch nicht „erwachsen" war. Sie ist mit der neuen Situation, allein verantwortlich zu sein für einen anderen Menschen, völlig überfordert und hegt Regressions-

4

wünsche, die sie aber kaum zulassen kann, da sie sich um ein neues Leben kümmern muss, wo kein Platz für Regressionen ist. Diesen innerlichen Widerspruch ständig fühlend, bleibt ihr nichts weiter übrig, als eigene Frustrationen auf das Kind zu projizieren.

Psychotherapie bei progredient verlaufenden Erkrankungen der Atemwege und der Haut

Bei diesen Störungen steht die Krankheitsverarbeitung im Vordergrund psychotherapeutischer Bemühungen. Ziel der Therapie ist die Aufdeckung inadäquater Bewältigungsstrategien. Nicht selten spielen dabei Abwehrmechanismen – wie etwa Verdrängungen – eine Rolle, die dazu führen, dass notwendige medizinische Maßnahmen nicht eingehalten werden. So sind z.B. beim Melanom, nachdem es operiert wurde, Kontrollmaßnahmen im Rahmen einer Rückfallprophylaxe erforderlich. Bei Verdrängungsprozessen jedoch werden diese oft nicht eingehalten bzw. nicht wahrgenommen, wodurch es zu einer rasanten Verschlechterung der Erkrankung kommen kann. Hier ist nicht auszuschließen, dass diese Therapieverdrängungen mit Todeswünschen in Zusammenhang stehen. Inhaltlich sollte die Psychotherapie deshalb darauf gerichtet sein, aufzudecken, was das eigene Selbst so dezimieren konnte, dass es keine Reserven mehr zur Regenerierung besitzt.

4 Frequently Asked Questions (FAQ)

1. *Warum haben sichtbare, also objektivierbare Hauterkrankungen eine psychische Komponente, bzw. warum können sie psychisch bedingt sein?*

→ Die Haut stellt eine Art Körpersprache dar, über die emotionale Zustände vermittelbar sind. So wird man z.B. fleckig vor Aufregung oder bekommt eine Gänsehaut. In Schreck-, Schock- und Ekelsituationen kann der Herpesvirus – meist der Lippenherpes – aktiv werden. Und bei chronifizierten psychischen Konflikten bleibt die Haut auch über längere Zeiträume beeinträchtigt.

2. *Widerspricht die Gabe von Medikamenten – etwa von Antihistaminika – nicht dem Wesen der Psychotherapie?*

→ Manche Hauterkrankungen produzieren einen sehr starken Juckreiz, der eine aufdeckende Psychotherapie derart beeinträchtigen kann, dass die dafür notwendige Kraft und Konzentration nicht mehr gewährleistet sind. Das trifft nicht nur für vererbte Erkrankungen zu, wo der Juckreiz zur Erkrankung mit dazugehört, sondern gilt auch für den somatoformen Juckreiz, der als symbolischer Ausdruck eines intrapsychischen Konflikts zu verstehen ist.

3. *Wie entscheide ich, wie viel somatische Therapie beim Asthma bronchiale oder bei der allergischen Rhinitis erforderlich ist, um sicherzugehen, dass damit aufzudeckende Konflikte nicht wieder „zugedeckt" werden bzw. gar nicht erst thematisiert werden können?*

→ Für diese Fälle ist immer eine konkrete Absprache mit dem behandelnden Fachmediziner erforderlich. Es gilt in der Regel, dass der medizinische (z.B. medikamentöse) Aufwand so gering wie möglich, aber so hoch wie erforderlich ausfallen sollte.

4. *Was tue ich, wenn während der Therapiesitzung ein Asthmaanfall mit Atemnot auftritt?*

→ Das ist allerdings tatsächlich bei der Thematisierung konflikthafter Situationen denkbar. Sie sollten sich vor der Therapiesitzung vergewissern, dass der Patient seine Notfallmedizin dabeihat. Auch sollten Sie wissen, wie er sich selbst in solchen Situationen hilft, damit Sie gegebenenfalls diese Rolle übernehmen können.

5. *Ist es bei Hauterkrankungen sinnvoll, mit Berührungen zu arbeiten, wenn die Hautsymptomatik früher erlebte Bedrohung ausdrückt?*

→ Wenn Sie es gewohnt sind, Ihrem Patienten die Hand zu geben, dieser aber abwehrt, dann sollten Sie es ihm nicht aufzwingen. Auch das Händegeben ist eine Berührung. Sie können dem Patienten aber von Konsultation zu Konsultation anbieten, den Händedruck zu versuchen, um herauszubekommen, ob sich diesbezüglich etwas geändert hat, die Haut wieder zutraulicher geworden ist.

5 Prüfungsfragen

1. Erläutern Sie die Störungen der Atemwege in Abhängigkeit von den verschiedenen Entstehungsebenen!
2. Erläutern Sie die Störungen der Haut in Abhängigkeit von den verschiedenen Entstehungsebenen!
3. Wie verstehen Sie das Diathese-Stress-Modell beim Asthma bronchiale?
4. Wieso ist es möglich, allergische bzw. vererbte Erkrankungen der Haut und der Atemwege einer Psychotherapie zuzuführen?
5. Wie gehen Sie bei der Therapie des kreisrunden Haarausfalls vor?
6. Was ist bei der Therapie artifizieller Störungen zu beachten?
7. Was ist das psychotherapeutische Ziel bei der Betreuung progredient verlaufender Erkrankungen?
8. Nennen Sie mögliche Gegenübertragungsfehler bei der Psychotherapie von Erkrankungen der Atemwege und der Haut!

6 Literatur

a) zitierte Literatur

- Anzieu D (1996): Das Haut-Ich. Frankfurt/Main: Suhrkamp Taschenbuch Wissenschaft
- Bick E (2002): Das Hauterleben in frühen Objektbeziehungen. In: Bott Spilius E (Hrsg.): Melanie Klein heute. Bd. 1. 3. Aufl. Stuttgart: Klett-Cotta, S. 236-240
- Brainin E (1999): Körper-Ich und Unbewusstes. Kinderanalyse 7:223--239
- Bürgin D, Rost B (2003): Psychosomatik beim Säugling, Kleinkind, Kind und Jugendlichen. In: Uexküll T (Hrsg.): Psychosomatische Medizin. 6. Aufl. München, Jena: Urban und Fischer, S. 1236-1238
- Eliacheff C (1994): Das Kind, das eine Katze sein wollte. Psychoanalytische Arbeit mit Säuglingen und Kleinkindern. München: Kunstmann
- Faber FR, Haarstrick R (1999): Kommentar Psychotherapie-Richtlinien. 5. Aufl. München, Jena: Urban und Fischer
- Gieler U und Stangier U (2001): Somatoforme Störungen in der Dermatologie. In: Kapfhammer HP, Gündel H (Hrsg.): Psychotherapie der Somatisierungsstörungen. Krankheitsmodelle und Therapiepraxis – störungs-

4

spezifisch und schulenübergreifend. Stuttgart, New York: Thieme, S. 104-116
- Klöß-Rotmann L (1992): Haut und Selbst. Ein analytischer Beitrag zur Psychoanalyse des atopischen Ekzems im Behandlungsprozess. In: Jahrbuch der Psychoanalyse. Bd. 29. Stuttgart-Bad Cannstatt: frommann-holzboog, S. 29-62
- Klumbies G (1988): Psychotherapie in der Inneren und Allgemeinmedizin. Leipzig: S. Hirzel, 5. Aufl.; Nachdruck 1998, Stuttgart: S. Hirzel, darin das Kapitel über Atemwege
- Lindemann H, Riedel F, Hüls G (2002): Asthma bronchiale im Kindes- und Jugendalter. Stuttgart: Thieme
- Resch F (1998): Hilft Selbstverletzung dem verletzten Selbst. Zur Klinik und Psychodynamik der Automutilation bei Jugendlichen. Anal Kinder Jugendlichenpsychother 29:71-85
- Rhode M (1996): Autistisches Atmen. Arbeitshefte Kinderpsychoanalyse 22/23:67-84
- Sachsse H (1996): Selbstverletzendes Verhalten. Göttingen: Vandenhoeck & Ruprecht
- Schmid-Ott G (2003): Dermatologie. In: Uexküll T (Hrsg.): Psychosomatische Medizin. 6. Aufl. München, Jena: Urban und Fischer, S. 1159-1168
- Seikowski K (1999): Haut und Psyche. Medizinisch-psychologische Problemfelder in der Dermatologie. Opladen, Wiesbaden: Westdeutscher Verlag
- Settertobulte W, Hoepner-Stamos F, Hurrelmann K (1997): Gesundheitsstörungen im Kindesalter. Prävention 20(1):3-6
- Spitz RA, Cobliner WG (2005): Vom Säugling zum Kleinkind. 12. Aufl. Stuttgart: Klett-Cotta; darin das Kapitel: Feindseligkeit in Form manifester Ängstlichkeit (Säuglingsekzem)
- Stangier U (2002): Hautkrankheiten und körperdysmorphe Störung. Göttingen, Bern, Toronto, Seattle: Hogrefe

b) weiterführende Literatur

- Ahlheim R (2003): Salz auf der Haut und Tintenwolke. Über die Verwendung der Neurodermitis im psychischen Abwehrsystem zweier Vorschulkinder. In: Vereinigung Analytischer Kinder- und Jugendlichen-Psychotherapeuten (Hrsg.): Therapeutischer Prozess und Behandlungstechniken bei Kindern und Jugendlichen. Ausgewählte Aufsätze aus vier Jahrzehnten und Beiträge zur Geschichte. Frankfurt: Brandes & Apsel
- Brosig B, Gieler U (Hrsg.) (2004): Die Haut als psychische Hülle. Gießen: Psychosozial
- Detig-Kohler C (2002): Hautkrank. Im psychoanalytischen Dialog mit Hautkranken. Gießen: Psychosozial
- Gieler U, Brosig B (2002): Neurodermitis als psychosomatische Krankheit. In: Milch WE, Wirth HJ (Hrsg.): Psychosomatik und Kleinkindforschung, Gießen: Psychosozial, S. 123-140
- Gieler U, Stangier U (2002): Psychotherapie in der Dermatologie. In: Strauß B (Hrsg.): Psychotherapie bei körperlichen Erkrankungen. Jahrbuch der Medizinischen Psychologie. Bd. 21. Göttingen, Bern, Toronto, Seattle: Hogrefe, S. 193-211
- Levy A (1997): Haut und Seele. Auf dem Weg zu einer psychosomatischen Dermatologie. Würzburg: Königshausen & Neumann
- Liersch R (1992): Bedeutung des Symptoms Brustschmerz im Kindes- und Jugendalter. Kindheit und Entwicklung 1:27-30
- Montagu A (2004): Körperkontakt. Die Bedeutung der Haut für die Entwicklung des Menschen. 11. Aufl. Stuttgart: Klett-Cotta
- Rechenberger I (1976): Tiefenpsychologisch ausgerichtete Diagnostik und Behandlung von Hautkrankheiten. Göttingen: Vandenhoeck & Ruprecht
- Staehle A (1996): Zur Differenzierung zwischen „Innen" und „Außen" dargestellt am Beispiel einer Patientin mit Neurodermitis. Anal Kinder Jugendlichenpsychother 27:399-432
- Wurst F: Psychogene Atemstörungen. In: Asperger H, Wurst F (Hrsg.): Psychotherapie und Heilpädagogik bei Kindern. München: Urban und Schwarzenberg, 1982, 165-170

4.11 Sprachstörungen: Stottern

EVELYN HEINEMANN UND HANS HOPF

1 Definition

Stottern ist eine Störung des Redeflusses mit tonischen, klonischen und kombiniert tonisch-klonischen Formen. Beim tonischen Stottern werden Atmung, Stimme und Artikulation gepresst und blockiert, beim klonischen Stottern kommt es zu Unterbrechungen und Wiederholungen von Einzellauten, Silben oder Wörtern, besonders im Wortanfang. Sekundär treten häufig Atemverschiebungen, Schmatz- und Schluckgeräusche, Flickworte, Mitbewegungen von Gesicht und Extremitäten sowie vegetative Symptome wie Schweißausbruch, Erröten und unregelmäßige Atmung auf (vgl. Heinemann und Hopf, 2001, S. 286).

2 Epidemiologie

Meist liegt der Beginn des Stotterns in der Phase der Sprachentwicklung (3.-6. Lebensjahr). In dieser Zeit spricht man auch von Entwicklungsstottern, das meist spontan aufhört. Weitere Häufungen liegen beim Eintritt in den Kindergarten, beim Schuleintritt und in der Pubertät (Remschmidt, 2000, S. 164).
Die Häufigkeit des Stotterns wird mit 2-4% im Kindesalter angegeben. Das Geschlechterverhältnis liegt bei 4:1 zu Lasten der Jungen (Fiedler und Standop, 1994, S. 42). Klaniczay (2001, S. 61) berichtet von fünfmal so vielen Jungen wie Mädchen in ihrer Praxis. Aus den Erfahrungen ihrer jahrzehntelangen Arbeit mit mehr als 150 stotternden Kindern gibt sie an, dass die meisten im Kindergartenalter zur Psychotherapie überwiesen werden. In der Untersuchung über Dauer und Frequenz analytischer Psychotherapie von 614 Behandlungen von Kindern und Jugendlichen aus den Jahren 1992/93 zeigten immerhin 6% der Kinder und Jugendlichen als Leitsymptom Stottern, alle Patienten waren männlich (Hirschmüller et al., 1997).

3 Diagnostik

Nach der ICD-10 (Dilling et al., 2005, S. 322) wird Stottern unter F98.5 den anderen Verhaltens- und emotionalen Störungen mit Beginn in der Kindheit und Jugend zugeordnet. Stottern wird als Sprechen beschrieben, das durch häufige Wiederholungen oder Dehnung von Lauten, Silben oder Wörtern oder durch häufiges Zögern und Innehalten, das den rhythmischen Sprechfluss unterbreche, gekennzeichnet sei. Geringfügiges Stottern wird als Durchgangsphase in der frühen Kindheit eingeordnet. Als Störung sei Stottern erst zu klassifizieren, wenn die Ausprägung deutlich die Sprechflüssigkeit beeinträchtige.

! **Merke:** Stottern ist eine Störung des Redeflusses, die von vegetativen Erscheinungen begleitet sein kann. Jungen sind etwa viermal so häufig betroffen wie Mädchen.

4 Theorie

Es ist davon auszugehen, dass Vererbung und Konstitution bei der Entstehung des Stotterns als Prädispositionen für Vulnerabilitäten eine Rolle spielen (vgl. auch Kollbrunner, 2004, S. 281). Aber daraus allein entsteht kein Stottern. Stottern ist im psychodynamischen Verständnis eine neurotische Störung, der auch unbewusste Konflikte zugrunde liegen.
Nach Winnicott (1971) entsteht Sprache, Spiel und Kultur aus dem Übergangsraum zwischen Mutter und Kind (vgl. auch Pelikan, 2004). Spitz (1970, 1973) sieht die Sprachentwicklung in Zusammenhang mit der Fähigkeit des Kindes, sich fortzubewegen und auf Distanz zu kommunizieren. Es müsse Trennungsangst überwunden haben, um zu sprechen. Mit der Sprache bewältigt das Kind die Trennungsangst von der Mutter. Anzieu (1991, 1993) sieht das Kind neben dem Spiegeln im Auge der Mutter einer sogenannten Laut-Hülle ausgesetzt, einer Art „Geräusch-Spiegel". Nach Anzieu steht die Verinnerlichung der Laut-Hülle noch vor der optischen Erfahrung des Spiegelns. Sprache entsteht innerhalb früher Interaktionserfahrungen. Sprachstörungen – nicht nur Stottern – können somit auf dem Weg der Symptombildung Ausdruck psychischer Konflikte sein (vgl. auch Zepf und Sold, 2005).
Bereits in seinen ersten Schriften beschäftigte sich Freud mit der unbewussten Bedeutung von Sprachstörungen. Anna O. (vgl. Jones 1960, S. 266 ff.) litt unter dem Verlust ihrer Muttersprache, Emmy von N. (Freud 1895, 99 ff.) stotterte und litt unter nervösem Zungenschnalzen und Dora (Freud 1905e, 163 ff.) hatte einen nervösen Husten mit einer Aphonie (Stimmlosigkeit). Sprachstörungen wurden von Freud als hysterische Konversionssymptome bezeichnet. 1915 hatte Freud an Ferenczi geschrieben, „dass Stotterer das Scheißen auf das Sprechen projiziert haben", d.h., dass ihr Sprechen von analsadistischen Konflikten okkupiert ist (zit. n. Plänkers, 2005, S. 198).
Fenichel hat schließlich die bereits von Freud entworfene triebpsychologische Theorie des Stotterns erweitert und ausformuliert (1975, S. 168 ff.). Er betonte neben dem Konversionscharak-

4

ter der Symptome des Stotterns vor allem die strukturelle Nähe zur Zwangsneurose. Die Sprachfunktion hat für den Stotterer eine **analsadistische Bedeutung**. Es bestehen Hemmungen und Verbote beim „Spiel mit den Worten", wie sie in der Kindheit gegen ein lustbetontes Spiel mit Faeces bestanden haben. Fenichel weist auch darauf hin, dass Sprechen im Traum Symbol des Lebens und Stummheit Symbol des Todes ist (S. 171). **Stottern ist also bei Fenichel die Verlegung der Analität nach oben, auf den Mund. Hinter dem Stottern verberge sich oft eine feindselige oder sadistische Neigung, seinen Gegenspieler mit Worten zu töten.**

Das Stottern ist dann einerseits eine Blockierung dieser Neigung wie auch eine Bestrafung für sie. Worte werden magisch überhöht. Neben der feindseligen Haltung kann so auch eine unbewusste Absicht gefunden werden, das Gegenüber sexuell und gewalttätig anzugreifen. Das Nicht-Sprechen käme dann einer Kastration als Selbstbestrafung gleich.

Fenichel weist außerdem darauf hin, dass auch **andere Partialtriebe** an der Genese des Stotterns teilhaben können.

Phallische Tendenzen: Die Sprachfunktion wird nicht selten unbewusst mit der Genitalfunktion gleichgesetzt: Reden können heißt auch, potent zu sein. Die Unfähigkeit zu reden bedeutet folgerichtig, kastriert zu sein. So können sich auch alle Konflikte, die zwischen den Vorstellungen von Potenz und Kastration möglich sind, in regressiv entstellter Form im Stottern ausdrücken (a.a.O., S. 172).

Orale Tendenzen: Sprechen besitzt im weitesten Sinn auch eine „oral-respiratorische Funktion". Nach Fenichel ist die Regression beim Stotterer auf analsadistischem Niveau nicht zum Stillstand gekommen, so dass sich auch eine Oralerotik bemerkbar macht, die sich beispielsweise in Form von Redeehrgeiz ausdrücken kann. Die Wörter können aber auch die Bedeutung introjizierter Objekte besitzen: „Der Stotterer kann nicht nur unbewusst versuchen, andere durch Wörter zu töten. Auf der jetzt hier in Rede stehenden Entwicklungsstufe drückt sein Symptom auch die Neigung aus, seine eigenen Wörter, die ihm introjizierte Objekte bedeuten, zu töten" (S. 173).

Exhibitionistische Tendenzen: Mit dem Zusammenhang von Stottern und Ehrgeiz wurde bereits die Bedeutung von Exhibitionismus angedeutet. Ein Stottern, das nur auftritt, wenn jemand in der Öffentlichkeit spricht, wird offenkundig durch eine Hemmung exhibitionistischer Strebungen verursacht, wie etwa Erythrophobie oder Sozialangst. Insofern ist auch eine Verbindung zur Schamangst zu sehen, die bei extremer Hemmung von exhibitionistischen Wünschen auftritt. Scham ist bekanntlich eine spezifische Form von Angst, die durch eine drohende Gefahr der Bloßstellung, Demütigung und Zurückweisung hervorgerufen wird. Freud sah in der Schamangst die Abwehr grandioser und exhibitionistischer Wünsche. Nach Wurmser (1990, S. 74) ist Schamangst doppelter Natur. Sie ist entweder eine Antwort auf ein überwältigendes Trauma schon erfahrener Hilflosigkeit. Sie kann aber auch als Signal dienen, das durch eine mildere Form von Zurückweisung ausgelöst wird und vor einer intensiveren Zurückweisung warnt.

Fenichel empfiehlt psychoanalytische Behandlung stotternder Patienten, er weist allerdings darauf hin, dass die Therapiesitzungen mit der gleichen Vorsicht wie bei der Zwangsneurose durchzuführen seien (S. 177).

Anzieu (1982, S. 131 ff.) sieht Stottern als zwangsneurotische Erscheinung, die die Funktion der Abwehr einer Psychose habe. Das Stottern symbolisiere ein in sich zerstückeltes widersprüchliches Ich, das von prägenitaler Libido überflutet wird und Angst hat. Es bestehe eine innere Verfolgungshaltung. Das stotternde Kind glaube unbewusst, dass seine Worte in den anderen eindringen und ihn angreifen. Deshalb verbiete es sich zu sprechen. Worte werden zu magisch zerstörenden, todbringenden Objekten. Das Stottern sei eine Reaktionsbildung.

Klaniczay (2001) sieht ein durch Trennungserlebnisse geschwächtes Selbst als Ursache des Stotterns. Sie beobachtete ein starkes Anklammerungsbedürfnis bei ihren Patienten. Die Frustration der Anklammerung an die Mutter sei eine wesentliche Determinante bei der Entstehung des Stotterns (ebd., S. 65). Eine primäre Ungetrenntheit von der Mutter und ein traumatisch erfahrener Trennungskonflikt werden auch von Glauber festgestellt (zit. n. Plänkers, 2005, S. 199). Das stotternde Kind hat das Bild von einer sehr ambivalenten Mutter introjiziert, die gleichsam in ihrer gesamten Zuwendung „gestottert" hat.

Kinder, die stottern, befinden sich somit meist in einer unlösbaren Dualunion mit der Mutter, der Dritte, der Vater, ist ausgeschaltet. Oft ist das Kind zur Passivität verbannt, und es reinszeniert eine sadomasochistische Abhängigkeit und Bestrafung. Bei den Müttern lässt sich häufig als Gegenpart ein dominantes Sprachverhalten beobachten. Sie lassen die Kinder buchstäblich nicht zu Wort kommen. Das stotternde Kind kann seine Aggression nicht äußern, und Autonomiewünsche lösen Schuldgefühle aus. Es bleibt zwischen Inzestwunsch und Inzestangst hin- und hergerissen. Die Sprache soll aussprechen und darf es doch nicht (vgl. Heinemann und Hopf 2001, 286 ff.).

Plänkers (2005) hat am Beispiel der Behandlung eines 33-jährigen Patienten in Verbindung mit Donald Meltzers Theorie des Stotterns eine neue Hypothese zur Psychodynamik des Stotterns entwickelt. In Freuds erster Krankengeschichte der Emmy von N. erkennt Plänkers bereits einen analsadistischen Angriff auf den Innenraum der Mutter. Seiner Meinung nach verarbeitet das stotternde Kind unerträgliche Erfahrungen der Trennung vom Primärobjekt durch eine unbewusste Phantasie, in der das innere mütterliche Objekt aufgrund des vorherrschenden Hasses anale Qualitäten erhält. Auf dem Weg der intrusiven Identifizierung von Selbstanteilen in das mütterliche Rektum entsteht eine klaustrophobische Erfahrungswelt, in der alle Hindernisse beseitigt werden sollen, die zwischen dem Selbst und dem Objekt erlebt werden. Der analsadistische Objektraum des Klaustrums wird auf den äußeren Objektraum und damit auch auf den Mund als Ursprungsort der Lauthülle (D. Anzieu, s.o.) projiziert und produziert dort sowohl eine unlebendige Lauthülle als auch einen zerrissenen Inhalt, d.h. stotternd hervorgebrachte Laute, Wörter und Sätze. Die Reduktion des Stotterns während der psychoanalytischen Behandlung seines Patienten führte Plänkers auf den Rückgang der bestimmenden Stellung der Klaustrum-Phantasie innerhalb der Abwehrorganisation zurück.

! **Merke:** Stottern ist eine neurotische Störung, der unbewusste Konflikte zugrunde liegen. Anfänglich wurde es als konversionsneurotisches und zwangsneurotisches Symptom verstanden, auch mit phallischen, oralen und exhibitionistischen Tendenzen. Stottern dient als Reaktionsbildung der Abwehr von Aggression und Verfolgungsängsten. Autono-

4

miewünsche lösen Schuldgefühle aus, und das Kind bleibt in eine unlösbare Abhängigkeitsproblematik verstrickt.

5 Untersuchungen zu Sprache und Affekt

Von großer Bedeutung für das Verstehen von Stottern sind in neuerer Zeit die empirischen Untersuchungen und Arbeiten von Krause (1980, 1981, 1998). Mit seiner groß angelegten empirischen Untersuchung, die vor allem auf retrospektiven Befragungen beruht, hat Krause (1981) vielerlei Informationen herausgefunden und dargestellt. Einige sollen im Folgenden zitiert werden:

Herausragende Interaktionsstile in den Familien stotternder Menschen waren im Vergleich zu kompetenten Sprechern, dass Eltern die Familie nach außen abschirmten (stotternde Menschen: 50%/kompetente Sprecher: 14%) und dass sie ihre Gefühle im Beisein der Kinder nicht zeigten (75%/25%). Stotternde Menschen waren häufiger älteste in einer Geschwisterreihe (50%/27%). Aus Krauses Interviews ergab sich zudem das Bild eines Vaters, der sich von der Familie eher fernhielt. Mütter wurden häufiger besorgt und kontrollierend, weniger liebevoll beschrieben. Erleichternd wurde Singen oder Gespräche mit Tieren empfunden, erschwerend waren Gespräche vor oder mit vielen Leuten. Begeisterung und Freude wirkten sich beim Sprechen erleichternd aus, erschwerend Unsicherheit, Schreck, Angst, Spannungszustände, schlechtes Gewissen, Wichtigkeit der Situation, Schamgefühle oder Erschöpfung. Besonders fatal waren die Affektlagen Scham- und Schuldgefühle, was den zuvor vermuteten Zusammenhang mit Schuld- und Schamängsten bestätigt.

Die folgenden typischen Merkmale wurden zudem bei stotternden Menschen festgestellt:

- **„Unter Bedingungen totaler Isolation geht die Störung zurück.**
- **Die vermutete Macht des Interaktionspartners scheint für die Intensität der Störung von Bedeutung. Es gibt harmlose Interaktanden wie Tiere, Kinder, und es gibt gefährliche wie Vorgesetzte, Beamte, Polizisten usw.**
- **Zustände konfliktuöser emotionaler Erregung sind besonders geeignet, die Störung hervorzurufen. Im allgemeinen werden solche Zustände beim Lesen oder in Selbstgesprächen nicht erzeugt" (ebd., S. 68).**

Dies macht nochmals deutlich, dass Stottern von psychischen Faktoren generiert und aufrechterhalten wird, wie andere Neurosen auch. Stottern ist aber auch eine Kommunikationsstörung. Gemäß Krause ist während eines Stotteranfalls die Inhaltsebene zwar blockiert, auf der Beziehungsebene könnten jedoch durchaus sehr dramatische Dinge geschehen, wie „heftiges Atmen, Augenrollen, Verwerfen des Kopfes" (S. 70). Stottern als Kommunikationsstörung betrachtet, besteht somit in einem Splitting zwischen Sprache als Mittel zur Informationsweitergabe „ohne Bezug auf den Partner oder Zuhörer und den direkten beziehungsregulierenden affektrelevanten Bestandteilen kommunikativer Handlungen" (ebd., S. 71).

Krause beschrieb in diesem Zusammenhang (1998, S. 243) eine 21-jährige Patientin, die bei Autoritätskonflikten heftig stotterte. Während des Stotterns zeigte sie eine Mimik, die von Weinen und dessen Kontrolle nicht zu unterscheiden war. Andererseits gab die Patientin an, seit ihrer Adoleszenz nicht mehr geweint zu haben. Während der Behandlung kam es schließlich zu einem heftigen Weinanfall. Dabei wurde deutlich, dass die Patientin vor Wut und Ohnmacht weinte. Es stellte sich die folgende Vorgeschichte heraus: Die Patientin hatte einen vorstehenden Unterkiefer. Ihre Brüder hatten sich in der Kindheit den Spaß gemacht, sie so lange zu reizen, bis ihr zunächst vor Wut der Kiefer zitterte und sie nach weiterem Spott schließlich wirklich weinte. Diese Sequenz war – gemäß Krause – keineswegs verdrängt, sondern „affektiv dissoziiert". **Der Kontext des ursprünglich affektiven Signals war so verändert worden, dass es weder für den Adressaten noch für den Sender selbst verstehbar war. Solche Verkoppelungen können bei den einzelnen stotternden Patienten unterschiedlich sein, es können unterschiedliche Affekte wie etwa Angst, Wut, Verachtung oder Ekel vorkommen.**

Gemäß Kollbrunner (2004, S. 320) wachsen später stotternde Kinder in einer Umgebung auf, in der zu deutlich expressives und affektives Verhalten von den Eltern wenig geschätzt wird. Statt des spontanen Ausdrucks von Gefühlen werden Sauberkeit und Leistung geschätzt, „beides Ziele, die geeignet sind, das in Unordnung und Müßigkeit befürchtete emotionale Chaos zu vermeiden. **Die Auswirkung auf den Spracherwerb ist eine Entkoppelung von Affekt und Sprachproduktion**". Derselbe Autor geht auch davon aus, dass erst wenn die hinter dem Stottern stehende „Gefühlsverwirrung" – zumindest teilweise – über mindestens drei Generationen erkennbar wird, das Stottern eines Individuums verstanden werden kann (S. 72). In seinem Buch „Psychodynamik des Stotterns" hat Kollbrunner einen großen Teil der Literatur, auch nichtpsychoanalytische, aufgearbeitet. Kollbrunner vertritt dabei eine familiendynamische Perspektive: Es geht seiner Meinung nach nicht nur um reale familiäre Belastungen, unter denen stotternde Kinder aufwachsen, sondern um deren Ursachen, also um jene Belastungen, unter welchen die Eltern, Großeltern und Urgroßeltern dieser Kinder aufgewachsen sind (S. 281). Damit wird sowohl die Bedeutung einer transgenerationalen Weitergabe als auch die Wirkung einer belastenden Familiendynamik als Verursacher beschrieben.

Kollbrunner (2004, S. 320) erklärt die Asymmetrie des Auftretens von Stottern zugunsten der Jungen so, weil „Deintensivierung" aller Emotionen eine typisch männliche Displayregel in unserer Kultur sei. Gefühle dürfen nur ansatzweise gezeigt werden, drängten stärkere Gefühle zum Ausdruck, müssten sie in den Ausdruck eines anderen Gefühls überführt werden.

6 Behandlung

Die Ziele einer psychotherapeutischen Behandlung von Kindern, die stottern, entsprechen denen einer Behandlung anderer neurotischer Symptome. Ein wichtiger Unterschied zu anderen Symptomen aber ist, dass das Medium der Therapie, die Sprache, selber als Symptom in der Behandlung ständig präsent ist.

Bei der psychotherapeutischen Behandlung eines Kindes mit Sprachstörungen muss die unbewusste Bedeutung der Sprache beachtet und in der Gegenübertragung auch die sprachliche Interaktion mitreflektiert werden. Die Sprache des Kindes kann zu übergriffigem Sprachverhalten und Aggressionen beim Therapeuten führen. Stotternde Kinder lösen oft den Impuls aus, sie zu unterbrechen und selbst zu sagen, was sie sagen wollten. Das Gegenüber wird ungeduldig und aggressiv. Die Reflexion der Gegenübertragung und die Kontrolle der therapeutischen Reaktion müssen das Sprachverhalten umfassen. Das Ansprechen des Symptoms kann den Druck und die Schuldgefühle beim Patienten erhöhen.

Im Fallbeispiel Klaus (Heinemann und Hopf, 2001, 291 ff.) erlebte sich der Junge als wehrloses Opfer seiner in der Familie dominierenden Mutter. Ziel der psychotherapeutischen Behandlung war, dass Klaus seine Aggression nicht verdrängen, sondern zur Loslösung einsetzen sollte. Er begann, mit dem Therapeuten in Spielen zu konkurrieren und phallisch zu rivalisieren. Verlor er, kamen bei ihm Wut und Aggression auf, die wegen der übermäßigen Schuldgefühle unterdrückt werden mussten. Er fing dann an, in der Stunde zu stottern. Gewann er, stotterte er nicht. Das behutsame Deuten der Konfliktsituationen, in denen er zu stottern begann, ist zentrale Aufgabe des Therapeuten.

Frau D. (Fallbeispiel im Kapitel „Geistige Behinderung", in diesem Band, E.H.) konnte über weite Phasen entspannt und mit mäßigem Stottern sprechen. War sie wütend oder litt sie unter Schuldgefühlen, war das Stottern massiv. Die Wendung der Aggression gegen das Selbst, wie es sich auch in anderen Symptomen äußerte, war ein wesentlicher Bestandteil ihrer Konfliktabwehr, die auch zum Stottern führte. Zusätzlich zum behutsamen Deuten in den Stunden war die Arbeit am sprachlichen Umgang in der Familie ein Thema. Als die Mutter von Frau D. zum Gespräch kam, das zweite Gespräch mit Frau D. während der probatorischen Sitzungen, sprach die Mutter von Frau D. die ganze Stunde. Selbst ich hatte Mühe, gelegentlich zu Wort zu kommen. Frau D. konnte in dieser Stunde überhaupt nichts sagen. Gleichzeitig waren beide Frauen sehr nah verbunden. Wenn die Mutter im Gespräch zu weinen anfing, weinte Frau D. mit. Ich fühlte mich durch den Redeschwall wie gegen eine Wand gedrängt.

4

6.1 Die Behandlung eines stotternden Kindes bei Winnicott

Im folgenden wird eine Sequenz aus der ‚Beratung' des zehnjährigen Alfred vorgestellt, die insgesamt eine Stunde und zehn Minuten dauerte. Alfred offenbarte in dieser Stunde die psychischen Aspekte seines Stotterns. Schon als Alfred ein paar Fragen beantwortete, begann er zu stottern. Winnicott wurde klar, dass er keine direkten Fragen mehr stellen dürfte und schlug das Schnörkelspiel vor, das sie auch miteinander begannen und weiterführten. Winnicott äußert hierzu: „Eines der Ziele des Spiels ist es, das Kind in seiner Phantasie und in seinen Träumen zu erreichen. Das ist aber nur möglich, wenn sich das Kind während des Spiels weitgehend entspannt" (Winnicott, 1973, S.99). Während des Schnörkelspiels fing Winnicott an über Träume zu sprechen. Alfred antwortete darauf: „Ich träume von Dingen, die ich getan habe. Ich zeichne jetzt einen Schnörkel mit der rechten Hand." Diesen verwandelte Winnicott in eine Hexe. Alfred sagte: „Ja, manchmal habe ich schreckliche Träume. Vor ein paar Jahren hatte ich einen.". Das Schnörkelspiel ging weiter. Dann erzählte er Winnicott einen Traum, den er vor ein paar Jahren geträumt hatte:

„Hexen kamen und nahmen mich mit."

Winnicott sagte: „Komisch, dass ich eben eine Hexe gemalt habe." Er fürchtete, dass der persönliche Prozess des Jungen dadurch gestört worden wäre. Aber der Junge meinte: „Nein, nein, das hat damit nichts zu tun. Ich habe diesen schrecklichen Traum vor ein paar Jahren geträumt und nie mehr vergessen." Seine Darstellung des Traums: *Die Hexe kommt durch das offene Fenster herein und nimmt ihn mit in ihre Höhle, die aussieht wie ein Kohlenbergwerk.*

Hiervon fertigte Alfred auch eine Zeichnung. Er sagte, er habe diesen Traum mehrfach geträumt, als er sechseinhalb oder sieben Jahre alt war. Er nannte Winnicott das Jahr; er wusste es, weil es jenes Jahr war, in dem die Familie aus einer anderen Stadt in die Gegend zog, in der der Vater jetzt arbeitet. Er sagte noch, dass das Leben jetzt ganz angenehm sei, aber dass er traurig gewesen wäre, als sie das alte Haus verließen; es habe einen größeren Garten gehabt und sei nicht an Hauptverkehrsstraßen gelegen, so dass ihm dort mehr Freiheit zur Verfügung gestanden habe, die er jetzt vermisse. Winnicott meinte darauf: „Vielleicht hat dich die Hexe in die andere Stadt oder in das alte Haus zurückgebracht." Er versuchte herauszufinden, was in der Zeit, als der Junge sechseinhalb oder sieben Jahre alt war, geschehen war, aber er konnte es ihm nicht sagen.

Schließlich sprach Winnicott über das angestrengte Atmen des Jungen. Er erklärte ihm, dass er während des Zeichnens die ganze Zeit über stoßweise ausatmete, obwohl er sich nicht sehr anzustrengen schien. Daraufhin meinte Alfred über sein Stottern: „Wenn ich mir Mühe gebe, dann stottere ich. Wenn ich mir keine Mühe gebe, ist alles in Ordnung. So wie hier, hier plage ich mich überhaupt nicht und ich stottere auch nicht. Wenn ich etwas nicht weiß, dann strenge ich mich an und dann stottere ich." Winnicott meinte auch, dass sein Atmen so klänge, als wollte er „Exkremente herauspressen." Es brauchte lange, bis der Junge das verstand, worauf Winnicott auf eine Familie schloss, die Dinge, die mit der Analphase zusammenhängen würden, leugnete.

Als Winnicott nach einer Stunde den Kontakt beendete, wusste er, dass es ihm nicht gelungen war, den Schlüssel zu finden, aber er hatte etwas in der Hand, das ihn zu ihm führen würde, nämlich **den Zustand, in dem sich der Junge befand, als er ungefähr sechseinhalb Jahre alt war und träumte, dass die Hexe ihn fortbrachte.**

Im Anschluss sprach Winnicott noch mit der Mutter: „Ich bin sicher, dass wir herausfinden müssen, was passiert ist, als der Junge ungefähr sechseinhalb Jahre alt war." Diese sagte: „Hat er ihnen erzählt, dass sein Vater in dieser Zeit einen Nervenzusammenbruch hatte? Die neue Arbeit stellte an ihn sehr hohe Anforderungen, und **er strengte sich ungeheuer an**, um diesen Anforderungen gerecht zu werden."

Winnicott war überzeugt, dass darin der Schlüssel zu Alfreds Krankheit lag. Er hatte noch drei Minuten Zeit für den Jungen. Alfred setzte sich auf einen Stuhl und Winnicott sagte zu ihm: „Ich habe mit deiner Mutter gesprochen und sie gefragt, was damals los war, als du sechseinhalb Jahre alt warst und diese Albträume hattest. Erinnerst du dich, dass dein Vater damals einen Zusammenbruch hatte und krank war?" Alfred richtete sich überrascht auf. Er hatte die Krankheit seines Vaters völlig vergessen. Er sah ungemein erleichtert aus. Ich sagte: „Du hast dich die ganze Zeit angestrengt, nicht weil du selbst das Bedürfnis hattest, dich anzustrengen; du hast mir gesagt, dir fielen die Dinge leichter, wenn du dir keine Mühe gibst. **Du hast dich wegen deines Vaters angestrengt und du strengst dich immer noch an, um deinen Vater von seinen Sorgen bei seiner Arbeit zu befreien.** Das ist auch der Grund; weshalb du stoßweise ausatmest; dieses Drängen und sich Bemühen stört dich bei allem, beim Arbeiten und beim Sprechen, und deshalb stotterst du manchmal." Dann trennten wir uns, und er ging offenbar ganz glücklich und zufrieden mit seiner Mutter nach Hause (a.a.O., S. 106).

6.2 Die psychoanalytische Behandlung eines stotternden Jungen: Sven, bei Therapiebeginn nicht ganz acht Jahre alt.

Nicht immer lässt sich trotz Durcharbeitens der inneren Konflikte das Symptom Stottern auflösen. Oft bessert sich die Symptomatik, und der Patient kann selbstbewusster mit seiner Redestörung umgehen. Im Folgenden wird ein stotternder Junge dargestellt, der mit analytischer Kinderpsychotherapie erfolgreich behandelt werden konnte (H.H.).

Anamnese mit den Eltern
Svens Mutter war eine resolute, etwas korpulente Frau. Sie wirkte patent und schien zu wissen, was sie wollte. Aber sie schien auch rundum überfordert zu sein, Beruf, Haushalt und die Probleme Svens zu bewältigen. Das gesamte Gespräch wurde von ihrem kaum zu bremsenden Redefluss bestimmt. Der Vater wirkte unsicher, ängstlich. Später berichtete er von schweren Misshandlungen in seiner Kindheit und von heutigen Zwangsgedanken und -ritualen. Er hatte mehrere Stiefväter gehabt, alle wären sie Alkoholiker gewesen. Er sah sich von Sven nicht ernst genommen, erlebte sich ständig in seiner Autorität bedroht. Auf keinen Fall wollte er im Streit mit ihm unterliegen. Insgesamt wirkte er verletzlich, sehr kränkbar.

Schwangerschaft und Geburt wären unauffällig gewesen, Sven hätte nicht gefremdelt. Mit etwa einem Jahr begann er zu sprechen, mit anderthalb zu laufen. Die Eltern erinnern sich an keinerlei Trotz des Jungen, er sei immer „lieb und freundlich" gewesen, mit zwei Jahren war er sauber und trocken. Als Sven etwa zwei bis drei Jahre alt war, wäre es zu einer schweren Ehekrise gekommen. Sie hätten auf engem Raum bei den Eltern gewohnt und schließlich nur noch lautstark gestritten, oft wegen der „Ordentlichkeitsrituale" des Vaters. Dieser zog schließlich aus, die Eltern trennten sich für ein Jahr. Als der Vater wieder in die Familie zurückkehrte, begann Sven heftig zu stottern. Bald darauf zog der Vater in ein anderes Bundesland, um Arbeit zu finden. Etwa ein Jahr später zog die Familie nach, wobei sich das Stottern von Sven nochmals verstärkte. Sven wäre nach dem Umzug sehr weinerlich gewesen, hätte sehr geklammert, im Kindergarten hätte er allerdings gekaspert, was der Mutter wiederum sehr peinlich gewesen wäre. Die damaligen Clownerien wertete die Mutter inzwischen als eine Reaktion auf seine Trauer und Angst. Er hatte keine Freunde und fühlte sich in der neuen Umgebung fremd. Sven versuche, zu Hause vieles trotzig durchzusetzen, oft sei er lebhaft bis unruhig. Nicht selten fange er auch etwas an und könne es nicht zu Ende bringen, wie etwa seine Hausaufgaben. Er verfalle dann in ein ausgedehntes Trödeln, was beide Eltern sehr aufregen würde.

Erstkontakt mit Sven
Sven war ein etwas kleinwüchsiger Junge mit rundlichem Gesicht. Als er das Praxiszimmer betrat, war er sichtlich aufgeregt und konnte kaum einen Satz unbeschadet formulieren. Eine dauernde Ambivalenz zog sich durch die Stunde. Immer wieder war der Junge leise renitent, wollte heimlich Grenzen überschreiten und sich auflehnen. Glaubte er, dass mir das nicht recht wäre, gab er sich sogleich angepasst, unterwürfig und kasperte herum. Dann spürte ich seine Angst, mich geärgert oder verletzt zu haben. Ich vermutete, dass es wahrscheinlich Ängste vor dem unberechenbaren Vater waren, der ihn nach kurzer Unterwürfigkeit bald wieder reizte und wieder auflehnen ließ. Rasch entdeckte Sven Pfeil und Bogen und begann wie wild um sich zu schießen. Blitzartig richtete er mit einem Mal den Pfeil samt gespanntem Bogen auf mich. Ich erschrak und sagte zu Sven, dass er nicht auf mich schießen dürfte. Diese Formulierung erschien mir gleichzeitig unpassend zu sein, aber da war es zu spät. Sofort brach Sven das Spiel mit Pfeil und Bogen ab. Er entdeckte den Sceno-Kasten, öffnete ihn vorsichtig und baute Szenen mit schrecklichen Katastrophen: Umstellt von Kuh und von Krokodil fanden schwere Autounfälle statt, Leichen vieler Menschen lagen herum. Sven gestaltete die Szenen mit erkennbar sadistischer Freude am Detail.

Dann stellte er Ambivalenz in anderer Weise dar. Er suchte ein Brettspiel heraus, in dem man mit den Figürchen in verschiedene Richtungen marschieren konnte. Er würfelte, zählte in die eine, dann in die andere Richtung ab. Er lief nach rechts, führte das Figürchen nach links, nach unten, nach oben, wiederholte das Ganze und konnte sich nicht entscheiden. Ich spürte, wie ich in eine geradezu unerträgliche Spannung geriet, die ich immer weniger aushalten konnte. Sven konnte sich einfach nicht festlegen. Immer wieder probierte er in jede Richtung, kam zu keiner Entscheidung, und auch meine vorsichtigen Kommentare bewirkten nichts. In meiner Phantasie kam es zu Überlegungen, als wollte er sich angestrengt entleeren, dass allerdings nichts rauskam und er endlos weitermachen musste. Den Schluss der Stunde suchte Sven stets hinauszuschieben, zu vertrödeln und wollte nicht gehen, so dass ich regelrecht ein Ende setzen musste.

Psychodynamische Überlegungen
Svens Stottern war ein so genanntes Entwicklungsstottern, aber es hatte sich nicht, wie das häufig vorkommt, wieder verflüchtigt. Nach Kollbrunner (2005, S. 17) werden etwa 5% aller Kinder zu chronisch Stotternden. Das Stottern hatte in einer sehr belastenden sozialen Situation begonnen, durch die ein bereits vorhandener unbewusster familiärer Konflikt zugespitzt wurde (Kollbrunner, 2005, S. 59).

Svens Mutter erschien zunächst recht stabil und empathisch zu sein, bald war jedoch zu erkennen, dass sie sehr depressiv war und sich vor aggressiven Regungen des Jungen fürchtete. Sie äußerte, dass sie Angst hätte, sich durchzusetzen, weil sie bei Sven „etwas beschädigen" könnte. Es stellte sich heraus, dass es bei den ehemaligen Auseinandersetzungen mit dem Ehemann darum gegangen war, dass dieser aggressive Regungen des Jungen zu unterdrücken suchte. Er wollte nichts beschädigt, nichts verändert, nichts beschmutzt wissen. Es wurde erkennbar, dass er mit seinem Sohn das tat, was die Stiefväter einst mit ihm getan hatten. Er verfolgte das Kind regelrecht mit seinen Ordentlichkeits- und Reinlichkeitswünschen, so dass es schließlich aggressive Regungen ängstlich vermied. Eine Trotzphase unterblieb, Sven hatte Angst, die elterlichen Objekte zu verlieren, klammerte sich ängstlich an die Mutter. Es ist davon auszugehen, dass er das Weggehen und Wegbleiben des Vaters sehr schuldhaft erlebt hatte. Beim ersten Therapiekontakt war eine fortwährende Dialektik zwischen aggressiver Auflehnung, phallischem Rivalisieren mit nachfolgender Entwertung sowie Unterwürfigkeit aus Ängsten vor Schuld und Strafe festzustellen. Als der Vater zurückgekehrt war, hatte das Stottern begonnen, nach Wiederbegegnung noch verstärkt. Sven hatte begonnen, mit dem Vater zu rivalisieren, ihn zu attackieren, und geriet sofort in Angst, ihn womöglich zu vernichten, so dass er wieder aus dem Leben verschwinden könnte – Aggression erschien zum Rivalisieren, aber auch zur Loslösung nicht tauglich, sie war katastrophal und tödlich, wie es von Sven mit dem Sceno-Material dargestellt worden war. Ein rigides Über-Ich hatte sich gebildet, das die sadistischen Phantasien kontrollieren musste. Svens Stottern trat auf, wenn starke Affekte vorherrschten, die nicht erlaubt waren. Dann versuchte er ein Wort zu formulieren, nahm es aus Angst, es könnte verletzen, zerstören, wieder zurück und unterwarf sich. Dieser Vorgang wiederholte sich permanent und entwickelte sich schließlich zu einem endlosen Zirkel.

Weiterer Behandlungsverlauf

Die Stunden waren lange Zeit von einer zähen, gleichbleibenden Problematik bestimmt: Sven inszenierte stereotyp eine bestimmte Situation. Er wählte Spiele, die er nicht ausreichend beherrschte oder die wegen seines Alters einfach zu schwer für ihn waren. Aber er wollte unbedingt mit dem Therapeuten seine Kräfte messen. Ich hatte großes Mitleid, wusste ich doch zu Beginn jeden Spiels, dass ich den Jungen wieder besiegen und beinahe zerstören würde. Andererseits war ich voller Wut, weil Sven sich immer wieder aufs Neue an Spiele wagte, die ihn überforderten. Natürlich ging das fast immer so aus, dass Sven unterlag und meist eindeutig verlor. Sven reagierte darauf heftig. Er wirkte verstört, traurig und begann, sich zu beschimpfen. Diese Selbstanklage gipfelte in bösen und beleidigenden Ausdrücken gegen sich selbst. Er wäre der allerletzte Idiot. Er könnte nichts und würde immer nur verlieren. Für mich war die Gegenübertragung kaum auszuhalten, weil ich mich zutiefst schuldig fühlte. Sven machte mich zum gnadenlosen Täter, sich zum zerstörten Opfer. Ich versuchte alles Mögliche, interpretierte die Qualität unserer Beziehung, intervenierte und deutete. Doch alles schien abzuprallen. Immer wieder entstand jene unerträgliche sadomasochistische Situation, die für uns beide quälend war und die sich nicht zu lösen schien.

In der begleitenden Psychotherapie berichteten die Eltern von ähnlichen Verhaltensweisen zu Hause. Ständig wollte Sven Dinge unternehmen, denen er nicht gewachsen sei. Aber auch bei vertrauten Situationen, wie etwa bei den Hausaufgaben, würde er häufig in Situationen geraten, die ihn hilflos werden ließen, so dass er nicht mehr weiterwusste. Dann würde er sich gnadenlos beschimpfen, dass die Mutter das kaum aushalten würde. Auch mit anderen Kindern käme es zu Situationen von Scheitern mit nachfolgenden Beschuldigungen. So hätte er bei einem Fußballspiel unbedingt im Tor stehen wollen. Als ein Ball auf ihn zugekommen wäre, hätte er sich vor Angst weggeduckt, so dass die Gegner ins Tor trafen. Sven wurde hässlich beschimpft, beinahe wäre er sogar von seiner erzürnten Mannschaft geschlagen worden.

Mir war aufgefallen, dass der Vater bislang kein Mitleid über Svens Selbstzerstörung geäußert hatte. Er hatte sich lange Zeit vor mir verstecken wollen, hatte große Autoritätsprobleme und meinte, Sven ginge es doch gar nicht so schlecht. Schließlich berichtete er von schlimmen Situationen während seiner eigenen Kindheit. Er wäre oft grausam misshandelt worden, mit Schlägen, mit Kaltwassergüssen. Sein Stiefvater hätte ihn immer unterdrückt und gnadenlos gedemütigt. Er konnte kein Blut sehen, dabei wurde ihm immer schon als kleines Kind schlecht. Als der Stiefvater das wahrgenommen hatte, zwang er den jungen Mann Metzger zu lernen. Diesen Beruf hätte er immer gehasst, nach Beginn seiner Ausbildung hätten sich die ersten Zwangsgedanken gebildet. Es wurde deutlich, warum Sven mit seinem Vater nicht rivalisieren konnte und warum er – identifiziert mit ihm – in seiner masochistischen Rolle verharrte. Ich erkannte auch, warum diese Haltung durch nichts zu erschüttern war: Ich hatte den Jungen viel zu sehr bemitleidet und seine Opferrolle zu sehr betont. Immer häufiger sprach ich den aggressiven Anteil seiner Inszenierungen an. Beispielsweise, dass ich mich zunehmend ärgern würde, weil er ständig Spiele wähle, von denen er doch genau wüsste, dass er verlieren würde. Mit der Zeit zeigte mein Konfrontieren Folgen. Zunehmend brachte der Junge aggressive Inhalte in unsere Beziehung. Sven begann lustvolles phallisches Rivalisieren mit Bogenschießen. Mir fiel ein, dass ich – in der Rolle des Vaters unbewusst gefangen – ihm dies in der ersten Stunde untersagt hatte. Er machte jetzt Autorennen mit mir, in denen er immer häufiger siegte, ohne dass ich das beeinflussen konnte. Er überschritt Grenzen, attackierte und ärgerte mich, auch verbal. Der Knoten hatte sich gelöst, Sven hatte den Schritt gewagt, mit dem gefährlichen Vater zu rivalisieren. Nach Abschluss der Behandlung war das Stottern so gut wie verschwunden, lediglich in Belastungssituationen traten gelegentlich leichte Rückfälle auf.

! **Merke:** Die psychoanalytische Behandlung des Stotterns fokussiert die Loslösung und Individuation sowie die Verarbeitung der Aggressionsproblematik und bei Jungen die Entwicklung einer männlichen Geschlechtsidentität.

7 Frequently Asked Questions (FAQ)

1. *Ist Stottern organisch bedingt oder ein psychoneurotisches Symptom?*

→ Gerade in den 1940er und 1950er Jahren wurde Stottern immer wieder in Zusammenhang gebracht mit einer Schwäche des Zentralnervensystems oder der Frage von Rechts-

4

und Linkshändigkeit (vgl. Klaniczay, 2001, S. 61). Redestörungen können aufgrund ihrer organischen Verankerung (Sprechwerkzeuge, Motorik etc.) als psychosomatische Reaktion verstanden werden.

2. *Ist eine Psychotherapie erst erfolgreich, wenn das Symptom Stottern aufgehört hat?*

→ Nein. Stottern ist ein sehr hartnäckiges Symptom, so dass ein entspannter und selbstbewusster Umgang mit dem Symptom trotz Durcharbeitens der Konflikte manchmal das Optimum ist, was man erreichen kann.

8 Prüfungsfragen

1. Nennen Sie die Symptome des Stotterns!
2. Wie ist das Geschlechterverhältnis beim Stottern?
3. Nennen Sie Ursachen für Stottern als Entwicklungsstörung!
4. Wie wird Stottern nach der ICD-10 klassifiziert?
5. Wie lässt sich Stottern als konversionsneurotisches und zwangsneurotisches Symptom verstehen?
6. Beschreiben Sie Stottern als Ausdruck einer narzisstischen Störung!
7. Nennen Sie Behandlungsziele!
8. Mit welchen Übertragungs- und Gegenübertragungsproblemen muss in der Behandlung gerechnet werden?
9. Welche Bedeutung haben Affekte beim Stottern?

9 Literatur

- Anzieu A (1982): Vom Fleisch zum Wort: Mutismus und Stottern. In: Anzieu D (Hrsg.): Psychoanalyse und Sprache. Vom Körper zum Sprechen. Paderborn: Junfermann
- Anzieu D (1991): Das Haut-Ich. Frankfurt/M: Suhrkamp
- Anzieu D (1993): Autistic phenomena and the skin-ego. Psychoanal Inq 13:42-48
- Dilling H, Mombour W, Schmidt, MH (Hrsg.) (2005): Weltgesundheitsorganisation. Internationale Klassifikation psychischer Störungen. ICD-10. Klinisch-diagnostische Leitlinien. 5. Aufl. Bern: Hans Huber
- Fenichel O (1975): Psychoanalytische Neurosenlehre II. Olten: Walter
- Fiedler P, Standop R (1994): Stottern. Ätiologie, Diagnose, Behandlung. Weinheim: Beltz
- Freud S (1895d/1999): Studien zur Hysterie (zusammen mit J. Breuer). GW Bd. I. Frankfurt: Fischer
- Freud S (1905e): Bruchstück einer Hysterie-Analyse. GW Bd. V. Frankfurt: Fischer
- Heinemann E, Hopf H (2001): Psychische Störungen in Kindheit und Jugend. Symptome – Psychodynamik – Fallbeispiele – psychoanalytische Theorie. Stuttgart: Kohlhammer
- Hirschmüller B, Hopf H, Munz D, Szewkies J (1997): Dauer und Frequenz analytischer Psychotherapie bei Kindern und Jugendlichen. Daten und Fakten. VAKJP-Schriftenreihe Bd. 5. Mannheim: Eigenverlag
- Jones E (1960): Das Leben und Werk von Sigmund Freud. Bd. 1. Bern und Stuttgart: Huber
- Klaniczay S (2001): Über kindliches Stottern und die Theorie der Anklammerung. Kinderanalyse 9(1):60-80
- Kollbrunner J (2004): Psychodynamik des Stotterns. Psychosoziale Ursachen, Stottertheorien, tiefenpsychologisch orientierte Therapie, Zukunftsperspektiven der Sprachtherapieausbildung. Stuttgart: Kohlhammer
- Kollbrunner J (2005): Stottern ist wie Fieber. Ein Ratgeber für Eltern von kleinen Kindern, die nicht flüssig sprechen. Stuttgart: Kohlhammer
- Krause R (1980): Stottern. In: Schlottke P, Wetzel N (Hrsg.): Psychologische Behandlung von Kindern und Jugendlichen. München: Urban & Schwarzenberg, S. 291-315
- Krause R (1981): Sprache und Affekt. Das Stottern und seine Behandlung. Stuttgart: Kohlhammer
- Krause R (1998): Allgemeine Psychoanalytische Krankheitslehre. Bd. 2: Modelle. Stuttgart: Kohlhammer
- Pelikan J (2004): Der Gebrauch von Sprache als Übergangsphänomen in der kindlichen Entwicklung. Kinderanalyse 12(2):136-166
- Plänkers T (2005): Sprechen im Klaustrum. Zur Psychodynamik des Stotterns. Psyche – Z Psychoanal 59:197-223
- Remschmidt H (2000): Kinder- und Jugendpsychiatrie. Eine praktische Einführung, Stuttgart: Thieme
- Spitz RA (1973): Die Entstehung der ersten Objektbeziehungen. Stuttgart: Klett-Cotta
- Spitz RA (1970): Nein und Ja. Stuttgart: Klett-Cotta
- Winnicott DW (1971): Vom Spiel zur Kreativität. Stuttgart: Klett-Cotta
- Winnicott DW (1973): Die therapeutische Arbeit mit Kindern. München: Kindler Studienausgabe
- Wurmser L (1990): Die Maske der Scham. Die Psychoanalyse von Schamaffekten und Schamkonflikten. Berlin, Heidelberg, New York: Springer
- Zepf S, Sold P (2005): Affekt – Sprache – Spiel. Einige grundsätzliche Überlegungen zur Entwicklung des kindlichen Denkens. Kinderanalyse 13(3):241-275

4.12 Lese-Rechtschreib-Schwäche und ihre Behandlung im Kindes- und Jugendalter

Erika Mertens

1 Epidemiologie

Die Lese-Rechtschreib-Schwäche ist weltweit unter Kindern und Erwachsenen verbreitet. Diese Schwierigkeit, die Kulturleistungen des Lesens und Schreibens zu erbringen, durchzieht alle sozialen Schichten. Sie wird vom Grundschulalter bis in die Adoleszenz hinein diagnostiziert. Die allgemeine klinische Erfahrung ist, dass weniger Mädchen als Jungen betroffen sind. Warum das so ist, wurde bisher noch nicht systematisch erforscht. Nach dem neuesten Rechtschreibtest der internationalen Grundschul-Lese-Untersuchung (IGLU) sollen in Deutschland laut Dortmunder Schriftkompetenz-Ermittlung 10,1 Prozent aller Schülerinnen und Schüler nicht richtig lesen oder schreiben können (Medienbericht im Kölner Stadtanzeiger vom 25.5.05).

2 Begriffe

Das Phänomen der Lese-Rechtschreib-Schwäche wird unter verschiedenen Begriffen beschrieben. Die UNESCO hat den Begriff des „funktionalen Analphabetismus" geprägt. Der besagt, die Betroffenen können ihren Namen noch richtig schreiben, sind aber nicht in der Lage, Zusammenhänge geschriebener Texte zu verstehen. Es handelt sich dabei also um Menschen, die über äußerst schwache Kenntnisse im Lesen und Schreiben verfügen, die aber doch irgendwie eine Schullaufbahn hinter sich haben.
In Deutschland wurde die Schwäche des Lesens und Schreibens unter der Bezeichnung „Legasthenie" bekannt. Es wird unterschieden zwischen der sogenannten literalen, der schweren Form, und der sogenannten verbalen Legasthenie, einer leichteren Form der Lese-Rechtschreib-Schwäche (Grüttner, 1987, S. 185).

In der ICD-10-SGBV (Internationale Klassifikation der Krankheiten) wird die Lese-Rechtschreib-Störung derzeit als „umschriebene Entwicklungsstörung schulischer Fertigkeiten" erfasst (F81). Es folgt eine Unterteilung in Lese-Rechtschreib-Störung (F81.0), deren Hauptmerkmal als bedeutsame Beeinträchtigung in der Entwicklung der Lesefertigkeiten bezeichnet wird. Als nächste Untergruppe wird eine „isolierte Rechtschreib-Störung" (F81.1) mit bedeutsamer Beeinträchtigung der Entwicklung von Rechtschreibfertigkeiten ohne Vorgeschichte einer Lesestörung beschrieben. Beide Störungsformen werden nicht als Folge eines Beschulungsmangels, nicht als Folge einer Intelligenzminderung oder als Folge von Visusproblemen oder gar als Folge irgendeiner erworbenen Hirnschädigung oder -krankheit definiert. Für die umschriebenen Entwicklungsstörungen des Lesens wird noch angegeben, dass ihnen Entwicklungsstörungen des Sprechens oder der Sprache vorausgehen. Weiter heißt es: „Während der Schulzeit sind begleitende Störungen im emotionalen und Verhaltensbereich häufig" (ICD-10-SGBV F81.0, S. 191). Diese internationalen Klassifikationen enthalten symptomorientierte Beschreibungen und keine ätiologischen Annahmen.

3 Die unterschiedlichen wissenschaftlichen Erklärungsansätze

Die vorherrschende *neurologische* Lehrmeinung geht davon aus, „dass die Lese-Rechtschreibstörung in engem Zusammenhang mit Besonderheiten der biologischen Reifung des zentralen Nervensystems steht" (Warnke et al., 2004, S. 2). Es wird von „basalen visuellen Wahrnehmungsstörungen" und von Störungen der Sprachwahrnehmung im Sinne verminderter Differenzierungsfähigkeit, wie zum Beispiel Störung der Phonem- und Graphem-Zuordnung, und Störungen der phonologischen Bewusstheit, das heißt Störungen der Fähigkeit, lautsprachliche Einheiten in der gesprochenen Sprache zu erkennen und zu unterscheiden, gesprochen (s. Warnke et al., 2004, S. 19). – Die Autoren betonen, dass Sprachentwicklungsstörungen und hyperkinetische Störungen keine Prognose für eine spätere Lese-Rechtschreib-Schwäche (LRS) zulassen.
Eine weitere ätiologische Annahme der LRS ist die sogenannte *Vererbungsthese* (Weinschenk, 1965). Sie wird auch von Pennington (1999) wieder diskutiert, ohne dass ein „Legasthenie-Gen" nachzuweisen wäre. Nach Pennington (1999, zitiert in Warnke et al., 2004, S. 21) sind die Einflüsse der Gene wahrscheinlich derart, dass sie im komplexen Zusammenwirken mit anderen Genen zu einer Hirnentwicklung beitragen, aus der eine Rechtschreibstörung hervorgeht. Daher resümieren Warnke et al. (2004, S. 21): „Die Ergebnisse der genetischen Forschung stützen die Annahme, dass für die Lese-Rechtschreibstörung auch nicht-genetische Faktoren eine kausale Rolle spielen (z.B. Qualität des Unterrichts der Schriftsprache)." Andere kausale Alternativen werden nicht genannt.

Auch aus *psychoanalytischer Sicht* wurden Verstehensansätze zur Lese-Rechtschreib-Schwäche im In- und Ausland publiziert. Gründliche psychogenetische Untersuchungen und Einzelfallstudien wurden jedoch vernachlässigt. Es besteht aber Übereinstimmung darin, dass den Legastheniesymptomen – wie anderen Symptomen im Rahmen der Psychoanalyse – ein unbewusster Sinn zugrunde liegt (vgl. McLeod, 1976; Grüttner, 1987).

> **! Merke:**
> a) Nach vorherrschender neurologischer Lehrmeinung handelt es sich bei der LRS um basale visuelle und auditive Wahrnehmungsstörungen, wobei ein Zusammenhang mit Besonderheiten der biologischen Reifung des zentralen Nervensystems angenommen wird.
> b) Eine zweite ätiologische Hypothese ist die Vererbungstheorie.
> c) Die psychoanalytische Sichtweise versucht, das Symptom über seinen unbewussten Sinn zu verstehen.

4 Zum neurowissenschaftlichen Forschungsstand

Aus der Zusammenarbeit und Annäherung zwischen psychoanalytischer und neurowissenschaftlicher Forschung sind in jüngster Zeit umfangreiche Schriften publiziert worden, von denen hier nur einige zitiert werden können. Die daraus entstandenen Forschungsergebnisse sind nicht nur im Hinblick auf die Entwicklungsdimension des Gehirns von großem Interesse. Sie sind gleichermaßen für die hier vorliegende Problematik der legasthenen Schüler von bedeutender Relevanz. Für viele renommierte Neurowissenschaftler gilt es inzwischen als gesichertes Wissen, dass die Differenzierung der Neuronen, sprich die Reifung des Gehirns, maßgeblich unter dem Einfluss seiner Benutzung geschieht. „Genetische und Umwelteinflüsse wirken absolut untrennbar zusammen, und aus diesem Grund sind genetische Einflüsse alles andere als unveränderbar" (Solms und Turnbull, 2004, S. 230). Nun soll das nicht heißen, dass die Gene keine Bedeutung hätten. Aber Untersuchungsergebnisse lassen die Hypothese zu, dass die frühe Objekterfahrung selbst für genetisch determinierte Prädispositionen prägend ist (Fonagy et al., 2004, S. 124, 129). Fonagy et al. meinen damit, die Umwelterfahrung kann die Expression bestimmter Gene triggern, oder die Erfahrung mit der Umwelt kann genetische Vulnerabilität reversibel machen (s. auch Hüther et al., 1996, S. 108; Perry et al., 1998, S. 285). Solche Erkenntnisse widersprechen der genetischen Hypothese für die Entstehung der Legasthenie. In diesem Zusammenhang sei noch auf das 2004 erschienene Buch von Greenspan und Shanker verwiesen mit dem Titel „The First Idea". Auch diese Publikation, die sich auf umfangreiche neurowissenschaftliche Forschung stützt und unter anderem auf Untersuchungen an Kindern wie auch an nichtmenschlichen Primaten basiert, weist der Umwelt eine Schlüsselrolle zu, um die Reifung des Gehirns voranzubringen. Diese Forscher haben sechs Entwicklungsstadien für die psychisch-geistige Entwicklung und die sich parallel dazu ereignenden Wachstums- und Differenzierungsprozesse des Gehirns herausgefunden. Für jedes einzelne Entwicklungsstadium wird aufgezeigt, welche Erfahrungen ein Säugling machen muss, damit sich bestimmte Reifungsschritte – wie die zunehmenden neuronalen Verknüpfungen zwischen niederen und höheren Zentren – im Gehirn vollziehen. Die bisherigen Forschungsergebnisse erlauben die Hypothese, dass es das kontinuierliche emotionale Signalisieren zwischen Umwelt und Säugling ist, dem hier die ausschlaggebende und organisierende Bedeutung zukommt (Greenspan und Shanker, 2004, S. 273 ff.). Die Abhängigkeit von Interaktionen mit der Außenwelt ist demnach für die Entwicklung des Gehirns weitaus größer, als bisher angenommen wurde. Wo sich die frühen emotional wichtigen Interaktionsmuster nicht günstig ereignen, entstehen Entwicklungsprobleme. Umgekehrt gilt, je entwickelter diese frühen emotionalen Interaktionsmuster sind, desto höher ist der Level symbolischen Denkens, der Sprache und der sozialen Fähigkeiten (Greenspan, 2005, S. 16). Die Autoren sehen in ihrer Theorie die notwendige Ergänzung zur Erklärung des Konzepts symbolischen Denkens von Piaget. „Piagets Modell identifiziert wichtige Schritte und Prozesse, die mit unpersönlichem Denken und Kognition assoziiert sind. Jedoch das unzureichende Verständnis der Rolle des Affekts ist ein fehlendes Glied" (Greenspan und Shanker, 2004, S. 285).

> **! Merke:**
> 1. Viele Forscher der Neurowissenschaften sehen die Wachstums- und Differenzierungsprozesse des Gehirns in Abhängigkeit von Interaktionen mit der Umwelt.
> 2. Nach Fonagy et al. (2004) erlaubt der Forschungsstand die Hypothese, dass die frühe Objekterfahrung entweder die Expression bestimmter Gene triggern oder genetische Vulnerabilität reversibel machen kann. Das widerspricht der genetischen Hypothese.
> 3. Zu ähnlichen Ergebnissen kommen die Forscher Greenspan und Shanker (2004). Sie sprechen insbesondere dem emotionalen Signalisieren zwischen Umwelt und Säugling zentrale Bedeutung für die Entwicklung des Gehirns und für den gleichzeitigen Aufbau emotionaler, sozialer und intellektueller Fähigkeiten zu.

Meine eigenen Forschungsarbeiten zur Legasthenie bestätigen diese Erkenntnisse durch klinische Beobachtung (Mertens 1989, 1997, 2002).

5 Zum diagnostischen und allgemein praktizierten Umgang mit der Legasthenie

Der legasthene Schüler wird mit Hilfe diagnostischer Rechtschreibtests, deren es – je nach Klassenstufe – verschiedene gibt, identifiziert. Neben der quantitativen Auswertung (Fehlerschwerpunkte bzw. Anzahl korrekter Wörter) wird in der Regel auch eine qualitative Fehleranalyse gemacht, welche Groß- und Kleinschreibung, Verdoppelungen oder Auslassungen von Buchstaben ermittelt. Zu den neurologischen und psychologischen Untersuchungen gehören auch Exploration der Eltern, des Kindes, standardisierte Fragebögen für Eltern, den betroffenen Schüler und Lehrer sowie Intelligenztests. Die Verfahren zur Therapie bezwecken auf kognitiver Ebene den Erwerb der alphabetischen Strategie durch eine Vielzahl von Lese- und Rechtschreibförderprogrammen, wie z. B. „Das Marburger Rechtschreibtraining" (Warnke et al. 2004, S. 128 ff.). Dass klinische Beobachtungen oft den Mangel an Motivation und Erfolg bei diesen Fördermaßnahmen belegen, spricht nicht gegen die

Übungsprogramme an sich. Es verweist vielmehr auf den starken emotionalen Faktor von Angst und Abwehr (z.B. Verweigerung), mit dem Legastheniker schriftsprachlichen Anforderungen begegnen und die Diagnose ihrer Legasthenie verarbeiten. Eine unreflektierte Testhandhabung birgt nämlich die Gefahr, dass die „Festschreibung" der LRS als partielle Minderwertigkeit bewertet wird. Diese als Stigmatisierung empfundene Diagnose wird jedoch von Eltern und Kind oft aus zweierlei Gründen mit Erleichterung aufgenommen. Erstens erwächst allen Beteiligten daraus die psychische Entlastung, mit einem körperlich bedingten Makel selbst nichts zu tun zu haben. Zweitens ist man getröstet durch die meist in den Tests nachgewiesene gute Intelligenz. Die Rücksichtnahme von außen durch Eltern und Lehrer (mit Befreiung von der Benotung) wird vom Schüler dazu als sekundärer Krankheitsgewinn erlebt und bewirkt – in der Regel nur vorübergehend – ein gewisses seelisches Gleichgewicht, das ihm weniger Angst, Schuld- und Schamgefühle beschert. – Das psychoanalytische Vorgehen richtet sich im Gegensatz zu den beschriebenen Untersuchungen vornehmlich auf die Einschätzung der unbewussten Konflikte, Ängste und Abwehrmechanismen, wie sie in der Psychogenese, Interviews, den familiären Interaktionen und in projektiven Testverfahren sichtbar werden. Es geht um eine ganzheitliche Erfassung der Persönlichkeit, der Beurteilung ihres Entwicklungsniveaus und ihrer Störungen, aus denen die LRS hervorgeht.

6 Klinisches Material aus einer Einzelfallstudie

Das nachfolgende klinische Beispiel entstammt in Auszügen meiner Forschung an Einzelfallstudien (Mertens, 2002). Der Fall illustriert den wesentlichen psychoanalytisch-diagnostischen Ansatz, die Psychodynamik und die daraus abgeleitete Ätiologie der Legasthenie.

Beispiel

Der fast 11-jährige C. drückt im Erstinterview bereits in seiner gebeugten Haltung, unsicher schlurfenden Schritten, herabhängenden Mundwinkeln und gesenkten Blicken unendlichen Pessimismus und Resignation aus. Mit seiner Legasthenie hat er sich schon abgefunden, als käme sie einer Schicksalsmacht gleich. Er wirkt stolz darauf, „alles ertragen zu können". Nur an einer Stelle zeigt er, dass er leidet. Er hat keinen Freund. Als er bei mir einen Zeichenblock erblickt, macht er sofort klar: „Zeichnen kann ich nicht, ich kann kein Papier anfassen, darum muss meine Mutter auch immer meine Heftseiten bei den Hausaufgaben umblättern." Nachdem ihm sein gutes Verbalisierungsvermögen attestiert wird, antwortet er mit einem schwachen Lächeln des Triumphs: „Reden, ja das kann ich." – Die Eltern von C. klagen: W i r hätten mit C. keine Probleme, wenn nur die Schule nicht wäre. Was die Eltern nicht sehen können oder wollen, ist die tatsächliche Kausalumkehr, die sie vornehmen. Nicht die Schule bringt die Probleme mit sich, sondern C. nimmt seine in der Kindheit zu Hause erworbenen Probleme mit in die Schule. Aber diese Tatsache wurde schon einmal verkannt. Bereits im dritten Schuljahr wurde C. psychologisch untersucht, dabei wurde seine Legasthenie diagnostiziert. Auch damals gab die Schule den Anstoß zur Untersuchung, weil C. durch Unruhe, Konzentrationsmangel und trotziges Verhalten dem Lehrer gegenüber als sehr störend auffiel. Die damaligen Untersuchungen ergaben bereits die Evidenz für massive Ängste (vor Dunkelheit, Unbekanntem, Objektverlust und Aggressionen seitens der Umwelt), für starke Aggression und Zerstörungsdrang und für einen ausgesprochenen Mangel an Selbstwertgefühl. Diese Befunde wurden jedoch nicht ergründet, sondern als sekundär eingestuft und auf seine Legasthenie und die dadurch entstandene „Überforderungssituation" zurückgeführt. Das mangelnde Selbstwertgefühl wurde unter anderem von seinen im Satzergänzungstest aufgezeigten Gefühlsausdrücken wie „kommt nicht zurecht", „kann nicht lernen", „taugt zu nichts" abgeleitet. Die psychologische Empfehlung vor dem Hintergrund der neurologischen Hypothese eines minimalen Hirnschadens lautete daher: Wechsel in eine sogenannte Legasthenikerklasse. In dieser Klasse entwickelte sich C. zu einem für die Schule kaum noch tragbaren Schüler. Die Lehrerin fühlt sich von ihm bedrängt, weil er etwa dreißigmal pro Unterrichtsstunde „Fräulein Meier, Fräulein Meier" dazwischenruft. Er ist unkonzentriert und kann vor allem nicht auf das eingehen, was andere sagen. Dazu verhält er sich motorisch extrem unruhig, bewegt sich ohne Rücksicht auf den Fortgang des Unterrichts, wippt ständig mit dem Stuhl und fällt hin. Wegen Onanierens in der Klasse wurde er wiederholt hinausgeschickt. Er gilt als aggressiv gegenüber anderen Kindern und ist in seiner Klasse vollkommen isoliert. Er verweigert zunehmend seine schriftlichen Leistungen.

7 Zur Psychogenese

Der Junge kam als mittleres von drei ungeplanten Kindern zur Welt. Bei ihm hatte der Vater sogar auf eine Abtreibung gedrängt. Als C. zur Welt kam, erlebten ihn beide Eltern im ersten Jahr als besonders beglückend, viel lächelnd und problemlos. Der Vater schämte sich, dass er das Kind zuerst nicht haben wollte. Beide Eltern betonen im Nachhinein: „Von C. kam so viel auf uns zurück, es war eine Freude mit ihm zu schmusen und zu spielen. Das haben wir reichlich genossen, mit ihm mehr als mit den beiden anderen Kindern." Als müsse sich die Mutter gewaltsam zur Räson rufen, verändert sie an dieser Stelle im Erstinterview ihre Stimmlage, ihr Lächeln verschwindet, und sie fährt fort, energisch und mit unumstößlicher Härte ihre Devise für den weiteren erzieherischen Umgang mit C. vorzutragen. „Ich wollte ihn zur Selbständigkeit erziehen, so früh wie möglich." Demzufolge änderte die Mutter im zweiten Lebensjahr von C. abrupt ihr Verhalten. Als der Junge dann mit dreizehn Monaten laufen lernte, lief die Mutter nicht zu ihm hin, wenn er hinfiel. Er sollte ihrem Leitprinzip zufolge allein wieder aufstehen. Sie überging es auch, wenn er schrie. „Er wurde daher auch nicht wehleidig", erläutert die Mutter, „obwohl er heute noch mit 11 Jahren oft hinfällt und den Körper voller Schrammen und Schrunden hat." C. ist in ihren Augen tollpatschig und ungeschickt in seinen Bewegungen. Er war lange ein ängstliches Kind, hing der Mutter tagsüber am Rockzipfel. Die Mutter weiß nicht mehr genau, wann er im zweiten Lebensjahr zu sprechen anfing. Sie erlebte seine Sprechversuche als zaghaft und undeutlich, so dass sie ihn

nicht verstand. Immer wieder ermahnte sie ihn, deutlich zu sprechen, aber der verbale Dialog zwischen Mutter und Kind blieb weitgehend aus. Die Mutter wurde es nach eigenen Worten schnell leid mit ihm und handelte eher, um eine Verständigung abzukürzen.
Der Vater reagierte ebenfalls enttäuscht und beschämte C. massiv wegen seines undeutlichen Sprechens. Er zog sich – wie er mir selbst mit nachträglichen Schuldgefühlen gestand – emotional von diesem Kind zurück. Er favorisierte offen den fünfzehn Monate älteren Sohn und hielt ihn C. immer wieder als leuchtendes Beispiel vor. So nutzte denn auch der ältere Bruder jede Gelegenheit, um den jüngeren mit seiner sprachlichen Überlegenheit auszustechen. Fragte man den kleinen C. etwas, so preschte der Bruder vor und schnitt ihm das Wort ab.
Als C. knapp 3 Jahre alt war, wurde seine Schwester geboren. Er musste in den Kindergarten, obwohl er immer schrie und mit den Füßen stampfte. Neinsagen fand bei ihm nicht statt. Seine negativen Affekte kamen im familiären Umfeld nicht auf die verbale Ebene, auch später nicht. Über das Protestgeschrei von C. hinweg setzte die Mutter den Kindergarten-Besuch durch. Im Kindergarten konnte C. weder mit sich noch mit den anderen Kindern etwas anfangen. Er gebärdete sich störend und destruktiv. Ständig rempelte er andere Kinder und Gegenstände an, tat sich und anderen weh. Nach einer gewissen Zeit entwickelte C. zu seinem Bruder eine große Anhänglichkeit. In der Therapie wird sich C. später brüsten: „Eine prima Einrichtung, so ein Bruder. Der tut für mich zu Hause alles, was ich nicht gut kann. Der liest mir vor, was ich wissen will."

8 Zur psychoanalytischen Diagnostik der LRS

Die hier vorgelegten psychogenetischen Daten sprechen dafür, dass in der Eltern-Kind-Beziehung nicht nur eine Kette wichtigen emotionalen Signalisierens gefehlt, sondern eine Ergänzungsreihe traumatischer Erfahrungen stattgefunden hat.
Das dürfte vor allem im Übergang von der präverbalen zur verbalen Periode, dem Entwicklungszeitraum für Sprachentwicklung und Symbolisierung so gewesen sein. Die Folgen sind entsprechende Defizite und auch die LRS.

Die vorläufige psychodynamische Diagnose in diesem Fall lautet: Schwere Entwicklungsneurose mit Ich-Verzerrungen aufgrund früher emotionaler Deprivationen und Traumatisierung.

Analog zum vorgegebenen Fallbeispiel treffen die Störungen der Entwicklungsbereiche von Symbolisierung, Sprachentwicklung und Mentalisierung in unterschiedlichem Ausmaß auch auf andere Legastheniker zu. Diese Bereiche bauen sich parallel zueinander auf und sind miteinander verwoben. Nachstehende Erläuterungen skizzieren, wie die einzelnen Entwicklungsprozesse in Gang kommen.

8.1 Zur Symbolisierung

Greenspan und Shanker (2004, S. 265) heben hervor, der Weg zu Symbolisierung und letztlich kreative und reflektive Strebungen in jedem Bereich der Sinne hängt von der frühen Erfahrung des emotionalen Austauschs mit anderen ab. Ich beziehe mich im Folgenden auf die Definitionen dieser vorgenannten Autoren.

a) Symbolisierung wird durch die co-regulierten emotionalen Interaktionen der Bezugsperson eingeleitet, die Bildern und basalen Gefühlen Namen und Bedeutung verleiht. Das führt beim Kind dazu, dass es eine Wahrnehmung von automatischer Handlung trennen lernt – zugunsten einer sinnstiftenden Idee oder eines Bildes, also eines Symbols, in das Affekte und Emotionen investiert werden. In einem fortlaufenden Prozess werden weitere bedeutungsvolle Symbole für alle Sinnes-Erfahrungen erworben (Affekte, motorische Fähigkeiten, Vokalisierungen). Das erklärt auch – wie im vorliegenden Falle – den oft unsymbolisierten Bewegungsdrang (Hyperkinesen) von Legasthenikern. Dieser Tatbestand der gleichzeitigen Symptom-Diagnose von ADS (Hyperkinesen, Impulsivität und Konzentrationsmangel) ist jedoch bei Legasthenikern nicht zwingend. Mehrfach ist mir auch die Legasthenie Seite an Seite mit hervorragender Beherrschung asiatischer Sportarten wie Judo und Karate begegnet. Das heißt, diese Legastheniker hatten in der Körpermotorik einen Symbolisierungsprozess durchlaufen. Sie waren fähig, Bewegungen reguliert, moduliert und geplant in Handlungs-Sequenzen einzusetzen. Das beweist, dass Symbolisierungsprozesse uneben, d.h. ungleichmäßig verlaufen können (Greenspan und Shanker (2004, S. 264; siehe dazu auch den Beitrag von Hopf zur Psychoanalyse von Aufmerksamkeits- und Hyperaktivitätsstörungen in diesem Band).

8.2 Zur Sprachentwicklung

Für die Sprachentwicklung, Kommunikation, Problemlösen und höhere Level reflektierenden Denkens ist die zunehmende Symbolbildung ein, aber nicht einziger Baustein. Die anderen Bausteine entstammen wiederum den affektiven Interaktionen, zusammen mit Symbolen (Greenspan und Shanker, 2004, S. 38). Zunehmende Denkakte, das Reflektieren über sich selbst können sich umso besser entwickeln, je sensibler, erfreuter und verhandlungsbereiter die Umwelt darauf reagiert. Nur dann kann der Erwerb des Nein stattfinden, der bei Legasthenikern in der Regel nicht erreicht wird. Das Nein ist eine autonome Meinungsäußerung des Kindes und stellt die Fähigkeit dar, sich in affektiven Gegensatz zur Bezugsperson zu begeben und auf Distanz zu kommunizieren (Jones, 1995; Spitz, 1957).

8.3 Zur Mentalisierung

Die Mentalisierung beginnt nach Fonagy et al. (2004, S. 12) „mit der Entdeckung der Affekte in der und durch die Beziehung zu den Primärobjekten ... Die Mutter unterstützt die Erzeugung von Mentalisierungsmodellen durch komplexe sprachliche und quasi-sprachliche Prozesse." Sie interpretiert das Verhalten des Kindes, indem sie ihm Ideen und Gefühle zugrunde legt (Fonagy und Target, 2002, S. 29). Wenn mütterliches Spiegelungsverhalten, das dem Zustand des Babys zwar entspricht, aber nicht markiert ist, (d.h. irgendwie als unrealistisch signalisiert wird), findet das Kind kein containment. Es erlebt vielmehr die kongruent wahrgenommene realistische Emotion als gefährlich. Es besteht die Gefahr der Traumatisierung. Der Affekt bleibt dann eher unsymbolisiert. (Fonagy et al., 2004, S. 16). Wo aber con-

4

tainment, weiteres spielerisch spiegelndes Verhalten stattfinden, fördert das die Integration des Als-ob-Modus. „Im Modus des ‚Als-ob' werden Gefühle und Gedanken als ausschließlich repräsentational oder symbolisch erlebt, d.h., als hätten sie keinerlei Auswirkungen ... nach draußen" (Fonagy und Target, 2001, S. 964). Unter dem Modus der psychischen Äquivalenz wird hingegen die Annahme verstanden, „dass sich Gedanken zwangsläufig materialisieren bzw. realisieren" (Fonagy und Target, 2001, S. 964). Dieser Modus ist bei vielen Legasthenikern noch nicht sicher überwunden. Der Schritt zur Mentalisierung oder zu einem reflexiven Modus, der dazu führt, mentale Zustände als Repräsentationen zu begreifen, beginnt normalerweise mit 3-4 Jahren (Fonagy und Target, 2002, S. 32).

! Merke:

a) Symbolisierung, Sprachentwicklung und Mentalisierung sind parallel zueinander entstehende Prozesse, die bei Legasthenikern in unterschiedlichem Ausmaß Defizite und Unebenheiten aufweisen. Im entwicklungspsychologischen Zeitraum (präverbal bis verbal) fehlt es an affektivem Austausch und Reziprozität in der Eltern-Kind-Beziehung.

b) Traumatisierung in diesem Zeitraum wirkt sich negativ verstärkend auf ohnehin lückenhafte Entwicklungsprozesse aus und beeinflusst den Abwehrstil weiterer Entwicklung.

9 Aus dem Behandlungsverlauf von C.

Was C. sehr schnell zeigt, sind seine starken emotionalen Polarisierungen. Er spaltet die Welt in gute Eltern und Geschwister und entwertete Autoritätspersonen in der Außenwelt. So zielen seine Abwertungen auch bald auf mich. Er gefällt sich darin, auf negative Weise „mannhaft" zu sein. So bezeichnet er die Stunden bei mir als „saublöd und doof". Ich würde sie nur aus Geldgier machen. Seine globalen emotionalen Erregungszustände, die er anfangs mit in seine Sitzungen bringt, drücken oft etwas von einem „Katastrophen"-Gefühl aus. Von anderen Kindern spricht er nur als seinen „Todfeinden", mit denen er sich häufig prügelt. Er verrät mir sein Lebensrezept: „Wenn mir was nicht passt, dann mache ich eine Prügelei, dann kriege ich wieder Prügel, und so bewältige ich alles." Er droht, auch mich so zu reizen, dass ich ihn meinerseits ohrfeigen und wegschicken soll. Mit dem Zerreißen einer Zeitung begleitet er seine verbale Drohung, in wie viele Stücke er mich zerreißen möchte. Dabei treffen mich ängstlich flackernde und lauernde Blicke. Er ist sich der Als-ob-Aktivität wohl nicht ganz sicher. Ich reagiere daher mit einem markierenden Affekt, in den ich auch Humor einfließen lasse. Etwa in der Art: „Pah, in so viele Stücke, da habe ich ja gleich viel zu tun, wenn du weg bist." Über mehrere Stunden wird es schließlich zu einem lustvollen Ritual für C. Und er findet die Stunden bald „langweilig, langweilig, aber schön". „Akzeptieren Sie alles, was ich sage, dann sagen Sie, dass die Stunden nichts mehr kosten." Die Erfahrung, so akzeptiert zu werden, wie er denkt und fühlt, ist für C. neu. Wie stark seine Angst vor mangelnder Akzeptanz durch seine Primärobjekte ist, beweisen zwei Briefe, die er im ersten Behandlungsjahr aus einem Schul-Ferienlager an die Eltern schickt. (Die Eltern haben mir diese Briefe gezeigt.) Im ersten Brief erhob er – in noch verständlichem Legastheniker-Deutsch – eine Forderung nach mehr Taschengeld. Im zweiten Brief, einen Tag später verfasst, löste sich seine Schrift regelrecht in einem Gekrakel auf, das keinen Buchstaben, geschweige denn ein Wort erkenntlich werden ließ. Zu vermuten ist, dass ihm die Taschengeld-Forderung unbotmäßig erschien. Die Angst vor schlimmen Konsequenzen durch die Eltern überwältigte ihn. Das erschütternde Briefdokument offenbarte auf eindrückliche Weise seine emotionale Befindlichkeit des Rückzugs und des Verbindungsabbruchs angesichts der antizipierten Frustration durch das Objekt. – In der analytischen Situation halten die Provokationen auf vielfältige Art an. Damit ist für ihn eine andauernde Realitätsprüfung verbunden, dass das, was er sagt und handelnd zeigt, denkbar und sagbar sein darf, ohne dass er eine Gegenaggression befürchten muss. Ich greife jeweils seine Gedanken auf und biete ihm dazu kurze Kommentare an. Oft benenne ich seine Gefühle. Auf diese Weise wird das Gefühl bei C. gefördert, dass es eine äußere Realität gibt, die außerhalb seiner selbst liegt. Das hilft ihm zunehmend zu verstehen, dass es einen Unterschied zwischen seinen Phantasien und dem tatsächlichen Verhalten des Gegenübers gibt. Das trägt dazu bei, dass sich seine Fähigkeit besser entwickelt, ein Gefühl für das eigene Selbst zu bekommen, das sich von einem anderen unterscheidet. Er bleibt lange unsicher in der Unterscheidung zwischen Phantasie und Realität. Sowohl in Bezug auf seine Gefühle wie auf sein Denken ist C. in einem unlösbaren Dilemma gefangen. Das Denken macht ihm Angst, weil dabei assoziativ beunruhigende Stimuli auftreten, die durch seine beginnende Pubertät eingefärbt sind. Gefühle fürchtet er wegen ihrer Verknüpfung mit möglichen Symbolen, Ideen und Phantasien. Deutlich wird immer seine Befürchtung, dass sich entweder ein Gefühl oder ein Gedanke konkretisieren. Typisch für seine Abwehr ist sein Spruch: „Ich habe keine Gefühle, ich mache nur Feststellungen." Aber die Gefühle funken ihm überall dazwischen, wo er sich auf kognitive Inhalte konzentrieren will. Er vermeidet daher auch immer wieder das Miteinander-Tun. Er gebärdet sich, als müsse er eine Urangst abwehren, kein autonom denkender Mensch zu sein und einem anderen die Dominanz über seinen Geist und auch sein körperliches Tun einzuräumen. Das wirft ein generelles Licht auf seine schulische Situation, auf seinen Unwillen, geistige oder sonstige Belehrung zu akzeptieren. Als über Hormone im Biologie-Unterricht gesprochen wird, hat er Angst, manipuliert zu werden, was in Wirklichkeit seine assoziativen Gedanken und Stimuli sind, die sich angesichts seiner beginnenden Pubertät bemerkbar machen. Auch sonst hat vom Unterricht angeblich nur der Lehrer etwas, weshalb er nicht mitmachen will. Denn der Lehrer bekäme Geld und könne sich dann erfolgreich fühlen. So ist C. auf der ganzen Linie eingeschränkt darin, sich mit einem Partner gedanklich in einer Sache zu beider Zufriedenheit zu treffen. Denn er hat es nie erfahren, eine positive Selbst-Urheberschaft bespiegelt zu bekommen und verinnerlichen zu können. Er wurde von seinen Eltern nicht oder nicht genug als denkendes Kind gedacht. Damit ist für die Selbstbildung gemeint, dass ein Kind „in der Haltung der Mutter ein Bild seiner selbst als mentalisierendes, wünschendes und glaubendes

Selbst wahrnimmt". Es sieht, dass es von der Mutter als intentionales Wesen repräsentiert wird, und internalisiert diese Repräsentanz. „Sie denkt mich als denkend, und also existiere ich als denkendes Wesen" (Fonagy, 1998, S. 366). Auch wo C. für sich allein kreativ werden will, zerbricht er sich die Dinge oder er verdirbt sich Farbmischungen beim Malen mit Fingerfarben. Anschließend macht er die Dinge vollkommen unkenntlich, indem er sie einem mehr und mehr real stinkenden Pott einverleibt. Damit nimmt er den Dingen ihre Spezifität. So offenbart er seine regressive Denkweise. Wo es keine Unterschiede gibt, gibt es kein Warum, kein Wann und kein Wie, das heißt keine Kausalität, keine Zeitabfolge, keine geschlechtliche Identität (vgl. Chasseguet-Smirgel, 1986, S. 9). C. produziert zum Beispiel eine Zeit lang Zwitterphantasien – mit sprachlichen Auswüchsen in der Schule, wo er alle Mitschüler und Mitschülerinnen mit dem sächlichen Artikel anredet. Damit hebt C. die Gesetze der Sprache auf. Sprache und Schrift sind normalerweise Träger kultureller Evolution und symbolisieren väterliches Gesetz und Autorität. C. hebt väterliches Gesetz und Autorität nicht am persönlichen Vater auf, aber über den Mechanismus der Verschiebung trifft C.s Opposition die Sprache, die Schrift und andere Autoritäten. In der Neigung, zwischen Ursache und Wirkung nicht zu unterscheiden, hebt C. weiterhin die Bedeutung des Vaters für das Kind auf (Grunberger, 1983). Es mangelt C. an Identifikationen mit dem Vater und seinen Werten. Es bestätigt sich: Ihm stand der wohlwollende, der „gute Vater des frühen Vertrauens" im Sinne von Blos (1990) nicht zur Verfügung. Daher mangelt es ihm an gütigen und leitenden präödipalen Identifizierungen. Solche Identifizierungen hätten aber dem ödipalen Vater seinen Schrecken nehmen können. Ohne die frühe Vertrauensbasis wird der ödipale Vater als übertrieben strafend gefürchtet. Daher entwickelt C. im Hinblick auf seine körperliche Reifung und Bedürfnisse große Ängste. Über die Beziehung der Geschlechter zueinander hegt er sadistische Phantasien. Erst nachdem die analytische Arbeit bei ihm Angst vor Masturbation abgebaut hat, kann er zunehmend sexuelle Gefühle und Gedanken zulassen. Er wird dadurch wissbegieriger, konzentrierter und phantasiereicher. Das setzt bei ihm zum Beispiel Lese-Impulse frei (von ihm initiierte Vorleseübungen bei mir) und auch das Malen von Buchstaben mit Fingerfarben und richtig gemalten Wörtern. Mit diesen konstruktiven Wünschen drängen aber nun auch seine sadistischen Neid-Impulse auf die Übertragungsebene und alles, was an das frühe traumatische Erleben heranführt. Allerdings sind seine Phantasien und Handlungen jetzt – im Gegensatz zur frühen traumatischen Situation – in der Identifizierung mit dem Aggressor und gefärbt von seiner gegenwärtigen psychosexuellen Entwicklungsstufe. Es beginnt mit dem Stören meiner Denkarbeit auf der Übertragungsebene. Zuerst klaut er mir phallische Gegenstände, worauf er mich verhöhnt und mich hämisch darauf aufmerksam macht, wie „doof" ich doch sei, es nicht zu merken. Dann geht er mehr und mehr dazu über, mir regelrecht die Worte abzuhacken, wenn ich etwas sagen will. Es gelingt ihm zunächst, zu seinem Tun ein Stück auf Distanz zu gehen, denn er will wissen, was ich darüber denke. Ich verbalisiere vorsichtig, er demonstriere mir, wie stark er sei, dass er mir die Worte abhacken könne. Eine tiefere Deutung vermeide ich noch bewusst. Dann veranstaltet C. eine „Gehirnoperation" an einem Teddybären, nachdem er ein jüngeres Mädchen von mir weggehen sah. Er hat zu früh vor dem Praxiseingang gestanden, und das „Giftbalg" hat ihn nicht gegrüßt. Nun schnaubt er vor Wut. Mit triumphierend feindseligem Blick auf mich kommentiert er sein Tun am Kopf des Teddybären. „Dem verpasse ich jetzt ganz schöne Störungen." Während er das tut, fragt er mich wiederholt in kurzen Abständen nach der Uhrzeit, was ich als seine Kontrolle deute, ob m e i n Kopf noch funktioniert. Mein Verständnis seiner mehrfach determinierten Symbolhandlung ist folgendes: C.s Aggression richtet sich gleichermaßen auf das fremde Kind, auf mich und auf den Kopf als Sitz der Denkarbeit. C. will den ungehinderten und durch nichts beeinträchtigten Zugang zum Praxisraum, den symbolischen Leib der Mutter. Da war ihm das andere Kind im Weg gewesen. Für diesen Rivalitätshass gab es auch früher schon Belege. Der Angriff auf den Kopf lässt sich aber auch im Sinne Chasseguet-Smirgels (1987) als eine Verschiebung vom Leib auf den Kopf und damit als eine Gleichsetzung von Gehirn und Fötus verstehen. Es stellt nämlich zugleich einen Angriff auf das Denken als Ausdruck des Realitätsprinzips dar. Denn das Denken – so Chasseguet-Smirgel (1987) – steht gleichzeitig in Analogie zum Status des Vaters, dem Penis und Erzeugerschaft zugeordnet sind. Und dieses Denken geht C. gegen den Strich. Dazu passt, dass er an anderer Stelle einen sexuell hemmungslosen Anspruch an das Mutter-Objekt in der Übertragung artikuliert. – Am Tag nach der „Gehirnoperation" kommt er mit einer leichten Handverletzung und der Klage über eine sehr fehlerhafte Schreibarbeit in die Sitzung. Er nimmt meine Deutung hin, dass er sich wegen seines eigenen schlechten Gewissens unbewusst selbst bestraft hat, auch mit seinen Schreibfehlern. Dieser deutenden Intervention waren natürlich bei anderen Gelegenheiten, beispielsweise dem Umgang mit den Fingerfarben, schon Deutungen vorhergegangen, die thematisierten, dass er sich Dinge immer selbst zerstören musste. – C. gebraucht aber seine Sprache weiterhin als phallisches und zugleich omnipotentes analsadistisches Organ. Mich traktiert er mit Kastrationswünschen wie: „Am liebsten würde ich Ihnen Ihr Ding eintreten, wenn Sie ein Mann wären." Es kommt zu einem weiteren Höhepunkt seiner Kastrationswünsche und Kastrationsängste. Mit unglaublichem Rededrang führt er seine sprachliche Potenz vor, in der Schule und bei mir. Er zittert und brüllt, als ob Sein oder Nichtsein für ihn davon abhingen, wenn ich etwas sagen will. Als ich es dennoch versuche, schreit er mir „Vordrängler" entgegen. Er verkündet mir in drohend gefährlichem Ton, dass er in der Schule alle „Vordrängler" in Grund und Boden geredet habe – und zwar nach dem Motto: „Der Scheiß von anderen interessiert mich nicht. Darauf scheiße ich." Was C. in solchen Momenten zeigt, ist seine Angst, dass ihm jemand das Wort streitig macht – und seine Gegenwehr in Identifizierung mit solch einem gefährlichen Konkurrenten (wie ehemals dem Bruder). Es dauert noch lange, bis diese Verhaltensweisen in ihrem Zusammenhang mit den Kindheitserfahrungen für C. verstehbar und erlebbar werden. Über deutende Vergleiche seines Umgangs mit meiner Sprache kann ihm gezeigt werden, dass er mich erfahren lässt, was er früher selbst erfahren hat. Zugleich kann ihm nach und nach verdeutlicht werden, dass in sein Schreiben beide Seiten einfließen, die Seite des Angreifenden in seiner unbewussten Aggression gegen sich selbst und die Seite dessen, der das erleiden muss. Als C. die von mir gezogenen Verbindungen zu begreifen beginnt, meint er sinnend: „Wenn das wahr wäre, es wäre wie das Finden von Perlen in Austern." C.s Einsichten schreiten fort. Er erkennt auch, dass er erfolgreich sein darf, ohne dem Bruder damit zu schaden oder dafür Zuwendung einzubüßen. Damit verbindet sich aber auch seine Trauerarbeit über seine Jugend, die so anders war als die seines Bruders. Im Nachhinein bekennt er, manchmal auch Suizid-Impulse gehabt zu haben. Aber er blickt zuversichtlich in die Zukunft. Beim Schreiben eines Aufsatzes wird er sich eigener guter Gedanken bewusst, nachdem vorher im Gespräch eine Blockade gegen diesen Aufsatz gelöst werden konnte. Dieser Aufsatz – kurz vor Beendigung seiner psychoanalytischen Behandlung geschrieben – enthielt keine legasthenen Fehler mehr.

Zusammenfassung

Bei dem hier vorgestellten Patienten mussten – abgesehen von seinen massiven Abwertungen schulischer Anforderungen und seiner Papier-Phobie – zuerst die Voraussetzungen für die Therapierbarkeit seiner LRS geschaffen werden. Die Therapie musste an den frühen Persönlichkeitsstörungen ansetzen. Erforderlich war zunächst das Nachholen von Reifungsschritten hinsichtlich der Symbolisierung im affektiven Bereich einschließlich der Motorik. Die entsprechenden Verbalisierungen und Deutungen brachten relativ schnell das ständige (oft selbstverletzende) Hinfallen und die Zappeligkeit zum Verschwinden. Der Patient begann, seine Gefühle besser auszuhalten. Das Hinhören seitens des Patienten nahm zu. Ebenso förderte das frühe Aufgreifen und „Markieren" seiner negativen und aggressiven Affekte deren Integration sowie zunehmende Denkschritte. Die puberale Reife stellte eine weitere Belastung für das Ich des Jungen dar. Erst im Zuge der Bewältigung dieser Krise konnte systematisch die unbewusste Abwehr gegen seine intellektuellen Wünsche und Fähigkeiten zusammen mit der Durcharbeitung seiner traumatischen Erfahrungen und aller Emotionen erfolgreich analysiert werden, was zur Behebung der LRS führte.

! Merke:

a) In ihren Handlungen und in ihrer Verbalsprache stellen LRS-Patienten eine Verbindung zu ihren traumatischen Erfahrungen her.
b) Im verbalen Handlungs- und Übertragungsgeschehen lassen sich sukzessive die primärprozesshaften Mechanismen erkennen, die auch dem Umgang von LRS-Patienten mit der Schriftsprache zugrunde liegen.
c) Wo tiefste Ängste und Konflikte aktualisiert und bearbeitet werden, nimmt die Fehlerzahl in der LRS zu. Dem entsprechen relative Besserungen im Zuge des analytischen Durcharbeitens und das Verschwinden legasthener Fehler am Ende der Behandlung.

10 Psychodynamische Faktoren

Der Fallbericht illustriert, wie die psychogenetischen Gegebenheiten im Übertragungsgeschehen der Psychotherapie wiederkehren und welche psychodynamischen Faktoren daraus abzuleiten sind. Im klinischen Material lässt sich ein Bruch in der Ich-Entwicklung aus langfristig traumatisierenden Bedingungen rekonstruieren. Insbesondere der emotionale Rückzug des Vaters gewinnt eine folgenschwere Bedeutung. Die dadurch entstandene Hilflosigkeit und spätere Hoffnungslosigkeit des kindlichen Ich suchen in pathologischer Abwehr zu Harmonie und Sicherheit zu finden. Erste Konsequenz ist das Vermeiden autonomer Strebungen zugunsten vermehrter und verlängerter Anhänglichkeit an die Mutter bzw. die Wahl des Bruders als Ersatzobjekt. Regressive Abwehrmechanismen (Verleugnung, Projektion, Isolierung, Spaltungsmechanismen, Abtretung von Ich-Funktionen an den Stellvertreter) tragen zu fehlerhaften Selbst- und Objektwahrnehmungen bei. Es entstehen so eine verzerrte, weniger realitätsgerechte Vorstellungswelt und ein verarmtes Selbst. Diese psychische Struktur machte eine langzeittherapeutische Behandlung erforderlich.

Einschulung und Symptomausbruch

Aus dem klinischen Material ergibt sich nun eine Reihe von Folgerungen, die die Überdeterminiertheit der Symptomatik aufzeigen.

1. Der Schuleintritt stellt eine unumgängliche Realitätsanforderung dar. Daran müssen die verzerrte Wahrnehmung und der dementsprechende Umgang mit der Realität wie auch die regressiven kompensatorischen Abwehrmechanismen scheitern.
2. Die neuen Situationen von Hilflosigkeit aktualisieren die früheren traumatischen Erfahrungen mit der mündlichen Sprache, und die LRS entsteht. Die psychotraumatologische Theorie erklärt diesen Abwehrstil im Symptom und die „Wahl" des Symptoms wie folgt: „Im Symptom manifestiert sich ... die traumatische Erfahrung mit ihrem überwältigenden Affekt und den unterbrochenen Handlungsansätzen, die dem Traumaschema entsprechen" (Fischer und Riedesser, 2003, S. 103). Das Traumaschema wird definiert „als zentrales, in der traumatischen Situation aktiviertes Wahrnehmungs-/Handlungsschema, das im Sinne von Trauma als einem unterbrochenen Handlungsansatz mit Kampf- bzw. Fluchttendenz die traumatische Erfahrung im Gedächtnis speichert ... Die kognitive Organisation des traumatischen Schemas entspricht dem Entwicklungsniveau des Kindes ... zum Zeitpunkt der traumatischen Erfahrung" (Fischer und Riedesser, 2003, S. 375). Das bedeutet, die ehemals traumatische Erfahrung der Handlungsunterbrechung beim Versuch zu sprechen kehrt nun mit allen beteiligten Emotionen wieder beim Versuch zu schreiben. Die Worte brechen und lösen sich beim Schreiben auf. In der analytischen Situation wird dies in generalisierter Form u.a. beim Umgang mit dem phallischen Instrument des zerbrechenden Töpferbestecks deutlich. „Die ‚Wahl' des Symptoms ist ... mehrfach determiniert. Sie ist einerseits durch das Traumaschema und damit auch durch die konkreten historischen Gegebenheiten der traumatischen Situation bestimmt, andererseits durch die Ressourcen der Persönlichkeit, ihr Kontrollpotential und das individuelle Sicherheitsgefühl" (Fischer und

Riedesser, 2003, S. 103, 104). Auf den LRS-Komplex übertragen heißt das, die LRS wird einmal der gespeicherten traumatischen Erfahrung gerecht, zum anderen bietet das Symptom eine Sicherheit versprechende kompensatorische Maßnahme.

3. Im weitergehenden Entwicklungs- und Behandlungsprozess nehmen Affektabwehr und Fixierung in der Analität inklusive des magisch-omnipotenten Denkens eine herausragende Bedeutung ein. Die Abwehr durch Omnipotenz operiert zur Erhaltung des narzisstischen Gleichgewichts. Diese Abwehr richtet sich gegen das väterliche Gesetz und Symbolsystem und muss die Rechtschreibung verleugnen und zerstören. Die Introjektion des väterlichen Über-Ichs ist durch den frühen emotionalen Rückzug des Vaters missglückt.
4. Die LRS bedeutet unbewusst auch eine Umformung der allgemein anerkannten Realität in Richtung einer „besonderen", d.h. verzerrten, aber subjektiv geprägten Realität. Das wird verständlich nach dem Freud'schen Konzept der Nachträglichkeit bei traumatischen Prozessen (Fischer und Riedesser, 2003, S. 39; Freud, 1917-1920/1966, S. 72). Das Konzept besagt: Erinnerungen an frühere Erlebnisse und Erfahrungen werden später umgearbeitet, und zwar aufgrund neuer Erfahrungen und mit dem Erreichen einer neuen Entwicklungsstufe. In diesem Falle ist es die adoleszente Entwicklung, aus der heraus die frühen traumatischen Szenarien neu bewertet werden und neue Bedeutung erhalten.
5. An der mündlichen Sprache wird deutlich, dass sie als Vehikel und Repräsentanz des Primärvorgangs gebraucht wird und einen präödipal und anal-sadistisch gefärbten Ödipuskomplex verrät. Weiter zeigt sich auf frühadoleszenter Entwicklungsstufe die Verbindung zu den traumatischen Erfahrungen in enormer Kastrationsangst und der symbolischen Gleichsetzung von Sprache mit Kot und Phallus. Die Abwehr dagegen besteht in Identifizierung mit dem Angreifer. Aus dieser Position heraus wird sprachliches Dominanzstreben – sozusagen im Rollentausch – wiederholt und das jeweilige Gegenüber hilflos gemacht, wobei jetzt kastrierende Wünsche deutlich werden.
6. Die omnipotent phantasierte und gebrauchte Sprache steht unter anderem auch im Dienst einer eingeschränkten Realitätsprüfung. Das heißt, das Sprechen steht immer wieder im Dienst der vehement demonstrierten Vergewisserung, nicht kastriert zu sein bzw. zu werden, autonom zu sein gegen vermeintliche Fremdbestimmung und Manipulation.
7. Die Objektbeziehungen des Legasthenikers reflektieren – analog zu den Spaltungsvorgängen – ein Fixiertsein auf die Polaritäten des sadistisch-omnipotenten Aggressors einschließlich narzisstischer Grandiosität und/oder des masochistischen Opfers. Er verkörpert entweder die eine oder die andere Position. Beide sind Quellen der LRS und als unlösbarer Konflikt verinnerlicht. So deutet auch der sadistisch-defensive Gebrauch der Sprache auf eine Externalisierung des sadomasochistischen Konflikts hin. Während der Legastheniker den Part des sadistischen Angreifers innehat, ist seine masochistische Seite im hilflos gemachten Objekt präsent. Dem entspricht später in der Psychotherapie auf der Handlungs- und Leistungsebene Folgendes: Beim bewussten Versuch zu konstruktiver Aktivität richtet sich die unbewusste Aggression gegen die eigene Leistung des Lesens und Schreibens. Kastration und Selbstkastration geschehen damit gleichzeitig. Neben verzerrten ödipalen Strebungen enthält das Symptom aber auch die Herausforderung der Strafe und Gratifikation auf präödipaler Ebene.
8. Diese Determinanten erscheinen in der LRS isoliert von ihrem affektiven und psychogenetischen Ursprung und von Personen auf die Schrift verschoben. So fast unleserlich (klein, zaghaft und krakelig) wie das Schriftbild als solches, so entstellt in ihrer Rechtschreibung wirkt die geschriebene Sprache des Symptomträgers. Die Sprach- und Schriftververstümmelung repräsentiert ebenfalls die emotionale Befindlichkeit des Rückzugs und des Kontaktverlierens, weil die Fähigkeit fehlt, sich von einem positiv gesonnenen Objekt, das nicht anwesend und/oder frustrierend ist, gehalten zu fühlen. Die Prävalenz des einen oder anderen Bedeutungsaspektes erscheint abhängig vom Entwicklungs- bzw. Behandlungsstand des Symptomträgers wie auch von der aktuellen psychischen Gestimmtheit. Die klinischen Beobachtungen belegen im Behandlungsprozess ein schwankendes Rechtschreib- und Lesevermögen wie auch ein schwankendes Schriftbild je nach psychischer Stabilität.

! **Merke:**

a) Im Übertragungsgeschehen zeigen sich die frühen Symbolisierungsdefizite und die Rekonstruktion der verschiedenen traumatischen Momente. Diese Momente sind in der Wiederholung gefärbt von der gegenwärtigen Sicht und Bewertung (also der jetzigen Entwicklungsstufe) des Symptomträgers.

b) Die LRS ist mehrfach determiniert. Das Symptom kann mehrere Bedeutungen gleichzeitig enthalten, oder es kann mehreren Bedeutungen nacheinander entsprechen.

11 Psychoanalytische Behandlung der LRS

Nicht immer steckt – wie im vorgelegten Beispiel – eine schwere Persönlichkeitsstörung hinter einer LRS. Für die Behandlung der LRS gibt es unterschiedliche Zugangswege weil es d e n Legastheniker nicht gibt. Die Behandlung muss immer „spezifisch" dem individuellen Patienten angepasst werden, d.h., die Behandlung richtet sich nach den jeweiligen Erfordernissen und Möglichkeiten. Es gibt daher keine „spezifische" LRS-Behandlung im psychoanalytischen Sinne, die von einem Fall auf den anderen übertragbar wäre.

Grüttner (1987) beschreibt den erfolgreichen Zugang über einen psychoanalytisch orientierten familientherapeutischen Ansatz. Sein Weg führt direkt zum Symptom und den Einfällen, die alle Beteiligten dazu mitbringen. Das fördert sowohl das Offenlegen familiärer Probleme als auch das Erkennen der Konflikte des Kindes. Grüttner geht davon aus, dass über das Symptom „etwas am falschen Platz mit falschen Mitteln ausgedrückt" wird, „also z.B. Geschwisterrivalität im Bereich der Rechtschreibung mit Weglassen von Doppelbuchstaben. Wichtig ist, diese Bedeutung der Fehler zu erkennen und das darin implizierte Thema dorthin zu bringen, wo es hingehört (in die Familie) und angemessen (z.B. im Familiengespräch) zur Geltung kommen kann" (Grüttner, 1987, S. 98). Grüttner versteht das Legasthenie-Symptom – vergleichbar dem manifesten Traumtext – als etwas Entstelltes, Verschobenes oder Verdecktes. Wie es über Einfälle des Träumers möglich wird, den Sinn zu erfassen, der hinter diesem manifesten Traumtext steht, „so erschließt sich der unbewusste Sinn der Legasthenie-Symptome mit Hilfe der Einfälle des Legasthenikers zu seinen ‚Fehlern'"(Grüttner, 1987, S. 184).

McLeod (1976) therapiert LRS im Rahmen einer Neurosentherapie bzw. in Frühstörungsformen mit überlagerten neurotischen Konflikten in Langzeittherapien. Auch sie macht darauf aufmerksam, dass schwerer gestörte Kinder „noch gar nicht in der Lage sind, ‚wollen zu können' und selber aktiv an der Überwindung der LRS mitzuarbeiten". McLeod berichtet ebenfalls von Kurztherapien für LRS-Kinder mit Elternberatung, die sie nicht als vollen Ersatz für eine Psychotherapie betrachtet, sondern vielmehr in dem Sinne, einen bestehenden „Circulus vitiosus zu stoppen und die Entwicklung in günstigere Bahnen zu lenken, so dass sie dann, zumindest eine Weile, allein weiterlaufen kann". Als weiteren Weg für weniger stark gestörte Kinder, Jugendliche oder für die Ablösungsphase einer Therapie schlägt sie „Kleingruppen (4-6) mit Variationsmöglichkeiten von reinen Therapiegruppen bis zu Hausaufgaben oder Lerngruppen" vor.

Die LRS ist grundsätzlich umso leichter zu beheben, je höher das Entwicklungsniveau ist, auf dem sie zum Vorschein kommt. Nach bisheriger Forschung und Literatur ergeben sich folgende Schweregrade der Ursachen für LRS:

a) LRS als neurotisches Symptom aufgrund unterschiedlicher neurotischer Konflikte,
b) LRS aufgrund früher emotionaler Deprivationen und Traumatisierung, die prägend auf Entwicklungs- und neurotische Konflikte ein- und nachwirken,
c) LRS als unmittelbar traumatische Reaktion im höheren Schulalter (z.B. nach Tod eines Elternteils) und nach vorher bereits erreichter schriftsprachlicher Kompetenz.

Die psychotherapeutische Arbeit leistet bei LRS die Behebung der Ursachen, die der Symptomatik zugrunde liegen und erreicht dauerhafte Erfolge: a) durch nachholende Förderung gehemmter Entwicklungsprozesse, b) durch Bearbeitung von Konflikten und ihrer Abwehr, c) gegebenenfalls weiter durch die Be- und Durcharbeitung des Traumas. In jedem Falle ist es unerlässlich, die LRS thematisch in den Behandlungsprozess einzubeziehen. Das Unbewusste des Kindes wird auf unterschiedliche Art und Weise das Symptom einspielen. Nicht immer geschieht dies so wie im vorgelegten Beispiel, oft wird es auf einfacher fassbare Art eingebracht, etwa im Schule-Spiel, in Krakeleien usw. Erforderlich ist es immer, das symptomatische Material deutend aufzugreifen, da sonst die Gefahr besteht, dass das Symptom als „Fremdkörper" draußen bleibt.

! **Merke:**

a) Als therapeutische Zugangswege kommen psychoanalytisch orientierte Familientherapie und analytische Einzeltherapie in Frage.
b) Die LRS ist umso leichter bzw. schneller zu behandeln, je höher das Entwicklungsniveau ist, auf dem sie entsteht.
c) Die Schweregrade der Ursachen für LRS lassen sich wie folgt einteilen: neurotische Konflikte, frühe emotionale Deprivationen mit Traumatisierung und unmittelbare traumatische Reaktion im höhere Schul- und Entwicklungsalter.

12 Zur Ätiologie der LRS

Klinisches Material und Literatur stützen die Theorie einer dynamischen Symptombildung bei Legasthenie. Im Symptom der LRS verdichten sich die multiplen Determinanten, die der Pathologie des Patienten entstammen und in der Analyse verständlich werden. Die vorgestellte klinische Studie exemplifiziert das Zusammenwirken zweier sehr komplexer Faktoren in der Symptomentstehung der LRS. Das erklärt die besondere Schwere des Falles. Es handelt sich einmal um unzureichende frühkindliche emotionale Interaktionsmuster, die zu spezifischen Lücken in der Ich-Entwicklung führen, und zum anderen um Traumatisierung, wobei der traumatisierenden Rolle des Vaters ein spezifisches und gewichtiges Agens für die Symptomentstehung zukommt.
Die klinische Erfahrung belegt aber auch, dass sowohl der eine komplexe Faktor wie auch der andere – jeweils für sich genommen – die Grundlage einer LRS werden können.
Wo die LRS „nur" als neurotisches Symptom entsteht, mag die ursächliche Quelle mehr in unzureichender Ich-Entwicklung, entsprechend starken Ängsten und Abwehr liegen, die den entwicklungsbedingten Konflikten (wie um Abhängigkeit und Autonomie, Gehorsam und Rebellion, Rivalität, um sexuelle Neugier und Kastrationsangst etc.) nicht gewachsen ist und den Ausbruch einer LRS begünstigen kann.
Als Symptom unmittelbarer traumatischer Reaktion im höheren Schulalter und nach bereits erreichter schriftsprachlicher Kompetenz verdankt die LRS ihre Entstehung hauptsächlich der traumatischen Einwirkung, welche die affektiven und reflektierenden Fähigkeiten überfordern kann. Da aber nicht jedes Kind z. B. nach dem Verlust eines Elternteils eine LRS entwickelt, gilt es auch hier, die frühe Vorgeschichte der Ich-Entwicklung nach möglichen Schwächen zu untersuchen. Diese könnten erstens die rasche Neigung erklären, in einen traumatisierten Zustand zu geraten, zweitens den Symptomausbruch der LRS durch Regression.
Die klinischen Erfahrungen sprechen insgesamt dafür, dass es sich **bei der LRS nie um ein isoliertes Symptom** handelt, das getrennt von der Persönlichkeitsentwicklung bzw. ihrer Störung gesehen und behandelt werden kann. Daher stehen die psychoanalytisch klinischen Erfahrungen auch im Gegensatz zu der oft vorherrschenden Auffassung, dass LRS erst sekundär neurotische Verhaltensstörungen oder andere Symptome auslösen könnte (vgl. auch McLeod, 1976).
Die hier vertretenen ätiologischen Annahmen basieren auf Übereinstimmungen mit neurowissenschaftlicher und entwicklungspsychologischer Forschung sowie psychotraumatologischen Erkenntnissen.

! Merke:
a) Die LRS stellt ein dynamisches Geschehen im psychoanalytischen Sinne dar.
b) Unzureichende frühkindliche emotionale Interaktionsmuster, die zu spezifischen Lücken und Schwächen in der Ich-Entwicklung führen, können den Ausbruch einer LRS begünstigen.
c) Traumatisierung, insbesondere durch den Vater, ist ein weiterer folgenschwerer Faktor für die Entstehung der LRS.

13 Frequently Asked Questions (FAQ)

1. *Erübrigen sich neurologische Untersuchungen, wenn ein Kind mit Lese-Rechtschreib-Schwäche zur Therapie kommt?*

→ Es empfiehlt sich, davon nicht abzuraten, weil eine solche Untersuchung die Eltern beruhigt.

2. *Was ist bei der Arbeit mit den Eltern von LRS-Kindern zu beachten?*

→ Wie bei jeder anderen Therapie sollte geschaut werden, wo elterliche Haltungen die zu erwartenden Entwicklungsschritte behindern. Daran sollte in begleitender Therapie gearbeitet werden. Es ist wichtig, den Vater für die Mitarbeit zu gewinnen, damit er seinen pathologischen Anteil an der Traumatisierung des Kindes erkennt und sich dann förderlicher in die Vater-Sohn-Beziehung einbringen kann.

3. *Sollen LRS-Schüler am üblichen Förder-Unterricht für Legastheniker teilnehmen?*

→ Im Prinzip ist die Frage zu bejahen. Beim Schüler sind jedoch oft nicht die emotional reifen Voraussetzungen gegeben, diese Fördermaßnahmen erfolgreich wahrzunehmen. Die Kinder lassen sich darüber oft ablehnend und kritisch aus. Es ergibt sich in der Therapie dann die Möglichkeit, über ihre jeweiligen Gefühle zu sprechen und ihnen eine Perspektive zu eröffnen, damit die Gründe für die Aufregungen und die Fehler gefunden werden und eine Veränderung möglich ist.

4. *Lehrer fragen oft, ob sie die Anforderungen bei einem legasthenen Kind senken sollen.*

→ Die Konfrontation mit der schulischen Realität sollte nicht unterlaufen werden. Es ist wichtig, auch den Lehrern zu vermitteln, dass diese Haltung grundsätzlich förderlich ist. Sonst bekommt das Kind einen Sonderstatus, der die Anerkennung der Realität schwächen könnte. Dem Kind sollte zugetraut werden, über einen längeren Anlaufweg dazuzulernen. Dazu ist die Beibehaltung der üblichen Anforderungen eine Voraussetzung

14 Prüfungsfragen

1. Welche nichtpsychoanalytischen Erklärungsversuche zur Entstehung der Lese-Rechtschreib-Schwäche gibt es?
2. Wie erklären renommierte Neurowissenschaftler die Reifungsprozesse des Gehirns?
3. Woran werden traumatische Erfahrungen in einer LRS-Therapie deutlich?
4. Welche Formen der LRS kennen Sie?
5. Welche Behandlungswege für die Lese-Rechtschreib-Schwäche werden aus psychoanalytischer Sicht in der Literatur beschrieben?
6. Was kann psychotherapeutische Arbeit im Falle einer LRS leisten?
7. Das Symptom der Lese-Rechtschreib-Schwäche ist multideterminiert. Was ist damit gemeint?
8. Nennen Sie Faktoren, die den Ausbruch einer LRS begünstigen können!

15 Literatur

- Blos P (1990): Sohn und Vater. Diesseits und jenseits des Ödipuskomplexes. Stuttgart: Klett-Cotta
- Chasseguet-Smirgel J (1986): Kreativität und Perversion. Frankfurt/M.: Nexus Verlag
- Chasseguet-Smirgel J (1987): Die archaische Matrix des Ödipuskomplexes. Am Beispiel des Agierens und des Ausbleibens der psychischen Bearbeitung. In: Stork J (Hrsg.): Über die Ursprünge des Ödipuskomplexes. Stuttgart-Bad Cannstadt: Frommann Verlag Günther Holzboog
- Fischer G, Riedesser P (2003): Lehrbuch der Psychotraumatologie. 3. Aufl. München: Ernst Reinhardt
- Fonagy P (1998): Die Bedeutung der Entwicklung metakognitiver Kontrolle der mentalen Repräsentanzen für die Betreuung und das Wachstum des Kindes. Psyche 52: 349-368
- Fonagy P, Target M (2001): Mit der Realität spielen. Zur Doppelgesichtigkeit psychischer Realität von Borderline-Patienten. Psyche 55:961-995
- Fonagy P, Target M (2002): Ein interpersonales Verständnis des Säuglings. In: Psychoanalyse und Entwicklungsförderung von Kindern. Hurry A (Hrsg.): Frankfurt/M.: Brandes & Apsel, S. 11-43
- Fonagy P, Gergely G, Jurist EL, Target M (2004): Affektregulierung, Mentalisierung und die Entwicklung des Selbst. Stuttgart: Klett-Cotta
- Freud S (1917-1920/1966): Aus der Geschichte einer infantilen Neurose. GW XII. Frankfurt/M.: S. Fischer
- Greenspan S, Shanker SG (2004): The First Idea: How Symbols, Language and Intelligence Evolved from Our Primate Ancestors to Modern Humans. Cambridge, USA: Da Capo Press ed. Cambridge
- Greenspan S (2005): New Research on the Origins of Human Thought, Language and Emotions. ACP-Newsletter, Summer, pp. 16-17
- Grüttner T (1987): Helfen bei Legasthenie. Reinbek: Rowohlt Taschenbuch
- Grunberger B (1983): „Narcisse et Anubis". Rev Fr Psychanal 47:921-938
- Hopf H (2006) : Psychoanalyse von Aufmerksamkeits- und Hyperaktivitätsstörungen (ADHS). In: Hiller W, Leibing E, Leichsenring F, Sulz SKD (Hrsg.): Lehrbuch der Psychotherapie. Bd. 5: Hopf H, Windaus E (Hrsg.): Analytische Kinder- und Jugendlichenpsychotherapie
- Hüther G, Doering S, Rüger U, Rüther E, Schüssler G (1996): Psychische Belastungen und neuronale Plastizität. Z Psychosom Med 42:107-127
- ICD-10-SGBV- Systematisches Verzeichnis 1.3. Internationale statistische Klassifikation der Krankheiten und verwandter Gesundheitsprobleme (1999). Köln: Deutscher Ärzte-Verlag
- Jones JM (1995): Affects as Process. Hillsdale NJ/London: The Analytic Press
- McLeod B (1976): Psychotherapie des lese-rechtschreibschwachen Kindes. In: Biermann G (Hrsg.): Handbuch der Kinderpsychotherapie, Ergänzungsband. München, Basel: E. Reinhardt, S. 53-64
- Mertens E, Ohlmeier D (1989): „Ich dachte, ich könnte es schon ..." Ein Beitrag zur psychoanalytischen Legasthenieforschung. In: Bareuther H,

4

Busch H-J, Ohlmeier D, Plänkers Z (Hrsg.): Forschen und Heilen. Frankfurt/M.: Suhrkamp Taschenbuch Wissenschaft, S. 496-535
- Mertens E (1997): Psychoanalytische Untersuchungen zur Pathologie der Lese-Rechtschreibschwäche. Anal Kinder Jugendlichenpsychother 28:57-76
- Mertens E (2002): Psychoanalyse der Lese-Rechtschreibschwäche. Behandlung und Theorie der Legasthenie. Frankfurt/M.: Brandes & Apsel
- Pennington BF (1999): Toward an integrated understanding of dyslexia: Genetic, neurological, and cognitive mechanism. Dev Psychopathol 11:1629-54
- Perry BD, Pollard RA, Blakley TL, Baker WL, Vigilante D (1998): Kindheitstrauma, Neurobiologie der Anpassung und „gebrauchsabhängige" Entwicklung des Gehirns: Wie „Zustände" zu „Eigenschaften" werden. Anal Kinder Jugendlichenpsychother 29:277-307
- Solms M, Turnbull O (2004): Das Gehirn und die innere Welt. Neurowissenschaft und Psychoanalyse. Düsseldorf, Zürich: Patmos Verlag/ Walter Verlag
- Spitz R (1957): Nein und Ja. Stuttgart: Klett
- Warnke A, Hemminger U, Plume E (2004): Lese-Rechtschreibstörungen. Leitfaden Kinder- und Jugendpsychotherapie. Göttingen: Hogrefe
- Weinschenk C (1965): Die erbliche Lese-Rechtschreibschwäche und ihre sozialpsychiatrischen Auswirkungen. Bern: Huber

4

4.13 Psychische Störungen bei geistiger Behinderung

Evelyn Heinemann

1 Definition

Der Begriff „geistige Behinderung" wurde 1958 von der „Lebenshilfe", der Elternvereinigung von Menschen mit geistiger Behinderung, eingeführt. Er löste ältere Begriffe wie „Blödsinn", „Schwachsinn" oder „Idiotie" ab (Fornefeld, 2002, S. 44). „Als behindert gelten Personen, die infolge einer Schädigung ihrer körperlichen, seelischen oder geistigen Funktionen so weit beeinträchtigt sind, dass ihre unmittelbare Lebensverrichtungen oder ihre Teilnahme am Leben der Gesellschaft erschwert werden" (Bleidick, 1999, S. 15). In der Diskussion um die Begrifflichkeit ist man heute bemüht, die defizitorientierte Sicht durch eine Betrachtung auch der Stärken und Kompetenzen von Menschen mit Behinderungen zu ersetzen. Behinderung wird als Folge einer organischen oder funktionellen Schädigung gesehen, und sie hat psychosoziale Auswirkungen für den Betroffenen und die Gesellschaft. Die Berücksichtigung der psychosozialen Dimension ist vor allem auf den Einfluss der WHO zurückzuführen, die bereits 1980 zwischen „impairment" als Schädigung der psychischen, physischen oder anatomischen Struktur, „disability" als Beeinträchtigung der Fähigkeiten und Fertigkeiten aufgrund einer Schädigung und „handicap" als Behinderung und soziale Benachteiligung, eine dem Alter und/oder Geschlecht entsprechende soziale und kulturelle Rolle einzunehmen, unterschied.

Ursachen der geistigen Behinderung sind pränatal entstandene Formen (Genmutationen, Fehlbildungen durch eine Vielzahl von Faktoren, Fehlbildungen des Nervensystems, Chromosomenanomalien, exogen verursachte pränatale Entwicklungsstörungen sowie unklare Ursachen). Weitere Ursachen sind perinatale Traumen (Verletzungen des Gehirns, Sauerstoffmangel, Frühgeburt, Erkrankungen des Neugeborenen) und postnatale Ursachen (entzündliche Erkrankungen des Zentralnervensystems, Schädel-Hirn-Traumen durch Unfälle oder Gewalteinwirkungen auf den Schädel, Hirntumore, Hirnschädigungen durch Vergiftungen, Sauerstoffmangel oder Stoffwechselkrisen) (Fornefeld, 2002, S. 52 ff.).

2 Epidemiologie

Für Deutschland liegen keine genauen Daten zur Prävalenz von geistiger Behinderung vor. Für Dänemark wird eine Prävalenz von 0,43% und Schweden 0,41% genannt (Fornefeld, 2002, S. 63). Mühl (1997, S. 31) gibt für Deutschland einen Anteil von 0,6% bis 0,7% im Schulalter und einen Anteil von 0,45% bis 0,5% im Erwachsenenalter an. Bei der Geschlechterverteilung geht man von einem Verhältnis von 3:2 männlichen zu weiblichen Personen aus (Fornefeld, 2002, S. 65).

3 Diagnostik

Nach der ICD-10 (WHO, 1993) wird Intelligenzminderung (F7) unterteilt in leichte Intelligenzminderung (IQ 50-69), mittelgradige (IQ 35-49), schwere (IQ 20-34) und schwerste (IQ < 20) Intelligenzminderung sowie sonstige Intelligenzminderungen, wenn die Feststellung der Intelligenz durch andere Beeinträchtigungen wie Blindheit, Gehörlosigkeit u.a. nicht möglich ist. Nicht näher bezeichnete Intelligenzminderung wird genannt, wenn die Einteilung in die obigen Kategorien nicht erfolgen kann. Intelligenzminderung wird dabei in alter diagnostischer Tradition verstanden als stehen gebliebene oder unvollständige Entwicklungsstörung der geistigen Fähigkeiten mit besonderer Beeinträchtigung von Fertigkeiten, die zum Intelligenzniveau beitragen, z.B. Kognition, Sprache, motorische und soziale Fähigkeiten (S. 254).
Wir wissen heute, dass die Einteilung nach Intelligenzgraden schon bei nicht behinderten Menschen problematisch ist. Gerade die Feststellung niedriger Intelligenzwerte ist jedoch völlig unzulänglich. Sonderpädagogische Diagnostik versteht sich heute als Prozess- und Förderdiagnostik, die sich auf alle Persönlichkeitsbereiche bezieht, wobei der Interaktions- und Umweltbereich besonders berücksichtigt wird. Auch frühere psychiatrische Einteilungen, in denen man zwischen Debilität mit einem IQ von 55-75 und der Entwicklungsstufe eines 9-bis 10-jährigen Kindes, Imbezillität (IQ 25-59) und der Stufe eines 6-jährigen Kindes sowie Idiotie mit einem IQ <25 und der Stufe eines 2-jährigen Kindes unterschied, sind als unzulänglich, defizitorientiert und nicht der Entwicklung von Menschen mit geistiger Behinderung gerecht werdend, abzulehnen (Bundschuh, 1984, S. 20).

Folgende Testverfahren sind bei Menschen mit geistigen Behinderungen einsetzbar:

- HKI (Heidelberger-Kompetenz-Inventar für Geistigbehinderte) (Holtz u.a., 1987): Ein Beobachtungsverfahren zur Erfassung individueller Kompetenzen von Menschen mit geistigen Behinderungen in den Bereichen praktischer, kognitiver und sozialer Fähigkeiten für Kinder und Jugendliche im Alter von sieben bis sechzehn Jahren.

- Kramer Intelligenztest (Kramer, 1972): Der Test misst die intellektuelle Leistungsfähigkeit von Kindern und Jugendlichen im Alter von drei bis fünfzehn Jahren.
- P-A-C (Pädagogische Analyse und Curriculum der sozialen und persönlichen Entwicklung des geistig behinderten Menschen) (Günzburg, 1977): Eine systematische Beobachtung in den verschiedenen Bereichen von Selbsthilfe, Verständigungsvermögen, Sozialanpassung und Beschäftigung. Es gibt Beobachtungs- und Fragebögen für Kinder, Jugendliche und Erwachsene.
- TBGB (Testbatterie für geistig behinderte Kinder) (Bondy u.a., 1971): Ein Test zur Überprüfung der allgemeinen Intelligenz, zur Beobachtung der Motorik sowie ein Fragebogen zur Abschätzung des sozialen Entwicklungsstandes für die Altersgruppe sieben bis zwölf Jahre.

Für die Frage, ob eine Psychotherapie sinnvoll und durchführbar ist, ist nicht der IQ entscheidend, sondern die Fähigkeit zur Kommunikation, verbal oder mit Hilfe unterstützter Kommunikation (Bildtafeln, Gebärdensprache, Computer etc.).

4 Theorie psychischer Störungen bei geistiger Behinderung

Maud Mannoni, die französische Psychoanalytikerin, war vermutlich die Erste, die eine psychoanalytische Arbeit mit Menschen mit geistiger Behinderung durchführte und bereits 1964 in Frankreich hierüber publizierte. In Deutschland erschien ihr Buch unter dem Titel „Das zurückgebliebene Kind und seine Mutter" 1972. In ihrer Orientierung an Lacan (vgl. Heinemann und Hopf, 2001, S. 238) galt ihr besonderes Interesse der Frage, wie sich die mentale Zurückgebliebenheit in den Phantasien der Mutter darstellt und wie diese durch die Phantasien zusätzlich des Kindes entfremdet wird (Mannoni, 1972, S. 11). Bei einer organischen Behinderung müsse sich das Kind damit auseinander setzen, wie seine Mutter diese Behinderung in einer phantasmatischen Welt benutzt, die schließlich beiden gemeinsam wird (S. 14). Die Krankheit des Kindes trifft die Mutter in ihrem Narzissmus. Es ist ein Bild des eigenen Selbst, das sie nicht wiedererkennen und auch nicht lieben kann (S. 19 f.). „In der Liebesbeziehung zwischen Mutter und Kind bleibt – unter solchen Bedingungen – der Tod immer gegenwärtig, der Tod, der gleichzeitig geleugnet wird" (S. 20). Die Mordgedanken sind nach Mannoni in der Beziehung immanent, auch wenn sie der Mutter nicht bewusst werden dürfen. Wenn die Mutter diese eingesteht, treten oft Selbstmordwünsche auf, was zeigt, dass die Situation von Mutter und Kind eine Einheit ist. Jede Abwertung des Kindes empfindet die Mutter als eigene Abwertung. Das Kind verbleibt in der dualen Beziehung zur Mutter. Es kann sich nicht durch Aggressivität von der Mutter lösen. Mannoni spricht von einer „perversen Disposition des zurückgebliebenen Kindes" (S. 25). Das Kind bringt wiederum bei der Mutter das zutage, was nie symbolisiert worden ist, etwas Destruktives, das nur schwer einzugestehen ist. Das Kind dagegen wird zum Pflegeobjekt, es verfällt in eine Art Erstarrungszustand. „Die Mütter haben alle die Angst im Nacken, ob sie nun gelassen oder phantasiert sind; sie meistern sie, indem sie sie leugnen, denn die Weigerung, zu begreifen, ist für sie das Pfand der Gesundheit" (S. 26). Und weiter schreibt sie: „Das Drama der Mütter anormaler Kinder ist unter anderem gerade ihre Einsamkeit, die voll von Phantasmen, ist, über die sie nicht reden können; das Kind ist immer in diese Phantasiewelt der Mutter einbezogen und wird durch sie in einer bestimmten Weise geprägt" (S. 27). Psychotische Züge, Perversität und dramatische Familienzusammenhänge fand Mannoni in der psychotherapeutischen Arbeit (S. 31). Das Kind wird für beide Eltern das nicht symbolisierte Verworfene (S. 38). Die Störung des Orts- und Zeitsinns hat nach Mannoni mit der Schwierigkeit zu tun, sich dem Vater als strukturierendem Dritten zu nähern (S. 43). „Sie sind schon durch ihren Zustand von Anfang an ausschließlich Objekt der mütterlichen Pflege, ohne dass das Gesetz, verkörpert durch einen Vater, Einfluss nehmen kann. In ihrer Schulzeit stellen sie den gleichen Typ Zweierbeziehung mit einer Frau her, die wieder nur ganz für sie da ist und den Wunsch (sich anzupassen und voranzukommen) verkörpert. So stellt sich eine besondere Situation her, in der die Beziehung zum anderen den Wunsch nach dem anderen nicht symbolisiert; das Kind wird durch die Fürsorglichkeit des Erwachsenen in Sicherheit gebracht und hat keine Möglichkeit, die Kastrationsdrohung zu erfahren. Die Botschaft des Vaters gelangt nie zu ihm. Es muss in einer bestimmten phantasmatischen Beziehung zur Mutter bleiben, die es, weil sie die signifikative Macht des Vaters nicht ausübt, im Objektzustand belässt und ihm die Hoffnung nimmt, je Subjekt zu werden. Noch schlimmer: … sie haben keine Möglichkeit, ihren eigenen Mangel zu hinterfragen, weil dieser Mangel als Realität von der Umgebung hingenommen wird … So stellt sich nie die Frage, ob diese reale Lücke sich nicht im Mangel der Mutter verdoppelt … Diese Kinder, die die Kastration im Unbewussten nicht durchstehen mussten, sind nicht in der Lage, sich selbst und damit ihre Umwelt zu bezeichnen" (S. 45). Weil die väterliche Signifikanz fehlt, habe das geistig behinderte Kind eine panische Angst vor seinen Trieben, die sich als Apathie, Fettleibigkeit oder offene „Bösartigkeit" äußern kann (S. 47).

Es war dann Neville Symington (vgl. Sinason, 2000, S. 6), der 1979 an der Tavistock-Klinik in London einen Arbeitskreis zur Behandlung von Menschen mit geistiger Behinderung gründete, nachdem er selbst einen solchen Patienten behandelt hatte. Er sah die Verzweiflung beim Erwähnen der organischen Beeinträchtigung als so zentrales Problem an, dass er mehr psychoanalytische Behandlungen für Menschen mit geistiger Behinderung forderte. 1985 stieß Valerie Sinason zu dem Arbeitskreis und machte dessen Arbeit durch vielfältige Publikationen bekannt.

Sinason (2000) geht davon aus, dass die primäre organische Behinderung durch Übertreibung im Dienste der Abwehr verschlimmert wird und so zur sekundären Behinderung wird. Sie nennt dies die „opportunistische Behinderung". Es geht ihr um die Verbindung von Trauma, Schädigung und behindernden Prozessen (S. 11). Das Trauma gehört regelmäßig zur Erfahrung im Leben mit einer Behinderung. Bei der Betrachtung, welchen emotionalen Niederschlag geistige Behinderung findet, stoßen wir auf Verlust und Trauma. Das Trauma kann die Erfahrung der Behinderung verstärken, und die Behinderung an sich kann vom Einzelnen und von ihm nahe Stehenden als traumatisch erlebt werden (S. 29). Das Trauma der Geburt oder die pränatale Schädigung ist bei behinderten Menschen Realität, nicht nur Phantasie. Das fördert primitive Phantasien wie den Todeswunsch der Eltern. „Der Angst vor dem Todeswunsch der Eltern muss man ins Auge sehen, und sie reicht sogar bis in pränatale Erfahrungen zurück" (S. 86). Ein behindertes Kind zu haben fördert gleichermaßen primitive Ängste. Das geschädigte Kind kann als Bestrafung für verbotene Sexualität gesehen werden (S. 187). Die Bindung an die Mutter bleibt bestehen und führt zu inzestuösen Ängsten. Viele junge Männer werden wegen ihres gewalttätigen gestörten Sexualverhaltens überwiesen, weil ihre Mütter sie unbewusst erregt und aufgereizt haben, so Sinason (S. 189).

Wir können bei Menschen mit geistiger Behinderung aufgrund ihrer organischen Behinderung eine sekundäre psychische Behinderung ihrer Entwicklung annehmen. Es wird geschätzt, dass bei Menschen mit geistiger Behinderung etwa 4- bis 5-mal häufiger als bei nicht behinderten Menschen psychische Störungen vorliegen (Gaedt u.a., 1987, S. 14). Diese äußern sich mit den entsprechenden Abwehrmechanismen wie bei nicht behinderten Menschen auch. So liegen häufig Depressionen (Gaedt, 1990), teilweise schwere Formen von Autoaggressionen, Zwangsstörungen, vor allem zur Abwehr psychotischer Entwicklungen (Heinemann und Hopf, 2001, S. 81; Garzmann u.a., 1987, S. 27), Essstörungen wie Adipositas und Störungen als Folge sexuellen Missbrauchs, von dem behinderte Menschen schätzungsweise 4-mal häufiger (Becker, 1995, S. 79) als nichtbehinderte Menschen betroffen sind, vor. Folgen des sexuellen Missbrauchs sind, wie bei nicht behinderten Menschen auch, vor allem selbstverletzendes Verhalten (Kratzen, Beißen), sexualisiertes Verhalten, Depressionen und Schlafstörungen sowie psychosomatische Erkrankungen.

Die sekundären Behinderungen sind die nicht gelöste frühe Bindung an die Mutter, die mangelhafte psychische Repräsentanz des Vaters als triangulierendem Dritten, Störungen der narzisstischen Entwicklung durch das Erleben von primitiven Ängsten und Phantasien im Prozess der narzisstischen Spiegelung mit der Folge archaischer und rigider Über-Ich-Strukturen mit heftigen Schuldgefühlen. Todesphantasien und archaische Aggressionen werden gegen das Selbst gewendet. Behinderte Menschen sind zudem über das Phantasma ihrer scheinbaren Machtlosigkeit der Gefahr des sexuellen Missbrauchs ausgesetzt.

5 Behandlung

a) Ziele

Die Behandlungsziele sind von den Psychotherapien mit Menschen ohne Behinderungen nicht zu unterscheiden: Stärkung des Selbst bei narzisstischen Störungen, Erweiterung der Ich-Kompetenzen in Form von Verbalisierung von Konflikten, Bewusstmachung unbewusster Konflikte, Wendung der Aggression von innen nach außen, Entlastung von Schuldgefühlen, Bearbeitung von Triebängsten und Triebkonflikten und Stärkung der Autonomie.

b) Erstgespräch

Menschen mit geistigen Behinderungen kommen nicht von sich aus zur Therapie, sondern werden von ihren Angehörigen oder pädagogischen Bezugspersonen angemeldet und zum Erstgespräch begleitet. Diese verbalisieren in Anwesenheit des Patienten, warum sie eine Therapie für notwendig halten (Sinason, 2000, S. 71). Als Therapeutin versuche ich den Patienten anzusprechen und von diesem zu erfahren, was er dazu meint. Manchmal ist es nur schwer möglich, den Patienten sprachlich zu verstehen, man benötigt dazu die Hilfe der begleitenden Personen. Andere Patienten können nicht sprechen, sondern nur nonverbal kommunizieren, so dass sich in dieser Situation oft schon entscheidet, ob eine Therapie überhaupt möglich ist oder ob noch mehrere Sitzungen mit den Angehörigen zusammen oder den Begleitpersonen nötig sind.
Sinason (S. 160) bemerkt, dass die Ausstattung des Therapiezimmers mit Materialien der Kindertherapie auch für Erwachsene hilfreich sein kann, wenn der Erwachsene zum Beispiel nicht sprechen kann und so auf nonverbale Kommunikation angewiesen ist. Bei manchen nicht sprechenden Erwachsenen mit geistiger Behinderung kann es nützlich sein, wenn sie zeichnen, oder etwas im Spiel oder mit Materialien darstellen können. Sinasons Befürchtungen, diese Ausstattung könnte als Beleidigung oder „Verkindlichung" aufgefasst werden, haben sich nicht bestätigt.
Am Ende der Erstgespräche wird das Kind, der Jugendliche oder Erwachsene mit geistiger Behinderung gefragt, ob er eine Therapie machen möchte. Was eine Therapie ist, muss ihm vom Therapeuten erklärt werden. Er kann sein Einverständnis auch über Gesten signalisieren. Sinason schreibt: „Ich bat sie, ihren kleinen Finger zu heben, wenn sie kommen wolle, was sie auch tat"(S. 162). Selbst Menschen mit schwersten Behinderungen verfügen oft über ein Sprachverständnis und können sich gestisch ausdrücken, so dass eine Therapie möglich sein kann. „Maureen war eine schwerst geistig und körperlich behinderte junge Frau, die mit fünf Jahren von ihren Eltern verlassen worden war. Sie konnte sich verbal nicht verständigen, hatte kaum irgendeine Zeichensprache zur Verfügung und keinerlei Beweglichkeit. Sie wurde überwiesen, weil sie sich in die Augen bohrte, tiefe Wunden in ihre Hände und Arme biss, so dass sie genäht werden mussten, und wegen unaufhörlichen Weinens und Heulens" (S. 159).
Mannoni (1972, S. 57 f.) betont, dass bei Kindern mit geistigen Behinderungen wie bei psychotischen Patienten die Familie mit berücksichtigt werden muss. Die Behinderung könne von der Gefahr einer Depression bei der Mutter ablenken, das Kind dürfe sich dann nicht entwickeln oder die Behinderung werde nicht toleriert.
Ich halte es für unumgänglich, dass bei Erwachsenen mit geistigen Behinderungen keine regelmäßigen Gespräche mit den Angehörigen oder pädagogischen Bezugspersonen stattfinden, um die Autonomie und den Erwachsenenstatus zu betonen. Dies führt allerdings häufiger zu einem Gefühl des Realitätsverlustes in meiner Gegenübertragung, zum Wunsch nach Überprüfung zwischen Phantasie und Realität des vom Patienten Geschilderten. Wegen der Neigung mancher Patienten zum Agieren kommt es gelegentlich im Laufe der Therapie zu einer Klärung, wenn im Sinne des Enactments Szenen in der Realität verstanden und mit Bezugspersonen besprochen werden müssen (s. Fallbeispiel am Ende des Textes).
Das Setting ist in der Regel bei Erwachsenen eine einstündige Psychotherapie im Sitzen, bei Kindern ist es eine analytische

Kindertherapie. Eine vierstündige Behandlung dürfte aufgrund der Schwere der narzisstischen Beeinträchtigungen eher kontraindiziert sein. Der Bezug zur Realität und die Ich-Grenzen müssen in der Therapie gefestigt werden. Simpson (2004, S. 74) zufolge liegt bei Menschen mit geistigen Behinderungen eine tiefe Störung des emotionalen Prozesses zwischen Mutter und Säugling vor. Der geistig Behinderte antizipiert ein Objekt, das nicht ertragen kann, ihn zu kennen, und er wendet sich deshalb von der Realität ab. Eine einstündige Behandlung ist von daher angebrachter, da sie weniger den regressiven Prozess betont als die Arbeit am Ich und die Verbesserung des Realitätsbezugs.

c) Verlauf

Die analytische Psychotherapie mit Menschen mit geistigen Behinderungen basiert wie jede andere analytische Psychotherapie auf der Analyse von Übertragungs- und Gegenübertragungsprozessen, der Deutung unbewusster Konflikte und Widerstände sowie szenischen Materials in der Therapie.

Mannoni beschreibt die besondere Gegenübertragung in der analytischen Arbeit mit geistig behinderten Kindern. Die Psychotherapie ist oft unbefriedigend, der Analytiker langweilt sich in der Gegenwart eines Patienten, der Reales und Symbolisches nicht unterscheiden kann. Der Panzer schützt den Patienten, sonst bricht eine Phobie auf. Was die Arbeit erschwert, ist das Zusammenspiel von Mutter und Kind innerhalb der Panzerung. Wenn das Kind den Vater sucht, fühlt sich die Mutter isoliert. Oft ist die Analyse nicht zu Ende geführt, die eigentliche Arbeit noch gar nicht begonnen, wenn sie real zu Ende ist. Nur durch die Anwesenheit des Analytikers ist eine Art Anpassung gelungen. Eine Behandlung ist nach Mannoni erst erfolgreich, wenn der Patient die primitive Negation überwindet, die den anderen nicht zur Kenntnis nimmt, und in der Analyse den Todesvorstellungen nachgegangen wird. Der Patient muss zum Subjekt werden, den Totstellreflex aufgeben und sich panischer Angst stellen (1972, S. 59 f.). Die analytische Situation mündet zu irgendeiner Zeit in die Angst. Diese erwächst aus der Übertragungsbeziehung (S. 72). Manchmal übernimmt der Analytiker die Angst. Der Patient ist dann Zeuge seiner eigenen Angst. Der Analytiker muss sich von der Angst treffen lassen, die der andere in ihm hervorrufen will (S. 81). Der Analytiker muss auch die Angst der Eltern akzeptieren, sonst wird diese nicht symbolisiert und löst Widerstand aus (S. 94).

Deutungen innerhalb der analytischen Übertragungsbeziehung sind nicht von der Fähigkeit des Patienten zu sprechen abhängig. Sinason deutet szenisches Material bei der bereits oben beschriebenen Maureen: „Teresa (die begleitende Bezugsperson, E.H.) sagte sanft, alle seien sehr stolz auf Maureen, weil sie so tapfer sei, wo sie doch so viel durchgemacht habe; sie könne ihre Beine nicht gebrauchen und nicht sprechen. Maureen weine aber stundenlang und sei offensichtlich sehr bekümmert, und niemand habe irgendetwas dagegen tun können, und das sei der Hauptgrund, warum sie hierher gebracht worden sei. Ich sagte, dass Teresa diese Dinge in ihrem Brief erwähnt habe, und sie habe auch eine andere Sache erwähnt, nämlich dass Maureen um die Weihnachtszeit am meisten bekümmert sei, weil um diese Zeit ihre Mutter sie verlassen habe. Zu Teresas Überraschung und meiner eigenen streckte sich Maureen schnell aus ihrem Rollstuhl heraus und griff sich eine Babypuppe. Dann nahm sie eine Mutterpuppe und ließ sie die Babypuppe wegstoßen. Schnell bedeckte sie wieder ihre Augen. Ich sagte, sie zeige uns, dass ihre Hauptbetreuerin Recht habe – sie sei traurig darüber, dass sie abgelehnt worden sei, und nun sehe sie eine fremde Frau – würde ich sie auch wegstoßen?" (Sinason, 2000, S. 161). Auch Sinason beschreibt unerträgliche Gegenübertragungsgefühle während der Behandlungen, wie den Patienten nicht ertragen zu können. „Ich sagte, wie unerträglich es für sie sei, ihr Leben zu sehen ... und nun konnte ich es auch nicht ertragen" (S. 163).

Kakogianni (2004) aus der Tavistock-Klinik beschreibt die unerträglichen Gegenübertragungsgefühle beim Analytiker als Gefühle von Machtlosigkeit und Konfusion (S. 5). Sie deutete konsequent, wenn die siebenjährige Janet aus dem Zimmer lief oder auf den Fenstersims kletterte. Sie sagte, es sei wohl zu hart für sie zu denken, dass sie möchte, dass sie sicher sei oder dass sie im Raum bleibe. Das Verhalten änderte sich nach den Deutungen. Janet beschäftigte sich in den Stunden vorwiegend mit Abfall. Auch hier deutete Kakogianni, indem sie ansprach, dass sie vielleicht das Gefühle habe, ihre Gefühle seien Abfall oder dass die Therapeutin sie wegwerfen möchte wie Abfall. In der letzten Sitzung vor einer Pause krabbelte Janet tatsächlich in den Abfalleimer. Die Zustände ihrer geistig behinderten Patientin beschreibt sie aufgrund der fragilen internalisierten Objekte als Zustand des Terrors, der ein „containment" erfordert.

Hodges und Sheppard (2004, S. 26 ff.) führen an der Tavistock-Klinik Gruppentherapien mit Kindern und Jugendlichen mit geistigen Behinderungen durch. Sie betonen, dass bei Deutungen zu sehr viel Vorsicht zu raten sei, weil hinter der Abwehr eine unerträgliche Katastrophenangst liegt. Die Abwehr besteht vor allem aus Spaltungen, Projektionen und Verleugnungen des Schmerzes über die organische Behinderung. Auch im Gruppenprozess muss, so die Autoren, die Deutung die wachsende Katastrophenangst beachten. Bei der Frage, ob eine Deutung gegeben werde oder besser nicht, ist die Orientierung an der Gegenübertragung entscheidend. Eine offene Diskussion über den Tod ist nicht hilfreich, wenn die machtvollen Abwehrstrategien der Kinder dagegenarbeiten. Gegen die schreckenerregende Realität einer lebensverkürzenden chronischen Behinderung müssen die Kinder sich schützen, und das müsse respektiert werden. Aber der Therapeut muss in der Lage sein, die untragbaren Gedanken und Gefühle der Kinder zu ertragen, ansonsten bleiben sie empfänglich für größeren Stress und Angst.

Miller (2004) weist auf einen anderen Aspekt in der Behandlung hin. Sie beobachtete, dass ein rigides und kritisches Über-Ich dem geistig behinderten Kind nicht erlaubt, sein volles kognitives Potential zu entwickeln. Ein organischer Schaden und genetische Syndrome limitieren ihrer Meinung nach sicher die kognitive Entwicklung. In der Psychotherapie wird aber deutlich, dass noch andere Faktoren gegen Wachstum und Entwicklung arbeiten. Einer dieser Faktoren ist die innere Stimme des destruktiven Über-Ichs, die konstant den geistig behinderten Menschen unbewusst daran erinnert, dass es nicht das Kind ist, das sich die Eltern wünschten. Das bedeutet Ausschluss aus der Welt der menschlichen Beziehungen, weil die Eltern für das Kind die ganze Welt bedeuten. Diese Beziehung ist internalisiert und wird dann auf alle äußeren Beziehungen projiziert. Sie kann auch in den Therapeuten projiziert werden, der sich dann unwohl fühlt in seiner Gegenübertragung. Dieser Prozess kann aber wahrgenommen und modifiziert werden, was Raum gibt für die kognitive Entwicklung (S. 97).

Fast alle Beiträge der Arbeitsgruppe der Tavistock-Klinik kreisen um die Frage des „containings" der unerträglichen Gefühle des geistig behinderten Kindes. Lee und Nashat (2004, S. 116) meinen, dass zwar einige Mütter den Verlust „des normalen" Babys und die Trauer um diesen Verlust überwinden und eine Bindung zum behinderten Kind entwickeln, dass aber viele Mütter dies nicht können. Diese Mütter können sich nicht mit dem Kind identifizieren. Sie können ihre Ängste nicht in Gedanken transformieren. Es entsteht namenloser Schreck und ähnliche Zustände des Geistes. Ein Containment ist nötig, da sonst der Patient im Wiederholungszwang gefangen bleibt und nicht frei assoziieren kann. Der Therapeut muss die Ängste des Patienten aushalten und diese symbolisieren, das ermöglicht Entwicklung und die Kapazität, eigene emotionale Erfahrungen wahrzunehmen und zu denken (S. 118).

Reyes-Simpson (2004) sieht den Weg in der Psychotherapie über das Verstehen des „re-enactment" (vgl. Heinemann und Hopf, 2001, S. 243 f.), in dem innere Situationen in der Realität inszeniert werden. Dies kommt auch im Alltag vor, im psychoanalytischen Setting können wir die Bedeutung aber besser erforschen und kommunizieren. Man muss, so Reyes-Simpson, die primitiven Gefühle in sich aufnehmen können, z.B. den Wunsch, den Patienten loswerden zu wollen, das Gefühl überwältigt zu werden, abgestorben oder abgeschnitten zu sein, und muss einen gedanklichen Raum kreieren, das zu kommunizieren, was der Patient für undenkbar hält. Wir müssen uns auch mit Grenzen konfrontieren und Hoffnungslosigkeit ertragen. Die Situation ist ähnlich wie bei der Mutter eines behinderten Kindes. Die Kapazität, die unerträgliche Wahrheit zu verarbeiten, macht emotionale und kognitive Entwicklung möglich und weckt realistische Hoffnungen (Reyes-Simpson, 2004, S. 132).

d) Beispiele

Bei den meisten Erstgesprächen stellt sich schnell heraus, dass eine Psychotherapie nicht möglich ist. Gelegentlich kommt der Patient wegen des mangelnden Therapieangebotes in diesem Bereich von weit her. Manchmal ist die Behinderung so schwer, dass eine Therapie wegen erschwerter Kommunikation nicht möglich ist. Oft sind ein oder mehrere Gespräche aber schon so hilfreich, dass sich daraus neue Perspektiven für die pädagogische Arbeit oder die Familiensituation ergeben. Aus diesem Grunde möchte ich drei dieser analytischen Gesprächssituationen schildern, bevor ich ein Beispiel aus der psychotherapeutischen Arbeit darstelle.

Familie A:

Frau A rief mehrfach bei meiner Sekretärin an, ob sie einen Termin für ein Beratungsgespräch haben könnte. Sie fände keinen Psychologen, der ihr mit ihrem Sohn helfen könne. Wir vereinbarten einen Gesprächstermin. Familie A wohnte 350km von meinem Therapieort entfernt. Herr und Frau A kamen pünktlich mit ihrem 16-jährigen Sohn, den ich hier Frank nennen möchte. Frank ist seit seiner Geburt geistig behindert und kann aufgrund der hirnorganischen Schädigung nicht sprechen. Als ich die Familie ins Therapiezimmer bat, spürte ich die Erleichterung und hohe Erwartung an das Gespräch. Es war eine gespannte, aber liebevolle Atmosphäre, die sich im Raum breit machte. Wir setzten uns an den Tisch, und Frau A schilderte, dass Frank sich schon sehr freue, heute hierher kommen zu können. Frank saß mir gegenüber und schaute mich freundlich an. Er schien die Kommunikation gut zu verstehen. Herr A hatte sich den ganzen Tag freigenommen, um seine Familie zum Gespräch zu begleiten. Er wirkte auf mich ebenfalls sehr freundlich und interessiert.

Frau A schilderte, dass Frank sich seit vier Monaten völlig verändert habe. Vor zwei Jahren habe man in der Schule entdeckt, dass er mit einen Computer (gestützte Kommunikation) schreiben könne. Seitdem unterhalte sie sich jeden Nachmittag mit Frank, indem er Texte in den Computer schreibe und die Mutter darauf antworte. Interessanterweise schreibt die Mutter die Antworten auch in den Computer, obwohl sie ja sprechen kann. Ich sah dies als Ausdruck der Nähe und der Fähigkeit der Mutter, sich auf Frank empathisch einzulassen. Sie zeigte mir die Ausdrucke der Kommunikation der letzten vier Monate. Frank sei plötzlich wie verwandelt gewesen. Er wollte nicht mehr in die Schule, hatte Kopfschmerzen, Verstopfung und Bauchschmerzen. Nach etwa zwei Monaten habe er über den Computer mitgeteilt, dass er damals von einem Mitschüler sexuell belästigt worden sei. Dieser würde jetzt drohen, ihn umzubringen, wenn er etwas sage, so dass er nicht mehr wage, in der Schule auf die Toilette zu gehen. Als sie, die Eltern, mit der Lehrerin und dem Schulpsychologen gesprochen hatten, habe man Frank nicht geglaubt, man habe ihm sogar den Computer in der Schule weggenommen mit der Begründung, Frank würde den Computer zum Lügen missbrauchen. Ich sagte, die Abwehr der Schule deutend: „Nicht Frank ist missbraucht worden, sondern Frank missbraucht den Computer." Die Mutter fuhr fort. Sie, die Eltern, wüssten nicht weiter. Sie wüssten nicht, ob sie Frank glauben sollen. Nach weiteren zwei Monaten, in denen die Mutter Frank immer wieder gefragt habe, ob es stimme, was er schreibe, habe er das Ganze widerrufen.

Ich bat die Mutter, mir die Stellen, in denen Frank von den Ereignissen berichtete, in den Ausdrucken zu zeigen und las den Text durch. Die Passagen waren durchaus glaubwürdig. Frank schilderte mit Details, was ihm passierte. Ich wandte mich nun an Frank und sagte: „Das ist sicher eine schlimme Sache, was du erlebt hast." Und zu den Eltern gewandt sagte ich: „Ich sehe keinen Grund, warum das nicht stimmen soll. Behinderte Menschen sind häufiger sexuellem Missbrauch ausgesetzt, die Symptome von Frank sind typisch, die Reaktion des Missbrauchers, Frank zu bedrohen, ebenfalls. Ich denke, es ist Aufgabe der Eltern, jetzt ihren Sohn vor weiterem Missbrauch zu schützen." Als ich dies sagte, ging ein Strahlen über das ganze Gesicht von Frank. Die Eltern waren betroffen. Sie verstanden die Bedeutung von Franks Reaktion. Ich spürte Wut und Aggression über die Hilflosigkeit der Eltern, verstand dies aber als Gegenübertragungsreaktion. Wir besprachen jetzt die Gründe der Eltern, warum sie meinten, ihren Sohn nicht aus der Schule nehmen zu können. Sie erkannten, dass es kei-

nen realen Grund gab. Am Ende des Gespräches waren alle erleichtert und Frank sehr froh, dass die Eltern ihn nun von der Schule nehmen wollten.
Frau A schrieb mir etwa ein Jahr nach dem Gespräch einen sehr freundlichen Brief, in dem sie sich für das Gespräch bedankte und mir mitteilte, dass sie Frank nach dem Gespräch aus der Schule genommen hatten und er noch immer viel über den Vorfall am Computer mitteile. Da ich ihr aber bereits gesagt hätte, dass es lange dauern würde, bis Frank das Erlebte einigermaßen verarbeitet habe, könne sie damit umgehen.

Familie B:

Frau B kam aus einem 300km entfernten Ort mit ihrem schwerstbehinderten Sohn von 23 Jahren, den ich hier Anton nennen möchte. Am Telefon sagte mir Frau B, dass Anton vor ein paar Monaten in der Werkstatt plötzlich zusammengebrochen sei und seitdem unter einer halbseitigen Muskellähmung leide, so dass er nicht mehr laufen könne. Eine Mitarbeitern der Werkstatt habe gesagt, dass dies vielleicht mit dem Tod des Vaters zusammenhänge, da man in verschiedenen neurologischen Kliniken keine organische Ursache finden konnte. Als Frau B vor der Tür meines Therapiezimmers stand, bekam ich erst einmal einen Schreck. Anton war sehr groß und konnte aufgrund der Behinderung nicht richtig im Rollstuhl sitzen. Die Arme streckte er wild von sich. Frau B schob den Rollstuhl in mein Zimmer, so dass ich Anton gegenüber saß. Frau B machte einen deutlich gestressten und überforderten Eindruck. Sie konnte mich kaum ansehen. Während des Gespräches mit Frau B schien Anton nichts zu verstehen und hörte scheinbar nicht zu. Er popelte die ganze Zeit in der Nase, aß anschließend den Popel, was bei mir extreme Ekelgefühle hervorrief.
Die Mutter erzählte, dass Anton eigentlich immer unauffällig war. Sie sei jetzt von Klinik zu Klinik gelaufen, ohne dass man ihr helfen konnte. Ich erinnerte mich an die Hypothese der Mitarbeiterin und fragte direkt, wann denn ihr Mann gestorben sei. Frau B sagte, dass dies vor sieben Jahren war. Ich war irgendwie erleichtert und verwirrt. Ich dachte, dass dann die Symptomatik ja nicht mit dem Tod des Vaters zusammenhängen könne und die Reaktion somit sicher organisch bedingt sei. Ich war von meiner Ekelreaktion so beherrscht, dass ich nach einer Stunde Frau B erneut empfahl, in eine Klinik zur organischen Abklärung zu gehen.
In der Zwischenzeit hatte ich ein Gespräch mit Hans Hopf, dem Herausgeber dieses Bandes, und erzählte ihm von der Symptomatik. Offensichtlich gab es einen Teil in mir, der dennoch verstanden hatte, sonst hätte mich die Familie nicht weiter beschäftigt. Hans Hopf meinte damals, es könne sich um eine hysterische Reaktion handeln. Ich beschloss, Mutter und Sohn zu einem neuerlichen Gespräch zu bitten. Während des Gespräches sagte mir Frau B, dass bei der erneuten Untersuchung wieder kein organischer Befund festgestellt werden konnte. Ich bat Frau B, mir mehr über die häusliche Situation zu erzählen. Es stellte sich nun heraus, dass Anton und seine Mutter sehr miteinander verstrickt waren. Ich insistierte jetzt mehr darauf, dass die Mutter sich an die Situation erinnern möge, als die Symptomatik das erste Mal auftrat. Nun fiel der Mutter ein, dass der Freund ihres Mannes, der sich nach dem Tod ihres Mannes sehr um Anton gekümmert habe, mit ihm zum Fußballplatz ging u.a., damals gestorben sei. Nun deutete ich, zu Mutter und Sohn gewandt und betont beide ansprechend, dass vielleicht die Nähe zwischen Mutter und Sohn nach dem Tod des Freundes des Vaters zu groß geworden sei, dass es Anton vermutlich nicht gut tue, auch wenn er es vielleicht genieße, mit der Mutter immer allein zu sein. Der Freund des Vaters habe vermutlich den Vater sieben Jahre lang ersetzen können, und jetzt fehle der Vater und der männliche Freund. Ich versuchte vor allem der Mutter zu deuten, dass sie ihren Sohn wie einen Ehemann behandelte. Ich befürwortete ihr Vorhaben, Anton für ein paar Wochen in eine Rehabilitationsklinik zu geben.
Nach dem Klinikaufenthalt rief mich die Mutter an und erzählte mir am Telefon, dass die Symptome in der Klinik sofort verschwanden. Anton habe aber schreckliches Heimweh gehabt und sie mehrmals täglich angerufen. Ich deutete ihr, dass das Verschwinden der Symptome, wenn Anton von seiner Mutter getrennt sei, ein wichtiges Indiz sei, dass es für einen erwachsenen Sohn wichtig wäre, autonom und nicht zu sehr an die Mutter gebunden zu sein.

Die inzestuöse Nähe zwischen behindertem Sohn und Mutter wurde offenbar nach dem Tod des Freundes des Vaters zu einem massiven inneren Konflikt, den Anton über eine hysterische Symptombildung abwehrte. Meine Gegenübertragungsreaktion war hier von heftigem Ekel und Abstoßungsreaktionen gekennzeichnet, die meinen Widerstand im Erstgespräch bestimmten. Die heftige Ekelreaktion zeigt vielleicht den Schreck und die Abwehr gegenüber der Behinderung, die wir manchmal kaum aushalten können.

Familie C:

Frau C kam mit ihrer 17-jährigen Tochter, die ich Susanne nennen möchte, und einer pädagogischen Bezugsperson zum Erstgespräch. Susanne ist eine Jugendliche mit Down-Syndrom. Als ich die Tür zum Therapiezimmer öffnete, sah ich Mutter und Pädagogin in einem heftigen Disput mit Susanne verstrickt, die nicht in mein Zimmer gehen wollte und sich hinter einem Schrank versteckte. Laut schimpfend wehrte sie sich, wurde aber von der Mutter überredet und saß mir schließlich mit vor der Brust verschränkten Armen gegenüber. Die Mutter erzählte, dass Susanne vor einem Jahr massiv auffällig wurde. Sie sei sehr aggressiv geworden und „völlig verbockt". Man habe sie in der Psychiatrie vorgestellt, wo sie seit einem Jahr medikamentös ambulant behandelt werde. Dort habe man gesagt, dass man sich mit Menschen mit geistiger Behinderung nicht auskenne. Man schlug jetzt vor, sie stationär zu behandeln. Die Mutter habe davor Angst und deshalb jetzt das Gespräch mit mir gesucht. Ich versuchte Susanne anzusprechen, die, wie ich im Flur bereits mitbekam, gut sprechen konnte. Ich fragte sie, ob sie erzählen könne, was sie vor einem Jahr erlebt habe. Sie antwortete nicht, und auch auf weitere Versuche von mir ging sie nicht ein. Die Mutter erzählte aus der Familie, die Pädagogin beschrieb ihre Arbeit mit Susanne. Da Susanne sehr aufmerksam zuhörte, fragte ich schließlich, ob sie vielleicht allein mit mir reden möchte. Wir könnten die Mutter und die Pädagogin bitten, im Flur zu warten. Zu meiner Überraschung stimmte sie zu. Allein mit ihr sagte ich, dass ich vermute, dass vor einem Jahr irgendetwas passiert sei. Als sie nicht antwortete, gab ich ihr weitere Deutungshilfen. Ich fragte zum Beispiel, ob sie vielleicht etwas Unangenehmes erlebt habe. Sie sagte jetzt, dass sie einen jungen Mann kennen gelernt habe, der auch in der sonderpädagogischen Einrichtung lebe. Auf mein Nachfragen hin wurde deutlich, dass sie sich verliebt hatte und dies dem Mann nicht mitteilen konnte. Überhaupt redete sie nicht mit ihm und wusste nicht, wie sie ihre Gefühle verstehen sollte. Unter großem Widerstand meinte sie, dass sie ihn küssen wolle. Ich sagte, dass das ein ganz normaler Wunsch wäre und nichts Schlimmes, und schlug vor, mit Mutter und Pädagogin darüber zu reden, damit wir gemeinsam eine Lösung finden könnten. Nach einigem Zögern stimmte sie zu. Als ich Mutter und Pädagogin meine Vermutung mitteilte, dass sich Susanne verliebt habe und mit den Gefühlen nicht umgehen könne, wurde die Mutter auffallend still und erzählte, dass sie damit Probleme habe. Sie habe schon seit über 10 Jahren nicht mehr mit ihrem Mann geschlafen, der sie vermutlich betrügen würde. Wir klärten, dass für Susanne das Thema Sexualität und Liebe in der Familie tabuisiert wurde und sie damit überfordert war. Die Pädagogin bot an, dies pädagogisch mit ihr zu bearbeiten, und ich schlug vor, auch Situationen zu besprechen, wie sie den jungen Mann vielleicht kennen lernen könnte.

Susanne konnte sich klar und deutlich ausdrücken, und ihre Schilderung wirkte völlig realistisch. Ich war überzeugt, dass eine medikamentöse Behandlung oder gar ein stationärer Aufenthalt in der Psychiatrie nicht nötig sei, sagte das der Mutter, schlug ihr aber auch vor, dies mit der behandelnden Ärztin zu besprechen und nicht einfach die Medikamente abzusetzen.

Analytische Psychotherapie mit Frau D (80 Stunden):

Die pädagogische Bezugsperson Herr K. meldete Frau D zum Erstgespräch an und kam mit ihr zusammen. Frau D ist seit ihrer Geburt geistig behindert. Sie war zum Zeitpunkt des Erstgespräches 23 Jahre alt. Herr K. begann zu erzählen, warum er der Meinung war, dass Frau D eine Psychotherapie benötige. Sie sei autoaggressiv, beiße und kratze sich an den Armen, so dass diese schon völlig vernarbt wären. In einem Wohnheim hatte sie mit den dortigen Bewohnerinnen solche Konflikte, dass sie das Heim verlassen musste. Sie lebte seitdem in einer eigenen Wohnung und wurde von einem pädagogischen Dienst, dem Herr K. angehörte, betreut. Tagsüber ging sie in eine Werkstatt für Behinderte. Herr K. hielt wegen ihrer Verhaltensprobleme den Platz in der Werkstatt für gefährdet. Mir fiel auf, dass Herr K. das extreme Übergewicht und das starke Stottern nicht erwähnte, obwohl beides auffällige Symptome waren.
Als ich mich an Frau D wandte und sie bat, mir zu erzählen, was sie dazu sagen könne, war ich überrascht, wie gut sie sich ausdrücken konnte. Sie meinte, ihr Hauptproblem sei, dass sie so wütend auf die Freundin sei, weil diese ihr den Mann weggenommen habe. Sie wünsche sich so sehr einen Mann. Sie erregte sich sehr, schilderte, wie sie die Freundin in der Stadt getroffen habe und sich beide prügelten. Die Freundin arbeitete auch in der Werkstatt. Ich fragte sie, ob sie noch andere Gründe für eine Therapie sehe, woraufhin sie meinte, dass sie so viel esse und sich abends immer kratze. Sie zeigte mir die zerschundenen Arme. Ich spürte bei der Schilderung, wie mich eine unterschwellige Aggression überkam. Ich spürte wenig Lust, die Patientin in Behandlung zu nehmen.
Obwohl Frau D mehr oder weniger wiedergab, was der Pädagoge schon gesagt hatte, gewann ich den Eindruck, dass sie selbst unter den Symptomen litt und motiviert war, zu einer Therapie zu kommen.

1. Phase: Das mütterliche Introjekt

Zur ersten Therapiestunde begleitete Herr K. Frau D und meinte, dass etwas Wichtiges vorgefallen sei und ob wir noch einmal gemeinsam sprechen könnten. Da Frau D einverstanden war, bat ich beide in mein Zimmer. Herr K. erzählte sogleich, dass sich in der fünfwöchigen Wartezeit während des Antragsverfahrens die Situation von Frau D zugespitzt habe. Sie habe nachts häufiger eine männliche Stimme gehört, die ihr sagte, dass sie sich umbringen soll. Sie sei auch bereits mehrmals auf ein Fenster geklettert. Daraufhin habe man sie zu einer Psychiaterin gebracht, und sie erhalte seitdem eine medikamentöse Behandlung.
Ich war wie vor den Kopf gestoßen und bereute, die Patientin genommen zu haben. Ich hatte das Gefühl, die Patientin nicht nehmen zu wollen, sie aber auch nicht wegstoßen zu können. Fühlte sich so vielleicht die Mutter, als sie mit der Behinderung des Kindes konfrontiert war? Ich musste an mein Pflichtbewusstsein appellieren, um die Behandlung zu beginnen.

Die ersten Monate der Behandlung waren gekennzeichnet durch Verbalisierung der Ängste und Aggressionen. Frau D schilderte, dass sie Angst vor dem Gruppenleiter habe, wenn sie wegen der Therapie in der Werkstatt fehle. Sie habe Angst, angeschrieen zu werden, wenn sie etwas falsch mache. Ich deutete ihre Angst vor Ablehnung und vielleicht auch von mir abgelehnt zu werden.
Frau D stellte in der Übertragung sofort frühe Angstsituationen her, für Autonomie (zu spät kommen) bestraft zu werden. Ich deutete die Angst, den Konflikt zu verbalisieren, sich nämlich sprachlich wehren zu können und mit dem Gruppenleiter zu sprechen. In diesen Momenten stotterte sie kaum. Sie meinte dann, dass die Mutter immer sage, sie solle ruhig sein, dem Leiter aus dem Weg gehen. In diesem Moment stotterte sie dann wieder sehr heftig.
Es folgten endlose Schilderungen der Streitereinen mit Freundinnen in der Werkstatt. Sie konnte differenziert beschreiben, dass sie sich biss und kratzte, wenn sie einen Konflikt in der Werkstatt hatte. Sie hatte das Gefühl, sich nicht wehren zu können, ging in den Umkleideraum, wo sie allein war, und biss und kratzte sich. Oder sie biss und kratzte sich abends, wenn sie allein in der Wohnung war. Ich deutete und besprach mit ihr, den Ärger in der Situation zu äußern und sich verbal zu wehren. Wir besprachen auch die Möglichkeit, die Hilfe des zuständigen Pädagogen in der Werkstatt in Anspruch zu nehmen. Dieser vermittelte nun häufiger bei Konflikten, gab ihr Raum, sich verbal zu äußern und zu wehren. Die Autoaggressionen besserten sich.
Nach sechs Monaten vereinbarte ich mit dem pädagogischen Betreuer in einem Gespräch zusammen mit Frau D, mit dem Psychiater das Ende der Medikation zu besprechen. Frau D hörte problemlos mit der medikamentösen Behandlung auf, die Stimme erschien bis zum Ende der Behandlung nicht mehr.

Ich verstand diese Phase als Arbeit am mütterlichen Introjekt. Es war zu Beginn ein aggressives, todbringendes, böses Introjekt (die Stimme), das auch die gegen das Selbst gerichtete Aggression von Frau D während des Wartens enthielt. In der Verschiebung auf die Freundinnen und den Gruppenleiter konnten Aggression und Angst bearbeitet werden. Der Pädagoge übernahm in der Realität vermutlich triangulierende Funktionen, die der Vater nicht leisten konnte.

2. Phase: Enactment

Ich erhielt aufgeregte Anrufe, sowohl von der Mutter als auch vom pädagogischen Betreuer. Frau D habe ihr ganzes Geld vom Konto abgehoben und lüge offensichtlich. Es sei nicht klar, was sie mit dem Geld gemacht habe.

In der nächsten Therapiesitzung erschien Frau D sehr aufgelöst. Ich berichtete ihr von den Anrufen und fragte sie, ob sie mir erzählen wolle, was passiert sei. Zögernd und ängstlich erzählte sie nach und nach, dass sie das Geld einem Mann, einem Bekannten der bisherigen „Freunde", gegeben habe, der sie vergewaltigt habe. Sie habe das Geld gegeben, damit er nichts sage. Ich fragte sie, ob es möglich wäre, dass wir mit ihrer Mutter zusammen ein Gespräch darüber führen könnten, da ich davon ausgehen musste, dass diese Form des sexuellen Missbrauchs weitergehen würde. Sie willigte nach längerem Zögern ein.

Im Gespräch mit der Mutter zeigte sich diese völlig hilflos und nicht in der Lage, zur Polizei zu gehen, um Anzeige zu erstatten. Sie bat Frau D, den pädagogischen Betreuer ins Vertrauen zu ziehen, damit dieser sich darum kümmere. Frau D war das sehr unangenehm, sie willigte dann aber ein. Mit der Anzeige bei der Polizei veränderte sich Frau D sehr. Sie war sichtlich entlastet, die Autoaggressionen hörten fast vollständig auf.

In der Folge dieser Stunden erzählte Frau D, dass sie bereits als 10-jähriges Kind vom Schulhof der Sonderschule von zwei Männern weggelockt und hinter einem Gebüsch vergewaltigt wurde. Sie habe es damals ihrer Mutter erzählt, die aber nichts unternommen habe. In weiteren Sitzungen sprachen wir über ihren intensiven Wunsch, einen Freund zu haben und Kinder bekommen zu wollen. Ich deutete das Drängende und sie Missbrauchende in ihren Beziehungen als Wiederholung ihres Kindheitstraumas. Im Gespräch über den Kinderwunsch deutete ich ihren Wunsch, nicht behindert zu sein, wie andere Frauen auch leben zu wollen, was aber auch eine Verleugnung ihrer Behinderung bedeute. Es kostete mich starke Überwindung, das Tabu, die Behinderung, anzusprechen.

Die Sucht nach einem Mann wich einer eher realistischen Suche nach einem Freund. Frau D ging nun regelmäßig zu Single-Partys für Menschen mit Behinderungen und fand einen ebenfalls behinderten Mann, mit dem sie zusammenblieb.

3. Phase: Integration der Aggression und Therapieende

Frau D redete weiterhin viel über die Streitereien mit anderen Frauen aus der Werkstatt. Sie wurde immer wieder verdächtigt, mit deren Freunden sexuelle Beziehungen zu unterhalten, was sie abstritt. Sie sagte wörtlich in einer Stunde, sie hätte der Frau F. gesagt, dass sie nicht ihre Mutter wäre, sie könne nicht so mit ihr reden, sie solle sie nicht anschreien und Vorwürfe machen. Während sie in der Anfangsphase besessen war vom Hass (von der Projektion des mütterlichen Introjekts auf die Freundinnen), konnte sie jetzt zwischen der Beziehung zur Mutter und den Freundinnen differenzieren.

Der pädagogische Leiter der Werkstatt wurde weiterhin immer wieder als Vermittler und Schlichter bei den Streitereien von Frau D eingesetzt. Sie erzählte, dass sie manchmal weine wegen der Vorfälle und Streitereien.

Etwa zwei Monate vor dem Ende der Therapie kam es noch einmal zu einer entscheidenden Stunde. Frau D erzählte von einem Konflikt mit einer Freundin. Diesmal ging es nicht um Männerbekanntschaften, sondern um die Frage, ob das Fenster in der Werkstatt offen bleibe oder nicht. Die beiden Frauen hatten sich geprügelt, Frau D hatte sich nach der Prügelei sogar wieder gekratzt. Als wir genauer über die Szene sprachen, stellte sich heraus, dass sie glaubte, gesundheitlich schweren Schaden zu nehmen, wenn das Fenster geschlossen bleibe. Sie schilderte dies sehr erregt und dramatisch. Ich deutete ihr, dass es bei der Frage scheinbar um Leben und Tod ginge, was sie bejahte. Ich deutete den Bezug zu ihrer Behinderung, dass sie vielleicht am Anfang ihres Lebens um ihr Leben kämpfen musste, Angst hatte, zu sterben, und dass ihre Aggressionen Ausdruck der Aggression gegen ihre Mutter sei, die sie für die Behinderung vielleicht verantwortlich mache. Ich spürte, dass ich erstmals ohne Widerstand über die Behinderung sprechen konnte. Angst und Aggression konnten nur in der Verschiebung auf andere in Szene gesetzt werden, gegenüber der Mutter und mir als Therapeutin war dies nicht möglich. Zu groß ist die reale Abhängigkeit des behinderten Menschen von seiner Mutter.

Zusammenfassung

Entscheidend für die Frage nach einer analytischen Psychotherapie bei Menschen mit geistigen Behinderungen ist nicht der Intelligenzgrad, sondern die Fähigkeit zu verbaler oder nonverbaler Kommunikation. In der Behandlung werden aktuelle Probleme, aber auch die psychischen Prozesse, die Folge der Behinderung sind (sekundäre Behinderung), durchgearbeitet. Todeswünsche der Eltern, extreme Ängste, symbiotische Mutter-Kind-Beziehungen, schwere Depressionen und Autoaggressionen müssen bearbeitet werden und lösen in der Behandlung schwer erträgliche Gegenübertragungen aus.

6 Frequently Asked Questions (FAQ)

1. *Wann ist eine Psychotherapie bei Menschen mit geistigen Behinderungen möglich und sinnvoll?*

→ Analog zur Entwicklung in der Kindertherapie, dass inzwischen für eine Psychotherapie keine Alterseinschränkung mehr vorliegt, d.h. auch mit Säuglingen und deren Eltern schon psychotherapeutisch gearbeitet wird (vgl. Heinemann und Hopf, 2001, 55 ff.), arbeiten wir heute auch mit sehr schwer behinderten Menschen. Die Indikation zur Psychotherapie liegt analog zu der bei nicht behinderten Menschen vor. Ein besonderes Problem bereitet die Frage, ob die geistig behinderten Menschen zur Praxis des Therapeuten kommen oder pünktlich gebracht werden können. Oft gibt es am Wohnort keine Therapeuten, die mit Menschen mit geistigen Behinderungen arbeiten. Gerade der Behindertentransport ist in der Regel nicht pünktlich. In Schweden erhalten Menschen mit geistigen Behinderungen, die zu einer analytischen Therapie in die beiden entsprechenden Zentren in Stockholm und Lund fahren müssen, spezielle Taxischeine, um einen pünktlichen Stundenanfang zu ermöglichen. Eine Psychotherapie in der Einrichtung, in der Menschen mit geistigen Behinderungen leben, birgt die Gefahr einer Reinszenierung der allmächtigen Mutter-Kind-Beziehung. Gerade eine ambulante Therapie kann im Sinne des Normalisierungsprinzips eine Triangulierung und selbständige Entwicklung fördern.

2. *Führt die organische Behinderung zu einer speziellen psychischen Störung?*

→ Die Wahrnehmung, ein behindertes Kind zu haben, führt zumindest in unserer Kultur zu Schuldgefühlen und Aggressionen, meist unbewussten Todeswünschen bei den Eltern, die in Reaktionsbildungen abgewehrt werden. Eine überbehütende Mutter-Kind-Beziehung ist die Folge, die sekundär zu Entwicklungshemmungen und psychischen Störungen führen kann. Depressionen, Autoaggressionen, Zwangsstörungen, Essstörungen, sexueller Missbrauch und seine Folgen sind bei Menschen mit geistigen Behinderungen signifikant häufiger als bei Menschen ohne Behinderungen.

3. *Wie äußert sich die organische Behinderung in der Übertragung?*

→ Meiner Einschätzung nach ist es schon eine Gegenübertragungsreaktion, dass es kaum Psychotherapeuten gibt, die mit geistig behinderten Patienten arbeiten. Auch die Theorie, mit geistig behinderten Menschen sei eine Psychotherapie nicht möglich, dürfte schon eine institutionalisierte Abwehr darstellen. Ekelreaktionen, heftige Gefühle, den Anblick und die Beziehung nicht ertragen zu können, können spezifische Gegenübertragungen sein, die oft rationalisiert werden, indem Theorien aufgestellt werden, warum es mit diesen Patienten eine Arbeit nicht möglich ist. Der Wunsch, den Patienten loszuwerden, ihn nicht annehmen zu müssen, sollte als Gegenübertragung verstanden und bearbeitet werden.

4. *Sollte begleitend zur Psychotherapie eine Elternarbeit oder Arbeit mit den pädagogischen Bezugspersonen stattfinden?*

→ Bei einer Kindertherapie ist die Elternarbeit wie bei nicht behinderten Kindern auch zu organisieren. Bei erwachsenen Patienten ist es meiner Erfahrung nach wichtig, Raum für Loslösung und Individuation zu geben, die Eltern oder pädagogischen Bezugspersonen nicht regelmäßig zu sehen. Durch die Neigung der Patienten zum Agieren sollte in Krisensituationen das Gespräch mit den Eltern und/oder Bezugspersonen mit dem Einverständnis des Patienten gesucht werden. Oft ist es nötig, Ereignisse der Realität zu besprechen, um ein weiteres selbstschädigendes Agieren zu verhindern.

Gerade wenn Bezugspersonen den Patienten in die Therapie bringen, im Wartezimmer warten und nach der Stunde nach Hause begleiten, muss der Rahmen klar sein, dass es keine Gespräche zwischen Tür und Angel gibt. Die Verführung ist oft groß, diesen Rahmen nicht einzuhalten. Dabei inszeniert sich meist die Entmündigung des Patienten.

7 Prüfungsfragen

1. Welches sind die Kritikpunkte an der Intelligenzdefinition der ICD-10 bei geistiger Behinderung?
2. Welche psychischen Störungen treten häufiger bei Menschen mit geistigen Behinderungen auf?
3. Welches sind die Voraussetzungen für eine Psychotherapie bei Menschen mit geistigen Behinderungen ?
4. Was ist analytisch unter dem Todeswunsch der Mutter zu verstehen?
5. Was versteht Sinason unter sekundärer Behinderung?
6. Welches sind die Ziele einer Psychotherapie bei Menschen mit geistigen Behinderungen?
7. Wie ist das Setting des Erstgespräches?
8. Was sind die speziellen Probleme im Verlauf einer Psychotherapie?
9. Welche Gegenübertragungsreaktionen treten im Verlauf der Behandlung auf?
10. Warum ist eine niederfrequente Therapie in der Regel angemessener?

8 Literatur

- Becker M (1995): Sexuelle Gewalt gegen Mädchen mit geistiger Behinderung. Daten und Hintergründe. Heidelberg: edition schindele
- Bleidick U (1999): Behinderung als pädagogische Aufgabe – Behinderungsbegriff und behindertenpädagogische Theorie. Stuttgart: Urban Taschenbuch
- Bondy C, Cohen R, Eggert D, Lüer G (1971): TBGB. Testbatterie für geistig behinderte Kinder. Weinheim: Beltz
- Bundschuh K (1984): Einführung in die sonderpädagogische Diagnostik. München: Reinhardt
- Fornefeld B (2002): Einführung in die Geistigbehindertenpädagogik. München: Reinhardt/UTB
- Gaedt Ch (Hrsg.) (1990): Selbstentwertung – depressive Inszenierungen bei Menschen mit geistiger Behinderung. Neuerkerode: Neuerkeroder Anstalten
- Gaedt Ch, Jäkel, D, Kischkel, W (1987): Psychotherapie bei geistig Behinderten. In: Gaedt Ch (Hrsg.): Psychotherapie bei geistig Behinderten. Neuerkerode: Neuerkeroder Anstalten
- Garzmann R, Nierste E, Schneider E (1987): Theoretische Grundlagen der psychotherapeutischen Praxis in Neuerkerode. In: Gaedt Ch (Hrsg.): Psychotherapie bei geistig Behinderten. Neuerkerode: Neuerkeroder Anstalten
- Günzburg HC (1977): P-A-C. Pädagogische Analyse und Curriculum der sozialen und persönlichen Entwicklung des geistig behinderten Menschen. Stratford upon Avon (England): SEFA Publications
- Heinemann E, Hopf H (2001): Psychische Störungen in Kindheit und Jugend. Symptome – Psychodynamik – Fallbeispiele – psychoanalytische Theorie. Stuttgart: Kohlhammer
- Hodges S, Sheppard N (2004): Therapeutic dilemmas when working with a group of children with physical and learning disabilities. In: Simpson D, Miller L (eds.): Unexpected Gains. Psychotherapy with People with Learning Disabilities. London: Karnac
- Holtz K-L, Eberle G, Hillig A (1997): HKI. Heidelberger-Kompetenz-Inventar für Geistigbehinderte. Heidelberg: edition schindele
- Kakogianni M (2004): The psychotherapy of a little girl with a severe learning disability and a history of deprivation and neglect. In: Simpson

D, Miller L (eds.): Unexpected Gains. Psychotherapy with People with Learning Disabilities. London: Karnac
- Kramer J (1972): Kramer Intelligenztest. Solothurn: Antonius
- Lee P, Nashat S (2004): The question of a third space in psychotherapy with adults with learning disabilities. In: Simpson D, Miller L (eds.): Unexpected Gains. Psychotherapy with People with Learning Disabilities. London: Karnac
- Mannoni M (1972): Das zurückgebliebene Kind und seine Mutter. Olten: Walter
- Miller L (2004): Adolescents with learning disabilities: psychic structures that are not conductive to learning. In: Simpson D, Miller L (eds.): Unexpected Gains. Psychotherapy with People with Learning Disabilities. London: Karnac
- Mühl H (1997): Einführung in die Schulpädagogik bei geistiger Behinderung. Oldenburg: Carl-von Ossietzky-Universität, Didaktisches Zentrum
- Reyes-Simpson E (2004): When there is too much to take in: some factors that restrict the capacity to think. In: Simpson D, Miller L (eds.): Unexpected Gains. Psychotherapy with People with Learning Disabilities. London: Karnac
- Simpson D (2004): Learning disability as a refuge from knowledge. In: Simpson D, Miller L (eds.): Unexpected Gains. Psychotherapy with People with Learning Disabilities. London: Karnac
- Simpson D, Miller L (eds.): Unexpected Gains. Psychotherapy with People with Learning Disabilities. London: Karnac
- Sinason V (2000): Geistige Behinderung und die Grundlagen menschlichen Seins. Neuwied, Kriftel, Berlin: Luchterhand
- Weltgesundheitsorganisation (WHO) (1993): Internationale Klassifikation psychischer Störungen ICD-10. Bern, Göttingen: Huber
- World Health Organization (1980): International classification of impairment, disabilities and handicaps. Genf: WHO

4.14 Posttraumatische und akute Belastungsstörungen bei Kindern und Jugendlichen

Klaus Winkelmann

1 Einleitung

Die Frage nach der Bedeutung und Wertigkeit traumatischer Erfahrungen für die Persönlichkeitsentwicklung und die Ausbildung klinisch relevanter Symptome hat die Psychoanalyse seit ihren Ursprüngen beschäftigt. An ihr entzündete sich die Kontroverse, ob eher die Phantasie oder eher die Realität die entscheidende Rolle bei der Symptombildung spielt. Freud hat an möglichen pathogenen Wirkungen von Außenfaktoren nie gezweifelt, auch wenn er zu dem Ergebnis gelangt war, dass Angriffe und Verletzungen von außen keine notwendige determinierende Bedingung für eine Erkrankung sind, sondern diese ebenso vorwiegend durch innere Verursachungsketten zustande zu kommen vermögen (Freud, 1986). Er relativierte vor dem Hintergrund eines erweiterten Begriffs der Sexualität seine ursprüngliche Trauma- und Verführungstheorie und leitete 1897 eine Revision seiner grundlegenden alten Theorie ein: Der Phantasie und dem Erleben wurde jetzt eine größere Bedeutung zugesprochen. Auch wenn es viele Belege dafür gibt, dass Freud die Entwicklung seines Triebmodells mit Elementen des Traumamodells untermauerte, so ist möglicherweise aus Gründen einer Art Gegenbesetzung gegen das Verführerische der Traumatheorie die Triebtheorie in der Psychoanalyse zeitweise in eine scheinbare Ausschließlichkeit geraten (Grubrich-Simitis, 1987). Viele wegweisende Pioniere der Psychoanalyse haben sich mit der Wirkung real belastender Ereignisse auf die Entwicklung des heranwachsenden Individuums beschäftigt. Neben S. Freud selber (1916/17), Fenichel (1937, 1945) und Ferenczi (1933) soll besonders an R. Spitz (1972) mit seinen Untersuchungen an Heimkindern sowie an die Arbeiten von Anna Freud (1971) über die Kriegskinder erinnert werden. Trotzdem hatte „die Beschäftigung mit dem Trauma und seinen Folgen lange nicht den Stellenwert in der Psychoanalyse, der ihm zukommen müsste" (Bohleber, 2000). Im Zusammenhang mit einem wachsenden Bewusstsein für Gewalt und Misshandlung in Familien, soziale Gewalt und Destruktivität, Folter und Kriegsfolgen und gefördert von den Erkenntnissen aus der Neurobiologie und den Kognitionswissenschaften, die neue Erkenntnisse über die Speicherung traumatischer Erfahrungen ermöglichen, ist das Interesse daran gewachsen, das Traumatische in theoretischer Hinsicht differenzierter zu erfassen und daraus behandlungstechnische Gesichtspunkte abzuleiten.

! **Merke:** Kinder und Jugendliche können psychisch traumatisiert werden, wenn außergewöhnlich belastende einmalige Lebensereignisse mit existentiell bedrohlichem Charakter auf sie eingewirkt haben. Das Ereignis ist besonders intensiv, und es tritt plötzlich, heftig und überraschend ein. Aber auch sich wiederholende außergewöhnlich belastende und bedrohlich erlebte Ereignisse können traumatisch sein. Die bedrohlichen Ereignisse sind dann lang anhaltend, ansteigend oder sich wiederholend.

Traumatisches ist immer in einem **Beziehungskontext** zu sehen, dies gilt umso mehr bei Kindern und Jugendlichen. Auch ein Naturereignis, wie z.B. ein schwerer Sturm auf einem Campingplatz mit umstürzenden Bäumen, der Behausungen zertrümmert und Menschen verletzt, erschüttert die Beziehung des Kindes zu den Primärobjekten mehr oder weniger nachhaltig. Hier kommt es auf die Präsenz der Halt gebenden Umgebung an, besonders auf die Eltern und nächsten Bezugspersonen. Oft sind bei Traumatisierungen die nahen Bezugspersonen von dem Ereignis mit betroffen, was zu einer vorübergehenden Einschränkung der elterlichen Schutzfunktion führt. Sind sie gar selber Urheber der Traumatisierung, dann sind die Auswirkungen umso katastrophaler.

Solange das Individuum noch in Entwicklung und Reifung begriffen ist, kann **das Trauma eine besondere Dynamik entfalten**, die von der des Erwachsenen unterschieden ist. Trifft doch das Trauma auf ein **reifendes und sich weiter differenzierendes Gehirn (neurobiologischer Aspekt)** und ist das Kind in ganz besonderer Weise **in die Realität seiner Beziehungspersonen eingebunden und auf sie angewiesen (Bindungsaspekt, familiendynamischer Aspekt, protektiver Aspekt)**. Auch ist der alters- und phasenspezifische Realitätsbezug des Kindes und sein Weltbild zu beachten. Das Kind verfügt noch nicht über eine halbwegs sichere Trennung des symbolischen Binnenraums von der äußeren Realität: **Außen und Innen sind nicht klar trennbar.**

Deshalb sind vor allem bei Kindern und Jugendlichen die **peritraumatischen Bedingungen** zu berücksichtigen. Befand sich das Kind zum Zeitpunkt der Traumatisierung in einer Halt gebenden, stabilen Situation, oder war das Bindungsgefüge eher brüchig? Aus welcher Situation heraus trat das Ereignis ein, und wie war der Umgang mit ihm danach? Also nicht nur das Geschehen, sondern insbesondere der **traumatische Prozess** (Fischer und Riedesser, 1998) muss in seiner gesamten Dynamik betrachtet werden.

Traumatogene Faktoren und protektive Faktoren im Umfeld des traumatischen Ereignisses sind einzuschätzen und in ihrem Zusammenspiel zu sehen. Zu den traumatogenen Faktoren zählen die Zugehörigkeit zu Randgruppen, Vernachlässigung, chronische Krankheiten der Eltern und fehlende soziale Kontrolle. Zu den schützenden Faktoren gehören eine gute Beziehung zu einer Betreuungsperson, Möglichkeiten kompensatorischer Beziehungen, soziale Förderung und ein primär sicheres Bindungsverhalten. A. Freud und Burlingham verglichen Kinder, welche die Bombenangriffe auf London mit ihren vertrauten Bezugspersonen erlebten, mit den Kindern, die evakuiert worden waren. Sie stellten fest, dass die Trennung von den Eltern, das Separationstrauma, folgenreicher war als das Verbleiben im bombardierten London im Schutz ihrer vertrauten menschlichen Umgebung, soweit sie unverletzt blieben.

Nicht jede ungünstige Entwicklungsbedingung eines Kindes sollte aber als traumatisch angesehen werden. Denn Traumata und Traumatisierungen sind eine unumgängliche Erfahrung jedes Kindes: Abstillen, Geschwistergeburt, Kinderkrankheiten sind eindrückliche Erfahrungen, die zu einer die Persönlichkeit prägenden Verarbeitung führen. Handelt es sich allerdings um schwere Traumata, so ist von einem eindeutigen Zusammenhang zwischen überfordernden Erlebnissen und posttraumatischen Störungen auszugehen, bei denen die individuellen Verarbeitungsmöglichkeiten in den Hintergrund geraten sind.
Die Definition des Traumatischen hat sich im Laufe der Jahre verändert, wie es sich auch in der umgangssprachlichen Ausweitung des „Traumatischen" allgemein wiederfindet. Galt bisher ein jenseits aller Alltagserfahrung liegendes Ereignis als traumatisch, so beinhaltet die jetzige Definition (Flatten et al., 2004), dass das traumatische Ereignis mindestens eine Gefahr der körperlichen Unversehrtheit für sich oder andere darstellen muss. Daran wird deutlich, dass dem Traumatischen ein größerer Stellenwert bei der Ausbildung seelischer Störungen eingeräumt wird. Diese psychosoziale Sensibilisierung ist durch die Kampagnen gegen sexuellen Missbrauch, gegen Kindesmisshandlung, gegen Gewalt in der Ehe und für Folteropfer gefördert worden und wurde durch die Erweiterung neurobiologischer Kenntnisse noch verstärkt. Die Gefahr ist, dass die Besonderheit des Traumas verloren geht. Aus psychoanalytischer Sicht ist **Sozialisation aber nicht ohne Traumatisierungen denkbar:** Schon in der Frühzeit der Psychoanalyse wurde das Geburtstrauma als eine grundlegende menschliche Erfahrung der Trennung beschrieben, die einen traumatischen Charakter hat (Rank, 1988). Universelle Traumata hinterlassen ihre Spuren in der Psyche und in den Objektbeziehungen. Wie lassen sich traumatische Ereignisse von beeinträchtigenden, aber nicht unbedingt überwältigenden Erfahrungen unterscheiden? Wie ist die Abgrenzung gegen Konflikte, Belastungen und andere Faktoren, die die Genese psychischer Störungen beeinflussen? Diese Fragen sind noch nicht befriedigend beantwortet. Traumatische Ereignisse überfluten das Ich und finden ihren Niederschlag im intrapsychischen und interpersonellen Erleben und können gleichermaßen Beeinträchtigungen in den Funktionen des reifenden Gehirns mit langfristigen Auswirkungen auf strukturelle Ich-Funktionen bewirken. Damit unterscheiden sich traumatisch bedingte Störungen von erlebnisbedingten Störungen, weil sie **Spuren in Seele, Geist und in Körper hinterlassen.**

Besonders gegenüber Kindern gibt es die Tendenz, sie vorwiegend als Opfer traumatischer Einwirkungen zu sehen. Dabei besteht die Gefahr, dass die Triebnatur des Kindes, welche die Dynamik von äußeren und inneren Faktoren plausibel macht, eher verleugnet wird.
Die im Klassifikationssystem der ICD-10 fehlende Unterscheidung zwischen Traumata, die Menschen anderen Individuen zugefügt haben, und Traumata durch Katastrophen und Unfälle, fördert eine Betrachtungsweise, die das Opfer individualisiert, es aus dem sozialen Gefüge isoliert und zum Gegenstand der Betrachtung einer Pathologie macht, nämlich als Träger einer PTSD (posttraumatic stress disorder). Gesellschaftliche Zusammenhänge des Tatgeschehens sind damit weitgehend ausgeblendet. Dabei ist das Tatgeschehen immer in ein Vorher und ein Nachher eingebunden. Der Prozess der Traumatisierung dauert über den Zeitpunkt des Traumas fort (Keilson, 1979). Neben dem Ereignis selber sind die späteren Abläufe von größter Bedeutung.
Betrachtet man die Reaktionen auf ein traumatisches Geschehen als normale Reaktion auf ein unnormales Ereignis, führt dies zu einer Bagatellisierung des Traumatischen und damit zu einer mangelhaften Versorgung des Opfers. Betrachtet man sie dagegen als eine krankheitswertige Störung, führt es zu einer Stigmatisierung des Opfers und der Vernachlässigung des sozialen Bezugs. Beide Extrempositionen sind beim Umgang mit dem Ereignis zu berücksichtigen, denn sie haben Auswirkungen auf die Heilungs- und Bewältigungsmöglichkeiten des Betroffenen. Inwieweit diese Gruppe aufgrund neurophysiologischer Besonderheiten eine besondere Stellung unter den psychogenen Störungen einnimmt, was insbesondere die Frage nach einer eigenständigen spezifischen Therapieform aufwirft, ist in der wissenschaftlichen Diskussion noch offen.

! **Merke:** Schwere Traumata bewirken gleichförmige Reaktionen und treffen gleichermaßen auf ein erlebendes Subjekt. Der psychoanalytische therapeutische Ansatz trägt dem objektiven Ereignis wie dem subjektiven Erlebnis Rechnung und verklammert beide im Angebot einer therapeutischen Beziehung.

2 Klassifikatorische Gesichtspunkte

2.1 Die Codierung nach der ICD-10

Die Codierung nach der ICD-10, Version 2006 (ICD-10, 2005) subsumiert in Kapitel F43 alle Reaktionen auf schwere Belastungen und Anpassungsstörungen. Betont wird, dass es bei diesen Störungen notwendig ist, ein oder zwei ursächliche Faktoren anzugeben, die über die psychosozialen Belastungen im Sinne von life events hinausgehen. „Die hier aufgeführten Störungen entstehen immer als direkte Folge der akuten schweren Belastung oder des kontinuierlichen Traumas. Das belastende Ereignis oder die andauernden unangenehmen Umstände sind primäre und ausschlaggebende Kausalfaktoren, und die Störung wäre ohne ihre Einwirkung nicht entstanden" (ICD-10, 2005).
Die akute Belastungsreaktion (F43.0) ist als psychisch bedeutsame Reaktion im unmittelbaren Zusammenhang mit einem

Trauma diagnostiziert. Sie ist ausdrücklich eine vorübergehende Störung, die in Stunden bis Tagen wieder abklingen sollte. „Die individuelle Vulnerabilität und die zur Verfügung stehenden Bewältigungsmechanismen (Coping-Strategien) spielen bei Auftreten und Schweregrad der akuten Belastungsreaktion eine Rolle" (ICD-10, 2005). An Symptomen werden hier genannt: eine Art von „Betäubung" mit einer gewissen Bewusstseinseinengung, eingeschränkte Aufmerksamkeit, Unfähigkeit, Reize zu verarbeiten, Desorientiertheit, weiterhin Rückzugsverhalten, Unruhe und vegetative Zeichen panischer Angst. Teilweise oder vollständige Amnesie für das Ereignis kann vorkommen. Wenn die Symptome andauern und einen chronischen Verlauf nehmen (posttraumatische Symptomatik), dann ist an den Übergang in eine posttraumatische Belastungsstörung zu denken, und es sollte eine Änderung der Diagnose in Erwägung gezogen werden.

! **Merke:** Ob ein posttraumatischer Prozess (die sog. Einwirkungsphase) eingesetzt hat oder nicht, ist mit dem Abklingen der Symptomatik einer akuten Belastungsreaktion allerdings nicht erwiesen.

Die posttraumatische Belastungsstörung (PTSD) (F43.1) ist definiert als „eine verzögerte oder protrahierte Reaktion auf ein belastendes Ereignis oder eine Situation kürzerer oder längerer Dauer, mit außergewöhnlicher Bedrohung oder katastrophenartigem Ausmaß, die bei fast jedem eine tiefe Verzweiflung hervorrufen würde" (ICD-10, 2005). Diese Störung steht in dem Kapitel 43 insofern im Mittelpunkt, als sie die komplexeste und in ihren Auswirkungen die gravierendste Störung im Umfeld traumatischer Erfahrungen darstellt. Sie ist auch die rätselhafteste Störung, denn „prädisponierende Faktoren wie bestimmte zwanghafte oder asthenische Persönlichkeitszüge oder neurotische Krankheiten in der Vorgeschichte können die Schwelle für die Entwicklung dieses Syndroms senken und seinen Verlauf erschweren, aber die letztgenannten Faktoren sind weder notwendig noch ausreichend, um das Auftreten der Störung zu erklären." Neben den noch zu nennenden klinischen Erscheinungsformen (s. u.) sind „Angst und Depression ... häufig mit den genannten Symptomen und Merkmalen assoziiert und Suizidgedanken sind nicht selten" (ICD-10, 2005).

! **Merke:** Zwischen dem Trauma und der Manifestation der Symptomatik einer posttraumatischen Belastungsstörung können Wochen, Monate und sogar Jahre liegen.

! **Merke:** Die in ICD-10 und DSM-IV formulierten Kriterien der PTSD decken aber das Spektrum traumabedingter Störungen nicht ab. Insbesondere können sie die individuellen Erfahrungen chronischer seelischer und körperlicher Grausamkeit und Demütigung sowie den Bereich struktureller Gewalt nicht ausreichend erfassen.

Die Anpassungsstörung (F43.2) tritt in Form von emotionaler Beeinträchtigung auf, die sich auf soziale und Leistungsfunktionen auswirken. Migration, Flucht, Schwellensituationen wie Schulbeginn, Schulabschluss, Trennungen der Eltern können Auslöser solcher Störungen sein. Depressive Verstimmungen, Ängste, Störungen im Sozialverhalten sind dann die auffälligen Merkmale. **Bei dieser Störung kommt der Vulnerabilität des Einzelnen und seiner neurotischen Grundstörung eine größere Bedeutung zu.** Das traumatische Ereignis, das in seiner Wertigkeit einem universellen Trauma zuzurechnen ist, stellt in diesem Fall einen Auslöser für eine psychoneurotische Symptombildung dar. Insofern gehört dieser Symptomkomplex nur zum Teil zu den traumabedingten Störungen und verdeutlicht den fließenden Übergang zwischen psychogenen und traumatischen Neurosen.

2.2 Klassifikation nach dem Charakter des Traumaereignisses

Terr (1991) unterscheidet zwischen einem einmaligen Typ-I-Trauma und dem multiplen Typ-II-Trauma.

Typ-I-Trauma – einmaliges Ereignis mit Schock-Charakter. Hierzu gehören:

- Gewaltverbrechen wie Raub, Überfall, körperlicher Angriff, Vergewaltigung Freiheitsberaubung: Gefangennahme und Geiselnahme
- hoheitlicher Willkürakt, Kriegseinwirkung, Terroranschlag
- menschliche Entwürdigung, Erniedrigung und Demütigung
- plötzlicher, unerwarteter Tod eines nahen Familienangehörigen
- unerwarteter Anblick eines durch Gewalt zu Tode gekommenen Körpers, auch von Körperteilen
- Verkehrsunfall, mit oder ohne Verletzungen
- Naturkatastrophen

Für das noch in Reifung befindliche Kind scheint kein gravierender Unterschied zwischen direkter oder indirekter Betroffenheit als Beobachter zu bestehen. Differenziert werden sollte allerdings, ob sich die Gewalt gegen Familienangehörige oder gegen fremde Personen gerichtet hat

Typ-II-Trauma – variable, multiple, lang anhaltende Traumata. Hierzu gehören:

- innerfamiliäre Gewalt
- Deprivation als Vernachlässigung und Verwahrlosung
- frühe Objektverluste
- Verletzung der Inzestschranke bis zu wiederholtem sexuellem Missbrauch
- dem Entwicklungsstand unangemessene sexuelle Erfahrung ohne angedrohte oder tatsächliche Gewalt
- rigide, sadistisch getönte Durchsetzung von Ideologien oder religiösen Überzeugungen
- schwere Erkrankung eines Elternteils, auch schwere psychische Erkrankung mit Persönlichkeitsveränderung des Elternteils
- hoheitliche Willkürakte, Migranten- und Asylschicksale mit sequentiellen Traumatisierungen

Terr hielt die Unterscheidung der Trauma-Typen deshalb für sinnvoll, weil sie damit zwei unterschiedliche Traumaantworten differenzieren konnte. Beim Schock-Trauma (Trauma Typ 1) wird das traumatische Ereignis immer wieder detailgenau erinnert.

Das Geschehene wird einer dauernden Überprüfung unterzogen, bewertet und neu bewertet. Das Motiv dieses Grübelns liegt darin, die Kontrolle über den Willkürakt wiederherzustellen, dem Ereignis Legitimation zu geben und zu versuchen, das passiv Erlittene in ein aktiv herbeigeführtes Ereignis zu transformieren. Hierzu gehören dann auch Gedanken über eine eigene Beteiligung an dem Geschehen und Schuldgefühle, die eine Eigendynamik entwickeln können.

Bei multiplen oder lang andauernden Traumata (Typ II) sind zusätzliche Aspekte zu berücksichtigen. Da das Kind lang anhaltenden Erfahrungen ausgesetzt ist, die auch zu erwarten sind, entwickelt es zunächst Strategien, die Bedrohung zu vermeiden (coping). Scheitert es darin, kommt es zu Anpassungsbemühungen auf intrapsychischer Ebene. Dabei werden frühe Abwehrmechanismen der Spaltung, Introjektion und Identifikation wirksam mit der Folge gravierender Kontakt- und Beziehungsstörungen. Daraus wird ersichtlich, dass Kinder und Jugendliche, die lang anhaltende traumatische Erfahrungen in ihrer Entwicklungs- und Reifungsphase gemacht haben, komplexe Störungen ausbilden können. Die PTSD wird hier selten ausschließlich diagnostiziert werden können. Andere Befunde stehen meistens eher im Vordergrund wie gravierende Störungen in der Reizverarbeitung, Konzentrations- und Leistungsstörungen und ich-strukturelle Schwächen. Bei Jugendlichen ist dann neben der PTSD eine Persönlichkeitsstörung (F60) zu diagnostizieren. Nach einer Studie von Famularo (1991) erfüllte ein Drittel der jugendlichen Patienten mit einer Borderline-Persönlichkeitsstörung auch die Kriterien einer chronischen posttraumatischen Belastungsstörung (Resch und Brunner, 2004). Während intrapsychische und interpersonelle Konflikte zwar vielfältig feststellbar sind, kann ein spezifisches Konfliktfeld nicht ausgemacht werden. Hier fällt bei der Diagnostik die große Symptomvielfalt und Komorbidität mit anderen Störungen auf: ADHS, depressive Störungen, Angststörungen, dissoziative Störungen, reaktive Bindungsstörungen, Borderline- und narzisstische Persönlichkeitsstörungen, Suizidneigung, Drogen- und Alkoholmissbrauch sowie unklare Somatisierungen.

2.3 Weitere relevante Traumaformen

Medizinische **Eingriffe bei Frühgeborenen**. Invasive Eingriffe durch lebensrettende Maßnahmen bei akuten Erkrankungen von Säuglingen, Frühgeburten und Kleinkindern sind heute als mögliche Ursachen von Traumatisierungen unumstritten anzuerkennen. Bei den Symptomen handelt es sich meistens um eingefrorene, gespeicherte Sinneseindrücke sowie Körper- und Beziehungserfahrungen aus der traumatischen Lebensperiode. Traumatisierungen in der präverbalen Entwicklungsphase scheinen häufiger zu Spätfolgen in Form von multiplen Somatisierungen zu führen (posttraumatische Somatisierungsstörungen).
Oft handelt es sich um Krankheitserscheinungen und Diagnosen ungewöhnlicher und schlecht zuzuordnender Art. Weiterhin können solche Frühtraumatisierungen die Vulnerabilität für die Ausbildung einer PTSD im Jugend- und Erwachsenenalter erhöhen

Das transgenerative Trauma
Es ist gekennzeichnet durch die Weitergabe traumatischer Erfahrung an die nächste Generation durch Projektion von Wünschen und unerträglichen Gefühlen der Eltern auf das Kind und dessen Anpassungsbemühungen an die vermeintlichen Vorstellungen der Eltern (Kogan, 1990; Herzog, 1996). Die Transmission von Traumata erfolgt oft in Form von sich wiederholenden Reinszenierungen. Die Kinder und Jugendlichen zeigen häufiger einen hysterischen Verarbeitungsmodus.

Das Entwicklungstrauma
Khan (1977) sprach vom kumulativen Trauma, wenn die Mutter dem heranwachsenden Kind den Reizschutz vorenthält. Die schädigende Wirkung ist von längerer und chronischer Dauer und hat einen nachhaltigen Einfluss auf alle Bereiche der psychischen Entwicklung, vornehmlich auf Selbstentwicklung und Individuation. Der Charakter dieses Entwicklungstraumas ist aber partiell. Neben gesunden, konfliktfähigen und damit zu neurotischen Lösungen fähigen Anteilen finden sich traumatisch blockierte Entwicklungsbereiche. Diese sind aus dem Erleben ausgespart und werden reinszeniert. Müller-Pozzi (1984,1985) spricht von einem Individuationstrauma. Die Selbstentwicklung und Individuation sind gestört. Diese Entwicklungstraumata werden oft in der Adoleszenz als Bruch in der Entwicklung manifest.
Vielfältig traumatisierte Kinder und Jugendliche zeigen neben Entwicklungsverzögerungen in vielen Bereichen komplexe und fluktuierende Symptome und Störungen, die sich nicht nur auf die psychische Ebene beziehen. Hier ist die Diagnose einer multiplen und komplexen Entwicklungsstörung (MCDD) vorgeschlagen worden (Streeck-Fischer, 2004).

3 Klinische Erscheinungsformen

Unmittelbar nach dem überwältigenden Ereignis steht der Traumatisierte unter einem **schockähnlichen Zustand**, der sich in Angst, Erschrecken und Erstarrung äußert. Der Betroffene ist erregt und aufgewühlt, auch wütend mit allen dazugehörigen vegetativen Erscheinungen. Wenn archaische Ängste und unbewusste Phantasien plötzlich wahr werden, verschwimmt die Grenze zwischen Wirklichkeit und Phantasie. Dadurch entsteht ein Gefühl von Wirklichkeitsverlust und erklärt eine verminderte Realitätstüchtigkeit bis zur Verkennung realer Situationen. Das Bewusstsein erscheint bis zur Desorientiertheit eingeengt. Die bereits erworbene Sprachfähigkeit kann Einbußen erleiden: dem Betroffenen bleibt die Sprache weg. Er steht neben sich als Ausdruck einer Dissoziation. Dann erscheint ihm das Geschehene gar nicht wahr, oder es kommt ihm so vor, als wenn er daran gar nicht beteiligt war.

Mit dem Ereignis ist das Trauma aber nicht beendet, sondern dies kann der **Anfang eines traumatischen Prozesses** sein, wobei sich die Erscheinungsformen verändern. Klingt der akute Zustand nicht innerhalb von Tagen ab, so tritt der Betroffene in die **Einwirkungsphase des Traumas** ein. Noch stark unter dem Eindruck des Geschehenen stehend, kommen zusätzlich depressive Verstimmungen, Schlaflosigkeit, Trennungs- und Dunkelängste, Selbstzweifel und Grübeleien hinzu. Das Interesse an der Gegenwart stellt sich nicht wieder ein, dem Handeln fehlt das Intentionale, die Aufmerksamkeit ist absorbiert, es kommt zu

Aufmerksamkeitsstörungen und Leistungseinbußen. Das Kind zeigt weniger Interesse an anderen.

Diese peri- und posttraumatischen Symptome können in das Erscheinungsbild der **posttraumatischen Belastungsstörung (PTSD)** übergehen. Diese tritt oft erst nach einem (relativ) symptomfreien Intervall sehr viel später ein. Daraus wird ersichtlich, dass nach einem Trauma ein unauffälliger posttraumatischer Prozess einsetzen kann, der erst später symptomatisch wird.
Die Faktoren, die den Übergang in eine posttraumatische Belastungsstörung wahrscheinlich machen, sind nicht restlos geklärt. Ein angemessener Umgang der Beziehungspersonen mit dem unmittelbaren Ereignis stellt einen großen Schutz dar. Ein mangelhaftes Containing und die Bagatellisierung des Ereignisses durch die Umwelt fördern eine verleugnende und vermeidende Haltung beim Betroffenen, so dass eine kathartische Abreaktion der Gefühle ausbleibt, was die peri- und posttraumatische Symptomatik verlängert.

Die Symptome der PTSD sind durch drei Symptom-Cluster charakterisiert:

a) **das Wiedererleben und den Erinnerungsdruck.** Das Trauma wird in Erinnerungen, in Träumen und Alpträumen (nicht vor dem 3. Lebensjahr) immer wieder erlebt. Diese Erinnerungen drängen sich dem Individuum als Flashbacks oder Nachhallerinnerungen auf und können den Charakter visueller Fehlwahrnehmungen bis zu Halluzinationen bekommen. Sie sind begleitet von Ängsten und Befürchtungen.
b) **das emotionale Betäubtsein mit einem allgemeinen Vermeidungsverhalten.** Es tritt ein Gefühl der Teilnahmslosigkeit und Gleichgültigkeit anderen gegenüber auf. Diese Erscheinungen gehören zu den dissoziativen Phänomenen (siehe Kap. 5.3). Es zeigt sich ein depressives Lebensgefühl mit Interessenverlust und Rückzugsverhalten. Ein Vertrauensverlust bis zu misstrauischen Charakterhaltungen geht einher mit einer Verschlechterung der Bindungsqualität.
c) **die Übererregbarkeit.** Sie erscheint als Unruhe, Ängstlichkeit, Schlaflosigkeit mit Konzentrationsstörungen und als erschwerte Fähigkeit zur Selbstberuhigung oder als aggressive Verhaltensauffälligkeit. Repetitive Verhaltensweisen bis zu Zwangssymptomen können zur Beruhigung des aufgewühlten Selbst dienen. Dazu gehört auch die Tendenz zur Inszenierung und zwanghaftes Wiederholen des traumatischen Geschehens im Spiel.

! **Merke:** Flashbacks, Dissoziation und Übererregbarkeit sind die typischen Symptome einer PTSD.

Nicht alle Symptom-Cluster müssen gleichermaßen auftreten. Es kann auch eine Amnesie für das erlittene Trauma vorliegen, vollständig oder partiell, wie z.B. das Erinnern in Träumen ohne bewusste Erinnerung an das Ereignis. Jungen neigen eher zu extravertiert-aggressiven Verhaltensweisen, Mädchen zeigen entsprechend der Rollenzuschreibung eher depressiv- introvertierte Verhaltensweisen mit Rückzug.

Die PTSD ist ein chronisches Krankheitsbild, das unbehandelt in Entwicklungs- und Persönlichkeitsstörungen übergeht (Ermann, 2005). Es sind gravierende negative Auswirkungen auf das in Reifung und Entwicklung befindliche Gehirn des Kindes und damit auf seine mentale Organisation zu erwarten. Sie liegen in vielen Bereichen der Wahrnehmungsorganisation sowie der Reifung von Affektivität und Emotionalität. Damit zeigt die posttraumatische Persönlichkeit Abwehr- und Bewältigungsstrategien, die auf einem Traumaschema beruhen. Die Symptomatik ist dann sehr unspezifisch, variabel und eher anderen Störungsbildern zuzuordnen. Solche Kinder und Jugendliche zeigen ähnliche Störungsbilder, wie sie bei chronischen, kumulativen und komplexen Traumatisierungen anzutreffen sind.

4 Epidemiologie

Epidemiologische Befunde machen deutlich, dass traumatische Ereignisse nicht als Randerscheinung betrachtet werden können. Regionale Unterschiede sind beim Erleiden von Traumata durch Naturkatastrophen, Kriege, Flucht und Vertreibung eklatant. Die Industrienationen sind hiervon eher verschont. Aber auch die Häufigkeit personaler Traumata wie Vergewaltigungen und anderen Gewaltverbrechen, Missbrauch oder Unfallereignisse variiert je nach kulturellen und sozialen Bedingungen. „In einer deutschen Untersuchung an Jugendlichen im Alter von 14 bis 24 Jahren waren 9,7% der Befragten Opfer körperlicher Gewalt geworden, 7,8% hatten schwere Unfälle erlitten, 2,1% einen sexuellen Missbrauch und 1,2% eine Vergewaltigung; insgesamt hatten 17% ein traumatisches Ereignis nach den DSM-IV-Kriterien A1 und A2 erlebt" (Flatten et al., 2004).
Die Lebenszeitprävalenz für die Ausbildung einer PTSD in der Allgemeinbevölkerung liegt zwischen 2 und 7% (Flatten et al., 2004).

Erkenntnisse aus der Bindungs- und der Säuglingsforschung im Zusammenhang mit der neurobiologischen Forschung haben dem Trauma und damit psychosozialen Faktoren einen ganz bedeutenden Stellenwert bei der Entstehung psychischer Störungen gegeben (Shore, 2003). **Vielfältig traumatisierte Kinder** entwickeln multiple und komplexe Entwicklungsbeeinträchtigungen, die nicht nur psychische Symptome, sondern auch kognitive und sensomotorische Defizite sowie eine erhöhte Vulnerabilität für somatische Störungen einschließen. Allerdings sind Störungen in der Affektregulation zwar typisch, aber nicht spezifisch für eine Traumagenese.

Die Folgen einer akuten, einmaligen traumatischen Erfahrung sind allerdings weniger eindeutig zu beantworten, besonders hinsichtlich der Ausbildung einer PTSD. Längst nicht alle Kinder und Jugendliche, die objektiv gesehen traumatischen Erfahrungen ausgesetzt waren, entwickeln eine PTSD. Sogar bei der Ausbildung dissoziativer Störungen (siehe unten) sollte die Bedeutung traumatischer Erfahrungen nicht überschätzt werden. Eine lineare kausale Verbindung zwischen Trauma und Dissoziation besteht jedenfalls nicht. Andererseits liegen Untersuchungen vor, die deutlich machen, dass selbst eine einmalige Traumatisierung neben kurz- und mittelfristigen Effekten zu anhaltenden Persönlichkeitsveränderungen führen kann (Resch und Brunner, 2004). Die Häufigkeit von PTSD ist von der Art des Traumas abhängig: 50% Prävalenz nach Vergewaltigung, ca.

25% Prävalenz nach anderen Gewaltverbrechen, ca. 20% bei Kriegsopfern, ca. 15% bei Verkehrunfällen, ca. 15% bei schweren Organerkrankungen (Flatten et al., 2004). Beim Auftreten ausgeprägterer und länger dauernder peri- und posttraumatischer Symptome ist die Gefahr erhöht, dass sich eine PTSD ausbildet. Dem Entwicklungsalter nicht angemessene und defizitäre Ich-Funktionen prädisponieren zur Ausbildung einer PTSD. Die prämorbide Persönlichkeit hat insofern doch einen Einfluss auf die Bewältigungsmöglichkeiten traumatischer Erfahrungen. Auch ist die Vulnerabilität in bestimmten Entwicklungsphasen erhöht. So entwickeln junge Mädchen (Spätlatenz, Frühpubertät), die vergewaltigt wurden, mit großer Wahrscheinlichkeit eine PTSD (Trowell et al., 2002).
An individuellen Risikofaktoren für eine PTSD bei Erwachsenen werden u.a. jugendliches Alter, Zugehörigkeit zu einer sozialen Randgruppe, niedriger sozioökonomischer Status, psychische und körperliche Vorerkrankungen und familiäre Vorbelastung mit traumatischen Erfahrungen genannt (Flatten et al., 2004). Ebenfalls aus dem Erwachsenenbereich ist bekannt, dass etwa ein Drittel der Betroffenen schwere Ereignisse übersteht, ohne eine posttraumatische Störung zu erleiden. Bei einem weiteren Drittel hängt der Verlauf davon ab, ob soziale Unterstützung vorhanden war und in wie weit es zu weiteren Belastungen kam. Aber 10-30 Prozent haben ein hohes Risiko, schwere Langzeitfolgen zu entwickeln (Ermann, 2005). Eine entsprechende Übersicht bei Heranwachsenden gibt es bisher nicht.

5 Psychodynamische Theorie des Traumas

5.1 Psychoanalytische Theorien

Ein Trauma ist die innerpsychische Reaktion auf ein das Ich überwältigendes Ereignis. Der psychoanalytische Ansatz stellt das subjektive Erleben des Ereignisses in den Mittelpunkt. Die Psychoanalyse fragt nach der Bedeutung von Ereignissen innerhalb der Analyse subjektiver Sinnstrukturen (Lorenzer, 1966). Sie hat die Beziehung von Ereignis zu Erlebnis im Blick. Auch wenn das Ereignis vom Standpunkt eines Beobachters eindeutig traumatischen Charakter haben mag, wird es erst durch den Niederschlag im Subjekt zum traumatischen Erlebnis. Äußeres Ereignis und erlebendes Subjekt sind Faktoren, die eine relative Bedeutung haben, d. h., sie sind immer in Beziehung zueinander zu setzen. Das Besondere am Trauma ist, dass das **Ereignis nicht oder nur begrenzt zu einem Erlebnis wie andere werden kann**, sondern der Beginn „eines neuen Lebensabschnitts wird, der nach anderen Wahrnehmungsregeln verläuft" (Reemtsma, 1998), besonders dann, wenn sich die Umwelt dem Trauma gegenüber gleichgültig oder gar ungläubig verhält. Hinzu kommt, dass das Kind die Ereignisse immer in einem intersubjektiven Kontext aufnimmt und verarbeitet. Die beziehungszentrierte psychoanalytische Sichtweise sollte bei Störungen, die diagnostisch unter die ICD-Kategorie F43 fallen, nicht vernachlässigt werden.
Bei Psychoneurosen kann ein Ereignis traumatisch erlebt werden, wenn es auf genetisch bedeutsame Verwundungen oder Fixierungsstellen trifft und wie ein Katalysator einen Bewältigungs- und Abwehrvorgang in Gang setzt, der als Kompromiss für inakzeptable Regungen eine klinisch relevante Symptomatik zur Folge hat. Hier fungiert das Ereignis als Auslöser.
Bei der traumatischen Neurose dagegen hat das Trauma als **Durchbruch des Reizschutzes** eher (mehr oder weniger) unspezifische und uniforme Auswirkungen auf den seelischen Apparat. Dabei ist die subjektive Verarbeitungs- und Bewältigungsmöglichkeit im Gegensatz zu Psychoneurosen deutlich eingeschränkt. Freud betonte, dass das Ich in der traumatischen Situation absolut hilflos sei (Freud, 1926). Die Angst in ihrer Funktion als Signal ist ausgeschaltet, weil das Ich von Angst überflutet wird, die es nicht bewältigen, nicht „binden" kann. Das Ich büßt bereits erworbene Funktionen wieder ein und regrediert auf eine primitivere passiv-rezeptive Art der Realitätsbewältigung.
Das Problem bei dieser Betrachtungsweise ist, dass darin implizit eine Vorstellung enthalten ist, ab wann ein Reizquantum die Schwelle überschreitet . Es gibt aber keinen absoluten Grenzwert für Traumatisierungen. Als eine der heftigsten Traumareaktionen wurde das Muselmänner-Syndrom der KZ-Häftlinge (Lorenzer, 1966) und der Prozess der lebenslangen Traumatisierung der Holocaust-Überlebenden (Kogan, 1989) beschrieben. Die sogenannten Muselmänner regredierten auf eine passiv-orale Stufe der psychosexuellen Entwicklung und zeigten uniforme, die Persönlichkeit weitgehend nivellierende Verhaltensweisen. Andere Personen reagierten selbst im KZ noch „stabil". Man weiß mittlerweile, dass nicht jedes Trauma entsprechende strukturellen Auswirkungen zur Folge hat, also gewissermaßen linear traumatisch wirkt.

> ! **Merke:** Der Ursache-Wirkungs-Betrachtung ist der Aspekt der lebensgeschichtlichen Bewältigung entgegenzuhalten und hinzuzufügen.

Der psychoanalytische Ansatz relativiert damit ausschließlich traumabezogene Theorie- und Therapieansätze, denen ein eher monokausales Denken zugrunde liegt. Eine strikte Trennung zwischen Psychoneurose und traumatischer Neurose ist in der Praxis und insbesondere bei der noch nicht ausgereiften kindlichen Psyche ohnehin selten möglich.

Was macht Ereignisse traumatisch?
Wenn es sich um einen Einbruch von Ereignissen und Sinnesreizen in einer Quantität handelt, denen das empfangende Subjekt ohnmächtig ausgeliefert ist, also über keine Steuerungs-, Veränderungs- oder Kontrollmöglichkeiten mehr verfügt, dann nehmen wir von **diesem quantitativen Gesichtspunkt** aus ein Trauma an.

Folgende qualitative Aspekte sind besonders zu berücksichtigen:

a) Das Ereignis kann von dem Betroffenen nicht wirklich antizipiert werden, es **übersteigt den Erwartungshorizont des Kindes**. Ferenczi (1972) hat bezüglich sexueller Übergriffe von der „Sprachverwirrung zwischen Kind und Erwachsenen" gesprochen, wenn der Erwachsene anstelle der Sprache der Zärtlichkeit dem Kind die Sprache der Leidenschaft aufzwingt, eine Sexualität, die dem Kind nicht vorstellbar ist. Es erlebt sie als Gewalt und Destruktivität, welche die Erfahrungshorizonte sprengt.

b) **Der Andere wird als Anderer nicht wahrgenommen**: Im Allgemeinen wird das, was dem Subjekt von einem Anderen angeboten wird, ihm erwartbar angeboten, d. h. der Anbieter respektiert den Anderen als Subjekt und ist damit vorauslaufend schon Container. Damit bleibt die Eigenständigkeit und Wahlmöglichkeit des Anderen erhalten. Bearbeitet der Anbieter die Einwirkung nicht unter diesem vorauslaufenden Gesichtspunkt, wird er zum Täter, und die Einwirkung auf das Subjekt ist brutal und von **Roheit** geprägt. Das Traumatische beinhaltet dann ein **Moment der Dehumanisierung**.

c) **Das Trauma prägt die Internalisierung.** In den frühesten Lebensjahren ist die Umwandlung der äußeren in die innere Realität von besonderer Bedeutung, weil Beziehungserfahrungen verinnerlicht werden. Durch ein Trauma werden beim Kind die Objekt- und Selbstrepräsentanzen in ihrem Herausbildungsprozess getroffen. Insbesondere gibt es kein Schema, das geeignet wäre, die überflutenden Informationen aufzunehmen. So können traumatische Erfahrungen nicht verdrängt werden, und der Prozess der Symbolbildung wird beeinträchtigt. Eine Anpassung des eigenen Erfahrungsschemas an das traumatische Ereignis wäre auch mit der Gefahr des Selbstverlustes verbunden. Die Folge dieses Dilemmas ist die Dissoziation, die Abspaltung der Erinnerung in ein Reservat, in dem die Erinnerung zwar lebendig, aber vom übrigen Erleben abgeschnitten ist (Küchenhoff, 1990, 1998).

   Der Traumatisierte erleidet während des Ereignisses tiefste Verlassenheit. Es ist die Situation eines absoluten Selbst- und Objektverlustes. Die Suche nach Rettung vor dem Verlust findet in Form einer Regression statt. Die Sehnsucht nach Liebe und Trost bewegt sich zu omnipotenten Primärobjekten und führt unweigerlich zu archaischen Verschmelzungswünschen mit ihnen. Eine Objektbeziehung muss aufrechterhalten werden, um nicht aus jeder Beziehungserfahrung herauszufallen. Da nur der Täter vorhanden ist, wird dieser introjiziert, erscheint als das ersehnte Primärobjekt und wird damit zum Liebesobjekt. Der Vorgang der **Introjektion** erklärt sich aus der Regression, die das Trauma erzwingt. Befindet sich das Kind noch in der Phase der Introjektbildung, so wird die gesamte Introjektionsbildung betroffen. Die Beziehung zum traumatisierenden Objekt wird durch Introjektion verinnerlicht, erfahrene Gewalt führt zur Verinnerlichung des **destruktiven Objekts** (Ehlert und Lorke, 1988). Um das innere Bild des guten Objekts zu erhalten, werden die Schuldgefühle des Aggressors zusammen mit der Gewalt introjiziert und gegen das Selbst gerichtet.

   Dieses Introjekt wird als Fremdkörper empfunden und von Schuldgefühlen, Selbstwerterniedrigung und dissoziativen Phänomenen begleitet.

   Posttraumatisch wird der Versuch gemacht, sich von diesem zerstörerischen Liebesobjekt wieder zu trennen. Die Introjekte können externalisiert, inszeniert und agiert werden. Dies dient der Handhabung und Bewältigung narzisstischer Bedrohungen und der Aufrechterhaltung einer positiven Selbstrepräsentanz.

d) **Die grundlegende Angst vor Hilflosigkeit und Abhängigkeit bleibt** nach einer Traumatisierung bestehen, verknüpft mit dem Wunsch, nie wieder traumatisiert zu werden!

   Neben der Introjektion kann es auch zu einer **Identifikation** mit dem idealisierten, omnipotenten Täter kommen. Er war in der traumatischen Situation im Zuge der regressiven Bewegung mit dem idealisierten Eltern-Introjekt verschmolzen und hatte deren Stelle eingenommen. Mit der Identifikation bildet sich beim Opfer die Überzeugung heraus, niemals abhängig oder schwach gewesen zu sein.

e) **Die Erfahrung von Traumatisierungen in der Kindheit erschwert in besonderer Weise die Bewältigung der Entwicklungsaufgaben der Adoleszenz.** Neue Bindungen und Ablösungen von den Eltern stehen im Zusammenhang mit strukturellen Umgestaltungen und einer Neuorganisation der Ich-Funktionen. Besonders die durch die genitale Reifung bedingte **Neubewertung** von Sexualität, Liebe und Erotik hat bei sexuellen und körperlichen Traumatisierungen zur Folge, dass die **Traumata der Kindheit neu eingeschätzt** werden. Die Bewältigung des Traumas erfährt oft in dieser Phase eine besondere Dynamisierung. Die Gefahr einer Wiederbelebung des Traumas ist deutlich erhöht, und nicht selten führen erst in dieser Entwicklungsphase Traumata der Kindheit zu einer klinisch relevanten Symptomatik.

   Besonders Scham- und Schuldgefühle belasten das häufig schon vulnerable Selbstgefühl des Adoleszenten. Verunsicherung in der sexuellen Orientierung und Unsicherheit in sexuellen Beziehungen sind häufig festzustellen. **Autonomie und Unabhängigkeit bekommen eine ganz zentrale Bedeutung und prägen oft den Umgang dieser Jugendlichen mit Erwachsenen und Therapeuten.** Gefühle der Abhängigkeit und Ohnmacht müssen besonders stark abgewehrt werden, das Aufrechterhalten von **Kontrolle, auch über die eigenen Affekte**, zur Abwehr einer gefürchteten Überflutung prägt die Objektbeziehungen. Dem Therapeuten gegenüber werden Allmacht und Überlegenheit gezeigt, Hilfe wird nur im Sinne ganz bestimmter Anfragen oder Aufträge zugelassen.

5.2 Entwicklungstraumatologie:

Die Selbstentwicklung des Kindes ist untrennbar mit seiner emotionalen Entwicklung verknüpft. Dabei sind die Bindungsbeziehungen formend, weil in ihnen über die affektiven Reaktionen und Austauschprozesse die Grundlagen der ordnenden Funktion des Gehirns gelegt werden, besonders ihre selbstregulatorischen Fähigkeiten. Die Entwicklung der Affektregulation ist ein wesentliches organisierendes Prinzip der emotionalen Entwicklung und der Hirnreifung. Der rechte präfrontale Cortex stellt dank seiner unmittelbaren Verbindung zu stressreguliernden Systemen die höchste Ebene der Selbstregulation dar. Er überwacht und reguliert wirksam die Dauer, Häufigkeit und Intensität positiver und negativer Affektzustände.

Das sich in Reifung und Entwicklung befindliche Gehirn des Kindes ist für Traumata besonders vulnerabel mit der Folge, dass seine **generelle Leistungsfähigkeit betroffen ist**. Inwieweit katastrophale Ereignisse traumatische Auswirkungen auf das Kind haben, hängt in großem Maß von den elterlichen Reaktionen auf das entsprechende Trauma ab. Denn ohne den verlässlichen und beruhigenden Fürsorger ist das traumatisierte Kind nicht in der Lage, seine mentalen Zustände zu regulieren. Wenn es diesen Zuständen ohne oder mit widersprüchlichem Bindungsangebot ausgesetzt ist, muss es all seine regulatorischen Ressourcen verwenden, um sich zu reorganisieren. Währenddessen können sie aber nichts anderes tun. Damit büßen sie potentielle Möglichkeiten für sozioemotionales Lernen in wichtigen Phasen der Entwicklung der rechten Gehirnhemisphäre ein. Diese Vorgänge sind anzunehmen, wenn das Trauma in einen traumatischen Prozess übergeht. Sind die niederen, das biologische Überleben sichernden, z.T. automatischen Hirnfunktionen in einer dauernden Reaktionsbereitschaft, dann können sich die reiferen und höherrangigen Hirnfunktionen nicht ihren Möglichkeiten entsprechend differenzieren. **Denn die reifende Organisation des Gehirns ist von seinem Gebrauch abhängig** (Shore, 2003; Hüther, 2002).

! **Merke:** Die psychobiologische Reaktion des Kindes auf ein Trauma führt zu zwei Entwicklungsantworten, die unabhängig voneinander zu sehen sind: Übererregung und/oder Dissoziation.

Ist die Übererregung mit einer dauerhaften Aktivierung des Sympathicus verbunden, so ist die dissoziative Reaktion mit einer erhöhten Parasympathicus-Aktivität verbunden, d.h., es ist eine insgesamt starke Aktivität des autonomen Nervensystems bei traumatischen Erfahrungen und ihren Verarbeitungsversuchen gegeben.

5.2.1 Die Übererregung

Wie andere bedrohliche Situationen wird mit der Erfahrung eines Traumas eine Stressreaktion ausgelöst, die biologisch zur Sicherung des Überlebens des Einzelnen präformiert ist. Versagt in dieser Situation das haltgebende, affektregulierende Bindungsangebot der Pflegeperson, mündet die Erfahrung in eine inadäquate Sensibilisierung für alle als neuerliche Stressoren erlebten Reize. Die Verarbeitung des ängstigenden Ereignisses gelingt dem Gehirn nur partiell. Sinneseindrücke und Aspekte des traumatischen Gesamtgeschehens tauchen in Flashbacks auf, dazugehörige Affekte wie Angst, Wut, Ekel bedrohen die Homöostase. Bald werden diese Regungen aber nicht mehr nur durch traumabezogene Stimuli ausgelöst, sondern auch durch ganz unspezifische, woraus eine generelle Übererregbarkeit für Reize resultiert, die wiederum als neue Stressoren erlebt werden. So kommt es zu einer **Chronifizierung der Übererregung und zu einer chronischen Aktivierung der Stressregulationssysteme.**

Damit können Reize nicht mehr für andere Lernerfahrungen nutzbar gemacht werden. Das Gehirn verhält sich so, als stünde es **weiterhin und zunehmend verstärkt** in der Situation einer **Bedrohung**. Es besteht ein herabgesetzter Schwellenwert für neuronale Reaktionsbereitschaften, die mit den traumatischen Erfahrungen assoziiert sind. Diese Hypersensibilität lässt der kognitiven Ebene (Hirnrinde, Kleinhirn) nicht den entsprechenden Raum zur Entfaltung. Auf eine Vielzahl von Reizen, die beantwortet werden müssten, wird nicht mehr angemessen angesprochen. Wenn Kampf- oder Fluchtreaktionen überwiegen, wird die Gehirnentwicklung (vornehmlich die Synaptogenese) besonders im präfrontalen Cortex in struktureller und funktioneller Hinsicht gestört. Die Fähigkeit, Affekte zu erkennen und zu differenzieren, entwickelt sich nicht adäquat. Damit werden auch die kognitiven Reaktionen auf affektive Zustände eingeschränkt.

Weitere Auswirkungen zeigen sich erst nach Jahren in **maladaptiven Bewältigungsmechanismen**. Denn die exekutiven Funktionen werden erst im Übergang vom Kindes- zum Erwachsenenalter sicher etabliert. Dies wird durch schwerwiegende Traumata erschwert. Damit sind Willensbildung, intentionales Handeln, Resistenz gegenüber Ablenkung, Problemlösung, Flexibilität und Selbstaufmerksamkeit über die Zeit beeinträchtigt. Dem liegt eine eingeschränkte Funktion des Arbeitsgedächtnisses zugrunde, eine mentale Repräsentation im Gedächtnis evident zu halten. Diese ist entscheidend für die Verhaltenssteuerung. Sie überlappt sich mit der Fähigkeit zur Selbstregulation. Die Folge sind ein gestörtes Problemlösungsverhalten und eine reduzierte Fähigkeit, allgemein zu erwartende soziale Situationen zu bewältigen.

5.2.2 Dissoziation

Die Dissoziation ist der Versuch, sich von äußeren Stimuli abzuwenden und in die innere Welt zurückzuziehen. Sie ist ein Sichtot-Stellen, um das Überleben zu retten, auch um die Heilung der Wunden zu ermöglichen. Dies ist ein vom Parasympathicus dominierter Zustand bei niedrigem Aktivitätsniveau. Die errungene Empfindungslosigkeit und Vermeidung bringen auch Fügsamkeit und gebremsten Affekt mit sich. Die Dissoziation ist ein Bewältigungsversuch, eine **Strategie zur Kompensation des Traumas**, weil sie zunächst effektiv zur Angstreduktion führt, nachdem andere Abwehrmechanismen wie Verdrängung, Verleugnung oder Projektionen nicht mehr ausgereicht haben. So kann sich das Selbst durch Dissoziation vor angsterregenden Überflutungsgefühlen schützen.

! **Merke:** Ob die Dissoziation eine vorübergehende Erscheinung im Zusammenhang mit einer traumatischen Erfahrung bleibt oder ob sich diese Abwehrstrategie intrapsychisch verselbständigt, hängt zu einem großen Teil von der Resonanz der haltgebenden Umgebung ab. Das Problem liegt darin, dass das Phänomen der Dissoziation von der Umgebung eher verkannt wird und dazu verleitet, das Trauma selbst in seiner bedrohlichen und verletzenden Wirkung zu bagatellisieren.

Das passiert bevorzugt Mädchen, deren dissoziativ-depressives Rückzugsverhalten oft übersehen wird.

Bleibt das Kind sich selbst überlassen, kann es zu einer Verselbständigung der Dissoziation kommen, indem weitere dissoziative Zustände ausgelöst werden: Dies geschieht entweder durch äußere Auslöser (Trigger), also Wahrnehmungen und Ereignisse die mit dem Trauma in Verbindung gebracht werden, oder durch mit dem Trauma intrapsychisch assoziierte Konflikte oder Phantasien, die mit bedrohlichen Affektzuständen einhergehen.

Schließlich können **dissoziative Zustände** in affektiv und emotional bewegenden Situationen auftreten, die mit dem Trauma überhaupt nicht assoziiert werden. Entsprechend wächst der Anteil **dissoziativer Erlebnismodi** von gelegentlich auftretenden Fremdheitserfahrungen über längerfristige Veränderungen im Empfinden der Teilhabe an den Geschehnissen in Raum und Zeit bis zu einem durchgängigen, die Persönlichkeit verändernden, besonders das affektive Erleben einschränkenden Zustand. Weil die Psyche durch die Dissoziation auf Überlebensstrate-

gien ausgerichtet ist, tritt das intersubjektive Feld in seiner Bedeutung zurück. Das Gefühl von Selbstkohärenz ist gestört. Bewusstsein, Gedächtnis, Körpererleben und Kontrolle über Körperhandlungen verlieren ihre integrative, identitätssichernde Funktion.
Führt die Dissoziation pottraumatisch zunächst zu einer Angstreduktion, verstärken dissoziative Zustände die Angst, den Realitätsbezug zu verlieren und sich nicht mehr zu finden. Diese Depersonalisationsbefürchtungen können z. B. durch selbstverletzendes Verhalten vorübergehend aufgefangen werden. Letztlich bedingen sich dann vermehrte Angst und vermehrte Dissoziationsbereitschaft (Eckhardt-Henn, 2004).
Wenn dies zu einem wesentlichen Abwehrmodus einer Person wird, spricht man von einem **dissoziativen Abwehrstil**, der als phobische Abwehr gravierende ich-strukturelle Störungen hinterlässt. Es zeigen sich dann dissoziative Muster mit Beeinträchtigungen der Aufmerksamkeit und des Gedächtnisses, Amnesien, tranceartigen Zuständen und Störungen der Affektregulation mit schnellem Wechsel von Stimmungen und Verhaltensweisen. Der Kern der Störung äußert sich darin, dass Bewusstsein, Gedächtnis und Identität keine sichere integrative Funktion besitzen.

5.3 Trauma und Bindung

Traumatisierungen erschüttern die Bindungssicherheit. Schon ein einmaliges Schock-Trauma hat eine Irritation des Bindungsstils zur Folge, die vorübergehend ist, wenn die haltgebenden Bemühungen der Umwelt ausreichend sind. Wiederholte Erfahrungen, nicht den notwendigen Schutz bekommen zu haben, führt zu einem unsicher-vermeidenden oder desorganisierten Bindungsstil. Kohärente Anpassungsstrategien versagen bei Kindern besonders dann, wenn die Eltern Quelle der Traumatisierung sind. Traumatisierungen im ersten Lebensjahr führen in 80% der Fälle (Shore, 2003) zu einem unsicher-desorganisierten/desorientierten Bindungsstil. Frühe Traumata manifestieren sich im Bereich veränderter Wahrnehmung und in somatischen Symptomen. Sie finden in einer mangelhaften Integration sensomotorischer Erfahrung ihren Ausdruck. Man spricht von somatischer oder somatoformer Dissoziation. Hier erfolgt die Dissoziation weniger auf externale Stimuli, sondern auf internale, vom Körper ausgehende Stimuli, die schmerzhaft erlebt oder als chaotisch empfunden werden und somit nicht einzuordnen sind. Dies macht die Komorbidität der PTSD mit Borderline-Persönlichkeitsstörungen und somatoformen Störungen plausibel.

6 Diagnostik und Indikation

6.1 Diagnostik

Die spezifische Diagnostik der traumabedingten Störungen ist **in eine** altersspezifische **Gesamtdiagnostik einzubetten**. Dabei sind die Symptome immer auch als eine kreative Anpassungsleistung zu verstehen. Die typischen Begleitsymptome einer posttraumatischen Störung sind nur in den Fällen festzustellen, in denen es sich um einmalige und klar umschriebene Traumata handelt. Sehr häufig finden sich bei einer psychischen Erkrankung Hinweise darauf, dass Traumatisierungen an deren Entstehung mitbeteiligt sind. Diagnostisch besteht deshalb die Aufgabe, den **Anteil des Traumas an der Störung** einzuschätzen. Die Symptomatik allein führt nicht zur traumatischen Ursache, sondern gibt Anhaltspunkte für traumatische Anteile bei einer Störung. Das Wissen, dass schwere Traumatisierungen zu Störungen von Psyche, Körper und Geist führen, sollte den Diagnostiker in seinen Bemühungen leiten, die Komplexität und Schwere der Störung der Störung zu erfassen . .
Hierbei ist die **Einschätzung des Strukturniveaus mit Hilfe der „Operationalisierten Psychodynamischen Diagnostik bei Kindern"** (Arbeitskreis OPD-KJ, 2003) hilfreich. Bei schweren und komplexen Frühtraumatisierungen finden sich regelhaft strukturelle Defizite, die sich auf alle Strukturbereiche ausdehnen. Oft ist bei diesen Kindern das zu erwartende Entwicklungsalter nicht erreicht. Bei posttraumatischen Störungen sind **einzelne Bereiche ich-struktureller Fähigkeiten**, die kommunikativen Fähigkeiten, die Spielfähigkeit, die Selbst-Objekt-Differenzierung und das Selbstgefühl eingeschränkt.

Folgende **Tests** zur Diagnostik einer posttraumatischen Belastungsstörung liegen vor:

- Impact of Event Scale – revidierte Form (IES-R) von Maercker und Schützwohl. Ein Fragebogen, der in 7-15 Min. vom Betroffenen ausgefüllt wird. Drei Subskalen „Intrusionen", „Vermeidung" und „Übererregung" erfassen die typischen Symptome (Maercker und Schützwohl, 1998)
- Childhood Trauma Questionnaire (CTQ): Selbstauskunftsfragebogen ab 12 Jahre, in 5 Min. auszufüllen (Bernstein et al., 1994)
- Child Dissociative Checklist (CDC), Version 3,0. Fremdauskunfts-Fragebogen mit 20 Items (Putman, 1997)
- Adolescent Dissociative Experience Scale (A-DES), Version 1.0. Ein Selbstauskunft-Fragebogen mit 20 Items (Armstrong und Putman, 1997)

Weitere psychometrische Verfahren kommen bei speziellen manualisierten Traumaberarbeitungstechniken wie dem EMDR (Eye Movement Desensitization and Reprocessing, ein Desensibilisierungsverfahren, das mit sakkadischen Augenbewegungen arbeitet) zum Einsatz.

Eine möglichst differenzierte Klärung des Ereignisses und des Erlebens des Traumas ist wünschenswert. Das kognitive Entwicklungsniveau des Kindes ist dabei zu berücksichtigen, denn es gibt vor, in welcher Weise der Therapeut den Zugang zum Kind sucht. Zu beachten ist, dass das Entwicklungsniveau durch die traumatische Erfahrung schon beeinträchtigt sein kann, wenn z.B. die Fähigkeit zu empirisch-logischen Denkleistungen verstärkt wieder von magischem Denken beherrscht wird. Deshalb kommt der **Fremdanamnese** eine besondere Bedeutung zu. Sie dient dazu, dem Erleben des Ereignisses die Objektivierbarkeit zu geben, die zur Einschätzung des Traumaausmaßes erforderlich ist. Die Klärung der objektiven Gegebenheiten ist auch ein anzustrebendes Ziel in der Therapie. Schon in der diagnostischen Phase sollte deutlich werden, dass der Therapeut bestrebt ist, ein Verständnis dafür zu entwickeln, was die Geschehnisse für den Heranwachsenden subjektiv bedeuten und welche sekundären Verarbeitungsprozesse mittlerweile stattgefunden haben. Dies gilt insbesondere für länger zurückliegende oder multiple Traumatisierungen. Dem Patienten zur Wiedererlangung der narrativen Konsistenz zu verhelfen, das Sprachlose sprachfähig und symbolisierbar zu machen, sind ein weiteres Ziel. So kann dem Patienten ein Sinnzusammenhang wiedergegeben werden, der zerrissen oder unterbrochen war.

Es ist auch die Frage zu klären, ob die Symptome auf eine zurückliegende **oder noch stattfindende Traumatisierung** hinweisen. Kinder- und Jugendlichenpsychotherapeuten erfahren nicht nur von Traumatisierungen, sondern sie sind auch deren Beobachter und Mitwisser. Sie haben mit Eltern zu tun, die aus vielfältigen Gründen in ihrer Elternschaft zu versagen drohen. Hier ist eine sorgfältige Einschätzung vorzunehmen, ob eine psychotherapeutische Arbeit unter Einbeziehung einer intensiven Elternarbeit indiziert ist oder ob andere Maßnahmen zur Unterbrechung der Traumatisierung eingeleitet werden müssen. Des Weiteren ist abzuklären, welche belastenden Folgewirkungen das Trauma hatte. Zu diesen **sekundären Folgewirkungen** zählen: Objektverluste, weitere Trennungserfahrungen, Ortswechsel, Krankenhausaufenthalte, Erfahrung von Ausgrenzung oder langjährige Gerichtsverfahren. All diese Wirkungen können dazu beigetragen haben, dass das Trauma in einen chronisch traumatischen Prozess eingemündet ist, in dem das Umfeld in seiner haltgebenden Funktion relativ versagt hat.
Jugendliche und junge Erwachsene kommen manchmal mit dem Wunsch nach Klärung, ob der sie belastende Eindruck, Opfer eines (meistens Inzest-)Missbrauchs zu sein, Realität oder Phantasie ist. Denn gerade bei Missbrauchserfahrungen ist eine Amnesie besonders häufig. Dies berührt die Thematik des **konstruierten Traumas mit sog. false memories** (Loftus und Ketcham, 1995). Oft handelt es sich hier um Patienten mit schwereren narzisstischen Störungen, deren Hintergrund durchaus – wenn auch nicht immer – sexuelle Traumatisierungen sein können.
Es ist möglich, dass psychogene Symptome nach einer traumatischen Erfahrung auch **Ausdruck einer neurotischen Störung** sind und weniger Ergebnis einer traumatischen Folgestörung. Dafür sind die psychodynamisch wirksamen Konflikte differenziert herauszuarbeiten.

4

Beispiel:
Die 10-jährige Manuela wird Zeugin eines Suizidversuchs des Vaters durch Aufschneiden der Pulsadern. Die Mutter ist zu diesem Zeitpunkt nicht zugegen. Der Suizidversuch des seit Jahren depressiven und mit seinem Leben unzufriedenen Vaters wird durch den kurz vor der Realisierung stehenden Trennungswunsch der Mutter ausgelöst. Die Patientin entwickelt eine übermäßige Besorgnis um alle Familienmitglieder, nicht nur um den Vater. Sie hat größte Ängste, ihnen könnte etwas passieren. Eine altruistische Grundhaltung kennzeichnet ihren Umgang mit Erwachsenen und Gleichaltrigen. Vor Schulanforderungen zeigt sie trotz guter Leistungen Versagensängste. Sie lernt übermäßig intensiv, knickt vor Klassenarbeiten in ihrer Selbsteinschätzung ein, weint und ist von Befürchtungen geplagt, es nicht zu schaffen, was nicht eintritt. Sie weint aber auch leicht bei freudigen oder überraschenden Ereignissen. Sie kann nur schlafen, wenn die Tür ihres Zimmers geöffnet ist und das Licht eingeschaltet bleibt.
Die beschriebene Symptomatik sprach zunächst für eine akute Belastungsreaktion (F43.0) infolge des miterlebten Suizidversuchs des Vaters. Es war die Frage zu klären, ob für Manuela das Erlebte ein traumatisches Ereignis war, das ihre Bewältigungsmöglichkeiten zu überfordern drohte. Eine Symptomatik von besonderer Erregung oder Rückzug war allerdings nicht festzustellen. Manuela hatte auf den Suizidversuch des Vaters geordnet und rational in Hinblick auf das, was zu tun war, reagiert. Die Eltern, besonders der Vater, hatten all die Schwierigkeiten von Manuela auf die beschriebenen Vorfälle bezogen. Es ist oft festzustellen, dass sich in der Krise befindliche Eltern eine eingeengte Wahrnehmung des Befindens ihres Kindes haben und infolgedessen Ereignisse verantwortlich machen, die in ihrer Kausalität überschätzt werden. So war Manuela immer schon recht ängstlich gewesen, ihre Dunkelängste persistierten seit früher Kindheit. Darüber hinaus war sie sehr auf Sicherheit bedacht, penibel und perfektionistisch. Die Bewältigung der Schwellensituationen wie Eintritt in den Kindergarten oder in die Schule erfolgte dadurch, dass Manuela sich stark an ihrer älteren Schwester orientierte.
So sprach die Symptomatik für eine Anpassungsstörung (F43.2) im Zusammenhang mit einer sehr schmerzhaften Trennung der Eltern und Unsicherheiten, die durch die veränderten Lebensbedingungen gekennzeichnet waren. Die Anpassungsstörung weist auf eine neurotische Störung hin, der für das Verständnis der Symptomatik eine größere Bedeutung zukommt. Der Anteil des Traumatischen an der Symptomatik war im Sinn einer spezifischen Versuchungs- und Versagenssituation als Auslöser zu verstehen und nicht als Ausdruck einer Überwältigung der Abwehrmöglichkeiten. Die Symptomatik sprach für eine Angststörung (F41.3) vor dem Hintergrund einer ödipalen Thematik.

Die folgenden spezifischen Gesichtspunke bei der Diagnostik von Traumatisierungen sind zu beachten:
Traumatisierte leiden unter einem erschütterten Vertrauen. Deshalb ist die Diagnostik in den Aufbau einer vertrauensvollen Beziehung einzubetten und von ihr mit abhängig. Bereits in dieser Phase sollte die für eine Therapie notwendige eigene Behandlungsmotivation gefördert werden.

! **Merke:** Die Angst vor Abhängigkeit und Hilflosigkeit ist für alle Traumaopfer typisch.

Deshalb können sie leicht den diagnostischen Prozess als retraumatisierende Intrusion erleben. Dies prägt den Widerstand in Diagnostik und Therapie, weil der Therapeut eher als Feind denn als Verbündeter des Ichs erlebt wird. Hier ist insbesondere an Jugendliche zu denken, die ausgesprochen kühl und unnahbar, kontrolliert und kontrollierend die Therapie vor allem zur Klärung sie beschäftigender Fragen im Zusammenhang mit dem Trauma in Anspruch nehmen, ohne sich auf einen therapeutischen Prozess einlassen zu können. Hier kann sich der Therapeut zum Verbündeten des Ichs machen, was den Einstieg in eine Therapie erleichtert. Deshalb haben traumatisierte Kinder und besonders Jugendliche ein Bedürfnis, **Kontrolle und Selbstbestimmtheit über die therapeutische Situation** gesichert zu wissen. In der Gestaltung der Sitzungen ist auf einen für den Patienten angenehmen Abstand zu achten. Die Anwesenheit eines Dritten kann evtl. zugelassen werden, auch ist ein fle-

xiblerer Umgang mit der Dauer des diagnostischen Gesprächs sinnvoll.
Kann es im Zusammenhang mit einem kürzlich erlittenen Trauma durchaus angebracht sein, ohne Scheu mit der Haltung einer „parteilichen Abstinenz" (Fischer und Riedesser, 1998) das Trauma anzusprechen und die Umstände zu erfragen, so ist diese Haltung zu modifizieren, wenn Traumafolgestörungen im Sinne eines traumatischen Prozesses eingesetzt haben. Hier würde eine detaillierte Erfragung des Traumas den Patienten gleich zu Anfang in eine Situation bringen, in der er sich wiederum ohnmächtig ausgeliefert fühlen könnte. Dies würde die Gefahr mit sich bringen, dass der Patient von den Erinnerungen geflutet wird und eine Retraumatisierung erleidet. In dem Maße, wie Täter-Introjekte und Täter-Identifikationen in der Beziehungsgestaltung wirksam werden, ist darauf zu achten, dass der Patient die Sicherheit hat, den diagnostischen Prozess mit zu gestalten.
Übertragungs- und Gegenübertragungsprozesse können durch Traumaerfahrungen bereits im Erstgespräch eine besondere Dynamik entwickeln, bevor dem Untersucher Hinweise auf ein Trauma deutlicher werden: Die Inszenierung einer Täter-Opfer-Dynamik ist möglich. So können sich z.B. sadistische Elemente in der Art der Aufdeckung und in der Bearbeitung des Traumas bemerkbar machen. Auch kann der Therapeut eine abweisende Haltung gegenüber traumaspezifischem Material einnehmen. Die Reflexion dieser Besonderheiten in der Gegenübertragung gibt dem Therapeuten wichtige diagnostische Hinweise auf den Prozess der intrapsychischen Verarbeitung der Traumaszene.

6.2 Indikation

Nach einem traumatischen Ereignis sollte neben der Sicherung haltgebender Angebote durch Eltern und nahen Beziehungspersonen generell eine zusätzliche **therapeutische Unterstützung in Erwägung gezogen werden**.
Nach einem Trauma ist die **peritraumatische Schreckreaktion** zunächst daraufhin zu beobachten, inwieweit die Symptomatik in angemessener Zeit wieder abklingt. Wenn eine ausgeprägte Symptomatik länger als dem Ereignis angemessen anhält, sich verfestigt und die **akute Belastungsreaktion** nicht abklingt, dann sollte eine therapeutische Unterstützung als Krisenintervention angeboten werden, um den Übergang in eine PTSD abzuwenden. Eine therapeutische Intervention ist auch dann angebracht, wenn eine akute Reaktion nach einem gravierenden Ereignis ausbleibt. Denn heftige Gefühle im Zusammenhang mit überwältigenden Ereignissen sollten bewusst erlebt und altersentsprechend zum Ausdruck gebracht werden können.

> **!** **Merke:** Ein fehlender Ausdruck von Erschütterung und Betroffenheit nach einem traumatischen Ereignis ist als symptomatisch anzusehen. Er kann Ausdruck unterdrückter Trauer sein und damit auf einen neurotischen Konflikt hinweisen, er kann aber auch Ausdruck einer problematischen Affektregulierung bis hin zu dissoziativen Phänomenen sein.

Beispiel einer akuten Belastungsreaktion:
Ein 14-jähriger Junge kommt zur Therapeutin, nachdem die Mutter diese darüber informiert hat, dass er vor drei Wochen hat miterleben müssen, wie sein Vater aus guter Gesundheit heraus an einem Herzinfarkt verstarb. Er war zu diesem Zeitpunkt mit seinem Vater allein, die Mutter mit den jüngeren Geschwistern einkaufen. Die Familie hatte kurz zuvor ein selbst gebautes Haus bezogen. Er organisierte das Kommen des Notarztes. Er erlebte die Wiederbelebungsmaßnahmen, die erfolglos waren. Als die Mutter hinzukam, schrie er weinend: „Der Scheiß-Hausbau ist schuld daran!" Er beruhigte sich bald und kümmerte sich um Geschwister und Mutter. Er besuchte weiterhin die Schule. Die Mutter hatte gemeint, sein Vater würde sich auch wünschen, wenn er in der Schule stabil bliebe. Er wachte nachts schreiend auf und hatte Schlafstörungen. Er war seinem jüngeren Bruder gegenüber recht überfürsorglich und wollte ihn unbedingt zum Erstgespräch mitbringen. Er zeigte sich bei dem Termin beschämt und sehr gesprächig in seiner Sorge um die anderen, während er die erlebten Ereignisse gefasst und wie versteinert berichtete. Ganz offenbar hatte der Junge die Trauer um den Verlust des Vaters rasch unterdrückt, alle negativen Emotionen zurückgedrängt und altruistische Bewältigungsstrategien bevorzugt. Es bestand der Eindruck einer zu früh beendeten Trauerreaktion und Trauerarbeit nach dem Objektverlust. Es fanden sich keine Hinweise auf Einbußen im strukturellen Bereich. Eine Krisenintervention mit Einbeziehung der Mutter war indiziert. Die Mutter war dahingehend zu stärken, den Kindern die „Erlaubnis" zu geben, all ihre Gefühle (Trauer, Wut Verzweiflung, Enttäuschung, Vorwurf) zu zeigen. Mit dem Jungen war die Kontinuität seiner Beziehung zum Vater als gutem inneren Objekt über den realen Verlust hinweg zu sichern. Dies geschah z. B. mit Anregungen, darüber nachzudenken, was der Vater ihm wohl in bestimmten Entscheidungssituationen sagen würde. Allerdings war der Jugendliche zu dem Zeitpunkt zu einer Therapie noch nicht bereit. So war ein aufmerksames Abwarten bei Aufrechterhalten des Kontakts zur Mutter angebracht.

> **!** **Merke:** Das Vorliegen einer PTSD ist eine eindeutige Indikation für eine psychotherapeutische Intervention.

Beispiel:
Die 5-jährige Miriam erlebte zusammen mit ihrer älteren Schwester, wie das von ihrer Mutter gelenkte Fahrzeug mit einem anderen kollidierte. Sie und ihre Schwester wurden aus dem brennenden Fahrzeug befreit, ihre Mutter starb. Die Geschwister wuchsen seitdem bei ihren Großeltern auf, zu denen schon vor dem Unfall eine vertrauensvolle Beziehung bestand. Während ihre ältere Schwester wegen eines auffälligen Rückzugsverhaltens in psychotherapeutische Behandlung kam, sah man bei Miriam wegen ihrer kontaktfähigen und expansiven Entwicklung hierzu keinen Anlass. Erst mit 10 Jahren wird das Mädchen vorgestellt. Die Symptomatik hatte sich progredient erst in den letzten 2 Jahren entwickelt. Sie zeigte eine phobische Angst vor Feuer und Alarm (z.B. Alarmübungen in der Schule). Unbedeutend erscheinende assoziative Verbindungen führten zu aufdrängenden Erinnerungen an das erlebte Unfalltrauma in Form von Flashbacks. Affekte von Angst und Panik schränkten die grundsätzlich stabilen Ich-Funktionen vorübergehend ein. Sie hatte häufig schlimme Träume, in denen sie im Feuer steht oder in denen ein Tier sie anspringt und tot-

kratzt. Sie wachte davon auf. Weiterhin war auffällig, dass Miriam den Verlust ihrer Mutter häufig thematisierte und sich Bekannten wie ihren Lehrern oder Schulfreundinnen, aber auch Fremden mit diesem besonderen Schicksal aufdrängte. Sie wirkte dabei distanzlos. Freundschaften schloss sie leicht, war aber auch schnell enttäuscht.

Es liegt eine posttraumatische Belastungsstörung vor mit Intrusionen, Übererregungssymptomen, einem repetitiven Inszenieren des Traumas sowie Kontaktstörungen als Hinweis auf eine Bindungsstörung. Dissoziative Phänomene fanden sich zunächst nicht. An diesem Beispiel wird deutlich, dass das Trauma der Beginn eines traumatischen Prozesses war, der in eine posttraumatische Belastungsstörung einmündete. Der Unfall selber, die Erfahrung extremer Hilflosigkeit und körperlicher Bedrohung waren das traumatische Ereignis, das mit dem dramatischen Verlust der Mutter einherging.

Da **vielfach traumatisierte Kinder und Jugendliche** oftmals komplexe Beeinträchtigungen zeigen, ist eine ambulante psychotherapeutische Behandlung erst nach sorgfältiger Abstimmung mit anderen therapeutischen, heil- und sozialpädagogischen und übenden Verfahren angebracht. Wenn die sozialen Bedingungen ausreichend günstig sind, bewähren sich gerade bei diesen Patienten **analytische Psychotherapien**.

7 Psychodynamische und psychoanalytische Therapie

7.1 Wirksamkeit

Psychodynamische und psychoanalytische Therapieverfahren sind für die Behandlung von traumabedingten Störungen wirksam und geeignet. Wegen der Erschütterung von Bindung und Vertrauen zu den Primärobjekten ist ein Verfahren angebracht, das besonders den Beziehungsaspekt im Blick hat. Die psychodynamische und psychoanalytische Therapie trägt auch den regressiven Aspekten der Beziehungsgestaltung Traumatisierter Rechnung. Die Beziehungsstörungen können mit einem analytischen Verständnis von Übertragung und Gegenübertragung in der Therapie hilfreich aufgefangen und bearbeitet werden.

Die **Wirksamkeit psychodynamischer und psychoanalytischer Therapieverfahren** wird durch eine Studie von Trowell et al. (2002) belegt, die die Psychotherapie von Kindern nach sexuellem Missbrauch im Alter von 6-14 Jahren untersuchte. Bei allen lag die Diagnose einer posttraumatischen Belastungsstörung vor. Es bestanden hohe Komorbiditäten mit depressiven Störungen und Angststörungen. Die Kinder wurden mit einer manualisierten fokalen psychoanalytischen Kurztherapie (bis 30 Sitzungen, einmal pro Woche) behandelt, die nach ein bzw. zwei Jahren katamnestisch evaluiert wurden. Als Kontrollgruppe dienten mit psychoedukativer Gruppentherapie behandelte Kinder. Während des Behandlungsverlaufs fanden sich kaum relevante Unterschiede zwischen den beiden Behandlungsgruppen, aber zu den Follow-up-Messpunkten nach einem, nach zwei Jahren und am Studienende fanden sich um 0.60, 0.79 bzw. 0.65 größere Effektstärken für die analytische Kurzzeittherapie, was ein gutes Überlegenheitskriterium ist (Windaus, 2005). Auch die genannten Komorbiditäten konnten deutlich reduziert werden. Ein traumaspezifisches Psychotherapieverfahren – das belegen auch andere Studien (Deblinger et al., 1996, 1999) – ist somit psychoedukativen und sozialarbeiterisch ausgerichteten Unterstützungsangeboten überlegen. Die Überlegenheit des psychoanalytischen Verfahrens zeigt sich besonders in seiner großen Nachhaltigkeit. Bei Patienten, die dissoziative Störungen aufwiesen, wurde die Indikation für eine Langzeittherapie gestellt.

7.2 Modifizierungen der Behandlungstechnik

Eine psychoanalytische Psychotherapie, die bei traumatischen Neurosen zur Anwendung kommt, muss gegenüber dem Standardverfahren in der Behandlungstechnik modifiziert werden. Neben der Orientierung an dem psychoanalytischen **Prozess** (Regression Übertragung, Widerstand, Deutung) sollte eine **Phasenorientierung** in die therapeutische Arbeit mit einbezogen werden: Erst nach einer Stabilisierungsphase, in der vornehmlich supportiv gearbeitet wird, kann es zur Bearbeitung des Traumas kommen (Restitutionsphase oder Traumabearbeitungsphase). Der Stabilisierungsphase kommt dabei die größte Bedeutung zu, während die Traumabearbeitungsphase mit dem Erinnern der traumatischen Erlebnisse in ihrer Bedeutung nicht überschätzt werden sollte. Die Integrationsphase wiederholt die Stabilisierungsphase auf einer höheren Stufe. Sie kann als langfristig angelegte Begleitung der Entwicklungsschritte eines traumatisierten Kindes oder Jugendlichen gesehen werden, in der Zukünftiges, Perspektiven, Hoffnungen und Erwartungen wieder einen größeren Raum einnehmen können. Das Phasenmodell ist aber nicht mechanistisch zu verstehen und sollte auch nicht so angewendet werden.

Das Wissen, dass Traumata **hirnphysiologische Besonderheiten** bewirken, wie das Hyperarousal und die Neigung zu Dissoziationen, bringen es mit sich, dass es immer wieder notwendig sein wird, **supportiv und strukturbezogen** (Rudolf, 2004) zu intervenieren. Einschränkungen in den Ich-Funktionen – vorübergehend oder gravierend aufgrund chronischer Traumatisierungen – machen es notwendig, dass sich der Therapeut mit dem Patienten zusammen die aus diesen Einschränkungen resultierenden Schwierigkeiten anschaut. Das Ziel dabei ist, die Selbstwahrnehmung und das Verständnis seiner Situation zu fördern, um damit dem Patienten zu helfen, seine Selbstwirksamkeit und altersentsprechende Kompetenz wiederzufinden.

Die Traumakonfrontation, das Erinnern und Wiederbeleben des Traumatischen, sollte nicht um jeden Preis angestrebt werden. Ein erfolgreicher therapeutischer Prozess kann durchaus erzielt werden, auch wenn es nicht explizit zur Traumakonfrontation gekommen ist. Die ganzheitliche Betrachtung traumatischer Störungen auf Körper, Geist und Seele bedeutet, dass es sinnvoll sein kann, weitere auch körperorientierte Therapieangebote hinzuzuziehen. Dies kann in stationären Einrichtungen mit ihrem multiprofessionellen Behandlungsangebot oft leichter bewerkstelligt werden als im ambulanten Bereich.

! **Merke:** Kinder und Jugendliche verfügen bei traumatischen Erfahrungen über eine erstaunliche Fähigkeit zur Selbstregulierung und Eigenstabilisierung. Hierin sind sie zu unterstützen.

4

Die Bearbeitung eines Traumas erfolgt nicht ausschließlich in der Arbeitsbeziehung zwischen Therapeut und Patient, sondern der Patient wird zur Selbsthilfe und zum Selbstmanagement in Eigenregie angeregt. Konkrete Probleme, die sich aus den Folgen des Traumas ergeben haben, werden von den Betroffenen als Aufgaben angesehen, die sie lösen möchten. Hierin sind sie altersentsprechend zu unterstützen. Die Sorge um die körperliche Befindlichkeit und Gesundung absorbiert psychische Aktivität, stellt aber zugleich das Vertrauen in die Fähigkeit zum Selbstmanagement wieder her

Die Erlebnisse aufgrund eines Traumas führen immer zu heftigen Emotionen. Diese brauchen eine Möglichkeit, sich auszudrücken, auch um eine **Form der Symbolisierung** zu finden. Dazu benötigt der Heranwachsende ein Gegenüber, dem er vertrauen kann, um Unterstützung bei der Einordnung seiner Gefühle zu haben. Die Betroffenen sind aber davor zu schützen, von starken negativen Emotionen überflutet zu werden, weil dies einer Wiederholung des traumatischen Ereignisses gleichkäme (Retraumatisierung). Diese therapeutische Funktion ist besonders dann wichtig, wenn die Bezugspersonen des Kindes in die Ereignisse involviert sind oder ganz ausfallen. Die Bezugspersonen sollten den Betroffenen die Erlaubnis geben können, ihre Gefühle zuzulassen und sie ihnen auch zuzumuten. Der Arbeit mit den Beziehungspersonen kommt deshalb eine besondere Bedeutung zu.

7.3 Übertragung und Gegenübertragung

Generell sind Traumatisierte dem Therapeuten gegenüber zurückhaltend, distanziert bis misstrauisch oder bei eher hysterischer Beziehungsgestaltung distanzlos, sprunghaft und willkürlich. Beide konträre Beziehungsgestaltungen verdeutlichen eine Beziehungsstörung, der eine traumabedingte Verwundung des Selbst zugrunde liegt. Kinder erzählen das Trauma auf der Bühne der Inszenierung im Spiel, aber auch in der Weise, wie sie den Therapeuten in einen Handlungsdialog verwickeln. So können die dem traumatischen Geschehen zugehörigen Affekte in den Gefühlen des Therapeuten wahrnehmbar sein, während der Patient diese dissoziativ abgespalten hat. Im „Umgang mit dem Trauma" ist deshalb zu beachten, dass die **projektive Inszenierung von Gefühlen** wie Ohnmacht, Verwirrung, Wut Schuldgefühl und Angst als eine **„traumatisierende Übertragung"** (Holderegger, 2003) den Therapeuten in entsprechende Gefühlssituationen versetzen kann. Täter-Introjekte werden nicht selten auf den Therapeuten projiziert. Dabei kann der „Täter" auch ein inneres Konstrukt des Patienten sein. Denn Traumata jeder Art, auch medizinische Eingriffe oder andere Erfahrungen von Bedrohung und Gewalt, werden als verinnerlichte Beziehungserfahrung an einem Objekt personalisiert, dessen Präsenz dann als verfolgend projiziert wird. Der Therapeut ist in der Arbeit mit Traumatisierten besonderen Belastungen ausgesetzt. Die existentielle Bedrohung mobilisiert eigene archaische Ängste. Die Begegnung mit Grausamkeiten und Gewalt berühren die eigene unbewusste archaische Triebnatur, den „psychotischen Kern". So kann es zu einer Identifikation mit dem Opfer kommen, weil eigene traumatische Anteile mobilisiert werden. Damit gerät die professionelle Haltung durch Überidentifizierung in Gefahr. Der Therapeut blockiert sich durch Gefühle der Hilflosigkeit in seinem Erleben und Handeln oder wird durch Ängste vor Überforderung absorbiert. Es kann dann in der Abwehr dieser Gegenübertragungsgefühle zur Distanzierung kommen, so dass die Dimension des Traumas bagatellisiert und geleugnet wird, wodurch der Traumatisierte sich zurückgewiesen fühlen könnte. In der unbewussten Identifikation mit dem Täter steht der Therapeut dann in der Gefahr, sadistische Phantasien und Impulse subtil zu agieren. Diagnostisch sind diese Gegenübertragungsgefühle aber auch erste Hinweise auf eine Traumatisierung, noch bevor der Patient den Widerstand gegen die umfassende Erinnerung aufgeben hat. **Die umfassende Reflexion der Gegenübertragungsgefühle dient dazu, alle Facetten der traumatisierenden Übertragung erfassen und verstehen zu können.**

Der Therapeut muss in der diagnostischen Phase klären, ob er es sich zutraut, mit einem schwerer traumatisierten Patienten zu arbeiten. Eine unbewusste Identifikation mit Rettungsphantasien führt zur Selbstüberschätzung, und die Enttäuschung über Behandlungsmisserfolge trägt mit zum Burn-out-Syndrom bei.

Eine **möglichst frühe therapeutische Intervention** und die Beseitigung traumatogener Umstände sind wünschenswert. So sind aggressive Durchbrüche, emotionale Ausbeutungen, verletzende und beschämende Erziehungsmaßnahmen für das Kind oft noch nicht Vergangenheit, sondern Gegenwart. Insofern ist eine intensive Elternarbeit mit einer Sensibilisierung für die Entwicklungsbedürfnisse des Heranwachsenden und für das maligne Agieren der Eltern erforderlich. Die Parteinahme für das Opfer ist zwar notwendig, darf aber nicht psychodynamisch unreflektiert geschehen. Auch die Herausnahme aus der Familie und die damit verbundene Trennung von der vertrauten Umgebung gehen unweigerlich mit einem neuen Verlusttrauma einher.

> **!** **Merke:** Der Therapeut muss in der Lage sein, das Trauma ohne Vorbehalte anzuerkennen. Er bemüht sich, vor allem mit Hilfe der Analyse seiner Gegenübertragungsgefühle den Patienten in seinem Erleben als Traumatisierten zu sehen. Er fördert Autonomie und Selbstakzeptanz und sorgt dafür, dass regressive Prozesse nicht Gefühle von Hilflosigkeit erzeugen.
>
> Nach derzeitigem Wissensstand besteht eine eindeutige Priorität für die Psychotherapie gegenüber einer Therapie mit Psychopharmaka.

7.4 Besonderheiten der Traumabehandlung

Das therapeutische Vorgehen richtet sich danach, ob ein einmaliges traumatisches Ereignis (Trauma vom Typ I) vorliegt oder ob komplexe Traumatisierungen (Trauma vom Typ II) über einen längeren Zeitraum stattgefunden haben.

7.4.1 Posttraumatische Belastungsstörung bei begrenzten akuten Traumatisierungen

Hierbei sind zunächst Kriseninterventionen und tiefenpsychologisch fundierte Fokaltherapie, evtl. mit Einsatz spezieller Traumabearbeitungstechniken als Interventionsmethoden in Betracht zu ziehen.

Tiefenpsychologischer Ansatz heißt, dass der Therapeut sein Augenmerk auf die innere Verarbeitung des traumatischen Ereignisses mit seinen Folgen richtet und ein Therapieziel ansteuert, das in einer zeitlich begrenzten Kurzzeittherapie erreicht werden kann. Der Therapeut bietet dem Patienten eine sichere Basis und achtet darauf, dass dieser seine Bereitschaft signalisiert, mit dem Fortgang in der Therapie mitzugehen und an der Bearbeitung des Fokus mitzuwirken. In seinem therapeutischen Handeln ist er strukturierend und führend. Übertragungsaspekte werden vom Therapeuten registriert und fokussiert gedeutet. Negative Übertragungsaspekte und hervorstechendes Abwehrverhalten werden recht bald bearbeitet. Diese Vorgehensweise stärkt das Arbeitsbündnis, macht die therapeutischen Beziehungen belastbar und stützt die Ich-Funktionen. Die anfängliche Idealisierung des Therapeuten fördert in einer Krisensituation durchaus den Prozess des Sicheinlassens (siehe dazu auch den Beitrag *Psychoanalytische Kurz- und Fokaltherapie* von Windaus, in diesem Band).

Diese Haltung des Therapeuten erlaubt es, dem Patienten übende Vorschläge zu machen, ihm Anregungen zur Sicherung seines bedrohten Selbstgefühls zu geben und auch bestimmte Techniken anzuwenden, die der Förderung der Affekttoleranz dienen. Hier haben sich imaginative Verfahren bewährt, besonders die Arbeit auf der „inneren Bühne" (Reddemann, 2004), das Arbeiten mit Märchen und Geschichten mit der Möglichkeit, Bilder zu zeichnen und Symbole zu finden. Auf der Ebene des Spiels kann das Kind mit Unterstützung des Therapeuten kreative Lösungen finden. Dabei wird das Trauma mit angesprochen und durchgearbeitet.

Die Therapie ist **phasenorientiert**. Dabei kommt der Stabilisierungshase besondere Bedeutung zu. In vielen Fällen kann ein gutes Ergebnis mit vornehmlich ressourcenorientierter Stabilisierung erreicht werden. Die Therapie hat die Wiederherstellung des beschädigten und verletzten Selbst im Blick, um den Individuationsprozess zu fördern.

Soweit sich die Bearbeitung des spezifischen Traumas als notwendig erweist, ist eine gute Stabilisierung die notwendige Voraussetzung, um belastende Gefühle auszuhalten, ohne zu dissoziieren, um die Fähigkeit sich selbst zu beruhigen, zu entwickeln. Die Traumakonfrontation im engeren Sinne kann mit manualisierten Therapietechniken vorgenommen werden, die spezielle Kenntnisse voraussetzen (s. Lamprecht, 2000; Reddemann, 2004). Es handelt sich um Distanzierungstechniken (z.B. der innere Beobachter) oder Desensibilisierungstechniken wie das EMDR (Eye Movement Desensitization and Reprocessing).

In der Arbeit mit den Eltern steht die Aufgabe im Zentrum, sie über die Vorgänge der Folgen einer Traumatisierung aufzuklären, ihre psychopathologische Verstrickung bei der Aufrechterhaltung traumatogener Faktoren zu thematisieren und sie dabei zu unterstützen, ihre Erziehungskompetenz mit Selbstvertrauen wieder wahrzunehmen.

Handelt es sich bei dem Beschwerdebild des Kindes oder Jugendlichen um eine **neurotische Störung, bei der traumatische Erfahrungen mit zu gewichten sind, diese aber nicht im Mittelpunkt stehen**, so ist eine analytische Kinder- oder Jugendlichenpsychotherapie mit einer Prozessorientierung angebracht. Soweit notwendig, sollten traumabezogene Behandlungsaspekte berücksichtigt werden.

7.4.2 Komplexe Traumatisierungen mit einer posttraumatischen Persönlichkeit

Hier ist eine modifizierte analytische Psychotherapie unter Einbeziehung strukturbezogener Therapieansätze angebracht. Das Bild der Störung und ihre Symptomatik sind sehr stark von den psychodynamischen Anstrengungen des Betroffenen, mit den Auswirkungen des Traumas umzugehen, geprägt. Es haben sich Folgestörungen mit Einbußen in den Ich-Funktionen eingestellt, und ein Traumaschema hat sich ausgebildet. Pathogene Überzeugungen prägen die Beziehungsgestaltung.

Der Bindungsstörung wird in dem langfristig haltgebenden Angebot besondere Aufmerksamkeit geschenkt. Der Therapeut lässt sich besonders von seiner Gegenübertragung leiten. Bei einer komplexen Traumatisierung erlebt er sich oft verwirrt, hilflos, und es fällt ihm schwer, seine Gefühle und Affekte zu differenzieren. Er ist einer traumatisierenden Übertragung (Holderegger, 2003) ausgesetzt. Regungen von Schuld und besonders der Scham werden im Verlauf einer analytischen Behandlung zunächst in der Gegenübertragung wahrgenommen und bedürfen der Bearbeitung, indem für diese Affekte Ausdrucksmöglichkeiten gefunden werden. Die Arbeit mit Traumatisierten, besonders mit sexuell Traumatisierten, weist den Therapeuten auch auf seine ganz persönlichen abgewehrten tiefen Schuld- und Schamgefühle hin (Pfleiderer, 1998). Kann er sich mit diesen möglichst unvoreingenommen auseinander setzen, so trägt dies zur Selbst-Objekt-Differenzierung beim Patienten bei. Er nimmt eine empathische, entwicklungs- und bindungsfördernde Haltung ein. Er vermittelt zwischen innerem und äußerem Erlebten und strukturiert den therapeutischen Raum zwischen Patient und Therapeut. Intrapsychische Konflikte und Abwehrmanöver werden psychodynamisch verstanden. Deutungen dienen der klärenden Entlastung, weniger konfliktbezogenen Konfrontationen. Es wird in Worten zurückgeben, was das Kind tut und fühlt. Die Affekttoleranz wird beachtet und sollte gefördert werden. Die Beachtung der Übertragungsprozesse ist wichtig. Aufmerksam sollten maligne Entwicklungen beobachtet werden, um die Tendenz zur Selbstschädigung frühzeitig mit der Hinführung zur Realität zu begrenzen. Es ist Entwicklungstherapie im weitesten Sinn (Hurry, 2002). Der Therapeut ist zugleich reales Objekt, früheres Objekt (Übertragungsobjekt im engeren Sinne) und neues Entwicklungsobjekt. Neben dem stark wirkenden Wiederholungszwang gibt es aber auch immer einen unbewussten Wunsch nach Veränderung. Der Patient sucht seine pathogenen Überzeugungen zu widerlegen. Hierzu testet er wiederholt den Therapeuten. Altersentsprechend sollte dem Spiel und anderen kreativen Bereichen viel Raum gegeben werden, der auch von Spätlatenzkindern und Adoleszenten genutzt werden kann. In der Symbolisierung des Traumatischen liegt die Chance, das Heilsame der Symbole dynamisch werden zu lassen.

Die Arbeit mit den Eltern beansprucht bei diesen Patienten besondere Aufmerksamkeit. Diese sind für die strukturellen Defizite und Verletzbarkeiten des Kindes zu sensibilisieren, um weitere Retraumatisierungen zu vermindern. Finden sie Zugang zu ihren eigenen Traumatisierungen, können unbewusste Schuldgefühle und transgenerationale Verstrickungen bewusst gemacht werden.

Neben dem prozessorientierten psychoanalytischen Arbeiten ist gleichzeitig eine phasenorientierte Herangehensweise in der Therapie notwendig. Es muss immer wieder reflektiert werden, ob und inwieweit der traumatische Prozess neurobiologische Spuren in der Reizverarbeitung hinterlassen hat, die eine erhöhte Ansprechbarkeit auf unspezifische Reize mit sich bringt oder eine verselbständigte Tendenz zur Dissoziation aufrechterhält. Diese Aspekte begrenzen die analytische Arbeit in ihrem psychodynamischen Entwicklungshorizont und erfordern strukturbezogene Interventionsformen.

Die Bearbeitung des primär traumatischen Bereichs wird manchmal noch nach einer längeren stabilisierenden Behandlungsphase notwendig sein. Sie geschieht z. B. mit einem Expositionsverfahren wie EMDR oder einer anderen speziellen manualisierten Traumabearbeitungstechnik wie der psychodynamisch imaginativen Traumatherapie (PITT) (Reddemann, 2004). Diesbezüglich ist herauszustellen, dass es sich um Verfahren handelt, die nicht in den Anwendungsbereich der analytischen Psychotherapie im Rahmen der Richtlinienpsychotherapie fallen.

8 Frequently Asked Questions (FAQ)

1. *Woran kann ich erkennen, dass die Störung auf die Folgen eines Traumas zurückzuführen ist?*

→ Die Symptomatik ist diesbezüglich nicht sicher leitend, lediglich bei der eindeutigen PTSD sind die Symptome charakteristisch, wie Übererregung und/oder Vermeidung. Steht die Störung in zeitlichem Zusammenhang mit einem bekannten Ereignis, das von seiner Quantität wie seiner Qualität den Charakter einer Reizüberflutung hatte, dann kann die Hypothese über eine eindeutige Traumafolgestörung gestellt werden – besonders dann, wenn der Patient bis zu dem Ereignis keinen Anlass zur Sorge gab. Von den Bezugspersonen wird geschildert, dass sich der Patient in seinem Wesen verändert habe, seine Mitte nicht mehr finde. Besteht allerdings nur eine Vermutung über ein Trauma, so können folgende Hinweise hilfreich sein, um die Hypothese wahrscheinlicher zu machen: Von strukturellen Beeinträchtigungen darf nicht automatisch auf das Vorliegen traumatischer Erfahrungen geschlossen werden, sie können aber ein Hinweis sein. Es finden sich auffallend häufig Erkrankungen mit schwer einzuschätzenden, rätselhaften Symptomen und vagen Diagnosen. Es fällt eine Diskontinuität im biografischen Erleben auf, Erinnertes wirkt befremdlich, nicht schlüssig. Das unbewusste Material in Zeichnungen und Träumen fällt durch Wiederholungen gleicher Sequenzen oder Themen auf. Aus den projektiven Darstellungen kann allerdings nicht auf die Art des Traumas geschlossen werden. So sind Darstellungen phallischer Gebilde nicht Beleg für einen Missbrauch.

2. *Bedeutet es für den Therapeuten, dass er ganz anders als bei Psychoneurosen behandeln muss, wenn der Patient Symptome einer Traumafolgestörung zeigt?*

→ Nein, das sollte und muss nicht geschehen. Aber es ist notwendig, die traumabedingten Störungen vordringlich zu behandeln, weil der Patient sonst die psychoanalytisch ausgerichtete Therapie nicht nutzen kann. Die starke körperliche Beteiligung posttraumatischer Symptome durch das Vegetativum erfordert ein aktives Vorgehen, das darauf gerichtet ist, dem Patienten Möglichkeiten zu eröffnen, besser für sich zu sorgen, sich zu beruhigen und seine Gefühle wahrzunehmen. Dies geschieht in der Therapie nicht einmal oder nur am Anfang, sondern hat im Laufe einer psychodynamischen Therapie immer wieder Vorrang vor der Fokussierung auf Konfliktfelder. Selbstpsychologische Behandlungsaspekte haben bei diesen Patienten Vorrang vor triebpsychologischen Aspekten. So erfährt der Patient in dieser Ausrichtung eine sorgende, affektabstimmende Beziehung zu einem frühen Mutter-Objekt, das ihm eine korrigierende emotionale Erfahrung ermöglicht. Das Sorgende bezieht sich auch darauf, gemeinsam mit den Eltern auf Gefahrenmomente hinzuweisen, die retraumatisierend wirken könnten. Neben den anderen neurotischen Konfliktfeldern, die in der Therapie „zur Sprache" kommen, sollte die bei Traumatisierten typische Vermeidung aller passiven Erlebensmodi als Konflikt gesehen und einer Bearbeitung zugeführt werden, was Arbeit am Widerstand bedeutet.

3. *Sollte der Therapeut das Trauma ansprechen, muss es im Laufe einer Therapie thematisiert worden sein?*

→ Auf keinen Fall sollte der Patient mit Tatsachen konfrontiert werden, wenn er dazu nicht oder noch nicht bereit ist. Es ist aber ein Ziel einer analytischen Therapie, für eine Differenzierung von Externalem und Internalem zu sorgen. Was habe ich getan, und was haben andere mir getan? Was bin ich, und was sind die anderen? Diese Themen müssen vom Therapeuten unvoreingenommen gefördert werden. Der Patient braucht die Erfahrung, dass sein Therapeut bereit ist, auf diese Fragen Antworten zu finden. Er führt den Patienten zu den psychischen Wunden und hilft ihm dabei, sie sich anzuschauen, aber er respektiert auch den Widerstand. Er kann benennen, was der Patient noch nicht benennen kann. Er kann dies implizit oder explizit tun.

4. *Wie verhalte ich mich, wenn Eltern eingestehen, dem Kind Traumatisches zugefügt zu haben?*

→ Das Eingestehen von Verfehlungen ist als ein Vertrauensbeweis anzusehen. Deshalb sollte die Arbeitsbeziehung genutzt werden, um mit dem betreffenden Elternteil eine Einschätzung der Vorfälle vorzunehmen und real Schuldhaftes von neurotischen Schuldgefühlen zu differenzieren. Eine sorgfältige Reflexion der Gegenübertragungsgefühle ist notwendig, um nicht in eine einseitige Parteinahme für das Kind zu geraten und damit Spaltungsprozesse zu fördern.

9 Prüfungsfragen

1. Was bedeutet Traumafolgestörung, auch traumatischer Prozess genannt?
2. Auf welche Bereiche der Persönlichkeit wirkt sich das Trauma aus?
3. Wodurch kommt es zur Täter-Introjektion?
4. Nennen Sie die drei Symptom-Cluster der PTSD!
5. Welches sind die qualitativen Besonderheiten eines Ereignisses, um es traumatisch zu nennen?
6. Nennen Sie Zeichen der Dissoziation!
7. Welche drei Besonderheiten des Entwicklungsstands von Kindern sind zu nennen, die Traumata besonders folgenreich werden lassen?
8. Nennen Sie besondere Gegenübertragungsprobleme in der Arbeit mit traumatisierten Kindern und Jugendlichen!

9. Was ist in der Übertragung Traumatisierter besonders charakteristisch?
10. Warum ist die Psychotherapie mit Traumatisierten im Vergleich zur Behandlung von Psychoneurosen zu modifizieren?

10 Literatur

a) zitierte Literatur

- Armstrong JG, Putman FW (1997):Development and validation of a measure of adolescent dissociation. Ther adolescent Dissociative Experiences Scale. J Nerv Ment Dis 185.491-497
- Bernstein D, Fink L, Handelsman L (1994): Initial reliability and validity of a new retrospective measure of child abuse and neglect (CTQ). Am J Psychiatry 151(8):1132-1136
- Bohleber W (2000): Die Entwicklung der Traumatheorie in der Psychoanalyse. Psyche 54:797-839
- Deblinger E, Lippmann J, Steer R (1996): Sexually abused children suffering posttraumatic stress symptoms: initial treatment outcome findings. Child Maltreatment 1:310-321
- Deblinger E, Steer R, Lippmann J (1999): Two-year-follow-up study of cognitive behavioral therapy for sexually abused children suffering pottraumatic stress symptoms. Child Abuse Negl 23:1371-1378
- Ehlert M, Lorke B (1988): Zur Psychodynamik der traumatischen Reaktion. Psyche 42:502-532
- Ermann M (2005): Trauma und Traumafolgen aus psychodynamischer Sicht. Psychotherapeut 50:209-228
- Famularo R, Kinscherff R, Fenton F (1991): Posttraumatic stress disorder among children clinically diagnosed as borderline personality disorder. J Nerv Ment Dis 179:428-431
- Ferenczi S (1933/1972): Sprachverwirrung zwischen den Erwachsenen und dem Kind. Schriften zur Psychoanalyse, Bd. 2. Frankfurt: Fischer
- Fischer G, Riedesser P (1998): Lehrbuch der Psychotraumatologie. München: Ernst Reinhardt
- Flatten G, Hofmann A, Siol T, Wöller W, Petzold E (2004): Posttraumatische Belastungsstörung. Leitlinie und Quellentext. Stuttgart: Schattauer
- Freud S (1971): Vorlesungen zur Einführung in die Psychoanalyse. GW XI (1916/17). Frankfurt: Fischer
- Freud S (1986): Briefe an Wilhelm Fließ 1887-1904. Franfurt: Fischer
- Freud S (1999): Hemmung, Symptom und Angst (1926). In Gesammelte Werke Bd.14, S111-205. Frankfurt: Fischer
- Grubrich-Simitis I (1987): Trauma oder Trieb – Trieb und Trauma. Lektion aus S. Freuds phylogenetischer Phantasie von 1915. Psyche 11:992-1021
- Herzog JM (1996): Übermittlung eines Holocaust-Traumas an die „zweite Generation". Psyche 6:548-563
- Holderegger H (2003): Der Umgang mit dem Trauma. Stuttgart: Klett-Cotta
- Hüther G (2002): Und nichts wird fortan so sein wie bisher … Die Folgen traumatischer Kindheitserfahrungen für die weitere Hirnentwicklung. Anal Kinder Jugendlichenpsychother 33:461-476
- ICD-10-GM, Version 2006: Stuttgart: Kohlhammer 2005
- Khan MR (1977): Das kumulative Trauma. In: Khan MR (Hrsg.): Selbsterfahrung in der Therapie. München: Kindler
- Küchenhoff J (1990): Die Repräsentation früher Traumata in der Übertragung. Forum Psychoanal 6:15-31
- Küchenhoff J (1998): Trauma, Konflikt, Repräsentation. In: Schlösser A-M, Höhfeld K (Hrsg.): Trauma und Konflikt. Gießen: Psychosozial
- Loftus E, Ketcham K (1995): Die therapierte Erinnerung. Hamburg: Klein
- Lorenzer A (1966): Zum Begriff der traumatischen Neurose. Psyche 7:481-492
- Maercker A, Schützwohl M (1998): Erfassung von psychischen Belastungsfolgen: Die Impact of Event Scala – revidierte Version. Diagnostica 44:130-141
- Müller-Pozzi M (1984): Trauma und Neurose. In: Berna-Glantz R, Dreyfus P Hrsg.): Trauma-Konflikt-Deckerinnerung. Jahrbuch d. Psychoanalyse 8:102-120
- Müller-Pozzi M (1985): Identifikation und Konflikt. Die Angst vor Liebesverlust und der Verzicht auf Individuation. Psyche 39:877-934
- Pfleiderer B (1998): „Ich weiß gar nichts!" Möglichkeiten und Grenzen der Behandlung von sexuellem Missbrauch in der analytischen Kinder- und Jugendlichenpsychotherapie. Anal Kinder Jugendlichenpsychother 29: 43-56
- Putman FW (1997): Dissociation in Children and Adolescents. A developmental Perspective. New York/London: Guilford
- Rank O (1988): Das Trauma der Geburt und seine Bedeutung für die Psychoanalyse. Frankfurt/M.: Suhrkamp
- Reddemann L (2004): Psychodynamisch Imaginative Traumatherapie. PITT- Das Manual. Stuttgart: Pfeiffer bei Klett-Cotta
- Reemtsma JP (1998): Noch einmal: Wiederholungszwang. In: Schlösser A-M, Höhfeld K (Hrsg.): Trauma und Konflikt. Gießen: Psychosozial
- Streeck-Fischer A (2004): Adoleszenz – Bindung – Destruktivität. Stuttgart: Klett-Cotta
- Terr L (1991): Childhood traumas. An outline and overview. Am J Psychiatry 27:96-104
- Trowell J, Kolvin I, Weeramanthri T, Sadowski H, Berelowitz M, Glasser D, Leitch H (2002): Psychotherapy for sexually abused girls: psychopathological outcome findings and patterns of change. Br J Psychiatry 180:243-247
- Windaus E (2005): Wirksamkeitsstudien im Bereich der tiefenpsychologisch fundierten und analytischen Kinder- und Jugendlichenpsychotherapie: eine Übersicht. Prax Kinderpsychol Kinderpsychiatr 54:530-558

b) weiterführende Literatur

- Arbeitskreis OPD-KJ (Hrsg.) (2003): Operationalisierte Psychodynamische Diagnostik im Kindes- und Jugendalter. Grundlagen und Manual. Bern, Göttingen, Toronto, Seattle: Huber
- Berberich E (1995): Die Verinnerlichung der Erfahrung der „holding-function" in einer Kinderbehandlung. In: Schneider G, Seidler GH (Hrsg.): Internalisierung und Strukturbildung. Opladen: Westdeutscher Verlag
- Eckhardt-Henn A (2004): Dissoziation als spezifische Abwehrfunktion schwerer traumatischer Erlebnisse – eine psychoanalytische Perspektive. In: Eckhardt-Henn A, Hoffmann SO (Hrsg.): Dissoziative Bewusstseinsstörungen. Stuttgart: Schattauer
- Ehlert-Balzer M (2002): Die „Identifizierung mit dem idealisierten Aggressor" in der traumatischen Situation. Anal Kinder Jugendlichenpsychother 116:553-568
- Fenichel O (1937/1981): Der Begriff „Trauma" in der heutigen psychoanalytischen Neurosenlehre. In: Fenichel O (Hrsg.): Aufsätze. Bd. 2. Olten: Walter
- Fenichel O (1945/1974): Psychoanalytische Neurosenlehre. Bd. 1. Olten: Walter
- Freud A (1971): Heimatlose Kinder. Frankfurt: Fischer
- Hurry A (2002): Psychoanalyse und Entwicklungsförderung von Kindern. Frankfurt: Brandes & Apsel
- Hirsch M (1993): Psychoanalytische Therapie mit Opfern inzestuöser Gewalt. Jahrbuch der Psychoanalyse 31:132-148

4

- Kestenberg JS (1995): Überlebende Eltern und ihre Kinder. In: Bergmann M, Jucovy M, Kestenberg J (Hrsg.): Kinder der Opfer – Kinder der Täter. Psychoanalyse und Holocaust. Frankfurt: Fischer
- Keilson H (1979): Sequentielle Traumatisierung bei Kindern. Stuttgart: Enke
- Kogan I (1990):Vermitteltes und reales Trauma in der Psychoanalyse von Kindern von Holocaust-Überlebenden. Psyche 44:533-543
- Lamprecht F (2000): Praxis der Traumatherapie. Was kann EMDR leisten? Stuttgart: Pfeiffer bei Klett-Cotta
- Lellau J (2005): Zum Problem des Traumabegriffes in der Psychoanalyse. Forum Psychoanal 21:143-155
- Perry B, Pollard R, Blakely T, Baker W, Vigilante D (1995): Childhood Trauma, the Neurobiology of Adaptation, and Use-dependent Development of the Brain: How States become Traits. Infant Ment Health J 16 (24):271-291
- Reddemann L (2001): Imagination als heilende Kraft. Zur Behandlung von Traumafolgen mit ressourcenorientierten Verfahren. Stuttgart: Pfeiffer bei Klett-Cotta
- Reddemann L (2004): Psychodynamisch Imaginative Traumatherapie. PITT – Das Manual. Stuttgart: Pfeiffer bei Klett-Cotta
- Resch F, Brunner R (2004): Dissoziative Mechanismen und Persönlichkeitsentwicklung. In: Eckhardt-Henn A, Hoffmann SO (Hrsg.): Dissoziative Bewusstseinsstörungen. Stuttgart: Schattauer
- Rudolf G (2004): Strukturbezogene Psychotherapie. Leitfaden zur psychodynamischen Therapie struktureller Störungen. Stuttgart: Schattauer
- Sachsse U, Özkan I, Streeck-Fischer A (2004): Traumatherapie – Was ist erfolgreich? Göttingen: Vandenhoeck & Ruprecht
- Shore A (2003): The Neurobiology of mother-infant attachment communications. In: Keller H (Hrsg.): Handbuch der Kleinkindforschung. Bern, Göttingen, Toronto, Seattle: Huber
- Spitz R (1972): Vom Säugling zum Kleinkind. Stuttgart: Klett
- Streeck-Fischer A (1998): Adoleszenz und Trauma. Göttingen: Vandenhoeck & Ruprecht
- van der Kolk BA, Mc Farlane A, Weisaeth L (2000): Traumatic Stress. Grundlagen und Behandlungsansätze. Theorie, Praxis und Forschung zu posttraumatischem Stress sowie Traumatherapie. Paderborn: Junfermann
- Winkelmann K (1998): Das Trauma. Kritische Anmerkungen zu einem kontroversen Begriff. Anal Kinder Jugendlichenpsychother 29:5-23

4.15 Missbrauch und Misshandlung

Gabriele Häußler

1 Begriffe

Missbrauch und Misshandlung sind gewaltsame physische oder psychische Beeinträchtigungen, die Kinder durch Erwachsene erfahren. Sie stellen keine Diagnose dar. Entscheidend für die Entstehung krankheitswertiger Symptome ist die Verarbeitung der Traumata in einer vorhandenen Struktur.

Die Erscheinungsformen von Misshandlung sind vielfältig. Sie durchziehen die gesamte Entwicklung der Menschheitsgeschichte und reichen von der Tötung über die Aussetzung und Weggabe eines Kindes bis hin zur Züchtigung durch Schläge (Radbill, 1978; Zenz, 1981; Windaus, 1986a,b; Bensel et al., 2002). Die Folgen und Auswirkungen sind ebenso vielfältig bis hin zu der Feststellung, dass durch die Jahrhunderte aus misshandelten Kindern wieder misshandelnde Eltern werden (Radbill, 1978; Zenz, 1981; deMause, 1974; Windaus, 1986b). Definition, Epidemiologie und Ätiologie von Misshandlung sind im Zusammenhang mit der jeweiligen Kultur zu sehen (Korbin, 2002).

Unter Misshandlungen im engeren Sinne werden heute solche Beeinträchtigungen verstanden, in denen Kinder körperlich verletzt werden; im weiteren Sinne versteht man hierunter Handlungen oder Unterlassungen, die von der Norm abweichen, jedoch häufiger vorkommen (Schimpfen, Schlagen, Schütteln, emotionale Vernachlässigung usw.). Wie auch in den USA kann auch bei uns davon ausgegangen werden, dass Vernachlässigungen häufiger vorkommen als körperliche Misshandlungen und sexueller Missbrauch; Opfer körperlicher Gewalt gibt es öfter als Opfer sexuellen Missbrauchs. Die Separierung der verschiedenen Gewaltformen ist wegen Überlappungen und temporalen Verkettungen kaum möglich; dies erschwert den Nachweis spezifischer Auswirkungen verschiedener Gewaltformen (Engfer, 2005).

Eine allgemein akzeptierte Definition sexuellen Missbrauchs an Kindern und Jugendlichen gibt es bis heute nicht. So werden neben dem Begriff „sexueller Missbrauch" zahlreiche weitere Begriffe wie „sexuelle Gewalt", „sexuelle Misshandlung", „Inzest", „Seelenmord", „sexueller Übergriff" und „sexuelle Belästigung" verwendet (Bange, 2004a).

1.1 Vernachlässigung und emotionale Misshandlung

Der Begriff der Vernachlässigung umfasst die unzureichende Ernährung, Pflege, Förderung, gesundheitliche Versorgung, Beaufsichtigung und/oder mangelnden Schutz vor Gefahren durch Eltern oder Betreuungspersonen. Nicht nur Armut und soziale Randständigkeit spielen hierbei eine Rolle, sondern auch psychische Erkrankungen der Eltern. Vernachlässigungen tendieren zur Chronifizierung und zur Verknüpfung mit anderen Gewaltformen (Engfer, 2005). Viele der besonders langfristigen Entwicklungsstörungen gehen auf Vernachlässigung, die in verschiedenen Formen auftritt, zurück.

Auch Handlungen oder Unterlassungen der Eltern oder Betreuungspersonen, die Kinder ängstigen, überfordern und ihnen das Gefühl von Wertlosigkeit vermitteln (z.B. durch Unberechenbarkeit, emotionale Unerreichbarkeit und Ignorieren des Kindes, Ablehnung, Missachtung und Abwertung des Kindes, Überforderung, Überbehütung, Einengung oder mangelnder Schutz des Kindes, fehlende Grenzziehung und damit Instrumentalisierung des Kindes, mangelnde Förderung und damit psychische Vernachlässigung), sind dem Begriff der Misshandlung zuzuordnen. Im Mittelpunkt stehen dabei emotionale Misshandlung und emotionale Vernachlässigung; sie kennzeichnen einen Mangel an elterlicher Fürsorge, Empathie, Interaktion und Stimulation. Sie schädigen das Selbst- und Identitätsgefühl und wirken sich auf den Ablösungs- und Individuationsprozess störend aus (Steele, 2002). Versteckt hinter Symptomen wie Fütter- und Gedeihstörungen sowie den frühen Regulationsstörungen sind emotionale Vernachlässigung und Misshandlung bereits bei Säuglingen erkennbar. Hintergrund ist hier häufig, dass das Kind von den vielfach selbst so emotional bedürftigen und häufig auch früh enttäuschten Eltern als Quelle von Bestätigung, Trost und liebender Zuwendung (Petri, 1991; Steele und Pollock, 1978) gesehen wird. Eigene frühe Kindheitserfahrungen der enttäuschten Eltern erschweren das good enough mothering (Winnicott), so dass Objektbeziehungsstörungen oftmals programmiert sind. Erwähnt werden muss in diesem Zusammenhang auch ein überprotektives Verhalten, Verwöhnung sowie Erdrücken des Kindes mit Fürsorge, was ebenso zu Entwicklungs- und Autonomierückständen, zu Unsicherheit, Angst und Ohnmacht führen kann. Nicht selten werden misshandelte Kinder später aufgrund ihres Nachholbedürfnisses nach Liebe und Anerkennung Opfer sexuellen Missbrauchs (Engfer, 2005). Auch ist psychische Gewalt häufig mit anderen Gewaltformen verknüpft.

1.2 Körperliche Misshandlung

Unter körperlicher Misshandlung werden Schlagen und gewaltsame Handlungen wie Stoßen, Schütteln, Stechen, Verbrennen verstanden, die beim Kind zu Verletzungen führen können. Noch immer bestrafen – Statistiken zufolge (vgl. Zenz, 1981; Petri, 1991) – viele Eltern ihre Kinder körperlich, wobei Schlagen unter den

Formen der Misshandlung am häufigsten vorkommt (Zenz, 1981; Windaus, 1986b; Wolff, 1975; vgl. auch Horn, 1973; Petri, 1991). Wenn auch das Erziehungsverhalten seit den sechziger Jahren des letzten Jahrhunderts liberaler geworden ist, so ist doch der Prozentsatz der Kinder mit Misshandlungen im engeren Sinne mit 10,6 % unverändert (Wetzel, 1997, zit. in: Engfer, 2005). Elterliche Persönlichkeitsprobleme (z.B. Depression, psychische Labilität) spielen eine wichtige Rolle und halten die These der mehrgenerationalen Weitergabe von Gewalt weiterhin aufrecht.

1.3 Eine Sonderform der Misshandlung: Das Munchausen-by-proxy-Syndrome (MbpS) – ICD-10 F68.1

Hinter dem Münchhausen-Stellvertreter-Syndrom (Munchausen-by-proxy-Syndrome; MbpS) verbirgt sich eine über das Kind von der Mutter berichtete oder heimlich beim Kind induzierte Krankheit und damit eine Form der Kindesmisshandlung. Dabei täuschen Mütter bei ihren Kindern entweder Krankheiten vor, bzw. sie lösen mit zum Teil abartigen und grausamen Methoden bei ihren Kindern Krankheitssymptome aus. Die Bezeichnung „Munchausen-by-proxy-Syndrome" (MbpS) geht – in Anlehnung an die Lügengeschichten des Barons von Münchhausen – auf den englischen Kinderarzt Meadow zurück. Meadow charakterisierte damit ein Verhalten von Müttern, mit frei erfundenen Geschichten über die Krankheiten ihrer Kinder die Ärzte zu verwirren und zu täuschen. Mit dem Begriff „by proxy" wird ausgesagt, dass die Mütter den Körper des Kindes anstelle des eigenen benutzen, deshalb auch die Bezeichnung „Münchhausen-Stellvertreter-Syndrom". Die Symptome werden in zwei Dritteln der Fälle lediglich berichtet, in einem Drittel der Fälle auch selbst von den Müttern induziert. Bewusstseinsstörungen und angebliche Anfälle stehen an der Spitze der berichteten Symptome, gefolgt von vorgetäuschten Spontanblutungen sowie von Ernährungs- und Gedeihstörungen. Die betroffenen Kinder sind meist sehr jung, oft sogar im Säuglingsalter. Die Väter bleiben bei diesem heimlich erzeugten Krankheitsbild außen vor. In der Regel kann beim Münchhausen-Stellvertreter-Syndrom ein Zusammenhang zwischen Opfer und Täterin eruiert werden, weshalb es sich bei diesem Syndrom auch um eine transgenerationale Weitergabe von Gewalt handelt. Dabei wiederholen diese Mütter nun aktiv ihre in ihrer Kindheit passiv erlebten destruktiven Erfahrungen. Aber auch an schwere Persönlichkeitsstörungen ist bei diesen Müttern zu denken. Die eigentlichen Patienten beim Münchhausen-Stellvertreter-Syndrom sind die Mütter, die ihre Kinder pervers bemuttern, deren Körper als Objekt benutzen, von dem sie regelrecht abhängig sind und der für sie Fetischcharakter erhält. Dies erlaubt diesen Müttern, die Kontrolle der verfolgenden Angst vor Vernichtung zu regulieren (vgl. Burkhardt-Mußmann, 2005; Nowara, 2005; Plassmann, 2002; Rosenberg, 2002).

1.4 Sexueller Missbrauch

All den verschiedenen Definitionen ist das Gefälle zwischen Opfer und Täter hinsichtlich Alter, Reife und Macht gemeinsam wie auch die Tatsache, dass es sich in der Regel um gegen den Willen des Kindes gerichtete Übergriffe handelt. Dabei wird bei intrafamiliärem Missbrauch von Inzest gesprochen (Steele, 2002), während außerfamiliärer Missbrauch als Pädophilie bezeichnet wird. Die häufigste Form des Inzests findet zwischen Vätern und Töchtern bzw. Stiefvätern und Stieftöchtern statt, gefolgt von Inzest zwischen Vätern/Stiefvätern und Söhnen/Stiefsöhnen und Inzest zwischen Geschwistern (Steele, 2002). Sehr viel häufiger als angenommen kommt wahrscheinlich der Mutter-Sohn- bzw. der Mutter-Stiefsohn-Inzest vor, vor allem bei allein erziehenden Müttern (vgl. Haag, 2006). Besonders verheerend ist es, wenn Mütter ihren missbrauchten bzw. inzestuös geschädigten Töchtern nicht glauben: Diese fühlen sich dann allein gelassen, hegen Zweifel an ihrer Wahrnehmung und fühlen sich unsicher bezüglich ihres Realitätssinns.

Die Bandbreite beim sexuellen Missbrauch reicht von sexuellem Missbrauch ohne Körperkontakt bis hin zur versuchten oder vollzogenen Penetration. Bezüglich der Häufigkeit des sexuellen Missbrauchs ist eine hohe Dunkelziffer zu vermuten. Auch ist sexueller Missbrauch nicht erst ein Phänomen unserer heutigen Zeit. Wenn auch das statistische Zahlenmaterial deutlich divergiert, so kann doch behauptet werden, dass wesentlich mehr Mädchen als Jungen betroffen sind und bei den Mädchen auch gravierendere Formen des Missbrauchs zu beklagen sind (Andrews et al., 2001, zit. in: Engfer, 2005; vgl. auch Lange, 2001). Statistiken zufolge sind die Täter bei 97,5 % der weiblichen und bei 78,7 % der männlichen Opfer männlich, wobei es bei der Zahl der Täterinnen sicher eine nicht unbeträchtliche Dunkelziffer gibt (vgl. Engfer, 2005). Auch sind die Täter weitaus seltener die eigenen Väter, als in der öffentlichen Meinung angenommen wird. In der Mehrzahl der Fälle handelt es sich um einen einmaligen Übergriff. Bei der Erklärung des sexuellen Missbrauchs ist hervorzuheben, dass ca. 30 % der Täter selbst Opfer sexuellen Missbrauchs gewesen sind (Ferguson und Mullen, 1999, zit. in: Engfer, 2005; vgl. Steele, 2002).

Bei Vergleichen zwischen missbrauchten Kindern und nicht missbrauchten Kontrollgruppen fällt bei den missbrauchten Kindern eine höhere Symptombelastung auf, wobei die Symptome altersabhängig sind: Ängste, Alpträume, Regressionen, internalisierendes und sexualisiertes Verhalten in der Gruppe der 0-6-jährigen Kinder, Ängste, Alpträume, Schulprobleme, hyperaktives und/oder aggressives Verhalten bei den 7-12-jährigen Schulkindern, Depression, sozialer Rückzug, Neigung zu Suizid, Somatisierungen, Weglaufen, Promiskuität und Alkohol- und Drogenmissbrauch bei den 13-18-jährigen Jugendlichen. Manchmal zeigen missbrauchte Kinder und Jugendliche keine Symptome (Engfer, 2005). Dennoch ist davon auszugehen, dass missbrauchte Kinder und Jugendliche im Kern ihrer Existenz getroffen wurden, da der Missbrauch „als Attacke auf das ganz intime und ureigene Selbstgefühl empfunden" wird, „als ein Affront, der durch den Verlust der Kontrolle über den eigenen Körper noch verschlimmert wird" (Steele, 2002, S. 137). Häufig ist sexueller Missbrauch auch mit anderen Merkmalen gestörter und belasteter Familienbeziehungen verknüpft (Bange, 2004b). Vor allem aber kann eine liebevoll unterstützende Familie bei der Bewältigung von Missbrauchserfahrungen hilfreich sein.

Eine zentrale Entwicklungsaufgabe des Kindes ist es, seinen Körper narzisstisch und libidinös zu besetzen. Die libidinöse Besetzung geschieht zunächst im frühen Dialog mit seinem zärtlichen Realkontakt. Wenn der Erwachsene aber ein Kind, das seinem Entwicklungsniveau entsprechende körperliche Formen der Zärtlichkeit als Zuwendung wünscht, sexuell missbraucht, gerät das Kind in eine verwirrende, bedrohliche und einem Beziehungstrauma gleichende Situation, die meist zusätzlich noch mit einem Redeverbot belastet ist. So erweist sich nach Fischer und Riedesser (2003, S. 287 f.) sexueller Missbrauch als ein „mehrfacher Missbrauch des Kindes" mit komplexer und oftmals auswegloser Konfliktdynamik, wie die folgende Übersicht zeigt:

- Missbrauch der Zärtlichkeitsbedürfnisse des Kindes
- Missbrauch der Wünsche des Kindes nach einer dyadischen Beziehung
- Missbrauch der Bereitschaft des Kindes zu ödipalen Phantasien (erregende Zweierbeziehung unter Ausschluss eines Dritten)
- Missbrauch der Bereitschaft des Kindes zum Gehorsam
- Missbrauch der Bereitschaft des Kindes zum Glauben an die Aussagen der Eltern und Unfähigkeit des Kindes, eine liebevolle, zärtliche Annäherung von einer sexuellen Ausbeutung zu unterscheiden
- Missbrauch der Angst des Kindes vor Zerstörung der Familie (Schweigegebot)

Fischer und Riedesser, 2003, S. 287 f.

Nach Hirsch ist sexueller Missbrauch bei Kindern immer eine Form der Kindesmisshandlung, auch wenn die sexuelle Aktivität gewaltlos erschienen sein mag. Der Missbrauch umfasst dabei jeden Angriff mit der Absicht, ein Kind zur eigenen sexuellen Erregung zu benutzen, und er schließt einen Empathiedefekt des Erwachsenen ein (Hirsch, 2000).
Steele beschreibt, wie auch im sexuellen Missbrauch die Weitergabe des Missbrauchsverhaltens, und zwar speziell des Inzests, an die nächste Generation präsentiert ist. Er berichtet von Untersuchungen unterschiedlicher Populationen, wonach „zwischen 5 und 80 % der Sexualtäter als Kind selbst sexuell missbraucht wurden; der Durchschnitt liegt vermutlich bei 40 bis 50 %" (Steele, 2002, S. 132; vgl. auch Engfer, 2005).
Die modernen Medien der Telekommunikation, die heute Jugendlichen und auch schon Kindern die Möglichkeit bieten, ihre Freizeit mit Simsen (Versenden von SMS) sowie Surfen und Chatten im Internet zu verbringen, bieten durch neue Konferenztechniken und das Internet eine Plattform, wo nicht nur Pädophile, Homophile und Pornographen untereinander kontaktieren, sondern auch Kinder und Jugendliche – bei entsprechender Labilität und emotionaler Verfassung – Opfer sexueller Ausbeutung und Misshandlung zu werden drohen.

! **Merke:** Unter Misshandlungen werden gewaltsame physische oder psychische Beeinträchtigungen verstanden, die Kinder durch Erwachsene erfahren. Beim sexuellen Missbrauch handelt es sich um Übergriffe von Personen, die älter, reifer und mächtiger sind.
Ein wesentlicher Faktor bei der Entstehung der mit Missbrauch und Misshandlung verbundenen krankheitswertigen Symptome ist die vorhandene psychische Struktur.
Bei allen Misshandlungs- und Missbrauchsformen spielt die These der transgenerationalen Weitergabe eine bedeutende Rolle.

2 Epidemiologie

Während aus amerikanischen und britischen Untersuchungen (vgl. Beiderwieden et al., 1986) über Misshandlungen eine gemischte Schichtzughörigkeit resultiert, stellten Beiderwieden et al. (1986) in ihren Untersuchungen fest, dass der Anteil von Familien der sozialen Unterschicht überproportional hoch ist.
Über das Ausmaß des sexuellen Missbrauchs gab es in Deutschland bis Anfang der 1990er Jahre keine methodisch angemessene Studie. In den letzten 10 Jahren hat sich diese Situation jedoch verbessert. Mittlerweile liegen sieben Studien vor. Nach der einzigen auf einer für Deutschland repäsentativen Stichprobe basierenden Untersuchung aus dem Kriminologischen Forschungsinstitut Niedersachsen gaben 18,1 % der Frauen und 6,2 % der Männer an, in Kindheit oder Jugend sexuell missbraucht worden zu sein (Bange, 2004b). Engfer berichtet von sozialwissenschaftlichen Studien an jungen Erwachsenen, die retrospektiv befragt worden waren, und kommt zu einer Prävalenzrate von 6-25 % für Frauen und 2-8 % für Männer. Definition, Kriterien und Altersgruppen führen zu Schwankungen der Prävalenzraten (Engfer, 2005).
In allen Statistiken beträgt das Geschlechterverhältnis zwischen missbrauchten Mädchen und Jungen etwa 70-75 % zu 25-30 %, wobei bei den Jungen mit einer höheren Dunkelziffer gerechnet werden muss (Motzkau, 2005). Hinsichtlich der Altersverteilung gibt es nach Lamers-Winkelmann (1995, zit. in: Motzkau, 2005) einen Gipfel zwischen drei und sieben Jahren. Den Untersuchungen von Motzkau (2005) zufolge sind 49 % der Kinder sieben Jahre und jünger, während 23 % der untersuchten Kinder über zwölf Jahre alt sind. Sexueller Missbrauch kommt in allen Schichten vor. Zu Dauer und Frequenz gibt es sämtliche Varianten, von einmaligen bis mehrjährigen Traumatisierungen.
Vor allem das Engagement von Kinderschutzorganisationen und von feministischen Gruppierungen haben zu einem wachsenden Bewusstsein für die Thematik des sexuellen Missbrauchs von Kindern und Jugendlichen geführt. Noch zu wenig wird diese Thematik in der Pädiatrie bedacht; Abwehrmechanismen der Verleugnung und Spaltung sind in allen gesellschaftlichen Gruppierungen und Institutionen überdeutlich.

! **Merke:** Sexueller Missbrauch kommt in allen sozialen Schichten vor, am häufigsten jedoch in der Unterschicht. Das Geschlechterverhältnis zwischen Mädchen und Jungen beträgt etwa 3:1. Bei den Jungen muss mit einer höheren Dunkelziffer gerechnet werden. Der Altersgipfel liegt zwischen drei und sieben Jahren.

3 Sexueller Missbrauch als Thema der Psychoanalyse von Freud bis in die Gegenwart

Die Suche nach dem Beginn der Missbrauchsthematik in der Psychoanalyse führt uns zu S. Freuds Verführungstheorie und dessen Annahme der ätiologischen Bedeutung realen sexuellen Missbrauchs in der Kindheit für die Genese der Hysterie (Freud, 1896 b/1952, c/1952). Freud war zunächst der Meinung, dass Kin-

der in ihren eigenen Familien zum Opfer von sexueller Gewalt und Missbrauch würden (Freud, 1896c/1952). Fortan entwickelte er seine Entdeckung weiter, indem er z.B. sexuellen Missbrauch bis zu einem Alter von 18 Monaten als Ursache psychotischer Erkrankungen zuschrieb. Später erkannte er das Verwobensein von Erinnerungen und Phantasien (Freud, 1905/1942; s.a. Freud, Neue Folge der Vorlesungen ...). Nun rückte die Bedeutung der inneren Welt seiner Patientinnen für Freud in den Vordergrund seiner Überlegungen. Er war der Meinung, dass es möglich sei, eine Phantasie als Realität wahrzunehmen, und dass sich Phantasien ebenso wie reale Ereignisse beeinflussend auf das Individuum auswirken. In der Folge fanden sich im Freud'schen Gesamtwerk sowohl Belege für eine Absage an die Verführungstheorie wie auch ihre Würdigung. Immer mehr jedoch zeigte Freud eine Abkehr von der äußeren Realwelt hin zu triebbezogener Phantasiewelt, aktiver kindlicher Sexualität und dem Ödipuskomplex als Ort des Entstehens psychischer Störungen.
In Budapest hat Ferenczi, bekannt durch Erfolge bei besonders schwierigen Persönlichkeiten, mit sexuell missbrauchten Patienten gearbeitet. Aufgrund seiner Erkenntnisse kritisierte er die analytischen Kollegen dahingehend, dass die Phantasie überbewertet und der Bezug zur äußeren Realität vermieden würde (Ferenczi, 1933). Ferenczi war der Meinung, dass die Nichtbeachtung der realen Faktoren zu falschen Schlussfolgerungen führen würde. Freud verlangte von Ferenczi, dass er seine Beobachtungen nicht veröffentlichte. Das Thema blieb in der Psychoanalyse für Jahrzehnte tabuisiert. Aus heutiger Sicht kann vermutet werden, dass sexueller Missbrauch bei einigen von Freuds frühen Patienten mit schweren Störungen tatsächlich stattgefunden hat, während es sich bei leichteren neurotischen Störungen eher um Phantasien von sexuellem Missbrauch gehandelt haben mag.

! **Merke:** S. Freud hat als Erster die Bedeutung traumatischer Erlebnisse für die Ätiologie psychischer Erkrankungen entdeckt und in seinen Behandlungen hysterischer Patientinnen hierüber geforscht. Er war der Meinung, dass sexueller Missbrauch die Ursache für Hysterie sei. In seiner Verführungstheorie vertrat er die These, dass Kinder in ihren eigenen Familien sexuelle Gewalt und sexuellen Missbrauch erlebt hatten. Später relativierte Freud diese These und betonte die Bedeutung der Phantasie bei der Erinnerung an sexuellen Missbrauch.

Ab der zweiten Hälfte der siebziger Jahre des letzten Jahrhunderts erfuhr die Psychoanalyse Kritik ob ihres vernachlässigenden Umgangs mit dem Thema des sexuellen Missbrauchs. In Amerika hat Leonard Shengold den Begriff „Seelenmord" für die durch Missbrauch, Misshandlung und Deprivation bedingte Zerstörung des Identitätsgefühls gebraucht (Shengold, 1995). In England nahm Anna Freud dazu Stellung und betonte, dass sich sexueller Missbrauch schädlicher auswirke als Deprivation, Vernachlässigung und Misshandlung (Hirsch, 1990; Krutzenbichler, 2005). In Deutschland wurde die Aufmerksamkeit der psychoanalytischen Fachöffentlichkeit in den siebziger und achtziger Jahren auf die Thematik des sexuellen Missbrauchs und die Behandlung von Inzestopfern gelenkt; es begannen Debatten um Verführungstheorie und Triebtheorie, Realität und Phantasie. Inzwischen sind in der psychoanalytischen Gemeinschaft Tendenzen eines metapsychologischen Integrationsversuchs der auf Freud zurückgehenden Ambivalenz bei diesem Thema erkennbar. Hierbei bekommt Ferenczi als „Kristallisationsfigur für beides" (Krutzenbichler, 2005, S. 177) – realer sexueller Missbrauch und Phantasie – besondere Bedeutung.
Ferenczi beschreibt 1932 in seinem Vortrag „Sprachverwirrung zwischen dem Erwachsenen und dem Kind" auf dem Internationalen Psychoanalytischen Kongress in Wiesbaden treffend, wie sich die noch wenig konsolidierte Persönlichkeit des Kindes hilflos, schutzlos und stumm fühlt und dem Täter gegenüber nicht mit Abwehr begegnet, sondern sich, um seelisch zu überleben, ihm ängstlich unterwirft und sich mit ihm identifiziert. Durch die Identifizierung (Introjektion von Gewalt und Identifikation mit dem Aggressor) versucht das Kind um den Preis der Selbstaufgabe – sich selbst die Ursache für Gewalt und Schuld zuschiebend – die Beziehung zu erhalten (vgl. Ferenczi, 1933). Das Kind schreibt also sich selbst die Ursache für Gewalt, für Böses und damit auch die Schuld zu (Ferenczi, 1933; s.a. Dupont, 1999; Hirsch, 1990). Im Gegensatz zu Anna Freuds Begriff der Identifizierung in dem Aufsatz „Das Ich und die Abwehrmechanismen" (A. Freud, 1936), wo sich das Opfer in die Position des Täters phantasiert, verharrt das Opfer bei Ferenczi in seiner Position. Lange Zeit hat das Konzept der Identifizierung mit dem Aggressor eine zentrale Rolle für das Traumaverständnis und damit auch für den Missbrauch gespielt. Während Ferenczi noch nicht zwischen Identifikation und Introjektion unterscheidet, differenziert Sandler später zwischen diesen Begriffen (Ehlert-Balzer, 2002; Hirsch, 1990, 2002). Er versteht unter dem Introjekt einen von innen wirkenden, destruktiven Fremdkörper im Selbst, während er unter Identifikation eine Veränderung des Selbst durch Übernahme von Eigenschaften oder Anteilen eines Objekts versteht. Da die Spannung zwischen dem traumatischen Introjekt und dem Ich zu Schuldgefühlen führt, kann zu deren Entlastung die Identifikation mit dem Introjekt beitragen. So wird das Opfer sekundär identifiziert zum Täter und gibt „die ihm ursprünglich implantierte Gewalt" weiter (Hirsch, 2002, S. 63).
Von großer Relevanz ist die Unterscheidung zwischen Introjektion und Identifizierung für die klinische Arbeit: Das Introjekt ist und bleibt ein abzuspaltender und zu isolierender Fremdkörper, während die Identifizierung, als ichsynton erlebt, den Kern der Identität bildet (Ehlert-Balzer, 2002). Ehlert-Balzer ist der Meinung, dass das in jedem Einzelfall spezifische Verhältnis zwischen Introjektion und Identifizierung das entscheidende Kriterium für die langfristige Traumabewältigung darstellt.
Zum Ausmaß der Traumatisierung trägt vor allem auch das „Alleinsein ohne mütterlichen Schutz und ohne ein Quantum an Zärtlichkeit" (Ferenczi, 1933, S. 310) bei. Das Kind wird so gezwungen, sich auf der Suche nach der einzigen narzisstischen Zufuhr dem Täter zu unterwerfen, so dass Liebe in Form archaisch-narzisstischer Beziehung zum Täter mit Gewalt verbunden wird, was Konfusion herbeiführt. Insofern hat bereits Ferenczi (1933) den Faktor der Verleugnung des Missbrauchs durch die Mutter oder andere Bezugspersonen in seiner Pathogenität klar erkannt.
Hirsch ist es zu verdanken, dass wir heute die unterschiedlichen Arten der Identifikation mit dem Aggressor sehr differenziert sehen können. Deshalb sei folgende Übersicht von ihm zitiert:

Symptome und Verhalten aufgrund der primären, verschmelzenden Identifikation mit dem Aggressor
- Selbstbeschädigung: Körper-/Selbst-Dissoziation wie während des Attentats
- Psychogener Schmerz; Selbstbestrafung; aber auch Symbol für Schwangerschaft
- Häufige Operationen: wieder Opfer
- Frühe Heirat, frühe Schwangerschaft: misslingende Reparationsversuche, Abhängigkeit vom Partner
- Sexuelle „Verweigerung": wieder sexuelle Verfolgung durch den Partner, körperliche Misshandlung etc.
- Verführerisch sein: einziges spezifisches Symptom und u.U. bereits im Kindergartenalter. Problem: Das verführerische Mädchen ist schon immer als Urheberin angesehen worden!
- Promiskuität im Jugendlichenalter
- Prostitution (manchmal bereits vom Missbrauchsvater „belohnt")

Symptome aufgrund der sekundären, nachahmenden Identifikation
- Prügeln der eigenen Kinder (vgl. Goodwin et al., 1982)
- Inzestopfer lässt zu, dass eigene Tochter wieder sexuell missbraucht wird
- Selbst Täter(in) Schwächeren gegenüber: wiederum sexueller Missbrauch
- Männliche Homosexualität (...)

Symptome aufgrund von Abgrenzung, Rebellion gegen Inzest
- Weitaus positiver als Identifikation mit dem Aggressor (Widerstand bedeutet mehr als Ich-Stärke), obwohl oberflächlich eher deviant, Verwahrlosung, typisch für Adoleszenz, eine Form des Neinsagens
- Schulversagen; Weglaufen; selten hysterische Anfälle; verborgener Appell an die Öffentlichkeit
- Weibliche Homosexualität als Flucht vor Männern (...)
- Sexuelle Funktionsstörungen: Verweigerung enthalten; oft auch eher zärtliche Kontakte unerträglich

Hirsch, 2002, S. 71

Es ist Hirsch (1990) zuzustimmen, dass den Entwicklungen in der Psychoanalyse Beachtung zu schenken ist, welche die Integration von triebbedingter Phantasietätigkeit, realen äußeren traumatischen Erfahrungen sowie die entsprechenden Abwehrerscheinungen berücksichtigen. Beide Seiten – äußerer Einfluss/reales Trauma und Phantasie- sowie Abwehrtätigkeit – bilden für die psychoanalytische Gemeinschaft zu integrierende Gegensätze.

! **Merke:** Von Ferenczi stammt der Begriff der Identifikation mit dem Aggressor. Ferenczi bezieht diesen Begriff auf missbrauchte/misshandelte Kinder, die sich dem Aggressor unterwerfen, um sich mit ihm zu identifizieren und sich so eine Möglichkeit des Überlebens zu verschaffen.
Anna Freud greift den Begriff der Identifizierung mit dem Angreifer 1936 auf. Sie wendet ihn auf Kinder an, die nicht misshandelt wurden und einer befürchteten Aggression zuvorkommen, indem sie – sich mit dem Angreifer identifizierend – selbst zum Aggressor werden.
Hirsch unterscheidet zwei Formen der Identifikation: eine primäre und mit dem Täter verschmelzende Identifikation sowie eine sekundäre und nachahmende Identifikation.

4 Neurobiologische Veränderungen nach Erfahrungen von Missbrauch und Misshandlung

Einen wachsenden Einfluss auf das Verständnis der neurobiologischen Auswirkungen von Missbrauch, Misshandlung und Vernachlässigung übt die Hirnforschung bei Säuglingen und Kleinkindern aus (vgl. auch Gehde und Emrich, 1998). Klinische Studien belegen, dass die durch Missbrauch und Misshandlung erfahrenen frühen Stresserfahrungen zu deutlichen neuroendokrinen, autonomen, neurochemischen und neuroanatomischen Auffälligkeiten führen (Cortisolfreisetzung, periphere Katecholaminspiegel, Reaktivität der HHNA und des zentralen serotonergen Systems) und die Entwicklung von Corpus callosum, der Amygdala und kortikaler Regionen beeinträchtigen können. Landolt berichtet von einer MRI-Studie bei misshandelten Kindern mit posttraumatischen Belastungsstörungen im Vergleich zu einer Kontrollgruppe mit dem Ergebnis eines reduzierten zerebralen Gesamtvolumens sowie eines verkleinerten Corpus callosum (De Bellis et al., zit. in: Landolt, 2004) und Korrelationen zwischen der Dauer der Misshandlung und dem Ausmaß der posttraumatischen Belastungsstörung. Studien von De Bellis (1994, 2002) erbrachten einen unerwartet signifikant vergrößerten Gyrus temporalis superior und bei sexuell missbrauchten Mädchen Beeinträchtigungen des Immunsystems (De Bellis zit. in: Landolt, 2004). Hinzuzufügen ist allerdings, dass multiple Faktoren den neurobiologischen Status missbrauchter und misshandelter Kinder beeinflussen.
Auch gibt es Anhaltspunkte dafür, dass durch Missbrauch und Misshandlung in früher Kindheit die „Repräsentationen und Basisemotionen" (Heim, 2005, S. 67) beeinflusst werden, was das Risiko für emotionale Störungen erhöht. Hüther, der sich bezüglich der Spätfolgen früher Traumatisierungen von Kindern und Jugendlichen auf zahlreiche empirische Untersuchungen stützt (Hüther, 2002, 2003), konstatiert, dass bei traumatisierten Kindern schlimmstenfalls mit einem „Zusammenbruch der integrativen (neuronalen, endokrinen und immunologischen) Regelmechanismen" zu rechnen ist, was sich in unterschiedlichen körperlichen und psychischen Störungen manifestiert (Hüther, 2003, S. 102).
Heim erwähnt die von vielen Autoren betonte neurobiologische Vulnerabilität des kindlichen Organismus bei chronischem Stress, bemängelt aber das Fehlen fundierter prospektiver Studien. Infolge der partiellen Uneinheitlichkeit der Befunde kann jedoch behauptet werden, dass der neurobiologische Status bei misshandelten Kindern variabel und multifaktoriell (Entwicklungsalter, Art der Misshandlung, Alter bei Beginn und Zeitraum seit Beendigung der Misshandlung, andauernde Misshandlung und andere Stressoren) beeinflussbar ist (Heim, 2005).

! **Merke:** Die durch Missbrauch und Misshandlung im frühen Kindesalter erlittenen Stresserfahrungen führen zu einer erhöhten neurobiologischen Vulnerabilität. Sie können neuroendokrine, autonome, neurochemische und neuroanatomische Veränderungen herbeiführen, welche die neurobiologischen Kapazitäten negativ beeinflussen.

5 Die psychischen Auswirkungen und Folgen von Missbrauch und Misshandlung

Missbrauch und Misshandlung können zu den verschiedensten Entwicklungen, Reaktionen und Mustern führen. So sind Psychopathologie und diagnostische Kategorien nach Missbrauch und Misshandlung ausgesprochen vielfältig und bunt. Da die Entwicklung und Funktionsfähigkeit der kindlichen Seele massiv beeinträchtigt wird, kommt es zu einer Zerstörung des Selbst oder zu einem fassadenhaften, falschen Selbst mit deutlicher Leere, wie wir dies aus den Theorien Winnicotts kennen. Diesen Standpunkt vertritt auch Windaus (1986b, 1987), wenn er aufzeigt, dass Misshandlung bei Kindern/Jugendlichen in deren Erleben zu einer narzisstischen Kränkung führt und die Entstehung von Objektrepräsentanzen beeinträchtigt. Bürgin und Rost (2005) beschreiben für Missbrauch und Misshandlung keine spezifischen Pathologien, zeigen jedoch ein erhöhtes Risiko für Beeinträchtigungen der intellektuellen Entwicklung sowie für Entwicklungsverzögerungen bei Misshandlung im Säuglings- und Kleinkindalter auf. Schulkinder zeigen ihnen zufolge Defizite hinsichtlich der kognitiven Entwicklung sowie Störungen im Sozialverhalten und der Emotionalität, häufig einhergehend mit selbstschädigendem Verhalten. Auch psychosomatische Störungen, anhaltende und chronifizierte Körperstörungen, chronisches Weglaufen sowie wiederholte Suizidversuche können ein Indiz für Missbrauch und Misshandlung sein. Geprägt sind diese Kinder häufig von einem basalen Urmisstrauen und damit verbundener Beziehungsunfähigkeit und gestörtem Selbsterleben. Peichl (2001) spricht von Entwicklungstraumata und versteht hierunter einmalige oder kumulative Traumata in der Kindheit durch Vernachlässigung, physische und psychische Gewaltanwendung, sexuelle Ausbeutung oder aggressiv entwickelte Familienmuster. Die Diagnose bei diesem Syndrom könnte durch die folgenden Ziffern ausgedrückt werden:

ICD-10
Emotionale Störung im Kindesalter – F93.9
Emotionale Störung mit Angst – F93.8
Emotionale Beeinträchtigung bei sozialer Anpassungsstörung – F43.2
Verhaltensstörung im Kindes- und Jugendalter – F98.9
Bindungsstörung des Kindesalters – F94.2
Narzisstische Persönlichkeitsstörung – F60.8
Borderline-Persönlichkeitsstörung – F60.3
Posttraumatische Belastungsstörung PTBS (PTSD) – F 43.1
Dissoziative Störung – F44
Depersonalisationssyndrom – F48.1
Belastungsstörung – F43
Somatoforme Störungen – F45

5.1 Schwere Entwicklungsstörungen unter objektbeziehungstheoretischem Aspekt

Nicht das physische Geschehen selbst wirkt pathogen, sondern der Missbrauch oder die Misshandlung des Kindes durch die Person, die für Schutz und Fürsorge benötigt wird (Bohleber, 2000). Beschädigt wird so nicht nur die reale Objektbeziehung, sondern vor allem auch der „innere, schützende, Sicherheit gebende Dialog zwischen Selbst- und Objektrepräsentanzen" (Bohleber, 2004, S. 235). Aus der Säuglingsbeobachtung und -forschung sind die von Winnicott (1984, 1985b) und der nachfolgenden Schule der Objektbeziehungstheorie aufgestellten unabdingbaren Erfordernisse eines gelungenen Wechselspiels zwischen Mutter und Kind aussagekräftig, wie auch seine Gedanken um das „Einfrieren der verfehlten Situation" (Winnicott, 1954, in: Winnicott, 1965/1985a, S. 188) und von weiterführendem Interesse, gerade auch in Bezug auf die Umweltfürsorge bei Kindern mit Vernachlässigung sowie seelischer und körperlicher Misshandlung. Für den Säugling ist es wichtig, dass das Erleben der inneren Welt mit einem Gefühl von Sicherheit verbunden ist. Diese Aussage ist in Zusammenhang mit Winnicotts Konzept der Spiegelung (Winnicott, 1987) und mit Bions Konzept des psychischen Containments (Bion, 1990) zu sehen. Die von Spitz (1987) beschriebenen und durch Entzug affektiver Zufuhr entstandenen Mangelzustände mit nachfolgender affektiver Deprivation bis hin zur Auslösung von anaklitischer Depression, Hospitalismus und Marasmus sind zum Verständnis der affektiven Mangelzustände zu berücksichtigen. Dasselbe gilt für die Forschungen von Bowlby und für die späteren Ausführungen von Müller-Pozzi (1984) mit dem Begriff des „Entwicklungstraumas". Auch die Deprivationsbeschreibung von einer innerlich abwesenden „toten" Mutter bei Green (1993) sowie die Theorien der Bindungsforschung können zur Erklärung herangezogen werden (Fonagy, 2003; Brisch, 2000, 2003). Darüber schreibt Fonagy treffend: „Ein Mangel an ‚ausreichend guter Bemutterung' verursacht Verzerrungen und Abweichungen psychischer Funktionen und verhindert die Entstehung einer inneren Umwelt, die zum Kern des Selbst werden könnte" (2003, S. 108). So können ungünstig oder pathologisch verlaufene Objekterfahrungen, die nicht selten das Bild einer emotionalen Vernachlässigung zeigen, zu schweren und chronifizierten Entwicklungsstörungen mit defizienter Symbolisierungs- und Mentalisierungsfähigkeit führen. Bohleber (2004) zeigt auf, wie die traumatische Erfahrung das Vertrauen in das gute innere Objekt beeinträchtigt und sich so auf Objektwechsel und Objektnutzung in der Adoleszenz schädigend auswirkt. Streeck-Fischer (2004) beschreibt bei früh traumatisierten Kindern und Jugendlichen Entwicklungsverzögerungen in vielen Bereichen mit u.a. kognitiven, sprachlichen, motorischen und sozialen Defiziten, die das Bild komplexer Störungen abgeben und sich in ganz verschiedenen klinischen Diagnosen abbilden lassen. Anstatt in einer genügend guten Mutter-Kind-Dyade Fürsorge, Halt und Trost erfahren zu haben, waren diese Kinder sehr früh mit unerträglichem Schmerz und existenzieller Bedrohung in Verbindung mit Vernachlässigung und Misshandlung konfrontiert. Solche frühen und anhaltenden Traumatisierungen haben schwerwiegende Folgen für die weitere Entwicklung. Als Jugendliche zeigen diese Kinder „Störungen in ihrer Selbst-, Affekt- und Impulsregulation, Zustände von Bewusstseinsveränderungen mit Amnesien, Dissoziationen,

Depersonalisation, Derealisation, Flashbacks und Alpträumen. Sie haben eine veränderte Wahrnehmung von sich selbst und anderen. Sie weisen vielfältige Grenzstörungen im Bereich des Selbst und von Objekten, der Realität und Phantasie und dem Zeiterleben, der Trennung zwischen Gegenwart, Vergangenheit und Zukunft auf" (Streeck-Fischer, 2000, S. 501).

5.2 Störungen in der Bindungsentwicklung

Für die Bindungsentwicklung von Kindern stellen Missbrauchs- und Misshandlungserfahrungen eine extreme Risikokonstellation dar (Brisch, 2000, 2003, 2006). Ganz bestimmte Bindungsstörungen wurden u.a. auch im Zusammenhang mit Misshandlung und sexuellem Missbrauch festgestellt, welche die gesamte psychische Strukturbildung schädigend beeinflussen dürften. Verhaltensmuster „wie etwa eine Mischung aus unsicher vermeidenden und einem ambivalenten Bindungsverhalten sowie eine Kombination mit Anteilen von Vermeidung und Desorganisation" (Crittenden, 1985, 1995, zit. in: Brisch, 2000, S. 95) sind typisch. Psychopathologische Auffälligkeiten bis hin zu schweren Bindungsstörungen mit nachfolgenden Einschränkungen bei der emotionalen und kognitiven Entwicklung und deutlichen Strukturdefekten sind vorhersehbar. Zwar schützt ein sicheres Bindungsmuster nicht vor Traumatisierung, aber die Bindungsqualität kann sich bei Misshandlung und sexuellem Missbrauch positiv auf die Bewältigungsstrategien auswirken.

Besonders traumatisierend für ein Kind ist das Erleben von sexueller Gewalt durch eine Bindungsperson oder eine Person, die durch ihre Fürsorgestellung in einer solchen Position ist. Brisch (2000, 2003) beschreibt, dass zunächst – bis zum Erkennen des Missbrauchs – der Bindungskontext erhalten bleibt, das Kind also einerseits, z.B. bei Inzest durch den Vater, diesen als Bindungsperson erlebt, wohingegen es andererseits den Vater als jemanden erlebt, der seine Position für seine eigenen Bedürfnisse ausnutzt. Dadurch gerät das Kind in einen Bindungskonflikt zwischen Sicherheit und Bedrohung. Nicht selten sind solche Kinder gegenüber fremden Personen bindungsfreundlicher als den elterlichen Bindungspersonen gegenüber.

Ähnlich traumatisierend wirken körperliche Gewalt und Misshandlung des Kindes durch eine Bindungsperson. Ist die körperliche Misshandlung in eine ritualisierte Form der sadistischen Gewalt eingebettet, bei der dem Kind suggeriert wird, dass diese Erfahrung gut sei, so erfolgt eine enge Verknüpfung von Bindungserfahrung und Gewalt mit Aggressivität und Sadismus. Brisch (2003) beschreibt, wie es in der Wiederholung des Erlebten dann vorkommen kann, dass das Kind mit dem geliebten Plüschtier oder mit dem realen Haustier spielt und in der Wiederholung des Erlebten anfängt, dieses zu schlagen, zu verletzen und zu quälen. Im Zusammenhang mit Misshandlung steht vor allem auch eine desorganisierte Bindungsentwicklung, die, wenn noch weitere Risikofaktoren dazukommen, ein Vulnerabilitätsfaktor für spätere Störungen ist (Fonagy, 2003). Fonagy (2003) berichtet von einer Studie, wonach 82 % der misshandelten Kinder in einer Stichprobe aus einkommensschwachen Verhältnissen als desorganisiert beschrieben wurden. Nach Brisch „waren Eltern, die ihre Kinder misshandeln, selbst in ihrer Kindheit Opfer von Gewalterfahrungen in der Beziehung mit ihren Eltern ... Wenn solche Eltern einen Säugling bekommen, besteht die Gefahr, dass dieser Säugling mit hoher Wahrscheinlichkeit auch ein desorganisiertes Bindungsmuster entwickeln wird ... Etwa 80 % der Kinder von traumatisierten Eltern zeigen ein desorganisiertes Bindungsmuster" (Brisch, 2003, S. 107 f.). Als Folge traumatischer Erfahrungen nennt Brisch Verunsicherung, Erschütterung oder Zerstörung der inneren Bindungsrepräsentation mit Auswirkungen von Desorganisation auf die psychische Struktur und Symptombildungen. Auch Brisch (2003, 2006) betont die transgenerationale Weitergabe von traumatischen Erfahrungen.

Fallbeispiel

A. wurde nach einer Schwangerschaft im Drogenmilieu drei Wochen zu früh von der 16-jährigen drogensüchtigen adoptierten Mutter geboren. Bedingt durch Mangelgewicht und Drogenentzugserscheinungen musste A. gleich nach der Geburt in die Kinderklinik. Wegen Erziehungsunfähigkeit der Mutter kam sie danach zu deren Adoptiveltern. Sie litt an Verdauungsstörungen. Ab dem neunten Lebensmonat war A. mit ihrer Mutter in der Drogenszene untergetaucht und wurde mit 12 Monaten in einem Hotel völlig verwahrlost, unterernährt und in regrediertem Zustand gefunden.

Interpretation: Unerwartete Schwangerschaft und weiter bestehender Drogenkonsum lassen eine frühe Ambivalenz vermuten, die zu vorzeitig einsetzender Geburt und Störung der Bindungskontinuität führte. Verdauungsbeschwerden des Kindes sprechen für einen nicht optimal containenden frühen Mutter- und Großmutter-Kind-Dialog. Die Beziehungsdiskontinuitäten setzten sich in der für Trennung empfindlichen Phase zwischen dem neunten und zwölften Lebensmonat des Kindes fort. Weitere Beziehungsbrüche schlossen sich an. Die frühe, auch schon pränatale Deprivation und Ambivalenz hat bei A. zu einem Urmisstrauen und einer schweren Bindungsstörung mit deutlichen Verlustängsten und erheblicher Spannungsintoleranz geführt, was sich nach außen als Unruhe und Distanzlosigkeit mit schizoiden und paranoiden Anteilen zeigte.

Behandlung: Die einerseits sehr trennungsängstliche, andererseits distanzlose Patientin machte im Alter von 7-9 Jahren eine tiefenpsychologisch fundierte Psychotherapie mit dem Ziel, sichere Bindungserlebnisse einzugehen und einerseits Nähe und Beziehung, andererseits Trennung besser auszuhalten. Die Patientin konnte im Laufe dieser Behandlung eine sichere Bindungsbeziehung entwickeln, welche die Basis und Voraussetzung für die weitere Bearbeitung ihres Traumas darstellen sollte. In einem zweiten Anlauf kam sie 2 1/2 Jahre später erneut in Therapie, um sich bei einer noch bestehenden Angstsymptomatik (Ängste vor Dunkelheit, Angst vor Fremden) und deutlichen Aufmerksamkeits- und Konzentrationsstörungen der Bearbeitung ihrer frühen Traumata sowie ihrer intrapsychischen Objektwelt mit den fragmentierten Selbstanteilen nun in einer analytischen Kinderpsychotherapie vertiefend zuzuwenden.

5.3 Fehlentwicklung des Selbst

Während ein Großteil der Erklärungsansätze unter triebtheoretischen und phasenspezifischen Aspekten Stellung bezieht, versucht Windaus, ergänzend zur Triebtheorie die Grundannahme einer fehlgelaufenen Mütterlichkeit mit der Narzissmustheorie in

Verbindung zu bringen, und entwirft eine „Skizze der Wege und Irrwege des Selbst" (Windaus, 1987, S. 347) unter dem Aspekt wiederholter Kindesmisshandlung. So beschreiben Beiderwieden, Windaus, Wolff (1986) bei misshandelten Kindern mehrere Symptomkomplexe (s. Abb. 1).

Als charakteristisch für misshandelte und vernachlässigte Kinder nennen Beiderwieden et al. als Resultat ihrer Untersuchungen (1986) die depressive Reaktion dieser Kinder, die sie von den bekannten Verstimmungen nach Trennungserlebnissen abgrenzen. Unübersehbar waren „depressive Reaktionsweisen und von ständiger Angst begleitete Lebensgefühle ..., und insofern erweist sich die Psychodynamik des misshandelten Kindes als ein depressives Syndrom" (Beiderwieden et al., 1986, S. 156). Nicht selten wird Kindesmisshandlung zum kumulativen Trauma, reaktiviert sie doch archaische Verfolgungs- und Existenzängste und ist häufig begleitet von sozialer Deprivation (Khan, 1963; Beiderwieden et al., 1986).

Je unsicherer die Bindungssicherheit ist, desto anfälliger für Störungen ist das Selbst. Als Folgereaktion von traumatisch erlebten Missbrauchs- und Misshandlungserfahrungen kommt es zu einer Erschütterung des Selbstverständnisses und zu Störungen in der Selbst-, Affekt- und Impulssteuerung. Abgetrennt von ihren Gefühlen, verfügen diese Kinder nicht über eine ihre Zustände beschreibende Sprache und zeigen Defizite im Symbol- und Spielverhalten. Da die eigenen Gefühle nicht wahrgenommen werden können, fehlt es auch an Empathiefähigkeit. Folgezustände wie Entfremdung, Erstarrung und Versteinerung sind nicht selten und in diesem Sinne Zeichen nicht integrierter Selbstzustände. Um sich wieder zu spüren, dient selbstverletzendes Verhalten dann oftmals als Weg, die Gefühlstaubheit bzw. „affektive Anästhesie" (Bohleber, 2004, S. 237) zu mildern. Wenn van der Kolk (1998) davon spricht, dass die nachhaltigste Auswirkung des Traumas auf die Psyche im Verlust der Fähigkeit zur Selbstregulation liegt, so spricht er damit indirekt auch Symptome wie Aufmerksamkeitsprobleme und mangelnde Impulskontrolle an.

Fallbeispiel

Die 18-jährige Patientin Frau G., 7. von insgesamt 8 Kindern, lebte seit ihrem 3. Lebensjahr in einem Waisenheim. Der Vater war im Gefängnis, u.a. wegen sexuellen Missbrauchs. Frau G. wurde im Alter von 3-7 Jahren vom Vater sexuell missbraucht. Sie berichtet von vagen Erinnerungen, kann nur wenige Aussagen zu ihrer Kindheit machen. Sie wünscht sich jetzt, nachdem sie häufig wechselnde Liebesbeziehungen hatte, eine feste Beziehung. Im Rahmen des betreuten Jugendwohnens wohnt sie seit kurzem in einer eigenen Wohnung und sucht Psychotherapie, nachdem sie seit dem Umzug und einer Schwangerschaft der sie betreuenden Sozialarbeiterin an depressiver Verstimmung, verbunden mit psychosomatischer Reaktionsbereitschaft, leidet.

Kontaktaufnahme: Die Patientin ist ein intelligentes und groß gewachsenes Mädchen, hinter dessen vordergründig burschikosem Auftreten das Bedürfnis nach Willkommensein und Akzeptiertwerden deutlich spürbar ist. Dieser Eindruck der verzweifelten Suche nach einem guten Objekt wird verstärkt durch eine teilweise übertrieben wirkende Mimik und Gestik und eine überlaute Stimme. Wenn sie ein Bild malt, das eine Kreuzigungsszene darstellt, meint sie: „So fühle ich mich häufig – von niemandem geliebt, von niemandem gebraucht, von niemandem geachtet, von niemandem akzeptiert."

Interpretation: Frau G. dürfte die Schwangerschaft der Betreuerin als Reinszenisierung früherer Erfahrungen, stets das abgewiesene und liebensunwerte Kind zu sein, erlebt haben. Die Verstärkung ihrer depressiven Tendenzen ist in enger Verbindung zur Schwangerschaft der sozialpädagogischen Betreuerin und des Umzugs in die eigene Wohnung zu sehen. In diesem Zusammenhang ist auch ihre Tendenz zu verstehen, sich mit lauter Stimme Gehör zu verschaffen, wobei sie ihre Verletzlichkeit hinter der Fassade burschikosen Auftretens im Sinne der Identifikation mit dem Aggressor verborgen hält. Die Beziehungen der Patientin zeigen alle das Muster, mit Hilfe von Identifikation bis hin zur Selbstverleugnung ein gutes Objekt für sich zu gewinnen. In ihren Beziehungen überwiegen symbiotische Wünsche, wobei ihre Selbstverlustangst durch Verkehrung von passiv zu aktiv abgewehrt wird, indem sie sich z.B. vor allem männliche Partner wählt, die ihren eigenen Aussagen zufolge alle „unter ihrem Niveau" sind und denen sie vorübergehend die Hilfe anbieten kann, die sie sich für sich selbst so sehr wünscht. Wenn sie sich am Ende einer Beziehung stets missbraucht fühlt, ist sie im Sinne eines Wiederholungszwanges wieder einmal in die Opferrolle geraten.

Behandlungsausschnitt: Die ersten 40 Sitzungen dienten vor allem dazu, die narzisstische Homöostase von Frau G. zu stabilisieren. Die schnell einsetzenden Verschmelzungswünsche der Patientin erforderten eine klare Grenzsetzung, ohne ihr Bedürfnis nach positiver Spiegelung zu gefährden. Eines Tages malte sie folgendes Bild: Sie sitzt nackt in einem Käfig unter Wasser, um den ein Haifisch mit aufgerissenem Maul schwimmt. Aus ihrem Käfig kann sie die Wasseroberfläche durchschimmern sehen. Sie konnte erkennen, dass sie selbst diesen Käfig um sich gebaut hatte, um von ihrer Umwelt nicht gefressen zu werden. Der durch den Vater real erfolgte Missbrauch tauchte nun in vielen Träumen auf. Ihre Träume enthielten sowohl sexuelle Symbole (Schlitz, Knüppel, Rohr, Trichter, Spritzen usw.) als auch solche grenzenloser Isolation (z.B. Wüste).

Abbildung 1: Symptomkomplexe bei misshandelten Kindern (Beiderwieden et al., 1986)

Orale Versagungen	*Narzisstische Störungen*	*Störungen in der Verarbeitung der analen Zurichtung*
→ Depressionen	→ schwaches oder falsches Selbst	→ Aggression
→ orale Sehnsucht	→ herabgesetztes Selbstwertgefühl, Größenselbst	→ Autoaggression
→ regressive Wünsche	→ geringes Selbstvertrauen	→ Enuresis
	→ mangelndes Körperselbst, kein kohärentes Selbst	→ Enkopresis
	→ gebrochene Identitätsbildung	

Interpretation: In der Idealisierung der Therapeutin und gleichzeitigen Entwertung aller bisherigen Beziehungspersonen wurden ihre Spaltungen sichtbar. In dem gemalten Bild, wo die Identifikationsfigur ein ängstlich zusammengekauertes Kind ist, wurden ihre Selbstverlustängste deutlich. Das zusammengekauerte Kind könnte auch das Selbst symbolisieren, das noch im Unbewussten (= unter Wasser) schlummert. Dass die Wasseroberfläche (= Bewusstes) durchschimmert, gilt als Hinweis darauf, dass Unbewusstes zunehmend der Bearbeitung zugänglich ist. Der Käfig bedeutet Schutz und Gefängnis zugleich, hat ihr aber das Überleben ermöglicht. Der Haifisch ist objektstufig als die real erfahrenen aggressiven und sexuellen Übergriffe zu verstehen, subjektstufig im Sinne des oralen Selbst als Verschmelzungswünsche der Patientin und deren projizierte aggressive Impulse.

5.4 Die traumatische Reaktion auf Missbrauch und Misshandlung

Eine häufige Folge von Misshandlungen und sexuellem Missbrauch sind – Studien zufolge – bei Kindern und Jugendlichen posttraumatische Belastungsstörungen (Landolt, 2004), wobei misshandelte Mädchen öfters davon betroffen sind als Jungen (Wolfe et al., zit. in: Landolt, 2004). Autoren wie Famularo et al. (1996), Wolfe et al. (1994) und Ackerman et al. (1998) berichten von Prävalenzraten zwischen 18 und 58 % (Landolt, 2004).

Der Begriff der posttraumatischen Belastungsstörung umfasst eine Summe von bewussten und unbewussten Verhaltensweisen und Gefühlen, die mit dem Trauma und der Erinnerung an das Trauma zu tun haben. Es wird dabei unterschieden zwischen Reaktionen, die während des Traumas oder kurz danach auftreten, und solchen, die sich erst viel später einstellen. Oftmals kommt es, um die Kontrolle zu behalten, zu einem Wechselspiel zwischen Verleugnung und intrusiver Überflutung.

Die langfristigen Folgen sexuellen Missbrauchs zeigen sich in Symptomen wie „das Wiedererleben des traumatischen Ereignisses, eine ‚psychische Erstarrung', die auch als ‚emotionale Anästhesie' bezeichnet wird, und einer Vielzahl vegetativer und kognitiver Symptome. Die emotionale Labilität, die depressiven Verstimmungen und Schuldgefühle beeinträchtigen nicht nur alle zwischenmenschlichen Beziehungen, sondern sie können auch zu selbstschädigendem Verhalten und Suizidhandlungen führen" (Wirtz, 1992, S. 85). Bekannt aus der Traumaforschung sind die Überlegungen, dass die nicht zu bewältigenden Emotionen dissoziiert werden, was zu Abstumpfung, verminderter Empfindungsfähigkeit bis hin zu „Gefühlstaubheit" (Joraschky und Pöhlmann, 2005, S. 194) führt und mit Symptomen wie Depersonalisation, Depression, Konzentrationsstörungen, Pseudodebilität, Mutismus einhergehen kann. Belastende Situationen der Gegenwart können Gefühle aus der Vergangenheit auslösen, „und deshalb neigen traumatisierte und vernachlässigte Menschen dazu, angesichts einer Gefahr ihr Heil nicht im Nachdenken, sondern im raschen Handeln zu finden" (van der Kolk, 1998, S. 25). Misshandelten Kindern und Jugendlichen fällt es – auch aus neurobiologischen Gründen (van der Kolk, 1998) – schwer, ihre Gefühle in Worte und in Symbole zu fassen. Wer keine Worte für seine Gefühle findet, diese nicht benennen kann, läuft Gefahr, psychosomatisch zu reagieren[1].

1 Auf den Beitrag von Winkelmann „Posttraumatische und akute Belastungsstörungen bei Kindern und Jugendlichen" in diesem Band wird verwiesen.

Fallbeispiel

Frau F. (18 J.) wurde im Alter von 7-8 Jahren von einem damals 15-jährigen Jungen sexuell genötigt (Penetration). Sie litt unter Angst- und Schamgefühlen, berichtete von Hyperventilationsattacken, wirkte zwänglerisch und hatte immer wieder Suizidgedanken. Im Alter von 17 Jahren wurde Frau F. bei einem Tankstellenraubüberfall gewaltsam um Geld erpresst. Jetzt traten zu den Ängsten und Zwängen noch funktionelle Beschwerden im Magen- und Darmbereich hinzu.

Kontaktaufnahme: Die intellektuell gut differenzierte, brav angepasst wirkende Patientin berichtete gleich im Erstkontakt weinend von dem Missbrauchserlebnis als 7-8-Jährige. Im Vordergrund standen ihre Schuldgefühle und eine tiefe Trauer um die kindliche Missbrauchserfahrung. Es wurde deutlich spürbar, wie allein gelassen sich Frau F. in all den zurückliegenden Jahren mit ihren schmerzhaften Affekten erlebt haben mochte.

Interpretation: Das einmalige Erlebnis der Patientin im Alter von 7-8 Jahren hat ihr weiteres Beziehungserleben stark beeinträchtigt. Sie konnte sich niemandem anvertrauen und erlebte sich immer wieder in Gefahr, in Opferrollen zu geraten. Als sie sich erstmals mit 15 Jahren in eine tiefere Beziehung einlassen wollte, wurden ihre abgespaltenen Gefühle von Schuld, Scham und Angst virulent. Frau F. konnte beim Sexualverkehr zu dieser Zeit nichts empfinden. Sie neigte immer mehr zur Selbstentwertung und geriet in eine tiefe Identitätskrise mit Ängsten, Zwängen und zahlreichen körperlichen Beschwerden im Sinne projizierter bzw. gegen sich gelenkter Aggression und einem erschwerten Zugang zu ihrer Weiblichkeit. Einen erheblichen Schub erhielten ihre Symptome durch ein weiteres, ihr mit 17 Jahren zugestoßenes Trauma bei einem Tankstellenraubüberfall. Erschwerend kam für Frau F. hinzu, dass ihre ganz frühe Kindheit von einem Grundgefühl unsicherer Zugehörigkeit und mangelndem Gehaltensein geprägt war, wodurch es ihr erschwert war, stabile Selbst- und Objektrepräsentanzen heranzubilden. Anpassung, Unterwürfigkeit und fehlende Individuation führten in der Latenzphase dazu, dass sie sich sexuell missbrauchen ließ. Da sie sich mit den danach auftretenden Scham- und Schuldgefühlen nicht der Mutter und auch sonst niemandem anvertrauen konnte, musste sie erneut in die Pseudoprogression fliehen und eine all ihre schlimmen Affekte abspaltende Entwicklung einschlagen. Die im Alter von 17 Jahren ihr zugestoßene Traumatisierung ist auch als Neuauflage früherer Traumatisierung zu verstehen.

Behandlungsausschnitt: Als Frau F. eines Tages den erlebten sexuellen Missbrauch vertiefend thematisierte, regredierte sie stark, wurde krank einerseits, versuchte sich andererseits zu zentrieren und vor dem Zusammenbruch durch Mandala-Malen zu schützen. Deutlich wurde in der Folge nicht nur ihre Wut auf die zwanghafte Mutter, sondern auch auf den Vater, dem sie als kleines Mädchen von dem Missbrauch erzählt und von dem sie Reaktion und Hilfe erwartet hatte. In einem späteren Behandlungsabschnitt, nachdem sie wieder eine neue heterosexuelle Beziehung begonnen hatte, brachen sowohl die Belastungen durch den sexuellen Missbrauch als auch durch den Tankstellenraubüberfall erneut auf, als sie auf dem Weg in die Therapiestunde von einem LKW gestreift und zur Seite gezogen wurde. In ihrer übernervösen Ängstlichkeit und ihren Weinkrämpfen war sie nun für mich kaum zu „halten". Sie wurde krank (grippaler Infekt), zeigte sich resistent gegen Antibiotika und bekam Darmblutungen, deren Abklärung (Darmspiegelung) erneute Panik (Angst, zu hyperventilieren) hervorrief. Sexuelle Nöte mit dem neuen Partner klangen jetzt vorsichtig an: Die Patientin erzählte mir unter vielen Tränen, dass sie keinen Orgasmus bekommen konnte. Sexualität, Weiblichkeit und Körperlichkeit waren nun über lange Strecken die vorherrschenden Themen.

Interpretation: Die fehlende Auseinandersetzung, auch ungelöste ödipale Konflikte, führten zu unterwürfigem, angepasstem Verhalten und schließlich in eine Opferrolle, aus der heraus der sexuelle Missbrauch in der Latenz und als dessen Wiederholung der Tankstellenraubüberfall in der Adoleszenz verständlich wurden. Abgespaltene aggressive Impulse, verleugnete Wut, aber auch Angst und tiefe Scham, vor allem Desintegrationsangst, wurden in der Behandlung sichtbar, wo sie sich mehr und mehr an die traumatisch erfahrenen Belastungen aus der Vergangenheit erinnerte und ihnen Bedeutung zu verleihen begann – ausgelöst vor allem durch die Kollision mit einem LKW auf dem Weg zur Therapiestunde.

! **Merke:** Die Folgeentwicklungen, -reaktionen und -muster bei Missbrauch und Misshandlung sind sehr vielfältig. Häufig sind:

- gestörtes Urvertrauen und damit verbunden Bindungs- und Beziehungsstörungen
- gestörtes Selbsterleben bis hin zu deutlichen Strukturdefekten
- beeinträchtigtes Körperselbst und zu Chronifizierung neigende Körperstörungen

Stabiles Urvertrauen und sichere Bindungsqualität können sich auf die Bewältigungsstrategien nach Missbrauch und Misshandlung positiv auswirken.

Sexueller Missbrauch ist als Trauma zu verstehen, das zu einer traumatischen Reaktion führen kann, die als posttraumatische Belastungsstörung (PTBS) bezeichnet wird.

4

5.5 Abwehr- und Bewältigungsmechanismen bei Missbrauch und Misshandlung

Kinder und Jugendliche, die Gewalt, Misshandlung und sexuellen Missbrauch erfahren haben, greifen bevorzugt auf ganz bestimmte Abwehrmechanismen zurück. Durch die Abwehrmechanismen der Introjektion von Gewalt und der Identifikation mit dem Aggressor versucht das misshandelte oder missbrauchte Kind, die überlebensnotwendige Beziehung (zum Aggressor bzw. Täter) zu erhalten, indem es sich selbst für Aggression und Gewalt die Schuld zuschreibt. Ein wichtiges Merkmal bei erlebtem Missbrauch ist Angst. Sie tritt in Verbindung mit Schuldgefühlen sowie in Verbindung mit Scham als Schamangst auf, in schweren Fällen der Dekompensation auch im Sinne von namenloser Angst[2].

Auch neigen Kinder und Jugendliche, die sexuellen Missbrauch erfahren haben, sehr dazu, Selbst- und Objektrepräsentanzen zu spalten und zu fragmentieren. Während sie sich die vom Objekt kommenden Triebbedürfnisse zu Eigen machen, wehren sie oftmals die eigenen Triebimpulse (Aggression, Sexualität) durch Verleugnung, Projektion, externalisierendes Agieren ab oder richten sie sogar gegen den eigenen Körper. Kommt es zur Regression auf oder zu einem Verbleiben in frühen Verschmelzungszuständen mit Objektfragmenten, können weder Subjekt und Objekt noch Phantasie- und Handlungsbereiche unterschieden werden (Pfleiderer, 1998).

Pfleiderer (1996, S. 265) stellt die Hypothese auf, dass spezielle körperliche Übergriffe „eine Regression erzwingen, die an das pränatale und an das Geburtserleben anschließt und eine existentielle Verknüpfung (Verschmelzung) von Lebensgefühl, Schmerz und Schuld verursacht“. Dies sei in der Bedeutung „Ich bin die schlechte Brust“ oder „Bei mir wird jede Brust zur vernichtenden“ zu verstehen. Eine solch negative Besetzung des eigenen Körpers würde schließlich als negative, schlechte Repräsentanz in das Ich des Kindes, in sein Selbst- und Körpererleben integriert.

Die Selbstpsychologie lehrt uns, dass kontinuierliche Selbst-Objekt-Erfahrungen zu einer Kohäsion des Selbst führen. Bei vernachlässigten, misshandelten und missbrauchten Kindern jedoch können Teile des Selbst sich abspalten, noch bevor diese Kohäsion erfolgt ist. Diese abgespaltenen Anteile existieren dann unintegriert und unabhängig voneinander neben dem übrigen Selbst. Kohut schuf hierfür den Begriff der „vertikalen Spaltung“ (Kohut, 1988, S. 215). Im Sinne einer Überlebensstrategie (Eckhardt-Henn und Hoffmann, 2005) ermöglicht die Dissoziation einerseits die Funktionsfähigkeit des übrigen Selbst und schützt es vor unerträglichen, schmerzhaften Affekten, andererseits verhindert sie aber auch das Gefühl für eine stabile, kohärente Identität. Vor allem Kinder mit nur geringer Bewältigungskapazität neigen zu Dissoziation.

Da eine Entdeckung Hand in Hand geht mit ihrer Verheimlichung, ein Gewahrwerden mit seiner Verleugnung, ist das Wissen um etwas „gleichzeitig verknüpft mit dem Versuch, es zu verstecken und geheim zu halten“ (Cohen, 2004, S. 86). Oft führt dies dazu, dass das Schreckliche nicht gedacht, gewusst, verstanden, benannt und gemerkt (erinnert – im Sinne einer funktionellen Amnesie) werden darf. Manchmal führt dies zu einem Zusammenbruch des Ichs und seiner Denkfunktionen im Sinne einer Pseudodebilität.

Im Selbstbeschädigungsagieren (Hirsch, 2005) verleiht das verletzte Ich dem Körper die Rolle des ehemals misshandelten und missbrauchten Kindes und beugt so der Desintegration vor. In diesem Zusammenhang ist eine Heidelberger Untersuchung (Resch, 1998, S. 71 ff.) von 161 jugendlichen Patienten zu erwähnen: Diese ergab das Vorhandensein von selbstverletzendem Verhalten in 19 % der Fälle nach sexuellem Missbrauch, körperlicher Misshandlung oder Vernachlässigung. Resch folgert hieraus, dass die Selbstverletzung „eine Form der Affektregulation auf der Basis einer Selbstdissoziation“ darstellt. „Der Körper wird zur Matrix selbstverletzender Handlungen, die der Fürsorge anderer Selbstanteile dienen ... Intrapersonal dient die Selbstverletzung der Selbstfürsorge, der Spannungsabfuhr, einer Kanalisierung narzisstischer Wut, einem Beenden der Depersonalisation und einer identitätsstiftenden Handlung. Auf der interpersonellen Ebene bedeuten Selbstverletzungen einen dringenden Appell an die Umgebung sowie eine Reinszenierung traumatisierender Situationen und intrapsychischer Dilemmata“ (Resch, 1998, S. 71).

---

2 Vgl. hier auch den Beitrag von Hopf „Angst und Angststörungen“ in diesem Band.

Mit der Somatisierungstendenz im Sinne von Bestrafung des Körpers wird das durch die Schuldgefühle evozierte Strafbedürfnis gemildert und der psychischen Desintegration vorgebeugt. Bereits S. Freud entdeckte mit dem Konversionskonzept, dass Traumata ins Somatische konvertiert werden können. Aus heutiger Sicht sprechen wir eher davon, dass Traumata in den Körper eingeschrieben (vgl. Hirsch, 2005) bzw. eingebrannt werden und deren überwältigende Affekte zu späterer Zeit resomatisiert werden.
Sowohl bei Kindergartenkindern als auch bei Jugendlichen ist manchmal sexualisiertes und promiskuös anmutendes Verhalten festzustellen, das auf bereits erfolgten sexuellen Missbrauch hinweist. Auch gehemmte oder gar gestörte Sexualität, insbesondere Störungen des sexuellen Erlebens bis hin zu Ekel, können Folge sexuellen Missbrauchs sein.
Im häufig zu beobachtenden Wiederholungszwang liegt die Möglichkeit verborgen, das traumatische Erlebnis zu erinnern bzw. neu aufzulegen, nicht zuletzt auch mit der Chance einer Reparation.

Um schwer auszuhaltende Gefühle von Angst und Panik, Hass und Destruktion, Scham und Schuld auszulöschen, aber auch im Sinne von Bewältigung und Reparation treten also folgende Mechanismen und Muster besonders hervor:

- die Regression auf archaisch-narzisstische Formen der Beziehung vor allem auch zum Täter
- Abwehr der eigenen Triebimpulse durch Verleugnung, Projektion, externalisierendes Agieren
- Internalisierung der Introjektions- und Identifikationsvorgänge von Gewalt
- Dissoziation im Sinne von „Abschalten" der Affekte und des Körperselbst
- Depersonalisationszustände und Denkstörungen bis hin zur Pseudodebilität
- Schuldgefühle, Selbstwerterniedrigung, Selbstbeschädigungsagieren und Automutilation
- Somatisierung
- unintegrierte, suchtartig forcierte (promiskuöse) oder stark gehemmte Sexualität
- Wiederholungszwang

Traumatisierung, Abwehr und Identifizierung ergeben ein komplexes Geflecht. So führen die Unerträglichkeit und der Schmerz der traumatischen Situation meistens zu einer „Aufspaltung des seelischen Erlebens, zu einer Spaltung, die zur Bildung abgekapselter seelischer Räume führt, in denen das Trauma aufbewahrt und gleichzeitig verleugnet wird" (Bohleber, 2004, S. 240). Dadurch kommt es zu einer nachhaltigen Beeinträchtigung der seelischen Integration, der Entwicklungsmöglichkeiten, der Identitätsbildung und – wie wir dies aus der Traumatherapie kennen – des Umgangs mit Raum und Zeit (Bohleber, 2000), insbesondere der eigenen, subjektiv empfundenen Lebenszeit.

Fallbeispiel

Frau D. (18 J.), die auf Anraten eines Sozialarbeiters kommt, berichtet von heftigen Autonomiekonflikten mit den Eltern, v.a. dem Vater, der sie mit 9-10 Jahren sexuell missbraucht habe. Mehrmals sei sie in letzter Zeit von zu Hause weggelaufen. Der die therapeutische Behandlung empfehlende Sozialarbeiter berichtet davon, wie die Patientin sich in seiner Familie ‚eingenistet' hat, die Familiendynamik störte und er sich durch die Patientin beschattet und auch verführt fühlt. Ihre Symptomatik: Störungen innerhalb der Körpersphäre (motorische Unruhe, Stottern), psychosoziale Störungen (Kontaktschwäche, Distanzlosigkeit, Fortlaufen), Schlafstörungen.
<u>Kontaktaufnahme:</u> Missverstehen mit dem Vater und ein schwerer Autonomiekonflikt sind Inhalt der probatorischen Sitzungen mit der deutlich jünger, emotional retardiert und fast etwas dissozial wirkenden Patientin, die so wenig weibliche Identität ausstrahlt und jungenhaft-burschikos wirkend, stotternd und zitternd mir gegenübersitzt. Nervös mit den Händen herumfuchtelnd und die Symbolik des Penetrierens agierend, berichtet sie mir von den sexuellen Übergriffen des Vaters während eines längeren Krankenhausaufenthaltes der Mutter, als sie 9-10 Jahre alt gewesen sei. In der Übertragung fühle ich mich sehr schnell mit dem gefürchteten bösen Vater-Introjekt identifiziert und erlebe mich sehr bemüht, von ihr nicht allzu sehr als verfolgendes Objekt bereits in dieser frühen Phase erlebt zu werden.
<u>Interpretation:</u> Durch die plötzliche schwere Erkrankung der Mutter mit 6-monatiger Trennung fühlte sich Frau D. einerseits verlassen und war andererseits fixiert auf den Vater, der seine emotionale Bedürftigkeit und sein narzisstisches Defizit auf Kosten seiner Tochter ausbeutete und in ihr das Gefühl erweckte, für die Verbindung vom Vater zur schwer erkrankten Mutter verantwortlich zu sein, diese aufrechterhalten zu müssen. Die Patientin muss so das Gefühl erhalten haben, zur Stabilisierung des Vaters benutzt worden zu sein, was sich fortan in einem abgrundtiefen Hass ihm gegenüber abzeichnete. Abgrenzung und Trennung vom verinnerlichten Familiensystem schien der Patientin in der Folge nicht möglich, wenn auch sie immer wieder durch Weglaufen der unerträglichen Familiensituation zu entkommen versuchte.
<u>Behandlungsausschnitt:</u> Zunächst ging es in der Behandlung von Frau D. darum, das parasitäre Besetzen der Familie des Sozialarbeiters zu beenden und eine Wiederholung des Traumas zu verhindern. Frau D. konnte in den ersten Sitzungen kaum sprechen, verhielt sich ausgesprochen wortkarg, verschüchtert, verspannt und verklemmt, auch beschämt und beschädigt, ohne jeglichen Blickkontakt und immer herumspielend an irgendeinem kleinen, meist phallischen Gegenstand, den sie nervös malträtierte. Immer wieder klang ihre Fassungslosigkeit und Enttäuschung über den Vater an sowie eine immense Wut auf die die Tatsachen verleugnende Mutter. Weiteres auffälliges und immer wieder auftauchendes Thema in der Übertragung war ihre große Angst vor Blicken, ihre Schamangst.
<u>Interpretation:</u> Die Patientin befand sich in einer Übertragungsbeziehung, in der sie sich vor meinen aufmerksamen Blicken fürchtete und mich als angreifendes väterliches Objekt erlebte. Die Angst vor meinen Blicken muss im Sinne einer negativen Übertragungsreaktion, aber auch als Angst vor Penetration gesehen werden. Vor diesem Hintergrund hatten meine Blicke für Frau D. verfolgenden Charakter.
<u>Behandlungsausschnitt:</u> In der Fortführung der Behandlung als analytische Psychotherapie konnte die mit somatischen Reaktionen (Zittern, starkes Stottern, feuchte Hände) einher-

gehende Schamangst, die manchmal einer psychotischen Katastrophe bzw. psychotischer Angst – wie Winnicott (vgl. 1985b) diese beschrieben hat – glich, sich weiter entfalten und verstanden werden. Ähnliche Furcht wie vor meinen Blicken entwickelte Frau D. auch vor meinen Deutungen, die sie ebenfalls als Penetration erlebte. Immer wieder konstellierte sie durch heftiges Agieren und Inszenieren das, was ihr in der Kindheit geschehen war.

Interpretation: Frau D. kehrte nun die Verhältnisse um: Sie quälte nun die Therapeutin durch heftiges Agieren (Anrufe zwischen den Stunden, Botschaften auf meinem Aba, obszöne Zeichnungen mit konkretistisch sexueller Symbolik in meinem Briefkasten). Sie zeigte damit, dass der Schrecken und die Grausamkeit ihrer traumatisierenden Erlebnisse zu einem Teil ihres Über-Ichs geworden sind, die sie im Sinne einer Täter-Opfer-Umkehr nach außen wendete (verwirrende Botschaften paranoiden Inhalts auf dem Aba, in E-Mails usw.) Besonders eindrücklich waren bei Frau D. ihre Neigung zur Selbstentwertung, die Schamaffekte, herausragende Ängste paranoider Art, die oftmals einem Zusammenbruch glichen, eine starke körperliche Begleitsymptomatik (Angstäquivalente, Stottern) sowie ihr ständiger Versuch, das ihr widerfahrene Trauma in der Übertragung zu inszenieren. All diese Symptome und Merkmale sowie ihr Wechselspiel zwischen Verleugnung und intrusiver Überflutung als Folge der schweren Erschütterung ihres Selbst- und Weltverständnisses sprechen sehr für eine tiefgreifende Störung im Sinne einer PTBS.

! **Merke:** Die Mechanismen der Abwehr und Bewältigung bei Missbrauch und Misshandlung sind vielfältig. Im Vordergrund stehen: Regression, Verdrängung bis hin zur totalen Amnesie, Dissoziation, Promiskuität oder gehemmte Sexualität, Depersonalisation, Internalisierung der Introjektions- und Identifikationsvorgänge von Gewalt, Selbstbeschädigungsagieren, Somatisierung, Wiederholungszwang.

6 Diagnostik bei Missbrauch und Misshandlung

Bestimmend für die Qualität der Diagnostik ist deren Umgang mit Verdachtsmomenten. Es kann auf Beobachtungen und Berichte Dritter, auf körperliche Anzeichen beim Kind, indirekte sprachliche, darstellende oder Verhaltensäußerungen des Kindes zurückgegriffen werden. Insbesondere die Sexualisierung kindlicher Äußerungen wird als leitend angesehen, da sie signifikant mit Missbrauchserfahrungen korreliert (Beitchman et al., 1991; Friedrich, 1993, zit. in: Motzkau, 2005).

Bedeutend als Diagnostikum sind reaktive Verhaltensweisen und Verhaltensveränderungen. Regression auf frühe Entwicklungsphasen, Rückzug und Beziehungsverweigerung, Leistungsstörungen, Tendenzen zum Weglaufen, sadistisches Quälen von Kindern und Tieren, Ängste und Phobien, Depression, Schlafstörungen, Alpträume, Einnässen/Einkoten, Störungen der Atem-, Schluck- und Sprachfunktion, funktionelle Störungen, wie z.B. Bauchschmerzen, sowie alle Formen der Essstörungen sind nicht nur im appellativen Sinne als sprachloser Hinweis zu verstehen, sondern haben im Sinne einer kreativen Bewältigung die Funktion einer Überlebensstrategie. Es empfiehlt sich, vor allem bei funktionellen und Somatisierungsstörungen der Symbolik Aufmerksamkeit zu schenken[3].

Im psychoanalytischen Erstinterview (mit Eltern und/oder Kind/Jugendlichem) bilden die dabei entstehende Szene und deren Dynamik nach Argelander (1983) den Zugang zur Wahrnehmung und dem Verstehen des Unbewussten. Unter Berücksichtigung von Übertragung und Gegenübertragung werden in dieser Szene verbale und nonverbale Informationen des Patienten erfasst. Im Erstkontakt mit dem Kind bieten die Beobachtung im Spiel und die Arbeit mit Zeichnungen und anderem kreativem Material in Anbetracht der mit den Drohungen des Täters verbundenen Ängste des Kindes eine empfehlenswerte Möglichkeit, erlauben diese doch dem Kind eine nonverbale Aussage. Vor allem Zeichnungen geben Hinweise auf Körperschema und Selbstbild des Kindes. Der Einsatz und die Interpretation des freien Spiels mit anatomischen Puppen ist möglich, wird jedoch in der Literatur als eher unzuverlässiges Diagnostikum eingeschätzt (Motzkau, 2005). Standardisierte und projektive Testverfahren können zur Diagnose von kognitiven, emotionalen und Beziehungsstrukturen hinzugezogen werden. Einen spezifischen Test, der einen Ausschluss oder eine Bestätigung von sexuellem Missbrauch zulässt, gibt es jedoch nicht. Besonders wichtig und die Diagnose erhellend sind aus psychoanalytischer Sicht die beim Untersucher auftretenden Gegenübertragungsgefühle, die in Anbetracht der Schwere des Traumas besonders heftig sein können und oftmals das in der Diagnostik und Behandlung von Borderline-Störungen bekannte Ausmaß (Diepold, 1995, 1996) annehmen[4].

! **Merke:** Reaktive Verhaltensweisen und meist abrupt sich einstellende Verhaltensänderungen sind eine für das Kind notwendige kreative Bewältigungsstrategie bei sexuellem Missbrauch. Zur Diagnostik können herangezogen werden:

- das freie kindliche Spiel → nonverbale Aussage
- die sich konstellierende Szene → verbale und nonverbale Aussage unter Berücksichtigung von Übertragung und Gegenübertragung
- Zeichnungen → Hinweis auf Körper- und Selbsterleben
- standardisierte Tests → Hinweis auf kognitive Strukturen
- projektive Tests → Hinweis auf emotionale und Beziehungsstrukturen
- Gegenübertragungsgefühle des Therapeuten → Hinweis auf emotionale und Beziehungsstrukturen sowie auf Strukturniveau und Abwehrmechanismen

3 So bekam eine 10-jährige Patientin nach sexuellem Missbrauch durch den Vater eine Allergie gegen Birkenpollen. Eine 16-jährige Patientin, die vom Vater durch Zungenküsse und Oralverkehr missbraucht worden war, entwickelte eine Bulimie und musste sich die Zunge piercen. Die Patientin Frau D. (s.o.) imponierte durch Weglaufen und Sprechstörungen (Stottern). Die o.g. Patientin Frau F. neigte zu Hyperventilation.

4 Auf den Beitrag von Streeck-Fischer „Borderline-Risiken" in diesem Band wird verwiesen.

Das Verhalten misshandelter Kinder ist vor allem durch ihre Beziehungs- und Lebenssituation und die in dieser Situation entwickelten Muster geprägt. Je jünger misshandelte Kinder sind, umso tiefgehender und umfassender sind die individuellen Auswirkungen, umso schwerwiegender sind die Folgen der zugrunde liegenden Beziehungsstörung innerhalb des familiären Systems. Neben körperlichen und emotionalen gibt es meistens auch psychosoziale Entwicklungsverzögerungen sowie kognitive Entwicklungsdefizite. So können misshandelte Kinder meist nicht symbolisieren und sind auf konkretes Denken fixiert (Cohen, 2004). Vor allem aber zeigen misshandelte Kinder widersprüchliches Verhalten bei Nähe und Distanz. Aggression auf der einen, Rückzug, Misstrauen und Ängstlichkeit auf der anderen Seite sind wichtige Indikatoren. Bei Säuglingen können Störungen der frühen Regulation und oftmals auch deutlich wahrnehmbare Hospitalismussymptome vorkommen. Auch sind Selbstwahrnehmung und Körperschema bei misshandelten Kindern wenig ausgeprägt. Neigungen zu autodestruktivem Verhalten sind deutlich sichtbar. Beiderwieden et al. (1986) stellten anhand einer Studie, die 66 Kinder untersuchte, bei Misshandlung/Vernachlässigung im ersten Lebensjahr erhebliche Beeinträchtigungen der Ich-Entwicklung fest, die zu deutlichen Entwicklungsverzögerungen führten. Dieselben Autoren berichten bei fortgesetzter oder in späterem Alter eintretender Misshandlung/Vernachlässigung von Ich-Regressionen, die zu Defekten in Motorik, Sprache und Denken führen. Auch über die Dynamik der Kindesmisshandlung wird innerhalb dieser Studie anhand durchgeführter Sceno-Tests berichtet. Als projektives Verfahren bietet der Sceno-Test dem Kind/Jugendlichen die Möglichkeit, erlebte Gewalt sowie die Objektbeziehungen auszudrücken. Auch liegt in diesem Verfahren die Möglichkeit, Auskunft über Rahmen und Struktur zu erhalten. Empfohlen werden auch Beobachtungen im freien Spiel (Beiderwieden et. al., 1986, S. 213ff.). Als ebenso hilfreiches und aussagekräftiges projektives Diagnostikum dürfte das therapeutische Sandspiel gelten.

Körperliche Misshandlung kommt nie für sich allein vor. Immer spielt auch mindestens eine andere Form der Misshandlung eine bedeutsame Rolle. Emotionaler Vernachlässigung/Misshandlung wird eine größere Bedeutung bei den Langzeitfolgen beigemessen. Durch starre Familiensysteme mit konflikthaften und oftmals unauflösbaren Verstrickungsmustern sind diese Kinder hinsichtlich Autonomie und Ich-Funktionen auf eine nicht mehr altersgemäße Stufe fixiert.

> **!** **Merke:** Misshandelte Kinder zeigen häufig Reaktions- und Bewältigungsmuster wie
> - Beziehungsstörungen
> - Beeinträchtigungen der Ich-Entwicklung → Entwicklungsverzögerungen/-hemmungen,
> - Ich-Regressionen → Defizite im Bereich Motorik, Sprache, Denken
> - Defizitäres Körperselbst
> - Neigung zu autodestruktivem Verhalten
>
> Bei Säuglingen und Kleinkindern können Störungen der frühen Regulation und Hospitalismussymptome wichtige Hinweise auf Verdachtsmomente für Missbrauch/Misshandlung bieten.

7 Psychoanalytische Therapie für Kinder und Jugendliche bei Missbrauch und Misshandlung

Unter neurobiologischem Aspekt betont Hüther (2002, S. 473), dass der wichtigste Ansatzpunkt für eine gelingende Therapie früh traumatisierter Kinder „die als Folge der Traumatisierung entstandene Haltung (Verlust von Vertrauen in und Ablehnung von Sicherheit bietenden Beziehungen, von erworbenen Kompetenzen und von Sinn bietenden Orientierungen)" sei. Eine Veränderung dieser durch die Traumatisierung entstandenen Haltung sei nur möglich, wenn es dem Kind/Jugendlichen im Laufe eines psychotherapeutischen Prozesses gelingt, „neue positive Erfahrungen im Hinblick auf die Verlässlichkeit von Beziehungen, die Nützlichkeit erworbener Kompetenzen und den Wert innerer Orientierungen zu machen" (Hüther, 2002, S. 473).

Nicht zuletzt diese Erkenntnisse aus der Neurobiologie bedeuten für die analytische Kinder- und Jugendlichenpsychotherapie, dass in der Psychotherapie missbrauchter und misshandelter Kinder und Jugendlichen ein Setting notwendig ist, in dem objektale Beziehungen auf der Basis von Übertragung und Gegenübertragung bzw. Verbal- und Handlungsdialog wie Klüwer (1983) dies beschrieben hat, angeboten werden. Angestoßen werden soll ein Prozess, in dem die zum Teil unbewussten traumatischen Erinnerungen in die Übertragungs-/Gegenübertragungsbeziehung der aktuellen Beziehung zum Therapeuten transformiert werden mit dem Ziel, aus der neu inszenierten Handlung im Hier und Jetzt auf eventuelle Lücken in der Erinnerungsproduktion schließen zu können (Peichl, 2001).

In der analytischen Kinder- und Jugendlichenpsychotherapie besteht für das durch Missbrauch oder Misshandlung verletzte Kind außer der korrigierenden emotionalen Erfahrung, die ein an der Beziehung orientiertes Setting bietet, die Möglichkeit, „dass jemand seine Erfahrung bewahrt, der es besser ertragen kann als das Kind" (Alvarez, 2001, S. 206). Erst dadurch entstehen die erforderlichen Bedingungen, dass ein gewisses Maß an ins Stocken geratener Entwicklung wieder einsetzen kann. Dies kann schließlich dazu führen, Verleugnung und Beeinträchtigungen der Realitätsprüfung aufzugeben, die Identifikation mit dem Aggressor zu verringern, Eigenbedürfnisse wahrzunehmen und das Körperselbst zu stabilisieren. Nur in einem längerfristigen psychoanalytischen Prozess können vermeintliche Konfliktlösungen in ihrer Widersprüchlichkeit und in ihrem Wiederholungscharakter bewusst gemacht, Projektionen verstanden und zurückgenommen sowie externalisierendes Agieren erkannt werden. Da das Erfassen und Einordnen von Gefühlszuständen gestört ist, muss mit Hilfe der therapeutischen Beziehung gelernt werden, wie man mit Worten Gefühle – insbesondere belastende Ereignisse – verstehen und interpretieren kann (van der Kolk, 1998; Gehde und Emrich, 1998).

Die Art des therapeutischen Vorgehens wird bestimmt durch den Grad der Traumatisierung sowie Ausmaß und Form der psychischen Verarbeitung. Auch die Qualität der frühen Beziehungen und die intrapsychischen Abwehrmöglichkeiten spielen eine Rolle. Notwendig ist ein intrapsychischer Strukturaufbau, und dieser kann nur in einer sicheren und empathischen Objektbeziehung auf den Weg gebracht werden. Von der psychischen Strukturierung und der Qualität der Abwehrmechanismen sowie vom Vorhandensein und der Stabilität von Ressourcen des kindlichen oder jugendlichen Patienten wird es abhängen, wie viel psychotherapeutische Arbeit aufdeckend, bewusstmachend und durch Einsicht konfliktlösend sein darf und/oder wie sehr supportive und ressourcenorientierte psychotherapeutische Arbeit (vgl. Reddemann et al., 2002) an der realen Beziehung durch die Autorität des Psychotherapeuten notwendig ist. Um allerdings den transgenerationalen Teufelskreis zu unterbrechen, genügt die Erfahrung mit ressourcenorientierter und supportiver Psychotherapie nicht; vielmehr ist diesbezüglich eine aufdeckende, die traumatische Situation aufarbeitende psychoanalytische Therapie für Kinder und Jugendliche erforderlich (Fischer und Riedesser, 2003; vgl. auch Gehde und Emrich, 1998), bei der die Entfaltung der ureigenen, besonderen Individualität vornehmstes Ziel ist. Dies erfordert ein Beziehungsgeschehen zwischen Kind/Jugendlichem und Therapeut, „in dem das Kind spalten und projizieren kann, ohne sich bedroht zu fühlen oder zu befürchten, dass es zerbricht" (Cohen, 2004, S. 143). Letztendlich hängt die Bewältigung von Missbrauch und Misshandlung von der Möglichkeit ab, das Geschehene in einem angstfreien, sicheren und stabilen Beziehungsangebot aufzuarbeiten. Gehde und Emrich (1998, S. 994) betonen aus neurobiologischer Sicht, dass der „gelingende psychoanalytische Dialog letztendlich zu Änderungen in der zukünftigen Verarbeitung von Interaktionen" führt. Sie vermuten, dass bei gelingender Therapie eine „Umschaltung" neuroendokriner Aktivitäten erfolgt und emotionale Prozesse Veränderungen auf molekularer Ebene sowie Neueinstellungen der Synapsenstärke in neuronalen Netzwerken auslösen, was die Chance einer „Neubewertung der erlebten Vergangenheit" erhöht (S. 995). Die in der psychoanalytischen Therapie gemachten emotionalen Erfahrungen werden „neu verdrahtet" und können neu gespeichert werden (Gehde und Emrich, 1998, S. 993 f.).

Der von S. Freud beobachteten Tendenz, in Analysen unlustvoll und traumatisch Erlebtes aus der Lebensgeschichte zu wiederholen – Freud (1933/1986, S. 87) nannte dies 1932 Wiederholungszwang – begegnen wir auch bei der Behandlung von Kindern und Jugendlichen mit Missbrauch oder Misshandlung in der frühen Lebensgeschichte[5]. Diese Kinder und Jugendlichen sind hin- und hergerissen zwischen der Reinszenierung und der Abwehr traumatischer Erinnerungen (van der Kolk, 1998). Die Verführung, sich wie das frühe, Schaden zufügende Objekt zu verhalten, wird in diesen Behandlungen sehr schnell deutlich. Schwierige Verstrickungen von Übertragung und Gegenübertragung sind vor allem dann programmiert, wenn nicht rechtzeitig ein klarer Rahmen mit eindeutigen Spielregeln und sicheren und gültigen Grenzen geboten wird. So ist rechtzeitige Grenzsetzung (Diepold, 1995) zur Vermeidung einer „malignen Täter-Opfer-Spirale" (Hopf, 1998, S. 163) ein unabdingbares Muss.

Eine Schwierigkeit und zugleich Chance des Psychoanalytikers für Kinder und Jugendliche liegt darin, sich hinter den zahllosen, zunächst sehr irritierenden gesplitteten Aktionen und Reinszenierungen so berühren zu lassen, wie der kindliche Patient dies früher nicht erleben konnte. Sich hiervon berühren zu lassen erfordert ein klares Setting mit sicheren Grenzen wie auch die ständige Beachtung der Gegenübertragung. Bions 1962 formuliertem Begriff „rêverie" (träumerisches Ahnungsvermögen, Bion, 1990) und seinem Konzept des Containments für die Aufbewahrung des Erlebens und der Affekte des Patienten kommen gerade bei diesen Kindern und Jugendlichen eine besonders wichtige Rolle zu. So stellt es eine Gratwanderung dar, das vielfältige externalisierende Agieren, die Inszenierungen und Enactments (Klüwer, 2001; Heinemann und Hopf, 2001)[6] als überlebensnotwendige Versuche, das Objekt zu zerstören und dadurch in der Gegenübertragung Hass auszulösen, zu erkennen und damit therapeutisch so sensibel und konstruktiv umzugehen, dass Objektverwendung, wie Winnicott (vgl. Winnicott, 1987) sie 1971 formuliert hat, als Voraussetzung für Objektkonstanz der Weg bereitet wird. Für Psychotherapie in diesem Sinne hat nicht Problemlösung oder Symptombeseitigung oberste Priorität, sondern es ist Ziel, dass „das Leid, das zunächst nur im Agieren und in diversen Symptomen seinen Ausdruck hatte finden können, symbolisch repräsentiert" wird, „indem das Trauma eine Wortgestalt" bekommt (Diepold, 1996, S. 83). Damit wird der Weg zu altersgerechter Entwicklung freigemacht und im traumatisierten Kind das Gefühl geweckt, „dass die Existenz einen Sinn hat" (Cohen, 2004, S. 223; vgl. auch Holderegger, 1998; Bohleber, 2000).

> **!** **Merke:** Die psychoanalytische Therapie für Kinder und Jugendliche bietet bei Missbrauch und Misshandlung durch die therapeutische Beziehung die Möglichkeit zur
> → Ich-Stabilisierung
> → Aufgabe der Verleugnung
> → Verringerung der Identifikation mit dem Aggressor
> → Wahrnehmung der eigenen Bedürfnisse
> → Rücknahme von Projektionen
> → Bewusstmachung von Externalisierung und Inszenierungen
> → Stabilisierung des Körperselbst
> → Transformation des Traumas durch Neubildung der Repräsentanzen

8 Prognose

Die Prognose ist sowohl bei Missbrauch wie bei Misshandlung von Kindern und Jugendlichen nicht besonders günstig. Die meist zunächst im Sinne von Überlebensstrategie aufgebauten und chronifizierten Bewältigungsmuster und -mechanismen sind nur schwer aufzulösen. Oftmals fehlt es anfangs auch an den notwendigen Ressourcen, die erst aufgebaut werden müssen.

---

5 Vgl. hierzu Bohleber, 2000; vgl. auch Hirsch, 2002, S. 66, der Gründe für den Wiederholungszwang bei sexueller Gewalt beschreibt, die durchaus auch auf den therapeutischen Prozess bezogen werden können.

6 Der Begriff „Enactment" wird seit seiner Einführung durch Jacobs (2000) viel verwendet. Klüwer betrachtet die Begriffe „Handlungsdialog", „Inszenierung" und „Enactment" als austauschbar. Er benutzt vorwiegend den Begriff „Handlungsdialog", als deren Wegbereiter er das Konzept der „Szene" (Argelander) sieht. Während die „Szene" beendet ist, sobald der Therapeut sie registriert und erkannt hat, beschreibt der Begriff des „Handlungsdialogs" oder „Enactments" einen Prozess, in den Patient und Therapeut hineingeraten und in den sie verwickelt sind. Aufgabe des Therapeuten ist dann, die entstandene Verwicklung durch Verstehen aufzulösen. Nach Klüwer (2001, S. 356) „zielt der Begriff des Enactments … auf einen engeren verbundenen Zusammenhang, in dem Übertragung und Gegenübertragung in einem lebensgeschichtlich bedeutungsvollen konkreten Sinnzusammenhang miteinander verbunden sind".

Wiederholungszwang, die Neigung dieser Kinder und Jugendlichen, den Therapeuten dazu zu drängen, sich wie das ehemals traumatisierende Objekt zu verhalten, passiv Erlittenes ins Aktive zu wenden, in der Übertragungsbeziehung mit Agieren und Enactments den Behandler zu verwirren, fordern dessen Grenzsetzung immer wieder ein und verlangen einen besonders sorgfältig überlegten und kontrollierten technischen Umgang des Behandlers. Die Gefahr von Abbrüchen scheint bei dieser Patientenklientel durchweg größer als bei anderen Behandlungen zu sein, vor allem auch deshalb, weil Nähe (Beziehung) „mit Verwirrung und existenzieller Angst verbunden" ist, „sich oder den anderen zu vernichten oder durch ihn vernichtet zu werden" (Holderberg, 2000, S. 371 f.). Dennoch sind nach guter Diagnostik und entsprechender Indikation die Möglichkeiten gegeben, missbrauchten und misshandelten Kindern und Jugendlichen bei der Bewältigung ihrer Traumata zu helfen – fern des wohl unrealistisch erscheinenden Ziels, diese vollends auszuheilen. Erfolg und Misserfolg einer Behandlung hängen, wie Jones (2002) aufgezeigt hat, von vielen Faktoren ab wie Akzeptanz/Verleugnung des Geschehens/Problems bei den Eltern, Persönlichkeitsstruktur der Eltern, Persönlichkeitsstruktur des Kindes, Interaktions- und Bindungsverhalten, Form und Schweregrad der Misshandlung, Zeitpunk/Alter der Misshandlung beim Kind, vorhandene Ressourcen, soziales Umfeld, familiäre Faktoren. Oftmals sind bei Missbrauch und Misshandlung nur Teilziele zu erreichen, die sich dann dahingehend auswirken können, dass die Betroffenen sich stabiler fühlen und wieder ein lebenswerteres Leben führen können.

9 Prävention

Häufigkeit des Vorkommens und Schweregrad der Folgen von Missbrauch und Misshandlung weisen auf die Notwendigkeit präventiver Maßnahmen zu deren Verhinderung hin. Es ist anzustreben, Möglichkeiten zu konzipieren, mit deren Hilfe es Eltern gelingen kann, ihre prä-, peri- und postnatalen Aufgaben zu bewältigen. In der Präventionsforschung wird zwischen primärer, sekundärer und tertiärer Prävention unterschieden. Dabei geht es bei der primären Prävention um Missbrauch und Misshandlung verhindernde Maßnahmen, während die sekundäre Prävention aufdeckende und unterstützende Maßnahmen umfasst (Ludwig-Körner und Koch, 2004; Lohaus und Trautner, 2005). Frühe Interventionen können die Prädisposition für schwere Entwicklungsverzögerungen bei Missbrauch und Misshandlung abfedern, um zu verhindern, dass diese Kinder/Jugendlichen ein „traumatisches und traumatisierendes Leben" (Streeck-Fischer, 2004, S. 34/35) entwickeln. Nicht zuletzt dienen frühe Hilfen der Reduzierung von Langzeitfolgen[7].

9.1 Prävention bei sexuellem Missbrauch

Es gibt inzwischen zahlreiche Maßnahmen und Programme, deren Schwerpunkt es vor allem ist, die soziale Kompetenz des Kindes zu fördern mit dem Ziel, sich potentiellen Missbrauchssituationen zu widersetzen. In diesem Sinne hat auch jede Kinderpsychotherapie, die die Ich-Gefühle und sozialen Kompetenzen stärkt und die dem Kind hilft, ein positives Verhältnis zum eigenen Körper und zu seiner Sexualität zu entwickeln, präventiven Charakter. Im Grunde genommen bietet eine psychoanalytische Therapie den Opfern sexuellen Missbrauchs durch die Aufarbeitung des Traumas die Chance, potentiellen späteren sexuellen Missbrauch bei anderen oder den eigenen Kindern zu vermeiden und damit eine transgenerationale Weitergabe zu verhindern.

Viel schwieriger ist es – vor allem in der Kinderpsychotherapie –, mit Tätern sexuellen Missbrauchs arbeiten zu müssen. Meist sind dies ja dann erwachsene Erziehungsberechtigte. Auch wegen der schwierigen Gegenübertragungsreaktionen empfiehlt es sich, hier von der Möglichkeit, die Behandlung von Kind und Eltern auf zwei verschiedene Kindertherapeuten zu verteilen, Gebrauch zu machen.

9.2 Prävention bei Misshandlung

Zur präventiven Unterstützung der Familien und Förderung ihrer Kinder vertritt Cierpka (2005a,b) einen früh unterstützenden Ansatz mit Angeboten auf mehreren Ebenen und vor allem zur Verhinderung von Gewalt. So hat Cierpka ein umfangreiches Konzept zur Gewaltprävention entwickelt. Genannt seien an dieser Stelle nur Konzeptionen wie PIPE, STEEP für die Säuglings- und Kleinkindzeit, Triple P und FAUSTLOS für das Kindergarten- und Schulalter (Cierpka, 2005b).

Aus psychoanalytischer Sicht sind chronische Unruhe und unstillbares (vor allem nächtliches) Schreien von Säuglingen und Kleinkindern Stressoren, die bei Eltern Hilflosigkeit, Ohnmacht, Enttäuschung, Gefühle von Wertlosigkeit und Kränkung sowie Wut und Aggression auslösen können (Ludwig-Körner und Koch, 2005). Sie stellen eine Belastungssituation dar, in der persönlich erlebte Konflikte der eigenen frühen Kindheit virulent werden. Die Gefahr eines Circulus vitiosus von Gefühlen narzisstischer Entwertung können den Mutter-Kind-Dialog so schwer beeinträchtigen, dass infolge der Affektdurchbrüche der verzweifelten Eltern schwerwiegende Vernachlässigungen und/oder Misshandlungen provoziert werden. Auch Steele (2002) weist darauf hin, dass die frühe Mutter-Kind-Interaktion prägend sei, um die Entstehung von Misshandlungsmustern und ihre Weitergabe an die nächste Generation zu verhindern. Aus Mutter-Säuglings-Therapien ist bekannt – und Benedek hatte dies bereits 1960 beschrieben –, wie eigenes Kindsein und Umsorgtwerden sich auf späteres Elternverhalten auswirken (Benedek, 1960; Steele, 2002).

Fallbeispiel

Frau E., unter dem strengen Regime ihrer Mutter in Rumänien aufgewachsen und von ihrem Alkoholiker-Vater enttäuscht, kann mit der Kränkung, einen Sohn (1. Kind) geboren zu haben, der wegen einer Organanomalie gleich nach der Geburt operiert werden muss, nicht fertig werden. Wegen Schlafstörungen und unentwegten nächtlichen Schreiens des 6 Wochen alten Sohnes sucht sie die Baby-Ambulanz auf.

Kontaktaufnahme: Nachdem die depressiv erscheinende Mutter im ersten Gespräch all ihre Enttäuschung, Kränkung und ihre Schuldgefühle abladen und zu ihrer narzisstischen Bedürftigkeit und Ansprüchlichkeit finden konnte, gibt sie zu, ihr

7 Auf den Beitrag von Burchartz „Prävention und Rehabilitation psychischer Störungen im Kindesalter" in diesem Band wird verwiesen.

4

Baby in der letzten Woche aus lauter Verzweiflung und Wut angeschrieen und geschüttelt zu haben. Im Laufe des ersten Gesprächs kann sie zu ihrer abgewehrten Wut finden, dass ihr Sohn nicht als perfektes Baby zur Welt gekommen ist und ihr somit eine tiefe narzisstische Kränkung zugefügt hat. Sie kann erkennen, dass sie in ihren bedürftigen Erwartungen ihr Baby bisher überfordert hat.
Interpretation: Frau E. fühlt sich dem Verhalten und der Not ihres Babys gegenüber hilflos und ohnmächtig, weil diese Ohnmacht eine Wiederholung der Ohnmacht ist, mit der sie der einmal selbst erlittenen elterlichen Gewalt gegenüberstand. So gelingt es ihr nicht, ihrem wegen Operation früh von ihr getrennten Baby in den Zuständen affektiver und psychosomatischer Dysregulation, die sich in Schlafstörungen und Schreien äußern, durch Trost und beruhigende Gesten ein sicheres containing zu bieten. Frau E. wird zum Aggressor. Im Baby werden dadurch existentielle Ängste aktiviert, die ihm das Sich-Hingeben-in-den-Schlaf nicht erlauben und es in ständiger Alarmbereitschaft halten. Riedesser hat dies als Verhalten bezeichnet, „das als ‚frozen watchfulness' beschrieben worden ist: ein chronischer Alarmzustand des psychobiologischen Systems" (Riedesser, 2003, S. 167). An diesem Fallbeispiel wird deutlich, wie aus der frühen Kindheit unverarbeitete Erfahrungen von erlebter Gewalt Eltern dazu bringen können, das Erlebte zu reinszenieren und damit weiterzugeben.

Um Entwicklungsversäumnisse und -schädigungen zu vermeiden, wurden in den letzten Jahren vermehrt Einrichtungen wie Frühberatungs- und Frühförderstellen und -zentren sowie Baby-Ambulanzen gegründet, in denen Eltern mit Säuglingen und Kleinkindern beraten und gefördert werden[8]. Bei längerfristig erforderlicher Unterstützung können psychosoziale wie auch psychotherapeutische Maßnahmen durchgeführt werden. Aus psychodynamischer Sicht bietet sich vor allem bei den frühen Regulationsstörungen und frühen Ess-, Fütter- und Gedeihstörungen auch die psychoanalytische Säuglings-/Kleinkind-Eltern-Psychotherapie (SKEPT) an, gerade auch um Gewalt, Vernachlässigung und Misshandlung am Kind zu verhindern. Psychoanalytische Säuglings-/Kleinkind-Eltern-Psychotherapie[9] ist durch das Angebot der Be-Elterung von vernachlässigenden/misshandelnden und zugleich selbst einst vernachlässigten/misshandelten Müttern eine sinnvolle präventive Maßnahme. Weitere Maßnahmen bilden Frühinterventionsprojekte für Gewaltprävention und Entwicklungsförderung und videogestützte Interventionsprogramme für Eltern.
Misshandlung vorbeugen und verhindern erfordert die Konzeption von Interventionen, mit deren Hilfe es Eltern gelingt, ihrem Kind in der prä, peri- und postnatalen Zeit eine gute Mischung von Fürsorge und Empathie, Interaktionsfähigkeit und Stimulierung anzubieten.
Wie beim sexuellen Missbrauch bereits genannt, stellt auch die Therapie von Misshandlungsopfern eine Chance dar, die Übertragung von Misshandlungserfahrungen auf die nächste Generation zu verhindern.

! **Merke:** Der Misshandlung von Kindern/Jugendlichen kann vorgebeugt werden durch
- psychodynamisch orientierte Säuglings-/Kleinkind-Eltern-Psychotherapie (SKEPT)
- Frühinterventionsprojekte zur Entwicklungsförderung
- Projekte zur Gewaltprävention
- videogestützte Interventionsprogramme für Eltern

10 Wirksamkeitsstudien

Missbrauch und Misshandlung führen zu Belastungsstörungen (F43). Hierfür gibt die Studie von Trowell et al. (2002) zur Psychotherapie nach sexuellem Missbrauch Aufschluss (Windaus, 2005). Eingeschlossen in diese Studie waren Kinder im Alter von 4-16 Jahren mit der Diagnose PTBS. Die Kinder wurden mit psychoedukativer Gruppentherapie und mit einer manualisierten analytischen Fokaltherapie (bis 30 Sitzungen bei wöchentlicher Frequenz) behandelt, wobei die psychoedukative Gruppentherapie als Kontrollgruppe fungierte. Die psychoanalytische Fokaltherapie war nach einem, nach zwei Jahren und am Studienende in ihrer Wirksamkeit der psychoedukativen Gruppentherapie signifikant überlegen. Auch konnten die Komorbiditäten (mit depressiven Störungen und mit Angststörungen) deutlich reduziert werden. Diese Ergebnisse decken sich mit der kognitiv-behavioralen Studie von Deblinger et al. (1996, 1999), so dass festgestellt werden kann, dass eine spezifische Therapie hilfreicher ist als eine unspezifische sozialpädagogische Maßnahme. Insgesamt belegt die Studie von Trowell et al. (2002), dass psychodynamische Therapien bei sexuellem Missbrauch und PTBS ähnlich wirksam sind wie kognitiv-behaviorale Verfahren (Deblinger-Studie).

11 Frequently Asked Questions (FAQ)

1. *Zu welchen Bewältigungsmechanismen greifen sexuell missbrauchte Kinder, um Angst und Panik sowie Schuld und Scham zu entgehen?*

→ Kinder und Jugendliche spalten die Objekt- und Selbstrepräsentanzen. Sie neigen zur Fragmentierung, Externalisierung, Identifizierung mit dem Aggressor bis hin zur Selbstverletzung auf der einen und zur Verleugnung der erfahrenen Gewalt auf der anderen Seite.

2. *Warum kommt es in Fällen von Vernachlässigung, Misshandlung und Missbrauch relativ häufig zu Selbstverletzungen?*

→ Durch Selbstverletzung können Affekte reguliert werden. Selbstverletzungen dienen der Spannungsabfuhr, stellen ein Ventil für die aufgestauten Affekte dar. Sie haben – interpersonell betrachtet – aber auch eine appellative und reinszenierende Konnotierung.

3. *Kann eine psychodynamische Psychotherapie schädliche und irreversibel erscheinende Einflüsse der frühen Kindheit positiv beeinflussen?*

8 Problematisch ist, dass gerade die Eltern, die mit ihren Kindern besonders betroffen sind, besonderer Anreize und Maßnahmen bedürfen, um rechtzeitig solche Einrichtungen aufzusuchen.

9 Auf den Beitrag von Windaus „Behandlungskonzepte der tiefenpsychologisch fundierten und analytischen Psychotherapie im Säuglings- und Kleinkindalter" in diesem Band wird verwiesen.

→ Von großer Bedeutung ist hierbei die Frühintervention. Dabei gewinnt die psychodynamisch orientierte Säuglings-/Kleinkind-Eltern-Psychotherapie, deren Arbeit sich auf das Verstehen und die Regulierung der frühen gemeinsamen Interaktion konzentriert, besondere Bedeutung. Eine stärkere Gewichtung von Frühbehandlungen und der Prävention wäre somit ein wichtiger Beitrag zu den durch frühe Deprivation, Misshandlung und Missbrauch entstandenen Störungsbildern, sowohl unter moralisch-ethischen als auch ökonomischen Gesichtspunkten.

4. *Unterscheiden sich die Gehirne missbrauchter und misshandelter Kinder von den Gehirnen geliebter und emotional umsorgter Kinder?*

→ Traumatisierungen während der Kindheit können zu Deformationen kritischer Gehirnregionen führen, durch die dann wiederum Depressionen, Ängste und andere psychische Störungen hervorgerufen werden können. So ist z.B. das Corpus callosum, das Verbindung und Informationsvermittlung zwischen den beiden Hirnhälften ist, bei misshandelten und vernachlässigten Kindern kleiner.

5. *Welches sind beim Munchausen-by-proxy-Syndrome (MbpS) die eigentlichen Patienten?*

→ Die eigentlichen Patienten beim Münchhausen-Stellvertreter-Syndrom sind die ihre Kinder pervers bemutternden Mütter. Sie benutzen deren Körper als Objekt und regulieren damit ihre eigene Angst vor Vernichtung.

6. *Sollte bei einer Psychotherapie auch die juristische Aufklärung eines Missbrauchsverdachts mit abgedeckt werden?*

→ Die juristische Aufklärung eines Missbrauchsverdachts ist nicht Sache des behandelnden Psychotherapeuten, sondern gehört zum Aufgabengebiet von Richtern, Jugendamt und den mit Gutachten betrauten Fachpersonen. In der psychoanalytischen Therapie geht es vor allem immer um die Suche nach der ganz persönlichen inneren Wahrheit. Das Involviertsein des Psychotherapeuten in juristische Aufklärungsarbeit würde vielmehr der Auslösung paranoider Phantasien und Ängste beim Patienten Vorschub leisten. Ebenso ist es erforderlich, um den Übertragungs-/Gegenübertragungsprozess nicht zu stören, Therapie- und Gutachtertätigkeit immer zu trennen.

7. *Gibt es Möglichkeiten der Prävention des sexuellen Missbrauchs?*

→ Es gibt eine Reihe von Programmen zur Förderung der sozialen Kompetenz. Auch jede die Ich-Gefühle, die sozialen Kompetenzen und das Verhältnis zum eigenen Körper stärkende Kinderpsychotherapie hat präventiven Charakter. Vor allem aber bietet die psychoanalytische Traumabearbeitung die Chance, die transgenerationale Weitergabe des Missbrauchstraumas zu stoppen.

12 Prüfungsfragen

1. Definieren Sie die Begriffsunterscheidung zwischen Misshandlung und sexuellem Missbrauch!
2. Welche Abwehr- und Bewältigungsmechanismen können nach Misshandlung und Missbrauch beobachtet werden?
3. Erläutern Sie Ferenczis Begriff der Identifikation mit dem Aggressor!
4. Was verbirgt sich hinter dem Münchhausen-Stellvertreter-Syndrom (Munchausen-by-proxy-Syndrome, MbpS)?
5. Welche Abwehrmechanismen sind bei Opfern von Missbrauch und Misshandlung dominierend?
6. Nennen Sie neurobiologische Veränderungen, die nach Erfahrungen von Misshandlung und Missbrauch auftreten können.
7. Nennen Sie Stressoren, die für Eltern von Säuglingen und Kleinkindern Belastungssituationen darstellen, welche die Misshandlungsgefahr evozieren können!
8. Nennen Sie die wichtigsten Aufgaben, welche die psychodynamische Psychotherapie bei der Behandlung von Kindern nach Missbrauch und/oder Misshandlung zu erfüllen hat!
9. Nennen Sie Faktoren, welche die Behandlung von missbrauchten und/oder misshandelten Kindern und Jugendlichen so schwierig machen!

13 Literatur

a) zitierte Literatur

- Alvarez A (2001): Zum Leben wiederfinden. Psychoanalytische Psychotherapie mit autistischen, Borderline-, vernachlässigten und missbrauchten Kindern. Frankfurt/M./M.: Brandes & Apsel
- Argelander H (1983): Das Erstinterview in der Psychotherapie. 2. Aufl. Darmstadt: Wissenschaftliche Buchgesellschaft
- Bange D (2004a): Definition und Häufigkeit von sexuellem Missbrauch. In: Körner W, Lenz A (Hrsg.): Sexueller Missbrauch. Band 1: Grundlagen und Konzepte. Göttingen: Hogrefe, S. 29-37
- Bange D (2004b): Methodische Probleme der Folgenforschung bei sexuellem Missbrauch. In: Körner W, Lenz A (Hrsg.): Sexueller Missbrauch. Band 1: Grundlagen und Konzepte. Göttingen: Hogrefe, S. 73-81
- Beiderwieden J, Windaus E, Wolff R (1986): Jenseits der Gewalt – Hilfen für misshandelte Kinder. Basel, Frankfurt/M./M.: Stroemfeld/Roter Stern
- Benedek T (1960): Elternschaft als Entwicklungsphase. Jahrbuch der Psychoanalyse. Bd. I. Stuttgart: Hans Huber, S. 35-61
- Bensel RT, Rheinberger M, Radbill S (2002): Kinder in einer Welt der Gewalt: Misshandlung im geschichtlichen Rückblick. In: Helfer ME, Kempe RS, Krugman RD (Hrsg.): Das misshandelte Kind. Frankfurt/M.: Suhrkamp, S. 10-48
- Bion WR (1990): Lernen durch Erfahrung. Frankfurt/M.: Suhrkamp
- Bohleber W (2000): Die Entwicklung der Traumatheorie in der Psychoanalyse. Psyche 54 (9/10):797-839
- Bohleber W (2004): Adoleszenz, Identität, Trauma. In: Streeck-Fischer A (Hrsg.): Adoleszenz – Bindung – Destruktivität. Stuttgart: Klett-Cotta, S. 228-242
- Brisch KH (2000): Bedeutung von Vernachlässigung und Gewalt gegenüber Kindern und Jugendlichen aus Sicht der Bindungstheorie. In: Finger-Trescher U, Krebs H (Hrsg.): Misshandlung, Vernachlässigung und sexuelle Gewalt in Erziehungsverhältnissen. Gießen: Psychosozial-Verlag, S. 91-103
- Brisch KH (2003): Bindungsstörungen und Trauma. In: Brisch KH, Hellbrügge T (Hrsg.): Bindung und Trauma. Risiken und Schutzfaktoren für die Entwicklung von Kindern. Stuttgart: Klett-Cotta, S. 105-135
- Brisch KH (2006): Adoption aus der Perspektive der Bindungstheorie und Therapie. In: Brisch KH, Hellbrügge T (Hrsg.): Kinder ohne Bindung. Deprivation, Adoption und Psychotherapie. Stuttgart: Klett-Cotta

4

- Bürgin D, Rost B (2005): Psychische und psychosomatische Erkrankungen bei Kindern und Jugendlichen. In: Egle UT, Hoffmann SO, Joraschky P (Hrsg.): Sexueller Missbrauch, Misshandlung, Vernachlässigung. Erkennung, Therapie und Prävention der Folgen früher Stresserfahrungen. 3. Aufl. Stuttgart: Schattauer, S. 247-266
- Burkhardt-Mußmann C (2005): „Mein Kind gehört mir" – Das krank gemachte Kind und seine Mutter. Anal Kinder Jugendlichenpsychother 126:257-274
- Cierpka M (2005a): Gewaltprävention – Unterstützung der Familien und Förderung der Kinder. In: Egle UT, Hoffmann SO, Joraschky P (Hrsg.): Sexueller Missbrauch, Misshandlung, Vernachlässigung. Erkennung, Therapie und Prävention der Folgen früher Stresserfahrungen. 3. Aufl. Stuttgart: Schattauer, S. 636-649
- Cierpka M (2005b): Ansätze zur Prävention der Langzeitfolgen früher Stresserfahrungen. In: Egle UT, Hoffmann SO, Joraschky P (Hrsg.): Sexueller Missbrauch, Misshandlung, Vernachlässigung. Erkennung, Therapie und Prävention der Folgen früher Stresserfahrungen. 3. Aufl. Stuttgart: Schattauer, S. 650-659
- Cohen Y (2004): Das misshandelte Kind. Ein psychoanalytisches Konzept zur integrierten Behandlung von Kindern und Jugendlichen. Frankfurt/M.: Brandes & Apsel
- deMause L (Hrsg.) (1974): Hört ihr die Kinder weinen? Eine psychoanalytische Geschichte der Menschheit. Frankfurt/M.: Suhrkamp Taschenbuch
- Deblinger E, Lippmann J, Steer R (1996): Sexually Abused Children Suffering Posttraumatic Stress Symptoms: Initial Treatment Outcome Findings. Child Maltreatment 1:310-321
- Deblinger E, Steer R, Lippmann J (1999): Two-year-Follow-up Study of Cognitive Behavioral Therapy for Sexually Abused Children Suffering Posttraumatic Stress Symptoms. Child Abuse Negl 23:1371-1378
- Diepold B (1995): Borderline-Entwicklungsstörungen bei Kindern – Zur Theorie und Behandlung. Prax Kinderpsychol Kinderpsychiatr 44:270-279
- Diepold B (1996): „Diese Wut hört niemals auf." Zum Einfluß realer Traumatisierungen auf die Entwicklung von Kindern. Anal Kinder Jugendlichenpsychother 89:73-86
- Dupont J (1999): Der Traumabegriff nach Ferenczi und sein Einfluß auf die spätere psychoanalytische Forschung. Psyche 53(5):419-431
- Eckhardt-Henn A, Hoffmann SO (2005): Dissoziative Störungen. In: Egle UT, Hoffmann SO, Joraschky P (Hrsg.): Sexueller Missbrauch, Misshandlung, Vernachlässigung. Erkennung, Therapie und Prävention der Folgen früher Stresserfahrungen. 3. Aufl. Stuttgart: Schattauer, S. 393-408
- Ehlert-Balzer M (2002): Die „Identifizierung mit dem idealisierten Aggressor" in der traumatischen Reaktion. Vorläufige klinische Bemerkungen. Anal Kinder Jugendlichenpsychother 116:553-568
- Engfer A (2005): Formen der Misshandlung von Kindern – Definitionen, Häufigkeiten, Erklärungsansätze. In: Egle UT, Hoffmann SO, Joraschky P (Hrsg.): Sexueller Missbrauch, Misshandlung, Vernachlässigung. Erkennung, Therapie und Prävention der Folgen früher Stresserfahrungen. 3. Aufl. Stuttgart: Schattauer, S. 3-19
- Ferenczi S (1933/1972): Sprachverwirrung zwischen den Erwachsenen und dem Kind. Die Sprache der Zärtlichkeit und der Leidenschaft (1933). In: Balint M (Hrsg.): Schriften zur Psychoanalyse, Band II. Frankfurt/M.: Fischer, S. 303-313
- Fischer G, Riedesser P (2003): Lehrbuch der Psychotraumatologie. 3. Aufl. München: Ernst Reinhard Verlag
- Fonagy P (2003): Bindungstheorie und Psychoanalyse. Stuttgart: Klett-Cotta
- Freud A (1936/1980): Das Ich und die Abwehrmechanismen. In: Die Schriften der Anna Freud. Bd. I. München: Kindler, S. 193-355
- Freud S (1896b/1952): Weitere Bemerkungen über die Abwehr-Neuropsychosen. GW I. Frankfurt/M: Fischer, S. 380-403
- Freud S (1896c/1952): Zur Ätiologie der Hysterie. GW I. Frankfurt/M: Fischer, S. 425-459
- Freud S (1905/1942): Drei Abhandlungen zur Sexualtheorie. GW V. Frankfurt/M: Fischer, S. 27-145
- Freud S (1933/1986): Neue Folge der Vorlesungen zur Einführung in die Psychoanalyse. Frankfurt/M.: Fischer Taschenbuch, S. 91-110
- Gehde E, Emrich H E (1998): Kontext und Bedeutung: Psychobiologie der Subjektivität im Hinblick auf psychoanalytische Theoriebildungen. Psyche, 52:963-1003
- Goodwin J, McCarty T, DiVasto P (1982) : Physical and sexual abuse of the children or adult victims. In: Goodwin J (ed.): Sexual abuse. Incest victims and their families. Littleton, MA, Bristol: John Wright
- Green A (1993): Die tote Mutter. Psyche 47:205-240
- Haag K (2006): Wenn Mütter zu sehr lieben. Verstrickung und Missbrauch in der Mutter-Sohn-Beziehung. Stuttgart: W. Kohlhammer
- Heim C (2005): Psychobiologische Folgen früher Stresserfahrungen. In: Egle UT, Hoffmann SO, Joraschky P (Hrsg.): Sexueller Missbrauch, Misshandlung, Vernachlässigung. Erkennung, Therapie und Prävention der Folgen früher Stresserfahrungen. 3. Aufl. Stuttgart: Schattauer, S. 59-74
- Heinemann E, Hopf H (2001): Psychische Störungen in Kindheit und Jugend. Symptome – Psychodynamik – Fallbeispiele psychoanalytische Therapie. Stuttgart: W. Kohlhammer
- Helfer RE, Kempe CH (Hrsg.) (1978): Das geschlagene Kind. Frankfurt/M.: Suhrkamp
- Helfer ME, Kempe RS, Krugman R D (Hrsg.) (2002): Das misshandelte Kind. Frankfurt/M.: Suhrkamp
- Hirsch M (1990): Realer Inzest. Psychodynamik des sexuellen Mißbrauchs in der Familie. 2. Aufl. Berlin: Springer
- Hirsch M (2000): Sexueller Missbrauch in seiner Bedeutung für die Entwicklung von Kindern und Jugendlichen. In: Finger-Trescher U, Krebs H (Hrsg.): Mißhandlung, Vernachlässigung und sexuelle Gewalt in Erziehungsverhältnissen. Gießen: Psychosozial-Verlag, S. 77-90
- Hirsch M (2002): Auswirkungen inzestuösen Missbrauchs auf die sexuelle Entwicklung im Kindes- und Jugendalter. Anal Kinder Jugendlichenpsychother 113:61-73
- Hirsch M (2004): Psychoanalytische Traumatologie – das Trauma in der Familie. Stuttgart: Schattauer
- Hirsch M (2005): Vernachlässigung, Misshandlung, Missbrauch im Rahmen einer psychoanalytischen Traumatologie. In: Egle UT, Hoffmann SO, Joraschky P (Hrsg.): Sexueller Missbrauch, Misshandlung, Vernachlässigung. Erkennung, Therapie und Prävention der Folgen früher Stresserfahrungen. 3. Aufl. Stuttgart: Schattauer, S. 180-193
- Holderberg A (2000): Der Umgang mit dem Trauma. Kinderanalyse 4:353-375
- Holderegger H (1998): Der Umgang mit dem Trauma. 2. Aufl. Stuttgart: Klett-Cotta
- Hopf H (1998): Aggression in der analytischen Therapie mit Kindern und Jugendlichen. Göttingen: Vandenhoeck & Ruprecht
- Horn K (1973): Dressur oder Erziehung. Schlagrituale und ihre gesellschaftliche Funktion. 6. Aufl. Frankfurt/M.: Suhrkamp
- Hüther G (2002): Die Folgen traumatischer Kindheitserfahrungen für die weitere Hirnentwicklung. Anal Kinder Jugendlichenpsychother 116:461-476
- Hüther G (2003): Die Auswirkungen traumatischer Erfahrungen im Kindesalter auf die Hirnentwicklung. In: Brisch K-H, Hellbrügge T (Hrsg.): Bindung und Trauma. Stuttgart: Klett-Cotta, S. 94-104
- ICD-10-Diagnosethesaurus (2000). Köln: Deutscher Ärzte-Verlag

- Jacobs TJ (2000): Unbewusste Kommunikation und verdeckte Enactments im analytischen Setting. In Streeck U (Hrsg.): Erinnern, Agieren und Inszenieren. Göttingen: Vandenhoeck & Ruprecht, S. 97-126
- Jones DPH (2002): Die Behandlung des misshandelten oder vernachlässigten Kindes und seiner Familie. In: Helfer ME, Kempe RS, Krugman RD (Hrsg.): Das misshandelte Kind. Frankfurt/M.: Suhrkamp, S. 773-804
- Joraschky P, Pöhlmann K (2005): Die Auswirkungen von Vernachlässigung, Misshandlung und Missbrauch auf Selbstwert und Körperbild. In: Egle UT, Hoffmann SO, Joraschky P (Hrsg.): Sexueller Missbrauch, Misshandlung, Vernachlässigung. Erkennung, Therapie und Prävention der Folgen früher Stresserfahrungen. 3. Aufl. Stuttgart: Schattauer, S. 194-207
- Khan MR (1963): Das kumulative Trauma. In: Khan MR (Hrsg.): Selbsterfahrung in der Therapie. München: Kindler
- Klüwer R (1983): Agieren und Mitagieren. In: Hoffmann SO (Hrsg.): Deutung und Beziehung. Kritische Beiträge zur Behandlungskonzeption und Technik in der Psychoanalyse. Frankfurt/M.: Fischer Taschenbuch, S. 132-145
- Klüwer R (2001): Szene, Handlungsdialog (Enactment) und Verstehen. In: Bohleber W, Drews S (Hrsg.): Die Gegenwart der Psychoanalyse – Die Psychoanalyse der Gegenwart. Stuttgart: Klett-Cotta, S. 347-369
- Korbin JE (2002): Kindesmisshandlung im kulturellen Kontext. In: Helfer ME, Kempe RS, Krugman RD (Hrsg.): Das misshandelte Kind. Frankfurt/M.: Suhrkamp, S. 49-78
- Kohut H (1988): Narzißmus. Eine Theorie der psychoanalytischen Behandlung narzißtischer Persönlichkeitsstörungen. 6. Aufl. Frankfurt/M.: Suhrkamp
- Krutzenbichler S (2005): Sexueller Missbrauch als Thema der Psychoanalyse von Freud bis zur Gegenwart. In: Egle UT, Hoffmann SO, Joraschky P (Hrsg.): Sexueller Missbrauch, Misshandlung, Vernachlässigung. Erkennung, Therapie und Prävention der Folgen früher Stresserfahrungen. 3. Aufl. Stuttgart: Schattauer, S. 170-179
- Landolt MA (2004): Psychotraumatologie des Kindesalters. Göttingen: Hogrefe
- Lange C (2001): Sexuelle Gewalt gegen Mädchen. Ergebnisse einer Studie zur Jugendsexualität. Gießen: Psychosozial-Verlag
- Lohaus A, Trauntner HM (2005): Präventionsprogramme und ihre Wirksamkeit zur Verhinderung sexuellen Missbrauchs. In: Egle UT, Hoffmann SO, Joraschky P (Hrsg.): Sexueller Missbrauch, Misshandlung, Vernachlässigung. Erkennung, Therapie und Prävention der Folgen früher Stresserfahrungen. 3. Aufl. Stuttgart: Schattauer, S. 623-635
- Ludwig-Körner Ch, Koch G (2005): Prävention und Intervention in der frühen Kindheit. In: Deegener G, Wilhelm K (Hrsg.): Kindesmisshandlung und Vernachlässigung. Göttingen: Hogrefe, S. 735-769
- Motzkau E (2005): Hinweise auf diagnostisches Vorgehen bei Misshandlung und Missbrauch. In: Egle UT, Hoffmann SO, Joraschky P (Hrsg.): Sexueller Missbrauch, Misshandlung, Vernachlässigung. Erkennung, Therapie und Prävention der Folgen früher Stresserfahrungen. 3. Aufl. Stuttgart: Schattauer, S. 143-153
- Müller-Pozzi H (1984): Trauma und Neurose. In: Berna-Glanz R, Dreyfus P (Hrsg.): Trauma, Konflikt, Deckerinnerung. Stuttgart-Bad Cannstatt: Frommann-Holzboog
- Nowara S (2005): Das Münchhausen-by-proxy-Syndrom. In: Deegener G, Körner W (Hrsg.): Kindesmisshandlung und Vernachlässigung. Göttingen: Hogrefe, S. 128-140
- Peichl J (2001): Die Transformation der traumatischen Erinnerung – Techniken der Traumatherapie. Eine Revue der Erklärungsmodelle und Therapieansätze. In: Streeck-Fischer A, Sachsse U, Özkan I (Hrsg.): Körper, Seele, Trauma. Göttingen: Vandenhoeck & Ruprecht, S. 151-173
- Petri H (1991): Erziehungsgewalt. Vom Verhältnis von persönlicher und gesellschaftlicher Gewaltausübung in der Erziehung. Frankfurt/M.: Fischer Taschenbuch
- Pfleiderer B (1996): Das „ausgelieferte" Kind. Anal Kinder Jugendlichenpsychother 91:263-284
- Pfleiderer B (1998): „Ich weiß gar nichts!" Möglichkeiten und Grenzen der Behandlung von sexuellem Mißbrauch in der analytischen Kinder- und Jugendlichen-Psychotherapie. Anal Kinder Jugendlichenpsychother 97:43-69
- Plassmann R (2002): „Der Arzt als Detektiv": Das Munchhausen-by-proxy-Syndrom. Vortrag auf der Frühjahrs-Regionaltagung des Psychotherapeutischen Zentrums Bad Mergentheim, 10.04.2002
- Radbill S (1978): Mißhandlung und Kindestötung in der Geschichte. In: Helfer RE, Kempe CH (Hrsg.): Das geschlagene Kind. Frankfurt/M.: Suhrkamp, S. 37-65
- Reddemann L, Wöller W, Kruse J (2002): Opfer traumatischer Gewalt. Patienten mit posttraumatischen Störungsbildern. In: Wöller W, Kruse J (Hrsg.): Tiefenpsychologisch fundierte Psychotherapie. Basisbuch und Praxisleitfaden. 2. Aufl. Stuttgart: Schattauer, S. 295-307
- Resch F (1998): Hilft Selbstverletzung dem verletzten Selbst? Zur Klinik und Psychodynamik der Automutilation bei Jugendlichen. Anal Kinder Jugendlichenpsychother 97:71-85
- Riedesser P (2003): Entwicklungspsychopathologie von Kindern mit traumatischen Erfahrungen. In: Brisch KH, Hellbrügge T (Hrsg.): Bindung und Trauma. Risiken und Schutzfaktoren für die Entwicklung von Kindern. Stuttgart: Klett-Cotta, S. 160-171
- Rosenberg DA (2002): Das Münchhausen-by-proxy-Syndrom: Falsches Spiel mit der Krankheit. In: Helfer ME, Kempe RS, Krugman RD(Hrsg.): Das misshandelte Kind. Frankfurt/M.: Suhrkamp, S. 615-642
- Shengold L (1995): Soul Murder. Seelenmord – die Auswirkungen von Mißbrauch und Vernachlässigung in der Kindheit. Frankfurt/M.: Brandes & Apsel
- Spitz R (1987): Vom Säugling zum Kleinkind. Stuttgart: Klett-Cotta
- Steele BF (2002): Psychodynamische und biologische Aspekte der Kindesmisshandlung. In: Helfer ME, Kempe RS, Krugman RD (Hrsg.): Das misshandelte Kind. Frankfurt/M.: Suhrkamp, S. 114-159
- Steele BF, Pollock CB (1978): Eine psychiatrische Untersuchung von Eltern, die Säuglinge und Kleinkinder mißhandelt haben. In: Helfer RE, Kempe Ch (Hrsg.): Das geschlagene Kind. Frankfurt/M.: Suhrkamp, S. 161-243
- Streeck-Fischer A (2000): Jugendliche mit Grenzenstörungen – Selbst- und fremddestruktives Verhalten in stationärer Psychotherapie. Prax Kinderpsychol Kinderpsychiatr 49:497-510
- Streeck-Fischer A (2004): Selbst- und fremddestruktives Verhalten in der Adoleszenz. Folgen von Traumatisierung in der Entwicklung. In: Streeck-Fischer A Hrsg.): Adoleszenz – Bindung – Destruktion. Stuttgart: Klett-Cotta, S. 9-41
- Trowell J, Kolvin I, Weeramanthri T, Sadowski H, Berelowitz M, Glasser D, Leitch H (2002): Psychotherapy for sexually abused girls: pathological outcome findings and patterns of change. Br J Psychiatry 180:234-247
- van der Kolk BA (1998): Zur Psychologie und Psychobiologie von Kindheitstraumata. Prax Kinderpsychol Kinderpsychiatr 47:19-35
- Windaus E (1986a): Genealogie der Mißhandlung. In: Beiderwieden J, Windaus E, Wolff R (Hrsg.): Jenseits der Gewalt – Hilfen für mißhandelte Kinder. Basel; Frankfurt/M.: Stroemfeld/Roter Stern, S. 33-48
- Windaus E (1986b): Das mißhandelte Kind. In: Beiderwieden J, Windaus E, Wolff R : Jenseits der Gewalt – Hilfen für mißhandelte Kinder. Basel; Frankfurt/M.: Stroemfeld/Roter Stern, S. 103-208

- Windaus E (1987): Zur Psychoanalyse der Kindesmißhandlung. Psyche 41:331-356
- Windaus E (2005): Wirksamkeitsstudien zur tiefenpsychologisch fundierten und analytischen Kinder- und Jugendlichenpsychotherapie. Prax Kinderpsychol Kinderpsychiatr 54:530-558
- Winnicott DW (1984): Familie und individuelle Entwicklung. Frankfurt/M.: Fischer Taschenbuch
- Winnicott DW (1965/1985a): Von der Kinderheilkunde zur Psychoanalyse. Frankfurt/M.: Fischer Taschenbuch
- Winnicott DW (1985b): Reifungsprozesse und fördernde Umwelt. Frankfurt/M.: Fischer Taschenbuch
- Winnicott DW (1987): Vom Spiel zur Kreativität. 4. Aufl. Stuttgart: Klett-Cotta
- Wirtz U (1992): Seelenmord. Inzest und Therapie. 5. Aufl. Zürich: Kreuz Verlag
- Wolff R (1975): Kindesmißhandlungen und ihre Ursachen. In: Bast H, Bernecke A, Kastien I, Schmitt G, Wolff R (Hrsg.): Gewalt gegen Kinder – Kindesmißhandlung und ihre Ursachen. Reinbek: Rowohlt (
- Zenz G (1979): Kindesmißhandlung und Kindesrechte. Frankfurt/M.: Suhrkamp

b) weiterführende Literatur

- Abraham K (1971): Das Erleiden sexueller Traumen als Form infantiler Sexualbetätigung (1907) In: Abraham K (Hrsg.): Psychoanalytische Studien II. Frankfurt/M./M.: Fischer, S.167-181
- Besser L-U (2002): Vom Vergessen und Wiederholen medizinischer Traumata zum heilsamen Erinnern. Posttraumatische Belastungs- und Somatisierungsstörungen bei Frühgeborenen und Kleinkindern. In: Sachsse U, Özkan I, Streeck-Fischer A (Hrsg.): Traumatherapie – Was ist erfolgreich? Göttingen: Vandenhoeck & Ruprecht, S. 174-193
- Briggs S (2005): „Wie läuft das hier, reden wir bloß?" Therapeutische Arbeit mit sexuell missbrauchten Jugendlichen. In: Anderson R, Dartington A (Hrsg.): Ausfechten. Klinische Einblicke in Krisen der Adoleszenz. Tübingen: edition diskord, S. 41-58
- Davis M (2002): Gedanken über die Psyche, das Gehirn und ein Kind mit früher Deprivationserfahrung. Anal Kinder Jugendlichenpsychother 115:321-339
- Fiedler P (2004): Sexuelle Orientierung und sexuelle Abweichung. Weinheim: Beltz
- Flatten G, Gast U, Hofmann A, Liebermann P, Reddemann L, Siol T, Wöller W, Petzold E (2004) : Posttraumatische Belastungsstörung. Leitlinie und Quellentext. 2. Aufl. Stuttgart: Schattauer
- Freund S (2004): Analytische Kinder- und Jugendlichenpsychotherapie. In: Körner W, Lenz A (Hrsg.): Sexueller Missbrauch. Göttingen: Hogrefe – Verlag für Psychologie, S. 326-339
- Glynn-Trebel J (1999): Der Trickster und die furchtbare Mutter: archetypische Erfahrungen in der Behandlung eines präadoleszenten sexuell mißbrauchten Mädchens. In: Bovensiepen G (Hrsg.): Inzestphantasien und selbstdestruktives Handeln. Frankfurt/M.: Brandes & Apsel
- Kappis B, Hardt J (2005): Standardisierte Verfahren zur retrospektiven Erfassung von Kindheitsbelastungen. In: Egle UT, Hoffmann SO, Joraschky P (Hrsg.): Sexueller Missbrauch, Misshandlung, Vernachlässigung. Erkennung, Therapie und Prävention der Folgen früher Stresserfahrungen. 3. Aufl. Stuttgart: Schattauer, S. 211-226
- Kempe RS (2002): Ein entwicklungspsychologischer Behandlungsansatz. In: Helfer ME, Kempe RS, Krugman RD (Hrsg.): Das misshandelte Kind. Frankfurt/M.: Suhrkamp, S. 805-840
- Klauber T (1999): Die Bedeutung des Traumas bei der Arbeit mit den Eltern schwer gestörter Kinder und Implikationen für die Arbeit mit Eltern im allgemeinen. Anal Kinder Jugendlichenpsychother 103:399-425
- Kreft I (2005): „Das musst du bei dir behalten." Die Arbeit mit dem Introjekt in der Behandlung eines früh traumatisierten Mädchens. Anal Kinder Jugendlichenpsychother 125:49-74
- Küchenhoff J (2000): Trauma, Konflikt, Repräsentation. Trauma und Konflikt – ein Gegensatz? In: Schlösser A-M, Höhfeld K (Hrsg.): Trauma und Konflikt. 2. Aufl. Gießen: Psychosozial-Verlag, S. 13-31
- Kugele D (1998): Affektive Verarbeitungsmöglichkeiten traumatisierter Kinder. Anal Kinder Jugendlichenpsychother 97:57-69
- Lehmkuhl G, Lehmkuhl A (2000): Die Auswirkungen des sexuellen Missbrauchs im Kindesalter auf Selbstbild und psychische Entwicklung im Jugendalter. In: Schlösser A-M., Höhfeld K (Hrsg.): Trauma und Konflikt. 2. Aufl. Gießen: Psychosozial-Verlag, S. 491-503
- Markowitsch HJ (2001): Stressbezogene Gedächtnisstörungen und ihre möglichen Hirnkorrelate. In: Streeck-Fischer A, Sachsse U, Özkan I Hrsg.): Körper, Seele, Trauma. Biologie, Klinik und Praxis. Göttingen: Vandenhoeck & Ruprecht, S. 72-93
- Naumann-Lenzen M (2000): Traumatisierung im Kindesalter und posttraumatische Somatisierung. Überlegungen an der Schnittstelle von Psychoanalyse und Neurobiologie. In: Schlösser A-M, Höhfeld K (Hrsg.): Trauma und Konflikt. 2. Aufl. Gießen: Psychosozial-Verlag, S. 439-463
- Perry BD, Pollard RA, Baker WL, Vigilante D (1998): Kindheitstrauma, Neurobiologie der Anpassung und „gebrauchsabhängige" Entwicklung des Gehirns: wie „Zustände" zu „Eigenschaften" werden. Anal Kinder Jugendlichenpsychother 99: 277-305
- Rand N, Torok M (1999,): Freuds und Ferenczis Traumaforschung – eine Gegenüberstellung. Psyche 53(5):441-456
- Rohse H (1998): „Zerbrochener Spiegel" – Sexueller Mißbrauch. In: Schulte-Markwort M, Diepold B, Resch F (Hrsg.): Psychische Störungen bei Kindern und Jugendlichen. Ein psychodynamisches Fallbuch. Stuttgart: Thieme, S. 115-122
- Romer G, Sahe R (2004): Sexueller Missbrauch: Aufgaben der Kinder- und Jugendpsychiatrie. In: Körner W, Lenz A (Hrsg.): Sexueller Missbrauch. Göttingen: Hogrefe – Verlag für Psychologie, S. 277-286
- Sachsse U (2002): Trauma, Trauma-Coping und Posttraumatische Belastungsstörung. Geschichte, aktuelle Theorie und therapeutische Ansätze. Anal Kinder Jugendlichenpsychother 116:477-513
- Schlechter DS (2003): Gewaltbedingte Traumata in der Generationenfolge. In: Brisch KH, Hellbrügge T (Hrsg.): Bindung und Trauma. Risiken und Schutzfaktoren für die Entwicklung von Kindern. Stuttgart: Klett-Cotta, S. 224-234
- Schmid-Boß S (2002): „Sexuelle Traumatisierungen." Eine kritische Auseinandersetzung mit unterschiedlichen Aspekten anhand von drei Fallbeispielen aus der psychotherapeutischen Praxis. Anal Kinder Jugendlichenpsychother 116:569-590
- Sidoli M (Hrsg.) (1999): Inzestphantasien und selbstdestruktives Handeln. Frankfurt/M.: Brandes & Apsel, S. 105-117
- Stockburger G (2002): „Hans ist ein Mörderkind." Über die Behandlung eines achtjährigen Mädchens nach sexuellem Missbrauch durch den Vater. Anal Kinder Jugendlichenpsychother 116:515-530
- Streeck-Fischer A (2000): Wenn das Welterleben verrückt. Psychotische Dekompensation bei Jugendlichen als Traumafolge. In: Schlösser A-M, Höhfeld K (Hrsg.): Trauma und Konflikt. 2. Aufl. Gießen: Psychosozial-Verlag, S. 479-489

- Streeck-Fischer A, Sachsse U, Özkan I (2001): Perspektiven der Traumaforschung. In: Streeck-Fischer A, Sachsse U, Özkan I (Hrsg.): Körper, Seele, Trauma. Biologie, Klink und Praxis. Göttingen: Vandenhoeck & Ruprecht, S. 12-22
- Streeck-Fischer A, Kepper I, Lehmann UND, Schrader-Mosbach H (2002): Gezeichnet fürs Leben. Stationäre Psychotherapie am Beispiel eines schwer traumatisierten Kindes. In.: Sachsse U, Özkan I, Streeck-Fischer A: Traumatherapie – Was ist erfolgreich? Göttingen: Vandenhoeck & Ruprecht, S. 39-53
- Streeck-Fischer A (2005): Trauma und Entwicklung. In: Resch F, Schulte-Markwort M (Hrsg.): Kursbuch für integrative Kinder- und Jugendpsychotherapie. Schwerpunkt: Dissoziation und Trauma. Weinheim: Beltz, S. 92-103
- Trowill J (2005): Erstgespräche mit sexuell missbrauchten Kindern. In: Rustin M, Quagliata E (Hrsg.): Der Anfang. Klinische Erstkontakte mit Kindern und Jugendlichen. Tübingen: edition diskord, S. 133-149
- Tschirhart Sanford L (1992): Das mißbrauchte Kind. Die Überwindung traumatischer Verletzungen. München: Heyne
- Wurmser L (2005): Psychoanalytische Behandlung – Trauma, Konflikt und „Teufelskreis". In: Egle UT, Hoffmann SO, Joraschky P (Hrsg.): Sexueller Missbrauch, Misshandlung, Vernachlässigung. Erkennung, Therapie und Prävention der Folgen früher Stresserfahrungen. 3. Aufl. Stuttgart: Schattauer, S. 517-529
- Youell B (2002): Vom Trauma genesen: Identifizierung mit dem „Okter-Monter" (Doktor-Monster). Schilderung der Psychotherapie eines 3 1/2-jährigen Jungen, der im Alter von zehn Tagen dem Tode nahe gewesen war. Anal Kinder Jugendlichenpsychother 116:531-552

4.16 Borderline-Risiken – Persönlichkeitsentwicklungsstörungen im Kindes- und Jugendalter

Annette Streeck-Fischer

Die Arbeit widme ich Barbara Diepold († 2000), deren Lebenswerk der Erforschung und Therapie von Borderline-Kindern galt.

1 Zum Begriff

1.1 Einleitung

Die Diagnose der Borderline-Störung ist im Kindes- und Jugendalter umstritten. Stattdessen wird von Borderline-Entwicklungsstörungen („development a borderline child to be"; Pine, 1986) oder Borderline-Risiken (Diepold, 1995) gesprochen – in der Vorstellung, ein Kind nicht bereits im frühen Alter auf eine tiefgreifende Pathologie und Persönlichkeitsstörung festzulegen. Die Frage, ob es überhaupt Borderline-Störungen im Kindes- und Jugendalter gibt (Bürgin und Meng, 2000), der kritische Verweis auf die Komplexität eines Störungsbildes, das nicht nur unter den Aspekten der Objektbeziehungen betrachtet werden sollte (Streeck-Fischer, 2000a), der Hinweis auf die multiplen Entwicklungsdefizite (Cohen et al., 1987) und die Kritik an der Unspezifität der psychodynamischen Betrachtung (Kernberg und Shapiro, 1990) verdeutlichen die Probleme im Umgang mit der Diagnose bei Kindern und Jugendlichen. Dem Borderline-Konstrukt wird vorgehalten, dass es mit einer Konfusion von deskriptiven, dynamischen und genetischen Ansätzen einhergehe (Kernberg und Shapiro, 1990). Außerdem werde die unmittelbare und aktuelle Realität des Kindes in der Borderline-Diagnose vernachlässigt.

1.2 Definition

Angesichts der anhaltenden Kontroverse zwischen Psychiatern und Psychoanalytikern, ob die Diagnose einer Borderline-Störung im Kindes- und Jugendalter angemessen ist, wird der Terminus Borderline-Risiko als diagnostische Kategorie bei Kindern und Jugendlichen gewählt, die Störungen zeigen, die der Borderline-Persönlichkeitsorganisation Erwachsener (O. Kernberg, 1979) oder auch der von Kindern und Jugendlichen (P. Kernberg et al., 2000/2001) zugeordnet werden können. Zur Störungsgruppe der Borderline-Risiken gehören Entwicklungsstörungen, die mit der narzisstischen, der Borderline- und der antisozialen Persönlichkeitsstörung im Erwachsenenalter vergleichbar sind. Es gibt auch Ansätze, sie als narzisstische Störungen (Britton, 2004) vom dünnhäutigen, dickfelligen und dem Als-ob-Typ zu bezeichnen. Charakteristisches Merkmal der Störungsgruppe der Borderline-Risiken ist die Polysymptomatik und die psychische Instabilität.

Es geht um Kinder und Jugendliche mit sog. Frühstörungen, strukturellen Störungen, Borderline-Entwicklungsstörungen, (komplexen) neurotischen Entwicklungsstörungen, chronischen posttraumatischen Entwicklungsstörungen, narzisstischen Störungen, dissozialen bzw. antisozialen Entwicklungsstörungen oder komplexeren Aufmerksamkeitsstörungen, die ein hohes Risiko aufweisen, im Erwachsenenalter eine Borderline-Störung bzw. eine Borderline-Persönlichkeitsorganisation zu entwickeln.

Verschiedene Bezeichnungen für Störungen vom Borderline-Typus
Frühstörungen
strukturelle Störungen
Borderline-Entwicklungsstörungen
(komplexe) neurotische Entwicklungsstörungen
chronische posttraumatische Entwicklungsstörungen
narzisstische Störungen
dissoziale bzw. antisoziale Entwicklungsstörungen
komplexere Aufmerksamkeitsstörungen

In der ICD-10 und dem DSM-IV werden diese Kinder und Jugendlichen den verschiedenen Klassifikationen der Verhaltens- und emotionalen Störungen mit Beginn in Kindheit und Jugend (F9), der neurotischen und Belastungs- und somatoformen Störungen (F4) und der Persönlichkeits- und Verhaltensstörungen (F6) zugeordnet. Charakteristisch ist in der Regel ihre Multimorbidität und der Schweregrad im multiaxialen Klassifikationsschema nach ICD-10 (Achse VI). Häufig liegen zusätzlich umschriebene Entwicklungsstörungen schulischer Fertigkeiten (F81) vor.

1.3 Borderline-Risiken – Vorläufer von Persönlichkeitsstörungen?

Obwohl die entwicklungspsychologische Forschung wiederholt bestätigt hat, dass es eindeutige Kontinuen in den Verhaltensweisen von Kindern, Jugendlichen und denen Erwachsener gibt, wird die Diagnose einer Borderline-Störung oder – genereller – einer Persönlichkeitsstörung im Kindesalter kaum und im Jugendalter bis zum Alter von 16 Jahren zurückhaltend vergeben. Entsprechend der ICD-10 sollte die Diagnose einer Persönlichkeitsstörung vor dem 16. – 17. Lebensjahr nicht geäußert werden, wenngleich eingeräumt wird, dass stabile und anhaltende Verhaltensmuster erstmals in der Kindheit auftreten. Im DSM-IV wird der Begriff der Persönlichkeitsstörung etwas großzügiger gehandhabt. Er darf auch für Kinder und Jugendliche verwendet werden, wenn sich bestimmte Persönlichkeitszüge pervasiv und persistent zeigen. Dies gilt auch für andere Persönlichkeitsstörungen. Allerdings darf die Diagnose einer antisozialen Persönlichkeitsstörung nicht vor dem 18. Lebensjahr verwendet werden.

Die Vorsicht bei der Diagnosestellung einer Persönlichkeitsstörung im Kindes- und Jugendalter ist darin begründet, dass den Klassifikationssystemen wie ICD-10 und DSM-IV eine Entwicklungsperspektive fehlt, die diagnostische Festlegungen und ggf. langfristige potentielle soziale Diskriminierungen vermeidet. So haben Verlaufsstudien ergeben, dass eine Borderline-Störung im Kindesalter nicht zwangsläufig mit einer Borderline-Störung im Erwachsenenalter einhergeht, allenfalls mit einer Persönlichkeitsstörung (Gudzer et al., 1996; Paris et al., 1999). Verlaufsstudien von Kindern und Jugendlichen mit antisozialen Entwicklungen sprechen für eine günstigere Prognose bei solchen, die in der frühen Adoleszenz auftreten (Moffitt, 1993).

P. Kernberg entwickelte ein Konzept von Persönlichkeitsstörungen im Kindes- und Jugendalter und verdeutlicht anhand von klinischen Evaluationen, dass bei einer solchen Charakterisierung zuverlässige Kriterien gefunden werden können (P. Kernberg et al., 2001). Sie beschreibt die narzisstische, die Borderline- und die antisoziale Störung im Kindes- und Jugendalter, die sie der Borderline-Persönlichkeitsorganisation (P. Kernberg, 1979) zuordnet. Ihre Aussagen bestätigen psychodynamische Konzepte, die ungünstige frühe Entwicklungsbedingungen als Ursache von Persönlichkeitsstörungen ansehen.
Auch der Strukturbegriff, der in der OPD-KJ (Operationalisierte Psychodynamische Diagnostik im Kindes- und Jugendalter) verwendet wird, impliziert, dass Störungen im Kindes- und Jugendalter dem Borderline-Niveau zugeordnet werden können (Arbeitskreis OPD-KJ, 2003). Danach ist die Struktur ein dauerhaftes, ganzheitliches Gefüge psychischer Dispositionen bzw. eine Disposition von Handlungs- und Erlebnisbereitschaften, die in jedem Lebensalter gegeben und von optimalen Anpassungsfähigkeiten und -notwendigkeiten der jeweiligen Altersstufe gekennzeichnet ist. Sie bildet sich aus der Repräsentanz der Interaktionserfahrungen mit der Umwelt.

2 Epidemiologie

Aufgrund der fehlenden diagnostischen Klassifikation einer Borderline-Störung im Kindes- und Jugendalter liegen keine Daten zur Vorkommenshäufigkeit vor. O. Kernberg (2000) geht davon aus, dass 10% der Gesamtpopulation eine Borderline-Persönlichkeitsorganisation aufweisen, die auch für das Kindes- und Jugendalter gelten kann. Im Erwachsenenalter wird die Prävalenz der Borderline-Persönlichkeitsstörung auf 2% geschatzt. In klinischen Populationen schwankt die Prävalenz zwischen 10 und 20%. Es gibt eine geschlechtsabhängige Prävalenz (Paris, 2000). Die Diagnose einer Borderline-Persönlich-keitsstörung wird überwiegend bei Frauen (75%) gestellt. Diepold (1995, 2005) hat eine Gruppe von 191 Kindern, von ihren Therapeuten mit einer Borderline-Entwicklungsstörung eingestuft, durch Clusteranalysen in sechs verschiedene Untergruppen unterteilt. Danach zeigen die weiblichen Probanden als deutliche kleinere Gruppe (depressive Kinder mit diskrepanter Entwicklung bzw. neurokognitiven Defiziten) eher gegen sich selbst gerichtetes aggressives und depressiv-anklammerndes Verhalten, während bei den Jungen externalisierendes Verhalten überwiegt. Die Prävalenz von narzisstischen Störungen liegt unter 1%, bei klinischen Populationen zwischen 2 und 16 %. Die Prävalenz für antisoziale Störungen (Störungen des Sozialverhaltens) im Kindes- und Jugendalter liegt bei männlichen Personen unter 18 Jahren zwischen 6 und 16 % (DSM-IV) und bei weiblichen zwischen 2 und 9 % (P. Kernberg et al., 2001).

3 Ätiologie

> **!** **Merke:** Persönlichkeitsstörungen sind durch überdauernde Muster inneren Erlebens und Verhaltens gekennzeichnet, die merklich von den Erwartungen der soziokulturellen Umgebung abweichen, durchgängig und unflexibel sind.

O. Kernberg (1999) weist mit dem Konzept der heterotypischen Kontinuität darauf hin, dass man eine Variable nicht auf dieselbe Weise zu verschiedenen Zeitpunkten der Entwicklung messen kann, um damit nach einer Stabilität über Entwicklungsperioden hinweg zu suchen. Ein Verhalten drücke sich in den unterschiedlichen Entwicklungsstadien unterschiedlich aus und habe unterschiedliche Bedeutungen (Kagan, 1989). Dies ist bei Persönlichkeitsentwicklungsstörungen und ihrem langfristigen Verlauf von hoher Bedeutung. Unter Einbeziehung von sechs basalen Persönlichkeitskomponenten (the basic six) wie Kognition, Affekten, Selbstrepräsentation, Objektrepräsentation, dem beobachtenden Ich und Empathie kommt die Arbeitsgruppe von P. Kernberg (2001) zu jeweils spezifischen Konstellationen, aus denen sich verschiedene Persönlichkeits-(Entwicklungs-)Störungen herleiten. Sie verweisen damit auf überdauernde Muster des Wahrnehmens, der Beziehungsgestaltung, des Fühlens und Denkens über die Umwelt und über sich selbst.

Die Persönlichkeit ebenso wie die Persönlichkeitsentwicklungsstörung sind das Ergebnis einer einzigartigen Geschichte von Wechselwirkungen zwischen konstitutionellen (genetischen) und biographischen (beziehungs- und lerngeschichtlichen) Faktoren (Herpertz et al., 2001). Es handelt sich um eine unauflösbare Verflechtung beider Anteile, sowohl der Biologie als auch der Umweltfaktoren in der Entwicklung der Persönlichkeit des Kindes.

Persönlichkeitsentwicklungsstörungen mit Borderline-Persönlichkeitsorganisation treten als Folge chronisch anhaltender Belastungen auf (Felitti et al., 1998: Adverse Childhood Experiences), die chronisch diffus sind (O. Kernberg, 1999: chronische Aggression) oder mit traumatischen Belastungen in Verbindung stehen.

- Die Kinder und Jugendlichen haben multiple psychosoziale Traumata erfahren wie Missbrauch, Misshandlung, Trennung, Verlust und Vernachlässigung u. a.
- Sie leben häufig unter ungünstigen sozioökonomischen Verhältnissen und sind mit Dissozialität, Alkoholismus und Gewalt konfrontiert (vgl. Weaver und Clum, 1993; Goldmann, 1993).

- Sie haben schwere Erkrankungen, Schmerz, operative Eingriffe, Neurodermitis, Asthma, Allergie, frühe Essstörungen, Frühgeburt, niedriges Geburtsgewicht, cerebrale Bewegungsstörungen, Missbildungen mit operativen Eingriffen erfahren, die als traumatische Belastungsfaktoren in der Entwicklung des Kindes gelten können (vgl. Saunders et al., 1993).
- Die Eltern und Großeltern leiden häufiger an körperlichen oder seelischen Erkrankungen, Suchterkrankungen, affektiven Erkrankungen insbesondere Depressionen, Persönlichkeitsstörungen wie Borderline-Störungen oder Psychosen bzw. versagen aus anderen Gründen bei der Übernahme elterlicher Funktionen (Gudzer et al., 1996; Paris et al., 1999).
- Traumatisierende Belastungen setzen nicht selten bereits in der Embryonalzeit ein und wirken sich schon dort auf die Hirnentwicklung aus, z. B. Substanzmittelmissbrauch der Mutter, frühe Versorgungsmängel.
- Adoption und Pflegschaft: Diese können das erhöhte Risiko, eine entsprechende Störung infolge der frühen Traumatisierungen zu entwickeln, nicht immer ausgleichen.
- Es finden Transmissionen traumatischer Erfahrungen von der ersten und zweiten Generation auf die dritte Generation statt.
- Schließlich spielen multiple kognitive Beeinträchtigungen, Teilleistungsstörungen und Aufmerksamkeitsstörungen eine wichtige Rolle bei den Borderline-Risiken (Bemporad et al., 1982, 1987; Towbin et al., 1993).

Untersuchungen zu Risikofaktoren der Borderline-Persönlichkeitsentwicklung und der antisozialen Entwicklung verweisen auf eine hohe Belastung mit realen Traumata Gudzer et al. (1996). Bei 70 – 90 % (Herman et al., 1989; Ogata et al.,1990; Marziali et al., 1992; Zanarini et al., 1997) der Borderline-Störungen im Erwachsenenalter konnten retrospektiv traumatische Belastungen in der Kindheit, insbesondere sexueller Missbrauch festgestellt werden (vgl. auch Driessen et al., 2002). Untersuchungen an straffällig gewordenen Jugendlichen (Steiner et al., 1997) verdeutlichen das hohe Maß an traumatischen Belastungen in ihrer Lebensgeschichte. Demgegenüber scheinen narzisstische Persönlichkeitsentwicklungsstörungen weniger eine Folge äußerer Belastungsfaktoren zu sein als vielmehr mit einem früh entgleisten Dialog der frühen Pflegeperson mit dem Kind zusammenzuhängen. Eltern werden eher als kalt, ohne Einfühlungsvermögen oder boshaft beschrieben. Gleichzeitig sind solche Kinder häufig hypersensibel und haben herausragende Fähigkeiten. Sie erhalten häufiger familiäre Delegationen als Hoffnungsträger, werden parentifiziert oder bekommen eine besondere soziale Stellung.

4 Klinische Manifestationen

4.1 Narzisstische Persönlichkeitsentwicklungsstörung

4.1.1 Definition

! **Merke:** Hauptmerkmal der narzisstischen Persönlichkeitsentwicklungsstörung ist ein tiefgreifendes Muster von Großartigkeit in Phantasie und Verhalten, ein ständiges Bedürfnis nach Bewunderung und ein Mangel an Einfühlungsvermögen. Die Anspruchshaltung und Selbstbezogenheit des Kindes und Jugendlichen ist anhaltend und intensiv, es fehlt das Erleben, wirklich gesehen und gemeint zu sein, das zu einer extremen Kränkbarkeit führt (P. Kernberg et al., 2001). Es liegt ein „grandioses Gefühl der eigenen Wichtigkeit" vor, ein Verlangen „nach übermäßiger Bewunderung" bei gleichzeitigem „Mangel an Empathie".

Die narzisstische Persönlichkeits-(Entwicklungs-)Störung wird im DSM-IV als Persönlichkeitsstörung aufgeführt, in der ICD-10 jedoch nur unter F60.8 „Sonstige spezifische Persönlichkeitsstörung" erwähnt.
Im DSM-IV wird der Beginn in das frühe Erwachsenenalter verlagert. Narzisstische Züge, die bei Heranwachsenden auftreten, werden als passagere Phänomene qualifiziert (vgl. narzisstisches Durchgangsstadium im Jugendalter). Narzisstische Entwicklungen im Kindesalter können in der ICD-10 nicht erfasst werden. Aus eigener klinischer Erfahrung und einer Pilotstudie zur ADHS (Aufmerksamkeitsdefizit- und Hyperaktivitätsstörung) ist ein Großteil der narzisstischen Störungen in dieser Störungsgruppe zu vermuten (80%).

4.1.2 Diagnostische Kriterien

- **Störungen in personalen Beziehungen:** Die zwischenmenschlichen Beziehungen sind ausbeuterisch, von hohen Erwartungen und extremer Kränkbarkeit gekennzeichnet. Jegliche an andere gerichtete Zuwendung löst massiven Neid und Rückzug von Beziehungen aus. Das narzisstische Kind sieht neidvoll auf andere, fühlt sich ungerecht behandelt und ständig zurückgesetzt.
- **Gefühle von Grandiosität und Wichtigkeit:** Solange ein grandioses Gefühl der eigenen Wichtigkeit vorherrscht, kann das Kind, der Jugendliche den anderen als unbedeutend abtun. Misslingt dies, kann es zu verbalen Beschimpfungen, Entwertungen sowie zu körperlichen Übergriffen kommen. Solche jungen Menschen knüpfen übertriebene Erwartungen an eine besonders bevorzugte Behandlung oder erwarten ein automatisches Eingehen auf die eigenen Ansprüche. Die Größenphantasien (z. B. Batman zu sein und fliegen zu können) haben zum Teil überwertigen Charakter und geraten gelegentlich in Psychosenähe. In der Adoleszenz bieten Ideologien (z. B. Rechtsextremismus, Gewalt) narzisstische Plomben für Größenphantasien. Uniformierungen (z. B. Punker-Outfit) stützen das fragile Größenselbst.
- **Körperliche Unruhe:** Narzisstisch gestörte Kinder und Jugendliche fühlen sich leicht von anderen bedroht oder verfolgt, was zu körperlicher Unruhe und innerer Aufregung führt, eine Symptomatik, die häufig mit ADHS verbunden ist. Zustände der Leere versuchen sie durch Unruhe und Hektik abzuwehren.
- **Unabhängigkeits- und Autonomiebedürfnis:** Abhängigkeit von anderen Menschen, Institutionen und Regeln wird nicht ertragen. Der Drang nach Unabhängigkeit manifestiert sich in oppositionellem Verhalten Eltern und Lehrern gegenüber oder in einer Alles-egal-Haltung.
- **Entwertung und Wut:** Erregung entlädt sich bei narzisstisch gestörten Kindern und Jugendlichen in massiver Entwertung oder in blinden Wutausbrüchen (vgl. Kohut, 1979) gegen andere Menschen oder auch gegen Sachen.

- Infolge ihrer Beziehungsstörung verfügen sie über eine **mangelnde Empathiefähigkeit.** Sie können sich nicht in den anderen hineinversetzen.
- **Gefühle des Misstrauens, der Beschämung sowie Demütigung** werden so groß, dass der Umgang mit anderen vermieden wird und sich der Betroffene in seiner Einmaligkeit verkannt fühlt und sich zurückzieht.
- **Realitätsverleugnungen und -verzerrungen:** Bei einer gestörten Wahrnehmung von sich selbst und anderen werden eigene Anteile auf andere projiziert und dort bekämpft. Kurzfristige psychotische Episoden (oft im Zusammenhang mit Größenphantasien) sind möglich.
- **Besondere Begabungen und Lerndefizite:** Narzisstisch gestörte Kinder und Jugendliche bemühen sich, vor anderen zu brillieren und sie mit Ideen, Konzepten für sich zu gewinnen. Ihr angelesenes Wissen ist oft ausgestanzt bei gleichzeitig großen altersunangemessenen Wissenslücken. Zumeist finden sich Lerneinschränkungen, Lernunfähigkeiten, weil schneller Erfolg und Anerkennung gesucht wird bzw. Teilleistungsschwächen vorliegen.
- **Höhere soziale Angepasstheit:** Infolge des grandiosen Selbstkonzepts, das ein als minderwertig erlebtes und daher schambesetztes Selbst verbirgt, verfügt der narzisstisch gestörte junge Mensch über eine größere Kohäsion des Selbst, das eine höhere soziale Anpassung, eine größere Arbeitsfähigkeit sowie eine bessere Impulskontrolle und Angsttoleranz ermöglicht.

4.2 Borderline-Entwicklungsstörung

4.2.1 Definition

> **!** **Merke:** Hauptmerkmal der Borderline-Entwicklungsstörung ist ein tiefgreifendes Muster an Instabilität in zwischenmenschlichen Beziehungen, im Selbstbild und in den Affekten sowie von deutlicher Impulsivität.

Diepold (1994) hat unter Verwendung von DSM-III-R-Kriterien für erwachsene Patienten versucht, vergleichbare Kategorien für das Kindes- und Jugendalter zu entwickeln. Sie nennt als kennzeichnend für Borderline-Entwicklungsstörungen die diskrepante Entwicklung, die Selbstwertstörung, Wut und Destruktion, Vernichtungs- und Trennungsangst, eingeschränkte Kontakte und Bindungen sowie Selbstschädigungen.

4.2.2 Diagnostische Kriterien

Ebenso wie bei den Erwachsenen ist die Symptomatik der Borderline-Kinder und -Jugendlichen äußerst vielfältig und wechselnd.

Folgende Merkmale zeigen Kinder und Jugendliche mit Borderline-Entwicklungen:

- **Diskrepante Entwicklung:** Borderline-Kinder/-Jugendliche können zwischen verschiedenen Entwicklungsniveaus oszillieren. Sie machen den Eindruck altersgemäßer Entwicklung, können aber abrupt auf ein kleinkindhaftes oder auch psychosenahes Niveau mit bizarrem Denken, starken Verhaltensauffälligkeiten und überwältigender Angst regredieren. Sie können auch zwischen unterschiedlichen Ich-Selbst-Zuständen (gutes Kind – böses Kind oder aggressiv – depressiv) wechseln und dadurch unterschiedliche Bilder von sich in anderen deponieren;
- **Störung der Realitätsprüfung:** Sie neigen zu projektiven Verzerrungen (bis ins Wahnhafte), Realitätsverleugnungen und -ausblendungen. Die Fähigkeit zur Realitätswahrnehmung bleibt trotz regressiver und mikropsychotischer Episoden bestehen. Die Regression auf psychotisches Niveau ist kein passiver Zerfall, sondern eine vorübergehende und reversible Coping-Strategie zur Bewältigung der auslösenden Konfliktsituation;
- **Störung der Aggressivität und Impulsivität:** Borderline-Kinder/-Jugendliche zeigen mangelnde Frustrationstoleranz und reagieren auf Nichterfüllung ihrer Bedürfnisse mit Wutausbrüchen. Das aggressiv-destruktive Verhalten tritt ungesteuert auf und ist kaum sozial zu integrieren. Aggression dient als Verteidigungsmaßnahme bei Angst und Bedrohung. Aufmerksamkeitsdefizit-/Hyperaktivitätsstörung mit Impulsivität ist eine häufige Begleitdiagnose bei Borderline-Kindern/-Jugendlichen. In der Adoleszenz werden Alkohol und Drogen als selbstregulierende Mittel bei mangelhafter innerer Steuerung verwendet;
- **Autoaggression/Selbstschädigung:** Gefahren in der äußeren Umwelt können nicht angemessen wahrgenommen (es fehlt die Ich-Funktion der Signalangst), Konsequenzen von Handlungen können nicht gesehen werden. Die Wahrnehmung von Körpersensationen fällt den Kindern/Jugendlichen schwer. Sie neigen zu Unfällen und/oder Selbstverletzungen. Kinder neigen zum Pulen, Wimpern-, Nägel-, Haareausreißen, während Jugendliche sich ritzen, schneiden, verbrennen. Die mutwillige Selbstbeschädigung hat verschiedene Funktionen im Sinne der Selbsthilfe und -regulierung oder als Dissoziationsstopp;
- **Multiple (frei flottierende, diffuse) Ängste oder vollkommene Ausschaltung der Angst:** Es besteht eine unzureichende Fähigkeit zur Angstbewältigung. Die Ängste lösen massive Orientierungslosigkeit und Verwirrungszustände aus und münden in unterschiedliche Selbstzustände;
- **Störung der Sexualität** mit bizarren, sadomasochistischen Phantasien, keine Phasendominanz der Triebentwicklung, ggf. altersunangemessene sexualisierte Verhaltensweisen (vgl. Rohde-Dachser, 1995: strategischer Ödipuskomplex);
- **Gestörtes Identitäts- und Selbstgefühl:** Es besteht eine Unfähigkeit, einen Zustand der Selbstkohäsion zu erhalten. Sie schwanken zwischen Größen- und Minderwertigkeitsgefühlen. Zur Kompensation des niedrigen Selbstgefühls neigen sie zur Flucht in realitätsferne oder Größenphantasien;
- **Spaltungsmechanismen in Bezug auf das Selbst und die Objekte** führen zur Aufteilung der Welt, der Objekte und des Selbst in gut und böse. Spaltungen in vordergründig angepasstes Selbst und unintegrierte, unsozialisierte Selbstanteile führen zu einer falschen Selbstentwicklung, zur Mimikry-Entwicklung[1], in der Kindheit, die in der Adoleszenz in die Gut-Böse-Spaltung der Borderline-Störung überwechseln können;

---

[1] *Mimikry bedeutet eine vordergründiger Anpassung und Angleichung an die Umwelt zum eigenen Schutz. Im Tierreich dient Mimikry als Schutz vor Bedrohung (z.B. die harmlose Fliege, die äußerlich wie eine Wespe aussieht).*

4

- **Übertriebene Abhängigkeit von äußeren Objekten:** Die Auswahl der Personen ist bedürfnisorientiert und auswechselbar. Trennungen steigern die Angst. Unter strukturierten Bedingungen können sich einige dieser Kinder/Jugendlichen unauffällig verhalten. Bei Zurückweisung reagieren sie mit extremer Angst, heftiger Wut und bizarrem Denken;
- **Kontaktprobleme mit Gleichaltrigen:** Infolge ihres ungesteuerten Verhaltens haben sie massive Kontaktprobleme mit Gleichaltrigen, häufig sind sie bereits ab der Kindergartenzeit Außenseiter und Buhmann;
- **Schulschwierigkeiten und soziale Anpassungsstörung:** Konzentrations- und Teilleistungsstörungen, unspezifische neurologische Auffälligkeiten. Diskrepanz zwischen Interessen bzw. Begabungen und den tatsächlichen kognitiven Potentialen;
- **Funktionelle Beschwerden**, z. B. Enuresis, gestörte Motorik, Essstörung, Schlafstörung, Sprachstörung;
- **Störung der Affektregulation** mit Schwierigkeiten, Gefühle und Affekte genau zu unterscheiden und angemessen auszudrücken, narzisstische Wutausbrüche oder Gefühle der Leere, des Nichts, die nicht ertragen werden können und mithilfe von Thrillerlebnissen und Drogen abgewehrt werden;
- **Suizidversuche, Anorexie/Bulimie, Suchtmittelabusus, Zwangsrituale, Konversionsstörungen und Agora- oder Klaustrophobie, Gewaltverhalten**
- **Die mangelnde Integration von guten und bösen Selbstobjekten** führt zu einem sadistischen Über-Ich und zu einem unerreichbaren Ich-Ideal. Es liegen Störungen in der Differenzierung zwischen Selbst und Objekt, zwischen Realität und Phantasie, zwischen Zeitdimensionen, Vergangenheit, Gegenwart und Zukunft vor: Die schwere Störung der Symbolisierungsfähigkeit geht mit mangelnden Fähigkeiten der Introspektion und Reflexion einher. Es kommt zu einer konstanten Infiltration der sekundär prozesshaften Denkfunktionen durch Primärprozesse;
- **Primitive Abwehrmechanismen** wie projektive Identifikation, Spaltung, Idealisierung, anhaltende Verneinung und Verleugnung **dominieren**. Die Regulations-, Coping-, Anpassungs- oder Abwehrmechanismen sind entweder starr und archaisch (psychotischer Pol) oder fragil, labil und fluktuierend (atypisch neurotischer Pol).

! **Merke:** Charakteristische Merkmale für Borderline-Risiken bei Kindern und Jugendlichen sind die Polysymptomatik und die Instabilität der Beziehungen. In der deskriptiven Diagnostik der ICD-10 werden sie eher selten unter den Persönlichkeitsstörungen vom Borderline-Typ klassifiziert, sondern erhalten mehrere andere Diagnosen.

4.3 Antisoziale bzw. dissoziale Persönlichkeitsentwicklungsstörung

4.3.1 Definition

! **Merke:** Hauptmerkmal der antisozialen Störung ist eine Missachtung sozialer Verpflichtungen und Regeln, ein Mangel an Gefühlen für sich und andere und eine ausgeprägte Gewaltneigung. Zwischen dem Verhalten und den herrschenden sozialen Normen besteht eine erhebliche Diskrepanz.

Das Verhalten erscheint durch Erlebnisse einschließlich Bestrafung nicht änderungsfähig. Es besteht eine geringe Frustrationstoleranz und eine niedrige Schwelle für aggressives, auch gewalttätiges Verhalten, eine Neigung, andere zu beschuldigen oder vordergründige Rationalisierungen für das eigene Verhalten anzubieten, das die betreffende Person in einen Konflikt mit der Gesellschaft bringt. Es liegt ein Unvermögen vor, längerfristige Beziehungen einzugehen, oftmals besteht aber keine Schwierigkeit, Beziehungen aufzunehmen.

4.3.2 Diagnostische Kriterien

Es handelt sich um eine heterogene Gruppe. Im DSMIV und in der ICD-10 werden Störungen des Sozialverhaltens mit Beginn in der Kindheit, die eine deutlich schlechtere Prognose haben, und solche mit Beginn in der Jugend unterschieden (Moffitt, 1993). Es wird nach nicht sozialisierten aggressiven, einzelgängerisch-aggressiven und undifferenzierten Formen der antisozialen Störung unterschieden, die der psychopathischen Gruppe (vgl. Herpertz und Habermeyer, 2004) zugeordnet werden. Zu einer größeren Gruppe gehören sozialisierte aggressive Patienten, die in einem gewissen Maß zu Bindungen fähig sind (van der Kolk und Streeck-Fischer, 2002). Sozialisierte antisoziale Jugendliche verhalten sich u.a. antisozial um Zugang zu bestimmten Gruppen zu finden. Anhand der Psychopathy-Checkliste (Hare; deutsche Übersetzung: Sevecke et al., 2005) finden sich Kriterien, die es ermöglichen, bereits im Jugendalter eine Differenzierung zwischen sog. psychopathischen antisozialen und anderen antisozialen Störungen zu treffen (P. Kernberg et al., 2001).

- **Als-ob- oder Mimikry-Beziehungen, Lügen, Pseudologia phantastica (Dithrich, 1991), Betrügen:** In strukturierten und überschaubaren Situationen sind sie häufig vordergründig gut angepasst und zeigen unter desorganisierenden Bedingungen antisoziales Verhalten. Ihre Beziehungen sind unbeständig und affektflach. Ihr Auftreten ist falsch (Winnicott, 1965: falsches Selbst[2]), chamäleon- oder als-ob-haft. Ihre unsozialisierten Selbstanteile versuchen sie Erwachsenen gegenüber zu verbergen, indem sie auf wiederholtes Lügen, Betrügen oder unwahre Geschichten zurückgreifen. Sie leben ein Doppelleben. Infolge der bis zum Ende der Latenz von äußeren Personen abgestützten Entwicklung (vgl. Pseudolatenzorganisation) wird das Ausmaß der antisozialen Entwicklung erst in der Adoleszenz deutlich. Durch die innere und äußere Ablösung von den primären Objekten wird jetzt erkennbar, inwieweit steuernde Objekte internalisiert wurden.
- **Destruktivität gegenüber fremdem Eigentum, Stehlen.** Sie zeigen Lust am Zerstören von fremdem Eigentum. Sie stehlen, um ihre Bedürfnisse unmittelbar zu befriedigen, oder sehen dabei nur ihren eigenen Vorteil.

---

[2] *Winnicott hat verschiedene Formen des falschen Selbst beschrieben; vom falschen Selbst, über das jeder verfügt, in dem er seine verbindlichen Seiten zeigt bis hin zur frühen als-ob-haften Anpassung. In der Regel wird das falsche Selbst im Zusammenhang mit depressiven Entwicklungen verwendet.*

4

- **Grausamkeit gegenüber Personen und Tieren.** Sie können Kinder und Tiere quälen und dabei Spaß empfinden. Sie können in schwere und ungebremste Wutausbrüche geraten.
- **Mangel an Empathie.** Sie zeigen kein Mitgefühl für andere und erscheinen kalt.
- **Verantwortungslosigkeit.** Ihr Verhalten ist von einer durchgängigen Verantwortungslosigkeit und fehlender Reue gekennzeichnet. Es fehlt ihnen ein Schuldbewusstsein. Sie zeigen sich ausbeuterisch, manipulativ und parasitär.
- **Kriminelle Handlungen.** Sie verüben kriminelle Handlungen, z. B Raub, Erpressung, Brandstiftung.
- Sie zeigen ausgeprägte **Lern- und Leistungsprobleme.**
- Die Symptomatik ist immer eine **Handlung gegen die gültigen sozialen Normen und Werte.** Somit trägt die Symptomatik zur Zerstörung sozialer Beziehungen bei, die auf der Basis von gegenseitigem Vertrauen und Glauben aufgebaut sind. Weitere Symptome sind extremes Streiten, Tyrannisieren, Schulschwänzen oder Weglaufen von zu Hause.

Davon abzugrenzen sind Kinder und Jugendliche, die antisoziales Verhalten als Symptom eines neurotischen Konflikts entwickeln. Hier scheint sich das antisoziale Verhalten auf ein einzelnes antisoziales Verhalten zu begrenzen. Es verweist auf innerpsychische Konflikte, die im Rahmen einer Exploration deutlich werden.

5 Störungsmodelle

5.1 Persönlichkeitsfaktoren – biologisch genetische Faktoren

Bisher wurden übergreifende Modelle für Prädiktoren von Persönlichkeitsstörungen weder formuliert noch empirisch entwickelt. Vielen erscheint ein multifaktorielles ätiologisches Modell der Borderline-Entwicklungsstörung am besten geeignet, die Komplexität der Psychopathologie zu erfassen. So wird zumeist angenommen, dass Borderline-Symptome und ihre komorbiden Manifestationen das Endprodukt einer komplexen Mixtur von Temperament, schwierigen Kindheitserfahrungen und subtilen Formen neurologischer und biochemischer Dysfunktionen sind. Einzelne negative Erfahrungen könnten – so Rutter (1983) – hier nur schwache Prädiktoren für diese Psychopathologie sein. Zelkowitz et al. (2001) meinen, dass Umgebungsrisiken und biologische Vulnerabilitäten bei der Entwicklung von Borderline-Störungen im Kindesalter eine Rolle spielen. Sie halten Kindheitstraumata als eine begleitende, jedoch nicht notwendige Bedingung für eine Borderline-Pathologie. Petti und Vela (1990) und Chethik (1989) betonen ebenfalls die Verbindung von biologischen und psychischen Risikofaktoren. Paris et al. (1999) nehmen an, dass die Ätiologie von Borderline-Störungen abhängig sei

1. von der frühen Pflegeperson-Kind Interaktion,
2. von den biologischen Bereitschaften und
3. den äußeren Stressoren.

Bereitschaften, eine Borderline-Pathologie zu entwickeln, können danach durch neurobiologische und neurophysiologische Marker identifiziert werden, wie Defizite in den exekutiven Funktionen des Frontallappens (z. B. Impulsivität, kognitive Inflexibilität und Perseveration (Paris et al., 1999; Resch et al., 1999).

Die genetische Forschung betont demgegenüber die Bedeutung von Temperament-Eigenschaften und daraus sich möglicherweise entwickelnder Persönlichkeitsstörungen. Persönlichkeitsfaktoren höherer Ordnung werden als zentrale Determinanten angesehen für die sich entwickelnde Struktur des Säuglings, ob im Normalfall oder auch im Fall früher psychischer Belastungen. Mit dem siebendimensionalen psychobiologischen Modell (Cloninger et al., 1994), das Faktoren wie Schadenvermeidung, Neugierverhalten (novelity seeking), Belohnungsabhängigkeit, Beharrungsvermögen, Selbstlenkungsfähigkeit, Kooperativität und Selbsttranszendenz einschließt, können, bezogen auf die jeweilige Persönlichkeitsstörung, charakteristische Merkmale benannt werden. Die antisoziale Persönlichkeitsstörung wäre beispielsweise gekennzeichnet von der mangelnden Bereitschaft zur Schadensvermeidung, verstärktem Neugierverhalten, mangelnder Kooperativität usw. Diese Modelle gehen u. a. von basalen Motivationssystemen menschlichen Verhaltens aus (Gray, 1975), dem *behavioral activation system* (approach) und dem *behavioral inhibition system* (avoidance). Das *behavioral activation system* geht mit Verhaltensaktivierung durch die Aussicht auf Belohnung und neuartige Stimuli einher, während das Inhibitionssystem zu Verhaltenshemmung bei Angst vor Bestrafung und anderen Befürchtungen führt.

Abbildung 1: Merkmale aus der Störungsgruppe der Borderline-Persönlichkeitsorganisation

Borderline-Störung	*Narzisstische Störung*	*Antisoziale Störung*
• instabile, rasch wechselnde Objektbeziehungen	• labile Stabilität durch Größenselbst, ggf. negative Identität	• vordergründig angepasstes Verhalten, Mimikry
• fremd-, selbstdestruktives Verhalten	• blinde Wut mit destruktivem Verhalten	• Impulsivität
• Impulsivität	• Reizbarkeit	• mangelnde Problemlösestrategien
• mangelnde Problemlösestrategien	• Wechsel zwischen Kälte und extremer Kränkbarkeit	• multiple Identitäten, Als-ob-Identität
• Identitätsstörung	• verminderte und erhöhte Angstbereitschaft	• Gefühlsarmut, mangelnde Empathie
• instabile Affekte, Reizbarkeit erhöhte Reagibilität		• pathologische Angstfreiheit
• verminderte Angsttoleranz		

5.2 MCDD (Multiple Complex Developmental Disorder) und neurobiologische Faktoren

Cohen und andere Autoren betonen, dass Kinder mit einer Borderline-Pathologie auch organische Beeinträchtigungen zeigen. Ihre Störung wird mithilfe eines Modells chronischer Bereitschaft zur Überlastung verstanden, die auf die biologische Vulnerabilität hinweisen soll. Kinder mit dieser Pathologie haben neuropsychologische Defizite im Denken, Fühlen und Handeln. Ihre organischen *soft signs* (Hinweise auf leichte Hirnfunktionsstörungen) werden in Lernstörungen, Aufmerksamkeitsstörungen, abnormen EEGs und Beeinträchtigungen der akustischen Informationsverarbeitung erkennbar (Lincoln et al., 1998; Petti und Vela, 1990; Andrulonis et al., 1980; Ab-Dab'Bagh et al., 2001; vgl. auch Chethik, 1989).
Cohen und Mitarbeiter schlugen 1985 den Begriff der multiplen und komplexen Entwicklungsstörung (MCDD – Multiple Complex Developmental Disorder) anstelle der Borderline-Störung vor, um auf die Komplexität der Beeinträchtigungen hinzuweisen. Cohen (1987) betont, dass diese Kinder persistierende Entwicklungsdeviationen aufweisen. Die Störungen beziehen sich auf fünf Sektoren (Ad-Dap' Bagh et al., 2001; Bemporad et al., 1982, 1987; Towbin et al., 1993):

- kognitive Prozesse: Schwierigkeiten, Realität und Phantasie zu trennen, und Probleme im rationalen und sequentiellen Denken
- soziale Beziehungen: Isolation von Gleichaltrigen, wechselnde Gefühle, Überempfindlichkeit, Unempfindlichkeit
- Angstregulation
- Hirnreifung: *soft signs*, ungleiche motorische Entwicklung
- Aktivitäts- und Aufmerksamkeitsregulation

Der Hinweis auf die Komplexität der Entwicklungsstörungen in der kognitiven und sensomotorischen Entwicklung bei Borderline-Risiken ist wichtig, da aus der psychoanalytischen Perspektive diese Störungen häufig nicht genügend beachtet werden (Streeck-Fischer, 2006). Es handelt sich um Entwicklungsblockierungen mit Beeinträchtigungen nicht nur in der emotionalen, sondern auch in der sensorischen und kognitiven Informationsverarbeitung, die unfokussierte und unpassende Reaktionen auf andere zur Folge haben. Wenn beispielsweise die Schmerzwahrnehmung und -verarbeitung blockiert ist, kann auch kein Mitgefühl für den anderen entstehen.
Die sog. organischen *soft signs* (z. B. multiple Teilleistungsschwächen) werden zumeist als biologisch oder genetisch vorgegebene Risikofaktoren für die Entwicklung von Borderline-Risiken gesehen. Diese Betonung genetisch-biologischer Belastungen vernachlässigt den Umstand, dass ungünstige Ausgangsfaktoren auf Seiten des Kindes zwar als Ursache für ein labilisiertes Mutter-Kind-System gelten können, in dem sich pathologische Interaktionszirkel entwickeln. Jedoch haben verschiedene Untersuchungen (z. B. Esser et al., 1993) gezeigt, dass der Mutter in ihrer Funktion als psychoneurobiologischer Regulator (vgl. Hofer, 1996) eine hohe Bedeutung zukommt, solche Belastungen zu relativieren, wenn nicht gar auszugleichen.
Es gibt mittlerweile eine Reihe von Hinweisen, dass diese komplexen Störungen Folge der frühen gestörten, ggf. auch traumatisierenden Mutter-Kind-Beziehung sind (Olson et al., 2002; Laucht et al., 2002; Desantis et al., 2004), was bedeutet, dass sie nicht immer anlagebedingt sind. Die breiten Störungen in der sensomotorischen Integration (Lateralisierungsstörung, Störung der Hemisphärendominanz, Störungen im taktilen Bereich, weitere Wahrnehmungsstörungen) entsprechen Beeinträchtigungen in der Hirnentwicklung (Streeck-Fischer, 2006). Schore (2002) spricht von einer Entwicklungsstörung der rechten Hemisphäre, die die inneren Arbeitsmodelle „aufbewahrt".
Mangelhafte rechts-/linkshemisphärische Verbindungen werden mit der gestörten Fähigkeit, sich sprachlich mitzuteilen, verbunden. Die mangelnde Fähigkeit, aus Erfahrungen zu lernen, wird mit einer gestörten Hippocampus-Tätigkeit durch verstärkte Aktivierung des limbischen Systems erklärt (Perry und Polard, 1998).

5.3 Bindungsmuster und Borderline-Risiken

Frühe Bindungen schaffen eine innere Landkarte von der Welt (Bowlby, 1980). Die daraus resultierenden Arbeitsmodelle entscheiden darüber, welche Bilder das Kind von sich selbst und seinen Pflegepersonen hat und der Art, wie es in der Welt zugeht. Diese inneren Bilder der Welt sind zusammengesetzt aus kognitivem und affektivem Wissen über die Welt (Crittenden, 1995). Gefühle (z. B. das subjektive Wissen) fungieren als Übersetzer für die gegenwärtige Situation, indem sie dabei helfen, die gegenwärtige Erfahrung mit der vergangenen Erfahrung zu vergleichen. Gefühle werden durch kognitives Verstehen dessen, was passiert, moduliert, so dass flexible Antworten möglich werden. Deshalb sind beide wichtig, Gefühle und Kognition, Kinder, die nur kognitive Schemata benutzen und keinen Kontakt zu ihren Gefühlen haben, sind ebenso gestört wie die, die nur mit Gefühlen reagieren.

Wenn Kinder unkontrollierbarem Stress ausgesetzt sind und die Pflegeperson die Funktion nicht übernimmt, Erregung auszugleichen, wie das bei Kindern der Fall ist, die beispielsweise familiärer Gewalt ausgesetzt sind, wird das Kind unfähig sein, Erfahrungen in einer kohärenten Form zu organisieren und zu kategorisieren. Cicchetti und Beeghly (1987) haben gezeigt, dass 80 % der traumatisierten Kinder desorganisierte Bindungsmuster haben. Das bedeutet, dass sie weder ihre emotionalen Zustände regulieren können, noch dass sie fähig sind, sich auf andere zu verlassen, die ihnen helfen könnten. Sie antworten mit frühen Antwortmustern auf Bedrohung wie Kampf-Flucht-Reaktionen, die zur Folge haben, dass die Kinder neue Informationen nicht integrieren können und dazu neigen, wichtige Aspekte ihrer Erfahrungen zu ignorieren.

Frühe Bindungsmuster haben ausgeprägte Wirkungen auf die gesamte Lebensentwicklung, da sie die Fundamente setzen, wie Information prozessiert wird (Crittenden, 1995; Ainsworth, 1985). Sichere Kinder sind in der Lage, sich auf ihre Gefühle und ihre Gedanken zu verlassen, die ihnen helfen, ihre Reaktionen in jeglicher Situation zu gestalten. Sie haben gelernt, ihre Gefühle und ihr Denken zu integrieren. Ihre Erfahrung, verstanden zu werden, gibt ihnen das Selbstvertrauen, sich kompetent zu fühlen, und, sobald sie nicht wissen, wie sie mit schwierigen Situationen umgehen sollen, andere zu finden, die ihnen helfen, damit umzugehen. Sicher gebundene Kinder lernen ein komplexeres Vokabular, um ihre Gefühle auszudrücken (z. B. Hass, Ekel und Ärger), und verbringen mehr Zeit damit, physiologische Zustände wie

Hunger und Durst zu beschreiben als misshandelte Kinder. Dies versetzt sie in die Lage, über ihre Gefühle zu kommunizieren oder wirksame Antworten zu formulieren.

Wenn Pflegepersonen außergewöhnlich inkonsistent, frustrierend, gewalttätig, intrusiv oder auch vernachlässigend sind, werden Kinder unerträglichem Stress ausgesetzt, ohne das Gefühl zu haben, dass die äußere Umgebung sie davon befreien könnte. Ohne die Erfahrung, sich auf ihre Pflegepersonen verlassen zu können, erleben diese kleinen Kinder exzessive Angst, Wut und Bedürfnisse nach Zuwendung. Diese Gefühle können so extrem sein, dass sie dissoziative Zustände oder auch autoaggressives Verhalten in Gang setzen. Die verängstigten, außer sich geratenen und erregten Kinder lernen zu ignorieren, was sie fühlen (ihre Gefühle) oder was sie wahrnehmen (ihre Kognitionen) (Crittenden, 1995). Sie sind nicht in der Lage, ihre Pflegeperson dazu zu bringen, ihnen Sicherheit und Wohlbefinden zu vermitteln.

Deshalb greifen sie auf innere Erfahrungen zurück, um ihre Erregungsniveaus zu modulieren. Diese Lösungen werden grob als vermeidend, ängstlich-ambivalent und chaotisch klassifiziert. Vermeidende Kinder ignorieren ihren Disstress und ihre Wünsche und richten ihre Bedürfnisse extrem nach den äußeren Bedingungen aus. Indem sie in der Lage sind, ihren Disstress auszublenden, schützen sie sich gegen weitere Verletzungen. Sie neigen dazu, ein falsch positives Äußeres (falsches Selbst, vgl. Mimikry-Entwicklung: antisoziale Entwicklung) zu zeigen, das aber nicht damit verbunden ist, was mit ihnen innerlich geschieht. Als Folge dessen sind sie nicht imstande, eine Sprache zu entwickeln, die ihre Gefühle beschreibt, und sie bleiben ohne Beziehung zu dem, was sie fühlen. An der Oberfläche erscheinen sie unabhängiger als andere, aber in Wirklichkeit sind sie unfähig, Freundschaften zu entwickeln und Intimität zu erleben.

Im Gegensatz zu vermeidend-gebundenen Kindern neigen ängstlich-ambivalente Kinder dazu, sich auf ihre Gefühle zu verlassen, ohne an die Folgen ihrer Aktionen zu denken. Verwirrt über das, was sie wahrnehmen, beziehen sie sich auf ihre Gefühle mit der Folge, nicht in der Lage zu sein, über die Bedeutung ihrer Erfahrungen nachzudenken. Dies führt dazu, dass sie sozial isoliert sind. Im Gegensatz zu den vermeidend-gebundenen Kindern suchen sie anhaltend nach sozialer Unterstützung, neigen aber dazu, ihre missbräuchlichen oder ambivalent verstrickten Beziehungen fortzusetzen (Borderline-Störung) und sich unverstanden und schlecht behandelt zu fühlen. Logische Argumente haben in der Regel wenig Effekt auf ihre Erwartungen.

5.4 Zur operationalisierten psychodynamischen Diagnostik im Kindes- und Jugendalter (OPD-KJ)

Die Strukturachse der OPD-KJ (Operationalisierte Psychodynamische Diagnostik von Kindern und Jugendlichen), die sich auf psychodynamische Konzepte bezieht, unterscheidet verschiedene Entwicklungsniveaus. Danach bewegen sich die Persönlichkeitsentwicklungsstörungen in der Strukturachse vorwiegend auf einem gering integrierten Niveau, ggf. mit passageren Dekompensationen auf einem desintegrierten Niveau (vorwiegend Borderline- und antisoziale Störungen), teilweise auch auf einem mäßig integrierten Niveau (vorwiegend narzisstische Störungen). In der Konfliktachse geht es vornehmlich um Autonomie-Abhängigkeits-Konflikte, bei narzisstischen Störungen um Selbstwertkonflikte.

In der Beziehungsachse ist unflexibles, beziehungsvermeidendes oder instabil verstricktes Verhalten zu beobachten. In der Achse Behandlungsvoraussetzungen ist der Mangel an Eigenmotivation und Ressourcen auffällig. Die OPD-KJ bietet eine gute diagnostische Basis für das Erfassen von Persönlichkeitsentwicklungsstörungen – unabhängig von der vorherrschenden Symptomatik. Hier ist zu erwarten, dass weitere Forschung zunehmend valide und reliable diagnostische Einschätzungen für diese Störungsgruppe ermöglichen wird.

OPD-Diagnostik mithilfe der Achsen
Beziehung: instabil beziehungsvermeidendes oder instabil verstricktes Verhalten
Konflikt: Autonomie-Abhängigkeits-Konflikt, Selbstwertkonflikt
Struktur: desintegriert > gering integriert > mäßig integriert
Behandlungsvoraussetzungen: Mangel an Eigenmotivation

5.5 Psychodynamische Modelle

Anna Freud (1956/1960) hat zwischen neurotischen Störungen und Entwicklungsstörungen unterschieden. Sie führt mehrere Kriterien an, die Entwicklungsstörungen kennzeichnen: Die Kinder und Jugendlichen regredieren tiefer und zeigen massivere Entwicklungsstillstände. Sie neigen dazu, die Libido von der Objektwelt zurückzuziehen und sie auf den Körper oder das Selbst zu wenden. Sie können sich von ihren Bezugspersonen nicht trösten lassen. Sie zeigen instabile Ich-Grenzen. Die Realitätsprüfung und die synthetische Funktion des Ichs versagen. Man findet ein Vorherrschen primitiver Abwehr, primär prozess-

Abbildung 2: Bindungs- und Reaktionsmuster bei Borderline-Risiken

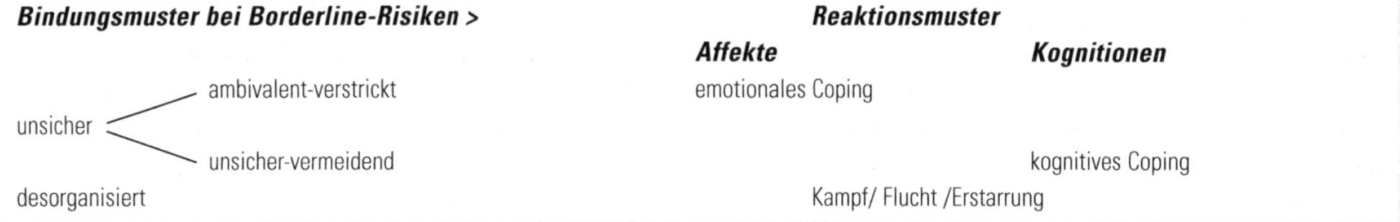

haftes und konkretistisches Denken sowie instabile Grenzen zwischen Ich und Es.

Pine (1986) beschreibt verschiedene Formen der Borderline-Risiken bei Kindern und Jugendlichen. Er unterscheidet höhere und niedrigere Niveaus der Störung sowie verschiedene Typen von Borderline-Pathologie bei Kindern und Jugendlichen wie wechselnde Ebenen der Ich-Organisation, interne Desorganisation in Antwort auf äußere Desorganisation, chronische Ich-Devianz, inkomplette Internalisierung einer Psychose, Ich-Einschränkung, schizoide Persönlichkeit sowie Spaltung in gute und böse Bilder von sich selbst und von anderen. Pine hat damit unterschiedliche Formen der Persönlichkeitsentwicklungsstörungen im Kindes- und Jugendalter (Cluster A und B nach DSM-IV) beschrieben. Er nimmt Ansätze vorweg, die sich von dem Borderline-Konzept insoweit lösen, als sie sich an der Strukturbildung orientieren (vgl. OPD-KJ). Andere – z.B. auch kognitive – Entwicklungsprozesse lässt Pine jedoch unberücksichtigt.

Borderline-Störungen nach Pine (1986)

Störungen vom *upper border* und *lower border*

- wechselnde Ebenen der Organisation (z. B kleinkindhaftes im Wechsel mit altersentsprechendem Verhalten oder Wechsel zwischen aggressivem und depressivem Verhalten)
- innere Desorganisation in Antwort auf äußere Desorganisation (ausreichende Steuerung ist unter strukturierten und kontrollierten Bedingungen gegeben)
- chronische Ich-Devianz (z.B. chron. Realitätsverzerrungen)
- inkomplette Internalisierung einer Psychose (z. B. Verinnerlichung von psychotischen Anteilen der kranken Mutter)
- Ich-Einschränkung
- schizoide Persönlichkeit
- Spaltung in ganz und gar gute oder ganz und gar böse Bilder von sich selbst und von anderen (vgl. O. Kernberg, 1979)

Chethik (1986, 1989) beschreibt vier Aspekte, die bei Borderline-Risiken charakteristisch sind: Defizite im Bereich der Instinkte mit einem Vorherrschen prägenitaler Aggression, Ich-Defizite, Defizite im Bereich der Objektbeziehungen und die Entwicklungsdefizite infolge von Fixierungen auf frühere Entwicklungsstufen. Bleiberg (1994) hat den Versuch unternommen, Übergänge von traumatisch bedingten Zuständen zu Borderline-Persönlichkeitsstörungen zu beschreiben. Er sieht in der Borderline-Störung Verarbeitungsmuster, die sich von traumatisch bedingten Störungen abheben. Der traumatisch bedingte Zustand geht – so Bleiberg – mit einem Mangel an Kontrolle, Passivität, Erregungszuständen, dissoziativen Neigungen, Einsamkeit und Wut einher, während die Borderline-Persönlichkeitsstörung durch Selbstviktimisierung, Thrillsuche und/oder Betäubung, Selbsthypnose und/oder Spaltung, interpersonelle Manipulation und Beschimpfung anderer gekennzeichnet ist. Angst vor traumatischer Überwältigung wird durch manipulative Techniken bewältigt. Entwicklungsspezifische Bedingungen bleiben auch von ihm ausgeklammert.

O. Kernberg (1978) und P. Kernberg et al. (2001) beschreiben die Borderline-Persönlichkeitsorganisation mit einer Fixierung auf spezifische Selbstobjektkonfigurationen.

Bei den Borderline-Entwicklungsstörungen liegen pathologische Teilobjektbeziehungen vor. Kinder, Jugendliche und Erwachsene neigen zu ganz und gar guten Teilobjektbeziehungen und ganz und gar bösen, die um primitive Abwehrmechanismen wie die der Spaltung, der Projektion, der projektiven Identifikation herum organisiert sind (O. Kernberg, 1978; P. Kernberg et al., 2001; vgl. auch Klein, 2000). Die Folge davon ist, dass die andere Person extrem idealisiert oder abrupt und nicht nachvollziehbar als extrem feindselig oder böse wahrgenommen wird. Entsprechende Reaktionen treten auch gegen sich selbst gerichtet auf, so dass es zu einem Pendeln zwischen Selbstüberschätzung und extremem Selbsthass kommen kann. O. Kernberg (1999) führt die Borderline-Störung auf das Erleben schwerer chronischer Aggression in der frühen Entwicklung zurück. Dieses Erleben resultiert zum einen aus angeborener Disposition zur Entstehung der Wut als Grundaffekt, zum anderen aus Folgen früher schmerzhafter Erlebnisse. Die Erfahrung schwerer chronischer aggressiver Affekte und aggressiver primitiver Objektbeziehungen verhindere die normale Integration von idealisierten und verfolgenden internalisierten Objekten. O. Kernberg bezieht sich dabei auf die Konzepte von Mahler et al. (1978), die verschiedene Phasen in der frühen Entwicklung des Kindes beschrieben haben, von der autistischen (1. Monat) zur symbiotischen Phase (bis ca. 18. Monat), zur Phase der Wiederannäherung (18 – 24 – 36. Monat) und zur Objektkonstanz (3 – 4 Jahre). Zur Krise und Fixierung kommt es bei dem „Borderline-Kind" in der Wiederannäherungsphase, in der es auf kein ausreichend sicheres inneres und äußeres primäres Objekt zurückgreifen kann, vielmehr zwischen der Gefahr der regressiven Wiederverschmelzung und des völligen Objektverlusts hin- und herpendelt. Im Abwehrmechanismus der Spaltung, der das Festhalten an Partialobjekten impliziert, findet das „Borderline-Kind" eine aktive Lösung und Schutzmaßnahme zum Umgang mit sich selbst und anderen. Die Hauptaufgabe des Trennungs- und Individuationsprozesses (Mahler, 1972) im 2. Und 3. Lebensjahr kann daher nicht erfolgreich bewältigt werden. Der in dieser Phase vorherrschende Primärkonflikt von Abhängigkeit vs. Autonomie bzw. von Nähe vs. Distanz löst sich nicht zugunsten eines Sowohl-als-auch auf und bleibt über die verschiedenen Entwicklungsstufen lebensbestimmendes Thema.

Störungen bei Borderline-Pathologie (P. Kernberg, 2001, S. 147)

- **Identitätsstörung oder Identitätsdiffusion:** ein chronisch instabiles Selbstbild im Blick auf Kohärenz, Intentionalität, Zeit- und Situationskonstanz, Autonomie, Geschlecht, ethische und kulturelle Werte
- **Primitive, auf Spaltung basierende Abwehrmechanismen:** projektive Identifikation, Verleugnung, primitive Idealisierung, Abwertung, omnipotente Kontrolle. All diesen Abwehrstrategien liegen Beeinträchtigungen der Impulskontrolle, der Affektregulierung, der Toleranzschwelle für Frustrationen, Angst, Depression zugrunde, die so schwer sind, dass sie mit der Anpassung an die innere und äußere Realität interferieren
- **Aufrechterhaltung der Fähigkeit der Kontaktaufnahme mit der Realität** trotz regressiver und mikropsychotischer Episoden

4

5.5.1 Borderline-Entwicklung und Traumatisierung

O. Kernberg, der ursprünglich die Folgen traumatischer Belastungen für die Entwicklung von Borderline-Störungen mehr oder weniger ausgeklammert hat, stellt sich Bestrebungen entgegen, die die Folgen früher Traumatisierung in der Entwicklung von Borderline-Störungen stärker gewichten wollen bzw. die Borderline-Störung als komplexe traumatische Belastungsstörung sehen. „Körperliche Misshandlung", „sexueller Missbrauch" oder das „Miterleben körperlicher und sexueller Gewalt" sind für O. Kernberg (1999) schmerzhafte Erlebnisse, die reaktive Aggression auslösen und zu einem Vorherrschen primitiver Aggression als zentralem Element für die Entwicklung von Persönlichkeitsstörungen führen. Chronische Aggression und traumatische Erfahrungen miteinander zu verbinden heißt aus O. Kernbergs Sicht, ätiologische Faktoren zu verwischen. Er lehnt das Konzept chronischer und komplexer Traumata ab (vgl. van der Kolk, 1998). Die posttraumatische Belastungsstörung geht – so O. Kernberg – ausschließlich auf einmalige, intensiv überwältigende und desorganisierende Erfahrungen zurück.

In der Regel sind die traumatischen Belastungen bei Kindern und Jugendlichen jedoch nicht einmalig, sondern vielfältig und komplex. Diese komplexen Traumatisierungen in der Entwicklung haben gleichermaßen zerstörerische Folgen für die Fähigkeit zur Integration. Darüber hinaus spielt die Faktizität der jeweiligen Traumatisierung – ob Misshandlung und/oder Missbrauch – eine zentrale Rolle (vgl. auch Diepold, 1995. Sie hat verschiedene Typen, abhängig von der Art der Traumatisierung, beschrieben).

Bevor die Bedeutung traumatischer Belastungen in den Mittelpunkt von Betrachtungen gerückt ist, wurde versucht, die Reizoffenheit der „Borderline-Kinder", ihre Neigung, in jeglichem Umfeld Muster überwältigender Erfahrung herzustellen, zu erklären. Khan (1963/1974) sprach vom kumulativen Trauma, Keilson (1979) vom sequentiellen Trauma, Kris (1956) vom Straintrauma. Fraiberg (1982) untersuchte bei Säuglingen frühe Antwortmuster auf Misshandlung durch ihre Mütter. Sie beschrieb Kampf-/Flucht-/Erstarrungs(flight/fight/freeze)-Reaktionen, die bei traumatischen Belastungen charakteristisch sind.

Frühe und komplexe Traumatisierungen haben sehr weitreichende Folgen in der Entwicklung des Kindes, die sich nicht nur in den von O. Kernberg beschriebenen pathologischen Objektbeziehungen zeigen, sondern auch in komplexen Entwicklungsstörungen und traumatischen Reinszenierungen. Aus der Perspektive der Traumaforschung wird der Abwehrmechanismus der Spaltung anders verstanden und interpretiert. Das Kind gerät – ausgelöst durch äußere Trigger – in verschiedene Zustände (States). Es kippt gleichsam in Verbindung mit bedrohlichen, beängstigenden Auslösern, die mit verzerrten Wahrnehmungen verbunden sind, aus altersentsprechenden Zuständen in Verhaltensweisen, die früheren Entwicklungsphasen entsprechen, oder reagiert mit primären Antwortmustern (flight/fight/freeze) z. B reflexhaft bedrohlich oder klinkt sich aus (Dissoziation). Die beeinträchtigte Selbst-, Affekt- und Impulsregulation wird im Zusammenhang mit der neuropsychobiologisch gestörten Stressregulation gesehen. Gedächtnisstörungen führen zu massiven Erinnerungslücken und dazu, dass diese Kinder sich so verhalten, als sei die Vergangenheit in der Gegenwart (vgl. Fonagy et al., 2004: Mentalisierungsstörung). Die verschiedenen dissoziativen Phänomene erklären Beeinträchtigungen wie die affektive Blindheit, Lernstörungen und Körperwahrnehmungsstörungen, die bei diesen Kindern und Jugendlichen vorliegen.

> **!** **Merke:** Traumakonzepte beziehen Entwicklungsstörungen und Reinszenierungen stärker in das Verständnis von Borderline-Störungen mit ein. Darüber hinaus geben sie der Dissoziation als einem Vorgang, der zur Abspaltung von Wahrnehmung, Gefühlen und/oder Kognitionen führt, und den gestörten Gedächtnisvorgängen eine größere Bedeutung.

Die narzisstische Entwicklung geht nach O. Kernberg (1978) mit dem Aufbau eines unrealistischen aufgeblähten Selbstkonzepts einher, das aus einer pathologischen Verschmelzung von Realselbst-, Idealselbst- und Idealobjekt-Repräsentanzen resultiert, während die Selbstobjekt-Grenzen noch ausreichend stabilisiert sind. Inakzeptable Selbstanteile werden verleugnet oder auf äußere Objekte projiziert, die dafür entwertet werden. In der pathologischen Selbststruktur der narzisstischen Persönlichkeitsstörung sieht O. Kernberg das „purifizierte Lust-Ich". Er geht davon aus, dass sich die narzisstische Persönlichkeit zwischen dem 3. und 5. Lebensjahr bildet. Die negativen und positiven Selbst- und Objektbilder werden ebenso wie bei der Borderline-Entwicklungsstörung nicht integriert, sondern abgespalten oder auf andere projiziert. Zentral ist für O. Kernberg die „orale Wut" des narzisstisch gestörten Menschen, die sich in Ärger und Neid in den zwischenmenschlichen Beziehungen entlädt.

Während O. Kernberg einen pathologischen Narzissmus von der gesunden Form abhebt, sieht Kohut (1979) aus der selbstpsychologischen Perspektive im Narzissmus eine eigenständige Entwicklungslinie parallel zur Entwicklung der Objektbeziehungen. Kohut (1979) betont den Mangel an Empathie der elterlichen „Selbstobjekte", die für die Entwicklung eines stabilen und kohärenten Selbst unumgänglich sind. Ihre Aufgabe ist es, dem Kind ein Gefühl der Bestätigung sowie des Akzeptiertseins zu vermitteln. Gelingt ein Prozess des optimalen Frustrierens nicht, kommt es zu Störungen des Selbst, die sich u.a. darin zeigen, dass im weiteren Verlauf des Lebens andere Menschen als Selbstobjekte gebraucht werden, die idealisiert und als spiegelnde oder auch Alter-Ego-Objekte gebraucht werden. In den frühen Phasen der Entwicklung werden Allmachtphantasien im Glanz des Auges der Mutter gespiegelt. Winnicott (1978) beschreibt, wie der Säugling die Erfahrung macht, dass seine Handlungen die eigenen Zustände auf gewünschte Effekte hin beeinflussen können. Diese Erfahrung von Omnipotenz oder „Wirkmächtigkeit" resultiert aus der Fähigkeit der Mutter, sich den Bedürfnissen des Kindes anzupassen und ihm die Illusion zu gewähren, dass das, was es erschafft, wirklich ist. Bei optimalen Frustrationserfahrungen lernt das Kind Fähigkeit der Spannungsreduktion, der Angstminderung und der Tröstung. Mahler (1972) verbindet den Narzissmus mit der Separations-Individuations-Phase des Kleinkindes. Empathische Pflege durch die Mutter während der symbiotischen Phase und das „emotionale Auftanken" des Kindes während der Differenzierungsphase führen zu einem gesunden Selbstbewusstsein. Die nachfolgende Wiederannäherungsphase ist eine kritische Passage, in der der Stolz des Kindes auf sein Können, seinen wachsenden Narzissmus leicht verwundbar ist. Wird das zwischen Autonomiebedürfnissen und Abhängigkeitswünschen hin- und herpendelnde Kind in diesem Prozess nicht empathisch von seiner Mutter begleitet, kommt es – so Mahler – zu einer Spaltung der Selbst- und Objektrepräsentanzen, die die Aufrechterhaltung infantiler Omnipotenzphantasien unterstützen und letztendlich auch die Auflösung des Ödipuskomplexes erschweren. Diese Entwicklung manifestiert sich in der Unfähigkeit, Ambivalenz zu ertragen, in Minderwertigkeitsgefühlen, im Rückzug von den Objekten einerseits und ihrer Kontrolle andererseits.

Auch Rinsley (1989) weist auf die Bedeutung des Separations- und Individuationsprozesses hin. Durch elterliches Verhalten würden beide Prozesse voneinander getrennt. Während die Individuation des Kindes hinsichtlich Leistung und als „kleiner Erwachsener" (Adultmorphisierung) gefördert werde, dürfe es sich aber nicht von den Eltern lösen, da es von ihnen als „Container" oder Partnerersatz gebraucht werde.

Beispiel:

Der 12-jährige David war wegen seiner Gefährlichkeit von jeglichem Schulbesuch ausgeschlossen worden. Er hatte ein Kind so gewürgt, dass er es – wenn nicht jemand dazwischen gekommen wäre – getötet hätte. Es waren bereits viele Versuche unternommen worden, seine Problematik unter Kontrolle zu bringen: Seine Probleme waren im 3. Lebensjahr deutlich geworden und verschärften sich mit kurzen Unterbrechungen immer mehr: Blind vor Wut attackierte er bei minimalen Auslösern schon als kleines Kind seine Mutter und verweigerte sich massiv gegenüber Anforderungen. Mit der Einschulung verschob sich das Problem der aggressiven Durchbrüche in die Schule, er griff gleichermaßen Schüler und Lehrer in z. T. gefährlicher Weise an und zerstörte Gegenstände. Seine Mitschüler sagten: „Er ist dann wie ein Tier." Anlass für seinen letzten und endgültigen Schulverweis war – nach wiederholten aggressiven Übergriffen, massiven Drohgebärden und Beschimpfungen Schülern und Lehrern gegenüber – eine heftige Faustattacke gegen eine Lehrerin.

Man konnte bei ihm drei verschiedene Funktionsniveaus beobachten:

Überwiegend bewegte er sich auf einer Ebene der labilen Stabilität, in der er sich zeitweilig angepasst verhielt, dann aber abrupt anfing, den anderen zu entwerten, und mit Großspurigkeit und Selbstvergrößerung reagierte, offenbar um Gefühle von Mangelhaftigkeit und Angst vor Überwältigung zu kontrollieren. Versuchte man weiter, Kontakt mit ihm herzustellen, schienen diese Bewältigungen nicht mehr auszureichen. Er klappte seine Augen hoch, so dass sie halb unter den Lidern verschwanden. Dies gab ihm eine bedrohliche Erscheinung. In solchen Momenten zogen sich Erzieher in der Regel von ihm zurück mit dem Gefühl, jegliches weitere Verharren in der Szene könne nur böse ausgehen.

Fühlte sich David von den alltäglichen Anforderungen überlastet, reagierte er mit ausgeprägtem und immer massiver werdenden negativistischem Verhalten. Sein Zimmer war dann in einem verwahrlosten Zustand – dreckig und unaufgeräumt. Er lebte auf dem Boden und wirkte in seinem Verhalten eher wie ein vierjähriges Kind, das die Welt zwischen Personen, die ihn grenzenlos akzeptierten, und anderen, die feindselig und böse waren, trennte. Er verweigerte sich völlig, reagierte aggressiv, beschimpfte die Erzieher als „Spastis" und Vollidioten, trat gegen Türen und demolierte seine Sachen und Gegenstände auf der Station

Kamen ihm in solchen Momenten Personen zu nahe, indem sie etwas für ihn Unzumutbares forderten und ihn anfassten, dann geriet er in einen blindwütigen Ausnahmezustand, in dem er gefährlich aggressiv wurde. In solchen Momenten schien die äußere Realität vor dem Hintergrund innerer bedrohlicher Bilder völlig zusammenzuklappen. Er schlug auf den anderen ein, als ginge es ums Überleben.

! **Merke:** Die narzisstische Störung ist gekennzeichnet von einem pathologischen Größenselbst, das aus der Verschmelzung von Idealselbst-, Idealobjekt- und Realselbst-Repräsentanzen besteht. Es handelt sich um eine labile Konfiguration zur Vermeidung von Gefühlen von Mangelhaftigkeit oder Bedrohung bei Angst vor Überwältigung.

Bei der antisozialen Entwicklungsstörung liegt zumeist eine Mimikry-Entwicklung vor, die eine Anpassungsentwicklung, eine Notreifung an eine existentiell bedrohliche Situation darstellt (Streeck-Fischer, 1996). Mimikry wird durch Schutz- und Abwehrmechanismen erreicht, die der Selbsttäuschung und Täuschung eines gefährlich bedrohlichen Objektes dienen. Vordergründige Entwicklungen sind dadurch möglich, die allerdings bei Abwesenheit des primären Objektes, an das die Angleichung stattfindet, immer wieder aufgegeben werden. Solche Kinder und Jugendliche passen sich dem anderen vordergründig so weit an, dass sich mitunter Papageiendialoge (Balzer, 1990; vgl. auch Ogden, 1985; s.u.) entwickeln. Mit den falschen Selbstobjekt-Beziehungen können Vernichtungs- und Zerfallsängste abgewehrt werden.

In der frühen Entwicklung haben sie vermutlich überwältigende und beängstigende Erfahrungen gemacht. Die Versorgung war möglicherweise auf notwendige Triebbefriedigung reduziert. Die Mutter hat Container-Funktionen verweigert und das Kind gleichsam mit einer negativen Container-Contained-Beziehung konfrontiert. Eine solche noxische Erfahrung führt zu einem traumatischen Bruch im frühen Dialog zwischen Mutter und Kind und zu Brüchen, Dissoziationen und Abspaltungen im rudimentären Selbst. Dies hat eine stabile, wenn auch falsche Strukturbildung zur Folge (vgl. Winnicott, 1965: „Falsches Selbst"; Deutsch, 1942: Als-ob-Persönlichkeit), die mit einer vordergründig guten Anpassungsfähigkeit einhergeht, jedoch mit einer Unfähigkeit zur Identifikation verbunden ist und mit einer Unfähigkeit, in Beziehungen zu lernen. Die Gestaltung von Beziehungen, des Affektlebens, der kognitiven Fähigkeiten und des Handelns sind davon betroffen. Infolge mangelnder verinnerlichter bedeutsamer und ausreichend guter Objekte sind Schuldgefühle und Gewissen allenfalls rudimentär entwickelt. Im Vordergrund stehen Strafängste, die aber zumeist nur beim Ertapptwerden bedeutsam werden, da Bedürfnisbefriedigung und Selbstversorgung vorrangig sind.

Hinter der vordergründigen Angleichung bzw. dem Mechanismus der Identifikation mit dem Angreifer (besser: Angleichung an den Angreifer) wird in der Regel eine Stabilisierung durch Größenselbstkonfiguration verborgen, die mihilfe von schnellen Befriedigungen und Ersatzbefriedigungen (Drogen, süchtigem Rauchen, sexueller Verwahrlosung, Klauen) noch gestützt wird. Winnicott (1984/1988) sieht in der antisozialen Tendenz, z. B. dem Akt des Stehlens des Kindes, die Suche nach dem mütterlichen Objekt, auf das es einen Anspruch hat. Man könnte darin auch eine Plombe zur Selbststabilisierung sehen.

Beispiel:
Der knapp 14-jährige, vorgereifte, blass und tief depressiv erscheinende A. zeigte ein vordergründig angepasstes Verhalten, gleichzeitig brachte er durch seine Erscheinung eine tiefe Erstarrung zum Ausdruck, die wie eingegraben in seinen Körper wirkte. Abgespalten davon passierten ihm, wie er vermittelte, massive und gefährlich destruktive Handlungen, z. B. quälte er kleinere Kinder. Er war Adoptivkind. Im Alter von 9 Monaten wurde er von den Adoptiveltern übernommen. Bis dahin lebte er bei seiner jugendlichen Mutter, die ihn nicht abtreiben durfte, sondern zur Strafe für ihren Fehltritt mit einem Südländer das Kind austragen musste. Bei Übernahme durch die Adoptiveltern zeigte er einen deutlichen Entwicklungsrückstand. Seine Haut war übersät mit Narben, die durch frühe Misshandlung und Vernachlässigung entstanden waren. In seiner kognitiven Entwicklung ist er gut durchschnittlich bis überdurchschnittlich mit extremen Diskrepanzen in verschiedenen Teilbereichen. Er hatte deutliche Lern- und Leistungsstörungen und massive Aufmerksamkeitsstörungen.

Es war den Adoptiveltern früh aufgefallen, dass er kein Schmerzempfinden hatte. So habe er sich einmal mit dem Messer bis auf den Knochen geschnitten und keinerlei Schmerz gespürt. Auch gegenüber anderen Kindern konnte er kein Einfühlungsvermögen in deren Schmerzen und Gefühle zeigen. So hat er einmal einen anderen Jungen im Kindergarten mehrfach eine Zaunlatte auf den Kopf geschlagen und trotz dessen intensiver Schreie nicht damit aufhören können, sondern nur gelacht. In der Schule erfuhr er von Anfang an Ablehnung durch andere Kinder. Er tat vieles heimlich, wie Tiere quälen, anderen Gegenstände wegnehmen, diese zerstören und klauen. Er gab diese Untaten jedoch nie zu, sondern war vordergründig unauffällig.

! **Merke:** Bei der antisozialen Störung steht der momentane Anpassungsvorgang an das äußere bedrohliche Objekt im Vordergrund bei Abspaltung unsozialisierter Anteile.

5.6 Neuere Ansätze zum Verständnis von Borderline-Risiken

Ein Großteil der Verhaltensauffälligkeiten der Kinder und Jugendlichen mit Borderline-Risiko lässt sich in Verbindung mit gestörten basalen Regulationen bringen. Anstelle einer Erfahrung des Selbst „being with a regulating other" (Stern, 1985) wird die Erfahrung eines Selbst „being with a not- or un-regulating or threatening other" gemacht. Die frühe Pflegeperson übernimmt infolge der eigenen Beeinträchtigungen (traumatisierende frühe Pflegeperson bei psychischer Krankheit, Transmission, Depression) keine neuropsychobiologischen Regulationen. Aus selbstpsychologischer Perspektive betrachtet, kommt es zur Entwicklung einer Borderline-Störung, wenn die frühe Pflegeperson die selbstobjekthafte Funktion der psychobiologischen Affektregulation nicht übernimmt (Schore, 1994). Konfrontiert mit den Erregungszuständen des Kindes, ist die Mutter nicht in der Lage, darauf angemessen zu reagieren und Empathie zu empfinden, sondern reagiert mit mehr oder weniger misshandelnden fremden Gesten. Das Kind gerät in zwei unterschiedliche, nicht überlappende, voneinander dissoziierte psychobiologische Zustände. Dieser Stress konfrontiert mit überwältigender Wut oder untererregter Scham oder Verzweiflung.

Infolge des mangelnden Containments durch eine selbst gestresste, uneinfühlbare, misshandelnde oder abwesende Mutter können Beta-Elemente (Bion, 1962) nicht verdaut werden. Die Folgen sind breite Regulationsstörungen:
1. biologisch, somatisch (z. B. Stressregulation),
2. in den Impulsen und
3. der Aufmerksamkeit.

Statt der Erfahrung einer aufeinander abgestimmten interpersonellen Regulation entwickeln sich desorganisierte Zustände, Zustände von Rückzug und Kontaktabbruch und Not-Selbstregulationen, z. B auf der Körperebene (Schaukeln, Bewegungsdrang, Zufügen von Schmerz wie Haare ausreißen). In der Adoleszenz kommt es dann zu selbstverletzendem Verhalten oder auch Thrillsuche. Neben diesen wechselnden Zuständen zwischen Rückzug und Erregung greift das Kind auf abgestützte Regulationen durch potentiell Sicherheit gewährende oder steuernde äußere Objekte zurück (z. B. Computer, Notanpassung). In diesem Sinne fungieren dann auch die Selbsthilfemaßnahmen in der Adoleszenz, wie Drogen, Alkohol und Tabletten. Die fehlende interpersonelle Regulationserfahrung hat zur Folge, dass Beziehung immer auch eine Reaktivierung der Begegnung mit einem „not – or dysregulating or threatening other" bedeutet.

Kinder und Jugendliche mit Borderline-Risiken können ihre Erfahrungen nicht benennen. Sie können sich aus der Perspektive eines anderen nicht betrachten, ihnen fehlt die Fähigkeit der Selbstreflexion, die mit der frühen Erfahrung einer feinfühligen, spiegelnden Pflegeperson verbunden ist. Dieser Mangel führt zu Störungen in der Gedächtnis- und Repräsentanzenbildung, der mangelnden Fähigkeit, auf verinnerlichte Objektrepräsentanzen und entsprechend entwickelte repräsentionale Fähigkeiten zurückzugreifen. Während der erfahrungsabhängigen strukturellen Organisation können weder symbolisch-evokative Repräsentationen noch präsymbolische repräsentionale Fähigkeiten und visoaffektive interaktive Repräsentationen wie Gesichtseindrücke einer passend regulierenden Mutter entwickelt werden, so dass sich das Kind oder der Jugendliche auch später nicht auf selbsttröstende oder steuernde Fähigkeiten stützen kann.
Kinder und Jugendliche mit diesen Störungen können reparative Funktionen des evokativen Gedächtnisses nicht verwenden. Sie haben keine abrufbare erträgliche Vergangenheit. Sie leben in einer Gegenwart mit gehandelten Botschaften, die sie selbst

nicht benennen können (Streeck-Fischer, 2006). Fonagy et al. (2004) haben das Konzept der Mentalisierungsstörung bei diesen Störungen entwickelt, Piaget und Inhelder (1952/1977), Sterba (1934) u. a. haben sich bereits früh mit diesem Problem aus verschiedenen Perspektiven befasst. Piaget hat von Dezentrierung gesprochen: Er meinte, dass es darum gehe, nicht nur in der Welt mit seinen Erfahrungen zu **sein**, sondern sie zu **haben**, sie zu erkennen und zu betrachten. Wenn diese Dezentrierung nicht gelingt, ist der Prozess der Repräsentanzenbildung gestört. Er misslingt, wenn die frühe Pflegeperson inkonsistent, unberechenbar, übergriffig und invasiv ist und den spontanen Äußerungen des Kindes eigene, fremde Gesten aufsetzt. Das Kind erfährt sich nicht als wirkmächtig und in seinen spontanen Gesten wahrgenommen und gesehen, sondern wird von Fremden, Kolonisierenden (vgl. Glasser, 1992) überwältigt. Eine Folge ist die mangelnde Selbstreflexion bzw. die mangelnde Fähigkeit, sich selbst im Spiegel des anderen bzw. der eigenen verinnerlichten Bilder zu betrachten.

Die Problematik der Kinder und Jugendlichen mit frühen ungünstigen Entwicklungsbedingungen spielt sich im Hier und Jetzt ab. Gefragt zu Problemen, sagen sie beispielsweise: „Ich weiß nicht", und zeigen zugleich eine verschreckte Gesichtsmimik und eine Körperhaltung, als erwarteten sie Prügel. Sie können ihre Probleme nicht benennen. Sie zeigen sie im Verhalten und in ihrem Handeln. Die Störungen werden in Beziehungen mit anderen hergestellt. Es gibt keine Betrachtung des Vergangenen, keine Zeitdimensionen von Vergangenheit, Gegenwart und Zukunft. Solche Kinder können oftmals ganz unmittelbar und konkret nicht die Uhr lesen. Das Abwesende kann nicht gedacht oder gespielt werden – ein Problem, das bei solchen Kindern oft nicht berücksichtigt wird, wenn sie Gewaltszenen spielen, die unmittelbar konkrete Erfahrungen abbilden. Die Vergangenheit existiert in der Gegenwart, und die Gegenwart ist die Vergangenheit.
Das Gedächtnis besteht aus deklarativen (abrufbaren) und prozeduralen (nicht abrufbaren) Anteilen (Tulving, 1972). Frühes Wissen und frühe Erfahrungen sind bei diesen Kindern und Jugendlichen – anders als bei sicher gebundenen Kindern – nicht evozierbar. Sie verbleiben im prozeduralen Gedächtnis und können nicht in Sprache umgesetzt werden, allenfalls kann auf späteres und kognitiv überformtes Wissen zurückgegriffen werden, das dem, was sie zu ihrem Verhalten sagen, einen unauthentischen Charakter verleiht. Frühe traumatische Erfahrungen werden handelnd wiederhergestellt und nicht erkannt. Plötzliche destruktive Handlungen gehen oft mit massiven Realitätsverzerrungen einher und erscheinen wie ausgestanzt als Erfahrung aus einer vergangenen Zeit. Es werden abgespaltene und dissoziierte Bereiche sichtbar, die mit Sprache und Kognition unverbunden bleiben und nicht reflexiv erfasst werden können. Da sie abhängig sind von äußeren Auslösern, z. B. Stressbelastungen, kann das bedeuten, dass diese desorganisierten Zustände nicht im Hier und Jetzt einer therapeutischen Beziehung hergestellt werden können und sie nicht erreichen, vor allem dann nicht, wenn die therapeutische Beziehung von flacher Anpassung und flacher therapeutischer Spiegelung bestimmt ist, wie dies bei antisozialen Entwicklungen leicht auftreten kann.

Die Dissoziation im Verhalten, Handeln und Gedächtnis bzw. Erinnerung und Sprache und die gestörte Repräsentanzenbildung führen zu Grenzverwischungen zwischen Phantasie und Realität, Gegenwart und Vergangenheit, Selbst und Objekt. Infolge der mangelnden Mentalisierung kann das Eigene vom Fremden nicht als etwas vom anderen Getrenntes erfahren werden. Verzerrte Wahrnehmungen führen zu Aktivierungen immer gleicher oder ähnlicher bedrohter/bedrohlicher Situationen. Konfrontiert mit Vernichtungsangst werden bedrohte/bedrohliche frontolimbische Regelkreise aktiviert, so dass Lernen aus Erfahrung und Lernen von Wissen verhindert wird. Lernen ist nur möglich unter Bedingungen einer secure readiness (Cicchetti und Beeghly, 1987). Bedrohung führt zu kognitiven Entwicklungsstopps und sensorischen Abblendungen.

Wenn das Abwesende nicht gedacht werden kann, stellt sich die gestörte Interaktion in der Gegenwart im verstrickten ambivalenten Modus her, oder es wird Beziehung vermieden. Kinder und Jugendliche mit Borderline-Risiken pendeln zwischen einem dünnhäutigen Modus (verstrickt) und einem dickfelligen Modus (vermeidend). Ogden (1985) schlägt vor, Winnicotts Konzept des potentiellen Raumes (1978) als einen mentalen Zustand mit verschiedenen dialektischen Beziehungen zwischen Phantasie und Realität, Ich und Nicht-Ich, Symbol und „symbolisiert" zu sehen. Unter ausreichend günstigen Pflegebedingungen verbindet die frühe Pflegeperson die innere Realität des Kindes zunehmend mit der äußeren, und das Kind lernt damit zu spielen. Unter frühen traumatisierenden Bedingungen erfolgt ein Zusammenbruch des Spannungsverhältnisses zwischen innerer Realität und äußerer Realität. Ogden verweist auf verschiedene Formen des Zusammenbruchs:

1. Realität wird durch die Phantasie aufgehoben (bei Borderline-Störungen oder psychotischen Störungen),
2. Realität wird als Abwehr gegen die Phantasie (z. B. bei antisozialen Störungen) vorzeitig besetzt,
3. Realität und Phantasie werden in zwei Pole gespalten und
4. die Wahrnehmung der Realität wird ausgeblendet (z. B bei Traumatisierten und partiell bei narzisstischen Störungen).

Der Raum der Kommunikation ist vor dem Hintergrund früher invasiver Pflegebedingungen kollabiert. Es gibt keinen Raum der Betrachtung, sondern lediglich einen, der noch gerade erträgliche oder unerträgliche Erfahrungen wiederherstellt. Im Äquivalenz-Modus (Fonagy et al., 2004), den Fonagy u. a. als einen frühen Modus psychischer Realität beschrieben haben, bei dem die innere der äußeren Realität entspricht, wird noch erträgliche Übereinstimmung gefunden, wenn es die eine miteinander geteilte Realität gibt: Verschiedene Realitäten („Ich sehe es so, du sieht es anders") können bei solchen Störungen ein so vernichtender Angriff auf die Person sein, dass sie unter solchen Umständen dekompensiert.

Beispiel:
Als ich der 18-jährigen D. sagte, dass der Mann, den sie als perfide und infam beschrieb, weil er ihr keinen Einblick in seine Unterlagen geben wollte, erklärend sagte, er denke wohl dabei an allererster Stelle an sich, fühlte sie sich von mir verraten und betrogen und geriet in maßlose Wut. Ich hatte eine andere Perspektive eingeführt, die sie nicht ertrug. Es gibt keine

gemeinsame Betrachtung aus einer dritten Position heraus. Ein dreidimensionaler Raum fehlte. Es war ihr nicht möglich anzuerkennen, dass es verschiedenen Betrachtungsweisen der Realität geben kann.

Entsprechendes zeigt sich im Spielverhalten dieser Kinder. Ein sicherer Raum, ein Raum in dem etwas Drittes geschieht, in dem gespielt werden kann, ein Spiel-, Übergangs- oder intermediärer Raum ist nicht sicher verankert. Unter solchen Umständen wird Spiel, das einen Als-ob-Charakter hat und gleichzeitig real ist und nicht real ist, zu einer realen (z.B. bedrohlichen) Aktion (Streeck-Fischer, 1997).

! **Merke:** Kinder und Jugendliche mit Borderline-Pathologie zeigen multiple Störungen, die nicht auf neurotischen Konfliktverarbeitungen basieren, sondern auch eine Folge gestörter neuropsychobiologischer Entwicklung bei frühen und komplexen Traumatisierungen sind. Neben den neurobiologischen, kognitiven und sensomotorischen Beeinträchtigungen zeigen sie charakteristische Teilobjektbeziehungen und primitive Abwehrmechanismen, die als frühe Muster der Bewältigung im Umgang mit Angst, Bedrohung und Überwältigung anzusehen sind. Infolge mangelhaft verinnerlichter innerer Objekte bzw. gestörter Repräsentanzenbildung wird die Störung in der Interaktion mit den anderen hergestellt und dort gehandelt

6 Therapie

Die Behandlung von Kindern und Jugendlichen mit Borderline-Risiken ist in der Regel schwierig. Sie konfrontiert den Therapeuten mit unerwarteten Problemen, Grenzen und traumatischen Inszenierungen, die ggf. seine Belastbarkeit übersteigen können.

6.1 Überlegungen vor Beginn der Therapie

Daher ist es wichtig, eine Reihe von Vorüberlegungen anzustellen:
Hat der Therapeut Zeit und Raum, sich auf ein solches Kind oder Jugendlichen einzustellen, das sich möglicherweise nicht an den Rahmen hält, ggf. Nottermine beansprucht oder Verstrickungen herstellt, für die der Therapeut unter Umständen zusätzliche interkollegiale Supervisionen braucht (siehe dazu „Rahmenbedingungen der Psychotherapie …" von M.-L. Althoff in diesem Band)?
Wie sieht es mit der Urlaubsplanung aus und der Überbrückung während dieser Zeit? Infolge der fehlenden Objektkonstanz kann es bei Unterbrechungen zu Dekompensationen kommen. Es sollte daher überprüft werden, ob die Behandlung schon kurz vor den Ferien beginnen kann oder besser danach, ob es Terminangebote während der Ferien geben kann, ob eine Vertretung im Urlaub möglich ist und was der Therapeut tun kann, um die sich vielleicht gerade entwickelnde Verbindung zum Kind aufrechtzuerhalten (z. B Postkarte aus dem Urlaub).

Wegen der Komplexität der Störung, die diagnostisch abgeklärt werden sollte, ist immer zu prüfen, ob ein multimodaler Ansatz sinnvoll ist. Neben der analytisch/tiefenpsychologisch fundierten Psychotherapie sind dann ggf. auch Ergotherapie, Lerntraining und eine vorübergehende medikamentöse Therapie sinnvoll. Dazu ist eine gute Zusammenarbeit mit dem Arzt erforderlich. Außerdem kann es erforderlich sein, sich mit den Lehrern in Verbindung zu setzen, um dem Kind oder Jugendlichen noch im bisherigen Klassenverband eine Chance zu geben.

Es ist wichtig, sich ein genaues Bild von der sozialen Situation zu machen:
- Ist das Kind, der Jugendliche in die Schule oder die Gleichaltrigengruppe noch ausreichend integriert? Sind die Einflüsse, die von dort kommen, wie kriminelle Handlungen, Drogen, Gewalt Identitätsstiftend im Sinne einer negativen Identitätsentwicklung, oder kann sich das Kind, der Jugendliche davon ausreichend distanzieren?
- Wie sieht die familiäre Situation aus? Finden sich hier ausreichend stabile Beziehungen? Wie ausgeprägt sind die noch anhaltenden traumatisierenden Belastungen, z. B. der Alkoholmissbrauch des Vaters, seine Gewaltneigung, die instabilen Verhältnisse durch wechselnde Partner der Mutter usw.? Besteht eine Bereitschaft, diese Problematik zu reflektieren bzw. zu ändern? Ist es eventuell sinnvoll, zunächst eine stationäre Psychotherapie vorzuschlagen, weil die Verhältnisse zu instabil sind?
- Besteht überhaupt eine Indikation zu einer Psychotherapie und wenn ja, welches Behandlungskonzept könnte prognostisch innerhalb eines gebotenen Zeitrahmens aussichtsreich sein? Nicht selten stehen zunächst Interventionen im Vordergrund, äußere stabile Verhältnisse zu schaffen.

Grundsätzlich erfordert eine psychoanalytische bzw. psychoanalytisch orientierte Psychotherapie solcher Störungen einen guten Kenntnis- und Wissensstand der einschlägigen psychoanalytischen Literatur (z. B. Ekstein, 1966/1973; Geleerd, 1958; Chethik, 1987, 1989; Fonagy, 1998), um auf die zu erwartenden Probleme vorbereitet zu sein, und eine hohe Kompetenz im Umgang mit frühen Übertragungs-/Gegenübertragungsproblemen, projektiven Identifizierungen usw. Eine höherfrequente Behandlung kann sinnvoll sein, die im Rahmen der Psychotherapierichtlinien jedoch nur vorübergehend möglich ist. Andererseits kann ein intensives Beziehungsangebot während der Behandlung ungünstige Regressionen unterstützen (vgl. Rohde-Dachser, 1995). Der Verlust von Realitätsaspekten kann ggf. nicht nur beim Kind, sondern auch beim Therapeuten auftreten. Eine tiefenpsychologisch fundierte Psychotherapie, die auf umgrenzte Konflikte im Hier und Jetzt vor dem Hintergrund der lebensgeschichtlichen Bedingungen abzielt, kann hilfreich sein, ebenso ein Ansatz, der – wenn es Hinweise für posttraumatische Folgen gibt – traumaspezifische Techniken integriert. Eine ich-stützende, bewältigungsorientierte Psychotherapie, die eher niederfrequent (1 Std./pro Woche) gehalten werden sollte, kann mittelfristig hilfreich sein, allerdings dürfte es schwierig werden, überhaupt eine tragfähige Beziehung bei einer Stunde pro

Woche aufzubauen. Sie führt zumeist zu keiner strukturellen Änderung. Ihr Verlauf ist in der Regel davon abhängig, inwieweit äußere stabilisierende Faktoren implementiert werden können (z. B. psychosoziale Betreuung durch die Jugendhilfe).

Was spricht für eine Indikation?

- Stabile äußere Bedingungen (z. B Adoptiveltern, sicheres Zuhause, nach Trennung neue stabile Verhältnisse, Eltern, die Voraussetzungen zur therapeutischen Mitarbeit erfüllen)
- Das Kind, der Jugendliche ist in der Lage, sich zumindest partiell symbolisch in Spiel oder Sprache auszudrücken
- Das Kind, der Jugendliche verfügt über eine Reihe von Ressourcen (Hobbys, Interessen, positive soziale Kontakte, günstige intellektuelle Bedingungen)

Wenn die Entscheidung für die ambulante Psychotherapie gefallen ist, stellt sich die Frage nach einem stabilen Rahmen, der bedeutet, dass das Kind, der Jugendliche pünktlich und regelmäßig kommt, eine konstante Elternarbeit stattfindet und sich Mutter und/oder Vater nicht ausklinken. Wegen der Reizoffenheit dieser Kinder ist es sinnvoll, eher in einem sparsam eingerichteten Zimmer zu arbeiten, in dem z. B. die Spielangebote in Schränken verborgen sind und gestaltendes Material zur Verfügung steht.

6.2 Ein klarer Eingangskontrakt mit dem jungen Patienten und seinen Eltern

Bei Beginn der Therapie sind klare Paktabsprachen erforderlich, die bei Kindern und Jugendlichen mit Borderline-Risiken eine besonders wichtige Bedeutung haben:
Es dürfen beim Therapeuten keine Gegenstände zerstört werden, keine Angriffe gegen sich oder den Therapeuten erfolgen. Rohde-Dachser (1995) bezeichnet es als Kunstfehler, wenn der Therapeut sich der Aggression des Patienten unterwirft. Kommt es dennoch zu Angriffen gegen die Person des Therapeuten sollten diese nicht gedeutet, sondern der Regelverstoß mit einer neuerlichen entsprechenden Grenzsetzung beantwortet werden.

! **Merke:** Eine Deutung würde die Problematik des Agierens verschärfen (Diepold, 1995).

Die Stunden finden regelmäßig statt, in einem festen – und nicht dehnbaren Zeitrahmen. Wenn bis zu einem bestimmten Zeitpunkt nicht abgesagt wurde, muss der Stundenausfall bezahlt werden (wie hoch, durch wen?). Hier sind natürlich die jeweiligen Bedingungen des Kindes oder Jugendlichen zu berücksichtigen. Die Erfahrung von „Gummizäunen" in den Absprachen bringt jedoch keine Entwicklung in Gang. Es gibt Paktabsprachen zur Suizidneigung, der Neigung, sich selbst zu verletzen, selbst- und fremdgefährdende Handlungen wie Drogen, Alkohol, plötzliche Therapieabbruchtendenzen, Fortführung traumatisierender Verhaltensweisen u. a. Es stellt sich die Frage, ob es Nottermine geben kann. Ist der Therapeut per SMS oder Handy erreichbar? Was ist, wenn das Kind oder der Jugendliche in einer Notsituation ist (z.B. suizidal ist, sich selbst verletzen will, abhauen will, sich zu kriminellen Handlung verführen lässt usw.)? Ein stabiler Rahmen ist entscheidend und wichtig: Gerade am Rahmen werden häufig Konflikte ausgetragen, die den Therapeuten herausfordern, klare Grenzen zu ziehen. Grenzsetzende Interventionen gegen das Zerstören von Gegenständen, gegen Angriffe, die sich auf den Therapeuten richten, gegen das Versäumen von Terminen, selbstdestruktiv-destruktives Verhalten (SVV, Drogen, Gewalt, Schulabbruch, traumatische Inszenierungen) haben eine realitätsbezogene triangulierende Funktion (Meng et al., 2002; Abelin, 1986), die der Regressionsneigung entgegenwirkt.

Entsprechende Absprachen sind auch mit den Eltern erforderlich. Auf der Elternebene kommt es möglicherweise zu plötzlichen Trennungen, Umzügen, Alkoholmissbrauch, Gewalt, zu schnellen neuen Beziehungen, zur Wiederholung von traumatischen Inszenierungen (vgl. Wiederholungszwang: Freud, 1920), Suizidalität, schweren Unfällen usw. Hier ist es wichtig, die Eltern fest anzubinden und ihnen zu verdeutlichen, dass ihr Kind keine Entwicklung nehmen kann, wenn sie sich selbst nicht ändern.
Grundsätzlich kann bei den Kindern und Jugendlichen mit ihren Eltern nicht davon ausgegangen werden, dass sie sich an die Absprachen halten. Es ist aber unabdingbar, mit ihnen daran zu arbeiten, sie zu erinnern, Grenzen zu ziehen („Dann kann ich nicht arbeiten") und darüber verlässliche und berechenbare Beziehungen zu schaffen – im Gegensatz zu den willkürlichen, unberechenbaren Beziehungen, die sie gewohnt sind zu leben und herzustellen.
Ein Arbeitsbündnis ist nur möglich, wenn am Rahmen festgehalten wird – von beiden Seiten. Es ist wichtig, den Angriffen auf den Rahmen standzuhalten. Gegebenenfalls sollte mit dem konsiliarisch tätigen Arzt überlegt werden, ob eine zeitweilige medikamentöse Therapie mit einem Psychopharmakon als unterstützende Maßnahme sinnvoll ist (z. B. atypische Neuroleptika).

! **Merke:** Ein stabiler Rahmen ist der erste Schritt in Richtung auf ein Überleben des Angriffes.

In der Arbeit mit solchen Kindern und Jugendlichen werden initial Rettungs-, Größen-, Helferphantasien beim Therapeuten aktiviert, die er zum Teil auch braucht, um ein solches Unternehmen anzufangen. Jedoch werden sie dann zum Problem, wenn dem Therapeuten die Fähigkeit zur kritischen Distanzierung abhanden kommt und er die Realität des Kindes oder Jugendlichen mit den massiven Beeinträchtigungen aus dem Auge verliert. Es kann sich ein *furor sanandi* entwickeln, der bereits Ausdruck des malignen Prozesses ist, der miteinander abläuft und in dem die traumatisierenden Erfahrungen reinszeniert statt überwunden werden (vgl. Streeck-Fischer, 2000, 2006: vom Honeymoon zum *deadly dance*).

Spezifische Gefährdungen in der Behandlung, die angesprochen werden sollten:

- suizidale, selbstschädigende Verhaltensweisen
- fremddestruktives Verhalten
- Lügen, Zurückhalten von wichtigen Informationen
- die Behandlung ohne eigene Vorstellungen über sich ergehen lassen

- anhaltender Alkohol-, Drogen- oder Missbrauch von anderen Substanzmitteln
- hohe Verschuldung durch Telefonate, Handyrechnungen
- Stalking, Versuche beim Therapeuten ein reales Zuhause zu finden

6.3 Die Wege in der Therapie

Konzepte, wie sie in der Borderline-Therapie Erwachsener (Clarkin et al., 2001: TFP= übertragungsfokussierte Psychotherapie) entwickelt wurden, können bei Kindern und Jugendlichen allenfalls partiell umgesetzt werden. Ein Vorgehen, das aktiv und frühzeitig negative Übertragungen deutet, überfordert Kinder und Jugendliche, da bei ihnen im Vordergrund steht, überhaupt eine Behandlung zustande zu bringen. Bei Kindern und Jugendlichen mit Borderline-Risiken kommen vor allem Konzepte einer analytischen/tiefenpsychologischen Entwicklungstherapie in Frage. Es geht um die Entwicklung von Regulierungsvorgängen (Beebe und Lachmann, 2002/2004; Schore, 2002), Dezentrierung (Piaget und Inhelder, 1952/1977), Mentalisierung (Fonagy und Target, 2002), Triangulierung (Meng et al., 2002; Britton, 2004), Desomatisierung (Krystal, 1997) und Symbolisierung gehandelter Botschaften (Streeck-Fischer, 2006).

Grundsätzlich sollten folgende therapeutischen Ziele verfolgt werden:

1. **Entwicklung einer ausreichend sicheren, verlässlichen Beziehung**, die sich von traumatisierenden, überwältigenden Erfahrungen der Vergangenheit abhebt. Initiale negative Übertragungen werden nicht angenommen („Ich bin nicht so, wie du das bisher erfahren hast"). Vor allem sind Bedingungen herzustellen, in denen sich das Kind, der Jugendliche sicher fühlen kann. Bisherige Beziehungen hatten einen beängstigenden, bedrohlichen und/oder misshandelnden Charakter. Ein freundliches Beziehungsangebot kann diese Erfahrungen nicht aufheben – im Gegenteil, wird die Beziehung zu nahe und zu intensiv, bekommt sie ein perverses Muster (von Zuwendung und Zerstörung zugleich). Daher können es zunächst bestimmte Spiele sein, die Struktur geben, oder der Spaziergang außerhalb des Zimmers (Eissler, 1958: Parameter). Sicherheit wird auch dann gewährleistet, wenn die Destruktivität begrenzt wird. Sobald das Kind oder der Jugendliche in der Übertragung zum Therapeuten seine bedrohlichen, beängstigenden Objektbeziehungen erfährt, besteht die Gefahr der Wiederherstellung überwältigender Beziehungserfahrungen (s. u. maligne Container-Contained-Beziehung), die zu einem frühen Zeitpunkt noch nicht bearbeitet werden können. Hier ist es wichtig, frühzeitig das Miteinander-verstrickt-Sein zu erkennen und Schritte der Distanzierung bzw. der Triangulierung zu unternehmen.

Beispiel:

Der 11-jährige B. kam wegen brutaler tätlicher Übergriffe auf Kinder und Erwachsene zur stationären Behandlung. Der sicherste Ort für B. war bisher der Computer der Mutter, der ihm die eindeutigsten Antworten und Reaktionen gab. Menschen und Beziehungen waren für ihn extrem bedrohlich. Ihnen gegenüber zeigte er einen Wechsel zwischen Rückzug und aggressiv-destruktivem Verhalten. Da B. in seinen Reaktionen extrem bedrohlich werden konnte, steht im Vordergrund seiner Behandlung die Bereitstellung und Entwicklung sicherer Orte – innerlich und äußerlich, sowohl im Alltag als auch der Therapie.

In der Psychotherapie wählt er zunächst Brettspiele, die er nach willkürlich gewählten Regeln spielt, um die Situation zu dominieren. Gelegentlich ist er bereit zu einem Gespräch, das dann in Computersprache als der sichersten Bindungsfigur geführt wird. So ist es mitunter möglich, in kleinen Sequenzen über den Alltag zu sprechen, um dort erträglichere Bedingungen zu schaffen. Nach einiger Zeit nimmt er das Telefon und unternimmt im Spiel Versuche, Kontakt zur Therapeutin herzustellen: Er befindet sich im Weltraum und erkundigt sich, wie es auf der Erde zugeht, dabei darf die Therapeutin keinerlei Fragen stellen. Er bestimmt. Er beginnt dann mit freiem Spiel. Burgen werden gebaut. Seine Festung ist völlig ungeschützt. Die Schutzvorrichtungen der Therapeutin werden überrannt, zugleich entwickelt er für sich – die Therapeutin als Vorbild nehmend – ein Frühwarnsystem. B. beginnt nun innerhalb eines sich konstituierenden Spielraumes Verfolgungs- und Bedrohungsspiele zu inszenieren.

2. **Entwicklung der Fähigkeit, sich anders als in Spannungszuständen und Handlungen mitzuteilen.** Es handelt sich dabei um die Arbeit an der Mentalisierungsfähigkeit. Dabei ist ein interaktionelles, antwortendes Vorgehen angezeigt (Hurry, 2002). Der Therapeut spiegelt, was das Kind körperlich und in seinen Handlungen zum Ausdruck bringt, damit es die Fähigkeit entwickelt, innere Zustände in Sprache und Spiel auszudrücken. Der Therapeut beachtet seine emotionale und körperliche Resonanz auf nichtsprachliche Mitteilungen, z. B. auf implizites Beziehungswissen (innere Arbeitsmodelle; Bowlby, 1980). Er nimmt die Handlungen, Szenen, Verhaltensweisen ebenso wahr wie die eingefrorenen körperlichen Mitteilungen, greift sie selektiv auf und spricht sie in Momenten an, in denen er nicht verstrickt ist (vgl. auch Beta-Elemente).

3. **Arbeit an der Konfusion oder Aufspaltung in ganz und gar gute und ganz und gar böse Selbst- und Objektimagines** und Herstellung von Grenzen zwischen Selbst und Objekt mit dem Ziel, Objektkonstanz zu entwickeln. Wenn es gelingt, die pathologischen Übertragungsmuster in Sprache und Spiel zu bearbeiten und zu überleben, gelingt der Schritt zur Selbst- und Objektkonstanz. Winnicott (1965) spricht in diesem Zusammenhang vom Halten, Aushandeln und sich als präsentes Objekt anbieten.

Beispiel:

Der 12-jährige A. baut mit Legosteinen eine „Feuerwehr-Rettungsstation". Es herrscht Krieg zwischen „Gut" und „Böse". Der König, „der Vertrauen in alles hat, sieht der Schlacht zu, ohne einzugreifen oder für seine Leute Partei zu ergreifen". „Eine Frau hängt Wäsche auf und stürzt schwerverletzt in die Schnürenfalle. Die Schnüre denken, dass sie ein Feind ist. Sie ist von den richtig Bösen." Die Guten werden gefangen genommen, einer baumelt gehenkt am Turm. „Ein Guter hat die Gedanken eines Bösen aufgesaugt und ist jetzt auch böse geworden." Der König tritt auf eine „Schnürenfalle", wird von den Bösen gefesselt, auf einen Tragekorb gebunden, und während er schläft, wird ihm ein Trank eingeflößt, „so dass er ein Böser wird und sich nicht mehr daran erinnern kann, dass er ein Guter war". Der König wird in das Verlies gesperrt und fällt tot um. „Nein, noch ist der König nicht tot. Das überlege ich mir noch." Gut und Böse ist nicht sicher voneinander geschieden, Gutes wird vom Bösen kontaminiert. Es herrschen Konfusionen vor. Erst nachdem das Gute geschützt werden kann, kann es überleben.

4. **Arbeit an den projektiven und introjektiven Identifizierungen.** Der Therapeut nimmt die sensorischen somatischen Daten des Patienten in sich auf (Bion, 1962; Beta-Elemente) und verwandelt sie in etwas Psychisches (Alpha-Elemente) Es geht um die Überwindung einer perversen oder malignen Container-Contained-Beziehung mit Aufbau eines triangulären Raumes, der neben der subjektiven Erfahrung (der ersten Person) eine objektive Sicht (dritte Person) existieren lässt, Entwicklung einer positiven Container-Contained-Beziehung.

5. **Von desorganisierten Zuständen der Erregung und mangelnden Impulssteuerung zur Erfahrung einer *ongoing regulation*** (bei ausreichend Sicherheit und Halt zur Reparatur der Unterbrechungen in der Regulation (mismatch reparation) und zur Fähigkeit, die gesteigerten affektiven Momente und ihre organisierende Wirkung auf die Kognition und die Affekte zu regulieren (Beebe und Lachmann, 2002/2004).

Beispiel:
Der extrem unruhige und sich bedroht fühlende A. wählt nach geraumer Zeit das Uno-Spiel. Es kommt zu einer Einigung auf gemeinsame Spielregeln. Er betont: „Schwarz auf Schwarz geht nicht. Schwarz auf Schwarz stinkt", das sage sein Vater. A. verteilt die Karten. Immer mehr Karten werden – pro Spiel- von ihm verteilt, so dass schließlich mit 20 Karten auf der Hand begonnen wird, die er – so beladen – kaum in seinen Händen halten kann. Bei dem Hinweis, dass er auch sonst sehr beladen sei und dass er sich mit so vielen schlimmen Dingen herumschleppt, die ihn belasten, scheint er sich angenommen zu fühlen. Es gelingt erstmals ein Spiel, an dem beide – A. und die Therapeutin – Freude haben. Im Gefühl, wahrgenommen zu werden, wird er zunehmend ruhiger.

5. **Weitere Wege:** Weg von der Realitäts- und Affektverleugnung zur Wahrnehmung von sich selbst und anderen und der eigenen Affekte. Beide Aspekte stehen vor allem bei den narzisstischen und den antisozialen Störungen im Vordergrund. Bei den narzisstischen Kindern ist es zumeist über eine längere Zeit der Therapie notwendig, ihr extrem angegriffenes Selbstwertgefühl durch die Erfahrung „Du kannst ja ganz viel" zu beschwichtigen. In der Bewunderung, dem Glanz im Auge des Therapeuten macht das Kind bzw. der Jugendliche die Erfahrung, gesehen und gemeint zu sein. Bei der antisozialen Entwicklung ist es notwendig, aus dem Als-ob des Vortäuschens herauszukommen und eine authentische Beziehung zu entwickeln. Kinder und Jugendliche mit Als-ob-Beziehungen flüchten sich in einen Zustand des Unwirklichen, da sie sich sowohl vor der inneren als auch vor der äußeren Realität fürchten. Es ist ungemein schwer, hier einen Ansatzpunkt zu finden, der eine Entwicklung ermöglicht.

Infolge der Grenzverwischungen zwischen Realität und Phantasie ist der Therapeut Verwirrungen ausgesetzt, die aufgenommen und gehalten werden müssen, solange sie nicht in der unmittelbaren Interaktion sortiert werden können. Die verzerrten Wahrnehmungen sind nicht korrigierbar, z. B. war die Realität doch anders („Du warst doch aggressiv und nicht der andere, du hast doch als Erster geschlagen"). Es gibt keine Arbeit in einer überwältigenden Szene zwischen Kind und Therapeut – nur nachträglich und dann in der Betrachtung der gemeinsam hergestellten Szene („Ich habe etwas getan, und du hast etwas getan"). Ist der Raum zwischen dem Therapeuten und dem jungen Patienten kollabiert und entspricht die innere Realität der äußeren, ist es wichtig anzunehmen, dass man z.B. jemand geworden ist, der etwas Schlechtes gemacht hat. Es handelt sich nicht primär um eine Übertragung, die angenommen werden sollte, sondern um reale Konkretisierungen, die erkannt und relativiert werden müssen.
Eine Bearbeitung der Vergangenheit ist zumindest am Anfang der Therapie kontraindiziert, da keine ausreichenden Ich-Fähigkeiten zu ihrer Bewältigung vorliegen. Durch solche Vorgehensweisen werden maligne Prozesse in Gang gesetzt, die nur schwer rückgängig gemacht werden können. Entsprechendes gilt für Erinnerungen an traumatische Belastungen, die beim Therapeuten deponiert werden können, jedoch nicht aufgegriffen und bearbeitet werden sollten. Da das Ich unter traumatisierenden Bedingungen überwältigt wurde, gibt es keine Ich-Kräfte, die in der Lage wären, damit umzugehen. Die Arbeit sollte im Hier und Jetzt und in der Bewältigung der Gegenwart, die von der Vergangenheit durchdrungen ist, unter Beachtung der oben erwähnten Wege erfolgen. Ob die Bearbeitung einer Übertragung möglich ist, die von lebensbedrohlichen Traumaerfahrungen gekennzeichnet ist, wird in der Behandlung Erwachsener kontrovers diskutiert. Bei Kindern liegen hier allerdings günstigere Bedingungen vor, insofern als sie über die Spielebene verfügen, auf der schreckliche traumatisierende Bedingungen ausgetragen werden, ohne dass sie real werden. Dabei ist darauf zu achten, dass das Spiel nicht außer Kontrolle gerät. Bei Jugendlichen sind die Voraussetzungen schwieriger, da sie die Spielebene verlassen haben, der Raum für eine Kommunikation aber noch nicht sicher etabliert ist.

Der Ausschnitt aus der Behandlung eines schweren gestörten „Borderline-Kindes" in der stationären Psychotherapie zeigt die verschiedenen Behandlungsphasen. Es handelt sich um eine multimodale Behandlung (vgl. auch Chethik, 1989): Hier werden neben der analytischen Einzelpsychotherapie andere pädagogische und entwicklungsorientierte therapeutische Ansätze miteinander verbunden und integriert (vgl. Streeck-Fischer, in diesem Band: stationäre Psychotherapie). Die Behandlung erfolgt in einem Team, das aus dem analytischen Kindertherapeuten, dem Stationsarzt, Bezugserzieher, dem Körpertherapeuten, dem Schulpsychologen u.a. zusammengesetzt ist.

Beispiel:
Der 8-jährige B. kommt wegen gefährlich aggressiver Verhaltensweisen in die Psychotherapie. In Erregungszuständen zerschlägt er Möbel, zerstört Spielzeug, spuckt oder wird tätlich gegen Erwachsene und Kinder, so dass er festgehalten werden muss. Er droht, sich aus dem Fenster zu stürzen, und zeigt

sexualisierte Verhaltensweisen. Er gibt böse Sprüche von sich und schreit sich weg.

B.s Mutter war bei seiner Geburt psychisch krank. Der Vater kam wegen Drogenmissbrauch, Vergewaltigung und Körperverletzung in Haft, als B. 2 Jahre alt war. Wegen massiver Misshandlung und Vernachlässigung – er hatte beispielsweise tagelang im Kinderbett bei abgeschlossenem Zimmer zubringen müssen – kam er mit 3 Jahren in eine Pflegestelle. Dort konnte er eine Reihe von Entwicklungsdefiziten aufholen. Im Zusammenhang mit betreuten Besuchkontakten der Mutter geriet er immer wieder in massive aggressive Ausnahmezustände, so dass diese beendet wurden.

B. zeigte überdurchschnittliche Fähigkeiten in seiner verbalen Intelligenz (HAWIK-III, Sprachverständnis 126), dagegen „nur" durchschnittliche Leistungen im rechnerischen Denken und Zahlennachsprechen, was für deutliche Störungen in seiner Aufmerksamkeitsregulation spricht. Seine Leistungen im Handlungsteil fallen – obwohl durchschnittlich – deutlich ab, lediglich im Figurenlegen konnte er bessere Leistungen erbringen (beeinträchtigte Wahrnehmungsorganisation). Er hat eine ausgeprägte Legasthenie. Diese Befunde erklärten warum er trotz hoher Intelligenz in der Schule völlig überfordert war und aufgegeben hatte zu lernen. In der Körperdiagnostik zeigt B. deutliche Hinweise einer Wahrnehmungsstörung in seiner taktilen Reizverarbeitung. Taktile Reize sind für ihn in unstrukturierter und unsicherer Situation extrem bedrohlich. Er kann seine Wahrnehmung von Schmerz ausschalten und Berührungen auf der Haut aus seiner Wahrnehmung ausblenden (Abschaltmechanismus. Dissoziation als Folge massiver Misshandlungserfahrung). Er zeigt Störungen im vestibulären System, die sich im Fehlen von Schwindel bei Rotation äußern und zum Teil seine Probleme der Aufmerksamkeitssteuerung und der Raumorientierung erklären.

B. verhält sich vordergründig freundlich, es kommt jedoch kein näherer Kontakt mit ihm zustande. Er mustert die Therapeutin misstrauisch und läuft oft wie ein gefangenes Tier im Käfig herum. Er wirkt getrieben und mutterseelenallein – auch in Gegenwart der Therapeutin. Zeitweilig erscheint er sehr traurig und zugleich starr. Er ist in ständiger Habt-Acht-Stellung, schaut um sich, wirkt bedroht und wird unter besonderen Bedingungen bedrohlich. Er pendelt zwischen beziehungssuchendem Verhalten mit Grenzüberschreitungen und beziehungsabwehrendem Verhalten mit radikaler Abkehr, Entwertung und Beziehungsabbruch. Dieses Verhalten zeigt er besonders bei Grenzsetzungen von Seiten der Therapeutin. Er droht dann beispielsweise, etwas kaputt zu machen. Der primitive Abwehrmechanismus der Spaltung wird hier deutlich, gleichzeitig versucht er, die Situation unter Kontrolle zu haben. Er projiziert Eigenes auf andere und kann keine Grenzen zwischen sich und anderen erkennen. Vorübergehend greift er zu Allmachtsphantasien, die mitunter mit blutrünstigen Vorstellungen verbunden sind und auf Täter-Opfer-Introjekte hinweisen. Seine Impuls- und Affektsteuerung ist mangelhaft entwickelt. In der Gegenübertragung herrscht Konfusion, Verwirrung, nichts ist sicher (Hinweis für desorganisierte Bindung; Beginn der Therapie).

Da es nichts Sicheres für ihn gibt, sucht die Therapeutin zunächst nach erträglichen Bedingungen für ihn (und sich selbst). Das Zimmer der Therapeutin ist zu eng, zu bedrohlich und ohne Rückzugsmöglichkeit, so dass sich zunächst Spaziergänge anbieten. Es werden sichere Bereiche gesucht. Es wird ein großer Karton für das Therapeutenzimmer angeschafft, den er für sich einrichtet mit einem Gewehr, einem Arztkoffer, einem Telefon, einem Kalender, den ihm die Therapeutin schenkt, und einer großen Wolldecke. In diesen Karton zieht er sich zurück, wenn er z. B. vorher sadistische Szenen von massiver Gewalt, Zerstörung und multiplen Übergriffen inszeniert hat. Eingreifen darf die Therapeutin dann nicht, obwohl sie die Brutalität, die dort zum Ausdruck kommt, nur schwer – oder eigentlich gar nicht ertragen kann. Er bekommt dann einen kalten, sadistischen Blick. Das Spiel ist so intensiv, dass es fast so wirkt, als geschehe der „Mord" jetzt in diesem Augenblick, und die Therapeutin wird Zeuge.

Die Therapeutin darf nicht eingreifen, sie muss zuschauen – und aushalten bis an die Grenze des Erträglichen. Sein massives „Du sollst nichts tun" vermittelt ihr, dass sie sehen und fühlen soll, was er an Erfahrungen in sich trägt, und dass er die Therapeutin sucht und braucht als Container seiner unerträglichen Gefühle von Wut, Angst, Ohnmacht und Erfahrungen von Überwältigung. Sie redet laut über die Gefühle, wie schrecklich das ist, was da passiert, und warum da niemand ist, der hilft oder das verhindert. Ein neues Objekt darf jedoch noch nicht auftauchen. Sobald die Therapeutin Grenzen setzt, wird sie zu einer bösen Person, entwertet und verbal attackiert. Mit der Zeit bricht er die Beziehung nicht mehr völlig ab.

Auch in seinem Zimmer auf der Station baut er eine Rückzugmöglichkeit – aus Kartons eine Eisenbahn, in der er „verreisen" kann. Er setzt nun Grenzen, die nicht überschritten werden dürfen. Hier ist verboten, hier geht's nicht weiter. (Phase 1)

Da er immer noch sehr unruhig ist, wird ein anderes Medikament (ursprünglich Dipiperon, jetzt Risperdal) in kleiner Dosierung gegeben. Er wird allmählich ruhiger.

Er fühlt sich bei der Therapeutin zunehmend sicher (*ongoing regulation*). Um eine Verbindung zu ihm herzustellen, spricht die Therapeutin davon, wie es wäre, wenn sie gemeinsam etwas kochen würden und seine Kuscheltiere versorgen könnten. Sie stellt Geschirr, Haferflocken, Kakao und Zucker bereit. Er ist begeistert und gibt Aufträge, was er benötigt. Er ist nicht sicher, ob die Therapeutin wirklich an ihn denkt. Von nun an beginnt jede Stunde mit Kochen, dem Herstellen einer Mahlzeit, die er genüsslich verspeist. In einer der nächsten Stunden sagt er: „Ich habe eine Überraschung für dich." Er bringt selbstgekochten Tee mit in die Stunde. Dies geschieht immer wieder. Wenn die Lebensmittel zu Ende gehen (er braucht sehr viel) und er „Neues" braucht, kann er sich darauf verlassen, dass alles bis zur nächsten Stunde wieder aufgefüllt ist. Er sagt: „Du hast wirklich daran gedacht. Danke" (Therapeutin als verlässliches, berechenbares Objekt). Dann sagte er ein anderes Mal: „Hallo, Lehmanni."[3] Er verwandelt ihren Namen in einen Kosenamen. (Phase 2)

Er baut ein Boot aus Knete. Er sagt: „Das soll bei dir bleiben, es soll einen Platz bekommen, an dem es heil bleibt. Es soll immer hier bleiben." Und die Therapeutin soll gut darauf aufpassen. Er stellt es auf den Schreibtisch – da dürfen keine anderen Kinder hin.

---

[3] *Frau Lehmann, Analytische Kinder- und Jugendlichen-Psychotherapeutin.*

Im Alltag zerstört er kein Inventar mehr. Begrenzungen kann er dort nicht immer akzeptieren. Er wird wütend, droht abzuhauen, packt seine Sachen und verzieht sich am Ende in seine Eisenbahn.
Neben der Psychotherapie erhält B. Lerntraining, wo er in seiner Aufmerksamkeitsregulierung Fortschritte macht. In der Körpertherapie liebt er die Hängematte, in die er sich eindrehen lässt. Die dadurch entstehende vestibuläre Stimulation genießt er sichtlich. Im Bohnenbad erfährt er positive und sichere Reize auf seiner Haut. Er baut in der Körpertherapie einen „Schutzbunker", den er aus Weichbodenmatten und Tunneln zusammensetzt und durch Abgriffe mit dem Ball und anderen Materialien auf seine Stabilität und Sicherheit testet. Er nimmt die Begrenzung eigener Räume durch sichtbare Markierungen in Anspruch, respektiert jedoch nicht den Raum der Körpertherapeutin. Die daraufhin aufgestellte Regel, dass er im Raum der Therapeutin gefangen werden darf, nimmt er zum Anlass, sich fangen zu lassen und die kurze „Umarmung" zu genießen und im direkten Körperkontakt auch die eigene Abgrenzung auszuprobieren

Die Behandlung läuft seit 6 Monaten und ist noch nicht beendet. B macht zurzeit sichere, verlässliche, vorhersehbare entwicklungsfördernde Objektbeziehungserfahrungen, die er zunehmend verinnerlichen und halten kann. Seine destruktiven Spielszenen müssen bisher unverändert mitgetragen und -gehalten werden. Bewältigungen bzw. neue Erfahrungen stehen hier noch aus.

7 Frequently Asked Questions (FAQ)

1. *Ist eine Borderline-Störung das Gleiche wie eine Borderline-Persönlichkeitsorganisation?*

→ Der Begriff „Borderline-Persönlichkeitsorganisation" wurde von O. Kernberg geprägt. Er zählt dazu bestimmte Persönlichkeitsstörungen, wie die Borderline-Persönlichkeitsstörung, die narzisstische Persönlichkeitsstörung und die antisoziale Persönlichkeitsstörung. Die Borderline-Störung gehört also zur Borderline-Persönlichkeitsorganisation.

2. *Warum ist der Begriff der Borderline-Störung im Kindes- und Jugendalter umstritten?*

→ Kinder und Jugendliche mit Störungen, die der Borderline-Störung zugeordnet werden können, zeigen in der Regel multiple Beeinträchtigungen, die sich mit pathologischen Objektbeziehungen und ich-strukturellen Defiziten allein nicht genügend fassen lassen. Der Begriff des Borderline-Risikos verweist auf Störungen auf dem Niveau einer Borderline-Persönlichkeitsorganisation, zugleich aber auch darauf, dass nicht selbstverständlich frühe massive Verhaltensauffälligkeiten in eine Borderline-Störung im Erwachsenenalter münden. In der ICD-10 ist die Diagnose einer Borderline-Störung vor dem 16. – 17. Lebensjahr wahrscheinlich unangemessen. Im DSM-IV darf die Störung auch bei Kindern und Jugendlichen klassifiziert werden, wenn bestimmte Persönlichkeitszüge pervasiv und persistent sind.

3. *Was führt zu Borderline-Risiken?*

→ Kinder und Jugendliche mit Borderline-Risiken waren zumeist multiplen psychosozialen Traumen, wie Missbrauch, Misshandlung, Trennung, Verlust, Vernachlässigung u. a., ausgesetzt. Von Seiten der Eltern sind sie häufig mit Dissozi-

Abbildung 3: Wege der Behandlung

Kind/Jugendlicher				
Beginn	***Phase 1***	***Phase 2***	***Phase 3***	***Phase 4***
von der Bedrohung	zur Sicherheit im Rahmen	zur Sicherheit in der Beziehung	zur Triangulierung	zur Dezentrierung von der pathologischen Objektbeziehung
von Spannungszuständen	zur Mitteilung in der Handlung	zur Gefühlswahrnehmung	zur Benennung	zur Symbolisierung in Sprache und/oder Spiel
Von Gut-Böse-Konfusionen	zur Aufspaltung in Gut zu Böse	Zur Objektverwendung	zur Objektkonstanz	zur (symbolischen) Objektvernichtung
von projektiven und introjektiven Identifizierungen (Beta-Elemente)		zur Entwicklung einer positiven Container-Contained-Beziehung	Aufbau eines triangulären Raumes	zur Entwicklung einer objektiven Sicht (dritte Person)
von desorganisierten Zuständen der Erregung und mangelnden Impulssteuerung	zur Erfahrung einer *ongoing regulation* (bei ausreichender Sicherheit und Halt)	zur Reparatur der Unterbrechungen in der Regulation (mismatch reparation)	zur Fähigkeit, die gesteigerten affektiven Momente zu regulieren	zur Entwicklung einer organisierenden Wirkung auf die Kognition und die Affekte
von der Realitäts- und Affektverleugnung,	zur Anerkennung der eigenen Sicht bzw. Affekte	zur Wahrnehmung der anderen als Begrenzung	zur Wahrnehmung von sich selbst und anderen	
Therapeut				
Beginn	***Phase 1***	***Phase 2***	***Phase 3***	***Phase 4***
Behandlungsvertrag, gemeinsame Ziele (El./K) Vorgehen: interaktiv, einfühlend, vorhersehbar, entängstigend	zunehmendes Bündnis auf Beziehungsebene Vorgehen: mentalisieren, begrenzen, stützen, bestätigen	zunehmende Abhängigkeit vom Therapeuten Übergangsobjekte, -räume, Entwicklung von Sprache und Spiel	Themen werden zunehmend ansprechbar, symbolisierbar	sichere Bindung Vorgehen zunehmend analytisch, konfliktaufarbeitend

4

alität, Alkoholismus und Gewalt konfrontiert worden. Häufig haben sie schwere Erkrankungen, Schmerz, operative Eingriffe, Neurodermitis u. a. Belastungen erfahren. Ihre Eltern sind oft selbst psychisch krank (z. B. Persönlichkeitsstörungen, Suchterkrankungen, Psychosen). Die Adoption und Pflegschaft, die infolge früher ungünstiger Pflegebedingungen eingeleitet wurden, können diese frühen Schädigungen nicht immer ausgleichen, so dass das Risiko erhöht ist, eine Störung auf Borderline-Niveau zu entwickeln.

4. *Was ist das Hauptmerkmal einer narzisstischen Persönlichkeitsstörung?*

→ Die narzisstische Persönlichkeitsentwicklungsstörung ist von einem tiefgreifenden Muster von Großartigkeit in Phantasie und Verhalten, einem ständigen Bedürfnis nach Bewunderung und einem Mangel an Einfühlungsvermögen gekennzeichnet.

5. *Was ist das Hauptmerkmal der Borderline-Entwicklungsstörung?*

→ Im Vordergrund der Borderline-Entwicklungsstörung steht ein tiefgreifendes Muster an Instabilität in zwischenmenschlichen Beziehungen, im Selbstbild und den Affekten und eine mangelnde Impulsivitätskontrolle.

6. *Was ist kennzeichnend für die antisoziale Entwicklungsstörung?*

→ Hier steht im Vordergrund die Missachtung sozialer Verpflichtungen und Regeln, ein Mangel an Gefühlen für sich selbst und andere sowie eine niedrige Schwelle für aggressives bzw. gewalttätiges Verhalten, eine Neigung, andere zu beschuldigen und vordergründige Rationalisierungen für das eigene Verhalten anzubieten.

7. *Was ist mit MCDD gemeint?*

→ Cohen und andere Autoren haben betont, dass Kinder mit Borderline-Risiken multiple und komplexe Entwicklungsstörungen aufweisen. Sie haben deshalb vorgeschlagen, statt von einer Borderline-Entwicklungsstörung im Kindesalter von einer multiplen und komplexen Entwicklungsstörung (Multiple Complex Developmental Disorder) zu sprechen, die kognitive Störungen, Störungen in der Aktivitäts-, Aufmerksamkeits- und Angstregulation einbezieht, Beziehungsstörungen und die Störungen in der Hirnreifung beachtet.

8. *Welche Bindungsmuster sind charakteristisch für Kinder mit Borderline-Risiken?*

→ Bei Kindern mit Borderline-Risiken liegen im Wesentlichen unsichere Bindungen vom ambivalent-verstrickten und unsicher-vermeidenden Typ vor. Darüber hinaus zeigen sich desorganisierte Bindungsmuster.

9. *Wie sind die charakteristischen Selbstobjekt-Konfigurationen bei den drei verschiedenen Borderline-Persönlichkeitsorganisationen?*

→ Bei der narzisstischen Störung kommt es zu einer pathologischen Verschmelzung von Idealselbst-, Idealobjekt- und positiven Realselbst-Anteilen, während die Realobjekt-Anteile und die negativen Realselbst-Anteile abgewehrt und nach draußen projiziert werden. Bei der Borderline-Entwicklungsstörung stehen instabile Teilobjektbeziehungen im Vordergrund, die zwischen ganz und gar bösen und ganz und gar guten Selbstobjektbildern pendeln. Bei der antisozialen Entwicklung steht der Mechanismus der Angleichung an das ideale und bedrohliche Objekt im Vordergrund, während negative Selbstanteile abgetrennt und abgespalten bleiben.

10. *Was verbindet sich mit den Begriffen der Mentalisierung und Dezentrierung?*

→ Kinder und Jugendliche mit Borderline-Risiken sind zumeist nicht in der Lage, ihr Verhalten und ihr Handeln zu reflektieren. Infolge früher ungünstiger Pflegebedingungen haben sie die Erfahrung eines mütterlichen sozialen Spiegels nicht machen können. Es fehlen ihnen daher entsprechende Repräsentanzen, die Reflexion ermöglichen, und Worte, um sich mitteilen zu können. Sie leben in den Erfahrungen, statt sie zu haben und betrachten zu können, was einer dezentrierten Position entsprechen würde bzw. eine Mentalisierung voraussetzt.

11. *Was ist bei Beginn einer Therapie zu bedenken?*

→ Unter anderem ein klarer Eingangskontrakt, klare Grenzen, klare Absprachen, Paktabsprachen, die Einnahme einer realitätsbezogenen triangulierenden Funktion.

8 Prüfungsfragen

1. Was ist eine Borderline-Persönlichkeitsorganisation?
2. Was sind die Risikofaktoren für die Entwicklung einer Borderline-Persönlichkeitsorganisation?
3. Was sind die charakteristischen Selbstobjekt-Konfigurationen bei den drei verschiedenen Störungen?
4. Erläutern Sie, was mit den Begriffen falsches Selbst, Mimikry-Entwicklung, Als-ob-Persönlichkeit, narzisstische Störung vom As-if-Type gemeint ist!
5. Welche Probleme tauchen in der Therapie von Borderline-Risiken auf?
6. Welches Coping haben unsicher-vermeidend gebundene Kinder und ambivalent-verstrickte Kinder?
7. Was ist eine multimodale Behandlung?

9 Literatur

- Abelin EL (1986): Die Theorie der frühkindlichen Triangulation. In: Stork J (Hrsg.): Das Vaterbild in Kontinuität und Wandlung. Stuttgart: frommann-holzboog, S. 45-72
- Ad-Dab'Bagh Y, Greenfield B (2001): Multiple Complex Developmental Disorder: The "Multiple and complex" evolution of the "Childhood Borderline Syndrome" Construct. J Am Acad Child Adolesc Psychiatry 40: 954-64
- Ainsworth MDS (1985): Patterns of infant-mother attachment: antecedents and effects on development. Bull N Y Acad Med 61:771-91
- Arbeitskreis OPD-KJ (2003): Operationalisierte Psychodynamische Diagnostik im Kindes- und Jugendalter. Bern: Huber
- Balzer W (1990): Der Tod und der Kompass. Jahrbuch der Psychoanalyse 28:9-47
- Beebe B, Lachmann F (2002/2004): Säuglingsforschung und die Psychotherapie Erwachsener. Stuttgart: Klett-Cotta
- Bemporad JR, Smith HF, Hanson G, Cicchetti D (1982): Borderline-Syndromes in Childhood: Criteria for Diagnosis. Am J Psychiatry 139:596-602
- Bemporad JR, Smith HF, Hanson G (1987): The Borderline Child. In: Noshpitz J (ed.): Basic Handbook of Child Psychiatry. Vol. 5. New York: Basic Books, pp. 305-11
- Bion WR (1962/1990): Lernen durch Erfahrung. Frankfurt: Suhrkamp

- Bleiberg E (1994): Borderline Disorders in Children and Adolescents – The Concept, the Diagnosis and the Controversis. Bull Menninger 58:169-96
- Bowlby J (ed) (1980): Attachment and loss. Vol. 3. New York: Basic Books
- Britton R (2004): Subjectivity, objectivity and the triangular space. Psychoanal Q 73:47-61
- Bürgin D, Meng H (2000): Gibt es Borderline-Störungen bei Kindern und Jugendlichen? In: Kernberg O, Dulz B, Sachsse U (Hrsg.): Handbuch der Borderline-Störungen. Stuttgart: Schattauer, S. 755-70
- Clarkin JF, Yeomans, FE, Kernberg, OF (Hrsg.) (2001): Psychotherapie der Borderline-Persönlichkeit. Stuttgart: Schattauer
- Chethik M (1986): Levels of Borderline-Functioning in Children: Etiological and Treatment Considerations. Am Orthopsychiatr Ass 56:109-19
- Chethik M (1989): Techniques of Child Therapy. New York: The Guilford Press
- Cicchetti D, Beeghly M (1987): Symbolic development in maltreated youngsters: An organizational perspective. In: Cicchetti D, Beeghly M (eds.): Symbolic Development in Atypical Children. San Francisco CA: Joey-Bass, pp. 49-68
- Cloninger CR, Pryzbeck TR, Svrakic DM, Wetzel RD (eds.) (1994): The Temperament and Character Inventory (TCI). A Guide to its Development and Use. St. Louis MO: Washington University Center for Psychobiology of Personality
- Cohen DJ, Paul R, Volkmer F (1987): Issues in the Classification of Pervasive Developmental Disorders and Associated Conditions. In: Cohen DJ, Donnelean AM (eds.): Handbook of Autism and Pervasive Developmental Disorders. New York: John Wiley
- Crittenden P (1995): Attachment and Psychopathology. In: Goldberg F, Muir R, Kerr J (eds.): Attachment Theory. New York: The Analytic Press, pp. 367-406
- Desantis A, Coster W, Bigsby R, Lester B (2004): Colic and Fussing in Infancy, and Sensory Processing at 3 to 8 Years of Age. Infant Mental Health J 25(6):522-539
- Deutsch H (1942): Some forms of emotional disturbance and their relationship to schizophrenia. Psychoanal Q 11:301-321
- Diepold B (1994): Borderline-Entwicklungsstörungen bei Kindern. Unveröffentlichte Dissertation
- Diepold B (1995): Borderline-Entwicklungsstörungen bei Kindern. Prax Kinderpsychol Kinderpsychiatr 44: 270-279
- Diepold B (2005): Therapeutic space and containment in children with borderline disorder. In: Diepold B (Hrsg.): Spiel-Räume, Erinnern und Entwerfen. Göttingen: Universitätsverlag, S. 181-189
- Dithrich CW (1991): Pseudologia Phantastica, Dissociation and Potential Space in Child Treatment. Int J Psychoanal 72:657
- Driessen M, Beblo T, Reddemann L, Rau H, Lange W, Silva A, Berea R, Wulff H, Ratzka S (2002): Ist die Borderline-Persönlichkeitsstörung eine komplexe posttraumatische Störung? Nervenarzt 73:820-29
- Eissler KR (1958): Bemerkungen zur Technik der psychoanalytischen Behandlung Pubertierender nebst einigen Überlegungen zum Problem der Perversion. Psyche 20:837-52 Ekstein R (1966/1973): Grenzfallkinder. München: Reinhardt
- Esser G, Dinter R, Jörg M, Rose F, Villalba P, Laucht M, Schmidt M (1993): Bedeutung und Determinanten der frühen Mutter-Kind-Beziehung. Z Psychosom Med Psychoanal 39:246-664
- Felitti VJ, Anda RF, Nordernberg D, Willimason DF, Spitz AM, Edwards V, Koss MP, Marks JS (1998): Relationship of childhood abuse to many of the leading causes of death in adults: the adverse childhood experiences (ACE) study. Am J Prev Med 14:245-58
- Fonagy P, Gergeley G, Jurist EJ, Target M (2004): Affektregulierung, Mentalisierung und die Entwicklung des Selbst. Stuttgart: Klett-Cotta
- Fonagy P, Target M (2002): Ein interpersonelles Verständnis des Säuglings. In: Hurry A (Hrsg.): Psychoanalyse und Entwicklungsförderung von Kindern. Frankfurt/M.: Brandes & Apsel, S. 11-42
- Fonagy P (1998): Die Bedeutung der Dyade und Triade für das wachsende Verständnis seelischer Zustände: Klinische Evidenz aus der psychoanalytischen Behandlung von Borderline-Persönlichkeitsstörungen. In: Bürgin D (Hrsg.): Triangulierung. Der Übergang zur Elternschaft. Stuttgart/New York: Schattauer
- Fraiberg S (1982): Psychological defences in infancy. Psychoanal Q 51:612-35
- Freud A (1956/1960): Die Diagnose von Borderline-Fällen. In: Die Schriften der Anna Freud 1895-1907. München: Kindler
- Freud S (1920/1976): Jenseits des Lustprinzips. GW XIII. Frankfurt: Fischer, S. 1-69
- Geleerd ER (1958): Borderline states in childhood and adolescence. Psychoanal Study Child 8:279-295
- Glasser M (1992): Problems in the psychoanalysis of certain narcissistic disorders. Int J Psychoanal 73:493-503
- Goldmann SJ, D'Angelo EJ, DeMaso DR (1993): Psychopathology in Families of Children and Adolescents with Borderline Personality Disorder. Am J Psychiatry 150:1723-26
- Gray JA (ed.) (1975): Elements of a Two-Process-Theory of Learning. New York: Academic Press
- Gudzer J, Paris J, Zelkowitz P, Marchessault K (1996): Risk factors for Borderline Pathology in Children. J Am Acad Child Adolesc Psychiatry 35:26-33
- Herman JL, Perry JC, van der Kolk BA (1989): Childhood trauma in Borderline Personality Disorder. Am J Psychiatry 146:490-95
- Herpertz S, Herpetz-Dahlmann B, Saß H (2001): Prädiktoren von Persönlichkeitsstörungen. PTT 5:205-215
- Herpertz SC, Habermeyer E (2004): „Psychopathy" als Subtyp der antisozialen Persönlichkeit. PTT 8:73-82
- Hofer MA (1996): Hidden Regulators. Implications for a new understanding of attachment and separation and loss. In: Goldberg S, Muir R, Kerr J (eds.): Attachment theory. Social, developmental and clinical perspectives. Hillsdale, New York: Analytic Press, pp. 203-30
- Hurry A (2002): Psychoanalyse und Entwicklungstherapie. In: Hurry A (Hrsg.): Psychoanalyse und Entwicklungsförderung von Kindern. Frankfurt: Brandes & Apsel, S. 43-89
- Kagan J (1989): Unstable ideas: Temperament, cognition and the self. Cambridge, MA, Harvard: University Press
- Keilson H (1979): Sequenzielle Traumatisierung bei Kindern. Stuttgart: Enke
- Kernberg O (1978): Borderline-Störungen und pathologischer Narzissmus. Frankfurt: Suhrkamp
- Kernberg O (1999): Persönlichkeitsentwicklung und Trauma. PTT 1:5-15
- Kernberg O (2000): Borderline-Persönlichkeitsorganisation und Klassifikation der Persönlichkeitsstörungen. In: Kernberg O, Dulz B, Sachsse U (Hrsg.): Handbuch der Borderline-Störun-gen. Stuttgart: Schattauer, S. 45-56
- Kernberg P (1979): Psychoanalytic Profile of Borderline Adolescents. Adolesc Psychiatr 7:234-256
- Kernberg P, Shapiro T (1990): Resolved: Borderline personality exists in children under twelve. Debate Forum. Am Acad Child Psychiatry 29:478-83
- Kernberg P, Weiner A, Bardenstein K (2000/2001): Persönlichkeitsstörungen bei Kindern und Jugendlichen. Stuttgart: Klett-Cotta
- Khan MMR (1963/1974): The Concept of Cumulative Trauma. In: Khan MMR (ed.): The Privacy of the Self. London: Hogarth

- Klein M (2000) : Bemerkungen über einige schizoide Mechanismen. In: Cycon R (Hrsg.): Melanie Klein. Gesammelte Schriften. Bd. 3. Schriften 1946 – 1963. Stuttgart: frommann-holzboog
- Kohut H (1973): Narzissmus. Frankfurt: Suhrkamp
- Kohut H (1979): Die Heilung des Selbst. Frankfurt: Suhrkamp
- Kris F (1956): The Recovery of Trauma in Psychoanalysis. Psychoanal Study Child 11:54-88
- Krystal H (1997): Desomatization and the Consequences of Infantile Psychic Trauma. Psychoanal Inquiry 17:126-150
- Laucht M, Schmidt MH, Esser G (2002): Motorische, kognitive und sozial-emotionale Entwicklung von 11-Jährigen mit frühkindlichen Risikobelastungen: späte Folgen? Z Kinder Jugendpsychiatr 30:5-20
- Lincoln AJ, Bloom D, Katz M, Boksenbaum N (1998): Neuropsychological and Neurophysiological Indices of Auditory Processing Impairment in Children with Multiple Complex Developmental Disorder. J Am Acad Child Adolesc Psychiatry 37:100-12
- Mahler M (1972): Symbiose und Individuation. Bd. 1: Psychosen im frühen Kindesalter. Stuttgart: Klett
- Mahler MS, Pine F, Bergmann A (1978): Die psychische Geburt des Menschen. Frankfurt: Fischer
- Marziali E (1992): The Etiology of Borderline Personality Disorder: Developmental Factors. In: Clarkin JF, Marziali E, Munroe-Blum H (eds.): Borderline Personality Disorder. New York: The Guilford Press, pp. 27-44
- Meng H, Schleske G, Bürgin D (2002): Trianguläre Phänomene in der Behandlung Jugendlicher im milieutherapeutischen Setting. Teil 1. Zur Entwicklung der Kapazität des triangulären Erlebens. Kinderanalyse 10:23-39
- Moffitt T (1993): Adolescence-limited and life course-persistent antisocial behaviour. A developmental view. Psychol Rev 100:399-425
- Ogata SN, Silk KR, Goodrich S (1990): The Childhood Experience of the Borderline-Patient. In: Links PS (ed.): Family Environment and Borderline-Personality Disorder. Washington DC: American Psychiatric Press, pp. 85-104
- Ogden TH (1985): On Potential Space. Int J Psychoanal 66:129-41
- Paris J (2000): Kindheitstrauma und Borderline-Persönlichkeitsstörung. In: Kernberg O, Dulz B, Sachsse U (Hrsg.): Handbuch der Borderline-Störungen. Stuttgart: Schattauer, S. 159-166
- Olson SL, Bates JE, Sandy JM, Schilling EM (2002): Early developmental Precursors of impulsive and inattentive behaviour. J Child Psychol Psychiatr 43:435-47
- Paris J, Zelkowitz P, Gudzer J, Joseph S, Feldman R (1999): Neuropsychological factors associated with borderline-pathology in children. J Am Child Adolesc Psychiatry 38:770-74
- Perry BD, Pollard R (1998): Homeostasis, stress, trauma and adaptation. Child Adolesc Psychiatr Clin North Am 7:33-51
- Petti TA, Vela RM (1990): Borderline Psychotic Behavior in Hospitalized Children: Approaches to Assessment and Treatment. J Am Acad Child Adolesc Psychiatry 29:197-202
- Piaget J, Inhelder B (1952/1977): Die Psychologie des Kindes. Frankfurt: Fischer
- Pine F (1986): On the Development of the Borderline-Child-to-be. Am J Orthopsychiatry 56:450-57
- Resch F, Parzer P, Brunner R (1999): Zur Störung der Persönlichkeitsentwicklung. Persönlichkeitsstörungen 3:49-52
- Rinsley DB (1989): Notes on the development of narcissistic personality disorder. Psychiatr Clin North Am 12:695-707
- Rohde-Dachser C (1995): Das Borderline-Syndrom. Bern: Huber
- Rutter M (1983): Stress, coping and development. Some issues and some questions. In: Ganrmezy N, Rutter M (eds.): Stress, coping and development in children. New York: McGraw-Hill
- Saunders E, Arnold FA (1993): Critic of Conceptual and Treatment Approaches to Borderline-Psychopathology. Light of Findings about Childhood Abuse Psychiatry 56:188-203
- Schore AN (2002): Dysregulation of the right brain: a fundamental mechanism of traumatic attachment and psychopathogenesis of posttraumatic stress disorder. Aust N Z J Psychiatry 36:9-30
- Schore AN (ed.) (1994): Affect Regulation and the Origin of the Self. Hillsdale, New Jersey: Lawrence Erlbaum Assoc
- Sevecke K, Krischer M, Schönberg T, Lehmkuhl G (2005) : Das Psychopathy-Konzept nach Hare als Persönlichkeitsdimension im Jugendalter? Prax Kinderpsychol Kinderpsychiatr 3:173-190
- Steiner H, Garcia IG, Matthews Z (1997): Posttraumatic stress disorder in incarcerated juvenile delinquents. J Am Acad Child Psychiatry 36:357-65
- Sterba RF (1934): Das Schicksal des Ichs im therapeutischen Verfahren. Z Psychoanal 20:66-73
- Stern D (1985/1996): Die Lebenserfahrung des Säuglings. Stuttgart: Klett-Cotta
- Streeck-Fischer A (1996): Kämpfer in der Fremde. Störungsbilder bei männlichen Jugendlichen auf mittlerem Entwicklungsniveau mit so genannter falscher Strukturbildung. Anal Kinder Jugendlichenpsychother 27:87-100
- Streeck-Fischer A (1997): Verschiedene Formen des Spiels in der analytischen Psychotherapie. Forum Psychoanal 13:19-37
- Streeck-Fischer A (2000): Jugendliche mit Grenzenstörungen. Prax Kinderpsychol Kinderpsychiatr 49:497-10
- Streeck-Fischer A (2000a): Borderline-Störungen im Kindes- und Jugendalter – ein hilfreiches Konzept? Psychotherapeut 45:356-65
- Streeck-Fischer A (2006, im Druck): Trauma und Entwicklung. Folgen früher Traumatisierung in der Adoleszenz. Stuttgart: Schattauer
- Towbin KE, Dykens EM, Pearson GS, Cohen DJ (1993): Conceptualising Borderline Syndrome of Childhood and Childhood Schizophrenia as a Developmental Disorder. J Am Acad Child Adolesc Psychiatry 32:775-82
- Tulving E (1972): Episodic and semantic memory. In: Tulving E, Donaldson W (eds.): Organization of Memory. New York: Academic Press, pp. 381-403
- van der Kolk BA (1998): Zur Psychologie und Psychobiologie von Kindheitstraumata (Developmental Trauma). In: Streeck-Fischer A (Hrsg.): Adoleszenz und Trauma. Göttingen: Vandenhoeck & Ruprecht
- van der Kolk B, Streeck-Fischer A (2002): Gewaltbereitschaft als Traumafolge. In: Heitmeyer W, Hagan J (Hrsg.): Internationales Handbuch der Gewaltforschung. Wiesbaden: Westdeutscher Verlag, S. 1020-42
- Weaver TL, Clum GD (1993): Early Family Environments and Traumatic Experiences associated with Borderline Personality Disorder. J Consult Clin Psychol 61:1068-75
- Winnicott DW (1965/1984): Reifungsprozesse und fördernde Umwelt. Frankfurt: Fischer
- Winnicott DW (1978/1987): Vom Spiel zur Kreativität. Stuttgart: Klett-Cotta
- Winnicott DW (1984/1988): Die antisoziale Tendenz. In: Winnicott DW (Hrsg.): Aggression. Stuttgart: Klett Cotta, S. 157-171
- Zanarini MC, Williams AA, Lewis R, Reich B, Vera SC, Marino MF, Levin A, Yong L, Frankenburg F (1997): Reported Pathological Childhood Experiences Associated with the Development of Borderline Personality Disorder. Am J Psychiatry 154:1101-06
- Zelkowitz P, Paris J, Guzder J, Feldmann R (2001): Diatheses and Stressors in Borderline Pathology of Childhood: The Role of Neuropsychological Risk and Trauma. J Am Acad Child Psychiatry 40:100-05

4.17 Psychotische Erkrankungen bei Kindern und Jugendlichen

Michael Günter

1 Psychiatrische Grundlagen

1.1 Definition

Zu den psychotischen Erkrankungen zählen im Kindes- und Jugendalter vor allem die Schizophrenie und die affektiven Störungen mit psychotischen Symptomen. Hinzu kommen schizoaffektive Störungen, die allerdings schlecht von schizophrenen Psychosen abzugrenzen sind, da im Kindes- und Jugendalter häufig auch bei der Schizophrenie erhebliche affektive Symptome vorhanden sind. Weitere psychotische Störungsbilder, die in ICD-10 klassifiziert sind, sind entweder im Kindes- und Jugendalter sehr selten wie die schizotype Störung oder die anhaltende wahnhafte Störung, oder sie sind vor allem als Differentialdiagnose oder im Hinblick auf die Prognose zu berücksichtigen wie die akuten vorübergehenden psychotischen Störungen. Differentialdiagnostisch sind auch exogene Psychosen abzugrenzen, die im Kindes- und Jugendalter nicht ganz selten sind und durch mechanische oder chemische Einwirkungen auf das Gehirn entstehen, insbesondere im Jugendalter in Zusammenhang mit Drogenkonsum. Sie sind passagerer Natur und werden hier nicht weiter behandelt.

1.2 Epidemiologie und Altersverteilung

Die Prävalenz schizophrener Psychosen wird je nach Diagnosekriterien zwischen 0,6 und 1% angegeben. Erkrankungen vor der Pubertät sind selten, bis zum 15. Lebensjahr wird die Prävalenz auf etwa 0,14 Promille geschätzt (McKenna et al., 1994). Danach steigt die Rate steil an. Zu berücksichtigen ist auch, dass nach Studien an Erwachsenen im Durchschnitt bereits zwei Jahre vor Diagnosestellung psychotische Symptome vorhanden waren (Häfner et al., 1993) und dass unspezifische Prodromalsymptome (Frühsymptome, Vorzeichen) retrospektiv im Durchschnitt sieben Jahre vor der Diagnose einer Schizophrenie festzustellen waren. Unsere eigenen Ergebnisse zeigen, dass bei Jugendlichen die DUP bei ca. 3 Monaten liegen dürfte (Preuss et al., eingereicht). Sogenannte Basissymptome (Huber und Gross, 1997) sind zwar insgesamt im Jugendalter als relativ unspezifische Indikatoren für das Risiko einer schweren psychischen Erkrankung anzusehen, sind aber bei psychotischen Jugendlichen auch im Vergleich zu neurotischen Jugendlichen deutlich erhöht. Vor allem Denkstörungen könnten bei schizophrenen Jugendlichen ein Früherkennungszeichen sein (Resch et al., 2004).

Affektive psychotische Störungen werden heute gemäß der ICD-10 mehr oder weniger in einem Kontinuum mit affektiven Störungen ohne psychotische Symptome gesehen. Manische Episoden sind vor dem 10. Lebensjahr sehr selten, bipolare Störungen mit manischen und depressiven Phasen, die gerade im Jugendalter z.T. auch in schnellem Wechsel auftreten können, sind, zumal mit psychotischen Symptomen, in der Regel erst ab einem Alter von 15 Jahren zu erwarten. Die Lebenszeitprävalenz liegt deutlich unter der der Schizophrenie.

1.3 Diagnostische Kriterien und klinische Erscheinungsformen

Die diagnostischen Kriterien nach ICD-10 orientieren sich auch heute noch im Wesentlichen an der von Bleuler 1908 gegebenen Einteilung in Grundsymptome und akzessorische Symptome und der von Schneider 1921 ausgearbeiteten Untergliederung in Erstrangsymptome und Symptome zweiten Ranges. Die diagnostischen Kriterien sind in Tabelle 1 aufgeführt.

Typologisch wird zwischen einer paranoiden Schizophrenie mit Wahnvorstellungen und Halluzinationen (die häufigste Schizophrenieform), einer hebephrenen Schizophrenie mit Affektverflachung, parathymen Affekten (Affekte, die dem Denkinhalt nicht entsprechen, z.B. Lachen bei einem Bericht über ein schlimmes Erlebnis), Antriebsverlust, Manierismen und Weitschweifigkeit, einer katatonen Schizophrenie mit psychomotorischen Störungen, Schwanken zwischen Erregung und Stupor, unter Umständen mit katatoner Erstarrung, einer undifferenzierten Schizophrenie, bei der eine Zuordnung zu den einzelnen Unterformen nicht gut möglich ist, sowie einer Schizophrenia simplex unterschieden. Diese letzte Erkrankung ist eine seltene Form mit schleichender Progredienz ohne vorhergehende floride Symptome. Die Betreffenden sind nach und nach immer weniger in der Lage, soziale Anforderungen zu erfüllen, zeigen vor allem Affektverflachung und Antriebsminderung ohne produktive Symptomatik.

Zunehmende Bedeutung gewann die Einteilung nach Positiv- und Negativsymptomen (Crow, 1980; Andreasen und Olsen, 1982). Negativsymptome sind Verarmung des Denkens und des Affektes, des Antriebs, der Sprache. Dazu gehören auch sozialer Rückzug und Interessenverlust. Positive Symptome sind die Symptome, die im Sinne zusätzlicher Produktionen hinzukommen, wie etwa Wahn, Halluzinationen, katatone Symptome. Heute weiß man, dass auch bei Jugendlichen mit akutem Beginn

4

Tabelle 1: Diagnostische Kriterien für die Schizophrenie nach ICD-10

Der Patient muss mindestens eines der folgenden Kriterien aufweisen:
1. Gedankenlautwerden, Gedankeneingebung, Gedankenentzug oder Gedankenausbreitung
2. Kontrollwahn, Beeinflussungswahn, Gefühl des Gemachten, deutlich bezogen auf Körper- oder Gliederbewegungen oder bestimmte Gedanken, Tätigkeiten oder Empfindungen; Wahnwahrnehmungen
3. kommentierende oder dialogische Stimmen, die über den Patienten und sein Verhalten sprechen, oder andere Stimmen, die aus einem Teil des Körpers kommen
4. anhaltender, kulturell unangemessener oder bizarrer Wahn
oder mindestens zwei der folgenden Symptome:
5. anhaltende Halluzinationen jeder Sinnesmodalität, begleitet von flüchtigen oder undeutlich ausgebildeten Wahngedanken ohne deutliche affektive Beteiligung oder begleitet von anhaltenden überwertigen Ideen, täglich, über Wochen oder Monate auftretend
6. Gedankenabreißen oder Einschiebungen in den Gedankenfluss, was zu Zerfahrenheit, Danebenreden oder Neologismen führt
7. katatone Symptome wie Erregung, Haltungsstereotypien oder wächserne Biegsamkeit, Negativismus, Mutismus und Stupor
8. Negativsymptomatik wie auffällige Apathie, Sprachverarmung, verflachte oder inadäquate Affekte, zumeist mit sozialem Rückzug und verminderter sozialer Leistungsfähigkeit
9. hinzu kommt als weiteres Kriterium eine eindeutige und durchgängige Veränderung bestimmter umfassender Aspekte des Verhaltens, die sich in Ziellosigkeit, Trägheit, einer in sich selbst verlorenen Haltung und sozialem Rückzug manifestiert, was für die Schizophrenia simplex charakteristisch sein kann
Die Symptome sollten während der meisten Zeit innerhalb eines Zeitraumes von einem Monat bestehen.

und produktiver Symptomatik von Anfang an Negativsymptome vorhanden sind, deren Ausprägung wesentlich stärker über den weiteren Verlauf bestimmt als die der Positivsymptome, die im Übrigen auch besser durch Neuroleptika zu beeinflussen sind. Oft können Jugendliche mit schizophrenen Erkrankungen sehr gut über frühe diskrete Veränderungen ihres subjektiven Erlebens berichten, wobei möglicherweise Negativsymptome, vor allem Denkstörungen, relativ spezifisch für schizophrene Erkrankungen sein könnten (Meng et al., eingereicht).

Die affektiven Psychosen werden vor allem nach ihrem Verlauf eingeteilt in manische Episoden, bipolare Episoden und depressive Episoden mit psychotischen Symptomen, wobei die letztgenannten am häufigsten sind und unipolare manische Erkrankungen nur ca. 5 bis 10% der affektiven Störungen ausmachen (Tölle, 2006). Vor allem im Jugendalter kann es, möglicherweise insbesondere bei unzureichender medikamentöser Behandlung, auch zu Übergängen in schizophrene Psychosen kommen.

4

Diese psychotischen Erkrankungen im psychiatrischen Sinne sollten klar unterschieden werden von psychotischen Mechanismen, die in der psychoanalytischen Literatur vielfältig und eindrucksvoll beschrieben sind, die aber nicht nur bei psychotischen Patienten dynamisch eine Rolle spielen, sondern bis weit hinein in neurotische Erkrankungen vorkommen können. Unschärfen in diesem Punkt können nicht nur zu Unklarheiten führen, mit was für einer Art von Erkrankung man es zu tun hat, sondern auch schwerwiegende Konsequenzen in der Behandlung nach sich ziehen.

1.4 Ätiologische Modellvorstellungen

Allgemein hat man sich heutzutage auf ein biopsychosoziales Modell der Entwicklung von Psychosen verständigt, wie es etwa im Rahmen verschiedener Vulnerabilitätsstressmodelle formuliert wurde (Zubin und Spring, 1977; vgl. Ciompi, 1982). Genetische Faktoren, Geburtskomplikationen, Teilfunktionsstörungen auf der einen Seite und Traumatisierungen und Scheitern der Beziehungsentwicklung mit Belastungen der Ich-Entwicklung auf der anderen Seite sind in jedem Einzelfall unterschiedlich zu gewichten. Sie können außerdem miteinander interagieren und zu sich aufschaukelnden Belastungen und prämorbiden Persönlichkeitsveränderungen führen, die eine erhöhte Vulnerabilität zeigen und damit ein Risiko für eine schizophrene Erkrankung sind. Diese erhöhte Vulnerabilität führt schließlich in subjektiven Belastungsreaktionen, wie sie insbesondere die Adoleszenzentwicklung und Verselbständigungsentwicklung im frühen Erwachsenenalter darstellen, zu einer zunehmenden Desintegration, bis sich schließlich das Vollbild einer schizophrenen Psychose entwickelt hat. Dabei ist die initial vorherrschende Symptomatik, etwa in Form von Halluzinationen, inhaltlich häufig eng mit den auslösenden Belastungsfaktoren bzw. inneren Konflikten verknüpft (du Bois und Günter, 2000). Der weitere Verlauf, besonders die Stabilität der Remission und das Ausmaß der Residualsymptomatik, hängt nach diesem Modell neben bisher nicht bekannten biologischen Verlaufsparametern und der medikamentösen Behandlung bzw. Prophylaxe vor allem von psychotherapeutischen, soziotherapeutischen und rehabilitativen Maßnahmen ab. Der Vorteil eines solch polyätiologischen Modells ist sicherlich der, dass man sich generell darauf verständigen kann, der Nachteil ist allerdings seine bisher mangelnde Präzision und Spezifität, so dass letzten Endes eine Tendenz besteht, dass jeder sich das herausgreift, was seiner Auffassung am nächsten kommt.

Bei den affektiven Psychosen scheinen genetische Faktoren eine noch größere Rolle zu spielen.

1.5 Verlauf und psychiatrische Behandlungsgrundsätze

Schizophrene Psychosen verlaufen meist chronisch rezidivierend. Viele Patienten zeigen mehr oder weniger ausgeprägte Residualzustände, allerdings ist der Verlauf sehr heterogen. Vollremissionen werden, zumal bei Ersterkrankung im Jugendalter, bei etwa 20% beobachtet. Früher Beginn im Kindes- und Jugendalter geht mit einer schlechteren Prognose einher (Merry und Werry, 2001). Insbesondere in der Adoleszenz führt die Erkrankung häufig zu erheblichen sozialen Beeinträchtigungen und zu einer mangelnden sozialen Integration. Es wird immer wieder die Voraussagekraft der Initialsymptomatik diskutiert, ob nämlich ein schleichender Beginn eine ungünstigere Prognose mit sich bringt (Röpcke und Eggers, 1998). Andererseits wird die Dauer der unbehandelten Psychose als entscheidend für den Verlauf angesehen, so dass ein verspäteter Behandlungsbeginn vermutlich mit einer ungünstigen Prognose einhergeht (Johannessen, 2001; McGlashan und Johannessen, 1996; McGorry, 1998; Larsen et et al., 1998). Beides hängt vermutlich zusammen, diese Frage ist bisher nicht endgültig geklärt. Auch wird immer wieder argumentiert, die Ausprägung der Negativsymptomatik sei entscheidend für den langfristigen Verlauf, da sie die soziale Integration, zumal bei Jugendlichen, sehr beeinträchtige. Allerdings ist entgegen früherer Annahmen einzuwenden, dass auch bei initial stark ausgeprägter Positivsymptomatik meist bereits Negativsymptome vorhanden sind, die von den Positivsymptomen nur überdeckt werden, und dass die vorherrschende Symptomatik im Verlauf außerordentlich wechselnd sein kann und somit die Initialsymptomatik wahrscheinlich als Prädiktor für den Langzeitverlauf keine Relevanz hat.

Psychiatrischerseits steht die medikamentöse Behandlung mit Neuroleptika ganz im Vordergrund. Heutzutage werden vorwiegend atypische Neuroleptika eingesetzt, die gegenüber den früheren Neuroleptika besser verträglich sind und die Negativsymptomatik etwas besser beeinflussen sollen. Allerdings muss in Akutphasen teilweise immer noch auf klassische Neuroleptika, ggf. in Kombination mit Tranquilizern, zurückgegriffen werden. Nach Abklingen der Akutsymptomatik schließt sich mit sukzessiver Herabsetzung der Dosierung eine meist längerfristig anzusetzende Rezidivprophylaxe mit niedrigen Neuroleptikadosen an, die bei guter Compliance akute Rückfälle um bis zu 90% verringern kann. Wieweit sie den Verlauf der Residualsymptomatik und damit die unter Umständen schwerwiegende soziale Beeinträchtigung langfristig positiv beeinflussen kann, ist bisher nicht geklärt.

Nachgewiesen werden konnte auch, dass der langfristige Verlauf von der prämorbiden sozialen Anpassung (Bailer et al., 1996) und dem Ausmaß der „expressed emotion" (Vaughn und Leff, 1976; Goldstein, 1987) abhängt. „Expressed emotions" bezeichnet ein in den 70er Jahren des letzten Jahrhunderts entwickeltes Konzept, wobei Aussagen von Angehörigen des Patienten zu ihren Einstellungen und Gefühlen anhand von Audio- oder Videoaufnahmen systematisch auf den Skalen Kritik, Feindseligkeit, emotionales Überengagement, Wärme und Anzahl positiver Bemerkungen eingeschätzt werden. Allerdings mehren sich die Stimmen, dass hohe „expressed emotions" nicht nur Ursache für einen schlechten Verlauf seien, sondern es sich hier vor allem um Rückkoppelungsprozesse handeln könnte, also schlechter Verlauf und hohe „expressed emotions" miteinander interagieren (King, 2000). Sowohl bei schizophrenen als auch bei affektiven Psychosen ist im Langzeitverlauf von einem erheblichen Suizidrisiko von bis zu 15% auszugehen (Eggers und Röpcke, 2004 a, b).

Affektive Psychosen werden psychiatrischerseits im Wesentlichen entsprechend dem vorherrschenden psychopathologischen Bild mit Neuroleptika bzw. Lithium bei manischen Episoden, mit Antidepressiva bei depressiven Episoden behandelt. Hinzu kommt auch hier eine Rezidivprophylaxe, wobei Lithium das Medikament der ersten Wahl ist und durch seine stimmungsstabilisierende Wirkung bei über 50% der Patienten weitere Episoden verhindern kann.

Die Notwendigkeit psychosozialer Interventionen im Rahmen einer umfassenden psychiatrischen Behandlung von Psychosen, vor allem der Psychosen im Jugendalter, wird heute kaum bestritten, allerdings werden diese Interventionen oft nicht mit der wünschenswerten Intensität durchgeführt. Im Vordergrund stehen häufig psychoedukative Ansätze mit Informationsvermittlung zum Krankheitsbild, Vermittlung von Umgangsmöglichkeiten mit patientenspezifischen Frühwarnzeichen, Informationen über die medikamentöse Therapie und Training sozialer und kommunikativer Fertigkeiten, kognitiver Problemlöse- und kognitiver Strategien. Weiter wird allgemein auf die große Bedeutung der Therapeut-Patient-Beziehung im Hinblick auf die Compliance für die medikamentöse Behandlung hingewiesen. Im Zentrum der längerfristigen Bemühungen stehen vor allem soziotherapeutische und rehabilitative Maßnahmen zur schulisch-beruflichen und sozialen Wiedereingliederung, die in diesem Lebensalter als extrem wichtig angesehen werden müssen. Eine Kombination mehrerer Ansätze ist also notwendig. Insbesondere besteht Übereinstimmung darin, dass auch die Familie der Unterstützung bedarf. Angehörigengruppen werden teilweise von den Eltern selbst als sehr hilfreich erlebt, können häufig auch zu einer Klärung der Beziehung zum Patienten beitragen und die Arbeit des Therapeuten mit der Familie unterstützen.

Demgegenüber wird die spezifischere therapeutische Arbeit etwa an den auslösenden Konflikten, an der Ablösungs- und Autonomieproblematik, an der oft extrem belastenden Auseinandersetzung mit der schweren und chronischen Erkrankung häufig nur am Rande erwähnt, wenngleich sie selbst in einigen kognitiv-behavioralen Programmen in der Praxis durchaus ebenfalls eine Rolle spielen dürfte.

2 Psychodynamische Überlegungen

Die reichhaltige und jahrzehntelange psychoanalytische Arbeit mit psychotischen Patienten, seien sie nun auf einem psychotischen Abwehr- und Organisationsniveau, seien sie an einer schizophrenen oder affektiven Psychose erkrankt, hat vielfältige Überlegungen zur Psychodynamik und Ätiologie der Erkrankung hervorgebracht. Dabei wird generell von frühen Fixierungsstellen in den ersten beiden Lebensjahren ausgegangen. Eine umfassende Übersicht findet sich beispielsweise bei Kutter und Müller (1999). Die genannten Autoren gehen dabei sogar so weit, spezifische Formen der Schizophrenie mit Fixierungen in bestimmten pathologisch verarbeiteten Entwicklungsphasen ätiologisch in Zusammenhang zu sehen (S. 206 ff.). Gegen solche eindeutigen ätiologischen Zuordnungen ist einzuwenden, dass sie trotz aller Plausibilität post hoc aus der Analyse psychotischer Zustände entstanden sind und daher Rekonstruktionen darstellen. Der Freud'schen Warnung jedoch, bei einem Fundstück in der Archäologie bleibe oft zu entscheiden, „ob es dieser Schicht angehört oder durch eine spätere Störung in die Tiefe geraten ist" (Freud, 1937, S. 46), kommt bei der Analyse von Psychosen besonderes Gewicht zu. Der Verlauf des psychotischen Prozesses ist von einer Dekonstruktion der Ich-Struktur und gerade auch im Rahmen der Rekonstruktionsversuche von produktiven psychotischen Symptombildungen durch Rückgriffe auf archaische Strukturen und Funktionsweisen gekennzeichnet, so dass kaum zu unterscheiden ist, was möglicherweise primären Fixierungen entspringt und was durch die ausgedehnten psychotischen Abwehr- und Umbauprozesse neu entstanden ist. Zu Recht weisen Kutter und Müller (1999) daher darauf hin, dass in der Psychose zwar eine Wiederbelebung früher Entwicklungsstadien stattfindet, diese aber nicht einfach mit den primitiven Funktionsweisen in der normalen Entwicklung des Säuglings gleichzusetzen sei, sondern immer pathologische Prozesse involviert seien. Selbst primäre infantile Entwicklungsfixierungen sind entscheidend geprägt von der späteren Überarbeitung im Rahmen stabilisierender Abwehrprozesse noch vor Beginn der offenen psychotischen Erkrankung.

Weiter ist zu berücksichtigen, dass die prämorbide Persönlichkeit häufig von erheblichen Beeinträchtigungen gekennzeichnet ist, die unterschiedliche Formen annehmen können. Beschrieben werden vor allem ein Vorherrschen der paranoid-schizoiden Position mit Fantasien über oral-sadistische Angriffe auf die mütterliche Brust und entsprechenden reziproken paranoiden Verfolgungsängsten, wobei diese pathologischen Persönlichkeitsorganisationen durchaus unspezifisch sind und auch bei anderen Erkrankungen eine Rolle spielen. Aus ähnlicher Perspektive ist die Entwicklung eines falschen Selbst (Winnicott, 1960a) zu sehen, das dazu dienen soll, einen Kern an wahrem Selbst zu schützen. Als grundlegend wird auch eine schwerwiegende Störung in der Entwicklung der Objektkonstanz angesehen, wobei das Kind sich einerseits anklammernd an das mütterliche Objekt hält, um es nicht zu verlieren, was als existentielle Bedrohung angesehen würde. Auf der anderen Seite wird das Objekt wegen Ängsten, vom Objekt verschlungen und vernichtet zu werden, auf Distanz gehalten, was wiederum psychotische Verlustängste verschärft. Konstitutionelle Faktoren i.S. einer erhöhten Aggressivität (konzeptualisiert etwa bei Melanie Klein, 1957, als starke Ausprägung destruktiven Neides) oder i.S. einer Schwäche der Ich-Funktionen (Federn, 1956) und externe Traumatisierungen etwa durch Instabilitäten der frühen Mutter-Kind-Beziehung, mangelndes Atunement und Gewalttraumatisierungen dürften bei einzelnen Patienten für die Ausbildung dieser tiefen Konflikte und der sich daraus ableitenden Instabilität und Vulnerabilität unterschiedliches Gewicht haben.

Auch wenn der Autor dieses Beitrages zu großer Vorsicht bei ätiologischen Postulaten, z.B. über Fixierungsstellen, neigt, ist damit nicht die außerordentlich differenzierte und vielfältige Darstellung des Verständnisses psychodynamischer Mechanismen betroffen.

Klassischerweise steht im Zentrum der psychoanalytischen Überlegungen zur akuten Erkrankung ein Verlust des Realitätsbezugs und damit ein Rückzug der Libido auf das Ich i.S. des schizophrenen Autismus, der gefolgt wird von sekundären psychotischen Abwehrprozessen, die im Wesentlichen für die produktive Symptomatik verantwortlich sind, wobei die fehlende Objektbesetzung nunmehr durch Eigenproduktionen ersetzt wird und zugleich eine Projektion verworfener Anteile der eigenen Psyche nach außen stattfindet. Freud charakterisierte die Psychosen als narzisstische Neurosen, bei denen ein Konflikt zwischen Ich- und Außenwelt bestehe (Freud, 1924). Dadurch werden zentral die für das Denken und die normale Kommunikation erforderlichen Symbolisierungsprozesse gestört. An die Stelle der Symbolisierung treten symbolische Gleichungsetzungen (Segal, 1950), bei denen Symbole behandelt werden, als ob sie die Objekte selbst seien.

Bereits Ferenczi wies auf die zentrale Bedeutung der Fragmentierung als Abwehrmechanismus gegen traumatische Ereignisse hin (Ferenczi, 1930). Am differenziertesten ausgearbeitet wurde dieser zentrale Aspekt des psychotischen Prozesses von Bion, der die Blockierung und Zerstörung der Alphafunktion, die Attacken auf Verbindungen zwischen Objekten, auf das Denken, auf die Containerfunktion ins Zentrum seiner Überlegungen zur Behandlung der Psychose stellt (Bion, 1967). Diese Überlegungen zur psychotischen Störung der Denkprozesse stellen sozusagen die Kehrseite der Instabilität der inneren Objektrepräsentanzen dar. Fragmentierungsprozesse und instabile Objektbeziehungen dürften in einem pathologischen Wechselverhältnis stehen, so dass bedrohliche innere Objekte und Objektverlustängste zu einer derartigen Desintegration des Denkens und der Integrationsfähigkeit führen, andererseits die Zerstörung der Denkfähigkeit ihrerseits wiederum über den Verlust der Symbolisierungsfähigkeit die Objektrepräsentanzen zerstört bzw. zu Verfolgern werden lässt.

3 Grundsätze der Behandlung und Behandlungstechnik

3.1 Grundsätzliche Ziele der psychodynamischen Behandlung juveniler Psychosen

Die psychodynamisch-psychotherapeutische, die medikamentöse und die soziotherapeutisch-rehabilitative Behandlung juveniler Psychosen erfolgt in enger Abstimmung der verschiedenen Ansätze, wobei in der Regel mehrere Personen, häufig sogar mehrere Institutionen beteiligt sind. Während bei einer kognitiv-behavioralen Ausrichtung der Behandlung in der Regel die einzelnen Komponenten eher additiv zusammengestellt werden, besteht die Chance eines psychoanalytisch ausgerichteten Behandlungsansatzes darin, die einzelnen Komponenten auch im Hinblick auf ihre psychodynamische Wirkung hin untersuchen, aufeinander abstimmen und optimieren zu können, sofern entsprechende Rahmenbedingungen für die Kooperation zur Verfügung stehen. Dies setzt andererseits voraus, dass das psychoanalytische Verständnis der Erkrankung und die Reflexion der Behandlung nicht auf die Psychotherapie im engen Sinne eingeschränkt wird, sondern vor allem auch die Reflexion der Rahmenbedingungen als entscheidend wirksamen Parameter in der Psychosenbehandlung umfasst, wie es u.a. von Bettelheim, Mannoni und auch in unserer eigenen Arbeit versucht wurde (Bettelheim, 1975; Mannoni, 1978; du Bois und Günter, 2000, 2006a, 2006b [im Druck]). Allerdings ist einzuräumen, dass institutionelle und finanzielle Rahmenbedingungen für einen derart umfassend konzipierten therapeutischen Ansatz teilweise erst noch geschaffen werden müssen.

Die psychoanalytisch orientierte Psychotherapie juveniler Psychosen hat je nach aktuellem Schweregrad und Phase der Erkrankung gleichzeitig meist verschiedene Ziele im Auge. Während der akuten Phasen geht es vor allem darum, den Patienten dabei zu helfen, den Kontakt zu inneren und äußeren Objekten nicht zu verlieren bzw. nicht vollständig zerstören zu müssen, was nur gelingt, wenn der Therapeut sich einerseits auf die psychotische Welt des Patienten einlassen kann, andererseits aber über seine bleibende innere Beziehung zu guten Objekten (beispielsweise zu seiner Verinnerlichung einer Entwicklungstheorie), ggf. auch über seine institutionelle Verankerung und Supervisionsmöglichkeiten genügend in der Realität verankert bleibt. Die therapeutische Arbeit im engeren Sinne unterstützt in diesen Akutphasen hauptsächlich die milieutherapeutischen Schutzfunktionen und sucht, durch eine situationsadäquate Deutungstechnik etwa i.S. einer Betonung rekonstruktiver, beziehungsstiftender psychischer Bewegungen die Überschwemmung des Patienten durch psychotische Ängste zu verringern. Ein gutes therapeutisches „Holding" des Patienten verbessert meist auch die Besetzung der neuroleptischen Medikation durch den Patienten und trägt so zur besseren Wirksamkeit bei. Zur Begrenzung des Ausuferns destruktiver Hassaffekte ist die wichtigste Funktion des Therapeuten in dieser Phase, sein eigenes psychisches Überleben sicherzustellen und mit Hilfe seiner Rêverie über den Patienten die projizierten psychotischen Ängste so weit wie möglich zu entgiften. Ein wesentliches Mittel zur Aufrechterhaltung dieser Alphafunktion besteht in der Wahrnehmung und Analyse der manchmal psychotisch infizierten Gegenübertragungsreaktionen auf die psychotische Übertragung des Patienten. So kann beim Therapeuten die zeitliche Struktur verloren gehen, oder psychotische Verwirrungszustände und Körpersensationen können im Zusammensein mit dem Patienten auftreten. Deutungen sind in dieser akuten Phase häufig nicht explizite verbale Interventionen, sondern bestehen in einer Anpassung des Therapeuten und des Rahmens an die tatsächlichen Bedürfnisse des Patienten. Zugleich hält der Therapeut an der Zumutung einer Realitätsorientierung, zumindest in einem gewissen Umfang, fest und markiert damit, ohne den Patienten zu belehren, eine Differenz zwischen dem Denken des Patienten und dem des Therapeuten. Das zentrale Thema der Trennung vom Objekt wird somit implizit in für den Patienten gerade noch erträglichen Dosen behandelt.

Mit Abklingen der Akutsymptomatik tritt eine ganze Reihe von Problemen in den Vordergrund, die in der Regel parallel, z.T. phasenweise im Wechsel behandelt werden müssen. Jugendliche Patienten beginnen, zumal nach einer Ersterkrankung, häufig sehr rasch, trotz weiter bestehender Symptome ihre Erkrankung zu verleugnen und sich i.S. einer Pseudonormalität einzurichten, was einerseits als schützende Abwehr respektiert werden sollte, andererseits aber die Auseinandersetzung mit der Erkrankung und den zugrunde liegenden Ängsten erheblich erschwert. Es bedarf oft einer langwierigen, geduldigen und sehr taktvollen Arbeit, gleichwohl aber auch eines unbeirrbaren, wenn auch nicht immer explizit zu machenden Festhaltens an der Realität der Erkrankung, um hier auf Dauer Fortschritte zu erzielen. Diesbezüglich ist mit erheblichen Schwankungen zu rechnen, so dass in einzelnen Stunden diese Thematik zugänglich werden kann, um sodann möglicherweise wieder für Wochen hinter einer verleugnenden Abwehr zu verschwinden. Dazu gehört auch, dass auf Dauer der Einbruch der Psychose in eine zuvor einigermaßen geordnete oder zumindest kompensierte innere psychische Welt, der selbst eine erhebliche Traumatisierung darstellt und seinerseits Risse in der psychischen Organisation hinterlässt, durchgearbeitet werden sollte, um neue dauerhafte Schädigungen zu vermeiden. Erleichtert wird diese Arbeit meist in depressiven Phasen nach der Erkrankung, die durchaus typisch sind für schizophrene Erkrankungen. Aber auch da hat man sich jeweils sehr präzise daran zu orientieren, wieweit eine Durcharbeitung der depressiven und Angstaffekte zu einer Entlastung des Patienten führt, wieweit sein prekäres psychisches Gleichgewicht dadurch belastet werden könnte und wieweit er, um dieser Belastung etwas entgegenzusetzen, seine pathologisch psychotische Abwehr verstärken muss. Man sollte nicht zu sehr in Sorge sein, etwa durch eine einzige Deutung den Patienten zu destabilisieren, andererseits aber sehr genau auf entsprechende Reaktionsweisen achten und die Intensität der therapeutischen Arbeit an Konflikten daran ausrichten, ob es durch diese Arbeit zu einer Entlastung und Stabilisierung des Patienten kommt.

Weiter wird in solchen Phasen auch an der häufig hochambivalent aufgeladenen Konfliktdynamik zu arbeiten sein, die aufs Engste mit der psychotischen Dekompensation verknüpft ist. Im Vordergrund stehen Ablösung- und Autonomiekonflikte, wie sie weiter oben theoretisch im Zusammenhang mit instabilen Objektrepräsentanzen beschrieben wurden, Konflikte, die sich auf die Identität, vor allem auch auf die körperliche und sexuelle Identität beziehen, unintegrierte aggressiv-destruktive Fixierungen wie auch primär bestehende oder sekundär im Rahmen der psychotischen Erkrankung entstandene narzisstische Funktionsweisen und Beeinträchtigungen. Unabhängig davon, ob man der Meinung ist, dass diese sozusagen den Kern des psychotischen Geschehens ausmachen, oder diese Phänomene, wie es der Autor vorzieht, als hochkomplex organisierte psychotische Abwehrmechanismen ansieht, wird langfristig eine Stabilisierung des Patienten auch davon abhängen, wieweit in diesen Bereichen Fortschritte zu erreichen sind. Dabei wird man auf die „Kooperation" der einigermaßen intakt gebliebenen Ich-Funktionen zu bauen haben.

Außerdem ist davon auszugehen, dass bei psychotischen Patienten neurotische Konflikte eine erhebliche Rolle spielen. Sie destabilisieren den Patienten und sind häufig als entscheidende Auslöser für eine erneute akute psychotische Dekompensation anzusehen. Daher ist es langfristig notwendig, auch diese neurotischen Konflikte zu behandeln, wobei zu beachten ist, dass Patienten häufig in verschiedenen Funktions- und Lebenszusammenhängen sehr rasch zwischen neurotischen und psychotischen Konflikt- und Abwehrmodi wechseln können. Auch hier scheint mir eine psychoanalytisch orientierte Behandlung von Vorteil zu sein, da derartige Wechsel von einem erfahrenen Therapeuten relativ gut identifiziert und damit einer Behandlung zugänglich gemacht werden können.

Langfristig ist schließlich auch und gerade im Rahmen der psychotherapeutischen Behandlung auf einen adäquaten Umgang mit der Erkrankung hinzuarbeiten. Dies betrifft zum einen die medikamentöse Seite der Behandlung und dabei unter anderem die Frage, wie die Patienten zu einem weitgehend autonomen und verantwortlichen Umgang mit Medikamenten kommen, was häufig allerdings bei Adoleszenten, die an einer Psychose erkrankt sind, erst nach jahrelanger psychotherapeutischer Arbeit gelingt. Dies gilt aber zum anderen auch für die vielfältigen sozialpsychiatrischen Maßnahmen, die Eingliederung in das soziale Feld und schließlich die Beziehungsgestaltung, die vor allem schizophrene Patienten oft dauerhaft vor erhebliche Probleme stellt, wenn es um die Aufnahme von Intimbeziehungen geht. Eine psychotherapeutische Arbeit hat sich dabei um Verleugnungsprozesse einerseits, paranoide und projektive Abwehrstrukturen andererseits und schließlich verfestigte pathologische Beziehungsstrukturen und neurotische Organisationsformen zu kümmern.

Schließlich sei noch darauf hingewiesen, dass die psychoanalytisch orientierte Psychotherapie juveniler Psychosen durch ihre beziehungsstiftende Kraft nicht nur auf Dauer die Realitätsorientierung festigen kann, sondern für manche Patienten die Person des Therapeuten zu einem nahezu unverzichtbaren, verlässlichen Objekt wird, das erhebliche stabilisierende Funktionen haben kann. Derartige Patienten kommen manchmal über zig Jahre hinweg, z.T. in großen Abständen, ziehen aber allein schon aus der Tatsache, dass dieses bedeutsame Objekt nicht einfach verloren geht, erheblichen Gewinn (vgl. beispielsweise die hervorragende Falldarstellung bei Little, 1990).

Aus meinen Ausführungen wird erkennbar, dass ich die häufig gebrauchte Unterscheidung zwischen stützender und aufdeckender analytisch orientierter Psychotherapie für relativ nichtssagend halte. Selbst die etwas abgeschwächte Form, diese beiden Techniken als Ausprägungen auf einem Kontinuum zu betrachten, berücksichtigt meines Erachtens zu wenig, dass in jedem Augenblick zu fragen ist, inwieweit und vor allem in welcher Weise eine Arbeit an den Konflikten den Patienten stabilisieren kann und in welcher Weise eine Arbeit an seinen Konflikten möglicherweise zu einer Destabilisierung, im schlimmsten Falle zu einer psychotischen Dekompensation führen würde. Die therapeutische Technik hat sich bei der vorhandenen Vulnerabilität der Patienten selbstverständlich daran zu orientieren, dass in der Arbeit an den Konflikten die stabilisierenden Kräfte überwiegen, ohne damit eine im schlechten Sinne zudeckende Arbeit zu machen. Jede therapeutische Behandlung sollte die besondere narzisstische Verletzlichkeit dieser Patienten in Rechnung stellen und respektieren.

3.2 Spezielle Probleme in der Behandlung

3.2.1 Autonomieentwicklung, Ablösung und infantile Beziehungsmuster

Vielfach sehen wir psychotische Zusammenbrüche in der Adoleszenz erstmals im Zusammenhang mit äußeren oder inneren Trennungserlebnissen. Die Patienten reagieren oft mit einer kleinkindhaft anmutenden Abhängigkeit, erzwingen extreme Nähe ihrer Eltern und fühlen sich gleichzeitig von ihnen bedroht. Paranoide Ängste und Konstellationen extremer Nähe schaukeln sich gegenseitig hoch. So kommt es beispielsweise häufiger dazu, dass sich ein psychotischer Jugendlicher wieder im Ehebett der Eltern einnistet. Die Situation erscheint immer unentrinnbarer.

Bei dieser Problematik tritt der Therapeut häufig als störender, paranoid besetzter Dritter auf den Plan, der die Notwendigkeit der Trennung in bedrohlicher Weise repräsentiert. Auf der anderen Seite werden mit zunehmender Entwicklung der Übertragungsbeziehung auch regressiv anklammernde, pathologisch-symbiotisch verschmelzende Beziehungsmodi aktiviert, deren man sich kaum erwehren kann und die teilweise dazu führen, dass Gefühle und Körperempfindungen zwischen Patient und Therapeut hin- und herwandern. Derartige unabgegrenzte Zustände können zu einer Verschränkung von Übertragungspsychose und psychotischen Gegenübertragungsreaktionen führen, was die kontinuierliche Reflexion der Gegenübertragungsreaktionen sehr wichtig werden lässt. Der Rückzug in wahnhaft fantasmatische Welten und die damit verbundene Unzugänglichkeit dienen oft der Aufrechterhaltung der Illusion einer Fusion mit der idealisierten Mutter, wohingegen der Therapeut dann mit Gefühlen von Lähmung, Ausgeschlossensein, Hoffnungslosigkeit konfrontiert ist. Auf der anderen Seite kann es auch zu sadomasochistisch gefärbten Attacken kommen, die eine besondere fusionäre Nähe herstellen, der man kaum entrinnen kann.

Neben der Arbeit an inneren Differenzierungs- und Ablösungsprozessen hat der Therapeut häufig die hochgradig ambivalente Haltung gegenüber den realen Elternobjekten und die Ablösung von diesen im Auge zu haben. Einerseits sind psychotische Jugendliche in besonderem Maße auf ihre Familie angewiesen, andererseits aber auch besonders schutzlos einer belastenden Beziehungsdynamik ausgeliefert. Zugleich lösen sie mit ihrer Pathologie und Fähigkeit zur projektiven Identifikation selbst eine derartige Dynamik aus. Hier gilt es, eventuell in Kooperation mit verschiedenen therapeutischen Angeboten und institutionellen Strukturen sowohl am inneren Prozess als auch an einer angemessenen äußeren Verselbständigung kontinuierlich zu arbeiten und beides zueinander in Beziehung zu setzen.

3.2.2 Tiefe Regressionen

Tiefe Regressionen auf Zustände frühkindlicher Hilfsbedürftigkeit sind als Extrembeispiele des von Ferenczi beschriebenen

Zerfalls von Ich-Funktionen zu Abwehr- und Bewältigungszwecken anzusehen. Sie kommen vor allem in akuten Phasen vor, machen dann in der Regel eine stationäre Behandlung meist unter Einschluss einer umfassenden körperlichen Pflege erforderlich. Wenn es während dieser Phasen gelingt, eine tragende Beziehung zu dem Patienten aufzubauen und der Patient die Erfahrung des Gehaltenwerdens i.S. von Winnicotts „Holding function" (Winnicott, 1960b) machen kann, dann wird die therapeutische Beziehung auch späterhin oft eine besondere Qualität haben, die etwas mit der Erfahrung von Unzerstörbarkeit und Sicherheit zu tun hat, was die Prognose verbessern kann.

Im ambulanten Rahmen können im Einzelfall ebenfalls derartige regressive Zustände in geringerer Ausprägung auftreten und bei entsprechend intensiver Behandlung therapeutisch genutzt werden. Die Gefahr eines Abrutschens ist eher gering, solange diese regressiven Momente nur Teile der Lebensrealität betreffen und in anderen Bereichen ein einigermaßen adäquates Funktionieren bestehen bleibt.

3.2.3 Rasch wechselnde Ich-Zustände und Affektschwankungen

Juvenile Psychosen zeichnen sivch häufig durch eine ausgeprägte Instabilität der Symptomatik, durch einen schnellen Wechsel des vorherrschenden Ich-Niveaus und durch ein jugendtypisches Pendeln zwischen extremer Nähe in der Beziehung und schroffer Ablehnung aus. Extreme Schwankungen des Antriebs, plötzlich aufbrechende Ängste, aggressive Impulsdurchbrüche, ausgedehnte zwanghafte Stabilisierungsversuche und ein Fluktuieren produktiver Symptome sind nicht ungewöhnlich. Depressive Einbrüche und maniforme Episoden können im Extremfall sogar mehrfach innerhalb eines Tages ineinander umschlagen. Bei diesen Patienten stellt häufig die Verleugnung der weiter bestehenden erheblichen Symptome und der Aufbau einer narzisstischen Fassade eine therapeutische Herausforderung dar.

In der Behandlung geht es darum, sich auf die unterschiedlichen Ich-Funktionsniveaus genügend rasch einzustellen und auch in Phasen, in denen die Patienten scheinbar gut organisiert sind, nicht zu verkennen, dass die Integrationsversuche neben ihrer stabilisierenden Funktion meist auch eine Überforderung sind. Es geht in der Behandlung dann auch darum, die fassadenhafte Organisationsweise einerseits als Abwehrleistung anzuerkennen und sie daher nicht in einer Art Furor sanandi über Gebühr in Frage zu stellen, andererseits aber auch den wirklichen Wünschen und Bedürfnissen der Patienten, ihrer fundamentalen Verunsicherung, ihren Gefühlen von psychotischer Leere und Vernichtung einen Raum zu geben, in dem diese, wenn auch manchmal nur für Momente, geteilt werden können. In Krisensituationen ist die Aufrechterhaltung einer mittleren Distanz zwischen übergroßer, emotional explosiv aufgeladener Nähe und kaltem Management entscheidend. Dann kann es auch notwendig werden, zur Entlastung einen „neutralen" Dritten hinzuzuziehen, der zwischen den extrem polarisierten, projektiv identifikatorisch externalisierten Positionen vermitteln kann. Manchmal entspannt sich die Situation durch die bloße Anwesenheit einer weiteren Person.

3.2.4 Wahnerleben und Eigenweltlichkeit

Psychotische jugendliche Patienten verheimlichen oft über lange Zeiträume ihr manchmal ausgedehntes Wahnerleben. Wahnbildung und Halluzinationen sind klassische Versuche einer Externalisierung und damit Kontrolle unerträglicher innerer Erlebnisweisen.

Zunächst einmal ist es in der psychotherapeutischen Arbeit mit diesen Patienten entscheidend, Zugang zu ihrer inneren Welt zu gewinnen. Dies gelingt angesichts des verständlichen Misstrauens der Patienten nur, wenn die prinzipielle Berechtigung der in der Wahnsymptomatik und in Halluzinationen abgespaltenen, nach außen projizierten Wünsche anerkannt wird und wenn die konstruktive Funktion dieser Verleugnung und Externalisierung zunächst einmal affirmiert werden kann. Auch hier bewegt man sich auf einem schmalen Grat: Die Bekämpfung der abgespaltenen aggressiv destruktiven Anteile ist insoweit notwendig, als diese den Patienten zu sehr bedrohen und in tiefe Ängste und Gefühle von Hilflosigkeit und Ausgeliefertsein stürzen. Auf der anderen Seite steht dem die Notwendigkeit einer Reintegration dieser abgespaltenen Selbstanteile und die Einbindung in die Persönlichkeit gegenüber. Eine zu scharfe Bekämpfung und kategorische Ablehnung dieser Selbstanteile würde ihrerseits wesentliche Aspekte der Persönlichkeit des Patienten bedrohen. Eine forcierte Integration jedoch überlastet die Ich-Kräfte des Patienten, so dass es häufig nicht einfach ist, einen Weg zwischen der Mäßigung paranoider Ängste und der Anerkennung der lebensrettenden Bedeutung einer vorübergehenden Fragmentierung zu finden (Günter, 2000).

3.2.5 Retardierung der psychosexuellen Entwicklung

Häufig finden sich bei Patienten mit juvenilen Psychosen bereits vor Beginn der akuten Psychose Retardierungen und Ungleichzeitigkeiten in der psychosexuellen Entwicklung, die die inneren Spannungen im Zuge der Pubertätsentwicklung sehr verschärfen können. Diese Patienten zeigen häufig eine Kontaktschwäche und mangelnde Integration in die Peergroup. Die Schutzfunktion dieser Retardierungen gegenüber den Anforderungen der Realität behalten ihre Gültigkeit auch in und nach der akuten Phase einer Psychose. Eine forcierte Angleichung an das altersgerechte Entwicklungsniveau kann schwere Ängste auslösen und wird dem Abwehrcharakter dieser Problematik nicht gerecht. Nur wenn diese begriffen werden und der oft zähe Widerstand der Patienten als Ausdruck eines dynamischen Prozesses interpretiert werden kann, ist diesen Patienten zu einer Entwicklung zu verhelfen. Oft ist es wichtig, biografisch verankerte infantile Identifikationen zu verstehen und zu bearbeiten. Insoweit überschneiden sich hier die Probleme mit denen bei tiefen Regressionen.

Im Übrigen wird es bei diesen Patienten generell notwendig sein, sehr eng mit entsprechenden therapeutischen Wohngruppen, beschützenden Werkstätten und ähnlichen Einrichtungen zusammenzuarbeiten und Therapie nicht als isoliertes Geschehen zu betrachten. Nur wenn auch in diesen für die Gestaltung des Alltags und die adäquate soziale Entwicklung zentralen Einrichtungen etwas von der zugrunde liegenden Konfliktdynamik verstanden wird, kann man die damit verknüpften Übertragungs- und Gegenübertragungsprozesse einigermaßen unter Kontrolle halten. Häufig reagieren Einrichtungen auf derartige Jugendliche zunächst mit einem großen Förderengagement, um sich sodann angesichts der Zähigkeit des Widerstandes irgendwann enttäuscht abzuwenden und unter Umständen dann auch abrupt die Maßnahme zu beenden.

3.2.6 Negativsymptomatik

Eine besondere Herausforderung stellt die bei vielen Patienten bestehende und die weitere Entwicklung sehr beeinträchtigende Negativsymptomatik dar. In unseren eigenen Untersuchungen im Rahmen der Verbundstudie Psychosen in der Adoleszenz (VESPA) war knapp die Hälfte der Patienten erheblich davon betroffen. Im Zentrum der therapeutischen Arbeit steht hier weniger eine zugrunde liegende Konfliktdynamik, die oft kaum erkennbar ist, sondern vielmehr der Umgang mit den Verleugnungstendenzen der Patienten und die therapeutische Bearbeitung der dadurch ausgelösten depressiven Affekte, die bis hin zu einer heftigen Suizidalität reichen können. Es ist in dem Zusammenhang außerordentlich wichtig, dass die Patienten sich im Rahmen der Therapie einerseits mit der chronischen Beeinträchtigung durch ihre Erkrankung, insbesondere auch im zwischenmenschlichen und Beziehungsbereich, auseinander setzen können und die damit verknüpften aggressiven Affekte in der Therapie einen Raum finden und in realistischer Weise anerkannt und durchgearbeitet werden. Zum anderen ist hier in der Regel auch konkrete Hilfestellung erforderlich, wie Überforderungen zu vermeiden, realistische Perspektiven in die Praxis umzusetzen und Kränkungen und Überforderungserlebnisse zu bewältigen sind. Auch diesbezüglich ergänzt die Therapie äußere Hilfsangebote.

3.2.7 Dissozialität, Drogenkonsum

Patienten mit juvenilen Psychosen konsumieren in erhöhtem Maß legale und illegale Drogen und sind dadurch besonders gefährdet. Nicht selten wird bereits im Vorfeld der Psychose, in der Prodromalphase, der Drogenkonsum im wahrsten Sinn des Wortes als Betäubungsmittel gegenüber beginnenden psychotischen Symptomen eingesetzt. Es ist bekannt, dass Patienten mit einer Kombination aus Psychose und Drogenkonsum oder Psychose und dissozialer Entwicklung aus mehreren Gründen eine besonders schlechte Prognose haben. Daher kommt es darauf an, dem nach Möglichkeit durch Rahmenbedingungen und intensive Betreuung im sozialen Feld entgegenzuwirken. Oft wird nach anfänglichen heftigen Widerständen die angebotene Strukturierung durchaus positiv erlebt, wobei dann im weiteren Verlauf, etwa nach der Entlassung aus der stationären Behandlung, die Gefahr erheblich ist, dass bei ungenügender Betreuung im Realraum erneut eine Dekompensation der dissozialen oder Drogenproblematik eintritt, auf die dann auch eine Dekompensation der psychotischen Erkrankung folgt. Neben einer äußeren Hilfe bei der Strukturierung, etwa des Tagesablaufes, kann hier eine gute und kontinuierliche psychotherapeutische Beziehung außerordentlich stabilisierend wirken.

3.2.8 Compliance mit medikamentösen Behandlungsmaßnahmen

Es ist mittlerweile bekannt, dass die Kombination aus gut geführter Psychotherapie und medikamentöser Behandlung die besten Erfolge hinsichtlich des Rezidivrisikos bietet. Dies hängt nicht zuletzt auch damit zusammen, dass eine gute psychotherapeutische Beziehung die Compliance für eine neuroleptische Behandlung, die bei jugendlichen Patienten besonders kritisch ist und oft erst über Jahre erarbeitet werden muss, sichern hilft. Insgesamt ist das Thema des psychotherapeutischen Umgangs mit medikamentöser Behandlung sehr komplex und kann hier nicht umfassend behandelt werden (vgl. Günter, 2005).

Formal gibt es zunächst einmal zwei Möglichkeiten, dies zu organisieren. Die eine Variante ist die, psychotherapeutische Behandlung und medikamentöse Behandlung in verschiedene Hände zu legen. Eine solche Lösung hat Vorteile: Sie hält bei psychotischen Erkrankungen im Idealfall dem Therapeuten in gewisser Weise den Rücken frei, der sich so auf die Bearbeitung der inneren Konflikte und der Übertragungsbeziehungen konzentrieren kann. Allerdings werden häufig virulente innere Konflikte gerade anhand der Medikamente verhandelt und somit zum für die Medikamente verantwortlichen Psychiater getragen, so dass die Gefahr einer Spaltung zwischen diesen Personen entsteht. Andererseits können manchmal heftige Erschütterungen und Gefährdungen besser im psychotherapeutischen Kontext erkannt werden, während dem behandelnden Psychiater gegenüber eine Fassade aufrechterhalten wird. Beide Phänomene machen es notwendig, dass zu gegebener Zeit eine Abstimmung zwischen beiden erfolgt. Es wird in der Regel bei jugendlichen Patienten mit Psychosen nicht zu verantworten sein, hier eine strikte Abstinenz zu wahren, zumal eine Verständigung bei taktvoller und offener Handhabung der Kommunikation von den Patienten meist auch positiv erlebt wird i.S. eines „Holding environment".

Die zweite Variante einer kombinierten medikamentösen und psychotherapeutischen Behandlung ist dann möglich, wenn der behandelnde Psychotherapeut auch Kinder- und Jugendpsychiater ist und somit die medikamentöse Behandlung selbst durchführen kann. Auch diese Variante bietet gewisse Vorteile, weil meist ein konsequenteres Aufeinanderbeziehen von medikamentöser und psychotherapeutischer Behandlung möglich ist, die oft schwierige Abstimmung entfällt und der Patient durchaus die Medikamente als wesentlichen Teil der Behandlung ansieht und entsprechend besetzt.

In beiden Fällen jedoch sollte vor allem der Widerstand gegen die Medikamenteneinnahme, der häufig auf einer Gleichsetzung von Medikamenten mit Krankheit und von Weglassen von Medikamenten mit Gesundheit i.S. einer Realitätsverleugnung beruht, psychotherapeutisch energisch angegangen werden, wobei gleichzeitig der Patient auch darüber informiert werden muss, wie schädlich sich eine fehlende Akzeptanz von Medikamenten auswirken kann. Auf die vielfältig verästelten behandlungstechnischen Probleme im Zusammenhang mit der medikamentösen Behandlung kann hier nicht weiter eingegangen werden. Jedenfalls aber sollte jeder Psychotherapeut über Grundzüge der medikamentösen Behandlung von Psychosen ausreichend informiert sein.

Medikamentöse Behandlung juveniler Psychosen

- Die medikamentöse Behandlung juveniler Psychosen folgt weitgehend der für Erwachsene.
  Allerdings sind die meisten Medikamente nicht offiziell für Kinder und Jugendliche zugelassen, müssen daher „off-label" verordnet werden. Bei jüngeren Kindern ist man generell zurückhaltend in der Verordnung von Neuroleptika oder Antidepressiva.
- Bei ***schizophrenen Psychosen*** steht die medikamentöse Behandlung mit Neuroleptika ganz im Vordergrund. Heute werden, soweit möglich, sogenannte atypische Neuroleptika verwendet, die deutlich weniger unerwünschte Wirkungen (Nebenwirkungen) haben und die Patienten subjektiv meist weniger stark beeinträchtigen. In akuten Phasen werden vorübergehend zusätzlich auch Tranquilizer eingesetzt, deren Anwendung allerdings wegen des Suchtpotentials zeitlich begrenzt werden muss.
  An die Akutbehandlung schließt sich meist eine langjährige Rezidivprophylaxe mit niedrig dosierten Neuroleptika an. Sie verhindert bis zu 90% der akuten Rückfälle und trägt damit auch zur sozialen Stabilisierung bei, kann aber häufig die Residualsymptomatik, insbesondere sogenannte Minussymptome, nur unzureichend beeinflussen.
- Bei ***affektiven Psychosen*** werden manische Phasen ebenfalls mit Neuroleptika behandelt, depressive Phasen mit Antidepressiva, heutzutage vorzugsweise mit modernen SSRI (Selektive Serotonin-Reuptake-Inhibitoren). Teilweise kommt auch bereits in der akuten Psychose Lithium zur Stimmungsstabilisierung zur Anwendung.
  Im Weiteren ist bei nachgewiesener affektiver Psychose mit phasenhaftem Verlauf eine Rezidivprophylaxe mit Lithium oder Carbamazepin dringend zu empfehlen. Bei etwa der Hälfte der Patienten treten unter einer solchen Rezidivprophylaxe keine weiteren Rückfälle auf, und viele bleiben weitgehend symptomfrei oder haben relativ geringgradige Schwankungen in ihrer affektiven Grundstimmung. Bei schwierigeren Verläufen kann zusätzlich eine neuroleptische oder antidepressive Rezidivprophylaxe angezeigt sein.
- Probleme können bei schizophrenen wie affektiven Psychosen dadurch entstehen, dass anders als bei vielen anderen Erkrankungen, die medikamentös behandelt werden, Rezidive nicht unmittelbar nach Absetzen der Medikation eintreten, sondern in der Regel erst mit einer Latenz von mehreren Monaten.

3.2.9 Krisenintervention und Suizidalität

Es kann selbstverständlich auch unter adäquater Behandlung bei juvenilen Psychosen zu akuten psychotischen Dekompensationen und zu suizidalen Krisen kommen, oft im Zusammenhang mit derartigen psychotischen Dekompensationen. Häufig sind äußere Auslöser zu identifizieren, beispielsweise eine Abschlussprüfung und die damit verknüpfte Akzentuierung des Ablösungskonfliktes oder eine Verliebtheit und die damit virulent werdenden Annäherungswünsche, die mit paranoiden Ängsten beantwortet werden. Man sollte in solchen Situationen mit dem Patienten, in der Regel aber auch mit dessen Familie die Lage eingehend erörtern und nicht zögern, eine Erhöhung der Medikamente zu empfehlen. Bei Unsicherheit in der Beurteilung sollte man mit dem Patienten eine zeitlich häufig begrenzte stationäre Aufnahme vereinbaren, notfalls auch gegen den Willen des Patienten veranlassen, da das Risiko einer gravierenden Komplikation sehr schwer abzuschätzen ist. In der Regel sind die Patienten im Nachhinein, auch wenn sie vorher Einwände gegen eine stationäre Behandlung hatten, dankbar für die Strukturierung und schnelle Hilfe und knüpfen nach ihrer Entlassung mit dem Gefühl einer gewissen Sicherheit in der Psychotherapie an. Man sollte hier vor allem auch deswegen nicht zögern, weil es sich, im Gegensatz zu persönlichkeitsgestörten und neurotischen Patienten, in der Regel nicht um Agieren handelt, sondern tatsächlich eher Tendenzen zu fürchten sind, solange wie möglich die akute Dekompensation zu verleugnen in der Hoffnung, dass sich alles wieder von selber einrenken werde.

Derartige Episoden können in der Regel genutzt werden zur Erörterung der damit verbundenen auslösenden Konflikte, der Abwehr- und Verleugnungsprozesse, aber auch der Stärkung der Eigenverantwortlichkeit in zukünftigen Situationen.

3.2.10 Arbeit mit der Familie

Die Familien von Jugendlichen mit psychotischen Erkrankungen sind in mehrfacher Weise belastet. Einerseits leiden die Eltern unter der Erkrankung ihres Kindes, haben häufig erhebliche Schuldgefühle und stehen der Problematik hilflos gegenüber. Teilweise sind sie selbst an einer Psychose erkrankt und haben positive oder negative Erfahrungen mit der Behandlung ihrer Erkrankung. Bewusste und unbewusste Ängste, eine mehr oder weniger gelungene oder gescheiterte Bewältigung der Erkrankung und die transgenerationale Übertragung unbewusster Abwehrprozesse spielen in diesen Fällen eine große Rolle. Die Eltern sind dann besonders in die Dynamik der Erkrankung verwickelt, reagieren etwa mit Ablehnung, Hass, Enttäuschung oder auch mit übergroßer Besorgnis und Anklammerungstendenzen. Eigene Erfahrungen der Eltern mit psychischer Instabilität können zu einem pathologischen symbiotischen Beziehungsgeflecht Anlass geben, aus dem sich weder der Jugendliche noch der betreffende Elternteil zu lösen vermag. Auf diese Weise können sich biologisch-genetische Faktoren, traumatische Bedingungen in der frühen Entwicklung, Instabilitäten des sozialen Umfeldes und eine pathologische Beziehungsdynamik unheilvoll miteinander verflechten. Auch bringt eine derart schwerwiegende Erkrankung in der Regel eine massive narzisstische Kränkung der Eltern mit sich. Zum anderen ist bei vielen Jugendlichen mit juvenilen Psychosen die Dynamik in der Familie ein Belastungsfaktor, wobei wie bereits erwähnt durchaus wechselseitige belastende Einwirkungen eine Rolle spielen. Es kann zu verfestigten familiären Strukturen kommen, die die Pathologie und das Leiden auf beiden Seiten unterhalten und stimulieren können.

Außerdem sind die Angehörigen oft diejenigen, die auf Dauer den einzigen verlässlichen Rückhalt für den Patienten bilden, zumal dieser sich oft bzw. über längere Zeit zunächst kaum vorstellen kann, sich nach außen zu orientieren. Die Familie ist es in der Regel auch, die in Krisensituationen zur Verfügung steht bzw. auf die der Therapeut in Krisensituationen meist angewiesen ist in einer Einschätzung der Dekompensation. Wie bereits erwähnt, können Patienten in manchen Situationen durchaus in der Therapiesituation eine gewisse Struktur und Fassade aufrechterhalten, während die Eltern dann berichten, wie weit fortgeschritten sich eine psychotische Dekompensation bereits zu Hause zeigt.

Es ist daher aus all diesen Gründen angezeigt, mit den Eltern Gespräche zu führen, um einerseits zu einer Stabilisierung der familiären Situation und einer Erleichterung der Ablösungs- und Individuationsprozesse zu kommen, andererseits heftige affektive Verstrickungen auch von Seiten der Eltern zurücknehmen zu können und damit die Autonomieentwicklung zu fördern und um zum Dritten die pathogene Dynamik von zwei Seiten her angehen zu können. Dabei empfiehlt es sich, den Patienten umfassend über die Gespräche mit den Eltern zu informieren und auch den Eltern gegenüber klarzustellen, dass dies notwendig sein wird und Verabredungen hinter dem Rücken der Patienten therapeutisch ungünstig wären und daher nicht verantwortet werden können.

4 Frequently Asked Questions (FAQ)

1. *Macht eine psychoanalytisch orientierte Psychotherapie bei juvenilen Psychosen überhaupt Sinn?*

→ Insgesamt haben juvenile Psychosen eine schlechtere Prognose als Psychosen im Erwachsenenalter. Es ist bekannt, dass die Prognose, vor allem für die Rückfallhäufigkeit, die ihrerseits wiederum ein entscheidender Faktor für die soziale Integration ist, durch eine Kombination aus Psychotherapie und medikamentöser Behandlung deutlich verbessert wird. Sofern eine psychodynamische Psychotherapie sich nicht außerhalb eines umfassenden Behandlungssettings, das auch soziotherapeutische Maßnahmen umfassen sollte, versteht, sondern im Gegenteil ihre Stärke darin sieht, die einzelnen Elemente der Therapie auch in ihrer unbewussten dynamischen Wirksamkeit zueinander in Beziehung zu setzen, kann sie einen hohen Stellenwert in der Behandlung juveniler Psychosen haben. Dies auch deswegen, weil sie die für psychotische Patienten besonders notwendige therapeutische Beziehung in hervorragender Weise festigen kann und weil sie die unterschiedlichen, z.T. rasch wechselnden Funktionsniveaus relativ gut identifizieren und in der aktuellen Behandlungssituation berücksichtigen kann. Darüber hinaus bietet eine psychoanalytisch orientierte Therapie über die bloße Feststellung kognitiver Defizite hinaus auch Ansätze für das Verständnis psychotischer Funktionsweisen, die dem jugendlichen Patienten dabei helfen, dieses Erleben nicht lediglich als bedrohlich fremd abweisen zu müssen, und ihm damit Hilfestellungen geben, das traumatische Erleben der Psychose integrieren zu können.

2. *Ist eine begleitende medikamentöse Behandlung ein Störfaktor?*

→ Die medikamentöse Behandlung bzw. Rezidivprophylaxe ist in den allermeisten Fällen als ein notwendiger und wesentlicher Bestandteil der Behandlung anzusehen. Sie stört die psychotherapeutische Behandlung nicht generell, auch wenn die Patienten bei manchen Medikamenten über eine Art affektiver Betäubung berichten und dann durchaus ein Wechsel des Medikaments in Erwägung gezogen werden sollte. Sowohl die Behandlung in einer Hand als auch die Aufspaltung in medikamentöse und psychotherapeutische Behandlung bieten gewisse Vorteile. In jedem Falle sollte der Psychotherapeut Grundkenntnisse in der Wirkung und Anwendung von Medikamenten und eine Vorstellung von ihrer Reichweite und ihrer Begrenzung haben. Bei einer Aufteilung der Behandlung sollte eine Verständigung zwischen Psychiater und Psychotherapeuten stattfinden. Die psychotherapeutische Behandlung hat auch zum Ziel, die Fähigkeit des Patienten zu verbessern, angemessen mit seiner Erkrankung und der notwendigen medikamentösen Behandlung umzugehen und diesbezüglich seine Autonomie zu stärken.

3. *Ist bei psychotischen Patienten nicht eine supportive Therapie indiziert, wohingegen aufdeckende Ansätze schädlich sind?*

→ Ich halte wenig von einer Entgegensetzung von supportiver und aufdeckender Therapie. Tatsächlich sollte auch eine konfliktbearbeitende Therapie den psychotischen Patienten stabilisieren und darauf achten, seine Regulationsfähigkeit nicht zu überfordern. Dagegen wäre eine supportive Therapie, wenn sie i.S. einer zudeckenden Arbeit missverstanden wird, nicht zu empfehlen. Weitere Ausführungen hierzu finden sich am Ende von Abschnitt 3.1.

4. *Sollte die Familie in die Behandlung einbezogen werden?*

→ Dies ist aus verschiedenen Gründen sinnvoll. Zum einen lebt der Patient häufig in der Familie, zum anderen spielen sich oft heftige Beziehungsdynamiken ab, deren Qualität über die Stabilität oder Destabilisierung des Patienten entscheidet. Auch ist die Familie durch die psychotische Erkrankung des Patienten sehr belastet. Die notwendige Verselbständigung und Bearbeitung der Ablösungskonflikte fordert auch auf Seiten der Eltern eine erhebliche psychische Entwicklung. Hohe „expressed emotion" korreliert mit einer erhöhten Rückfallwahrscheinlichkeit. Bei Rückfällen sind meist die Familienangehörigen diejenigen, die am zuverlässigsten Auskunft über die tatsächliche Situation des Patienten geben können, während er nach außen hin – gegenüber dem Psychotherapeuten – unter Umständen noch eine relativ normale Fassade aufrechterhalten kann, was möglicherweise zu einer Fehleinschätzung führt.

5. *Kann mit einem Wahn psychotherapeutisch gearbeitet werden?*

→ Zunächst kommt es darauf an, die häufige Verleugnung des Wahnes nach außen hin aufzulösen. Es kann sodann nicht darum gehen, dem Patienten seinen Wahn sozusagen ausreden oder seine logische Unrichtigkeit nachweisen zu wollen. Dies führt in der Regel nur zu einem verstärkten Festhalten an den Wahnvorstellungen und zu einer paranoiden Haltung dem Therapeuten gegenüber. Dagegen kommt es darauf an, mit dem Patienten über sinnhafte Elemente des abgespaltenen Wahnerlebens ins Gespräch zu kommen, insbesondere auch dann, wenn sich paranoide Elemente in der Übertragung manifestieren. Auf diese Weise kann es gelingen, gemeinsam mit dem Patienten zu einer reflektierenden Haltung zu kommen und einerseits eine Relativierung der

Wahnüberzeugung zu erreichen, andererseits aber auch eine Integration der zugrunde liegenden Wünsche und Affekte zu erleichtern, indem diese in ihrer prinzipiellen Berechtigung anerkannt werden.

6. *Ist eine Kombination mit anderen Interventionsansätzen sinnvoll?*

→ Sie ist in der Regel notwendig. Patienten, die in der Adoleszenz an einer Psychose erkranken, werden meist in vielfältiger Weise aus ihren sozialen Zusammenhängen herausgerissen. Die schulisch-berufliche Bildung droht zu scheitern, wenn nicht entsprechende intensive Integrations- und Rehabilitationsmaßnahmen zur Verfügung gestellt werden. Ebenso ist in den meisten Fällen eine medikamentöse Akutbehandlung bzw. eine Rezidivprophylaxe erforderlich, die sowohl bei schizophrenen Erkrankungen als auch bei affektiven Erkrankungen mit psychotischen Symptomen die Rezidivgefahr erheblich verringert. Auch sollten die Patienten über die Erkrankung, deren Verlauf, mögliche Einschränkungen informiert und in die Lage versetzt werden, möglichst kompetent mit ihrer Erkrankung umzugehen. Die verschiedenen Maßnahmen und Behandlungsansätze sollten allerdings aufeinander abgestimmt und in ihrer dynamischen Bedeutung für den Patienten reflektiert werden.

7. *Sollte die Psychotherapie bei Psychosen nach Möglichkeit mit einer festen Frequenz durchgeführt werden?*

→ Häufig wird dies kaum möglich sein. Gerade jugendliche psychotische Patienten haben die Tendenz, phasenweise die Behandlungsintensität deutlich zu reduzieren. Dies kann, vor allem nach langjährigen Behandlungen, durchaus sinnvoll sein, weil allein die Tatsache eines Kontaktes in größeren Abständen und die damit gegebene Möglichkeit, an bestimmte Themen und an eine gemeinsame Geschichte anzuknüpfen, für viele Patienten extrem wichtig und stabilisierend ist. Sie kommt aber auch dem Wunsch nach Normalisierung des Lebens entgegen. In Krisensituationen ist die Frequenz kurzfristig zu erhöhen, und es können Notfalltermine erforderlich werden. Vor allem in frühen Phasen der Behandlung sollte man im Auge haben, dass der Wunsch nach einer sehr niedrigen Frequenz häufig gekoppelt ist mit einem Wunsch nach Verleugnung der Erkrankung, was in der Regel dann auch einhergeht mit mangelnder Medikamenteneinnahme, so dass insgesamt das Risiko einer erneuten Dekompensation besteht.

5 Prüfungsfragen

1. Welche Faktoren in der Ätiologie und Pathogenese juveniler Psychosen kann man aus psychodynamischer Sicht beschreiben?
2. Welche Ziele werden mit einer psychotherapeutischen Behandlung verfolgt?
3. Warum sollten medikamentöse, psychotherapeutische, milieutherapeutisch-rehabilitative, sozialtherapeutische und psychoedukative Ansätze miteinander verknüpft werden?
4. Was muss bei einer konfliktorientierten psychotherapeutischen Arbeit mit psychotischen Patienten berücksichtigt werden?
5. Warum ist die Reflexion der Gegenübertragungsreaktionen in der psychotherapeutischen Behandlung von Psychosen so entscheidend?
6. Wie ist mit paranoiden Erlebnisweisen psychotherapeutisch zu arbeiten?
7. Welche Rolle spielt die Psychotherapie für die medikamentöse Behandlung?
8. Warum ist die Bearbeitung depressiver Affekte bei Psychosen im Kindes- und Jugendalter wichtig?

6 Literatur

- Andreasen NC, Olsen S. (1982): Negative v positive schizophrenia. Definition and validation. Arch Gen Psychiatry 39:789-794
- Bailer J, Brauer W, Rey ER (1996): Premorbid adjustment as predictor of outcome in schizophrenia: results of a prospective study. Acta Psychiatr Scand 93:368-377
- Bettelheim B (1975): Der Weg aus dem Labyrinth. Leben lernen als Therapie. München: dtv
- Bion WR (1967): Second thoughts. London: Heinemann
- Ciompi L (1982): Affektlogik. Über die Struktur der Psyche und ihre Entwicklung. Stuttgart: Klett-Cotta
- Crow TJ (1980): Positive and negative schizophrenic symptoms and the role of dopamine. Br J Psychiatry 137:383-389
- du Bois R, Günter M (2000): Psychoanalytisch orientierte Behandlung schwerer juveniler Psychosen im stationären Setting. Forum der Psychoanalyse 16:315-330
- Eggers C, Röpcke B (2004 a): Schizophrene Psychosen. In: Eggers C, Fegert JM, Resch F (Hrsg.): Psychiatrie und Psychotherapie des Kindes- und Jugendalters. Berlin u.a.: Springer, S. 401-434
- Eggers C, Röpcke B (2004 b): Affektive Psychosen. In: Eggers C, Fegert JM, Resch F (Hrsg.): Psychiatrie und Psychotherapie des Kindes- und Jugendalters. Berlin u.a.: Springer, S. 435-452
- Federn P (1956): Ich-Psychologie und die Psychosen. Frankfurt/M.: Suhrkamp 1998
- Ferenczi S (1930): Jeder Anpassung geht ein gehemmter Zersplitterungsversuch voraus. In: Ferenczy S (Hrsg.): Schriften zur Psychoanalyse. Band IV. Frankfurt/M.: Fischer, 1982, S. 219-220
- Freud S (1924): Der Realitätsverlust bei Neurose und Psychose. G.W. 13. Frankfurt/M.: Fischer, S. 395-402
- Freud S (1937): Konstruktionen in der Analyse. G.W. 16. Frankfurt/M.: Fischer, S. 41-56
- Goldstein MJ (1987): The UCLA High-Risk Project. Schizophr Bull 13:505-514
- Günter M (2000): Zersplitterung und Containment – Die stationäre Behandlung jugendlicher Psychosen. Kinderanalyse 8:266-288
- Günter M (2005): Pure gold of psychoanalysis or pure chemistry. How can we handle the counter-transference and the psychoanalyst's super-ego conflicts in combined treatment? Psychoanal Psychother 19:193-204
- Günter M (2006a): „Leicht beieinander wohnen die Gedanken, doch hart im Raume stoßen sich die Sachen." (Wallenstein) – Die Quadratur des Kreises in der psychoanalytischen Sozialarbeit: Das Unbewusste, der Kühlschrank, das Spiel und die Werkstatt. Kinderanalyse 14:44-62
- Günter M (2006b, im Druck): Traumatischer Objektverlust, psychotische Übertragung und Realitätskontrolle. Was bringt eine psychoanalytisch orientierte Frühbehandlung schwerer juveniler Psychosen? Psyche

- Häfner H, Maurer K, Löffler W, Riecher-Rössler A (1993): The influence of age and sex on the onset and early course of schizophrenia. Br J Psychiatry 162:80–86
- Huber G, Gross G (1997): Advances in therapy and prevention of schizophrenic disorders. Neurol Psychiatr Brain Res 5:1-8
- Johannessen JO (2001): Early recognition and intervention: the key to success in the treatment of schizophrenia? Dis Manage Health Outcomes 9:317-27
- King S (2000): Is expressed emotion cause or effect in the mothers of schizophrenic young adults? Schizophr Res 45:65-78
- Klein M (1957): Neid und Dankbarkeit. Eine Untersuchung unbewusster Quellen. In: Klein M (Hrsg.): Gesammelte Schriften. Bd. 3. Stuttgart: Frommann-Holzboog, S. 279-367
- Kutter P, Müller T (1999): Psychoanalyse der Psychosen und Persönlichkeitsstörungen. In: Loch W, Hinz H (Hrsg.): Die Krankheitslehre der Psychoanalyse. Allgemeine und spezielle psychoanalytische Theorie der Neurosen, Psychosen und psychosomatischen Erkrankungen bei Erwachsenen, Kindern und Jugendlichen. Stuttgart, Leipzig: Hirzel, S. 193-287
- Larsen TK, Johannessen JO, Opjordsmoen S (1998): First-episode schizophrenia with long duration of untreated psychosis. Br J Psychiatry 172:45-52
- Little MI (1990): Miss Alice M. und ihr Drache. In: Little MI: Die Analyse psychotischer Ängste. Zwei unorthodoxe Fallgeschichten. Stuttgart: Klett-Cotta, 1994, S. 99-158
- Mannoni M (1978): Ein Ort zum Leben. Die Kinder von Bonneuil, ihre Eltern und das Team der „Betreuer". Frankfurt/M.: Syndikat
- McClashan TH, Johannessen JO (1996): Early Detection and intervention with schizophrenia: rationale. Schizophr Bull 22:201-22
- McGorry P (1998): Preventive strategies in early psychosis: verging on reality. Br J Psychiatry 172:1-2
- McKenna K, Gordon CT, Rapport JL (1994): Childhood-onset schizophrenia: timely neurobiological research. J Am Acad Child Adolesc Psychiatry 33:771-781
- Meng H, Mohler B, Schimmelmann B, Koch E, Günter M, Parzer P, Bürgin D, Resch F MD (eingereicht): Subjective Experience of Psychological Dysfunction as Antecedents of Psychosis in Adolescence?
- Merry S, Werry JS (2001): Course and prognosis. In: Remschmidt H (ed.): Schizophrenia in children and adolescents. Cambridge: Cambridge University Press, pp. 268-297
- Preuss U, Meng H, Parzer P, Blaser R, Schimmelmann BG, Bürgin D, Felder W, Günter M (eingereicht): Duration of Untreated Psychosis in Adolescents is Shorter and Unspecific for One-year Outcome in juvenile First Episode Psychosis
- Resch F, Parzer P, Bürgin D (2004): Zur Frühdiagnose schizophrener Erkrankungen im Kindes- und Jugendalter. In: Remschmidt H (Hrsg.): Schizophrene Erkrankungen im Kindes- und Jugendalter. Klinik, Ätiologie, Therapie und Rehabilitation. Stuttgart New York: Schattauer, S. 3-15
- Röpcke B, Eggers C (1998): Schizophrene Psychosen des Kindes- und Jugendalters. Klinisches Erscheinungsbild und Verlauf. Verlauf und Prognose jugendlicher Schizophrenien. Nervenarzt 69:79
- Segal H (1950): Some aspects of the analysis of a schizophrenic. Int J Psychoanal 31: 268-278
- Tölle R, Windgassen K (2006): Psychiatrie. 14. Aufl. Berlin, Heidelberg, New York: Springer
- Vaughn CE, Leff J (1976): The measurement of expressed emotion in the families of psychiatric patients. Br J Soc Clin Psychol 15:157-165
- Winnicott DW (1960b): Die Theorie von der Beziehung zwischen Mutter und Kind. In: Winnicott DW: Reifungsprozesse und fördernde Umwelt (Aufsatz-Sammelbände). Frankfurt/M., Fischer, 1984, S. 47-71
- Winnicott DW (1960a): Ichverzerrung in Form des wahren und des falschen Selbst. In: Winnicott DW: Reifungsprozesse und fördernde Umwelt (Aufsatz-Sammelbände). München: Kindler, 1974, S. 82-199
- Zubin J, Spring B (1977): Vulnerability – a new view of schizophrenia. J Abnorm Psychol 86:103-126

4.18 Autistische Störungen

EVELYN HEINEMANN

1 Definition

Der Begriff Autismus wurde von dem Schweizer Psychiater Eugen Bleuler (1911) eingeführt. Er sah Autismus als ein Symptom der Schizophrenie. Der amerikanische Kinderpsychiater Leo Kanner (1943) und der österreichische Pädiater Hans Asperger (1944) beschrieben unabhängig voneinander autistische Störungen bei Kindern. In den folgenden Jahrzehnten wurde zwischen dem sogenannten Asperger-Syndrom und dem Kanner-Syndrom unterschieden. Die Unterschiede liegen im Beginn der Auffälligkeiten (Asperger: vom 3. Lebensjahr an; Kanner: meist in den ersten Lebensmonaten), dem Sprachverhalten (Asperger: früher Sprachbeginn; Kanner: später Sprachbeginn, bei etwa 50% Ausbleiben der Sprache), der Intelligenz (Asperger: gut bis überdurchschnittlich; Kanner: erheblich eingeschränkt) und der Motorik (Asperger: auffällige Motorik, Ungeschicklichkeit, grob- und feinmotorische Koordinationsstörungen; Kanner: keine Auffälligkeiten, sofern nicht zusätzliche Erkrankungen vorliegen) (vgl. Remschmidt, 2000, S. 23). Bedenkt man, dass Kanner das Störungsbild an elf Fällen, Asperger an vier Fällen beschrieb, so wundert es, wie hartnäckig sich diese doch recht willkürlich getroffene Unterscheidung in der Praxis gehalten hat. Meiner Erfahrung nach ist die Unterscheidung in der Praxis nur eingeschränkt hilfreich. Wie bei anderen psychischen Störungen auch lässt sich eine unterschiedliche Ausprägung hinsichtlich des Schweregrades beobachten. In ca. 75% der Fälle besteht zusätzlich eine geistige Behinderung, die möglicherweise in einem Wechselwirkungsprozess zum Autismus besteht (Steinhausen, 1996, S. 64 f.).

2 Epidemiologie

In den meisten älteren Untersuchungen wird von einer Prävalenz von vier bis fünf Kindern und Jugendlichen unter 10 000 Kindern und Jugendlichen in der Altersgruppe von vier bis 15 Jahren ausgegangen. Das Verhältnis von Jungen und Mädchen wird mit ca. 3-4:1 angegeben (www.autismus.de.Denkschrift vom 25.3.05).

Poustka u.a. (2004, S. 18) geben eine Prävalenz von 16.8/10.000 für Autismus und 8.4/10.000 für das Asperger-Syndrom an. Die höheren Angaben führen sie auf eine verbesserte Diagnostik zurück und nicht auf ein erhöhtes Vorkommen des Autismus.

3 Diagnostik

Die Diagnose Autismus erfolgt aufgrund der Anamnese und der Beobachtung des Kindes oder Jugendlichen. Nach dem internationalen Klassifikationssystem ICD-10 (WHO, 1993, 281 ff.) ist Autismus eine tiefgreifende Entwicklungsstörung (F.84.0) mit einer erheblichen Beeinträchtigung der sozialen Interaktion und Kommunikation sowie durch eingeschränkte, stereotype und sich wiederholende Interessen und Aktivitäten charakterisiert. Die Symptome variieren im Ausprägungsgrad und beginnen in der frühesten Kindheit. Die Störungen werden, obwohl Autismus in einigen Fällen mit somatischen Krankheiten und geistigen Behinderungen einhergeht, ausschließlich nach Verhaltensweisen diagnostiziert. Es werden drei Gruppen von Verhaltensweisen unterschieden, nämlich Störungen der sozialen Interaktion, der Kommunikation und das eingeschränkte repetitive Verhalten. Als Störungen der sozialen Kommunikation werden unangemessene Einschätzungen sozialer und emotionaler Signale, z.B. Fehlen von Reaktionen auf Emotionen anderer Menschen, genannt. Es besteht ein geringer Gebrauch sozialer Signale und eine mangelhafte Integration sozialer, emotionaler und kommunikativer Verhaltensweisen. Es liegen Beeinträchtigungen vor im imitierenden Spiel, in der Gegenseitigkeit beim Gesprächsaustausch, eine geringe Flexibilität im Sprachausdruck und Mangel an Kreativität und Phantasie im Denkprozess. Der Gebrauch von Veränderungen der Sprachmelodie ist beeinträchtigt, und es mangelt an der Begleitgestik. Bei den eingeschränkten, sich wiederholenden Verhaltensmustern, Interessen und Aktivitäten werden alltägliche Aufgaben starr und routiniert ausgeführt. Besonders in früher Kindheit kann eine spezifische Bindung an ungewöhnliche Objekte vorliegen. Die Kinder bestehen oft darauf, bestimmte Handlungen und Rituale durchzuführen. Motorische Stereotypien sind häufig wie auch ein spezifisches Interesse an Teilaspekten von Objekten, zum Beispiel Geruch oder Oberflächenbeschaffenheit. Widerstand gegen Veränderungen von Handlungsroutinen oder Gegenständen der persönlichen Umgebung lassen sich beobachten. Neben diesen spezifischen diagnostischen Merkmalen wird eine Reihe unspezifischer Probleme genannt wie Befürchtungen, Phobien, Schlaf- und Essstörungen, Wutausbrüche, Aggressionen und Selbstverletzungen.

Unter 84.1 wird atypischer Autismus aufgeführt, bei dem nicht alle der drei genannten Bereiche zutreffen, und unter 84.5 (ebd., 288) wird gesondert das Asperger-Syndrom mit den gleichen Verhaltensmustern wie beim Autismus, nur mit Fehlen der sprachlichen und kognitiven Beeinträchtigungen genannt.

4

Janetzke (1993, S. 14 f.) gibt Beispiele zu den drei in der ICD-10 genannten Symptomgruppen. Unter Beziehungsstörungen nennt er:
- das Benutzen von Personen wie Gegenstände
- kein Bemerken von Bedürfnissen anderer
- winkt nicht zum Abschied
- spielt lieber allein
- hat kein Verständnis für soziale Regeln

Als Beispiele für Kommunikationsstörungen führt er an:
- keine oder kaum Sprache
- keine oder wenig sprachbegleitende oder – ersetzende Mimik und Gestik
- kein Blickkontakt
- kein Körperkontakt
- eigenwilliger Satzbau
- mechanische Wort und Satzwiederholungen (Echolalie, E.H.)
- Verwechseln von „ich" und „du"

Als Bewältigungsversuche bezeichnet er:
- ausdauerndes, gleichförmiges Drehen, Schaukeln, Hüpfen
- Handfingerbewegungen vor den Augen, Armflattern und Händeklatschen
- befühlt, beriecht oder beklatscht beharrlich Objekte und Materialoberflächen
- dreht sehr ausdauernd an beweglichen Teilen
- wedelt gleichförmig mit einer Schnur
- wehrt sich gegen das Tragen neuer Kleidung
- isst nur weiche Kost oder nur bestimmte Nahrungsmittel
- erlebt das Umstellen der häuslichen Möbel als sehr unangenehm
- kann Abweichungen von gewohnten Wegen, Zeitpunkten, Reihenfolgen schwer ertragen
- bei Abweichungen entstehen Ängste oder Aggressionen
- Interessensgebiete sind kontrollierbare Gegenstände (Lichtschalter, Wasserhahn, technische Geräte) und änderungsresistente technische, topographische Kalenderdaten

Poustka u.a. (2004, S. 19 f.) grenzen Autismus von anderen tiefgreifenden Entwicklungsstörungen, Intelligenzminderung ohne Autismus, expressiven Sprachstörungen, Deprivation, Schizophrenie, Mutismus, Bindungsstörungen und Angststörungen ab. Neben der Anamnese, der Verhaltensbeobachtung, der körperlichen und neurologischen Untersuchung empfehlen Poustka u.a. (2004, S. 44 ff.) auch eine testpsychologische Untersuchung (S. 81) mit Intelligenztests, Entwicklungstests, Tests zur Leistungsdiagnostik sowie Tests zur neuropsychologischen Diagnostik. Diese Vorgehensweise sehe ich mehr als Voraussetzung für ein verhaltenstherapeutisches Therapieprogramm als für eine psychoanalytisch orientierte Psychotherapie. Die Auswertung der Erstgespräche und die Gespräche mit den Bezugspersonen ist für die Frage einer analytischen Psychotherapie zentral.

4 Theorie autistischer Störungen

Auch wenn alle Pioniere der psychoanalytischen Behandlung autistischer Kinder von einer organischen Ursache des Autismus ausgingen, wird weiterhin vielfach behauptet, die Psychoanalyse sehe Autismus psychogen bedingt, so jedenfalls sagt es Remschmidt (2000, S. 24) von Bettelheim und Mahler. Bettelheim dagegen sah Autismus als spontane und autonome Reaktion des Kindes (1983, S. 91), und Mahler (1972, S. 73) ging von einen angeborenen Mangel des Kindes, den symbiotischen Partner zu nutzen, aus. Natürlich kommt es im Laufe der Entwicklung zu einem Wechselprozess erschwerter Interaktion, wenn Eltern verunsichert sind durch das Verhalten des Kindes. Remschmidt (2000, S. 24 ff.) und Poustka u.a. (2004, S. 22 ff.) haben die Diskussion um verschiedene organische Ursachenhypothesen wie Vererbung, Hirnschädigungen und Hirnfunktionsstörungen u.a. zusammengefasst. Bisher zeigt sich noch kein einheitliches Bild, von einer organischen Verursachung kann aber ausgegangen werden. Das ist keine Kontraindikation für eine Psychotherapie, da überhöhte Ängste oder Fehlwahrnehmungen, auch wenn eine organische Bedingung vorliegt, immer auch durch Erfahrungen in Beziehungen und bewusste Kognition zu beeinflussen sind (vgl. Heinemann und Hopf, 2001). Zudem gibt es bis heute keine medikamentöse Behandlung der Kernsymptome des Autismus (Poustka u.a., 2004, S. 42)
Mahler (1972) sah die autistische Psychose als eine Fixierung oder Regression auf die erste Phase des Lebens, die sie Phase des normalen Autismus nannte. Der Einbezug der Erkenntnisse der modernen Säuglingsforschung (vgl. Dornes, 1993) führte dazu, dass von einigen Psychoanalytikern (vgl. Tustin, 1991) empfohlen wurde, auf das Konstrukt einer normalen autistischen Phase in der menschlichen Entwicklung zu verzichten. Lesen wir Mahlers Erkenntnisse als Abwehrprodukt, so können wir Autismus als eine archaische Abwehrreaktion des Kindes aus Angst vor menschlichem Kontakt und der mütterlichen Bindung verstehen. Menschliche Objekte werden verleugnet, die Mutter wird scheinbar nicht wahrgenommen und nicht libidinös besetzt. Folge ist der Verlust von Neugier und Lebendigkeit mit einer kompensatorischen, wahnartigen Besetzung der Eigenwelt. Die Kontrolle der inneren und äußeren Reize erfolgt durch Verneinung und Verleugnung, Rückzug zu Undifferenziertheit, Entmenschlichung und Entvitalisierung.
Die Psychoanalyse zählt Autismus zu den Psychosen (vgl. Geissmann, 1993; Réveilland, 1992, S. 81). Perner (1998) sieht demzufolge im Autismus ein Zusammenspiel von psychischen und somatischen Prozessen. Oft sei es schwer zu unterscheiden, was psychischer Widerstand und was neurologische Barriere sei. Tustin (1996, S. 29) beschreibt Autismus als spezifische Schutzreaktion auf ein Trennungstrauma einer abnormal verschmolzenen Mutter-Kind-Einheit. Wie bei allen Psychosen werde diese Reaktion dann sekundär verstärkt, das Kind empfinde Panik, erlebe sich als eingefroren und erfahre die Mutter als leblos. Kennzeichen der psychotischen Reaktion sei eine verschmelzende Identifikation. Tustin (1991) zufolge befindet sich das Kind in einem Zustand des Terrors, da es das Gefühl habe, die Mutter als ein Teil des kindlichen Körpers breche plötzlich weg. Die körperliche Getrenntheit von der Mutter werde wie ein schwarzes Loch, das für Tustin eine psychosomatische Erfahrung ist, erlebt. Die Wahrnehmung der Getrenntheit werde

traumatisch erlebt, und die Kinder entwickelten eine Hypersensibilität. Die Omnipotenz müsse deshalb ungeheure Ausmaße annehmen, um den Schrecken, die Angst und die Aggression abzuwehren.
Meltzer (1975) sieht im Autismus einen Versuch, einen Zustand ohne Leben und ohne äußeres Objekt aufrechtzuerhalten. Es gebe kein inneres Objekt. Die Wahrnehmungen werden nicht miteinander verbunden. Durch übermäßige zwanghafte Abwehr versuche das Kind einer sogenannten Demontage (dismanteling) entgegenzuwirken. Über ein Verkleben, eine archaische Form der Identifizierung, bei der das Objekt nicht als getrennt existierend erkannt wird, werde versucht, Leiden und Verlustangst abzuwehren.
Als eine Form der archaischen Identifizierung kann man Rhodes (1996) Beschreibungen über die Formen magischen Atmens in der Behandlung autistischer Kinder sehen. Über das Atmen werde versucht, die Bewegungen der Therapeutin zu kontrollieren, Aggression auszudrücken oder ein Sicherheitsnetz zu spannen.

5 Behandlung

Tustin (1989) zufolge sind autistische Kinder wie in einem Schneckenhaus verkapselt und können nicht zwischen belebt und unbelebt unterscheiden (S. 151). Der Therapeut müsse deshalb in der Behandlung aktiver sein. Die Aktivität dürfe aber nicht die Stelle der Deutungen einnehmen. Man müsse ständig versuchen, mit dem Kind in Berührung zu bleiben, den Kontakt nicht abreißen zu lassen. Der Therapeut müsse mit besonderer Geduld dem Kind das Vertrauen in die lebendige Welt vermitteln (S. 145). Die Worte und Handlungen des Therapeuten müssen einen Container bieten für die Ängste und die Erregung des Kindes. Gefühle können bei ihren Behandlungen nicht nur sprachlich, sondern auch musikalisch, künstlerisch und in kognitiven Äußerungen ausgedrückt werden. Es gehe in der Behandlung um die Entwicklung innerer Strukturen. Ziel sei, ein Bewusstsein für Sinnesintegration zu schaffen, nicht Sinneserfahrung zu vermitteln. Das verkapselte autistische Kind wiederhole eine vorsprachliche elementare Situation, die nicht erinnert werden kann. In der Übertragung stellen sich, so Tustin, bei den Kindern extreme Gefühle von Wut, Schrecken und Angst ein. Der Schrecken müsse in Worte gefasst werden. Die Depression, von der Mutter getrennt zu sein, müsse in der Therapie durchgearbeitet werden, damit eine Bindungserfahrung in Gang komme. Dabei habe man oft den Eindruck eines Kampfes um Leben und Tod. Die Übertragung sei sehr intensiv. Es müsse eine Art psychische Geburt ermöglicht werden. Um das psychotische Kind dauerhaft von seiner krankhaften Erfahrung eines durchlöcherten Körpers zu befreien, bedarf es nach Tustin eines festen und disziplinierten Behandlungsrahmens. Dabei können Einschränkungen, Ge- und Verbote es dem Kind erleichtern, sich ein angemessenes Bild von der Außenwelt zu machen. Diese Ge- und Verbote müssen aber mit Deutungen verbunden sein (S. 193 ff.).
Die Behandlung eines autistischen Kindes stellt eine Herausforderung für den Therapeuten dar. Die Übertragungs- und Gegenübertragungsprozesse sind durch die Abwehr des Kontaktes schwer auszuhalten. Die panische Angst bedarf eines Containers, und die Verweigerung sprachlicher Mitteilungen erfordert besondere Geduld im Umgang mit dem Patienten. Trotzdem ermöglicht die konsequente Deutung von Übertragung, Abwehr und Widerstand in einer dem Patienten angemessenen Weise eine Milderung der Symptomatik und Verbesserung seiner Lebenssituation. Neben dem Containing ist das Verstehen des szenisch Dargestellten, des Enactments (vgl. Heinemann und Hopf, 2001, S. 243), bei dem über projektive Identifizierungen Szenen aktualisiert werden, um sie dem Therapeuten mitzuteilen, von zentraler Bedeutung. Da die Verbalisierungen und spielerischen Äußerungen bei Menschen mit Autismus nur sehr eingeschränkt möglich sind, ist der Therapeut oft auf die Deutung nichtsprachlichen Materials und Verstehen über projektive Identifizierungen angewiesen (vgl. auch Alvarez, 2001).
Stork und Schlarb-Gollart (1996) beschreiben in der Fallgeschichte von Noelle Autismus als Abwehr, als eine Reaktion auf Schrecken und Rückzug in die Stereotypie, die eine konsequente Arbeit am unbewussten Konflikt (beispielsweise die Wahrnehmung der Urszene bei Noelle) erfordere.
Rhodes (1999) Ausführungen, dass bei Behandlungen autistischer Kinder gelegentlich technische Änderungen als Zwischenstadium auf dem Weg zur gebräuchlichen Technik nötig seien, erscheint mir nicht nur autismusspezifisch. Körperliche Berührung zur Unterstützung des kommunikativen Verstehens (S. 12) oder zur Beruhigung sowie die Verwendung der Stimme zur Unterstützung des Verstehens, die Verwendung von Spiegel und Spielzeug erscheinen auch in der Behandlung anderer schwer gestörter Kinder unumgänglich.
Eine konsequente Elternarbeit wird in verschiedenen Arbeiten beschrieben. Réveilland (1992, S. 87) sieht die narzisstische Wiederherstellung der Mutter als eine Basis für die Therapie des Kindes. Wie bei Stohler (1996) soll die Elternarbeit mehr Kommunikation zwischen Eltern und Kind ermöglichen.
Da schätzungsweise 75% der Menschen mit Autismus gleichzeitig eine geistige Behinderung haben, gelten die von mir in dem Beitrag „Psychische Störungen bei geistiger Behinderung" in diesem Band dargestellten Behandlungsprobleme gleichermaßen. Ich möchte mich deshalb bei den folgenden Beispielen auf die spezifischen Probleme bei autistischen Störungen beschränken.

Beispiel A

Ein 6-jähriger autistischer Junge, den ich Michael nennen möchte, wurde von mir in einem pädagogisch-therapeutischen Setting drei Jahre täglich betreut. Er sprach nur in Echolalie und wehrte sich gegen jede Form von Körperkontakt. Die Übertragung und Gegenübertragung erlebte ich von Anfang an als eher positiv. Wenn er kam, ging ich freundlich auf ihn zu und bot ihm die Hand an, die er zwar verschmähte, aber wenn er an mir vorbeilief, bemerkte ich meist ein kurzes flüchtiges Lächeln in seinen Gesichtszügen, die mir zeigten, dass er sich freute, auch wenn er sich abwandte. Der Widerspruch, der Wunsch nach Kontakt bei gleichzeitiger Abwehr und Angst vor Kontakt, kennzeichnet Menschen mit Autismus. Es besteht im Grunde keine Ablehnung, sondern eine Angst vor Kontakt. Die Festhaltetherapie (Tinbergen und Tinbergen, 1984; Welch, 1991; Prekop, 1989) ist meiner Einschätzung nach letztendlich ein Ausagieren des Therapeuten, der den Wunsch nach Bindung spürt, diese aber mit Gewalt erzwingt.

An zwei Szenen möchte ich die Arbeit mit Michael verdeutlichen. Er rannte häufig auf Zehenspitzen hüpfend im Zimmer herum und riss dabei wie beiläufig den Kasten mit kleinen Nägeln (Montessori-Material) herunter. Er lachte dann und hüpfte ekstatischer als vorher. Ich verbalisierte die Freude, etwas hinzuwerfen und zu schauen, was ich mache. Wenn ich ihn später aufforderte, die Nägel einzusammeln und in den Kasten zurückzulegen, geriet er in so heftige Panik, dass ich entgegen meinen Gewohnheiten, die Nägel selbst einsammelte. Später sagte er bei meiner Aufforderung zum Einsammeln zur Wand sprechend, dass er dann sterben müsse. Die volle Bedeutung der Szene verstand ich erst einige Monate später. Michael lief wieder hüpfend im Kreis herum und sagte plötzlich in die andere Richtung schauend: „Merken Sie nichts?" Ich war seltsam alarmiert, plötzlich sehr erregt und schaute im Zimmer herum. Ich bemerkte jetzt, dass meine Handtasche verschwunden war. Nun war ich in Panik. Ich forderte ihn mehrfach heftig auf, zu sagen, wo er die Handtasche hingetan habe. Er sagte nur ein Wort: „Hof". In Panik lief ich die Treppen herunter und sah mit großer Erleichterung meine Handtasche exakt mitten auf dem Hof stehen. Nun verstand ich die vollständige Szene: Wegwerfen und Wiederfinden. Ich war erleichtert, die Tasche wiedergefunden zu haben. Bei Michael war es aber seltsam verdreht. Er war erleichtert beim Wegwerfen und geriet beim Wiederfinden (Aufräumen) in Todesangst. Als Michael das nächste Mal die Nägel auf den Boden warf, deutete ich, dass er diese wegwerfe, um vielleicht zu sehen, ob ich sie wieder aufhebe und ob mir dabei etwas zustößt. Ich sagte auch, dass Wiederfinden erleichternd sein kann und man nicht sterben müsse. Nun insistierte ich darauf, dass er mir beim Aufheben half und teilweise unterstützte ich seine Hand beim Aufheben, denn er hatte noch immer Angst. Wir waren beide völlig erschöpft, als wir die Kiste wieder ins Regal stellten. Zu meinem Erstaunen lief er nun wieder hüpfend im Zimmer herum und riss die Kiste erneut aus dem Regal. Jetzt war ich erstmals verärgert, erlebte es als Provokation. Wir räumten wieder die Nägel gemeinsam auf, indem ich seine Hand in meine nahm. Ich hatte das Gefühl, er konnte der Erfahrung erst trauen, nachdem er sie ein zweites Mal durchlebt hatte.

Ich dachte im Anschluss an die Stunde an Freuds berühmtes Garnrollenspiel seines 1 1/2-jährigen Enkels, das Wegwerfen und Wiederfinden (Freud, 1920, S. 11 ff.) der Garnrolle als Symbol für die sich trennende und wiederkommende Mutter. War dies der tiefe Sinn der autistischen Bindungsstörung? Michael war bei der Trennung erleichtert, nicht beim Wiederfinden, wie dies in der Entwicklung der Kinder üblich ist. Nach dieser Szene und den Deutungen machte Michael Entwicklungsfortschritte. Er begann zu lesen und differenzierter zu sprechen.

Das Erzeugen von Panik war ein wesentlicher Bestandteil der Übertragung. Mit großer Vorliebe öffnete Michael am Ende einer Stunde den Wasserhahn, und zwar mit einer solchen Geschicklichkeit, dass ich es manches Mal nicht merkte und erst bei Rückkehr ins Zimmer den laufenden Hahn realisierte. Er versetzte mich in Panik, und ich war der Container seiner Angst.

Die zweite Szene: Als wir über Michaels Ängste beim Essen sprachen, er trank bis zu diesem Zeitpunkt nur Kakao und aß fast ausschließlich Pfannkuchen, äußerte er auch hier, dass er sterben müsse, wenn er etwas anderes esse. Es war erneut diese seltsame Verdrehung der Realität. Ich machte mir Sorgen, dass er sterben werde, wenn er weiter derart fehlernährt bleibe. Er glaubte, er müsse sterben, wenn er etwas anderes esse. Ich zeigte ihm Bilder und Ernährungspläne, um ihm die Realität mit einer ausgewogenen Ernährung und der vom Körper benötigten Bestandteile verständlich zu machen. Durch dieses recht aktive, pädagogische Vorgehen sollte er seine Angst als unbegründet erleben (Deutung durch Konfrontation mit der Realität). Er nahm Ernährungspläne mit nach Hause und trug jeden Tag ein, was er gegessen hatte. Er begann so Obst, Gemüse u.a. Lebensmittel zu essen. Indem ich die Angst aushielt und ihm die Strukturen der Realität verdeutlichte, ohne ihm Angst zu machen, dass er sterben müsse, wenn er so weiter esse, konnte er neue Erfahrungen mit dem Essen zulassen.

Michael blieb autistisch, er hatte sich aber im Laufe von drei Jahren so gut entwickelt, dass er von der Sonderschule für Geistigbehinderte in eine Schule umgeschult werden konnte, in der er auf dem Niveau der Sonderschule für Lernbehinderte unterrichtet wurde.

Beispiel B

Heiner (vgl. Heinemann und Hopf, 2001, S. 270 ff.) war ein 23-jähriger junger Mann mit geistiger Behinderung und Autismus. Er erschien mit seiner Mutter zum Erstgespräch. Diese war der Meinung, dass er eine Therapie nötig habe, weil er seit dem plötzlichen Tod des Vaters massive Verhaltensauffälligkeiten zeige. Er habe Gesichtstics entwickelt und lache ständig, wenn das Gespräch auf den Vater komme. Der Übergang von der Schule zum Beruf funktioniere nicht, er werde aus allen Praktikumsstellen entlassen. Während des Gespräches sprach ich Heiner immer wieder an, um ihm die Gelegenheit zu geben, sich zu den Erzählungen der Mutter zu äußern. Heiner konnte am Ende des Gespräches sagen, dass er in Therapie (1 Stunde/Woche) kommen wolle. Ein einstündiges Setting im Sitzen hielt und halte ich für angemessen, da nicht die regressiven Aspekte, sondern eine ich-unterstützende Arbeit im Vordergrund steht.

Ich besprach mit Heiner in der ersten Stunde den Rahmen der analytischen Behandlung. Da er nicht von sich aus sprach, war es für mich ausgesprochen unangenehm und für eine Therapie eher unüblich, sprachlich immer wieder auf ihn zuzugehen. Das Schweigen erlebte ich als sehr erdrückend und destruktiv. Er machte selbst den Vorschlag, dass wir doch auch „Mensch ärgere dich nicht" spielen könnten. Wir kreierten einen ritualisierten Stundenablauf, der das erste halbe Jahr Bestand hatte. Wir redeten etwa 30 Minuten, d.h., ich fragte, redete und teilweise assoziierte ich sogar zu dem, was er an Material brachte. Er antwortete spärlich, und wir spielten die restlichen 20 Minuten „Mensch ärgere dich nicht" oder „Mau-Mau". Die zwanghafte Ritualisierung diente hier wie in der Realität der Abwehr des Unaussprechlichen und der tiefen Kontaktangst. Eine weitere Modifikation erwies sich als notwendig. Heiner kam bald mit dem Bus allein zu den Stunden. Kam er zu spät, klopfte er nicht an meine Tür. Ich ließ ab Stundenanfang die Tür halb offen. Hörte ich ihn dann vor der Tür atmen, ging ich ihn begrüßen und bat ihn herein. Er war nicht in der Lage,

selbst bei geöffneter Tür anzuklopfen und von sich aus das Zimmer zu betreten. Die Kontaktstörung inszenierte Heiner am Rahmen. Sie wurde handelnd und deutend bearbeitet.
Auch bei Heiner zeigte sich der Abwehrcharakter der Kontaktstörung in der Fähigkeit, sofort eine positive Übertragung zu mir herzustellen. Bereits in der ersten Stunde malte er sein Zimmer, das aus leeren Vierecken bestand, die seine Möbel darstellen sollten. Mir fiel auf, dass er in ein Viereck etwas hineinschrieb. Auf meine Frage, was das sei, meinte er, sein Wecker. Der Wecker stehe auf 18 Uhr. Da dies die Zeit seiner Therapiestunde war und ein Wecker selten um 18 Uhr klingeln muss, deutete ich dies für mich, ohne dies auszusprechen, als Ausdruck seiner positiven Übertragung und emotionalen Bereitschaft, sich auf die Therapie einzulassen.

In der Anfangsphase malte Heiner viele Bilder, die menschenleer waren, über die wir aber sprechen konnten. So malte er meinen Fikus aus dem Therapiezimmer. Mir fiel auf, dass er in den Stamm seltsame Kreise malte. Er meinte, dass dies die Stellen seien, wo die Rinde dicker sei. In diesem Moment stand er auf und ging, wie oft in den Stunden zuvor, ans Fenster und begann monoton aufzuzählen, ob das die Straße sowieso sei, ob der Turm letzte Stunde auch beleuchtet war, ob der Bus Nr. soundsoviel dort fahre usw. Nun wagte ich erstmals eine Deutung seines Widerstandes. Ich sagte, dass er sich immer wieder mit dem beschäftige, was draußen vor sich gehe. In der Therapie gehe es aber auch darum, was in ihm vor sich gehe. Zu meiner Überraschung setzte er sich wieder auf den Stuhl, grinste und sagte: „Ich weiß." Ich war völlig verblüfft. Noch erstaunlicher war, dass er seit dieser Deutung das Ritual nicht mehr ausführte. In den nächsten Stunden konnten wir am Thema Baum die Bedeutung des Schutzes der Rinde (Abwehr) vor Verletzungen (vielleicht schwarze Löcher?) besprechen. Mit dem Thema Rinde, innen und außen, war im Sinne einer symbolischen Gleichsetzung die Grenze zwischen uns das Thema.

In einer Stunde kam Heiner sehr aufgeregt an, mein Auto stehe nicht dort, wo es immer stehe. Ich deutete, dass ihn das beunruhige. Ich erklärte ihm die Realität, warum es heute woanders stehe. Dann sprach ich aber wieder seine Angst an. Ich fragte, ob es ihn vielleicht beunruhige, weil er Angst bekommen habe, dass ich nicht da sein könnte (Deutung der Verschiebung der Beziehung zu mir auf das leblose Objekt Auto). Heiner reagierte sofort, was seinen Widerstand bestätigte, indem er bestimmt sagte: „Nein." In die nächste Stunde kam er wieder aufgeregt. Mein Auto sei schon wieder nicht an der üblichen Stelle. Ich bemerkte lediglich, dass ihn das wieder beunruhige. Heiner sofort: „Ich habe nicht gedacht, dass Sie nicht da sind." Er hatte sich meine Deutung offenbar gut gemerkt und sich damit innerlich auseinander gesetzt. Im Laufe der Stunde erzählte er, dass er am Sonntag bei einer Musikveranstaltung am Ort der Therapie war. Er war autonomer geworden. Über die Deutung der Verschiebung als Abwehr des Kontaktes wurde ich innerlich präsent. Indem Trennung nicht mehr verleugnet wurde, sondern sich eine innere Repräsentanz bildete, konnte Heiner autonom werden.
Ich möchte hier nicht auf die gesamte Therapie eingehen, diese habe ich, wie bereis angegeben, andernorts ausführlicher dargestellt. Wie bei Frau D. (siehe mein Fallbeispiel zum Thema „Psychische Störungen und geistige Behinderung" in diesem Band) kam es auch bei Heiner im Laufe der Therapie zu einem Enactment, das verstanden werden konnte. Die Phase begann mit der Arbeit am Tod des Vaters. Heiner hatte in einer Stunde mit den Worten „Der 16. war schön, der 17. nicht" auf seine Weise den Tod des Vaters angesprochen. Als ich im Gespräch erfuhr, dass am 17. genau vor einem Jahr der Todestag des Vaters war, konnte Heiner vom Tod erzählen und Trauer zulassen, was ich in meiner Gegenübertragung, einer traurigen Stimmung, spürte. Wir besprachen auch Formen, wie er Trauer seinem Vater gegenüber zeigen könne. Jetzt begann er zunehmend autonom zu werden, d.h., er kam ständig zu den Stunden zu spät, gleichzeitig trieb er seine Mutter in Panik. Er erschien dort nicht zu den Essenszeiten, legte den Hörer einfach auf, wenn die Mutter anrief, usw. Die Mutter rief mich dann mehrfach in heftiger Panik an, wenn Heiner nicht pünktlich zum Essen kam. Heiner suchte autonomer zu werden, es fehlte ihm aber noch an der Möglichkeit, der Mutter gegenüber „Nein" zu sagen, und diese konnte die Autonomieschritte kaum ertragen. Ich wurde in dieser Zeit von beiden, Mutter und Sohn, benötigt und musste dafür sorgen, dass der Rahmen wieder eingehalten wurde. Mit Heiners Autonomiewünschen schien die Therapie fast aus den Fugen zu geraten. Verbalisierung und Deutung ermöglichen aber, dass Heiner allmählich selbständiger werden konnte. Er rasierte sich jetzt allein, verliebte sich und meldete sich selbständig bei Friseur an.

Über aktives Nachfragen, szenisches Verstehen und Verbalisierung in Form von Deutungen war ein analytisches Arbeiten mit Heiner möglich. Verlustangst, Abgrenzung, Individuation und Autonomie, Trauer, Aggression und Sexualität waren Themen, die oft in verschlüsselter Weise von Heiner in die Therapie eingebracht wurden, die aber durchgearbeitet werden konnten. Heiner ist zwar nach wie vor geistig behindert und autistisch, er kann aber besser mit sich und seiner Umwelt umgehen und ist zufriedener geworden.

6 Frequently Asked Questions (FAQ)

1. *Kann ich bei einem Patienten genau zwischen Asperger- und Kanner-Autismus unterscheiden?*

→ Klare Zuordnungen sind eher selten möglich. Der sogenannte Asperger-Autismus hat in der Praxis oft zu einem inflationären Gebrauch geführt, weil jedes Rückzugsverhalten als „autistische Züge" diagnostiziert wird. Asperger selbst sah die von ihm beschriebenen Verhaltensweisen als Extremvariante des männlichen Charakters. Von den beim Kanner-Autismus häufig vorliegenden geistigen Behinderungen sind die Symptome, etwa die Motorik oder Sprache, deutlich beeinflusst.

2. *Ist die Unterscheidung zwischen Kanner- und Asperger-Autismus in der Praxis sinnvoll?*

→ Unter psychodynamischen Gesichtspunkten würde ich eine Revision dieser Einteilung vorschlagen.

3. *Warum ist die Diagnostik bei Menschen mit Autismus erschwert?*

→ Eine testpsychologische Untersuchung ist wegen der Beziehungsstörung meist nicht möglich. Der von mir beschriebene Schüler Michael war nach zwei Jahren Unterricht in der Sonderschule für Geistigbehinderte in einigen Bereichen fast auf Grundschulniveau und sollte umgeschult werden. Bei der Untersuchung durch den Arzt antwortete er nicht auf einfache Fragen. So wurde er gefragt, wie viel Uhr es sei. Es hing eine große Uhr im Behandlungszimmer. Er schaute nur in eine andere Richtung und begann in Echolalie vor sich hin zu murmeln. Der Arzt lehnte die Überweisung in eine andere Schule in seinem Gutachten ab.
Leistungsanforderungen wie Tests, aber auch die Angst vor fremden Personen führen oft in das autistische Rückzugsverhalten. Auch die Verhaltensbeobachtung lässt viele der gezeigten Verhaltensweisen als unsinnig oder als Ausdruck einer geistigen Behinderung erscheinen. Oft sind viele Symptome erst durch eine intensive Bindung und gutes Kennen des Kindes zu verstehen.

4. *Ist eine organische Verursachung des Autismus eine Kontraindikation zur Psychotherapie ?*

→ Nein. Auch wenn psychotische Ängste und verzerrte Wahrnehmungen organisch mitbedingt sind, können diese durch Interaktion und Deutungen beeinflusst werden. Eine gleichzeitige medikamentöse Behandlung kann, wenn nötig, ebenfalls den Prozess der Psychotherapie unterstützen.

5. *Erfordert die psychotherapeutische Behandlung autistischer Kinder eine spezielle Behandlungstechnik?*

→ Im Prinzip gelten alle Regeln der Psychotherapie. Der Psychotherapeut muss in der Lage sein, die spezifischen Übertragungs- und Gegenübertragungsprozesse auszuhalten und zu verstehen. Das szenische Verstehen und Deuten nonverbalen Materials ist im Vergleich zur Behandlung neurotischer Störungen mehr gefordert, und das Einhalten des Rahmens muss sichergestellt werden, auch wenn vorübergehend ein Entgegenkommen zur Ermöglichung der Therapie, wie das Offenhalten der Tür des Behandlungszimmers zum Stundenanfang bei Heiner, notwendig ist. Die Arbeit am Rahmen muss dabei gedeutet werden.

4

7 Prüfungsfragen

1. Beschreiben Sie die Hauptunterschiede zwischen dem sogenannten Kanner-Autismus und dem Asperger-Autismus!
2. Schätzungsweise wie viel Prozent der Menschen mit Autismus sind gleichzeitig geistig behindert, und wie viel Prozent sprechen nicht ?
3. Wie ist das Verhältnis von Jungen und Mädchen?
4. Welches sind die drei Symptomgruppen, die in der ICD-10 für den Autismus genannt werden?
5. Stellen Sie die Theorie Margret Mahlers zum frühkindlichen Autismus dar, und kritisieren Sie die Position aus heutiger Sicht!
6. Beschreiben Sie die Theorie des „dismanteling" (Meltzer) und die Theorie der „schwarzen Löcher" (Tustin)!
7. Welches sind spezifische Übertragungs- und Gegenübertragungsprobleme bei einer psychotherapeutischen Behandlung von Menschen mit Autismus?
8. Charakterisieren Sie die spezifischen Abwehrprozesse!
9. Welche Form der Deutungen spielen bei den Behandlungen von Menschen mit Autismus eine besondere Rolle?
10. Nennen Sie einige Ziele der Behandlung!

7 Literatur

- Alvarez A (2001): Zum Leben wiederfinden. Psychoanalytische Psychotherapie mit autistischen, Borderline-, vernachlässigten und mißbrauchten Kindern. Frankfurt/M: Brandes und Apsel
- Bettelheim B (1983): Die Geburt des Selbst. Frankfurt/M: Fischer
- Cabassu G (1996): Die Puppe ohne Gesicht. Autismus und Blick. Arbeitshefte Kinderpsychoanalyse 22/23:107-122
- Dornes M (1993): Der kompetente Säugling. Frankfurt/M: Fischer Taschenbuch
- Freud S (1920): Jenseits des Lustprinzips. Gesammelte Werke. Bd. XIII. Frankfurt/M: Fischer
- Geissmann C (1993): Félicie und der Tod: Psychoanalyse eines autistischen Kindes. Kinderanalyse 1/1:1-11
- Haag G (1996): Psychoanalytischer Ansatz bei Autismus und kindlichen Psychosen. Kinderanalyse 4/1:160-172
- Heinemann E, Hopf H (2001): Psychische Störungen in Kindheit und Jugend. Symptome – Psychodynamik – Fallbeispiele – psychoanalytische Therapie. Stuttgart: Kohlhammer
- Janetzke HRP (1993): Stichwort Autismus. München: Heyne
- Mahler MS (1972): Symbiose und Individuation. Bd. 1. Psychosen im frühen Kindesalter. Stuttgart: Klett
- Meltzer D, Brenner J, Hoxter S, Weddell D, Wittenberg I (1975): Explorations in Autism. Perthshire: Clunie Press
- Perner A (1998): Über das Zusammenspiel von psychischen und somatischen Prozessen in der Genese des Autismus. Arbeitshefte Kinderpsychoanalyse 26:23-69
- Poustka F, Bölte, S, Feineis-Matthews, S, Schmötzer, G (2004): Autistische Störungen. Leitfaden Kinder- und Jugendpsychotherapie. Bd. 5. Göttingen: Hogrefe
- Prekop J (1989): Hättest du mich festgehalten. München: Goldmann
- Remschmidt H (2000): Autismus. Erscheinungsformen, Ursachen, Hilfen. München: Beck
- Réveilland M (1992): Ansätze zur Kommunikation bei einem Fall von frühkindlichem Autismus. Arbeitshefte Kinderpsychoanalyse 16:81-91
- Rhode M (1996): Autistisches Atmen. Arbeitshefte Kinderpsychoanalyse 22/23:67-86
- Rhode M (1999): Einige technische Fragen der psychoanalytischen Behandlung von autistischen Kindern. Arbeitshefte Kinderpsychoanalyse 27:11-36
- Steinhausen H-Chr (1996): Psychische Störungen bei Kindern und Jugendlichen. Lehrbuch der Kinder- und Jugendlichenpsychiatrie. München, Wien, Baltimore: Urban und Fischer
- Stohler V (1996): Was fehlt denn unserem Kind? Die Annäherung an das „Fehlende Etwas" in der Arbeit mit autistischen Kindern, deren Eltern und Betreuern. Arbeitshefte Kinderpsychoanalyse 22/23:143-159
- Stork J, Schlarb-Gollart G (1996): Noelle – Ein zweijähriges autistisches Mädchen. Fallbericht und Mikroanalyse. Arbeitshefte Kinderpsychoanalyse 22/23:161-196
- Tinbergen N, Tinbergen EA (1984): Autismus bei Kindern. Berlin: Parey
- Tustin F (1989): Autistische Zustände bei Kindern. Stuttgart: Klett-Cotta
- Tustin F (1991): Revised Understandings of Psychogenic Autism. Int J Psychoanal 72:585-591

- Tustin F (1996): Die Zementierung eines Irrtums. Arbeitshefte Kinderpsychoanalyse 22/23:15-38
- Welch MG (1991): Die haltende Umarmung. München: Reinhardt
- WHO (1993): Internationale Klassifikation psychischer Störungen ICD-10. Bern, Göttingen: Huber
- www.autismus.de.Denkschrift vom 25.3.05

5 Therapie in besonderen Settings

5.1 Psychodynamisch orientierte Krisenintervention bei Kindern und Jugendlichen

PETER RIEDESSER

1 Einleitung und Problemstellung

Die Entwicklung im Kindes- und Jugendalter ist, auch wenn sie gesund verläuft, mit Krisen verbunden (Erikson, 1974). „Entwicklungskrisen" sind typisch für Übergänge, sie sind die „Reibegeräusche" der Entwicklung (Anna Freud, 1968) und müssen nicht Symptome einer Krankheit, sondern können sogar Zeichen von seelischer Stärke sein. Mehr noch: Verläuft eine Entwicklung ohne wahrnehmbare Krisen, kann dieses Fehlen ein Hinweis auf eine pathologische Überanpassung sein („falsches Selbst", Winnicott, 1974). Anpassungskrisen eröffnen die Chance, gefährdete Entwicklungslinien zu erkennen und das komplexe Wechselspiel zwischen der passiven und aktiven Anpassung des Kindes im Ökosystem Kind/Umwelt neu auszutarieren. Darüber hinaus ist eine akute oder länger dauernde Krise (intrapsychisch, z. B. der Identitätsbildung, des Selbstwertes und interpersonal in Familie und/oder im weiteren sozialen Umfeld wie Schule, Freizeitbereich) oft der entscheidende Motor, professionelle Hilfe zu suchen.

Krisen in Liebesbeziehungen können „eigene Muster" deutlich werden lassen. Sie sind der *point of no return* für die Beendigung von Bagatellisierung, Verleugnung und Verdrängung. Damit bietet sich die Chance, dass bestimmte Beziehungsmuster nun als ich-fremd empfunden werden und in der Therapie bearbeitet werden können.

Treten Krisen in verschiedenen sozialen Feldern (z. B. in der Schule, der Universität) gehäuft auf, können sie Reflexionsprozesse, z. B. über psychosoziale Überlastung durch Migration, Leistungsdruck in den Schulen, in Gesellschaft und Politik auslösen und dadurch Veränderungspotenziale vergrößern.

„Krise" kann also aus Sicht der psychodynamisch orientierten Entwicklungspsychologie ein Motor der Entwicklung sein. Es geht daher nicht um die Herstellung der „Windstille der Konfliktlosigkeit", sondern darum, Krisen so zu bewältigen, dass Entwicklungsblockaden beseitigt und Entwicklungsräume erstmals oder wieder eröffnet werden.

> **!** **Merke:** Krisen sind nicht überflüssig oder grundsätzlich zu verhindern oder zu vermeiden, sondern sie können Chance und Motor weiterer Entwicklung werden.

Es kann aber auch schwere Krisen geben, bei denen die Gefahr der akuten Dekompensation bis hin zum Suizid so groß ist, dass schnelle stationäre Hilfe erforderlich wird.

2 Krisen als Ansatzpunkte für die Therapie

Für eine psychodynamisch orientierte Krisenintervention bieten sich Ansatzpunkte in allen Bereichen.

a) beim Individuum selbst

Wird das „falsche Selbst" in einer Adoleszenzkrise erschüttert, bietet sich die Möglichkeit, in der Therapie an der Entwicklung des „wahren Selbst" zu arbeiten.

Rohmaterial aggressiven Charakters, z. B. bei zwangsneurotischer Abwehr, kann therapeutisch verwendet werden zur gefühlsmäßig getönten Rekonstruktion der Entwicklungsgeschichte destruktiver Gefühle.

Fallbeispiel:

Ein 11-jähriges Mädchen hatte über 1 1/2 Jahre immer mehr und stärkere Zwangssymptome (vor allem Waschzwänge) entwickelt. Zu Beginn der Psychotherapie kam kaum Material. Nach 3 Monaten Therapie gab es eine heftige Auseinandersetzung mit den Eltern, bei der das Mädchen Geschirr zerschlug, so dass es zu einer notfallmäßigen Vorstellung kam. Nun bestand die Möglichkeit, „die Geschichte der Wut" in ihrem Leben zu rekonstruieren. Das war der Wendepunkt in der Therapie.

b) in der Familie

Sind die Strukturen der Familie starr und festgefahren, kann die Erschütterung durch die Krise die Eltern emotional zugänglicher machen („Die Botschaft ist angekommen"). Es stehen ihnen dann möglicherweise erstmals Worte zur Verfügung, und es wird möglich, die stummen Teufelskreise aufzubrechen und Dialoge in Gang zu setzen.

Eine Krise kann das Kind dazu bewegen, eine Parentifizierung (Bemutterung seiner schwachen Eltern) abrupt aufzukündigen, wodurch der Weg zu einem gesünderen Eltern-Kind-Verhältnis frei werden kann. Ebenso kann sie ihm die Möglichkeit bieten, aus überfordernden Delegationen auszubrechen.

Feindselige Abhängigkeiten in festgefahrenen Beziehungen, die den Charakter maligner Symbiosen haben, können beendet werden.

c) im weiteren sozialen Umfeld

Beim gemobbten Kind kann die Krise einen Ausweg aus der Falle bieten, die darin besteht, dass es, wenn es um Hilfe ruft, von den mobbenden Kindern als „Petzer" und „Mamakind" angesehen wird, wenn es aber nicht um Hilfe ruft, alles stumm „in sich hineinfressen" muss.

3 Bewältigung

„Krise" ist ein dimensionaler, kein kategorialer Begriff. Ein hinreichendes Maß an Krise ist entwicklungsfördernd und damit salutogen (Antonovsky, 1979), ein Zuviel an Krise kann pathogen sein. Entscheidend ist die Bewältigungsfähigkeit des Kindes und Jugendlichen, die wiederum von verschiedenen Faktoren abhängig ist.

Faktoren, die die Bewältigungsfähigkeit fördern

a) intrapsychisch

Dazu gehört neben guten Abwehrstrukturen, einer stabilen Ich-Struktur und Symbolisierungsfähigkeit auch ein *easy temperament*, also eine angeborene Leichtigkeit der Selbstregulation.

Von entscheidender Bedeutung ist natürlich die Wahl funktionaler Coping-Strategien, die dem Kind oder Jugendlichen besser gelingt, wenn es die Möglichkeit hatte, in der Familie am Modell zu lernen, und/oder wenn ihm „innere Arbeitsmodelle" (Bowlby, 1988) von vorher schon gelungenem Coping zur Verfügung stehen.

b) familiär

Aus der Familie kann ein Kind oder ein Jugendlicher nur dann Hilfe bei der Bewältigung von Krisen bekommen, wenn ihm eine kontinuierliche Beziehung zu mindestens einer Bezugsperson zur Verfügung steht, die ihm Hilfen für affektives und kognitives Coping gibt und ihm als Identifikationsfigur dienen kann.

c) sozial

Verlässliche soziale Netzwerke (Kindergarten, Schule, Verwandtschaft), in die das Kind eingebunden ist, sind nicht nur wichtige äußere Hilfen bei der Bewältigung von Krisen, sie tragen auch zur Entwicklung effektiver Bewältigungsstile und -strategien bei.

! **Merke:** Das wichtigste Ziel einer Krisenintervention sollte in der Unterstützung und Förderung der Bewältigungskompetenz von Kind und Familie bestehen.

Maßnahmen zur Erleichterung der Coping-Bemühungen

Sehr hilfreich bei der Bewältigung einer Krise ist die gemeinsame Erarbeitung eines Verständnisses, wie es zu dieser Krise kam, gegebenenfalls zusammen mit den Eltern. Gerade dies ist jedoch in den meisten Fällen besonders schwierig, weil die Eltern in vielen Fällen selbst von der Krise mitbetroffen sind oder sie mitverursacht haben. Außerdem sind sie biographisch und affektdynamisch oft tief in das Geschehen verstrickt.

Fallbeispiel:

Eine 16-jährige Gymnasiastin war seit 2 Jahren in der Schule immer schlechter geworden. Die Eltern suchten durch verstärkte Hilfen und durch Druck (u. a. Nachhilfe, Kontrolle der Hausaufgaben) gegenzusteuern, ohne Erfolg. Nach einer lauten Auseinandersetzung verließ die Jugendliche die elterliche Wohnung und kam einige Tage nicht mehr nach Hause. Die Eltern waren in tiefer Sorge, eine polizeiliche Suche verlief erfolglos. Nach 4 Tagen wurde sie von Freundinnen zurückgebracht. Da sie suizidal war, wurde sie notfallmäßig vorgestellt. Hier stellte sich heraus, dass die Eltern die große innere Not ihrer Tochter, die durch deren Selbstwertprobleme (Mobbing, Adipositas, Liebeskummer) entstanden war, als Faulheit interpretiert hatten: Sie hatten in ihrer Kindheit ältere Geschwister gehabt, die die Schule vorzeitig verlassen hatten. Diese hatten sie der Tochter immer als schlechte Beispiele vorgehalten.

Es sollte gemeinsam mit der/dem Betroffenen – wenn möglich auch mit den Eltern – überlegt werden, wie die Krise bewältigt werden könnte.

Der Therapeut sollte den Betroffenen bei der Suche nach Ressourcen im sozialen Außenraum (Verwandte, Freunde, Klassenlehrer, Schulpsychologen, Klinik) behilflich sein.

Der Therapeut sollte gemeinsam mit dem Kind/der Familie eruieren, welche Coping-Stile und -Strategien sich bei früheren Problemen als hilfreich erwiesen haben. Dazu können auch so alltägliche Dinge gehören wie die Ablenkung durch Hobbys (Malen, Musizieren, Musik hören etc.).

Gegebenenfalls kann oder muss die Krisenbewältigung medikamentös unterstützt werden. Es können z. B. für einige Tage Schlafmittel zur Wiederherstellung eines Biorhythmus und Beruhigungsmittel zur Dämpfung affektiver Übersteuerungen eingesetzt werden.

4 Entwicklungspsychologie der Krise

Psychodynamisch fundierte Diagnostik und Therapie bei Kindern und Jugendlichen orientiert sich grundsätzlich an Entwicklungslinien, wie sie pionierhaft von Anna Freud (1968) erstmals zusammengefasst dargestellt wurden. Die nach diesen Vorgaben konstruierte entwicklungspsychologische Matrix ist ein wichtiges Hilfsmittel für den diagnostischen und therapeutischen Umgang mit Kindern, Jugendlichen und Familien in Krisen.

In Tabelle 1 kann die Lebensgeschichte eines Patienten jeweils Säule für Säule eingetragen werden. Dadurch ist es möglich, einen strukturierten Überblick über den Stand der Entwicklung und mögliche Auslöser der jetzigen Krise zu bekommen, z. B. ein traumatisches Ereignis; dies kann man dann ergänzen durch Überlegungen zu Coping-Versuchen des Kindes, Symptomen und den erforderlichen Interventionen in einem – falls nötig – multimodalen Konzept.

Die erste Säule ist auch transkulturell anwendbar, z. B. unterscheiden sich die Entwicklungsaufgaben eines Mädchens, das in einer gläubigen muslimischen Familie aufwächst, von denen seiner liberal aufwachsenden deutschen Mitschülerinnen. Dies kann zu Entwicklungsschwierigkeiten vor allem in der Pubertät führen, die zu schweren Krisen werden können, wenn das Mädchen zusätzliche Konflikte bewältigen muss, z. B. wenn es innerhalb der Familie von Eltern und Brüdern unter Druck gesetzt wird und gleichzeitig die deutsche Peergroup eine starke Sogwirkung entwickelt.

Tabelle 1: Entwicklungspsychologische Matrix für psychodynamische Krisenintervention

	Entwicklungsaufgaben	*Entwicklungsschwierigkeiten*	*Schwere, z.B. traumatische Krise*	*Coping-Versuche*	*Symptome*	*Intervention*	*Prävention*
Säuglingszeit							
Kleinkindzeit							
Vorschulzeit							
Schulzeit							
Adoleszenz							

5 Behandlung

Die „Krisenfestigkeit" eines Therapeuten, sei es in der Privatpraxis oder in Beratungsstellen, bedarf einiger Voraussetzungen. Diese kann er prinzipiell in allen Arten von Institutionen erwerben, die sich mit Krisen von Kindern, Jugendlichen und Familien befassen. Besonders geeignet für den Erwerb der Krisenfestigkeit dürften kinder- und jugendpsychiatrische Institutionen sein, weil sich hier die Gelegenheit bietet, Erfahrungen mit vielen verschiedenen und oft auch schweren Krisen und Störungen zu machen.

Voraussetzungen für qualifizierte Kriseninterventionen:

- Erfahrung mit extremen Krisen (Suizidversuche, autodestruktives Schneiden, aggressive Durchbrüche, psychotische Krisen, posttraumatische Dekompensationen, Alkohol- und Drogenintoxikation etc.) in einem stationären Setting (z. B. in einer kinder- und jugendpsychiatrischen Klinik).
- Grundkenntnisse in der Indikationsstellung für von Ärzten zu verschreibende Psychopharmaka (Schlafmittel, Beruhigungsmittel etc.), solides Erfahrungswissen über den möglichen Nutzen von „Psychopharmaka im Dienste des Ich" als ich-stützende, affektregulierende Übergangshilfe („so wenig und so kurz wie möglich, aber so viel und so lang wie nötig"). Schlaflose Nächte schwächen die Ich-Funktionen zusätzlich, Es-Durchbrüche können das hilflose Ich weiter überschwemmen, Desintegrationsängste können Reste reifer Ich-Funktionen zum Erliegen bringen und zu regressiven Einbrüchen führen; die Hölle psychotischer Wahnbildungen kann zusätzlich traumatisieren.
- Eine funktionierende Vernetzung mit umliegenden kinder- und jugendpsychiatrischen Praxen und Kliniken, am besten durch regelmäßige persönliche Kontakte; die Therapeuten sollten die örtlich zuständige Klinik/Akutstation durch eigene Anschauung und dort zumindest die Leitungsgruppe (Chefarzt- und Oberarztebene) möglichst persönlich kennen, damit sie ihren Patienten z. B. in einer ambulant nicht zu bewältigenden suizidalen Krise glaubwürdig eine stationäre Aufnahme empfehlen und einen telefonischen/persönlichen Kontakt schnell anbahnen können, ohne durch Reaktionen des Patienten gelähmt zu sein („Sie wollen mich jetzt nur in die Klapsmühle abschieben").

Dadurch gewinnt die Therapeutin/der Therapeut die Erfahrung für ein souveränes Krisenmanagement. Dieses setzt sich aus folgenden Basiskompetenzen zusammen:

Voraussetzungen beim Therapeuten :

- Fähigkeit, sich dem Affekt- und Handlungsdruck des Patienten zu stellen und trotzdem den Überblick zu wahren, einen ruhenden Pol zu bilden, zu strukturieren und zu fokussieren
- Fähigkeit, „innere Arbeitsmodelle" zu aktivieren, durch Probedenken, Ausdenken von möglichen Lösungen
- Da der Patient den Therapeuten oft ablehnt, ohnmächtig macht, verbal verletzt, ihm unberechtigte Vorwürfe macht, ihn manchmal verhöhnt oder gar bedroht, muss der Therapeut negative Gegenübertragungsreaktionen kontrollieren können. Er darf seine negativen Gefühle nicht verleugnen („Helfersyndrom"), sondern muss sich dieser bewusst werden, damit er nicht unkontrolliert seinen „Hass in der Gegenübertragung" (Winnicott, 1974) ausagiert. Erst die Anerkennung dieses „Hasses" führt zum angemessenen Umgang damit und verhindert unbewusst ausgelöste Reaktionen z. B. der Rache. Eine solche Haltung stellt hohe Anforderungen an die Fähigkeit des Therapeuten zur „therapeutischen Ich-Spaltung"
- Fähigkeit und Bereitschaft zum behandlungstechnisch reflektierten Setzen von Parametern (bis hin zum Rufen des Notarztes/der Polizei)
- Fähigkeit zu schnellen Pendelbewegungen zwischen empathischer Identifizierung und Deidentifizierung, um die Meta-Ebene zu erreichen (Fähigkeit zur therapeutischen Ich-Spaltung unter erschwerten Bedingungen, nicht in einem längerfristigen Prozess, wo die Bewegungen von Übertragung/Gegenübertragung beobachtet und thematisiert werden können, sondern schnell, unter hohem Affekt- und Entscheidungsdruck)
- Freiheit von ideologischen Scheuklappen, z. B. gegenüber Medikamenten (z. B. Schlafmitteln zur Wiederherstellung des Tag-Nacht-Rhythmus) oder „der Psychiatrie" (in die der Patient eventuell eingewiesen werden muss) oder „der Polizei", die eventuell zur Hilfe gerufen werden muss. D. h. souveräne, vorurteilsfreie Initiierung und Orchestrierung von notwendigen Hilfsmaßnahmen

Nur wenn die Therapeutin/der Therapeut durch diesen Ausbildungs- und Erfahrungshintergrund auf schwere Krisen hinreichend vorbereitet ist, können Kunstfehler vermieden werden, die gravierende Folgen für den Patienten und seine Familie, aber auch juristische Konsequenzen für den Therapeuten haben können.

Mögliche Fehler des Therapeuten

- Unterschätzung des Ausmaßes der (z. B. suizidalen) Krise des Kindes und damit für dieses eine fatale Wiederholung der Situation, die ihm vielleicht aus seiner Lebensgeschichte schon allzu bekannt ist, dass es nämlich in der Not kein „Gehör", kein Verständnis findet, sondern auf Bagatellisierung oder Ablehnung trifft
- Unterschätzung des Umfangs der familiären/elterlichen Krise
- Beziehungsphobischer Aktionismus des Therapeuten wegen dessen zu großer Ängstlichkeit und/oder unkontrollierter negativer Gegenübertragung
- Handlungsunfähigkeit durch Angst, notwendige Parameter zu setzen (falsches Verständnis von „Abstinenz"; daher Unterlassung lebensrettender Interventionen bei massiver Selbst- und Fremdgefährdung)
- Angst, das bedrohte Kind „in die Psychiatrie" zu überweisen und gegebenenfalls den Eltern zu raten, eine Einweisung durch den sozialpsychiatrischen Dienst, jugendpsychiatrischen Dienst, psychiatrischen Notdienst (je nach örtlichen Gegebenheiten) gegen den Willen des Patienten vornehmen zu lassen, um so der inneren Entgrenzung mit äußerer Begrenzung zu begegnen
- Versäumnis, gegebenenfalls beruhigende Medikamente verschreiben zu lassen, wegen eines Vorurteils gegen eine „chemische Zwangsjacke"
- „Abschiebung", Abspeisung des Patienten mit Medikamenten
- Lähmung der therapeutischen Funktion durch Angst, Wut (agierter „Hass in der Gegenübertragung") oder oberflächlichen defensiven Aktionismus/Polypragmatismus ohne psychodiagnostischen und dialogischen Tiefgang

Durch diese behandlungstechnischen Fehler kann die Krise des Patienten und seiner Familie verstärkt und/oder die Chance zu einer hilfreichen Intervention vertan werden, vor allem dann, wenn die Bereitschaft zu einem Arbeitsbündnis von Seiten des Patienten sehr gering ist.

Zusätzliche Erschwernisse von Seiten des Patienten

- Entwicklung eines Verhaltensmusters, im Rahmen dessen Kontakt und Dialog mit signifikanten Helferpersonen nur in Form lärmender Krisen (suizidales Verhalten, Schneiden, dissoziative Anfälle etc.) möglich sind.
- Die Krise dient der Ablenkung von schmerzhafter psychischer Schwerstarbeit (z. B. Anerkennung von beschämenden Ambivalenzen, nachdem in der völligen Ablehnung des „bösen" Elternteils bzw. der totalen Idealisierung des „guten" Elternteils doch schon alles vermeintlich geklärt und beruhigt war oder die räumliche Trennung vom „Bösen" oder die Rückkehr zum „Idealisierten" alles zu lösen schien).
- Totaler Widerstand gegen jegliches Beziehungs- und Hilfsangebot aus dem professionellen System (generalisierte negative Übertragung, innerer Druck, auch den Therapeuten zum hilflosen, versagenden Objekt zu machen, das nicht wirklich helfen kann, um so Hass und Enttäuschung über jahrelanges elterliches Versagen gegen den Therapeuten richten zu können).

Die Krise eines Kindes/eines Jugendlichen ist in der Regel auch eine Krise der Familie. Ein Suizidversuch, eine Alkohol- oder Drogenintoxikation, eine psychotische Krise oder eine posttraumatische Dekompensation bedeuten eine enorme Belastung für die Eltern und Geschwister, unabhängig davon, ob sie an der Krise „schuld" sind. Daher ist die Einbeziehung der Eltern unerlässlich.

Richtlinien für die Elternarbeit

- Empathie für die Eltern entwickeln. Statt von Schuld von „Teufelskreisen" sprechen, die sich langsam oder auch schnell gebildet haben, ohne dass jemand als „böse" zu definieren wäre; darauf hinweisen, dass zum Schluss in einem solchen Teufelskreis niemand mehr „eine gute Figur" macht; eventuell auch mit Humor arbeiten.
- Ein Verstehen der Ursachen erarbeiten; die Dynamik, die Konflikte und Erschütterungen produktiv-kreativ für Veränderungen der Sichtweisen und der Beziehung untereinander nutzen (z. B. kann so deutlich werden, dass ein jahrelanger heißer und kalter Ehekrieg massive Konsequenzen für den Patienten hatte).
- Aufbau eines Arbeitsbündnisses (pars pro toto: so wie jetzt sind/wären die Eltern-/Familiengespräche auch in Zukunft, d. h., so fühlt sich „Therapie" an [Definition von Therapie als Fortsetzung der jetzigen hilfreichen Gespräche]).
- Einbinden der Eltern in die Mitverantwortung für das Kind, auch für eine eventuell erforderliche stationäre Aufnahme bei akuter Suizidalität oder Psychose. Bei gemeinsamem Sorgerecht getrennter Eltern möglichst beide Eltern zum Krisengespräch einladen, um dem Kind in der Stunde der Not auch szenisch zu vermitteln, dass die Eltern trotz ihrer Trennung die Verantwortung gemeinsam tragen.

Dadurch eröffnet sich die Chance zu einer korrigierenden emotionalen Neuerfahrung und einem gemeinsamen Evidenzgefühl, dass psychotherapeutische Arbeit sinnvoll ist; so kann die Motivation für eine längerfristige therapeutische Arbeit aufgebaut werden.

6 Spezielle Krisenkonstellationen

a) Krise in der **Mutter-Kind-Dyade** mit drohender Dekompensation der Mutter und Gefährdung des Kindes durch Misshandlung: schnelle Entlastung der Mutter, Schutz des Kindes durch Mobilisierung eines funktionierenden Netzwerkes (Vater, Verwandte, Nachbarn), bei Gefahr der Dekompensation der Mutter Einweisung der Mutter in eine psychiatrische Klinik und/oder des Kindes in eine Kinderklinik, bei bereits eingetretener Dekompensation Information des Jugendamts und evtl. Inobhutnahme des Kindes (siehe dazu insbesondere Beiderwieden et al., 1986).

b) Akute Suizidalität

Bei suizidalen Krisen ist der Beziehungsaufbau entscheidend. Ein optimales empathisches Einschwingen führt zu einer spiralig in die Tiefe gehenden diagnostischen Sicherheit, verbunden mit der Festigung der Beziehung, die Hoffnung vermitteln kann, und zwar sowohl im Therapeuten als auch – im zweiten Schritt – im Patienten. Der erste signifikante Dialog bei akuter Suizidalität und nach einem Suizidversuch ist oft entscheidend; wenn die Chance in diesem ersten Dialog nicht genutzt wird, wird es sehr schwer, später die selbe Beziehungsbereitschaft wieder zu erreichen (siehe dazu insbesondere Henseler und Reimer, 1981; Kind, 1992).

In einem Gedicht von Reiner Kunze heißt es:
Selbstmord – die letzte aller Türen,
doch nie hat man
an alle schon geklopft.

Das Evidenzgefühl im Therapeuten, dass der Patient/die Patientin im Sinne von Reiner Kunze in Zukunft erst an andere Türen „anklopfen" wird, ehe er sich nach dem jetzigen Krisengespräch wieder selbst gefährdet, ist das entscheidende Kriterium für die (auch juristisch relevante) Beantwortung der Frage, ob die weitere Krisenintervention ambulant fortgesetzt werden kann oder stationär durchgeführt werden muss, wenn erforderlich auch gegen den Willen des Kindes/Jugendlichen.

Bei Hinweisen auf Tabletteneinnahme ist eine sofortige Überweisung in eine pädiatrische, bei Jugendlichen auch internistische Notfallambulanz erforderlich, verbunden mit dem grundsätzlichen Angebot, nach Abklärung der Intoxikation und Behandlung der akuten Suizidalität die ambulante Behandlung fortzusetzen.

c) Psychotische Krisen (paranoid-halluzinatorische Symptome)
Abklärung der Schwere und Dringlichkeit, gegebenenfalls sofortige Überweisung in die zuständige jugendpsychiatrische Klinik, telefonische Anmeldung beim dort diensthabenden Arzt. Falls Angehörige zur Begleitung nicht zur Verfügung stehen, Bestellung eines Krankenwagens, gegebenenfalls unterstützt durch einen Notarzt.

d) Krisenhafte Zuspitzung einer schweren Essstörung (Anorexie/Bulimie)
Einschätzung, ob körperliche Gefahr droht; in diesem Fall Überweisung zu einem Kinder- und Jugendarzt bzw. in eine pädiatrische/jugendpsychiatrische Ambulanz. Falls keine akute körperliche Gefahr besteht, weitere psychotherapeutische Krisenintervention mit vorübergehender Erhöhung der Stundenfrequenz.

e) Akuter Erregungszustand, z. B. durch Konflikt mit den Eltern
Erst Einzelgespräch mit dem Patienten, dann eventuell ohne ihn mit den Eltern, dann Versuch eines krisenfokussierten, deeskalierenden Familiengesprächs. Je nach Ausgang: gemeinsame Rückkehr der Familie nach Hause oder – vorübergehende – Entlastung durch außerhäusliche Unterbringung (bei Nachbarn, Verwandten, Schulkameraden, Jugendwohnung, Klinik), hochfrequente ambulante Therapie, auch unter Einbeziehung der Familie, bis zum Erreichen eines Zustandes der Beruhigung.

f) Selbstverletzendes Verhalten
Abschätzen des Ausmaßes der körperlichen Verletzung, z. B. durch Schneiden, Überweisung zur körperlichen Primärversorgung zu einem Hausarzt oder in eine chirurgische Ambulanz. Angebot einer Behandlung mit hoher Frequenz, gegebenenfalls Überweisung zur Krisenintervention in eine jugendpsychiatrische Klinik.

g) Alkohol- und/oder Drogenintoxikation
Überweisung in eine (z. B. jugendpsychiatrische) Klinik zur weiteren diagnostischen Abklärung und eventuell erforderlichen stationären Aufnahme. In Absprache mit der Klinik gegebenenfalls weiteres Angebot einer Fortsetzung der Behandlung in der Praxis.

h) Depressive Krise durch schwere Erkrankung/Tod eines Elternteils
Erstgespräch mit dem gesunden/überlebenden Elternteil, dann Gespräch mit dem Kind/Jugendlichen allein, danach mit Kind und Eltern(-teil). Abklärung der traumatischen Situation und der Ressourcen, Aktivierung eines Netzwerkes von Bindungspersonen. Hochfrequentes psychotherapeutisches Angebot für Kind und Eltern(-teil) (siehe hierzu insbesondere Furman, 1977).

i) Schulverweigerung
Hier ist zu unterscheiden zwischen Schulangst (z. B. wegen Mobbing), Schulphobie (infolge der Unfähigkeit, sich von der Mutter zu trennen, mit der das Kind ambivalent verstrickt ist) und Schulschwänzen (was auf eine drohende Verwahrlosung hinweisen kann). Eine rasche differenzialdiagnostische Abklärung ist angezeigt, damit dann eine angemessene Intervention geplant werden kann, welche die Probleme löst und nicht verschärft (z. B. droht eine Problemverschärfung bis hin zur Suizidalität, wenn bei gemobbten Kindern mit Schulangst fälschlicherweise eine Schulphobie diagnostiziert und primär die Mutter-Kind-Beziehung fokussiert wird, ohne Änderung der äußeren Situation in der Schule).

7 Frequently Asked Questions (FAQ)

1. *Kann man Kinder/Jugendliche nach einem Suizidversuch ambulant behandeln?*

→ Im Prinzip ja. Es hängt jedoch von mehreren Faktoren ab: Es dürfen keine körperlichen Symptome bestehen (Tablettenintoxikation, körperliche Verletzungen), die eine notfallmäßige stationäre Aufnahme erforderlich machen. Ferner muss eine trag- und absprachefähige Beziehung zum Therapeuten bestehen. Außerdem sollte das häusliche Umfeld (Eltern) mit in die Verantwortung und Therapieplanung einbezogen werden können, und es sollte schnellstmöglich, am bestem am Folgetag ein weiterer Termin angeboten werden können. Der Therapeut sollte für das Kind/den Jugendlichen auch außerhalb der Termine prinzipiell erreichbar sein (dieses Angebot wird in der Regel kaum wahrgenommen, erhöht aber die Sicherheit für beide Seiten)

2. *Wenn ein Kind/Jugendlicher sich in einer akuten suizidalen Krise an mich wendet, muss ich dann die Eltern informieren?*

→ Im Prinzip ja, denn entweder sind die Eltern ursächlich beteiligt – dann gilt der Hilferuf primär den Eltern – oder sie können in der Krise (z.B. wenn diese durch Mobbing oder außerfamiliäre Traumatisierung hervorgerufen wurde) hilfreich sein. Ausnahmen bedürfen einer sehr klaren und dokumentierten Begründung. Im Zweifelsfall sollte Rücksprache mit einem leitenden Arzt der zuständigen Kinder- und jugendpsychiatrischen Klinik erfolgen, um das weitere Vorgehen abzusprechen, da es sich um eine sehr heikle, auch juristisch gefährliche Gratwanderung handelt.

3. *Wenn ein suizidales(r) Kind/Jugendlicher aus dem Gespräch davonrennen will, – was soll ich dann tun?*

→ In ruhiger Bestimmtheit das Kind im Gespräch zu halten versuchen; Entschlossenheit zeigen: „Ich lasse nicht zu, dass du dich umbringst." Falls erforderlich, sich an die Tür stellen, andere Erwachsene (falls vorhanden, Begleitpersonen, Praxismitarbeiterinnen) hinzurufen, ggf. Notarzt/Krankenwagen bzw. Polizei rufen. Die Verhinderung eines Suizids rechtfertigt jeden Parameter. Die klinische Erfahrung zeigt, dass man wegen dieser Haltung, bei der die „Haltefunktion" (Winnicott) bis hin zum konkreten Festhalten gehen kann, in der Krise manchmal beschimpft, langfristig aber vom Patienten selbst anerkannt wird.

4. *Ein akut suizidaler, nicht absprachefähiger Jugendlicher sitzt ohne Begleitung in der Praxis und sagt, wenn ich die Eltern informieren würde, sei dies ein Verrat, und wenn ich ihn „in die Psychiatrie abschieben" würde, werde er sich erst recht gleich umbringen. Was tun?*

→ Gemäß der Grundhaltung („Ich werde nicht zulassen, dass du dich umbringst") versuchen, in einem langen Gespräch doch noch einen freiwilligen Ausweg aus der Falle zu finden. Falls dies nicht möglich ist, die erforderlichen Schritte ankündigen und ruhig einleiten, auch gegen den Widerstand des Jugendlichen, auch auf die Gefahr hin, dass der Patient später nicht mehr für ein therapeutisches Arbeitsbündnis zu gewinnen ist.

5. *Was soll ich tun, wenn das Kind/der Jugendliche akut suizidal und nicht absprachefähig ist, die Eltern aber bagatellisieren und das Kind/den Jugendlichen mit nach Hause nehmen wollen?*

→ Nachdrücklicher Appell, wenn möglich im Elterngespräch ohne den Patienten, an die Verantwortung der Eltern. Versuch der Einschaltung einer Vertrauensperson (Kinderarzt, Hausarzt per Telefon), ggf. Hinzuziehung des Notarztes oder, falls möglich, des psychiatrischen Notdienstes, um eine Einweisung des Patienten in die zuständige jugendpsychiatrische Klinik zu veranlassen, ggf. im Krankenwagen.

6. *Was soll ich tun wenn ich mich von einem aggressiven Jugendlichen in der Praxis bedroht fühle?*

→ Ruhig bleiben; Versuch der verbalen und szenischen Deeskalation. Andere Personen (Begleiter, Praxismitarbeiter) zum Gespräch hinzubitten. Bei Eskalation Notarzt/Polizei rufen.

7. *Was soll ich tun, wenn ein Jugendlicher, der bei mir in Therapie ist, in der Praxis anruft und sagt, er wolle sich jetzt gleich umbringen?*

→ Versuchen, ruhig in ein möglichst langes Gespräch zu kommen. Dabei versuchen herauszufinden, von wo der Patient anruft. Ihn motivieren, ggf. mit dem Taxi in die Praxis zu kommen. Falls der Gesprächskontakt abreißt, versuchen, den Patienten über sein Handy (der Therapeut sollte von jedem Patienten und den Eltern die Handynummern haben) zu erreichen und das Gespräch fortzusetzen. Falls dies nicht möglich ist, Anruf bei den Eltern und in Absprache mit ihnen die polizeiliche Fahndung einleiten. Die Polizei bringt Kinder und Jugendliche, nach denen gefahndet wird, in der Regel in die zuständige Kinder- und jugendpsychiatrische Klinik; daher sollte der diensthabende Arzt schon im Vorfeld informiert werden.

8. *Wenn ein jugendlicher Patient während einer laufenden Therapie Anzeichen einer psychotischen Symptomatik zeigt – was soll ich tun?*

→ Bei akuter paranoid-halluzinatorischer Symptomatik unter Einbeziehung der Eltern sofortige Vorstellung in der zuständigen jugendpsychiatrischen Klinik. Bei blander, nicht akuter Symptomatik ausführliche telefonische Rücksprache mit einem erfahrenen Jugendpsychiater (mit ihm Absprache über weitere Diagnostik/Therapie).

8 Prüfungsfragen

1. Wie muss ich mich in einer suizidalen Krise eines Kindes/eines Jugendlichen gegenüber den Eltern verhalten? Inwieweit gilt die Schweigepflicht?
2. Wie gestaltet sich die Kooperation mit der zuständigen Kinder- und jugendpsychiatrischen Klinik?
3. Wie gehe ich in einer Krise gegenüber dem suizidalen Patienten mit dem Abstinenzgebot und der Schweigepflicht um?
4. Wann gibt es Indikationen für Medikamente?
5. Gibt es Situationen, in denen ich mich wegen unterlassener Hilfeleistung strafbar machen kann?
6. Worauf muss ich in einer suizidalen Krise besonders achten?

9 Literatur

a) zitierte Literatur

- Antonovsky A (1979): Health, Stress and Coping. San Francisco: Jossey-Bass
- Beiderwieden J, Windaus E, Wolff R (1986): Jenseits der Gewalt. Hilfen für mißhandelte Kinder. Frankfurt: Stroemfeld/Roter Stern
- Bowlby J (1988): A secure base: Clinical applications of attachment theory (dt.: Eine sichere Basis: Klinische Anwendungen der Bindungstheorie). London: Routledge
- Erikson EH (1974): Identität und Lebenszyklus. Frankfurt/M: Suhrkamp
- Freud A (1968): Wege und Irrwege in der Kinderentwicklung. Stuttgart: Ernst Klett
- Furman E (1977): Ein Kind verwaist. Stuttgart: Klett-Cotta
- Henseler H, Reimer C (1981): Selbstmordgefährdung. Zur Psychodynamik und Psychotherapie. Stuttgart: frommann-holzboog
- Kind J (1992): Suizidal. Die Psychoökonomie einer Suche. Göttingen: Vandenhoeck & Ruprecht
- Winnicott D (1974): Ich-Verzerrung in Form des wahren und des falschen Selbst. In: Winnicott D (Hrsg.): Reifungsprozess und fördernde Umwelt. München: Kindler

b) weiterführende Literatur

- du Bois R, Resch F (2005): Klinische Psychotherapie des Jugendalters. Stuttgart: Kohlhammer
- Bürgin D (Hrsg.) (1988): Beziehungskrisen in der Adoleszenz. Bern, Stuttgart, Toronto: Hans Huber
- Eissler KR (1958): Remarks on some Variations in Psycho-Analytical Technique. Int J Psychoanal 39:222-229
- Fischer G, Riedesser P (2004): Lehrbuch der Psychotraumatologie. 3. Aufl. München: Reinhardt
- Müller W, Scheuermann U (Hrsg.) (2004): Praxis Krisenintervention. Stuttgart: Kohlhammer
- Rupp M (2003): Notfall Seele. Ambulante Notfall- und Krisenintervention in der Psychiatrie und Psychotherapie. 2. Aufl. Stuttgart: Thieme
- Walter J, Hoffmann S, Romer G (2005): Behandlung akuter Krisen in der Kinder- und Jugendpsychiatrie. Prax Kinderpsychol Kinderpsychiatr 54:487-504
- Winnicott D (1976): Hass in der Gegenübertragung. In: Winnicott D (Hrsg.): Von der Kinderheilkunde zur Psychoanalyse. München: Kindler

5.2 Psychoanalytische Kurz- und Fokaltherapie bei Kindern, Jugendlichen und ihren Eltern

Eberhard Windaus

1 Einleitung

Kurz- und Fokaltherapien haben sich als spezifische Psychotherapieverfahren aus der klassischen Psychoanalyse heraus entwickelt. Wegen ihrer Strukturiertheit galten sie bisweilen als Vereinfachungen, Verwässerungen oder Verkürzungen der Psychoanalyse, da strukturierte Kurztherapien als im Widerspruch zu den Prinzipien der freien Assoziation und der gleichschwebenden Aufmerksamkeit stehend angesehen wurden (Balint et al., 1973, S. 12-22 und 203-208).
Die Verlagerung des therapeutischen Schwerpunkts im psychoanalytischen Behandlungskonzept vom Erinnern zur Bearbeitung der Übertragungsentwicklung im Hier und Jetzt in den letzten 30 Jahren hat zu einer besonderen Nutzung des Übertragungs-/Gegenübertragungsgeschehens geführt und den Blick auf einen szenisch evidenten, aktualisierten Konflikt freigegeben (Klüwer, 2000, S. 301-306). So wird ein aktualisierter Konflikt vorwiegend im Kontext der Übertragungs-/Gegenübertragungsdynamik analysiert, ohne primär Erinnerungen hervorrufen und andere Konflikte mit einbeziehen zu wollen.
Michael Balint fand für Fokaltherapie die Metapher, der aktualisierte Konflikt werde wie ein quer gelegter Holzstamm beim Flößen so korrigiert, dass sich alle daran verkeilten Treibstämme wieder frei in Stromrichtung bewegen können, ohne selber der Bearbeitung zu bedürfen. Es ist nicht das Ziel, eine umfassende Strukturveränderung zu erreichen, sondern durch Auflösung des aktualisierten Konflikts die Entwicklungsressourcen des Patienten so zu mobilisieren, dass ein strukturell anderer Umgang mit dem Konflikt möglich wird. Die nicht aktualisierten, stärker verdrängten Konflikte werden in einer Fokaltherapie nicht geweckt, die progressiven Entwicklungstendenzen werden unterstützt. Die Entwicklungsperspektive ist insbesondere für die Arbeit mit Kindern und Jugendlichen bedeutsam.

Vielfach wird angesichts sich verknappender Psychotherapieressourcen mit der Kurztherapie die Hoffnung auf Kostenersparnis und schnelle Heilung verbunden (Biskup, 2004, S. 267). Ebenso wird angeführt, dass die aktuellen Wirtschaftserfordernisse der Flexibilisierung Fokaltherapieansätze geradezu als zeitgemäß erscheinen lassen, selbst wenn Langzeittherapie die geeignetere Methode wäre (Küchenhoff, 2005, S. 89). Damit gerät die Kurz- und Fokaltherapie in das Spannungsverhältnis von ökonomischer Ressourcenbegrenzung und psychotherapeutischen Indikationserfordernissen. Dieses Verhältnis kann nicht einseitig zugunsten ökonomischer Aspekte aufgelöst werden. Damit der flexible Mensch nicht zum gebeugten (lat. flectere = beugen) wird, sollte für die psychotherapeutische Empfehlung zu diesem Verfahren ausschließlich die Indikationsstellung maßgebend sein.

Der Artikel konzentriert sich vorwiegend auf die bisherigen Ansätze zur Fokaltherapie bei Kindern, Jugendlichen und deren Eltern. Zur allgemeinen Theorie, zur Geschichte und zu den spezifischen Anwendungen der Kurz- und Fokaltherapie bei Erwachsenen wird auf den Aufsatz „Tiefenpsychologische Kurztherapie" von Biskup in Band 2 des Lehrbuchs (Biskup, 2004) verwiesen. Zur Vertiefung des Themas werden die grundlegenden Monographien von Balint et al. (1973), Klüwer (1995a und b), Lachauer (1992), Klüwer und Lachauer (2004) und Küchenhoff (2005) empfohlen.

2 Richtlinienpsychotherapie

Grundsätzlich unterscheiden die Psychotherapie-Richtlinien (siehe Faber et al., 1999) zwischen Kurzzeittherapie- und Langzeittherapieverfahren. Die Kurzzeittherapie (maximal 25 Std.) kann als Krisenintervention angewendet werden. Sie dient auch der differentiellen Indikationsstellung für Langzeittherapie und ist als ein eigenständiges Verfahren vorgesehen. Kurzzeittherapie wird in der Praxis oft als *Übergangstherapie zur Langzeittherapie* verwendet, wenn sich die Fragen der differentiellen Indikation und Motivation insbesondere bei Kindern und Jugendlichen im Rahmen der probatorischen Leistungen nicht ausreichend klären lassen. Die psychodynamische Kurzzeittherapie wird als tiefenpsychologisch fundierte Psychotherapie beantragt.

Kurzzeittherapie ist nicht zu verwechseln mit psychoanalytisch begründeter Kurztherapie. *Kurzzeittherapie* stellt ein verfahrenübergreifendes Therapiekontingent dar und kann auch als Verhaltenstherapie beantragt werden. Die psychoanalytische Kurztherapie ist als ein eigenes Verfahren mit ausreichendem Behandlungserfolg beschrieben, für das in der Regel 40 Std. beantragt werden können. Gegenstand der psychoanalytisch begründeten Kurztherapie ist ein abgrenzbarer aktueller neurotischer Konflikt, vereinbart wird ein begrenztes Therapieziel.

Rolf Klüwer nachträglich zum 80. Geburtstag

Die *Fokaltherapie* ist eine besondere Unterform der tiefenpsychologisch fundierten Psychotherapie. Sie wird im Wesentlichen als Kurzzeittherapie durchgeführt. Es können nach den PT-Richtlinien aber auch 50 Leistungen à 25 Minuten durchgeführt werden. Ebenso ist eine Beantragung als Langzeittherapie möglich, indem 30 Stunden und bei gegebener Indikation auch Stunden darüber hinaus beantragt werden können. Die Fokaltherapie gilt als die klassische Form der analytischen Kurztherapie. Im Zentrum der Fokaltherapie steht die Erarbeitung eines „bewusstseinsfähigen ‚Focus', eines neurotischen Konfliktkerns, der erkannt und gedeutet werden muss" (Faber et al., 1999, S. 33).

Die Psychotherapie-Richtlinien machen darauf aufmerksam, dass „psychoanalytische Kurztherapie und Fokaltherapie gründliche analytische Kenntnisse und umfassende therapeutische Erfahrungen (erfordern)" (Faber et al., 1999, S. 33) .

3 Ergebnisse empirischer Untersuchungen

Während lange Zeit empirische Ergebnisse zur psychodynamischen Kurzzeit- und Fokaltherapie nur im Erwachsenenbereich vorlagen (siehe dazu Küchenhoff, 2005, S. 19-26), konnte in den letzten 10 Jahren deren Wirksamkeit auch für den Kinder- und Jugendlichenbereich in einem breiten Alters- und Störungsspektrum nachgewiesen werden (siehe dazu insgesamt Windaus, 2005).

Zwei Mutter-Säuglings-Psychotherapie-Studien (Robert-Tissot et al., 1996: maximal 10 Sitzungen; Cohen et al., 1999: maximal 18 Sitzungen, durchgeführt als „brief mother-infant psychotherapies") bestätigen die Effektivität von kurzen Interventionen bei Schlaf-, Schrei- und Fütterstörungen und bei Interaktionsproblemen im frühen Säuglings- und Kleinkindalter. Beide Studien belegen Verbesserungen der kindlichen Symptomatik, der Reduzierung des mütterlichen Stressverhaltens, der intrusiven Haltungen und der Einfühlungssensibilität.

Trowell et al. (2002) konnten mit einer fokalen Kurzzeitpsychotherapie („brief focused psychoanalytic sessions") bis zu 30 Stunden bei wöchentlicher Frequenz nachweisen, dass diese Form der Psychotherapie bei der Behandlung von sexuell missbrauchten Mädchen (Diagnose: posttraumatische Belastungsstörung [PTSD] mit geringer Symptomstärke) zum Zeitpunkt der Follow-up-Messpunkte erfolgreicher war als eine psychoedukative Kontrollgruppe. Diese Studie bestätigt auch die Nachhaltigkeit der kurzzeittherapeutischen Interventionen.

Auch die Studien von Baruch und Fearon (2002; Hauptdiagnose: depressive, neurotische und somatoforme Störungen) und Smyrnios und Kirkby (1993; Diagnose: emotionale Störungen) belegen die Wirksamkeit von psychodynamisch orientierter Kurzzeitbehandlung („time-limited"). Die Smyrnios/Kirkby-Studie kommt sogar zu dem Ergebnis, dass die Langzeittherapiegruppe nach 4 Jahren den *time-limited-groups* nicht überlegen war. Baruch und Fearon heben hervor, dass sich die größten Therapieeffekte bei den vorgestellten Problemen und der Symptomatik im ersten Halbjahr einstellten, während sich im zweiten Halbjahr das Effekttempo verlangsamte, wenn Persönlichkeitsprobleme und soziale Schwierigkeiten zum Hauptfokus werden.

Die Studie Muratori et al. (2002, 2003) untersuchte die Wirksamkeit von *brief psychodynamic psychotherapy* bei Kindern mit emotionalen Störungen im Alter von 6-11 Jahren. Methodisch war die Studie an den Kurzzeittherapie-Ansätzen von Fraiberg, Malan, Luborsky und Sifneos orientiert. Es wird festgestellt, je geringer die Komorbidität ist, umso größer ist der Behandlungserfolg. Sowohl bei internalisierten als auch bei externalisierten Problemen werden Verbesserungen gemessen. Bei der Follow-up-Messung (2003) liegen für die externalisierten Probleme ähnlich günstige Werte wie für die internalisierten Konflikte vor.

Die störungsspezifischen Heidelberger Studien zur Wirksamkeit psychodynamischer Kurzzeitpsychotherapie bei Kindern und Jugendlichen mit Depressionen (Horn et al., 2005), Angststörungen (Kronmüller et al., 2005) und Verhaltensstörungen (Winkelmann et al., 2005) kommen zu dem Ergebnis, dass 62% der Kinder mit Angststörungen, 31% mit Verhaltensstörungen und 20% mit depressiven Störungen mit dem Therapieansatz „Kurzzeittherapie" klinisch signifikant gebessert werden konnten. Dabei zeigten sich die größten Veränderungen in den Bereichen der psychischen sowie sozialkommunikativen Beeinträchtigung. Es wird besonders die „signifikante Abnahme der internalisierenden Störungsanteile in der Therapiegruppe" bei depressiven Störungen hervorgehoben (Horn et al., 2005, S. 66).

Zusammenfassend kann festgestellt werden, dass psychodynamische Kurzzeit- und Fokaltherapie besonders wirksam bei Angststörungen ist und mit ihr vergleichbare mittlere bis hohe Effektstärken wie in der Verhaltenstherapie erzielt werden können. Störungen mit geringerem Störungsschweregrad oder geringer Komorbidität sind im Sinne eines klinisch relevanten Outcome-Kriteriums kurzzeittherapeutisch erfolgreich zu behandeln. Je umfangreicher die gestörten Persönlichkeitsanteile und je größer die strukturellen Defizite sind, umso weniger ist aber eine fokale Kurzzeittherapie ausreichend erfolgversprechend.

4 Psychodynamische Konzepte der Kurz- und Fokaltherapie bei Kindern und Jugendlichen

Die Konzeptualisierung der psychodynamischen Kurz- und Fokaltherapie ist ein Ergebnis von Klinik und Forschung mit erwachsenen Patienten. Zwar waren auch Freuds (1907) „Kleiner Hans" (2 1/2 Monate) oder Winnicotts (1980) „Piggle" (16 Sitzungen) nach heutigem Verständnis Kurztherapien, aber als solche wurden sie nicht konzipiert. Diese beiden prominenten Fälle der kinderanalytischen Fallliteratur beschreiben die Wirksamkeit der Anwendung von Psychoanalyse bei Kindern in einem kurzen Zeitkontinuum bzw. bei einer niedrigen Frequenz. Der kleine Hans wurde von seiner Pferdephobie geheilt und Piggle von ihren Verfolgungsängsten vor der „schwarzen Mammi". Winnicott nannte seine Arbeit mit Piggle „Psychoanalyse nach Bedarf". Aufgrund der Streckung der Stunden über einen Zeitraum von 2½ Jahren könnte auch von einer niederfrequenten längerfristigen Kinderanalyse gesprochen werden. Die Kürze dieser Fälle bzw. deren niedrige Frequenz hat aber nicht zu weiteren konzeptionellen Konsequenzen geführt. Erst in jüngster Zeit sind im Kinder- und Jugendlichenbereich umfassendere Konzepte der Kurz- bzw. Fokaltherapie entwickelt und beschrieben worden.

4.1 Focal Psychotherapy nach Morton Chethik

Psychoanalytische Psychotherapie findet nach Morton Chethik (1989), Department of Psychiatry der University of Michigan, dann Anwendung, wenn bei neurotischen, charakterpathologischen, narzisstischen und Borderline-Persönlichkeitsstrukturen innere Strukturveränderungen erforderlich sind. Es gibt im kindlichen Leben aber auch spannungsvolle und belastende Ereignisse (stress events), die in den Entwicklungsprozess stark eingreifen, ohne sich zu einem umfassenden neurotischen Komplex auszuwachsen. Diese Ereignisse können Tod in der Familie, Trennung der Eltern, Krankenhausaufenthalte, Geburt eines Geschwisters oder Umzüge sein, die das kindliche Gleichgewicht treffen und als reaktive Störungen, posttraumatische Belastungsstörungen oder Anpassungsstörungen diagnostiziert werden. Chethik geht davon aus, dass diese Anlässe die kindliche Entwicklung beeinträchtigen, insbesondere wenn die Elternfunktion durch diese Ereignisse destabilisiert ist. Entscheidend für die Indikation zur fokussierten Behandlung der Entwicklungskrise ist nach Chethik die Kombination aus guter früher Entwicklung und stabiler Ich-Struktur eines Kindes oder Jugendlichen. Das Fokalkonzept von Chethik basiert auf der *Identifizierung eines umgrenzten aktuellen Konflikts* und hat bei der Indikationsstellung eine trianguläre Struktur zur Voraussetzung, die das Niveau der depressiven Position erreicht hat.

So lässt sich z. B. der Loyalitätskonflikt eines Mädchens zwischen ihrer verstorbenen Mutter und der Stiefmutter gut bearbeiten, wenn einer solchen Akuttraumatisierung ausreichend gute Strukturverinnerlichungen zugrunde liegen. In einem der von Chethik dargelegten Fallbeispiele konnte an dem begrenzten Konflikt der „Verleugnung des Todes der Mutter" gearbeitet werden, weil die pathologische Verarbeitung auf den aktuellen Anlass beschränkt blieb.

Einleuchtend an dem ich-psychologisch orientierten Konzept ist die Zentrierung auf die typischen Konflikte der jeweiligen kindlichen Entwicklungsphasen. So gilt es, präödipale Konflikte um Trennung und Verlust anders zu betrachten und zu behandeln als ödipale Trennungs- und Verlusterfahrungen, die weniger um Abhängigkeit und Verlust und mehr um Schuld und Über-Ich-Entwicklung kreisen. Zur Orientierung über den jeweiligen Entwicklungsstand schaltet Chethik jeder Fokaltherapie einen „preparatory process" vor, in dem sich der Therapeut mit den spezifischen Entwicklungskonflikten gemäß dem Alter des Kindes vertraut macht, um die eingetretene Störung vor dem Hintergrund der altersentsprechenden Entwicklungskonflikte einordnen zu können.

Am Beispiel eines 6½-jährigen Trennungskindes führt er aus, dass insbesondere die ödipale Thematik durch die Trennung stark stimuliert wird. Die Schuldgefühle des Jungen wuchsen enorm an, da der Triumph über den Vater durch die Trennung „Realität" bekam. Das hinderte ihn daran, weiterhin seine altersübliche phallische Expansivität zu gebrauchen, und ließ ihn depressiv werden. Zugleich zog er sich von der Mutter innerlich zurück, und seine Lernkapazität sank, da er die damit verbundene Konkurrenzsituation vermied. Die Angst vorm Wirklichwerden seiner ödipalen Wünsche (Rivalität und Konkurrenz mit dem Vater) konnte der Junge in der Therapie durcharbeiten, während er sie in der Wirklichkeit aufgrund seines Schuldgefühls über die Trennung nicht testen konnte. Die Fokussierung auf die Schuldgefühlsproblematik ermöglichte dem Jungen in der Arbeit mit dem Therapeuten die Erfahrung, dass seine aggressiven Wünsche weder wahr noch mit Rache beantwortet wurden. So stärkte die Fokaltherapie die integrativen Funktionen des Jungen.

Im Gegensatz zur zeitlichen Limitierung des Fokuskonzeptes arbeitet Chethik ohne Terminierung und auch „open end", wenngleich die beschriebenen Therapien den Zeitraum von einem Jahr nicht überschritten. Auch verwendet Chethik keine psychodynamisch formulierten Fokussätze, sondern der Fokus wird bei ihm im Wesentlichen aus den Entwicklungsaufgaben heraus formuliert.

4.2 Heidelberger Kurzzeit- und Fokusbearbeitungskonzept

Die Forschergruppe an der Heidelberger Universität zur Wirksamkeit von analytischer Psychotherapie (Hartmann, Horn, Kronmüller, Winkelmann u.a.) entwickelte für die Evaluation der Kurzzeitpsychotherapie einen ausführlichen Therapieleitfaden (Hartmann et al., 2000). Die Gruppe geht davon aus, dass in den probatorischen Sitzungen ein therapieleitender umgrenzter Fokusbereich zu erarbeiten ist. Die therapeutische Haltung in der Kurzzeittherapie ist sehr von der Strukturierung durch den Fokus gekennzeichnet. Die Autoren greifen behandlungstechnisch auf das Konzept der Behandlung auf analogen Ebenen (Fahrig und Horn, 1994) zurück. Diesem Konzept liegt die Annahme zugrunde, dass Kinder ihre Affekte sicherer erleben, wenn die Distanz zum Erlebten durch eine Spiel- bzw. symbolische Ebene vermittelt wird. Durch das damit verbundene Abschwächen von Angst und Scham soll der Widerstand des Kindes verringert werden, was seine präkognitive Wahrnehmungsebene stärke.

Zugleich greifen die Autoren auf die supportiv-expressive Therapietechnik von Luborsky (1995) zurück. Dabei zielt der supportive Aspekt auf die Herstellung positiver therapeutischer Haltungen und auf die Arbeit an den gemeinsam entwickelten Therapiezielen. Dies bedeutet beispielsweise, aggressive Impulse wahrzunehmen, Gehemmtheit zu lockern, Freude, Schmerz und Wut zu zeigen, Autonomie zu fördern. Der expressive Aspekt zielt auf die emotionale Verarbeitung des zentralen Beziehungskonflikts. So soll z.B. eine Mutter die neurotische Verstrickung ihrer eigenen Trennungsängste mit denen ihres Kindes verstehen, um dadurch ihren anklammernden Bindungsstil zu verändern.

Schließlich verlangt der Therapieleitfaden die Ausformulierung eines Fokussatzes, der entweder so gedeutet werden kann oder dem Therapeuten als innerer Leitfaden dient. Im angeführten Beispiel lautet der Fokussatz: *„Ich habe Hemmungen und trau mich nicht, von meiner Mutter wegzugehen (Abwehr) und ihr zu zeigen, dass ich eigene Wege gehen will (Abgewehrtes – im Original fälschlich als Abwehr bezeichnet – A. d. A.), weil ich davor Angst habe, dass meine Mutter nicht mehr da ist, wenn ich mich von ihr trenne (Angst – Hinzufügung des A.); genauso war es nämlich früher bei meiner Mutter (Angst-Abwehr-Abgewehrtes-Zirkel aus intergenerationeller Perspektive – Hinzufügung des A.)"* (Hartmann et al., 2000, S. 133).

Diese Fokusformulierung lehnt sich an die Bildung eines Fokus nach dem Dreieck der Angst an, wie es von Malan (1965) und Menninger (1977) in die Strukturierung der Fokaltherapie eingebracht worden ist. Die Tiefe der Fokusbearbeitung wird dann in eine Fokusbearbeitungsskala auf drei Ebenen eingetragen: 1. analoge Ebene, 2. Außenwelt und 3. therapeutische Beziehung. Dabei kann zwischen „keine Problembearbeitung" bis zu „erfolgreiche Generalisierung auf neue Situationen"' in der Kodierung differenziert werden. Entsprechend einem polar aufgebauten Schema kann der Therapeut die Fokusbearbeitung markieren:

Fokus Andere: zwischen Gewähren und Kontrolle, Ignorieren und Helfen, Verstehen und Beschuldigen, Angreifen und Umsorgen und

Fokus Selbst zwischen Autonomie und Unterwerfung, Sich-Öffnen und Schmollen, Annährung und Rückzug, Vertrauen und Ausweichen.

Die Interaktionsanalyse jeder Stunde in Bezug auf den *Fokus Andere* und den *Fokus Selbst* ist gemäß diesen Vorgaben zu markieren. Die für Veränderungen günstige Konstellation ist, dass sich der Patient vorwiegend im Fokus *Selbst* und der Therapeut sich im Fokus *Andere* befindet.

Die Ergebnisse der Heidelberger Studien sprechen dafür, dass supportive Techniken und eine tragende Therapeut-Patient-Beziehung bereits in den ersten Stunden einer Kurzzeittherapie für die Einleitung des Therapieprozesses bedeutsam sind. Dabei spielen als unspezifische Wirkfaktoren Akzeptanz, Wertschätzung und Konstanz der Beziehung die größte Rolle. Am erfolgreichsten verliefen die Therapien, bei denen der supportive Therapieanteil hoch gewesen war und es zugleich zu einer intensiven Fokusbearbeitung kam. Die Autoren kommen zu dem Schluss, dass eine „komplementäre Therapeut-Patient-Interaktion mit bindungssicheren Kindern leichter herzustellen ist. Daraus kann gefolgert werden, dass eine unsichere (ambivalente bzw. vermeidende) Bindung bei Kindern mit einer konzentrierten Kurzzeitbehandlung nicht oder nur unzureichend bearbeitet werden kann" (Hartmann et al., 2000, S. 145). Des Weiteren werden neben der Bindungsstruktur die Stärke des Widerstands, die geringe Bereitschaft zur Selbstexploration und schwache Symbolisierungsfähigkeiten als Negativkriterien für eine Kurzzeittherapieindikation genannt.

Wenn als ein Befund formuliert wird, dass ein Großteil der Kinder mit einer Kurzzeittherapie nicht erfolgreich behandelt werden kann, wird dies auf den Störungsschweregrad der Kinder zurückgeführt. Es kann aber auch infrage gestellt werden, ob die supportiven, positiven und abschwächenden Techniken der angewendeten Behandlung ausreichend wirksam sein können, wenn starke Gegenübertragungswiderstände, komplizierte Handlungsdialoge und negative Übertragungen vorliegen, so dass das Konzept der positiv-supportiven Unterstützung nicht mehr greifen kann und sich mangels Durcharbeitung keine erfolgreiche Generalisierung auf neue Situationen herausbilden wird. (Zur Kritik am beschriebenen therapeutischen Vorgehen siehe Jongbloed-Schurig, 2001, S. 315-319.)

4.3 Frankfurter Fokaltherapie-Projekte

Seit ungefähr 40 Jahren besteht am Sigmund-Freud-Institut bzw. nun am Frankfurter Psychoanalytischen Institut und seit zehn Jahren am Frankfurter Institut für Analytische Kinder- und Jugendlichenpsychotherapie die Einrichtung einer Fokaltherapiekonferenz. Beide Institute verfügen auch über ausgiebige klinische Erfahrungen im Bereich der Fokaltherapie mit Kindern, Jugendlichen und jungen Erwachsenen. Die Fokalkonferenzen arbeiten auf der Basis der Konzeptionalisierungen der Fokaltherapie, wie sie von Klüwer im Verlauf der Jahre (1983, 1995a, 1995b, 2000) immer weiterentwickelt worden ist.

Die bisherigen Erfahrungen der Frankfurter Fokaltherapieprojekte haben sich in mehreren Veröffentlichungen niedergeschlagen, die verschiedene Diagnosen und alle Entwicklungsstufen des Kindes-, Jugend- und jungen Erwachsenenalters betreffen: *Säuglingsanorexie, verbunden mit Fütterstörung* (Lang-Langer, 2001), *Obstipation bei einem vierjährigen Kind* (Wolff, 1998, 1999, 2001), *spezifische Essverweigerungsstörung bei einem sechsjährigen Jungen* (Seuffert, 2004), *Entwicklungsstörung eines achtjährigen Jungen* (Hermann, 2001), *Aggressionsproblematik in Familie und Schule vor einem Trennungshintergrund bei einem zwölfjährigen Jungen* (Windaus, 2001), *Separationskonflikt einer achtzehnjährigen jungen Erwachsenen vor dem Hintergrund früher Traumatisierung* (Kunze, 2001) und *prolongierter neurotischer Ablösungskonflikt bei einem 25-jährigen Studenten* (Naumann-Heiligenstein, 2001). Über die Arbeitsweise und vorläufigen Ergebnisse der *Fokalkonferenz* am Institut für Analytische Kinder- und Jugendlichenpsychotherapie liegt auch ein umfassender Bericht von Jongbloed-Schurig (2001) vor. Das Resultat dieser Erfahrungen bezüglich der Indikation ist wie bei Chethik und der Heidelberger Gruppe, dass Fokaltherapie am eindeutigsten indiziert ist, „wenn ein ödipaler Konflikt vorliegt und eine im Wesentlichen neurotische Struktur" (Jongbloed-Schurig, 2001, S. 313). Diese Aussage gilt für alle Altersstufen im Kinder- und Jugendlichenbereich.

Des Weiteren wird von einem idealtypischen Verlauf bei Fokaltherapien berichtet, bei dem im ersten Abschnitt in der Regel die Abwehr so gelockert wird, dass dies zur Mitte hin eine Krise bewirkt, die zu einer neuen Konfliktlösung drängt. In der zweiten Hälfte kann dann ein neues Konfliktverständnis entwickelt werden. Dabei gilt im Gegensatz zur Langzeittherapie der Parameter, dass regressive Prozesse durch die Arbeit am Fokus gering gehalten und progressive Entwicklungen stützend gefördert werden.

Das aus der Erwachsenenpsychotherapie stammende Konzept der Fokaltherapie macht bei der Arbeit mit Kindern, Jugendlichen und Eltern einige spezifische Überlegungen zum Zeitgefühl, zur Terminierung, zu den phasentypischen Entwicklungskrisen, der Elternarbeit und der Regressionsvermeidung erforderlich. Während der Erwachsene über ein konstantes Zeitgefühl verfügt, besteht insbesondere beim kleinen Kind noch kein sicheres Zeitgefühl. Insofern fällt die Wirkung der Terminierung beim drei- bis sechsjährigen Kind eher gering aus. Alterstypische Entwicklungskrisen können durch Fokaltherapie dahingehend beeinflusst werden, dass die normale Entwicklung wieder in Gang gesetzt wird, ohne dass eine komplexe Durcharbeitung erforderlich ist. Vor allem reaktive Störungen, die auf äußere Ereignisse (Tod in der Familie, Geburt eines Geschwisters, schwere Erkrankungen, Trennungen etc.) zurückzuführen sind, können bei ausreichender Grundstruktur gut bearbeitet werden. Durch die forcierte Nutzung progressiver Prozesse wird insbesondere der Dynamik jugendlicher Regression entgegengearbeitet, so dass Fokaltherapie der inneren Ablösungssituation Jugendlicher durchaus entgegenkommen kann. Schließlich ist es möglich, durch die Fokussierung auf eine spezielle Entwicklungs- oder Konfliktthematik die innere Elternkompetenz zu fördern.

5 Die Konzeptualisierung der Fokaltherapie

Auch wenn *Fokalität*, die Zentrierung auf ein spezifisches Thema, als psychoanalytisches Konzept erst in neuerer Zeit formuliert wurde, enthielten bereits ältere Konzepte verschiedene Aspekte davon. Vor allem ist hier an Freuds *Prinzip des Durcharbeitens* zu denken, bei dem ein benannter Widerstand vom Patienten vertieft durchgearbeitet wird, was Freud zufolge „die größte verändernde Einwirkung auf den Patienten hat" (Freud, 1914, S. 136). Es ist festzuhalten, dass Fokus kein schon von Freud benutzter Begriff ist, sondern Anfang der 50er Jahre des letzten Jahrhunderts im Rahmen der Arbeiten von French, Balint, Alexander und Malan zur Kurzzeittherapie in die psychoanalytische Diskussion eingeführt worden ist (siehe Klüwer, 2000, S. 300; Küchenhoff, 2005, S. 5-16). Dies hatte zur Folge, dass das fokale Prinzip konzeptuell immer mit Kurzzeittherapie in Verbindung gebracht wurde.

Insbesondere durch die wissenschaftstheoretischen und behandlungstechnischen Arbeiten von Argelander (1970) und Lorenzer (1970) zum szenischen Verstehen wurde deutlich gemacht, dass psychoanalytisches Denken an die analytische Haltung, nicht an ein Setting gebunden ist. Deren Konzept des szenischen Verstehens ging davon aus, dass in jeder *analytischen Situation*, ob Erstgespräch, Beratungsgespräch, Fokaltherapie, Gruppentherapie oder Langzeittherapie, die wichtigsten Elemente einer unbewussten Szene (Übertragung, Vergangenheit, Aktualisierung) enthalten sind, also ein psychoanalytisches Arbeiten und Verstehen *immer sofort möglich* sind. Letztlich ist die *Methode das übergreifende Prinzip* und nicht die jeweilige Settingvariante. Allerdings ermöglicht der unterschiedliche Rahmen eine unterschiedliche Tiefe der Bearbeitung des in einer Szene enthaltenen Materials.

Zur Generierung von Hypothesen über den Fokus (lat.: Feuer, Glut, Herd, Opferstätte; daraus abgeleitet „Brennpunkt") haben Malan (1965) und Menninger (1977) als Verständnishilfen bei der Fokuskonzeptualisierung Dreiecke verwendet, die zur Abbildung der Komplexität und der Dialektik des Fokus verwendet werden. Es sind dies

1. das Dreieck der Abwehr (Konfliktebene),
2. das Dreieck der Einsicht (Lebensgeschichte) und
3. das Dreieck der Handlung (Subjekt – Objekt – Handlung).

Die psychoanalytische Fokaltherapie aktiviert die Konfliktthematik durch sofort einsetzende Arbeit an der Abwehr, was die zugrunde liegende Angst erkennbar macht und dadurch das Abgewehrte freigibt. Dieser Zusammenhang wird als das erste *Dreieck der Abwehr* oder *Dreieck des Konflikts* zusammengefasst. Eine Fokusformulierung hat alle drei Elemente der Abwehr gleichermaßen zu benennen.

Ein Beispiel: „Ich muss alles ungeschehen machen bzw. im Gleichgewicht halten (*Abwehr*), weil ich Angst vor meiner Wut habe (*Angst*), so schone ich meine Eltern und mich mit Zwängen (*Abwehr*) vor mörderischen Impulsen (*Abgewehrtes*)." Diese Fokusformulierung ist eine komplette Deutung des Abwehrzirkels, die so gegeben werden kann oder als Hypothese das innere Verständnis des Therapeuten begleitet. Sie hat in der Regel ein Thema zum Inhalt, das sich in der Dynamik der Erstgesprächsphase als besonders in der Übertragungsbeziehung hervortretend konkretisiert hat (siehe dazu das Fallbeispiel unten).

Die zweite Ebene zentriert sich im *Dreieck der Einsicht* (Menninger und Holzmann, 1977) oder im *Dreieck der Person* (Malan, 1965) um den lebensgeschichtlichen Erwerb eines Konfliktmusters und dessen Aktualisierung in der therapeutischen Übertragungssituation. Ausgangspunkt ist die Identifizierung eines pathogenen Musters in der aktuellen Beziehungsrealität (Aktualkonflikt = dort). Dieses Muster wiederholt sich in der Übertragungsbeziehung (= hier) dem Therapeuten gegenüber. Diese Aktualisierung *in* der Übertragungsbeziehung erhöht das Evidenzerlebnis. Schließlich mündet die Suche nach der Genese des Konfliktmusters in den lebensgeschichtlichen Aspekt (ursprüngliche Konfliktsituation = damals), auf den sich das Muster gründet und von dem es seine Kontinuität und Stabilität bezieht.

Ein *Beispiel* für ein Dreieck der Einsicht: Ich kontrolliere meinen Therapeuten (*hier*), wie ich auch meine Eltern kontrolliere (*dort*). Das tue ich schon seit meiner Einschulung (*damals*).

Die dritte Ebene ist schließlich die Ebene der Handlung, die sich als Handlungsdialog (Klüwer, 1983) oder Enactment (Chused, 1991) zwischen Patient und Therapeut ereignet und einen Prozess wechselseitiger Beeinflussung markiert. Sie ist durch spezifische Formen des Miteinander-verwickelt-Seins gekennzeichnet. Die Eckpunkte dieses Dreiecks sind die *Interaktion*, die ein *Subjekt* auf ein *Objekt* richtet. Während durch *szenisches Verstehen* dem Therapeuten die unbewusste Dimension zugänglich wird, verstrickt sich der Therapeut unwillkürlich im *Handlungsdialog* und kann erst durch heraustretende Reflexion die Deutungsarbeit wieder aufnehmen. Denn ein vom Patienten ausgehender Druck bringt den Therapeuten (z.B. aus Angst) zum Mitagieren, womit er dem Unbewussten des Patienten entgegenkommt, was aber Stillstand auslöst.

Ein Beispiel:
Eine Mutter meldet ihre Tochter an, indem sie diese ohne Vorwissen an den Hörer ruft. Der Therapeut spürt die Überwältigung und verhält sich zu Therapiebeginn der Patientin gegenüber besonders schonend, weil er nicht in die Position der Mutter kommen möchte. Die Patientin bringt ihn dazu, die aktive Verantwortung zu übernehmen. Sie macht sich zu einem Opfer und wehrt so den enormen Hass auf ihre Mutter aus Angst vor Verstoßung ab. Auf die Dauer macht dies den Therapeuten wütend, was seine Interventionen mit einfärbt. Schließlich sagt die Patientin, dass sie außer ihrer Mutter niemanden leiden könne – also auch den Therapeuten nicht. So hat sich ihr Hass nun doch aktualisiert, und der Therapeut kann aus dem Handlungsdialog heraustreten.

Ziel einer psychoanalytischen Fokaltherapie ist es, durch Einbeziehung dieser drei *Dreiecke ein komplexes Problemverständnis im aktualisierten Hier und Jetzt durch Verknüpfung mit der infantilen Vergangenheit* (auch mit der der Eltern) zu erreichen, um so maligne Interaktionsmuster zu verändern. Damit wird auf die *kindliche bzw. elterliche Primärerfahrung und deren Reaktivierung in der aktuellen Situation der Übertragungsszene fokussiert.* Die *Szene fungiert dabei als ein entfaltetes Konfliktmuster aktualisierter Vergangenheit.* Die Verknüpfung beider Ebenen führt zu einem hohen Evidenzerlebnis, was die Wirksamkeit der Interventionen erhöht und stabilisiert.

Da Fokaltherapien vom zeitlichen Ausmaß her Kurzzeittherapien sind, fällt die Informationsdichte über den Patienten und seine Herkunftsgeschichte geringer als in der Langzeittherapie aus. Auch ist der Zeitraum zu kurz, um besonders tiefe und weit zurückliegende Erinnerungen durch den Prozess der therapeutischen Regression zu Tage zu fördern. Die zeitlich begrenzten Ausdifferenzierungsmöglichkeiten in der Übertragung mobilisieren auch weniger den biographischen Hintergrund. Es werden die Übertragungsmuster der therapeutischen Beziehung vorrangig im Hier und Jetzt identifiziert, ohne immer ganz in Beziehung zur Kindheitsgeschichte gesetzt werden zu können. Ein besonderes Problem bei Kindern und Jugendlichen ist ohnehin, dass deren Eltern noch bedeutsame Personen der Gegenwart und nicht nur Personen der Erinnerung sind. Insofern ist bei ihnen noch nicht alles Verinnerlichung.

Eine *Fokusformulierung* ist immer eine Auswahl aus einer Vielzahl von Deutungsmöglichkeiten. Ohne Auswahl ist keine Deutung möglich. Aber wie gelangt man zur Auswahl? Entscheidend ist die Frage der *Aktualität*, also die Frage, was von allem Denkbaren ist *jetzt* aktuell. Dieses zeigt sich in *szenischer Evidenz*. In dieser verdichten sich Vergangenheits-, Aktual- und Übertragungsgeschehen, und der Patient spürt, dass sein aktualisiertes Übertragungsmuster mit einem inneren, schon länger wirksamen Konfliktthema zusammenhängt.

Eine Fokusdeutung erreicht am meisten, wenn sie sich der Sprache des Patienten und seiner inneren Bilder und Metaphern (Lachauer, 2005) bedient, um die Möglichkeit des Widerstands gegen die Deutung des Fokus gering zu halten. Ein metaphorischer, in der Sprache des Patienten formulierter Fokussatz enthält Bildhaftes und stellt so eine Verbindung zwischen Wortsinn und Bildhaftem her, was dem Kind besonders nahe kommt, da die Sprache als Affektabkömmling in der kindlichen Entwicklung noch eng mit dem Primärprozess verbunden ist und zugleich zu einer wichtigen Ich-Funktion überleitet. Ein Ziel der fokalen Arbeit ist es, den Patienten mit seinen eigenen inneren Bildern berührend in Verbindung zu bringen. So entwickelte z. B. ein 12-jähriger Junge ihn faszinierende Vorstellungen von Amokläufern, die sich so aufgreifen ließen, dass Amoklaufen als Metapher für entgrenztes Handeln verwendet werden konnte. Der Fokus lautete: *Ich tue alles, um anzukommen, und passe mich an. Aber wenn du mich immer wieder fallen lässt, werde ich zum Amokläufer* (Windaus, 2001, S. 376/377). In einem anderen Beispiel sprach eine Jugendliche vom Riss, der durch sie gehe, und fand damit eine metaphorische Ausdrucksweise für Spaltungsprozesse und Selbstzwiespalt. Wichtig ist, dass die gefundenen Metaphern als bildgestützte Vorstellungen dem Reichtum der individuellen Psyche entstammen und kein Klischee darstellen. Eine Fokusformulierung sollte sich nicht auf Elemente der psychoanalytischen Theoriesprache stützen. Der Fokus sollte so formuliert sein, wie der Patient ihn ausdrücken könnte, wenn ihm sein Inhalt schon bewusst wäre. Wenn auch immer ein Moment von Intuition daran beteiligt ist, lässt sich die *Fähigkeit zum Fokussieren schulen und üben.*

Psychoanalytische Arbeit ist nicht nur freie Assoziation, sondern auch Strukturierung durch Deutung. Die *Spannung zwischen assoziativem Chaos und Strukturierung durch Deutung* ist nicht nur der Fokaltherapie, sondern jedem psychoanalytischen Erkenntnisprozess inhärent. So betont Klüwer, dass man sich von der Anbindung des Fokalen an die Fokaltherapie lösen müsse, um dem Fokalen einen eigenen, von dieser Therapieform unabhängigen Stellenwert beizumessen. Das Fokalisieren, also das Strukturieren, gelte für jede analytische Arbeit als ein Teilaspekt des psychoanalytischen Deutungs- und Verstehensprozesses. Deshalb bedeutet Fokalisieren nicht nur, eine Fokusformulierung zu finden, sondern das strukturierende Verstehen als einen Teil des psychoanalytischen Verstehens methodisch zu gebrauchen.

Der Fokaltherapieprozess macht eine baldige Identifizierung von inneren Mustern und deren Verbalisierung erforderlich, so dass die gleichschwebende Aufmerksamkeit des Therapeuten schnell „genötigt" ist, eine komplexere Sinnstruktur zu erfassen. Insofern ist Fokussieren als ein Prozess zu verstehen, der chaotische und strukturierende Aspekte dynamisch zu integrieren versucht, damit aus der chaotischen Informationsvielfalt ein Fokus entwickelt werden kann. Dabei „ordnet" der Patient durch seine szenische Gestaltung das Material selber, so dass dessen „Strukturierung" der Identifizierung von Konfliktmustern zuarbeitet.

Für Kurzzeittherapie-Prozesse stellt sich die wichtige Frage, ob deren Zeitrahmen ausreichend ist, um im Analytiker ein kohärentes inneres Bild vom Patienten zu entwickeln. Vermutlich ist die „träumerische Haltung" des Analytikers, die Reverie, in der Kurzzeittherapie geringer, weil die Fokussierung ein konzentrierteres Vorgehen erfordert.

Die Methode der freien Assoziation als die Erfindung der Psychoanalyse zur Analyse des Unbewussten im nichthypnotischen Zustand hat lange Zeit dazu geführt, sich vornehmlich deren Erweiterung und ihrer therapeutischen Handhabung zuzuwenden. Verstehensprozesse setzen aber zugleich immer Denkprozesse voraus, so dass *die psychoanalytische Arbeit Assoziieren und Denken gleichermaßen umfasst.* Im Zentrum neuerer Ansätze und Bewertungen des Fokuskonzeptes steht vor allem das Sichtbarmachen von Strukturen. Dies ist die Voraussetzung für das Verstehen. Insofern akzentuiert die fokale Arbeit insbesondere den *Akt des Verstehens*, der den schwierigsten Teil der Bearbeitung psychischer Prozesse darstellt. In jüngster Zeit hat Schneider (2003a,b) die Aspekte von Fokalität und Afokalität wissenschaftsmethodisch besonders unterstrichen. Steht die Afokalität dem Prinzip der gleichschwebenden Aufmerksamkeit und dem Prinzip der freien Assoziation nahe, so ist die Fokalität mehr mit Deutung, Strukturieren und Durcharbeiten in Verbindung zu bringen.

Zwar geht die freie (afokale) Assoziation dem fokalisierenden Denken voraus, aber ohne analytischen Denkprozess würden nur unverstandene Assoziationsketten aneinander gereiht werden. Insofern sind *Fokalität und Afokalität sich gegenseitig ergänzende Prinzipien eines Prozesses.* Der reine Assoziationsfluss ohne verstehende Verarbeitung ist blind, der Gedanke ohne szenisches Anschauungsmaterial ist leer – so könnte man in Anknüpfung an Kants Diktum formulieren. Fokalität und Afokalität stellen den spannungsvollen Gegensatz von Auswählen versus Ungerichtetheit dar. Statt davon zu sprechen, dass freies Assoziieren Nicht-Denken ist, sollte eher zwischen assoziativem Denken und logischem Denken als zwei divergierenden Denkarten unterschieden werden. Denn auch im Zustand der Assoziation wird gedacht, nur nach einem anderen Prinzip. Psychoanalytisches Strukturieren heißt, durch freie Assoziation gewonnenes Material unter Verwendung von Übertragung, Gegenübertragung, Widerstandsanalyse und psychoanalytischer Theorie deutbar zu machen. So entsteht ein Prozess, der sich als Oszillieren zwischen Assoziieren und Strukturieren beschreiben ließe.

Eine besondere Form der Strukturierung ist die Fokussierung. *Die Fokussierung ist die Beschränkung auf das mit dem aktualisierten Kernkonflikt verbundene Assoziationsmaterial.* Dabei läuft auch der Therapeut Gefahr, gewonnene Einsichten im Strom der Assoziationen wieder zu verlieren. Dies entsteht aufgrund der Übermacht der afokalen Aspekte, die die Strukturierungsarbeit schwächt. Die Fokusformulierungen haben deshalb auch die Funktion, den Therapeuten davor zu bewahren, im Fluss des assoziativen Materials „unterzugehen". Für die fokaltherapeutische Arbeit entsteht aus diesem Oszillieren eine besondere Spannung, denn einerseits soll eine fokale Bearbeitung eines Themas erfolgen, andererseits aber auch der freien Assoziation Raum gegeben werden. Dem entspricht auf Therapeutenseite die Spannung zwischen der therapeutischen Verwendung einer Fokusformulierung und der Nutzung der freischwebenden Aufmerksamkeit.

Der Prozess einer Fokaltherapie besteht aus einer Abfolge von Enactments (Handlungsdialoge): Der Patient drängt den Therapeuten unbewusst zu einem responsiven Verhalten (Mitagieren), was aus seinem unbewussten Konflikt und seiner verinnerlichten Erfahrung stammt. Die Aufgabe des Therapeuten, der eine Zeit lang in diese Inszenierung mit hineingezogen wird, besteht darin, den Sinn und die Bedeutung der angebotenen Rolle zu verstehen, aus ihr wieder herauszutreten und durch Deutungen eine andere Antwort als die bewusst erwartete zu geben. Beide Teilnehmer am Fokaltherapieprozess müssen dabei in relativ kurzer Zeit ein höheres Maß an psychischer Arbeit aufbringen als in der Langzeittherapie.

Das Verfahren Fokaltherapie ist in der psychoanalytischen Kinder- und Jugendlichen-Psychotherapie nicht ohne Änderungen anzuwenden, da das Alter der Patienten Modifikationen der Technik erforderlich macht. Das Verbalisieren muss dem intellektuellen, sprachlichen und emotionalen Entwicklungsstand des Kindes angepasst sein. Die Entwicklungspsychopathologie ist insbesondere daraufhin zu untersuchen, ob sie bereits zu starker Fixierung neigt oder Ausdruck vorwiegend aktueller Entwicklungskonflikte ist. Die psychische Verfassung der Eltern, die vor allem bei kleineren Kindern notwendige Unterstützer des therapeutischen Prozesses sind, ist diagnostisch gut abzuklären, da bei einer fokaltherapeutischen Elternarbeit die Psychopathologie der Eltern die Indikationsstellung besonders mit beeinflusst.

! Merke:

1. Ein Fokus stellt einen bewusstseinsfähigen aktualisierten Kernkonflikt dar, der in einer Fokusformulierung festgehalten wird.
2. Zur Identifizierung und Strukturierung eines Fokus werden die Dreiecke der Abwehr, der Einsicht und der Handlung verwendet.
3. Fokaltherapie basiert auf den Komponenten Terminierung, sofortige Bearbeitung der Abwehr, Identifizierung des Aktualkonflikts und Fokussierung auf denselben.

6 Die Erarbeitung eines Fokus am Material eines Erstgesprächs

Im Erstgespräch zur Einleitung von analytischen Langzeittherapien (bis zu 9 Stunden) liegt der Akzent vor allem auf dem Kommenlassen von Material, wenngleich auch dieses im Rahmen szenischen Verstehens zur Formulierung einer Psychodynamik strukturierend verwendet wird. Beim Erstgespräch in einem Kurzzeittherapieverfahren (bis zu 6 Stunden) ist diese Haltung eingegrenzt, da eine Langzeitentfaltung des Materials zeitlich nicht möglich sein wird und methodisch nicht vorgesehen ist. Anders als bei einer eher abwartenden Haltung, die primär von gleichschwebender Aufmerksamkeit getragen ist, ist das fokale Verstehen auf eine aktivere Deutungstechnik und auf die schnellere Nutzung der Übertragungs-/Gegenübertragungssituation ausgerichtet.

Bei einer Fokaltherapie haben die Erstinterviews eine besondere diagnostische Funktion: In den Erstgesprächen entscheidet sich, ob eine Fokaltherapie indiziert ist. Dies hängt davon ab, ob das Material überhaupt die Bildung eines dreibeinigen Fokus zulässt, was ein ödipales Konfliktniveau des Patienten voraussetzt. Denn die Indikation zur Fokaltherapie hängt wesentlich vom Strukturniveau und von der Möglichkeit ab, aus dem Material die unbewusste Konfliktsituation des Patienten als Fokus formulieren zu können. Die psychoanalytische Erstgesprächstechnik bezieht sich im Rahmen einer Fokaltherapie auf die besondere Strukturierung dieses Prozesses. Diese Feststellungen sind als idealtypische Sentenzen zu verstehen, denn oft entscheidet sich erst im Diagnoseprozess, welche Therapieform indiziert ist. Es gibt aber auch Praxiserfordernisse, Patientensituationen und vor allem in der stationären Psychotherapie Rahmenbedingungen, die von vornherein nur Kurz- oder Fokaltherapie möglich machen.

Bei den Indikationskriterien für eine Fokaltherapie geht es primär nicht um diagnosebezogene Kriterien, sondern darum, ob

1. der Therapeut einen Fokus formulieren kann im Sinne der Dreiecke der Abwehr, der Einsicht und der Handlung. Gelingt dies nicht, liegt eine strukturelle Störung vor, die mit einem Strukturfokus (siehe dazu unten) umschrieben wird;
2. eine Fokusformulierung gefunden werden kann, die den verstandenen Konflikt so aufgreift, dass daraus für den Patienten eine Art Arbeitsanforderung erwächst, mit der er sich weiter auseinander setzen kann, und
3. im Erstgespräch evident wird, dass der Patient fähig ist, auf die formulierten Verstehensdeutungen zu reagieren. Insofern geht es weniger um erweiterte Materialgewinnung als um die Nutzung des vorliegenden Materials für das Verständnis aktualisierter unbewusster Prozesse.

Fallbeispiel

Die Eltern gestalten den Erstkontakt am Telefon so vereinnahmend und wenig Spielraum lassend, dass der Therapeut im Gegensatz zum üblichen Vorgehen bei Jugendlichen zuerst mit den Eltern spricht. Dadurch wird schnell spürbar, welchem inneren wie äußeren Druck der Jugendliche ausgesetzt ist und wie man sich in der Arbeit mit den Eltern vor „Überfällen" wappnen muss.

Die Mutter berichtet raumgreifend, dass ihr zweites Kind, ein 16-jähriger Sohn, oft Zwangsgedanken habe, weshalb er sich nicht konzentrieren könne. Er würde oft Menschen, Gegenstände oder Punkte wie ein Dreieck fixieren und sie in einer bestimmten Reihenfolge anschauen. Diese Zwangsphänomene haben schon vor der Einschulung bestanden.

In ausschweifender Erklärung meint der Vater, oft seien die Lehrer langweilig und spulten den Unterricht nur so ab. Der Therapeut gibt zu bedenken, dass es zwar langweilige Lehrer gebe, aber die Langeweile als Gefühl wohl auch im Sohn sitze. Es ist weiter zu erfahren, dass der Jugendliche asiatische Kampfsportarten betreibt. Diese trainiere er mit einem Stock in seinem Zimmer.

Die Eltern leben seit vielen Jahren zusammen, sind aber nicht verheiratet. Es ist zu erfahren, dass das erste Kind, eine Tochter (22 Jahre), nicht ihr gemeinsames Kind ist, sondern von einem früheren Freund der Mutter stammt. Dieser sei gestorben, als die Tochter $2^1/2$ Jahre alt war. Getrennt habe sich die Mutter von ihm, als die Tochter $1^1/2$ Jahre alt war.

Am Anfang des zweiten Elterngesprächs ruft die Mutter vorsichtig fragend in den Flur „Hallo?!" hinein. Der Therapeut bittet sie, nach hinten zu kommen. Frau A. sagt, sie wollten hier nicht eindringen. Der Therapeut denkt erleichtert, immerhin hat die Mutter ein Gefühl dafür, dass Eindringen zu weit gehen kann. Aber jetzt ist es kein Eindringen, denn man ist verabredet, so dass es wie eine nicht ganz echte Zurückhaltung anmutet. Vor dem Hintergrund der als ambivalent empfundenen Paarsituation hat der Therapeut auch den Einfall, dass die Mutter in der Form einer Verneinung einen sexuellen Wunsch (Eindringen) abwehrt.

Über den ausgefüllten Entwicklungsbogen ist von einer Kaiserschnittgeburt zu erfahren. Die Mutter schildert das Geburtsgeschehen sehr neutral. Mit dem Stillen habe es keine Probleme gegeben, was sie wohl als gute Mutter bestätigte. Mit einem halben Jahr sei der Junge halbtags in eine Krippe gekommen, weil die Mutter wieder arbeitete. Dies habe der Oma (väterlicherseits) nicht gefallen. Auch hätte sich der Junge nur schwer trennen können und sei öfter krank gewesen. Dies wiederholte sich, als er in den Kindergarten kam. Beide Male blieb der Junge nicht lange in den Einrichtungen, sondern wurde von der Oma zu Hause betreut. Der Vater erläutert, dass die Erzieher im Kindergarten auch keine guten Erzieher gewesen seien. Es wiederholt sich die Figur, dass der Vater andere als inkompetent bezeichnet und seinen Sohn „schont".

Der Therapeut meint, dass es für die Mutter wohl schwer gewesen sein müsse, sich gegen die Oma durchzusetzen, vielleicht weil sie von der Krippenunterbringung selber nicht ganz überzeugt gewesen sei. Die Mutter erwidert, bei ihrer Tochter hätte das gut funktioniert. Da sei auch keine Oma dazwischengekommen. Etwas ironisch sagt sie, sie hätte bei ihrem Sohn dann eine sanfte Lösung gefunden. Therapeut: Um den offenen Konflikt zu vermeiden? Sie lacht: Das sei schon richtig. Irgendwann habe sie den Kampf mit der Oma aufgegeben, womit angedeutet wird, dass hier schon jahrelang ein unterschwellig belastendes Abgrenzungsthema in der Familie besteht. Ob die Zwänge des Jugendlichen auch damit zu tun haben? Zum Vater gewandt, sagt der Therapeut, dass er sich wohl in einem Loyalitätskonflikt zwischen Mutter und Frau befunden habe. Der Vater macht eine glättende Bemerkung und erklärt, dass es für ihn, aus einer anderen Kultur kommend, normal sei, dass die Großmütter die Erziehung der Kinder mit übernähmen. Er tut das wieder raumgreifend, so dass es einem zu viel wird. Ob es dem Jugendlichen auch zu viel sein könnte?

Am Ende der Stunde geht es darum, dass der Jugendliche erst eine Therapie wollte, nun aber skeptischer geworden sei. Der Therapeut sagt, dann würde sich das beschriebene Problem auch hier wiederholen: Kriegt er die Eltern wieder herum, wo es um Trennung und Eigenständigkeit geht? Muten die Eltern ihm die Trennungsarbeit nun zu, oder werden sie selber zur „Oma"?

Das latente unbewusste Thema der Mutter könnte lauten: Wenn man sich trennt, dann stirbt man. Deshalb vermeide ich das. Das Thema des Vaters könnte heißen: Ich überlasse meiner Mutter meinen Sohn, dann muss ich mich nicht so abgrenzen. Für den Jugendlichen tun sich die folgende Hypothesen auf: „Ich muss mich langweilen, weil es sonst zu heiß wird. Da gibt mir mein Kampfsport Kontrolle über den Körper. Auch schone ich meine Eltern mit Zwängen vor meiner Trennungsaggression." Mit diesen aus den beiden Elterngesprächen gewonnenen Hypothesen über die innere Situation der Familie geht der Therapeut in die Erstgespräche mit dem Jugendlichen.

Der Jugendliche geht die Situation recht forsch an: zielbewusst strebt er auf die Sitzecke zu, erzählt, dass es um Zwänge gehe und er sich darüber im Internet informiert habe. Er spricht sehr allgemein über Zwänge, was Gefühle von Langeweile hervorruft. So bittet der Therapeut, genauer von seinen Zwängen zu erzählen.

Er sagt, er habe schon als Kind Zwänge gehabt, aber erst mit 13 Jahren sei es ihm aufgefallen. Wenn er nach links gucke, müsse er dies auch nach rechts tun. Das wiederhole er immer wieder und gleiche es so aus. So sei es auch, wenn er links etwas berühre, müsse er es auch rechts berühren. Als dritten Zwang berichtet er, er lese ein Wort oft so, dass er erst den ersten, dann den letzten Buchstaben des Wortes und dann das ganze Wort lese, so dass die Buchstaben wieder ausgeglichen seien. Der Therapeut bemerkt, dass es wohl sehr anstrengend sei, wenn man diese ausgleichenden Bewegungen so oft machen müsse, und fragt ihn, was ihm zum Ausgleichenmüssen einfalle. Er kommt auf ausgeglichene Balken oder Säulen in der Statistik. Therapeut: Klingt nach ausgleichender Gerechtigkeit. So als müsstest du immer etwas für beide Seiten tun, darfst nicht nur etwas für eine tun.

Der Jugendliche beschreibt den nächsten Zwang, indem er ihn aufmalt: Roter, blauer, blauer, roter Punkt/abgrenzender Doppelstrich. Dieses Muster wiederholt sich: ein spiegelsymmetrisch serielles Prinzip, so dass auch hier alles ausgeglichen angeordnet ist. Der Therapeut sagt, bei so viel Ausgleichenmüssen, denke er daran, ob er vielleicht zu Hause etwas ausgleichen müsse. Der Jugendliche entgegnet, es habe das schon gegeben, dass er der Mutter etwas mitbrachte, ohne dem Vater auch gleich etwas mitzubringen.

Er malt drei nebeneinander stehende Balken, die sich zu einem Y formen. Der Therapeut sagt, ihn erinnere die Gestalt an Vater und Mutter, aus denen ein Kind wachse (das Y als Symbol für das weibliche oder männliche Genital?). Er meint, dann müsste seine Schwester noch dabei sein.

Er kommt auf den Rechts-links-schau-Tic zurück. Ihm komme es vor, als würde er da etwas verwischen. Therapeut: So dass man durch die ausgleichende Augenbewegung nicht merken soll, wo du eigentlich hingeschaut hast? Er meint, das hätte aber erst mit 13 begonnen. Therapeut: Wenn man in die Pubertät kommt, macht man vielleicht ganz besonders große Stielaugen. Aber keiner soll wissen, wo man hinschaut. Darüber muss der Jugendliche schmunzeln. Dem Therapeuten fällt auf, dass recht schnell und ohne größere Fremdheitsdistanz viel miteinander gesprochen wurde, so als wäre man schon lange miteinander vertraut.

Beim Vereinbaren eines neuen Termins sagt der Jugendliche, er könne nicht vor 17.00 Uhr kommen, da sein Vater ihn sonst noch nicht bringen könne. Der Therapeut ist angesichts des Alters des Jungen erstaunt und sagt, er könne doch allein kommen. Auf die Entgegnung, sein Vater meine, die Fahrt dauere so lange, meint der Therapeut: ... sagt dein Vater – oder möchtest du gefahren werden?

Es hat sich die Vermutung erhärtet, dass an den Jugendlichen delegiert worden ist, zwischen Mutter und Vater ausgleichend zu vermitteln. Zugleich neutralisiert er auf diese Weise seine libidinösen und aggressiven Triebimpulse. Der Jugendliche vermeidet die altersangemessene offene Auseinandersetzung mit dem Vater, indem er sich klein und abhängig macht. Der Wunsch, das Eigene zu leben, die Aggression auf den Vater und die Nähe zur Mutter (Geschenk) werden mit den Anfass-Zwängen wohl kompromisshaft abgewehrt.

Der Jugendliche wird zum 2. Gespräch vom Vater gebracht. Er berichtet von einem Fuß-Gleichstand-Herstellungszwang beim Gehen. Der Therapeut versteht, dass es auch dabei ums Ausgleichen geht. Der Jugendliche sagt, dass ihm das noch nie aufgefallen und für ihn in der letzten Stunde neu gewesen sei. Zum Ausgleichen fällt ihm ein weiterer Zwang ein: Wenn er einen Konflikt habe, halte er sich die Ohren und die Augen zu und sage das Alphabet rückwärts auf, so dass er damit den Konflikt lösche, um wieder in ein Gleichgewicht zu kommen. Den „Konflikt-Lösch-Zwang" habe er nur bei Konflikten mit Vater und Mutter. Er berichtet, dass die Mutter mehr sachlich sei und sich seine Dinge erst einmal anhöre. Der Vater sei nicht so sachlich und würde auch manches nicht erlauben. Er würde den Konflikt mit dem Vater eher vermeiden, weshalb er nicht so offensiv ihm gegenüber reagiere. Therapeut: Ob du befürchtest, Gefühle wie Wut oder Ärger könnten so groß werden, dass du sie nicht mehr kontrollieren kannst? Dann würden die Zwänge dabei „helfen", sie einzudämmen. Da antwortet er, am liebsten würde er den Vater in den Boden stampfen und runterputzen.

Der Therapeut sagt, der Vater habe ihn gefahren. Das wirke so, als sei er hin und her gerissen: ein Teil genieße das, der andere Teil ärgere sich darüber, vom Vater bevormundet zu werden. So opfere er die Eigenständigkeit und vermeide die Auseinandersetzung. Der Jugendliche: Insgeheim habe er sich gewünscht, es gäbe nur Termine, an denen der Vater nicht könne. Therapeut: Insgeheim! Um mich dann als „Stampfer" zu benutzen. Darüber muss der Jugendliche lachen. Therapeut: Du wünscht dir wohl, dass ich dir die Trennungsarbeit abnehme.

In dieser Stunde gab der Patient einiges von seinen Konflikten preis. Er hatte die verknüpfende Bemerkung über das Ausgleichenmüssen aus der ersten Stunde auch als neue Einsicht aufgenommen. Es verstärkt sich die Vermutung, dass der Berührungsausgleichzwang in Verbindung mit verbotenen libidinösen und aggressiven Wünschen steht. Der thematisierte Blinzeltic bekommt nun auch die Konnotation von „Wenn Blicke töten könnten ... „.

Zur dritten Stunde kommt er mit einem forschen „Hallo, wie geht's?“, womit er den Generationenunterschied wegmacht und so das neue bedrohliche Gegenüber „einzugemeinden“ und somit zu „kastrieren“ versucht. Er lächelt kurz und berichtet von einem weiteren Zwang. Wenn er etwas mit der rechten Hand anfasse, denke er, er hätte es falsch angefasst, dann müsse er es auch mit der linken Hand anfassen. Dann stelle er die Sache hin, und damit sei ausgeglichen, dass er es falsch angefasst haben könnte. Er fasse es noch einmal an, damit es dann richtig angefasst sei. Therapeut: Vielleicht beschäftigt dich auch, wie du es hier richtig anfasst, weil du die Stunde immer mit einer Zwangsschilderung beginnst. Er sagt, am Anfang komme er unter Druck. Therapeut: Und dann gibst du den Druck an mich weiter. Das stimmt, darüber hätte er noch gar nicht nachgedacht.

Er hätte auch gar nicht gedacht, dass wir eine ganze Stunde über den Vater redeten. Über das Thema „Vater“ hätte er aber nicht tiefer nachgedacht. Therapeut: Vielleicht bist du an der Oberfläche geblieben, weil das Thema den Konfliktstoff birgt, wie du es mit dem Vater „anfasst“? Resigniert teilt er mit, dass der Vater ihn heute wieder gefahren habe. Auch hätte die Mutter den Vater darin unterstützt. Er hätte mit ihr aber nicht darüber gesprochen. Therapeut: Dann hast du dein Interesse bei der Mutter nicht richtig vertreten. Er sagt, die würde schon wissen, wie er denke. Therapeut: Du wünscht dir, sie würde dir alles von den Lippen ablesen, damit du den Konflikt vermeiden kannst. Er wundert sich darüber, dass die Anfass-Zwänge und der Vater etwas miteinander zu tun haben könnten. Therapeut: Bei Anfassen denke ich an Herunterputzen und In-den-Boden-Stampfen. Er sagt, er fühle sich mal ohnmächtig, mal ärgerlich. Therapeut: So dass du dem Vater manchmal an die Gurgel gehen könntest. Darüber muss er lachen und sagt, das passt. Schon lange gebe es zwischen ihm und dem Vater das Trennungsthema. Jugendlicher: „Er hat mich aus der Krippe, er hat mich aus dem Kindergarten genommen. Irgendwo wollte ich es damals wohl auch. Aber heute denke ich, ich habe dort viel verpasst. Denn immer hat mich die Oma abgeholt. Erst ab der 3. Klasse bin ich allein nach Hause gegangen. Und heute hat der Vater mich wieder gefangen ... äh, gefahren.“ Therapeut: Als fühlst du dich als Gefangener. Vielleicht auch als Gefangener deiner Zwänge, mit denen du dich arrangierst – wie im Gefängnis, weil der Ausbruch zu gefährlich ist. Er lacht und findet das alles passend. Therapeut: Vielleicht heißt das eigentliche Thema gar nicht Zwänge, sondern Trennungswut und Trennungsangst. Da sagt er, der Vater durfte als Kind auch nicht frei sein, der wurde von seiner Mutter immer schon so behandelt.

Das falsche Anfassen dürfte um Todeswünsche und Masturbation kreisen. Damit steht die Frage im Raum, wie er nun den Therapeuten „anfasst“: möchte er ihn auch kastrieren und passt er sich sehr einsichtsvoll an, damit das nicht bemerkt wird, oder wünscht er sich, der Therapeut möge wie seine Mutter wissen, was er denkt, damit er sich aus dieser „Verschmelzungsphantasie“ heraus erst gar nicht trennen muss?

Die Erstgespräche führen zu folgenden *psychodynamischen Überlegungen*:

Mit ihrer Tochter hat die Mutter eine Gemeinsamkeit, von der der Jugendliche ausgeschlossen ist. Um nicht in Abhängigkeit zu geraten, heiratet die Mutter den Vater nicht, und der Vater erhält sich auf diese Weise die Verbundenheit mit seiner Mutter. Die frühe Unterbringung des Jungen in der Krabbelstube drückt ambivalente Gefühle aus. Der Junge spürte das Spannungsklima und reagierte mit somatischen Symptomen schon damals „ausgleichend“: Er bildete mit der Oma ein Paar und schloss Krabbelstube und Kindergarten als störende Dritte aus. Die früh entstandenen Zwangssymptome sind ein Kompromiss zwischen aggressiven und libidinösen Wünschen und deren Ungeschehenmachen. Die Zwangssymptome lassen seine aggressiven Wünsche „implodieren“ und schützen vor deren Durchbruch. Die Zwänge unterbrechen den Zusammenhang zwischen Wut und dem Objekt, dem sie gilt. Insofern ist der Zwang abgewehrte Angst. Die Absorbierung des Jugendlichen mit der innerfamilialen Spannungsdynamik und dem Beherrschtwerden durch seine Zwänge führten zu Lern- und Konzentrationsschwierigkeiten. Die dyadische Verbundenheit mit der Mutter und die Konfliktvermeidung dem Vater gegenüber ergeben beim Lernen unzureichende Stoffaufnahme oder mangelnde Stoffdurchdringung. Die aggressiven Impulse werden auf das Lernen verschoben. Mit wiederholtem Sitzenbleiben drückt er seine Aggression den Eltern gegenüber aus und bindet sich zugleich stärker an sie. Die Ausgleichzwänge dienen intrapsychisch zur Wiederherstellung eines Gleichgewichts von libidinöser Zuneigung zur Mutter bzw. aggressivem Verrat am Vater. Interpersonell bewirken sie die äußere Befriedung der spannungsvollen Familiendynamik um den Preis des Verlusts von Eigenständigkeit und Selbständigkeitsentwicklung. Die mit den Zwängen verbundene anale Regression schont vor verwirrenden ödipalen Gefühlen. So wirkt der Jugendliche wie jemand, der innerlich nicht bei sich zu Hause ist und Gefahr läuft, ein angepasstes Selbst zu entwickeln.

Die Fokusformulierung im Sinne des *Dreiecks der Abwehr* nach Abschluss des diagnostischen Erstgesprächsprozesses lautet: *Ich muss mit meinen Zwängen alles ungeschehen machen und im Gleichgewicht halten (Abwehr), damit ich vor Wut nicht meinen Vater in den Boden stampfe (Abgewehrtes). Weil ich die Angst vor Ausgeschlossensein nicht spüren möchte, schone ich meine Eltern und mich mit Zwängen und bleibe im Gefahrenwerden stecken.* Die gefundene Fokusformulierung ist in der Sprache des Jungen formuliert und enthält die Elemente des Dreiecks der Abwehr.

Dreieck der Einsicht: Ich passe mich an meinen Therapeuten (Übertragung) wie an meinen Vater (äußere Realität) an. Damit vermeide ich Konflikte und habe dies so schon in früher Kindheit (Infantilsituation) getan.

Aspekte des Handlungsdialogs, die auf ein Mitagieren des Analytikers schließen lassen, sind: Ich (Subjekt) kontrolliere meinen Therapeuten (Objekt) durch ständiges Unterhalten und schnelle Herstellung von Nähe (Handlung 1). Dieser reagiert darauf recht entgegenkommend (Handlung 2), so dass rasch eine „intime“ Atmosphäre entsteht. Damit laufe ich (Therapeut) Gefahr, vertraulich vereinnahmt zu werden, weil meine Position als Dritter geschwächt werden soll. Diese Tendenz geht auch von den

Eltern aus. Vermutlich ist die sehr mitteilsame Modalität des Jungen, der dadurch eine vertraute „Paar-Situation" herstellt, seine Art, die Position des ausgeschlossenen Dritten zu verleugnen, um das neue, bedrohliche Gegenüber „einzugemeinden" und somit zu „kastrieren".

7 Die Indikationsstellung zur Fokaltherapie bei Kindern und Jugendlichen

Ist der Narzissmus kleiner als die Objektliebe und steht das Phantasiespiel in guter Interdependenz zur Anerkennung der äußeren Realität, dann sind beim Kind die inneren Voraussetzungen dafür gut, von einer fokalen Kurzzeitintervention profitieren zu können. Das Vorherrschen eines starken, auch noch destruktiven Narzissmus und die Dominanz realitätsverleugnender Prozesse gelten dagegen als Kontraindikation.

Zum Grad einer Entwicklungsstörung ist als Indikationskriterium grundsätzlich festzuhalten, dass „dringend Behandlung verlangt ... jedes neurotisch bedingte Steckenbleiben in der einen oder anderen prägenitalen Phase, die übermäßige Fixierung an infantile Befriedigungen, die Unfähigkeit psychisch weiterzuwachsen" (A. Freud, 1980, S. 1023). Für die Fokaltherapieindikation bedeutet dies, dass die Einschätzung der qualitativen und quantitativen Faktoren des Libido- und Ich-Status darüber entscheidet, ob eine Fokaltherapie ausreicht, die Entwicklung des Kindes wieder in Gang zu bringen, oder ob eine breitere Entwicklungsunterstützung durch Langzeittherapie erforderlich ist.

Da im Kindesalter die Zeitfenster der Entwicklung ungleich kürzer sind und weitere Entwicklung noch aussteht, kann eine Fokaltherapie die Entwicklung wieder in Gang setzen, wenn die vorangegangenen Entwicklungsschritte nicht bereits zu defizitär gewesen sind. „Wir sind als Diagnostiker nicht besorgt, solange nur einzelne Ichelemente oder einzelne Ichfunktionen von der infantilen Neurose in Mitleidenschaft gezogen oder vorübergehend von der Weiterentwicklung abgehalten werden" (A. Freud, 1980, S. 1038). In einem solchen Fall kann eine Fokaltherapie ausreichend sein, das Ich zu stärken und die Weitereinwicklung anzustoßen. Durch die Diagnostik muss sichergestellt sein, dass eine niederfrequente Behandlung zu einer ausreichend stabilen Behandlungsbeziehung beim Kind führen wird, was die angeführten Kinder-Fallbeispiele (Wolff, 2001; Seuffert, 2004; Windaus, 2003) belegen. Bei Jugendlichen besteht dieses Problem weniger, da sie aufgrund ihres reiferen Ichs den Bezug zum Behandlungszusammenhang auch im niederfrequenten Setting halten.

Wenn zeitlich umrissene *Störungen der Entwicklung chronisch* werden, wenn die *Ich-Funktionen über einen längeren Zeitraum beeinträchtigt* werden und durch *Spaltungen und projektive Identifikationen das Verhältnis zur kritischen Realitätsprüfung leidet* und die *synthetische Funktion des Ichs* geschwächt wird, dann liegt ein Störungsschweregrad vor, der eine langzeittherapeutische Behandlung der neurotischen Struktur erforderlich macht.

Bereits Anna Freud hoffte für die Indikationsstellung in der Kinderanalyse, dass die „subjektive Auswahl der Fälle ... in Zukunft objektiven Kriterien Platz machen wird" durch „die Veränderung von der Verbreiterung des Wissens um die analytische Entwicklungspsychologie" (A. Freud, 1980, S. 1018). Sie zog den Leidensfaktor, die Funktionsstörung, die Entwicklungsstörung, die Störungen der Libido- und Ich-Entwicklung als wesentliche Kriterien zur Beurteilung für die Indikationsstellung, „d. h. der Unterscheidung zwischen schwerer und leichter Neurose" (ebd., S. 1017) mit heran. Insbesondere Traumata gelten ihr zufolge als Ursachen für schwere Störungen. „Die Ursachen für diesen Persönlichkeitsverlust, die sich bei der Untersuchung ergeben, sind gewöhnlich Erlebnisse, deren Bewältigung das Ich nicht gewachsen war ... Angst, Trennungen, schwere Versagungen von seiten der Liebesobjekte, Enttäuschungen am Objekt, die zur Auflösung von Identifizierungen geführt haben" (A. Freud, 1968, S. 121). Daraus folgt, dass Infantilismus, Dissozialität, Suchtverhalten, anormale Triebhaftigkeit, die mit starken Ich-Regressionen einhergehen, für einen Kurzzeittherapieansatz ungeeignet sind.

Da die Einleitung und die Aufrechterhaltung des therapeutischen Prozesses insbesondere bei Kindern auch sehr von den Eltern abhängen, ist die *Gesamteinschätzung der psychischen Verfassung der Eltern* ein weiteres wichtiges Kriterium bei der Indikationsstellung für einen kurzzeittherapeutischen Ansatz. Verfügen Eltern über keine gute Verinnerlichungsstruktur oder bedürfen sie selber einer stark stützenden oder begleitenden Behandlung, ist eine Fokaltherapie nicht indiziert. Schwerere Persönlichkeitsstörungen der Eltern führen in der Regel zu destruktivem Agieren, das nur durch eine *Kombination* von eigener Psychotherapie und begleitender Elternarbeit im Rahmen der Psychotherapie des Kindes bearbeitet werden kann. Die unsichere, ambivalente oder chaotische Bindungsstruktur dieser Eltern verringert die für eine Kurzzeittherapie erforderliche innere Trennungstoleranz und schiebt die eigene Bedürftigkeit, den Rahmen sprengend, zu sehr in den Vordergrund.

Mittlerweile gibt es verschiedene Ansätze, Personen mit starken Strukturdefiziten fokaltherapeutisch zu behandeln. Dabei wird nicht ein Konfliktfokus, sondern ein Strukturfokus (siehe näher dazu Küchenhoff, 2005, S. 89-107; Rudolf, 2004, S. 136-176) bearbeitet. Dieser wird nicht als Konfliktfokus im Sinne der Dreiecke der Abwehr und Einsicht formuliert, sondern stellt die *Beschreibung und Benennung von strukturellen Auffälligkeiten im Kontext ihrer Entwicklungsgeschichte vor dem Hintergrund der aktuellen Übertragungssituation dar.* Dementsprechend wird ein strukturbezogenes Vorgehen im Vergleich zu einer konfliktspezifischen Vorgehensweise vorgeschlagen. Das *Erkennen struktureller Muster* steht dabei dem Durcharbeiten des aktualisierten Konflikts gegenüber. Wahrnehmungsförderndes Spiegeln und Benennen müssen erfolgt sein, bevor Deutungen überhaupt greifen können. Dies hat auch eine verstärkte Responsivität des Therapeuten zur Voraussetzung. „Wenn in dem zu behandelnden Bereich kein triangulierter Raum ausgebildet ist, verfehlen triangulierende Deutungen zwangsläufig ihr Ziel. Ein verbaler Zugang ist in einem nicht-triangulierten Bereich aber über Benennungen möglich" (Klüwer, 2000, S. 307). Kritisch sei angemerkt, dass die polare Gegenüberstellung von Struktur und Konflikt zu wenig deren Dialektik beachtet. Auch ein geringes Strukturniveau hat ödipale Konfliktanteile, und psychische Konflikte werden je nach psychischer Struktur eingefärbt. Für den Bereich der strukturbezogenen Psychotherapie fehlen bisher im Kinder- und Jugendlichenbereich breitere Erfahrungen und gesicherte Befunde mit diesem Konzept (Horn und Rudolf, 2002).

Eine besondere Bedeutung für die Indikationsstellung hat der Rahmen (siehe dazu auch den Beitrag von Althoff in diesem Band). So kann in einem stationären Rahmen zumeist nur ein kurz- bis mittelfristiges Psychotherapieangebot gemacht werden. Umso bedeutungsvoller ist für diesen Behandlungsbereich die strukturierte Nutzung von Kurzzeittherapie. Die stationäre Kurzzeittherapie hat neben der Aktualbehandlung auch die wichtige Aufgabe, den Patienten an therapeutisches Arbeiten heranzuführen, und dient somit der Vorbereitung auf eine längerfristige ambulante Behandlung (siehe dazu auch den Beitrag „Stationäre Psychotherapie" von Streeck-Fischer in diesem Band). Eine Anschlussbehandlung ist bei stationär untergebrachten Patienten aufgrund schwerer Psychopathologie (z.B. Anorexie), agierter Aggressivität bzw. Autoaggressivität (z. B. Suizidalität) zumeist geboten.

! Merke:

1. Die Fokalisierung auf einen Problembereich und die Ausformulierung eines dreibeinigen Fokus (Angst, Abwehr, Abgewehrtes) sind die Voraussetzungen für eine Indikationsstellung zur Fokaltherapie.
2. Eine Indikation für fokale Arbeit mit Kindern und Jugendlichen ist bei passageren Entwicklungskonflikten, neurotischen Konflikten und reaktiven Störungen auf der *Basis einer sonst hinreichend guten Entwicklung* gegeben.
3. Bei frühen Störungen, schweren Traumatisierungen und bei einer schwachen Ich-Struktur kann eine Fokaltherapie der Einleitung einer Langzeittherapie dienen, ist aber als alleiniges Verfahren unzureichend.
4. Die Reaktion des Patienten auf die Deutungen ergibt ein wichtiges Kriterium für die Indikationsstellung: Je größer die Schwierigkeiten sind, Deutungen aufgreifen und weiter durchdenken zu können, umso mehr spricht dies gegen eine Fokaltherapie.
5. Jenseits objektivierbarer Diagnosekriterien sind die Beurteilung der therapeutischen Übertragungsbeziehung, die Nutzung des Beziehungs- und Deutungsangebots und die Analyse der ausgelösten Gegenübertragungsphänomene wichtige Hilfen bei der Indikationsstellung. Der baldige Abbau starker Widerstände, ein Sich-Einlassen auf einen therapeutischen Prozess, der Rückgriff auf ein bereits erarbeitetes Verständnis, das Aushalten der mit der Therapie verbundenen emotionalen Belastungen und positive Übertragungs- und Gegenübertragungsreaktionen sprechen in der Regel für eine ausreichend günstige Fokaltherapieprognose.

8 Kurzzeit- und Fokaltherapie als Krisenintervention

Im Rahmen der Kurzzeittherapiebeantragung ist als eine Indikationsform die Krisenintervention vorgesehen. In Krisensituationen (Trennung, akute bedrohliche Erkrankung, Tod etc.) überwältigen Ängste das Ich von Eltern und Kind, so dass der Therapeut vor allem *in einer Hilfs-Ich-Funktion* benötigt wird. Weil die Ich-Kräfte von Eltern und Kind destabilisiert sind, geht es zunächst darum, durch *anteilnehmende Präsenz, klärende Situationserfassung und haltende Beziehungsangebote* die Stärkung der Ich-Fähigkeiten zu fördern. Im Kindes- und Jugendalter besteht überdies ohnehin noch kein ausgereiftes Ich. Umso mehr sind kurzzeittherapeutische Angebote, dem jeweiligen Alters- und Entwicklungsstand eines Kindes oder Jugendlichen anzupassen (siehe dazu auch den Beitrag von Riedesser in diesem Band).

Besonders dem kindlichen Ich hilft eine psychotherapeutische Intervention in der Krise. Denn *im Zustand der traumatischen Überwältigung auch seiner Eltern* kann es nicht *auf einen unabhängigen, nicht traumatisierten Dritten* zurückgreifen. Dies ist insbesondere bei Trennungskonflikten bedeutsam: denn das Ich beider Eltern ist durch die Trennung geschwächt, so dass es dem kindlichen Ich bei der inneren Bewältigung der Situation nicht ausreichend hilfreich zur Verfügung steht. Vor allem Loyalitätskonflikte, die für das Kind gut spürbar und weniger unbewusst sind, können in der Trennungssituation gut angesprochen werden. In Krisensituationen teilen sich dem Therapeuten atmosphärisch auch oft Familiengeheimnisse mit, ohne dass diese gleich beim Namen genannt werden. Wichtiger als eine aufdeckende Arbeit ist aber, zu Beginn für die Patienten als haltendes Subjekt da zu sein: statt Aufdeckung zunächst Einfühlung.

Beispiel

Am Beispiel eines 12-jährigen Mädchens, dessen Vater einen Herzinfarkt erlitten hatte, kann gezeigt werden, wie das Trauma einen Entwicklungskonflikt einfärben kann. Dieses Mädchen brachte die abwehrende Haltung ihren pubertären Wünschen gegenüber damit in Verbindung, dass sie den Vater durch autonome Bestrebungen und triebhafteres Verhalten beunruhigen könne. In diesem Fall ging das Real-Trauma in das ödipale Konfliktthema so über, dass es *zur Abwehr eigener Triebwünsche* eingesetzt wurde. Die Klärung dieses Zusammenhangs in einer fokalen Kurzzeitintervention ermöglichte dem Mädchen die Wiederbesetzung der eigenen Triebwünsche ohne Abwehrmanöver ihrer Schuldgefühle. Beim psychodynamischen Umgang mit dem Trauma in der Krisensituation ist es deshalb wichtig, das äußere Ereignis und dessen innere Wirkungen in ihrem Bezug zueinander zu betrachten.

Krisensituationen lösen auch im Therapeuten starke Gefühle aus, die durch die Bedrohlichkeit der Traumatisierung mitbedingt sind und zum Phänomen der Traumatisierung in der Gegenübertragung führen (siehe dazu Holderegger, 1993). Insbesondere depressive Gefühle und suizidale Gedanken von Jugendlichen und Eltern ziehen den Therapeuten in die Krisensituation so mit hinein, dass der Therapeut unter Handlungsdruck kommen kann. Die Angst vorm Suizid des Patienten greift dann das analytische Denken an. Ein klares Ansprechen der inneren Situation ist aber unabdingbar. Zur Bewahrung der analytischen Haltung ist die „Nichterpressbarkeit" des Therapeuten ein wichtiger Garant. Bisweilen stellen Suizidthematisierungen in Erstgesprächen aber auch Überdramatisierungen dar, um vom Therapeuten als Patient genommen zu werden.

Der Umgang mit Eltern in Krisensituationen ist nicht leicht, da sich die Eltern hilflos fühlen und deshalb Hilfe suchen, aber auch zum Agieren von narzisstischer Wut und kränkender Ohnmacht neigen. Zur Vermeidung weiterer Kränkungen ist es wichtig, die Deutungen ich-nah an ihrem aktuellen Erleben entlang zu formulieren. Die Thematisierung anderer Aspekte, z. B. abgespaltener Ich-Anteile, ich-syntoner Haltungen und habitueller Modi kann erst nach der Anbindung der Eltern an eine Therapie und nach begonnener Stabilisierung erfolgen. Wenn sogar trotz dramatischer äußerer Umstände eine Fokusformulierung gelingt, ist dies ein Indiz für eine Fokalbehandlung.

Oft gehen Kriseninterventionen jahrelange Konflikte im familialen Beziehungsfeld voraus, die sich zumeist zu Beginn der Pubertät aufgrund der größeren Unabhängigkeit des Jugendlichen, des pubertären Triebdrucks und der gewachsenen aggressiven Ausdrucksmöglichkeiten dramatisch entladen. Jugendliche versuchen, sich handelnd ihres innerpsychischen Drucks zu entledigen, um Ablösungsprozesse zu forcieren, was als Handlungsorientierung für ihre Alterstufe typisch ist. Damit hat es ein Ansatz, der zum Nachdenken anhalten will, besonders schwierig. Hinzu kommt, dass der Therapeut bei Jugendlichen oft als verlängerter Arm der Eltern angesehen wird. Während die Eltern den Therapeuten als starkes Über-Ich einsetzen möchten, lehnen die Jugendlichen in dieser Situation zumeist jedes Arbeitsbündnis ab. Der Therapeut sieht sich den gleichen Attacken ausgesetzt wie die Eltern. Der Therapeut wird nur etwas erreichen können, wenn er die vom schnellen Heilungswunsch gespeiste Gefahr der idealisierenden Übertragung durch die Eltern zu Beginn ebenso anspricht wie die Angst des Jugendlichen, zur Rede gestellt zu werden. Damit schützt er sich und den Prozess vor allzu schneller Entwertung und manipulativer Inanspruchnahme. Auch die Arbeit mit einem getrennten Therapeutensetting ist eine Möglichkeit, dieser Gefahr zu entgehen.

Ein besonderer Fall von Krisenintervention ist für Kinder, Jugendliche und den hinterbliebenen Elternteil der Tod eines Elternteils (zur Psychodynamik dieser Situation insgesamt siehe Furman, 1977). Oft meldet sich der hinterbliebene Elternteil erst eine geraume Zeit nach dem Tod des Partners, wenn beim Kind symptomatische Anzeichen zu entdecken sind. Es kommt selten vor, dass therapeutische Hilfe gleich nach dem Tod in Anspruch genommen wird. Dies hängt mit der Haltung des verbliebenen Elternteils zusammen, alles allein schaffen zu müssen. Das Aufsuchen eines Therapeuten wird als kränkendes Eingeständnis für eigenes Versagen im nun allein zu bewältigenden Erziehungsprozess empfunden. Da Kinder oft zum primären Ansprechpartner für den hinterbliebenen Elternteil werden, verschließen sich die Kinder, weil sie sich entweder zu stark parentifiziert oder zu intrusiv angesprochen fühlen. Der sekundäre Sinn der Symptome dieser Kinder ist oft die Herbeiziehung eines Dritten in einer Situation starker Fusionswünsche und geweckter Verschmelzungsängste.

Der Tod eines Elternteils berührt auch immer den Therapeuten. Davon sind im Erstgespräch die therapeutische Distanz, die Abstinenz und die analytische Grundhaltung atmosphärisch eingefärbt. Beim Therapeuten kann dies zur vorbewussten Tendenz zur Vermeidung von konfrontierenden und klärenden Interventionen führen. Umso wichtiger ist neben der notwendigen Einfühlung die therapeutische Haltung, die durch die Todesinformation gewissermaßen auch vorübergehend traumatisiert ist.

Die Traumatisierung durch Verlust eines Elternteils hemmt bisweilen das Denken der Kinder; Schulschwierigkeiten sind oft der Vorstellungsgrund. Deshalb sollte der Therapeut für Kind und Elternteil das Denken erhalten. Nur so kann er zeigen, dass die *Anerkennung der Todesrealität und die Trauer darüber sich nicht widersprechen.* Oft ist es seine Aufgabe, das Traurige auszusprechen, um es damit interkommunikativ und beziehungsdynamisch verfügbar zu machen.

Für den hinterbliebenen Elternteil fungiert der Therapeut in Bezug auf die Elternfunktion oft als Substitut für den verstorbenen Partner. Der Austausch mit diesem ersetzt etwas vom ehemaligen elterlichen Dialog über das Kind. Diese Funktion kann im Sinne eines Hilfs-Ichs durchaus angenommen werden, um das geschwächte elterliche Ich zu stützen. Dabei hat der Therapeut darauf zu achten, dass er weiterhin die Position des Dritten einnimmt.

Da Elternteil und Kind sich in einer Krise befinden, bedarf nicht nur das Kind, sondern möglicherweise auch der Elternteil therapeutischer Hilfe. Bisweilen dient die Inanspruchnahme eines Therapeuten für das Kind auch als eine Brücke zu eigener Therapie. Die eigene Therapie eine Elternteils ist dann bei einem anderen Therapeuten durchzuführen. Die begleitende Elternarbeit fokussiert dagegen im Wesentlichen auf die Stärkung der Elternfunktion.

Ob die Krisenintervention in Form einer Kurzzeit- oder Fokaltherapie für ein Kind ausreichend sein wird, hängt von der prämorbiden Entwicklungs- und Konfliktgeschichte des Kindes, seinem Entwicklungsstand und der biopsychosozialen Gesamtsituation der Familie ab. Vor allem längere schwerere Belastungen wie Alkoholabhängigkeit oder chronische psychiatrische Erkrankungen des verstorbenen Elternteils haben ein starkes Belastungsklima bewirkt, das sich auf die Entwicklung der Selbst- und Objektrepräsentanzen des Kindes maligne ausgewirkt hat, so dass Kurzzeitinterventionen nicht ausreichend sind.

9 Fokaltherapie und Einbeziehung der Bezugspersonen

Da die Einbeziehung der Eltern im Rahmen einer Fokaltherapie besondere Anforderungen stellt, soll dies gesondert erörtert werden.

Als Bestandteil einer Kurzzeit- bzw. einer Kurztherapie ist sie mit der Ziffer 35200B bzw. 35201B im GKV-Leistungskatalog vorgesehen. Bisweilen ist es für die Eltern in Krisensituationen eine Überforderung, entsprechend der relationalen Kontingentierung von 1:4 nur einmal im Monat die Möglichkeit zu einem therapeutischen Gespräch zu haben. Deshalb kann hier von der Möglichkeit der Abweichung, die die Psychotherapie-Richtlinien vorsehen (bis zum Verhältnis von 1:2), Gebrauch gemacht werden. Dies erhöht die therapeutische Dichte und stellt den Eltern angesichts ihres Leidensdrucks mehr Gesprächsraum zur Verfügung. „Die Relation kann in besonderen Fällen verändert werden, wenn dies aus therapeutischen Gründen unerläßlich erscheint und im Bericht vom Therapeuten begründet wird ... " (Faber und Haarstrick, 1999, S. 39).

Inhaltlich ist es nicht leicht, in der Kürze der Zeit den Eltern ihre eigene innere Beteiligung an der Unterhaltung eines Symptoms oder Konflikts aufzuzeigen, da sie dies insbesondere in einer Krisensituation nur als eine weitere narzisstische Kränkung empfinden. Deshalb sollen zunächst die aktuellen und den Eltern auch zugänglichen Gefühle und ich-nahen Abwehrhaltungen angesprochen werden. Der Therapeut sollte in den ersten Sitzungen vornehmlich als Hilfs-Ich fungieren, um das elterliche Ich zu stützen. Die so angebahnte und als hilfreich erlebte Funktion des Therapeuten ermöglicht es, in der zweiten Hälfte der Sitzungen so viel an Deutungen zu geben, dass den Eltern die Fortsetzung der Arbeit wichtig erscheint. Wenn dies gelingt, ist viel gewonnen. Grundsätzlich ist es die Aufgabe der fokalen Elternarbeit (Hermann, 2001) wie die bei der Elternarbeit sonst (Ahlheim und Müller-Brühn, 1992; Windaus, 1999; Ahlheim, in diesem Band), die aktuelle Situation des Kindes mit der Kindheitssituation der Eltern in Verbindung zu bringen. Dazu ist es erforderlich, auch eine *Fokusformulierung für die Eltern* zu finden.

Eltern mit stark projektiven oder spaltenden Abwehrmechanismen und Diagnosen mit einem hohen Störungsschweregrad können aufgrund der begrenzten Zeit fokal nicht ausreichend behandelt werden. In diesen Fällen hat die *fokale Elternarbeit* zwei Ziele: sie dient der Vorbereitung auf eine Langzeittherapie für das Kind und der Aufnahme einer eigenen Therapie der Eltern. Oft dient die Elternarbeit in der Kurzzeit- und Fokaltherapie der Einleitung einer vertiefenden analytischen Arbeit.

10 Probleme bei der Beendigung von Fokaltherapien

Kurzzeittherapie (Kurz- oder Fokaltherapie) ist per definitionem immer Psychotherapie mit einer besonderen Zeitlimitierung. Das Therapieende ist bei einer Kurz- oder Fokaltherapie von Anbeginn stets gegenwärtig und in der Vereinbarung zu einem solchen Therapieverfahren bereits enthalten. Die *Limitierung des Prozesses sollte nicht verleugnet werden.* Spricht der Patient das Ende überhaupt nicht an, ist die Verleugnung der Begrenzung zur Mitte hin vom Therapeuten zu thematisieren.

Die Kürze der Zeit enthält ein spezifisches Widerstandspotential, das den Patienten dazu bringen kann, sich nicht wirklich einzulassen. Umgekehrt lässt sich mancher darauf ein, weil „nur" eine Kurzzeittherapie vereinbart worden ist. In der Regel werden durch die Beendigung vor allem negative Übertragungen freigesetzt, die es dann noch durchzuarbeiten gilt.

In ihrem Aufsatz „‚Der Außerirdische' – Die fristgemäße Beendigung, ein Eckpfeiler der Fokaltherapie" macht Naumann-Heiligenstein (2001) auf einige zentrale Themen und Schwierigkeiten bei der Handhabung der Beendigung einer Fokaltherapie aufmerksam.

1. Bereits bei der Indikationsstellung ist zu berücksichtigen, inwiefern einem Patienten eine baldige Trennung zugemutet werden kann. Die Frage nach der *Zumutbarkeit der Trennung* ist verbunden mit der Einschätzung der strukturellen Separationsfähigkeit und mit dem Vorkommen von trennungstraumatischen Erlebnissen in der Patientenbiographie. Die Festlegung auf einen Endtermin provoziert bereits zu Beginn der Therapie den Trennungsprozess. Den Trauerprozess versucht der Patient durch unbewusste Verführung des Therapeuten zu umgehen, wenn die Frage der Beendigung ausgeblendet bleiben soll bzw. auf Fortsetzung über die Terminierung hinaus spekuliert wird.

2. Am Umgang mit dem Thema der Beendigung wird die *Anerkennung der Realität* oder ihre ödipale Verzerrung deutlich sichtbar. Um gut begrenzen zu können, ist die innere Haltung des Psychoanalytikers (Köhler-Weisker, 1986) von besonderer Hilfe, die gegen die Verführung durch den Patienten anarbeitet. „Dazu muss dieser sich mit dem Konzept der befristeten Fokaltherapie identifizieren können, weil sonst die Gefahr besteht, dass die Abwehr des Trennungskonflikts mitagiert bzw. der Konflikt im Handlungsdialog gebunden bleibt" (Naumann-Heiligenstein, 2001, S. 421). Problematisch erscheint es, den Therapiezeitraum so variabel zu gestalten, dass das Erreichen der Ziele im Gefühl des Patienten zum Gradmesser für die Beendigung der Therapie wird (Luborsky, 1995). Damit wird dem Abwehraspekt von Beendigungswünschen nicht genügend Rechnung getragen. Für den Fall eines vorzeitigen Abbruchs könnte es sich formal als günstig erweisen, im Vorhinein entsprechende Klärungssitzungen vereinbart zu haben.

3. Um einen terminierten therapeutischen Prozess zu ermöglichen, ist es wichtig, dass sich der Therapeut von Anfang an als ein *grenzsetzender Dritter mit einem libidinös gefärbten Nein* konturiert. Damit präsentiert er sich als ein Anderer, der demonstriert, dass Zumutungen nichts Unzumutbares sind. Er muss sich dem Sog grenz- und zeitüberschreitender Verführung entgegenstellen. Nur so ist die Einhaltung der fristgemäßen Beendigung gewährleistet. Das Erinnern an die Bewältigung von Trennungserfahrungen beim Patienten ist ein wichtiger Schritt, um die Trennung zu bewältigen.

Fokaltherapie sollte als Krisen- oder Kurzintervention einen persönlichen Konfliktkern berühren, aber auch die Neugier auf tiefere Persönlichkeitsschichten erhalten, so dass einer eventuell später aufgenommen Langzeittherapie durch diese vorbereitende Arbeit nichts in den Weg gestellt wird. Insofern gehört zur Beendigung einer Fokaltherapie auch die Mitverantwortung für zukünftige Behandlungen.

Oft bleibt der Therapeut mit dem Gefühl zurück, dass der therapeutische Prozess noch keineswegs beendet ist, insbesondere dann, wenn nicht davon ausgegangen werden kann, dass ein Symptom bereits bei Therapieende aufgegeben sein wird. So spricht Seuffert bei der Falldarstellung eines 6-jährigen Jungen davon, dass der Junge in ihrem Gefühl noch nicht wirklich besitzt, was er kann, und vieles noch an der Oberfläche zu passieren scheint. Es „entsteht der Eindruck, ... dass er noch mehr Zeit bräuchte, weil es nicht nur um ödipale Konflikte, sondern um die tieferliegende frühe Ambivalenz in der Mutterbeziehung geht. Das Ende wird als Zumutung empfunden, als Wiederholung der frühen Trennung von der Mutter, die ihn überforderte, weil die damit verbundenen Gefühle von Trauer, Verzweiflung und Hilflosigkeit von Mutter und Kind nicht gelebt, sondern mit Wut und ‚Normalität' abgewehrt wurden" (Seuffert, 2004, S. 546).

Eine andere Sichtweise ist, „dass das Therapieende die Chance bieten würde, nun über die bei der Trennung auftretenden Gefühle zu sprechen und Florian dabei zu begleiten, so dass er eine neue Erfahrung machen kann. Den einmal vereinbarten therapeutischen Rahmen einzuhalten bedeutet auch, das väterliche Prinzip zu akzeptieren – was Florian so schwer fällt, so dass es wichtig ist, die Begrenztheit der Therapie mit ihm auszuhalten und zu bearbeiten" (Seuffert, 2004, S. 546). Die als väterliches Prinzip verstandene Bedeutung des therapeutischen Rahmens arbeitet gegen die mütterliche Position des Noch-mehr-Gebens an. Im vorliegenden Fall erwies sich die Trennung auch als eine Wiederholung des Trennungstraumas des Jungen von seiner Mutter, die ihn abrupt in den Kindergarten gab, so dass die Therapeutin als gute Mutter hier eine Retraumatisierung vermeiden möchte. Daraus entwickelt sich allgemein die Erkenntnis, dass bei der Beendigung der Fokaltherapie die lebensgeschichtlichen Erfahrungen mit Trennungen sehr von Belang sind. Diese Trennung wird aber niemals jenes traumatische Ausmaß haben, weil die Therapeutin nicht die Mutter ist, das Kind älter geworden ist, über ein gewachseneres Ich verfügt und die Dimension des Endes nicht abrupt, sondern absehbar bereits als Parameter eingeführt wurde. Dieser Patient band durch den Fortbestand seines Symptoms die Therapeutin, so dass auch vom Kind starke Kräfte ausgingen, die Terminierung aufzuheben, um den Prozess fortzusetzen.

Das Gefühl des Noch-nicht-beenden-Wollens beim Therapeuten ist oft auch als ein Indiz dafür anzusehen, dass etwas noch nicht ganz verstanden wurde. Dieses Phänomen gehört zu jedem therapeutischen Prozess, und es ist dem Therapeuten bei jedem Setting aufgegeben, das Nicht-Verstehen auszuhalten. Der illusionäre Anspruch, alles verstehen zu wollen, ist dagegen Ausdruck eines unbearbeiteten Größenwunsches. Insofern ist der Therapeut am Ende einer Fokaltherapie schneller als bei einer Langzeittherapie mit der Desillusionierung von Größenphantasien konfrontiert und wird anerkennen müssen, dass seine Interventionsmöglichkeiten nur begrenzenden Charakter hatten. Eine Langzeittherapie wird dagegen latent doch immer von der Haltung begleitet, dass „es schon noch wird". Die Probleme der Beendigung einer Fokaltherapie liegen auch darin begründet, bei diesem Verfahren bestimmte Persönlichkeitsbereiche unbearbeitet zu lassen. Sich dies klar zu machen und einzugestehen hilft dem Therapeuten, einen Rest an Schuldgefühlen, den Patienten so gehen lassen zu müssen, realistischer zu bewältigen.

Es sei auch auf die *Problematik der doppelten Beendigung* hingewiesen, denn die Beendigung gilt nicht nur der Arbeit mit dem Kind, sondern auch der Arbeit mit den Eltern. Diese wird insbesondere dann erschwert, wenn erst zum Ende der Sitzungen bisher zurückgehaltene oder bisher noch nicht aussprechbare Informationen eingebracht werden. So lastet z.B. die Mitteilung über den frühen Suizid der Schwester einer Mutter schwer auf einer letzten Stunde. Es ist nicht leicht, über die damit verbundenen Gefühle zu sprechen, die bei der Mutter einen solchen inneren Druck erzeugten, dass sie wie ihr Sohn stets in unruhiger Bewegung verbleiben musste. Die Therapeutin fragte sich mit Recht, ob man Eltern in einer letzten Stunde ihre Abwehr überhaupt „nehmen" soll. Immerhin führte die fokussiert begrenzte Arbeit dazu, dass nach sechs Elternstunden die bisher abgewehrte Geschichte doch als psychisch konstitutive Realität eingebracht werden konnte.

Zur Beendigung der Fokaltherapie bei Kindern ist zu sagen, dass der Abschied vom Therapeuten als bedeutsam gefühlter oft vermieden wird, da Kinder der Altersstufe von 5 -7 Jahren den ödipalen Wünschen entwicklungspsychologisch noch nahe sind und von der Anerkennung der Realität sowie der Beendigung auch weniger wissen wollen. Sie versuchen, den Therapeuten dahin zu bringen, das Thema der Beendigung nicht zu thematisieren, oder gehen darüber hinweg, wie ein Junge, der sagte, er könne den Therapeuten nach der Therapie immer wieder besuchen.

! **Merke:**

1. Wird entwicklungspsychologisch kein ödipales Niveau erreicht, dann ist nicht zu erwarten, dass es zu einem Trauerprozess kommt. Die Verleugnung der Terminierung dient dem Festhalten an präödipal unbegrenzten Wünschen.
2. Zu starke narzisstische oder verführerisch agierende Positionen können fokal nicht bearbeitet werden.
3. Der grenzsetzende Rahmen einer Fokaltherapie ist einzuhalten und zuzumuten, da er sonst ödipale oder narzisstische Illusionen fördert. Die Fähigkeit zur Trennung sollte bereits in den Erstgesprächen eingeschätzt werden, um nicht Unzumutbares zu verlangen.
4. Auch bei adäquater Beendigung ist für Eltern und Kind die Rückkehr offen zu halten. Denn bei Kindern handelt es sich um noch nicht abgeschlossene Prozesse. Eine weitere Therapie sollte dann aber eher bei einem anderen Therapeuten erfolgen, um die Erfolge durch den Modus der Begrenztheit nicht wieder aufzuweichen.
5. Die innere Nacharbeit sollte auch bei einer Fokaltherapie nicht unterschätzt werden.

11 Frequently Asked Questions (FAQ)

1. *Ist Kurzzeit- oder Fokaltherapie überhaupt Psychoanalyse?*

→ Ja, wenn in analytischer Haltung unter Nutzung von Übertragungs- und Gegenübertragungsphänomenen ein unbewusster Konflikt bearbeitet wird. Ein wichtiges Kriterium der psychoanalytischen Behandlung ist dabei die Bearbeitung der Abwehr und die Herausbildung einer Übertragungsbeziehung, um den aktualisierten Konflikt verständlich zu machen. Die Anwendung der psychoanalytischen Methode ist keineswegs nur an das hochfrequente Setting der Langzeitpsychotherapie gebunden. Entscheidend für psychoanalytisches Arbeiten ist die Herstellung der analytischen Situation. Insofern stellen Fokaltherapie und Langzeitanalyse Anwendungsformen der Psychoanalyse dar, allerdings mit unterschiedlicher Bearbeitungstiefe.

2. *Warum wird nicht immer mit einer Kurzzeittherapie bei psychotherapeutischer Behandlung begonnen?*

→ Entscheidendes Kriterium für die Wahl eines Psychotherapieverfahrens ist die Indikationsstellung. Aus dieser ergibt sich die durchzuführende Therapieform. Da es viele Indikationskriterien gibt, die gegen eine Kurzzeittherapie sprechen, würde man Kontraindikationen außer Acht lassen, wenn man jeder Therapie eine Kurzeittherapie vorschalten wollte. Weil die Kurzzeittherapie in einer spezifischen Strukturierung durchgeführt wird, würde deren Vorschaltung auch nicht zum Aspekt der breiteren Materialgewinnung durch freie Assoziation bei Langzeittherapie passen. Es entstehen auch dynamisch völlig unterschiedliche Verläufe, wenn eine Therapie als KZT oder LZT begonnen wird. Während bei der KZT vor allem die Arbeit an der Abwehr im Vordergrund steht, ist die LZT auf die Herausbildung einer umfangreichen Übertragungsbeziehung ausgerichtet.

3. *Ist eine Fokaltherapie ohne Fokusformulierung möglich?*

→ Nein. Wenn ein Fokus im Sinne der drei Dreiecke nicht formuliert werden kann, ist davon auszugehen, dass kein neurotisches Niveau vorliegt. Statt Fokusformulierungen über einen Konfliktfokus sind dann nur Problembenennungen möglich. Die Möglichkeiten, mit einem Strukturfokus nach Rudolf zu arbeiten, sind für Kinder und Jugendliche bisher kaum erprobt. Da Kinder sich noch im Prozess der Strukturbildung befinden, ist eine LZT als Entwicklungshilfe vorzuziehen.

12 Prüfungsfragen

1. Was sind die spezifischen Parameter einer Kurzzeittherapie?
2. Aus welchen einzelnen Elementen bestehen die als Strukturierungshilfen gedachten drei Dreiecke?
3. Welche Indikationen sprechen für oder gegen eine Fokaltherapie?
4. Wie wird ein Fokus formuliert?
5. Wozu wird eine Fokusformulierung gebraucht?
6. Was ist mit den Prinzipien von Fokalität und Afokalität gemeint?
7. Welche besonderen Bedingungen sind bei der Fokaltherapie mit Kindern, Jugendlichen und Eltern zu beachten?
8. Welche Vorgehensweise ist bei Kriseninterventionen hilfreich?

13 Literatur

- Ahlheim R, Müller-Brühn E (1992): Elternarbeit als Erweiterung des analytischen Bezugsrahmens der Kinderpsychotherapie. In: Biermann G (Hrsg.): Handbuch der Kinderpsychotherapie. Bd. IV. München, Basel: Ernst Reinhardt
- Argelander H (1970): Das Erstinterview in der Psychotherapie. Darmstadt: Wissenschaftliche Buchgesellschaft
- Balint M, Ornstein PH, Balint E (1973): Fokaltherapie. Ein Beispiel angewandter Psychoanalyse. Frankfurt: Suhrkamp
- Baruch G, Fearon P (2002): The evaluation of mental health outcome at a community based psychodynamic psychotherapy service for young people: A 12-month follow up based on self report data. Psychol Psychother 75:261-278
- Biskup J (2004): Tiefenpsychologische Kurztherapie. In: Leichsenring F (Hrsg.): Tiefenpsychologisch fundierte und analytische Psychotherapie. Lehrbuch der Psychotherapie. Bd. 2. München: CIP-Medien, S. 267-274
- Chethik M (1989): Techniques of Child Therapy. Psychodynamic Strategies. New York: Guilford Press
- Chused JF (1991): The Evocative Power of Enactments. J Am Psychoanal Assoc 39 :615-639
- Cohen NJ, Muir E, Parker CJ, Brown M, Lojkasek M, Muir R, Barwick M (1999): Watch, wait and wonder. Testing the effectiveness of an new approach to mother-infant-psychotherapy. Infant Ment Health J 20:429-451
- Faber FR, Dahm A, Kallinke D (1999): Kommentar Psychotherapie-Richtlinien. München, Jena: Urban & Fischer
- Fahrig H, Horn H (1994):Wirkungsweisen der Psychotherapie. In: Lang H (Hrsg.): Wirkfaktoren der Psychotherapie. Würzburg: Königshausen & Neumann, S. 49-49
- Freud A (1968): Wege und Irrwege in der Kinderentwicklung. Bern, Stuttgart: Huber und Klett
- Freud A (1980): Indikationsstellung in der Kinderanalyse. In: Freud A: Schriften, Bd. V. Frankfurt: Fischer, S. 1011-1140
- Freud S (1907/1996): Analyse der Phobie eines fünfjährigen Knaben. In: GW, Bd. VII. Frankfurt: Fischer, S. 243-377
- Freud S (1914/1996): Wiederholen, Erinnern, Durcharbeiten. In: GW, Bd. X. Frankfurt: Fischer, S. 126-136
- Furman E (1977): Ein Kind verwaist. Stuttgart: Klett-Cotta
- Hartmann M, Kronmüller KT, Horn H, Reck C, Backenstraß M, Neumann K, Victor D, Winkelmann K (2000): Wirkfaktoren in der analytischen Kurzzeittherapie bei Kindern und Jugendlichen. Anal Kinder Jugendlichenpsychother 31:123-152
- Hermann M (2001): Versuch einer fokalen Arbeit mit Eltern. Anal Kinder Jugendlichenpsychother 32:443-454
- Holderegger H (1993): Der Umgang mit dem Trauma. Stuttgart: Klett-Cotta
- Horn H, Geiser-Elze A, Reck C, Hartmann M, Stefini A, Victor D, Winkelmann K, Kronmüller KT (2005): Zur Wirksamkeit psychodynamischer Kurzzeitpsychotherapie bei Kindern und Jugendlichen mit Depressionen. Prax Kinderpsychol Kinderpsychiatr 54:578-597
- Horn H, Rudolf R (2002): Strukturelle Störungen und strukturbezogene Psychotherapie bei Kindern und Jugendlichen. In: Rudolf G, Grande T, Henningsen P (Hrsg.): Die Struktur der Persönlichkeit. Vom theoretischen Verständnis zur therapeutischen Anwendung des psychodynamischen Strukturkonzepts. Stuttgart: Schattauer; 272-289

5

- Jongbloed-Schurig U (2001): Die Fokalkonferenz. Anal Kinder Jugendlichenpsychother 32:309-32
- Klüwer R (1983): Agieren und Mitagieren. Psyche 37:828-840
- Klüwer R (1995a): Die verschenkte Puppe. Darstellung und Kommentierung einer psychoanalytischen Fokaltherapie. Frankfurt: Suhrkamp
- Klüwer R (1995b): Studien zur Fokaltherapie. Frankfurt: Suhrkamp
- Klüwer R (2000): Fokus – Fokaltherapie – Fokalkonferenz. Psyche 54:299-321
- Klüwer R, Lachauer R (Hrsg.) (2004):Der Fokus. Perspektiven für die Zukunft. Göttingen: Vandenhoeck & Ruprecht
- Köhler-Weisker A (1986): Zum Begriff der Haltung des Psychoanalytikers am Beispiel einer Fokaltherapie. Jahrbuch der Psychoanalyse 18:143-173
- Kronmüller KT, Postelnicu I, Hartmann M, Stefini A, Geiser-Elze A, Horn H, Winkelmann K (2005): Zur Wirksamkeit psychodynamischer Kurzzeitpsychotherapie bei Kindern und Jugendlichen mit Angststörungen, Prax Kinderpsychol Kinderpsychiatr 54:559-577
- Küchenhoff J (2005): Psychodynamische Kurz- und Fokaltherapie. Stuttgart, New York: Schattauer
- Kunze B (2001): „Ich bin nicht mehr ganz – ich bin nicht mehr dieselbe." Die 25-stündige Fokaltherapie der 18-jährigen Emine. Anal Kinder Jugendlichenpsychother 32:393-419
- Lachauer R (1992): Der Fokus in der Psychotherapie. Stuttgart: Pfeiffer bei Klett-Cotta
- Lachauer R (2005): Du sollst Dir ein Bild machen – Fokus – Metapher – psychoanalytische Heuristik. Forum Psychoanal 21:14-29
- Lang-Langer E (2001): „Niemand darf meine vernarbte Brust berühren, sonst muss ich ihn totschlagen" – Die fokale Behandlung einer Mutter und ihres vier Monate alten Babys. Anal Kinder Jugendlichenpsychother 32:325-348
- Lorenzer A (1970): Sprachzerstörung und Rekonstruktion. Frankfurt: Suhrkamp
- Luborsky L (1995): Einführung in die analytische Therapie. Göttingen: Vandenhoeck & Ruprecht
- Malan D (1965): Psychoanalytische Kurztherapie. Stuttgart: Klett
- Menninger KA, Holzman PS (1977): Theorie der psychoanalytischen Technik. Stuttgart: Klett Cotta
- Muratori F, Picchi L, Casella C, Tancredi R, Milone A, Patarnello MG (2002): Efficacy of brief dynamic psychotherapy for children with emotional disorders. Psychother Psychosom 71:28-38
- Muratori F, Picchi L, Bruni G, Paternello MG, Romagnoli G (2003): A two-year follow-up of psychodynamic psychotherapy for internalizing disorders in children. Journal of the American Academy of Child and Adolescent Psychiatry, 42: 331-339
- Naumann-Heiligenstein E (2001): „Der Außerirdische" – Die fristgemäße Beendigung, ein Eckpfeiler der Fokaltherapie. Anal Kinder Jugendlichenpsychother 32:421-442
- Robert-Tissot C, Cramer B, Stern D, Rusconi Serpa S, Bachmann JP, Palacio-Espasa F, Knauer D, De Muralt M, Berney C, Meniguren G (1996): Outcome evaluation in brief mother-infant psychotherapies: report on 75 cases. Infant Ment Health J17:97-114
- Rudolf G (2004): Strukturbezogene Psychotherapie. Stuttgart, New York: Schattauer
- Schneider G (2003a): Zukunft mit der Psychoanalyse – Atopie und Bartlebey. Psyche 57:226-249
- Schneider G (2003b): Fokalität und Afokalität in der tiefenpsychologisch fundierten Psychotherapie und Psychoanalyse. In: Psychoanalyse mit und ohne Couch. Gießen: Psychosozial Verlag
- Seuffert H (2004): „Sei still, spiel weiter!" Fokaltherapie mit einem 6-jährigen Jungen. Anal Kinder Jugendlichenpsychother 35:527-550
- Smyrnios KS, Kirkby RJ (1993): Long-term comparison of brief versus unlimited psychodynamic treatments with children and their parents. J Consult Clin Psychol 61:1020-1027
- Trowell J, Kolvin I, Weeramanthri T, Sadowski H, Berelowitz M, Glasser D, Leitch H (2002): Psychotherapy for sexually abused girls: psychopathological outcome findings and patterns of change. Br J Psychiatry 180:234-247
- Windaus E (1999): Psychoanalytische Elternarbeit und szenisches Verstehen. Anal Kinder Jugendlichenpsychother 30:307-338
- Windaus E (2001): Vom Amokläufer zum gerupften Huhn. Aus einer Fokaltherapie mit einem 12-jährigen Jungen. Anal Kinder Jugendlichenpsychother 32:365-392
- Windaus E (2003): Die Zukunft der Kinder- und Jugendlichen-Psychoanalyse, Analytische Kinder- und Jugendlichen-Psychotherapie. Zeitschrift für Theorie und Praxis der Kinder- und Jugendlichen-Psychoanalyse und der tiefenpsychologisch fundierten Psychotherapie 34:545-569
- Windaus E (2005): Wirksamkeitsstudien zur tiefenpsychologisch fundierten und analytischen Kinder- und Jugendlichenpsychotherapie. Prax Kinderpsychol Kinderpsychiatr 54:530-558
- Winkelmann K, Stefini A, Hartmann M, Geiser-Elze A, Kronmüller A, Horn H, Kronmüller KT (2005): Zur Wirksamkeit psychodynamischer Kurzzeitpsychotherapie bei Verhaltensstörungen. Prax Kinderpsychol Kinderpsychiatr 54:598-614
- Winnicott DW (1980): Piggle – Eine Kinderanalyse. Stuttgart: Klett-Cotta
- Wolff A (1998): Fokaltherapie bei Kindern und Jugendlichen. In: Jongbloed-Schurig U, Wolff A (Hrsg.): Denn wir können die Kinder nach unserem Sinne nicht formen. Frankfurt: Brandes & Apsel, S. 163-174
- Wolff A (1999): Trennung vom analen Objekt. In: Schlösser AM, Höhfeld K (Hrsg.): Trennungen. Gießen: Psychosozial, S. 205-219
- Wolff A (2001): Tobias. Anal Kinder Jugendlichenpsychother 32:349-363

5.3 Tiefenpsychologisch fundierte und analytische Psychotherapie in Gruppen bei Kindern und Jugendlichen

Rüdiger Haar

1 Einleitung

Für die Gruppenpsychotherapie bei Kindern und Jugendlichen sind bisher verschiedene methodische Vorgehensweisen beschrieben worden, die keinen einheitlichen theoretischen Hintergrund hatten. Literatur für eine analytische oder tiefenpsychologisch fundierte Gruppenpsychotherapie für die angesprochenen Altersgruppen gibt es seit den 60er Jahren des 20. Jahrhunderts. Die Autoren orientierten sich anfangs an pädagogischen und gestaltungstherapeutischen Modellen, lehnten die Gesprächsform ab und stellten die Vorteile einer Einbettung der Gruppenpsychotherapie in das Gesamtangebot einer stationären Therapie dar (Wiesenhütter, 1966). Die Gruppen wurden eher in Anlehnung an Einzeltherapietechniken gestaltet (Friedemann, 1966; Ginott, 1972). In dieser Zeit stellte nur die amerikanische Gruppenforschung die Berücksichtigung gruppendynamischer Prozesse und die Aussprache über emotionale Verarbeitungen in den Vordergrund (Slavson, 1971a,b).

Man glaubte anfangs, dass das Kind nicht unmittelbar therapeutisch angehbar sei, und erste Versuche hatten nicht das Ziel, intrapsychische Vorgänge verständlich und kontrollierbar zu machen, sondern benutzten die Mechanismen der Gruppe zum kathartischen Erleben der Triebkräfte (Begünstigung der heilsamen Entladung aggressiver und libidinöser Spannungen) und zur sozialen Übung ihrer Kontrolle (Slavson mit den Aktivgruppen, Moreno im Psychodrama als „Verwirklichung im Spiel"). Erst später wurden Gruppen entwickelt, in denen unter Berücksichtigung gruppendynamischer Vorgänge Interpretationen und Deutungen dynamischer Prozesse als Orientierung für Einzelne und die Gruppe versucht wurden (Slavson mit den analytischen Gruppen) (vgl. Haar, 1980).

An diesem Punkt setzten die Bemühungen des Autors an, die Methoden der Gruppenpsychotherapie des „Göttinger Modells" (Heigl-Evers und Heigl, 1973) für die Arbeit mit Kindern und Jugendlichen zu modifizieren. Zunächst wurde dabei die Erfahrung mit stationären Gruppen beschrieben (Haar et al., 1979; Haar, 1980). Später wurden diese Erkenntnisse auch in ambulanten Gruppen angewandt und notwendige Modifikationen beschrieben (Haar, 1981, 1990). Inzwischen sind Weiterentwicklungen in der stationären Psychotherapie für Jugendliche (Streeck-Fischer, 1992; Streeck-Fischer et al., 1994) und Verbindung von Gruppenanalyse und szenischem Spiel für Kinder beschrieben worden (Hechler, 2003).

Zusammenfassend kann man zu dieser historischen Entwicklung sagen, dass die Bedeutung des gruppendynamischen Geschehens und der Gruppenanalyse immer größer wurde.

2 Theoretische Inhalte und Kenntnisse

Bedeutung der Gruppendynamik für die Gruppenpsychotherapie

Sowohl Therapeuten von Erwachsenengruppen (Heigl-Evers, 1972) als auch Therapeuten von Kinder- und Jugendlichengruppen (Friedemann, 1976) wiesen früh auf die Forschungsergebnisse der Sozialpsychologen hin. So werden beispielsweise die **Gleichgewichtsmodelle** von Lewin und Bales (nach Heigl-Evers, 1972, S. 58 ff.) zitiert. Lewin betrachtet die Gruppe als ein System, das nach einem Gruppengleichgewicht strebt, in dem treibende und zurückhaltende Kräfte miteinander ringen. Die treibenden Kräfte drängen die Gruppe in eine bestimmte Richtung, die zurückhaltenden üben Gegendruck aus. Die Gruppe kann also nur eine sukzessive Veränderung in ihrem Gleichgewicht erreichen.

Bales beobachtete an Problemlösungsgruppen die Bewegung im Sinne von Aktion und Reaktion, von Störung und Wiederherstellung eines Gleichgewichts. Die Gruppe entwickelt sich also in Zyklen weiter, in denen immer wieder ein ähnlicher Prozess geschieht: einer initialen Störung des Systems (neue Idee, Meinung, Anregung) folgen Rückmeldungen und Korrekturen der Gruppenmitglieder. Immer wieder wird also die initiale Störung begrenzt, ausgeglichen oder assimiliert (Heigl-Evers, 1972, S. 58 ff.). So bemüht sich die Gruppe um Orientierung, Bewertung und Kontrolle. Dahinter ist ein verborgener Gruppenkonflikt zu vermuten, der durch einen Impuls oder Wunsch und eine dagegengerichtete Furcht hergestellt wird. Die Art des Gleichgewichts dieser Kräfte hat Auswirkungen auf die nächste Gruppensitzung. Ist das beunruhigende Motiv noch besonders deutlich geblieben, dann ist zu erwarten, dass die Gruppenmitglieder bis zur nächsten Sitzung mehr Widerstände gegen den Impuls entwickelt haben und die Sitzung eher von reaktiven Ängsten und normierenden, restriktiven Lösungsvorschlägen bestimmt ist. Stehen Angst und Restriktion im Vordergrund des Erlebens, dann ist zu erwarten, dass die Mitglieder bis zu nächsten Sitzung eher Widerstände gegen die Ängste entwickelt haben und nun versuchen, die Angst zu reduzieren und entsprechende Befreiung von Normen und Restriktionen zu erreichen. Der Gruppenprozess wird von Bales (zit. nach Heigl-Evers, 1972,S. 62) als Entwicklung in zwei Phasen beschrieben: in der formativen Phase werden die Themen der Gruppe herausgearbeitet und erstmals behandelt. Es etabliert sich rasch eine Gruppenkultur, die durch restriktive Lösungen beherrscht wird. An ihrem Ende steht ein von allen geteiltes Gefühl der Bindung oder Verpflichtung an die Gruppe und ein Gefühl der Erleichterung über erfolgreiche Lösungen der gruppenspezifischen Kernkonflikte (Rangfolge, Rollenverteilung, Normenverteilung). Darauf setzt die zweite Phase des Etablierens ein, in der Themen wiederkehren und mehrfach behandelt werden, wobei die Gruppenkultur ständig modifiziert wird.

In jüngster Zeit ist der Prozess einer psychotherapeutischen Gruppe von M. Hayne (2001, S. 25 f.) in mehreren **Erlebensdimensionen** beschrieben worden, so wie er sich am ehesten in geschlossenen Gruppen ergibt. Zunächst ist der Zustand durch die Frage der Teilnehmer gekennzeichnet, ob sie überhaupt zur Gruppe gehören. Die Atmosphäre ist davon bestimmt, dass bei den Mitgliedern der Gruppe Angst besteht, sie könnten unbeachtet untergehen. Von den Leitern wird das Heil im Sinne einer Erlösung erwartet. Hayne nennt dies die Dimension der Nidation (d.h. eigentlich Einnisten des befruchteten Eies in die Gebärmutter). Kritische Situationen in der Nidation führen dann zur Dimension Kontrolle: Die Gruppe hat sich differenziert, unterschiedliche Möglichkeiten, Wertigkeiten und Chancen der Teilnehmer haben sich herausgebildet. Diese versuchen nun, Gesetz und Ordnung herzustellen, um eine Absicherung gegenüber eigenen zerstörerischen Kräften (Neid, Hass) und gegenüber der Angst vor Verfolgung durch die anderen zu erreichen. Es kommt zu Auseinandersetzungen über Folgsamkeit und Abtrünnigkeit, ein aggressives Klima entsteht. Es wird in diesem Teil des Prozesses auch versucht, Verantwortliche für die Verunsicherung auszustoßen (Sündenbocksuche). Nachdem die Kontrolle als gescheitert erlebt wurde, schreitet der Prozess in der Dimension Initiation (Beginn, Einführung, auch der Initiationsritus des Jugendlichen mit Mutproben und Prüfungen) weiter voran. Unzufriedenheit und Protest gegenüber der Leitung können geäußert werden. Es wird versucht, die Leitung überflüssig zu machen. Die Leiter müssen sich dem zur Verfügung stellen, ohne sich wirklich stürzen zu lassen. Über dieser Entwicklung sind die Gruppenmitglieder gereift, Normen sind erarbeitet, ein Gruppenzusammenhalt ist entstanden. Die Teilnehmer beginnen nun in der Dimension Ökodomee (Hausbau) sich zu profilieren und ihre Eigenräume zu gestalten. Damit beginnen auch Abgrenzungs- und Rivalitätskämpfe. In der Dimension kollektive Gruppenassoziation geht das Rivalisieren in Formen des Nebeneinanders über. Die bisher als Widersprüche erschienenen Modelle der Einzelnen können nun auch als Ergänzung und Bereicherung erlebt werden. Es kann aber auch Langeweile entstehen. Schließlich folgt die Dimension Ablösung, in der die Gruppe entwertet werden kann und sich die Teilnehmer für Paarbeziehungen interessieren oder andere Therapieveranstaltungen kennen lernen. Triumphale Gefühle wechseln mit Trauer und Bedrücktheit über die Verluste, die erahnt werden. In der Ausbildung sei es wichtig, dass die Ausbildungsteilnehmer den Gruppenleiter nicht als über den Dimensionen stehend sehen, sondern die Verwobenheit aller (auch der Leiter) im Gruppenprozess erfahren (Hayne, 2001, S. 26).

Die **soziodynamische Grundstruktur** nach Raoul Schindler (1957/58, 1968) geht davon aus, dass eine Gruppe dadurch zustande kommt, dass sich Einzelne in einer Aktion mit einem gemeinsamen Ziel zusammenschließen. Anlass und Ziel der Aktion ist ein gemeinsamer Gegner der Gruppe. In der Gruppe kommt es zur Ausbildung einer psychodynamischen Rangstruktur, die Schindler (1968) anhand einer soziodynamischen Grundformel beschreibt. Für die psychotherapeutische Gruppe ist die Erkenntnis Schindlers (a.a.O.) interessant, die Eigendynamik der Gruppe beschränke sich nicht auf ein Kräftespiel zwischen Führer und Gruppe. Vielmehr präge die Gruppe aufgrund ihrer inneren Dynamik Rollen, die ein rangartiges Gefüge und unterschiedliche, differenzierte Bezogenheiten auf den Führer und die Aktion hätten. Es werden vier Positionen beschrieben, die mit Alpha, Beta, Gamma und Omega bezeichnet werden. Das affektive Zusammenspiel der vier Positionen stellt sich in der soziodynamischen Grundformel dar. Ausgehend davon, dass sich jede Gruppe gegenüber einem Gegner bildet, stellt sich Alpha der Gruppe als Repräsentant ihrer gemeinsamen Initiative zur Verfügung. Der größte Teil der Gruppe (Gamma-Individuen) identifiziert sich mit dem Unbewussten dieses Führers. Alpha agiert aggressiv-aufrüttelnd. Dies wird ihm nicht verübelt, weil er mit seinem Imponiergehabe auch den Narzissmus der Gruppe und jedes Gamma-Individuums vertritt. Die Aggression von Alpha und Gamma gilt innerhalb der Gruppe Omega, der Schutz in der Identifikation mit dem Gegner der Gruppe sucht und ihn nach innen repräsentiert. Durch seine ständigen Niederlagen in der Gruppe verschafft er dieser die Genugtuung, den Gegner im Griff zu haben. Abseits von diesem Kreislauf der Affekte stehen die Betas, das sind Spezialisten, die sich durch ihre Leistung, nämlich ihr spezielles Wissen und Können, in der Gruppe legitimieren und Alpha damit unterstützen. Sie können allerdings zu einer Konkurrenz für Alpha werden, da sie durch eigene Beziehungen zu den Gammas eine Art latente Gegengruppe bilden können.

Abbildung 1: Soziodynamische Grundformel, Skizze von R. Haar nach R. Schindler (1957/58) und nach Heigl-Evers (1972)

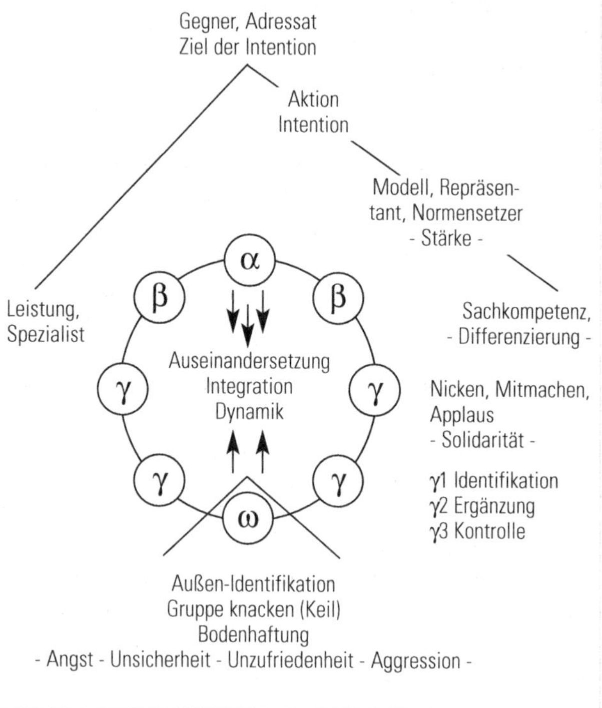

In der Abbildung wird die Dynamik der Gruppe deutlich: Insgesamt formiert sie sich – wie der obere große Pfeil zeigt – gegenüber einem Gegner oder einer fremden Intention. Sie wird von Alpha angeführt. Nach innen setzt dieser sich mit Omega auseinander, der sozusagen von unten her (Pfeil über Omega) einen Keil in die Gruppe treibt, sich in Identifikation mit der Außenwelt und auch den Gegnern der Gruppe befindet und die Aktion hinterfragt. Er sorgt damit auch für einen Realitätsbezug im Sinne von Bodenhaftung und drückt Angst, Unsicherheit, Unzufriedenheit und Aggression gegenüber der Marschrichtung der Gruppe und ihres Führers aus. Er hat also eine starke Rolle, obwohl er bei den übrigen Gruppenmitgliedern keine Anerkennung erntet (jedenfalls keine offene). Alpha muss sich bemühen, trotz dieser Zweifel an seiner Kompetenz seine Position und die Einheit der Gruppe zu behaupten. An der Auseinandersetzung nehmen alle Gruppenmitglieder innerlich teil. Sie beraten (Beta) und unterstützen (Gamma) Alpha.

Diese soziodynamische Grundformel bildet eine gruppendynamische Grundlage auch für die Entwicklung der Gruppenpsychotherapie von Kindern und Jugendlichen. Friedemann (1966) bewertet sie allerdings kritisch, weil er meint, dass die Fixierung der menschlichen Verhaltensformen in einer Rangordnung nicht nur nach dynamischen Gesetzen erfolgt, die ein für alle Mal festgelegt sind, sondern dass auch eine gewisse Plastizität möglich ist. Zum Beispiel kann die Gruppe bei Ausfall eines Gruppenmitglieds oder Eintritt eines neuen Gruppenmitglieds eine völlige Umstrukturierung der ganzen Dynamik der Gruppe vornehmen. Omega kann auch zum uninteressierten Nichtbeteiligten der Gruppe werden. Auch muss der Gegner der Gruppe nicht im eigentlichen Sinn ein feindseliger Gegner sein oder der Gruppe fern stehen (Friedemann, 1976, S. 756).
Auch Heigl-Evers (1972, S. 66) hat kritische Einwände. Die Fluktuation des Geschehens in der Gruppe sei nicht konzeptualisiert. Das Interaktionsschema sei so entworfen, dass es eigentlich nur hierarchische Strukturen erfasst, die in der Genese der Neurose zwar eine große Rolle spielen, aber in manchen Phasen des Gruppenprozesses zurücktreten – besonders im fortschreitenden therapeutischen Vollzug.
Gleichwohl hat die gruppendynamische Sicht von Schindler die Entwicklung von gruppenpsychotherapeutischen Modellen stark beeinflusst und ist in Teilen adaptiert worden. Heigl-Evers hat – statt von soziodynamischer Rangstruktur zu sprechen – den Begriff der soziodynamischen Funktionsverteilung in ihr Konzept der analytischen Gruppenpsychotherapie aufgenommen und Funktionen beispielsweise des Gamma weiter differenziert (s. Abb. 1).

3 Grundlegende Konzepte der Gruppenpsychotherapie

Das Schichtenmodell (Göttinger Modell) nach Heigl-Evers und Heigl

Das sogenannte Göttinger Modell (Heigl-Evers und Heigl, 1973; Heigl-Evers und Ott, 2001; Haar, 1980) stellt durch seine methodische Differenzierung in drei von der Psychoanalyse bestimmte Zugänge ein besonders geeignetes Instrumentarium für phasenspezifische Ableitungen der Gruppentherapie zur Verfügung. Die **analytische Beobachtungs- und Schlussbildungsmethode** der Psychoanalyse ist Grundlage der Therapie. Das bedeutet, dass die Wahrnehmungen, Gefühle und Assoziationen, die in der Beziehung der Gruppe zum Therapeuten erlebt werden, zu einer diagnostischen Klärung des Beziehungsverhältnisses und zur Differenzierung von eigenem Erleben des Therapeuten und Übertragung durch die Gruppenmitglieder führen. Die Gegenübertragung des Therapeuten wird so zum Mittel von Diagnose und Therapie. Bei allen zu beschreibenden Techniken werden nur minimale Verhaltensregulative vorgegeben: das Setting, also der Rahmen für die Gruppensitzungen (Ort, Zeit, Dauer), die Schweigepflicht des Therapeuten (u.U. auch eine Vertraulichkeitsverpflichtung der Mitglieder) und die freie Interaktionsregel (Aufforderung, sich so frei wie möglich zu äußern). Diese **Minimalstrukturierung** hat das Ziel, die Mitglieder zur Selbstorganisation der Gruppe zu bewegen, nachdem sie festgestellt haben, dass der Therapeut die Organisation nicht in die Hand nimmt, sondern zunächst einmal lediglich den Rahmen herstellt und bewahrt. Auf diese Weise wird eine sukzessive Regression erzeugt, die von Angst, Scham und Schuldgefühlen besetzte Verhaltensweisen mobilisiert. Die Gruppenmitglieder reagieren auf diese Situation mit der Einnahme von Positionen, der Übernahme von Rollen und der Ausübung von Funktionen, die der Konsolidierung der Gruppe dienen sollen (vgl. Schindler, 1957/58). Die Entwicklung des Gruppenprozesses kann durch verschiedene Interventionstechniken beeinflusst werden. Diese berücksichtigen drei Ebenen des Verhaltens von Menschen in Gruppen: bewusst – vorbewusst/unbewusst – unbewusst.
Die **interaktionelle Methode** operiert ausschließlich auf der bewussten Ebene der manifesten Interaktion. In dieser Schicht setzt die Gruppe Normen und verteilt Rollen. Sie versucht, damit das Verhalten aller Teilnehmer zu regulieren. Die Mitglieder der Gruppe sind daran interessiert, Strukturen zu schaffen, die der vermeintliche Leiter der Gruppe, der Therapeut, ihnen nicht vorgibt. Die entstehende Unsicherheit über dieses Defizit führt dazu, dass die Mitglieder selbst etwas schaffen, was die Angst vermindert und Sicherheitsgefühle gibt. Die innerseelischen Konflikte und Einstellungen der Einzelnen werden in ihrem Sozialverhalten, hier in den Rollen, die sie übernehmen oder die ihnen zugespielt werden und in den Normenvorschlägen, die sie der Gruppe machen, deutlich und können beeinflusst werden. Geschwächte Ich-Funktionen können auf diese Weise gestärkt werden. Der Therapeut erkennt die Absicht der Einzelnen, mit ihrem Verhalten innerseelische Konflikte zu bewältigen und sich gegen die aufkommende Angst und Unsicherheit zu schützen. Er erkennt also den Abwehrcharakter ihres Verhaltens. Er unterlässt es aber, in dieser auf soziales Lernen ausgerichteten Therapie die Abwehr zu deuten. Er zeigt nur auf, dass die Gruppe eine Form gefunden hat, sich mit Rollen und Normensetzung auf die Situation einzustellen (vgl. Heigl-Evers, 1972, S. 76 f.). Er setzt Beobachtungen, Gefühle und Schlüsse um in therapeutische Interventionen in Form selektiver Mitteilung von Gegenübertragungsreaktionen, ohne zu deuten oder zu interpretieren. Er spricht also von sich, wenn er zum Prozess der Gruppe und zu den Aktivitäten der Teilnehmer interveniert. Die Methode ist besonders für strukturell gestörte Patienten geeignet.
Die **tiefenpsychologisch fundierte Methode** (auch psychoanalytisch orientierte Methode) benutzt vorwiegend die vorbewusste Ebene, also die latente Aktion als Beziehungsniveau, ohne die bewusste zu vernachlässigen. Die Interventionen des Therapeuten zielen auf die Erstellung von Verhaltensnormen durch die Mitglieder der Gruppe, bevorzugt aber auf die psychosozialen Abwehrmanöver (Kompromissbildungen), mit Hilfe derer sich die

Gruppenmitglieder arrangieren. Es geht also um gruppenspezifische Verarbeitung von Beziehungskonflikten. Die psychosoziale Kompromissbildung hat die Funktion, Konfliktspannungen in der Gruppe zu mindern und so die Beziehungen zu erhalten. Außer der Äußerung von an sich selbst und an anderen gemachten Beobachtungen und interaktionellen Gefühlen werden hier Interpretationen der erwähnten Abwehrmanöver (z.B. Suche nach einem Sündenbock) gemacht. Die Therapeuten sprechen also das Verhalten der Gruppenteilnehmer (Rollen, Normen) an, interpretieren aber auch den Hintergrund der Aktionen der Gruppe als Manöver zum Schutz der Einzelnen und der Gruppe. Diese Gruppe ist besonders für konfliktbedingte Störungen geeignet.

Die **analytische Gruppenpsychotherapie** arbeitet am unbewussten Material und fördert eine Regression zu einer Stufe, die als gemeinsames Tagträumen umschrieben werden kann. Sie bezieht die manifeste und latente Aktion mit ein. Das bedeutet, dass auch hier das Agieren der Gruppe im Sinne von Normensetzung und Rollenfindung angesprochen wird sowie die psychosozialen Abwehrmanöver interpretiert werden. Aber es kommt in der minimal strukturierten Situation vor, dass ängstigende Gruppenkonflikte, wie beispielsweise Rivalitätskonflikte und narzisstische Bedrohtheitsgefühle, sich in der Gruppe aktualisieren und zu unbewussten Phantasien führen. Es entsteht dadurch eine konflikthafte Grundspannung, die mit den Wünschen an den Therapeuten (Übertragung) zu tun hat. Der Therapeut bekommt in den Phantasien die Rolle eines Trägers von Verheißung. Er scheint eine Entspannung der andrängenden unbefriedigten Triebwünsche bewirken und die narzisstische Bedrohtheit durch ein Gefühl von Harmonie ersetzen zu können (vgl. Heigl-Evers, 1972, S. 81 f.) Die auf Gruppenebene entwickelten Tagträume dienen dazu, solche Erlösungsphantasien in Szene zu setzen und mit den anderen kommunizieren zu können. Diese Form der Gruppentherapie dringt auch zu ödipalen Kernkonflikten und den damit verbundenen basalen, archaischen Triebimpulsen und Affekten vor. Sie ist für die Behandlung schwerer neurotischer Konflikte geeignet.

Fallbeispiel:

In einer Jugendlichengruppe greift eine Teilnehmerin in provokativer Absicht zur Zigarette (das Rauchen war in den Vorgesprächen als unpassend verboten worden). Die anderen Gruppenmitglieder grinsen und gucken die Gruppentherapeuten erwartungsvoll an.

Auf der Ebene der normativen Verhaltensregulierung könnte ein Therapeut sagen: „Ich fühle mich herausgefordert, eine Rolle als Leiter zu übernehmen. Sie schlagen eine Veränderung der von mir vor der Gruppensitzung vorgeschlagenen Regel des Rauchverbots vor und übernehmen die Rolle der Provokateurin."

Auf der Ebene der psychosozialen Kompromissbildungen würde er unter Umständen sagen: „Sie übernehmen für die Gruppe die Rolle der Provokateurin, und alle können passiv abwarten, wie der Kampf ausgeht. Sie tun etwas, um die Unsicherheit der Gruppe gegenüber den unberechenbaren Erwachsenen zu mildern, und alle unterstützen dieses Manöver."

Auf der Ebene der unbewussten Phantasien würde der Therapeut dazu auffordern, Einfälle zu dieser Provokation zu äußern und so der Gruppe eine Regression zum Tagträumen ermöglichen. Er würde so über Verhalten und Abwehr hinaus zur Auseinandersetzung der Gruppe mit der Übertragungsbeziehung zu ihm auffordern. Er könnte die Aktion der Gruppe auch schließlich als Wunsch nach Herbeirufung einer Vater- (oder Mutter-)Autorität deuten. (Anmerkung: In Jugendlichengruppen haben wir damit keine guten Erfahrungen gemacht, weil ohnmächtige Wut, die dabei entsteht, von den Heranwachsenden nicht bewältigt werden kann. Sie sind zu nahe am Aktualkonflikt mit Vater bzw. Mutter.)

Gruppenpsychotherapie nach dem „Göttinger Modell" (nach A. Heigl-Evers und F. Heigl, 1973, S. 132-157)

Voraussetzung: **Minimalstrukturierung** (minimale Verhaltensregulative, freie Interaktionsregel)

Interaktionelle Methode:
- bewusste Ebene der manifesten Aktion: Gruppe setzt Normen und verteilt Rollen
- Therapeut setzt Beobachtungen, Gefühle, Schlüsse in therapeutische Interventionen in Form selektiver Mitteilung von Gegenübertragungsreaktionen um, ohne zu deuten oder zu interpretieren.

Tiefenpsychologisch fundierte oder analytisch orientierte Methode
- vorbewusste Ebene der latenten Aktion + bewusste s.o.
- Gruppenteilnehmer setzen Normen und versuchen, sich mit psychosozialen Abwehrmanövern (Kompromissbildungen) zu arrangieren.
- Therapeut äußert selektive Gegenübertragungsreaktionen und interpretiert die Abwehrmanöver.

Analytische Methode:
- Ebene des Unbewussten (gemeinsames Tagträumen)
- Gruppe regrediert auf eine Stufe, auf der gemeinsames Tagträumen möglich wird. Die manifeste und die latente Aktion wird einbezogen.
- Therapeut äußert zusätzlich zu Gegenübertragungsreaktionen und Interpretationen der psychosozialen Abwehrmanöver Deutungen des Gruppenprozesses.

Die psychoanalytische Gruppenpsychotherapie nach Foulkes

Kennzeichen der von Foulkes (1974) entwickelten Methode ist die Zentrierung auf die Dynamik innerhalb der Gruppe. Er geht davon aus, dass die Kommunikation der Gruppenmitglieder von Störungen gekennzeichnet ist, die dem Niederschlag internalisierter frühkindlicher Konflikte mit den Eltern oder anderen Erziehungspersonen und indirekt gewissen Tabus der Gesellschaft entsprechen. Demzufolge nimmt er an, dass neurotische Störungen eine Störung der Kommunikation darstellen. Zu diesen Störungen gehört ein **Netzwerk** von Interaktionsmustern, und die individuelle Störung ist Ausdruck der Beeinträchtigung des Gleichgewichts im Gesamtfeld aller Interaktionen. Die emotionalen Schwierigkeiten des Einzelnen werden immer im Störungsmuster der zwischenmenschlichen Beziehungen deutlich, im Kommunikationssystem und in der **Matrix** (eigentlich Mutterboden, Gebärmutter) der Gruppensituation (Foulkes, 1978; vgl. Heigl-Evers und Ott, 2001) Das Individuum ist von Beginn an durch die (soziale) Gruppe bestimmt und von ihr durchdrungen. Auch die therapeutische Gruppe wird als ein Netzwerk von Beziehungen gesehen, dessen Knotenpunkte die einzelnen Mitglieder darstellen. Ausgehend von der individuellen Matrix (bestimmt durch Sprache, Herkunft, Verständnis der Früherfahrungen), versucht jeder Teilnehmer, seine eigenen Einstellungen in der Gruppe neu zu beleben. Auf der Ebene der dynamischen Matrix geraten in der Gruppe die unterschiedlichen familiären und kollektiven Modelle in Widerspruch zueinander und müssen diskutiert, ausgetauscht, korrigiert werden. Die Gruppe hat das Ziel, einen sichernden Rahmen, eine Grundmatrix herzustellen, d.h., sich auf eine gemeinsame Sprache, gemeinsame Herkunft und Interpretationsbasis zu verständigen (vgl. Heigl-Evers und Ott, 2001, S. 329).

Hauptmerkmale der gruppenanalytischen Sitzungen sind das Fehlen jeder Förmlichkeit und eine Spontaneität, die von Foulkes (1974, S. 74) als „frei strömende Diskussion" bezeichnet wird. Der Leiter gibt ein Minimum an Instruktionen (vgl. die Minimalstrukturierung des Göttinger Modells, s.o.). Er nennt keine Hauptthemen und macht keinen Plan. Obwohl er in der Position eines Führers ist, hält er sich in der aktiven Führung der Gruppe zurück. Foulkes (ebenda) spricht davon, dass der Leiter die Gruppe von ihrem Bedürfnis nach Führung entwöhnt. Das schätzt die Gruppe nicht. Aber je mehr Erfolg der Leiter mit seiner Entwöhnungskur hat, umso mehr macht die aktive Teilnahme auf Seiten der Patienten Fortschritte. Das Bedürfnis, verstanden und angenommen zu werden, ist der Motor der Kommunikation und reizt sie ständig an. Für den Einzelnen in der Gruppe wird der eigene neurotische Konflikt in der Gruppe verhandelt, da beide Seiten dieses Konfliktes immer in der Gruppe vertreten sind. Er erlebt einerseits, wie andere zu ihrer Tarnung die gleichen Abwehrmechanismen benutzen wie er, und anderseits, wie diese Konflikte ausgesprochen und verhandelt werden dürfen und sich alle mit ihnen auseinander setzen müssen. Die Kommunikationen spielen sich dabei nicht nur auf der horizontalen Ebene im Sinne des kommunikativen Netzwerks und der Gruppenmatrix ab, sondern auch in einem vertikalen Bezugssystem, dem des Bewussten und Unbewussten (vgl. Heigl-Evers und Ott, a.a.O.). Die Kommunikationen findet auf verschiedenen Ebenen statt, die Foulkes (1974, S. 103 f.) als signifikante Kommunikationsebenen beschreibt. Er unterscheidet hier die Übertragungsebene (auf der der Teilnehmer seine Beziehungen nach dem Muster familialer Vorerfahrungen unterhält) von der autistischen Ebene (auf der die Gruppe als Ganzes oder ihre Mitglieder für projizierte innere Bilder stehen) und von der realen, aktuellen Wirklichkeit (auf der sich der Teilnehmer als reale Persönlichkeit erlebt) (Foulkes, ebenda). Später beschreibt er noch die primordiale Ebene, die das kollektive Unbewusste abbildet (Foulkes nach Hechler, 2003).

Die geschilderten Gruppentheorien wurden bei der Entwicklung einer psychoanalytischen bzw. tiefenpsychologisch fundierten Gruppenpsychotherapie für Kinder adaptiert und modifiziert. Sie sind für die aktuellen Methoden der Arbeit mit Kindern und Jugendlichen grundlegend gewesen.

In der Geschichte der Entwicklung dieser Arbeit haben aber auch Psychodrama und Gestalttherapie Einfluss genommen.

Gruppenpsychotherapie bei Kindern

Das **Rollenspiel** als eine Form der Gruppenpsychotherapie wird vor allem für 3- bis 7-Jährige empfohlen, so z.B. von Adolf Friedemann (1966, S. 105 f.), weil Kinder in der genannten Phase ihre Umwelt durch Imitation und Rollenübernahme spielerisch nachbilden und so zu bewältigen versuchen. Aggressive Phantasien können auf diese Weise ohne Schuldgefühle dargestellt werden. Sie werden auf die Rollenträger projiziert, und ihr Schicksal wird aufmerksam verfolgt (wie geht es dem Räuber, wenn er vom Polizisten geschnappt wird?). So können innere Konflikte externalisiert und die Lösungen im Spiel schließlich reinternalisiert werden.

Der zitierte Autor beschreibt für die Kinder ab 9 Jahren das freie Regelspiel als Möglichkeit, sich frei nach eigenem Gefallen, aber im Rahmen der vorher festgelegten Regeln zu bewegen. Er versucht so zu begünstigen, dass die Kinder aus sich herausgehen, wirkt aber auch anpassend und regulierend auf affektive Äußerungen der Kinder. Dabei verfolgt er das Ziel, Außenseiter gruppenfähig zu machen und übermäßig dominierende Kinder in die Gruppe einzufügen. Wie man erkennt, werden also durchaus pädagogische Elemente in dieser Gruppentherapie wirksam, was der Autor auch nicht verhehlt (Friedemann, 1976, S. 754). In diesem Sinne nimmt der Gruppentherapeut auch Einfluss auf die Gruppennormen, tritt in das Gruppengewissen ein (S. 755) und lässt „die gegebenen Realitäten als Über-Ich wirken ... , um das Triebverhalten der Kinder an der gegebenen Realität zu steuern" (S. 755). Er benutzt dazu auch die parallel laufende Elterngruppe und nennt die Methode (in Übereinstimmung mit Raoul Schindler) „bifokale Gruppentherapie" (S. 754), d.h. eine bipolare Therapie, in der unbewusst-symbolhafte Aggressionen und Kränkungen sowohl in der Patientengruppe als auch in der Elterngruppe inszeniert und bearbeitet werden (S. 756 f.). Wie auch sonst in der Kinderpsychotherapie gehört es zu den Regeln, die hier den Rahmen bilden, dass sich die Spieler nicht direkt am Körper berühren und alle Handlungen nur „als ob" ausgeführt werden (man tut so, als habe man eine Pistole in der Hand oder als würde man den anderen fesseln). Diese Regeln dienen der Vermeidung grober Handgreiflichkeiten, die Schuldgefühle auslösen könnten. Die beschriebene Therapie ist eine deutungsfreie Analyse auf der Symbolstufe nach Zulliger. Verbale Interventionen werden also vermieden. Interventionen bleiben auf der Spielebene.

Über den Erfolg einer Therapie auf der analogen Spielebene sind sich die Kinderpsychotherapeuten bis heute nicht einig. Während Zulliger (und mit ihm Friedemann) sich für eine psychoanalytisch fundierte Pädagogik (Zulliger, 1976, S. 195) aussprach, hielt Berna (1976) die ich-psychologische Deutungstechnik der Kinderpsychoanalyse für effektiver. Er zeigte auf, dass Suggestion, Mitagieren und Abreagieren, wie sie im Rollenspiel zum Tragen kommen, den Analytiker an der Denkarbeit hindern und das Bündnis mit dem Ich des Kindes stören. Hauptziel müsse es sein, die Abwehrmechanismen aufzudecken und durch Verbalisierung zu verändern, um das Ich zur Einsicht zu bringen. So lasse sich verhindern, dass das Kind die Eindrücke aus der Kinderpsychotherapie bald vergesse. Diese Kritik warnte also vor dem Rollenspiel, das die Realität verleugnet und so der Abwehr dient, das außerdem Aggressionen freisetzt, die kaum mehr auszuhalten seien (Berna, S. 227)

Für die Arbeit mit Kindern und Jugendlichen in Gruppen werden die Therapiemodelle von Samuel R. Slavson bis heute rezipiert. Er schildert vor allem zwei Methoden: die **Aktivitätsgruppentherapie**, eine nonverbale Methode, und die **Aktivitäts-Aussprache-Gruppenpsychotherapie**, in der auch verbale Interventionen vorgenommen werden.

Aktivitätsgruppentherapie (nach Slavson, 1976, S. 17 ff.)

- Gruppenmethode für aggressive, infantile und überaus abhängige Kinder
- Anwendungsbereiche: Heime, Schulen, Sozialarbeit
- Therapeut lässt Raum für Interaktion der Kinder untereinander
- Beschäftigung mit „libidobindenden Materialien"
- Therapeut werkt mit, verhält sich in der Gruppe modellhaft, seine Interventionen sind vorwiegend nonverbal

Aktivitäts-Aussprache-Gruppenpsychotherapie (nach Slavson, 1976, S. 272 ff.)

- Gruppenmethode für neurotische Kinder
- Anwendungsbereiche: Beratungsstellen, Psychotherapie
- Therapeut lässt Raum für Gefühlsverbindungen der Kinder mit ihm und mit der Gruppe
- Beschäftigung mit „libidoaktivierendem Material"
- Therapeut interpretiert und erklärt kurz und gezielt mit Wortschatz der Patienten

In der **Aktivitätsgruppentherapie** nach Slavson werden also verbale Interpretationen vermieden (Slavson, 1976, S. 12). In dieser Methode arbeitet Slavson mit Übertragung und Katharsis, Einsicht (oder Ich-Stärkung) und Realitätsprüfung zugleich. Sie ist für 8- bis 12-jährige Jungen und Mädchen (mindestens 5, höchstens 8 Teilnehmer) gedacht, die sorgfältig nach ihrer klinischen und habituellen Eignung ausgesucht werden. Schwere unbewusste Konflikte und neurotische Fixierungen werden hier als nicht indiziert betrachtet. Die Gruppe soll eher allgemein aggressive, infantile oder überaus abhängige Kinder aufnehmen. Auch scheue und furchtsame, die mit großem sozialem Hunger ausgestattet sind, werden aufgenommen. Schon in dieser Sprachwahl bemerkt man, dass Slavson die Aktivitätsgruppentherapie nicht so sehr als eine Psychotherapie von Krankheit und Störung bei Kindern sieht, sondern als eine Unterstützung relativ gesunder Kinder. Er hat sie dementsprechend auch für Schulen vorgesehen und denkt daran, Studenten nach ausführlicher Anweisung mit der Durchführung zu beauftragen (Slavson, 1976, S. 13 f.). Die Methode ist also für die klinische Behandlung schwerer Psychoneurosen und psychosomatischer Erkrankungen nicht so gut geeignet wie für die Arbeit in verhaltensorientierten Institutionen (Heimen, Schulen, Sozialarbeit). Die Indikationsstellung lässt eher Rückschlüsse auf soziale Einflüsse zu als auf eine pathologische Geschichte mit Erwerb von Entwicklungsstörungen oder neurotischen Konflikten.
In dieser Therapie zeigt der Therapeut eine neutrale Rolle und eine permissive Handlung (Slavson, 1976, S. 17). Er achtet sorgfältig auf die therapeutischen Bedürfnisse der einzelnen Kinder und ändert sein Verhalten diesen Beobachtungen entsprechend. In einer freien Atmosphäre wird die Äußerung von Phantasien und ihre Bearbeitung in Spiel und Aktion gefördert. Zugleich wird eine heilsame Regression ermöglicht. Problematische Erlebnisweisen und -verarbeitungen werden in einer stabilen und akzeptierenden Umgebung erlebt und korrigiert. Die Interaktion der Kinder untereinander und die Beziehung zum Therapeuten sind die therapeutischen Mittel. Das Ziel der Therapie ist nicht die analytische Aufarbeitung intrapsychischer Konflikte mit Gespräch und Deutung, sondern eine Korrektur durch die Interaktion, die Beschäftigung mit Materialien und durch Stärkung von Ich-Funktionen im gemeinsamen Erleben. Slavson schlägt für diese Methode die Beschäftigung mit „libidobindenden Materialien" vor. Das sind also Werkmaterialien für Holzarbeiten, Metallarbeiten, Lederarbeiten, Plastikarbeiten, Linoldrucke, Brandmalerei, Modellbau, Mal- und Zeichenarbeiten, Tonarbeiten, aber auch Sport- und Regelspiele, wie Slavson sie dezidiert aufzählt (a.a.O., S. 80 ff.). Das Material hat einen bestimmten Aufforderungsgehalt. Es bindet die Energie im Schaffensdrang. Der Therapeut werkt mit. Er ist modellhaft in seiner Arbeit und seiner bereitwilligen Kooperation und auch in der Wiedereinordnung von Werkzeug und Material. Dies tut er ruhig, ohne Hast und unaufdringlich. Er geht aber nicht pädagogisch auf Kinder ein, die nachlässig oder gleichgültig Werkzeug liegen lassen oder Kleidung auf den Boden oder auf die Stühle werfen, statt sie auf den Kleiderhaken zu hängen. Er hängt sie selber eher – einige Minuten später – auf. Er setzt sich also absichtlich von den erziehenden Erwachsenen ab (S. 79). Andererseits zielt sein Verhalten aber schon auf einen erzieherischen Effekt seines Handelns ab. Der Therapeut zeigt eine Eigensteuerung, in der die erwünschten Gruppennormen gelebt werden (Delegation von Über-Ich-Instanzen an die Gemeinschaft). Er stellt durch seine Mitarbeit die Umwandlung von Triebregungen dar (Sublimierung in der Arbeit) und demonstriert bereitwillige Kooperation (Übung des Ich in Richtung angemessener Objektbeziehungen).

Die Veränderung des methodischen Vorgehens in Richtung auf eine ich-psychologische Deutungsarbeit (s.o. bei Berna) beginnt mit der **Aktivitäts-Aussprache-Gruppenpsychotherapie** (auch Aktivitäts-Interview-Gruppenpsychotherapie, A-IGP) von Slavson, in der nun nicht allein das modellhafte (Beziehungs-)Verhalten des Therapeuten wirkt, sondern auch das verbale Ansprechen von Gruppenprozess und Konflikten.
Das Verfahren zielt darauf ab, intrapsychische Schwierigkeiten mit den traditionellen Mitteln der Spieltherapie zu beheben. Die Materialien sind therapeutisch durchdacht. Die Gespräche vermitteln einige Einsichten. Die Kinder haben ausgeprägte neurotische Strukturen.
In der A-IGP sollten internalisierte Konflikte und Ängste ebenso wie Verhaltensstörungen behandelt werden. Sie entspricht den Grundvoraussetzungen der analytischen Psychotherapie, arbeitet deshalb mit Übertragung, Katharsis, Einsicht, Realitätsprüfung und Sublimierung (Slavson, 1976, S. 272 ff.). Das bedeutet, dass der Therapeut wegen seiner neutralen und annehmenden Haltung damit rechnet, dem Kind als die Personifizierung dessen zu erscheinen, was Eltern sein sollten. Er kann deshalb entsprechende aktive und/oder unterdrückte negative Gefühle wecken (S. 274). Bei der Katharsis handelt es sich um die Äußerung tief

belastender Emotionen im spielerischen Handeln und im Gespräch, die entlastend und befreiend wirken kann. Die entwicklungsgemäß begrenzte Einsichtsfähigkeit des Kindes wird durch die Interventionen des Therapeuten erweitert, weil er umfangreiches Wissen, vorausschauende Wahrnehmung und Verstehen für die innerselischen Vorgänge einbringt und so das Bewusstsein des Kindes erweitert. Dabei spielt auch die Einbeziehung der Realität eine wichtige Rolle, weil sie im kindlichen Alter häufig noch nicht so weit entwickelt ist wie beim Erwachsenen. Dieser hat deshalb die Aufgabe, die Anpassungsfähigkeit des Kindes an die Wirklichkeit und seine Entwicklung von angemessenen Normen zu unterstützen und seine Aufmerksamkeit auf die entsprechenden Erfahrungen in zwischenmenschlichen Beziehungen zu lenken. Die Fähigkeit zu Sublimierung soll zur Umlenkung von grob triebhaften Strebungen der Kinder eingesetzt werden. Ziel ist hier eine Einstellung, mit der angeborene Egozentrik, Aggression und Wut und andere sozial schädliche, wenn auch menschliche Neigungen und Eigenschaften unterdrückt werden können.

4 Umsetzung in die Praxis

Die praktischen Erfahrungen mit Kindern und Jugendlichen in der psychoanalytischen Gruppenpsychotherapie wurden vom Autor zunächst in der stationären Arbeit mit Kindern und Jugendlichen im Niedersächsischen Landeskrankenhaus Tiefenbrunn gesammelt (Haar, 1979, 1980) und später auf die ambulante Arbeit in der Psychologischen Beratungsstelle der Evangelischen Kirche in Kassel übertragen (Haar, 1981, 1990).
Ziel der Gruppen war es, neben der analytisch orientierten Einzeltherapie im stationären Rahmen eine Möglichkeit der Selbstreflexion zu schaffen, die über das Erleben im Realraum der Stationsarbeit hinausgeht, also von „Gruppenarbeit" (Haar et al., 1979) differenziert wird. Auch sollte durch die Identifikation mit Gleichaltrigen eine Übung von altersadäquaten Konfliktlösungen im innerpsychischen und sozialen Bereich geboten werden. In der Beziehung zu Kindern und zum Therapeuten sollten positive soziale Erfahrungen ermöglicht werden, die frühere traumatisierende Erfahrungen überlagern und neue Verhaltensweisen bewirken sollten. Pathogene Verarbeitungen sollten beschrieben und reflektiert werden. Libidinöse Fixierungen sollten in der Beziehung zum Therapeuten deutlich werden. Sie sollten von ihm angenommen und durch Einsicht bearbeitet werden. Der Therapeut sollte also nicht nur Identifikationsmodell im Sinne von Slavsons Aktivitätsgruppe sein, sondern Übertragungsperson. Die Anlehnung an die Aktivitäts-Aussprachegruppen Slavsons ist deutlich. Bei den Jugendlichen (ab 13 Jahren) spielte das Spiel eine geringere Rolle. Es wurde ersetzt durch die soziale Rollensuche im Rahmen einer interaktionellen Gruppenpsychotherapie nach dem Vorbild von Heigl-Evers und Heigl (1973). Im fortgeschrittenen Jugendalter (ab 16 Jahren) konnte die zunehmende Sicherheit im Verbalisieren von innerem Erleben unter Zuhilfenahme von demonstrativem Agieren (sich hinflegeln, Desinteresse zeigen, Verachtung gegenüber dem Erwachsenen zur Schau stellen) als Abwehr von Unsicherheit und Schamerleben im Sinne der tiefenpsychologisch fundierten Gruppenpsychotherapie (Heigl-Evers und Heigl, ebenda) genutzt werden. Modifikationen waren nötig (s.u.).

Die Frage der Strukturierung spielte eine wichtige Rolle. Konnte man Kindern und Jugendlichen zumuten, durch eine Minimalstrukturierung (s.o.) in die Regression geworfen zu werden, der sie doch durch ihre Vorwärtsentwicklung häufig zu entgehen versuchen und die für sie in bestimmten Entwicklungsphasen (Latenz, Pubertät) geradezu gefährlich erscheinen? Andererseits bot die Minimalstrukturierung die Chance, auch Kinder und Jugendlichen die Möglichkeit einer Selbstorganisation der Gruppe zu bieten und damit einen Zuwachs an Autonomie und Selbstbewusstsein.

Gruppenpsychotherapie mit Kindern im Alter von 8-12 Jahren

Kinder in diesem Alter sind in der Entwicklung von der Latenz zur Präadoleszenz, in der körperlichen Reifung also, an der Schwelle zur Pubertät. Für die Latenz sagt Anna Freud (1936, S. 325; vgl. auch Blos, 1992, S. 17): „Die vollkommene Abhängigkeit von den Eltern hört auf, und Identifizierung tritt an die Stelle der Objektliebe." Identifizierung bedeutet Einverleibung der elterlichen Ge- und Verbote und Bildung eines eigenen Ideals (Über-Ich). Mit dieser neuen, autonomen Einstellung begegnet es der Gruppe und ihrem Leiter. Dem Leiter (z.B. einem Lehrer) kann es gelingen, das gemeinsame Über-Ich, das Ideal aller zu werden, und er erreicht so, dass die Kinder seiner Gruppe sich mit ihm verbünden. Identifizierung bedeutet Lernen, und zwar formelles und gesellschaftliches. Noch mehr als im Kindergarten zieht in der Schule deshalb das Gruppenleben die Aufmerksamkeit des Kindes auf sich. Hier werden Ehrgeiz und Vergleich angereizt, und das Kind lernt in der Gruppe, sich mit anderen zu Cliquen zusammenzutun, andere auszugrenzen oder die Ausgrenzung der anderen zu bewältigen. Dies ist ein Prozess, der mit Ängsten vor dem Verlassensein, mit Schamgefühlen und Selbstzweifeln verbunden ist.
Auf der Grundlage dieser entwicklungsspezifischen Erfahrungen wird die therapeutische Gruppe für die Kinder ein Ort, an dem der Leiter noch mit großen Erwartungen bedacht wird und schnell zum Modell des Handelns werden kann. Die Peers fordern das Kind heraus und locken zur Solidarität mit der Gleichaltrigengruppe.
Die Vorbereitungen zu einer Therapie beginnen mit Gesprächen des Leiters/der Leiterin zum Kennenlernen der Kinder und zur Besprechung eines Vertrags. Das Kind soll wissen, worauf es sich einlässt. Mit ihm werden der Anlass der Behandlung, die Symptome und ihre vermutliche Ursache als Grund für die Behandlung besprochen. Dann wird die Frage gestellt, ob sich auch Schwierigkeiten im Kontakt mit anderen Kindern zeigen. Es wird daraufhin das Ziel gesteckt, die Ursachen der Kontaktstörungen in der Gruppe herauszufinden und durch das Zusammensein in der Gruppe zu verändern sowie den Einzelnen in seinen Möglichkeiten, mit Schwierigkeiten umzugehen, zu stärken. Es wird erklärt, dass das Miteinander eine Art Spiel sein soll und alles ausgedrückt werden kann, allerdings im Handeln nur im Sinne von „Ich tue so, als ob". Andere zu verletzen oder Dinge zu zerstören soll nicht erlaubt sein. Besonderer Wert wird auf die Festlegung des Rahmens gelegt: Zeit und Dauer der Sitzungen sowie Dauer der Therapie insgesamt. Obwohl die Eltern in diesem Alter noch die Verantwortung für die Termine des Kindes wahrnehmen, hat es sich vor allem im ambulanten Raum bewährt, besondere Absprachen für Entschuldigungen wegen

Abwesenheit etc. zu treffen, die dem Kind seine Eigenverantwortung als „Geschäftspartner" deutlich machen. Die Vertraulichkeit gegenüber den Inhalten der Sitzungen gilt sowohl für das Kind als auch für die Leiter. Diese werden auch keine Einzelheiten aus den Sitzungen an die Eltern weitergeben.
Nach Möglichkeit werden zwei Therapeuten (Mann und Frau) für die Leitung ausgewählt. Sie verstehen sich als modellhaft für das Verhalten, für die Kooperation und die Gestaltung der Beziehungen in der Gruppe. „Modell sein" heißt auch, dass die Therapeuten ihre eigenen Gefühle benutzen, um sich in die Gruppensituation und -atmosphäre einzufühlen und durch Äußerung der Beobachtungen und selektives Einbringen der eigenen Empfindungen eine Gruppenkonsolidierung zu erreichen. Hier hatte die Methode Ähnlichkeit mit der interaktionellen Gruppenpsychotherapie von Heigl-Evers und Heigl (s.o.).
Der Beginn der Gruppe wird zwar nicht von den Leitern organisiert oder strukturiert, aber sie setzen sich an einen Tisch, und wenn sich die Kinder auf das Zimmer verteilen, setzen sie sich in der Regel in einen Kreis mit den Therapeuten. Häufig kommen nach einem Augenblick der Stille Vorschläge von den Kindern, was man nun tun könnte. Das ausgelegte Spielmaterial ist Medium für die Kommunikation der Kinder. Wie das von Slavson (1976, S. 278 ff.) für die Aktivitäts-Aussprache-Gruppen beschriebene Material ist das Spielzeug libidoaktivierend, d.h., es regt die Lust an, sich auszudrücken, und weckt die Phantasie. Es sind z.B. Kasperpuppen, kleine Figuren und Autos, Knetmaterial, Zeichenmaterial, Bausteine oder Sandkasten.
Die Therapeuten beobachten zunächst die Stimmung der Teilnehmer und machen sich ein Bild von der Gruppensituation. Dann schildern sie – teilweise auch in einem Zwiegespräch – ihre Gefühle in der Gruppe, unterstützen einzelne Spielvorschläge durch ihr Interesse oder stellen nur die Situation (z.B. Uneinigkeit und Verwirrung) dar, um eine Reflexion darüber anzuregen. In der Regel lassen sie die Kinder selbst Spiele wählen.

So kann es dazu kommen, dass Kinder die Beziehung der Therapeuten zum Thema nehmen und beispielsweise mit der Formung von sexuellen Symbolen aus Knetmaterial zu einem Gespräch provozieren. Die Therapeuten sprechen das offen an und verbalisieren so das Thema: „Heute geht's wohl um Männer und Frauen und Glieder und Brüste!?" Und wenn es um noch deutlichere Angriffe auf die Beziehung von Therapeutin und Therapeut geht („Seid ihr verheiratet?", Liebt ihr euch?"), so können sie sagen: „Es geht auch um die Frage, was Mann und Frau miteinander machen." So werden die Elternübertragung der Kinder auf die Erwachsenen und auch die Wissbegierde der Kinder angesprochen, ohne dass sie als Übertragung gedeutet wird. Die Therapeuten nehmen also anfangs nicht die angedeutete Übertragung der Gruppe auf sie als Elternfiguren auf, sondern stützen die Kinder in Bezug auf unsichere Gefühle gegenüber Sexualität und altersangemessene Informationsbedürfnisse, was in diesem Alter wichtig ist. Erst später werden auch die ödipalen Konflikte aufgenommen. Auf diese Weise werden die Kinder ermutigt, ihre Vorstellungen über Sexualität der Erwachsenen offen auszusprechen und ihre Schamgefühle zu bewältigen.

Mit der Schilderung der Eingangsszene ist schon deutlich geworden, dass sich anfangs eine Kerngruppe bildet. Diese wird durch die Teilnahme der Therapeuten am Spiel, am Malen und Kneten unterstützt. Die Außenseiter werden zunächst nicht besonders beachtet. Sie können sich in Ruhe einer eigenen Tätigkeit widmen. Erst wenn ihre Aktivität in einem deutlichen Zusammenhang mit der Gruppe steht, wird dies als Gruppengeschehen aufgenommen und verbalisiert. Dies gilt z.B. bei Angriffen der Außenseiter auf die Gruppe, Störung ihres Spiels, Versuche, die Aufmerksamkeit der Leiter auf sich zu lenken. Dabei soll das Ziel von Interventionen sein, die Störung als Interesse an der Gruppe zu deuten und dem so Interesse zeigenden Teilnehmer den Zugang zur Kerngruppe zu öffnen. Der Therapeut beeinflusst so mit seinen Interventionen die Gruppendynamik mit dem Ziel, Außenseiter gruppenfähig zu machen und Stars in eine sozialere Rolle im Gruppengeschehen zu bringen.
Dadurch, dass sich die Kinder beobachtend an den Erwachsenen orientieren, sie auch idealisieren und ihnen nachstreben, hat der Therapeut in der Kindergruppe eine hervorgehobene Bedeutung als Modell und Vorbild. Deshalb interessiert er sich für die anderen, versucht sie zu verstehen, möchte nicht nur mit Einzelnen, sondern mit allen als Gruppe Kontakt haben, ist am gemeinsamen Tun und Gespräch beteiligt, gibt Hilfen für diejenigen, die Schwierigkeiten bei der Teilnahme haben, ohne sich durch sein Interesse an den Außenseitern aus der Gruppe zu entfernen. Wenn es möglich ist, sollten eine Frau und ein Mann die Leitung haben und mit ihrer unterschiedlichen Geschlechtszugehörigkeit Identifikationsbedürfnisse bei Mädchen und bei Jungen ermöglichen. In einem solchen Familienmodell ist es den Kindern möglich, die ödipalen Beziehungsprobleme und die Spaltung ihrer Übertragung auf ein „gutes" und ein „böses" Objekt zu bearbeiten. Im Verhältnis zwischen den Therapeuten werden modellhaft Meinungsunterschiede, Auseinandersetzungen, aber auch Kooperation und Zuneigung offen ausgetragen, allerdings nur so weit, wie es das Gruppengeschehen nahe legt und es für die Weiterentwicklung der Kinder in der Gruppe wichtig ist (das Abstinenzprinzip gilt also weiter und Gegenübertragungsäußerungen sind selektiv). Die Kinder beobachten die Beziehung der Erwachsenen genau: Spannungen oder Unruhe der Therapeuten springen auf sie über, unterschiedliche Temperamente färben ab, unüberlegte Aktionen wirken ansteckend auf die Kinder.
Der Therapeut ist sich bewusst, dass er nicht nur Teilnehmer oder Beobachter ist, sondern so etwas wie ein **Projektionsschirm** für die Kinder. Unterschiedliche Erwartungen und Wünsche werden an ihn herangetragen, er ist für einige Kinder Elternfigur und großer Bruder bzw. große Schwester, gewünschter Freund und misstrauisch beobachteter Erzieher. Wenn ein Paar die Gruppe leitet, kommt als erwünschter Faktor die Möglichkeit zur Übertragung von Elternbildern und zur Triangulierung hinzu.

Für die Haltung des Therapeuten habe ich auch schon einmal das Bild eines gleichermaßen wachsamen wie liebevollen Dompteurs bemüht. Er ist als Erster im Raum, sorgt für den Rahmen, beobachtet die eingenommenen Positionen und stellt sich auf ihre notwendige Veränderung ein (schiebt Podeste). Mit der Angst- und Aggressionsmischung der ihm Anbefohlenen geht er mit Vorsicht, Achtung und Gelassenheit um und zeigt so Autorität. Er zeigt selbst Spannung und Lust an der Spannung und steigert so die Motivation der Teilnehmer, der eigenen Angst zu begegnen.

Dass er dabei sein Interesse an den Teilnehmern der Runde und sein Interesse auch an triebhaften und aggressiven Einfällen zeigt, hilft diesen, sich auf die Gruppe einzulassen und Desinteresse und Rückzugstendenzen als Folgen ihrer Angst zurückzunehmen.

Zu der Übertragung der Kinder auf den Therapeuten kommen die vielen Übertragungsvorgänge auf die gleichaltrigen Altersgenossen in der Gruppe hinzu. Hier wird eine – gerade für Einzelkinder wichtige – Möglichkeit zu geschwisterlicher Beziehung geboten, die allerdings für einige wenige Kinder mit einer starken Feindseligkeit in der Geschwisterreihe der Familie eine Überforderung darstellen kann.

Es erschien wichtig, die Aktionen und Äußerungen der Gruppe im Prozess zu beobachten und auch den Verlauf der vergangenen Sitzungen für die Bedeutung der Gruppendynamik in der aktuellen zu bedenken. So kann das Fehlen eines Leiters oder eine Unsicherheit in der vorangegangen Sitzung von Kindern wieder als latente Frage aufgegriffen und agiert werden.

Beispiel:

In einer Gruppe mit sechs Kindern fehlte in einer Sitzung nicht nur die Co-Therapeutin, sondern auch eines der zwei Mädchen.

Die Gruppe bestand also in dieser Sitzung aus einem Mädchen und vier Jungen sowie dem männlichen Therapeuten.

Das Mädchen war zunächst dauernd um den Therapeuten herum, bot ihm „Kaffee" an und fragte nach weiteren Wünschen. Der Therapeut aber war mit der übrigen Gruppe der lärmenden Jungen beschäftigt und wollte ihnen ein Spielangebot machen. Daraufhin wandte sich das Mädchen den Jungen zu und veranlasste sie zu noch wilderem Spiel und zur aggressiven Aktion gegen den Therapeuten.

Der Therapeut hatte in dieser Situation nicht erfasst, dass das Mädchen ihm das Angebot machte, die fehlende Frau zu ersetzen und ein neues Leiterpaar zu schaffen. Die Jungen waren irritiert, weil die triangulierende Co-Therapeutin nicht da war und sie sich mit dem „Leitwolf" allein auseinander setzen mussten. Es wäre sinnvoll gewesen, das Fehlen der Therapeutin und das Unbehagen darüber, nun allein die Gruppe leiten zu müssen, anzusprechen und Dankbarkeit gegenüber dem Begleitungsangebot des Mädchens zu äußern.

Die anfängliche Angst der Teilnehmer vor der Gruppensituation, ihre Unsicherheit darüber, ob sie wirklich zur Gruppe gehören, die Versuche, die Gruppe und ihre Teilnehmer unter Kontrolle zu bekommen und auch die Erwachsenen durch Tests ihrer Sicherheit zu kontrollieren, bilden den Beginn des Gruppenprozesses, der sich günstigenfalls über aggressive Positionskämpfe, Regelvorschläge und Rollenübernahmen, aber auch Auseinandersetzungen mit der Leitung bis zu einer ruhigeren Akzeptanz von Unterschiedlichkeit und zur Anerkennung der Bedeutung jedes Gruppenmitglieds entwickelt. Man kann also auch in den Kindergruppen vom Wechsel der Erlebensdimensionen (s.o.) sprechen. Mehr als in den Gruppen mit Älteren muss bei den Kindern das Umfeld mitgedacht und berücksichtigt werden. Die schlechte Stimmung in der Familie, der Ärger in der Schule und im stationären Rahmen natürlich auch die Erlebnisse auf der Station spielen in die Gruppe mit hinein. Deshalb brauchen die Therapeuten Informationen über dieses Umfeld, und eine parallel laufende Elterngruppe ist gerade bei Kindern im beschriebenen Alter eine gute Ergänzung der Arbeit mit den Kindern.

Gruppenpsychotherapie mit Kindern im Alter von 12 bis 15 Jahren

In der Zeit der Frühadoleszenz werden die Eltern einer vermehrten Überprüfung unterzogen. Eine äußere und innere Loslösung setzt ein. Ein Wechsel von Hinwendung an die primären Bezugspersonen zu einer abrupten Ablehnung kommt vor. Auch die innerpsychische Lösung von elterlichen Werten und Idealen in Über-Ich und Ich-Ideal labilisiert das Ich, das nun ohne die Direktiven des Gewissens ist. Das Über-Ich wird zum offenen Gegner, was das Ich schwächt (vgl. Blos, 1992, S. 91). Das Idealisieren oder Schwärmen für den gleichgeschlechtlichen Freund zeigt die alternative Identifizierung in Form von homoerotischen Beziehungen (S. 93). Die von Blos beobachtete zarte Zuwendung und Unterwerfungsbereitschaft des Jungen gegenüber seinem Vater stellt eine Konfliktsituation für ihn dar. Dieser Konflikt kann nur gelöst werden entweder in totaler Opposition oder in zielgehemmter Befriedigung gemeinsamer Interessen und echter Kameradschaft (S. 98).

Die Entwicklungsskizze zeigt für die Gruppentherapie die Notwendigkeit auf, methodische Vorgaben so zu modifizieren, dass die Kinder zwar durch eine möglichst sparsame und auf Rahmenrichtlinien reduzierte Strukturierung (wie durch eine Minimalstrukturierung) angereizt werden, selber die Organisation der Gruppe als ihre Aufgabe und Chance zu betrachten, aber andererseits so viel Halt am Leiter der Gruppe haben, dass ihr labiles und an Über-Ich-Normen nur oberflächlich gebundenes Ich gestützt und stabilisiert wird. Für dieses Alter sind darum Kompromisse im Hinblick auf die Minimalstrukturierung geschlossen worden. Die Gruppe braucht stärkere Führung und Regelung ihrer Kommunikation, da sie einerseits auf der Suche nach angemessenen Umgangsformen und Beziehungen ist, aber andererseits sich vom regressiven Sog wenig strukturierter und geregelter Gruppeninteraktionen zu bedroht fühlen muss, um die Ängste angemessen verarbeiten zu können. So wurden von Kollegen eine Tisch- oder Speiserunde am Anfang, ein Anreiz zur Aufstellung einer Gruppenordnung, Psychodramaelemente oder Gestaltungsvorschläge eingeführt, und in stationären Gruppen wurde auch die Verteilung von Rollen in der Leitung und Protokollführung an die Kinder und eine Tagesordnung für die Sitzung erprobt (Müri, 1979; Haar et al., 1979; Hechler, 2003).

In unseren Gruppen wird unter Beibehaltung des Prinzips der Minimalstrukturierung zur Stützung der Ich-Funktionen häufiger und engagierter interveniert. Das geschieht durch Aufnahme und Verbalisierung von emotionaler Atmosphäre, Verhaltensweisen und Körperhaltungen, Schilderung von Selbstwahrnehmung und Versuche zur Realitätswahrnehmung, wenn die Phantasien rasch abgleiten. Auch die Äußerung synthetischer Schlüsse aus Beobachtungen und eigenen Gedanken, Verfolgung und Zusammenfassung thematischer Leitlinien, die sich im Gespräch herausstellten, und die Übernahme klarer eigener Standpunkte von Seiten der Erwachsenen waren wichtig. In einer stationären Gruppe trafen sich Kinder und Erwachsene zur Vorbereitung der Gruppe zunächst getrennt. Das stärkte die Solidarität der Kinder und ermöglichte ihnen, Mut gegenüber denen in Verbalisierung und Organisation stärker wirkenden Erwachsenen zu schöpfen. Die Gruppenpsychotherapie hatte deutliche Anklänge an die oben dargestellte interaktionelle Methode.

Gruppenpsychotherapie mit Jugendlichen im Alter von 16 bis 21 Jahren

In der eigentlichen Adoleszenz erfolgt eine Hinwendung zu heterosexuellen Beziehungsobjekten. Es kommt zur Erprobung neuer Rollen und zur Entwicklung neuer Selbstbilder und Objektbeziehungen. Die Identitätsfrage als die hauptsächliche und teilweise quälende Frage der Adoleszenz rückt in den Vordergrund. Die Peergroup als Alternative zum Elternhaus wird zunehmend libidinös besetzt und ermöglicht durch neue Identifizierungen, sich von der Primärfamilie wegzubewegen. Die Werte, Normen, Ideale und Idole der Peergroup zeigen eine „archaische, präambivalente Qualität" (Leuzinger-Bohleber, 1996, S. 88). Dadurch ist auch der Blick auf gesellschaftliche Zustände hellsichtig, aber auch holzschnittartig (ebenda).
In der Spätadoleszenz werden schulische Fortschritte wieder mit Blick auf die Zukunft wertgeschätzt, und entsprechende Erfolge konsolidieren den psychischen Haushalt. Auch die Sicherheit in neuen Objektbeziehungen trägt dazu bei, dass diese Periode eine Phase der Konsolidierung darstellt. Wie dieser Fortschritt in der Persönlichkeitsentwicklung im Einzelnen gelingt, bleibt oft im Dunkeln. Sowohl das Ziel als auch die gesellschaftliche Erwartung sind, dass nach vielen Experimenten nun identifikatorische Festlegungen erfolgen: Berufswahl, Partnerschaft, politische und religiöse Einstellungen werden festgelegt. Die Identität wird erfahrbar. Der eingeschlagene Weg ist nicht ohne Zweifel und Schmerzen, und es kommt vor, dass durch konflikthafte institutionelle oder gesellschaftliche Erfahrungen ein neuerlicher Regressionsprozess in Gang gesetzt wird, der zur Spaltung in Gut und Böse, Schwarz und Weiß, von Omnipotenz und archaischer Wut führt (vgl. S. 90).
Die Peergroup hilft dem Jugendlichen, die geschilderten Veränderungen in der Adoleszenz zu verarbeiten. Sie ist Stütze bei der Ablösung, Orientierungspunkt, Austragungsort für Konflikte, Katalysator und Brücke auf dem Weg von der Familie in neue soziale Bezugssysteme. Einerseits kann sie Entwicklungsmotor oder Durchlauferhitzer sein (Streeck-Fischer, 1992, S. 128). Andererseits bietet sie auch Gefahren, kann entwicklungshemmende, -schädigende, destabilisierende oder desorganisierende Wirkung haben (Haar, 1981, S. 348).

Blos hat aufgezeigt, dass die Gruppe für den Jugendlichen ein autoplastisches Milieu bietet: Die in „gut" und „böse" gespaltenen Elternimagines der präödipalen Periode, die zu jener Zeit wiederbelebt werden, werden hier moduliert und synthetisiert. Das autoplastische Milieu übernimmt die Funktion, Veränderungen beim Jugendlichen selbst zu ermöglichen und primär nicht die Umwelt zu verändern. Die gespaltenen Beziehungen in der Gruppe dienen zunächst vor allem dem Zweck, die basale innere Einheit (Aufhebung der Spaltung) wiederherzustellen und die Persönlichkeit zu stabilisieren. Bei ungünstigem Verlauf ist es allerdings auch möglich, dass Gruppen nicht die Möglichkeit bieten, Polarisierungen und Ambitendenzen (also gegensätzliche Bestrebungen, die zu Initiativelosigkeit und Entschlussunfähigkeit führen können) intern auszutragen, sondern Feindbilder anhaltend externalisieren und beim notwendigen Entwicklungsschritt der Integration gespaltener Elternbilder versagen (Streeck-Fischer, 1992, S. 129).
Die therapeutische Gruppe kann hier mehr psychoanalytische Qualität erhalten, weil die Jugendlichen eher in der Lage sind, die Minimalstrukturierung auszuhalten. Allerdings ist aus der Erfahrung bekannt, dass auch Jugendliche in diesem Alter durch die Regression, die damit provoziert wird, mit feindseligen Übertragungsreaktionen auf die Leiter antworten, weil sie sich in ihren Größenvorstellungen gekränkt fühlen und die aufkommende Scham nicht verarbeiten können (so haben es Heigl-Evers und Laux 1971 geschildert). Es kommt deshalb leicht zu Spaltungen, die bei Zurückhaltung der Therapeuten im Sinne einer rigoros agierten Abstinenz zu einem tiefen Graben zwischen Erwachsenen und Jugendlichen und zum destruktiven Agieren führen können. Durch die Teilnahme von verschiedengeschlechtlichen Jugendlichen ist die Gruppe zudem ein spannungsreiches Forum für Beziehungsversuche zwischen Mädchen und Jungen, und von daher ergibt sich eine sehr sensible Atmosphäre.
Also sind auch hier die methodischen Grundzüge der analytischen und tiefenpsychologisch fundierten Gruppenpsychotherapie modifiziert worden. Die Minimalstrukturierung ist zwar auch in dieser Altersphase Grundlage für eine therapeutisch wirksame Regression. Aber die Interventionstechnik der Therapeuten ist deutlich stärker ich-stützend als in der Therapie mit Erwachsenen. Dies betrifft vor allem das Verhalten und die Haltung des Therapeuten, der sozusagen nicht darauf warten darf, „was kommt". Er ist stärker als bei erwachsenen Gruppen auch ein aktives, reales Gegenüber. Die Frequenz seiner Interventionen ist im Durchschnitt größer als in vergleichbaren Gruppen mit anderen Patienten, und sie wirkt authentischer. Solche Authentizität und Spontaneität – bei Wahrung der nötigen Distanz – tragen dem Bedürfnis des älteren Jugendlichen nach Ernst-genommen Werden, nach „Echtheit" des Kontaktes und nach Orientierung an der Beziehung zum Erwachsenen Rechnung. Auch in dieser Gruppe ist die Beteiligung eines zweiten Therapeuten, besser noch einer Therapeutin ratsam. Die tiefenpsychologisch fundierte Gruppenpsychotherapie verbindet eine interaktionelle Kommunikation mit der Beobachtung und Deutung von psychosozialen Abwehrmanövern, die gerade in adoleszenten Gruppen häufig vorkommen. Das liegt daran, dass die Peers eine wichtige Aufgabe bei der Identitätsbildung der Einzelnen haben, der Angstpegel hoch ist und der Jugendliche die Inszenierungen von Konflikten in der Gruppe benutzt, um nicht alles in sich halten und klären zu müssen. Eine reflektierende, engagierte Haltung des Therapeuten gibt den Jugendlichen Struktur und Unterstützung. Eine thematisierende Zusammenfassung von Gruppenvorgängen kommt dem Bedürfnis entgegen, die beunruhigenden Vorgänge im Inneren und in der Interaktion mit der Gruppe kognitiv zu erfassen und in das Bewusstsein gelangen zu lassen.
In dieser Altersspanne muss sich der Therapeut mit sehr ambivalent erlebten Symbiosewünschen und Größenvorstellungen der Jugendlichen auseinander setzen. Dies setzt voraus, dass er bereit ist, aktiv mitzumachen, Lösungen anzubieten und sich als reale Person zu stellen, auch wenn das vorrangige Ziel bestehen bleibt, den Jugendlichen die Organisation der Gruppe zu überantworten. Vor allem die Beachtung der Ansprüche Jugend-

licher an den Therapeuten als Realobjekt, seine Anlehnung an ihn und seine Auseinandersetzung mit ihm sind wichtig, wenn der Patient sich ernst und wichtig genommen fühlen soll.

Jugendliche in diesem Alter neigen noch immer dazu, Konflikte nicht bei sich zu behalten und in sich zu klären, sondern sie zu inszenieren, also die unterschiedlichen Seiten des Konflikts in die Gruppe zu lancieren und so den inneren Konflikt zu einem interpersonellen zu machen. Die Beobachtung der psychosozialen Abwehrmanöver, die sich so in der Gruppe abspielen, sind ein wichtiges Beobachtungsfeld für die Therapeuten und führen auch zu deutenden Interventionen.

Die vorbereitenden Einzelgespräche können auch in dieser Gruppe klären helfen, inwieweit innere Konflikte auch zu sozialen Konflikten führen konnten. Die Hintergründe der Symptome und die Möglichkeit ihrer Bearbeitung in einer Gruppentherapie sind dabei zu klären. Die Jugendlichen werden dazu befragt, was sie als Erfolg der Therapie ansehen würden. Dauer, Zeit (regelmäßige Teilnahme, Entschuldigung bei Versäumnis) werden verabredet. Der inhaltliche Vorgang in der Gruppensitzung wird im Voraus besprochen. Das Ziel, mit sich, mit anderen und mit Gruppenvorgängen besser fertig zu werden, wird erörtert.

Die erste Gruppensitzung wird mit der Aufforderung begonnen, dass jeder sich so frei wie möglich äußern solle (freie Interaktionsregel).

Zu Beginn der Sitzungen sollen die Therapeuten im Raum sein, den sie (wenn möglich) schon vorher geöffnet haben, damit die Jugendlichen nicht vor der Tür warten müssen, sondern schon ihre Plätze einnehmen können. Die Therapeuten sind möglichst von Anfang an im Gespräch mit den Jugendlichen und beginnen, den Kontakt zu den Anwesenden aufzunehmen. Sie zeigen also nicht eine beobachtende Zurückhaltung (die zu paranoiden Ängsten führen könnte), sondern fühlen sich in aktiver Weise in die Stimmung und in das Thema der Jugendlichen ein. So wird es den Jugendlichen möglich, keine zu hohe Schwelle zum Eintritt in das Gruppengespräch zu erleben. Sie können sich scheinbar fließend von den Vorerlebnissen her in die Gruppenvorgänge einbringen. Die Therapeuten sind oft gezwungen, die Abwehr des Einzelnen zu überspielen, ohne dabei ihr analytisches Interesse an der Bearbeitung der Konflikte aufzugeben. Der Therapeut nimmt die sich atmosphärisch äußernde Spannung auf und verbalisiert sie. Wie in analytischen Psychotherapiegruppen bei Erwachsenen ist auch bei dieser Altersgruppe ein gemeinsames Phantasieren der Gruppe möglich.

In stationären Gruppen wird im Sinne der genannten Abwehrmanöver häufig die Erwachsenenwelt als feindlicher Gegner dargestellt, gegen den sich die Gruppe in einer gemeinsamen Aktion wappnen muss. Alle Erwachsenen sind dabei mit Misstrauen zu betrachten. Während die einen diese Einstellung engagiert vertreten, relativieren andere sie. Sie finden einzelne Erwachsene (z.B. ihren Therapeuten) hilfreich und halten ihnen vorsichtig die Treue. Sie wägen ab, was die Engagierten vorbringen und differenzieren. Andere wiederum assistieren den führenden Kräften mit Beispielen. Immer wieder ist auch jemand dabei, der ganz „vernünftig" gegensteuert und die Erwachsenenschelte offen in Frage stellt. Er hat es nicht leicht. So stellt sich in der Gruppe eine soziodynamische Funktionsverteilung (s.o.) her, und es wird gleichzeitig ein psychosoziales Abwehrmanöver agiert nach dem Motto „Ich komme mit meinen neurotischen Konflikten allein nicht zurecht, aber ich ertrage es auch nicht, in Abhängigkeit von einem Erwachsenen zu leben". In der Gruppe ist es möglich, den inneren Konflikt zu begutachten und eine neue Einstellung dazu zu gewinnen.

In einer ambulanten Gruppe sind es die Lehrer und die Eltern, die skeptisch betrachtet werden. Auch hier geht es um die Aufrechterhaltung der Autarkie gegenüber den Erwachsenen, die mit ihrem Wissen und ihrer emotionalen Macht eine Gefahr darstellen.

Eine typische Anfangssituation aus einer Gruppe soll das illustrieren:

Beispiel:

In einer Gruppe von 15- bis 18-jährigen weiblichen und männlichen Jugendlichen übernimmt eine 16-Jährige die Führung der unsicheren und schweigenden Gruppe. Sie fragt die Einzelnen nach Namen, Adresse, Schule, Geschwistern, Verhältnis zu den Eltern. Gern gehen die Gruppenmitglieder darauf ein. Dann berichtet das Mädchen von ihren Lebenserfahrungen, und ein anderes befragt sie. Alle anderen unterstützen das Gespräch, weil es einen Ausweg aus den Ohnmachtsgefühlen darstellt, die sie anfangs überfallen haben, als der Leiter nicht die Führung übernahm. Dieser Vorgang wurde vom Therapeuten als psychosoziales Abwehrmanöver der Gruppe beschrieben: Die körperliche und seelische Verspannung und die Ängste beim Kennenlernen der anderen seien so schwer zu ertragen, dass es als erleichternd empfunden werde, wenn einer die Gruppe ganz in die Hand nehme und ihr Gestalt gebe. Danach konnten auch andere Teilnehmer ihre Gefühle und Eindrücke schildern.

Im weiteren Verlauf brachte die Protagonistin die Gruppe dazu, sich offen um die beiden Therapeuten (Mann und Frau) zu bemühen. Es wurde versucht, mehr Informationen zu bekommen, die Erwachsenen kennen zu lernen, sie zu provozieren, damit sie genau so viel erzählen, das „Sie" zwischen Jugendlichen und ihnen in Frage zu stellen. Die Enttäuschung über die gleichbleibend freundliche, aber distanzierte Haltung zeigte sich dann in aggressiven Äußerungen über andere Erwachsene, wie Eltern und Lehrer. Die Auseinandersetzung gipfelte in einer Stunde darin, dass die Anführerin damit spielte, sich eine Zigarette anzuzünden, um die Therapeuten zu einer Aktion herauszufordern. Die Therapeuten deuteten dies als Versuch, sie auf die Probe zu stellen, und wiesen auf die Abmachung und auf ihren Sinn hin, das Rauchen entspanne, aber die Spannungen sollten eigentlich durch Äußerung in der Gruppe gelöst werden und nicht durch Rauchen. Daraufhin wendete sich das Gespräch zu den möglichen Spannungen der Teilnehmer.

Für die Gruppe der Jugendlichen wurden folgende **Modifikationen** der analytischen und tiefenpsychologisch fundierten Gruppenpsychotherapie vorgenommen:

Der Therapeut engagiert sich von Anfang an als Teilnehmer der Gruppe, ohne die Strukturierung der Sitzungen oder ihrer Entwicklung vorzunehmen.

Er hat zwar ein methodisches und technisches Verständnis des Gruppengeschehens, bleibt aber demgegenüber beweglich und experimentierfreudig, lässt sich also nicht von der Normierung eines therapeutischen Verhaltens einschränken. Der Therapeut ist authentisch und durchsichtig, weil er – allerdings in einer selektiven Form – seine Gefühle äußert. Er hat dadurch auch modellhafte Züge. Seine Interventionen sind relativ häufig. Sie stützen das Ich der Teilnehmer. Er nimmt das sich im Gespräch abzeichnende Thema der Gruppe auf. Er nimmt die Abwehr der Einzelnen verständnisvoll auf, weist auf die Notwendigkeit hin, sich so vor Überforderung und Angst zu schützen. Die dauernde Beobachtung seiner Gegenübertragung ist die Grundlage von Verständnis für die Äußerungen und Aktionen der Jugendlichen, durch die er herausgefordert wird.

Analytische oder tiefenpsychologisch fundierte Gruppenpsychotherapie?

Nach der Erfahrung kann man im Kindes- und Jugendalter am ehesten mit sehr jungen Kindern, z. B. mit den 8- bis 12-Jährigen, analytisch arbeiten. Bei den jüngeren (5- bis 8-Jährigen) wird man dies eher in einer Spielgruppe tun. Kinder in diesen Altersgruppen verstehen es, über das Spiel Assoziationen zu zeigen, ohne ihre inneren Konflikte hinter einer starken Abwehr verstecken zu müssen. Sie haben auch noch nicht die sehr starken Autarkiebedürfnisse wie die Älteren. Von daher sind sie bereit, auf Interventionen der Therapeuten (die häufig ja auch noch idealisiert werden) positiv anzusprechen. Die Therapeuten können die bildhafte Sprache vorsichtig in Worte übersetzen und den Kindern so die Welt, und in diesem Fall ihre innere Welt, erklären. Dafür sind die Kinder (noch) offen.

Bei den älteren Kindern und Jugendlichen (12- bis 15-Jährigen) dagegen ist es schwerer, zur Selbstreflexion anzuregen. Zu groß ist das Misstrauen gegenüber Bevormundung und Durchschauung. Die große Angst des pubertierenden Kindes ist es ja häufig, für den Therapeuten ein gläserner Mensch zu sein, also in allen Gedanken durchschaut werden zu können. Hier bietet sich eine tiefenpsychologisch fundierte Methode an, zu der auch die interaktionelle Gruppenmethode gehört. Es gibt gute Wirkungen, wenn der Therapeut sozusagen auf gleicher Ebene (d.h. mit der Äußerung von selektiven Gegenübertragungsempfindungen) spricht und es um die Selbstregulation des Einzelnen und der Gruppe geht.

Für die Jugendlichen ab 16 Jahren sind die Rollenverteilung und die von ihnen häufig inszenierten Abwehrmanöver typische Gruppenvorgänge. Die tiefenpsychologisch fundierten Gruppenmethoden bieten die Möglichkeit, solche Interaktionen zu beobachten und zu deuten. Für erklärende Interventionen besteht in diesem Alter schon wieder ein größeres Interesse und bessere Aufnahmemöglichkeit als vorher.

Die sorgfältige **Indikationsstellung** für eine analytische Gruppentherapie ist die Voraussetzung dafür, dass die Therapie Erfolge zeigen kann und für die Therapeuten nicht zu anstrengend ist. Ein Kollege erzählte, dass er inzwischen keine Gruppen mehr mache, weil seine letzte Erfahrung mit einer Gruppe zwar interessant war, ihn aber zu sehr gestresst habe. Bei Nachfrage berichtete er, dass er mit einem anderen Therapeuten in allen Schulen und psychotherapeutischen Praxen die geplante Gruppe angeboten und betont habe, dass sowohl stille und gehemmte Kinder wie auch unaufmerksame und leicht aggressive Kinder aufgenommen werden könnten. Es wurden dann Kinder geschickt, die nach Meinung der Lehrer Gruppentherapie brauchten, weil sie in der Gruppe auffällig seien. Das Ergebnis war eine Zusammenstellung von hyperaktiven Kindern, die sehr viel Aufmerksamkeit und Interventionsbereitschaft der Therapeuten benötigten. Gruppentherapie ist nicht in erster Linie für Kinder geeignet, die in Gruppen auffällig sind. Die analytischen Gruppenmethoden eignen sich besser für neurotische, ängstliche und gehemmte Kinder. In eine mit ihnen zusammengestellte Gruppe kann man auch ein bis zwei relativ lebhafte und aktive Kinder hineinnehmen.

Die analytische Gruppe eignet sich also für Kinder mit Störungen im Selbst- und Selbstwertgefühl, Unsicherheit, Ängstlichkeit und Gehemmtheit, wie sie bei frühen Entwicklungsstörungen einer Beziehung zur Mutter bzw. zu Pflegepersonen anzutreffen sind. Die Gruppe ist für sie ein Raum für neue Erfahrungen in einem Umfeld, das keine zu intensiven Bindungen und Beziehungen verspricht und die frustrierenden Erfahrungen der frühen Kindheit nicht so leicht wiederholen lässt.

Diese Chance bietet die analytische Gruppe auch Kindern und Jugendlichen mit narzisstischen Persönlichkeitsstörungen, weil die Erfahrungen hier nicht so ängstigend wirken wie das Angebot einer Zweierbeziehung und der Vergleich mit den Gleichaltrigen stützend auf die kränkbaren und selbstunsicheren Kinder wirkt.

Auch für essgestörte (Magersucht und Fettsucht) und depressive Kinder eignet sich eine analytische Gruppe, weil hier eine moralfreie Ansprache von Triebdurchbrüchen möglich ist und Schuldgefühle von den anderen Mitgliedern relativiert werden können.

Kinder mit Einnässen, Einkoten, Stuhlverhalten und anderen analen Auseinandersetzungen mit Konflikten im Bereich von Geben und Nehmen, Macht- und Ohnmachtserleben können in der analytischen Gruppe davon profitieren, dass Aggressionen geäußert werden dürfen (vorwiegend in Als-ob-Spielen oder verbalen Äußerungen) und sie eine Korrektur bzw. eine Antwort von den anderen Mitgliedern der Gruppe erfahren.

Probleme mit der eigenen Identität, auch der geschlechtlichen, Gefühle von Abwertung in der Gruppe (Schule), Rollenunsicherheiten haben in der Gruppe eine gute Chance zur Veränderung: Der Umgang in der Gruppe gibt Sicherheit im Erlangen einer positiven Rolle gegenüber anderen; bei gemischten Gruppen ist auch der direkte Kontakt mit dem anderen Geschlecht hilfreich zur Findung einer eigenen Identität (vgl. Lutz, 1981, S. 337 f).

Für alle Gruppen gilt, dass die von den Eltern oder Lehrern „geschickten" und nicht selbst entschlossenen Kinder eine Gruppe gefährden können und auch nicht von ihr profitieren. In den Vorgesprächen ist es häufig gut möglich, die fremdmotivierten Kinder dazu zu veranlassen, ihren Entschluss für die Gruppe autonom zu fassen, und so einen initialen Widerstand zu verhindern.

Die **Indikation** für analytische Gruppenpsychotherapie zielt vor allem auf die Behandlung von psychoneurotischen Störungen und Entwicklungsdefiziten ab.

Abbildung 2: Indikationen und Kontraindikationen für analytische Gruppentherapie

Indikationen	*Kontraindikationen**
neurotische Züge (Gehemmtheiten)	neurotische Charakterstörung
Verhaltensstörungen	Verwahrlosung aufgrund von Frühstörung
Retardierung (Entwicklungshemmung)	Ich-Funktionsstörungen ausgeprägter Art
Selbstwertproblematik	ausgeprägter Narzissmus
phobische Züge mit Vermeidungsverhalten	diffuse Befürchtungen und Ängste
reaktive Kontaktstörungen	Absonderung, extreme Geschwisterrivalität, Psychose

* Bei diesen Fällen kann eine vorlaufende bzw. parallel laufende Einzeltherapie eine Gruppenindikation herstellen.

vgl. Slavson (1971a), S. 138

Bei der **Zusammenstellung** der Gruppe sollte auf eine ausreichende Anzahl (mindestens fünf Kinder) und eine gute Mischung (Mädchen – Jungen, strukturierte und weniger strukturierte Charaktere, reife und eher unreife, sozial aktive und eher gehemmte Kinder) geachtet werden.

Die Behandlung von identischen Störungen wird eher in strukturierten Gruppen mit klaren Vorgaben und pädagogischen Leitgedanken oder in einer durch das Werkmaterial und die Leitungsmodelle vorstrukturierten Gruppe, wie z.B. Slavsons Aktivitätsgruppe (s.o.), gelingen.

Gruppentherapie für Kinder und Jugendliche wird viel häufiger im stationären Rahmen angeboten als im ambulanten. Das liegt m.E. nicht an dem Erfolg oder Misserfolg der Methode, sondern an den aufwendigen Maßnahmen, die im ambulanten Bereich für diese Therapie nötig sind (Antragstellung für alle Teilnehmer, relativ geringe Honorierung, Verfügbarkeit eines geeigneten Raumes, Möglichkeit, zwei Therapeuten zu finden, die sich das Honorar teilen). Die Durchführung der Gruppen erfordert allerdings auch hohe Aufmerksamkeit und die Fähigkeit, auf verschiedenen Ebenen den Prozess der Gruppe, die Kontaktaufnahme, die Haltung und das Verhalten der Teilnehmer sowie die verbalen Äußerungen wahrzunehmen und darauf zu reagieren. Das ist anstrengend und in der Regel nur mit zwei Therapeuten möglich.

Für die Kinder und Jugendlichen allerdings ist die Gruppe gegenüber der Einzeltherapie eine besondere Hilfe mit vielfältiger eigener Wirksamkeit. Sie stellt nicht nur die therapeutische Beziehung zu einem erwachsenen Menschen, sondern zusätzlich die Unterstützung durch die Gleichaltrigengruppe zur Verfügung.

Ihre Bedeutung kann man wie folgt zusammenfassen (vgl. auch Ausubel in Streeck-Fischer, 1992, S. 127):

1. Die Gruppe als eine Zwischenstation auf dem Weg von der Familie in die Gesellschaft
2. Die Gruppe als Heimat, die Geborgenheit und Zugehörigkeit bietet
3. Die Gruppe als System von Normen, die Orientierung geben
4. Die Gruppe als Gegenpol zur elterlichen Herrschaft
5. Die Gruppe als Bollwerk gegen Autorität jeder Art
6. Die Gruppe als wichtiges Übungsfeld
7. Die Gruppe als Stabilisator der Übergangsperiode

5 Frequently Asked Questions (FAQ)

1. *Ist der Verzicht auf Führung und Organisation der Gruppe durch den Therapeuten nicht eine Überforderung von Kindern und Jugendlichen?*

→ Kinder und Jugendliche vertrauen natürlich aus Erfahrung darauf, dass die Erwachsenen eine pädagogische Machtposition übernehmen, und sind zunächst hilflos und wirken überfordert, wenn sie das nicht tun. Sie beweisen aber im alltäglichen Umgang mit ihren gleichaltrigen Spielkameraden, dass sie durchaus Ressourcen besitzen, um eine Gruppensituation zu beeinflussen und ihre Organisation in die Hand zu nehmen. Es ist also wichtig, die minimale Strukturierung der Gruppe zu vermitteln, indem man als Leiter präsent ist, ohne zu führen. Die Kinder pflegen in der Gruppe zu testen, ob der Leiter überhaupt reagiert und auf Infragestellung und Rivalität eingeht. Die Gruppenmethode muss es also schaffen, einerseits die Selbstorganisation der Gruppe als Ziel zu behalten und andererseits den Gruppenleiter als wachen und authentisch agierenden Teilnehmer zu präsentieren. Das ist z.B. durch den Gebrauch von interaktionellen Interventionen, die einen Teil der Empfindungen des Therapeuten wiedergeben, möglich. Diese Methode, die auch für Menschen mit Persönlichkeitsstörungen in Frage kommt, hilft bei der Strukturierung des Gruppengeschehens. Vor allem Jugendliche in der Frühadoleszenz nehmen diese Äußerungsform gern auf.

2. *Ist es nötig, einen Co-Therapeuten für die Gruppe zu haben?*

→ Es ist auch möglich als einzelner Therapeut eine Gruppe zu leiten. Die Vielfältigkeit der Äußerungen von Kindern und Jugendlichen auf verschiedenen Ebenen (Spielen, Agieren, Sprechen) und die Geschwindigkeit der Interaktionen machen es aber manchmal schwer, dem Gruppenprozess zu folgen und nicht in der Masse an Informationen und Beobachtungen quasi zu „ersaufen". Ein zweiter Therapeut oder besser eine Therapeutin, die mitleitet, erlaubt Rollenteilungen. Hier kann der eine auch mal zurückhaltend beobachten oder sich vom Gruppenspiel involvieren und den anderen beobachten lassen. Außerdem hat eine solche Besetzung den Vorteil, dass es ein „Familienmodell" gibt und die Kinder in ihren Projektionen und Übertragungen die Beziehung zu den Eltern spiegeln können sowie Konflikte bewältigen lernen. Kinder, die dazu neigen zu spalten – also einen bösen und eine gute Beziehungspartnerin in den Erwachsenen zu sehen – können beim Erleben der Beziehung der Erwachsenen feststellen, dass die grobe Differenzierung in Gut und Böse nicht ausreicht, um die Beziehungspartner zu beschreiben. Ein Paar in der Leitung hat also einige Vorteile. Von der Ökonomie vieler Institutionen her ist es allerdings nicht immer möglich, zwei Therapeuten mit der Leitung zu beauftragen.

3. *Sind geschlechtshomogene Gruppen einfacher zu leiten?*

→ Ja. Eine Gruppe von fünf Jungen ist berechenbarer als eine gemischte Gruppe mit drei Jungen und zwei Mädchen. Mädchen sind oft mehr an einen Therapeuten gebunden, mögen nicht so lebhafte Rollenspiele, ziehen sich zurück, wenn die Jungen motorisch aktiv werden. Dadurch wird die Bildung von Teilgruppen begünstigt, was den Therapeuten – vor allem, wenn er allein ist – sehr anstrengen kann. Die Bildung einer Kerngruppe ist dann nicht so leicht. Allerdings sind diese Schwierigkeiten ja auch welche, die den Kindern in der Schule begegnen und denen sie dort häufig ausweichen. Die aus Unsicherheit geborenen Kontaktprobleme zwischen Mädchen und Jungen in der Schule können in der Gruppe gezielt aufgenommen werden.

4. *Wieso kann man mit älteren Jugendlichen nicht so arbeiten wie mit Erwachsenen?*

→ Auch in der Spätadoleszenz bleibt die Identitätsentwicklung noch überschattet von dem starken Autarkiewunsch, der in unserer Gesellschaft durch späte Verselbständigung lange unterhalten wird. Das Gefühl der Abhängigkeit von den Erwachsenen führt zu Unsicherheit und Schamgefühlen in der Beziehung zu wichtigen Erwachsenen und dann auch zu feindseligen Gedanken über diese. Die Wucht der Übertragungs- und Gegenübertragungsempfindungen in der Gruppe macht Modifikationen nötig, die den Erwachsenen im Blick des Jugendlichen aus seiner vermuteten Überlegenheit und Vorrangstellung herausholen. Das erleichtert es den Jugendlichen, die Gruppe zu ertragen und innerlich die Unsicherheit auszuhalten.

5. *Hat die Gruppe Vorteile gegenüber einer Einzelpsychotherapie?*

→ Ja. Zwar bietet die Einzelpsychotherapie mehr Geborgenheits- und Sicherheitsgefühle, aber die Übertragungsmöglichkeiten in der Gruppe bieten nicht nur Erfahrungen mit den Therapeuten, sondern auch mit den Gruppenmitgliedern. Identifikationen mit den anderen Teilnehmern, aggressive Auseinandersetzungen mit anderen Einstellungen und Meinungen sind hier möglich. Die Inszenierung von eigenen Konflikten in der Gruppe ist entlastend für das Selbst. Im Hier und Jetzt geschehen Dinge in der Gruppe, die der Jugendliche für seine Entwicklung gut gebrauchen kann. Allgemein ist die Gruppe Übungsfeld und Heimat für den Jugendlichen und dient in einer labilen Entwicklungszeit der Stabilisierung und dem beruhigenden Vergleich.

6 Prüfungsfragen

1. Wozu dient eine Minimalstrukturierung in der Gruppenpsychotherapie?
2. Welche Reaktionen zeigen Jugendliche in einer Gruppe, wenn sich die Erwachsenen sehr zurückhalten ?
3. Was beschreibt die soziodynamische Grundformel in der Gruppe?
4. Wozu dient libidoaktivierendes Material in der Spielgruppe?
5. Welche Probleme könnte das Rollenspiel in der Gruppe beinhalten?
6. Welche Bedeutung kann ein Leiterpaar für die Kindergruppe haben?
7. Welche Folgen kann das Fehlen eines von zwei Gruppenleitern auf die Gruppendynamik haben?
8. Wozu dient ein psychosoziales Abwehrmanöver in der Gruppenpsychotherapie?
9. Wozu dient eine selektive Äußerung von Gegenübertragungsäußerungen des Therapeuten in einer interaktionellen Gruppe?

7 Literatur

a) zitierte Literatur

- Berna J (1976): Ich-psychologische Deutungstechnik und Kinderanalyse. In: Biermann G (Hrsg.): Handbuch der Kinderpsychotherapie. Bd. 1. München, Basel: E. Reinhardt, S. 321-332
- Blos P (1992): Adoleszenz. Eine psychoanalytische Interpretation. Stuttgart: Klett-Cotta
- Foulkes SH (1974/1992): Gruppenanalytische Psychotherapie. München: Kindler
- Freud A (1936):Das Ich und die Abwehrmechanismen. London: Imago. (München: Kindler, 1964)
- Friedemann A (1966): Gruppenpsychotherapie mit Kindern. In: Preuss HG (Hrsg.): Analytische Gruppenpsychotherapie. München, Berlin, Wien: rororo, S. 101 ff.
- Friedemann A (1976): Bifokale Gruppentherapie bei verhaltensgestörten Kindern. In: Biermann G (Hrsg.): Handbuch der Kinderpsychotherapie. Bd. 2. München, Basel: E. Reinhardt, S. 754-760
- Ginott HG (1972): Gruppenpsychotherapie mit Kindern. Weinheim: Fischer
- Haar R (1980): Gruppentherapie mit Kindern und Jugendlichen. Prax Kinderpsychol 29:182-194
- Haar R (1981): Ambulante und stationäre Gruppenpsychotherapie mit Jugendlichen. In: Biermann G (Hrsg.): Handbuch der Kinderpsychotherapie. Bd. 2. München, Basel: E. Reinhardt, S. 348-361
- Haar R (1990): Die Modifikation der Gruppenpsychotherapie bei der Anwendung in der Arbeit mit Kindern und Jugendlichen. Gruppenpsychother Gruppendynamik 26:272-283
- Haar R, Zauner J, Zech P (1979): Gruppentherapie und Gruppenarbeit bei Kindern und Jugendlichen in Klinik und Heim. In: Heigl-Evers A (Hrsg.): Die Psychologie des 20. Jahrhunderts. Bd. 8. Zürich: Kindler, S. 928-937
- Hayne M (2001): Ausbildung in Gruppenpsychotherapie – Ausbilderperspektive. In: Tschuschke V (Hrsg.): Praxis der Gruppenpsychotherapie. Stuttgart: Thieme, S. 22-26
- Hechler O (2003): Vom Sitzkreis zum szenischen Spiel und zurück – Theorie und Praxis gruppenanalytischer Kinderpsychotherapie. Gruppenanalyse 13(2):113-135
- Heigl-Evers A (1972): Konzepte der analytischen Gruppenpsychotherapie. Göttingen: Vandenhoeck & Ruprecht
- Heigl-Evers A, Heigl F (1973): Gruppentherapie: interaktionell – tiefenpsychologisch fundiert (analytisch orientiert) – psychoanalytisch. Gruppenpsychother Gruppendynamik 7:132 ff.
- Heigl-Evers A, Laux G (1971): Technische Probleme der klinischen Gruppenpsychotherapie bei jugendlichen Neurosekranken. In: Heigl-Evers A (Hrsg.): Psychoanalyse und Gruppe. Göttingen: Vandenhoeck & Ruprecht, S. 101 ff.
- Heigl-Evers A, Ott J (2001): Entwicklung und Konzepte der psychoanalytischen Gruppenpsychotherapie. In: Tschuschke V (Hrsg.): Praxis der Gruppenpsychotherapie. Stuttgart: Thieme, S. 328-334
- Leuzinger-Bohleber M (1996): Zum Schicksal von Libido, Aggression und Objektbeziehung in der Adoleszenz. In: Leuzinger-Bohleber M, Zwiebel R (Hrsg.): Psychoanalyse heute. Opladen: Westdeutscher Verlag
- Lutz C (1976): Praxis der Gruppentherapie mit Kindern. Stuttgart: Bonz
- Lutz C (1981): Gruppenpsychotherapie bei Kindern und Jugendlichen. In: Biermann G (Hrsg.): Handbuch der Kinderpsychotherapie. Bd. 4. München, Basel: E. Reinhardt, S. 336
- Müri S (1979): Aus meiner Praxis mit Kinderpsychotherapiegruppen. Gruppenpsychother Gruppendynamik 14:166-182

- Schindler R (1957/58): Grundprinzipien der Psychodynamik in der Gruppe. Psyche 14:382
- Schindler R (1968): Dynamische Prozesse in der Gruppenpsychotherapie. Gruppenpsychother Gruppendynamik 2:9-20
- Slavson SR (1971a): Die Arten der Gruppenpsychotherapie und ihre klinische Anwendungen. In: Schill S de (Hrsg.): Psychoanalytische Therapie in Gruppen. Stuttgart: Klett, S. 138
- Slavson SR (1971b): Einführung in die Gruppenpsychotherapie von Kindern und Jugendlichen. Göttingen: Vandenhoeck & Ruprecht.
- Slavson SR, Schiffer M (1976): Gruppenpsychotherapie mit Kindern. Göttingen: Vandenhoeck & Ruprecht
- Streeck-Fischer A (1992): Gruppe und Gruppentherapie in der klinischen Psychotherapie von Jugendlichen. In: Biermann G (Hrsg.): Handbuch der Kinderpsychotherapie. Bd. 5. München, Basel: E. Reinhardt
- Streeck-Fischer A, Timmermann H, Wagner A (1994): Gruppentherapie mit Jugendlichen im psychotherapeutischen Krankenhaus. Gruppenpsychother Gruppendynamik 30:349-361
- Wiesenhütter E (1966): Gruppenpsychotherapie mit Jugendlichen. In: Preuss HG (Hrsg.): Analytische Gruppenpsychotherapie. Grundlagen und Praxis. München: Urban & Schwarzenberg
- Zulliger H (1976): Die deutungsfreie psychoanalytische Kinderpsychotherapie. In: Biermann G (Hrsg.): Handbuch der Kinderpsychotherapie. Bd. 1. München, Basel: E. Reinhardt, S. 192-198

b) weiterführende Literatur

- Bion WR (1974): Erfahrungen in Gruppen und andere Schriften. Stuttgart: Klett
- de Schill St (1971): Psychoanalytische Therapie in Gruppen. Stuttgart: Klett
- Heigl-Evers A, Heigl F (1979): Die tiefenpsychologisch fundierte (analytisch orientierte) Gruppenpsychotherapie. In: Heigl-Evers A (Hrsg.): Die Psychologie des 20. Jahrhunderts. Bd. 8. Zürich: Kindler, S. 802-811
- Heigl-Evers A, Heigl F (2001): Entwicklung und Konzepte der psychoanalytischen Gruppenpsychotherapie. In: Tschuschke V (Hrsg.): Praxis der Gruppenpsychotherapie. Stuttgart: Thieme
- König K, Lindner W-V (1991): Psychoanalytische Gruppentherapie. Göttingen: Vandenhoeck & Ruprecht
- Lehmkuhl G, Lehmkuhl U (1992): Gibt es spezifische Effekte der stationären Gruppentherapie mit Jugendlichen? Gruppenpsychother Gruppendynamik 28:279-287
- Lehmkuhl G (2001): Gruppenpsychotherapie mit Kindern und Jugendlichen. In: Tschuschke V (Hrsg.): Praxis der Gruppenpsychotherapie. Stuttgart: Thieme
- Lindner W-V (1992): Die Bedeutung der Gruppen für die psychotherapeutische Versorgung. Gruppenpsychother Gruppendynamik 28:335-348
- Lindner W-V (2005): Das Göttinger Modell der Anwendung der Psychoanalyse in Gruppen. Gruppenpsychother Gruppendynamik 41:99-129
- Schindler R (1960/61): Über den wechselseitigen Einfluss von Gesprächsinhalt, Gruppenposition und Ich-Gestalt in der analytischen Gruppenpsychotherapie. Psyche 14:382
- Tschuschke V (Hrsg.) (2001): Praxis der Gruppenpsychotherapie. Stuttgart: Thieme
- Vogt M, Winizki E (1995): Ambulante Gruppenpsychotherapie mit Jugendlichen. Ein integratives Modell. Frankfurt/M.: Brandes & Apsel
- Werner A (1983): Zur Geschichte der Kinderpsychotherapie im 19. Jahrhundert. Würzburg: Königshausen & Neumann
- Yalom ID (1996): Theorie und Praxis der Gruppenpsychotherapie. Ein Lehrbuch. 4. Aufl. München: Pfeiffer
- Zauner J (1985): Gruppenpsychotherapie mit Kindern und Jugendlichen. Stufen der Entwicklung, Modifikationen des therapeutischen Zugangs. In: Leber A, Trescher HG, Büttner C (Hrsg.): Die Bedeutung der Gruppe für die Sozialisation in Kindheit und Familie. Göttingen: Vandenhoeck & Ruprecht
- Zulliger H (1952): Heilende Kräfte im kindlichen Spiel. Stuttgart: Klett

5.4 Psychodynamische Familientherapie

TERJE NERAAL

1 Einleitung

Schon lange ist bekannt, dass es in gestörten Beziehungen („Patient Familie"; Richter, 1970) bei dem Einzelnen zu psychischen Symptomen mit Krankheitswert kommen kann. Das Bewusstsein hierüber hat auch in der Bevölkerung zu einer steigenden Nachfrage von „Beziehungstherapie" im Paar- und Familiensetting geführt. Dieser Tatsache wird in der kinderpsychiatrischen Behandlungspraxis seit 1971 auch kassenrechtlich Rechnung getragen: Therapeutische Gespräche im Familiensetting können abgerechnet werden.

Die Einbeziehung der Angehörigen in separaten Gespräche ist auch in der Kinderpsychotherapie bei den probatorischen Sitzungen (zur diagnostischen Abklärung) und in der psychotherapeutischen Behandlung eines Kindes möglich und von besonderer Wichtigkeit. Im Zentrum des therapeutischen Prozesses steht hierbei die Bewusstmachung und die Bearbeitung der aus der eigenen Entwicklung der Eltern herrührenden Konflikte und der daraus resultierenden Entlastungsversuche mit Hilfe von Projektionen in das Kind (vgl. später die „Rollentheorie" von H. E. Richter). Solche therapeutischen Gespräche ermöglichen auch den Eltern eine Reifung und schützen sie vor der Versuchung, Veränderungen des Kindes durch die Therapie zum Anlass zu nehmen, die Therapie des Kindes zu sabotieren.

Die Elterngespräche führt in der Regel der Kindertherapeut/die Kindertherapeutin nach jeder 4. Therapiestunde mit dem Kind, bei der Behandlung von Jugendlichen weniger oder gar nicht.

Am 4. Januar 2004 hat die Kassenärztliche Bundesvereinigung eine Ergänzung der Richtlinien zur Durchführung der Psychotherapie (auch bei Erwachsenen) bekannt gemacht, die im Abschnitt E 1.2.2 hinzugefügt wurde:

„Behandlungen können als Einzeltherapie des Indexpatienten auch in Doppelstunden bei intensiver Einbeziehung von Partner und/oder Familie durchgeführt werden. Die entsprechenden Stunden werden auf das Gesamtkontingent angerechnet."

Zu beachten ist, dass bei Kassenanträgen für diese Form der Therapie nicht der Begriff „Paartherapie" oder „Familientherapie" verwendet werden darf, sondern eine „intensive Einbeziehung des Partners/der Familie" mit Angabe einer stichhaltigen Begründung beantragt wird.

In diesem Kapitel soll die nicht immer einfache, aber sehr interessante und lohnende psychotherapeutische Arbeit mit Beziehungssystemen dargestellt werden.

2 Theoretische Inhalte und Kenntnisse

Unter dem Begriff Familiendynamik bezeichnen wir das bewusste und unbewusste Zusammenspiel innerhalb der familiären Beziehungen.

Die wissenschaftliche Grundlage der psychodynamischen Paar- und Familientherapie bilden die im Lauf von über hundert Jahren entwickelten wissenschaftlichen Erkenntnisse der Psychoanalyse, die für das Verstehen der Familiendynamik und für die Behandlung die entscheidenden und allgemein anerkannten Essentials sind:

- die Lehre von den unbewussten Konflikten,
- die Wahrnehmung und Reflexion der Übertragung und Gegenübertragung in der therapeutischen Beziehung sowie
- die Berücksichtigung der Abwehr und des Widerstandes im therapeutischen Prozess.

Diese sind auch in der tiefenpsychologisch fundierten und psychoanalytischen Paar- und Familientherapie unverzichtbare Grundpfeiler. Dabei werden neuere Entwicklungen in der psychoanalytischen Forschung berücksichtigt, so die Objektbeziehungstheorie, die Beziehungsanalyse und die Bedeutung des szenischen Verstehens für die Diagnostik und Therapie. Es geht dabei nicht nur um die Analyse von Beziehungen bei Ehepaaren und vollständigen Familien, sondern auch um die Anwendung der Beziehungsdiagnostik und -therapie bei neueren Formen des Zusammenlebens sowie bei den Beziehungen im sozialen Umfeld. Die Anwendung der Psychoanalyse bei unterschiedlichen zwischenmenschlichen Beziehungen erhebt denselben dialektisch-emanzipatorischen und gesellschaftskritischen Anspruch, wie ihn schon Freud für die Einzelanalyse formulierte.

2.1 Die Rollentheorie und das Konzept der Familienneurosen von H. E. Richter

Eine konsistente Konzeptualisierung innerfamiliärer Beziehungsstörungen wurde erstmals von Horst Eberhard Richter 1963 mit seinem Buch *Eltern, Kind und Neurose* vorgenommen. In seiner **Rollentheorie** wird die kindliche Rolle definiert als **„das strukturierte Gesamt der unbewussten elterlichen Erwartungsphantasien (...), insofern diese dem Kind die Erfüllung einer bestimmten Funktion zuweisen"** (Richter, 1963, S. 73).

Richter findet die Quelle solcher neurotischen Erwartungsphantasien der Eltern in traumatisch erlebten Beziehungen in deren Ursprungsfamilien. Dabei wird einerseits die Erwartung an ein Kind gerichtet, als **Substitut einer Eltern- oder Geschwisterfigur** zu fungieren. Ein Extrembeispiel hierfür stellt die Familiensituation dar, in der der Tochter einer alkoholkranken Mutter von früh an eine Rolle überantwortet wird, in der sie an Stelle der Verantwortung abgebenden Mutter als „kleine Mutter" fürsorgliche Aufgaben in der Familie übernimmt („Parentifizierung"). Wenn die elterliche Ehe sehr enttäuschend ist, kann das Kind auch in die Rolle eines **Partnersubstituts** gedrängt werden. Das Extrembeispiel hierfür wäre der sexuelle Missbrauch eines Kindes von einem Elternteil. In diesen Rollen werden die Kinder regelmäßig überfordert und müssen zwangsläufig ihre Eltern in ähnlicher Weise enttäuschen, wie diese zuvor schon einmal enttäuscht wurden.
Andererseits werden von H. E. Richter Selbstwertzweifel der Eltern als die Quelle **narzisstischer Projektionen** auf das Kind beschrieben, durch die die Eltern sich vor eigenen Minderwertigkeitsgefühlen schützen, indem sie z. B. überhöhte Erwartungen an das Kind richten („ideales Selbst") oder auch eigene abgewehrte Schwächen im Kind zu erkennen glauben („schwaches Selbst").
Dieser Theorie, die Eltern-Kind-Beziehungen vorwiegend unter dem Gesichtspunkt der unbewussten Elterneinflüsse auf Kinder beschrieb und klassifizierte, fügte Richter 1970 in seinem Buch *Patient Familie* eine **ganzheitliche familiendynamische Theorie** hinzu, mit der die unbewussten Wechselbeziehungen in Familien und bei Paaren erfasst werden. Mit seinem psychoanalytischen Ansatz stellte er dem intraindividuellen Modell nunmehr **psychosoziale Abwehrmechanismen** gegenüber und verfolgte deren Einfluss bei der Ausbildung typischer Familienstrukturen. Zentral bei diesem Theoriekonzept ist somit der **dynamische Aspekt** der psychoanalytischen Metapsychologie. Strukturell hat er zwischen **„symptomneurotischen Familien"**, in denen einzelne Familienmitglieder einen gemeinsamen Konflikt im Symptom zum Ausdruck bringen und austragen, und **„charakterneurotischen Familien"**, in denen sich die Familienmitglieder unter einem gemeinsamen Abwehrkonzept organisieren, unterschieden.
Als Beispiele nennt er:
- die angstneurotische Familie (Typ „Sanatorium"),
- die hysterische Familie (Typ „Theater") und
- die paranoide Familie (Typ „Festung").

In diesen Familienkonstellationen wird Schutz gesucht vor Ängsten, depressiven Gefühlen und aggressiven Spannungen innerhalb der Familien. In „Patient Familie" erörtert Richter die besonderen Prinzipien und Merkmale einer psychoanalytischen Familientherapie unter Einbeziehung des gesellschaftlichen Wandels, der die Bildung von Familienstrukturen und Familienneurosen beeinflusst.
Aufgrund seiner Erfahrungen mit einem „Community Development"-Projekt in einem sozialen Brennpunkt hat er die Chancen und Grenzen einer psychoanalytischen Sozialtherapie mit Randschichtfamilien dargestellt, in denen die Wechselwirkung von psychischen und materiellen Schwierigkeiten eine interdisziplinäre Teamarbeit erfordert (Richter, 1972).

2.2 Das Delegationsmodell von H. Stierlin

Auf der Grundlage seiner Arbeit mit verwahrlosten und psychotischen Jugendlichen in den USA entwickelte Helm Stierlin (1975) in Heidelberg das **Delegationsmodell**, mit dem er vom **strukturellen Aspekt** der Metapsychologie ausgehend zeigen konnte, wie Über-Ich-, Ich- und Es-Anteile von den Eltern an die Jugendlichen delegiert werden. Die Delegation besteht darin, dass die heranwachsenden Kinder von ihren Eltern den (meist unbewusst bleibenden) Auftrag erhalten, bestimmte Bedürfnisse der Eltern stellvertretend auszuleben. Neben der Delegation spielen die Beziehungsmodi der **Bindung** und der **Ausstoßung** des Symptomträgers eine wichtige Rolle in Stierlins Konzept, das davon ausgeht, dass unsichtbare Loyalitätsbindungen und Treueverpflichtungen wichtige Elemente der Familienbeziehungen sind. Mit dem Konzept der **„bezogenen Individuation"** (Stierlin et al., 1977) wird unter familiendynamischen Gesichtspunkten die Entwicklung der individuellen Identität in **Bezogenheit** und **Abgrenzung** zum Mitmenschen und zur Familie beschrieben.

2.3 Die Mehrgenerationen-Perspektive von E. und U. Sperling

Eine wichtige perspektivische Ergänzung wurde von Eckhard und Ute Sperling in Göttingen durch die Einführung der **Mehrgenerationen-Familientherapie** (Sperling und Sperling, 1976) vorgenommen. Hier werden aus der Beobachtung die therapeutischen Konsequenzen gezogen, dass sich „Störungen und Konflikte der jeweiligen Kindergeneration regelmäßig aus unbewussten Konflikten zwischen Eltern und Großeltern bzw. den Partnern und ihren Eltern ergeben" (Sperling et al., 1982, S. 17). Sperling et al. weisen auf den **intrafamiliären Wiederholungszwang** hin, demzufolge sich über die Generationen hinweg immer wieder dieselben Konflikte abspielen. In der Mehrgenerationen-Familientherapie werden schwerpunktmäßig nicht die intrapsychisch phantasierten Objektbeziehungen bearbeitet, sondern es wird der Versuch „eines rekonstruktiven Dialogs mit den Personen der Psychogenese" gemacht.
„Konflikthaftes Verhalten wird an seinem Ausgangspunkt gesucht, wiederbelebt, ausgetragen und nach Möglichkeit verwandelt, so dass Struktur wieder Interaktion wird" (a.a.O., S. 18). Die konkrete Einbeziehung der Großeltern eröffnet die historische Dimension der Familienentwicklung. Die zeitgeschichtliche Perspektive lässt die makro- und mikrosozialen Prozesse deutlich werden, in die die Familienmitglieder eingebunden sind.

2.4 Die Beziehungsanalyse von T. Bauriedl

Thea Bauriedl in München (1980, 1994, 1996) hat in ihrem Konzept der „Beziehungsanalyse" die Objektbeziehungstheorie zu einer psychoanalytischen Beziehungstheorie weiterentwickelt, die sich auf alle zwischenmenschlichen Beziehungen erstreckt und im Rahmen der psychoanalytischen Paar- und Familientherapie eine psychodynamische Orientierung im „therapeutischen System" (Paar oder Familie und Therapeut) ermöglicht. Die Entstehung und Aufrechterhaltung von Beziehungsstörungen im familiären Feld wird hier grundsätzlich als Folge von **Grenzüberschreitungen** verstanden, die psychische Schäden bei Kindern verursachen und auf „grenzenlosen" Beziehungsstrukturen in der Familie beruhen. Insbesondere werden das Ineinandergreifen intrapsychischer und interpsychischer Abwehrmechanismen (szenisches Verstehen der Abwehrmechanismen) sowie die Möglichkeiten der gemeinsamen Befreiung von unbewusst wirksamen, die zwischenmenschlichen Grenzen überschreitenden Beziehungsstrukturen und der darauf beruhenden pathologischen Symptomatik dargestellt.

Bauriedl beschreibt die in der eigenen Kindheit internalisierten Beziehungsszenen, die in aktuellen Beziehungen aufgrund des Wiederholungszwangs in einer Art **„Ersatzpartnerschaft"** neu belebt werden: „Eltern, die die Struktur der Ersatzpartnerschaft in sich haben, versuchen ihre jeweilige (Ersatz-)Befriedigung dadurch zu gewährleisten, dass sie das Kind in dem Maße ‚annehmen', wie es für die ersatzweise Befriedigung ihrer Wünsche ‚brauchbar' ist. Der ‚nicht brauchbare' Rest wird abgelehnt, vielleicht sogar als äußere Bedrohung empfunden und im Kind bekämpft. So wird das Kind in ‚gute' und ‚schlechte' Anteile ‚gespalten', wobei es zwangsläufig diese Spaltung introjiziert und die Anteile in sich ablehnt, die für die Befriedigung des ‚Ersatzpartners' nicht geeignet sind oder von diesem als Bedrohung der eigenen Stabilität erlebt werden" (Bauriedl, 1994, S. 129 f.).

2.5 Das Kollusionskonzept von J. Willi

In seinem **Kollusionskonzept** geht Jürg Willi in Zürich (1975, 1978) von einem entwicklungspsychologischen, d. h. vom **genetischen Aspekt** der psychoanalytischen Metatheorie aus und beschreibt, wie Konflikte aus der narzisstischen, der oralen, der analen oder der ödipalen Kindheitsphase in der Partnerbeziehung wiederbelebt und konflikthaft ausgetragen werden. Hier handelt es sich um das Zusammenspiel in der horizontalen Beziehung einer Partnerschaft, wobei es um eine unbewusste, zugleich faszinierende und beängstigende Thematik innerhalb ihrer Beziehung geht.

Dabei nehmen die Partner oft komplementäre Positionen ein, indem von einem Partner die progressive, vom anderen die regressive Haltung übernommen wird. Wenn eine solche Beziehungsform starr wird, beuten sich die Partner gegenseitig aus, indem der „schwache" Partner den anderen nicht schwach sein und der „starke" Partner den anderen nicht stark werden lässt. Die eigenen abgewehrten Persönlichkeitsanteile werden jeweils dem anderen zugeschoben.

Die Dynamik einer anderen wichtigen horizontalen Beziehungsebene, nämlich der **Geschwisterbeziehung**, haben Cierpka (1999), Sohni (1994, 1999) und Wellendorf (1995) beschrieben.

> Zusammenfassend gehen somit psychoanalytisch orientierte Paar- und Familientherapeuten von der Annahme aus, dass beide Partner unbewusste Konflikte aus den Herkunftsfamilien in die eigenen Partner- und Familienbeziehungen mit einbringen. In der Hoffnung, für alte Enttäuschungen entschädigt und dadurch entlastet zu werden, werden internalisierte Konflikte aus den Beziehungen in der Kindheit mit den aktuellen Bezugspersonen neu ausgetragen. Dabei führt gerade die Angst vor neuen Enttäuschungen zur Wiederherstellung alter Beziehungsmuster, so dass sich durch den Wiederholungszwang gerade die Enttäuschungen einstellen, die man bewusst vermeiden wollte. Vorhandene intrapsychische Ängste werden verdrängt und, wenn diese Abwehr nicht ausreicht, in familiäre Bezugspersonen projiziert. Dadurch entstehen psychosoziale Abwehrmechanismen, die familienübergreifend auf zentrale Themen aus den verschiedenen Entwicklungsphasen ausgerichtet sind. Schon die Suche nach dem „richtigen" Partner oder der „richtigen" Partnerin geschieht unbewusst in der Hoffnung, durch diesen oder diese „ergänzt" zu werden.
>
> Insofern lässt sich zu Recht sagen, dass durch die erwähnten psychischen Mechanismen psychische Konflikte über die Generationen „vererbt" werden. Dabei kann die Großelterngeneration in unterschiedlichem Ausmaß direkt in die Therapie mit einbezogen werden.

3 Umsetzung in die klinische Praxis

3.1 Psychodynamische Familiendiagnostik – Das Erstinterview

In der psychodynamischen Familiendiagnostik wird der Therapeut vor drei wichtige Fragen gestellt:

- Welches **zentrale Konfliktthema** wird in der Störung oder im Symptom des „Indexpatienten" zum Ausdruck gebracht (und so indirekt den Familienangehörigen „mitgeteilt")?
  Um diese Frage beantworten zu können, muss eine sehr genaue **Rekonstruktion** der Entstehung und Entwicklung der Störung vorgenommen werden.
- Wie wird die dahinterliegende Beziehungsstörung in der Erstkontaktsituation **szenisch** zum Ausdruck gebracht?
- Wie wird der Therapeut in die Szene mit einbezogen, und welche Gefühlsreaktionen und Handlungsimpulse – **Gegenübertragungsreaktionen** – werden dabei in ihm ausgelöst?

Das Familienerstgespräch

Für die Diagnostik familiärer Beziehungsstörungen ist es sinnvoll, alle „unter einem Dach" lebenden Familienangehörigen zum Familienerstgespräch einzuladen.

Eine Untersuchung in der Ambulanz für Kinder, Jugendliche und Familien in der Psychosomatischen Universitätsklinik in Gießen (Neraal et al., 1978) ergab: Wurde bei psychischen Symptomen eines Kindes die Entscheidung, welches Familienmitglied mitkommen sollte, der Familie überlassen, erschien in 80 Prozent der Fälle nur die Mutter als Begleitung. Wurde später bei der Anmeldung „offensiv" die ganze Familie eingeladen („Wir machen die Erfahrung, dass – wenn ein Familienmitglied Probleme hat – sich alle in der Familie darüber Gedanken und Sorgen machen und deshalb wichtig sind"), kamen statt früher in 20 Prozent nun in 81 Prozent der Fälle auch die Väter zum Erstgespräch mit.

Auf den ersten Blick kann der Eindruck entstehen, diese Vorgehensweise sei zu direktiv und verhindere, dass die Familie sich szenisch so präsentiere, wie es der betreffenden Familiendynamik entspreche. Umgekehrt kann argumentiert werden, dass die Verantwortung für den Rahmen der stattfindenden Gespräche wohlweislich auch beim Therapeuten liegt. Denn Gespräche über familiäre Probleme ohne die Väter zu führen stellt eine

Bestätigung der oft vorhandenen väterlichen Unsicherheiten dar, ob sie bei Erziehungsproblemen der Kinder wirklich kompetent und wichtig sind. Dieser Unsicherheit vieler Väter von Seiten der Therapeuten entgegenzutreten stellt somit bereits im Vorfeld der Therapie eine wichtige therapeutische Intervention dar. Dies soll am Beispiel einer Jugendlichen illustriert werden, die zu verwahrlosen drohte.

Beispiel

Die Frau eines in einer Landarztpraxis niedergelassenen Kollegen nimmt wegen der 17-jährigen Tochter mit der Ambulanz Kontakt auf. Diese versetze die ganze Familie durch ihr Verhalten in Panik: Die gymnasiale Schulausbildung habe sie abgebrochen, sie kleide sich in den allerletzten Lumpen und vagabundiere mit „Tippelbrüdern", deren entbehrungsreiches Leben sie ganz toll finde, durch die Bundesrepublik. Gerade sei die Tochter wieder aufgetaucht, weil sie sich wegen eines von ihr verübten Diebstahls mit einer polizeilichen Anzeige konfrontiert sah und die Hilfe der Eltern in Anspruch nehmen musste.

Als der Therapeut ein gemeinsames Gespräch mit den Eltern und der Tochter vereinbaren möchte, lässt die Mutter wissen, dass der Vater ganz sicher nicht mitkommen werde. Er arbeite zwölf bis vierzehn Stunden täglich als Allgemeinarzt und nutze sogar den freien Mittwochnachmittag, um Patienten in einem Altenheim zu versorgen. Er wolle die Praxis so umfangreich gestalten, dass die ältere Tochter, die ihr Medizinstudium demnächst beenden werde, dort auch eine sichere Existenzgrundlage bekomme. Der Therapeut beharrt aber darauf, dass er bei dem Versuch, die Auffälligkeit der bis dahin sehr angepassten Tochter zu verstehen, auf die Mithilfe beider Eltern angewiesen sei, und schlägt einen Nachmittagstermin vor.

Zu dem vereinbarten Termin erscheinen Vater, Mutter und Tochter; vorneweg der Vater, der dem Therapeuten mit einem freundlichen Händedruck versichert, dass „ich mir selbstverständlich Zeit nehme, wenn es um Probleme meiner Tochter geht".

Während die Tochter barfuß in zerfetzten Jeans zum Gespräch kommt, fällt die Mutter durch besonders edle Kleidung und kostbaren Schmuck auf.

Später stellt sich in den Familienerstgesprächen heraus, dass der Vater in seiner Jugend kriegsbedingt unsägliche Entbehrungen erleiden musste und seine jetzige Arbeitsüberlastung mit Magengeschwüren und invalidisierenden rheumatischen Beschwerden bezahlt, sich aber keine Zeit nimmt, diese Krankheiten auszukurieren.

Kommentar

An diesem Beispiel einer drohenden neurotischen Verwahrlosung sollen zwei Aspekte herausgestellt werden. Zum einen: Wäre der Therapeut auf den Vorschlag der Mutter eingegangen, mit der Tochter allein zu kommen, hätte er die bestehende familiäre Fehleinschätzung bestätigt, dass der Vater nur als Geldverdiener für die Familie eine Bedeutung hat. Und zum anderen: Die Anwesenheit des Vaters ermöglichte einen Dialog zwischen ihm und der Tochter über Wert versus Unwert materieller Existenzsicherung. Dem Vater konnte gezeigt werden, dass die Tochter ihm folgende Botschaft vermitteln wollte: „Ich kann nicht mit ansehen, wie du dich für uns zu Tode schuftest, und möchte dir zeigen, mit wie wenig man im Leben auskommen kann!" Der Diebstahl zeigt aber auch an, dass dieses Konzept an Grenzen stößt. Umgekehrt konnte der Tochter verdeutlicht werden, dass der unermüdliche Einsatz des Vaters zur Existenzsicherung der Familie aus seinen im Krieg erlebten Entbehrungen herrührt. Das Infragestellen der väterlichen Werte war außerdem sehr kränkend für den Vater, obwohl die Tochter gewissermaßen „in bester Absicht" (unbewusst) gehandelt hatte. Durch das differenzierte „Ausleuchten" dieses Konfliktthemas in einer Fokaltherapie (siehe hierzu auch Windaus, in diesem Band) entspannte sich die familiäre Situation; die Tochter setzte ihre gymnasiale Schulausbildung fort.

Wie bedeutsam die Rolle der Väter für die Entwicklung eines Kindes ist, wird deutlich, wenn deren Unterstützung bei der Triangulierung fehlt. Dadurch werden symbiotische Mutter-Kind-Beziehungen gefördert, die zu kindlichen sogenannten frühen Störungen führen können. Während früher den Müttern allein die „Schuld" an jenen Störungen (z. B. die „schizophrenogene Mutter") angelastet wurde, sind wir nun anhand einer systemischen Perspektive eher in der Lage, die Beteiligung aller Familienmitglieder an solchen frühen Entgleisungen zu verstehen und zu bearbeiten.

Beispiel:

Eine aus dem arabischen Raum stammende Mutter suchte mit ihrem zwölfjährigen Sohn Hilfe, weil dieser während einer sechswöchigen Geschäftsreise des Vaters die Idee entwickelt hatte, Klassenkameraden könnten ihn mit dem HIV-Virus anstecken. Die panische Angst davor wurde am Abreisetag des Vaters ausgelöst, nachdem er in der Schule beobachtet hatte, wie zwei Klassenkameraden im Duschraum hintereinander stehend koitusähnliche Bewegungen ausgeführt und lachend Wangenküsse ausgetauscht hatten. Nun traute er sich nicht mehr in die Schule, weil er davor Angst hatte, die Jungen könnten ihn anfassen und somit anstecken. Wegen seiner Ängste nahm er eine schon seit zwei Jahren abgelegte Gewohnheit wieder auf, nämlich im Ehebett neben der Mutter zu schlafen. Im Erstgespräch mit Mutter und Sohn fiel die große Nähe zwischen Mutter und Kind auf: Obwohl beide die deutsche Sprache einwandfrei beherrschten, sprachen sie zwischendurch lebhaft in ihrer Heimatsprache, den Therapeuten ausschließend. Der Sohn suchte ständig Körperkontakt zur Mutter und betätschelte dabei ihre Oberschenkel, wogegen sich die Mutter nicht zur Wehr setzte. Diese wirkte sehr zurückhaltend und gab nur verhalten Auskunft über die familiären Beziehungen. Sie erzählte jedoch, dass ihr Ehemann immer viel auf Reisen sei, und wenn er da sei, treffe er sich abends zum Kartenspiel mit Männern aus seinem Heimatland. Sie sehe sich dann zusammen mit dem Sohn Gruselfilme im Fernsehen an; die dadurch bei beiden ausgelösten Ängste ließen sie eng zusammenrücken und anschließend gemeinsam ins Bett gehen.

Diese enge Mutter-Sohn-Beziehung löste beim Therapeuten zunächst eine Irritation aus, da er das Gefühl hatte, ausgesperrt zu werden, in der Beziehung Mutter/Sohn nicht dazwischenzukommen. Nach und nach stellten sich auch Gefühle von Ohnmacht und Resignation ein, die nur durch die große Hilfsbedürftigkeit des verängstigten Sohnes gemildert wurden. Dieser erzählte von seinen Spielen mit Puppen, in denen es darum ging, dass ein Kind von Polizisten und Lehrern vor Katastrophen gerettet werde.

Kommentar

Wenn wir nun bei diesem Beispiel zu den oben aufgeführten drei diagnostischen Fragestellungen zurückkehren, wäre zunächst die Frage zu klären:

Welche Wünsche und Ängste werden in dem Symptom Aids-Phobie – als unkorrigierbarer Wahn Ausdruck einer Borderline-Störung – zum Ausdruck gebracht?

Die intensive Beschäftigung des vorpubertären Jungen mit männlicher Homosexualität und den damit verbundenen Gefahren – ausgelöst gerade in einer Situation, in der der Vater für längere Zeit verreist war und er noch mehr als sonst auf die innige Beziehung zur Mutter angewiesen war – lässt die naheliegende Hypothese berechtigt erscheinen: Die Sehnsucht nach maskuliner Bestätigung und männlichem Halt stellte eine Bedrohung seiner symbiotischen Beziehung zur Mutter dar. Die einsetzende Regressionslawine, als Abwehr gegen solche Bedürfnisse, katapultierte ihn gewissermaßen zurück zur Mutter ins Ehebett. Die dadurch entstehende inzestuöse Situation ließ ihn auch nicht zur Ruhe kommen: In seinen Spielen mit Puppen kam die Hoffnung auf Rettung durch kraftvolle, vorbildhafte Männer zum Ausdruck.

Wie wurde die zentrale Beziehungsdynamik dieser Familie szenisch dargestellt?

Die Szene war gekennzeichnet von dem abwesenden Vater sowie einer Mutter, die sich schützend vor die innige Beziehung zum Sohn stellt, der wiederum wie ein zärtlicher Liebhaber die Mutter betätschelt – und von einem Therapeuten, der nach seinem Eindruck außen vor gehalten wird und erst ärgerliche, dann resignative Gefühle entwickelt.

Welche Bedeutung haben diese Gegenübertragungsreaktionen für das Verständnis der Familiendynamik?

In dieser Gegenübertragungsreaktion des Therapeuten kommt sowohl die in der Familie unterdrückte Wut über die unbefriedigenden Beziehungen als auch die Resignation aufgrund der scheinbaren Unmöglichkeit, daran etwas zu ändern, zum Ausdruck. Die Familie befand sich somit in einer **Stagnationskrise**. Übersetzt könnte der junge Patient mit seinem phobischen Symptom der Familie mitteilen wollen: Da ich jetzt in die Pubertät komme, ist es an der Zeit, dass ich mich aus der Rolle als Partnersubstitut für die Mutter löse. Dazu brauche ich die männliche Unterstützung vom Vater, der zudem seinen Platz an der Seite seiner Frau einnehmen müsste.

Die weiteren Gespräche – zunächst nur mit Mutter und Sohn, nach Rückkehr des Vaters mit der gesamten Familie – wurden als **Krisenintervention** durchgeführt: erst in wöchentlichen, später in zweiwöchentlichen Abständen. Im Verlauf stellte sich heraus, dass die Geburtssituation auslösend für die von Anfang an sehr enge Mutter-Kind-Beziehung war: Der Sohn kam zwei Monate zu früh auf die Welt, entwickelte eine schwere Gelbsucht und anschließend eine Hirnhautentzündung, bei der die Ärzte um sein Leben rangen. Da er als Säugling im Krankenhaus auch nicht an Gewicht zunahm, schickten sie die Mutter mit den Worten nach Hause: „Wir können hier nicht mehr erreichen – versuchen Sie es zu Hause. Entweder schaffen Sie es, oder er stirbt!" Die Mutter hatte dann all ihre Bemühungen darauf gerichtet, das Gedeihen des Kindes auf liebe- und aufopferungsvolle Weise zu fördern, was ihr dann auch schließlich gelungen ist.

Durch die Gespräche (und die Triangulierung durch den Therapeuten) vor der Rückkehr des Vaters war bereits eine Beruhigung des Sohnes eingetreten. Als der Vater hinzukam und vom Therapeuten in das Gespräch mit einbezogen wurde, fiel auf, dass Mutter und Kind sich erneut verbündeten, indem sie sich, den Vater missachtend, in ihrer Heimatsprache unterhielten. Darauf angesprochen, räumte der Sohn ein, er sei über den Vater sehr enttäuscht, weil dieser sich so wenig mit ihm beschäftige, und fragte, ob er nicht mit zum Kartenspielen mit den Männern kommen dürfe. Verblüfft hörte sich der Vater diese erstmals geäußerten Wünsche an – er versprach, darüber nachzudenken.

Nach sechs Krisengesprächen hatte der Sohn den Schulbesuch wieder aufgenommen und schlief wieder in seinem eigenen Bett.

Eine telefonische Erkundigung ein Jahr später ergab, dass der Sohn nun gut zurechtkomme und neue Kameradschaften in der Klasse geschlossen habe.

3.2 Gestörte Kommunikation als Ausdruck gestörter Beziehungen

Die diagnostische und therapeutische Aufgabe des Therapeuten im Familienerstgespräch (das auch zwei bis fünf Sitzungen beanspruchen kann) ist die Schaffung einer Atmosphäre, in der sich die spontane Dynamik der jeweiligen Familie als typische Szene entfalten kann. Wie aufschlussreich die „szenische oder situative Information" sein kann, haben schon Argelander (1970) und Lorenzer (1970) für die Diagnostik im Einzelsetting beschrieben. Zur Entfaltung der Szene im Familiensetting wird eine ungerichtete Anfangsfrage gestellt, wie z.B.: „Wer möchte erzählen, was Sie zu uns führt?" Oft wird dadurch sichtbar, wer sich (über-)verantwortlich fühlt und wer lieber Verantwortung abgibt. Die Art der Kommunikation innerhalb der Familie stellt eine Definition von Beziehungen dar. Wenn sie komplementär aufgeteilt wird, wenn also eine Person als Sprachrohr der Familie für und über die anderen redet – so, als wären diese nicht selbst dazu in der Lage – was sie durch ihre Schweigsamkeit gleichsam zu bestätigen scheinen –, kommt es zu **Grenzüberschreitungen** (vgl. Bauriedl, 1996), wie am folgenden Beispiel deutlich wird.

Beispiel

Eine Familie, bestehend aus Mutter, Vater und vier Kindern im Alter von sechs bis 14 Jahren sowie den Großeltern mütterlicherseits, hatte sich zu einem Familienerstinterview eingefunden. Grund waren die Kopfschmerzen der 14-jährigen Tochter, die sich darüber hinaus in der Schule nie aktiv am Unterricht beteiligte. Früher seien auch die Geschwister nacheinander in der Kinderklinik wegen Kopfschmerzen untersucht worden.

Nach einem kurzen Blick in die Familienrunde eröffnete die Mutter das Gespräch unaufgefordert mit den Worten: „Ja, ich muss wohl wie üblich alles berichten!" Daraufhin legte sie los und redete ununterbrochen zehn Minuten lang wie ein Wasserfall. Wenn sie mal Luft holte und der Therapeut die kurze Pause nutzen wollte, um eine Frage an einen der anderen Anwesenden zu richten, riss sie sofort wieder das Gespräch an sich und erzählte ausführlich, was die Tochter in der Schule erlebe, wie diese sich fühle, wenn sie aus der Schule komme usw.

Der Therapeut bemerkte, dass er – der ansonsten nie unter Kopfschmerzen litt – allmählich auch solche Beschwerden entwickelte. Ihm fiel ein, dass seine eigene Mutter gewisse Ähnlichkeiten mit der dominanten Mutter in der Familie aufwies. Indem er sich gewissermaßen einen Ruck gab, äußerte er: „In dieser Familie scheint die Mutter allein die Verantwortung für das Reden zu tragen. Durch das Schweigen der anderen fühlt sich die Mutter darin bestätigt. Umgekehrt schweigen die anderen vermutlich deswegen, weil sie davon ausgehen, die Mutter könne ohnehin alles besser darstellen."

Nach dieser Intervention erwachten die anderen Familienmitglieder aus ihrer Apathie und beteiligten sich am Gespräch, während die Mutter sich etwas entspannte.

Kommentar

Die hier aufgezeigte asymmetrische Kommunikation ist typisch für Familien, in denen psychosomatische Symptome auftreten. In diesen Familien glaubt die Mutter (oft) genau zu wissen, was in den anderen vor sich geht, wie sie sich fühlen und was für sie gut ist. Damit macht sich diese zentrale Person für die anderen unentbehrlich, sie wiederum fühlen sich von ihr gänzlich abhängig. Dabei ist (in diesem Fall) die Mutter ebenso darauf angewiesen, klein gebliebene, abhängige Personen um sich zu haben, wie umgekehrt die anderen glauben, ohne die Mutter nicht überleben zu können.

Das unbewusste Motiv hinter einer solchen Kommunikations- und Beziehungsstörung ist die *Vermeidung alles Trennenden*. Denn könnte jeder berichten, wie er oder sie sich fühlt, wie er/sie etwas erlebt und was er/sie braucht, würde deutlich werden, dass die einzelnen Familienmitglieder sich *unterscheiden*, also Individuen sind. Und entsprechend leidet bei einer solchen Familiendynamik die Individuation der Familienmitglieder, die die Fähigkeit, ihre Empfindungen und Bedürfnisse wahrzunehmen und diese verbal zu äußern (= symbolisieren), nicht entwickeln können. Das psychosomatische Symptom „Kopfschmerz" enthält hier sowohl die zurückgehaltene Wut und Auflehnung gegen die Vereinnahmung als auch den Wunsch nach mütterlicher Anteilnahme und Fürsorge.

Bei dem Therapeuten trat als Gegenübertragungsreaktion ebenfalls ein psychosomatisches Symptom auf: Auch er entwickelte Kopfschmerzen, nachdem er sich „an die Wand hatte reden" lassen und seine Bemühungen, sich zu behaupten, zunächst ergebnislos geblieben waren. Erst mit Hilfe einer inneren Abgrenzung und der Erinnerung an die ihm vertraute eigene Mutter-Kind-Beziehung konnte er sich mit einem „Befreiungsschlag" vor der drohenden Resignation „retten".

Die oben erwähnte Grenzüberschreitung besteht in diesen Familien darin, dass eine Person besser zu wissen glaubt, was in den anderen vor sich geht, als diese selbst. Und wenn Letztere sich nicht gegen solche intrusiven Fremddefinitionen wehren und dagegen Grenzen errichten, hat dies eine entwicklungshemmende Dynamik zur Folge. Eine solche Beziehungsdynamik wertneutral anzusprechen und aktiv dazu beizutragen, dass jeder in der Familie seine Befindlichkeit und Meinung äußern kann, ist somit bereits eine wichtige therapeutische Intervention.

Damit sind wir beim zweiten Schritt der Erstinterviewsituation: Nach und nach müssen alle Anwesenden Gelegenheit bekommen zu äußern, was ihm oder ihr wichtig ist. Wenn zunächst das Problem geschildert wird, muss der Therapeut aktiv dafür sorgen, dass nicht eine Person allein das Gespräch bestimmt, indem er die anderen durch Fragen ermutigt, ihre Sicht des Problems zu beschreiben.

Dadurch werden oft überraschende neue Aspekte deutlich, Meinungsunterschiede und daraus resultierende Konflikte können sichtbar gemacht und bearbeitet werden.

Aber am wichtigsten ist in diesem Stadium die dadurch entstehende Atmosphäre, in der sich alle Mitglieder der Familie angenommen und wertgeschätzt fühlen. Versäumt der Therapeut die Einbeziehung aller ins Gespräch, werden sich die Personen, die nicht angesprochen werden, bald fragen, warum sie überhaupt mitgekommen sind, und dann dem nächsten Gespräch fernbleiben. In diesem Fall ist der Therapeut mitverantwortlich dafür, dass die familiendynamische Szene nicht aufgegriffen und verdeutlicht, sondern von der Familie agiert wird.

Eine dritte Aufgabe im Familienerstinterview ist die Lockerung einer sehr typischen Form der übergreifenden Familienabwehr, die sich in Form von Projektionen manifestiert und sich im Erstinterview als Widerstand findet. Dieser Widerstand besteht darin, ein Familienmitglied – meistens den Symptomträger – für das Leiden der anderen verantwortlich zu machen.

„Wenn er (oder sie) nicht so (je nachdem, worum es geht) unordentlich, unruhig, faul, unaufmerksam, aufmüpfig, ungehorsam etc. wäre, hätten wir in unserer Familie keine Probleme!", sind typische Aussagen in solchen Familien. Wie sehr die kritisierten Eigenschaften für die übrigen Familienmitglieder eine Bedrohung darstellen, wird oft deutlich in der vehementen und geradezu vernichtenden Kritik des „Indexpatienten".

Bei einer solchen Aufspaltung in nur „gute" und nur „böse" Familienmitglieder – oder solche, die alles „richtig" oder alles „falsch" machen – kommt man sich als Therapeut vor wie in einer Gerichtsverhandlung, in der entschieden werden soll, wer „Recht hat".

Diese Szene entsprechend zu benennen und dem „Angeklagten" Gelegenheit zu geben, etwas zu seiner „Verteidigung" zu sagen, kann eine Wende bringen, wenn deutlich wird, dass niemand fehlerfrei ist, aber auch zu weiteren nutzlosen Streitereien mit gegenseitigen Schuldvorwürfen führen. Dann muss eine Intervention erfolgen, bei der deutlich gemacht wird, dass „es in dieser Familie scheinbar darum geht, nicht jemand zu sein, der oder die verantwortlich für die entstandenen Probleme ist". Damit wird von den moralisierenden Schuldvorwürfen weggeführt hin zu dem Thema, wer in welcher Weise in der Familie Verantwortung trägt. So werden alle angesprochen und angeregt, darüber nachzudenken, worin die eigene Beteiligung an den vorhandenen Problemen besteht.

Zusammenfassend versucht die psychodynamische Familiendiagnostik

- die Bedeutung der in Symptomen des Einzelnen oder in den Beziehungsstörungen zwischen den Familienmitgliedern zum Ausdruck gebrachten, meist nonverbalen Mitteilungen zu erfassen und unter Berücksichtigung familiärer Widerstände zur Sprache zu bringen. In dieser Art Mitteilungen sind Wünsche, mit diesen verbundene Ängste sowie Schutz gewährende Abwehrmechanismen enthalten, die es zu dechiffrieren gilt.

- Die szenische Darstellung der familiären Konfliktdynamik ist von besonderer diagnostischer Bedeutung, weswegen eine zu frühe Strukturierung der Gesprächssituation von Seiten des Therapeuten zu vermeiden ist.
- Die Wahrnehmung und Reflexion der im Therapeuten hervorgerufenen Gegenübertragungsgefühle und -reaktionen sind für das Verstehen besonders wichtig und schützen davor, zu einem mitagierenden Part der familiären Dynamik zu werden.

3.3 Die Etablierung des Arbeitsbündnisses

Bei den Vorgesprächen wird keine Trennung zwischen Diagnostik und Beratung/Therapie vorgenommen; diese Elemente gehen vielmehr Hand in Hand. So kann, wie bereits gezeigt, schon die Festlegung des Settings für das Erstinterview eine therapeutische Intervention darstellen.

Auch für die am Ende der Vorgespräche stehende Fragestellung, ob und wie das weitere **Arbeitsbündnis** gestaltet werden soll, ist es wichtig, dass das Paar oder die Familie die therapeutische Arbeitsweise im Erstgespräch oder in ersten Gesprächen kennen gelernt hat. So wie sich der Therapeut durch Probeinterventionen einen Eindruck davon verschafft, ob er sich vorstellen kann, mit diesem Paar oder dieser Familie zu arbeiten, so können die oft „ahnungslosen" Familienmitglieder ein Gefühl dafür entwickeln, was sie erwartet und wie sie von solchen Gesprächen profitieren können.

Beim „Aushandeln" des Arbeitsbündnisses sollte jeder Gelegenheit bekommen, seine Wünsche, aber auch seine Ängste zu reflektieren und zu äußern. Häufig wird dies in der Aufbruchsstimmung am Ende des Erstgespräches versäumt und die Entscheidung entweder vom Therapeuten oder einem Familienmitglied übernommen. Der Preis für solche überhasteten Entscheidungen sind dann zähe (passive) Widerstände in den weiteren therapeutischen Gesprächen oder gar das Fernbleiben einzelner Familienmitglieder, die sich zu dieser Frage nicht äußern konnten.

Das „Aushandeln des Arbeitsvertrages" ist deshalb so wichtig, weil schon hier erlebt werden kann, dass jeder mit seiner Meinung ernst genommen wird und auch Bedenken einen Platz haben dürfen. Dabei erfahren die Familienmitglieder, dass es gar nicht so schlimm sein muss, sich auch zu unterscheiden. Spaltungserscheinungen zwischen „Überzeugten" und „Bedenkenträgern" können gleich bearbeitet werden, indem veranschaulicht wird, dass bei genauer Überprüfung in jedem der Wunsch nach Hilfe **ambivalent** ist, was aber eine Teilnahme an der Therapie nicht ausschließen muss.

Während es bei den bisherigen Fragen um die Festlegung des „inneren Arbeitsvertrags" (Bauriedl, 2002, S. 94) geht, wird bei der Festlegung des zeitlichen Rahmens, Zahlungsmodus etc. der „äußere Arbeitsvertrag" vereinbart. Bei einer familiären Krise können wöchentliche Sitzungen erforderlich werden. Üblicher sind Sitzungen in Zwei-Wochen-Abständen oder, bei langfristigen, begleitenden Therapiegesprächen bei chronifizierten Krankheiten, sogar in drei- bis vierwöchigen Abständen. Die Sitzungsdauer beträgt bei der kürzlich von den Kassen beschlossenen „intensiven Einbeziehung von Partner und/oder Familie" eine Doppelstunde à 90 Minuten. Bei privater Zahlung können Sitzungen im Paar- oder Familiensetting à 60 Minuten eine Alternative darstellen.

3.4 Indikationen für eine psychotherapeutische Arbeit im Paar- oder Familiensetting

Die Indikationen für oder gegen eine psychodynamische Paar- oder Familientherapie richten sich weniger nach dem Krankheitsbild als nach den in den Vorgesprächen erarbeiteten Einsichten in den Zusammenhang zwischen dem vorliegenden Störungs- oder Krankheitsbild einerseits und den Problemen und Konflikten in den innerfamiliären Beziehungen andererseits. Wenn in der Familie Einigkeit darüber herrscht, dass es sich lohnen könnte, unter dem Schutz des familientherapeutischen Rahmens an den innerfamiliären Konflikten zu arbeiten und der Therapeut dies auch so sieht, kann eine Therapie beginnen.

Zu Beginn der Erstgespräche im Familiensetting wird manchmal das vorgestellte Kind aus Abwehrgründen (ersatzweise) vorgeschoben, damit ein dahinterliegender Paarkonflikt nicht deutlich wird. Wenn sich dies im Laufe der Vorgespräche herausstellt, ist es ratsam, das Kind bald aus der „Substituts-" oder „Ersatzpartnerrolle" zu befreien und bei ausreichender Motivation der Eltern die Therapie im Paarsetting weiterzuführen.

Bei jugendlichen Patienten in der Ablösungsphase hängt es vom Ausmaß der Bindung an die Familie ab, ob die Psychotherapie im Einzel- oder Familiensetting stattfindet. Sehr stark gebundene Jugendliche und junge Erwachsene können sich meist ohnehin nicht vorstellen, eine eigene Therapie ohne die Eltern anzufangen, während Jugendliche, die schon wichtige Ablösungsschritte vollzogen haben, Angst vor einer erneuten „Einbindung" in die familiären Beziehungen haben. Dann kann es darum gehen, den Eltern im Paarsetting zu helfen, mit dieser Ablösung durch eine notwendige Neuorientierung in der Paarbeziehung zurechtzukommen. Bei einer überstürzten und „gescheiterten" Ablösung wie die der oben beschriebenen verwahrlosten Kollegentochter kann es hilfreich sein, zurückzukehren in die Familie, um die Gründe für das „Scheitern" bzw. das Konfliktthema der familiären Delegation näher zu betrachten.

3.5 Anwendungsformen

Wie in den oben angeführten Beispielen angedeutet, können therapeutische Gespräche in Paar- und Familiensetting von unterschiedlicher Tiefe und Dauer sein.

Paar- und Familienberatung

Um eine psychodynamische Paar- oder Familienberatung durchzuführen, muss ein zentraler, bewusstseinsnaher Beziehungskonflikt erkennbar sein. Wenn dieser offen gelegt und von allen am Gespräch Teilnehmenden verstanden worden ist, kann der Therapeut auch ermutigend zu einer Verhaltensänderung auffordern, durch die ein bisher das Symptom aufrechterhaltendes Verhaltensmuster korrigiert wird (Richter, 1976).

Fokaltherapie

Bei der Fokaltherapie von Paaren und Familien kommt es (wie in dem Beispiel der von Verwahrlosung bedrohten Kollegentochter) darauf an, ein Konfliktthema „einzurahmen" und es in einigen Sitzungen im Fokus zu behalten. Das Ziel besteht darin, bis dahin aufgespaltene oder fragmentierte, scheinbar gegensätzliche Konfliktaspekte einer Integration zuzuführen, bei der spürbar wird, dass jeder – wenn auch in abgewehrter Form – etwas von den aufgespaltenen Bedürfnissen und damit verbundenen Ängsten in sich hat (siehe dazu auch den Beitrag von Windaus „Psychoanalytische Kurz- und Fokaltherapie bei Kindern, Jugendlichen und ihren Eltern" in diesem Band).

Krisentherapie

Bei Krisen unterscheiden wir solche, die durch traumatische Ereignisse ausgelöst wurden (z. B. Tod, Krankheit, Gewalterfahrungen) und Krisen, die durch „schief gelaufene" oder stagnierte Entwicklungen entstehen (wie bei dem oben beschriebenen Jungen mit Aids-Phobie bzw. -Wahn). Die Situation ist gekennzeichnet von der Ratlosigkeit und Erschöpfung aller beteiligten Familienangehörigen.

Hier sind in den Krisentherapie-Sitzungen zunächst stützende, strukturierende, also Halt gebende Interventionen vonnöten, die zu einer Reduzierung der Spannungen beitragen. Eine „Übersetzung" der im Krisensymptom enthaltenen „Botschaft" in eine für alle verständliche Formulierung trägt zu einer kognitiven Einordnung und Wiedererlangung der gedanklichen Kontrolle des Geschehens bei. Nach und nach werden Kräfte wieder mobilisiert, die für eine Neuorientierung erforderlich sind.

Langzeit-Familientherapie

Hier wird bei chronifizierten Krankheiten und/oder schwerwiegenden Entwicklungsrückständen z. B. in 14-täglichen Sitzungen über einen Zeitraum von zwei bis vier Jahren eine nachträgliche Reifung und Neustrukturierung der familiären Beziehungen angestrebt.

3.6 Ziele der Therapie im Paar- und Familiensetting

Die von Stierlin et al. (1977) formulierte Zielsetzung in der paar- und familientherapeutischen Arbeit, nämlich die Förderung einer „bezogenen Individuation" aller Familienmitglieder, kommt durch einen Prozess zustande, in dem immer neu den Fragen nachgegangen wird: „Wie geht es dir? Wie kann ich deine Aktionen und Reaktionen verstehen? Wie verstehst du sie selbst?" (Bauriedl et al., 2002, S. 97).

Die zu beobachtenden Veränderungen im Familiensystem während der Therapie sieht Bauriedl darin, „... dass innerhalb des Systems emanzipatorische Schritte gemacht werden, die von den Grundbedürfnissen der Familienmitglieder nach befriedigendem und sicherem Kontakt ausgehen. Analysieren statt agieren, diese Alternative kennzeichnet den Weg der Therapie, Konflikt statt (manifester oder latenter) ‚Krieg', diese Alternative kennzeichnet die Veränderung, um die es im Wesentlichen in den Beziehungen geht. Die Beziehungsstrukturen verändern sich im Prinzip in Richtung größerer Differenzierung. Die Struktur ‚entweder ich oder du', ‚richtig oder falsch' etc. kennt nur zwei Lager. Die Struktur ‚ich und du' lebt von der differenzierten Unterschiedlichkeit von Menschen und ist die Grundlage von intrapsychischer und interpsychischer Toleranz, von Selbstbestimmung und Befriedigung im Zusammenleben" (Bauriedl, 2002, S. 101).

4 Frequently Asked Questions (FAQ)

1. *Was mache ich, wenn die Familie/das Paar nicht vollzählig zum Erstinterview oder zu einer späteren Sitzung erscheint?*

→ Es ist wichtig, gleich anzusprechen, dass jemand aus der Familie fehlt, und zu erörtern, wie sich dies auf die Erstinterviewsituation auswirkt. Eventuell kann die vorgesehene Gesprächszeit um den Anteil gekürzt werden, der für das eingeladene, fehlende Familienmitglied zur Verfügung gestanden hätte. Damit würde ein deutliches Signal gesetzt: Alle sind wichtig. Wenn z. B. in einer laufenden Paartherapie ein Partner einem verabredeten Termin fernbleibt, ist es ratsam, dem erschienenen Part zu erklären, dass die Sitzung ohne den abwesenden Partner die gesamte Therapie sehr stark gefährden würde und es deshalb angezeigt ist, die Stunde ausfallen zu lassen mit einer erneuten Einladung an das Paar.

2. *Kann man als Therapeut die Verantwortung dafür tragen, wenn Eltern in Anwesenheit eines Kindes dieses offen kritisieren oder gar zugeben, dass das Kind ursprünglich unerwünscht gewesen ist?*

→ Es ist eine verständliche und sehr naheliegende (Gegenübertragungs-)Reaktion, sich schützend vor das „angeklagte" Kind zu stellen. Zu bedenken ist allerdings, dass eine solche Situation für das Kind nichts Neues darstellt: Auch zu Hause hat es eine lange Zeit in einer vorwurfsvollen oder ablehnenden Atmosphäre gelebt. Wenn eine Sitzung zu einem „Tribunal" gegen ein Kind (oder ein anderes Familienmitglied) zu werden droht, bietet dies eine Chance für den Therapeuten, diese Situation aufzugreifen und die in der Kritik enthaltenen Wünsche herauszustellen: „Sie würden sich wünschen, dass Ihr Sohn weniger ..." Damit werden Veränderungswünsche formuliert, die auch vom „angeklagten" Kind an seine Eltern gerichtet werden können. Bei unerwünschten Kindern ist es wichtig, den Eltern zu ermöglichen, darüber zu reden, welche Lebensumstände damals dazu geführt haben, dass ein Kind nicht erwünscht war.

3. *Kleine Kinder verfügen nicht über die verbale Kompetenz, um sich in Gesprächen mit den Erwachsenen verständlich zu machen. Wie kann man dieses Problem im Familiensetting lösen?*

→ Wenn dies der Fall ist – was sich oft durch Unruhe des Kindes bemerkbar macht –, ist es wichtig, dem Kind Material zur Verfügung zu stellen, mit dem es seine „Innenwelt" darstellen kann. Zum Beispiel mit Malstiften und Papier, Puppen und Tierfiguren bekommt das Kleinkind altersadäquate Ausdrucksmöglichkeiten, um seine inneren Konflikte und Nöte auszudrücken. Wenn die dargestellten „Szenen" z. B. gegen Ende der Sitzung (oder wenn das Kind sie zeigen möchte) von den Erwachsenen aufgegriffen werden, fühlen sich die Kinder ernst genommen und „arbeiten" in späteren Sitzungen oft sehr erhellend und konstruktiv auf dieser Symbolisierungsstufe mit.

4. *Wie geht man mit anwesenden Kindern um, wenn die Eltern das Thema Sexualität besprechen möchten?*

→ Handelt es sich um ein Thema innerhalb der Paarbeziehung, würde es eine überfordernde Grenzüberschreitung darstellen, die Kinder in die Intimsphäre der Eltern einzuweihen. Wenn es um Probleme im Bereich der Sexualität eines Kindes/Jugendlichen geht, über die sich die Eltern Sorgen machen, entscheiden das Alter des Kindes und die Art der Eltern, mit der sie sich der Intimsphäre des Kindes nähern, darüber, wie der Therapeut damit umgeht. Bekommt er das Gefühl, dass Grenzen verletzt werden, wird deren Bedeutung vom Therapeuten aufgegriffen.

5. *Wie aktiv darf der Therapeut eingreifen, wenn Familiengespräche z. B. durch Streitereien oder Durcheinanderreden „aus dem Ruder" zu laufen drohen?*

→ Stärker als im Einzelsetting trägt der Therapeut in Beziehungssystemen Verantwortung dafür, dass Gespräche so verlaufen, dass durch Reden und Zuhören eine Verständigung innerhalb der Familie möglich wird. Wenn der Therapeut selbst „um das Wort kämpfen" muss, wird er in seiner Gegenübertragung einen Eindruck davon bekommen, wie „anstrengend" es sich anfühlt, in der entsprechenden Familienatmosphäre zu leben. Ein Benennen solcher von allen in der Familie erlebten Gefühle kann ein Nachdenken darüber einleiten, was durch die gestörte Kommunikation vermieden werden soll (= Widerstand).

Das angestrebte Ziel in der Therapie ist die allmähliche Herstellung eines Klimas, in dem gesprochen und zugehört, in dem innegehalten werden kann bei wichtigen Themen und in dem jeder die Gelegenheit bekommt, nachzuspüren, wie es ihm/ihr in der aktuellen Situation geht, und sich dazu zu äußern.

5 Prüfungsfragen

1. Welche drei psychoanalytischen „Essentials" sind (auch) in der psychodynamischen Paar- und Familientherapie von entscheidender Bedeutung?
2. Wie unterscheidet sich in H. E. Richters Theorie über Familienneurosen die „symptomneurotische" von der „charakterneurotischen" Familie?
3. Nennen Sie drei von H. E. Richter beschriebenen „charakterneurotischen" Familientypen!
4. Welche Beziehungsmodi werden in Stierlins Delegationsmodell beschrieben?
5. Worin besteht die Bedeutung der Ersatzpartnerschaft in T. Bauriedls Konzept der „Beziehungsanalyse"?
6. Was wird in der Mehrgenerationen-Familientherapie (Sperling et al.) bearbeitet?
7. Wann sprechen wir von einer vertikalen, wann von einer horizontalen Beziehungsebene?
8. Was verstehen wir unter „bezogener Individuation" (Stierlin, 1977) als therapeutischem Ziel in der Paar- und Familientherapie?
9. Welche kassenrechtlichen Möglichkeiten gibt es, die psychotherapeutische Arbeit im Paar- und Familiensetting abzurechnen?

6 Literatur

- Argelander H (1970): Das Erstinterview in der Psychotherapie. Darmstadt: Wiss. Buchgesellschaft
- Bauriedl T (1980): Beziehungsanalyse – Das dialektisch-emanzipatorische Prinzip der Psychoanalyse und seine Konsequenzen für die psychoanalytische Familientherapie. Frankfurt a. M.: Suhrkamp
- Bauriedl T (1994): Auch ohne Couch – Psychoanalyse als Beziehungstheorie und ihre Anwendungen. Stuttgart: Klett
- Bauriedl T (1996): Leben in Beziehungen – Von der Notwendigkeit, Grenzen zu finden. Freiburg: Herder
- Bauriedl T, Cierpka M, Neraal T, Reich G (2002): Psychoanalytische Paar- und Familientherapie. In: Wirsching M, Scheib P (Hrsg.): Paar- und Familientherapie. Berlin, Heidelberg: Springer
- Cierpka M (1999): Unterschiede und Gemeinsamkeiten bei Geschwistern. In: Sohni H (Hrsg.): Geschwisterlichkeit. Göttingen: Vandenhoeck & Ruprecht
- Lorenzer A (1970): Sprachzerstörung und Rekonstruktion. Frankfurt/Main: Suhrkamp
- Neraal T, Scheer JW, Dierking W (1978): Krankheitskonzepte von Eltern mit einem psychisch gestörten Kind. Familiendynamik 4:317-332
- Richter HE (1963): Eltern, Kind und Neurose. Stuttgart: Klett
- Richter HE (1970): Patient Familie. Reinbek: Rowohlt
- Richter HE (1972): Die Gruppe. Reinbek: Rowohlt
- Richter HE (1976): Familienberatung. In: Richter HE, Strotzka H, Willi J (Hrsg.): Familie und seelische Krankheit. Reinbek: Rowohlt, S. 158-181
- Sohni H (1994): Geschwisterbeziehungen: Die Einführung der horizontalen Beziehungsdynamik in ein psychoanalytisches Konzept „Familie". Prax Kinderpsychol Kinderpsychiatr 43:284-295
- Sohni H (Hrsg.) (1999): Geschwisterlichkeit. Horizontale Beziehungen in Psychotherapie und Gesellschaft. Göttingen: Vandenhoeck & Ruprecht
- Sperling E, Sperling U (1976): Die Einbeziehung der Großeltern in die Familientherapie. In: Richter HE, Strotzka H, Willi J (Hrsg.): Familie und seelische Krankheit. Reinbek: Rowohlt
- Sperling E, Massing A, Reich G, Georgi H, Wöbbe-Mönks E (1982): Die Mehrgenerationen-Familientherapie. Göttingen: Vandenhoeck & Ruprecht
- Stierlin H (1975): Von der Psychoanalyse zur Familientherapie. Stuttgart: Klett
- Stierlin H, Rücker-Embden-Jonasch I, Wetzel N, Wirsching M (1977): Das erste Familiengespräch. Stuttgart: Klett
- Wellendorf F (1995): Zur Psychoanalyse der Geschwisterbeziehung. Forum Psychoanal 11:295-310
- Willi J (1975): Die Zweierbeziehung. Reinbek: Rowohlt
- Willi J (1978): Die Therapie der Zweierbeziehung. Reinbek: Rowohlt
- Windaus E (2006): Psychoanalytische Kurz- und Fokaltherapie bei Kindern, Eltern und ihren Eltern. In: Hopf H, Windaus E (Hrsg.): Lehrbuch der Psychotherapie. Bd. V. Tiefenpsychologisch fundierte und analytische Psychotherapie bei Kindern und Jugendlichen. München: CIP-Medien

5.5 Stationäre tiefenpsychologisch fundierte und analytische Psychotherapie von Kindern und Jugendlichen

Annette Streeck-Fischer

1 Definition

Stationäre Psychotherapie ist eine zeitlich befristete mehrdimensionale Behandlung. Sie findet dann statt, wenn die psychischen Störungen und interpersonellen Konflikte des Kindes oder Jugendlichen so schwerwiegend sind, dass eine Trennung vom bisherigen Umfeld, von Familie, Schule und Gleichaltrigengruppe, angezeigt ist (Streeck-Fischer, 1986, 1991a,b, 1995, 2000, 2006). Es handelt sich in der Regel um Kinder und Jugendliche mit schweren neurotischen und psychosomatischen Störungen, komplexen neurotischen Entwicklungsstörungen, Persönlichkeitsentwicklungsstörungen, psychosenahen Entwicklungen, Ablösungskrisen in der Adoleszenz und posttraumatischen Belastungsstörungen mit selbst- und fremddestruktivem Verhalten (vgl. Hopf und Linge, 2004).

Die Vielfalt und Komplexität der Störungen erfordern eine mehrdimensionale Diagnostik und Behandlung auf der Grundlage einer differenziellen Indikationsstellung. Stationäre Psychotherapie basiert auf einer Kombination verschiedener Behandlungsansätze.

Stationäre Psychotherapie setzt voraus, dass dem Kind oder Jugendlichen in der Klinik Bedingungen geboten werden, die eine altersentsprechende und möglichst normale weitere Entwicklung ermöglichen und zugleich den Schutz- und Schonraum gewähren, der in Anbetracht der neurotischen Störungen und Entwicklungsdefizite nötig ist. Dies erfolgt gemäß der Einstellung, „so viel Schonraum wie nötig", damit Überforderungen und Dekompensationen verhindert werden, und „so viel Belastung wie zumutbar" (Zauner, 1978), um Entwicklungen anzuregen.

2 Zur Geschichte

Psychotherapie im institutionellen Rahmen, der das Lebensumfeld der hier untergebrachten Kinder und Jugendlichen einbezieht, hat Psychoanalytiker und psychoanalytisch ausgebildete Pädagogen seit den Anfängen der Psychoanalyse beschäftigt. Aichhorn (1971), Bernfeld (1974), Bettelheim (1970, 1975) sowie Redl und Winemann (1976) haben sich bereits in den 20er und 30er Jahren des letzten Jahrhunderts damit befasst, wie die Psychoanalyse im therapeutischen Umgang mit schwer gestörten Kindern und Jugendlichen in Institutionen umgesetzt werden könnte. Es ging ihnen um Kinder, die in einer „fast undurchdringlichen Abwehrhaltung gegen die Realität und die Welt der Erwachsenen verfestigt waren und schwer gestörte Ich-Funktionen insbesondere eine mangelnde Kontrolle über ihre Impulsivität zeigten". Für diese Kinder, die über die Abwehrtechniken eines delinquenten Ichs verfügten, suchten sie u.a. nach innovativen Wegen zum Aufbau vertrauensvoller Beziehungen (Aichhorn, 1971)und entwickelten therapeutische Techniken, die Kinder im Hier und Jetzt ihres gestörten Handelns ins Gespräch zu verwickeln (z .B. Life space Interview; Redl und Winemann, 1976). Gleichzeitig machten sie darauf aufmerksam, wie eng eine förderliche Umwelt und therapeutische Arbeit miteinander verzahnt sind (Bettelheim, 1971). Diese frühen Erfahrungen und ihre Weiterentwicklungen (Klüwer, 1982; Schüpp, 1982; Zauner, 1972, 1978) haben die Organisation und Gestaltung der stationären Psychotherapie maßgeblich beeinflusst.

3 Indikation zur Behandlung

Stationäre Psychotherapie ist in eine Kette von psychiatrisch-psychotherapeutischen Versorgungsangeboten eingebettet, die von ambulanten über tagesklinische bis hin zu Behandlungen unter stationären Bedingungen reichen. Für die stationäre Psychotherapie gibt es gezielte Indikationen.

Oft wird nach den verschiedenen Behandlungsindikationen nicht differenziert. Dies ist häufig in den kleineren regionalen kinderpsychiatrischen Versorgungseinrichtungen der Fall; unter solchen Umständen ist es beispielsweise schwierig, auf einer Station, die gleichzeitig der Akutversorgung und der Unterbringung Schutzbedürftiger dient, ein wirksames therapeutisches Milieu herzustellen (vgl. Branik, 2001). Stationäre psychiatrische Versorgung läuft heute nicht selten Gefahr, sich auf Weichenstellung und schnelle Stabilisierungen mithilfe von verhaltenstherapeutischen Interventionen und Psychopharmaka zu beschränken.

Eine stationäre psychotherapeutische Behandlung der Kindes oder Jugendlichen im engeren Sinne sollte dann erfolgen, wenn die oft schweren, komplexen und multiplen Störungen das familiäre und soziale Umfeld anhaltend überfordern, ein sozialer Abstieg oder gesundheitliche Schäden z.B. durch selbst- und fremdgefährdende Verhaltensweisen drohen und/oder das ambulante Setting sich als unzureichend erweist.

Ein Kind, das zur stationären Behandlung ohne die Eltern aufgenommen wird, sollte nicht jünger als 6-7 Jahre sein. Bei einer stationären Behandlung vor dem 6. Lebensjahr sollten Einrichtungen gesucht werden, die eine stationäre Eltern-Kind-Therapie anbieten.[1]

---

[1] Solche Angebote werden am ehesten in Rehabilitationsklinken gemacht, die sich primär auf die Pflegeperson konzentrieren

Eine Indikation für die stationäre Psychotherapie liegt vor, wenn
- bei gravierender Störung eine eingeschränkte Veränderungsbereitschaft beim Kind oder Jugendlichen vorliegt;
- das Kind oder der Jugendliche vom Therapeuten mithilfe von Absprachen nicht erreicht werden kann;
- eine vorangegangene Behandlung, sei es ambulant oder stationär, gescheitert ist;
- ein gesundheitsschädigendes Verhalten (z. B. selbstverletzendes Verhalten, Essstörung) vorliegt;
- ein mehrdimensionaler Behandlungsansatz infolge der komplexen Störung erforderlich ist oder
- eine Herausnahme aus dem problematischen Umfeld angezeigt ist, sei es im Hinblick auf die Familie (problematische Familienkonstellation, Inkompetenz der Eltern), sei es wegen der sozialen Bedingungen des Umfeldes (Mobbing-Opfer in der Schule) oder der Gefahr, in ein gefährdendes Milieu abzudriften (gewaltbereite Jugendgruppen, Alkohol oder Drogen).

Beispiel:
Der 11-jährige J. ist bereits seit dem Kindergartenalter auffällig. Er wurde über einen Zeitraum von 6 Jahren ergotherapeutisch behandelt. Wegen seiner starken Unruhe und Störungen im Leistungsbereich erhielt er die Diagnose einer Aufmerksamkeitsdefizit- und Hyperaktivitätsstörung. Er wurde drei Jahre lang mit Methylphenidat und Verhaltenstherapie behandelt. Eine deutliche Besserung seines Verhaltens war nicht feststellbar. Nach Beginn der ambulanten tiefenpsychologisch fundierten Psychotherapie wurde deutlich, dass seine psychisch kranken Eltern nicht in der Lage waren, dem tyrannischen Sohn Grenzen zu setzen, und es kam zu massiven Eskalationen von Gewalt im familiären Verband. Nach Aufnahme in die stationäre Psychotherapie erfolgte eine umfassende Diagnostik, die die Komplexität der Störungen des 11-jährigen Jungen verdeutlichte (s.u.).

Eine stationäre Psychotherapie ist dann nicht angezeigt,
- wenn die Aufnahme in die Klinik der erste Schritt zur Abschiebung des Kindes ist und das bisherige Zuhause verloren geht, weil die Eltern, Pflegeeltern oder die jeweilige Institution eine weitere Zusammenarbeit ablehnen;
- wenn sich das Kind oder der Jugendliche in einer akuten psychotischen Dekompensation befindet. Hier geht es zunächst um eine Stabilisierung im Rahmen einer Akutversorgung;
- wenn ausgeprägtes selbst- und fremdgefährdendes Verhalten vorliegt, dass Sicherung erfordert. Hier ist eine Unterbringung in einem schutzbedürftigen Rahmen erforderlich;
- wenn eine manifeste Sucht (Alkohol, Drogen oder Tabletten) besteht. Unter solchen Bedingungen ist zunächst eine Entzugsbehandlung notwendig;
- wenn eine ausgeprägte dissoziale Entwicklung vorliegt, die über eine längere Zeit hinweg besteht und bereits strafrechtlich verfolgt wird. Unter solchen Umständen ist die Indikation für eine stationäre Behandlung fraglich;
- wenn eine unterdurchschnittliche Begabung vorliegt. Eine einsichtsorientierte Psychotherapie stellt dann in der Regel eine Überforderung dar.

4 Übergänge von der ambulanten in die stationäre Psychotherapie

Beim Übergang von der ambulanten in die stationäre Psychotherapie und zurück gibt es einiges zu bedenken.
Es ist nicht immer leicht, den Zeitpunkt zu bestimmen, ab wann eine stationäre Psychotherapie sinnvoll ist. Wird zu lange gewartet, gerät der Therapeut in die schwierige Situation, dass er lange Wartezeiten in Kauf nehmen muss. Verweist er unmittelbar an die klinische Institution, ist möglicherweise eine Chance für das Kind vertan.
Die Eltern mit ihrem Kind oder Jugendlichen fühlen sich bei einem solchen Vorschlag möglicherweise abgewiesen, reagieren gekränkt oder befürchten eine soziale Diskriminierung. Hier ist es dann notwendig, umfassend zu erläutern, was für einen solchen Schritt spricht.
Bemüht um eine baldige Aufnahme, wird der Therapeut zunächst mit Wartezeiten konfrontiert: die Wartezeit für die Vorschalt-Ambulanz – hier findet der erste Kontakt mit dem Ambulantarzt oder -therapeuten der Klinik statt, der dem wechselseitigen Kennenlernen und der Indikationsstellung aus Sicht der Klinik dient – beträgt 2-3 Wochen, die Wartezeit für die stationäre Aufnahme kann bis zu einem halben Jahr oder mehr andauern. Bei unsicheren Indikationen für eine ambulante Psychotherapie kann es deshalb sinnvoll sein, solche potentiellen Übergänge von der ambulanten Psychotherapie in die Klinik frühzeitig zu planen, etwa in dem Sinne, dass mit Beginn der ambulanten Behandlung eine Vorstellung in der Klinik erfolgt und diese gleichsam als Netz im Hintergrund zur Verfügung steht.
Wenn unter diesen Umständen das ambulante Therapieangebot innerhalb eines festen Rahmens mit täglichen Aktivitäten (z. B. Schule, Praktikum) stattfindet, können mitunter auch so deutliche Stabilisierungen erreicht werden. Durch die Wartezeit, die mit einer solchen ambulanten Behandlung überbrückt wird, erübrigt sich dann möglicherweise eine stationäre Aufnahme, wenn ein positiver Verlauf in Gang gekommen ist.
In den ambulanten Vorgesprächen der klinischen Institution werden die Behandlungsvoraussetzungen geprüft, ob und wie vor dem Hintergrund der familiären, schulischen und sozialen Entwicklung des Kindes und Jugendlichen auf der Station entwicklungsfördernde Bedingungen geschaffen werden können. Es wird beispielsweise geprüft, ob das Kind ggf. bei Aufnahme ein Einzelzimmer braucht, weil es infolge seines distanzlosen Verhaltens andere stört und belästigt, inwieweit sich das Kind an Regeln halten kann und auf einer Station ohne abgeschlossene Tür ausreichend geschützt ist oder der Jugendliche bei selbst- oder fremddestruktivem Verhalten usw. zu Paktabsprachen in der Lage ist.

Kommt es bei einer ambulanten Langzeittherapie zu deutlichen Verschlechterungen im Befinden des Kindes oder Jugendlichen oder zu gefährlichen traumatischen Reinszenierungen, kann eine Akutaufnahme, dann jedoch in eine Psychiatrie notwendig werden. Von dort kann ggf. in eine stationäre Psychotherapie übergeleitet werden. Ein solch neuer Anfang in einem anderen therapeutischen Setting ist unter Umständen sinnvoll, da damit ein neuer, distanzierender Blick auf die gehandelte Problematik möglich wird.

5

Inwieweit eine Verbindung mit dem bisherigen Therapeuten während oder nach der stationären Behandlung angebracht ist, kann nur im Einzelfall entschieden werden. Gelegentlich ist es sehr wichtig, dass die Beziehung zum ambulanten Therapeuten aufrechterhalten und in die stationäre Behandlung eingebunden wird. Dies kann z. B. auch dann zweckmäßig sein, wenn die stationäre Behandlung als Intervallbehandlung, das heißt in mehreren zeitlich begrenzten Abschnitten, durchgeführt wird. Grundsätzlich ist immer wichtig zu erfahren, ob bisherige therapeutische Aktivitäten – ambulant oder stationär – Positives in Gang gebracht haben oder ob sich in den Therapien ungünstige Objektbeziehungsmuster lediglich fortgesetzt haben.

Beispiel:
Die 17-jährige P. erzählt, wie sie im Alter von 13 Jahren wegen einer schweren Bulimie zur stationären Behandlung gezwungen wurde. Hier ebenso wie in der ambulanten Behandlung erfuhr sie Beziehungen, in denen sie überwältigt, entrechtet und nicht gesehen wurde. Ihre Problematik konnte sie unter diesen Umständen trotz vielfältiger therapeutischer Aktivitäten nicht bearbeiten.

Gegenwärtig werden integrierte Modelle ambulant-stationärer Versorgung angedacht, die dem ambulanten Therapeuten ermöglichen sollen, im stationären Rahmen seine Behandlung fortzusetzen.

5 Der Weg in eine stationäre Psychotherapie

Die stationäre Behandlung beginnt mit einer gründlichen Diagnostik in den verschiedenen therapeutisch relevanten Bereichen:

- analytisch/tiefenpsychologisch fundierte Anamneseerhebung mit Einbeziehung der Eltern, projektive Verfahren, Familienbaum
- eingehende Verhaltensbeobachtung, Diagnostik des Alters- und Entwicklungsstandes in den alltäglichen Abläufen, Ressourcen und Interessen
- medizinisch-kinderpsychiatrische Diagnostik, ggf. mit störungsspezifischer Diagnostik, Basisdokumentation
- Lern- und Leistungsdiagnostik
- Diagnostik der sensorischen und motorischen Integration

Diese Zeit, die der Diagnostik und dem genauen Kennenlernen des Kindes oder Jugendlichen dient, ist vor allem wichtig für den jungen Patienten, um ein eigenes Interesse, eine Veränderungsbereitschaft und -motivation für die Therapie zu entwickeln. In der Regel handelt es sich bei Kindern und nicht selten auch bei Jugendlichen um geschickte Patienten, die zunächst einer stationären Behandlung nichts Positives abgewinnen können und sie ggf. als Strafe oder Festlegung auf die Sündenbockrolle wahrnehmen. Nach einer Weile erfahren ältere Kinder oder Jugendliche aufgrund des zeitlichen und räumlichen Abstands von den bisherigen Bezügen eine positive Entlastung.
Kommt ein junger Mensch zur stationären Aufnahme, ist der erste und wichtigste Schritt, dass er die neue Situation unter den gegebenen Bedingungen einigermaßen aushält und so weit Vertrauen fasst, dass er sich an Betreuer wendet und sich sein Zustand nicht verschlechtert. Zu Beginn der Behandlung sehen sich die Kinder oder Jugendlichen mit einer fremden, für sie oft bedrohlichen und schwer auszuhaltenden Situation konfrontiert. Sie werden von ihren Problemen überwältigt, wissen mit der Zeit nichts anzufangen, ertragen Trennungen nicht oder begegnen anderen Kindern oder Jugendlichen, die sie an eigene traumatische Belastungen erinnern. Um dem entgegenzuwirken, werden sie umfassend in die Behandlung eingeführt, und es werden Absprachen getroffen. Es werden Regeln des Zusammenlebens erklärt und auf die Folgen verwiesen, wenn es zu Übertretungen kommt. Sie erhalten Stundenpläne, und sie werden dabei unterstützt, sich ihre Bettnische als eine private Wohnecke auszugestalten. Bisherige Hobbys und Interessen werden unterstützt und gefördert.
Je nach Symptomatik und der damit verbundenen Gefährdung werden Regelungen im Alltag getroffen, wie Gelände „Sichtweite" bei Kindern oder feste Absprachen mit Jugendlichen (z. B. Suizidpakt).

Die Befunde aus den verschiedenen diagnostischen Bereichen werden in der Zweitsicht zusammengetragen, an der der Leiter (Oberarzt), der Therapeut, der Stationsarzt/-leiter/-manager, der Schulpsychologe, der Körpertherapeut, die Pflegeperson und der Sozialarbeiter beteiligt sind (s. Abb. 1).

Beispiel:
Im Alltag zeigte der o. g. A. multiple Auffälligkeiten wie unruhiges, grenzüberschreitendes, aggressives, sexualisiertes Verhalten. Er erhielt seit drei Jahren Ritalin, das offenbar wenig an seiner Symptomatik geändert hatte. Er geriet innerhalb kürzester Zeit in der Kindergruppe in die Rolle des Außenseiters und Buhmanns. Er war motorisch ungeschickt, tollpatschig. Er konnte sich nicht an soziale Regeln halten und verhielt sich eher wie ein Sechsjähriger.
In der kinderpsychiatrischen Diagnostik fielen seine Störungen in der Bewegungskoordination auf.
In der Lern- und Leistungsdiagnostik (Hawik-III) zeigte er im Verbalteil durchschnittliche bis überdurchschnittliche Leistungen. Im Handlungsteil waren seine Leistungen inhomogen und schwankten zwischen 6 und 14 Wertpunkten. Im D2 (ein Test zur Prüfung der Aufmerksamkeitssteuerung) wurden seine Probleme der Aufmerksamkeitssteuerung deutlich. Er zeigte eine Rechtschreibstörung, die im Zusammenhang mit seinen graphomotorischen Problemen und seiner mangelnden Aufmerksamkeitssteuerung zu sehen war.
In der Körperdiagnostik zeigte er multiple sensomotorische Auffälligkeiten: Es lag ein persistierender Nackenreflex vor. In seinen Bewegungen war er ungelenk und ungesteuert, er war feinmotorisch ungeschickt und zeigte kontralaterale Mitbewegungen. Er hatte eine deutliche Wahrnehmungsstörung im Bereich der taktil-kinästhetischen Reizverarbeitung, die trotz der jahrelangen Förderung noch deutlich erkennbar war. Seine Schwierigkeiten im vestibulären Bereich führten zu ausgeprägten Aufrichtungsschwierigkeiten, z. B. beim Sitzen, vor allem in Verbindung mit Schreiben (ZS, Aufmerksamkeit bei der Rechtschreibung), und zu Problemen bei der Verarbeitung akustischer Reize (Aufmerksamkeitssteuerung).

Abbildung 1: Von der Diagnostik zur Therapie

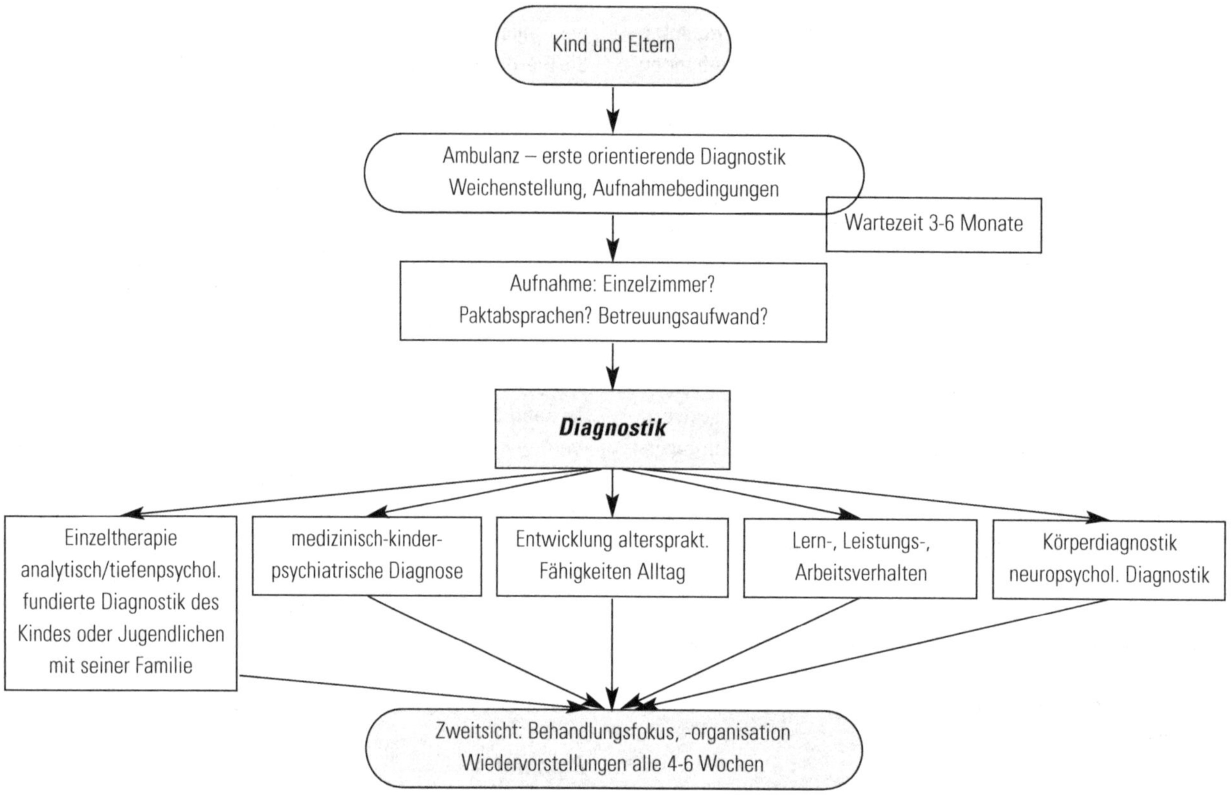

In der tiefenpsychologisch-analytischen Diagnostik wurde deutlich, dass er von früh an überwältigenden, beängstigenden und traumatisierenden Erfahrungen (mehrere Operationen, Klinikaufenthalte, diabeteskranke Mutter mit bewusstlosen Zuständen) ausgesetzt war und in einer Atmosphäre von Gewalt, Sucht und sexuell übergriffigem Verhalten aufgewachsen war. Seine mangelnde Selbst-Affekt-Impulssteuerung, seine mangelnde Fähigkeit zur Grenzziehung zwischen sich und anderen, zwischen Selbst und Objekt, waren vor diesem Hintergrund zu verstehen. Seine Aufmerksamkeitsstörung und seine Hyperaktivität schienen ihm als eine Form der Kontrolle über innere und äußere Gefahren zu dienen, indem es keinen Raum des Denkens, Fühlens und Reflektierens geben durfte. Infolge seiner multiplen Defizite war er in seinem Selbstwerterleben erheblich beeinträchtigt und neigte zu Größenselbststabilisierungen.

Bei den Eltern imponierte ihre Unfähigkeit, sich auf ihr Kind mit seinen Belangen einzustellen und ihr Verhalten zu reflektieren, stattdessen neigten sie selbst zu Feindprojektionen, sobald sie sich angegriffen glaubten.

6 Grundkonzepte stationärer Psychotherapie

Stationäre Psychotherapie ist mehrdimensional bzw. multimodal. Sie umfasst auf der einen Seite den Alltag mit dem Lebensraum, der den Kindern oder Jugendlichen mit seiner Lage, den Räumlichkeiten und der zeitlichen Gestaltung geboten wird, und auf der anderen Seite, die verschiedenen therapeutischen und pädagogischen Ansätze.

Wie stationäre Psychotherapie im günstigen Fall zu gestalten und zu organisieren ist, hat in der Psychotherapie erwachsener Patienten viel Interesse gefunden (Arfsten und Hoffmann, 1978; Becker und Senf, 1988; Enke, 1965; Fürstenau, 1992; Heigl, 1981; Janssen, 1987; Lohmer, 1988; Möhlen und Heising, 1980; Streeck, 1991; Trimborn, 1983, 1989). Aus ursprünglich kustodialen Klinikstrukturen, die dem Schutz und der Überwachung der eingewiesenen Patienten dienen sollten, wurden verschiedene therapeutische Modelle (vgl. Übersicht 1) entwickelt.

Es kann zwischen quasiambulanten Modellen, bipolaren und integrierten Modellen unterschieden werden. Quasiambulante Modelle sind am ehesten in Heimen und im Strafvollzug zu finden (vgl. Klüwer, 1970; Schüpp, 1982). Kinder, Jugendliche und Erwachsene machen außerhalb der Institution eine Therapie. Ein Austausch zwischen der Institution und dem Therapeuten wird nicht oder nur selten gesucht. Bipolare Modelle unterscheiden zwischen dem Realitätsraum, einem Bereich, in dem

5

Übersicht 1:

	Therapie	***Klinik***
quasiambulantes Therapiekonzept[1]	Psychotherapie im ambulanten Setting	Heim kustodiale Einrichtung
bipolares Therapiekonzept	Therapieraum Psychotherapie in der Klinik	Realitätsraum soziale Lernprozesse durch Interaktion (Patient – Mitarbeiter)
integratives Therapiekonzept[2]	Organisation des gesamten klinischen Feldes nach dem Prinzip differenzierter und zugleich gleichgewichtig integrierter Behandlungsangebote	

[1] Rahmenmodell (Kernberg, 1979)

[2] Bühnenmodell (Janssen, 1987)

an Alltagskonflikten gearbeitet wird, und dem Therapieraum mit Einzeltherapie, Gruppentherapie und Familientherapie. Im Konzept einer integrierten klinischen Gesamtbehandlung wurde der Integration der verschiedenen therapeutischen Ansätze zunehmend Bedeutung geschenkt (Bettelheim, 1975; Zauner, 1972, 1975, 1978; Heigl, 1981). Die heute gängigen integrativen Modelle unterscheiden sich oft nur durch die Art und das Ausmaß der Integrationsleistungen.

Bei schwerer gestörten Patienten ist die Klinik vor allem in ihren Stütz- und Schutzfunktionen gefragt. Durch die Gestaltung der Rahmenbedingungen werden erst Voraussetzungen geschaffen, in denen Therapie möglich ist (vgl. Rahmenmodell: Kernberg, 1979). Nach Kernberg werden die verlorenen oder nicht entwickelten Ich-Funktionen mit Unterstützung des Kliniktherapeuten im und am Rahmen aufgebaut (1979, S. 327). Bei weniger ich-strukturell gestörten Patienten ist es möglich, die Inszenierungen des Pa-tienten mit seiner Familie in den Mittelpunkt der therapeuti-schen Arbeit zu stellen (Janssen, 1987: Bühnenmodell). Heute interessiert in der stationären Psychotherapie vor allem, welche Behandlungsansätze mit welcher therapeutischen Effektivität, bezogen auf das jeweilige Störungsbild, sinnvoll sind. Darüber hinaus stehen Fragen der Optimierung von Abläufen und von Qualitätsmanagement im Vordergrund

7 Zur Behandlungsorganisation

Stationäre Psychotherapie findet innerhalb komplexer Strukturen statt. Die Organisation und Gestaltung der Behandlungsbedingungen ist dabei von hoher Bedeutung. Infolge der oft schweren und ausgeprägten Störung entstehen Probleme am Rahmen und in der Organisation, die sich therapiefördernd oder auch therapieschädigend auswirken

7.1 Ich und Umwelt

Die Behandlung wird durch äußere Faktoren bestimmt, wie z.B. die Lage, Räumlichkeiten der Einrichtung, die personelle Situation, die Patientenklientel (Becker, 1988: die innere und äußere Architektur des stationären Milieus; Cumming und Cumming, 1979; Bettelheim, 1970, 1975). Spitz (1969) und Bowlby (1969) haben an Kleinkindern verdeutlicht, welche Schäden durch unzureichende Versorgung und mangelnde Anregungen in der Entwicklung eines Kindes entstehen können. Es kommt zu Hospitalismusschäden, wenn keine alters- und entwicklungsbezogene Anregungen geboten werden.

Ein Kind beispielsweise, das über eine längere Zeit auf einer psychiatrischen oder psychotherapeutischen Station in einem Klinikhochhaus mit wenig Auslauf, wenigen Angeboten an sportlichen und spielerischen Aktivitäten lebt, verlernt es möglicherweise, sich allein in der Stadt oder auf der Straße zurechtzufinden – mit entsprechenden Folgen. Auch die Gestaltung der Bereiche Wohnen, Essen, Schlafen und die Lern- und Spielangebote in der Klinik bestimmen darüber, ob eine Umgebung entwicklungsfördernd ist oder eher nicht. Was in einer normalen häuslichen Umgebung zumeist selbstverständlich ist, erscheint in einer Institution manchmal unwichtig, z. B der Spiegel an der Wand, der nicht angeschafft wird, weil er doch nur kaputt gehen oder beschmiert werden könnte. Dass Kinder insbesondere während der Pubertät einen Spiegel brauchen, um ein Bild ihres Körpers zu bekommen, wird leicht übersehen. Oder das Essen wird aus wirtschaftlichen und hygienischen Gründen auf dem Tablett mit vorgegebenen Portionen verabreicht, so dass das Kind nicht lernen kann, sich selbst zu bedienen und einzuschätzen, was es an Nahrung braucht. Problematisch sind auch Bemühungen, es einem Kind besonders schön und heimelig zu machen und ihm beispielsweise eine Betthöhle zu bauen, in die es sich nur noch regressiv zurückziehen kann, anstatt es anzuregen, sich selbst mit seiner Kreativität und seinem eigenen Geschmack eine schöne Umgebung zu schaffen. Die Art der Gestaltung der Umwelt kann Ich-Fähigkeiten aktivieren oder blockieren. Kinder bauen unter entwicklungshemmenden Bedingungen Fähigkeiten ab, die ihnen bei Entlassung fehlen und den Schritt in die „Normalität" erschweren. Kindern, die infolge von Vernachlässigung wenig Anregung erfahren haben, fehlen diesbezüglich breite Bereiche der Entwicklung. Darum ist es wichtig, alltägliche Abläufe in ihrer entwicklungsfördernden oder auch entwicklungshemmenden Bedeutung für das Kind oder den Jugendlichen mit seinen jeweiligen alters- und entwicklungsbezogenen Bedürfnissen zu prüfen.

7.2 Die Verteilung von Rollen und Funktionen auf die verschiedenen Berufsgruppen und ihr Verhältnis zueinander

In der stationären Behandlung sind klare Aufgaben- und Funktionsverteilungen wichtig (Heim, 1984), um Konfusionen im Team und Auflösungen von vorgegebenen Strukturen zu vermeiden, da solche Prozesse zu Reinszenierungen von Konflikten des Kindes oder Jugendlichen führen können. Ein Kind oder Jugendlicher, der sich beispielsweise an den Erzieher wendet und mit ihm lieber die Therapie machen möchte (was nicht selten der Fall ist), boykottiert letztlich die Therapie, und ggf. sucht er nach einer realen Ersatzmutter oder einer realen Freundin. Insbesondere Kinder und Jugendliche mit multiplen Grenzenstörungen – das sind Kinder und Jugendliche mit schwereren Persönlichkeitsentwicklungsstörungen oder multiplen Traumatisierungen – neigen dazu, vorgegebene Strukturen einer Institution aufzulösen und ihre Therapie so zu gestalten, dass sie ineffektiv wird. Im Versuch, den Erzieher etwa aus seiner Rolle zu holen, können Erfahrungen mit mangelhaften Grenzziehungen, z.B. zwischen Öffentlichkeit und Intimität oder unsicheren Generationsgrenzen, wiederhergestellt werden, die nur dann im Team erkannt werden, wenn die Rollenverteilungen beachtet werden. Der Erzieher gerät dann ggf. in missbräuchliche Beziehungsmuster, die schwer zu bearbeiten sind.

Es hat sich bewährt, bei Kindern und Jugendlichen die Bereiche Therapie und Alltagsgestaltung zu trennen (vgl. auch Klüwer, 1970: Haus Sommerberg). Stationsarzt/-manager[2] mit dem Pflegeteam auf der einen Seite und Therapeut auf der anderen Seite (oder der Stationsarzt/-therapeut auf der einen Seite und der pädagogische Leiter auf der anderen Seite) verfolgen auf verschiedenen Handlungsebenen eine gemeinsame Zielrichtung. Diese ergibt sich aus einer gemeinsamen psychoanalytischen Sichtweise und einem gemeinsamen Fokus (Streeck, 1991) im Hinblick auf das vorliegende Störungsbild des Kindes oder Jugendlichen, das sich im Behandlungsverlauf prozesshaft ändert.

Bei einer Rollenaufteilung zwischen Stationsarzt/-manager und Therapeut findet die Therapie in einem von Eingriffen und Sanktionen entlasteten und geschützten Bereich statt. Demgegenüber sind die vielfältigen Konfrontationen des Stationsarztes/-managers im Alltag auf die alters- und störungsspezifischen Bedingungen des Kindes oder Jugendlichen abgestellt. Kinder und Jugendliche, die sich infolge ihrer Mentalisierungsstörungen in ihrem Verhalten und ihrem Handeln nicht erkennen können, brauchen die Rückmeldungen. Sie erfahren damit eine soziale Reflexion, die sie auf noch nicht erkannte Probleme aufmerksam macht, um sie dann in die Therapie einzubringen.

Der Stationsarzt/-manager ...

... hat eine die Behandlung überwachende und steuernde Funktion: Er erinnert an das Behandlungsziel, an den Fokus, an Absprachen und überprüft, ob das Kind oder der Jugendliche „in Therapie" ist oder sie vermeidet;

... hat eine wegweisende Funktion („Das gehört in die Therapie, da geht es weiter") und eine disziplinierende Funktion. Dazu gehören Verwarnungen, Sanktionen, Abstandsbeurlaubungen;

... übernimmt eine reflektierende Funktion („Hier tust du das", „Das ist eine Wiederholung", „Das spricht für Trauma") und setzt Grenzen, wenn selbst- und fremddestruktives Verhalten überhand nimmt;

... verweist auf übende Verfahren, erarbeitet zusammen mit den Pflegekräften verhaltensmodifikatorische Ansätze, erteilt Anordnungen und organisiert gezielte Trainings (z. B. Angst, Zwang, Aufmerksamkeit);

... übernimmt eine integrierende Funktion: „Botschaften aus den verschiedenen Bereichen" müssen integriert werden, z. B. aus der Schule, Körpertherapie, Gruppe;

... hat eine väterliche Funktion als Vertreter des Realitätsprinzips: z. B. im normalen Leben wird so etwas erwartet wie Aufstehen, Ordnung, Schule usw.;

... übernimmt die Funktion des Triangulierers, sowohl im Alltag als auch bezogen auf den therapeutischen Prozess (Schleske et al., 2002);

... ist zusammen mit dem Therapeuten an der Eltern-/Familienarbeit beteiligt und integriert Aspekte der Elternarbeit ins Team;

... ist zuständig für das Krisenmanagement, ggf. Verlegung;

... überwacht als Arzt die medikamentöse Behandlung.

Der Therapeut hat demgegenüber folgende Funktionen:
Er ist bemüht, eine verlässliche und vertrauensvolle Beziehung herzustellen, und sucht nach Bedingungen, wie eine für das Kind oder den Jugendlichen erträgliche Atmosphäre geschaffen werden kann, in der es/er sich angenommen oder verstanden fühlt. Das Kind wird bei seinen vorhandenen Fähigkeiten abgeholt – z. B. ist es möglicherweise erforderlich, den therapeutischen Zeitrahmen zu verändern, das Kind oder den Jugendlichen zunächst einmal zum Termin abzuholen, bei Bedrohungsgefühlen im Therapiezimmer ggf. Spaziergänge zu machen (vgl. Eissler, 1958; Parameter).
Er orientiert sich an der zentralen neurotischen bzw. entwicklungspsychopathologischen Dynamik und modifiziert je nach Schweregrad sein psychotherapeutisches Vorgehen (analytisch, tiefenpsychologisch fundiert, ich-stützend) mit

- entwicklungsorientierten psychodynamischen Ansätzen (Entwicklung von Spiel- und Symbolisierungsfähigkeit, Mentalisierung, interaktiver Regulation, Dezentrierung u. a.);
- supportiven Techniken entlang den ich-strukturellen Defiziten;
- der Arbeit in der Übertragung/Gegenübertragung (oft zu einem späteren Zeitpunkt), falls möglich;
- einem gezielten Angebot an speziellen und phasenspezifischen Techniken (z. B. bei Trauma: Stabilisierungsphase, Ausbau von Ressourcen, spezielle Traumatherapie).
- Falls erforderlich bietet er in besonderen Fällen einen Nottermin an.
  Er führt die Eltern- oder Familientherapie – soweit möglich gemeinsam – mit dem Stationsleiter durch.
  Er gibt dem Stationsteam grobe Informationen zum Stand der Therapie, um die Schweigepflicht nicht zu verletzen, und integriert die Entwicklungen im Alltag in die Therapie (zur Vermeidung von Spaltungen zwischen Team und Therapeut).

Bei einem ungetrennten Alltags-/Therapieraum, wenn der Stationsarzt gleichzeitig der Therapeut ist, wird es schwer, den geschützten Raum der Einzeltherapie aufrechtzuerhalten. Der von pädagogischen Konzepten bestimmte Alltag wird u. U. zu stark „therapeutisiert", es wird zu viel verstanden und zu wenig

[2] Der Begriff des Managers ist insofern treffend, als er die Funktion hat, die verschiedenen Bereiche im Blick zu haben und zueinander zu organisieren.

in pädagogische Handlungsstrategien umgesetzt – oder der Therapeut wird zum Handlanger der Erzieher. Eine Rollendiffusion zwischen Therapie und Alltag führt dann zu einer Nivellierung von wichtigen pädagogischen bzw. therapeutischen Handlungsebenen.

Andererseits können diese beschriebenen Funktionsaufteilungen auch ungünstige Auswirkungen haben, z.B. wenn ein Kind oder Jugendlicher pathologische Familienkonstellationen im Alltag reinszeniert, die nicht oder nur mangelhaft erkannt werden, weil der Therapeut sein Wissen nicht genügend in den sozialen Raum der Station weitergibt. Problematisch ist auch, wenn das Kind oder der Jugendliche zwischen Therapeut als „gutem Objekt" einerseits und Stationsmanager mit Pflegeteam als den „bösen Objekten" andererseits anhaltend spaltet. Abwehrmechanismen wie Selbst-Objekt-Aufspaltungen und Realitätsverleugnungen werden durch diese Funktionsaufteilungen unterstützt und führen zu habituellen Behandlungsproblemen. Sie belasten das Team und seine Integrationsfähigkeit.

Die Therapie im abgetrennten und vom Alltag abgeschirmten Raum kann bei psychosenahen Patienten einen psychotischen Realitätsverlust unterstützen. Unter Umständen gerät der Therapeut mit ihm in eine Folie à deux, die dieser nicht erkennt, weil das Kind oder der Jugendliche so gut mitzuarbeiten scheint, während im Alltag psychotische Inszenierungen überhand nehmen.

Daraus lässt sich schließen, dass es ein optimales Modell stationärer Psychotherapie, das für alle jungen Patienten gilt, nicht gibt. Vielmehr sind mit jedem Behandlungsmodell, auch wenn es wohl durchdacht ist, hilfreiche Bedingungen, aber auch Gefahren verknüpft, die beachtet werden müssen. Die alters- und störungsspezifischen Probleme des einzelnen Kindes oder Jugendlichen bilden sich immer auch am Behandlungsmodell ab. Das bedeutet, dass die jeweilige Behandlungsorganisation – in Abhängigkeit von der Problematik des Kindes oder Jugendlichen unterschiedliche Integrationsleistungen vom einzelnen Teammitglied erfordert. Indem das Kind oder der Jugendliche seine störungsspezifischen Konflikte immer auch auf die Organisation der gemeinsam gestalteten Behandlung überträgt, wird die Integrationsfähigkeit aller Beteiligten herausgefordert. Eine integrierte Behandlung an und für sich gibt es nicht.

7.3 Der Art der Beziehung und der Gestaltung der Rahmenbedingungen im Alltag und in der Therapie

Im stationären Setting umfasst der Rahmen die Regelung der Tagesabläufe, des sozialen Miteinanders, die Hausordnung, die zeitliche und räumliche Gestaltung der Behandlungsabläufe u. a. (vgl. Trimborn, 1994; Bleiberg, 1987), die abzustimmen sind auf die individuellen alters- und entwicklungsspezifischen sowie störungsspezifischen Besonderheiten des Kindes oder Jugendlichen. Die am individuellen Entwicklungs- und Objektbeziehungsniveau orientierten Rahmenbedingungen übernehmen die Funktion von „entwicklungsförderlichen Laufställen" und stellen eine Art äußeres Stützkorsett des Ichs dar (Streeck-Fischer, 1991).

Der Rahmen oder der „Laufstall" wird zum Receiver (Bleger, 1971) für das Störungsbild des Kindes oder Jugendlichen. D.h., in Abhängigkeit vom Entwicklungs- und Strukturniveau des Patienten übernimmt der Rahmen wichtige Funktionen. Bei Patienten mit reifen Objektbeziehungen verankert der Rahmen das übergeordnete Gesetz. Dem Rahmen kommen Über-Ich-Funktionen zu. Bei Patienten mit dualen Objektbeziehungen kann der Rahmen als drittes väterliches Prinzip wirken, das Loslösung und Separation erlaubt. Bei Patienten mit Einer-Beziehungen bzw. Selbst-Objekt-Beziehungen hat der Rahmen die Funktion eines Containers, einer haltenden, sich anpassenden Umgebung. Jugendliche mit Störungen etwa auf einem mäßig integrierten Entwicklungsniveau (vgl. OPD-KJ), wo Ablösung und Individuation zum Problem wird (z. B. Jugendliche, die sich ins Bett zurückziehen, auf Drogen zurückgreifen, sich an Zwängen festhalten oder Angst haben, den sicheren Stützpunkt Zuhause zu verlassen), werden durch die Tagesstruktur oder Absprachen aus ihrem Rückzug herausgeholt. Durch Klinikschule, Arbeitsversuch, Unterstützung bei der Entwicklung von Hobbys, Interessen oder Stadtgänge wird der Weg nach draußen geebnet. Bei Kindern und Jugendlichen mit mangelnden Grenzziehungen können beispielsweise Rückzugsmöglichkeiten in ein Einzelzimmer hilfreich sein (s. o.), um mangelnde Fähigkeiten von Grenzziehung zwischen sich und anderen durch äußere Grenzziehungen weiter zu stützen. Gelingt es nicht, ein Stützkorsett im Alltag herzustellen, läuft die Psychotherapie im stationären Reizklima Gefahr, Regressionen mit Verlust von Ich-Fähigkeiten zu begünstigen.

7.4 Die Zusammenarbeit im interdisziplinär zusammengesetzten Team

In der Regel werden von dem Kind oder Jugendlichen nach einer kurzen Phase des „Honeymoons", einer Zeit des Einklangs (Streeck-Fischer, 1995), in der scheinbar alle Probleme überwunden sind, alte pathologische Beziehungsmuster im Alltag und der Therapie wiederhergestellt. Jugendliche, die z.B. traumatischen Erfahrungen ausgesetzt waren, suchen gefährliche Situationen wieder auf, suchen sich Freunde, die sie bedrohen oder misshandeln, ihre Familie konfrontiert sie mit schweren Belastungen, oder das weitere Umfeld – Schule, Jugendamt, Polizei o. Ä. – übernimmt einen entsprechenden Part. Sie geraten so in Verhältnisse, die mit einer Fortführung von traumatischen Erfahrungen einhergehen. In den Beziehungen auf der Station stellen sie Interaktionen mit anderen her, die überwältigend, bedrohlich oder verfolgend sind. Das therapeutische Personal erscheint misshandelnd, übergriffig, überwältigend, indem es etwa auf die Einhaltung von Regeln oder auf die Hausordnung hinweist oder sie an selbstschädigenden Verhaltensweisen hindert. Es stellen sich hier frühe Übertragungs- und Gegenübertragungsmuster her, die infolge der manipulativen Potenz, die bei solchen Störungen vorgefunden wird, kaum vermieden werden können. Belastungssituationen führen zum Rückgriff auf bisherige Selbsthilfemaßnahmen wie Selbstverletzung, Drogen, Gewalt, Essstörungen oder Zwänge, die den stationären Aufenthalt und die Therapie insgesamt in Frage stellen können (Branik, 2004). Es können sich maligne „Tänze" (vgl. Stern, 1985/1986) zwischen dem Kind, dem Jugendlichen und den Teammitgliedern entwickeln, in denen es nicht gelingt, aus den zwangsläufigen pathologischen Interaktionsmustern herauszukommen (vgl. Streeck-Fischer, 2006: „deadly dance", „Missbrauchstanz"). Der

Begriff des Tanzes ist insofern passend, als es sich um gemeinsame, aufeinander abgestimmte Handlungen handelt. So kann es zur Wiederherstellung von überwältigenden Szenarien mit sexuell missbrauchten sich selbst verletzenden Jugendlichen kommen. Indem versucht wird, sie vor ihrer Selbstdestruktivität zu schützen, muss zu immer massiveren überwältigenden/vergewaltigenden Maßnahmen gegriffen werden, mit denen sich die Jugendlichen aufgeben bzw. in die Hände anderer begeben.

Übersicht 2: Vom Handeln zur Therapie

Wiederholungsinszenierung	***Therapie***
Reinszenierung mit Verschärfung der Symptomatik	sichere Orte, Beziehungen
maligne Tänze	Übungen zur Distanzierung und Stressregulierung
Therapieabbruch	neue Erfahrungen

Dem entgegengesetzt sind Bemühungen um Entwicklung und der Aufbau von Vertrauen und ausreichend sicheren und haltenden Beziehungen mithilfe des Pflegeteams. Dabei wird gemeinsam mit dem Kind oder Jugendlichen nach sicheren inneren und äußeren Orten gesucht. An der Suche und Entwicklung von solchen sicheren Orten wird auch in der Einzelpsychotherapie aktiv gearbeitet, so dass auf sie im Alltag zurückgegriffen werden kann. Sichere Orte und ausreichend haltende Beziehungen zu entwickeln sind die ersten wesentliche Schritte in der stationären Psychotherapie, die vermeiden sollen, dass das Zusammenleben auf der Station von fortgesetzten beängstigenden und bedrohlichen Erfahrungen bestimmt ist.

Ein wichtiges Ziel ist es, Stress-, Spannungs- und Selbstregulationen zu erwerben, die verhindern, dass es zu Erregungs- und Ausnahmezuständen kommt, Zuständen mit selbst- und fremddestruktivem Verhalten. Anders als früher wird vermieden, dass ein Kind im desorganisierten Zustand etwa in einen sog. Time-out-Raum kommt – einen Raum, in dem sich aggressive, dekompensierte Kinder zusammen mit der Pflegekraft aufhalten. Vielmehr wird frühzeitig daran gearbeitet, dass das Kind, der Jugendliche aktiv Selbststeuerung übt und sich Schutzräume schafft. Heutzutage sucht man eher nach stresssteuernden und entspannungsregulierenden Optionen, z. B. in einem Snoozleraum[3].

Die Station ist der Ort, wo nach Bedingungen gesucht wird, die helfen, aus Spannungszuständen herauszufinden, die eine gewisse Sicherheit und Ruhe vermitteln und zur Stabilisierung beitragen. Die Station ist der Ort, wo Ich-Fähigkeiten entwickelt und geübt werden, nach Interessen gesucht und Ressourcen aufgebaut werden. Sie ist der Ort gemeinsamer Aktivitäten und der Ort, an dem auf gehandelte Botschaften aufmerksam gemacht wird, die das Kind oder der Jugendliche in die Therapie bringen soll. Die Station wird dagegen nicht als der Ort angesehen, wo Konflikte aufgedeckt und bearbeitet werden sollten oder wo selbst- und fremddestruktives Verhalten zum zentralen Thema wird. Um zu vermeiden, dass beispielsweise traumatische Erfahrungen im Alltag wiederhergestellt werden, ist es wichtig, deutliche Grenzen zwischen Intimität und Öffentlichkeit (z. B. Jugendliche, die sich selbst verletzen, müssen ihre Wunden und Narben vor anderen verbergen), Therapieraum und Alltag zu ziehen. Bleiben die Bedingungen für das Kind, den Jugendlichen unklar, führt das zu Verwirrung. Erzieher/Pflegepersonen und auch Therapeuten geraten u.U. in Rollen- und Identitätskonfusionen.

[3] Übersetzt heißt snooze – zu einem Nickerchen einladen. Ein solcher Raum ist so ausgestattet, dass Kinder und Jugendliche sich sicher fühlen können und zur Ruhe kommen können.

Die notwendigen Regulierungen unter den Mitarbeitern werden im interkollegialen Raum (Moser, 1992) ausgehandelt, der eine psychohygienische Funktion hat. Als Ort der Wahrnehmung von Konflikten und Inszenierungen, in die Mitarbeiter geraten sind, ist er immer wieder zu reflektieren. Der interkollegiale Raum setzt sich aus den Mitarbeitern des Stationsteams zusammen. Er wird bestimmt von den vielfältigen Interaktionsfeldern und therapeutischen Ansätzen, die hier zusammengetragen und konzeptualisiert werden. Er ist auch der Raum der inneren Repräsentation des Miteinanders, das von persönlichkeitsspezifischen Merkmalen des Einzelnen und auch vom Störungsbild des Kindes oder Jugendlichen mitbestimmt ist. Das Team wird durch einen auswärtigen Supervisor bei solchen Prozessen unterstützt.

8 Behandlung

Die Behandlung verläuft in der Regel in verschiedenen Phasen. In der Einleitungsphase stehen die Diagnostik und das Verstehen der gehandelten Botschaften im Vordergrund. In der Phase der Stabilisierung geht es um die Entwicklung von Sicherheit in Räumen und Beziehungen, sowohl im Alltag als auch in der Psychotherapie. Parallel dazu geht es um Auf- und Ausbau von Interessen und Ressourcen, sozialen Fertigkeiten (z. B. Angst-Belastungs-Training), Lern- und Konzentrationstraining bei gleichzeitigem Klinikklassenbesuch. In der Einzeltherapie wird an der Entwicklung von Spielräumen gearbeitet, die Spiel und Sprache ermöglichen. Die Wiedereingliederung in die Außenschule ist ein wichtiger Schritt, der zumeist in der Mitte der stationären Behandlung erfolgt. Ziel einer stationären Psychotherapie ist es, dass neben den äußeren Veränderungen und einer psychosozialen Integration vor allem mithilfe der analytischen Arbeit die pathologischen Objektbeziehungen überwunden werden.

Beispiel:

Der bereits erwähnte A. mit seinem extrem unruhigen, grenzüberschreitenden Verhalten brauchte eine intensive Einzelbetreuung im Alltag durch einen Erzieher, der ihn begleitete und vor seinem übergriffigen und impulsiven Verhalten gegenüber anderen schützte. A. erhielt ein Einzelzimmer mit festen Ruhezeiten, die er z.B. auch mit Spielen verbringen konnte. Im Alltag brauchte er in allen Bereichen eine fördernde Unterstützung, zum Teil wurden verhaltenstherapeutische Programme mit Belohnungen und strukturierte Tagesplanungen eingesetzt Ritalin wurde nach einiger Zeit abgesetzt, ohne dass sich negative Veränderungen im Verhalten zeigten. Hierzu mussten die

Eltern ihr Einverständnis geben, da sie an die Wunderdroge glaubten.

Neben dem Besuch der Klinikklasse brauchte er Lern-, Aufmerksamkeits- und Konzentrationstrainings, die er dreimal pro Woche erhielt.

Er bekam motopädische Therapie zur Bearbeitung seiner motorischen und sensorischen Defizite und seiner beeinträchtigten Aufmerksamkeitssteuerung.

In der Einzeltherapie stand zunächst die Arbeit an der Beziehungsabwehr im Vordergrund. Es war notwendig für ihn, die Erfahrung einer verlässlichen, präsenten Person zu machen, die weder übergriffig noch überwältigend ist und seine innere Situation versteht.

Die folgenden Ausschnitte aus der Einzeltherapie verdeutlichen, dass unter den festen Rahmenbedingungen eine psychoanalytische Therapie im engeren Sinne möglich wird. Die Bedeutung der Rahmenbedingungen und die Behandlungsorganisation und die Mühe, die ihre Entwicklung und Aufrechterhaltung kostet, dürfen dabei als Räume, die solche Möglichkeiten schaffen, nicht unterschätzt werden. In der psychoanalytischen Therapie stehen entwicklungsorientierte Ansätze im Vordergrund, die auf Regulierungsvorgänge (Beebe und Lachmann, 2004; Schore, 2001), Dezentrierung (Piaget, 1952), Mentalisierung (Fonagy und Target, 2002, Fonagy et al. 2004), Desomatisierung (Krystal, 1997) und Symbolisierung gehandelter Botschaften (Streeck-Fischer, 2006) zentrieren.

A. schien mit seinem unruhigen, störenden Verhalten über kein inneres Erleben zu verfügen[4]. Er wirkte „seelenlos", vollkommen abgespalten von jeglichem liebevollen, lebendigen Austausch mit sich und anderen. Im Kontakt mit ihm tauchten Bilder von Kälte, Grausamkeit, Dunkelheit und Schrecken auf, jegliche freundliche Gefühle fehlten. Mit einer Unerbittlichkeit, die keinen Widerspruch zulässt, macht A. anfangs deutlich, dass **er** die Stunden bestimmt und dass er **nichts** erzählen wird. A. bestimmt, welche Regelspiele wie und nach welchen Regeln gespielt werden sollen. Er will, dass die Therapeutin mit ihm spielt, aber eine Existenzberechtigung hat sie nicht. Er will mit seiner Macht und omnipotenten Kontrolle über sie bestimmen. Es ist von existenzieller Bedeutung für ihn, dass er jedes Spiel gewinnt. Er hält sich an keine Regel, äußere Realitäten existieren für ihn nicht. Als er es kaum schafft, die Unokarten in seiner Hand zu halten, scheint er sich mit dem Hinweis, dass er auch sonst sehr beladen sei und dass er sich mit so vielen schlimmen Dingen herumschleppe, die ihn belasten, angenommen zu fühlen (beginnende ongoing regulation (Beebe und Lachmann, 2004; Fonagy und Target, 2002). Es gelingt ein Spiel, an dem erstmals beide – A. und die Therapeutin – Freude haben.

In seinen Spielen verdeutlicht er nun, wie gefährlich es auf der Welt zugeht. Ein Tanklastzug brennt. Die Helfer wollen helfen. Sie bringen sich aus Unvorsichtigkeit selbst in Lebensgefahr, oder es passieren unvorhersehbare Dinge, die ihr Leben bedrohen. Auch der Helikopter mit den Rettern geht in Flammen auf. Es gibt Missverständnisse unter den Helfenden, Unvorsichtigkeiten, und es gibt eine Figur unter den Helfenden, die im Verlauf die entstehenden Katastrophen (mit-)verursacht. Das gesamte, sehr intensive Geschehen ist vom vergeblichen Bemühen aller, rettende Sicherheit zu finden, gekennzeichnet und zum Scheitern verurteilt – Bedingungen, die er in seinem familiären Umfeld oft erfahren hat.

In den nächsten Stunden bleibt das Fahrzeug der Therapeutin A.s Übergriffen ohnmächtig ausgeliefert, und es hat kaum eine Überlebenschance. A. „zerschrottet" ihr Fahrzeug mit Genuss, oder er baut es kurzerhand nach seinem Belieben um. A. externalisiert seine Erfahrung in der Therapeutin, nämlich dass er den grenzüberschreitenden, intrusiven Übergriffen seiner Eltern immer wieder ohnmächtig ausgeliefert ist und nichts Eigenes entwickeln darf. Nach einer Weile setzt die Therapeutin eine Grenze und sagt ihm, dass sie nicht möchte, dass er ihr Fahrzeug verändert, so wie er auch nicht möchte, dass sie an seinem Fahrzeug herumbaut. Er kann dies annehmen.

Gute können sich unerwartet in Böse verwandeln, Gutes wird von Bösem kontaminiert (vgl. Kernberg, 1979): Der König tritt auf eine „Schnürenfalle", wird von den Bösen gefesselt, auf einen Tragekorb gebunden, und während er schläft, wird ihm ein Trank eingeflößt, „so dass er ein Böser wird und sich nicht mehr daran erinnern kann, dass er ein Guter war". Der König wird in das Verlies gesperrt und fällt tot um, aber nicht auf Dauer.

Es kommt zu Verführungen und Grenzüberschreitungen, die gestoppt werden müssen: Es entwickelt sich ein „Totschießspiel", in dem beide, A. und Therapeutin, mit Waffen ausgerüstet, sich voreinander verstecken und sich gegenseitig versuchen zu töten. In diesem Spiel ist es klar, dass A. über das Leben der Therapeutin herrscht. Bei diesem Spiel, das A. sehr erregt und das eine große, z. T. auch körperliche Nähe zwischen ihnen entstehen lässt, wird es der Therapeutin zunehmend mulmig. Die Therapeutin spürt, dass sie sich hat verführen lassen und sie A. dazu verführt, genau die Beziehungsgestaltung zu agieren, die er kennt. Als sich auch im Verhalten auf der Station und im Elterngespräch deutliche Verschlechterungen seiner Symptomatik zeigen, beendet sie dieses Spiel, woraufhin A. außer sich vor Wut gerät. In einer der nächsten Stunde verletzt er sich mit der Schere unabsichtlich und die Therapeutin reagiert sehr besorgt. Es folgen nun Erfahrungen des Gehaltenseins und der Sorge, die seine massiven Entwertungen überleben. Es festigt sich die Beziehung mit A. Er ist jetzt zunehmend in der Lage – wenn auch zunächst nur sporadisch-, sich sogar verbal mitzuteilen. Wiederholt prüft A. die Verlässlichkeit der Therapeutin, in dem er mit der Schere so lange gefährlich herumfuchtelt, bis sie ankündigt, sie ihm wegzunehmen.

Nachdem A. das Gefühl von Verstanden- und Wahrgenommenwerden entwickeln konnte, wurde er ruhig, und es konnte sich ein gemeinsames Spiel entwickeln. Im Spiel und nicht mehr so sehr in der Realität konnte er seine Erfahrungen von Bedrohung und gescheiterten Rettungen, instabilen Objekten, die sich von gut in böse verwandeln, darstellen (vgl. Streeck-Fischer 1997). Nach der Verführungsszene im Totschießspiel, in der das Spiel real wird, erfährt er, dass sowohl seine Wut als auch seine Tendenz, sich selbst zu verletzen, gehalten wird, und Entwicklungen, die bis dahin blockiert waren, werden möglich.

---

[4] *Die Behandlung wurde von Birgit Fricke durchgeführt.*

9 Elternarbeit

Für die Eltern der Kinder finden nach Möglichkeit 14-tägliche Termine statt. Bei Jugendlichen ist das von ihrer Einstellung abhängig. Günstig ist es jedoch auch bei Jugendlichen, die Eltern in die Diagnostik und Entlassungsplanung einzubeziehen. Abhängig von der Problematik der Eltern wird an ihren eigenen neurotischen Konflikten, Traumatisierungen oder auch Entwicklungsdefiziten gearbeitet. Elternkompetenztrainings können angezeigt sein. Bei unvollständigen Familien geht es nicht selten um persistierende Trennungs- und Scheidungskonflikte, die am Kind abgehandelt werden. Bei Jugendlichen bedürfen die Ablösungskonflikte der Eltern einer gezielten Bearbeitung.

Das Therapieergebnis bei Kindern bis etwa 13 Jahren ist maßgeblich davon abhängig, inwieweit die Eltern selbst in der Lage sind, innere und äußere Veränderungsschritte zu machen. Ältere können auch unabhängig von den Eltern an erreichten Veränderungen festhalten. Im letzten Drittel der Behandlung entscheidet sich, ob ein Kind in die Familie reintegriert werden kann oder ggf. Vorkehrungen für eine Fremdunterbringung zu treffen sind. Solche Schritte sind nur zusammen mit dem Kind und den Eltern möglich. Bei Jugendlichen geht der Weg des Öfteren in die therapeutische Wohngemeinschaft oder zeitlich befristete Betreuung durch die Jugendhilfe (z. B 10 Std. pro Woche).

10 Evaluation

Bisher gibt es kaum Wirksamkeitsmessungen zur stationären psychodynamischen Psychotherapie. Zimprich (1980) hat Kinder, die lediglich Psychopharmaka erhielten, mit Kindern verglichen, die mit tiefenpsychologischer Psychotherapie behandelt wurden. Letztere zeigten deutlich positivere Entwicklungen im Verlauf der stationären Behandlung. Da diese im stationären Setting vielen Einflussfaktoren unterliegt, sind an Wirksamkeitsnachweise besondere methodische Forderungen zu stellen (Windaus, 2005).

11 Frequently Asked Questions (FAQ)

1. *Was macht eine stationäre Psychotherapie aus? Welche Therapieansätze sind in der stationären Psychotherapie indiziert?*

→ In der stationären Psychotherapie stehen mehrdimensionale bzw. multimodale Ansätze im Vordergrund, wie beispielsweise neben der analytisch orientierten Psychotherapie Körpertherapie, Ergotherapie, verhaltenstherapeutische Techniken, Lern- und Konzentrationstrainings, Psychopharmaka.

2. *Wann besteht eine Indikation für eine stationäre Behandlung?*

→ Wenn bei gravierender Störung eine eingeschränkte Veränderungsbereitschaft beim Kind oder Jugendlichen vorliegt, das Kind oder der Jugendliche vom Therapeuten mithilfe von Absprachen nicht erreicht werden kann, bei vorangegangener gescheiterter ambulanter oder stationärer Behandlung, bei gesundheitsschädigendem Verhalten (z. B. selbstverletzendem Verhalten, Essstörung); wenn ein mehrdimensionaler Behandlungsansatz infolge der komplexen Störung erforderlich ist oder wenn eine Herausnahme aus dem problematischen Umfeld angezeigt ist, sei es im Hinblick auf die Familie (problematische Familienkonstellation, Inkompetenz der Eltern), sei es wegen der sozialen Bedingungen des Umfeldes (Mobbing-Opfer in der Schule) oder des Anschlusses an gewaltbereite Jugendgruppen, Alkohol oder Drogen.

3. *Wann ist eine stationäre Psychotherapie kontraindiziert?*

→ Wenn die Aufnahme in die Klinik der erste Schritt zur Abschiebung des Kindes ist und das bisherige Zuhause verloren geht, wenn das Kind oder der Jugendliche sich in einer akuten psychotischen Dekompensation befindet, wenn ausgeprägtes selbst- und fremdgefährdendes Verhalten vorliegt, das Sicherung erfordert, wenn eine manifeste Alkohol-, Drogen- oder Tablettensucht besteht. Unter solchen Bedingungen ist zunächst eine Entzugsbehandlung notwendig, bei einer ausgeprägten dissozialen Entwicklung, die über eine längere Zeit hinweg besteht und bereits strafrechtlich verfolgt wird, und wenn eine unterdurchschnittliche Begabung vorliegt.

4. *Welche Krankheitsbilder werden in der stationären Psychotherapie behandelt?*

→ Es sind zumeist Kinder und Jugendliche mit schweren neurotischen und psychosomatischen Störungen, komplexen neurotischen Entwicklungsstörungen, Persönlichkeitsentwicklungsstörungen, psychosenahen Entwicklungen, Ablösungskrisen in der Adoleszenz und posttraumatische Belastungsstörungen mit selbst- und fremddestruktivem Verhalten.

5. *Wie sind die Wege in der stationären Psychotherapie?*

→ Zunächst erfolgt eine gründliche Diagnostik in den verschiedenen Bereichen, in der Zweitsicht wird ein umfassendes Bild der Störung zusammengestellt mit daraus folgender Behandlungsorganisation. Alle 4 – 6 Wochen finden Wiedervorstellungen zur Behandlungsbilanzierung statt. Die Eltern sind regelmäßig einbezogen. Nach Reintegration des Kindes oder Jugendlichen in die Schule oder Arbeit erfolgt die Entlassungsplanung.

6. *Welche Grundkonzepte stationärer Psychotherapie gibt es?*

→ Quasiambulante Psychotherapie, bipolare Konzepte mit Einteilung in Realraum und Therapieraum und integrierte Konzepte

7. *Welche Bedeutung hat die Lage, die Ausstattung der Station für die Behandlung?*

→ Die äußere Architektur einer Einrichtung wirkt sich entwicklungsfördernd oder auch -schädigend aus. Hier bestimmen Milieufaktoren die Ich-Entwicklung.

12 Prüfungsfragen

1. Was kennzeichnet die stationäre Psychotherapie?
2. Was ist der interkollegiale Raum?
3. Was sind maligne Tänze?
4. Wonach richten sich die entwicklungsförderlichen Laufställe?
5. Welche Bedeutung hat die Ausstattung einer Einrichtung?
6. Wann ist eine stationäre Psychotherapie kontraindiziert?
7. Wovon ist die analytisch orientierte Einzeltherapie im engeren Sinne abhängig?

13 Literatur

- Aichhorn A (1971): Verwahrloste Jugend. Bern: Huber
- Arfsten A, Hoffmann SO (1978): Stationäre psychoanalytische Psychotherapie als eigenständige Behandlungsform. Prax Psychother 23:233-245
- Becker H, Senf W (1988): Praxis der stationären Psychotherapie. Stuttgart: Thieme
- Beebe B, Lachmann F (2004): Säuglingsforschung und die Psychotherapie Erwachsener. Stuttgart: Klett-Cotta
- Bernfeld S (1974): Antiautoritäre Erziehung und Psychoanalyse. In: Werder L, Wolff R (Hrsg.): Ausgewählte Schriften 1 – 3. Frankfurt, Berlin, Wien: Ullstein
- Bettelheim B (1970): Liebe allein genügt nicht. Stuttgart: Klett-Cotta
- Bettelheim B (1975): Der Weg aus dem Labyrinth. Stuttgart: dva
- Bleger J (ed.) (1971): Simbiosis y ambiguedad. Buenos Aires: Paidos
- Bleiberg E (1987): Treatment of severely disturbed children. Bull Menninger 51:296-299
- Bowlby J (1969): Attachment and loss. Vol. 1. New York: Basic Books
- Branik E (2001): Stationäre Psychotherapie in der Kinder- und Jugendpsychiatrie: Die Kunst des Unmöglichen. Psychotherapeut 47:98-105
- Branik E (2004): Zum Umgang mit sich selbst schneidenden Jugendlichen im stationären Setting. Kinderanalyse 12(1):1-21
- Cumming J, Cumming E (1979): Ich und Milieu. Göttingen: Vandenhoeck & Ruprecht
- Eissler KR (1958): Bemerkungen zur Technik der psychoanalytischen Behandlung Pubertierender nebst einigen Überlegungen zum Problem der Perversion. Psyche 20:837-52
- Enke H (1965): Bipolare Gruppenpsychotherapie als Möglichkeit psychoanalytischer Arbeit in der stationären Psychotherapie. Psychother Psychosom Med Psychol 15:116
- Fonagy P, Target M (2002): Early Intervention and the Development of Selfregulation. Psychanalytic Inquiry 22:307-335
- Fonagy P, Gergeley G, Jurist EJ, Target M (2004) Affektregulierung, Mentalisierung und die Entwicklung des Selbst. Stuttgart: Klett-Cotta
- Fürstenau P (1992): Entwicklungsförderung durch Therapie. München: Pfeiffer
- Heigl F (1981): Psychotherapeutischer Gesamtbehandlungsplan. In: Baumann U (Hrsg.): Indikation zur Psychotherapie. Perspektiven für Praxis und Forschung. München: Urban & Schwarzenberg
- Heim E (1984): Praxis der Milieutherapie. Heidelberg: Springer
- Hopf H, Linge H (2004): Hilfen zum Überleben. Anal Kinder Jugendpsychiatr 35:351-371
- Jansen PL (1987): Psychoanalytische Therapie in der Klinik. Stuttgart: Klett-Cotta
- Kernberg O (1979): Objektbeziehungen und Praxis der Psychoanalyse. Stuttgart: Klett-Cotta
- Klüwer K (1970): Das therapeutisch-pädagogische Jugendheim „Sommerberg". Prax Kinderpsychol Kinderpsychiatr 19:223-227
- Klüwer C (1982): Die Delinquenten und ihre Behandlungsmöglichkeiten. In: Eicke D (Hrsg.): Kindlers „Psychologie des 20. Jahrhunderts". Tiefenpsychologie. Bd. 2. Weinheim, Basel: Beltz, S. 23-59
- Krystal H (1997): Desomatization and the consequences of Infantile Psychic Trauma. Psychoanal Inquiry 17:126-150
- Lohmer M (1988): Stationäre Psychotherapie von Borderlinepatienten. Heidelberg: Springer
- Möhlen K, Heising HG (1980): Integrative stationäre Psychotherapie. Gruppenpsychother Gruppendyn 44:16-31
- Moser T (1992): Der interkollegiale Raum. Wenn der Patient mehrere Therapeuten braucht. Prax Psychother Psychosom 37:256-265
- Piaget J (1952): The origins of intelligence in children. New York: International Universities Press
- Redl F, Wineman D (1976): Steuerung des aggressiven Verhaltens. München: Serie Piper
- Schleske G, Meng H, Bürgin D (2002): Trianguläre Phänomene in der Behandlung Jugendlicher im milieutherapeutischen Setting. Kinderanalyse 2(2):143-160 (
- Schore A (2001): The effects of early Relational Trauma on Right Brain Development, Affect Regulation, and Infant Mental Health. Infant Ment Health J 22: 221-268
- Schüpp D (1982): Zum psychoanalytischen Verständnis von Jugenddissozialität und zu ihrer Behandlung und Prophylaxe. In: Eicke D (Hrsg.): Kindlers „Psychologie des 20. Jahrhunderts". Tiefenpsychologie. Bd. 2. Weinheim, Basel: Beltz, S. 60-86
- Spitz RA (1969): Vom Säugling zum Kleinkind. Stuttgart: Klett-Cotta
- tern D (1985/1996): Die Lebenserfahrung des Säuglings. Stuttgart: Klett-Cotta
- Streeck U (1991): Klinische Psychotherapie als Fokalbehandlung. Z Psychosom Med 37:3-13
- Streeck-Fischer A (1986): Rahmen setzende und Bündnis bildende therapeutische Funktionen in der klinischen Psychotherapie. Prax Kinderpsychol Kinderpsychiatr 35:50
- Streeck-Fischer A (1991a): Grenzgänger – Zum Umgang mit selbst- und fremddestruktivem Verhalten in der stationären Kinder- und Jugendlichenpsychotherapie. Prax Kinderpsychol Kinderpsychiatr 40:105-112
- Streeck-Fischer A (1991b): Entwicklungsförderliche Laufställe – Wirkfaktoren in der stationären Psychotherapie von Kindern und Jugendlichen. Prax Kinderpsychol Kinderpsychiatr 40:328-333
- Streeck-Fischer A (1995): Stationäre Psychotherapie von früh gestörten Kindern und Jugendlichen. Psychotherapeut 2:79-87
- Streeck-Fischer A (1997): Verschiedene Formen des Spiels in der analytischen Psychotherapie. Forum Psychoanal 13:19-37
- Streeck-Fischer A (2000a): Jugendliche mit Grenzenstörungen. Prax Kinderpsychol Kinderpsychiatr 49:497-510
- Streeck-Fischer A (2006): Trauma und Entwicklung. Folgen früher Traumatisierung in der Adoleszenz. Stuttgart: Schattauer
- Trimborn W (1983): Die Zerstörung des therapeutischen Rahmens. Das Dilemma der stationären Psychotherapie bei Borderline-Patienten. Psyche 37:204-236
- Trimborn W (1987): Der Analytiker, der Rahmen und die Öffentlichkeit. Der Vater in Kleists „Prinz Friedrich von Homburg". Jahrbuch der Psychoanalyse. Stuttgart: fromman-holzboog, S. 85-131
- Trimborn W (1989): Ambulantes oder stationäres Setting. Überlegungen zum Behandlungsrahmen früher Störungen. Sozialpsychiatr Informationen 1:11-18
- Trimborn W (1994): Analytiker und Rahmen als Garanten des therapeutischen Prozesses. Psychotherapeut 39:94-103
- Windaus E (2005): Wirksamkeitsstudien zur tiefenpsychologisch fundierten und analytischen Kinder- und Jugendlichenpsychotherapie. Prax Kinderpsychol Kinderpsychiatr 54:530-558
- Zauner J (1972): Analytische Psychotherapie und soziales Lernen in Klinik und Heim. Prax Kinderpsychol Kinderpsychiatr 20:166-171
- Zauner J (1975): Analytische Psychotherapie bei Kindern und Jugendlichen in der Klinik. Probleme und Möglichkeiten ihrer Anwendung. In: Poustka F, Spiel W (Hrsg.): Therapie in der Kinder- und Jugendpsychiatrie. Kongressbericht des 5. Kongresses der Union europäischer Pädopsychiater

- Zauner J (1978): Das Problem der Regression und die Rolle des Durcharbeitens im Realitätsraum der psychotherapeutischen Klinik. In: Beese F (Hrsg.): Stationäre Psychotherapie. Göttingen: Vandenhoeck & Ruprecht
- Zimprich H (1980): Behandlungskonzepte und -resultate bei psychosomatischen Erkrankungen im Kindesalter. In: Zimprich H (Hrsg.): Kind und Umwelt. Psychohygienische und psychosomatische Aspekte. Wien: Springer

6 Anhang

6.1 Autorenverzeichnis

Rose Ahlheim
*1943, Dozentin und Kontrollanalytikerin am Institut für Analytische Kinder- und Jugendlichen-Psychotherapie Frankfurt a.M., Analytische Kinder- und Jugendlichen-Psychotherapeutin in freier Praxis
An der Schäferbuche 3, 35039 Marburg
E-mail: rose.ahlheim@freenet.de

Marie-Luise Althoff
Analytische Kinder- und Jugendlichenpsychotherapeutin in eigener Praxis, Dozentin und Supervisorin am Winnicott-Institut Hannover, Dozentin, Supervisorin und Lehrtherapeutin am Psychotherapeutischen Lehrinstitut Bad Salzuflen und an der Akademie für Psychotherapie Erfurt
Goebenstraße 11, 32052 Herford
E-mail: Marie-LuiseAlthoff@web.de

Walter Bauers
*1935, Analytischer Kinder- und Jugendlichenpsychotherapeut, Analytischer Familientherapeut, Dozent und Supervisor am Lou Andreas Salomé Institut für Psychoanalyse und Psychotherapie
Wilamowitzweg 17, 37085 Göttingen
E-mail: Walter.Bauers@t-online.de

Inge Berns
*1948, Kinder- und Jugendlichenpsychotherapeutin (Psychoanalyse, Tiefenpsychologie) in eigener Praxis in Hannover, Dozentin und Supervisorin am Winnicott Institut Hannover, Mitglied des Ausschusses Berufsordnung und Berufsethik der Psychotherapeutenkammer Niedersachsen, Mitglied der Lenkungsgruppe Musterberufsordnung der Bundespsychotherapeutenkammer
Hohenzollernstraße 41, 30161 Hannover,
E-mail: IngeBerns@t-online.de

Dr. med. Gustav Bovensiepen
*1944, Arzt für Kinder-und Jugendpsychiatrie, Arzt f. Psychotherapeutische Medizin, Psychoanalytiker/Psychotherapeut (DGAP, VAKJP und DGPT) für Kinder, Jugendliche und Erwachsene, Lehranalytiker und Supervisor in freier Praxis in Köln
Brücker Mauspfad 537, 51109 Köln
E-mail: gustav.bovensiepen@koeln.de

Prof. Dr. med. Dieter Bürgin
*1939, em. Chefarzt der Kinder- und jugendpsychiatrischen Universitätsklinik und Poliklinik Basel-Stadt, CH. Em. Ordinarius für Kinder- und Jugendpsychiatrie an der Universität Basel. Psychoanalytiker (SGPsa / IPA). Spezialarzt für Kinder- und Jugendpsychiatrie, Psychiatrie, Psychotherapie, eigene Praxis
Gundeldingerstrasse 175, CH-4053 Basel.
E-mail: dieter.buergin@unibas.ch

Dipl.-Päd. Arne Burchartz
*1954, Theologe, Analytischer Kinder- und Jugendlichen-Psychotherapeut, Dozent am Psychoanalytischen Institut Stuttgart, niedergelassen in freier Praxis mit den Verfahren Psychoanalyse und Tiefenpsychologisch fundierte Psychotherapie
Goppeltstr. 12, 74613 Öhringen
E-mail: arne.burchartz@gmx.de

Dr. med. Oliver Fricke
Arzt für Kinderheilkunde, Wissenschaftlicher Assistent an der Klinik und Poliklinik für Kinder- und Jugendpsychiatrie der Universität Köln.

Dipl.-Päd. Kristiane Göpel
*1944, Kinder und Jugendlichenpsychotherapeutin, Psychoanalyse, Tiefenpsychologie und Gruppenpsychotherapie. Praxisniederlassung in Tübingen, Schulpsychologin, Supervisorin und Organisationsberaterin
Hainbuchenweg 29, 72076 Tübingen
E-mail: Goepel@VAKJP.de

Prof. Dr. med. Michael Günter
*1957, Stellvertretender Ärztlicher Direktor der Abteilung Psychiatrie und Psychotherapie des Kindes- und Jugendalters der Universität Tübingen, Arzt für Kinder- und Jugendpsychiatrie und Psychotherapie, Arzt für Psychotherapeutische Medizin, Psychoanalytiker für Kinder, Jugendliche und Erwachsene (DPV/IPA)
Osianderstr. 14, 72076 Tübingen
E-mail: michael.guenter@med.uni-tuebingen.de

Rüdiger Haar
*1947, analytischer Kinder- und Jugendlichenpsychotherapeut, Leiter der Psychologischen Beratungsstelle des Diakonischen Werks Kassel, Pfarrer, Pastoralpsychologe, Dozent und Supervisor am Institut für Psychoanalyse und Psychotherapie Kassel (DPG) e.V.
Heinrichstr. 8, 34260 Kaufungen
E-mail: Haar-Ehrenberg@t-online.de

Gabriele Häußler
*1948, Kinder- und Jugendlichen-Psychotherapeutin, Psychoanalyse, Psychotherapie, Dozentin am Psychoanalytischen Institut Stuttgart e.V. und am Institut für Psychoanalyse und analytische Psychotherapie Würzburg e.V.
Fichtestr. 44, 74074 Heilbronn
E-mail: G.Haeussler@t-online.de

Prof. Dr. phil. Evelyn Heinemann
*1952, Professorin für Allgemeine Sonderpädagogik der Universität Mainz, Dipl.Psychologin, Dipl.Pädagogin, Sonderschullehrerin, Psychoanalytikerin, Pädagogisches Institut der Johannes-Gutenberg-Universität Mainz
Colonel-Kleinmann-Weg 2, 55128 Mainz
E-mail: eheinema@uni-mainz.de

Dr. rer. biol. hum. Hans Hopf
*1942, Analytischer Kinder- und Jugendlichen-Psychotherapeut (VAKJP)
Seebachweg 14, 74395 Mundelsheim
E-mail: dr.hans.hopf@t-online.de

Hildegard Horn
*1945, Analytische Kinder -und Jugendlichenpsychotherapeutin, Dozentin am Institut für Analytische Kinder- und Jugendlichenpsychotherapie Posseltstr. 2, 69120 Heidelberg
Bürgermeister-Jäger-Str.1-2, 69214 Eppelheim
E-mail: h.horn@online.de

Beate Kunze
*1952, Analytische Kinder-und Jugendlichenpsychotherapeutin in eigener Praxis, Dozentin und Kontrollanalytikerin am Frankfurter Institut für analytische Kinder-und Jugendlichenpsychotherapiein Frankfurt a.M., Hessen, Redaktionsleitung der Zeitschrift „Analytische Kinder-und Jugendlichenpsychotherapie"
Neue Schulstr. 8, 65707 Wiesbaden
E-mail: beate.kunze@gmx.de

Prof. Dipl.-Psych. Dr. med. Gerd Lehmkuhl
*1948, Direktor der Klinik und Poliklinik für Psychiatrie und Psychotherapie des Kindes- und Jugendalters der Universität zu Köln, Arzt für Neurologie und Psychiatrie, Psychotherapeutische Medizin, Kinder- und Jugendpsychiatrie und Psychotherapie, Psychoanalytiker/Lehranalytiker (DGIP/DGPT)
Robert-Koch-Straße 10, 50931 Köln
E-mail: gerd.lehmkuhl@uk-koeln.de

Prof. Dipl.-Psych. Dr. med. Ulrike Lehmkuhl
*1949, Direktorin der Klinik für Psychiatrie, Psychosomatik und Psychotherapie des Kindes- und Jugendalters, Campus Virchow-Klinikum, Universitätsmedizin – Berlin, Ärztin für Kinder- und Jugendpsychiatrie und Psychotherapie, Ärztin für Neurologie und Psychiatrie, Ärztin für Psychotherapeutische Medizin, Psychotherapie, Psychoanalyse, Psychoanalytikerin/Lehranalytikerin (DGIP/DGPT)
Augustenburger Platz 1, 13353 Berlin
E-mail: ulrike.lehmkuhl@charite.de

Christiane Lutz
*1942, Analytische Kinder- und Jugendlichenpsychotherapeutin
Gaußstr. 117, 70193 Stuttgart
E-mail: christianelutz@gmx.de

Dr.phil.Erika Mertens
*1936, Dipl.-Supervisorin, analytische Kinder- und Jugendlichen-Psychotherapeutin (VAKJP), Mitglied der Association for Child Psychoanalysis. Dozentin und Kontrollanalytikerin am Institut für Psychoanalyse und Psychotherapie im Rheinland e.V., Köln. Verfasserin diverser Veröffentlichungen in Fachzeitschriften zur Kinder und Jugendlichen-Psychotherapie und Sachbuchautorin
Unter Gottes Gnaden 75, 50859 Köln
Fax: 0221/ 5002285

Dipl.-Psych. Dr. rer. nat. Dietrich Munz
*1951, Dipl.-Psychologe, Dipl.-Physiker, Psychologischer Psychotherapeut, Psychoanalytiker, Abteilungsleiter an der Sonnenbergklinik Stuttgart
Karlsbader Str. 31, 70372 Stuttgart
E-mail: dietrichmunz@t-online.de

Dr. med. Terje Neraal
*1939, Arzt für Kinder- und Jugendpsychiatrie und Psychotherapeutische Medizin, Psychoanalytiker/Psychotherapeut, Leiter der Sektion Paar-, Familien- und Sozialtherapie im Institut für Psychoanalyse und Psychotherapie Giessen e.V.
Höhenstr. 33 c, 35435 Wettenberg
E-mail: t.neraal@t-online.de

Priv.-Doz. Dipl.-Psych. Dr. phil. et med. habil. Udo Porsch
*1955, Psychologischer Psychotherapeut, Psychoanalytiker (DPV, DGPT), Dozent am Mainzer Psychoanalytischen Institut (MPI)
Am Fort Gonsenheim 61a, 55122 Mainz
E-mail: praxis@u-porsch.de

Jochen Raue
*1952, Analytischer Kinder-und Jugendlichen Psychotherpeut, niedergelassen in Hofheim am Taunus in eigener Praxis. Dozent und Kontrollanalytiker am Institut für analytische Kinder-und Jugendlichen-Psychotherapie, Frankfurt am Main. Mitherausgeber der Zeitschrift Analytische Kinder- und Jugendlichen-Psychotherapie
Kirschgartenstr.1, 65719 Hofheim
E-mail: JochenRaue@aol.com

Prof. Dr. med. Franz Resch

*1953, Ärztlicher Direktor der Klinik für Kinder- und Jugendpsychiatrie des Universitätsklinikums Heidelberg, Facharzt für Psychiatrie und Neurologie, Facharzt für Kinder- und Jugendneuropsychiatrie und Psychotherapie, Psychoanalytiker (Individualpsychologe)
Blumenstr. 8, 69115 Heidelberg
E-mail: franz_resch@med.uni-heidelberg.de

Prof. Dr. med. Peter Riedesser

*1945, Ärztlicher Direktor der Klinik und Poliklinik für Kinder- und Jugendpsychiatrie und Psychotherapie der Universitätsklinik Hamburg-Eppendorf, Facharzt für Kinder- und Jugendpsychiatrie und Psychotherapie, Psychoanalytiker (DPV)
Martinistraße 52, 20246 Hamburg
E-mail: riedesser@uke.uni-hamburg.de

Dipl.-Päd. Susanne Schmid-Boß

*1951, niedergelassen in eigener Praxis, Analytische Kinder- und Jugendlichen-Psychotherapeutin. Dozentin und Supervisorin am Institut für analytische Kinder- und Jugendlichen-Psychotherapie, Frankfurt am Main. Redakteurin und Mitherausgeberin der Zeitschrift „Analytische Kinder- und Jugendlichen-Psychotherapie"
35390 Gießen
E-mail: schmidboss@hotmail.com

Prof. Dr. Michael Schulte-Markwort

*1956, Universitätsklinikum Hamburg-Eppendorf, Zentrum Frauen-, Kinder- und Jugendmedizin, Klinik und Poliklinik für Kinder- und Jugendpsychosomatik
Martinistr. 52, 20243 Hamburg
E-mail: schulte.markwort@uke.uni-hamburg.de

Priv.-Doz. Dr. rer. nat. habil. Kurt Seikowski

*1955, Psychologischer Psychotherapeut, wissenschaftlicher Mitarbeiter der Klinik für Dermatologie, Venerologie und Allergologie an der Universität Leipzig
Philipp-Rosenthal-Str. 23-25, 04103 Leipzig
E-mail: Kurt.Seikowski@medizin.uni-leipzig.de

Marieanne Simon

*1951, Analytische Kinder- und Jugendlichenpsychotherapeutin, Paar- und Familientherapeutin, niedergelassen in eigener Praxis
Obere Friedenstr. 14, 37269 Eschwege
E-mail: marieanne.simon@online.de

Dr. med. Annette Streeck-Fischer

Chefärztin der Abteilung für Klinische Psychotherapie von Kindern und Jugendlichen im Niedersächsischen Landeskrankenhaus Tiefenbrunn, Krankenhaus für Psychotherapie, Psychiatrie und psychosomatische Medizin. Ärztin für Kinder- und Jugendpsychiatrie, psychosomatische Medizin, Psychoanalytikerin
Krankenhaus Tiefenbrunn, 37124 Rosdorf bei Göttingen
E-mail: annette.streeck-fischer@nlkh-tiefenbrunn.niedersachsen.de

Dr. med. Christine Tabbert-Haugg

*1946, Fachärztin für Psychosomatische Medizin, Psychoanalytikerin für Kinder, Jugendliche und Erwachsene (DGPT, DPG) in freier Praxis in München, Leiterin der psychotherapeutischen und psychosozialen Beratungsstelle des Studentenwerks München, Dozentin, Lehranalytikerin und Supervisorin an der Akademie für Psychoanalyse und Psychotherapie München e.V., Gruppenlehranalytikerin und gruppenanalytische Teamsupervisorin und Organisationsberaterin (DAGG)
Mandlstr. 15, 80802 München
E-mail: ctabberthaugg@t-online.de

Dipl.-Päd. Dr. phil. Eberhard Windaus

*1950, Kinder- und Jugendlichenpsychotherapeut (VAKJP/DPV)
Länderweg 45, 60599 Frankfurt am Main
E-mail: zoubek-windaus@t-online.de

Dr. med. Klaus Winkelmann

*1945, Arzt für Neurologie und Psychiatrie, Arzt für Psychotherapeutische Medizin, Psychoanalytiker, Ausbildungsleiter am Institut für Analytische Kinder- und Jugendlichenpsychotherapie Heidelberg, Lehranalytiker am C.G. Jung-Institut Stuttgart
Posseltstr. 2, 69120 Heidelberg
E-mail: winkelmann-klaus@web.de

6.2 Sachverzeichnis

D

F

G

H

L

M

N

O

P

Q

R

S

T

U

V

W

Z

6.3 Verzeichnis der zitierten Autoren

A

B

C

D

E

F

G

H

I

J

K

L

M

N

O

P

Q

R

S

T

U

V

W

Z

Gerald Poscheschnik, Bernd Traxl (Hg.)

Handbuch Psychoanalytische Entwicklungswissenschaft

Theoretische Grundlagen und praktische Anwendungen

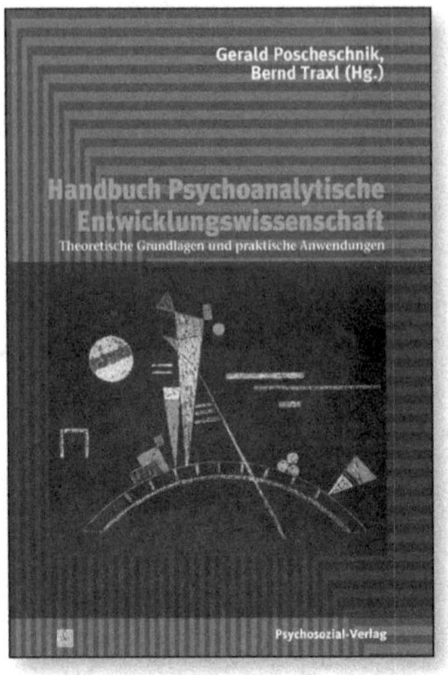

532 Seiten
Hardcover • € 79,90
ISBN 978-3-8379-2541-8

Mit ihrer Untersuchung unbewusster, sozialer und emotionaler Prozesse leistet die Psychoanalyse einen bedeutenden Beitrag zur Entwicklungswissenschaft. Anders als andere Grundlagenwerke vermittelt das vorliegende Handbuch nicht nur eine theoretische Basis, sondern erweitert diese um praktische psychoanalytische Anwendungen.

Anthony W. Bateman, Peter Fonagy (Hg.)

Handbuch Mentalisieren

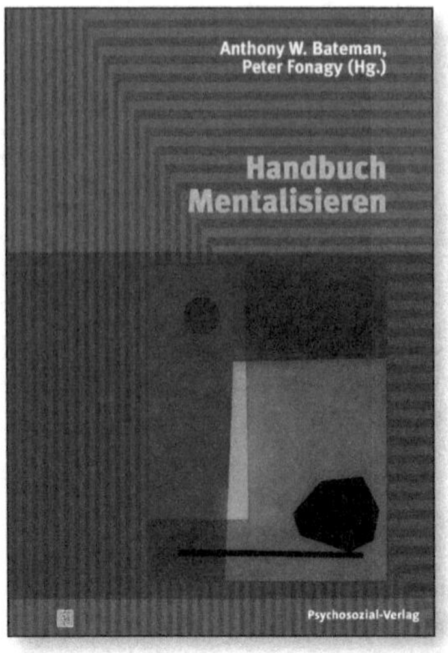

641 Seiten
Hardcover • € 99,90
ISBN 978-3-8379-2283-7

Mentalisieren bezeichnet die menschliche Fähigkeit, mentale Zustände wie Gedanken und Gefühle im eigenen Selbst und im anderen zu verstehen. Die renommierten Autorinnen und Autoren fassen das Mentalisieren als einen grundlegenden psychischen Prozess und erweitern seinen Anwendungsbereich auf verschiedene therapeutische Settings und eine Vielzahl unterschiedlicher Störungsbilder.

Bernhard Strauß

Bindung

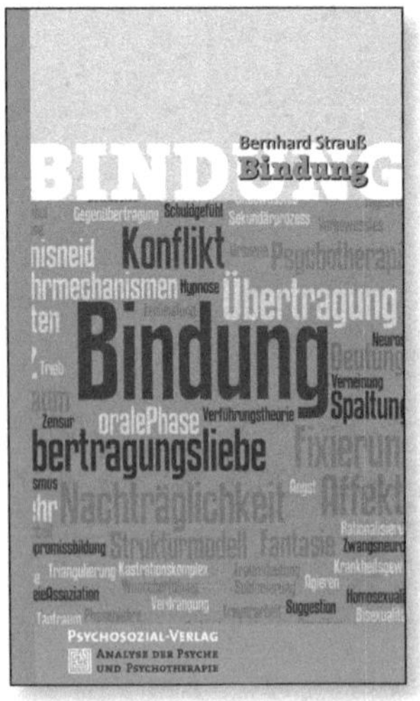

144 Seiten
Broschur • € 16,90
ISBN 978-3-8379-2277-6

Im vorliegenden Buch werden die theoretischen Grundlagen und die wesentlichen Erkenntnisse der Bindungsforschung zusammengefasst und für psychotherapeutisch Tätige nutzbar gemacht. Anhand zahlreicher Beispiele stellt Strauß den Bezug des Bindungskonzepts zu wichtigen Aspekten der Psychotherapie, wie der Qualität der therapeutischen Beziehung, her, sodass die Bedeutung für die therapeutische Praxis deutlich wird.

Mathias Hirsch

Trauma

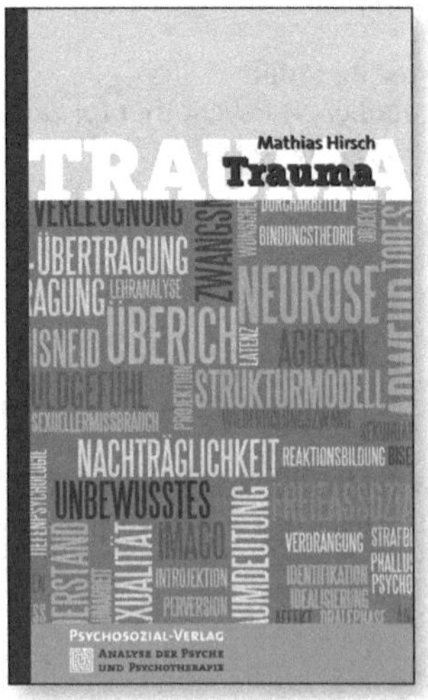

138 Seiten
Broschur • € 49,90
ISBN 978-3-8379-2056-7

Eine umfassende Betrachtung verschiedener Formen des Traumas, seiner Ursprünge und Therapien unter dem Gesichtspunkt des Traumas als Ursache schwerer psychischer Störungen.